# 腹部盆腔MRI 第4版

# Abdominal - Pelvic MRI Fourth Edition

后浪出版公司

# 腹部盆腔MRI 第4版

## Abdominal-Pelvic MRI Fourth Edition

[美] 理查德·C. 塞梅尔卡（Richard C. Semelka） 主编

唐光健 译

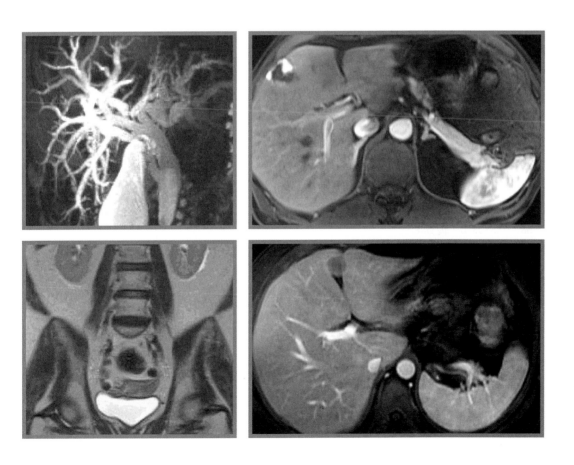

科学技术文献出版社
SCIENTIFIC AND TECHNICAL DOCUMENTATION PRESS

·北京·

WILEY

图书在版编目（CIP）数据

腹部盆腔MRI：第4版/（美）理查德·C.塞梅尔卡（Richard C. Semelka）主编；唐光健译.—北京：科学技术文献出版社，2020.9

书名原文：Abdominal-Pelvic MRI，Fourth Edition

ISBN 978-7-5189-6908-1

Ⅰ.①腹… Ⅱ.①理… ②唐… Ⅲ.①腹腔疾病—核磁共振成像—诊断学 ②骨盆—磁共振成像—诊断学 Ⅳ.①R572.04 ②R681.604

中国版本图书馆CIP数据核字（2020）第125296号

著作权合同登记号　图字：01-2020-3397

Richard C. Semelka

Abdominal-Pelvic MRI，Fourth Edition

Copyright©2016 by John Wiley & Sons Ltd.

ISBN 9781119012931

## 腹部盆腔MRI（第4版）

| 责任编辑：彭　玉　王梦莹 | 出版统筹：吴兴元 | 选题策划：后　浪 |
| --- | --- | --- |
| 特约编辑：宋小妹 | 营销推广：onebook | 封面设计：孙　静 |

出 版 者　科学技术文献出版社
地　　址　北京市复兴路15号　邮编 100038
编 务 部　（010）58882938，58882087（传真）
发 行 部　（010）58882868，58882870（传真）
邮 购 部　（010）58882873
销 售 部　（010）64010019
官方网址　www.stdp.com.cn
发 行 者　科学技术文献出版社发行　全国各地新华书店经销
印 刷 者　北京盛通印刷股份有限公司
版　　次　2020年9月第1版　2020年9月第1次印刷
开　　本　889×1194　1/16
字　　数　3000千
印　　张　94
书　　号　ISBN 978-7-5189-6908-1
定　　价　450.00元

# 原著者名单

**Mamdoh AlObaidy,** MD

Research Scholar
Department of Radiology
The University of North Carolina
at Chapel Hill
Chapel Hill, NC, USA

Associate Consultant
Department of Radiology
King Faisal Specialist Hospital & Research
Center
Riyadh, Saudi Arabia

**Ersan Altun,** MD

Associate Professor of Radiology
Attending Radiologist
Abdominal Imaging Division
Department of Radiology
The University of North Carolina
at Chapel Hill
Chapel Hill, NC, USA

**Diane Armao,** MD

Clinical Research Faculty
Department of Radiology
Joint Faculty
Department of Pathology and Laboratory
Medicine
UNC Health Care System

Adjunct Assistant Professor
Department of Physician Assistant Studies
Elon University
Elon, NC, USA

**Susan M. Ascher,** MD

Professor of Radiology
Georgetown University School of Medicine

Co-Director Abdominal Imaging
Georgetown University Hospital
Washington, DC, USA

**Shaun R. Best,** MD

Assistant Professor of Radiology
Department of Radiology
University of Kansas Medical Center
Kansas City, KS, USA

**Katherine R. Birchard,** MD

Associate Professor of Radiology
Cardiothoracic Imaging Division
Department of Radiology
The University of North Carolina
at Chapel Hill
Chapel Hill, NC, USA

**Larissa Braga,** MD, PhD, MPH

Cardiothoracic Imaging Instructor
Department of Radiology
University of Virginia

Executive MHA candidate
Department of Health Policy
and Management
Gillings School of Global Public Health
University of North Carolina at Chapel Hill
Chapel Hill, NC, USA

**Kiran Reddy Busireddy,** MD

Transitional Year Resident
University of Tennessee
Chattanooga, TN, USA

Research Scholar
Department of Radiology
The University of North Carolina
at Chapel Hill
Chapel Hill, NC, USA

**Michèle A. Brown,** MD

Professor of Radiology
Abdominal Imaging Division
Department of Radiology
University of California, San Diego
Health System
San Diego, CA, USA

**Onofrio Catalano,** MD

Assistant Professor of Radiology
Massachusetts General Hospital
Harvard Medical School
Boston, MA, USA

**Brian M. Dale,** PhD, MBA

Director of Engineering
Magnetic Resonance R&D
Siemens Healthcare
Morrisville, NC, USA

**Lara B. Eisenberg,** MD

Chairman of Radiology
Suburban Hospital
Member of Johns Hopkins Medicine
Baltimore, MD, USA

Partner
Drs. Groover, Christie, & Merritt
Washington, DC, USA

**Jorge Elias Jr,** PhD, MD

Professor of Radiology
Department of Radiology
University of Sao Paulo Ribeirao Preto
Ribeirao Preto, SP, Brazil

**Joy Liau,** PhD, MD

Resident
Department of Radiology
UC San Diego Health System
San Diego, CA, USA

**Diego R. Martin,** MD, PhD

Professor of Radiology
Department of Medical Imaging
College of Medicine
University of Arizona
Tucson, AZ, USA

**António P. Matos,** MD

Senior Resident
Radiology Department
Hospital Garcia de Orta
Almada, Portugal

Research Scholar
Department of Radiology
The University of North Carolina at Chapel Hill
Chapel Hill, NC, USA

**Aytekin Oto,** MD

Professor of Radiology and Surgery
Chief of Abdominal Imaging and Body MRI
Department of Radiology
University of Chicago
Chicago, IL, USA

**Miguel Ramalho,** MD

Research Instructor
Department of Radiology
The University of North Carolina at Chapel Hill
Chapel Hill, NC, USA

Attending Radiologist
Department of Radiology
Hospital Garcia de Orta, EPE
Almada, Portugal

**Caroline Reinhold,** MD, MSc

Professor and Associate Chair (Research)
Director, Magnetic Resonance Imaging
Department of Radiology
McGill University Health Center
Montréal, Québec, Canada

**Lorene E. Romine,** MD

Associate Clinical Professor
of Radiology
Department of Radiology
University of California, San Diego
Health System
San Diego, CA, USA

**Richard C. Semelka,** MD

Professor of Radiology
Abdominal Imaging Division
Department of Radiology
Director of MRI Services
Vice Chair of Quality and Safety
The University of North Carolina
at Chapel Hill
Chapel Hill, NC, USA

**Puneet Sharma,** MD

Assistant Professor of Radiology
Department of Medical Imaging
University of Arizona
Tucson, AZ, USA

**Fernanda Velloni,** MD

Research Scholar
Department of Radiology

The University of North Carolina
at Chapel Hill
Chapel Hill, NC, USA

Attending Radiologist
Department of Diagnostic Imaging
Federal University of Sao Paulo
Sao Paulo, SP, Brazil

**Joseph Yacoub,** MD

Assistant Professor of Radiology
Department of Radiology
Loyola University Chicago Stritch
School of Medicine
Maywood, IL, USA

# 译者前言

比起我们做学生时，现在年轻的影像医生的学习条件不知好了多少倍，图书、期刊、各大学网站、医学检索平台、医学互动网络平台（如丁香园），甚至百度均可提供学习、答疑的文献或素材，再也不会出现当年为了写一篇综述，带一个面包、一叠卡片周日去泡协和图书馆的情况了。每次和杜湘柯教授谈起此事均不胜感慨。然而杜教授却认为，当下虽然学习条件好了，但缺乏知识的系统化，由于医疗、教学、科研任务很重，常常是遇到问题再去查阅文献，使得知识在不同程度上处于碎片状态。这种情况恐怕并非是个别现象。直到发现了这部 Abdominal-Pelvic MRI（Fourth Edition），才感觉到找到了一个将我们碎片化的知识系统起来的很好的途径，这也是图书无法由期刊、网络替代的原因。

MRI作为可提供最为丰富信息的医学影像方法，已应用于临床诊断近40年了，从颅脑到脊柱，再到骨关节，腹部MRI诊断的临床应用几乎是最迟的，这不仅是因为腹部解剖结构复杂，对设备技术要求更高，而且因为医生，特别是临床医生接受、熟悉腹部MRI诊断需要一个过程。本书共20章，包括了腹部各系统器官及腹膜、腹壁，尤其是女性生殖系统及妊娠、胎儿的MR，内容详尽，附图清晰，对学习了解腹部各系统MR诊断的知识极有裨益；每章介绍疾病诊断前均介绍了应当采用的MR扫描序列与方法及正常影像解剖，并在第一章详细阐述了用于腹部MRI诊断的不同扫描序列及其原理与优缺点，第十九章更详尽介绍了MRI对比剂的分类、应用与不良反应，对于我们腹部MRI诊断知识的系统化、全面化极有帮助，也正好补充了国内图书市场上缺乏系统性腹部MRI诊断书籍的不足，我相信，这部图书会使我国影像医生，特别是从事腹部影像诊断的医生获益匪浅。

在这里，我要特别感谢北京友谊医院的杨正汉教授，在百忙中抽出宝贵的时间对第一章做了审阅，以他扎实的MRI基础理论知识对译文做了认真修改，使译文更为准确。

在这部书的中译版即将发行之际，我希望它能给读者带来更多帮助，如果您能从中有所收获，将是我最快乐的回报了。

唐光健
2020年6月

# 原著前言

本书为《腹部盆腔MRI》的第4版，也是25年来我在体部磁共振著述生涯中第5次对此类图书的编修。实质上，本书能够代表体部MRI的现状，也与源于1990年现代体部MRI的初期著作问世至今在这方面的经验有关。

事实上，至少近10年以来，MRI已成为腹部与盆腔器官系统，包括肝脏、肾上腺、肾脏、女性盆腔与男性盆腔等成像的优秀方法。对于经验丰富的医生来说，MRI也是许多其他器官，包括胰腺与膀胱的最好检查方法。最新扫描序列的问世，预示着肺部成像的重要进展，虽然尚不足以与CT媲美，但我们已经走得更近，该技术可以满足许多检查目的，包括年轻人肺动脉栓塞的检出。

对于体部MRI来说，一直以来的挑战仍然是"运动"。本书中介绍了一些控制运动最新的改进，包括径向采集运动补偿方案，采用多梯度并行采集成像实现更短的屏气采集等。有了这些技术，现代MR系统应极少出现由于患者不能很好合作控制活动而出现的低质量影像。

在本版书中，我们对上一版的内容进行了补充修订，包括列举更多病例，减少了病例的注释。为了将本书做成以前那样的单册本，我们将图解做成可代表多种病变高质量的总图解，读者也不必丢弃本书的第2版，因为第2版较本版病变举例病例更多。同时，我们努力补充了更多用于理解的疾病常见影像表现，甚至是极少见的腹部疾病。在大部分章节中，我们尽量避免更多解释相同的病变病例诊断报告性的图像，对此，我们的解释是，在一定情况下，任何事物看上去都可似任何事物（anything can looks like anything），因而对于病例诊断报告性影像，我们不得不强调这一点，就是其逻辑性结论常常是混乱的，没有任何意义的，因为任何事物看上去都可能是相似的。我们希望读者要远离这种理念，病变应有的表现即要达到100例中95例，或可能1000例中999例诊断信心的水平。我们不能指望看到10 000例中9999例均可见的表现，因为在现实世界这是不存在的。

与早些版本相比，本版的图像质量更高。应该指出，前版书中图像质量较差，绝非反映了著者的工作，或代表他们缺乏对图像质量的理解，而是图像在出版商早期的工作团队中传递时图像质量莫名奇妙地降低了。这次我们尽了最大努力确保出版商可获取并保留作者提供图像的高质量与对比；由于编辑与出版团队之间的密切沟通，出版方有了更有经验的团队。

本版书中还有对一些广泛应用于临床更新序列的描述，如扩散加权成像，即使我们自己并非常规使用。我们对MR的应用主要依赖于T2平扫、T1平扫与钆增强后早期与延迟T1梯度回波成像，原因如下：①我们依赖可靠的方法，这种方法具有可预期地持续提供信息的历史，我们只教授我们知道可用于临床，而并非希望其将来能用于临床的内容；②认识到影像检查的将来似乎是报销比例持续缩减，而同时最新的MR设备花费却是持续上涨。考虑到第二个矛盾的经济现实，似乎唯一的出路就是缩短检查时间，以保持MRI检查有更经济的偿付（采用可获得最多信息的影像方法）。对我们来说，将来腹部MR检查的时间可能会从20min减少到10min，甚至可能到5min。因此，我们没有述及最前沿的MR技术，如MR肝脏弹力成像，是因为我们不能肯定在全世界繁忙的临床工作中，其起到什么样的普遍临床作用。这不应误解为我们不鼓励研究与创新，我们只是希望区分什么是对于全世界所有常规临床工作最为重要的，什么是在主要研究中心进行着的非常有意思的工作。我们认为这是两类完全不同的过程，但在临床医生的脑中却常常模糊不清。

对比剂的使用与推荐，我们要考虑患者的安全，考虑对比剂可在一定程度上提供影像特征的重要性，但也要考虑花费。因此，我们不用临床现有最弱的螯合物（尽管目前非常廉价），另外，我们也极少使用对比剂价格表另一端，每患者剂量超过100美元的对比剂。读者可以参阅本书对比剂的章节，以了解我们对对比剂的完整看法。

最后，由于认识到未来的重要性，认识到曾经是某些领域的创新者，最终也会停滞于过去其所创造的传统事物里，我引进了一些学界内新的、更年轻的学科带头人为我们的编者，他们是 Ersan Altun 和 Michèle Brown，经过努力，他们已成为本领域公认的创新者，可编写修订先前由内部圈子里的作者( 如 Aytekin Oto )编写的章节，希望他们能引领本书进入未来。现在仍为某一领域内的世界权威，如 Diego Martin，仍继续编写具有他们国际专长的章节。

此版图书强调的重点仍然是高质量影像、多种序列采集所提供全面信息，以及缩短检查时间。

Richard C. Semelka

# 缩略语

| | | | |
|---|---|---|---|
| **2D** | two-dimensional<br>二维 | **CRT** | chemoradiotherapy<br>化学放射疗法 |
| **3D** | three-dimensional<br>三维 | **CTAP** | CT during arterial portograph<br>经动脉门静脉造影CT |
| **AC** | attenuation correction<br>衰减校正 | **CTPA** | CT pulmonary angiography<br>CT肺血管成像 |
| **ACC** | adrenal cortical carcinoma<br>肾上腺皮质腺癌 | **DES** | diethylstilbesterol<br>己烯雌酚 |
| **ACTH** | adrenocorticotropic hormone<br>促肾上腺皮质激素 | **DN** | dysplastic nodule<br>异型性结节 |
| **ADC** | apparent diffusion coefficient<br>表观扩散系数 | **DW-EPI** | diffusion-weighted echo planar imaging<br>扩散加权平面回波成像 |
| **ADPKD** | autosomal dominant polycystic kidney<br>常染色体显性遗传性多囊肾 | **DWI** | diffusion-weighted imaging<br>扩散成像 |
| **AIDS** | acquired immunodeficiency syndrome<br>获得性免疫缺陷综合征 | **ECG** | electrocardiogram<br>心电图 |
| **AIH** | autoimmune hepatitis<br>自身免疫性肝炎 | **EHAP** | early hepatic artery phase<br>肝动脉早期 |
| **AIP** | autoimmune pacreatitis<br>自身免疫性胰腺炎 | **EHE** | epithelioid hemangioendothelioma<br>上皮样血管内皮瘤 |
| **AML** | acute myelogeneous leukemia<br>急性粒细胞白血病 | **EMD** | extramural depth<br>（肿瘤）肠壁外扩展的最大距离 |
| **AML** | angiomyolipomas<br>血管平滑肌脂肪瘤 | **EMH** | extramedullary hematopoiesis<br>髓外血细胞生成 |
| **ANC** | acute necrotic collection<br>急性坏死性积液 | **EOC** | epithelial ovarian carcinoma<br>卵巢上皮癌 |
| **APFC** | acute peripancreatic fluid collection<br>急性胰腺周围积液 | **EPI** | echo planar imaging<br>平面回波成像 |
| **APR** | abdominoperineal resection<br>经腹会阴直肠切除术 | **ERCP** | endoscopic retrograde cholangiopancreatography<br>内镜逆行性胰胆管造影 |
| **ARPKD** | autosomal recessive polycystic kidney disease<br>常染色体隐性遗传性多囊性肾病 | **ETSE** | echo-train spin-echo<br>回波链自旋回波 |
| **BCG** | Bacillus Calmette–Guerin<br>卡介苗 | **EXIT** | ex utero intrapartum treatment<br>宫外分娩时治疗 |
| **BLADE** | radial acquisition<br>放射采集 | **FDA** | Food and Drug Administration<br>（美国）食品和药品管理局 |
| **BPH** | benign prostatic hyperplasia<br>良性前列腺增生 | **FDG** | fluorodeoxyglucose<br>氟脱氧葡萄糖 |
| **CAIPIRINHA** | controlled aliasing in parallel imaging results in higher acceleration<br>卷褶控制高度加速并行成像 | **FIGO** | International Federation of Gynecology and Obstetrics<br>国际妇产科联盟 |
| **CBD** | common bile duct<br>胆总管 | **FISP** | fast imaging with steady-state precession<br>稳态进程中动快速成像 |
| **CHD** | common hepatic duct<br>肝总管 | **FNH** | focal nodular hyperplasi<br>局灶性结节样增生 |
| **CIN** | contrast-induced nephropathy<br>对比剂诱发性肾病 | **FOV** | field of view<br>视野 |
| **CMD** | corticomedullary differentiation<br>（肾）皮髓质差异，皮髓质区别 | **FS** | fat saturate<br>脂肪饱和，脂肪抑制，压脂 |
| **CMV** | cytomegalovirus<br>巨细胞病毒 | **GBCA** | gadolinium-based contrast agents<br>钆基对比剂 |
| **CNR** | contrast-to-noise ratio<br>对比噪声比 | **GE** | gradient echo<br>梯度回波 |
| **CPAM** | congenital pulmonary airway malformation<br>先天性肺气道畸形 | **GFR** | glomerular filtration rate<br>肾小球滤过率 |
| **CRM** | circumferential resection margin<br>环形切除缘 | **GH** | genetic hemochromatosis<br>遗传性血色素沉积症 |

| | | | |
|---|---|---|---|
| **GIST** | gastrointestinal stromal tumor<br>胃肠道间质瘤 | **MCDK** | multicystic dysplastic kidney<br>多囊性肾发育不良 |
| **GRAPPA** | generalized autocalibrating partially parallel acquisition<br>一般性自动校准部分并行采集 | **MDA** | Müllerian duct anomaly<br>米勒管异常 |
| **GRASS** | gradient recall acquisition using steady state<br>稳态梯度回波采集 | **MELD** | Mayo end-stage liver disease<br>Mayo终末期肝病（分级法） |
| **GSE** | gluten-sensitive enteropathy<br>谷蛋白过敏性肠炎 | **MHAP** | middle hepatic artery phase<br>肝动脉中期相 |
| **GTD** | gestational trophoblastic disease<br>妊娠期滋养层疾病 | **MIH** | middle interhemispheric<br>（大脑）半球间中部 |
| **GVHD** | graft-versus-host disease<br>移植物抗宿主性疾病 | **MIP** | maximum-intensity projection<br>最大强度投影 |
| **HAD** | hepatic arterial-dominant-phase<br>肝动脉为主期 | **MMIH** | megacystis-microcolon-intestinal hypoperistalsis<br>巨膀胱–小结肠–肠蠕动迟缓（综合征） |
| **HADP** | hepatic artery delayed phase<br>肝动脉延迟期 | **MPGE** | magnetization-prepared gradient echo<br>预饱和梯度回波 |
| **HAE** | hepatic alveolar echinococcosis<br>肝泡状棘球蚴病 | **MPRAGE** | magnetization-prepared rapid gradient echo<br>预磁化快速梯度回波 |
| **HASTE** | half-Fourier acquisition single-shot turbo spin-echo<br>半傅里叶采集单次激发扰相自旋回波 | **MRA** | MR angiography<br>MR血管成像 |
| **HBV** | hepatitis B virus<br>乙型肝炎病毒 | **MRCP** | MR cholangiopancreatography<br>MR胰胆管成像 |
| **HCA** | heptocellular adenoma<br>肝细胞腺瘤 | **MRE** | MR enterography<br>MR肠成像 |
| **HCC** | hepatocellular carcinoma<br>肝细胞癌 | **MRI** | magnetic resonance imaging<br>磁共振成像 |
| **hCG** | human chorionic gonadotropin<br>人绒毛膜促性腺激素 | **MSK** | medullary sponge kidney<br>髓质海绵样肾 |
| **HCV** | hepatitis C virus<br>丙型肝炎病毒 | **NAFLD** | nonalcoholic fatty liver disease<br>非酒精性脂肪性肝病 |
| **HELLP** | hemolytic anemia, elevated liver function tests and low platelets<br>溶血性贫血，肝功能检验结果增高与血小板减低（综合征） | **NASH** | nonalcoholic steatohepatitis<br>非酒精性脂肪性肝炎 |
| **HIV** | human immunodeficiency virus<br>人类免疫缺陷病毒 | **NET** | neuroendocrine tumor<br>神经内分泌瘤 |
| **HO** | high-osmolality<br>高渗透压 | **NSF** | nephrogenic systemic fibrosis<br>肾源性系统性纤维化 |
| **HOCM** | high-osmolality contrast medium<br>高渗对比剂 | **OP** | out-of-phase<br>反相位 |
| **HSV** | herpes simplex virus<br>单纯疱疹病毒 | **PALS** | periarteriolar lymphoid sheath<br>小动脉周围淋巴鞘，围动脉淋巴鞘 |
| **IBCA** | iodine-based contrast agent<br>碘基对比剂 | **PBC** | primary biliary cirrhosis<br>原发性胆汁性肝硬化 |
| **IBD** | inflammatory bowel disease<br>炎症性肠病 | **PCOS** | polycystic ovarian syndrome<br>多囊卵巢综合征 |
| **IEP** | interstitial edematous pancreatitis<br>间质水肿性胰腺炎 | **PET** | positron emission tomography<br>正电子发射体层 |
| **IMT** | inflammatory myofibroblastic tumor<br>炎性肌纤维母细胞瘤 | **PID** | pelvic inflammatory disease<br>盆腔炎症性疾病 |
| **IO** | iso-osmolality<br>等渗透压 | **PI-RADS** | prostate image reporting and data system<br>前列腺影像报告与数据系统 |
| **IOCM** | iso-osmolalit contrast medium<br>等渗对比剂 | **PPC** | primary peritoneal carcinoma<br>原发性腹膜癌 |
| **IP** | in-phase<br>同相位 | **PSA** | prostate-specific antigen<br>前列腺特异性抗原 |
| **IPMN** | intraductal papillary mucinous neoplasm<br>导管内乳头状黏液瘤 | **PSC** | primary sclerosing cholangitis<br>原发性硬化性胆管炎 |
| **IVC** | inferior vena cava<br>下腔静脉 | **PTLD** | post-transplant lymphoproliferative disorder<br>移植后淋巴组织增生性障碍 |
| **LHAP** | late hepatic artery phase<br>肝动脉晚期 | **RARE** | rapid acquisition with relaxation enhancement<br>增强弛豫快速采集 |
| **LO** | low-osmolality<br>低渗透压 | **RCC** | renal cell carcinoma<br>肾细胞癌 |
| **LOCM** | low-osmolality contrast medium<br>低渗对比剂 | **RES** | reticuloendothelial system<br>网状内皮系统 |
| **MAI** | mycobacterium avium-intracellulare<br>胞内鸟分枝杆菌 | **RF** | radiofrequency<br>射频 |
| **MALT** | mucosa-associated lymphoid tissue<br>黏膜相关淋巴样组织 | **RFA** | radiofrequency ablatio<br>射频消融 |

| | | | |
|---|---|---|---|
| **RN** | regenerative nodule<br>再生结节 | **SUV** | standardized uptake value<br>标准摄取值 |
| **SAR** | specific absorption rate<br>特异吸收率 | **SVHADP** | splenic vein and hepatic artery-dominant phase<br>脾静脉和肝动脉优势期 |
| **sCr** | serum creatinine<br>血清肌酐 | **T1WI** | T1 weighted imaging<br>T1加权像 |
| **SE** | spin-echo<br>自旋回波 | **TCC** | transitional-cell carcinoma<br>移行细胞癌 |
| **SENSE** | sensitivity encoding<br>敏感性编码 | **TE** | echo time<br>回波时间 |
| **SGE** | spoiled gradient echo<br>扰相梯度回波 | **TOA** | tubo-ovarian abscess<br>输卵管-卵巢脓肿 |
| **SMA** | superior mesenteric artery<br>肠系膜上动脉 | **TR** | repetition time<br>重复时间 |
| **SMASH** | simultaneous acquisition of spatial harmonics<br>同时采集空间谐波 | **TSE** | turbo spin echo<br>扰相自旋回波 |
| **S-MRCP** | secretin-MRCP<br>胰泌素MRCP | **turboFLASH** | turbo fast low-angle shot<br>扰相快速小角度激发 |
| **SNR** | signal-to-noise ratio<br>信噪比 | **TURP** | transurethral resection of the prostate<br>经尿道前列腺切除术 |
| **SPACE** | sampling perfection with application-optimized contrasts using different flip-angle evolution<br>采用不同翻转角完美采样优化对比评估 | **UAE** | uterine artery embolization<br>子宫动脉栓塞 |
| **SPAIR** | spectral presaturation attenuated inversion recovery<br>频谱预饱和衰减反转恢复技术 | **UPJ** | ureteropelvic junction<br>肾盂输尿管结合部 |
| **SPIO** | superparamagnetic ironoxide<br>超顺磁性氧化铁 | **USL** | undifferentiated sarcoma of the live<br>肝脏未分化肉瘤 |
| **SS** | single shot<br>单次激发 | **UVJ** | ureterovesicular junction<br>输尿管膀胱结合部 |
| **SS-ETSE** | single-shot echo-train spin-echo<br>单次激发回波链自旋回波 | **VEGF** | vascular endothelial growth factor<br>血管内皮生长因子 |
| **SSFP** | steady-state free precession<br>稳态自由进动 | **WON** | walled-off necrosis<br>包裹性坏死 |
| **STIR** | short-tau inversion recovery<br>短τ反转恢复 | **XGPN** | xanthogranulomatous pyelonephritis<br>黄色肉芽肿性肾盂肾炎 |

# 目 录

# 第一章　腹部与盆腔磁共振检查参数选择与影像解读

高质量、可重复性好与病变显示良好的影像需要选择有效、可靠、可避免伪影的序列[1-5]。遵循这一原则，要获得高质量的磁共振（magnetic resonance，MR）诊断影像，通常需要快速扫描技术，总体意图是生成的全部影像应有稳定的质量，并能够稳定地显示病变。同样，根据上述原则缩短检查时间的重要目的，是最大限度地提高诊断质量。每个序列的成像时间缩短后，就可能需要采用不同序列扫描，以便能够利用磁共振成像（magnetic resonance imaging，MRI）的主要优势或长处，获得疾病更为广泛的信息。

呼吸与肠蠕动伪影为腹部MRI的主要伪影，使MR影像可再现性降低。使用呼吸非依赖序列与屏气扫描序列是腹部MRI检查的基础。呼吸伪影对盆腔影响不大，高空间、高对比分辨力的成像技术一直是提高盆腔检查图像质量的主要方法。

病变的可见度取决于病变组织与背景组织信号强度差异的最大化。比如，位于脂肪内或脂肪旁的病变，应注意处理脂肪的信号强度，使脂肪的信号强度在T1与T2加权影像上呈高或低信号。例如，T1WI上低信号的病变，如腹腔内积液或腹膜后纤维化，在脂肪呈高信号的T1加权序列上显示最好（非脂肪抑制序列）。相反，T1WI上高信号的病变，如亚急性出血或含蛋白成分的液体，在脂肪抑制后的T1WI上显示更佳。在T2WI上低信号的病变，如纤维组织，在脂肪呈高信号的序列如单次激发快速自旋回波（SS-TSE）序列上显示最为明显（图1.1）。而中等至高信号的病变，如淋巴结肿大或腹水，在脂肪抑制的T2WI上显示最好。

应常规使用钆螯合物增强，可以获得至少2个平扫以外的影像特征，有助于病变的检出与定性，特别是血供类型（即毛细血管强化）与间质内间隙流出的范围与速度（即间质强化）[6]。

钆剂注射后即刻采用耗时短的序列扫描以获取毛细血管期（肝动脉为主期）影像。采用三维（3D）梯度回

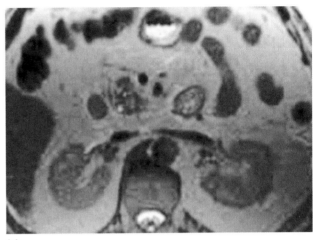

**(a)**

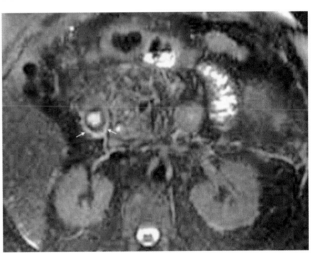

**(b)**

**图1.1** **异常组织与背景组织间对比的最大化。** 轻型胰腺炎患者的SS-TSE T2WI常规序列(a)与脂肪抑制(FS)(b)。非脂肪抑制序列上(a)，少量胰周液体显示不清（原文为清晰可见，应为编辑错误-译者），因为背景脂肪为高信号与液体信号相近。而在脂肪抑制序列影像(b)上，脂肪信号减低，胰头与十二指肠周围少量液体（箭头，b）容易评价。

波（GE）序列采集毛细血管期影像较为理想。增强毛细血管期可对大部分局灶性肿块性病变做出很好评价，特别是在载病器官（如肝、脾或胰腺的局灶性病变）的外形未因病变而出现改变时。增强间质期影像要在注射对

比剂后 1.5～10.0min 扫描，最佳时间窗为注射对比剂后 2～5min。表浅播散或炎性病变一般增强间质期显示好，而同时采用脂肪抑制可使间质期病变强化特点更明显，更容易被发现，如腹膜转移、胆管癌、升结肠炎症、小肠炎性病变、脓肿等[7, 8]。

T1、T2 与钆增强后早期与延迟扫描影像可显示绝大部分病变的特征。强调采用这 4 种参数来评价腹部与盆腔病变贯穿于本书的所有章节。

## T1 加权序列

T1WI 序列常规应用于腹部病变的诊断，也是盆腔病变 T2WI 的补充。增强前 T1WI 主要提供的信息包括：①T1WI 显示为低信号的液体含量异常增高或纤维成分增多；②有亚急性出血或高蛋白含量的信息，两者均呈高信号。非脂肪抑制的 T1WI 上脂肪组织也呈现高信号，常规使用脂肪抑制技术有助于含脂病变的可靠定性。

腹部与盆腔 MRI 检查多采用 GE（梯度回波）序列，包括扰相梯度回波（SGE）或 3D-GE 序列，而不采用自旋回波（SE）序列。GE 序列的优点包括：

1.采用 GE 序列扫描，T1 组织对比与 SE 序列扫描影像大致相同，但扫描时间要短得多。通过在同一重复时间（TR）内激发所有采集层面（多层面采集）或每一极短的 TR 内激发一个层面或厚块（单层或 3D 采集）。SGE 中的扰相可减少 T2 弛豫对图像的影响。

2.GE 序列扫描时间更短，可进行屏气扫描，减少运动伪影，从而无须采用其他一些用时较长减少伪影的方法，如信号平均与相位重排技术等。

3.GE 序列可进行化学位移成像，检出器官内（如肝脏脂肪浸润）与病变内（如肾上腺腺瘤、肝细胞腺瘤）相对少量的脂肪。相反，频率选择脂肪抑制法可抑制组织中或病变内较大量的脂肪，如腹腔脂肪或皮样囊肿内的脂肪。

4.二维（2D）采集的扰相梯度回波（SGE）序列，采用多层面采集技术，可在 4～5s 内完成 20～24 层图像中决定组织对比的 k-空间中央数据线的采集。3D-GE 也可在数据采集早期，以分段方式容积采集 k-空间中央数据线。序列的这些特性有利于上腹部动态对比增强检查，可在屏气时间内完成明确的动脉期、门静脉期与静脉期的扫描。

5.目前，3D-GE 序列，结合稳定分段脂肪抑制技术、重叠重建、层面内及层面间 MR 数据的内插，可在屏气时间内生成覆盖更大范围的高质量影像。3D-GE 序列可在

仅为 15～20s 的扫描时间内获得充分的解剖覆盖，很薄的层厚与高空间分辨率的矩阵。由于极好的脂肪抑制、对组织和病变强化的敏感，3D-GE 特别适于动态增强 MRI 检查。空间分辨率决定于矩阵的大小、层厚和视野（FOV）。3D-GE 序列扫描，实际的空间分辨率决定于 FOV 的选择，而 FOV 在 3 个维度影像上常不同：空间分辨率 $x = FOVx/Nx$；空间分辨率 $y = FOVy/Ny$；空间分辨率 $z =$ 层厚。目前，大多数医学中心，多数用于动态钆增强 MR 检查的 3D-GE 序列采用顺序 k-空间填充与用于对比增强 MR 血管成像时采用中央或椭圆-中央 k-空间填充相反。顺序 k-空间填充 3D-GE 序列与分段脂肪抑制技术向结合，可获得非常可靠、均匀的脂肪抑制而不明显增加扫描时间。3D-GE 序列的优点，结合临床对屏气采集时间的要求，使其超越 2D-SGE 成为腹部与盆腔动态增强检查的主要技术。

在本书的其他章节中，2D-GE、2D-SGE 或 SGE 可与 2D-SGE 替换使用，在另外一些章节，3D-GE 或 3D-SGE 也可相互替换使用，而所指为相同序列。

## 梯度回波序列

常规腹部 MRI 检查最常用的 GE 序列是 SGE 与 3D-GE 序列。

SGE 序列为腹部检查最重要、最多用途的序列之一。SGE 序列为 2D 序列，可用作单层（自由呼吸）或多层采集（屏气）技术。SGE 序列扫描可获得真正的 T1 加权影像，使用相控阵多线圈采集，可取代如 T1 加权 SE 等较长扫描时间的扫描序列。屏气 SGE 序列扫描参数包括：①较长的 TR（约 150ms）；②最短的同相位回波时间（TE）（1.0T 设备为 6.0ms，1.5T 设备为 4.4ms，3.0T 设备为 2.2ms）。这两个参数如此设计都是为了使图像信噪比（SNR）达到最佳，并使单次多层采集的层数达到最大[2]。在常规 T1WI 扫描时，多采用同相位 TE，而非更短时间的反相位 TEs（1.0T 设备为 4.0ms，1.5T 设备为 2.2ms，3.0T 设备为 1.1ms），以避免围绕器官边缘及同时含脂肪与水质子组织的脂-水相位信号丢失。脉冲偏转角一般应为 70°～90°，以使 T1 加权信息达到最大。用内置体线圈采集时，层厚小于 10mm 的 2D-SGE 序列影像 SNR 常不甚理想；而使用多通道相控阵线圈采集，层厚 5mm，可获得满足诊断要求的影像。目前新 MRI 设备扫描，20s 屏气可采集 22 层以上的数据。

SGE 多层采集的一个重要特点是，整组图像及每层图像的 k-空间中央相位编码（决定影像信号强度对比）

都在6s左右完成，因而数据采集时间很短，足以区分增强时相（如肝动脉为主期），同时每一层面的数据采集时间又足够长，足以代偿患者心脏输出、病变强化峰值与注射技术引起的轻微变化。

除用作增强前T1WI外，SGE还可用于肝脏、脾、胰腺与肾脏检查钆注射后毛细血管期的影像采集。但由于扫描效率不高，特别是脂肪抑制和层面间分辨率较差，SGE已基本由3D-GE所取代。

采用单次激发技术时，一个层面k-空间的所有数据线在另一层面数据线采集前均已完成采集；即逐层采集，而非多层交叉式采集。SGE可调制为单次激发技术，TR时间降至最短，用于不配合患者自由呼吸扫描成像。但遗憾的是，这种方法较多层交叉采集SGE的影像模糊，SNR较低。常采用一种反转预脉冲结合单次激发SGE以获得更好的T1对比（见"磁化准备快速采集梯度回波序列"一节）。

GE序列可采用3D采集，可用于肝脏等器官的容积成像，也可用于钆注射前、后的数据采集。

经典3D-GE序列扫描采用短（< 5ms)TR与TE，偏转角在10°～15°。偏转角与TR相适应，目的在于加大T1权重，同时保证足够的信号强度。在采用短TR与短TE（TR < 5ms，TE < 2.5ms）3D-GE扫描时，翻转角则成为决定影像对比的主要因素。3D-GE序列扫描时，获取的是容积数据，而非每个层面的数据。与2D序列相比，3D采集的优点有：

1. 较2D GE序列更高的固有SNR。

2. 平面内分辨率更高，矩阵更大（> 192 × > 256）。

3. 更薄的连续层面，层间的分辨率更高，宜于不同方向层面重组；由于z方向上MR数据的内插，常可获得更薄的切层。

4. 均匀的脂肪抑制（大多数厂商采用分段脂肪抑制，即脂肪抑制脉冲于每n次k-空间数据线后施加，n典型可为30～60；这可保证扫描时间依然足够短，满足屏气脂肪抑制成像的要求）。

5. 由于序列FS的性质，血管和组织的钆剂增强更为明显。

钆增强3D-GE序列也是体部MR血管成像（MRA）临床最有效的扫描序列（见第十章"腹膜后与腹壁"）。

### 脂肪抑制梯度回波序列

增强前，常规扫描脂肪抑制的3D-GE序列。采用脂肪抑制的目的之一就是检出诸如肝细胞癌，血管平滑肌脂肪瘤，平滑肌脂肪瘤等病变内宏观脂肪。另一目的为抑制背景中正常含脂肪组织的信号，如腹腔内的脂肪，以提高对含有亚急性出血分解产物、高蛋白或黑色素等T1WI高信号成分的可见度。对于钆增强影像来说这一点非常重要，因为脂肪抑制提高了高信号强度的钆/强化与被抑制的脂肪组织低信号间的对比。大多数MRI检查采用此方法可实现将病变组织与背景组织信号差异最大化的成像原则。虽然与FS SGE（2D-GE）相比，FS 3D-GE对比分辨率略低，但其优点为薄层、矩阵更大。

### 反相位梯度回波序列

反相位SGE影像用于显示脂肪与水质子同在一个体素内的病变组织。1.5T设备适当的TE为2.2ms，1.0T设备为4.0ms，3T设备为1.1ms。1.5T设备上TE为6.6ms时也为反相位采集，但更多用2.2ms的TE，因为每次可采集更多切层，信号更强，权重更高的T1序列，并且与T2加权序列相结合，更容易区分肝内的脂肪和铁的成分。相对于同相位TE = 4.4ms，TE = 6.6ms时肝内脂肪和铁均有信号丢失，而TE = 2.2ms反相位序列扫描，脂肪引起信号较暗，而铁引起信号更亮，易于区分二者（图1.2）。如果是3.0T的设备，同相位与反相位最短TE值分别为2.2ms与1.1ms。由于梯度的性能所限，采集第一个最佳同、反相位TE的回波并非易事，除非增加采集带宽或在单一扫描中使用高度不对称回波。经这些调整后，不对称TE值可低至同相位2.5ms，反相位1.58ms；但不同厂家的设备参数不尽相同。在GE序列采集同、反相位数据时，采用较同相位更短TE的反相位是十分重要的。

另外，也可采用3D-GE序列采集同、反相位数据。虽然此项技术尚未普及，但其开启的不同的脂肪抑制技术却引起了很大关注。其成像是基于利用同、反相位影像的相位信息，计算分离两种不同的组织，可做到对影像容积全部实现均匀、完全的脂肪抑制，哪怕扫描野内确有场的不均匀。其也可对肝脏所含脂肪进行定量。然而，由于该技术依赖于相位信息，当相位去卷积失败时偶可产生特殊伪影。

反相位扫描最常见的应用目的是检出肝脏内的脂肪和肾上腺肿物内的脂质，而脂质成分是肾上腺腺瘤的特点。反相位扫描的另一功效是在位于含水组织内高信号肿物周围生成勾边伪影，以确定病变的脂肪成分，例如肾脏的血管平滑肌脂肪瘤、卵巢皮样囊肿。除反相位作用外与同相位序列相比，不同TE的反相位序列可提供磁敏感效应信

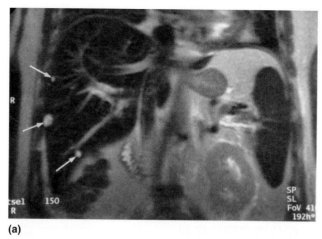
**(a)**

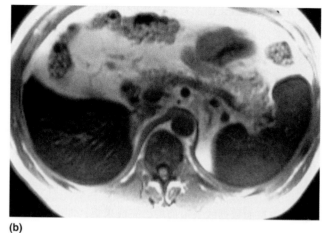
**(b)**

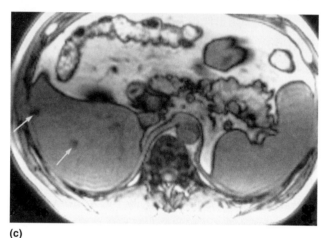
**(c)**

**图 1.2** 铁效应。冠状 T2 加权 SS-ETSE (a)，TE=4ms 同相位 (b) 与 TE=2ms 反相位 (c) 序列。T2WI 上，输血性含铁血黄素导致网状内皮系统内的铁沉积，形成了肝脏与脾内的低信号 (a)。肝、脾于 TE 更长的同相位图像上为低信号 (b)，在 TE 较短的反相位图像上信号增高 (c)，这是因为更短 TE 使磁敏感作用减低。注意 T2WI 上肝脏小囊肿显示极好（箭头，a）。充满液体的囊肿在有铁沉积肝脏的背景中显示出很高的信号，而在 TE=4ms 同相位 T1WI 上，由于肝脏也为低信号，低信号的囊肿与肝实质无信号差别。但在 TE=2ms 的反相位 T1WI 上，肝脏信号强度增高，囊肿可见（箭头，c）。

息，该效应随 TE 的延长而增强。这一作用可用于区分含铁的结构（如手术夹，脾内 Gamna-Gandy 小体）与非磁性无信号结构（如钙化）：从较短的 TE（如 2.2ms）反相位序列到较长的 TE（如 4.4ms）同相位序列，手术夹的磁敏感伪影所致的无信号区增大，而钙化的无信号区保持不变。

### 预磁化快速采集梯度回波序列

预磁化快速采集梯度回波（magnetization-prepared rapid-acquisition gradient echo，MPRAGE）序列包括超快速扰相小角度激发（turbo FLASH）。作为 2D 多层采集技术的变种，这项技术一般为单次激发，采集时间为 1~2s，因而可无须屏气扫描。目前，预磁化序列扫描采用 180° 反转脉冲以引入更大的 T1 加权信息。反转脉冲可以是层面选择也可以是非层面选择的。层面选择是指仅成像层面内的组织接受反转脉冲，而非层面选择则为所有位于磁场孔道内的组织均接受反转脉冲。非层面选择性反转脉冲的优点在于多层采集时，单个层面采集之间无须时间延迟；一组单层影像可以快速形式采集，这对钆增强动态检查十分

重要。由于流动的血液呈低信号，非层面选择反转脉冲的影像质量更好些（图 1.3），但每单个层面采集之间要有约 3s 延迟以保证组织弛豫，这限制了此序列用于钆动态增强检查。现有版本的 MP-RAGE 序列应用并不广泛，主要因为 SNR 低、不同层面之间信号强度与对比度的变化、180° 反转脉冲信号零化效应所致不可预测的边缘伪影，以及不可预测的钆增强组织无信号。目前的研究在努力减少 MP-RAGE 的这些问题，使其在临床应用中发挥重要作用。常规应用高质量的 MP-RAGE 序列，不再需要屏气，可能进一步提高 MR 影像的质量，特别是对于那些不能屏气的患者。由于更高的 SNR 与更大的频谱分离，3.0T MRI 尤可改进 MP-RAGE 序列的影像质量[9]。

### 放射状填充三维梯度回波

影响常规腹部 MRI 的主要影像伪影是呼吸运动伪影。分段 2D-SGE 和 3D-GE 均对因屏气不满意或其他不受控生理性活动的运动敏感，影像质量较差。呼吸运动在相

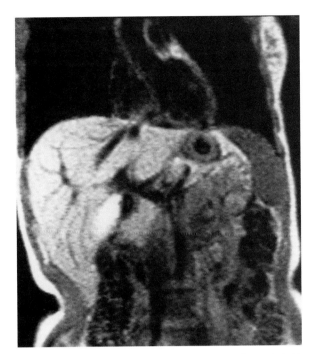

**图1.3**　非层面选择180°预磁化GE。经肝脏冠状影像显示很好的T1加权，显示为肝脏中度高信号，脾脏中度低信号。肝左叶位于心脏下方的部分没有伪影。肝内血管与心腔呈信号流空。

位编码方向引起的信号强度调制可造成该方向上明显的相位伪影。即便是不完全的屏气也可形成沿器官组织交界细微的相位伪影，可能减低确定小病变的信心。在此种情况下，即便对运动不敏感的MP-RAGE技术可能提供有效的替代方法，但其较差的SNR，低层间分辨率与模糊的影像限制了广泛应用，特别是钆增强后的T1扫描。

　　一个替代方法是采用放射状填充的3D-GE。放射状填充是指采集到的每一条数据线都通过*k*-空间中央，每一次重复均将频率编码方向旋转一个角度。如此，放射状填充3D-GE在不同投射角度采集数据，其空间分布与CT的不同投影像方向采集相似。这种方法主要优点是可消除运动伪影，表现为不相干噪声增加而不是相干伪影增多，因而可用于不屏气扫描，另外还保持着3D-GE对比良好的特点。由于*k*-空间中心的重叠采集，需要更长扫描时间的缺点也确实存在，而扫描患者（如上肢未包括到FOV内）时放射状数据线数不足，易出现条纹状伪影。放射状填充3D-GE在整个采集过程中均要采集*k*-空间的中央区，难以捕获一过性强化。

## T2加权序列

　　T2加权序列提供的主要信息包括：①病变组织内液体增多，表现为高信号强度；②有慢性纤维化的组织，表现为低信号强度；③有铁沉积，表现为极低信号强度。

### 回波链自旋回波序列

　　回波链自旋回波（ETSE）序列也称为快速自旋回波（FSE，TSE）或增强弛豫快速采集（RARE）序列。ETSE序列的原理是在同一TR间隔中采集多个回波以减少检查时间和（或）增加空间分辨率。由于这一优点，ETSE已在临床广泛应用。常规T2SE序列扫描耗时，患者活动影响明显，检查时间长，而ETSE的这些问题轻微，而且ETSE序列可在相对较短的采集时间内获得较大的矩阵。回波链序列的缺点之一，是组织间的T2差异减低，这部分是因为T2回波的平均化，使T2差异不大的局灶性病变与背景器官间的对比明显减弱。一般来说，这在盆腔检查时问题不大，因为病变与正常组织间T2值的差异明显；但肝脏内的病变（实性组织）与背景肝实质间的T2差异可较小，多回波采集的平均作用可使差异更模糊。这种作用最常见于肝细胞癌。万幸的是与肝实质T2值相似的病变T1值一般较肝脏更长，因此ETSE观察不满意的病变一般在GE影像上表现明显，呈低信号病变或钆增强后依其强化特点表现为低或高信号病变。

　　一般来说，ETSE序列和T2加权序列对评价肝脏与盆腔十分重要。T2加权序列常用于胰腺检查，显示胰腺导管与胆总管、评价囊性肿块与假囊肿、检出胰岛细胞瘤。不屏气单次激发T2加权序列用于观察肠道与腹膜；推荐在多种T2序列中使用单次激发技术，因为扫描无须屏气，影像质量较为稳定。虽然与背景器官/组织间T2差异较小病变（如肝细胞癌）检出的敏感性较低，T2加权序列的主要作用是提供病变内液体含量的信息，为病变定性提供帮助，这些信息SS-ETSE都能可靠提供。

　　与常规SE序列影像上中等信号强度的脂肪相比，ETSE序列上脂肪为高信号，盆腔恶性肿瘤复发还是纤维化的MRI诊断可说明这种差别的意义。盆腔恶性肿瘤（如宫颈癌、子宫内膜癌、膀胱癌或直肠癌）治疗后复发在常规SE序列影像上一般表现为高信号，病变组织信号相对于中低信号的脂肪更高些；相反，在ETSE影像上脂肪为高信号，而复发病变则多表现为相对较低信号。在T2WI上，相对于脂肪，异常组织的信号不高，使之无法可靠地排除肿瘤复发。因此，不要认为复发病变信号高于背景脂肪的说法总是对的，应警惕将复发病变误认为纤维组织。肝脏内的脂肪也可能出现问题，因为肝内的脂肪在ETSE序列影像上呈高信号，因而减低了肝实质与大多数通常在T2WI上为高信号病变间的对比，因此肝脏ETSE T2加权序列扫描时采用脂肪抑制就十分重要了。一些医学中心也采用如平面回波等方法替代FS T2加权序列进行肝脏扫描（在"3T体部MRI"中有进一步的描述）。

ETSE序列可连续薄层2D采集，也可薄层3D采集或厚块3D容积采集，构成MR胆管成像（见第三章"胆囊与胆管系统"）与MR尿路成像（见第九章"肾脏"）的基础。高分辨率3D-ETSE的特异吸收率（SAR）明显增高得到极大关注。因为需要采集额外的数据，大多数3D采集与2D相比必须增长回波链与SAR值的关连也就更强。

近来更新的MR系统梯度与软件均有改进，能够加载不同偏转角聚集脉冲，从而获得回波链足够长的3D ETSE序列。数据采集时采用相同或不同的较小翻转角可解决SAR值的问题。采用这一方法，整个回波链可维持T2信息，使用更有效，可获得高SNR的影像。在数据采集末尾附加一个"恢复"脉冲，加速磁化恢复，允许更短的TR（1200ms）的T2成像，可进一步提高序列的效率。常规3D ETSE扫描近来的这些改进，使盆腔与胆系可在相对较短的采集时间内（5min）获得高分辨率各向同性（1mm$^3$）的T2影像。

## 单次激发回波链自旋回波序列

SS-ETSE序列〔如半傅里叶采集单次激发快速自旋回波（HASTE），单次激发快速自旋回波（SSFSE或SSTSE）〕为一无需屏气T2加权序列，在腹部MR检查中有着重要作用[3]。经典的成像需要400ms影像采集时间，完全填充k-空间，采用半傅里叶重建。肠道-腹膜病变检查推荐使用更短的有效TE（如60ms），而肝-胆病变检查则推荐使用较长的有效TE（如100ms或更长）。由于是单次激发，典型的回波链可达100个以上的回波，每层的有效TR无限大。用单层采集方式在一次屏气时间内可采集一组多层的图像，以避免层面配准错误，当然这种成像方法也可用于不能合作患者的自由呼吸检查。呼吸与肠蠕动的运动伪影被消除，而化学位移伪影轻微，肠道内、肺与其他部位气体的敏感伪影降至最小，肠壁可清楚显示。同样，来自手术夹、人工髋关节等的金属敏感伪影也极小（图1.4）。SS-ETSE序列的所有这些特点都使其成为腹部-盆腔病变评价的常用序列，特别是体内植入金属器具或有广泛手术夹的患者，SS-ETSE是金属敏感伪影影响最小的序列。

## 脂肪抑制回波链自旋回波序列

脂肪抑制SE序列可用于评价肝脏局灶性病变，降

低可能存在的脂肪浸润的高信号。在ETSE序列影像上，脂肪肝呈高信号，尤其是单次激发扫描，使肝内高信号病变的可见度降低。采用脂肪抑制降低脂肪信号强度可使肝内高信号的局灶性病变更加明显（图1.5）。FS-SS-ETSE也可用于评价胆管树。由于肠内气体-肠壁交界的敏感伪影，脂肪抑制似乎降低了肠道的影像质量，虽然与肠道相关的肠外病变（如阑尾脓肿）可以很好显示，肠道检查不推荐使用脂肪抑制技术。

ETSE序列脂肪抑制是通过频率选择或非频率选择预脉冲实现的。非频率选择脂肪抑制，或称为短τ反转恢复（STIR），采用扫描层面选择反转脉冲，设定反转时间来抑制脂肪的T1（反转时间：1.5T设备为150ms）。由于脉冲为宽带宽，水与脂肪均被预磁化，造成脂肪信号抑制、水信号对比的变化及水信号相对平衡态的减低。当脂肪信号均匀抑制后（给予理想的反转脉冲，影像FOV整体为一致的T1），其余软组织（水信号）信号有减低，是为反转脉冲的直接结果。因为腹部软组织较脂肪的T1相对更长，仍能保持适当的SNR。虽然STIR对不均匀反转敏感（源于B1场效应），但仍广泛应用于临床，作为腹部以SE为基础序列扫描脂肪抑制的有效方法。这一序列与SS-ETSE完全不相同，结合扫描时间短的两个序列用于肝脏检查，以取代采集时间更长且需要呼吸平均的ETSE序列（图1.6）。

另一脂肪抑制方法是脂肪共振频率的绝对性选择。预脉冲（反转预脉冲或预饱和脉冲）可将脉冲频率调制为脂肪信号，避免如STIR技术出现的过度抑制，或改变水的信号。在概念上，此项技术与STIR相似，采用选定反转脉冲时间预磁化（此例仅为脂肪）来抑制脂肪信号。理想的结果为其他软组织保持不受影响，保持高对比噪声比（CNR）。由于频率脂肪抑制具有频率特异性，对可引起磁场不均匀的空间磁敏感性较为敏感，在这种情况下，水与脂肪的共振状态界限并不清晰，脂肪-水的频率"重叠"，相当数量的脂肪自旋可能未能抑制。这种效应也常见于FOV的边缘，或任何远离磁场中央的区域。

可采用合并使用绝热脉冲以进一步改进脂肪抑制不均匀现象。绝热脉冲为一专门设计的射频（RF）脉冲，使自旋对B1不敏感。近来，SPAIR已用于腹部T2加权扫描[10]。脂肪抑制的均匀度远优于常规频谱选择技术，成为肝脏与肠道检查的首选方法，而且其固有的高CNR，保留了软组织信号，使之诊断作用较STIR更为重要。由于频谱的重叠，主磁场的不均匀作用仍然是SPAIR的挑战。

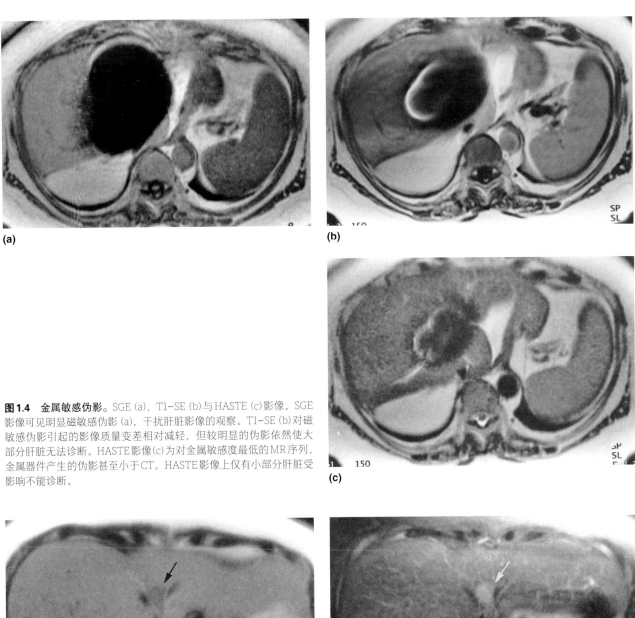

**图1.4 金属敏感伪影。**SGE (a)，T1-SE (b)与HASTE (c)影像。SGE影像可见明显磁敏感伪影 (a)，干扰肝脏影像的观察。T1-SE (b)对磁敏感伪影引起的影像质量变差相对减轻，但较明显的伪影依然使大部分肝脏无法诊断。HASTE影像(c)为对金属敏感度最低的MR序列，金属器件产生的伪影甚至小于CT。HASTE影像上仅有小部分肝脏受影响不能诊断。

**图1.5 脂肪肝内的局灶性病变。**SS-ETSE (a)与FS-SS-ETSE (b)影像。由于有脂肪肝，肝脏在SS-ETSE影像上呈高信号 (a)。可见一肝脏局限性病变（局灶性结节样增生，箭头，a）信号强度略低于肝实质。在FS-SS-ETSE影像上 (b)，肝脏信号强度减低，肝内病变（箭头，b）相对肝脏呈中度高信号。FS影像上 (b)肝-脾对比也显示良好，而在非脂肪抑制序列影像上 (a)，肝-脾间信号强度无对比。

不过SPAIR改进后反转脉冲特性及频率截值降低了脂肪抑制不佳的程度（图1.6）。采用SPAIR脂肪抑制较其他同类序列需要更长的时间，这是因为绝热需要更长的脉冲长度。

## 扩散加权平面回波成像序列

扩散加权平面回波成像（DW-EPI）采用大的平衡梯度，称为扩散编码梯度，以减低组织中随机布朗运动（扩散）基本无受限的自旋质子的信号。扩散编码梯度以

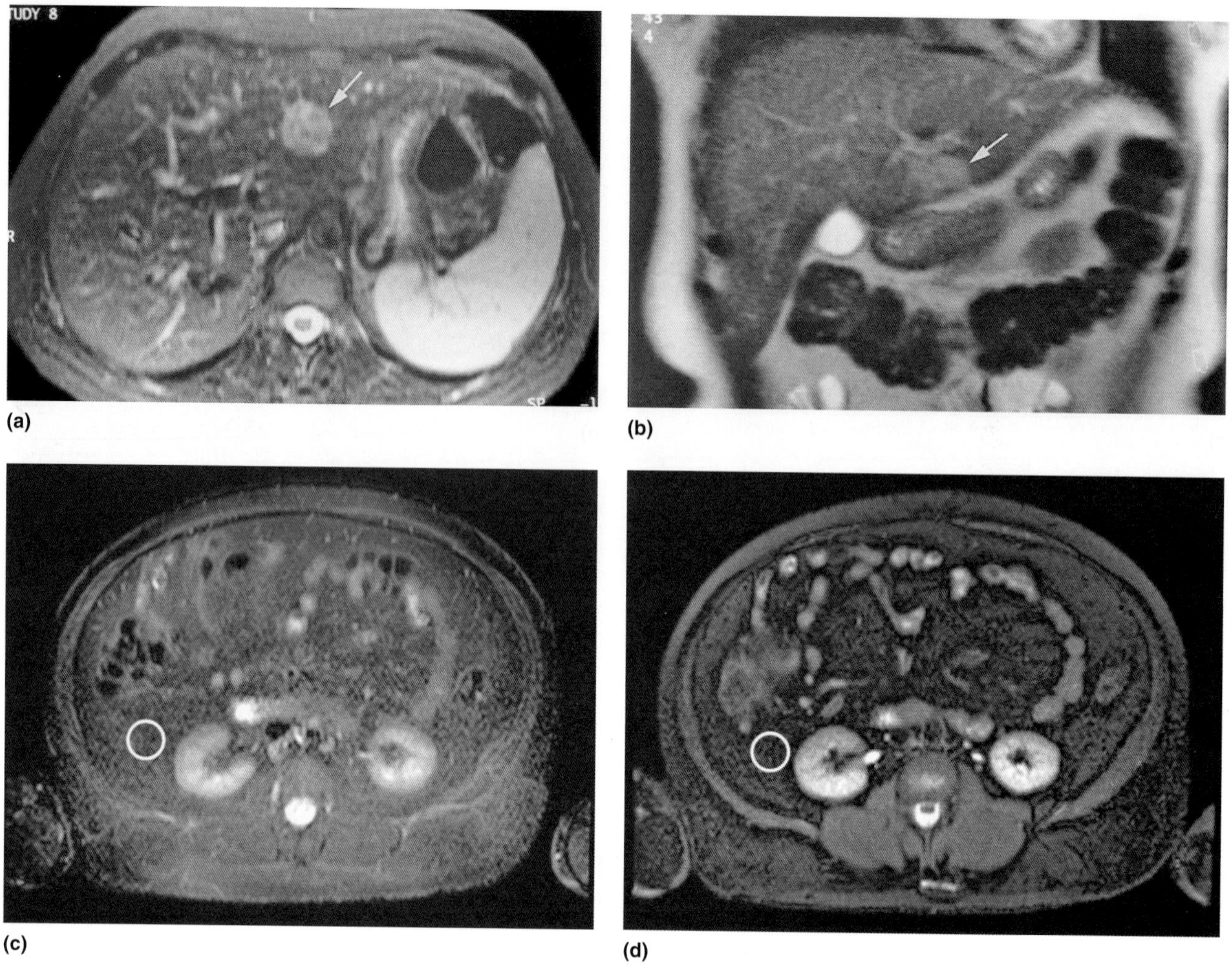

**图 1.6　回波链 STIR 和 SS-ETSE。**结肠癌肝转移患者横轴位回波链 STIR（a）与冠状 SS-ETSE（b）影像。回波链 STIR 可见肝左叶内一中等高信号转移瘤（箭头，a）。背景脂肪信号受到抑制。SS-ETSE 影像也可见肝脏转移瘤（箭头，b）。背景脂肪信号强度高。背景脂肪的不同信号强度显示不同的对比关系。对照轴位 STIR（c）与频谱（脂肪）-选择绝热反转脉冲（SPAIR）（d）SS-ETSE 的脂肪抑制，由于保留了水的信号，在 SPAIR 影像上肠道与肾脏界限更清晰。感兴趣区（白环，c，d）显示软组织的 SNR 与 CNR 差异有显著性（$P < 0.01$）。

$b$ 值为特征，高 $b$ 值可使相同水平的布朗运动信号减低更明显。扩散编码梯度可以扩散方向为特征，这对于含机化纤维结构的组织颇有价值。整个层面内的信号以单次激发模式采用平面回波方式读出，即梯度以非常快的"光栅扫描"方式往返横贯 $k$-空间。

　　虽然并非常规应于所有部位，但 DW-EPI 却常用于肝脏检查。扩散梯度对运动的敏感较高，因而腹部应用有一定困难，而且平面回波（EPI）读出对偏共振效应高度敏感，因此呼吸控制技术与良好的均场对 DW-EPI 至关重要，出现相关问题可使影像无法用于诊断。成像成功时，腹部扩散加权影像可形成恶性病变与正常肝实质间明显的影像对比。恶性病变细胞更密集，因而扩散受限，扩散梯度使病变信号降低较轻，病变较肝实质呈相对更亮。

　　因扩散梯度与 EPI 读出都较为耗时，DW-EPI 的 TE 较

长，因此具有 T2 加权；而该序列的目的是获取扩散加权，这额外的 T2 加权就成了干扰或混杂因素，使长 T2 的组织即便扩散相似也可呈高信号，这一现象称为"T2 透过效应"。为避免这一效应，DW-EPI 常规采用至少 2 个 $b$ 值，一个为 0 或极小值，作为参考影像，进行信号衰减的比对，可通过肉眼观察或表观扩散系数图的测量进行比对。

## 钆增强 T1 加权序列

　　以团注方式快速给药，采用 T1 加权 SGE 或 3D-GE 序列系列动态扫描，钆对比剂对病变的诊断与鉴别是十分有意义的。静脉注射钆对比剂后，至少需要 2 个增强序列扫描：一为给药后 30s 内肝动脉为主期，二是 2～5min 后肝静脉期或间质期采集。对于肝脏检查，增强后 1min

的所谓门静脉期或肝静脉早期的中间时相也对诊断很有帮助。这些增强时相扫描的特点如下。

## 肝动脉为主（毛细血管）期

肝动脉为主期（毛细血管）期为非特异性细胞外钆螯合物对比剂最重要的一组诊断数据[6]。此期增强对于肝脏、脾与胰腺的影像检查均非常重要，我们也可获得肾脏、肾上腺、血管、膀胱与输尿管有用的诊断信息。因为要抓住组织内对比剂的"首过"或毛细血管床的增强，在增强后各时相中，动脉期的增强时刻掌控是最为重要的。肝动脉与门静脉内显示有钆剂，而肝静脉内无钆对比剂为肝动脉期的标志（图1.7）。虽然增强此期钆对比剂位于门静脉，但大部分钆已由肝动脉送至肝脏，增强此期经肝动脉到达肝脏钆的绝对量多于钆仅位于肝动脉时的扫描，因此以肝动脉供血为主的病变，如富血管转移瘤或肝细胞癌可在此期明显强化。如果对比剂很快注射（如5ml/s），随后于绝对肝动脉期（门静脉内出现对比剂后1~2s内）采集数据，可获得仅肝动脉内有对比剂的绝对肝动脉期，时相比动脉为主期稍早，但作用相似。在绝对肝动脉期实现这些目的困难，在肝脏强化不明显时判断此期的影像采集是否太早也很困难。如通过血管强化来判断适合的增强延迟时间，对于评价周围器官也很重要。胰腺纤维化或慢性胰腺炎时胰腺实质强化很弱，而肾皮质强化弱则提示缺血性肾病或急性肾皮质坏死。强化强弱可于肝动脉为主期可靠判断，因为此期的影像标志为门静脉有强化而肝静脉无强化。而在绝对肝动脉期，胰腺或肾皮质强化轻微可能反映的是影像采集时间过早，而非病变所致。由于此钆剂注射后即刻扫描的增强也用于这些器官灌注是否充分，利用这些器官的强化确定增强时相的影像采集时间是否正确是不适当的。虽然胰腺与肾皮质的强化常用作估计增强延迟时间的辅助信息，但不能作为主要依据，因为此时这些器官的强化也是需要评价的。肝脏绝对肝动脉期的过早扫描，经肝动脉到达的对比剂绝对量太少，区别不同病变的强化特点无法显示，可能造成病变误判（图1.8）。

在肝脏动脉为主期T1加权SGE或3D-GE影像上，不同病变有不同的增强方式：囊肿无强化，血管瘤显示呈断续的环状周边结节状强化，无出血的腺瘤与局灶性结节样增生表现为明显均匀强化，转移瘤呈环形强化，而肝细胞癌显示为弥漫不均匀强化。利用此种信息为小至1cm的病变定性可能是MRI的独到之处。肝脏较少见

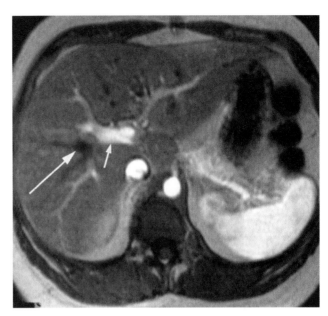

**图1.7 肝动脉为主期。**图示钆位于门静脉内（短箭头），肝静脉内无对比剂（长箭头）。

病变钆剂注射后即刻扫描影像的表现也有报道，多数与上述不同强化方式有重叠。胰腺、脾与肾脏增强毛细血管期表现对病变的诊断意义，将在以后相关系统的章节中描述。尽管目前MRI诊断的正确性较高，临床病史依然很重要。此外，许多不同组织类型的肝脏病变，小于1cm时总表现为完全相同的均匀强化，例如血管瘤、腺瘤、局灶性结节样增生、转移与肝细胞癌等。参考辅助信息帮助病变定性至关重要，包括T2WI显示病变内水含量（如血管瘤的高含量，富血管转移瘤的高含量，腺瘤、局灶性结节样增生与肝细胞部的相对低含量），同时存在其他较大病变与临床病史（如已知原发可产生富血管转移的肿瘤病史，如胃肠道平滑肌肉瘤）。

肝增强动脉为主期影像还可显示肝脏与其他器官实质不同的强化方式。最常见肝内的灌注异常是因肝段门静脉受压或血栓形成，门静脉血流受限，肝段一过性强化增高。钆剂注射后即刻扫描影像表现灌注异常的其他肝脏病变包括：Budd-Chiari综合征，不同强化模式的急性、亚急性与慢性肝病，重型急性肝炎伴肝细胞损伤。肾脏灌注异常也相对常见，钆增强早期与晚期影像可清楚显示。

怀疑有肝脏转移可能是肝MR检查最为常见的指征。一直以来将肝转移分为乏血管（典型原发肿瘤如结肠癌与移行细胞癌）与富血管（典型原发肿瘤如胰岛细胞癌、肾细胞癌与乳腺癌）两类。过去对第三类血管情况转移瘤少有关注，这类转移瘤与肝实质等血管密度。近于等血管密

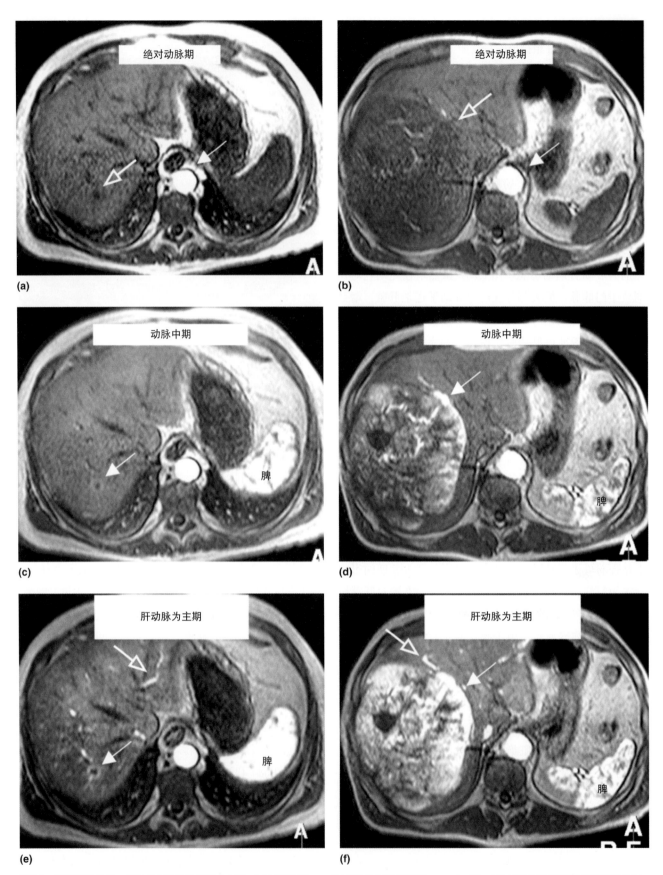

**图1.8　肝绝对动脉期、肝动脉早期与肝动脉为主期。**2例不同患者，一为神经内分泌瘤转移（a,c,e），另一例为病理证实肝硬化伴肝细胞癌（b,d,f），2D动态钆增强后SGE不同时间并行影像（并行MRI加速因子:2；扫描时间每层影像7s）。钆增强极早期，仅可见动脉（实箭头，a, b）病变无强化（空箭头，a, b）。随后的时相影像病变略有强化（箭头，c与d）。肝动脉为主期，可见肝脏与病变间理想的强化差，病变强化更明显（实箭头，e, f），注意此期门静脉血管的强化（空箭头，e, f），动脉期数据采集提供了两种肝内病变强化特点更好的诊断信息。

度是指钆剂注射后早期与延迟扫描病变的强化与肝脏相似。与肝脏近乎等血管密度病变在钆增强后显示不清，但增强前影像显示清楚，从而得以诊断（图1.9）。来自结肠、甲状腺与子宫内膜的肝转移瘤可呈此种类型强化。虽然也可见于未治疗的患者，此型强化最常见于化疗后肿瘤。万幸的是，多数这些肿瘤在T1WI上为中度低信号，易于观察到，偶尔在T2WI上也可表现为中度高信号。极少数病变在T1WI与T2WI上均近于等信号，因而可造成漏诊。这种情况罕有出现，这也再次说明MRI较超声与CT的优势：数据采集的不同序列越多，病变漏诊的可能性就越低。MRI较超声或CT可采集更多的不同类型数据。

应特别提到接受化疗的肝脏转移瘤。大部分肝转移瘤患者常规接受化疗，而化疗改变了肝转移瘤的影像特点。化疗减低了转移瘤的信号强度与影像特征，使病变与囊肿、血管瘤或瘢痕组织相似[6]。如上所述，在钆增

强影像上，病变还可呈近于等血管密度。

## 门静脉期或肝静脉早期

钆剂注射后45～60s采集为门静脉期或肝静脉早期。此期肝实质达到最大强化，乏血管病变（囊肿、乏血管转移瘤与瘢痕组织）显示最好，呈更低强化区；肝血管是否通畅或血栓形成也可最好显示。

## 间质期

间质期为对比剂注射后90s到5min扫描，显示肝脏局灶性病变的晚期强化特点，帮助病变定性诊断，如囊肿的持续无强化，血管瘤结节样强化的向心性融合进展，腺瘤与局灶性结节样增生强化的均匀消退至与肝实质等信号，一些局灶性结节样增生中央瘢痕的延迟强化，肝转移瘤强化周围性或不均匀的廓清，及肝细胞癌包膜的延迟强化（腺瘤少见）等。腹膜转移、炎症、骨转移（图1.10）与胆管癌周围性表浅播散的强化也见于此期。同时采用脂肪抑制可更好显示这些表现。此期也可提供血管内血栓更多的信息。

## 多种不同影像诊断

MRI影像诊断时，常常是多种影像特征同时存在，必须分别确定这些不同特征的意义才能作出适当的诊断。常见可用于诊断的影像特征包括T2与脂肪抑制的效应，T1反相位与磁敏感效应，以及钆增强消退与脂肪抑制效应等。T2与脂肪抑制效应通常采用非抑制与FS T2W序列。低信号是否是脂肪抑制效应的结果，可通过非脂肪抑制

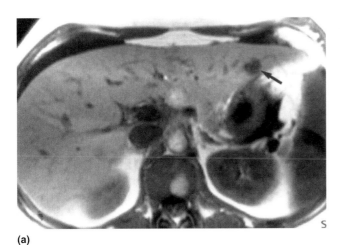

**(a)**

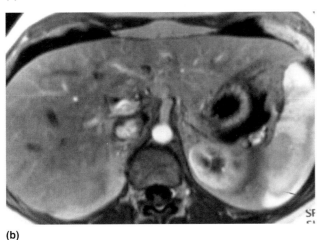

**(b)**

**图1.9**　近于等血管密度的肝转移瘤。SEG (a) 与钆增强肝动脉期SGE (b) 影像。肝转移瘤患者，初次化疗后9个月，T1WI可清楚显示肝转移瘤（箭头，a），但钆增强后却不易观察到。这种强化称为近于等血管密度，最常见于对化疗出现反应亚急性期的肝转移。

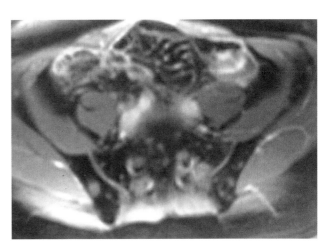

**图1.10**　骨转移。钆增强2min后T1WI FS SGE扫描影像，可见多发圆形强化骨转移瘤，在骨髓脂肪抑制的背景下显示清晰。

T2序列上显示为相对T2 FS序列结构呈高信号得以确定。磁敏感效应常表现为在SGE序列上随TE延长而增加，且常于T2加权序列上呈低信号；反相位脂质信号效应在同反相位上呈周期性变化。钆增强2min后T1加权FS GE扫描显示低信号也需要确定是钆对比剂增强的消退，还是脂肪抑制所致。有时可观察到在钆增强晚期FS序列扫描呈低信号的结构于增强早期非脂肪抑制序列扫描时呈高信号，给诊断带来问题：表现究竟是反映了脂肪抑制效应，还是钆增强的消退？肝脏检查时，这一问题可通过观察脂肪性病变于钆增强后2min FS序列扫描呈低信号，而在增强后即刻及1min门静脉期非脂肪抑制SGE序列扫描呈等或高信号来解决。一般来说，如果肝脏病变的强化于增强后2min消退，于1min门静脉期时非脂肪抑制SGE扫描影像的强化已有明显消退了。进一步支持脂肪效应的信息是在其他所有应用序列中均呈脂肪信号（如反相位或非增强FS序列扫描）。图1.11显示了同一情况下多种影像的表现特征。

根据需要，MRI可采集任意解剖方向的断层影像（如轴位、冠状位、矢状位或斜位）而不需要移动患者。选择哪种切面数据采集，取决于对不同切面影像解读的熟悉程度、使用MR设备的类型、所采用的序列。一般来说，应以横轴位影像为主，原因包括其较少的部分容积效应，以及由于CT诊断的经验，放射医生对轴位影像更为熟悉。上腹部MRI的检查，我们常规在横轴位影像以外再补充一或两个（或更多的）序列的冠状位扫描，而盆腔则再加矢状位扫描。可能还会再做其他扫描，但按一般原则，我们的观点是保持尽可能少的采集，以获得足够而非过度采集（主要考虑检查时间与患者的合作）。一些系统器官，我们常规做法是以横轴位多序列扫描为主，再辅以其他方位的薄层数据采集的3D-GE，利用这单次采集数据做不同平面重建。例如，采用SD-SGE序列扫描肾脏时，我们采用横轴位影像，辅以矢状面影像。而采用3D-GE序列时，我们更倾向于采集冠状平面影像，这也有利于同时评价肾动脉。最后，由于常需要其他影像方法检查，而放射医生一般又十分熟悉CT的横轴位影像，并常需要与CT检查对照，以轴位为主要影像平面似乎更为周全。

## 血管的信号强度

血管信号不均是MRI常遇的诊断问题。我们发现，采用GE序列，一般在钆剂注射后1～2min间采集，通畅的动脉与静脉呈现持续的高信号。遗憾的是，数据采集时间常常超出这个时间段，特别是在腹部扫描进行盆腔扫描时。如果主要关心的是血管是否通畅，我们常选用结合流入效应与钆剂效应的序列扫描，通畅的血管将呈现持续高信号。这些序列包括钆增强层面选择180° MP-RAGE（对不合作患者尤为有用）、钆增强水激励SGE、平扫的梯度重聚GE序列如true FISP（稳态进动快速成像）或GRASS（稳态梯度回波采集）等。加以其他平面，如肝脏钆增强后冠状位，盆腔钆增强后矢状位扫描也对诊断很有帮助。

## 影像策略

不同病变诊断的高度正确，有赖于对T1、T2影像与钆增强毛细血管期、间质期T1加权序列扫描影像表现的观察。在实践中，了解哪一种技术显示不同病变最为可靠也很重要，以便能够于此种成像方案锁定这些病变。表1.1列出了能可靠显示一定病变的MR序列。

MRI的最大长处是能够生成不同类型的信息，因而MRI可提供器官系统与病变更为广泛的信息。采用各种序列组合、多种平面采集可使病变漏检或误判的可能降到最低。这一事实也说明采集到的不同信息越多，病变漏检的机会越少。注意检查耗时时长也至关重要，因为检查时间过长会减少检查的人数，患者的配合也会出现问题。采用的序列多为扫描时间短、可屏气或自由呼吸扫描是最为理想的，在扫描方案设计时应努力达到这一目标。另一考虑为检查方案的可重复性。MRI系统的有效操作需要使用固定扫描方案，这个方案可加速检查，提供检查的可重复

**表1.1 可靠显示不同病变的MRI序列**

| 序列 | 病变 | 表现 |
| --- | --- | --- |
| T1 | 液体 | ↓↓ |
| T1反相位 | 肾上腺，脂肪肝 | |
| T1 FS | 正常胰腺 | ↑ |
| | 亚急性血肿 | |
| | 子宫内膜异位症（亚急性出血） | |
| T2 | 液体 | ↑↑ |
| T2 | 铁（包括含铁血黄素） | ↓↓ |
| T2 | 子宫颈，前列腺 | 解剖带，癌 |
| 钆增强毛细血管期 | 肝局灶性病变，脾，胰腺 | 特定的强化方式 |
| 钆增强毛细血管期 | 炎性病变 | ↑ |
| 钆增强毛细血管期 | 动脉血供降低 | ↓ |
| 钆增强毛细血管期 | 门静脉血供降低 | ↑ |
| 钆增强间质期 | 炎症病变，腹膜转移，骨转移，淋巴结肿大 | ↑ |

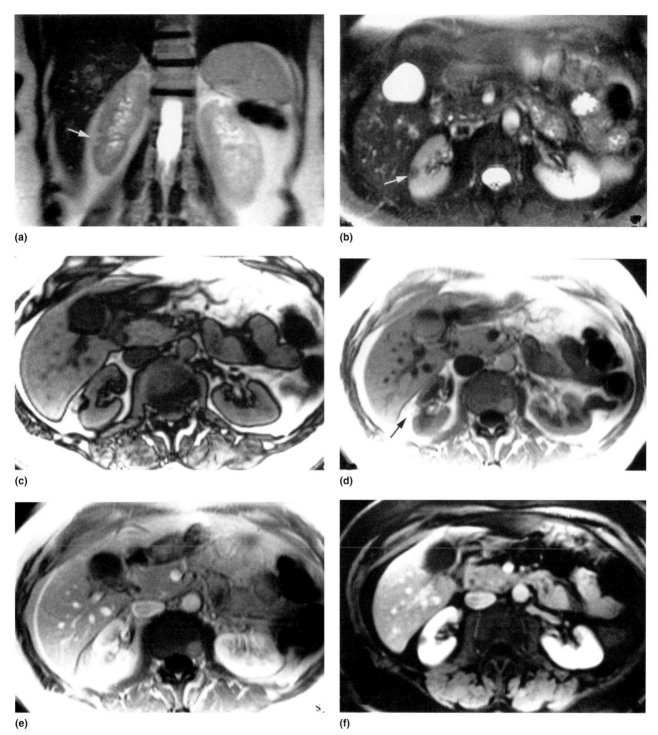

**图1.11　脂肪效应，钆剂效应与其区别。**冠状T2加权 SS-ETSE( a )，T2加权 FS-SS-ETSE( b )，T1加权反相位 SGE( c )，T1加权同相位 SGE( d )，钆增强后1min SGE（ f ）影像。对照非脂肪抑制（ a ）与脂肪抑制（ b ）序列常用于确定在非抑制序列影像上观察到的高信号结构代表脂肪，或 FS 序列影像上观察到的低信号结构代表脂肪而不是低液体含量的实性肿块。对照反相位（ c ）与同相位（ d ）序列影像也可确定脂肪性肿瘤的特征。 此例患者为右肾血管平滑肌脂肪瘤，仅观察 FS T2加权序列（ b，箭头）因为其低信号可能考虑为肾癌或出血性肾囊肿。与非 FS T2加权序列（ a ）对照，发现肿瘤无脂肪抑制时呈高信号（ a，箭头），显示肿瘤含有脂肪。另一方法是同相位影像的高信号肿块（ d，箭头）在反相位影像上肿块与肾实质交界处显示暗环（ c ）。知道了病变为含脂性肿瘤后，钆增强后早期影像中的高信号（ d，箭头）就可认定是脂肪效应而非强化，于钆增强后1.5min 扫描的 FS 影像上信号减低便不会误为对比剂的流出，而是脂肪抑制的效应。

性，并可通过熟悉标准操作方法提高利用率。

一个可用的办法是多做一些序列扫描，以便在一到两个序列影像不满意时仍有充分的信息用于诊断，但同时扫描也不宜过多，使检查时间延长，检查后期患者的合作出现问题。患者合作不佳多出现于检查后期，这也提示最重要的序列扫描应尽可能在检查早期完成。MRI技术是在不断进展的，一个新的序列应用于临床后，用之取代旧的序列，而非将新序列简单添加到现有的扫描方案中。在评价一个新的序列时，数据采集的速度、影像质量、病变的显示、影像质量的恒定性均为需要考虑的重要因素。例如，对比增强 3D T1 加权 GE 影像的质量优于 2D 成像的观点已被广泛认可，因而在我们动态增强扫描参数中，所有 SGE 已均由 3D 成像所取代。可以预期，这一改变也会出现在反相位成像，3D 采集成为首选成像方法。在旧的 MR 系统中，由于稳定性好，可能仍会用到 SGE 技术；而在更新的 MR 系统，采用 3D 成像的重要原因包括更薄层厚数据采集、运动与相位伪影更少，并可使用同组数据生成 MRA[11, 12]。

腹部与盆腔 MRI 的同次检查，应从上腹部全面检查开始，采用增强前 SGE、FS 3D-GE 和（或）FS SGE、T2加权单次激发 ETSE 与单次激发 FS-ETSE，以及钆增强后动态 FS 3D-GE 或 SGE、FS-SGE 序列扫描；随后行盆腔检查，包括钆增强后 FS-SGE 或 FS 3D-GE，及 T2 加权序列扫描（图 1.12）。此种扫描参数可对腹部与盆腔内所有器官与组织行充分检查，可检出各类疾病，包括偶然发现的病变（图 1.13）。这一检查方案可减少检查床的移动与相控阵线圈的再摆放，而这些在检查中是很耗时的。现在更新的系统可同时做腹部与盆腔的扫描计划，每一个采集可按序列顺序执行。有了这项功能，所有增强前T2 与 T1 影像可一起采集，而不需要中断增强后 T1 扫描。这种扫描方案可提高检查效率，如可将特定增强前的 T2加权扫描，如稳态自由进动（SSFP）或 MR 胰胆管成像（MRCP）移到增强后的时间窗口扫描，特别是在门静脉期（增强后 1~2min）与延迟间质期（增强后 > 3min）之间扫描。虽然一般不希望在钆增强后采集 T2 加权影像，但我们未观察到钆增强后盆腔 T2 加权影像质量有明显改变。实际上，T2WI 上浓聚于膀胱内钆剂的低信号有利于更为清楚地显示盆腔恶性病变累及膀胱，而肝脏则是钆增强后即刻扫描的最大受益器官，扫描方案应设计为钆剂注射后即刻扫描。当然，如果肝脏转移的可能性不大，而盆腔为检查的主要目的，则扫描方案应为钆增强后即

刻采集盆腔数据（如评价膀胱肿瘤）。

患者检查可按如下顺序进行：开始相控阵线圈摆放于上腹部，影像采集中心置于肝脏。增强前序列扫描完成后，患者仍位于磁体孔道内，手推团注钆对比剂（持续时间超过 5s），随后注射生理盐水冲刷注射管道超过3s。生理盐水冲刷后即刻开始 SGE 序列的影像数据采集。另一个方法是采用高压注射器，以 2ml/s 速度注射对比剂，在注射开始后 17s 启动扫描。也有作者推荐使用预团注计算循环时间，以便在准确的增强时相增加数据采集的可重复性[12]。

正如本章之前所述，动脉期数据采集的正确性与可重复性至关重要。应该强调的是，不同肝病的患者，每个人对比剂从注射到肝动脉的通过时间均有不同，因此，假如装备有有效的相应装置，更应采用个体化的动脉期时间法而非固定时间法。为此，一些医院采用了一种实时（进行之中）团状跟踪法行肝脏扫描，不再使用为确定团状注射时间的实验注射。此种定时法整合了类似 MRA 的定时方法，采用快速（0.5s 内）的单层 SGE 及实时重建扫描，利用图像监控对比剂到达感兴趣区，随之给予屏气口令，触发下一个影像采集。肝脏成像实时团注跟踪法的应用涉及执行扫描相关因素的调整，即：① 确定用于团注跟踪的感兴趣点；② 随后 3D-GE 动脉期采集开始的延迟时间。目前临床多采用膈下（腹腔干）水平降主动脉为跟踪感兴趣点，因为该处位于肝动脉上游，足以显示肝动脉为主期，且易于观察，并有足够时间执行屏气口令。这一延迟时间的确切长度一直是研究热点。严格来说，延迟应代表从腹腔干到肝肿瘤信号对比峰值的时间。先前的 MR 灌注研究数据提示平均延迟时间约为 10s[13]。采用这一方案，似乎能将 3D-GE 时间定于肿瘤对比高峰，这里指的是到 k-空间中央，而非扫描开始点。因此，降主动脉内检测到团注后的延迟必须调整以适于脉冲序列（即 6s）。某些 3D-GE 序列构成，可在采集开始前不发生如见于 3D MRA 序列那样的中央k-空间效应，使确定屏气口令时间受到限制。在这种情况下，操作者可选择腹主动脉更上游水平作为血管参考触发点以便补偿。然而应该强调的是，所谓 "10s 理想延迟" 是说延迟到肿瘤对比 "高峰"，其实际上存有一个"肿瘤高对比" 的时间窗，延迟时间可微调，也是操作者行 3D-GE 定时采集时可出错的允许界限。与固定时间技术相比，实时团注跟踪方案高效、可重复性好，且不需要如分次团注时间法那样的多次注射。这种方法已被证

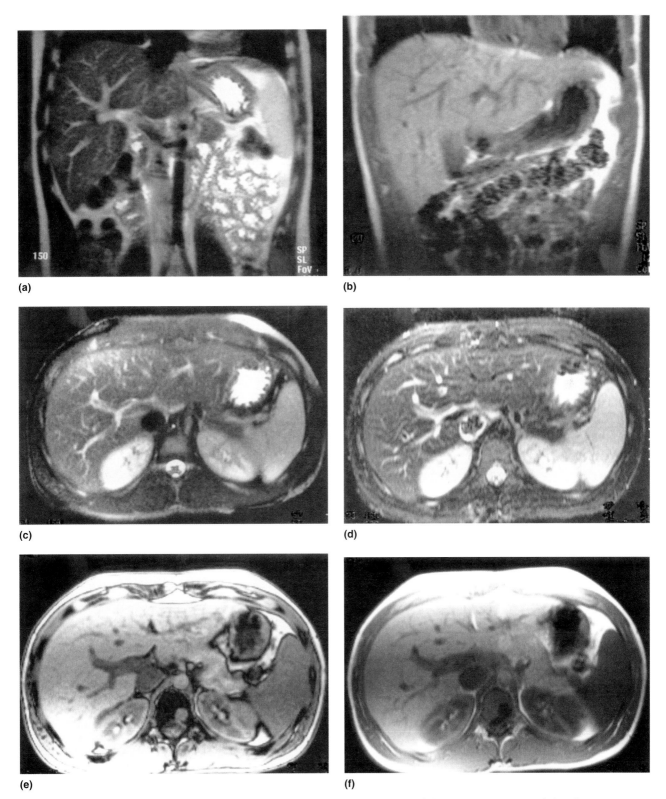

**图1.12**　肝脏与盆腔扫描参数。冠状 T2 加权 SS-ETSE（a），冠状 T1 加权 SGE（b），T2 加权 FS SS-TESE（c），T2 加权屏气 STIR（d），T1 加权反相位 SGE（e），T1 加权同相位（f）。

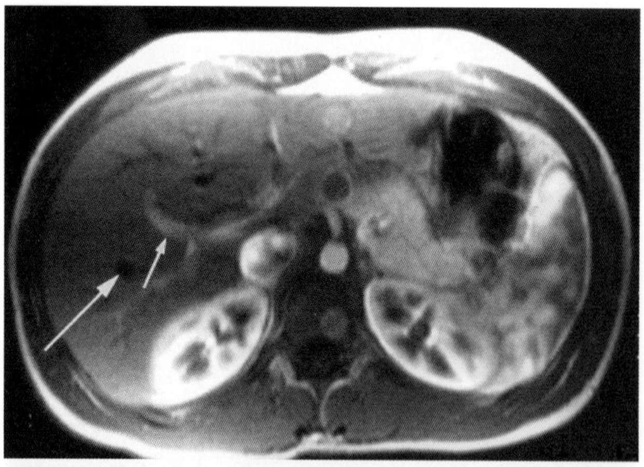

(g)

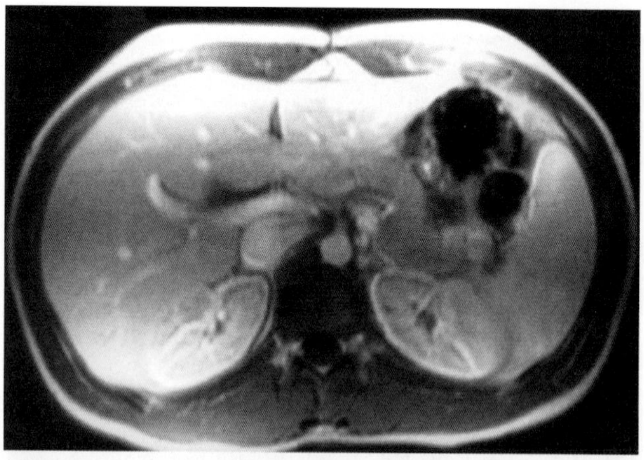

(h)

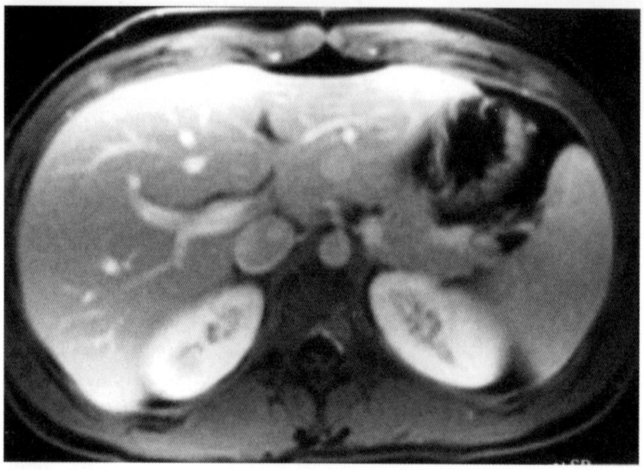

(i)

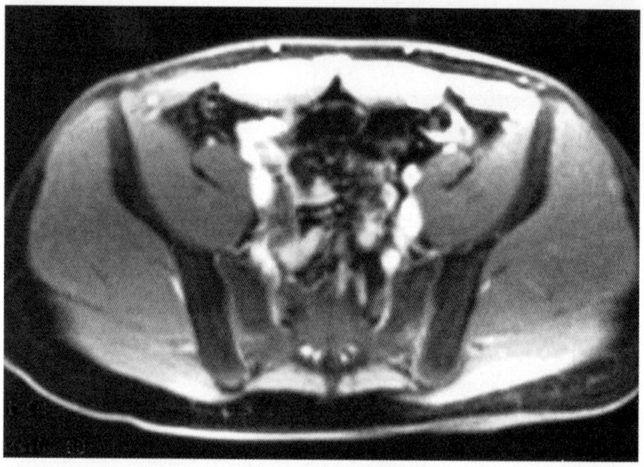

(j)

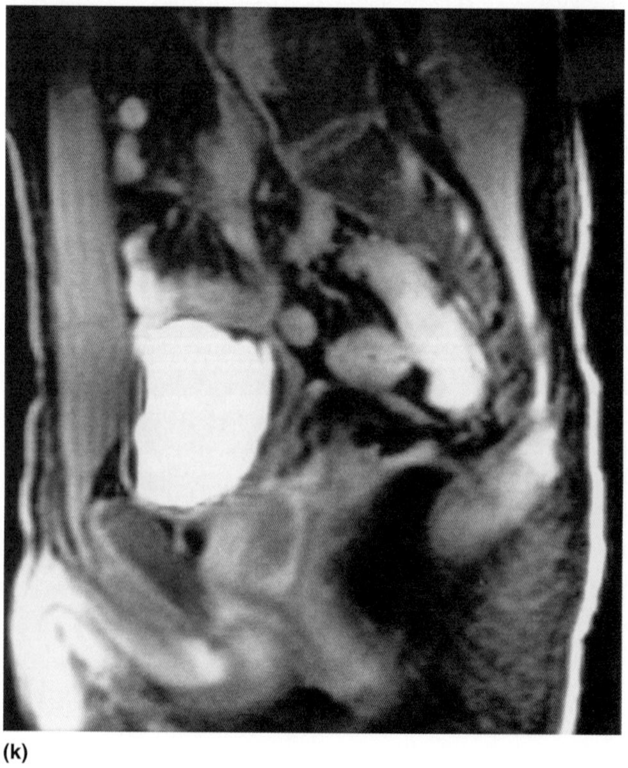

(k)

**图1.12（续前）**　肝脏动脉为主期SGE（g），钆增强后1min SGE（h），钆增强后1.5 min FS SGE（i），横轴位（j）

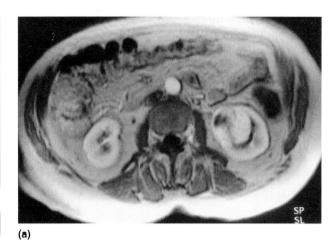

**(l)**

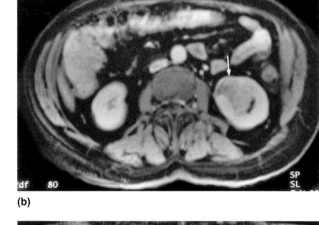

**(m)**

**图1.12（续前）** 与矢状位（m）T2加权SS-ETSE影像。盆腔钆增强前与增强后多平面T1与T2加权影像（j-m）。采用了屏气（b，d，e-k）与平静呼吸（a，c，l，m）序列结合，以保证合作患者的恒定影像质量与短检查时间，常规为30～40min。注意肝动脉为主期影像上门静脉内的钆增强剂（短箭头，g）与未强化的肝静脉（长箭头，g）。

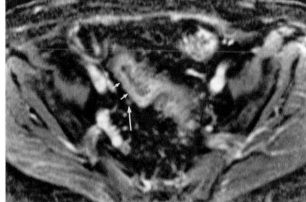

**(a)**

**(b)**

**(c)**

**图1.13** 肾细胞癌并发结肠癌。钆增强后即刻SGE（a），钆增强后90s FS SGE（b）与钆增强后3min FS SGE（c）影像。选自结肠癌患者MR检查肝脏与盆腔的影像，显示偶然发现的左肾肿瘤，钆增强后即刻扫描明显强化（a），FS增强静脉期病灶廓清（箭头，b），诊断为肾细胞癌。盆腔采集影像显示乙状结肠增厚，代表癌肿（小箭头，c）。局部受累的一个小淋巴结（长箭头，c）于钆增强FS影像上显示好。

实足够可靠，一些现代MR系统已能自动执行这一方案，能电子检测实时团注，播放预先录制的屏气指令，并在正确时间启动扫描。另外，分次时间团注实际上可造成小剂量对比增强，形成轻度间质期特征表现，污染增强早期应有的灌注信息。

最新的MR系统可行影像操作台远距离移动检查床，应用两个相控阵体线圈或单个大覆盖范围的相控阵线圈同时覆盖腹部与盆腔。这项技术可使腹部与盆腔检查更有效，检查时间更短，如果需要，也可做增强前盆腔扫描。

一些作者报告在腹部与盆腔检查，特别是主要观察小肠时用口服对比剂充盈肠道[14]。根据我们希望保持

MR检查尽可能简单的观点，我们一般不提倡或常规使用口服对比剂，但一种情况除外，即预先知晓胃是主要观察器官时，充盈胃（饮水即可满足要求）与注射低张药物对诊断有帮助；但这并不是说口服对比剂对诊断没有帮助，尤其是放射诊断医生对肠道MRI检查经验不多的时候。同样，在行MR结肠成像时，经直肠给予液体扩张结肠或许也十分重要。

表1.2、1.3、1.4、1.5、1.6、1.7、1.8、1.9、1.10与1.11

列出了目前1.5T设备使用相控阵多线圈时，用于腹部盆腔病变MR检查的参数。

序列参数是为西门子设备所设计，然而这些参数的应用具有普遍性，目前所有厂家生产的系统设备序列相似。表1.12列出了序列的厂家商业名称。厂家个性化的成像参数变化可根据需要使用。特别是同一患者的检查，一般应避免SGE序列TR/TE/反转角的不一致。ETSE的成像参数更为灵活，有微小改变不会造成诊断信息的明

**表1.2** 常规腹部扫描方案

| 序列 | 平面 | TR（ms） | TE（ms） | 反转角（度） | 层厚/间隔 | FOV（mm） | 矩阵 |
|---|---|---|---|---|---|---|---|
| 定位 | 3平面 | | | | | | |
| SS-ETSE | 冠状 | 1500[a] | 85 | 170 | 6～8mm/20% | 350～400 | 192×256 |
| SS-ETSE | 轴位 | 1500[a] | 85 | 170 | 6～8mm/20% | 350～400 | 192×256 |
| SS-ETSE FS | 轴位 | 1500[a] | 85 | 170 | 6～8mm/20% | 350～400 | 192×256 |
| T1 SGE 同/反相位 | 轴位 | 170 | 2.2/4.4 | 70 | 6～7mm/20% | 350～400 | 192×320 |
| T1 3D-SGE 同/反相位 | 轴位 | 7.47 | 2.38/4.79 | 10 | 3mm | 380 | 320×200 |
| SS-ETSE MRCP | 冠状 | 5000 | 700 | 180 | 50mm | 300 | 224×384 |
| T1 3D-SGE FS 增强前 | 轴位 | 3.8 | 1.7 | 10 | 3mm | 350～400 | 160×256 |
| 增强 | | | | | | | |
| T1 3D-SGE FS 动脉期 | 轴位 | 3.8 | 1.7 | 10 | 3mm | 350～400 | 160×256 |
| T1 3D-SGE FS 静脉期 | 轴位 | 3.8 | 1.7 | 10 | 3mm | 350～400 | 160×256 |
| T1 3D-SGE FS 间质期 | 轴位 | 3.8 | 1.7 | 10 | 3mm | 350～400 | 160×256 |

依MR系统的特性，可采用SGE或3D-SGE技术行同相位或反相位成像。增强前T1WI可做冠状T1加权SGE。可行钆增强后T1加权轴位间质期成像后冠状T1加权FS成像。对比剂注射后3D-SGE序列采集开始前的延迟时间可用以下公式计算：延迟时间＝对比剂到达肝/门静脉的时间（35-40s）-（3D-SGE序列采集时间/2）。

[a]TR层间采集时间间隔。

**表1.3** 不能控制运动（呼吸）者腹部扫描方案

| 序列 | 运动[a] | 平面 | TR（ms） | TE（ms） | 反转角（度） | 层厚/间隔 | FOV（mm） | 矩阵 |
|---|---|---|---|---|---|---|---|---|
| 定位 | | 3平面 | | | | | | |
| SS-ETSE | FB或RT | 冠状 | 1500[b] | 85 | 170 | 6～8mm/20% | 350～400 | 192×256 |
| SS-ETSE | FB或RT | 轴位 | 1500[b] | 85 | 170 | 6～8mm/20% | 350～400 | 192×256 |
| SS-ETSE FS | FB或RT | 轴位 | 1500[b] | 85 | 170 | 6～8mm/20% | 350～400 | 192×256 |
| T1 SGE 同/反相位 | RT | 轴位 | 170 | 2.2/4.4 | 70 | 6～7mm/20% | 350～400 | 192×320 |
| T1 2D MP-RAGE 同/反相位 | FB | 轴位 | 1540 | 2.33/4.07 | 15 | 6mm/30% | 380 | 256×156 |
| SS-ETSE MRCP | FB | 冠状 | 5000 | 700 | 180 | 50mm | 300 | 224×384 |
| T1 2D MP-RAGE FS | FB | 轴位 | 3.5 | 1.2 | 15 | 6～8mm/20% | 350～400 | 150×256 |
| T1 3D-SGE FS放射状k-空间填充 | FB | 轴位 | 3.83 | 1.6 | 10 | 3mm | 380 | 380×380 |
| 增强 | | | | | | | | |
| T1 3D-SGE FS 放射状k-空间填充[c] | FB | 轴位 | 3.83 | 1.6 | 10 | 3mm | 380 | 380×380 |
| T1 2D MP-RAGE 注射后15s/1min/5min | FB | 轴位 | 3.5 | 1.2 | 15 | 6～8mm/20% | 350～400 | 150×256 |

增强前与增强后成像，根据设备的技术性能，优先选择2D MP-RAGE或3D-SGE放射状k-空间填充的轴位T1WI。

增强前T1WI应采用冠状T1加权SGE。根据设备的技术性能，钆增强间质期轴位影像采集后，冠状T1加权FS成像可采用2D MP-RAGE或3D-SGE放射状k-空间填充序列。

[a]FB，自由呼吸；RT，呼吸触发。

[b]TR层间采集时间间隔。

[c]辐射取样FS 3D-SGE的采集时间80～85s。增强后采集应重复2次。决定对比度的信号采集一般为序列开始后45s。首次采集后应完成轴位第2次采集。

**表1.4　盆腔**

| 序列 | 平面 | TR（ms） | TE（ms） | 反转角（度） | 层厚/间隔 | FOV（mm） | 矩阵 |
|---|---|---|---|---|---|---|---|
| 定位 | 3平面 | | | | | | |
| SS-ETSE | 冠状 | 1500[a] | 85 | 170 | 8～10mm/20% | 350～400 | 192×256 |
| SS-ETSE | 轴位 | 1500[a] | 85 | 170 | 8～10mm/20% | 350～400 | 192×256 |
| SS-ETSE | 矢状 | 1500[a] | 85 | 170 | 8～10mm/20% | 350 | 192×256 |
| SS-ETSE FS | 轴位 | 1500[a] | 85 | 170 | 8～10mm/20% | 350～400 | 192×256 |
| T1 SGE 同/反相位 | 轴位 | 170 | 2.2/4.4 | 70 | 7mm/20% | 350～400 | 192×320 |
| T2 3D-ETSE | 轴位 | 1200 | 120 | 150 | 1.5mm | 250 | 256×256 |
| T1 3D-GE FS 增强前 增强 | 轴位 | 3.8 | 1.7 | 10 | 3mm | 350～400 | 160×256 |
| T1 3D-GE FS 30s | 轴位 | 3.8 | 1.7 | 10 | 3mm | 350～400 | 160×256 |
| T1 3D-GE FS 1min | 轴位 | 3.8 | 1.7 | 10 | 3mm | 350～400 | 160×256 |
| T1 2D-ETSE FS | 轴位 | 600 | 11 | 180 | 5mm/20% | 250 | 224×256 |

[a]TR层间采集时间间隔。

**表1.5　一般腹部-盆腔**

| 序列 | 覆盖范围 | 平面 | TR（ms） | TE（ms） | 反转角（度） | 层厚/间隔 | FOV（mm） | 矩阵 |
|---|---|---|---|---|---|---|---|---|
| 定位 | | 3平面 | | | | | | |
| SS-ETSE | 腹部-盆腔 | 冠状 | 1500[a] | 85 | 170 | 8～10mm/20% | 350～400 | 192×256 |
| SS-ETSE | 腹部-盆腔 | 轴位 | 1500[a] | 85 | 170 | 8～10mm/20% | 350～400 | 192×256 |
| SS-ETSE | 盆腔 | 矢状 | 1500[a] | 85 | 170 | 8～10mm/20% | 350 | 192×256 |
| SS-ETSE FS | 腹部-盆腔 | 轴位 | 1500[a] | 85 | 170 | 8～10mm/20% | 350～400 | 192×256 |
| T1 SGE 同/反相位 | 腹部 | 轴位 | 170 | 2.2/4.4 | 70 | 7mm/20% | 350～400 | 192×320 |
| SS-ETSE MRCP | 腹部 | 冠状 | 5000 | 700 | 180 | 50mm | 300 | 224×384 |
| T2 3D-ETSE | 盆腔 | 轴位 | 1200 | 120 | 150 | 1.5mm | 250 | 256×256 |
| T1 3D-GE FS增强前 增强 | 腹部-盆腔 | 轴位 | 3.8 | 1.7 | 10 | 3mm | 350～400 | 160×256 |
| T1 3D-GE FS 动脉期[c] | 腹部 | 轴位 | 3.8 | 1.7 | 10 | 3mm | 350～400 | 160×256 |
| T1 3D-GE FS 1min | 腹部-盆腔 | 轴位 | 3.8 | 1.7 | 10 | 3mm | 350～400 | 160×256 |
| T1 3D-GE FS 3min | 腹部-盆腔 | 轴位 | 3.8 | 1.7 | 10 | 3mm | 350～400 | 160×256 |
| T1 2D-ETSE FS | 盆腔 | 轴位 | 600 | 11 | 180 | 5mm/20% | 250 | 224×256 |

[a]TR层间采集时间间隔。

**表1.6　胃肠道**

| 序列 | 覆盖范围 | 平面 | TR（ms） | TE（ms） | 反转角（度） | 层厚/间隔 | FOV（mm） | 矩阵 |
|---|---|---|---|---|---|---|---|---|
| 定位 | | 3平面 | | | | | | |
| SS-ETSE | 腹部-盆腔 | 冠状 | 1500[a] | 85 | 170 | 8～10mm/20% | 350～400 | 192×256 |
| SS-ETSE | 腹部-盆腔 | 轴位 | 1500[a] | 85 | 170 | 8～10mm/20% | 350～400 | 192×256 |
| SS-ETSE FS | 盆腔 | 冠状 | 1500[a] | 85 | 170 | 8～10mm/20% | 350～400 | 192×256 |
| SS-ETSE | 盆腔 | 矢状 | 1500[a] | 85 | 170 | 8～10mm/20% | 350 | 192×256 |
| SS-ETSE FS | 腹部-盆腔 | 轴位 | 1500[a] | 85 | 170 | 8～10mm/20% | 350～400 | 192×256 |
| T1 SGE 同/反相位 | 腹部 | 轴位 | 170 | 2.2/4.4 | 70 | 7mm/20% | 350～400 | 192×320 |
| SS-ETSE MRCP | 腹部 | 冠状 | 5000 | 700 | 180 | 50mm | 300 | 224×384 |
| T2 3D-ETSE | 盆腔 | 轴位 | 1200 | 120 | 150 | 1.5mm | 250 | 256×256 |
| T1 3D-GE FS增强前 增强 | 腹部-盆腔 | 轴位 | 3.8 | 1.7 | 10 | 3mm | 350～400 | 160×256 |
| T1 3D-GE FS 动脉期[c] | 腹部 | 轴位 | 3.8 | 1.7 | 10 | 3mm | 350～400 | 160×256 |
| T1 3D-GE FS 1min | 腹部-盆腔 | 轴位 | 3.8 | 1.7 | 10 | 3mm | 350～400 | 160×256 |
| T1 3D-GE FS 3min | 腹部-盆腔 | 轴位 | 3.8 | 1.7 | 10 | 3mm | 350～400 | 160×256 |
| T1 2D-ETSE FS | 盆腔 | 轴位 | 600 | 11 | 180 | 5mm/20% | 250 | 224×256 |

[a]TR 层间采集间隔时间。

**表1.7 胸部**

| 序列 | 平面 | TR（ms） | TE（ms） | 反转角（度） | 层厚/间隔 | FOV（mm） | 矩阵 |
|---|---|---|---|---|---|---|---|
| 定位 | 3平面 | | | | | | |
| SS-ETSE | 冠状 | 1500a | 85 | 170 | 8~10mm/20% | 350~400 | 192×256 |
| SS-ETSE | 轴位 | 1500a | 85 | 170 | 8~10mm/20% | 350~400 | 192×256 |
| SS-ETSE 脂肪抑制 | 轴位 | 1500a | 85 | 170 | 8~10mm/20% | 350~400 | 192×256 |
| bSSFP | 轴位 | 3.5 | 1.2 | 60 | 8mm/0% | 350~400 | 224×256 |
| T1 3D-GE FS 增强前 增强 | 轴位 | 3.8 | 1.7 | 10 | 3mm | 350~400 | 160×256 |
| T1 3D-GE FS 20s | 轴位 | 3.8 | 1.7 | 10 | 3mm | 350~400 | 160×256 |
| T1 3D-GE FS 1min | 轴位 | 3.8 | 1.7 | 10 | 3mm | 350~400 | 160×256 |
| T1 3D-GE FS 3min | 冠状 | 3.8 | 1.7 | 10 | 3mm | 350~400 | 160×256 |

bSSFP：平衡稳态自由进动。
aTR层间采集间隔时间。

**表1.8 胸-腹-盆腔**

| 序列 | 覆盖范围 | 平面 | TR（ms） | TE（ms） | 反转角（度） | 层厚/间隔 | FOV（mm） | 矩阵 |
|---|---|---|---|---|---|---|---|---|
| 定位 | | 3平面 | | | | | | |
| SS-ETSE | 胸-腹-盆腔 | 冠状 | 1500a | 85 | 170 | 8~10mm/20% | 350~400 | 192×256 |
| SS-ETSE | 胸-腹-盆腔 | 轴位 | 1500a | 85 | 170 | 8~10mm/20% | 350~400 | 192×256 |
| SS-ETSE | 盆腔 | 矢状 | 1500a | 85 | 170 | 8~10mm/20% | 350 | 192×256 |
| SS-ETSE FS | 胸-腹-盆腔 | 轴位 | 1500a | 85 | 170 | 8~10mm/20% | 350~400 | 192×256 |
| T1 SGE 同/反相位 | 腹部 | 轴位 | 170 | 2.2/4.4 | 70 | 7mm/20% | 350~400 | 192×320 |
| bSSFP | 胸部 | 轴位 | 3.5 | 1.2 | 60 | 8mm/0% | 350~400 | 224×256 |
| SS-ETSE MRCP | 腹部 | 冠状 | 5000 | 700 | 180 | 50mm | 300 | 224×384 |
| T2 3D-ETSE | 盆腔 | 轴位 | 1200 | 120 | 150 | 1.5mm | 250 | 256×256 |
| T1 3D-GE FS增强前 增强 | 胸-腹-盆腔 | 轴位 | 3.8 | 1.7 | 10 | 3mm | 350~400 | 160×256 |
| T1 3D-GE FS 动脉期 | 腹部 | 轴位 | 3.8 | 1.7 | 10 | 3mm | 350~400 | 160×256 |
| T1 3D-GE FS 1min | 胸-腹-盆腔 | 轴位 | 3.8 | 1.7 | 10 | 3mm | 350~400 | 160×256 |
| T1 3D-GE FS 3min | 胸-腹-盆腔 | 轴位 | 3.8 | 1.7 | 10 | 3mm | 350~400 | 160×256 |
| T1 3D-GE FS 5min | 胸-腹部 | 冠状 | 3.8 | 1.7 | 10 | 3mm | 350~400 | 160×256 |
| T1 2D-ETSE FS | 盆腔 | 轴位 | 600 | 11 | 180 | 5mm/20% | 250 | 224×256 |

bSSFP：平衡稳态自由进动。
aTR层间采集间隔时间。

**表1.9 全身（脑-胸-腹-盆腔）**

| 序列 | 覆盖范围 | 平面 | TR（ms） | TE（ms） | 反转角（度） | 层厚/间隔 | FOV（mm） | 矩阵 |
|---|---|---|---|---|---|---|---|---|
| 定位 | | 3平面 | | | | | | |
| T2 ETSE (FLAIR) | 脑 | 轴位 | 8000 | 120 | 180 | 4mm/20% | 230 | 192×256 |
| 3D-GE (COW) | 脑 | 轴位 | 40 | 7.0 | 20 | 0.9mm | 200 | 256×512 |
| SS-ETSE | 胸-腹-盆腔 | 冠状 | 1500a | 85 | 170 | 8~10mm/20% | 350~400 | 192×256 |
| SS-ETSE | 胸-腹-盆腔 | 轴位 | 1500a | 85 | 170 | 8~10mm/20% | 350~400 | 192×256 |
| SS-ETSE | 盆腔 | 矢状 | 1500a | 85 | 170 | 8~10mm/20% | 350 | 192×256 |
| SS-ETSE FS | 胸-腹-盆腔 | 轴位 | 1500a | 85 | 170 | 8~10mm/20% | 350~400 | 192×256 |
| T1 SGE 同/反相位 | 腹部 | 轴位 | 170 | 2.2/4.4 | 70 | 7mm/20% | 350~400 | 192×320 |
| bSSFP | 胸部 | 轴位 | 3.5 | 1.2 | 60 | 8mm/0% | 350~400 | 224×256 |
| SS-ETSE MRCP | 腹部 | 冠状 | 5000 | 700 | 180 | 50mm | 300 | 224×384 |
| T1 3D-GE FS增强前 增强 | 胸-腹-盆腔 | 轴位 | 3.8 | 1.7 | 10 | 3mm | 350~400 | 160×256 |
| T1 3D-GE FS 动脉期 | 腹部 | 轴位 | 3.8 | 1.7 | 10 | 3mm | 350~400 | 160×256 |
| T1 3D-GE FS 1min | 胸-腹-盆腔 | 轴位 | 3.8 | 1.7 | 10 | 3mm | 350~400 | 160×256 |
| T1 3D-GE FS 3min | 胸-腹-盆腔 | 轴位 | 3.8 | 1.7 | 10 | 3mm | 350~400 | 160×256 |
| T1 3D-GE FS 5min | 胸-腹部 | 冠状 | 3.8 | 1.7 | 10 | 3mm | 350~400 | 160×256 |
| T1 3D-GE 脂肪抑制 | 颈-脑 | 轴位 | 3.8 | 1.7 | 10 | 3mm | 250~275 | 224×256 |

bSSFP：平衡稳态自由进动。
aTR层间采集间隔时间。

**表 1.10** 3T 一般腹部

| 序列 | 平面 | TR（ms） | TE（ms） | 反转角（度） | 层厚/间隔 | FOV（mm） | 矩阵 |
|---|---|---|---|---|---|---|---|
| 定位 | 3平面 | | | | | | |
| SS-ETSE | 冠状 | 1500[a] | 70 | 170 | 6～8mm/20% | 350～400 | 192×256 |
| SS-ETSE | 轴位 | 1500[a] | 70 | 170 | 6～8mm/20% | 350～400 | 192×256 |
| SS-ETSE 脂肪抑制 | 轴位 | 1500[a] | 70 | 170 | 6～8mm/20% | 350～400 | 192×256 |
| T1 SGE 同/反相位 | 轴位 | 170 | 2.2/4.4 | 70 | 6～7mm/20% | 350～400 | 192×320 |
| T1 3D-SGE 同/反相位 | 轴位 | 7.47 | 2.38/4.79 | 10 | 3mm | 380 | 320×200 |
| SS-ETSE MRCP | 冠状 | 5000 | 700 | 180 | 50mm | 300 | 224×384 |
| T1 3D-GE FS增强前 增强 | 轴位 | 3.8 | 1.7 | 10 | 3mm | 350～400 | 160×256 |
| T1 3D SGE FS 动脉期 | 轴位 | 3.8 | 1.7 | 10 | 3mm | 350～400 | 180×288 |
| T1 3D SGE FS 静脉期 | 轴位 | 3.8 | 1.7 | 10 | 3mm | 350～400 | 180×288 |
| T1 3D SGE FS 间质期 | 轴位 | 3.8 | 1.7 | 10 | 3mm | 350～400 | 180×288 |

依MR系统的特性，可采用SGE或3D-SGE技术行同相位或反相位成像。可做冠状T1加权SGE为增强前T1WI。可行钆增强后T1加权轴位间质期成像后冠状T1加权FS成像。

对比剂注射后3D-SGE序列采集开始前的延迟时间可用以下公式计算：延迟时间＝对比剂到达肝/门静脉的时间（35～40s）-（3D-SGE序列采集时间/2）。

[a]TR 层间采集间隔时间。

**表 1.11** 3T 运动耐受腹部序列

| 序列 | 运动[a] | 平面 | TR（ms） | TE（ms） | 反转角（度） | 层厚/间隔 | FOV（mm） | 矩阵 |
|---|---|---|---|---|---|---|---|---|
| 定位 | | 3平面 | | | | | | |
| SS-ETSE | FB或RT | 冠状 | 1500[b] | 70 | 160 | 6～8mm/20% | 350～400 | 192×256 |
| SS-ETSE | FB或RT | 轴位 | 1500[b] | 70 | 160 | 6～8mm/20% | 350～400 | 192×256 |
| SS-ETSE FS | FB或RT | 轴位 | 1500[b] | 85 | 160 | 6～8mm/20% | 350～400 | 192×256 |
| T1 SGE 同/反相位 | RT | 轴位 | 170 | 2.2/4.4 | 70 | 6～7mm/20% | 350～400 | 192×320 |
| T1 2D MP-RAGE 同/反相位 | FB | 轴位 | 1540 | 2.33/4.07 | 15 | 6mm/30% | 380 | 256×156 |
| SS-ETSE MRCP | FB | 冠状 | 5000 | 700 | 180 | 50mm | 300 | 224×384 |
| T1 2D MP-RAGE FS | FB | 轴位 | 3.5 | 1.1 | 12 | 6～8mm/20% | 350～400 | 150×256 |
| T1 3D-SGE FS辐射取样 增强 | FB | 轴位 | 3.83 | 1.6 | 10 | 3mm | 380 | 380×380 |
| T1 3D-SGE FS 辐射取样[c] | FB | 轴位 | 3.83 | 1.6 | 10 | 3mm | 380 | 380×380 |
| T1 2D MP-RAGE 注射后 15s/1min/5min | FB | 轴位 | 3.2 | 1.1 | 12 | 6～8mm/20% | 350～400 | 150×256 |

增强前与增强后成像，根据MR系统的技术性能，选择2D MP-RAGE或3D-SGE放射状k-空间填充的轴位T1WI。

增强前T1WI应采用冠状T1加权SGE。依MR系统的技术规范，钆增强后间质期轴位影像采集后的冠状T1加权FS成像可采用2D MP-RAGE或3D-SGE k-空间放射状填充序列。

[a]FB，自由呼吸；RT，呼吸触发。

[b]TR 层间采集降格时间。

[c]放射状k-空间填充FS 3D-SGE的采集时间为80～85s。增强后采集应重复2次。对比采集应于序列开始后45s开始。首次采集后应完成轴位第2次采集。

**表 1.12** 不同厂家腹部常用脉冲序列的商品名

| 序列 | | 西门子 | GE | 菲利普 |
|---|---|---|---|---|
| ETSE | 回波链自旋回波 | TSE | FSE | TSE |
| SS-ETSE | 单次激发回波链自旋回波 | HASTE | SS-FSE | SS-TSE |
| SGE | 扰相梯度回波 | FLASH | SPGR | T1-FFE |
| 3D-GE | 3D扰相梯度回波 | VIBE | LAVA | THRIVE |
| SSFP | 稳态自由进动 | FISP | GRASS | FFE |
| bSSFP | 平衡稳态自由进动 | TrueFISP | FIESTA | Balanced FFE |
| MP-RAGE | 预磁化快速采集梯度回波 | TurboFLASH | Fast SPGR | TFE |

显丢失。应用相控阵多线圈时，多种扫描方案的采集层厚与FOV可有很大调整（如胰腺、肾上腺与盆腔层厚为5mm，盆腔的FOV为200mm）。

## MRI检查系列

目前认为MRI为最昂贵的影像检查方法，检查花费阻碍了MR检查的适当应用。缩短检查时间，减少应用序列的数量可显著降低MRI的检查费用，特别是患者的随访检查。基于所需信息的量，随访检查包括冠状SS-ETSE，横轴位2D-GE或3D-GE平扫，钆增强后即刻与钆增强后45s 2D或3D-GE扫描，及钆增强后2min FS 2D-GE或3D-GE扫描，可在10min的检查内提供相对充分的诊断信息[5]。如果仅需要观察病变大小的变化，检查甚至可进一步简化。如SGE平扫即可满足肾上腺肿块或淋巴结肿大的随访，而肾上腺腺瘤可加做反相位SGE。

## 不能合作的患者

明白不能合作患者需要不同扫描参数是至关重要的。一般来说，不能合作的患者有两类：①不能屏气但可规律呼吸的患者；②不能屏气也不能规律呼吸的患者。最常见的第1类患者是给予镇静剂的儿科患者；情绪不稳患者是最常见的第2类患者。两类患者最佳扫描方案不同。

给予镇静剂后的患者，可采用平均呼吸ETSE扫描成像以取代屏气扫描（如SGE），同时应用脂肪抑制可改进影像质量。2D SGE与ETSE均可采用呼吸门控。由于SGE在每一TR期间内使用扰相梯度，两个呼吸周期间的T1信息得以保留，而T2 ETSE则利用呼吸周期产生固有的T2加权。镇静后患者的呼吸较所有其他患者观察到的呼吸更为规律，包括完全合作的患者。另外，如果需要做钆增强动态扫描，可用无需屏气的T2加权SS-ETSE与T1加权MR-RAGE序列（图1.14）。

情绪不稳患者仅可用单次激发技术，包括无需屏气的T2加权SS-ETSE与T1加权MP-RAGE平扫与钆增强后扫描（图1.15）。

## MRI的新进展

一些MRI的新进展对体部MRI较为重要，包括：①技术的新进展；②并行MRI；③引入全体部磁体的3.0T

MR系统；④全身MRI筛查。自20世纪80年代引入到临床以来，MRI的诊断能力与临床应用有了很大改进。改进主要见于以下领域：

1.主磁体场强的增高（从低于0.3T到3.0T以上）。

2.射频线圈设计的改进［从单一体部大线圈或单一表面线圈到多个（4～40个单元或更多）较小线圈阵列（相控阵线圈）］。

3.每一个接收通道带宽的改进（3MHz），电子数字的优势使读出与k-空间数据重建更快。

4.梯度性能的提高（从梯度场强<10mT/m且切换率>1ms，到梯度场强>50mT/m且转换率约为100μs），新的梯度可获得更短的TR与TE值，更好的空间与时间范围，显著缩短无MR信号采集的"死时间段"。

5.更新、更快的采集方法与序列，如SGE，SS-SGE，bSSFP，ETSE与SS-ETSE，DW-EPI，以及并行采集成像。

这些改进的结果之一就是大多数最新的MR系统（3.0T或较低）目前只能在生理限度下操作，这些限度包括dB/dt、噪声、SAR值，或许还有主磁场场强。除这些限度之外，患者安全的规定也限制了采集速度，例如，通过梯度性能提升来减小回波间隔或缩短TR，从而进一步提高成像速度的方法就不能执行。在这方面，结合了多通道相控阵线圈的并行MR成像技术开发与实现，成为进一步提高MRI诊断能力，且不违背生理限度的重要方法。

### 并行MRI

并行MRI包括一系列方法，可与大部分MRI序列结合应用，通过采集比原本为了防止图像卷褶更少的数据来缩短扫描时间。目前用于并行扫描成像的商品名见表1.13。自1987年以来，不少作者就提出了采用一些并行扫描成像方法来减少MRI扫描时间的设想[15-24]。基于同步采集空间谐波（SMASH）与线圈敏感技术，Sodickson与其同事于1997年发布了第一个在体并行采集成像技术的成功报道[20]。目前，并行成像技术可大致分为两种：基于图像法，如敏感编码（SENSE），由Pruessmann等在1999年提出[22]；与基于k-空间法，如

**表1.13** 用于不同并行MR技术的商品名与其他名称

| | |
|---|---|
| ASSET | 阵列空间敏感编码技术（GE医疗系统） |
| GRAPPA | 一般化自动校准部分并行采集 |
| iPAT | 集成的并行采集技术（西门子医疗系统） |
| SENSE | 敏感性编码（菲利浦医疗系统） |
| SMASH | 空间谐波同时采集 |
| SPACE RIP | 并行编码与重建的线圈列阵敏感数据 |

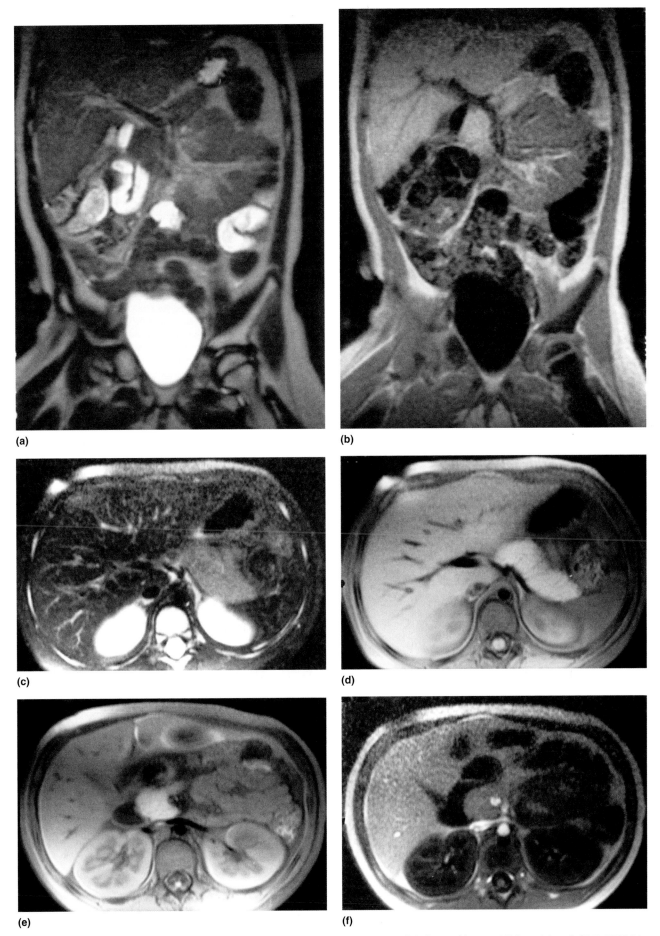

**图1.14** 镇静患者腹部与盆腔扫描参数。冠状T2加权SS-ETSE (a)，冠状T1加权单次激发非层面选择180°预磁化GE (b)，T2加权FS ETSE (c)，T1加权FS SE (d，e)，钆增强后即刻T1加权层面选择180°预磁化GE (f)，

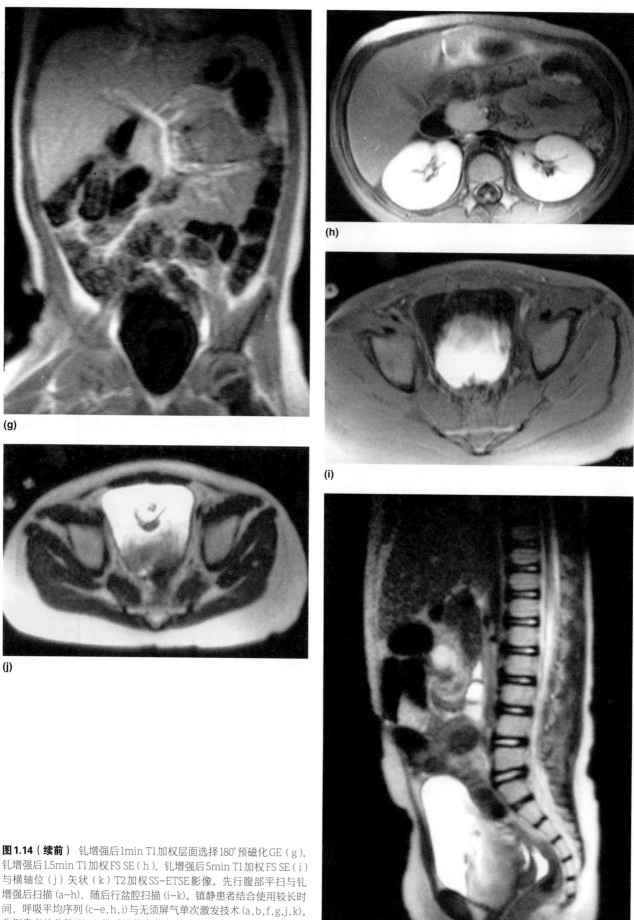

**图1.14（续前）** 钆增强后1min T1加权层面选择180°预磁化GE（g），钆增强后1.5min T1加权FS SE（h），钆增强后5min T1加权FS SE（i）与横轴位（j）矢状（k）T2加权SS-ETSE影像。先行腹部平扫与钆增强后扫描（a-h），随后行盆腔扫描（i-k）。镇静患者结合使用较长时间，呼吸平均序列（c-e,h,i）与无须屏气单次激发技术（a,b,f,g,j,k）。此例患者的盆腔T2WI是采用单次激发序列采集的。如果有怀疑盆腔病变的强烈指征，应做呼吸平均序列扫描。注意呼吸平均FS T1加权SE平扫影像上显示极好的胰腺（d，e）。

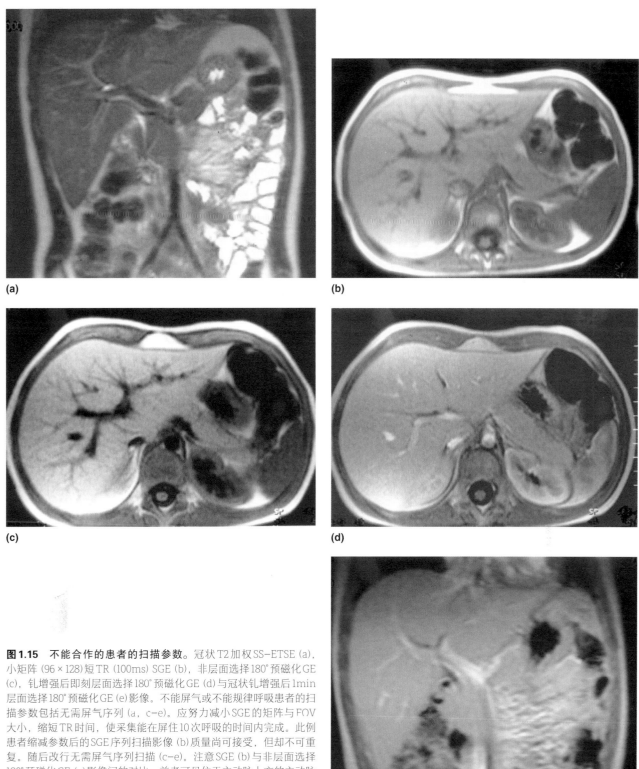

**图1.15** **不能合作的患者的扫描参数。** 冠状T2加权SS-ETSE (a)，小矩阵 (96×128) 短TR (100ms) SGE (b)，非层面选择180°预磁化GE (c)，钆增强后即刻层面选择180°预磁化GE (d) 与冠状钆增强后1min层面选择180°预磁化GE (e) 影像。不能屏气或不能规律呼吸患者的扫描参数包括无需屏气序列 (a，c-e)。应努力减小SGE的矩阵与FOV大小，缩短TR时间，使采集能在屏住10次呼吸的时间内完成。此例患者缩减参数后的SGE序列扫描影像 (b) 质量尚可接受，但却不可重复。随后改行无需屏气序列扫描 (c-e)。注意SGE (b) 与非层面选择180°预磁化GE (c) 影像间的对比。前者可见位于主动脉上方的主动脉镜像伪影，而后者显示血管极好的流空，无镜像伪影，T1加权明显，显示肝-脾间极好的信号对比。非层面选择180°预磁化GE的缺点包括信噪比低，整体扫描时间长，肝外影像质量的不确定。

GRAPPA（一般性自动校准部分并行采集），由 Griswold 等于 2002 年提出[24]。两种技术的主要不同是来自多线圈数据的整合时间。k–空间技术在傅里叶转换前行信号整合，而基于图像技术的信号合并在傅里叶转换之后。与全视野扫描相比，这两种技术均采集更少的相位编码线。两种技术也需要更大量的计算，对影像重建计算机有明显更高的要求。

并行成像技术仍在发展之中，不断有现有技术的改进与新方法的发布。随着高场强（＞1.5T）MR 系统与多线圈列阵（大于 8 线圈）的应用，在不远的将来并行成像的作用将变得越发重要。现有单种或多种并行成像方法的组合技术不断发展，最终 Hutchinson 及其同事们提出的"超级"并行 MRI（线圈单元数量等同于 k–空间线数）的最初设想将可能成为现实。

一般来说，并行采集成像方法要求使用适当的相控阵线圈，"参考"或"校准"扫描与商业软件来缩短扫描时间。相控阵线圈的每一单元均有其自己的敏感度特征，后者可于"参考"扫描数据中获得。并行采集 MRI 技术利用计算出的线圈敏感性，来减少 k–空间的数据采集，否则需采集更多数据以避免图像的卷褶。基于 k–空间或基于图像的并行采集技术，均采用线圈空间敏感图的信息，使原本会产生明显卷褶的过疏采样数据去卷褶。

并行采集的主要特征是使用了多个独立、敏感性明确的接收线圈，覆盖于成像区域。传统 MRI 相控阵线圈的作用仅为改进 SNR，而并行采集的相控阵线圈还用于减少扫描时间。使用并行采集线圈可获取：①更高的时间分辨率（快速成像，如不能合作患者的 MRI 检查，时间要求较高的 MRA 及灌注 MRI）；②更高的空间分辨率（更大的矩阵，更薄的断层，如高分辨率 MRA）（图 1.16）；③减小回波间隔（ETSE 与平面回波影像更清晰，变形更轻微如高质量 MRCP 与腹部单次激发 EPI）；④因缩短回波链而降低 SAR 值（这对于 3T 设备优化体部 MRI 检查十分重要）。

近来并行采集的一项重要改进是 2D 并行加速技术，如卷褶控制高度加速并行成像（CAIPIRINHA）[25]。这些 2D 并行加速技术可使 3D-GE 序列在 2 个方向（相位编码方向与层面编码方向）上加速，用适合的多通道相控阵线圈，线圈单元沿着层面与相位编码方向排列，加速因子达 4 或 6，仍可保持很高的图像质量。这样，整个 3D-GE 图像可在不足 10s 内采集完成，或于更传统的屏气时间内获取空间分辨率明显改进的影像。

并行采集也有一些限度。

**1.SNR 下降** 由于 SNR 与信号总采样次数的平方根成比例，加速因子具有内在的与其平方根相关的 SNR 降低，而且线圈的几何分布也可形成"g–因子"性 SNR 的下降。接收线圈技术的进展（如采用 8 个或更多数量的接收通道的体部相位线圈进行扫描）可明显改进 SNR。对比增强检查时（如肝脏动态扫描或 MRA），增加对比剂注射流率也可补偿 SNR 的损失。与 CT 增强的碘对比剂不同，钆对比剂的黏滞度要低得多，因此不同于 CT，MR 对比剂

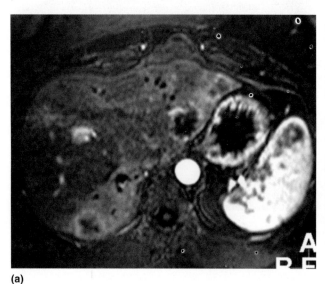

(a)

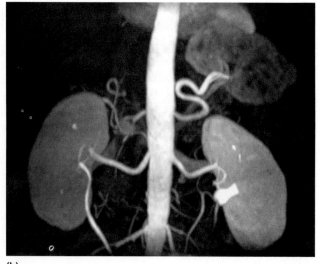

(b)

**图 1.16** 1.5T 设备并行采集影像（加速因子 2）。3D-GE 采集轴位 FS 动脉为主（a）影像（2mm 断层影像内插形成 1mm 断层；并行采集影像加速因子 2；扫描时间 15s 覆盖全肝）。将动脉为主期薄层影像数据再重建为 MRA 影像（b）。在我们医院，这种"免费"MRA 用于结直肠癌肝转移，不能手术或其他微创治疗如射频消融患者，显示血管以便于制订肝化疗灌注计划。

如4ml/s的更高速率注射，并不需要更大内径的静脉套管。

2.**并行采集MRI的卷褶伪影** 应该强调，并行采集影像并不能校正卷褶伪影，这种伪影常常因为显示某种解剖选用过小的FOV时出现。传统腹部MRI扫描时，略小的FOV，常采用矩形FOV可在相位编码方向上改进空间分辨率而不明显增加扫描时间。此时，卷褶的人体结构将投影于患者的对侧，一般位于感兴趣区之外。而应用并行采集时，此种伪影投影于影像中央（图1.17），严重降低影像质量。为避免这种伪影，在并行影像采集时应在相位编码方向上采用足够大的FOV。

3.**日常临床并行采集成像的可靠性** 根据所用扫描序列与应用不同，在加速因子达到临界值时，并行采集成像的可靠性有不同减低（如出现重建错误伪影）。因此，采用并行采集扫描时，应谨慎选择最高加速因子，特别是在当某个扫描序列不成功需要重复扫描时。对比增强检查时这一点十分重要（如肝动脉为主期序列），因为重复同一增强时相序列扫描常不可能。

## 体部3T MRI扫描：与1.5T设备相比的一般认识

与1.5T设备相比，3T MR的主要优势是高达2倍的SNR。目前，正在对利用更高SNR成像的方法进行研究。在探索3T的体部成像的应用中，必须参考在1.5T设备上最新腹部MRI扫描所获得的最佳影像质量，以便确定将来3T的成像方法。

目前在一些医学中心已装备了最新的MRI系统，这些系统配有高通道体部相控阵线圈（12～40通道）并可并行采集MR成像。3T设备的并行采集成像对降低SAR值十分重要。相对1.5T低通道相控阵体部线圈，高通道体部相控阵线圈有利于更大的FOV与解剖范围的覆盖而SNR更好（图1.18）。在设计3T设备应用体部线圈时必须考虑一些问题：

• **RF能量沉积约为4倍**：这是因为频率与主磁场强度是成正比的，功率沉积与频率的平方成正比（所有其他事项也相同）。如果$B^0$增大倍数为2，激励质子的频率也将增高1倍。因此，对于3T设备来说，需要$2^2 = 4\times$的更高功率RF脉冲来激励质子，其结果是RF产热增多，SAR值增高。在RF密集的序列，如ETSE序列SAR值限制最为明显。3T设备使用中的这些限度造成每一TR内采集层面减少，使解剖覆盖减小。

• **化学位移与磁敏感伪影约为2倍**：更大的化学位移与磁敏感性可造成GE与平面回波影像伪影。如成像采集带宽相同，3T设备的脂-水空间位移将翻一番。减少这些伪影需要较1.5T设备更大的采集带宽。在3T设备上，可能需要较1.5T设备高2倍的带宽值。而对于MR波谱来说，更高的化学位移也是优势。与1.5T相似的波谱分辨率采集，3T需要的时间可更短，而3T的波谱选择脂肪抑制技术所需要的时间也更短[26]。

• **T1弛豫时间更长**（如肝的T1长30%）：可导致信

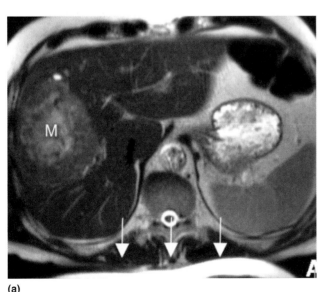

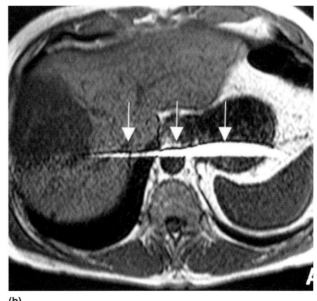

**(a)** **(b)**

**图1.17** 并行采集与非并行采集的卷褶（卷褶伪影）。非并行采集轴位T2加权SS-ETSE影像（a）显示前腹壁的卷曲伪影投射在影像的另一侧（箭头）。可见肝内一较大转移瘤（M）。加速因子2并行采集轴位SGE影像（b），卷褶伪影投射于影像中心（箭头）。

号饱和效应增大，特别是快速GE扫描，T1加权影像上T1对比明显降低（图1.19）。在1.5T设备上可通过不同TR、TE与翻转角组合来改进T1对比。但在T3设备扫描时T1信息是受限的，需要改变采集方法以获取与1.5T设备相似的T1对比。例如，一些3T系统双回波SGE采集时最短同相位采集时间可达2.2ms，但由于SAR值、梯度能力及其他一些因素的原因，反相位采集叶间只能达到5.8ms（为3T设备第4反相位TE值）。如果增加采集带宽并使用不对称回波，可能获得较小磁敏感与流入效应的最短同、反相位TE值（即1.1ms与2.2ms）。尽管需要权衡SNR，还是推荐在3T设备上采用上述方法，以区别铁与脂肪效应，而这两种效应在较晚回波中表现相似。除T1加权减低外，腹部血管内的流入效应更为明显，对3T设备GE影像的质量造成不利影响。3T设备上，钆对比剂缩短T1（所谓弛豫时间，r1）的能力有轻度减低[25]。然而，由于MRI本身就不易区分极低T1（<150ms）信号差异，在使用常规对比剂剂量时，这种改变并不明显。在增强后影像中1.5T与3T间T1的这种不同较小，可以预期3T显示T1改变与对比增强更为明显，特别是血池的变化[27]。

**组织与其他结构的T2\*较短（T2保持不变）**：这一问题可采用缩小回波链的回波间隙或缩短回波链来解决。采用并行采集MRI也来获取这一效果，并可额外降低SAR值。

· **关于3T体部扫描的安全性**：磁水动力效应的增加可导致心缩期快速血流时心电图T波高峰。另外，还可导致：①加大心电导线、RF线圈与植入导线RF烧灼的危险；②增大磁性植入物的扭矩；③噪声增大6dB。

· **3T的B1场不均匀，电介质共振，RF的穿透及躯干与腹部外形的影响**：B1不均匀所致问题明显，可造成感兴趣区信号分布改变，影响解剖结构大小与外形的显示。如在盆腔水平，B1不均匀可引起腹部与盆腔前、后部分变暗。这就是"视野聚焦"效应，在3T设备上，由于RF波长与体部径线相近，这种效应非常普遍。B1不均匀时，加上ETSE序列脂肪抑制、聚焦脉冲（Shinner-LeRoux脉冲）的内在特性，可造成脂肪抑制质量变差（图1.20）。为了降低SAR值和T2加权序列更好的脂肪抑制效果，3T的脂肪抑制技术与T2加权影像序列必须优化（图1.21）。3T设备采用频率选择绝热反转脉冲（SPAIR）进行脂肪抑制是有效的（图1.21）。

最后，3T设备腹部影像检查的一般框架与目的应与1.5T MR保持一致。从基本层面上来说，表1.2内所描述的

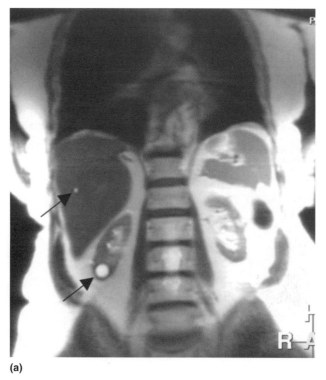

(a)

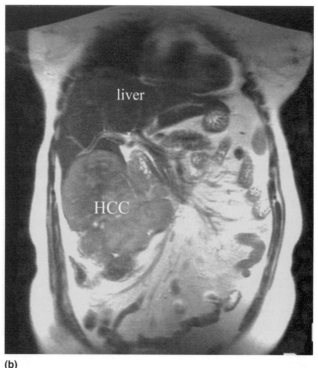

(b)

**图1.18**　3T 8通道相控阵体部线圈。肝脏与肾脏囊肿（箭头）患者（a）和大肝细胞癌（HCC）患者（b）冠状T2加权SS-ETSE影像。在使用了8通道相控阵体部线圈后，两例均可大范围覆盖全部解剖部位，影像SNR足够高。

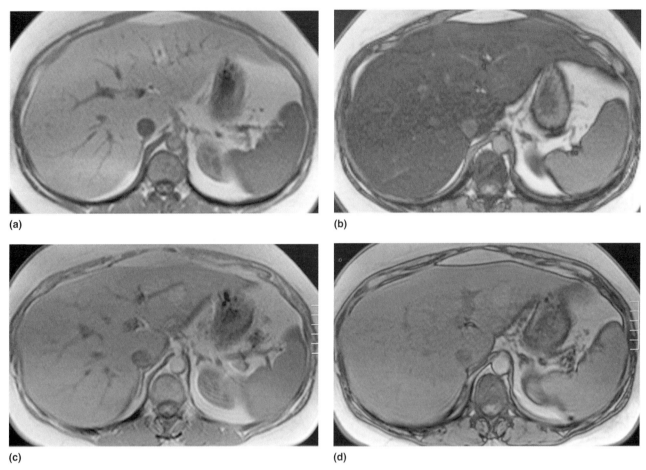

(a)　　(b)

(c)　　(d)

**图1.19**　1.5T与3T影像T1对比对照。1.5T（a，b）与3T（c，d）的轴位同相位与反相位影像。对照同相位（a，c）与反相位（b，d）影像，3T固有的T1值延长导致软组织间的T1对比降低。这提示不同场强采用了相同的偏转角与TR。修改脉冲序列参数，如延长TR时间或减小翻转角，可减轻3T的低T1对比。

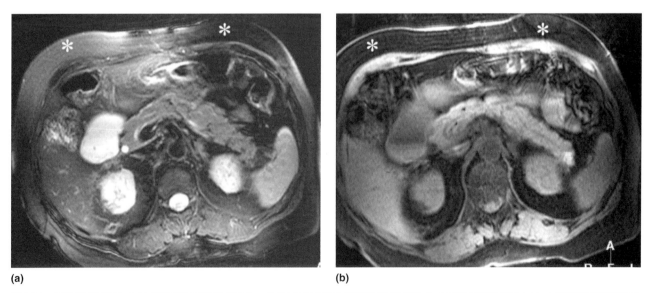

(a)　　(b)

**图1.20**　3T MR ETSE与SGE脂肪抑制序列影像对比。轴位FS T2加权回波链快速SE序列（a）不均匀脂肪抑制（*），可能源于多次回聚脉冲与这些脉冲的MR物理特性。轴位FS T1加权SGE（b）示相同解剖水平的均匀脂肪抑制（*）。

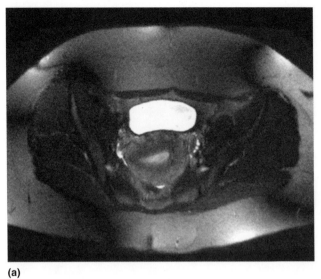

(a)

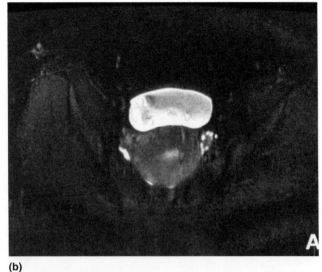

(b)

**图1.21** 3T MR SS-ETSE与单次激发平面回波影像脂肪抑制的对比。轴位FS单次激发T2加权回波链扰相SE序列（a），脂肪抑制不充分。轴位FS扩散加权单次激发T2加权平面回波影像（b）示相同解剖水平脂肪抑制均匀。另一患者采用SS-ETSE与SPAIR（c）显示脂肪抑制良好，而保留了水的信号。

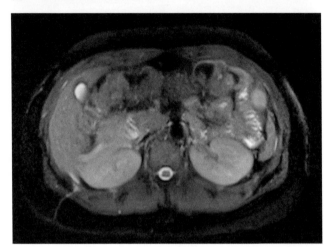

(c)

序列类型应转用于3T；然而每个序列的参数必须做调整。目前，3T MR更高的SNR、更多通道的体部相控阵线圈、更高（＞2）并行采集加速因子等方面的优势在3D-GE钆增强序列中得到展示（图1.22）。这对于3T MR来说很重要，不仅是因为其固有的信号敏感性增高可使用更大的并行采集加速因子而SNR损失较小（相对于1.5T MR），而且其有助于获取团状对比剂注射增强后极短的动态3D采集时间。这样，就使单次屏气多时相动态采集，或研究肝脏信号变化特点成为可能。同样，3T MR更好的SNR也提示可在标准单相3D-GE序列扫描时采用更薄的层厚与层面内更高的分辨率。而由于层面间与层面内较低的分辨率，1.5T MR影像上肝脏病变细微征象的显示不佳。

这种分辨率改进的代价是扫描时间增长，无法行屏气采集。并行采集加上多通道线圈可减少扫描时间至20s以下。仍然不能耐受较长时间屏气的患者，可进一步采用

2D-加速并行影像采集，依不同加速因子在小于10s的屏气时间内完成可满足诊断要求的3D-GE扫描。如1.5T MR一样，对运动的不敏感性对于最大限度正确诊断是至关重要的（图1.23）。即使在极端的情况下，3T MR仍可通过使用快速预磁化单次激发GE序列提供即使不是更好的，也是相似的呼吸伪影耐受，免除对不能合作患者屏气的要求。图1.23显示了相对于因运动影像质量受损常规屏气3D-GE影像，水-激发单次激发GE影像清楚显示肾囊肿。

目前，利用SS-TESE T2加权和单次激发平面回波扩散加权序列，均可获得非FS或FS的最佳影像（图1.24）。特别是胰腺和胆道成像，均可从使用高通道体部线圈与并行采集中受益（图1.25、1.26）。为降低SAR值和减轻影像模糊（通过减小有效回波间隔），SS-ETSE序列需要并行采集成像，而平面回波序列采用并行采集仅是为了减小解剖变形[28]。在不远的将来，目前更大数量的线圈单元

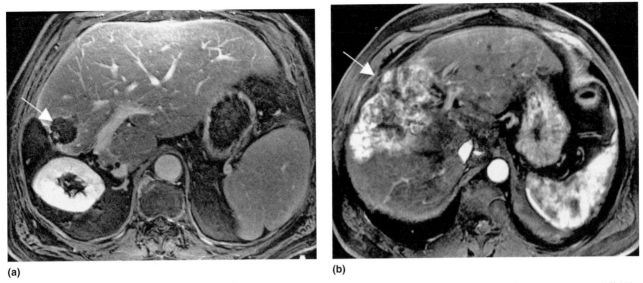

(a)　　　　(b)

**图1.22** 3T 4通道与8通道体部相控阵线圈。右肝切除，切除平面复发性转移瘤射频消融术后（箭头）患者轴位 FS 3D-GE（4通道体部相控阵线圈；层厚4mm，0内插至2mm层厚；矩阵320×384；并行采集加速因子2；扫描时间25s）（a）。复发性胆囊癌（箭头）患者轴位FS 3D-GE（8通道体部相控阵线圈；矩阵512×512；并行采集加速因子3；其他参数与前一影像相同）（b）。

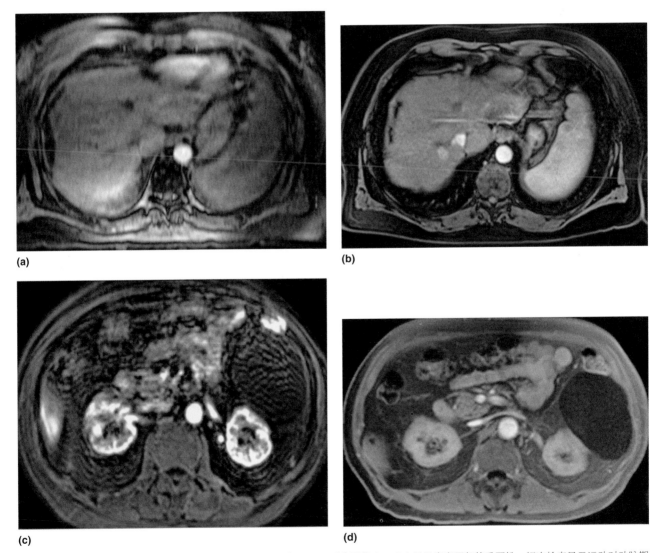

(a)　　　　(b)

(c)　　　　(d)

**图1.23** 1.5T 与3T MR 的运动敏感性。不同检查日期的两次3D-GE 采集影像（a，b）显示患者屏气的重要性。初次检查显示运动对动脉期采集影像的影响，影像上看不到病变（a）。随后重复扫描嘱患者适当屏气，显示出肝脏内动脉期强化的小病变（b）。当患者明显不能合作时，采用水－激发SS-SGE序列，如3T MR 肾囊肿所示：c为常规屏气3D-GE影像，d为水－激发SS-SGE影像。

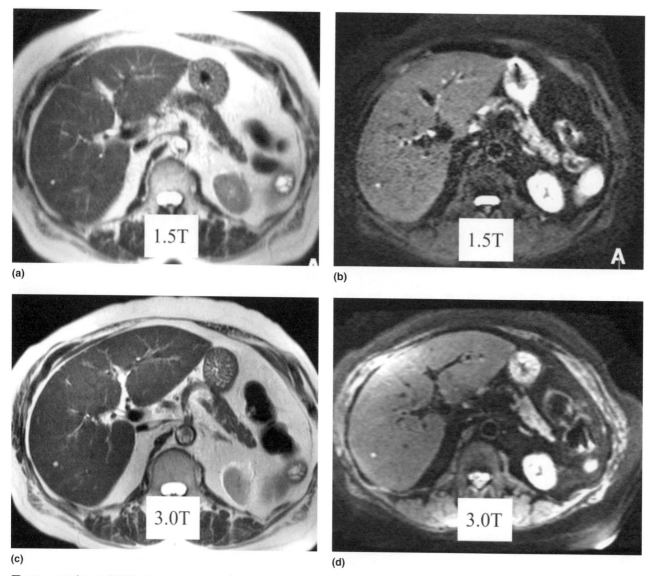

**图1.24** 1.5T与3.0T的影像对比。1.5T MR轴位单次激发T2加权ETSE（a）与FS扩散加权单次激发平面回波序列（b）影像（4通道体部相控阵线圈，平面回波成像序列的并行采集加速因子2），示右肝小囊肿。3T MR轴位单次激发T2加权ETSE（c）与FS扩散加权单次激发平面回波影像（d）序列（8通道体部相控阵线圈，两序列并行采集加速因子均为2），示SNR有改进，影像模糊减轻，影像质量略好。

可使用更大的并行采集加速因子（＞2）使T2加权序列可有更好的解剖覆盖范围，更少的影像模糊，更轻的影像变形。目前，T1加权平扫序列，如2D SGE，以及T2加权ETSE序列，尤其是在脂肪抑制时需要进一步优化。

## 全身MRI：更快、更好

全身MRI是全身疾病检出的快速、可靠、安全、准确的方法（图1.27、1.28、1.29、1.30和1.31）。这一点在许多文献中均有很好的展示[29, 30]，在这些文献中，MR筛查数据显示不同病变。

与不同"金标准"对照，诊断试验的正确性几乎相同；文章强调了使用钆增强3D-GE在全身CT MRI中的重要性。然而，有5个主要技术改进有助于目前MRI全身筛查的方法：

1. 从影像操作台远距离移动检查床。

2. 多个线圈插头，可同时使用多个部位的专用表面线圈，后者可采集体部多个区域高空间分辨率影像，而不需要改换与启动线圈而延误时间。

3. 专用表面线圈，其设计可独立操作单个线圈单元。

4. 同时开发的序列（数据采集）技术，可结合用于新的专用线圈，如并行采集成像。

5. 短TE高影像质量3D T1加权GE的进展，有助于获得不同脏器系统的高质量影像，最明显的例子就是肺。

结合所有上述创新的效果，可使全身MR成像更快

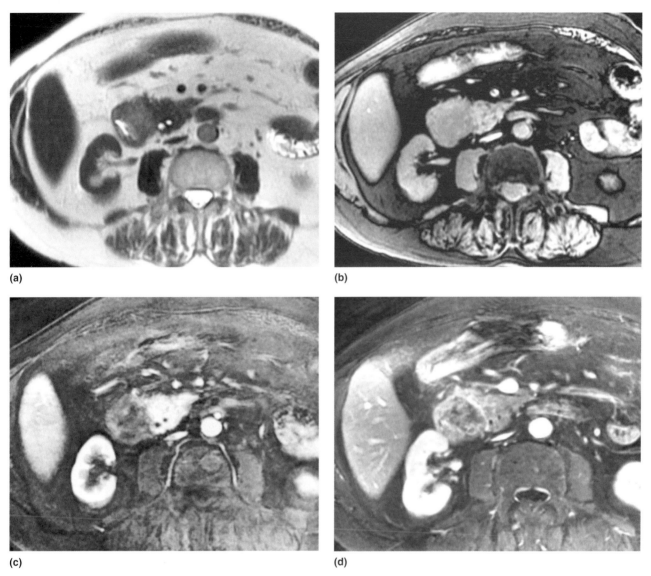

(a)　　　　　　　　　　　　　　　　　　(b)

(c)　　　　　　　　　　　　　　　　　　(d)

**图1.25**　3T MR 8通道体部线圈的胰腺影像。轴位单次激发T2加权ETSE（a），FS 2D SGE（b）与钆增强3D-GE（并行采集加速因子3）动脉期（c）和延迟期（d）影像，因层面内高空间分辨率（矩阵512×512）与3T MRI的组织内对比良好结合，清楚显示胰腺、胰腺导管、胰腺周围血管，以及十二指肠肿瘤。

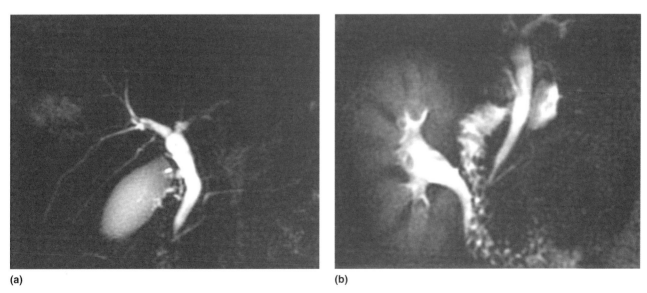

(a)　　　　　　　　　　　　　　　　　　(b)

**图1.26**　3T 8通道体部线圈MRCP。厚块（层厚40mm；矩阵512×512；并行采集加速因子2）最大强度投影全面显示了胆管树（a）和乳头区与肾收集系统的细节（b）。

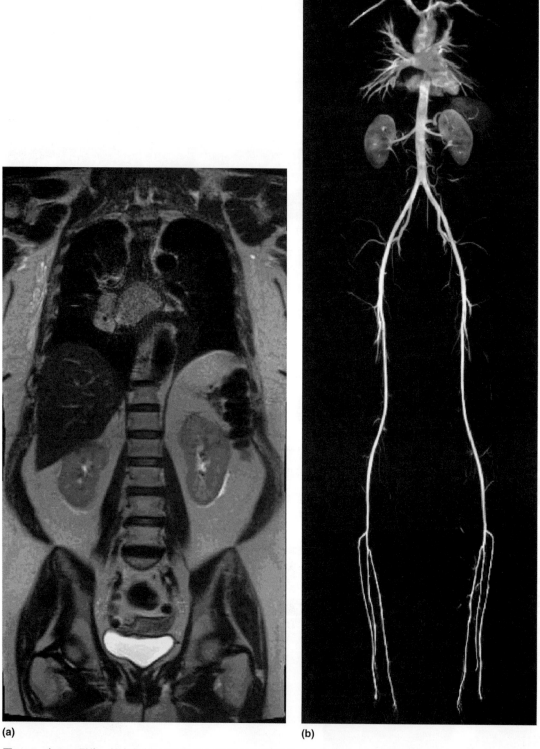

(a)                                                           (b)

**图1.27** **大FOV影像。**检查床中心再定位法大FOV冠状采集影像。采用T2SS-ETSE单次采集可常规多层观察从胸部到盆腔的影像（a）。操作者设定检查床自动运行范围后，此项技术可调整为采集全部相同感兴趣区的轴位层面影像。类似方案可用于单次团注对比剂全身MRA。

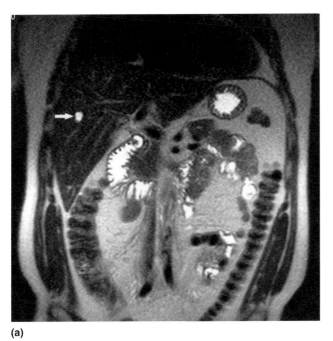

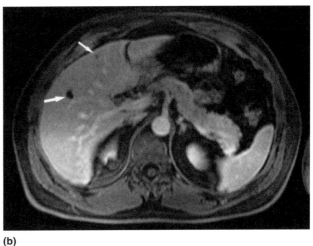

**(a)**　　　　　　　　　　　　　　　　　　　　　　**(b)**

**图1.28**　肝脏。冠状T2加权SS-ETSE影像（a）显示一高信号强度病变，符合胆管错构瘤（箭头）。钆增强后轴位T1加权FS 3D-GE影像（b）示胆管错构瘤为低信号（箭头）。

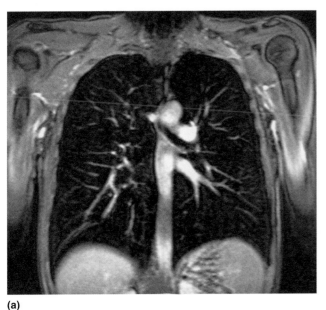

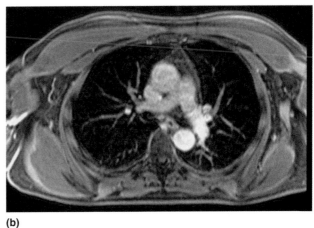

**(a)**　　　　　　　　　　　　　　　　　　　　　　**(b)**

**图1.29**　胸部。钆增强冠状（a）与轴位（b）T1加权FS 3D-GE影像，可清楚显示肺血管，并可追踪到双肺周边的肺血管。

速（缘于检查床遥控移动与新的短时数据采集），而保持影像高质量（同时使用多个专用线圈），并且可以足够好的影像质量进行肺部成像（3D T1加权GE成像）。其结果就是整个体部可在10～15min内成像，并保持高影像质量（表1.9）。

　　使用影像检查方法筛查疾病，必须能够正确、可靠地检出病变，并避免将正常体部结构误认为病变。由于

全身CT与MRI筛查均为相对新的方法，对两种方法进行对照的数据非常有限。全身CT普查发现了大量有问题的表现，需要进行手术等进一步的处理，给受检者带来更多的风险与花费，这一问题已引起医学界越来越多的关注[30]。目前收集到的CT与MRI对比信息，绝大多数来自临床病例，即来自临床已怀疑有疾病而申请的影像检查。

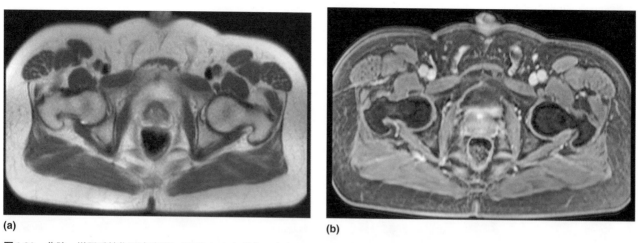

(a)                                          (b)

**图1.30** 盆腔。增强后轴位T2加权SS-ETSE（a）与轴位T1加权FS 3D-GE（b）影像清晰显示了盆腔的解剖。

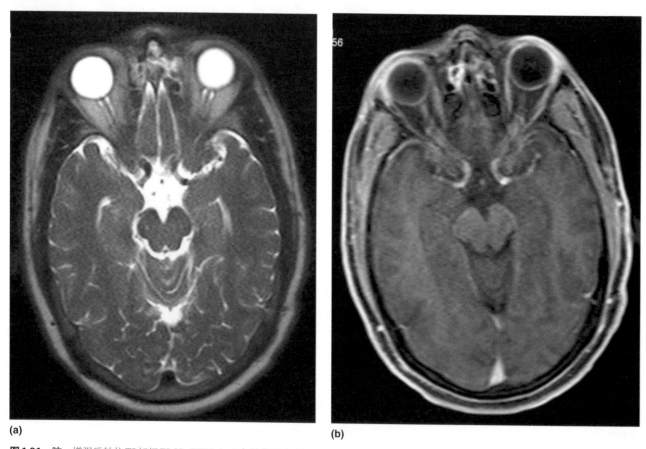

(a)                                          (b)

**图1.31** 脑。增强后轴位T2加权FS SS-ETSE（a）与轴位T1加权FS 3D-GE（b）影像显示了颅内与颅外的解剖结构细节。

这些信息大体上显示MRI较CT可检出更多的病变，病变定性更正确，包括良性病变或恶性病变。这些方面，MRI显示出在体部一些特殊部位的检查优于CT，如颅脑、脊柱、骨肌、腹部与盆腔[31-37]。唯一的例外是肺，虽然新MRI技术显示结果还不错，但肺影像检查CT仍较MRI更好些[29，38]。

影像检查的花费也是需要考虑的重要问题。由于影像系统的复杂性质和设备维护的花费，MRI检查不可避免较CT更为昂贵。设备内的组成部分更多，也使其价格更高。MRI实际的检查费用较CT更高，高于CT约20%。

在安全性方面与CT相比，MRI更为安全，包括影像设备本身和使用的静脉注射对比剂[39-43]。与已知可引起癌肿与胎儿异常的CT电离辐射不同，MRI的强磁场与RF能量尚未被发现致癌或导致胎儿异常。虽然已知X线可致癌，但接受CT扫描，甚至反复CT检查患癌的确切危险性并不清楚；近10年来，关于辐射的危险性与患癌的相关危险性研究的发表文献已有很多[44]。MRI常规使用的静脉内对比剂——含钆的对比剂，也认为较增强CT所用静脉内的碘基对比剂更安全。MRI对比剂极少出现相关肾损伤，也极少出现相关过敏反应，包括严重可导致死亡的过敏反应[45-47]。这也是为什么肾功能不好，或有过敏史的患者一般要选择MRI，而非CT做影像诊断检查的原因。MRI静脉内对比剂增强的另一优点，是静脉内穿刺用套管针针鞘小，静脉内注射对比剂的量小于CT对比剂用量的10倍（CT扫描大剂量对比剂快速注射常产生明显恶心感），MRI对比剂的注射流率也较CT更慢。另外，增强CT对比剂注射未进入静脉而注入周围组织的机会也更多，也是大剂量液体注射并发的问题。

若此，既然MRI在发现微小病变、病变的正确分类、显示未受累与非病变的正常结构、更安全与疼痛更轻（MRI所用穿刺针更小）等方面均优于CT，为什么MRI仍不被认为是全身检查的首选方法呢？从历史上看，其主要原因是MRI检查明显慢于CT，肺的影像尚不满意。近来，随着MR设备的进展，使其全身成像明显更快且保持影像的高质量，几年前的设备还不具备这种性能。新设计的发射-接收线圈，更容易移动影像检查床与新的数据采集技术，基本上可实现全体部的快速成像与可接受质量的肺部成像。甚至在2003年还需要2h的全身MRI高质量成像，现在可在10～15min即可完成，使其非常适于在易于耐受的扫描时间计划内快速、高度正确地完成全身影像检查。

尽管目前MRI在某些脏器（包括肝脏、脑、脊柱、胰腺与肾脏）病变检出的可靠性与正确性极高，肺部影像的质量也适当，心脏、乳腺与结肠的理想成像仍需进一步努力，以获得恒定的影像质量及小病变恒定的正确显示。尽管如此，目前上述脏器的成像依然可以满足诊断要求。

目前，厂家提供的MR系统已进展到可在15min内全身成像，影像质量良好，病变检出敏感性高。现在可行全身高质量MRI筛查。

（Puneet Sharma，Diego R. Martin，Brian M. Dale，Ersan Altun和Richard C. Semelka）

# 参考文献

1. Brown MA, Semelka RC. *MRI: Basic Principles and Applications*, 2nd edition. New York: Wiley–Liss, 1999.
2. Semelka RC, Willms AB, Brown MA, et al. Comparison of breath-hold T1-weighted MR sequences for imaging of the liver. *J Magn Reson Imaging* 4: 759–765, 1994.
3. Semelka RC, Kelekis NL, Thomasson D, et al. HASTE MR imaging: description of technique and preliminary results in the abdomen. *J Magn Reson Imaging* 6: 698–699, 1996.
4. Gaa J, Hutabu H, Jenkins RL, et al. Liver masses: replacement of conventional T2-weighted spin echo MR imaging with breath-hold MR imaging. *Radiology* 200: 459–464, 1996.
5. Semelka RC, Balci NC, Op de Beeck B, Reinhold C. Evaluation of a 10-minute comprehensive MR imaging examination of the upper abdomen. *Radiology* 211: 189–195, 1999.
6. Semelka RC, Helmberger T. Contrast agents for MR imaging of the liver. *Radiology* 218: 27–38, 2001.
7. Low RN, Semelka RC, Worawattanakul S, Alzate GD. Extrahepatic abdominal imaging in patients with malignancy: comparison of MR imaging and helical CT in 164 patients. *J Magn Reson Imaging* 12: 269–277, 2001.
8. Low RN, Semelka RC, Worawattanakul S, et al. Extrahepatic abdominal imaging in patients with malignancy: comparison of MR imaging and helical CT, with subsequent surgical correlation. *Radiology* 210: 625–632, 1999.
9. Altun E, Semelka RC, Dale BM, Elias J Jr. Water excitation MPRAGE: an alternative sequence for postcontrast imaging of the abdomen in noncooperative patients at 1.5Tesla and 3.0Tesla MRI. *J Magn Reson Imaging* 27: 1146–1154, 2008.
10. Lauenstein TC, Sharma P, Hughes T, et al. Evaluation of optimized inversion-recovery fat-suppression techniques for T2-weighted abdominal MR imaging. *J Magn Reson Imaging* 27(6): 1448–1454, 2008.
11. Rofsky NM, Lee VS, Laub G, et al. Abdominal MR imaging with a volumetric interpolated breath-hold examination. *Radiology* 212: 876–884, 1999.
12. Lee VS, Lavelle MT, Rofsky NM, et al. Hepatic MR imaging with a dynamic contrast-enhanced isotropic volumetric interpolated breath-hold examination: feasibility, reproducibility, and technical quality. *Radiology* 215: 365–372, 2000.
13. Sharma P, Salman K, Burrow B, et al. Quantification of arterial-phase perfusion kinetics in the liver. In: *Proceedings of the 15th Annual Meeting of ISMRM*, Berlin, 2007. http://cds.ismrm.org/ismrm-2007/files/02980.pdf (accessed July 2, 2015).
14. Low RN, Francis IR, Politoske D, Bennett M. Crohn's disease evaluation: comparison of contrast-enhanced MR imaging and single-phase helical CT scanning. *J Magn Reson Imaging* 11: 127–135, 2000.
15. Hutchinson M, Raff U. Fast MRI data acquisition using multiple detectors. *Magn Reson Med* 6: 87–91, 1988.
16. Kelton JR, Magin RL, Wright SM. An algorithm for rapid image acquisition using multiple receiver coils. In: *Proceedings of the SMRM 8th Annual Meeting*, Amsterdam, 1989; p. 1172.
17. Ra JB, Rim CY. Fast imaging using subencoding data sets from multiple detectors. *Magn Reson Med* 30: 142–145, 1993.
18. Carlson JW, Minemura T. Imaging time reduction through multiple receiver coil data acquisition and image reconstruction. *Magn Reson Med* 29: 681–688, 1993.
19. Kwiat D, Einav S. Preliminary experimental evaluation of an inverse source imaging procedure using a decoupled coil detector array in magnetic resonance imaging. *Med Eng Phys* 17: 257–263, 1995.
20. Sodickson DK, Manning WJ. Simultaneous acquisition of spatial harmonics (SMASH): fast imaging with radio-frequency coil arrays. *Magn Reson Med* 38: 591–603, 1997.
21. Jakob PM, Griswold MA, Edelman RR, Sodickson DK. AUTO SMASH, a self-calibrating technique for SMASH imaging. *MAGMA* 7: 42–54, 1998.
22. Pruessmann KP, Weiger M, Scheidigger MB, Boesiger P. SENSE: sensitivity encoding for fast MRI. *Magn Reson Med* 42: 952–962, 1999.
23. Kyriakos WE, Panych LP, Kacher DK, et al. Sensitivity profiles from an array of coils for encoding and reconstruction in parallel (SPACE RIP). *Magn Reson Med* 44: 301–308, 2000.
24. Griswold MA, Jakob PM, Heidemann RM, et al. Generalized autocalibrating partially parallel acquisition (GRAPPA). *Magn Reson Med* 47: 1202–1210, 2002.
25. Breuer FA, Blaimer M, Heidemann RM, et al. Controlled aliasing in parallel imaging results in higher acceleration (CAIPIRINHA) for multi-slice

imaging. *Magn Reson Med* 53: 684–691, 2005.

26. Ramalho M, Altun E, Heredia V, et al. Liver MR imaging: 1.5T versus 3T. *Magn Reson Imaging Clin N Am* 15: 321–347, 2007.

27. Goncalves Neto JA, Altun E, Elazzazi M, et al. Enhancement of abdominal organs on hepatic arterial phase: quantitative comparison between 1.5T and 3.0T MRI. *Magn Reson Imaging* 28: 47–55, 2010.

28. Hussain SM, De Becker J, Hop WCJ, et al. Can a single-shot black-blood T2-weighted spin-echo echo planar imaging sequence with sensitivity encoding replace the respiratory-triggered turbo spin-echo sequence for the liver? An optimization and a feasibility study. *J Magn Reson Imaging* 21: 219–229, 2005.

29. Lauenstein TC, Goehde SC, Herborn CU, et al. Whole-body MR imaging: evaluation of patients for metastases. *Radiology* 233: 139–148, 2004.

30. Ko J, Casola G. Whole body MR screening found feasible. *RSNA News* 14(2): 10–11, 2004. http://www.rsna.org/uploadedFiles/RSNA/Content/News/feb2004.pdf (accessed July 2, 2015).

31. Gillman S. Imaging the brain: second of two parts. *N Engl J Med* 338(13): 889–896, 1998.

32. Semelka R, Martin D, Balci C, Lance T. Focal liver lesions: comparison of dual-phase CT and multisequence multiplanar MR imaging including dynamic gadolinium enhancement. *J Magn Reson Imaging* 13: 397–401, 2001.

33. Low R, Semelka R, Woranwattanakul S, et al. Extrahepatic abdominal imaging in patients with malignancy: comparison of MR imaging and helical CT, with subsequent surgical correlation. *Radiology* 210: 625–632, 1999.

34. Low R, Semelka R, Woranwattanakul S, Alzate G. Extrahepatic abdominal imaging in patients with malignancy: comparison of MR imaging and helical CT in 164 patients. *J Magn Reson Imaging* 12: 269–277, 2000.

35. Semelka RC, Kelekis NL, Molina PL, et al. Pancreatic masses with inconclusive findings on spiral CT: is there a role for MRI? *J Magn Reson Imaging* 6: 585–588, 1996.

36. Sheridan MB, Ward J, Guthrie JA, et al. Dynamic contrast-enhanced MR imaging and dual-phase helical CT in the preoperative assessment of suspected pancreatic cancer: a comparative study with receiver operating characteristic analysis. *AJR Am J Roentgenol* 173: 583–590, 1999.

37. Semelka RC, Martin D, Balci C, Lance T. Focal liver lesions: comparison of dual-phase CT and multisequence multiplanar MR imaging including dynamic gadolinium enhancement. *J Magn Reson Imaging* 13: 397–401, 2001.

38. Bader T, Semelka R, Pedro M, et al. Magnetic resonance imaging of pulmonary parenchymal disease using a modified breath-hold 3D gradient-echo technique: initial observations. *J Magn Reson Imaging* 15: 31–38, 2002.

39. Budinger TF. Nuclear magnetic resonance (NMR) in vivo studies: known thresholds for health effects. *J Comp Assist Tomogr* 5: 800–811, 1981.

40. Reid A, Smith FW, Hutchison JM. Nuclear magnetic resonance imaging and its safety implications: follow-up of 181 patients. *Br J Radiol* 55: 784–786, 1982.

41. McRobbie D, Foster MA. Pulsed magnetic field exposure during pregnancy and implications for NMR fetal imaging: a study with mice. *Magn Reson Imaging* 3: 231–234, 1985.

42. Heinrichs WL, Fong P, Flannery M, et al. Midgestational exposure of pregnant BALB/c mice to magnetic resonance imaging conditions. *Magn Reson Imaging* 6: 305–313, 1988.

43. Terens WL, Gluck R, Golimbu M, Rofsky NM. Use of gadolinium-DTPA-enhancement MRI to characterize renal masses in patient with renal insufficiency. *Urology* 40: 152–154, 1992.

44. Berrington de González A, Darby S. Risk of cancer from diagnostic X-rays: estimates for the UK and 14 other countries. *Lancet* 363: 345–351, 2004.

45. Brezis M, Epsetein FH. A closer look at radiocontrast-induced nephropathy. *N Engl J Med* 323: 179–181, 1989.

46. Berns AS. Nephrotoxicity of contrast media. *Kidney Int* 35: 730–740, 1989.

47. Parfrey PS, Griffths SM, Barrett BJ, et al. Contrast material-induced renal failure in patients with diabetes mellitus, renal insufficiency or both; a prospective controlled study. *N Engl J Med* 323: 143–149, 1989.

# 第二章 肝 脏

## 正常解剖

肝脏为体内最大的实性器官，占据右上腹。目前采用Couinaud改进的肝段解剖系统[1]，将肝脏分为8个独立的功能单元或段，每一单元或肝段有各自的血管蒂（动脉、门静脉与淋巴）供血和胆道引流。这一对肝内解剖结构认识的改进促进了肝脏手术与移植技术的进步。MRI可清楚显示血管结构，是适于肝脏功能段解剖检查的理想技术（图2.1）。

说到肝裂的影像，有3个肝裂有助于确定功能性肝脏的左叶、右叶和主要肝段。叶间裂位于肝脏下缘，沿着经下方的胆囊窝与上方的肝中静脉连线走行。虽然在一些患者中可很容易确定叶间裂的位置，但更多的时候却不易确定。左侧段间裂（圆韧带所在裂）在肝左叶尾侧形成一明显矢状走行的裂隙，将肝左叶分为内侧与外侧段。圆韧带，或左脐静脉闭塞后的残留结构，正常时包埋于少量的脂肪内，经镰状韧带游离缘进入并走行于段间裂内。第3个肝裂即静脉裂，沿肝左叶外侧段与尾叶前侧间的冠状面或斜面走行与段间裂相延续。圆韧带裂于尾叶前深深切入肝内，含小网膜的双层结构。

肝门为一横行的深裂，位于左叶内侧段后与尾状突前。门静脉、肝动脉与肝神经丛自肝门进入肝脏，左、右肝管和淋巴管自肝门出肝。肝尾叶位于左、右肝门静脉-胆管-肝动脉分布的分水岭区。由于尾叶直接引流到下腔静脉（IVC），在静脉流出阻塞时尾叶可不受影响[2]。肝动脉，门静脉与其伴行的胆管一起走行，为肝段供血或引流胆汁，而肝静脉则单独走行于段间（图2.2）。肝动脉、门静脉与肝胆管于大体水平上的紧密关系反映了镜下水平存在着的门脉三管，包括肝小动脉、门小静脉与小叶内胆管。

## MRI技术

目前标准肝脏MRI检查包括T2加权序列，T1加权序列与动脉增强加权序列[3]（图2.3）。最广泛应用的对比剂给药方法，是快速团状注射钆螯合物对比剂，采用扰相GE（SGE），3D-GE，或两者结合做系列扫描。有多种序列可用于T2与T1成像，采用何种序列扫描与MRI设备的场强和梯度因子相关。由于低场强设备（＜1.0T）梯度强度与信噪比（SNR）的限度，一般采用自旋回波序列。高场强（3.0T）MRI则采用回波链T2加权序列，GE T1加权序列扫描。3.0T MR的SNR更高，增强后3D-GE序列的影像质量明显改进，有助于慢性肝病肝内小结节的显示与定性（参见第一章更完整的肝脏标准扫描参数）。结合T2，T1与增强早期（肝动脉期）与晚期（肝静脉期）GE影像信息，可定性肝脏绝大部分的病变（图2.4、2.5和2.6）。2009年的一项研究主张将增强动脉期再分为5个亚期组：基于腹部大血管及肾皮质、脾、胰腺与肝实质是否有对比剂，分为肝动脉早期（EHAP），肝动脉中期（MHAP），肝动脉晚期（LHAP），仅脾静脉与肝动脉延迟期（SVHADP）和肝动脉延迟期（HADP）。这种再分期的重要性在于有更多机会显示与检出富血管的肝内病变。

扩散加权成像（DWI）与相关表面扩散系数图也可用于评价肝脏局灶与弥漫性病变。虽然不是一个强力序列，而且伪影干扰明显，仍可认为DWI是可提供另种类型信息的序列。DWI能够检出其他平扫与增强序列影像难以发现的小病变。然而，迄今尚无报告认为DWI有助于有效定性病变与疾病。

## 肝脏局灶性病变信号强度与信号形式特征的术语

依据我们20多年对肝局灶性病变MRI评价的经验，我们发现精确描述病变不同序列的信号强度和信号类型是很重要的。定性描述T2加权序列上的肝脏局灶性病变就是一简单但最常遇到的例子。区分含水量微量增多的病变与高水含量的病变是十分有用的。在良性病变内，局灶性结节样增生（FNH）与腺瘤含水量不高，因而在T2WI上通常应表现为近乎于等信号，而血管瘤实际上

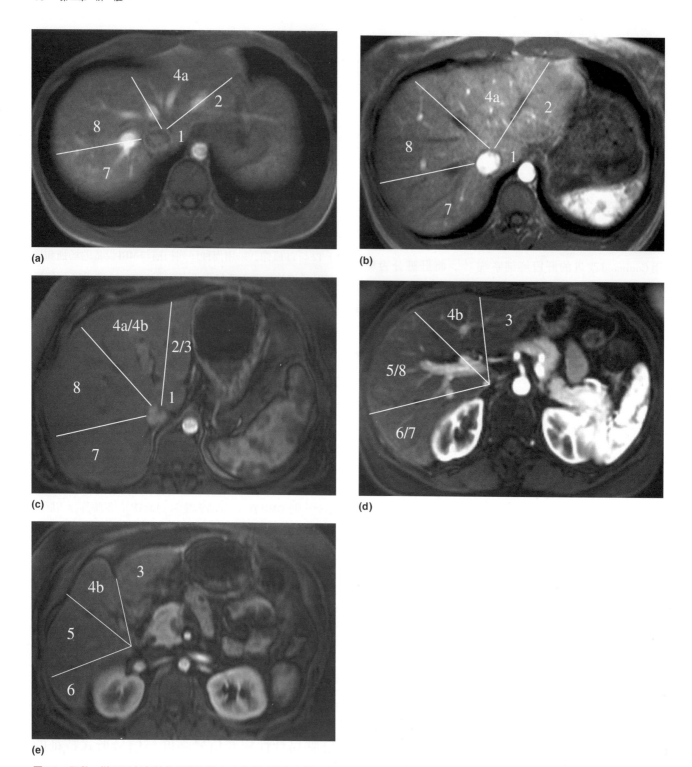

**图2.1** 肝段。增强T1加权轴位肝静脉期（a）与肝动脉为主期（HAD）（b-e）三维（3D）梯度回波（GE）不同水平采集成像，示肝段，由沿肝静脉（线）走行的斜行平面和沿门静脉走行的横断平面划定（根据Bismuth分类）。（1）肝尾叶。（2）肝左叶外下段。（3）肝左叶外上段。（4a）肝左叶内上段。（4b）肝左叶内下段。（5）肝右叶前下段。（6）肝右叶后下段。（7）肝右叶后上段。（8）肝右叶前上段。

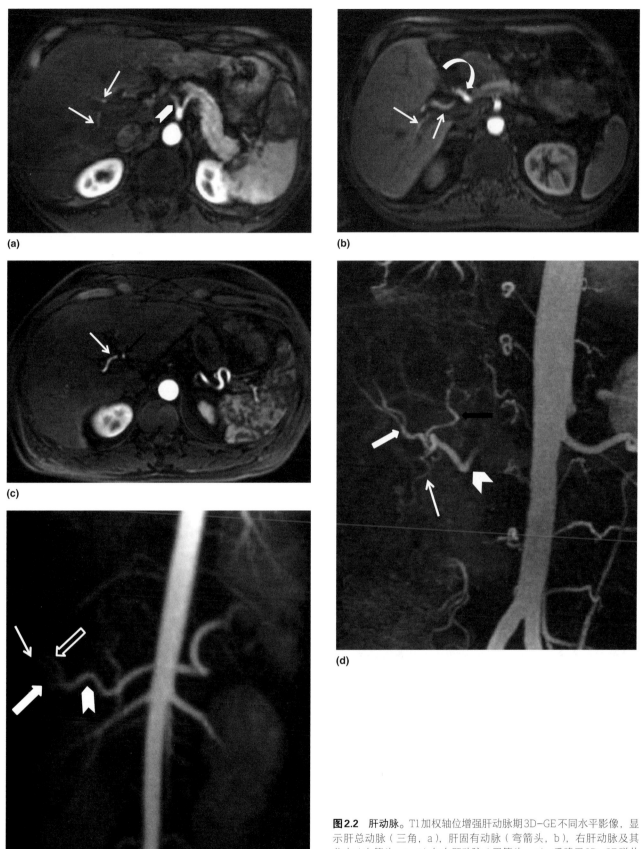

**图2.2　肝动脉。** T1加权轴位增强肝动脉期3D-GE不同水平影像，显示肝总动脉（三角，a），肝固有动脉（弯箭头，b），右肝动脉及其分支（白箭头，a−c）与左肝动脉（黑箭头，c）。重建于3D-GE磁共振（MR）血管成像冠状原始影像的最大强度投影也可显示肝总动脉（三角，d），肝固有动脉（三角，e），右肝动脉（白粗箭头，d；白粗箭头e），肝中动脉（白细箭头，e）与胃十二指肠动脉（白细箭头，d）。

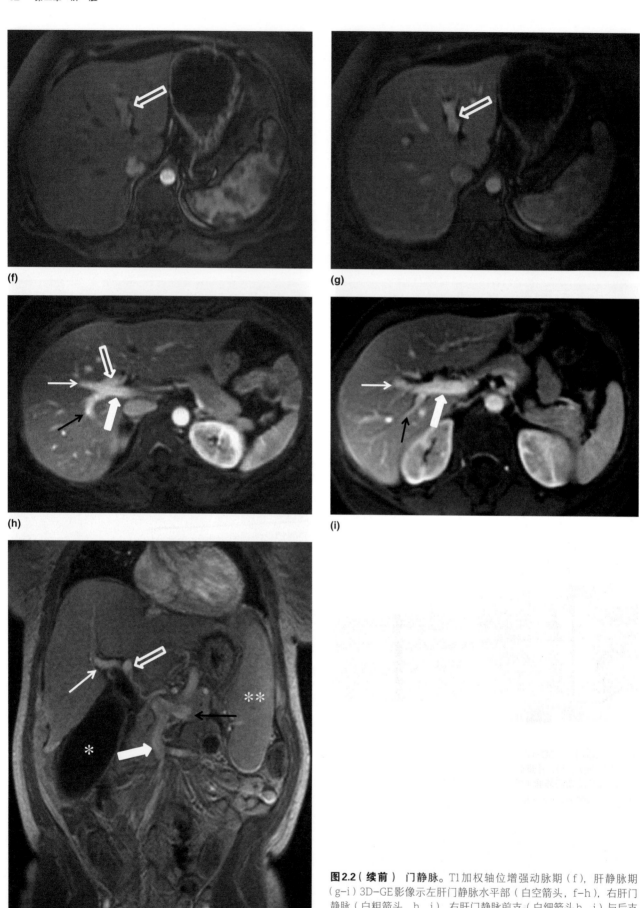

**图2.2（续前） 门静脉。**T1加权轴位增强动脉期（f），肝静脉期（g-i）3D-GE影像示左肝门静脉水平部（白空箭头，f-h），右肝门静脉（白粗箭头，h，i），右肝门静脉前支（白细箭头h，i）与后支（黑箭头，h，i）。注意门静脉主干（白粗箭头，h）的三分支进入右前（白细箭头，h）、右后（黑粗箭头，h）与左肝门静脉（白空箭头，h），这是门静脉主干及其分支最为常见的变异。T1加权冠状增强肝静脉期预磁化快速GE（j）

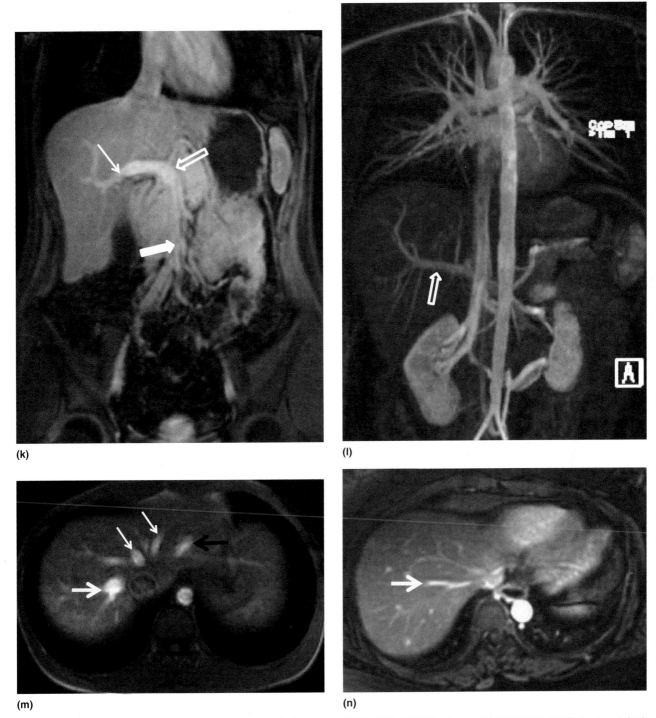

(k)

(l)

(m)

(n)

**图2.2（续前）** 与3D-GE（k）影像，示门静脉主干（空箭头，j，k），右肝门静脉（细箭头，j，k），肠系膜上静脉（粗箭头，j，k）与脾静脉（黑箭头，j）。注意胆囊（单星号，j）积水，脾（双星号，j）增大。重建自3D-GE MR血管成像冠状原始影像的最大强度投影也可显示增强静脉期门静脉（箭头，l）及其分支。**肝静脉**。T1加权轴位增强肝静脉期2D-GE（m）与3D-GE（n，o）不同水平影像显示肝右静脉（白粗箭头，m-o），

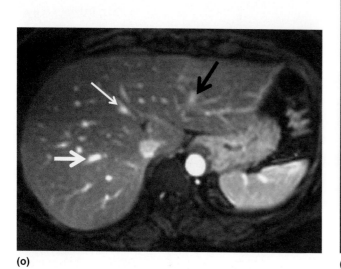

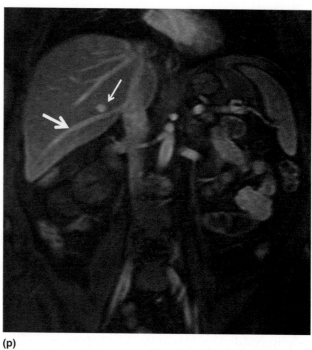

(o)

(p)

**图 2.2（续前）** 肝中静脉及其分支（白细箭头，m-o）与肝左静脉（黑箭头，m，o）。T1加权冠状位增强肝静脉期3D-GE影像示副肝右静脉（粗黑箭头，p）引流第6段。注意小血管瘤（细箭头，p），于增强肝静脉期显示明显持续强化。

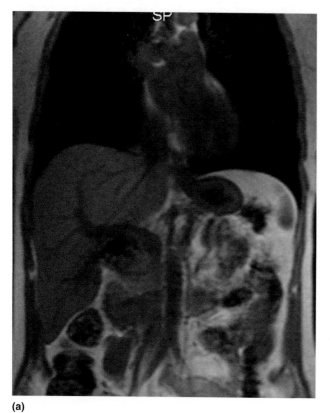

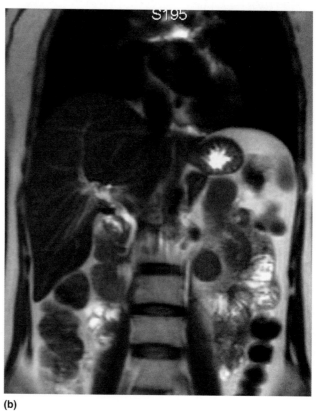

(a)

(b)

**图 2.3  正常肝脏与序列。**冠状T1加权2D-GE（a），T2加权单次激发回波链自旋回波（SS-ETSE）（b），

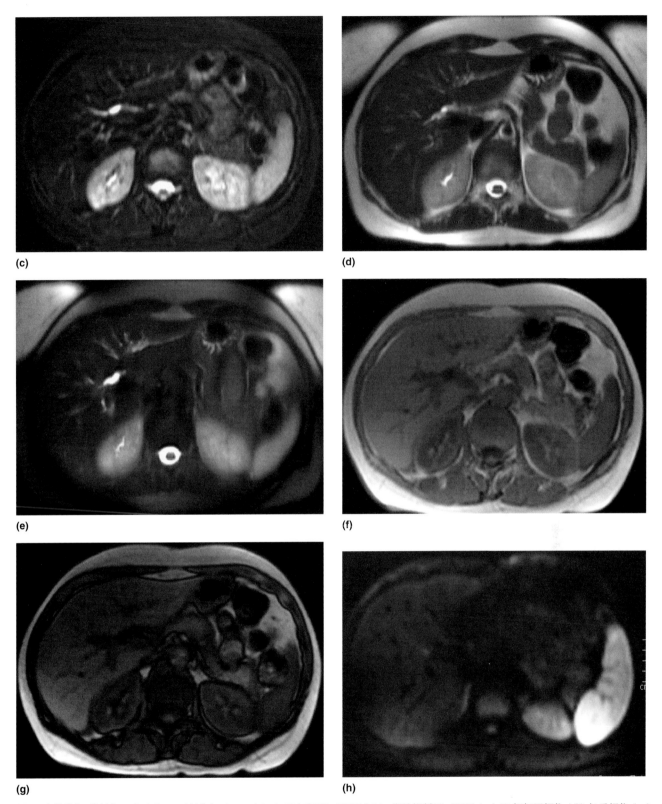

**图2.3（续前）** 横轴位T2加权短 τ 反转恢复（STIR）(c),T2加权SS-ETSE（d）, 脂肪抑制SS-ETSE（e）,T1加权同相位（f）与反相位（g）2D-GE, 扩散加权序列（h）。

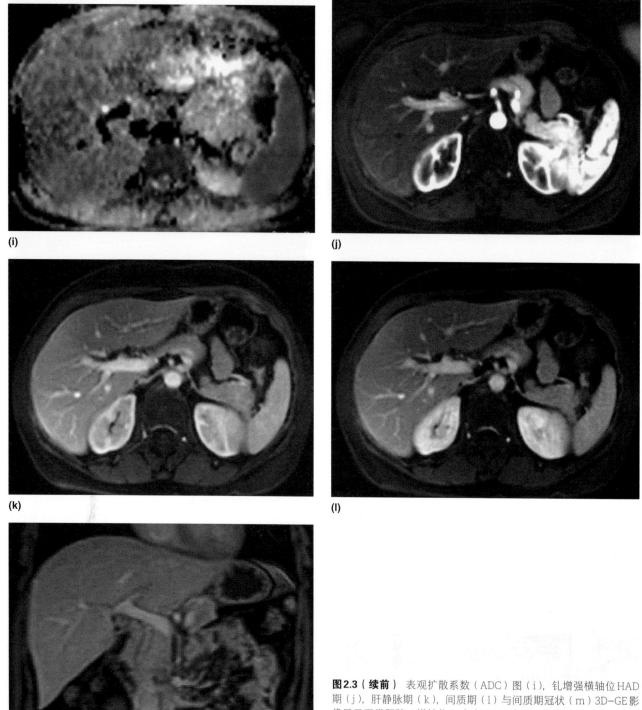

**图2.3（续前）** 表观扩散系数（ADC）图（i），钆增强横轴位HAD期（j），肝静脉期（k），间质期（l）与间质期冠状（m）3D-GE影像显示正常肝脏。横轴位T2加权STIR或重T2加权自由呼吸扰相自旋回波序列采集也为可选方法。最新序列可在增强前完成3D-GE序列同相位与反相位T1加权成像的采集。增强HAD期为检出富血管病变最重要的时相，其特点是肝动脉与门静脉内有对比剂增强，而肝静脉没有（j）。

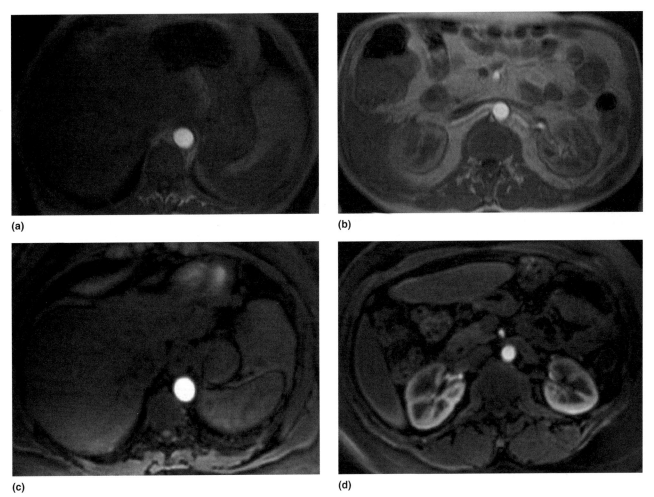

**图2.4　增强肝动脉早期（EHAP）和肝动脉中期（MHAP）**。增强 EHAP 为 1.5T 设备采集的横轴位 SGE 影像（a，b），MHAP 横轴位 3D-GE 影像（c，d）采集于 3.0T MR。可见主动脉、肾动脉与肠系膜上动脉强化，而 EHAP 与 MHAP 影像中静脉均无强化。EHAP 影像上肾皮质、脾、胰腺与肝呈轻度强化，而 MHAP 影像上可见肾皮质、脾与胰腺呈中度强化，肝脏呈轻度强化。正常胰腺强化轻微反映了此增强亚期数据采集时间过早。

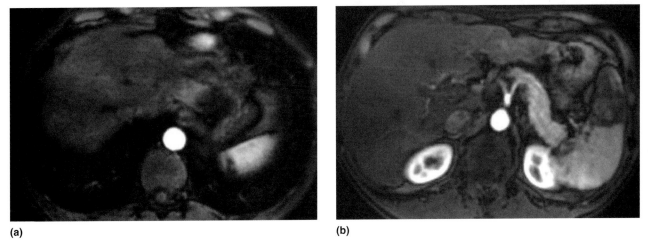

**图2.5　增强肝动脉晚期（LHAP）**。LHAP 横轴位 3D-GE 影像（a-c）采集于 3.0T 设备。主动脉，腹腔干，肝总动脉及其分支，脾，肾与肠系膜上动脉、肾静脉可见对比强化。LHAP 影像上，肾皮质显示强化明显，胰腺与脾脏呈中度强化，而肝脏显示轻度强化。正常胰腺中度强化提示 LHAP 为适宜的强化时间。

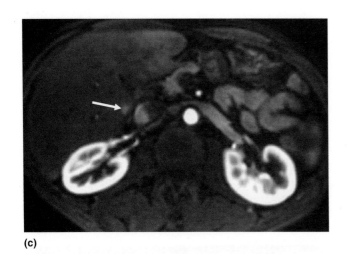

**(c)**

**图2.5（续前）** 同时发现肝脏外缘不规则，脾大，肝脏斑片、结节状强化。斑片状强化在肝左叶最为明显（b,c），符合慢加急性肝炎。小结节强化（箭头，c）符合异型增生性小结节（DN）。

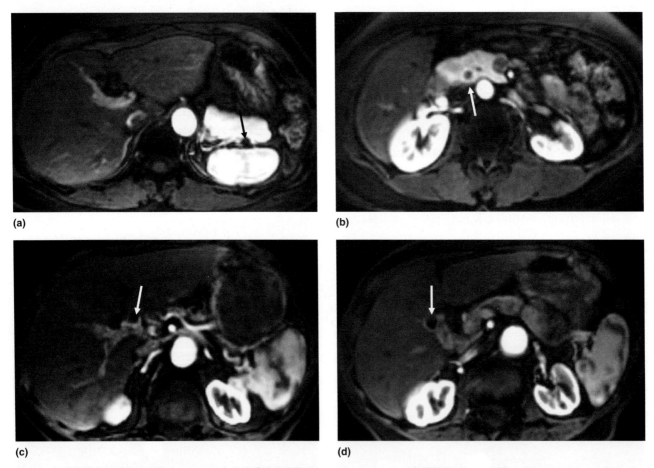

**(a)**

**(b)**

**(c)**

**(d)**

**图2.6** **仅脾静脉与肝动脉为主期（SVHADP）和肝动脉为主期（HADP）。**3.0T MR采集横轴位3D-GE影像，SVHADP（a，b）与HADP（c，d）。SVHADP影像示主动脉、肾动脉、脾与肠系膜上动脉、肾静脉、脾静脉和门静脉有强化，但肝静脉与肠系膜上静脉未见强化。在SVHADP影像上，肾皮质与脾脏呈明显强化，胰腺显示中度强化，肝脏呈轻度强化。尽管在胰尾（箭头，a）与胰头（箭头，b）分别可见假囊肿，胰腺中度强化还是反映了SVHADP为适当的增强时间。除SVHADP显示血管强化外，HADP上也可见肠系膜上静脉对比强化。肾皮质呈明显强化，脾、胰腺和肝脏显示中度强化。正常胰腺中度强化提示HADP为适当的增强时间。注意肝实质内的良性囊性病变（箭头，c，d）。

总是为适度的高信号（除以下讨论血管瘤的罕见情况）。同样，恶性病变，如肝细胞癌（HCC）一般液体含量低（除非肿瘤有中央坏死或中央有高液体含量的瘢痕），因而在T2影像上应为等或略高信号，而胆管癌一般液体含量较多，T2影像上更亮。对这些病变来说，这一推论正确；如果病变在T2影像上较亮，则通常不应考虑FNH或腺瘤（良性病变）或HCC（恶性病变）。

另一需要注意的关键是，信号强度的判断是一种相对性评估，是相对于"正常"肝脏背景而论，而"正常"肝脏是指脂肪或铁含量没有增多的肝实质。例如，增强肝静脉期时FNH因强化减弱至与背景肝脏等信号而显示不清，但"等信号"是指与"正常"的背景肝脏等信号；如果患者有脂肪肝（或有铁沉积的肝脏），而病变保持其信号对比，在其强化减弱至正常肝脏信号强度，而患者脂肪浸润的背景肝脏在常规脂肪抑制T1加权影像上更暗时，病变仍可显示。

使用公认的术语描述病变有益，也可能很重要。推荐使用以下术语：

• 病变血管（lesion vascularity）。这仅可在增强肝动脉为主（HAD）期进行评估与患者的背景肝脏对比。评价对象是病变的周边组织，因为该部位是肿瘤最富血管的部分。可分为乏血管→较背景肝脏低；等血管→与背景肝脏相同（可见于小HCC或化疗后的转移瘤）；富血管病变→较背景肝脏高。此种表述的设计可能会有一些变化，因为一般要考虑强化最明显的肿瘤周边组织的厚度。如富血管的肿瘤在HAD影像仅有周围薄环状的富血管组织，可能会考虑为乏血管肿瘤，而这很有可能是错误的。但用于肿瘤血供分类评估的肿瘤周围环状组织应有多厚尚无数据，一般认为应取肿瘤周围1cm厚的组织用于评估肿瘤的血供，当然有时我们用薄至5mm的肿瘤周围组织评估，特别是富血管肿瘤。

• 病变强化（lesional enhancement）。肿瘤基质内的强化。

• 病变周围强化（prilesional enhancememt）。指肿瘤边界以外的强化。病变与病变周围组织强化有时区分困难，可能需要与平扫影像对照：对照强化区域大小与平扫病变的大小（我们更多用同相位与反相位影像）。病变周围组织强化可再分为薄边状（如胆道错构瘤），环形（如结肠癌转移、细菌性脓肿、淋巴瘤），或楔形（如胰腺癌转移）。多数形式的病变周围强化随时间消退（特别是炎症相关强化，但有时也见于恶性病变的相关强化），一些则是持续强化（胆道错构瘤）。多数界限模糊，相对范围较大（炎症，恶性病变相关），而胆道错构瘤的病变周围强化则很窄。

• 环形强化（ring enhancement）。指增强HAD期影像上肿瘤外层、最富血管部分的强化。此为转移瘤的典型表现，也可见于任何播散到肝脏的病变（从一个部位，甚至从肝内到另一部位），如脓肿、淋巴瘤、HCC的肝内转移等。转移瘤或脓肿常表现为均匀环状强化，而结节状环形强化则见于血管瘤。注意有时难于区分齿状与结节状强化，其性质的鉴别参见"血管瘤"与"肝转移瘤"章节。

• 弥漫性均匀强化（diffuse homogeneous enhancement）。指增强HAD期影像上病变的均一强化。此为腺瘤、FNH、1型小血管瘤、高分级DN，小HCC与富血管的小转移瘤的典型表现。

• 弥漫性不均匀强化（diffuse heterogeneous enhancement）。指增强HAD期影像上肿瘤的普遍强化，但强化分布不规则。此为大HCC的典型表现，也可见于任何肝脏原发恶性大肿瘤。

• **弥漫性马赛克（或图案样）强化**［diffuse mosiac（or pattened）enhancement］。指增强HAD期影像上肿瘤普遍强化，但呈有规律的或图案样强化。此为一罕见的表现，可提示肿瘤为良性，因为肿瘤血管走行有规律（如血管平滑肌脂肪瘤）。但一些恶性肿瘤也可有相似表现，如平滑肌肉瘤。

• 消退（fading）。指在钆增强后系列影像上，病变信号减低至背景（正常）肝脏信号强度，为FNH的典型表现。

• **廓清**（washout）。指增强后系列影像中信号减低至低于肝脏信号。

1. **均一减退** 为HCC的典型表现；也见于类癌与其他神经内分泌瘤肝转移。

2. **周围性减退** 可见于富血管的转移瘤，是胃泌素瘤的典型表现。

3. **延迟性囊** 为增强静脉期影像上围绕病变的环。此为HCC的典型表现，但也可见于类癌肝转移。

4. **持续性囊** 指增强后即刻影像上囊样表现，在静脉晚期仍保持强化不明显。良性病变的典型表现见于胆道错构瘤；恶性病变此种表现见于囊性转移瘤（如卵巢癌肝转移），也可见于结肠癌与乏血管的胆管癌肝转移。结肠癌肝转移瘤的环叠加于向心性强化的周围强化环外。

• **渐进性强化**（progressive enhancement）。"渐进

性强化"常可与"对比剂滞留"交换使用。此为血管瘤，胆管癌与化疗后转移瘤的典型表现。将渐进性强化再分为不同强化类型非常重要，见后文。

**1. 包膜或间隔渐进性明显强化，而原不强化的基质无强化** 炎性病变的典型表现，特别是细菌性脓肿。存在脓肿壁与内部分隔时，其在增强静脉期（长达3min）影像上呈进行性明显强化，但在动脉期影像上不强化的基质没有强化。这是与乏血管、非囊性转移瘤鉴别的重要征象，动脉期无强化的转移瘤基质延迟扫描可显示强化。

**2. 向心性强化** 指肿瘤的中央部分随时间渐进性强化，常用于描述血管瘤的强化。此术语的问题在于转移瘤也常表现为向心性强化。因此，我们更喜欢用结节增大、融合来描述血管瘤，用向心性强化描述转移瘤。

在描述肝脏病变时识别病变类型为一个很有帮助的方法，在病变最基本的表现上，观察病变的T2平扫，T1平扫，增强早期与延迟影像。脂肪信号（同/反相位影像）与可能将来（基于更多经验）的扩散加权影像/表观扩散系数表现也是有益补充。表2.1表述了此种方法常见肝脏局灶性病变的表现。

## 肝脏对比剂

1988年以来，静脉内注射对比剂就用于肝脏的MRI检查。对肝脏所有病变更正确的检出与定性的需要，是静脉内对比剂不断进展的主要动力[4-14]。第一种用于临床MR检查的对比剂为非特异性细胞外钆螯合物。自那时至今，其他类型的对比剂也不断问世，用于肝脏磁共振（MR）检查。肝脏有两类组织学与功能完全不同的细胞。肝上皮细胞或肝细胞，承担着主要的代谢活动，而辅助肝细胞功能的是另一主要类型的细胞，即网状内皮系统（RES），具有储存、吞噬与机械支持功能。近年来，肝细胞选择性对比剂与RES特异性对比剂着眼于这些细胞，为肝脏MR成像开辟了新的空间。可用于临床的肝对比剂可有以下4类：①非特异性细胞外钆螯合物；②早期非特异性细胞外与延迟肝细胞选择性结合的对比剂：Gd-EOB-DTPA（钆塞酸）与Gd-DTPA-BOPTA（钆贝酸盐马根维显）；③RES特异性对比剂：超顺磁性氧化铁（SPIO）微粒；④早期血池与延迟RES特异性结合的对比剂：超细顺磁性氧化铁微粒。

非特异性细胞外钆螯合物是因各种不同指征行MRI检查患者肝脏与其他器官与组织成像的标准对比剂。这些顺磁性对比剂可提供肿瘤灌注的重要信息，为评估肝脏肿块极重要的依据[6-8]。钆螯合物以快速团状注射给药，同时以动态系列方式用T1加权GE序列重复采集成像最为理想。高场强设备效果最好。对比剂100%从肾脏排出。增强最重要的时相称为HAD期，对比剂见于肝

**表2.1 识别肝脏病变类型**

| | T1 | T2 | 钆增强早期 | 钆增强晚期 | 其他特征 |
|---|---|---|---|---|---|
| 囊肿 | ↓↓ | ↑↑ | O | O | 界限清 |
| 血肿 | ↓↓ | ↑↑ | 薄边 | 薄边 | <1cm |
| 血管瘤 | ↓↓ | ↑↑ | 周边结节 | 结节融合，持续强化 | <1.5cm病变可均匀强化 |
| FNH | ↓-∅ | ∅-↑ | 均匀明显，瘢痕强化不明显 | 均匀减退，瘢痕延迟强化 | 中央瘢痕，常伴脂肪肝 |
| 腺瘤 | ↓-↑ | ∅-↑ | 均匀明显 | 均匀减退 | 反相位T1WI均匀信号衰减，出血不常见 |
| 转移瘤 | ↓ | ↑ | 环状 | 不均匀渐进性减退 | <1.5cm病变可均匀强化 |
| HCC | ↓-↑ | ∅-↑ | 弥漫不均匀 | 不均匀延迟减退，包膜强化 | <1.5cm病变可均匀强化 |
| 细菌性脓肿 | ↓↓ | ↑-↑↑ | 病灶周围强化，包膜强化 | 周围强化消退，包膜保持强化 | 与转移瘤相似，但无渐进性病变强化 |
| 淋巴瘤，继发 | ↓ | ↑ | 环形 | 渐进性轻度强化 | 与转移瘤相似 |
| 淋巴瘤，原发 | ↓ | ↑ | 弥漫不均匀 | 渐进性不均匀减退 | 与HCC相似 |
| 再生结节 | ↓-∅ | ↓-∅ | 不明显 | 不明显 | 病变一般<1.5cm，均匀 |
| 轻度异型增生结节 | ↓-↑ | — | 轻微 | 轻微 | 病变一般<1.5cm，均匀 |
| 明显异型增生结节 | ↓-↑ | — | 均匀明显 | 消退至与肝等信号 | 病变一般<1.5cm，均匀，无包膜 |

↓↓：中度信号减低；↓：轻度信号减低；∅：等信号；↑：轻度信号增高；↑↑：中度信号增高；O：无强化。

动脉与门静脉，但于肝静脉内出现对比剂之前（图2.3）。肝动脉期指对比剂仅见于肝动脉内（图2.4）。参看第一章更详细的描述。

肝细胞选择对比剂由肝细胞摄取，通过肾脏和胆系排出[9-11]。此类对比剂——Gd-EOB-DTPA（Eovist®、Primovist®普美显）与Gd-BOPTA（MultiHance®莫迪司），均为T1弛豫增强对比剂，由正常肝组织与含肝细胞的肿瘤摄取，使其信号增高。Gd-EOB-DTPA和Gd-BOPTA也可显示早期灌注的信息。增强后延迟（＞10min）扫描时，不含肝细胞的肿瘤不摄取这些对比剂（如血管瘤、转移瘤），在T1WI上这些病变信号无改变，而背景肝脏信号增高，这些病变在影像上更为明显。T1弛豫对比剂的优点如下：①用于GE（2D或3D序列，脂肪抑制或不脂肪抑制）可获得稳定、可重复的影像质量，并且单次屏气即可完全扫描全部肝脏；②不产生伪影，如磁敏感伪影，掩盖小病灶。Mangofodipir与莫迪司已在美国食品药品管理局

注册，可用于人类。

Gd-EOB-DTPA（图2.7、2.8）与Gd-BOPTA结合了细胞外与肝细胞对比剂的特点，可类似标准钆螯合物对比剂那样用于采集增强早期的灌注信息。Gd-EOB-DTPA在注射后10～15min显示出用于诊断的肝细胞强化，而Gd-BOPTA则需要注射后延迟1h才显示出肝细胞选择性强化[15-21]。早期灌注的信息对病变的定性十分重要，也有益于病变的检出，特别是富血管的病变。延迟期影像提供的更多信息可用于病变检出，鉴别含肝细胞与不含肝细胞的肿瘤。虽然肝细胞特异性对比剂可区分含肝细胞的肿瘤（如腺瘤、FNH、HCC）与不含肝细胞的肿瘤（如血管瘤、转移瘤），其更为重要的作用通常是鉴别良、恶性肿瘤。早期灌注信息通常可达到这一目的。Gd-BOPTA可区分FNH（病变显示1h延迟强化）与肝腺瘤和中度低分化HCC（病变不显示延迟强化）（图2.9、2.10）。

氧化铁颗粒由肝、脾与骨髓内的网状内皮系统

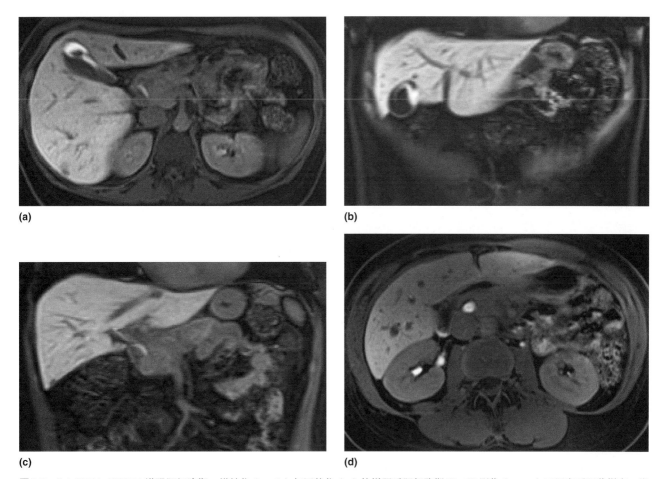

(a)　(b)

(c)　(d)

**图2.7**　Gd-DTPA-BOPTA增强肝细胞期。横轴位（a，b）与冠状位（c）钆增强后肝细胞期3D-GE影像（a－c）示肝实质强化增高，缘于注射对比剂1h后肝细胞摄取了Gd-DTPA-BOPTA。注意胆囊与胆总管内胆道排出的Gd-DTPA-BOPTA。**Gd-EOB-DTPA增强肝细胞期**，横轴位（d）

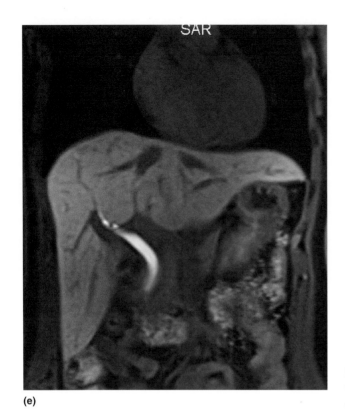

(e)

**图2.7（续前）** 与冠状（e）钆增强后肝细胞期T1加权3D-GE影像，示对比剂注射后20min，因肝细胞摄取Gd-EOB-DTPA形成的肝实质强化增高。注意胆总管内胆道排出的Gd-EOB-DTPA。

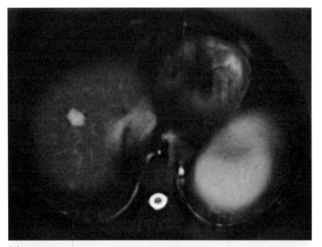

(a)

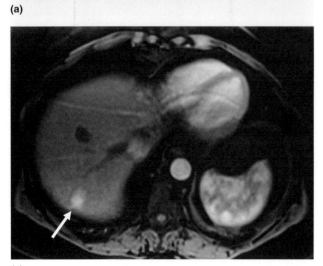

(b)

(c)

**图2.8** Gd-DTPA-BOPTA注射后肝血管瘤与局灶性结节样增生。横轴位T2加权SS-ETSE（a），T1加权3D-GE（b），钆增强后T1加权HAD期（c），

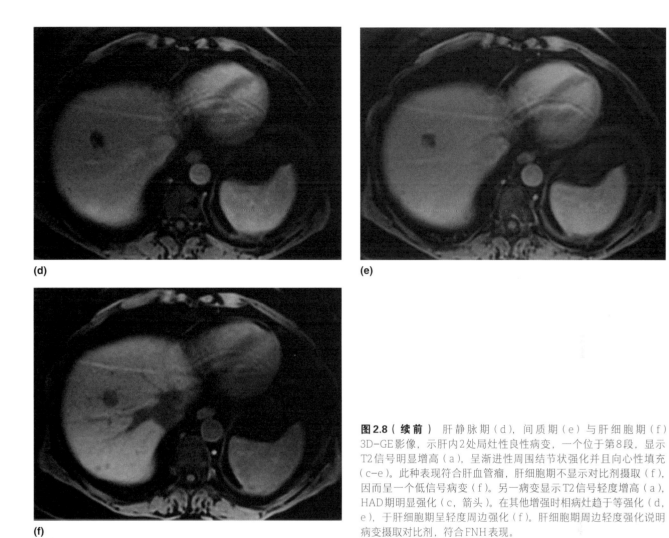

**(d)**

**(e)**

**(f)**

**图2.8（续前）** 肝静脉期（d），间质期（e）与肝细胞期（f）3D-GE影像，示肝内2处局灶性良性病变，一个位于第8段，显示T2信号明显增高（a），呈渐进性周围结节状强化并且向心性填充（c-e）。此种表现符合肝血管瘤，肝细胞期不显示对比剂摄取（f），因而呈一个低信号病变（f）。另一病变显示T2信号轻度增高（a），HAD期明显强化（c，箭头）。在其他增强时相病灶趋于等强化（d，e），于肝细胞期呈轻度周边强化（f）。肝细胞期周边轻度强化说明病变摄取对比剂，符合FNH表现。

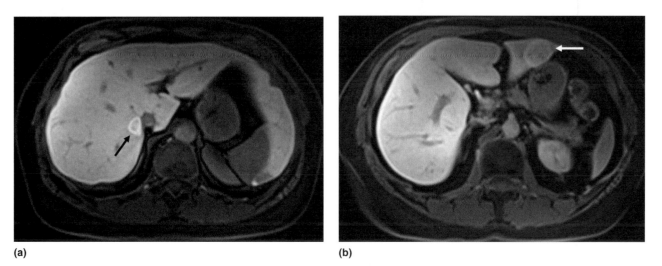

**(a)**

**(b)**

**图2.9** Gd-EOB-DTPA增强后的FNH。横轴位T1加权3D-GE序列（a，b）扫描示2个FNH（箭头，a，b），由于摄取Gd-EOB-DTPA，肝细胞期显示强化。

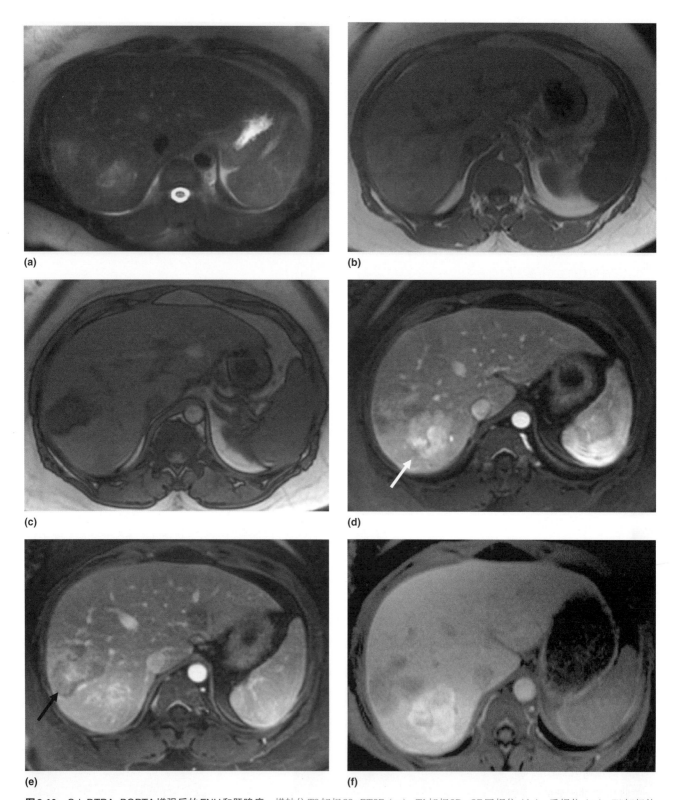

**图2.10** Gd-DTPA-BOPTA增强后的FNH和肝腺瘤。横轴位T2加权SS-ETSE（a），T1加权2D-GE同相位（b），反相位（c），T1加权钆增强后HAD期（d），肝静脉期（e）和肝细胞期（f）3D-GE影像，显示肝右叶2处良性病变，呈T2轻度高信号。位于前侧的病变（黑箭头，e）反相位影像（c）示含有脂肪，钆增强后影像呈早期明显强化（d）和晚期的减退（e），肝细胞期显示无对比剂摄取。这些表现符合含脂肪的肝腺瘤。另一位于更后侧的病变（箭头，d）钆增强后显示明显早期强化（d）与晚期消退（e），肝细胞期（f）示明显强化。这些表现符合FNH。

（RES）选择性摄取。此类对比剂也称为 SPIO，首个在美国获批使用的此种对比剂为超顺磁性氧化铁。RES 细胞特异性对比剂为 T2 弛豫增强剂，可降低正常含 RES 细胞肝组织的 T2 信号强度而不改变不含 RES 细胞肿块（如转移瘤）病变的信号强度[22-24]。血池效应可见于血管瘤，可造成 T1 序列扫描 T1 弛豫的缩短[25, 26]，使肝内在 T2WI 上中度高信号病变的检出得以提高，影像更明显[25]。适于这种 SPIO 检查的患者包括结肠癌肝转移与 IICC，并准备肝切除或肝移植的患者[5, 27, 28]。研究显示，SPIO 增强 T2 加权 MRI 扫描的操作与显示肝转移瘤的增强动脉期 CT 相当[29, 30]。而另外一些研究显示 SPIO 增强 MRI 较螺旋 CT 检出肝恶性肿瘤的敏感性与正确性更高[31-34]。要警惕的是，此种对比剂的磁敏感伪影可能干扰 1cm 以内的病变的检出，如肝转移瘤。已有作者采用一些序列来改进影像质量，包括更长回波时间（TE≥6ms）的 GE 序列，单次激发或屏气回波链自旋回波与呼吸平均质子密度回波链自旋回波等。也有研究报告将 SPIO 与常规钆螯合物结合使用[35]。这种方法结合了钆的灌注信息与 SPIO 的 RES 摄取信息，这种结合使用有望较两种对比剂单独应用能够更有效地检出和定性肝局灶性病变[35]。组织注入周期长（30min）是此种对比剂不方便应用的一个方面，平扫与增强常需要 2 个检查单元。此种对比剂的有意义的特征包括增强时间窗长（1～4h），不需要与对比剂给药相关的精细动态影像采集，和不同场强设备均较好的影像质量。虽然严重副反应事件罕见，但对比剂给药时约 3% 的患者会有明显背痛[35]。此对比剂也可采用小剂量团状注射，明显优于颗粒更大的对比剂 SPIO。

超微顺磁性氧化铁颗粒具有血池效应，有助于检出或定性血管病变，如血管瘤[36]，并在血管期显示血管明显强化，可用于 MR 血管成像（MRA）[5]。

其他组织特异性对比剂，如以细胞膜抗原为靶的对比剂也在研发之中[37]。新对比剂的应用与使用方法最终要看与非特异性细胞外钆螯合物对比剂对照的结果。前期做的对照性研究试图确定对比剂的临床应用[12, 17, 38-42]，而这些新型对比剂的临床应用方法还处于研究之中。看来大部分这些对比剂不能完全取代细胞外钆对比剂，因为钆对比剂已临床应用相当广泛了。

# 正常变异

肝脏大小与外形可发生一些正常变异。常见变异包括肝外侧段水平增大，肝左叶发育不全与肝右叶垂直延长，或称之为 Riedel 叶。Riedel 叶相当常见，更多见于女性[43]，其特征是肝右叶向下如舌状凸出。应正确认识 Riedel 叶，以避免与肝脏增大相混淆。横轴位与冠状影像可有效显示这一变异，冠状影像有助于除外外生性肿物，如肝腺瘤或 HCC（图 2.11）。

延长的肝外侧段可沿上腹部外侧绕行，向外延伸至脾脏。这种变异也多见于女性。T2WI 可清楚区分肝脏和脾脏，正常脾脏为 T2 高信号，易与低信号的肝脏相区分（图 2.12）。肝左叶发育不全一般诊断没有困难，尽管可能与肝左叶切除相似，但后者多有明确的临床病史。

沿肝脏外缘的膈肌压迹也并非少见，常多发与其上方的肋骨关系密切，边缘呈楔形，表面有肝脏被膜（图 2.13）。压迹 T2WI 与 T2WI 均呈低信号。这些特点有助于鉴别膈肌压迹与周围肿块性病变。

# 肝实质疾病

## 良性肿块

### 单发（非寄生虫性）囊肿

肝囊肿常见，通常分为单房性（95%）与多房性囊肿。虽然这些囊肿的发病机制并不清楚，推测其病因可能为发育性的或获得性的。认为获得性囊肿为小胆管来源的滞留性囊肿[44]。在病理上，囊肿的内壁显示为单层立方上皮到柱状上皮细胞，内壁上皮位于其下方的纤维基质之上。

在影像上，囊肿为均匀、边界清楚的病变与肝脏界限锐利[45]。偶尔，多个囊肿密集分布与多囊性肿块相似。单发囊肿 T1WI 上呈低信号，T2WI 上为高信号，较长回声时间（TE）（如间时 > 120ms）T2WI 上保持高信号。钆增强 MR 扫描囊肿无强化，增强延迟扫描（长达 5min）可用于确定病变为囊肿，而非显示逐渐强化的乏血管转移瘤（图 2.14、2.15、2.16、2.17 和 2.18）[46]。偶尔，单发囊肿可能由于外伤或囊肿壁内或壁旁畸形引起出血，出血性囊肿依出血时间不同可有不同表现（见"创伤"部分）。囊内液 - 液平面，胆囊增厚、不规则常见于出血性囊肿[47]。囊肿未显示炎症或纤维化改变时，囊肿壁一般强化不明显。

MRI 在囊肿定性诊断上优于 CT 之处在于在钆增强 MR 影像上，囊肿几乎为无信号，而增强 CT 影像上的囊

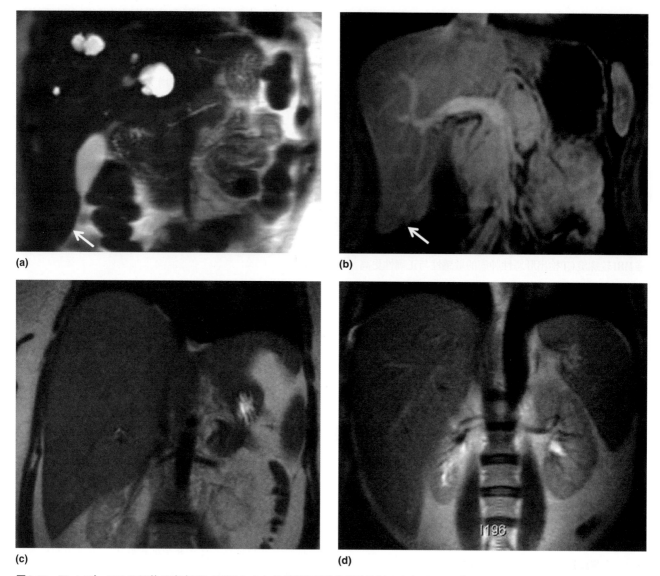

**图2.11** Riedel叶。3.0MR冠状T2加权SS-ETSE（a）与钆增强肝静脉期脂肪抑制T1加权（b）影像，显示两位患者的Riedel叶，肝右叶向下呈舌状垂直延长，下缘椎形，呈锐角（箭头，a，b）。注意第1个患者肝内的囊肿（a）。患急性肝炎（c）与脂肪肝（d）的另两位患者1.5T设备冠状T2加权SS-ETSE影像（c，d）示肝脏增大，肝右叶下端圆钝，呈钝角。

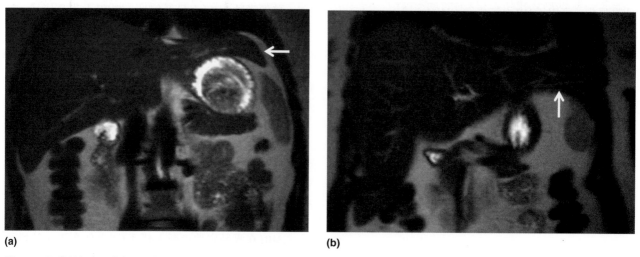

**图2.12** 肝外侧段水平增大。三个不同患者冠状（a，b）

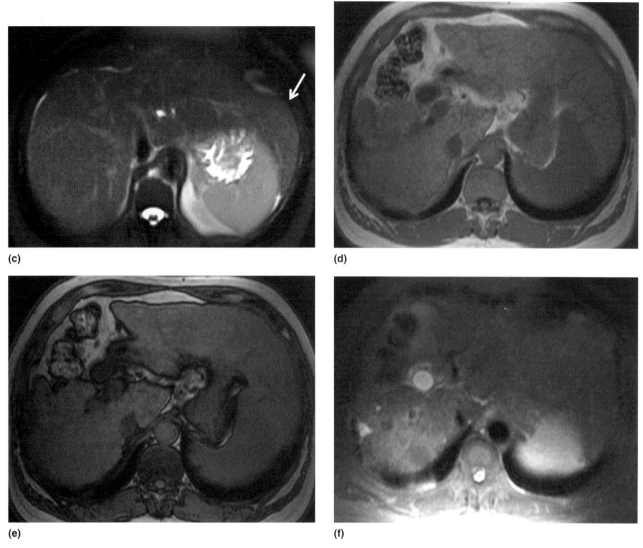

**图2.12（续前）** 与横轴位脂肪抑制（c）T2加权SS-ETSE影像，示肝左叶外侧段增大（箭头，a-c），沿上腹部前侧包绕脾脏。肝段发育不全或未发育。（d-f）第Ⅷ段与第Ⅳ段发育不全，结肠肝曲位于肝段间。注意患者有肝硬化，肝左叶外侧段增长增大。

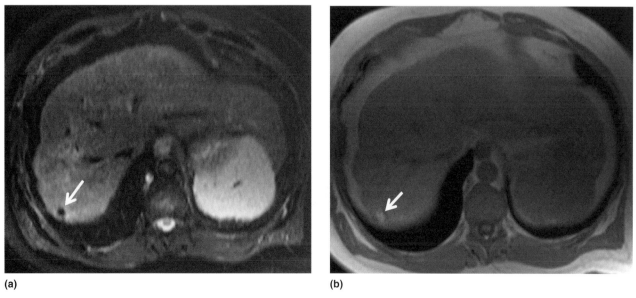

**图2.13** **肝脏表面膈肌压迹。** 由于膈肌压入，

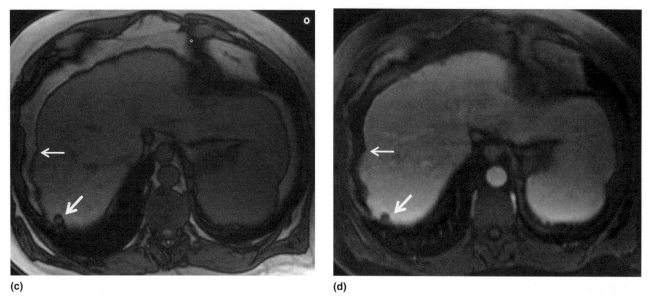

**(c)**                                                                 **(d)**

**图2.13（续前）** 肝脏表面外缘呈起伏状（细箭头，c，d）。注意圆形的假病灶（细箭头，a-d），是因膈肌明显压入形成的，显示有脂肪信号而无强化。不应将这些假病灶误为肝包膜或包膜下病变，如转移瘤。

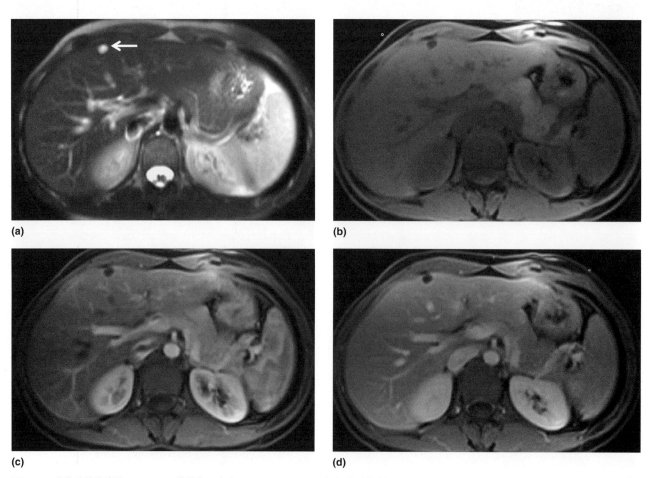

**(a)**                                                                 **(b)**

**(c)**                                                                 **(d)**

**图2.14　单发单纯性囊肿。** 1.5T MR横轴位T2加权SS-ETSE（a），T1加权脂肪抑制3D-GE（b），T1加权钆增强脂肪抑制HAD期（c）与肝静脉期3D-GE（d）影像，显示一小囊肿（箭头，a），影像表现与另一患者相似。

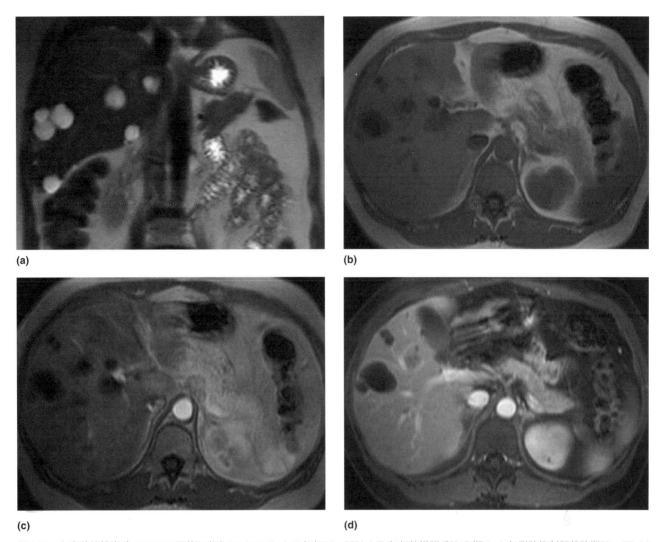

(a)

(b)

(c)

(d)

**图2.15　多发单纯性囊肿**。1.5T MR冠状T2加权SS−ETSE( a ),T1加权2D−GE( b ),T1加权钆增强后HAD期（c）与脂肪抑制肝静脉期2D−GE( d )影像，示多发中等大小囊肿。囊肿T2WI呈明显高信号（a），T1WI平扫呈低信号（b），钆增强后影像示囊壁略有强化（c，d）。

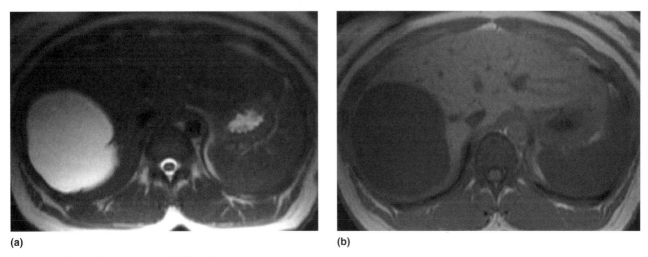

(a)

(b)

**图2.16　肝单发大囊肿**。1.5T MR横轴位T2加权SS−ETSE（a），T1加权2D−GE（b）

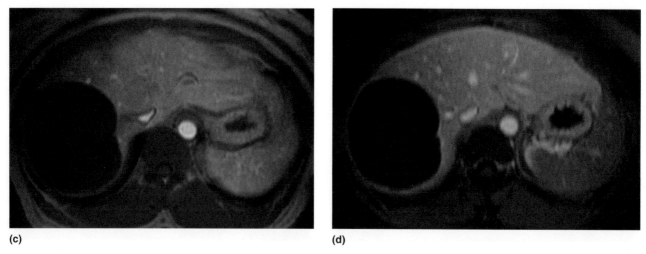

**(c)**　　　　　　　　　　　　　　　　　　　　**(d)**

**图2.16（续前）** T1加权钆增强后HAD期（c）与脂肪抑制肝静脉期2D-GE（d）影像，示一大的肝囊肿。大囊肿T2WI呈明显高信号（a），T1WI平扫呈低信号（b），钆增强后T1WI示囊肿壁略有强化（c，d）。

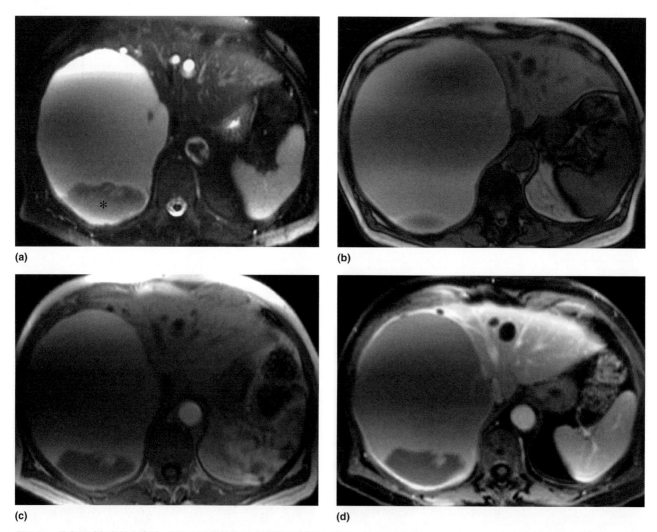

**(a)**　　　　　　　　　　　　　　　　　　　　**(b)**

**(c)**　　　　　　　　　　　　　　　　　　　　**(d)**

**图2.17　单发肝脏复杂性大囊肿。** 1.5T MR横轴位T2加权脂肪抑制SS-ETSE（a），T1加权2D-GE（b），T1加权钆增强后HAD期（c）与脂肪抑制肝静脉期（d）2D-GE影像，示肝脏复杂性大囊肿。T2与T1加权影像上囊肿均呈明显高信号，囊内可见不规则层状低信号碎屑（a,b）。大量碎屑层（星号，a）支持囊内出血的诊断，T2与T1加权序列均呈高信号（a，b）提示囊内有亚急性早期出血。钆增强后影像也显示囊壁有强化（c，d）。注意肝内另有小的单纯性囊肿。

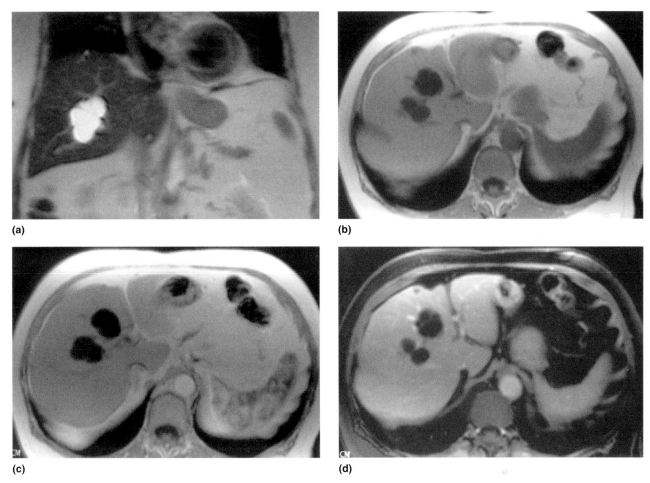

(a)

(b)

(c)

(d)

**图2.18** **多房性囊肿**。冠状 T2 加权 SS-ETSE（a）横轴位 SGE（b）与钆增强后即刻（c）及 90s 后脂肪抑制（d）SGE 影像。肝实质内可见多房性囊性病变，一些囊内可见分隔。

肿呈略灰色密度。单次激发不屏气 T2 加权序列（即 SS-ETSE）尤其易于显示小（≤5mm）囊肿；病变小，患者已知有原发恶性肿瘤时 MRI 检查尤其有价值。

### 肝脏纤毛前肠囊肿

前肠囊肿为单发单房性囊肿的少见类型。这些先天性病变认为起自胚胎前肠，于肝内向支气管组织分化。病理上，囊壁含有 4 层结构：伴有黏液细胞的假复层纤毛柱状上皮、上皮下结缔组织、丰富的平滑肌与最外层的纤维囊。这种囊肿多位于肝脏前上缘，但也见于肝脏的任何部位，沿肝外缘表浅分布，特别是位于肝段之间。

MR 影像上，前肠囊肿常使肝脏外缘隆起，T2WI 呈高信号，T1 低到高信号[48, 49]。囊内黏液成分呈 T1 高信号，黏液浓度不同，T1 信号增高的程度不一（图 2.19）。系列动态增强影像上，病变无强化，但可见囊壁周围略

有强化（图 2.20、2.21）。位于肝缘下，壁有强化的囊也见于一些肝转移性病变，如卵巢恶性肿瘤肝转移。因此，须在没有腹膜病变，并且没有恶性肿瘤的临床病史时，影像才可诊断前肠囊肿。

### 常染色体显性遗传性多囊肾

在常染色体显性遗传性多囊肾（ADPKD）疾病的患者，肝脏是最常见的出现囊肿的肾外器官，估计高达 75%ADPKD 患者有肝脏受累。虽然肝囊肿的数量与大小可有不同，但其趋于多发，而且小于肾囊肿，直径可达 4cm[50]。然而也有很大囊肿取代了肝实质的报告[51]。ADPKD 患者的肝囊肿一般不造成肝脏结构的扭曲或出血，这与其肾囊肿不同。ADPKD 患者的肝囊肿 MR 表现与本章前述的单纯性肝囊肿相同（图 2.22、2.23）。囊内出血偶可见到。较大囊肿肝脏广泛受累，有时有囊内出血，可引起右上腹痛[50]。

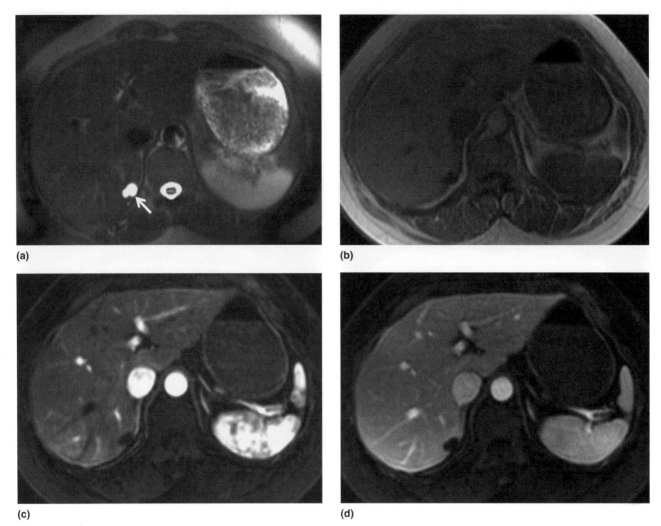

**图2.19　小的前肠囊肿。** 3.0T MR横轴位T2加权脂肪抑制SS-ETSE（a），T1加权SGE（b），T1加权钆增强后HAD期（c）与肝静脉期（d）脂肪抑制3D-GE影像，示肝脏后缘一个小的单发前肠囊肿（箭头，a），另一患者可见囊肿引起肝脏外缘膨隆。

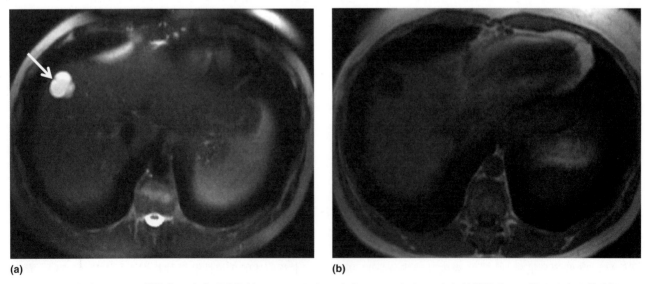

**图2.20　前肠囊肿。** 1.5T MR横轴位 T2加权脂肪抑制SS-ETSE（a），T1加权2D-GE（b），T1加权钆增强后HAD期（c）与肝静脉期（d）3D-GE影像，示前肠囊肿（箭头，a）位于另一患者肝脏周边包膜下肝段间。囊肿壁显示轻度强化，可见囊内有一薄的分隔。注意肝右叶可见一小囊肿（d）。

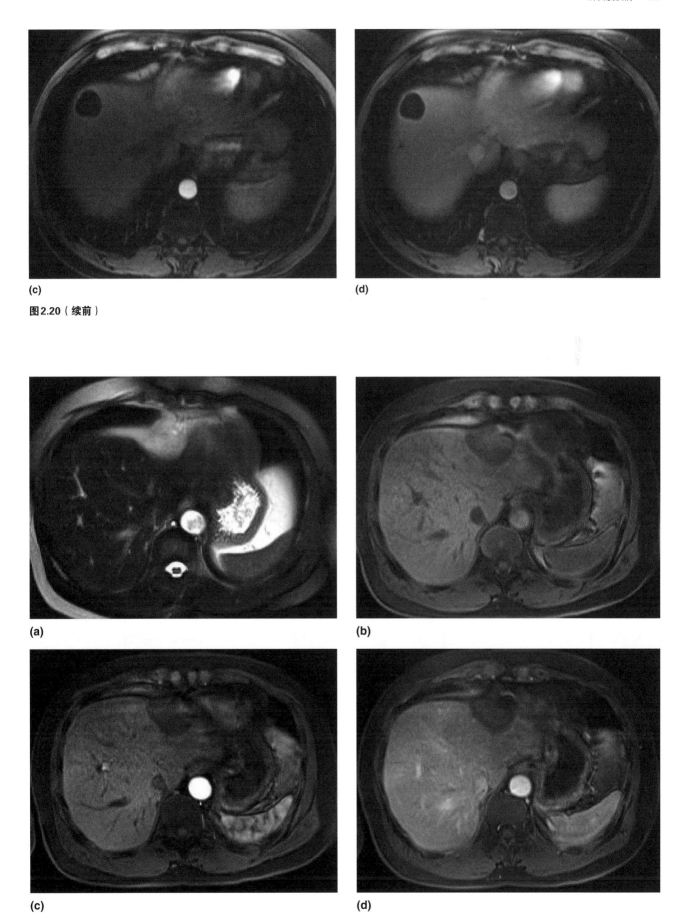

(c)

(d)

**图2.20**（续前）

(a)

(b)

(c)

(d)

**图2.21　复杂性前肠囊肿。**横轴位T2加权脂肪抑制SS–ETSE（a），T1加权脂肪抑制3D–GE（b），T1加权钆增强后脂肪抑制HAD期（c）与肝静脉期（d）3D–GE影像，显示前肠囊肿，囊内含高蛋白囊液，T1WI呈中等高信号（b）。囊肿位于肝段间，无强化。

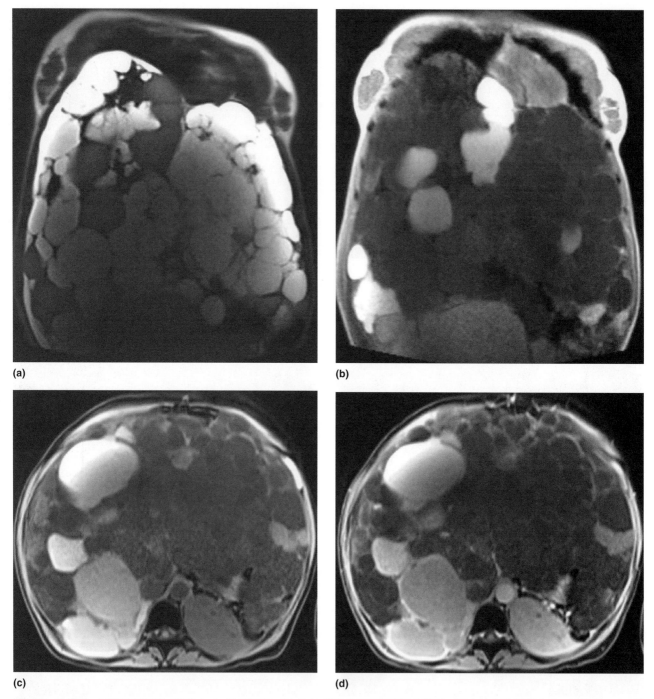

**(a)**

**(b)**

**(c)**

**(d)**

**图2.22** 多囊肝。冠状T2加权SS-ETSE（a），T1加权2D-GE（b），横轴位T1加权脂肪抑制3D-GE（c）与钆增强后3D-GE影像，显示常染色体显性遗传性多囊肝患者明显增大的肝脏内多发囊肿，并可见多发高蛋白性/出血性囊肿。钆增强后囊肿显示边缘轻度强化（d）。

### 胆道错构瘤

胆道错构瘤（或von Meyenburg综合征）为良性胆管畸形，目前认为是源于胆管板畸形的肝脏纤维多囊性疾病的构成之一[52]。此种病变常见，估计存在于约3%的患者中。肿瘤呈单发或多发，多发肿瘤可分布广泛。

组织学上，胆道错构瘤含有小的、有时扩张不规则

且有分支的胆管，包裹于纤维基质内。少数胆管含有浓缩的胆汁。胆道错构瘤一般不含有或含有极少的血管。

在MR影像上，病灶小（通常＜1cm），边界清楚。病变液体含量高，T2WI呈高信号，T1WI呈低信号，钆增强后早期与延迟期强化不明显。虽然表现与单纯囊肿相似，但胆道错构瘤在对比增强早期与延迟期边

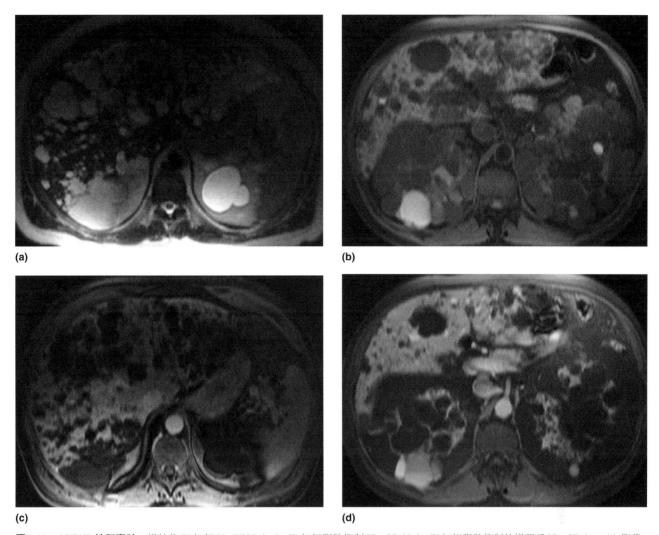

(a)

(b)

(c)

(d)

**图2.23** **ADPKD性肝囊肿。**横轴位T2加权SS-ETSE（a），T1加权脂肪抑制3D-GE（b），T1加权脂肪抑制钆增强后3D-GE（c，d）影像，显示肝脏与肾脏多发囊肿。

缘略有薄环状强化（图2.24、2.25和2.26）。由于有边缘强化，可能将病变误分类为转移瘤。影像所示胆道错构瘤薄边状强化，可能与组织病理学上病变周边受压的肝实质相关[52]。而与之相反，肝转移瘤显示的环形强化形式则代表了肿瘤外层最富血管的部分。肿瘤周围强化也见于一些肝转移瘤，如后文所述。MRI显示胆道错构瘤边缘强化，无向心性渐进强化，而转移瘤向心性强化很常见，可进一步鉴别两种不同组织类型的病变。大于1cm的胆道错构瘤外缘可见分叶（图2.25与2.26），也可有出血，表现为较大囊性病变呈T1高信号，T2中等信号。

### 胆管囊腺瘤/囊腺癌

　　良性与恶性胆管来源的囊性肿瘤可发生于肝脏，但罕见。肿瘤发病高峰年龄为50～60岁，女性更多见。肿瘤典型的大体病理表现为较大肿块，多房囊性，囊内充满清亮或黏液性液体。一些囊可有壁结节。镜下肿瘤显示不同比例的囊与基质成分。恶性病变可显示明显的细胞异形性，伴有向基质侵袭[53-56]。

　　在影像上，这些肿瘤常有与囊性部分相关的实性结节（图2.27）[57]。囊内的黏液偶可使肿瘤在T1WI上呈高信号[53,56]。肿瘤的实性成分呈早期不均匀强化，符合肝脏起源肿瘤的强化形式；强化常较弱与明显强化的HCC不同[58]。

### 髓外造血

　　局灶性肝内髓外造血（EH）是一种少见异常，可表现为遗传性造血异常或长期血液恶性病变患者肝脏局灶

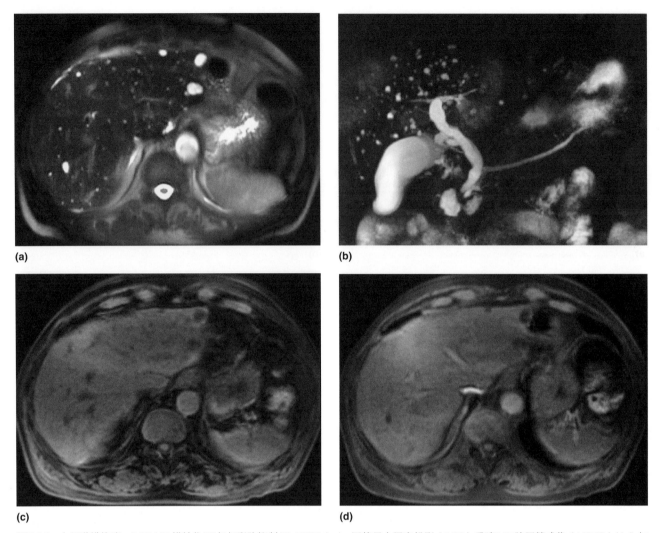

(a)

(b)

(c)

(d)

**图2.24 小胆道错构瘤。** 3.0T MR横轴位T2加权脂肪抑制SS-ETSE（a），冠状最大强度投影（MIP）重建MR胰胆管成像（MRCP）（b）与横轴位T1加权脂肪抑制平扫（c）与钆增强后肝静脉期3D-GE（d）影像，显示多发小胆道错构瘤。在T2WI上，病变呈高水含量（a，b），钆增强后影像强化不明显（d）。

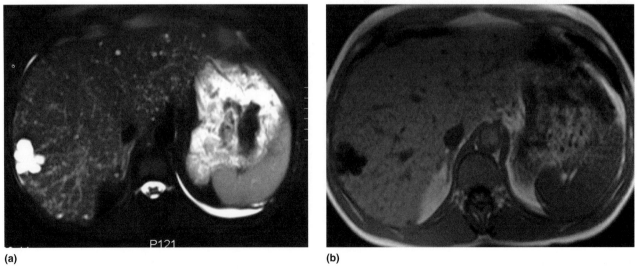

(a)

(b)

**图2.25 小及中等大小的胆道错构瘤。** 3.0MR横轴位脂肪抑制SS-ETSE（a），T1加权2D-GE（b），

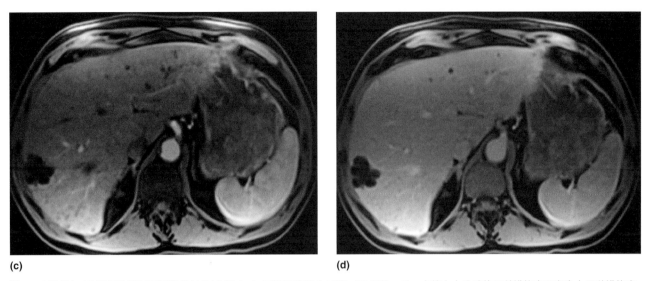

**(c)** **(d)**

**图2.25（续前）** T1加权钆增强后脂肪抑制HAD期（c）与肝静脉期（d）3D-GE影像，示一中等大小分叶状胆道错构瘤和多发小胆道错构瘤。注意左侧有少量胸腔积液。

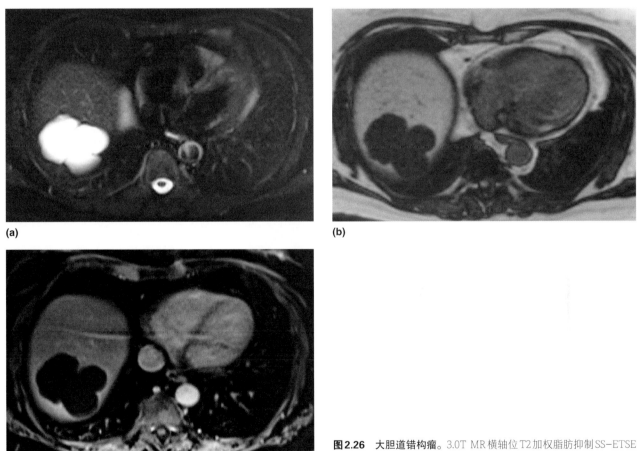

**(a)** **(b)**

**(c)**

**图2.26 大胆道错构瘤。**3.0T MR横轴位T2加权脂肪抑制SS-ETSE（a），T1加权反相位2D-GE（b）与钆增强后脂肪抑制肝静脉期（c）3D-GE影像显示一大的分叶状胆道错构瘤，病变内可见分隔。

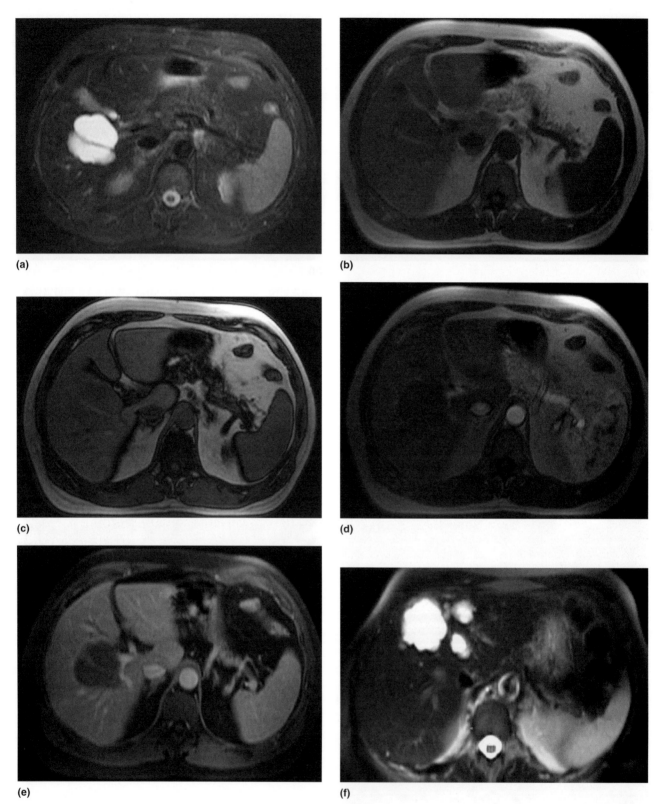

(a)

(b)

(c)

(d)

(e)

(f)

**图2.27　胆管囊腺瘤。** 1.5T MR横轴位T2加权SS-ETSE（a），T1加权同相位2D-GE（b），T1加权反相位2D-GE（c），T1加权钆增强后HAD期2D-GE（d）与肝静脉期（e），显示中等大小的胆管囊腺瘤。可见囊性病变内有厚的分隔（a-e），钆增强后显示轻度包膜强化（d，e）。横轴位T2加权SS-ETSE（f）。

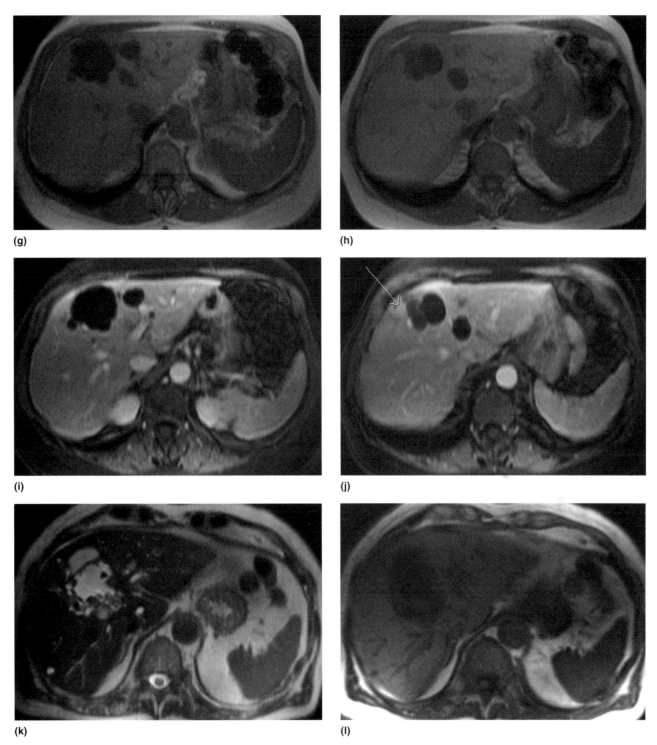

(g)

(h)

(i)

(j)

(k)

(l)

**图2.27（续前）** 两个不同平面采集 T1 加权 2D-GE（g，h），T1 加权钆增强后影像（i，j）显示几个胆管囊腺瘤。病变外缘呈分叶状，病变内可见分隔。较大病变还可见实性壁结节，有强化（箭头，j）。**胆管囊腺癌。**横轴位 T2 加权 SS-ETSE（k），T1 加权预磁化快速采集梯度回波（MP-RAGE）（l），

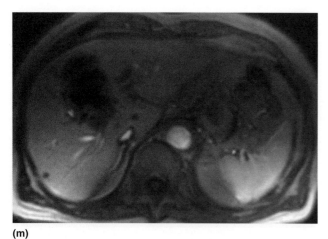
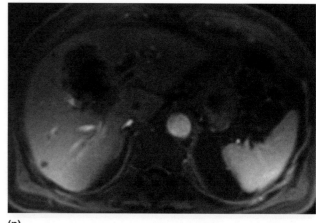

(m)                                        (n)

**图2.27（续前）** 3.0T MR钆增强后T1加权非脂肪抑制（m）与脂肪抑制（n）MP-RAGE影像，显示不均匀分叶状囊性结构，囊内分隔与壁结节不均匀强化。注意肝内有数个小的囊性结构。

性肿块。EH为一种代偿现象，发生于红细胞生成减少，或破坏加速时[59]。EH通常为镜下改变，常累及肝脏、脾与淋巴结。偶尔肝脏受累在大体可以见到[59]。

局灶性肝脏病变可表现为单发或多发病灶[60]。在T2与T1加权影像上，肿块多呈均匀中等高信号，钆增强后即刻扫描病变通常表现为弥漫均匀强化（图2.28）。确定诊断需要组织病理学活检。

### 血管平滑肌脂肪瘤

肝脏血管平滑肌脂肪瘤为一种少见的良性间质肿瘤。组织学上，肿瘤由成熟脂肪、血管与平滑肌构成。一些肿瘤可含有EH（血管平滑肌骨髓脂肪瘤）。有些患者患有结节硬化[61]，但其相关性不及肾血管平滑肌脂肪瘤那么强。

血管平滑肌脂肪瘤为界限清楚、边缘锐利的肿块，常含有较多脂肪，因而在T1WI上呈高信号，在脂肪抑制影像上呈低信号。血管平滑肌脂肪瘤脂肪含量也可较少，MR呈T2中等高信号，T1低信号，钆增强后即刻SGE扫描呈弥漫不均匀强化（图2.29、2.30）[62]。分化良好的HCC也可显示类似的强化方式，这种强化方式实际代表原发于肝脏，界限清楚肿块的表现。血管平滑肌骨髓脂肪瘤较分化良好的HCC强化更有顺序。

### 脂肪瘤

肝脏脂肪瘤较血管平滑肌脂肪瘤更为罕见。肿瘤在影像上通常呈多发，显示为脂肪性肿瘤，T1WI上呈高信

号，脂肪抑制序列为低信号[63]。钆增强扫描病变强化不明显（图2.31）。

### 血管瘤

血管瘤为肝脏最为常见的良性肿瘤，尸检发生率为0.4%～20%[64, 65]。血管瘤更多见于女性，偶有症状，通常为偶然发现。

血管瘤大体病理特征为界限清楚、海绵样充满血液的间质肿瘤，镜下可见无数增大的血管，衬有单层扁平上皮细胞，由纤细的纤维分隔分成多个部分。可见血栓，广泛纤维化与钙化。绝大多数这种良性血管性病变为海绵状血管瘤，偶尔也为毛细血管扩张症的表现，但罕见。海绵状血管瘤主要由增大的血管池与管腔构成，一些血管内可见血栓和纤维机化[66]。

血管瘤常多发（图2.32）。小的血管瘤典型表现为圆形，而较大的病变或呈边界清楚的圆形，或边缘可见分叶。

血管瘤MRI显示为长T2、长T1值，因而呈T2高信号，T1低信号，长TE（如＞120ms）序列影像上信号保持不变[67, 68]。测量的T2值较小于肝囊肿。增强后动态系列影像上，血管瘤的典型表现为周围结节样强化，在10min内强化范围增大、融合，向心性缓慢进展，直至整个病变完全或接近完全填充强化[69-72]。血管瘤强化可消退，随时间变化逐渐与肝实质等信号，肿瘤强化是以均匀方式消退的，没有周围或不均匀病变减退的表现[73]。

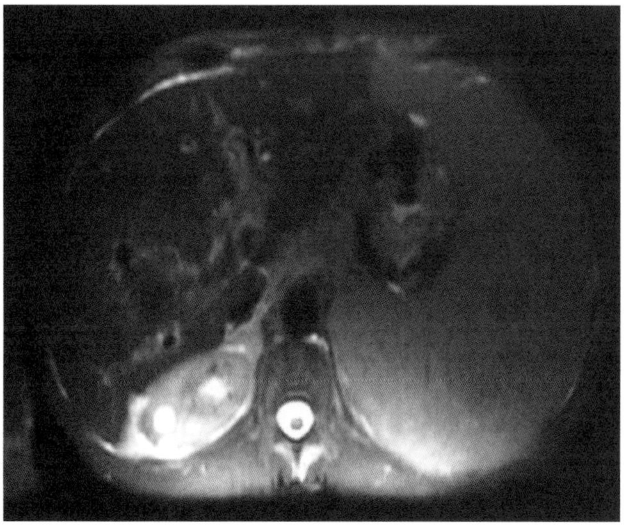

(a)

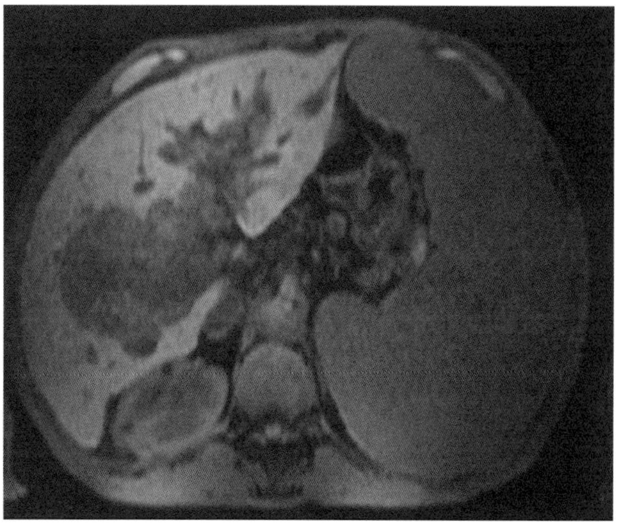

(b)

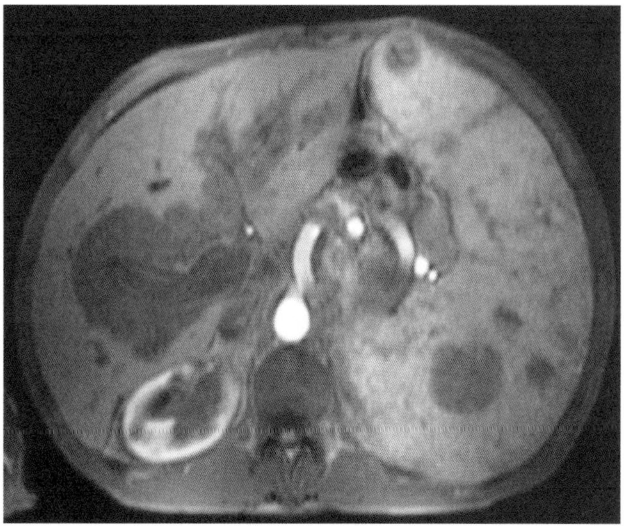

(c)

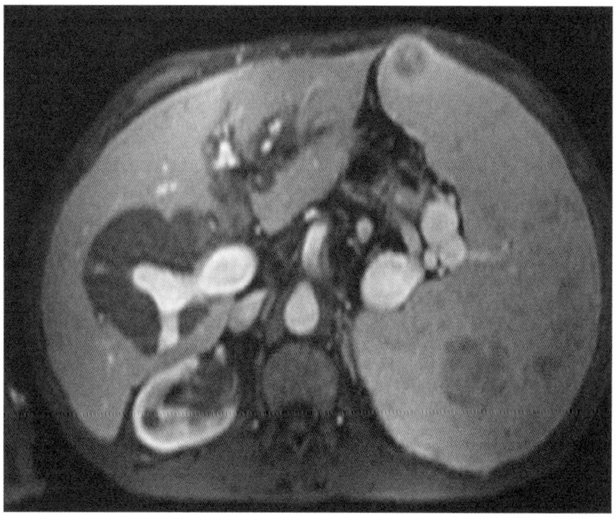

(d)

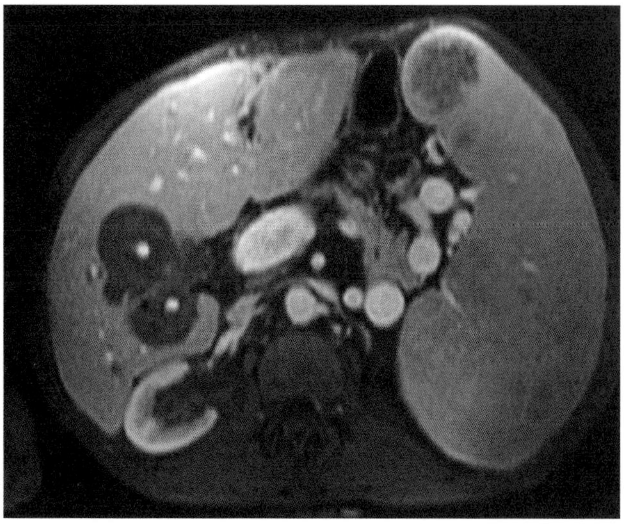

(e)

**图2.28　髓外造血（EH）。**横轴位T2加权脂肪抑制SS-ETSE（a），T1加权脂肪抑制3D-GE（b），T1加权钆增强后脂肪抑制HAD期（c），肝静脉期（d）与间质期（e）3D-GE影像，示肝门及沿门静脉分支分布的浸润性，轻度强化的肿块，病变呈T2略高信号；另外，脾脏内也可见多发中度强化的结节样病变。这些病变的发生是因EH引起的。

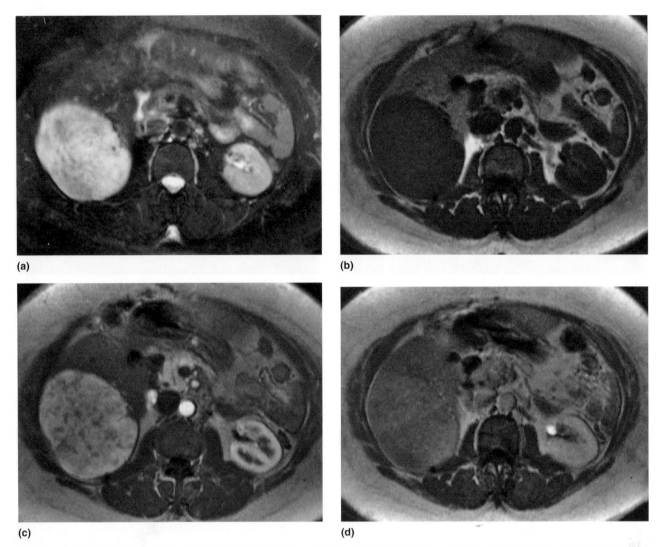

(a)                                                (b)

(c)                                                (d)

**图2.29** **乏脂性血管平滑肌脂肪瘤。**T2加权脂肪抑制ETSE（a），SGE（b）与钆增强扫即刻（c）及90s（d）SGE影像。T2WI上血管平滑肌脂肪瘤呈中度高信号，信号略有不均（a），T1WI上呈中度低信号（b），钆增强后即刻扫描病变弥漫性不均匀明显强化（c），90s延迟影像（d）病变强化消退，信号较背景肝脏略高。此种脂肪含量极少的血管平滑肌脂肪瘤不常见。弥漫性不均匀强化为肝脏牵制性肿瘤的典型表现。

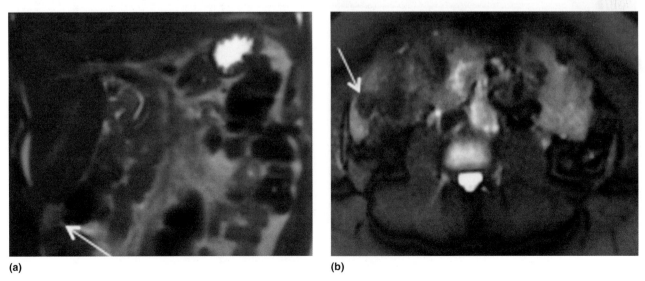

(a)                                                (b)

**图2.30** **血管平滑肌脂肪瘤。**冠状T2加权SS-ETSE（a），横轴位T2加权脂肪抑制SS-ETSE（b），

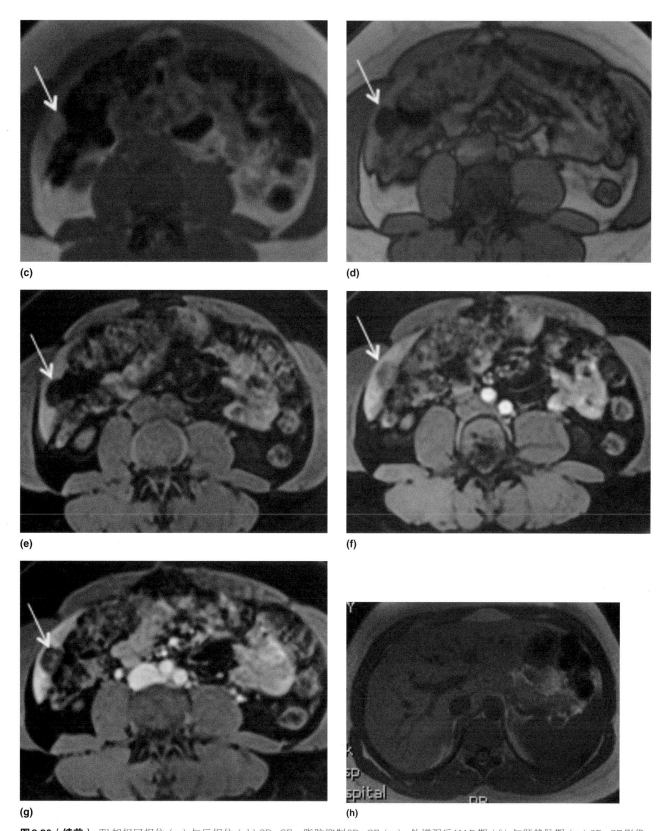

(c) (d) (e) (f) (g) (h)

**图2.30（续前）** T1加权同相位（c）与反相位（d）2D-GE，脂肪抑制3D-GE（e），钆增强后HAD期（f）与肝静脉期（g）3D-GE影像，示一卵圆形含脂肪病变（箭头），轻度强化。病变含有大量脂肪，符合血管平滑肌脂肪瘤。

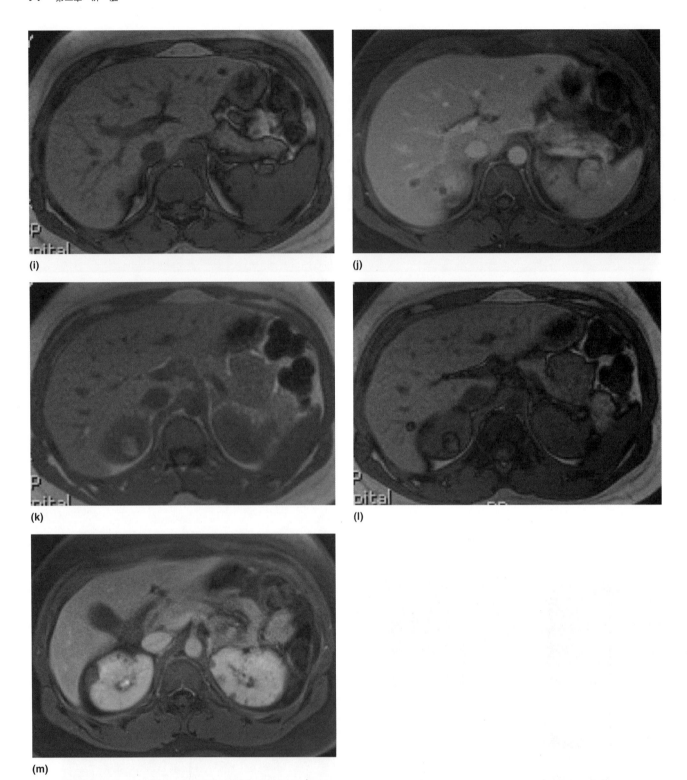

(i)

(j)

(k)

(l)

(m)

**图2.30（续前）** 横轴位T1加权同相位（h，k）与反相位（i，l）2D-GE，钆增强后脂肪抑制3D-GE（j，m）显示结节硬化患者肝脏和肾脏内多发含脂肪病变。因病变内含有脂肪，反相位影像可见肝内病变，但同相位影像看不到病变。右肾较大病变同、反相位影像均可显示，呈高信号，反相位影像病变周围可见印度墨水样伪影。

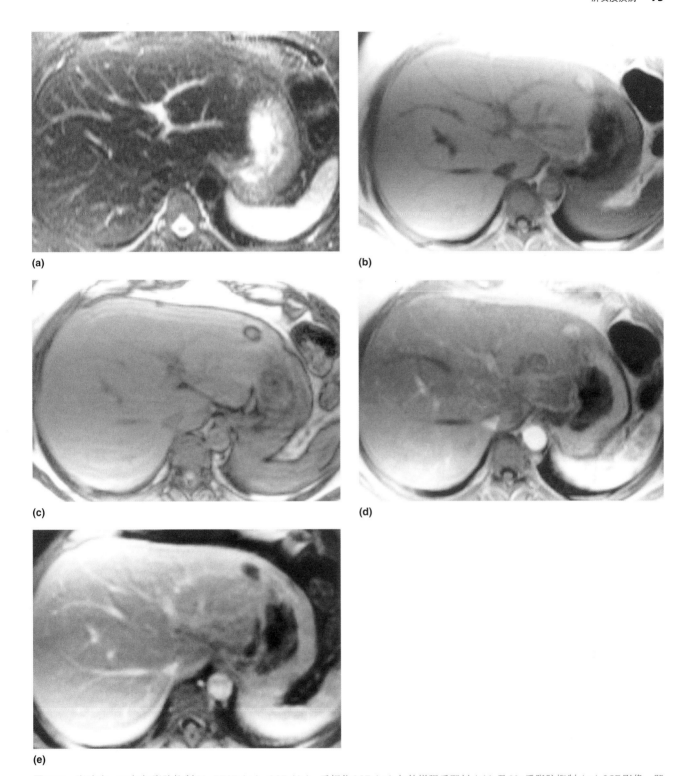

(a)　　　　　　　　　　　　　　　　　(b)

(c)　　　　　　　　　　　　　　　　　(d)

(e)

**图2.31**　**脂肪瘤**。T2加权脂肪抑制SS-ETSE（a），SGE（b），反相位SGE（c）与钆增强后即刻（d）及90s后脂肪抑制（e）SGE影像。肝左叶可见一2.5cm大小的脂肪瘤，所有序列影像均呈脂肪信号。注意反相位影像上的相位消除伪影（c），显示病变为脂肪性高信号。应小心不要将钆增强非脂肪抑制影像上脂肪的高信号误为强化（d），或延迟期脂肪抑制影像上的脂肪抑制效应误为增强的减退（e）。

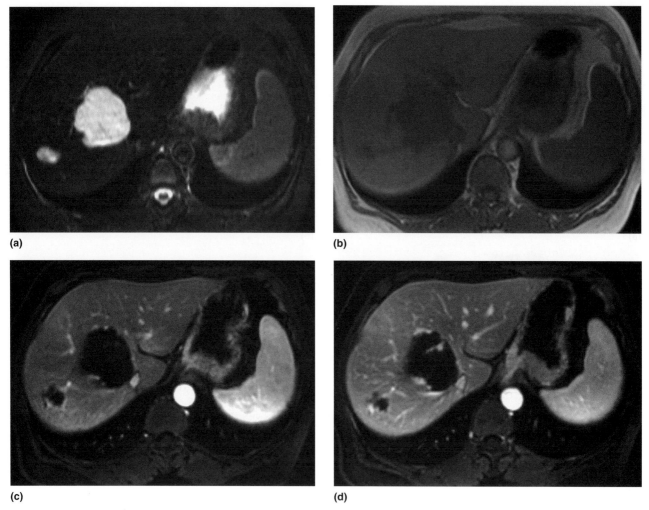

(a)

(b)

(c)

(d)

**图2.32　小及中等大小的血管瘤。** 横轴位脂肪抑制SS-ESS-ETSE（a），T1加权2D-GE（b），T1加权钆增强后脂肪抑制HAD期（c）与肝静脉期（d）3D-GE影像，示一小的血管瘤与一中等大小的血管瘤，呈明显T2高信号（a）与周边不连续结节状强化，并呈向心性进展（c,d）。

血管瘤最有特点的影像表现，是注射钆对比剂后即刻扫描呈不连续环状结节样强化[73]。结节样强化最常见离心分布，也可先出现在血管瘤的上侧或下侧，在横轴位影像上与中央强化相似（图2.33）。真中央强化罕有发生。所有组织类型的血管瘤均罕有中央强化表现，由纤细的供血血管早期充填较大中央血管池时可出现中央强化。

一项多中心研究报告了小（＜1.5cm）、中等（1.5～5.0cm）与大（＞5.0cm）血管瘤的MRI表现[73]，66例患者的154个血管瘤中，52.6%（81/154）为小病变，36.4%（56/154）为中等大小病变，11%（17/154）为大病变。68%的患者为多发血管瘤。所有病变在T2WI上均呈高信号。可见3种增强方式：注射对比剂后即刻均匀明显强化（1型）；周边结节状强化并向心性进展直至均匀高信号

（2型）；周边结节状强化并向心性进展伴中央持续性瘢痕（3型）。1型强化仅见于小肿瘤；2型与3型强化可见于所有大小肿瘤。17例大肿瘤中16例可见3型强化。

小的血管瘤最常显示为2型强化。典型的周边强化结节很小（图2.33）。1型强化为次常的强化方式（图2.34、2.35），而3型强化少见（讨论见下文）。小的血管瘤与其他类型的肝脏病变鉴别困难，特别是富血管的肝转移瘤，一般需要MR随访。

绝大部分中等大小的血管瘤表现为2型强化（图2.36、2.37、2.38和2.39），为典型的血管瘤表现。3型强化是常见的强化方式（图2.40、2.41、2.42和2.43），而1型强化则极罕见。＞1.5cm，1型强化的肿瘤或为肝细胞来源分化良好的肿瘤，或为富血管的肝转移瘤。

巨大血管最常见中央瘢痕，实际上所有巨大血管瘤

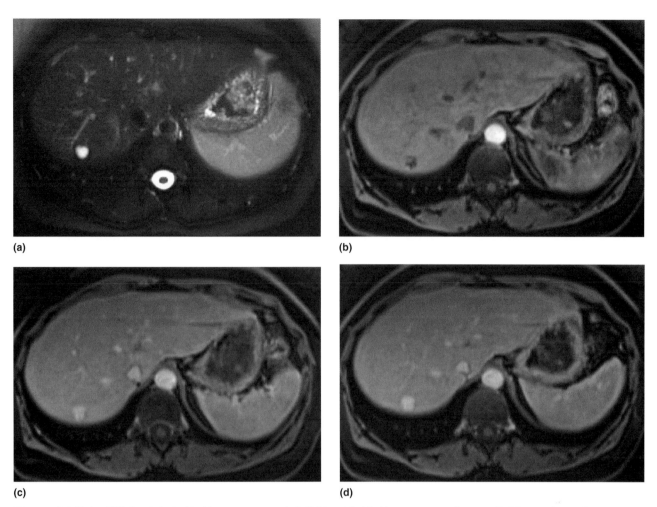

(a)

(b)

(c)

(d)

**图2.33**　**小血管瘤**。横轴位T2加权脂肪抑制SS-ETSE（a），T1加权钆增强后脂肪抑制3D-GE肝HAD期（b）、静脉期（c）与间质期（d）影像，显示一典型的小血管瘤，呈2型强化方式。可见典型MRI表现特征，包括高T2信号和周边不连续结节状强化，结节融合并向心性渐进性填充。

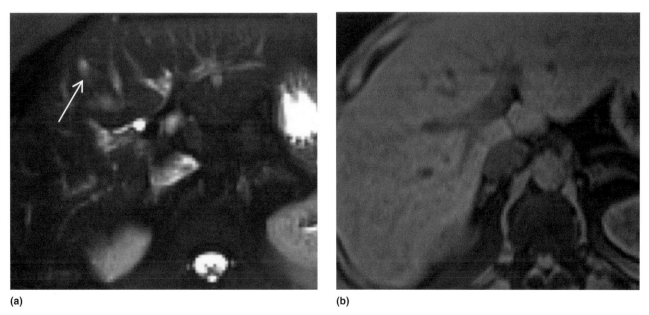

(a)

(b)

**图2.34**　**小血管瘤1型强化**。横轴位T2加权脂肪抑制SS-ETSE（a），T1加权脂肪抑制3D-GE（b），

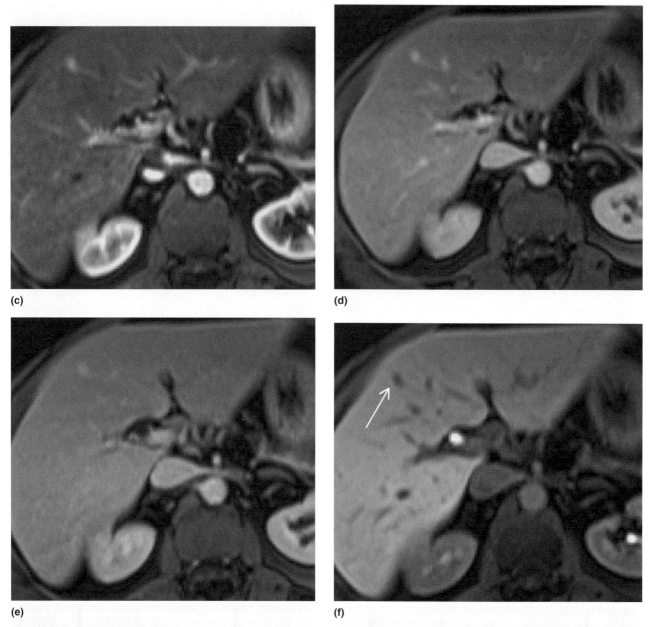

(c)

(d)

(e)

(f)

**图2.34（续前）** T1脂肪抑制钆增强后3D-GE HAD期（c）与肝静脉期（d），间质期（e），肝细胞期（f）影像示一典型的小血管瘤（箭头），1型方式强化。肝细胞期影像为Gd-EOB-DTPA增强20min后采集的。由于血管瘤不含肝细胞，因此无Gd-EOB-DTPA摄取，呈低信号（箭头，f）。

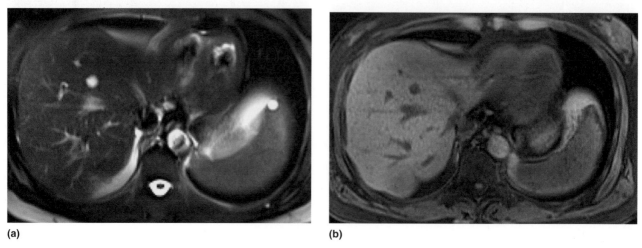

(a)

(b)

**图2.35** 1型强化的小血管瘤伴相关分流。横轴位T2加权脂肪抑制SS-ETSE（a），T1加权脂肪抑制3D-GE（b），

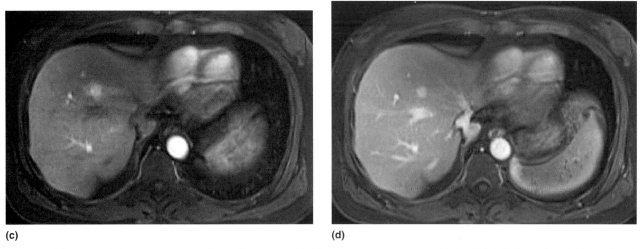

(c)                                                                   (d)

**图2.35（续前）** 与T1加权钆增强后脂肪抑制HAD期（c）及肝静脉期（d）3D-GE影像，示一快速强化的血管瘤（1型）。血管瘤呈典型的T2高信号（a），HAD期呈明显快速均匀强化（c），强化持续到肝静脉期（d）。

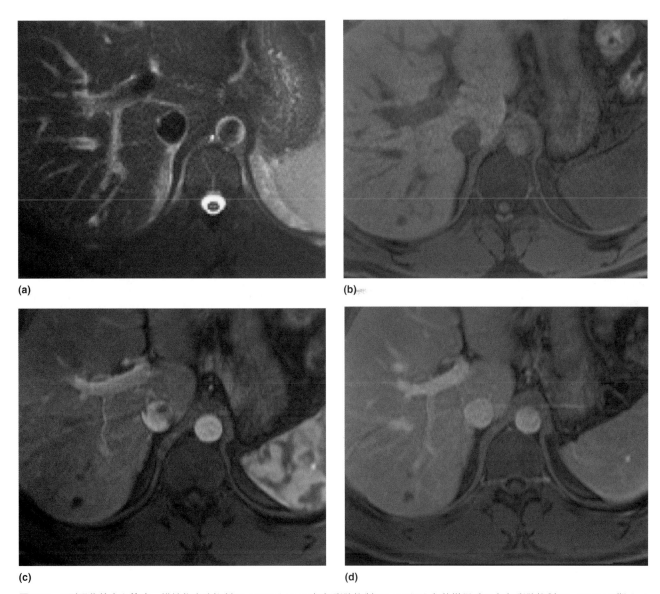

(a)                                                                   (b)

(c)                                                                    (d)

**图2.36** **2型强化的小血管瘤。**横轴位脂肪抑制SS-ETSE（a），T1加权脂肪抑制3D-GE（b）与钆增强后T1加权脂肪抑制3D-GE HAD期（c）、肝静脉期（d），

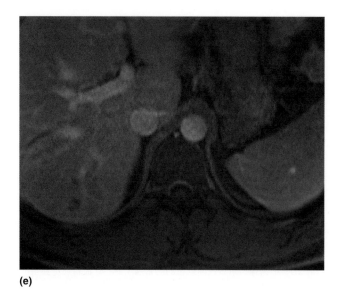

**(e)**

**图 2.36（续前）** 间质期（e）影像示一 2 型强化的小血管瘤。钆增强后影像显示血管瘤周边结节状强化，并渐进性逐渐填充（c-e）。

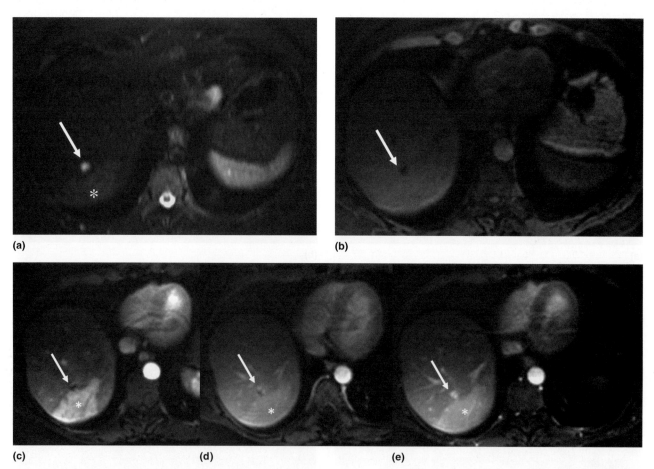

**(a)**　　　　　　　　　　　　　**(b)**

**(c)**　　　　　**(d)**　　　　　**(e)**

**图 2.37　2 型强化的小血管瘤，伴灌注异常 / 动静脉分流。** 横轴位 T2 加权 STIR（a），T1 加权脂肪抑制 3D-GE（b）与钆增强后 T1 加权脂肪抑制 3D-GE HAD 期（c），脂肪抑制肝静脉期（d）、间质期（e）影像显示一小血管瘤（箭头），2 型强化，伴有第 Ⅶ 段相邻肝实质灌注异常 / 分流（星号，a-e）。注意有灌注异常 / 分流的第 Ⅶ 段呈轻度 T2 信号增高（a），一过性早期的高强化（c）延迟期趋于消退（d，e）。

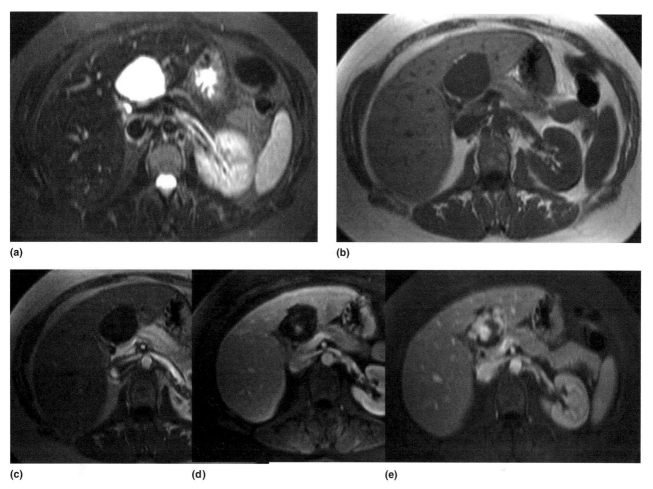

(a)　　　　　　　　　　　　　　　　　　(b)

(c)　　　　　　　　(d)　　　　　　　　(e)

**图2.38**　2型强化的中等大小血管瘤。横轴位T2加权STIR（a），T1加权2D-GE（b），期T1加权钆增强后HAD期（c），脂肪抑制肝静脉期（d）与间质期（e）影像。血管瘤显示典型的明显T2高信号与钆增强后渐进性强化（c-e）。

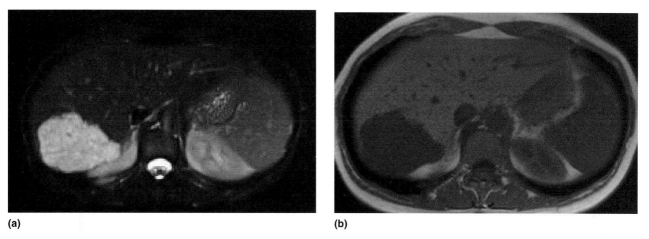

(a)　　　　　　　　　　　　　　　　　　(b)

**图2.39**　2型强化的大血管瘤。横轴位T2加权脂肪抑制SS-ETSE（a），T1加权2D-GE（b），

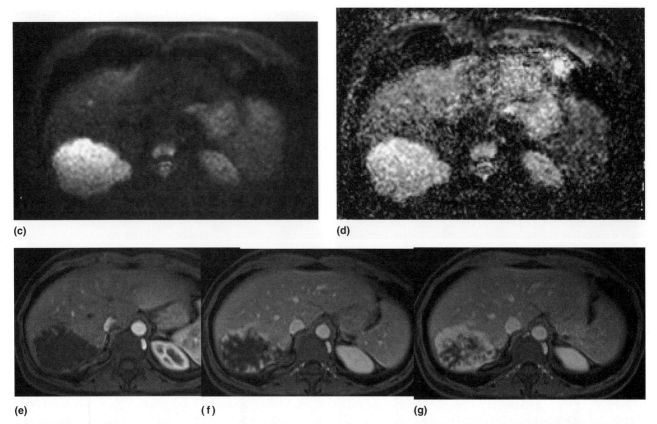

(c)　　　　　　　　　　　　　　　　　　　　　　(d)

(e)　　　　　　　　　(f)　　　　　　　　　(g)

**图2.39（续前）** DWI（c），ADC图（d）与T1加权钆增强后脂肪抑制HAD期（e），肝静脉期（f），和间质期（g）3D-GE影像，示一大血管瘤，钆增强后影像显示肿瘤渐进性几乎完全强化（e-g）。扩散加权序列与ADC图显示肿瘤为高信号，无扩散受限。

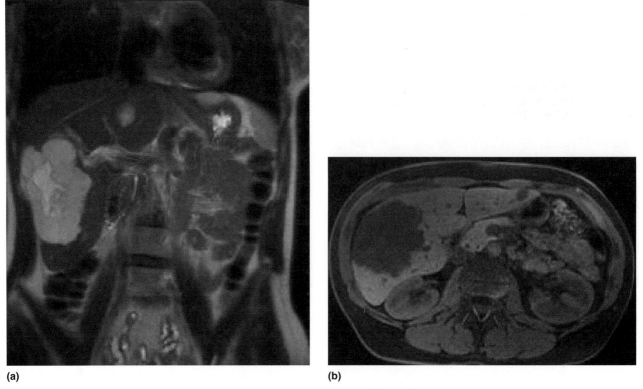

(a)　　　　　　　　　　　　　　　　　　　　　　(b)

**图2.40** 3型强化的巨大血管瘤。冠状T2加权SS-ETSE（a），T1加权脂肪抑制3D-GE（b），

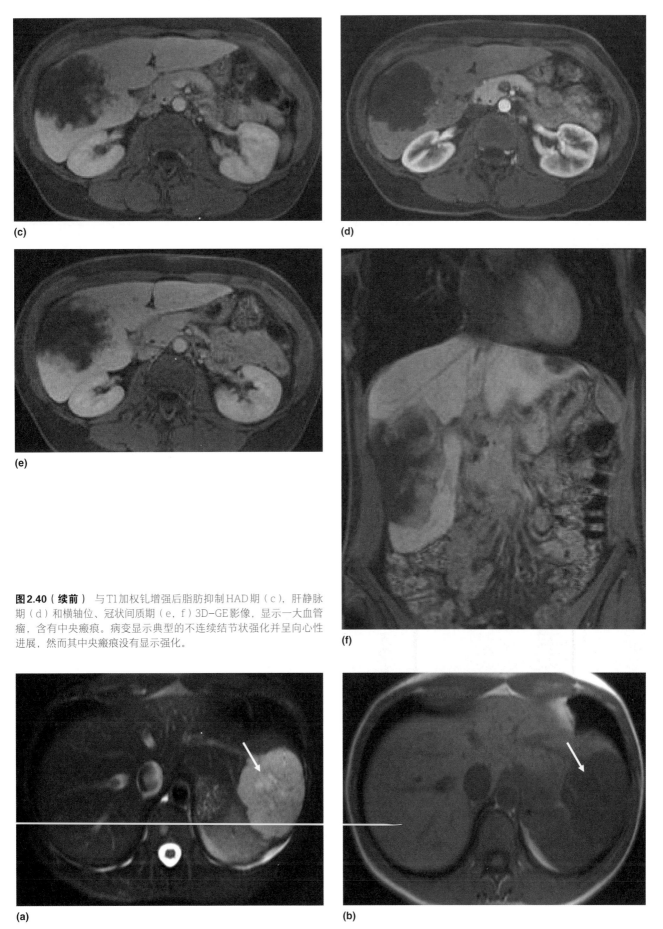

**图2.40（续前）** 与T1加权钆增强后脂肪抑制HAD期（c），肝静脉期（d）和横轴位、冠状间质期（e，f）3D-GE影像，显示一大血管瘤，含有中央瘢痕。病变显示典型的不连续结节状强化并呈向心性进展，然而其中央瘢痕没有显示强化。

**图2.41** 3型强化的巨大外生性血管瘤。横轴位脂肪抑制SS-ETSE（a），T1加权2D-GE（b），

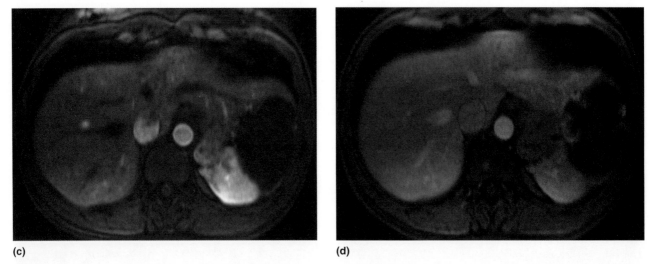

**(c)** **(d)**

**图2.41（续前）** 与钆增强后T1加权3D-GE脂肪抑制HAD期（c）和肝静脉期（d）影像，显示一外生性在血管瘤位于肝左叶与脾脏相邻。血管瘤显示典型的强化特点，并有一小的中央瘢痕（箭头，a，b），T2与T1加权平扫影像上显示清楚（a，b）。

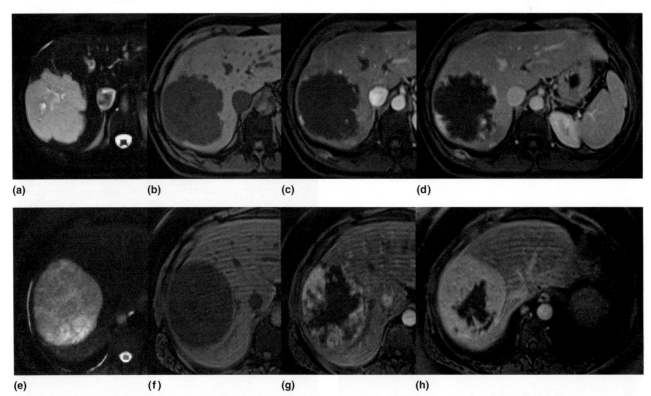

**(a)** **(b)** **(c)** **(d)**

**(e)** **(f)** **(g)** **(h)**

**图2.42 3型强化的巨大血管瘤与平滑肌肉瘤肝转移。** 横轴位T2加权脂肪抑制SS-ETSE（a，e），T1加权脂肪抑制3D-GE（b，f），钆增强后T1加权脂肪抑制3D-GE HAD期（c，g）与肝静脉期。MR影像（a-d）显示一巨大血管瘤，信号、外形及增强表现典型。MR影像（e-h）可见一巨大平滑肌肉瘤肝转移。T2明显高信号的血管瘤外缘呈分叶状，为大-巨大型血管瘤，可见中央瘢痕（a）。转移瘤呈T2不均匀中等信号（e），钆增强后影像显示对比剂强化不均匀，呈渐进性（g，h）。与血管瘤相比，转移瘤外形更圆，T2信号不均匀。注意转移瘤呈早期不均匀周边为主渐进性强化，晚期中央有强化，而血管瘤则显示为早期周边不连续结节状强化，晚期强化向中央进展。

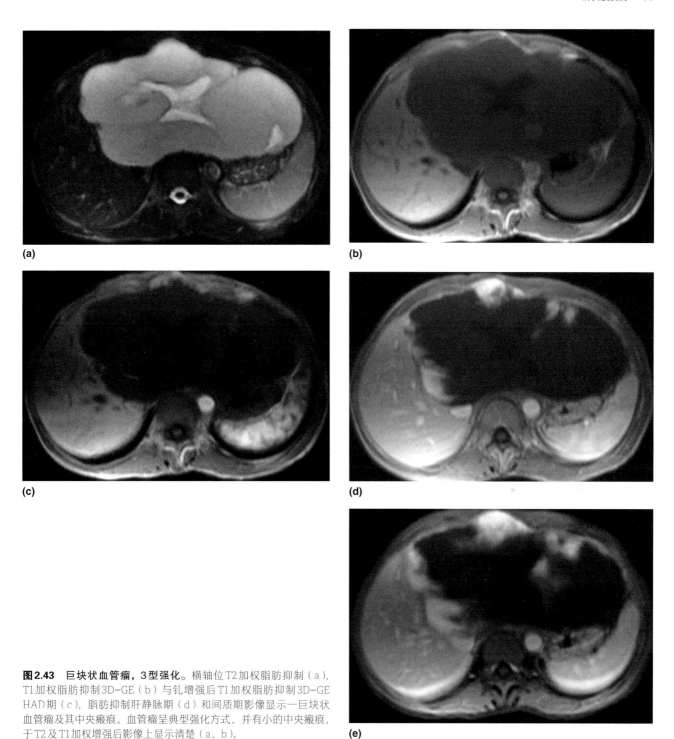

(a)

(b)

(c)

(d)

(e)

**图2.43**　**巨块状血管瘤，3型强化。**横轴位T2加权脂肪抑制（a），T1加权脂肪抑制3D-GE（b）与钆增强后T1加权脂肪抑制3D-GE HAD期（c），脂肪抑制肝静脉期（d）和间质期影像显示一巨块状血管瘤及其中央瘢痕。血管瘤呈典型强化方式，并有小的中央瘢痕，于T2及T1加权增强后影像上显示清楚（a，b）。

均呈3型强化（图2.40、2.41、2.42和2.43）[73-75]。没有中央瘢痕时应警惕可能为其他病变。巨大血管瘤常表现为多囊腔状，呈轻度复杂的T2信号，常见低信号条带，代表组织学上所见纤维基质形成的内部网状结构（图2.43）[75]。偶尔，可见巨大血管瘤压迫相邻门静脉，造成钆增强后即刻扫描影像上受累肝段一过性高强化，

这是由于肝动脉供血自动调节增高形成的。大血管瘤也可出现出血，但罕见。

血管瘤的强化率与是否完全强化各不相同。一种2型与3型强化方式的变异为强化扩大的速率相当快，1～2min内即可完全强化[73]。增强后90s影像可确定肿瘤的强化快慢：慢速，肿瘤最大横径强化范围约25%；

中速，约50%强化；快速，约75%强化[73, 76]。所有大小的肿瘤均可强化，从非常慢到非常快，强化范围很小到完全强化，>5cm的肿瘤除外，这种肿瘤几乎总是中央不强化[73]。

缓慢强化的血管瘤易于与其他大多数肿瘤鉴别。唯一可显示类似的缓慢强化的病变是化疗后的转移瘤（见后述章节）。快速强化的血管瘤显示的强化方式可与其他肿瘤相似，其中以区别转移瘤最为困难。一过性周边强化增高最常见于有包膜的小血管瘤，此种现象可能反映了包膜血管的增多。血管瘤的这种表现罕见，而更多见于转移瘤，特别是结肠癌肝转移。一项研究[77]分析了瘤内对比剂快速强化肝海绵状血管瘤周围肝实质一过性强化与肿瘤大小的关系，167个血管瘤中32个（19%）有肿瘤周围的强化，更多见于快速强化的肿瘤（41%）。

然而肿瘤周围强化与肿瘤大小的相关性没有统计学意义。有肿瘤周围强化的血管瘤平均直径与无肿瘤周围强化的血管瘤无显著性差异。

完全或不完全环状强化的不典型血管瘤也显示到硬化特征（图2.44、2.45和2.46）。血管瘤可随年龄变化（图2.47）。

血管瘤与FNH病灶同时存在并不罕见，特别是多发FNH综合征的患者[78]。乳腺癌患者常见肝血管瘤。早期报告[79]显示，接受普查的乳腺癌患者所患良性肝脏病变中，血管瘤为最常见的病变类型。这十分重要，因为小的乳腺癌转移瘤富血管，钆增强后早期影像表现可类似1型强化的血管瘤。然而，两种肿瘤强化晚期的表现差异明显：富血管的小转移瘤强化趋于减退，而1型强化的血管瘤更多保持其信号强度，或强化消退

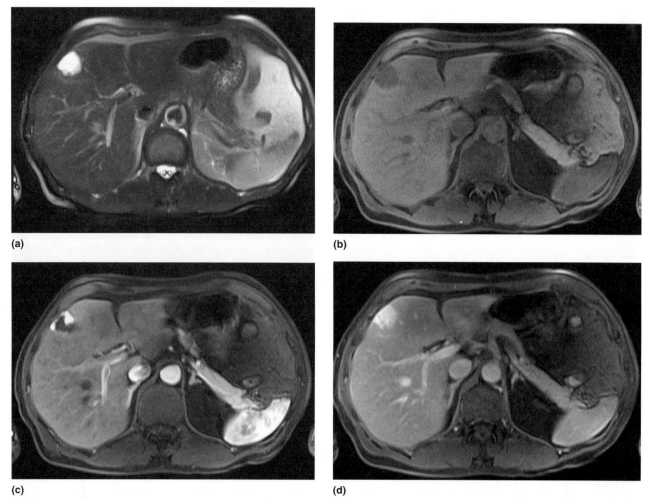

(a)　　　　　　　　　　　　　　　(b)

(c)　　　　　　　　　　　　　　　(d)

**图2.44 不完全厚环型强化的血管瘤。** 横轴位T2加权脂肪抑制SS-ETSE（a），T1加权脂肪抑制3D-GE（b）与T1加权钆增强后脂肪抑制HAD期（c）和肝静脉期（d）3D-GE影像，示HAD期血管瘤呈不完全厚环型强化（c），肝静脉期向心性强化完全填充（d）。虽然此例患者显示不完全的厚环型强化，血管瘤也可偶见完全的厚环型强化。

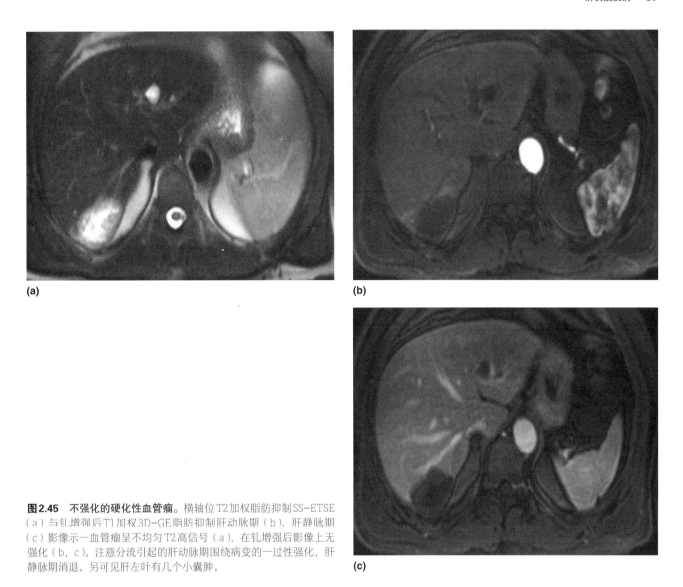

**图2.45** **不强化的硬化性血管瘤。**横轴位T2加权脂肪抑制SS-ETSE（a）与钆增强后T1加权3D-GE脂肪抑制肝动脉期（b）、肝静脉期（c）影像示一血管瘤呈不均匀T2高信号（a），在钆增强后影像上无强化（b，c）。注意分流引起的肝动脉期围绕病变的一过性强化，肝静脉期消退。另可见肝左叶有几个小囊肿。

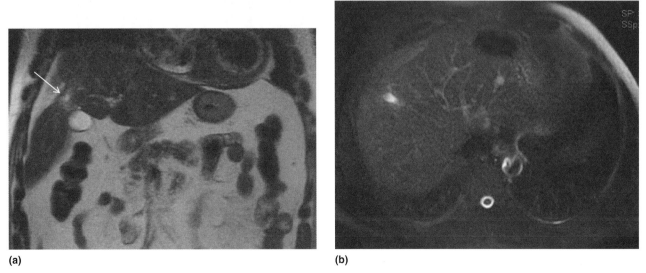

**图2.46** **硬化性血管瘤。**冠状T2加权SS-ETSE（a），横轴位T2加权脂肪抑制SS-ETSE（b），

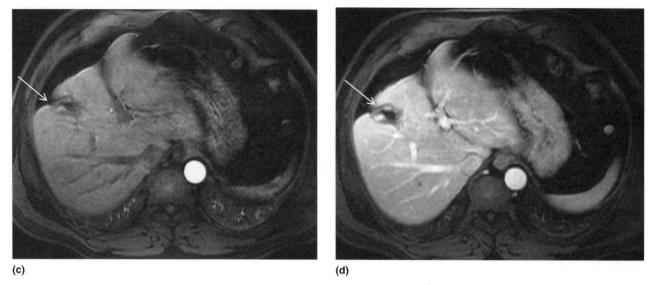

**(c)**  **(d)**

**图2.46（续前）** 与T1加权钆增强后肝动脉期（c）、肝静脉期（d）影像显示一硬化性血管瘤（箭头）。血管瘤呈明显T2高信号，伴周围轻度信号增高，可见相邻肝包膜回缩。钆增强后影像（c，d）示早期周边结节样强化（c），延迟期强化进展（d）。

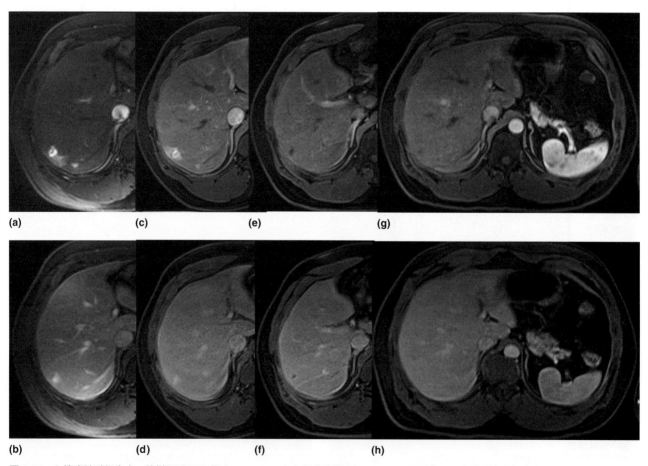

**(a)**  **(c)**  **(e)**  **(g)**

**(b)**  **(d)**  **(f)**  **(h)**

**图2.47** **血管瘤随时间变小。**钆增强后HAD期（a，c，e，g）与肝静脉期（b，d，f，h）影像显示血管瘤渐进性变小。

至与背景等信号。这种患者通常可有较大病变，可显示血管瘤或转移瘤的强化特点，因此小病灶的组织诊断可用于大病变的推断。报道显示，血管瘤T2影像显示外缘光滑，计算T2值更高（平均为140ms）的特点可与转移瘤快速鉴别[80]。尽管这一点对大多数患者来说可能是正确的，但来自多数医院中心积累的经验却显示单凭T2WI可能无法对小肿瘤定性，或可靠鉴别血管瘤与来自富血管恶性肿瘤的转移瘤。因此，在我们医院，诊断血管瘤不做长TE T2加权序列扫描，因为如富血管的转移瘤，一些诊断困难的病变也显示长T2信号。常规T2加权与钆增强后系列SGE扫描提供的信息有助于提高医生正确诊断的信心，并可最大限度地评价肝脏及肝外病变[72, 81]。

化疗后的肝转移瘤可与肝血管瘤表现相似，多见于MRI检查前化疗2到12个月的患者。化疗后肝转移瘤强化较弱可能反映了化疗引起的组织学上的有益反应，即抗血管生成作用导致的血供改变[82]。

迄今，只有不多的研究报告了肝硬化与慢性肝病患者肝血管瘤的影像表现，估计慢性肝病患者肝血管瘤的发生率高达9%[83]。这种患者肝血管瘤多单发，并且更多见于被膜下[84, 85]。也有研究认为血管瘤可随肝脏病变的进展而变小，可能与纤维性退变、血栓或出血相关[83-85]。Mastropasqua等[84]发现，虽然硬化肝脏的血管瘤趋于更小，且未见巨大血管瘤，但未受累的肝脏与肝硬化或慢性肝病患者中小型肝血管瘤的大小在统计学无显著差异（图2.48）。此种观察到的现象可能反映了重度纤维化的肝脏缺乏支持血管瘤生长得更大的血管组织。肝硬化与慢性肝病患者肝血管瘤在MRI T2与T1WI，平扫与增强影像上的表现与非病变肝脏血管瘤相似。无论大小，增强后肿瘤更常显示全肿瘤的快速强化。由于肝血管瘤与HCC在增强早期均呈均匀中度强化，鉴别可有困难，熟悉血管瘤1型强化的特点则有助于区分两种病变。病变T2WI的信号特点也可有助于鉴别两种肿瘤，小HCC常呈等信号，而血管瘤则为中到高信号。

在评估血管瘤时，MRI优于CT影像的特点包括：

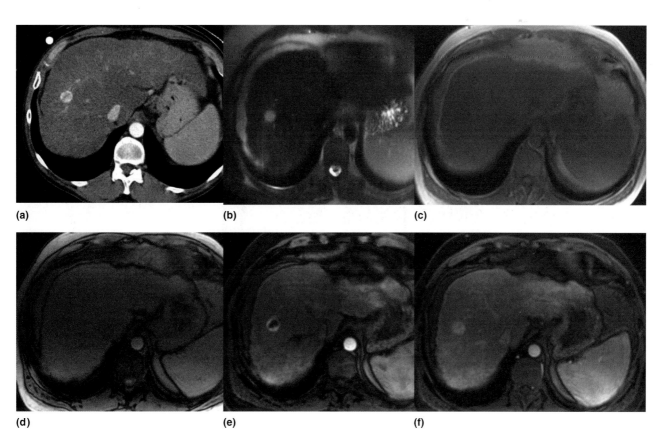

**图2.48** **慢性肝病/硬化的肝血管瘤。**横轴位钆增强后HAD期CT影像（a），横轴位T2加权脂肪抑制SS-ETSE（b），T1加权2D-GE同相位（c）与反相位（d），T1加权钆增强后脂肪抑制3D-GE HAD期（e）与肝静脉期（f）影像，显示慢性肝病与肝硬化患者肝血管瘤。血管瘤呈不典型强化，增强后的CT影像显示厚的周围强化。血管瘤表现为HAD期周围相对较厚与渐进性强化，肝静脉期对比强化填充。

①增强同一时相全肝成像的能力更强，更有助于多发病变的影像诊断；②对比增强扫描病变强化更明显，病变较背景肝脏更亮；③小血管瘤的检出更敏感；④T2WI对病变的检出与定性更有效，而CT则没有相同技术。

### 婴儿血管上皮瘤

婴儿血管肉皮瘤（IHE）为先天性病变，是儿童最常见的肝脏间质来源的肿瘤[86]。虽然IHE组织学上是良性肿瘤，但可在数月内因心脏或肝脏衰竭导致死亡。在患儿出生8个月后肿瘤会渐渐自行消退[87, 88]。大体病理显示多结节性肿瘤累及肝脏左、右两叶，而镜下可见无数扩张的血管腔，内衬多层饱满的上皮细胞，常可见海绵状血管管道。

在影像上，病变多呈无数大小相近的肿瘤，均匀中度至明显均匀T2高信号，T1低信号，钆增强间质期均匀强化（图2.49）[89]。

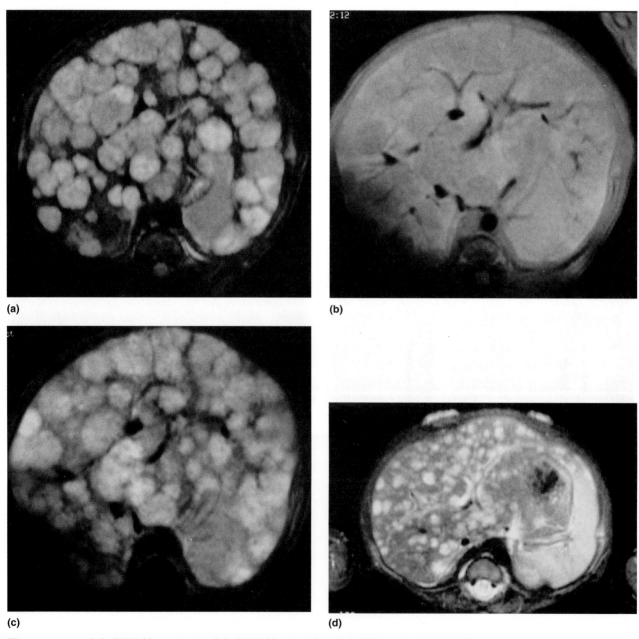

(a)

(b)

(c)

(d)

**图2.49** IHE。T2加权脂肪抑制ETSE（a),T1加权脂肪抑制SE（b）与T1加权钆增强后间质期脂肪抑制SE（c）影像。患者年龄9个月，男，肝脏大部分为局限性肿块所取代，病变内结节小于1cm，T2呈高信号（a），T1为轻度低信号（b），钆增强后间质期强化均匀（c），为典型的新生儿血管内皮瘤的表现。第2例患者，2岁，T2加权脂肪抑制ETSE（d),

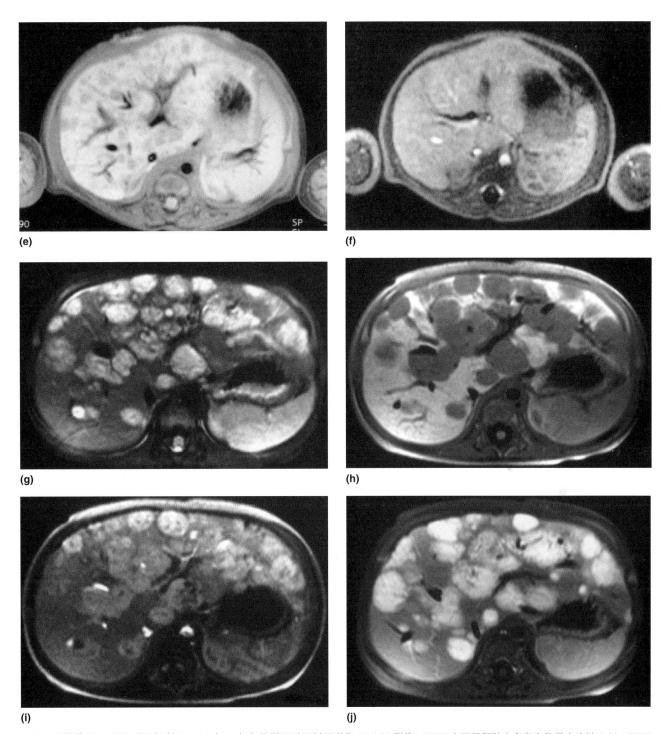

(e)

(f)

(g)

(h)

(i)

(j)

**图2.49（续前）** T1加权脂肪抑制SE（e）与T1加权钆增强后即刻预磁化GE（f）影像，T2WI上可见肝脏内多发高信号小病灶（d），T1WI上信号减低（e），钆增强后明显均匀或结节状强化，表现符合婴儿血管肉皮瘤。第3例患者T2加权脂肪抑制SS-ETSE（g），T1加权脂肪抑制SGE（h）与钆增强后即刻（i）和90s（j）

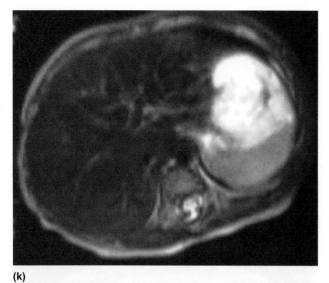

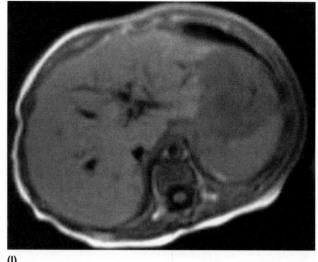

(k)

(l)

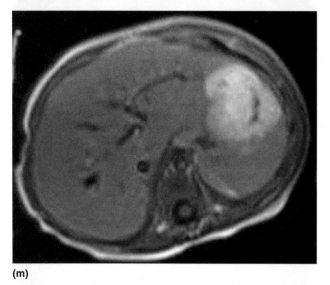

(m)

**图2.49（续前）** SGE影像，表现与第2例患者相似。第4例患者T2加权SS-ETSE（k），SGE（l）与钆增强后即刻SGE（m）显示肝左叶外缘分叶状肿块，呈T2中等高信号（k），T1低信号（l），钆增强后明显强化（m）。组织病理结果符合婴儿血管内皮瘤。

## 肝细胞腺瘤

肝细胞腺瘤（HCA）为良性上皮肿瘤[2]。约90%的HCA发生于女性[90]与口服甾类避孕药有关[2]。患者逐渐停用避孕药后肿瘤可自行消退。其他少见相关因素包括服用合成代谢类固醇药物，碳水化合物代谢异常的相关疾病，如家族性糖尿病、半乳糖血症与Ia型糖元积累疾病等[91-93]。肿瘤内出血时患者可有急性腹痛[94]，偶可发生肿瘤破裂进入腹腔，需要急诊手术治疗。肿瘤恶变偶见[95]。

病理上，绝大部分HCA为单发，呈膨胀生长的肿块，肿块表面可见扩张的血管穿行。HCA由肝实质受压或萎陷形成的假包膜部分或完全包裹。肿瘤切面表现为圆形、边界清楚、富血管的病变，常伴有出血或坏死区；局部瘢痕形成提示有远隔梗死。组织特征包括良性

肝细胞簇排列形成2到3层细胞厚的微薄板层，脂肪变性可很明显。肿瘤细胞分布于裂隙样窦腔与无数的薄壁静脉之间，无胆管结构[87]。

HCA的典型MR表现包括均匀轻度T2高信号，均匀轻度T1低或等信号，增强后即刻扫描呈一过性均匀强化，增强后1min均匀消退至与肝脏等信号。肝腺瘤有时也可表现为强化减退但包膜持续强化。T2与T1加权影像上肿瘤的信号强度与均匀度可有不同，反映了肿瘤内脂肪、出血与坏死的程度不同（图2.50、2.51、2.52、2.53和2.54）[53, 96, 97]。腺瘤的炎性亚型呈中度T2高信号，T1轻到中度低信号，增强早期强化更不均匀，晚期持续性强化。注射钆钡酸盐或钆塞酸后肝细胞期，相对于肝实质肝腺瘤不摄取/强化，或显示明显低强化（图2.50、2.51）。但增强肝细胞期可以见到窄的边缘强化，特别是

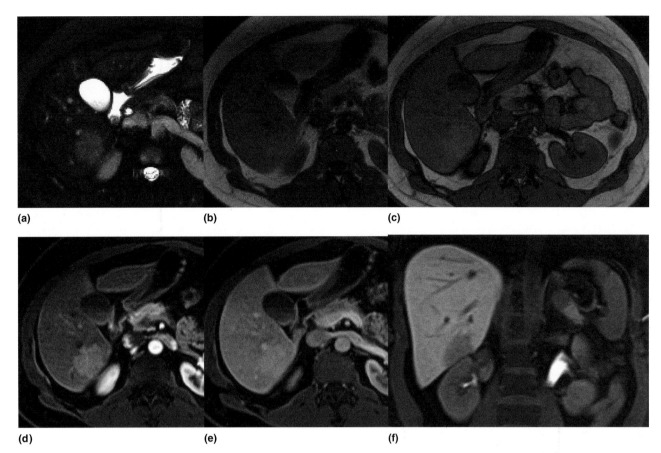

**图2.50　炎症型肝腺瘤。**横轴位T2加权SS-ETSE（a），横轴位T1加权同相位（b）与反相位（c）2D-GE与T1加权钆增后HAD期（d），肝静脉期（e）与冠状位间质期（f）3D-GE影像，显示一炎症型腺瘤。病变呈轻度到中度T2高信号（a），轻度T1高信号，包括同相位（b）与反相位（c）影像。增强HAD期病变呈明显强化（d），肝静脉期趋于消退（e）。肝细胞期病变不显示有摄取（f）。

炎性肝腺瘤。这一特征性表现可与不典型FNH鉴别，因为钆钡酸盐或钆塞酸增强肝细胞期不典型FNH显示有强化。HCA内血管与基质的排列可造成增强后动脉为主期大理石样明显强化，可能会与HCC鉴别困难。然而增强晚期病变强化的减退与强化的完整包膜提示HCC的诊断。反相位或脂肪抑制影像上，HCA信号可不均匀降低，是因为其所含脂肪通常是均一的（图2.52）。

含脂肪的HCA信号衰减为相对常见的特点，而HCC罕见。偶尔可见肿瘤中央纤维化，需要与FNH鉴别。虽然两种肿瘤的T2信号与平扫T1信号及强化方式可十分相似，病变内的脂肪与出血提示HCA的诊断，FNH极少含有脂肪或出血，更多见于脂肪浸润的肝脏。

与FNH类似，肝腺瘤也可随年龄而变化，这可能部分反映了肿瘤与年龄的相关性，但也可能反映了肿瘤与激素相关的改变。与FNH演变过程中保持组织完整，非侵袭性圆形外形不同，肝腺瘤趋于边缘更不规则，所有序列信号更不均匀与更具侵袭性的肿瘤，如转移瘤或HCC相似。之所以肝腺瘤信号更不均匀、外形更不规则，可能与其演变过程中纤维化与内部出血增多有关，造成肿瘤侵袭样表现。肝脏内病变明显外缘不规则，有"毛刺"，提示纤维化，可以是自行改变，也见于治疗后。因此，如果病变有此种表现，但患者没有原发恶性肿瘤化疗或肝脏恶性病变局部治疗的病史，则应考虑自行性纤维化。自行性纤维化倾向最明显的病变为肌纤维母细胞瘤（见"炎性肌纤维母细胞瘤"一节）与肝腺瘤。

HCA偶发于男性，常与服用同化类固醇或遗传性异常相关，但也可见不明原因的散发病例。大多数HCA患者无症状，于常规检查时偶然发现。由于罕见，男性HCA的MR表现尚未确立，初步研究报告估计仅有25%的病例可见如女性病例所见的典型表现，值得注意的是，大多数男性HCA不含分布均一的脂肪[98]。肿瘤内的脂肪、出血与坏死的分布范围不同可造成肿瘤MR信号的不同改变。需要与肝腺瘤鉴别的主要病变为HCC，而组织病理为鉴别两种病变最为重要的依据。

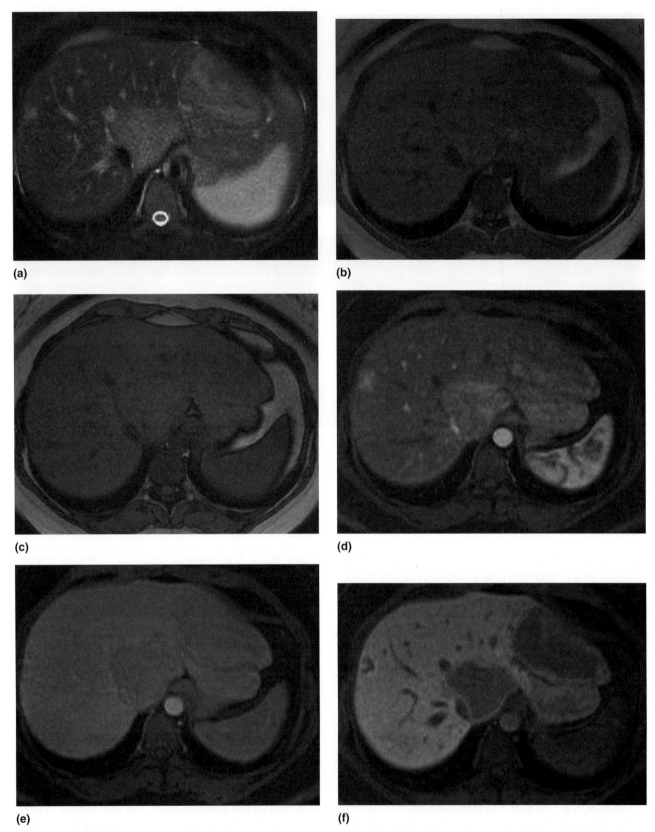

**图2.51** **肝腺瘤，炎症型**。横轴位T2加权SS-ETSE（a），横轴位T1加权同相位（b）与反相位（c）2D-GE与T1加权钆增强后HAD期（d），间质期（e），及肝细胞期（f）3D-GE影像显示肝左叶与尾叶炎症型肝腺瘤。肝右叶外围另可见一小的FNH。炎症型肝腺瘤呈中等T2高信号，T1略高信号，增强HAD期不均匀早期强化，间质期病变呈轻度减退，肝细胞期无强化。炎症型肝腺瘤增强肝细胞期可见轻度外围强化。

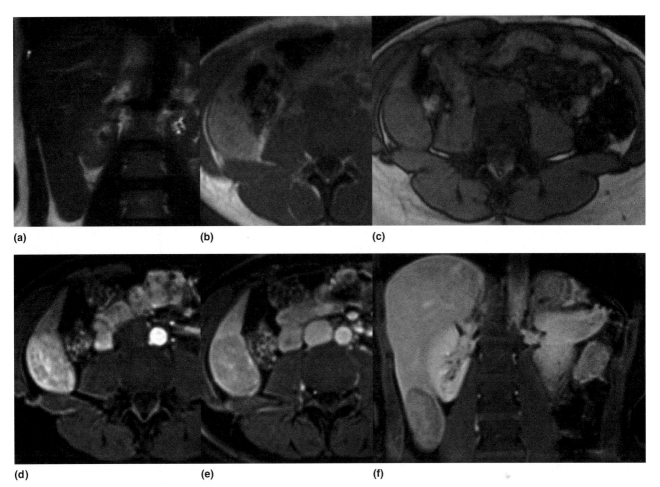

**图2.52**　含脂肪的肝腺瘤。冠状T2加权SS-ETSE（a），横轴位T1加权同相位（b）与反相位（c）2D-GE与T1加权钆增强后HAD期（d），肝静脉期（d），及冠状位间质期（f）3D-GE影像，显示第Ⅵ段一含脂肪的肝腺瘤。反相位影像（c）病变由于富含脂肪呈信号衰减，早期强化（d），晚期减退（e，f）。

由于HCA含有肝细胞，肿瘤可摄取肝细胞特异性对比剂[5, 13, 99, 100]。

肝腺瘤病不常见[101]，为不同于肝腺瘤的另一临床疾病，呈多发腺瘤（＞10个）与类固醇药物不相关，男、女发病率相同，肝功能检查异常，肿瘤出血与恶变机会更高。与单发HCA相比，肝腺瘤病的HCA在所有MR序列影像上显示质地更不均匀，增强动脉为主期强化更不一致（图2.53、2.54、2.55和2.56）[102-104]。

### 肝紫癜病

肝紫癜病的特征为肝内有含大体可见的囊样充满血液的间隙[2, 3]。紫癜最常发生于肝脏，也偶见于网状内皮系统的其他部分，包括脾脏或骨髓[105]。紫癜的危险因素包括慢性消耗性疾病，如AIDS、结核、肿瘤[106]，以及药物，如雄激素同化类固醇和口服避孕药。"紫癜"（peliosis）的命名源于病变的大体所见（peliosis＝暗色的或紫色的），直径可有数厘米。镜下扩张充血的间隙内壁没有内皮被覆。肝紫癜病可发生于肝肿瘤内，包括肝腺瘤与HCC[2, 3]。

肝紫癜病MRI表现尚不明确，有作者认为肝紫癜病依其出血后的不同时期T2与T1信号可不同。注射对比剂后，动脉为主期肝紫癜病可呈中度到明显强化[107-111]。迄今尚不清楚肝紫癜病的MR表现是反映了病变自身的表现还是同时存在局灶性病变，如肝腺瘤的表现（图2.57）。

### 局灶性结节样增生（FNH）

FNH为一种少见的病变，其定义为位于正常肝脏局部区域内的增生[2]。FNH可发生于任何年龄与任何性别，但主要见于20～50岁的女性；50岁以后病变趋于逐渐退缩，

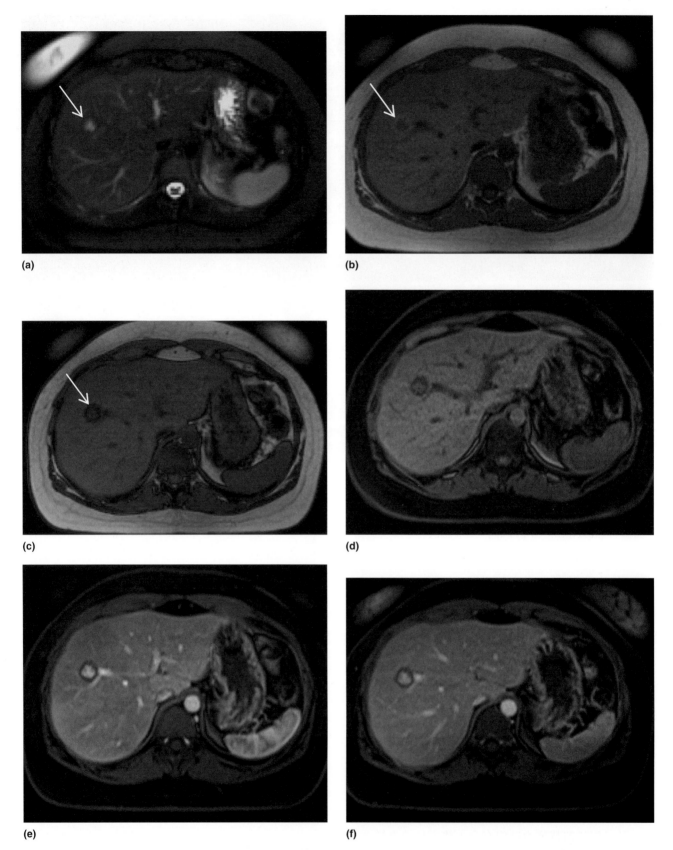

(a)

(b)

(c)

(d)

(e)

(f)

**图2.53** **含脂肪的肝腺瘤。** 横轴位T2加权SS-ETSE（a），T1加权同相位2D-GE（b）与反相相位（c），T1加权脂肪抑制3D-GE（d）与T1加权钆增强后肝静脉早期（e）、肝静脉期（f）3D-GE影像，显示一小的腺瘤。腺瘤呈T2轻度高信号（a）与正相位影像（b）相比，反相位影像可见周边信号减低（c）。钆增强后病变中央可见均匀强化（e，f）。

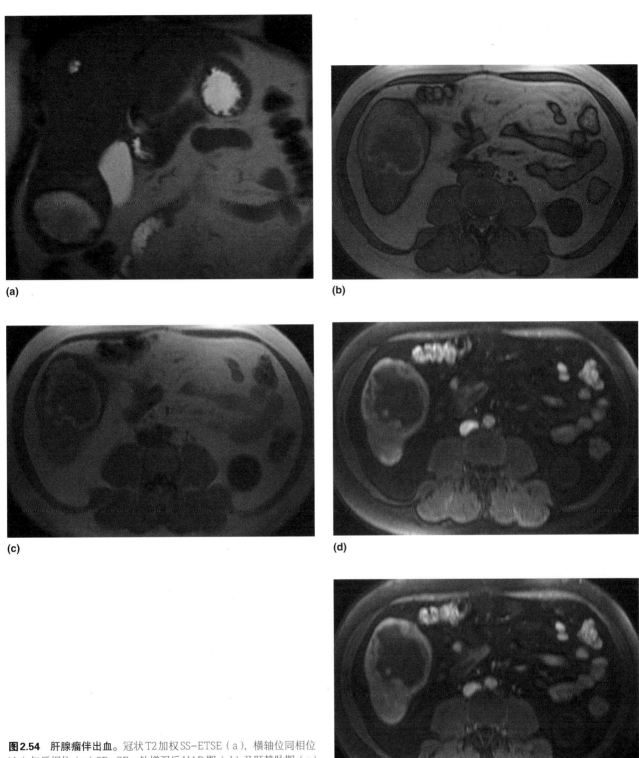

**图2.54**　**肝腺瘤伴出血**。冠状T2加权SS-ETSE（a），横轴位同相位（b）与反相位（c）2D-GE，钆增强后HAD期（d）及肝静脉期（e）脂肪抑制3D-GE影像，示一不均信号肿块，符合出血性肝腺瘤。同相位与反相位影像病变外围T1信号增高，中央呈囊样改变（b，c），为出血引起的改变。病变呈不均匀明显强化。

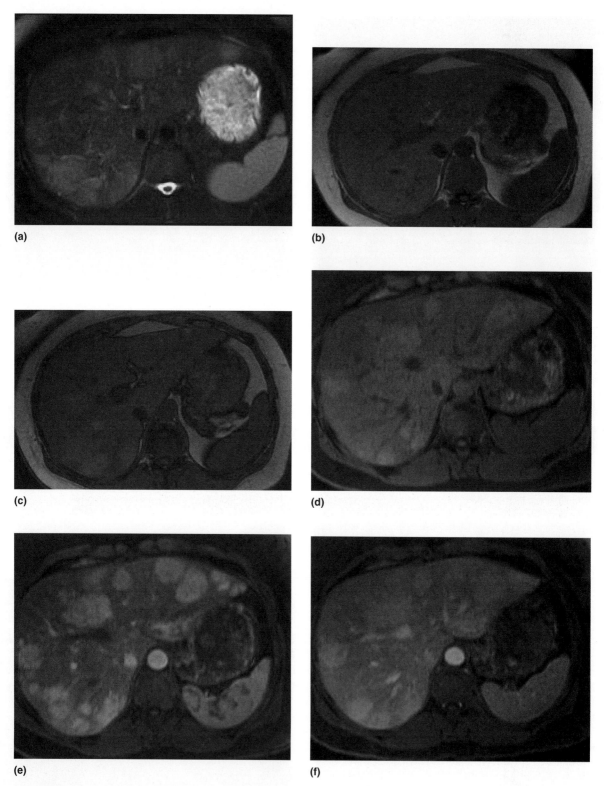

(a)

(b)

(c)

(d)

(e)

(f)

**图 2.55**　**腺瘤病。**横轴位 T2 加权 SS-ETSE（a），T1 加权同相位 2D-GE（b）与反相相位（c）与 T1 加权脂肪抑制 3D-GE（d），钆增强后 HAD 期（e）、肝静脉期（f）影像，显示脂肪肝内多发均匀强化的腺瘤。

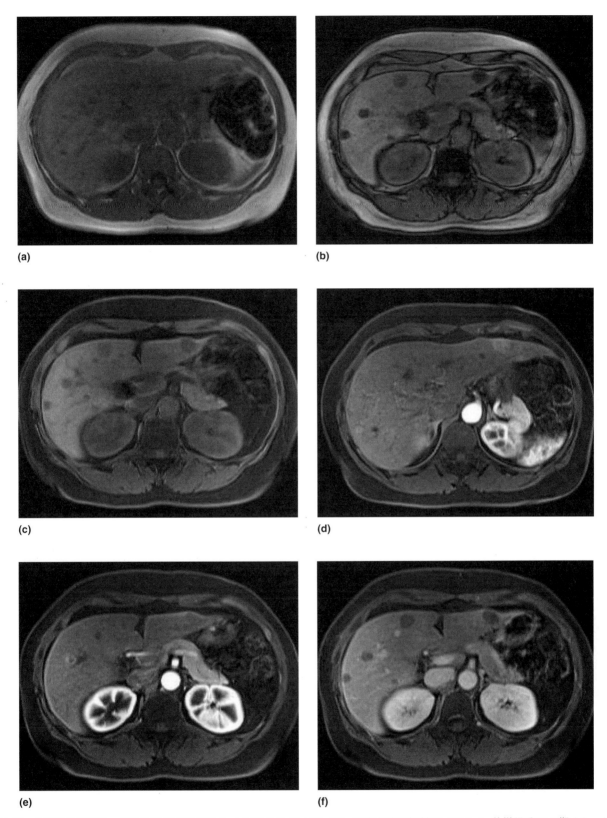

(a)　(b)　(c)　(d)　(e)　(f)

**图2.56**　**含脂肪的肝腺瘤。**横轴位T1加权同相位（a）与反相位（b）2D-GE，T1加权脂肪抑制3D-GE（c），钆增强后HAD期（d，e）与肝静脉期（f）3D-GE影像，示肝内多发含脂肪的腺瘤。与正相位（a）相比，反相位可见病变信号衰减（b）。病变呈早期均匀高强化（d，e），晚期可见强化减退（f）。

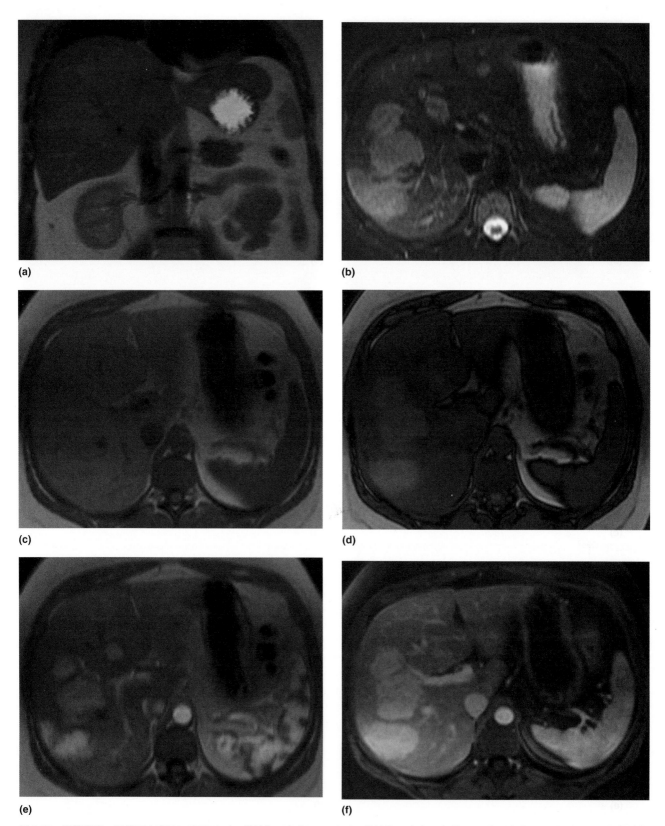

**图2.57 肝紫癜病**。冠状T2加权SS-ETSE（a），横轴位T2加权STIR（b），横轴位T1加权同相位（c）与反相位2D-GE（d），T1加权钆增强后HAD期2D-GE（e）与肝静脉期脂肪抑制3D-GE（f）影像，示肝脏多发富血管病变，符合肝紫癜。T2加权STIR影像上病变呈中度T2高信号（b），而同相位影像病变为等信号（c）。由于肝内可见弥漫性脂肪沉积，反相位影像上病变呈高信号（d）。因为富血管，增强HAD期病变呈早期均匀高强化（e），延迟期可见持续强化（f）。

60岁以上便极少见到病变了，反映了其与年龄相关消退的特点。与HCA相反，FNH与口服避孕药的相关性不明确[92]。FNH一般单发，趋于退缩时保持其圆形的外形。多中心性FNH可能为多发FNH综合征的组成部分，其他病变包括肝脏血管瘤、脑脊膜瘤、星形细胞瘤、脑毛细血管扩张、颅内小动脉瘤、全身动脉发育不良与门静脉闭锁[78]。FNH无潜在恶性表现[93]。

虽然对FNH的病理尚未完全了解，但推测病变起源于肝实质，可能为肝实质对动脉畸形的增生反应[112]。在大体病理上，FNH呈一边缘锐利，但没有包膜的圆形或分叶状肿块；切面可见星状中央瘢痕，常含有较大畸形的血管。推测蜘蛛状的异常血管分支可为组成肿瘤的结节充分供血，因而此种肿瘤通常质地均匀（肿瘤内坏死、出血罕见）[113]。镜下，含血管的纤维分隔自中央瘢痕向周围放射状分布，可见丰富的胆管增生与明显的炎症。分隔间的肝实质为良性的肝细胞。

FNH可分为两个亚型：①实性型，最为常见，其特征为有中央纤维瘢痕，瘢痕内含有扩大的畸形动脉，但<1cm的病变不明显或没有这些结构；②毛细血管扩张型，其特征为病变中央可见多发扩张、充满血液的间隙。这一亚型较实性型有更为丰富的小动脉。多发FNH综合征更多见毛细血管扩张型的FNH[78, 93]。

MR平扫最常见的表现为T2WI上轻度高信号，T1WI上轻度低信号，但实际上两种序列肿瘤可呈近乎于等信号。与HCA不同，FNH T1信号极少高于肝脏；出血少见，常见于较大病变[92, 114-116]。增强后即刻扫描FNH呈均匀明显强化，并迅速消退至近乎等信号（典型见于增强后1min扫描）（图2.58）。小的（<1.5cm）FNH通常在所有平扫序列影像上均为等信号，仅在钆增强后即刻SGE影像上可观察到。

FNH的中央瘢痕典型表现为较小、边缘成角、锐利、常可见放射状分隔的结构。T2高信号的中央瘢痕为FNH的特征表现，但仅见于10%～49%的患者[114, 117-121]。中央瘢痕的T2高信号可能与组织病理所见瘢痕内的血管、胆管、纤维化、慢性炎症与水肿相关。钆增强后即刻扫描中央瘢痕强化不明显，随时间延迟，大部分中央瘢痕显示逐渐强化（图2.58、2.59）。此种强化方式为瘢痕组织的强化方式与其所在部位无关。小FNH（<1.5cm）中央瘢痕常不明显。较大FNH多有中央瘢痕，仅在增强延迟期影像上显示部分强化，可能反映其为更成熟，更少血管的瘢痕组织。FNH最为重要的征象之一，是注射钆贝酸盐或钆塞酸后肝细胞期显示强化（图2.58、2.59、2.60和2.61）。肝细胞期为钆贝酸盐注射于1h，钆塞酸注射后20min。

FNH也可为外生性病变与肝脏的附着部分呈细蒂状。即便是外生性肿瘤也具有FNH的特征性表现（图2.62）[103]。

在影像上与肝转移瘤以外的其他肝脏局灶性病变相比，背景肝脏脂肪沉积更常见于FNH。与肝转移瘤周围脂肪沉积较轻不同，FNH可见病灶周围更高密度的项圈样脂肪沉积，但罕见[122]。弥漫性脂肪肝时，T1同相位影像肿瘤可呈轻度低信号，反相位影像上呈高信号（图2.63）。FNH脂肪浸润罕见，文献中仅有零星报道[115, 116]。与HCA的情况不同，我们没有观察到反相位影像上FNH信号衰减。先前关于FNH内脂肪的报告，将病变的脂肪浸润解释为患者所患疾病，即脂肪肝的累及。理论上，FNH病变内的脂肪变性可见于一些肝脏损伤相关的脂肪变性，包括酒精中毒、肥胖、糖尿病与营养不良[114]。

一些影像表现有助于区分FNH与HCA。显示有延迟强化的中央瘢痕为FNH的典型表现，而病灶内脂肪则更常见于HCA。钆增强早期两种病变均有一过性均匀强化，延迟期强化均可消退至等信号。肝细胞期影像对鉴别极有帮助[5, 96, 99, 121, 123-125]。

FNH还可随年龄及抗血管生成治疗而退缩（图2.62）。FNH也可多发（图2.64），并可伴有血管瘤（图2.65）。

## 恶性肿物

### 肝脏转移瘤

转移瘤为西方国家最常见的肝脏恶性肿瘤。最常见转移到肝脏的原发肿瘤为起自肺、胃肠道与乳腺的肿瘤[2, 3]。病理上，肝转移瘤通常表现为单发或多发结节，少见表现包括相互融合的肿块，或小而浸润性病变，类似肝硬化。病灶外形与其大小有关，小的转移瘤多为圆形或椭圆形，而大的转移瘤形态可更不规则，边界通常模糊，但也可锐利。转移瘤可伴有出血、中央坏死或囊变。

#### 肝转移瘤MRI的检出与定性方法

理想的肝脏影像评价包括局灶性病变的检出与定性[69, 124, 126, 127]。影像对肝脏局灶性病变的检出有赖于病变与其周围肝实质的信号差异对比。检出包括确定病变的存在与受累肝段的范围[126]。显示恶性病变仅累及肝脏有限范围，可对患者的治疗产生重大影响。如果直结肠癌患者肝转移瘤仅位于3个或更少的肝段，部分肝切除可改善其生存率[128, 129]。

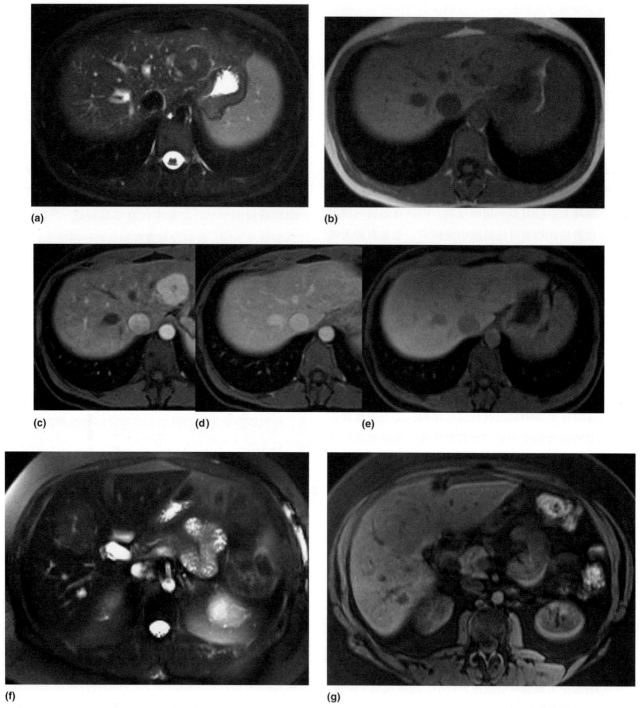

(a)

(b)

(c)          (d)          (e)

(f)          (g)

**图2.58** FNH，钆贝葡胺增强后延迟期。横轴位T2加权脂肪抑制SS-ETSE( a )，T1加权2D-GE( b ) 与T1加权脂肪抑制钆增强后HAD期（c），肝静脉期（d）与肝细胞期（e）3D-GE影像，显示一典型的FNH，为一卵圆形分叶状病变，T2与T1平扫呈等信号。病变具有特征性的中央瘢痕，增强HAD期病变呈明显均匀强化，增强肝静脉期病变强化消退与背景肝脏呈等信号。间质期中央瘢痕也可见强化；肝细胞期可见病变摄取，显示与背景肝脏等信号。横轴位T2加权脂肪抑制SS-ETSE（f），T1加权2D-GE（g），

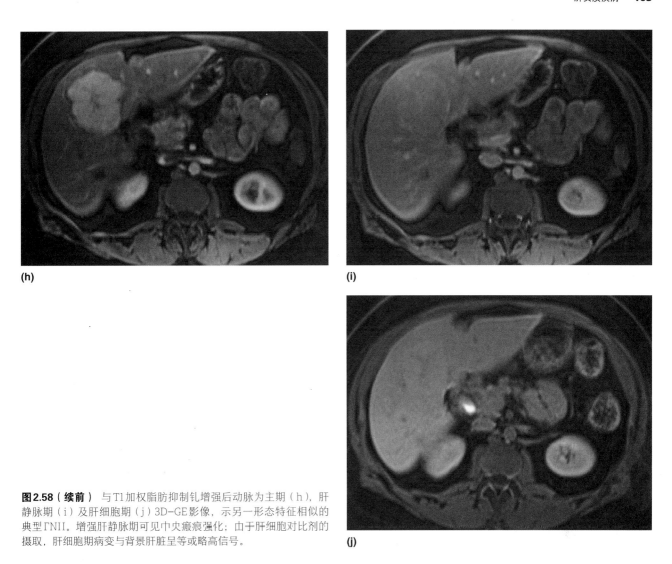

**(h)**

**(i)**

**(j)**

**图2.58（续前）**　与T1加权脂肪抑制钆增强后动脉为主期（h），肝静脉期（i）及肝细胞期（j）3D-GE影像，示另一形态特征相似的典型FNH。增强肝静脉期可见中央瘢痕强化；由于肝细胞对比剂的摄取，肝细胞期病变与背景肝脏呈等或略高信号。

**(a)**

**(b)**

**图2.59**　FNH，钆塞酸增强后延迟期。横轴位T2加权脂肪抑制SS-ETSE（a），T1加权2D-GE（b），

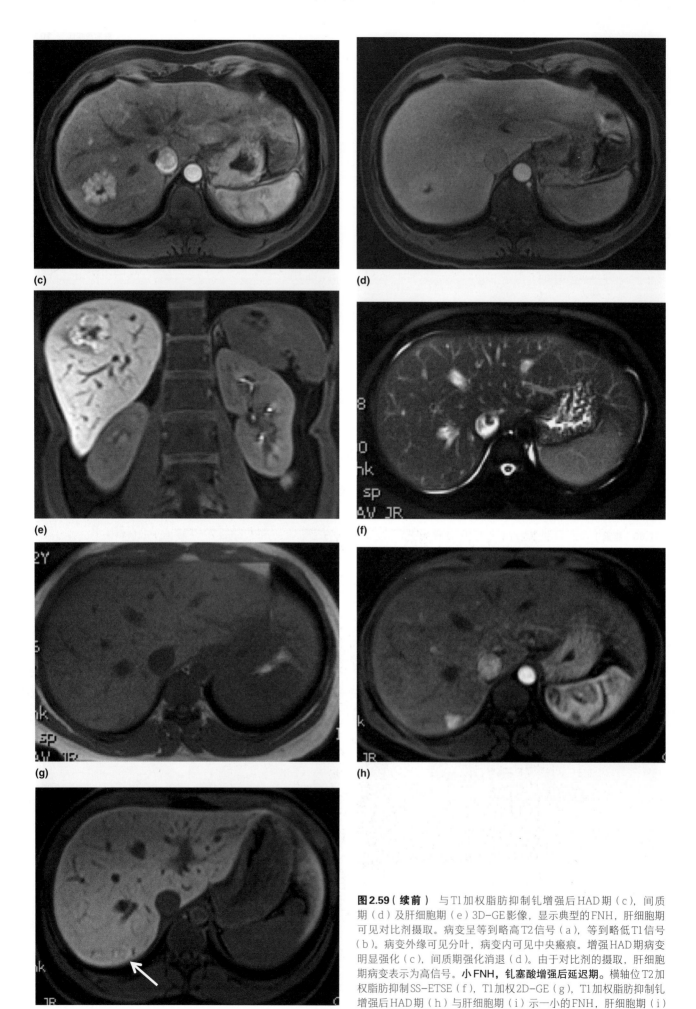

**图 2.59（续前）** 与 T1 加权脂肪抑制钆增强后 HAD 期（c），间质期（d）及肝细胞期（e）3D-GE 影像，显示典型的 FNH，肝细胞期可见对比剂摄取。病变呈等到略高 T2 信号（a），等到略低 T1 信号（b）。病变外缘可见分叶，病变内可见中央瘢痕。增强 HAD 期病变明显强化（c），间质期强化消退（d）。由于对比剂的摄取，肝细胞期病变表示为高信号。**小 FNH，钆塞酸增强后延迟期。** 横轴位 T2 加权脂肪抑制 SS-ETSE（f），T1 加权 2D-GE（g），T1 加权脂肪抑制钆增强后 HAD 期（h）与肝细胞期（i）示一小的 FNH，肝细胞期（i）呈轻度强化（箭头，i）。

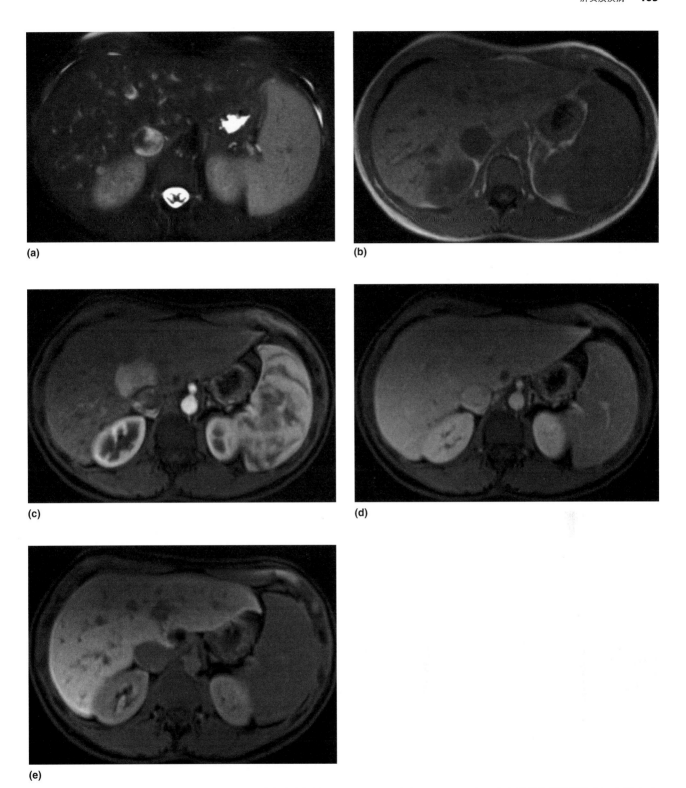

(a)　　　　　　　　　　　　　　　　　　　　(b)

(c)　　　　　　　　　　　　　　　　　　　　(d)

(e)

**图2.60**　**不典型FNH，钆钡葡胺增强扫延迟期。**横轴位脂肪抑制SS-ETSE（a），T1加权2D-GE（b）与T1加权脂肪抑制钆增强后HAD期（c），间质期（d）与肝细胞期（e）3D-GE影像，示一不典型FNH。病变也呈T2与T1等信号（a，b），增强后HAD期呈均匀强化（c），间质期消退（d），由于对比剂摄取肝细胞期呈等信号（e）。注意病变没有中央瘢痕。

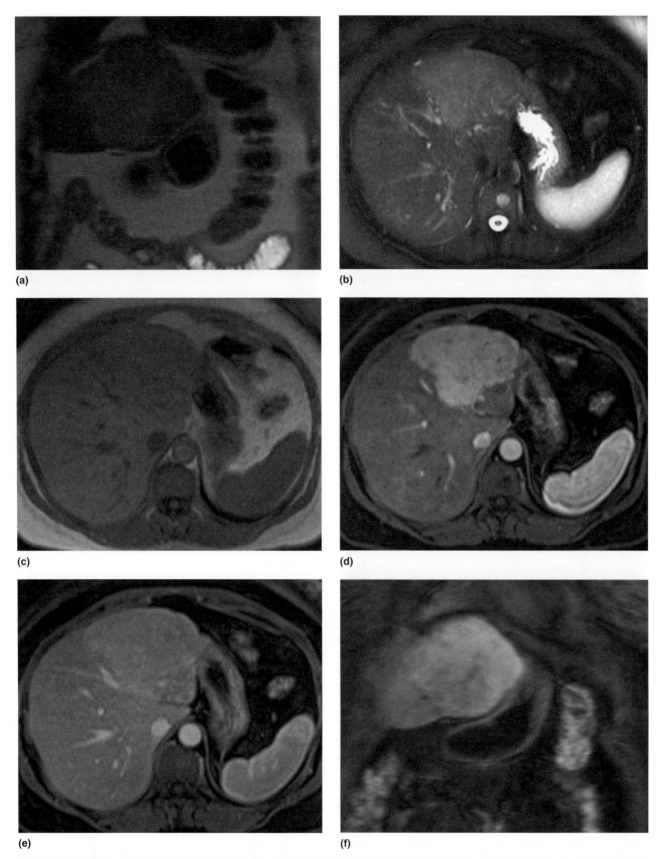

**图 2.61 不典型 FNH, 钆贝葡胺增强扫延迟期。**冠状(a)与横轴位(b)T2 加权脂肪抑制 SS-ETSE, T1 加权 2D-GE(c)与 T1 加权脂肪抑制钆增强后 HAD 期(d), 肝静脉期(e)及冠状肝细胞期(f)3D-GE 影像, 示一不典型 FNH。病变在 T2WI 上轻度高信号, T1WI 呈轻度低信号(a-c), 增强 HAD 期呈均匀强化(d), 肝静脉期强化消退(e), 由于对比剂摄取肝细胞期表现为高信号。注意病变没有中央瘢痕。

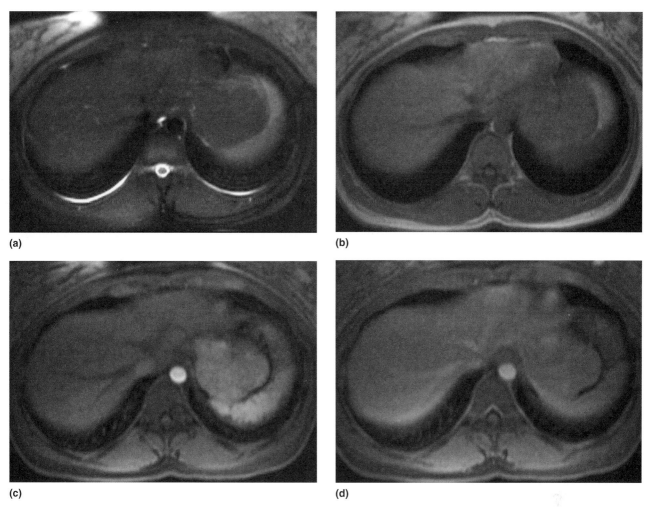

(a)

(b)

(c)

(d)

**图2.62　外生性FNH。**横轴位T2加权脂肪抑制SS-ETSE（a），T1加权2D-GE（b）与T1加权脂肪抑制钆增强后HAD期（c）与间质期（d）3D-GE影像，示一外生性FNH，影像表现不典型。病变T2与肝脏等信号，T1平扫呈轻度低信号（a，b），增强HAD期呈明显强化（c），间质期强化消退（d）。注意病变没有中央瘢痕。

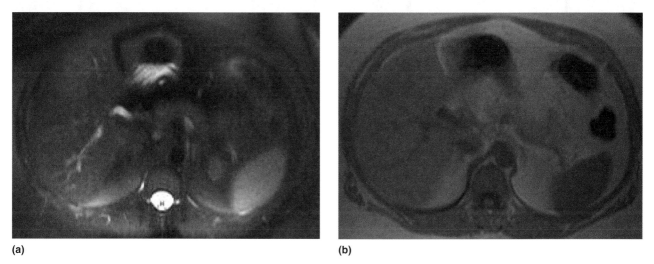

(a)

(b)

**图2.63　背景为脂肪肝的FNH。**横轴位T2加权脂肪抑制SS-ETSE（a），T1加权2D-GE同相位（b），

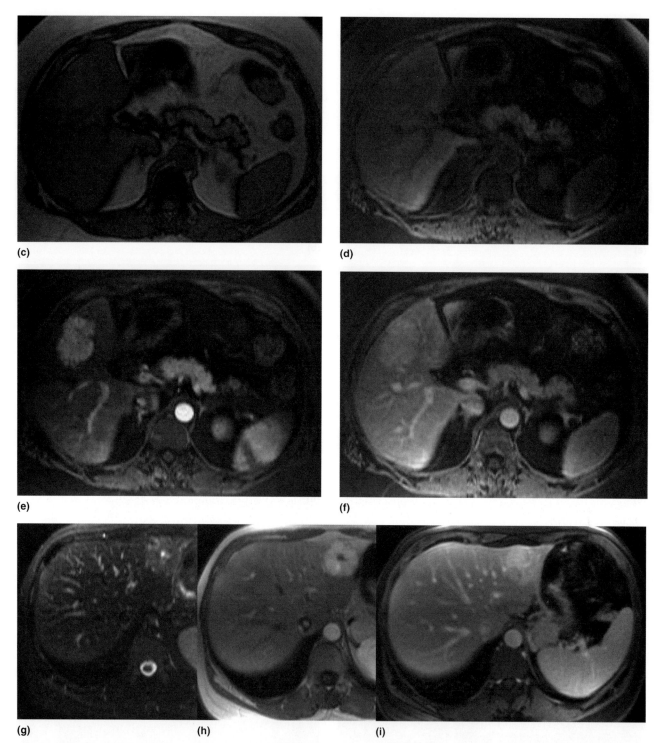

**图2.63（续前）**　T1加权2D-GE与反相位（c），T1加权脂肪抑制3D-GE（d），T1加权钆增强后脂肪抑制HAD期（e），间质期（f）3D-GE影像，显示一典型FNH，病变内可见一小的中央瘢痕，增强HAD期显示清楚。注意肝脏脂肪沉积与同相位（b）相比，反相位影像呈信号衰减（c）。**随访减小的FNH。**横轴位T2加权STIR（g，j），横轴位T1加权钆增强后影像（h，i，k，l），显示随访FNH明显变小。第1组影像显示典型的FNH，数年后采集的第2组影像示FNH明显变小。

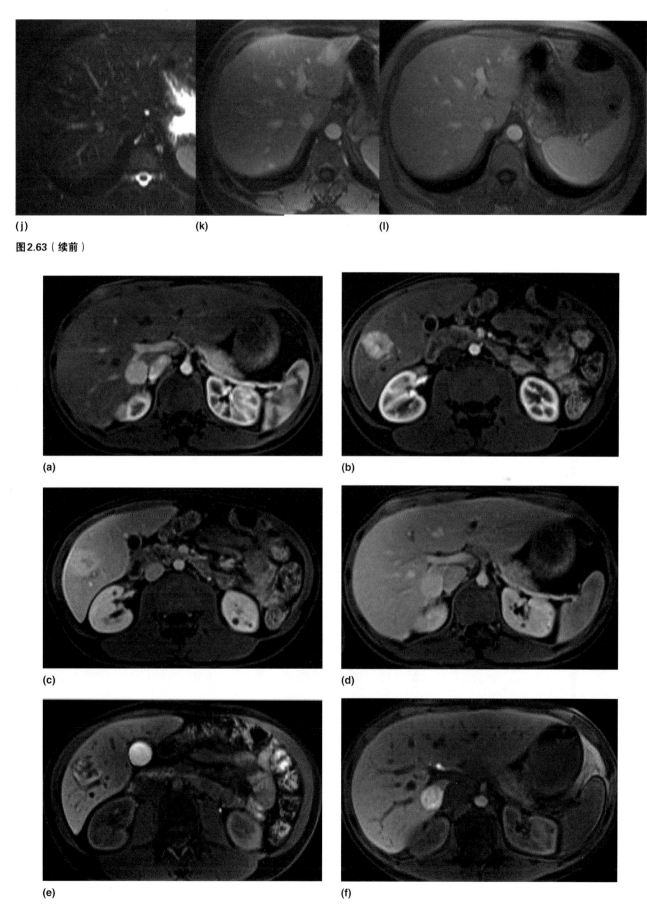

(j)　　　　　　　　　　　(k)　　　　　　　　　　　(l)

**图2.63**（续前）

(a)

(b)

(c)

(d)

(e)

(f)

**图2.64**　多发FNH。横轴位T1加权脂肪抑制钆增强后HAD期（a，b），间质期（c，d）与肝细胞期（e，f）3D-GE影像，示肝脏第Ⅵ段与第Ⅶ段尾叶旁2个FNH。病变呈早期强化，晚期强化消退，肝细胞期有强化。

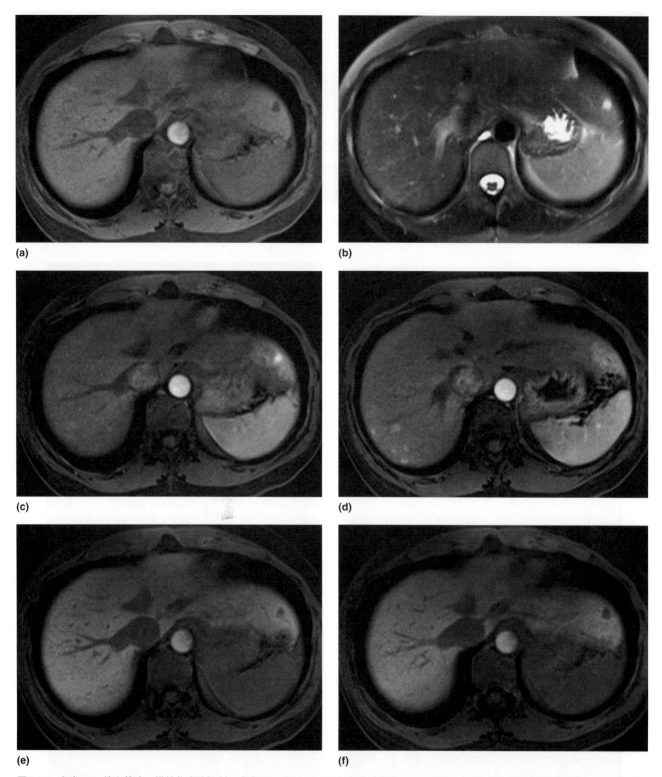

**图2.65　多发FNH伴血管瘤。**横轴位脂肪抑制T1加权3D-GE（a），T2加权脂肪抑制SS-ETSE（b），T1加权钆增强后脂肪抑制HAD期（c，d）与肝细胞期（e,f）示多发FNH与1个血管瘤。血管瘤位于肝左叶外侧段，增强HAD期示快速强化填充。肝细胞期病变显示无对比剂摄取，表现为低信号结节。多发小FNH平扫呈等信号，增强HAD期呈早期强化，肝细胞期为等信号。

　　MR扫描序列包括T2加权扫描、T1加权GE平扫、钆增强动态系列GE扫描，每次采集覆盖全肝，可获取良好的病变检出率（T2加权与钆增强后即刻GE扫描）与病变定性（T2加权与钆增强后系列GE扫描）（图2.66、2.67、2.68、2.69、2.70、2.71和2.72）。

　　建议T2加权序列扫描时采用脂肪抑制，可有利于包膜下病灶的检出[130]。ETSE序列采用脂肪抑制尤为重要，因为脂肪肝在非脂肪抑制T2加权回波链序列扫描时更亮，可掩盖肝转移瘤。另外，由于转移瘤自身的组织学特性，组织学改变常发生于肝脏的未受累部分。

对于已知有乏血管/富血管肝脏原发/转移瘤患者来说，钆增强后动态系列MR影像对病变的检出与定性尤为重要（图2.66、2.67、2.68、2.69、2.70、2.71、2.72、2.73、2.74、2.75、2.76、2.77、2.78、2.79、2.80、2.81、2.82、2.83、2.84、2.85、2.86、2.87、2.88、2.89和2.90），而增强HAD期对于病变的检出与定性均为最重要的影像采集时相。

反相位GE影像上，由于背景肝实质信号衰减，肝转移瘤可呈高信号（图2.75），这偶尔可有助于病变的检出，特别是当病变自身就是T1高信号的时候。然而在短TE影像上，病变常不甚明显，这是因为同相位影像上肝脏的信号减低与低信号的肝脏局灶性病变对比减小。病理上，转移瘤周围的肝实质内的肝索可呈受压或萎缩，肝细胞减少，取而代之的是散在分布的慢性炎症灶，没有脂肪化改变。在反相位影像上，转移瘤边缘受压肝实质区呈中等亮度的环。脂肪肝背景结肠癌肝转移瘤的这种表现相当常见，偶尔也可见于其他病变，包括血管瘤。

为了评价肝脏上缘与下缘，应采集至少一个冠状面影

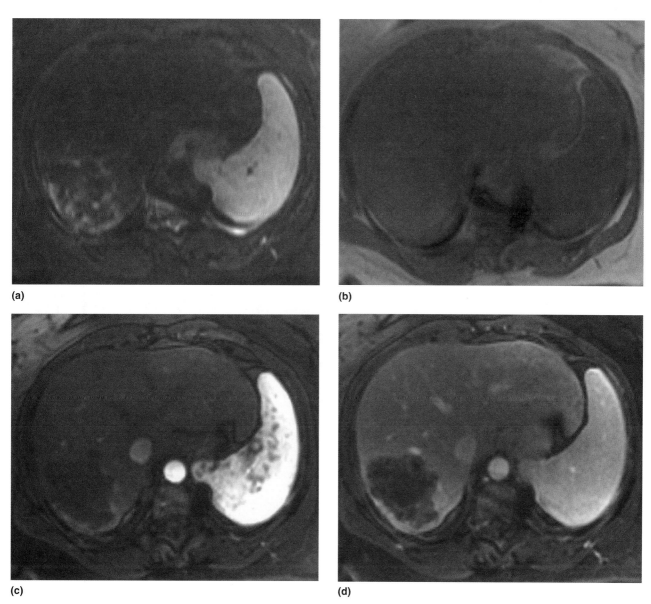

**(a)**    **(b)**

**(c)**    **(d)**

**图2.66**    **结肠癌肝脏单发转移。** 横轴位T2加权STIR（a），T1加权2D-GE（b）与T1加权脂肪抑制钆增强后3D-GE（c，d），显示结肠腺癌肝内较大转移瘤，呈菜花状。病变呈轻度T2高信号（a）。病变乏血管，增强HAD期（c）呈周边为主强化，并呈向心渐近性不均匀强化（d）。

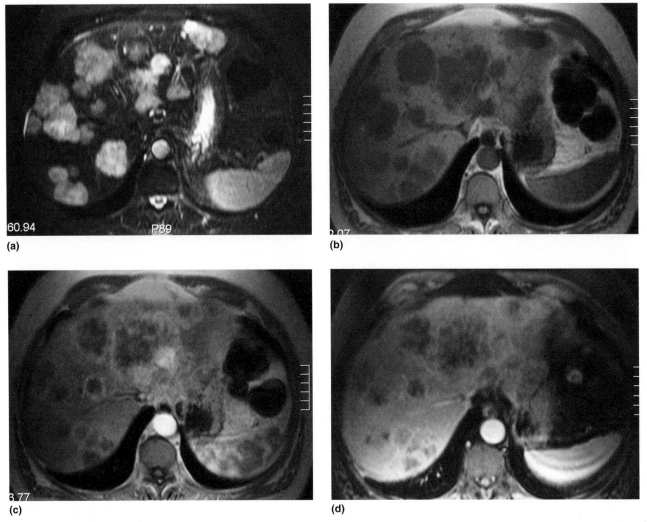

**图2.67　结肠癌多发肝脏大转移瘤。** 横轴位 T2 加权 STER（a），T1 加权 2D-GE（b）与 T1 加权钆增强后 HAD 期 2D-GE（c）及肝静脉期脂肪抑制 3D-GE（d）影像，示结肠癌多发肝转移瘤，肿瘤外形呈菜花状。病变乏血管，呈 T2 中等高信号（a），钆增强后可见周边为主的渐进性强化（c，d）。

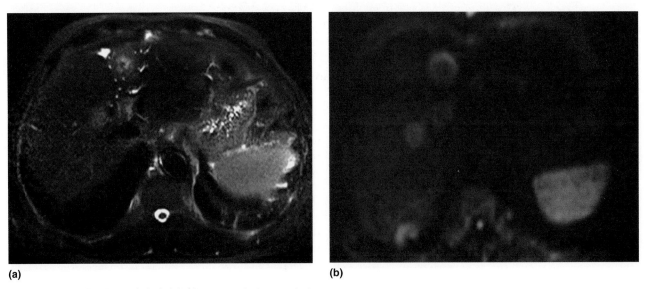

**图2.68　结肠癌转移瘤。** T2 加权脂肪抑制 SS-ETSE（a），DWI（b），

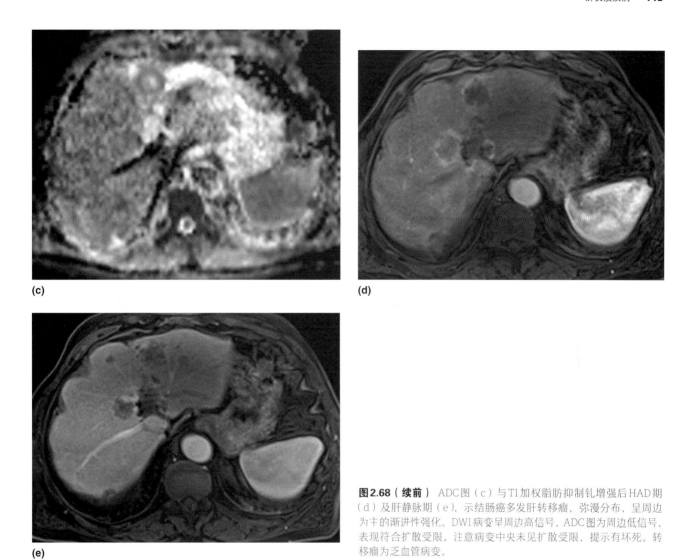

(c)

(d)

(e)

**图2.68（续前）** ADC图（c）与T1加权脂肪抑制钆增强后HAD期（d）及肝静脉期（e），示结肠癌多发肝转移瘤，弥漫分布，呈周边为主的渐进性强化。DWI病变呈周边高信号，ADC图为周边低信号，表现符合扩散受限。注意病变中央未见扩散受限，提示有坏死。转移瘤为乏血管病变。

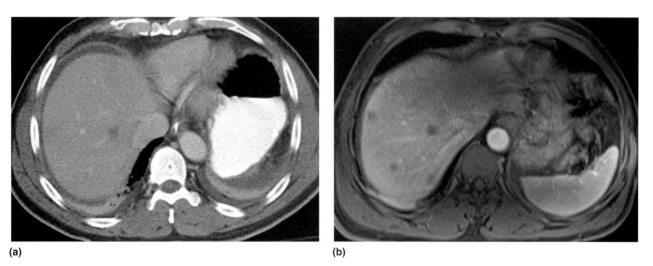

(a)

(b)

**图2.69　结肠癌肝转移：CT与MRI对照。**横轴位增强肝静脉期CT（a）与T1加权钆增强后3D-GE肝静脉期（b）影像，示继发于结肠腺癌的肝脏乏血管转移瘤。注意与CT相比，MR显示病变更明显，检出的病变更多。一些转移瘤位于肝脏周边与被膜下。转移瘤为乏血管病变。

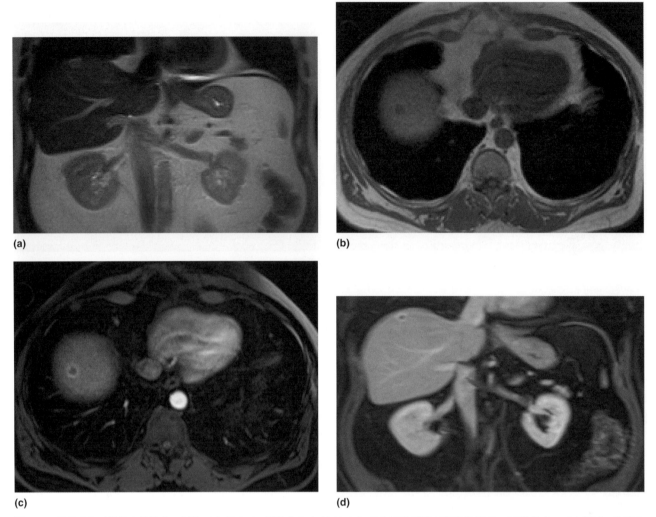

(a)

(b)

(c)

(d)

**图2.70  结肠癌肝脏单发小转移瘤**。冠状T2加权（a），横轴位T1加权（b）与T1加权钆增强后脂肪抑制3D-GE影像（c，d）显示一单发小转移瘤。病变呈T2轻度高信号，T1平扫呈低信号（a，b），周边为主强化。

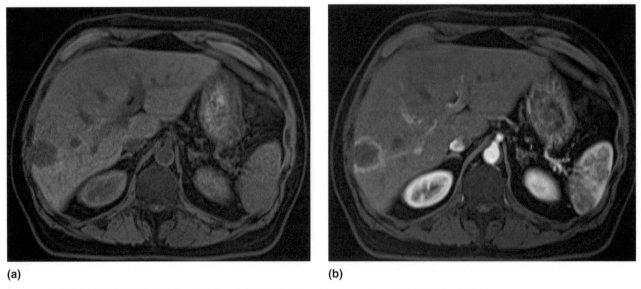

(a)

(b)

**图2.71  结肠癌肝实质内与肝被膜转移**。横轴位T1加权脂肪抑制3D-GE（a）与T1加权钆增强后HAD期（b，d）

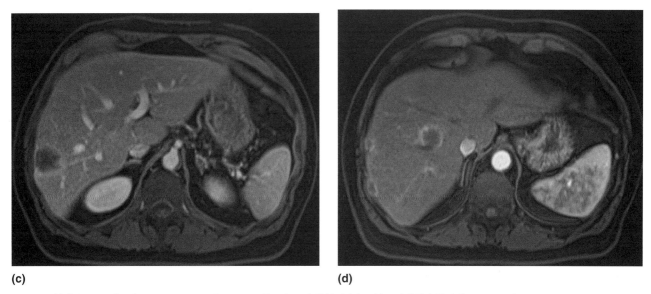

**(c)**　　　　　　　　　　　　　　　　　　　　　　　　　**(d)**

**图2.71（续前）** 及肝静脉期（c）3D-GE影像，显示2枚肝实质内的转移瘤与2枚肝被膜的小转移瘤。这些肿瘤呈周边为主强化。被膜的转移瘤来自肿瘤的腹膜播散。这些转移瘤均为乏血管病变。

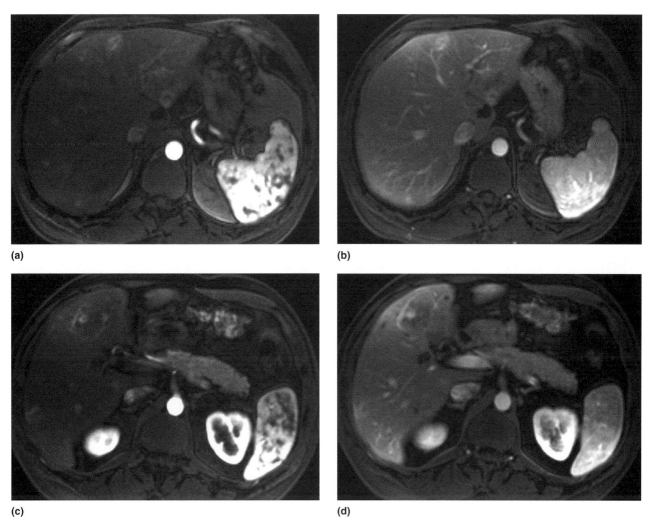

**(a)**　　　　　　　　　　　　　　　　　　　　　　　　　**(b)**

**(c)**　　　　　　　　　　　　　　　　　　　　　　　　　**(d)**

**图2.72　结肠癌多发肝转移。** 横轴位脂肪抑制钆增强后HAD期（a,c）与肝静脉期（b,d）3D-GE影像示肝内多发转移瘤，明显不均匀强化。这些转移瘤为富血管病变。

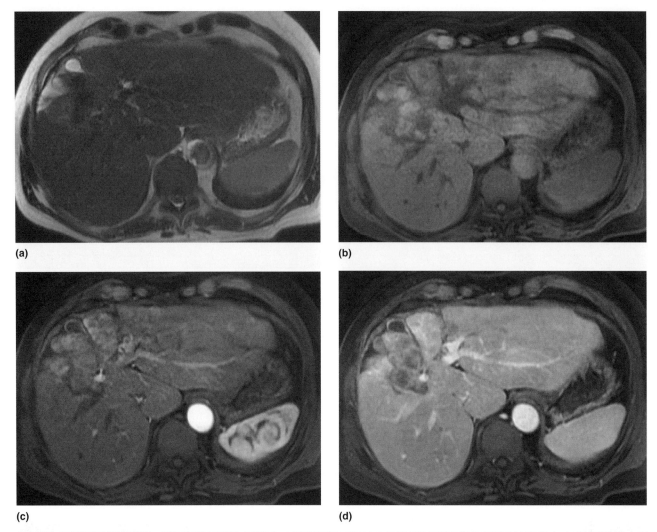

(a)　　　(b)

(c)　　　(d)

**图2.73　浸润性结肠癌肝转移。**横轴位 T2 加权 SS–ETSE（a），T1 加权 2D–GE（b）与 T1 加权脂肪抑制钆增强后 HAD 期（c）及肝静脉期（d）3D–GE 影像，示一浸润性肿块，来自结肠癌肝转移。病变呈轻度 T2 高信号，T1 平扫呈不均低信号（a，b），T1 信号不均与病变内出血有关。肿块造成相邻肝脏包膜回缩，外缘呈波浪状。病变呈不均匀渐进性强化（c，d）。

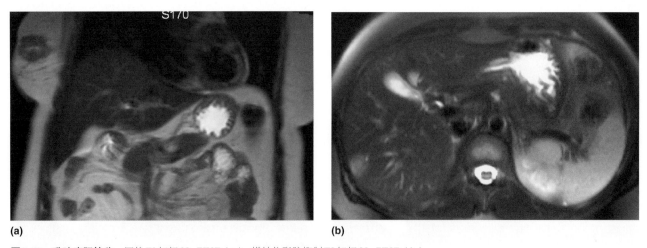

(a)　　　(b)

**图2.74　乳腺癌肝转移。**冠状 T2 加权 SS–ETSE（a），横轴位脂肪抑制 T2 加权 SS–ETSE（b），

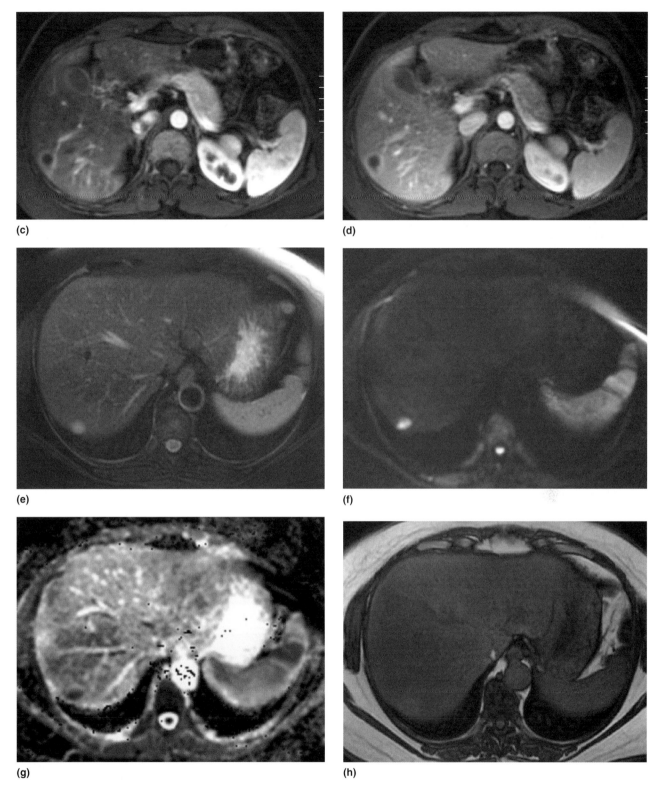

(c)

(d)

(e)

(f)

(g)

(h)

**图2.74（续前）** 与T1加权钆增强后HAD-（c）及肝静脉期（d）3D-GE影像，显示右侧乳腺肿块（a），继发于乳腺癌，伴有肝转移（b-d）。肝转移瘤呈周边为主强化。横轴位T2加权脂肪抑制SS-ETSE（e），DWI（f），ADC图（g），T1加权反相位2D-GE（h）与T1加权钆增强后脂肪抑制HAD期（i）及肝静脉期（j）3D-GE影像示肝右叶转移瘤，肿瘤扩散受限（f，g），呈周边为主渐进性强化（e，f）。病变DWI呈高信号（f），ADC图为低信号（g），符合扩散受限。肝脏有脂肪沉积，反相位影像呈明显低信号（h）。由于压缩的肝实质脂肪不易沉积，T1反相位影像可见环绕转移瘤的轻度高信号。

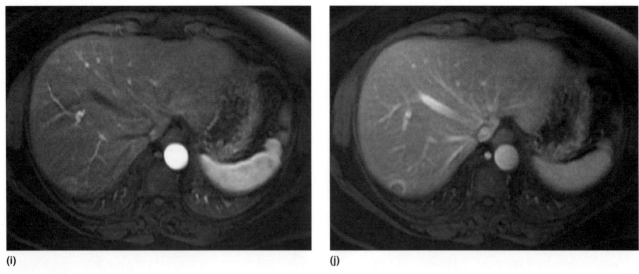

(i)                       (j)

**图2.74（续前）** 乳腺癌肝转移。

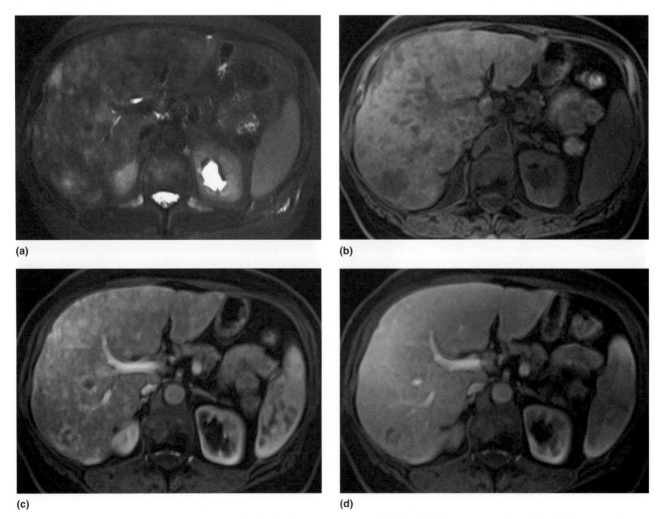

(a)                       (b)

(c)                       (d)

**图2.75** **乳腺癌多发粟粒样肝转移。** 横轴位T2加权脂肪抑制SS-ETSE（a），T1加权脂肪抑制3D-GE（b）与T1加权钆增强后HAD期（c）及肝静脉期（d）脂肪抑制3D-GE影像，示继发于乳腺癌肝脏多发粟粒样富血管的转移瘤。病变呈轻度T2高信号（a），钆增强后显示渐进性强化，肝静脉期大部分肿瘤表现为与肝脏等信号。这些转移瘤为富血管病变。

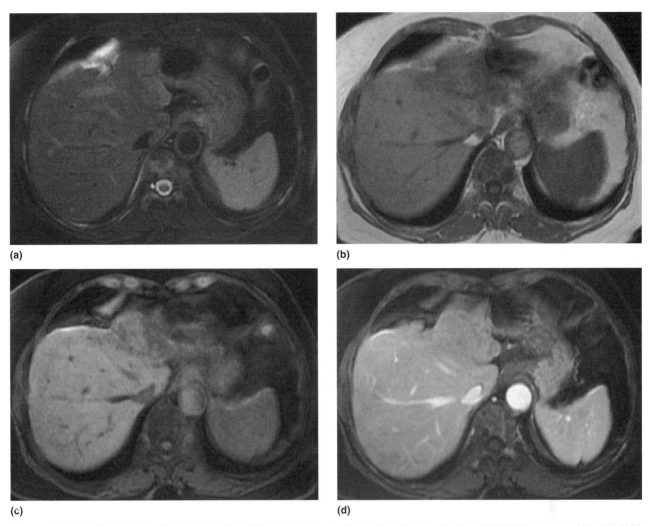

(a)

(b)

(c)

(d)

**图 2.76　浸润性乳腺癌肝转移。**横轴位 T2 加权脂肪抑制 SS-ETSE（a），T1 加权 2D-GE（b），T1 加权脂肪抑制 3D-GE（c）与 T1 加权钆增强后肝静脉期（d）脂肪抑制 3D-GE 影像，显示肝左叶浸润性肿块。病变引起肝左叶萎缩，肝被膜回缩；病变呈轻度 T2 高信号与 T1 低信号，增强肝静脉期与肝脏等信号，等血管。

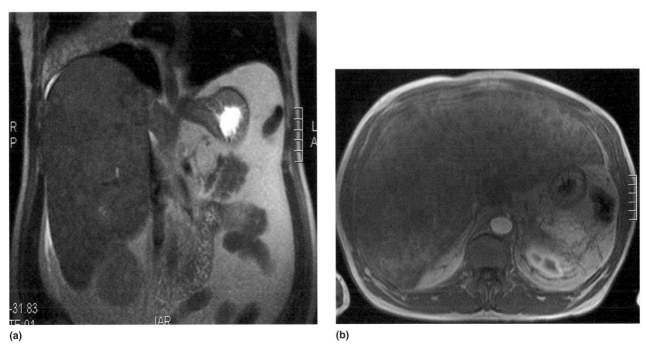

(a)

(b)

**图 2.77　肺癌多发弥漫性肝转移。**冠状 T2 加权 SS-ETSE（a），横轴位 T1 加权 2D-GE（b），

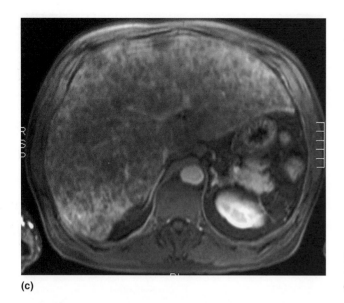

(c)

**图2.77（续前）** 与钆增强T1加权肝静脉期（c）影像示肝内继发于肺癌的多发乏血管转移瘤。与背景肝实质相比，转移瘤呈低强化（c）。注意冠状T2WI（a）上可见右肺不张。

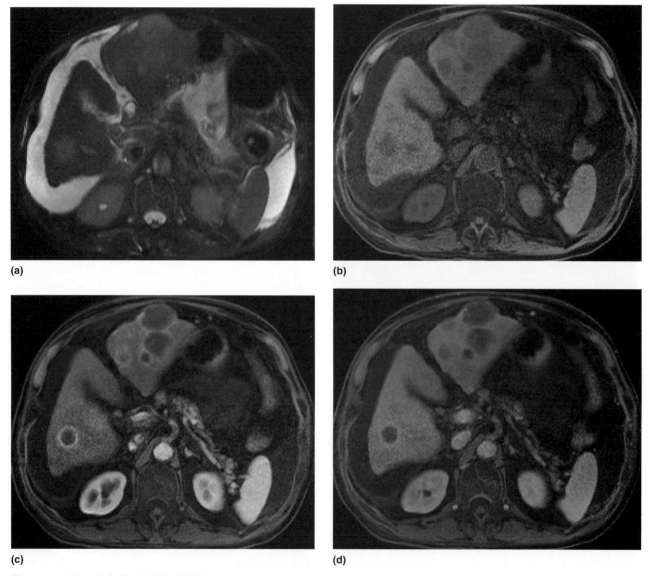

(a)　　　　　　　　　　　　　　　　　(b)

(c)　　　　　　　　　　　　　　　　　(d)

**图2.78** **肝硬化患者肺癌肝弥漫性多发转移。** T2加权脂肪抑制SS-ETSE（a），T1加权3D-GE（b）与T1加权钆增强后脂肪抑制HAD期（c）及肝静脉期（d）影像示肺癌肝内多发环形强化乏血管转移。注意肝硬化引起的波浪状肝脏外缘；可见腹水。

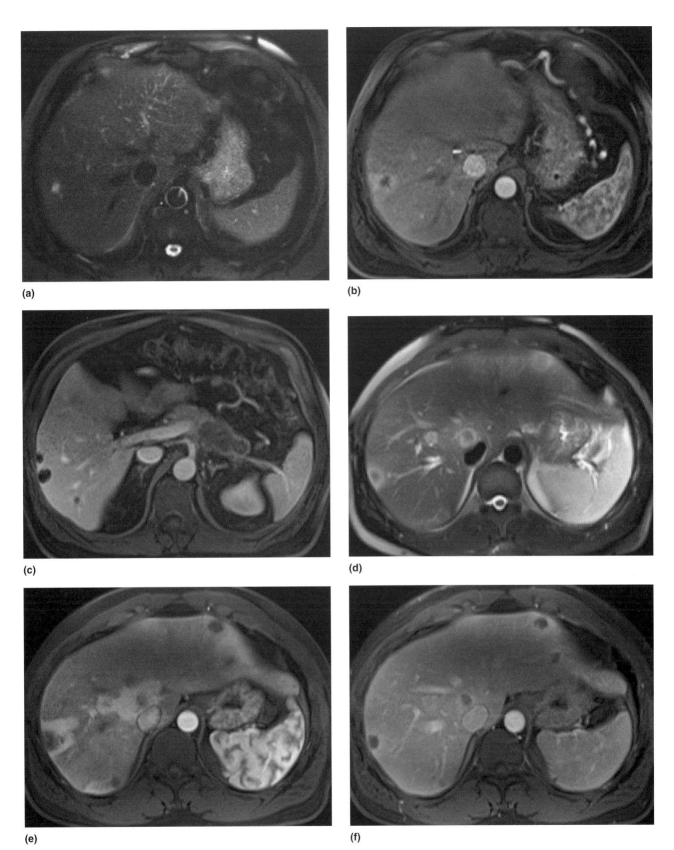

(a)

(b)

(c)

(d)

(e)

(f)

**图2.79**　**胰腺癌肝转移。**横轴位T2加权脂肪抑制SS-ETSE（a，d），T1加权钆增强后脂肪抑制HAD期（b，e）及肝静脉期（c，f）显示两个不同患者胰腺癌肝转移瘤。第1个患者（a-c）可见肝右叶来自胰尾癌的转移瘤，另可见肝内数个囊肿。第2个患者（d-f）可见肝内来自胰腺癌的多发转移瘤。可见环绕转移瘤的周围强化，这种强化尤其多见于胰腺癌肝转移瘤。

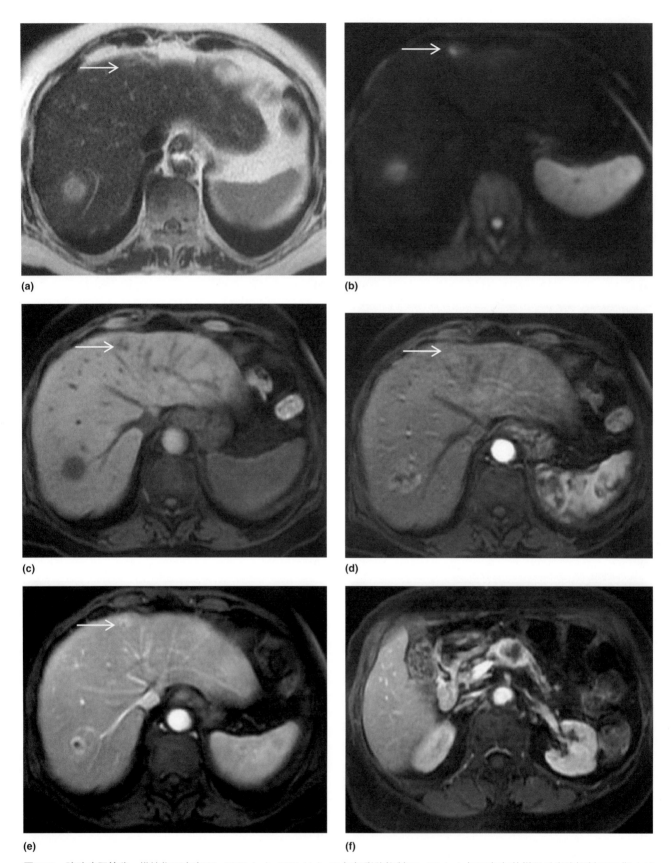

**图2.80** **胰腺癌肝转移。**横轴位T2加权SS-ETSE（a），DWI（b），T1加权脂肪抑制3D-GE（c）与T1加权钆增强后脂肪抑制HAD期（d）及肝静脉期（c，f）3D-GE影像，示肝内来自胰腺体部腺癌的2个转移瘤。病变呈T2轻度高信号，周边为主强化。其中一个转移瘤很小（箭头）。

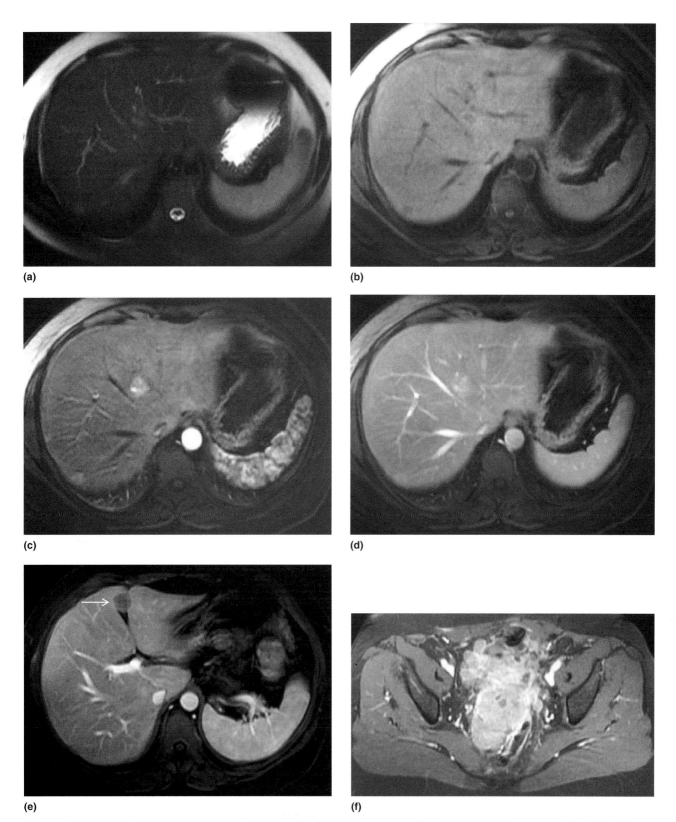

(a)

(b)

(c)

(d)

(e)

(f)

**图2.81** **宫颈鳞状细胞癌肝实质与肝包膜转移。**横轴位T2加权脂肪抑制SS-ETSE（a），T1加权脂肪抑制3D-GE（b）与T1加权钆增强后HAD期（c）及肝静脉期（d-f）3D-GE影像示宫颈癌肝实质内富血管转移瘤与肝包膜乏血管转移瘤。肝实质内病变呈轻度T2高信号（a）与T1低信号（b），增强HAD期明显强化（c），肝静脉期趋于消退（d）。肝包膜转移瘤（箭头，e）位于肝圆韧带水平。盆腔内可见一浸润性巨大肿块，呈不均匀强化（f）。

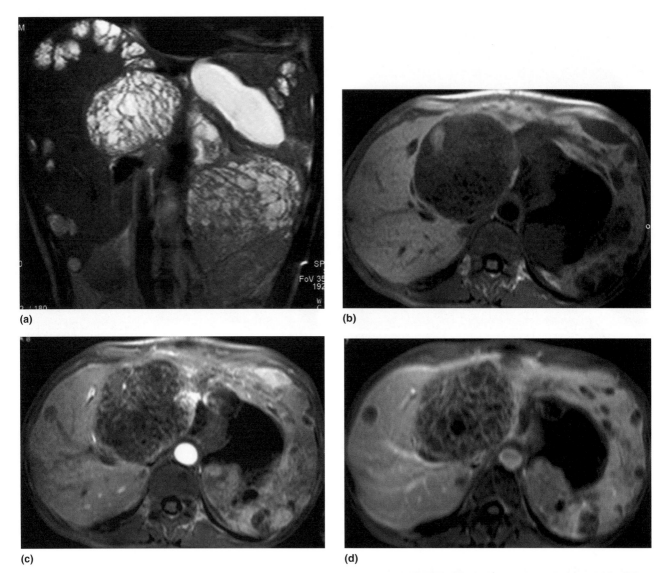

(a)

(b)

(c)

(d)

**图2.82** **卵巢癌肝实质内与肝包膜转移。**横轴位T2加权脂肪抑制SS-ETSE（a），T1加权脂肪抑制3D-GE（b）与T1加权脂肪抑制钆增强后HAD期（c）及肝静脉期（d）3D-GE影像，示卵巢癌肝实质内与肝包膜转移。另外，还可见多发腹膜转移瘤与肝脏病变形态相似。病变呈囊性，伴不均匀强化的分隔。

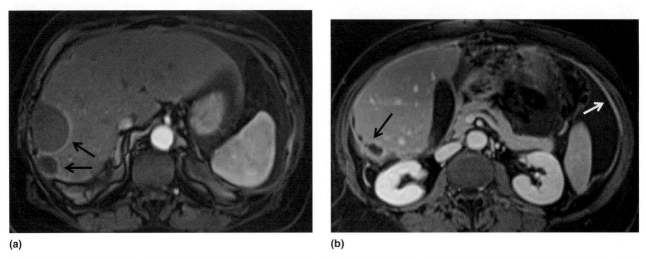

(a)

(b)

**图2.83** **卵巢癌肝包膜转移。**横钆增强后脂肪抑制T1加权HAD期（a）与静脉期（b）影像，示卵巢癌肝包膜无血供转移瘤（黑箭头；a，b）。肝包膜下囊性病变无内部基质强化，仅有囊壁轻到中度强化。请注意腹腔内中等量的游离液体与腹膜增厚（白箭头，b），可见强化。

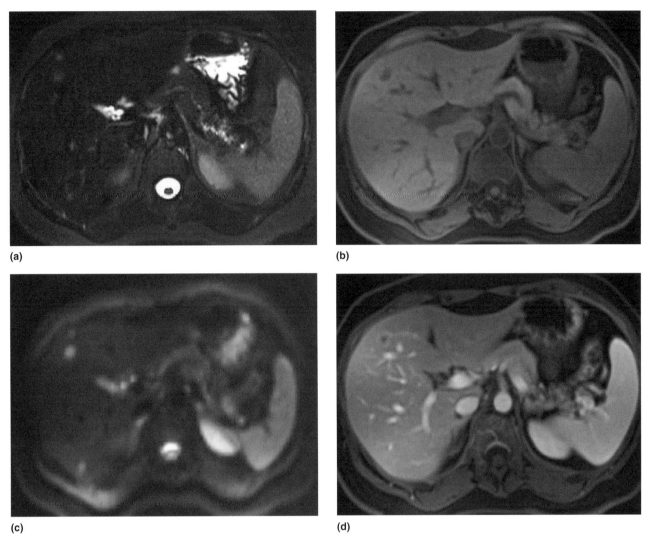

**图 2.84　卵巢癌肝实质内转移。** 横轴位 T2 加权脂肪抑制 SS-ETSE（a），T1 加权脂肪抑制 3D-GE（b），DWI（c）与 T1 加权钆增强后脂肪抑制 3D-GE（d）影像，示肝实质内数个卵巢癌转移瘤。病变呈轻度 T2 高信号，周边为主强化。

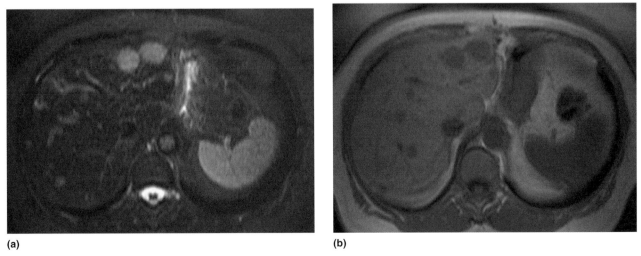

**图 2.85　神经内分泌瘤肝转移：类癌。** 横轴位 STIR（a），T1 加权 2D-GE（b），

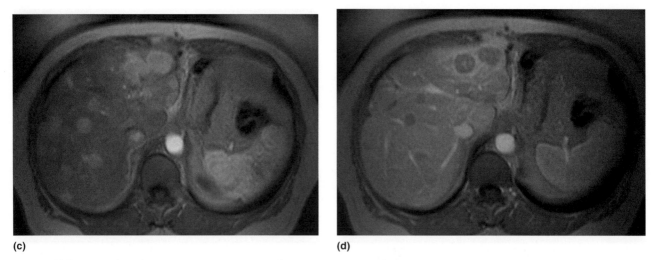

(c)　　　　　　　　　　　　　　　　　　　　(d)

**图2.85（续前）**　与T1加权钆增强后HAD期（c）及肝静脉期（d）2D-GE影像，示来自类癌的多发富血管转移瘤。病变呈高液体含量，此种表现可见于类癌/神经内分泌瘤。增强HAD期病变显示明显强化（c），肝静脉期呈典型的强化减退（d）。

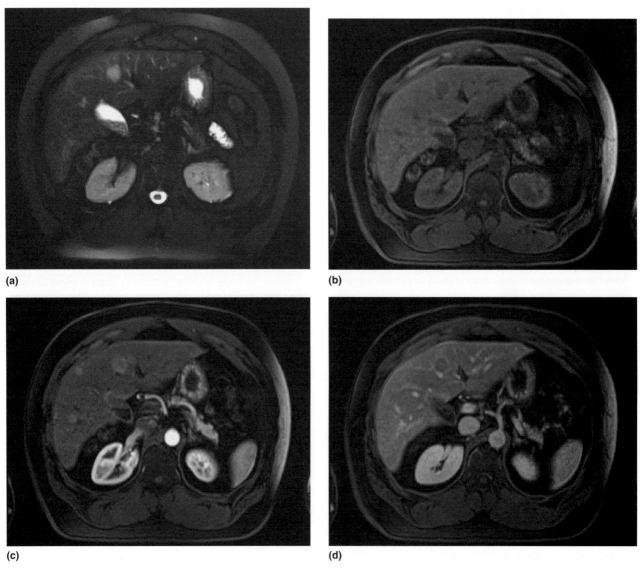

(a)　　　　　　　　　　　　　　　　　　　　(b)

(c)　　　　　　　　　　　　　　　　　　　　(d)

**图2.86**　**神经内分泌瘤肝转移：类癌**。横轴位脂肪抑制SS-ETSE（a），T1加权3D-GE（b）与T1加权钆增强后HAD期（c）及肝静脉期（d）3D-GE影像，示另一患者典型的类癌肝转移。病变呈中度T2高信号与增强早期明显强化（c），延迟期强化减退（d）。这些转移瘤为富血管病变。

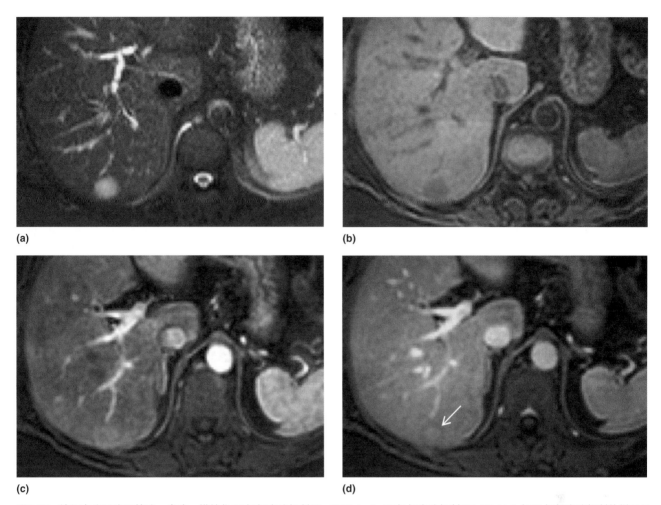

(a)　　　　　　　　　　　　　　　　　　　(b)

(c)　　　　　　　　　　　　　　　　　　　(d)

**图2.87**　**神经内分泌瘤肝转移：类癌。**横轴位 T2 加权脂肪抑制 SS-ETSE（a），T1 加权脂肪抑制 3D GE（b）与 T1 加权脂肪抑制钆增强后 HAD 期（c）及肝静脉期（d）3D-GE 影像，显示一富血管转移瘤。肿瘤增强肝动脉期呈轻度强化，肝静脉期略有消退或轻度周边减退。虽然典型的神经内分泌瘤肝转移增强肝动脉期呈明显强化，肝静脉期减退，尤其是小的转移瘤（<1.5cm），这种转移瘤增强 HAD 期也可呈轻到中度强化，肝静脉期强化消退（箭头，d）。

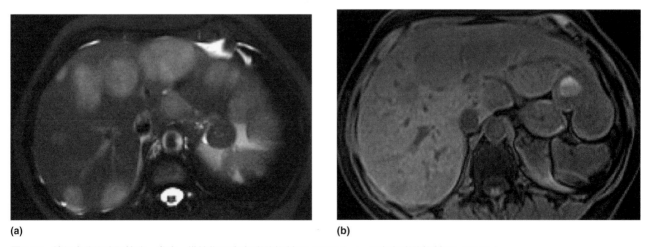

(a)　　　　　　　　　　　　　　　　　　　(b)

**图2.88**　**神经内分泌瘤肝转移：类癌。**横轴位 T2 加权脂肪抑制 SS-ETSE（a），T1 加权脂肪抑制 3D-GE（b），

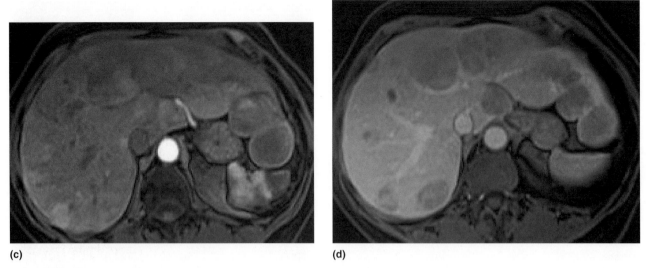

**(c)**
**(d)**

**图2.88（续前）** 与T1加权脂肪抑制钆增强后HAD期（c）及肝静脉期（d）3D-GE影像，示肝脏多发富血管转移瘤。病变呈轻度T2高信号，增强HAD期不均匀中度强化，肝静脉期中度减退。

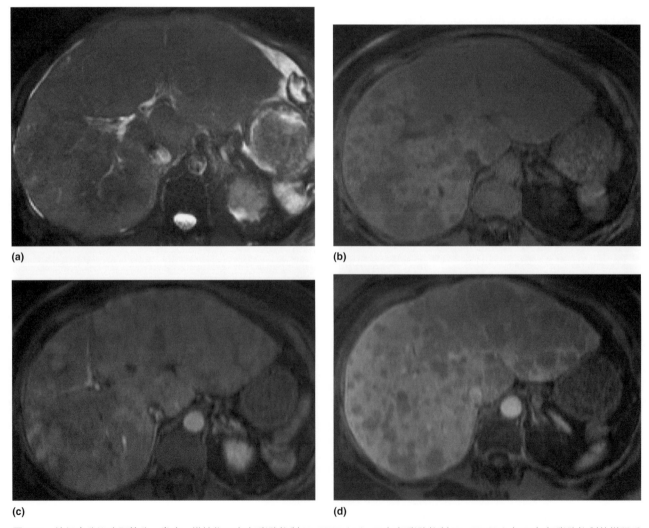

**(a)**
**(b)**

**(c)**
**(d)**

**图2.89** **神经内分泌瘤肝转移，类癌。** 横轴位T2加权脂肪抑制SS-ETSE（a），T1加权脂肪抑制3D-GE（b）与T1加权脂肪抑制钆增强后HAD期（c）及静脉期（d）3D-GE影像，示肝内弥漫分布无数富血管转移瘤。病变呈T2中等信号，增强HAD期不均匀中度强化，肝静脉期减退。

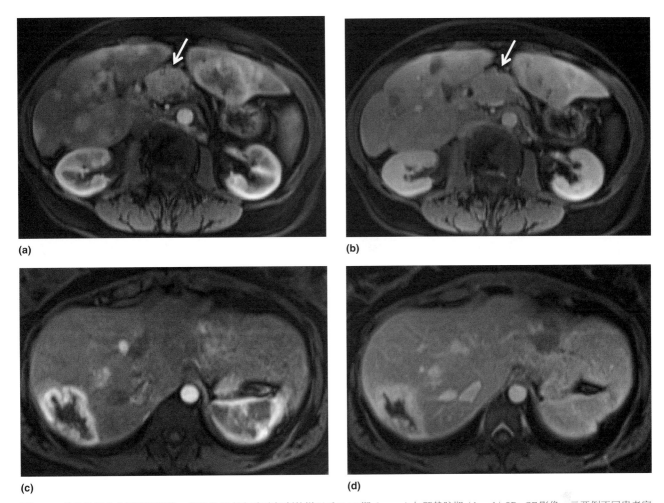

**(a)**  **(b)**

**(c)**  **(d)**

**图2.90 胰腺神经内分泌瘤肝转移。**横轴位T1加权脂肪抑制钆增强后HAD期（a，c）与肝静脉期（b，d）3D-GE影像，示两例不同患者富血管神经内分泌瘤。第1例患者（a，b）可见胰腺神经内分泌瘤（箭头a，b）肝多发富血管转移。增强HAD期转移瘤呈明显强化，肝静脉期减退。第2例患者（c，d），肝多发富血管转移瘤增强HAD期与肝静脉期呈渐进性强化。

像，特别是肝左叶心脏下的部分[131]。短时间技术，如SS-ETSE，T1加权GE单独或同时采用均有助于冠状面成像。

**MRI与CT的比较**

　　肝脏的MRI评价优于CT[69, 132-140]。目前的挑战，是MR检查的优势能否体现在改善患者的治疗、病变的转归和医疗的花费上面。新的MR序列，相控阵表面线圈与组织特异性MR对比剂的出现提示MR的诊断力可能进一步超越CT（图2.69、2.91）。

　　根据我们目前的临床经验，多排探测器CT与MRI显示病变表现类似，但肝脏影像MRI更好。虽然MRI与CT两种技术均在进展，MRI影像一直优于CT，包括有最新技术的CT。

**肝转移瘤的磁共振特征**

　　转移瘤的T2与T1加权影像表现极不一致。一般来说，转移瘤呈中等T2高信号，中等T1低信号。

**病变与病变周围的强化**

　　当转移瘤T1加权平扫与增强动脉为主期显示大小相同时，可确定病变有强化，一般强化边缘很清楚。病变周围强化是指强化发生于平扫影像显示的病变边缘外，强化常界限模糊或呈楔形。

　　肝转移瘤强化的方式与病变大小明显相关。依病变在增强肝动脉为主期的强化方式及其大小，可将肝转移瘤分为：①均匀型，通常病变横径≤1.5cm；②不均匀型（少见），通常病变横径≥1.5cm；③环形强化型，通常病变横径＞1.5cm[141, 142]。应注意，＞1.5cm的病变均匀

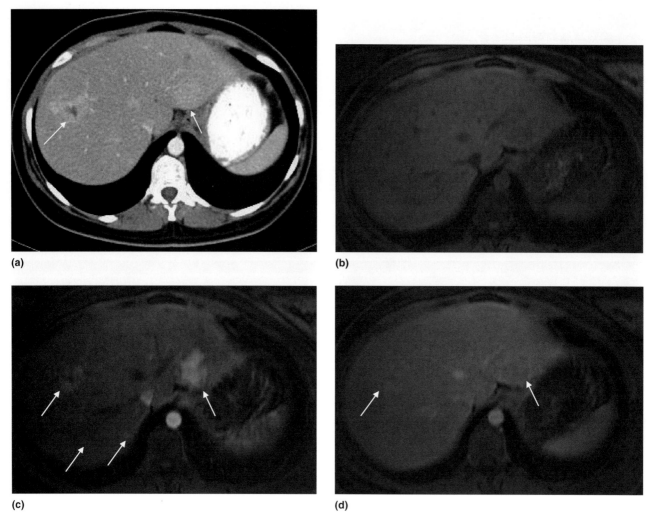

**图 2.91　胰腺神经内分泌瘤肝转移**，CT 与 MRI 的比较。横轴位增强后肝静脉期 CT 影像（a），T1 加权脂肪抑制 3D-GE（b）与 T1 加权钆增强后 HAD 期（c）及肝静脉期（d）3D-GE 影像，显示来自神经内分泌瘤的数个富血管转移瘤（箭头）。增强 HAD 期转移瘤呈明显强化（c），肝静脉期减退（d）。

强化并非罕见，特别是原发肿瘤为富血管病变时。增强早期不均匀强化可能反映了转移瘤内的坏死。＞1.5cm 富血管转移瘤弥漫性不均匀强化可能呈放射轮状表现，病变内可见较低强化放射样分布的薄条带。

　　增强早期环形强化是肝转移瘤最具特征性的表现（图 2.66、2.67、2.68、2.69、2.70 和 2.71）[72, 81, 141, 143-145]。在增强肝动脉为主期的影像上，转移瘤外缘明显强化，中央部分强化不明显，反映了肿瘤血管最为丰富的外围部分强化更明显；增强间质期，肿瘤较少血管的中央部分对比剂到达逐渐增多与周围呈等强化；外缘显示强化程度减低，呈不均匀强化消退至等信号或减退，而中央部分则显示强化增高。增强间质期中央部分强化伴外缘强化减退高度提示病变为恶性[145]。有作者认为病变强化的减退与转移瘤周边部分富血管程度更高，因而对比剂流入与流出得更快有关，而中央部分血管较少、缺血，并有纤维化，因此流入的对比剂少，但可滞留更长时间[145-149]；外缘部分的血管内间隙与间质间隙之比高，而中央部分血管内间隙小，间质间隙较大[145, 146]，其结果是转移瘤的中央部分血供减低[145]，钆的清除也更慢[150]。边界清楚的周边强化减退伴中央部分强化增高为富血管肝转移瘤最为典型的影像表现，最常见于胃泌素瘤肝转移。

　　依强化的形状，可将病变周围强化分为：①环形强化，典型表现为界限模糊，增强动脉为主期强化明显，间质期强化逐渐消退，常见于结肠癌肝转移；②楔形强化，边界更清楚锐利，常见于胰腺导管腺癌肝转移

（图2.79）[151]。

除直结肠癌与胰腺导管腺癌肝转移外，其他肝转移瘤少见病变周围强化[141, 151-153]。富血管性肿瘤，如胰岛细胞瘤或肾细胞癌肝转移病变周围强化也少见，提示肝动脉血供增多并非病变周围强化的原因。一项研究[151]显示，在镜下，转移瘤周围肝实质呈不同程度的压缩、结缔组织增生反应、炎性纤维化与新生血管增生。这一环绕转移瘤的组织病理区域被称为肿瘤边界区。病变周围强化范围更大的肿瘤，其边界区也更厚。在影像上观察到的病变周围强化的边界区，并非组织病理上所观察到的边界区，提示血管的改变超出了肝脏压缩组织的范围。推测由相邻肿瘤或肿瘤代谢产物进入肿瘤相邻组织内引起的肝细胞损害，引起了炎症反应与新生血管增生，可能为MRI所显示的病变周围强化的原因。

**肝脏转移瘤富血管的程度与强化程度的关系**

肝脏转移瘤的血供主要来自肝动脉。增强动脉为主期影像上肝转移瘤的强化程度，是由病变内血管的大小与数量及毛细血管壁的通透性决定的。另外，纤维化、坏死或密集融合的细胞也可影响肝转移瘤的强化程度。

按照增强MRI动脉为主期与间质期的强化程度与增强间质期病变的清晰度，肝转移瘤可分为：①无血管型，增强动脉为主期与间质期病变无强化（图2.83）；②乏血管型，增强动脉为主期相对于胰腺实质或肾皮质病变强化不明显或仅略有强化，间质期表现更清晰（图2.86）；③等血管型，增强动脉为主期病变与背景肝实质强化相似，间质期可显示更清晰（图2.87）；④富血管型，增强动脉为主期病变呈中度到明显强化（图2.85），较背景肝实质强化更明显与胰腺和（或）肾皮质强化相似，间质期显示清晰程度减低[5, 142]。

为分析增强动脉为主期的强化程度，确定序列采集时间是否在"完美增强时间"至关重要，"完美增强时间"是指影像上肝动脉与门静脉强化而肝静脉未强化的时间[5]。采用正常胰腺和（或）肾皮质为评价增强动脉为主期病变强化程度的参考器官，是因为这些结构血管丰富，位置又靠近肝脏，非常方便强化程度的分析。

无血管型转移瘤表现为完全囊性或坏死的肿瘤，其影像特点包括T2高信号、T1低信号，增强动脉为主期与间质期无强化。增强某一期常显示转移瘤边缘菲薄强化或病变周围有强化。来自卵巢癌的转移瘤与治疗后（化疗，化疗栓塞或消融）的转移瘤动态增强扫描可呈无血

管型病变。无血管型转移瘤可与良性囊肿相似。有时由于周围强化，钆增强后延迟扫描可显示转移病灶边缘模糊或病变减小，这一表现可用于鉴别无血管型转移瘤与真性囊肿，因为后者增强延迟期影像仍保持外缘锐利，大小无变化。

乏血管转移瘤影像特点包括T2近乎等或高信号，T1低信号。增强后动脉为主期乏血管转移瘤呈轻微强化，间质期趋于更清晰[154]。肝内乏血管转移瘤常来自直结肠癌、尿路上皮癌[5]、胰腺导管癌、小肠腺癌、肺癌、膀胱癌与前列腺癌等原发肿瘤[141, 152]。

等血管转移瘤影像特点为增强动脉为主期病变强化与背景肝实质相似；间质期常常，但非总是呈强化程度减低（廓清），变得更明显。等血管型转移瘤一般在平扫影像上可很好显示，呈T2高信号、T1低信号。这种表现最常见于化疗后的转移瘤，可能反映了化疗抗血管生成的效应。来自结肠、甲状腺与内分泌器官的转移瘤最常呈等血管型表现[5, 150]。

富血管型转移瘤通常表现为T2高信号、T1低信号，增强早期呈环形中度或明显强化，强化程度与胰腺和（或）肾皮质相当；间质期影像上，转移瘤最常显示中央部分强化与周围强化廓清（图2.85、2.86、2.87、2.88、2.89、2.91、2.92、2.93、2.94、2.95和2.96）[72, 143, 144]。增强动脉为主期富血管型转移瘤的明显强化与背景肝实质轻度强化对比强烈，因而表现明显。

小的（＜1.5cm）富血管转移瘤常表现为T2均匀高信号、T1均匀低信号，增强间质期强化消退至与背景肝脏等强化或强化廓清。小的（特别是＜1.0cm的转移瘤）富血管转移瘤仅在增强HAD期表现明显，而在T2WI与T1WI及增强间质期影像上呈等信号[143]。

最常引起富血管型肝转移瘤的恶性肿瘤包括乳腺癌、肾细胞癌、类癌、胰岛细胞瘤、甲状腺癌、不明原发部位的腺癌、平滑肌肉瘤和恶性黑色素瘤。偶尔可引起肝富血管转移瘤的其他恶性肿瘤包括结肠癌、胰腺导管癌和肺癌[143, 155]。最常见到的极明显富血管转移瘤来自神经内分泌瘤（即类癌与胰岛细胞瘤）。

MR显示富血管型转移瘤的强化优于CT，因为MRI对钆螯合物的敏感性更高，团状注射对比剂进入肝脏更集中，动态影像采集的时间分辨率更高（图2.85）。

**不同原发肿瘤肝转移瘤的MR特征**

不同组织类型的转移瘤可显示不同的形态或强化方式（图2.86、2.87和2.88）。

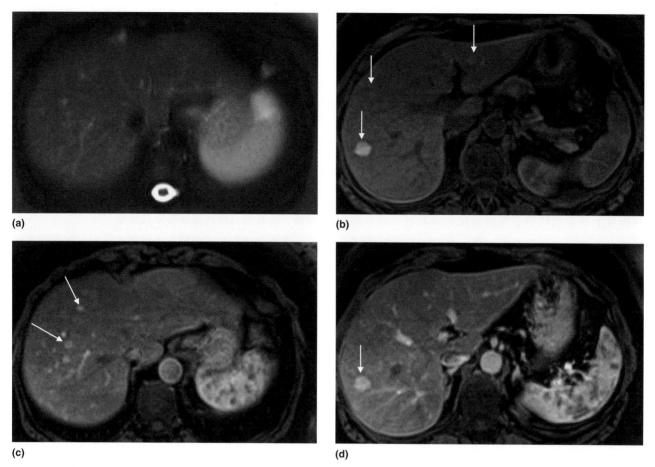

(a)

(b)

(c)

(d)

**图 2.92** **恶性黑色素瘤肝转移。**横轴位 T2 加权脂肪抑制 SS–ETSE（a），T1 加权脂肪抑制 3D–GE 平扫（b）与钆增强后 HAD 期 3D–GE（c，d）影像，示来自恶性黑色素瘤的富血管肝转移瘤。由于黑色素的顺磁性效应，恶性黑色素瘤转移在 T1 加权平扫影像上呈高信号（箭头，b）。钆增强后病变（箭头 c，d）强化增高。

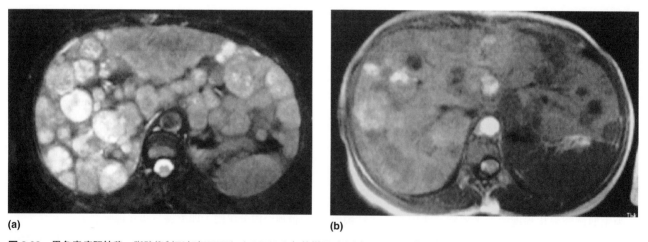

(a)

(b)

**图 2.93** **黑色素瘤肝转移。**脂肪抑制 T2 加权 ETSE(a)，SGE(b) 与钆增强后即刻 SGE(c) 影像。多发黑色素瘤肝转移呈低到高 T2(a) 与 T1(b) 混杂信号，反映了黑色素的顺磁性的特性。

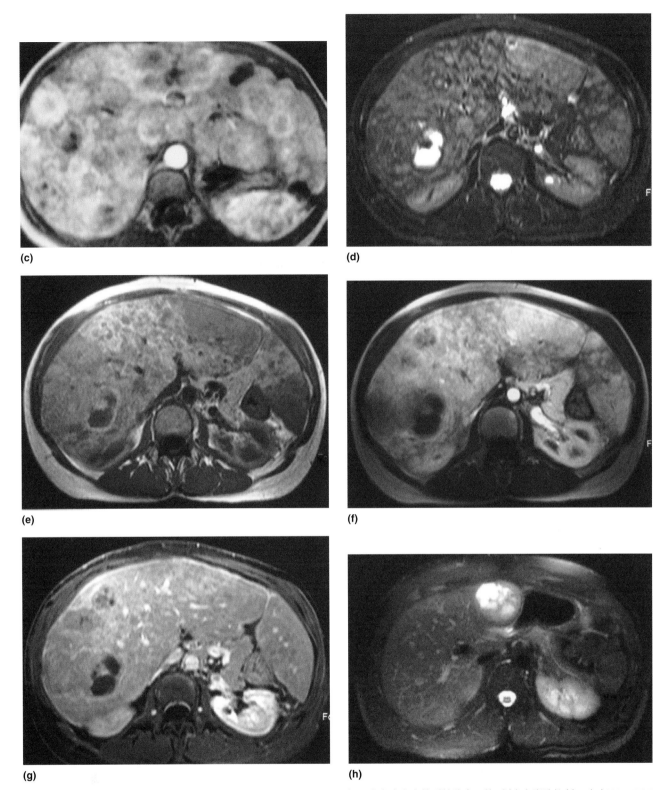

**图2.93（续前）**　钆增强后即刻SGE扫描影像可见明显环状强化（c），提示病变为富血管型转移瘤。第2例患者脂肪抑制T2加权SS-ETSE（d），SGE（e）与钆增强后即刻（f）及90s后脂肪抑制SGE影像。肝实质内散在分布多发病变，呈不均匀T2高信号（d）与T1高信号（e），增强早期显示明显不均匀强化（f），晚期强化变得更均匀（g）。T2与T1WI均呈高信号反映了肿瘤内含黑色素。第3例患者脂肪抑制T2加权SS-ETSE（h），

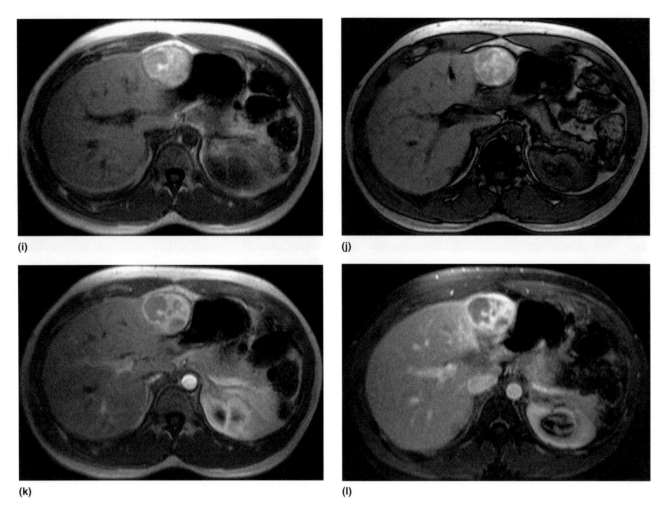

(i)

(j)

(k)

(l)

**图2.93（续前）** SGE（i），反相位（j）与钆增强后即刻（k）及90s后脂肪抑制（l）SGE影像，显示相似的影像表现。

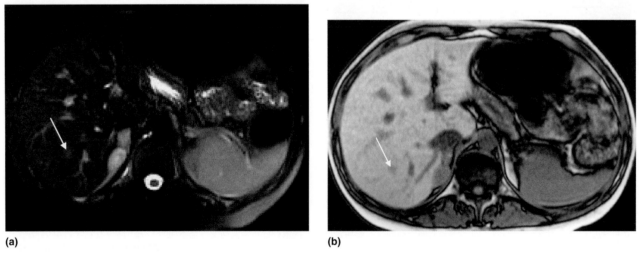

(a)

(b)

**图2.94** 嗜铬细胞瘤肝转移。横轴位T2加权脂肪抑制SS-ETSE（a），T1加权2D-GE反相位（b），

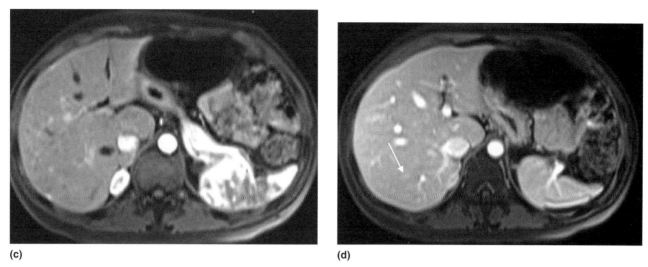

**(c)**　　　　　　　　　　　　　　　　**(d)**

**图 2.94（续前）** 钆增强后HAD期（c）及肝静脉期（d）3D-GE影像，示恶性嗜铬细胞瘤肝脏富血管型转移瘤（箭头）。其中一个病灶（箭头）呈轻度T2高信号（a）与轻度T1低信号（b），增强后肝静脉期轻度强化（d）。此外，增强HAD期影像上还可见一些细小的强化转移灶（c）。注意增强肝静脉期肝转移瘤强化趋于消退，使此种小的富血管型转移瘤于增强肝静脉期的评价受限。因此，评价这些病变MR平扫与增强HAD期扫描尤其重要。

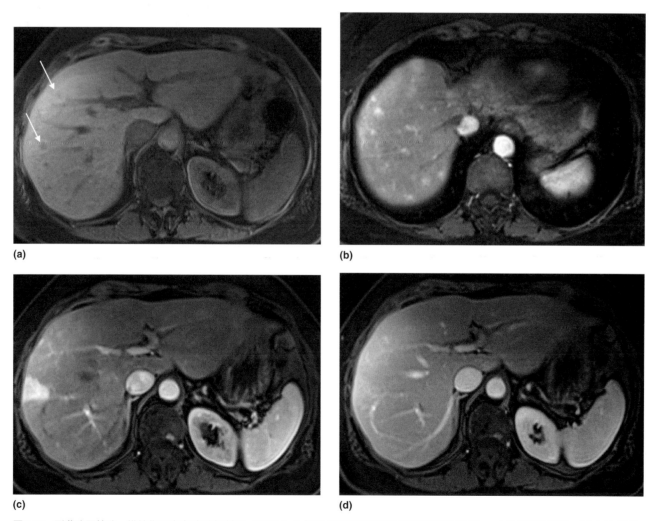

**(a)**　　　　　　　　　　　　　　　　**(b)**

**(c)**　　　　　　　　　　　　　　　　**(d)**

**图 2.95　副节瘤肝转移。** 横轴位T1加权脂肪抑制SS-ETSE（a）与T1加权脂肪抑制钆增强后HAD期（b，c）及肝静脉期3D-GE（d）影像，示来自转移性副节瘤（球瘤）的肝转移。病变（箭头）呈轻度T1低信号（a），增强HAD期呈明显强化，肝静脉期强化消退。注意HAD期病灶周围楔形强化（c）。

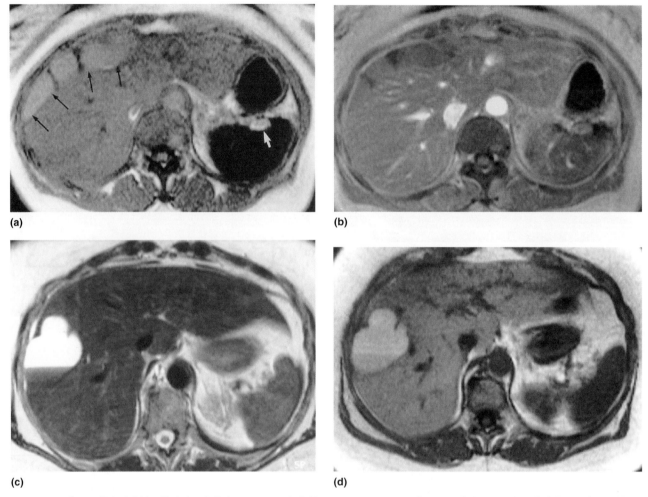

**图2.96** T1高信号的产黏液性肝转移瘤，卵巢癌。SGE（a）与钆增强后90s SGE（b）影像。肝脏外缘可见一有包膜的大转移瘤（黑箭头，a），脾脏被膜下亦可见一较小转移瘤（白箭头，a）。转移瘤呈T1高信号，反映期含有大量黏液。钆增强后肿瘤囊壁可见强化（b）。T1WI上脾脏几乎无信号与患者输血性含铁血黄素沉积有关。第2例患者T2加权ETSE（c）与SGE（d）影像，可见肝右叶被膜下一囊性卵巢癌转移。T2WI（c）显示转移瘤囊内重力侧低信号内容物平面。囊性转移瘤内大量的黏液形成了T1WI上的高信号（d）。

来自结肠癌的转移瘤通常为乏血管型。如其组织病理学的特征性表现那样，此种肿瘤有一个薄的纤维组织与炎性细胞构成的区域，在MR影像上出现周边环形强化，显示增强早期强化，晚期强化维持[141]。当来自直结肠癌的转移瘤直径超过3cm时，可表现为典型的菜花状外形。此种表现推测缘于纤维组织条带与炎性细胞延伸至病变内，周围是随肿瘤生长发生的肿瘤细胞岛，于纤维包裹内膨胀生长形成的[141]，其形成影像的周边强化区，延伸至肿瘤周围，造成肿瘤菜花状表现。肝脏较大单发转移最常见于结肠癌，这部分反映了肝转移瘤最常见的原发肿瘤为结肠癌。结肠癌转移累及肝脏的范围小，这也正是结肠癌肝转移成为为数不多可手术切除的转移瘤。直结肠癌可出现凝固性坏死，形成T2WI上中央低信号，周围被高信号的存活肿瘤环绕[156]。

约1/3结肠癌肝转移的患者表现为肝脏多发被膜下小转移瘤，这些肿瘤仅可见于钆增强后即刻扫描的MR影像上。

乳腺癌肝转移瘤也为富血管病变与其他常见类型的肝转移瘤相比，乳腺癌肝转移MR表现差异较大。这些表现包括环形、粟粒状或相互融合累及肝段。融合性肝段受累为乳腺癌更为典型的表现，而其他癌肿相对少见[141, 142]。

来自胰腺导管腺癌的肝转移瘤通常为乏血管病变，但富血管病变也并非少见。病变常多发，散在分布于整个肝实质或肝包膜下。常见病变周围环形或楔形强化。病变呈T2中度高信号、T1中度低信号或等信号，特别是≤1.5cm的肿瘤。约20%的患者仅有的肝转移瘤较小（<1.5cm），位于肝包膜下，呈富血管病变，仅可在增

强 HAD 期影像上一过性显示[152]。

肺鳞状细胞癌肝转移一般表现为圆形、界限清楚的肿瘤，周边呈 T2 高信号环，中央呈 T2 低信号，增强早期周边环形明显强化（图 2.81）。来自其他部位的鳞状细胞癌肝转移瘤也多为圆形，增强后即刻 SGE 影像上表现为均匀环形强化。

分化差的腺癌常表现为大量<2cm 的转移瘤，散在分布于全肝。这些转移瘤呈典型的 T2 高信号，钆增强后即刻扫描呈环形强化；病变富血管程度不 ，可为乏血管，也可高度富血管。小细胞肺癌与其他侵袭性非鳞状细胞肺癌肝转移瘤影像表现相似（图 2.79）。

来自胰腺神经内分泌瘤的肝转移，包括胃泌素瘤，增强动脉为主期显示周边均匀中度强化，晚期扫描周边强化趋于廓清（图 2.90）。胃泌素瘤肝转移常呈相对均匀的多个病变；病变可极广泛，而患者的症状相对轻微。

由于黑色素的顺磁性，黑色素瘤肝转移可表现为 T2 与 T1 高低混杂信号病变（图 2.92、2.93）。呈此种顺磁性效应的黑色素瘤肝转移必须色素含量高，分化良好。非黑色素细胞恶性黑色素瘤或低分化肿瘤不含黑色素，不产生顺磁效应，因而呈 T2 轻度高信号，T1 轻度低信号。黑色素瘤肝转移可以是富血管病变，并可转移非常广泛。

类癌的肝转移通常呈 T2 高信号，T1 低信号，对比剂增强扫描呈中度到明显强化（图 2.85、2.86、2.87、2.88 和 2.89）[157]。在增强晚期的影像上，可见病变强化廓清或消退至等信号。有时病变仅见于钆增强后即刻扫描，这种情况并非少见。另外，类癌肝转移可与 HCC 相似，T1 加权平扫也可呈高信号（代表有蛋白合成），增强晚期呈强化廓清伴包膜强化。约 90% 的肝转移瘤患者病变富血管，10% 的患者病变乏血管[158]。

产黏液肿瘤，如卵巢癌或胰腺黏液囊性腺癌也可出现肝转移，病变蛋白含量高，因而呈 T1 高信号（图 2.96）。

蛋白合成活跃，如产生酶或激素（如类癌）的转移瘤，蛋白含量高，也可在 T1WI 上呈高信号。

附着于被膜的转移瘤常来自恶性肿瘤的腹膜腔内播散（图 2.82、2.83）。卵巢癌为肝被膜转移的最常见原发肿瘤，其次为结肠癌（图 2.72）。一项前期研究[152]表明，在 81%（13/16）的胰腺导管癌肝转移患者显示有附着于肝被膜的转移瘤，其中 19%（3/16）仅可见到附着于肝被膜的转移瘤。一些其他不同的恶性肿瘤也可发生

附着于肝被膜的转移瘤（图 2.79）。

出血性转移瘤在 T2WI 与 T1WI 上可表现为高或低的不同信号病变。

不同肿瘤的肝转移瘤病例参见图 2.97、2.98、2.99、2.100、2.101、2.102、2.103 和 2.104。

### 肝转移瘤与良性病变的鉴别

**1.转移瘤与血管瘤** T2WI 上，小的（≤1.5cm）富血管肝转移瘤，特别是来自胰岛细胞瘤、平滑肌肉瘤、胃肠间质瘤、嗜铬细胞瘤与肾细胞癌，小的无血管转移瘤，来自卵巢癌的坏死或囊变的转移瘤，可与血管瘤的表现相似[67, 132, 144, 159]。

小的（<1.5cm）富血管转移瘤增强动脉为主期常以明显均匀的方式强化，间质期强化廓清至低于背景肝实质的信号强度[144]。I 型血管瘤增强动脉为主期可以相似方式强化，然而间质期多保持强化或强化消退至与背景肝实质等信号。通常至少有一个直径大于 2cm 的病变可见典型的转移瘤或血管瘤的强化特点，成为确定较小病变性质的参考。

鉴别全身化疗后的肝转移瘤与快速强化的 II 型或 III 型血管瘤是一个挑战。化疗后的转移瘤呈 T2 高信号与周边不规则强化，类似球样强化[82]。肝脏转移瘤近期开始化疗的病史至关重要，还应注意一些不常见的表现，如强化部分廓清，强化内缘呈锯齿状而不是结节状等。

我们报告了[79]一组连续近期诊断为乳腺癌，怀疑有肝转移行 MRI 检查的女患者肝脏良性病变的发生率，共 32%（34 例中 11 例）的患者有良性病变，62%（34 例中 21 例）有恶性病变，其中 2 例同时存在良性病变。确定肝脏病变的良恶性十分重要，因为已知患有原发恶性肿瘤的患者肝脏常可见小的病变，如良性囊肿或血管瘤。SGE 每次采集可覆盖全肝，可实现钆增强后系列影像于确定的时相采集，十分有利于全肝的评估。肝脏多发病变时，确定病变的良恶性至关重要，而 MRI 可很好地完成这一任务。

病变定性对于原发非肝脏恶性病变患者的诊断与疾病分期至关重要，因为肝脏良性病变常见，包括肝脏恶性病变的患者。一项较早文献[160]报告了 1454 例 CT 检查患者，254 例检出肝脏小的（<15mm）病变，其中大部分患者（82%）已知有原发肿瘤，而这些患者肝脏病变的 51% 为良性。另一文献[161]报告了更大样本的癌症患者，检出肝脏局灶性病变中 41.8% 为良性。

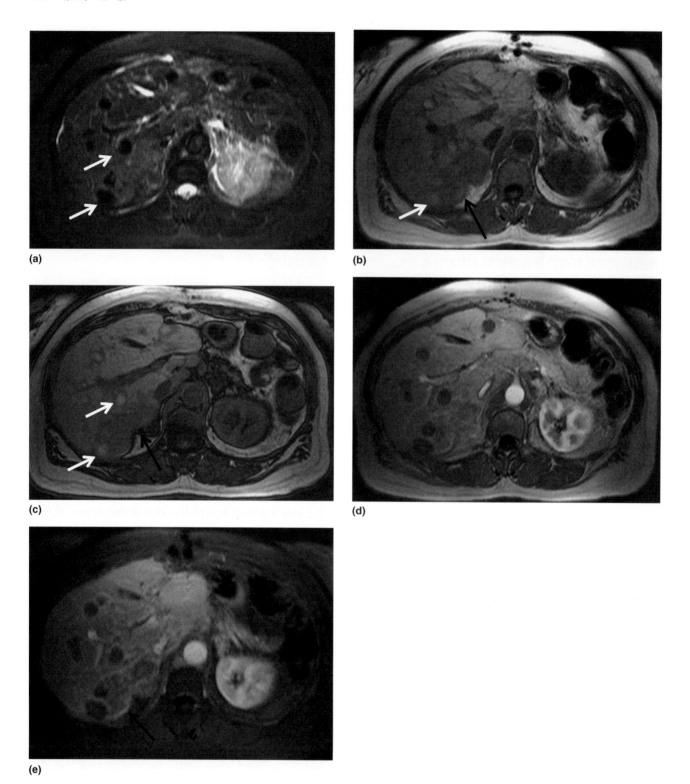

**图2.97 黏液性囊腺癌。**横轴位脂肪抑制T2加权SS-ETSE（a）,T1加权同相位（b）与反相位（c）2D-GE，钆增强后T1加权HAD期2D-GE（d）与脂肪抑制3D-GE（e）影像，示黏液性囊腺癌肝脏多发转移。由于蛋白含量高，MR平扫病变（白箭头）呈T2低信号，T1高信号，并可见轻度强化。请注意另一个不均匀强化的转移瘤（黑箭头），蛋白含量低，位于肝右叶后段。

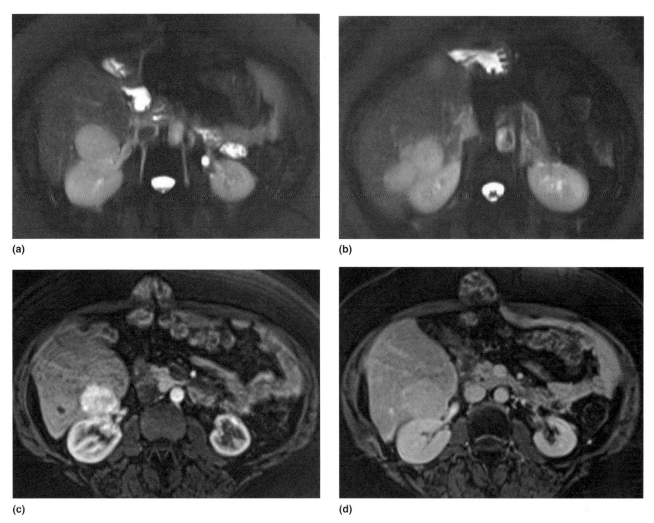

(a)

(b)

(c)

(d)

**图2.98** **肉瘤肝转移**。横轴位T2加权脂肪抑制SS-ETSE（a，b），T1加权钆增强后HAD期（c）与肝静脉期（d）3D-GE影像，显示来自下腔静脉肉瘤的富血管转移瘤，位于肝脏Ⅵ段。病变呈中度T2高信号，早期明显强化，较晚的肝静脉期强化轻度消退。注意前腹壁小肠疝。

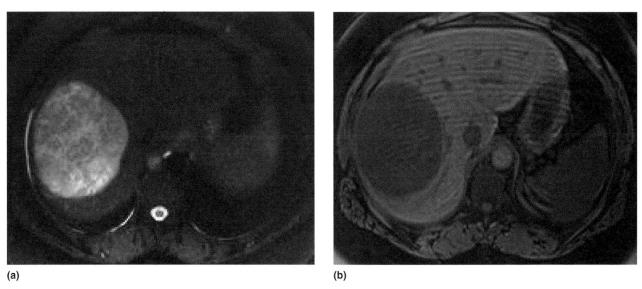

(a)

(b)

**图2.99** **肉瘤肝转移**。横轴位T2加权脂肪抑制SS-ETSE（a），T1加权脂肪抑制3D-GE（b），

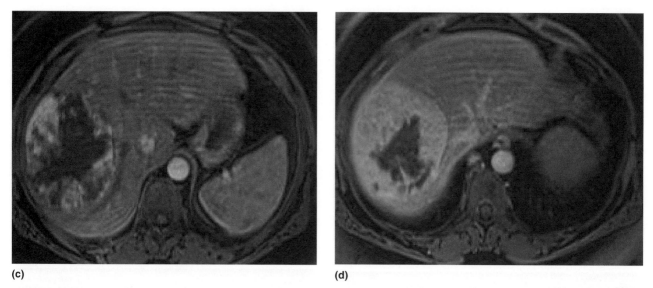

**(c)**           **(d)**

**图2.99（续前）** 与钆增强扫脂肪抑制T1加权HAD期（c）及肝静脉期（d）影像，显示来自平滑肌肉瘤的不均质较大肝脏转移瘤。病变呈中度T2高信号（a），钆增强后不均匀渐进性强化（c，d）。

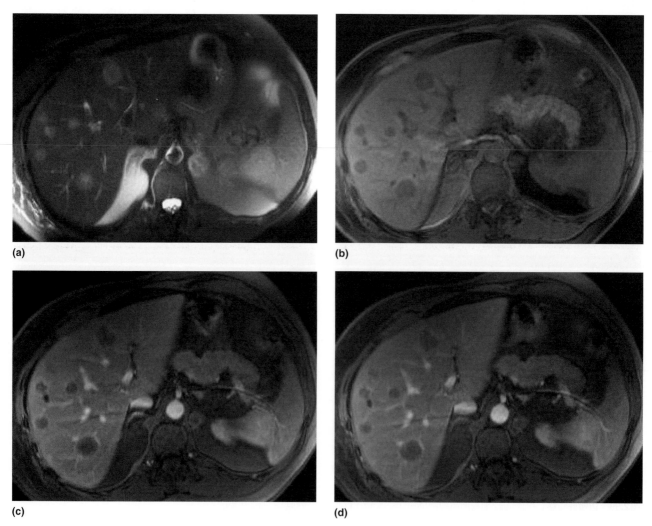

**(a)**           **(b)**

**(c)**           **(d)**

**图2.100** **肉瘤肝转移。** 横轴位T2加权脂肪抑制SS-ETSE（a），T1加权脂肪抑制3D-GE（b）与钆增强后T1加权HAD期（c）及肝静脉期（d）影像，显示来自胸壁肉瘤的肝脏多发乏血管转移瘤。钆增强后病变呈轻度周边强化（c，d）。

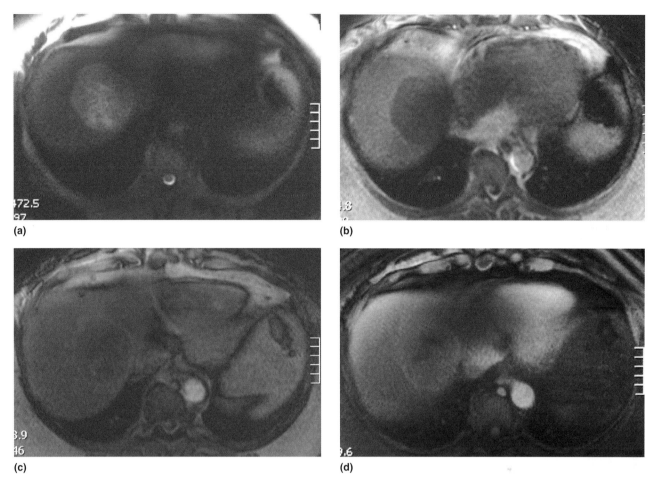

**图2.101　肾细胞癌肝转移。**横轴位T2加权脂肪抑制SS-ETSE（a），T1加权同相位（b）与反相位（c）2D-GE，钆增强后脂肪抑制T1加权肝静脉期3D-GE（d）影像，可见膈下肝实质内来自肾细胞癌的较大转移瘤。

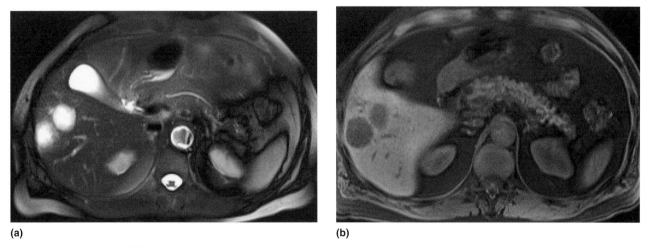

**图2.102　膀胱癌肝转移。**横轴位T2加权脂肪抑制SS-ETSE（a），T1加权脂肪抑制3D-GE（b），

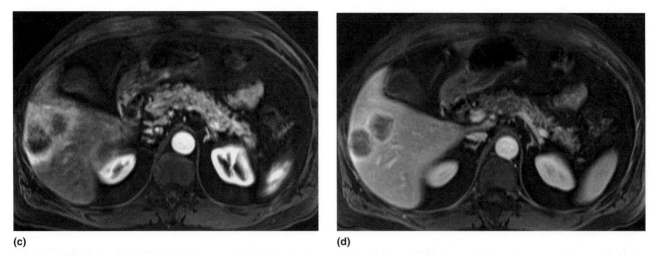

**(c)**              **(d)**

**图2.102（续前）** 与钆增强后脂肪抑制T1加权HAD期（c）及肝静脉期（d）影像，示来自膀胱癌的2个相邻肝转移瘤。病变内液体含量高，呈明显T2高信号。增强HAD期可见病变周围环绕病变的强化，较晚期强化消退。钆增强后病变呈周边为主强化。

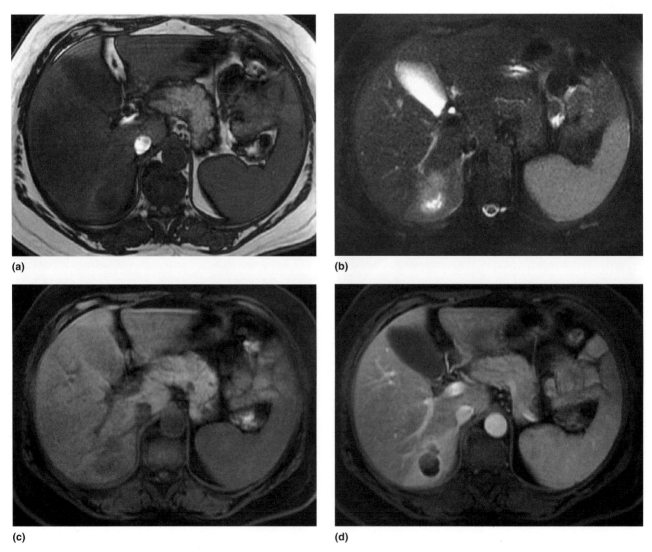

**(a)**              **(b)**

**(c)**              **(d)**

**图2.103** 甲状腺癌肝转移。横轴位T1加权2D-GE反相位（a），T2加权SS-ETSE（b），T1加权脂肪抑制3D-GE（c）与T1加权钆增强后肝静脉期3D-GE（d）影像，示肝右叶转移瘤，有强化。病变呈轻度T2高信号，周边为主强化。病变周围可见楔形水肿与炎性高强化。

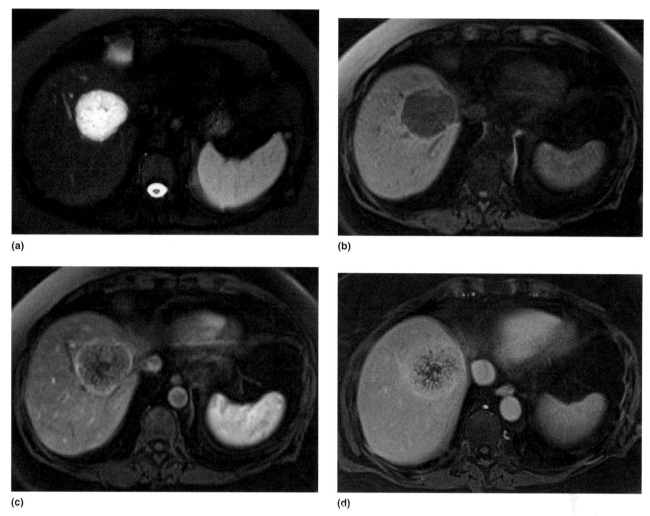

**图2.104**　**涎腺腺样囊性癌肝转移**。横轴位T2加权脂肪抑制SS-ETSE（a）,T1加权脂肪抑制3D-GE（b）与钆增强后脂肪抑制T1加权HAD期（c）及肝静脉期（d）影像，可见来自涎腺腺样囊性癌的较大转移瘤。转移瘤液体含量高，呈明显T2高信号（a）。病变显示周边为主强化，中央部分明显渐进性强化。

**2. 转移瘤与局灶性结节样增生（FNH）及肝细胞腺瘤（HCA）**　增强动脉为主期富血管转移瘤呈明显均匀强化与FNH与HCA相似。小的富血管性转移瘤（<1.5cm）在T2与T1加权平扫影像上也可呈等信号。大的富血管转移瘤（>1.5cm）增强动脉期影像上常呈放射状轮辐样表现，可见较低强化的窄线束放射状分布。无论大小，FNH与HCA也几乎不变地呈T2等或轻度高信号，T1等或轻度低信号。较大富血管转移瘤一般呈中度T2高信号。增强间质期，FNH与HCA强化消退与周围肝实质等信号。而富血管转移瘤通常显示强化廓清，但增强晚期小转移瘤强化可消退[69, 72, 81, 113, 121, 132, 162]。患者常有原发富血管肿瘤的病史，有助于正确诊断。

**肝转移瘤继发感染**

转移瘤可发生继发感染，最常见于结肠癌肝转移，可能与结肠肠腔内有大量细菌，易于与肿瘤细胞形成含菌瘤栓有关。实验数据提示一些厌氧菌可选择性地于肿瘤结节内生长，但不能在正常载瘤组织内生长[163]。有肝转移瘤化疗药栓塞治疗后发生继发感染的报道[164]。转移瘤感染的临床与影像表现均与肝脓肿相似。

在MRI上，感染性转移瘤表现为不规则厚壁病变，不均匀中等T2信号，增强延迟扫描中央基质呈一定程度的渐进性强化（图2.105）。而脓肿壁多薄，T2信号更高，增强后延迟扫描病变中央基质无渐进性强化，壁厚，脓腔内有分隔的脓肿也不显示病变中央强化。两种病变均可显示病变周围边界不清的一过性强化，反映了肝脏的炎性充血反应。

### 肝细胞癌（HCC）

　　HCC为肝脏最常见的原发性恶性肿瘤，通常发生于肝硬化的患者[165]，但也可发生于非硬化的肝脏。HCC位于世界最常见癌肿的第5位，全世界每年因HCC死亡的患者高达100万[166]。丙型慢性肝炎（HCV）感染、慢性乙型肝炎（HBV）感染与酒精性肝病患者HCC的发生率特别高[165]。男性患者为女性的3倍[167]。未经治疗有症状的HCC患者5年生存率＜5%[167]。而肝硬化合并小（＜2cm）HCC，接受肝移植治疗患者的5年生存率为80%[165]与前者的统计结果形成鲜明对比。因此，检出小HCC对改进预后就是非常重要的了。在北美，虽然不断提高对肝硬化和（或）慢性肝病患者的监测，早期肿瘤的检出也越来越多，但大部分HCC在诊断时已是大肿瘤[168]。

　　肝癌的发生与遗传因素和随时间积累的后天改变有关[169]。现认为肝癌的发生为一线性过程，开始于肝细胞的良性增生灶，或再生结节（RN），随后进展经过异型性结节（DN）的恶性前期，最终形成恶性的HCC[169]。持续性炎症与肝细胞再生为关键的分子改变成为基因组内确定部分提供了理想环境[170]。因此与整体人群相比，HCC更多见于慢性肝病，如慢性病毒性肝炎与肝硬化患者[169]。

　　来自国家肝癌网的统计显示，87%的HCC患者有慢性肝病，52%的患者HCV病毒检测阳性[171]。部分由于HCV感染发生率增高，HCC成为美国增长最快的恶性肿瘤[171]。虽然任何原因引起的肝硬化均为HCC发生的危险因素，但病毒性肝炎、酒精性肝病或遗传性血色病引起的肝硬化致病的危险性明显更高[170, 172, 173]。

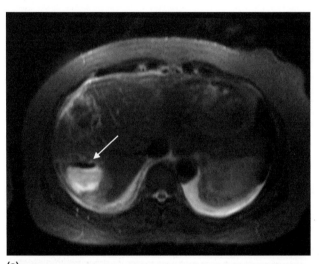

**(a)**

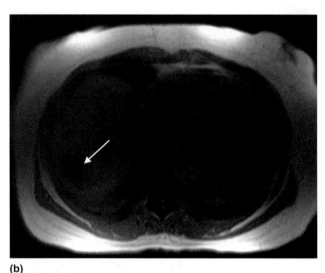

**(b)**

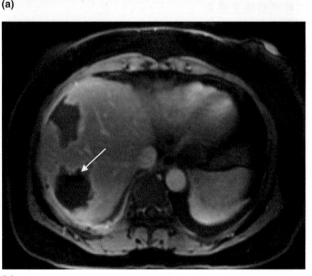

**(c)**

**图2.105　转移瘤合并感染**。横轴位T2加权脂肪抑制SS-ETSE（a），T1加权2D-GE平扫（b）与钆增强后脂肪抑制3D-GE（c）影像示肝转移瘤合并感染。可见位于后侧的病变（箭头，a–c）内感染形成的气–液平面；钆增强后病变呈周边强化（c）。注意双侧胸腔积液。

HCC病理上为柔软、出血的，偶为胆汁着色的结节或肿块，易出现坏死[2]。在大体病理上，HCC可为单一肿块，或多发结节，或弥漫累及肝脏，或为一巨大肿块取代肝脏的大部分。根据我们的经验，在MRI上约50%的病例HCC为单发（图2.106），约40%为多灶性（图2.107、2.108），弥漫性HCC不足10%。

组织学上，恶性细胞常形成不同厚度的小梁或平板，由丰富的充满动脉血的窦样间隙网分隔。HCC由肝动脉供血，但肿瘤旁肝静脉与门静脉均有增生，并可见海绵样侧支循环结构生成。这些肝内血管的改变结果，是可经多条途径发生肝内与肝外播散，包括肝静脉、IVC与门脉系统（图2.109、2.110、2.111和2.112）。

影像对肝内局灶性病变的检出与定性与肿瘤大小密切相关。一些文献报告对HCC特征CT与MRI判断的敏感性与特异性进行了研究，结果有很大差异，可能与这些研究常出现的偏倚性有关，包括对一种检查方法更有经验造成的偏倚性。一般来说，MRI对HCC的检出优于CT的认识已有共识，特别是<2.0cm的肿瘤（图2.113、2.114）[174-179]。MRI对肝脏病变检出与定性的优势与其固有的极好的对比分辨率，同时观察T2与T1WI，和钆增强后系列动态采集影像有关。平扫影像上肿瘤信号不一[143, 180, 181]，因此需要所有序列扫描，这种多序列影像综合观察可提高观察者的诊断信心。

有学者研究分析了一家大型医学中心移植部一年多内MRI未检出的HCC发生率[182]。回顾检查影像与摘除肝脏的病理诊断后，发现279例MRI检查中有4例HCC

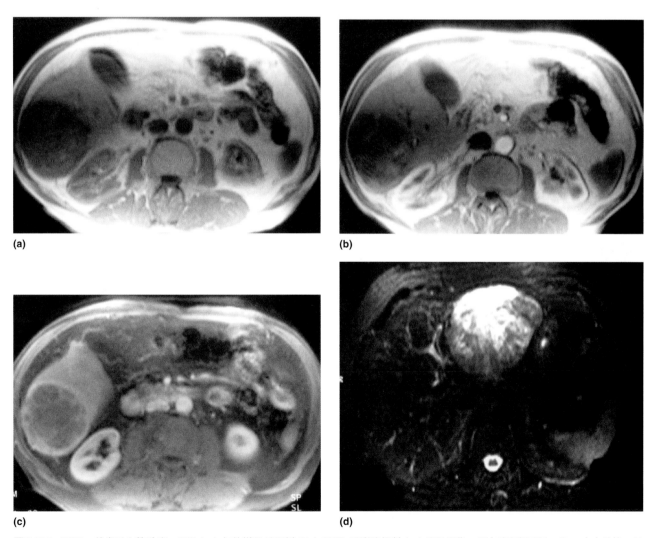

**(a)**　　　　　　　　　　　　**(b)**

**(c)**　　　　　　　　　　　　**(d)**

**图2.106** HCC，单发乏血管肿瘤。SGE（a）与钆增强后即刻（b）和90s后脂肪抑制（c）SGE影像。肝右叶下部可见一8cm大小肿块，呈T1低信号（a），增强后即刻扫描显示轻微不均匀强化（b），增强晚期呈轻度不均匀强化，伴有假包膜（c），表现符合乏血管HCC。第2例小HCC患者脂肪抑制T2加权SS-ETSE（d），

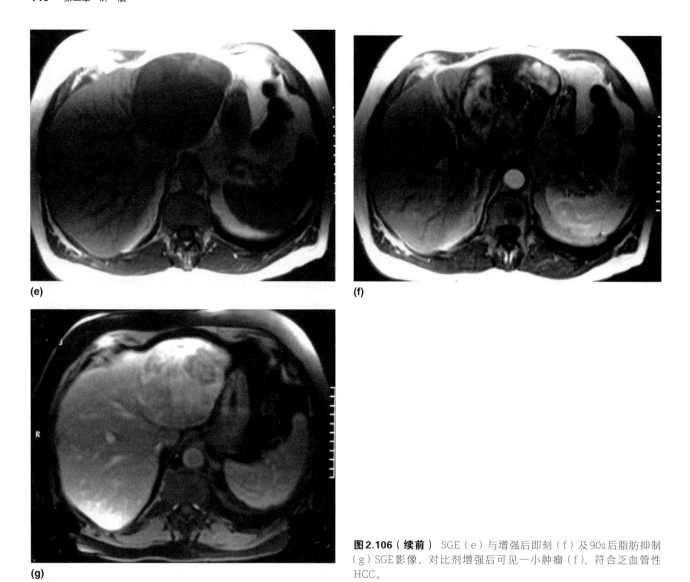

**图2.106（续前）** SGE（e）与增强后即刻（f）及90s后脂肪抑制（g）SGE影像，对比剂增强后可见一小肿瘤（f），符合乏血管性HCC。

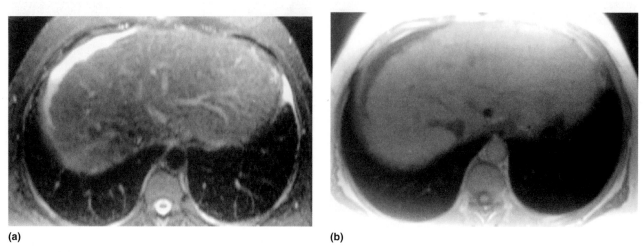

**图2.107** 多灶性小HCC。回波链STIR（a），SGE（b）与钆增强后即刻（c）及90s后脂肪抑制（d）SGE影像。可见多发小HCC（箭头，c）散在分布于全肝实质。这些病变呈T2（a）与T1（b）等信号，

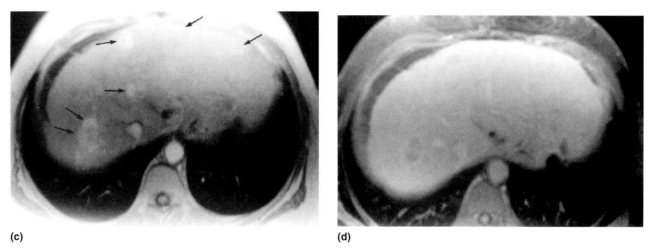

(c)　　　　　　　　　　　　　　　　　　　　　(d)

**图2.107（续前）** 注射对比剂后呈均匀中度强化（c），增强晚期可见强化廓清，伴假包膜强化（d）。

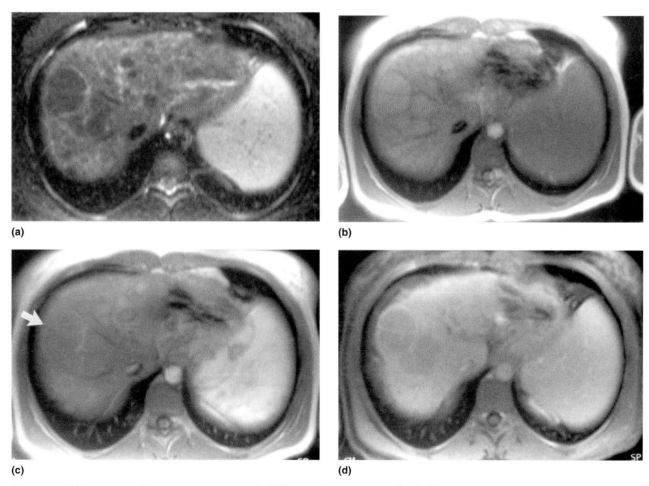

(a)　　　　　　　　　　　　　　　　　　　　　(b)

(c)　　　　　　　　　　　　　　　　　　　　　(d)

**图2.108　多灶性HCC。** 回波链STIR（a），SGE（b）与钆增强后即刻（c）及90s后脂肪抑制（d）SGE影像。可见多发HCC，呈T2中度低信号（a）T1轻度高信号（b）。较小病变呈轻度均匀强化，直径4cm的肿瘤（箭头，c）增强后即刻扫描呈等强化（c）。增强间质期可见病变强化廓清伴假包膜强化（d）。

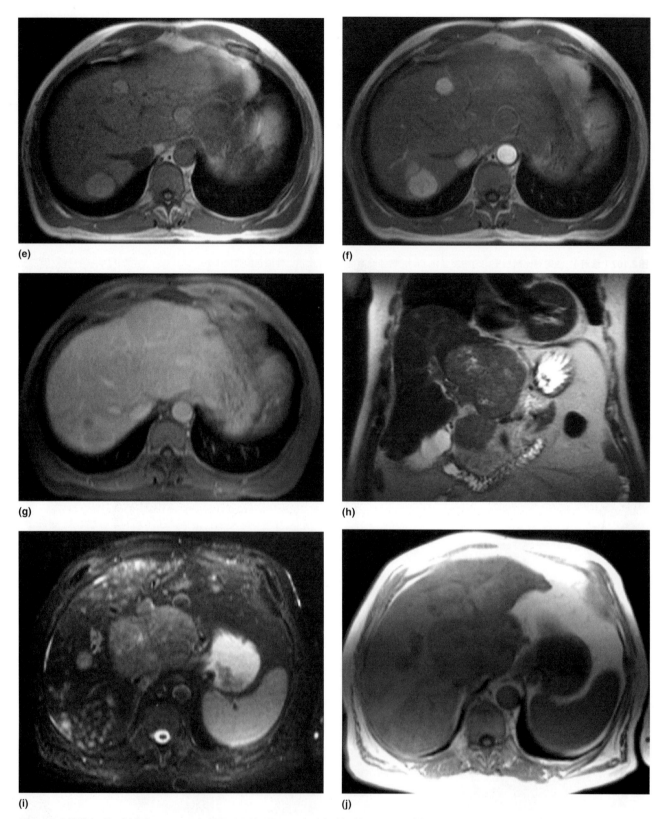

(e)

(f)

(g)

(h)

(i)

(j)

**图2.108（续前）**　第2例患者SGE（e）与增强后即刻（f）及90s后脂肪抑制（g）SGE影像，可见多发圆形病变，呈轻度T1高信号（e），增强早期明显强化（f），晚期强化廓清伴包膜强化（g），符合多灶性HCC表现。第3例患者冠状（h）与横轴位（i）脂肪抑制SS-ETSE，SGE（j），

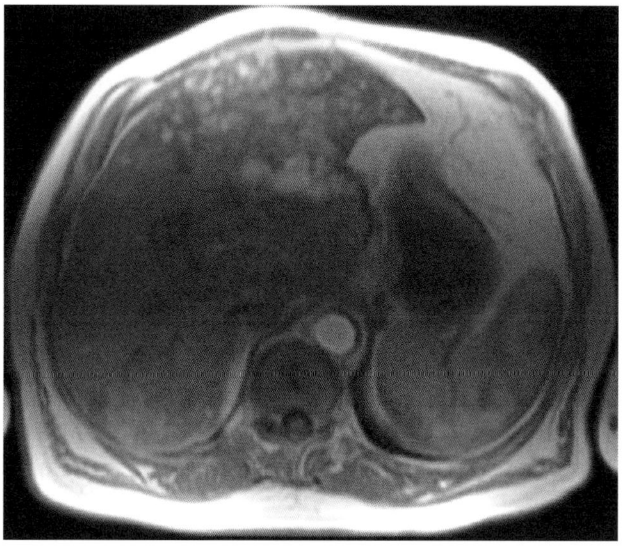

(k)

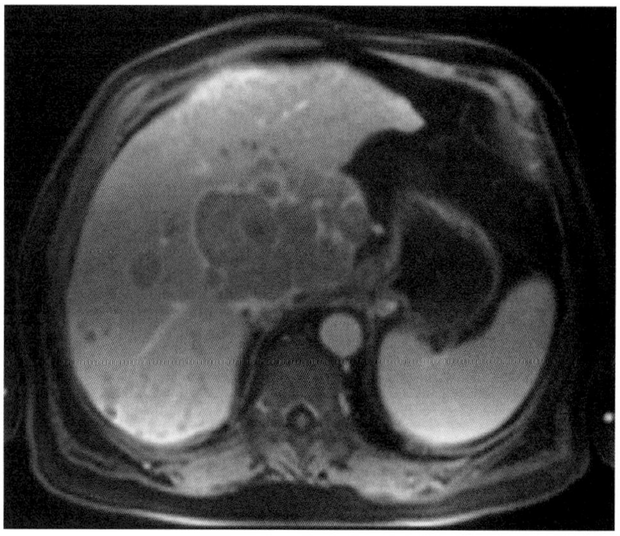

(l)

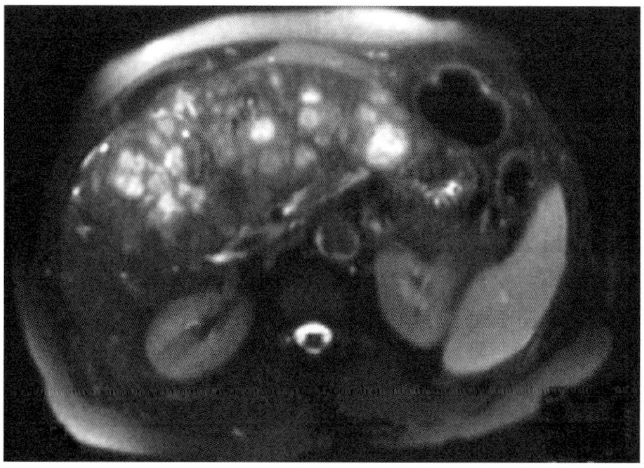

(m)

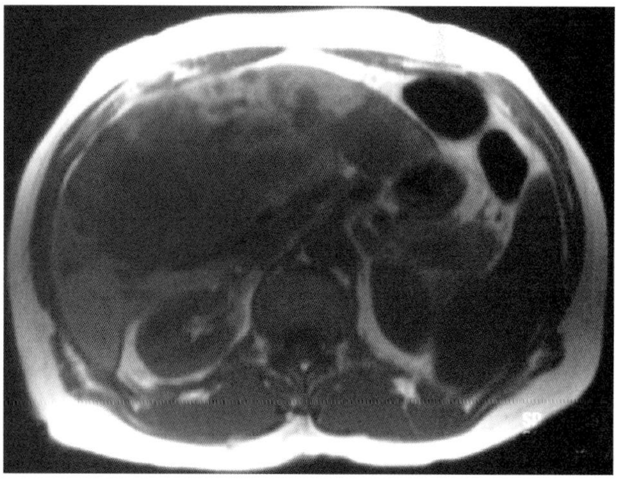

(n)

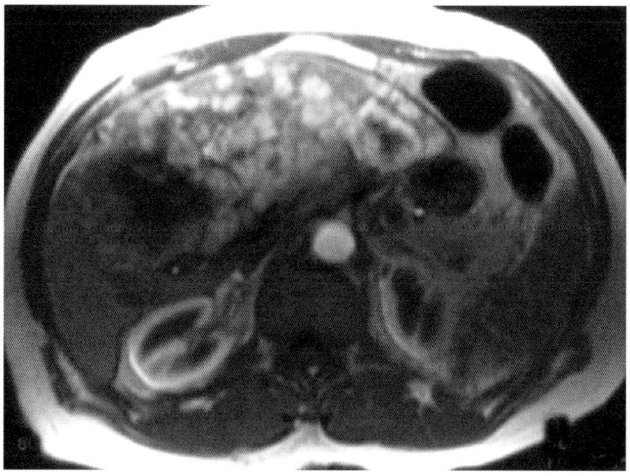

(o)

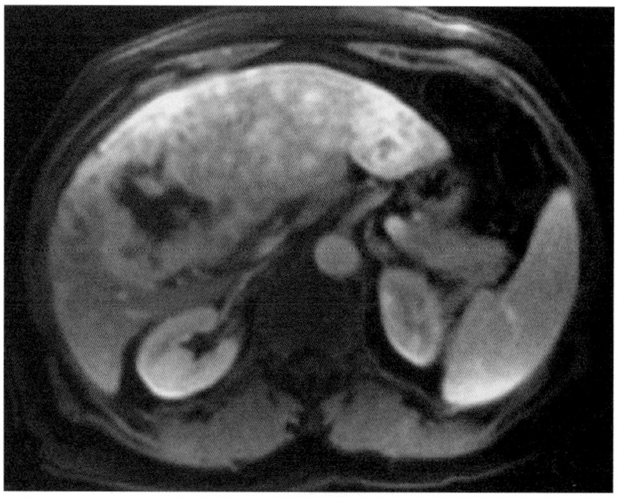

(p)

**图2.108（续前）** 与钆增强后即刻（k）及90s后脂肪抑制（i）SGE影像。可见肝门部肿块，呈轻度T2高信号（h，i），轻度T1低信号（j），增强早期呈部分强化（k），并可见强化随时间进展。在增强晚期影像（l）上，肿块强化廓清，可见包膜强化，符合HCC。另可见多发小病变散在分布于肝实质，符合多灶性HCC。第4例患者T2加权SS-ETSE（m），SGE（n）与钆增强后即刻（o）及90s后脂肪抑制（p）SGE影像，可见类似影像表现。

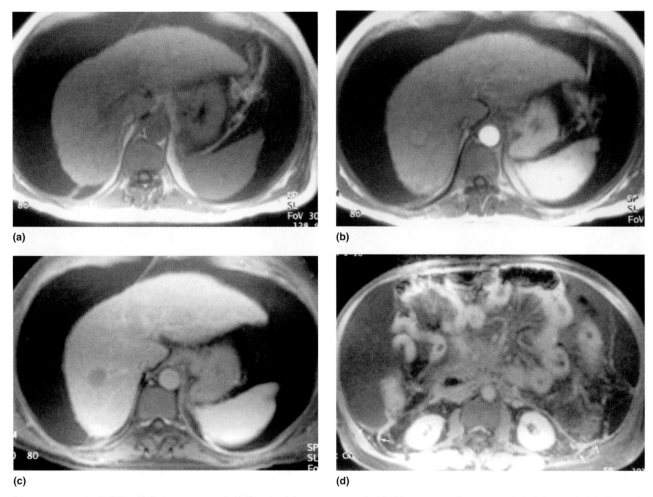

(a)

(b)

(c)

(d)

**图2.109** **HCC与腹膜微血管曲张。**SGE（a）与钆增强后即刻（b）及90s后脂肪抑制（c，d）影像，2cm大小肿瘤位于肝右叶中央，平扫未见显示（a），增强后即刻扫描呈均匀中度强化（b），增强晚期可见强化廓清与包膜强化（c），符合小HCC。注意腹膜腔广泛的血管曲张（箭头，d）。如该患者影像所见，血管曲张表现为腹膜深部典型的广泛小曲线结构，而腹膜转移瘤位置限于腹膜表面，位于腹膜腔内。小，界限清楚的中央型HCC极少发生腹膜转移。注意小结节状肝脏外缘与大量腹腔积液。

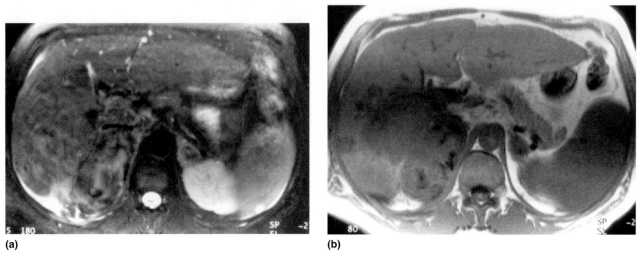

(a)

(b)

**图2.110** **HCC与肾上腺转移。**脂肪抑制T2加权ETSE（a），SGE（b），

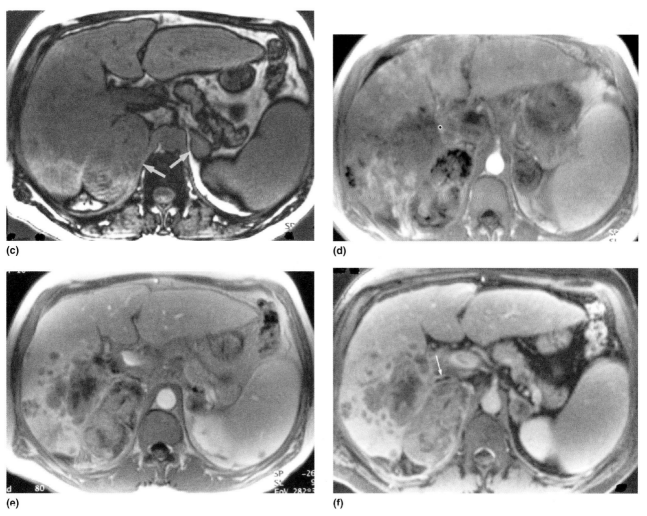

**图2.110（续前）** 反相位SGE（c）与钆增强后即刻（d）、45s（e）及90s后脂肪抑制SGE（f）影像。可见多发病变遍布肝脏，呈T2高信号（a）T1低信号（b），强化表现不一。钆增强后即刻影像上呈弥漫不均匀强化或环形强化（d），表现符合多灶性HCC。环形强化的病变可能为肝内转移。可见双侧肾上腺肿块（箭头，c），呈T1混杂信号（b），反相位信号无衰减（c），钆增强后呈不均匀强化（d-f），符合转移瘤。IVC内异常信号（箭头，f）代表腔静脉内血栓。

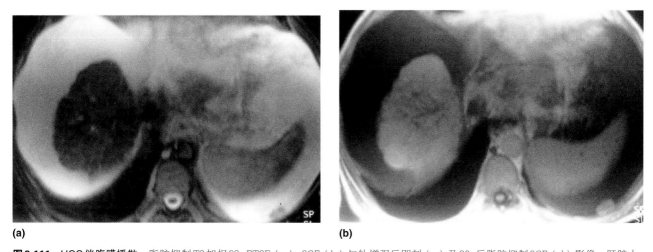

**图2.111　HCC伴腹膜播散。**脂肪抑制T2加权SS-ETSE（a），SGE（b）与钆增强后即刻（c）及90s后脂肪抑制SGE（d）影像。肝脏小，外形不规则，符合肝硬化。肝右叶可见一外生性HCC，呈T2等信号（a），T1轻度高信号（b），

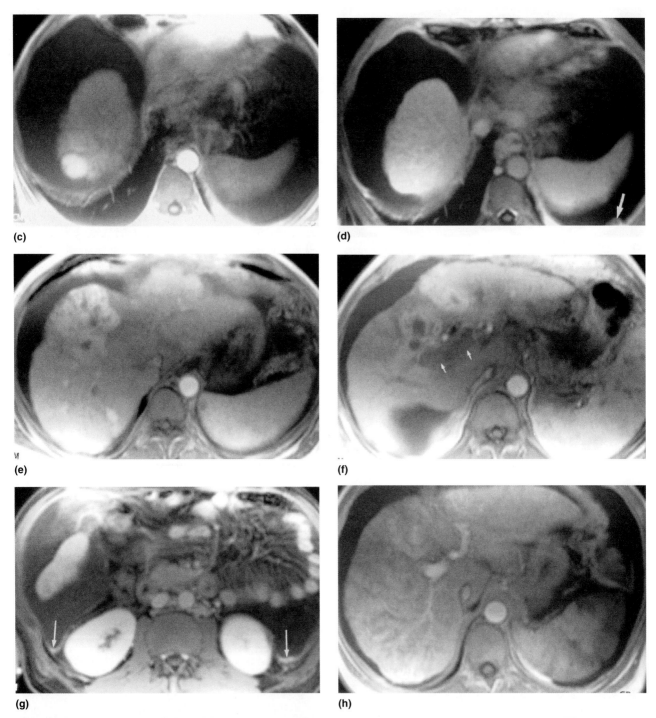

**图2.111（续前）** 注射对比剂后即刻扫描呈明显强化（c），增强晚期强化廓清伴包膜强化（d），符合HCC。注意左上腹脾脏旁附着于腹膜的肿块（箭头，d），符合HCC腹膜转移。第2例患者钆增强后即刻（e，f）与90s后脂肪抑制SGE（g），可见肝脏外缘呈结节状，肝实质网状强化，符合肝硬化表现。肝脏外上缘可见一较大HCC，相应肝外缘隆起，钆增强后即刻扫描呈明显不均匀强化（e，f）。其他较小HCC也清晰可见。注意门静脉主干增宽，腔内可见瘤栓（箭头，f）。结肠旁沟腹膜增厚，可见强化（箭头，g），符合腹膜转移。第3例患者钆增强后即刻（h）

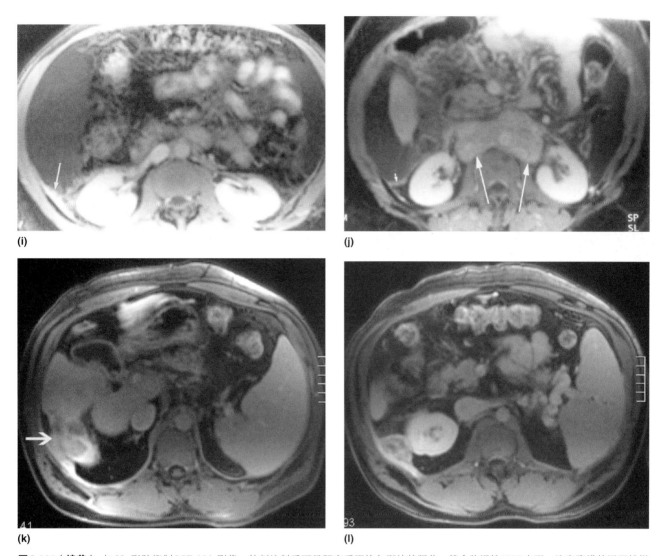

**图2.111（续前）** 与90s脂肪抑制SGE（i）影像。钆剂注射后可见肝实质不均匀斑片状强化，符合弥漫性HCC表现。注意腹膜的浸润性增厚与强化，符合小肿瘤种植性转移（箭头，i）。第4例HCC患者钆增强后90s横轴位脂肪抑制SGE影像（j），可见右侧结肠旁沟腹膜增厚（小箭头，j）与主动脉-腔静脉及主动脉后多发淋巴结肿大（长箭头，j）。第5例患者钆增强后90s脂肪抑制SGE影像（k，l）示HCC腹腔结节状转移瘤。

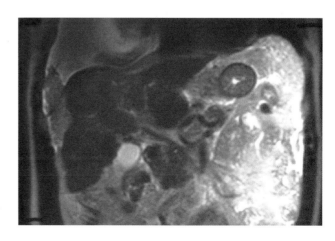

**图2.112** **HCC伴胸膜转移。**冠状T2加权SS-ETSE影像示肿瘤蔓延穿过膈肌，造成胸膜转移瘤。

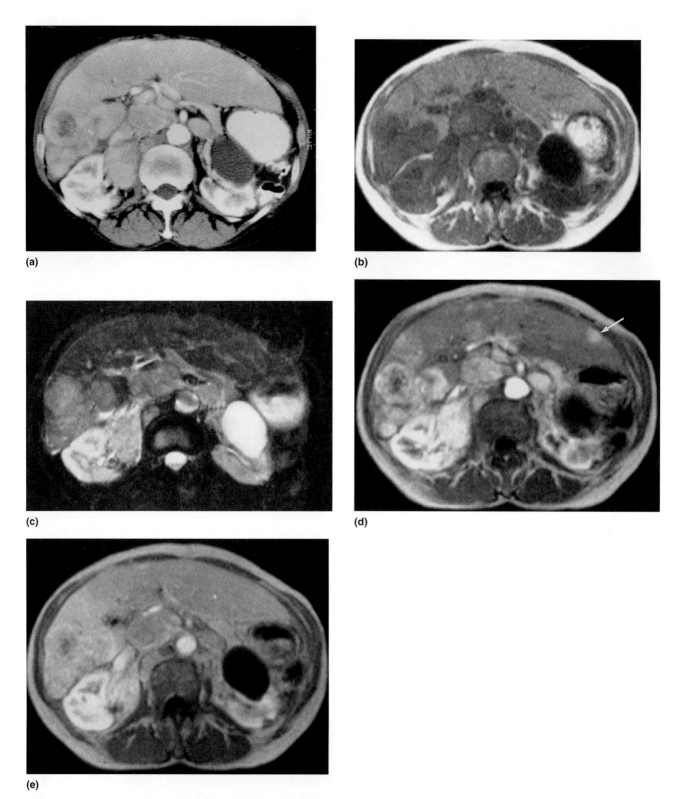

(a)

(b)

(c)

(d)

(e)

**图2.113　多灶性HCC伴淋巴结肿大：螺旋CT影像与MRI对照。**螺旋CT（a），SGE（b），脂肪抑制T2加权ETSE（c）与钆增强后即刻（d）及45s（e）SGE影像。在CT影像（a）上，可见肝右叶一HCC，伴肝门与腹膜后多发结节。SGE平扫（b）显示肝右叶HCC为中度低信号肿块，淋巴结呈中度低信号。在T2WI（c）上肿瘤与淋巴结呈中度高信号。增强后即刻（d）扫描，肝右叶HCC呈明显弥漫性不均匀强化，另可见小于1cm的多个HCC，表现明显（箭头，d），螺旋CT（a）或T1平扫（b）及T2WI（c）不能显示。增强45s后，小HCC强化廓清与肝脏等信号，此时肾脏皮-髓质强化差异仍明显。钆增强后即刻（d）扫描还可见相关肿大的淋巴结明显强化。

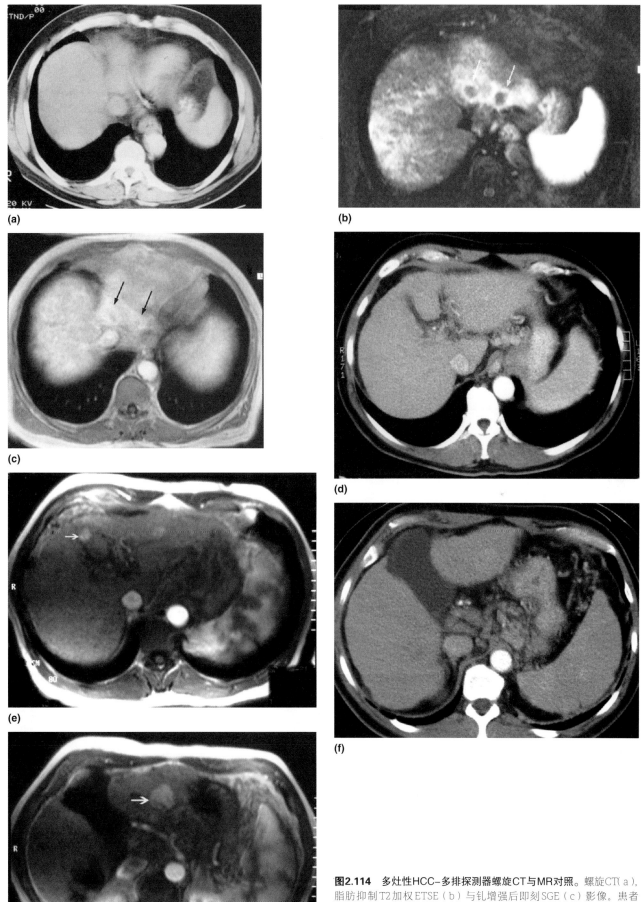

**图2.114** 多灶性HCC–多排探测器螺旋CT与MR对照。螺旋CT（a），脂肪抑制T2加权ETSE（b）与钆增强后即刻SGE（c）影像。患者螺旋CT显示单发HCC，MRI显示8个HCC。图a水平断层CT未见明显肿瘤，相同水平T2WI（b）显示2个1.8cm的HCC，可见周边高信号环，中央呈等信号（箭头，b）。增强后即刻扫描（c）肿瘤呈环形为主型强化（箭头，c）。第2例患者两个断层水平的多排探测器CT（d，f）与钆增强后即刻SGE（e，g）影像。注意钆增强后早期MR影像上，HCC（箭头，e，g）较多排探测器CT影像更为明显。

MRI未能检出。究其原因，可能与患者活动，将HCC分类为高分级DN或等血管HCC有关。研究结果显示MRI具有杰出的HCC检出能力。

　　小的HCC（＜2cm）常为T2等信号[183-187]，这可能与高分化的HCC更好的组织学特点有关（图2.115）[188]，而病变的T1信号不一，从中度低信号到中度高信号，T1高信号可能反映了病变内含有脂肪（图2.116、2.117）[185, 188, 189]。大多数HCC并不含脂肪，而蛋白含量高，是为T1高信号的原因（图2.118）[189]。小HCC检出最为敏感的序列为增强HAD期扫描，大多数小肿瘤呈中度强化，而肿瘤仅可见于增强HAD期影像的情况并非少见[183, 190, 191]。增强早期明显强化并非HCC的特有表现，高分级DN也可有相似表现。小HCC偶尔可乏血管，增强动脉为主期强化轻微（图2.119）[181, 183]。增强动脉期等血管的HCC也有报告，此时应特别注意观察间质期影像，肿瘤可呈强化廓清伴包膜强化[182, 192]。迄今，乏血管或等血管的小HCC出现强化廓清与晚期包膜强化的出现率尚不清楚。

　　有强化廓清与晚期包膜强化的乏血管小HCC必须与环绕纤维组织的再生结节鉴别。纤维化的延迟强化一般表现为网状的基质强化，边界成角，也可表现为广泛型肝脏类似强化的一部分，而HCC包膜的强化更圆与病变周围围绕的纤维组织（如果有纤维组织的话）条带明显不同，例如包膜可更厚或强化更明显。

　　大的HCC（≥2cm）可呈低到高不一的T2与T1信号。最常见的表现为T2WI上呈轻度高信号，T1WI呈轻微低信号[180, 181, 184-186, 193-196]。T2高信号与T1低信号表现强烈提示病变为中分化HCC[188]。原发性肝脏来源的HCC可能形成与背景肝脏相似，并相互延续的血供，这也可能是增强动脉为主期弥漫性不均匀强化的原因[143, 197, 198]。

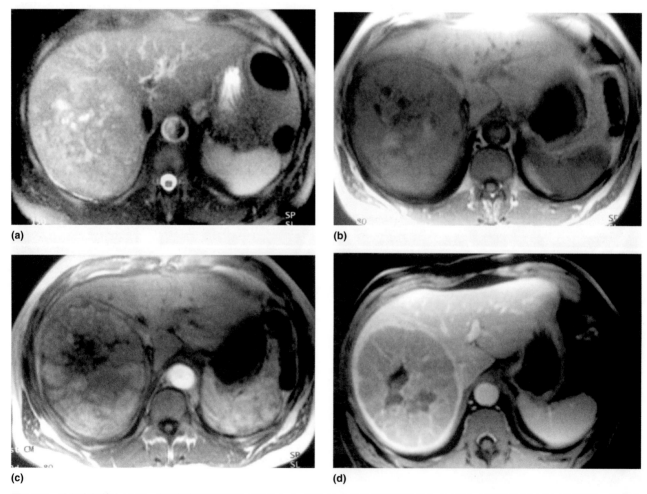

(a)　(b)　(c)　(d)

**图2.115** **分化良好的大HCC。**脂肪抑制T2加权SS-ETSE（a），SGE（b）与钆增强后即刻（c）与90s后脂肪抑制（d）SGE影像。肝右叶可见一界限清楚的大肿块，呈T2不均匀轻度高信号（a），T1中度低信号（b），钆增强后即刻扫描不均匀强化（c），增强晚期呈不均匀强化廓清与假包膜延迟强化（d）。

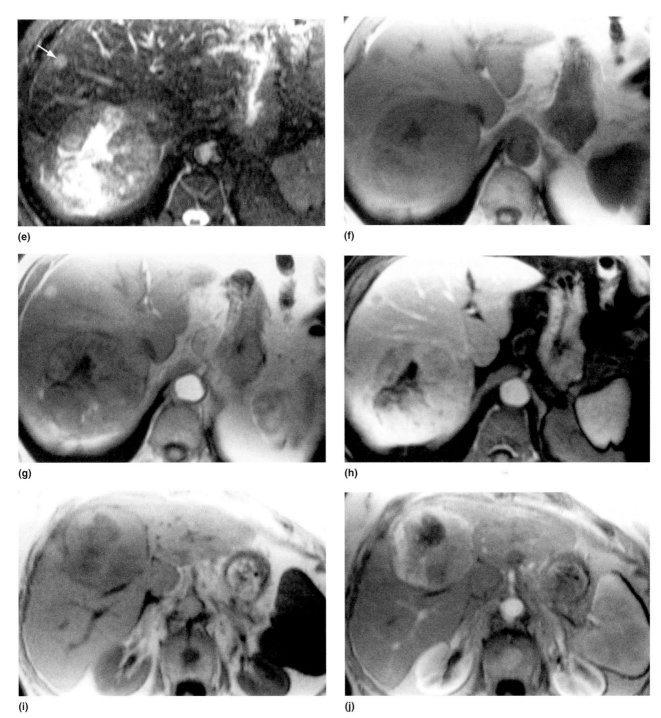

**图 2.115（续前）** 第 2 例患者回波链 STIR（e），SGE（f）与钆增强后即刻（g）及 90s 后脂肪抑制 SGE 影像。肝右叶可见一大肿块，呈中度不均匀 T2 高信号（e），中度 T2 低信号（f），钆增强后即刻扫描呈中度不均匀强化（g），延迟扫描可见强化廓清伴假包膜强化（h）。注意小的卫星病灶（箭头，e）呈 T2 高信号（e），T1 低信号（f），增强 HAD 期明显均匀强化（g），延迟扫描强化廓清（h）。所有病变均符合 HCC 表现。第 3 例患者 SGE（i）与钆增强后即刻（j）

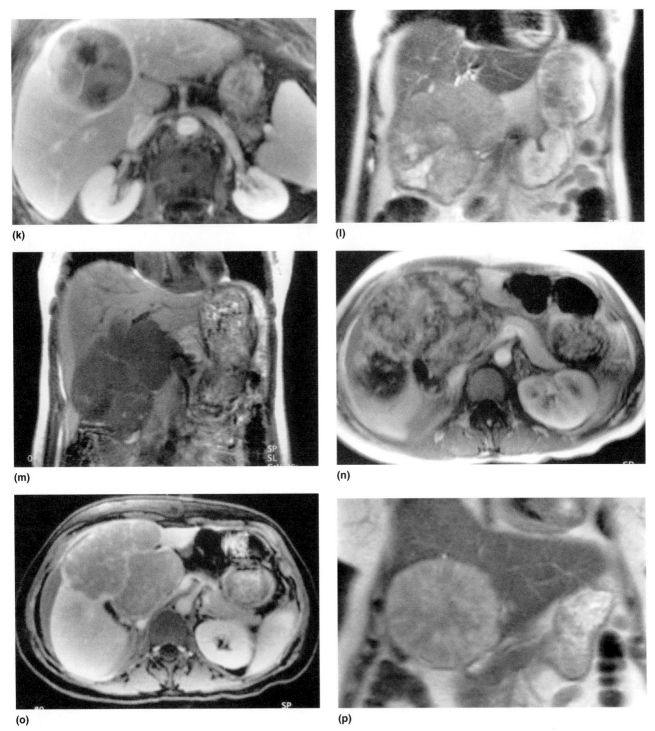

(k)

(l)

(m)

(n)

(o)

(p)

**图2.115（续前）** 及90s后脂肪抑制（k）SGE影像。可见一较大HCC，呈不均匀T1主要为低信号到等信号（i），增强后即刻扫描不均匀强化（j），延迟扫描强化廓清伴假包膜强化（k），符合HCC表现。第4例患者冠状T2加权SS-ETSE（l），冠状SGE（m）与钆增强后即刻（n）及90s后脂肪抑制（o）SGE影像。可见一大团块，呈不均匀中度T2高信号（l），中度T1低信号（m），注射对比剂后即刻扫描呈不均匀强化（n），间质期强化廓清伴假包膜强化（o）。第5例患者冠状T2加权SS-ETSE（p），

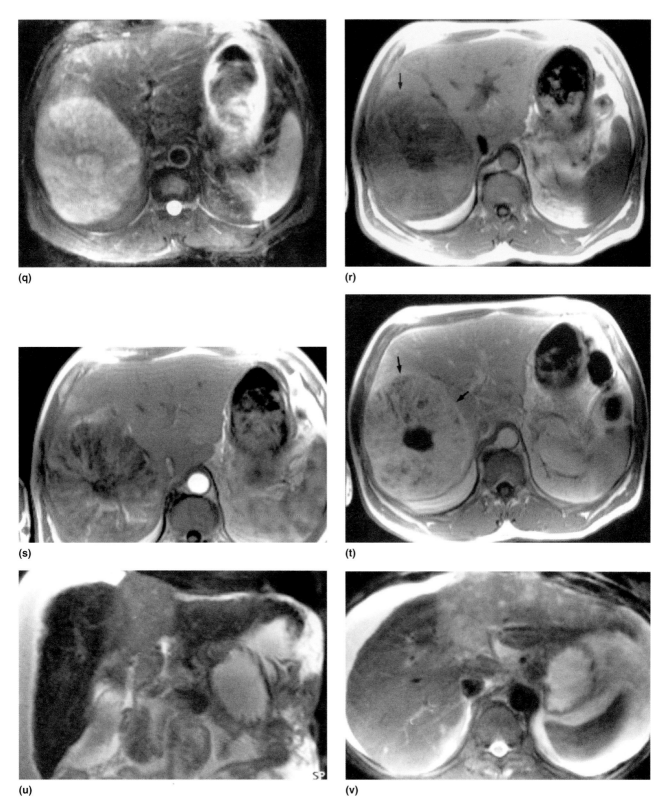

(q)

(r)

(s)

(t)

(u)

(v)

**图2.115（续前）** 横轴位T2加权ETSE（q），SGE（r）与钆增强后即刻（s）及5min后SGE影像。可见肝右叶一8cm大小肿块，T2不均中度高信号（p，q），T1不均低信号（r），钆增强后即刻（s）及延迟（箭头，t）扫描呈弥漫不均匀强化。病变可见较大低信号中央瘢痕，增强延迟期显示最为清楚（t）（来源：经允许复制自Kelekis NL等，[183]）。第6例患者冠状T2加权SS-ETSE（u），横轴位脂肪抑制T2加权ETSE（v），

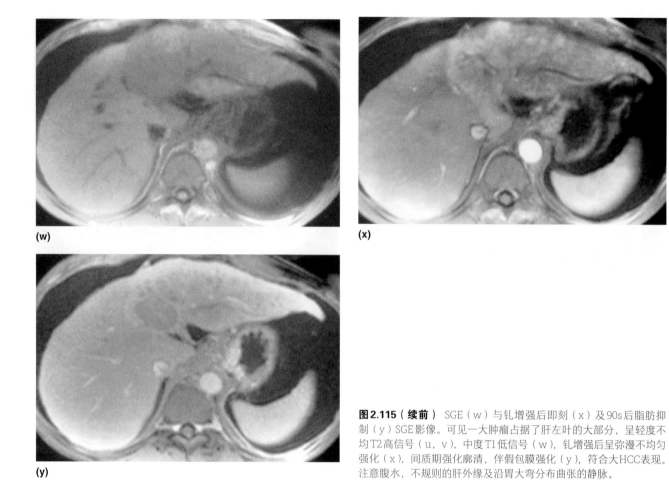

(w)

(x)

(y)

**图2.115（续前）** SGE（w）与钆增强后即刻（x）及90s后脂肪抑制（y）SGE影像。可见一大肿瘤占据了肝左叶的大部分，呈轻度不均T2高信号（u，v），中度T1低信号（w），钆增强后呈弥漫不均匀强化（x），间质期强化廓清，伴假包膜强化（y），符合大HCC表现。注意腹水，不规则的肝外缘及沿胃大弯分布曲张的静脉。

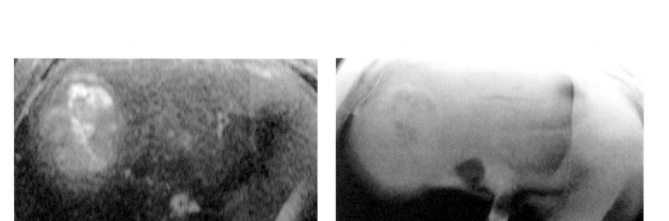

(a)

(b)

**图2.116** 含脂肪分化良好的HCC。回波链STIR（a），SGE（b），

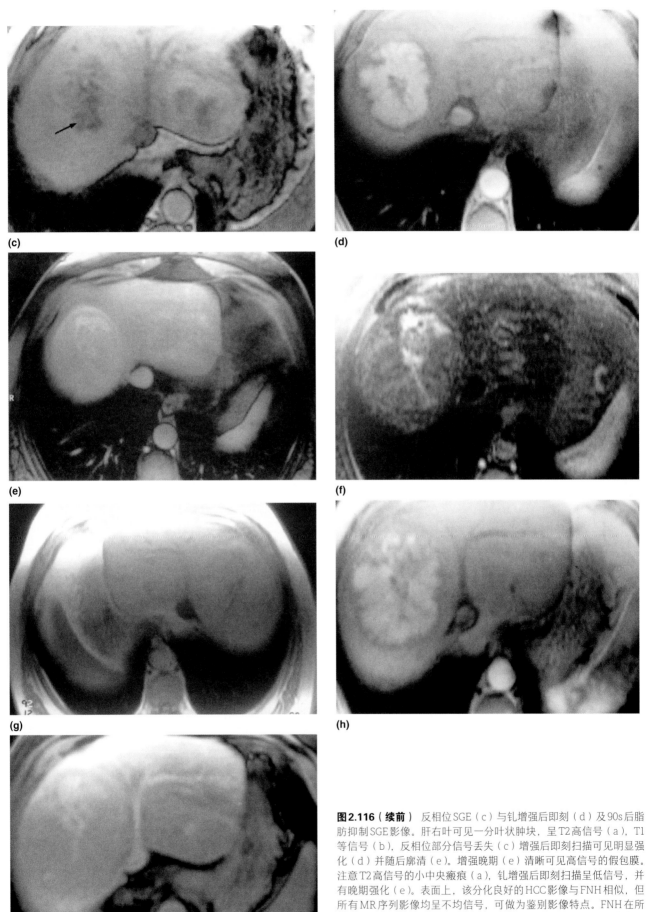

(c)

(d)

(e)

(f)

(g)

(h)

(i)

**图2.116（续前）** 反相位SGE（c）与钆增强后即刻（d）及90s后脂肪抑制SGE影像。肝右叶可见一分叶状肿块，呈T2高信号（a），T1等信号（b），反相位部分信号丢失（c）增强后即刻扫描可见明显强化（d）并随后廓清（e）。增强晚期（e）清晰可见高信号的假包膜。注意T2高信号的小中央瘢痕（a），钆增强后即刻扫描呈低信号，并有晚期强化（e）。表面上，该分化良好的HCC影像与FNH相似，但所有MR序列影像均呈不均信号，可做为鉴别影像特点。FNH在所有MR序列影像均应信号均匀。还应注意反相位影像上，可见病变周边信号丢失（箭头，c），符合含有脂肪成分。而含有脂肪是分化良好的HCC，而非FNH的特征；不规则脂肪浸润区的表现也可与腺瘤鉴别，肝腺瘤最常为均一的脂肪浸润。同一患者4个月后回波链STIR（f），SGE（g），钆增强后即刻（h）与90s后脂肪抑制SGE（i）影像。可见病变增大，反映了恶性肿瘤特点。

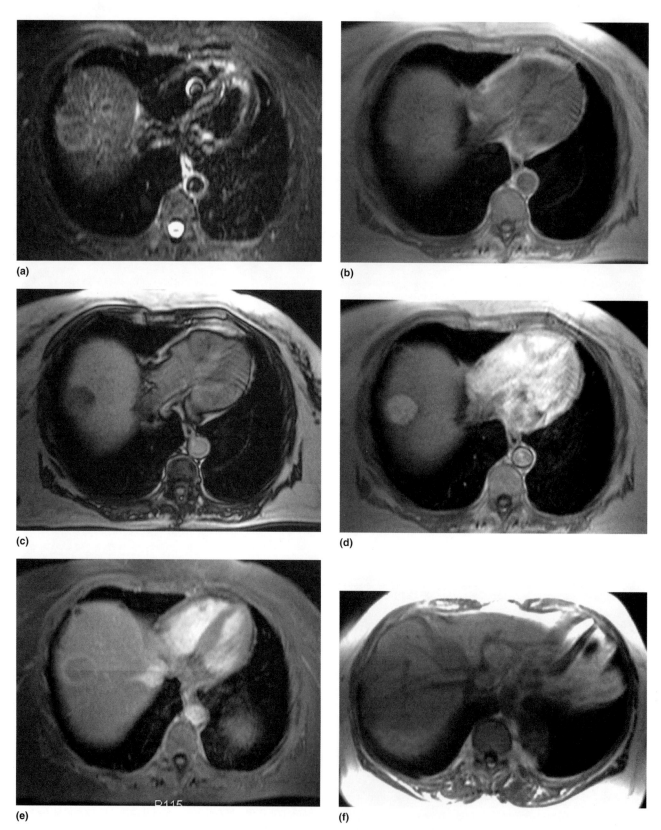

**图2.117** 含脂肪分化良好的HCC。T2加权SS-ETSE（a），SGE（b），反相位（c）与钆增强后即刻（d）及90s后脂肪抑制（e）SGE影像。肝脏第Ⅷ段可见肿块，T2WI肿块与背景肝实质信号相似（a），T1WI上轻度高信号（b），反相位影像呈不均匀信号衰减（c），增强早期明显强化（d），晚期强化廓清，伴包膜延迟强化（e），包膜强化呈持续性。第2例患者SGE（f），

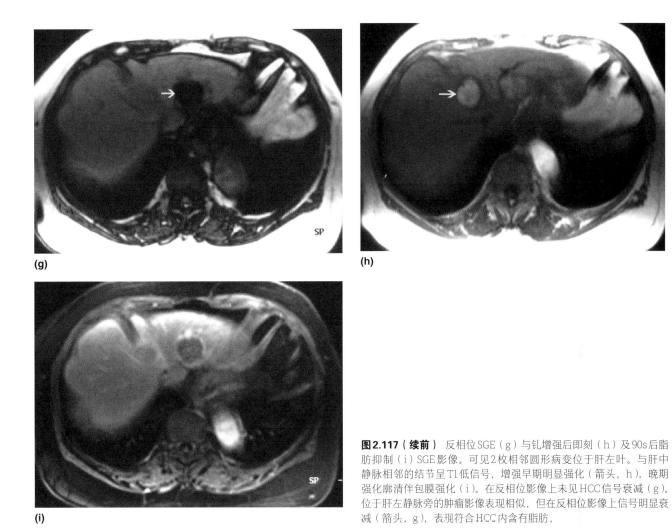

**图2.117（续前）** 反相位SGE（g）与钆增强后即刻（h）及90s后脂肪抑制（i）SGE影像。可见2枚相邻圆形病变位于肝左叶。与肝中静脉相邻的结节呈T1低信号，增强早期明显强化（箭头，h），晚期强化廓清伴包膜强化（i）。在反相位影像上未见HCC信号衰减（g）。位于肝左静脉旁的肿瘤影像表现相似，但在反相位影像上信号明显衰减（箭头，g），表现符合HCC内含有脂肪。

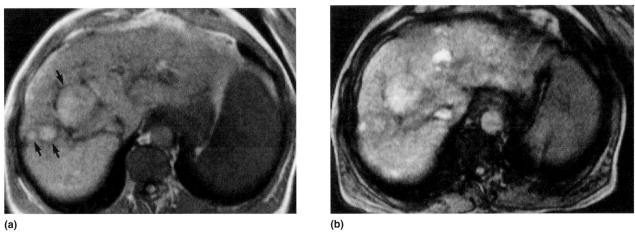

**图2.118**　T1高信号多灶性HCC，不代表含有脂肪。SGE（a），反相位SGE（b），

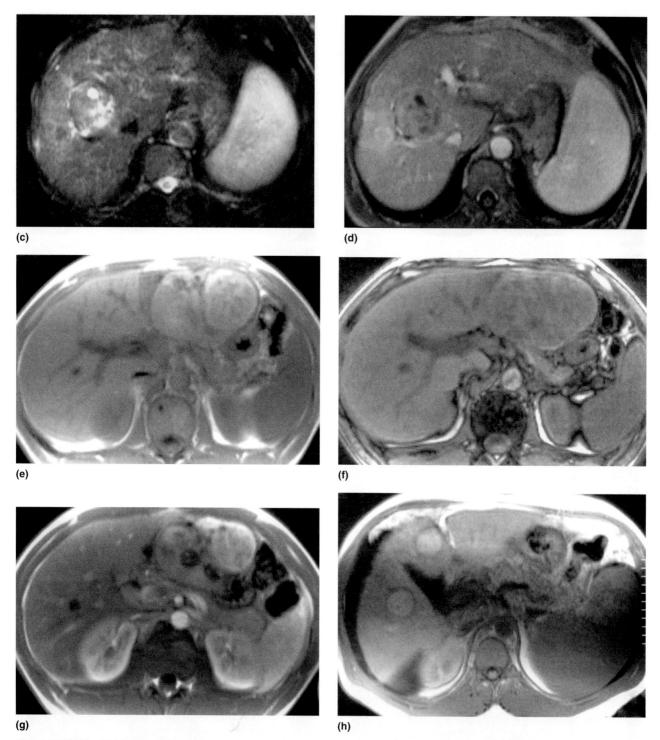

(c)

(d)

(e)

(f)

(g)

(h)

**图2.118（续前）** 脂肪抑制T2加权ETSE（c）与钆增强后即刻（d）SGE影像。可见多灶性HCC呈T1高信号（箭头，a），反相位影像上没有信号衰减或出现相位消除伪影（b），可除外肿瘤含有脂肪。小的HCC与肝脏T2等信号（c），而较大肿瘤信号不均，钆增强后即刻扫描呈轻度高强化（d），小HCC呈周边为主的强化，而较大HCC显示为弥漫性不均匀强化。所有序列影像上均可见环绕较大HCC低信号的假包膜。第2例患者SGE（e），反相位SGE（f）与钆增强后即刻SGE（g）影像。T1WI上可见一高信号的大HCC（e），反相位未见信号衰减（f），增强后即刻扫描肿瘤呈弥漫性不均匀强化（g）。病变符合非脂肪浸润的HCC。第3例患者SGE（h），

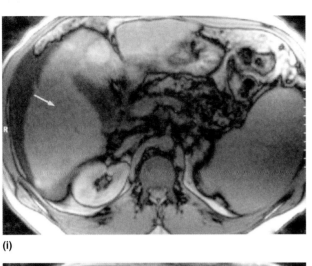

**(i)**

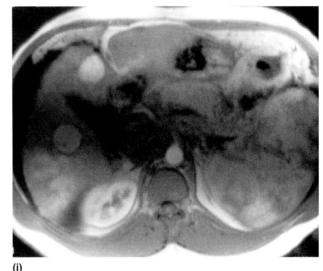

**(j)**

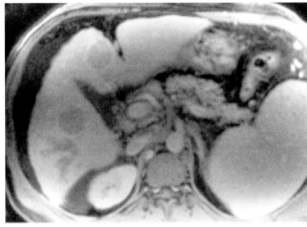

**(k)**

**图2.118（续前）** 反相位SGE（i）与钆增强后即刻（j）及90s后脂肪抑制（k）SGE影像，可见2枚圆形肿块（箭头，i），同相位影像上均呈高信号（h）。位于更背侧的肿块（箭头，i）反相位影像上可见信号衰减，代表病变内含脂肪。另一病变无信号衰减，符合无脂肪肿瘤。钆增强后即刻扫描的影像上两HCC均呈明显强化，间质期均可见强化廓清伴包膜延迟强化（k）。正如这些病例所示，HCC T1高信号相当常见，但其大部分并不代表肿瘤内含有脂肪。T1高信号的基础更多为病变内高含量的蛋白。

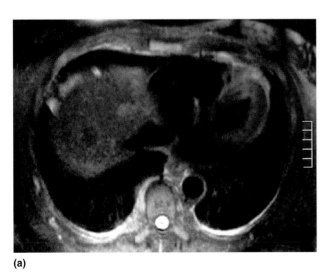

**(a)**

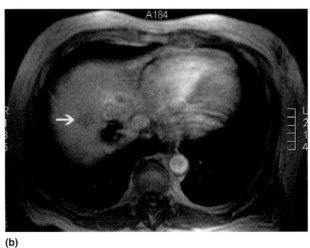

**(b)**

**图2.119** 乏血管与等血管的HCC。脂肪抑制T2加权SS-ETSE（a）与钆增强后即刻（b）

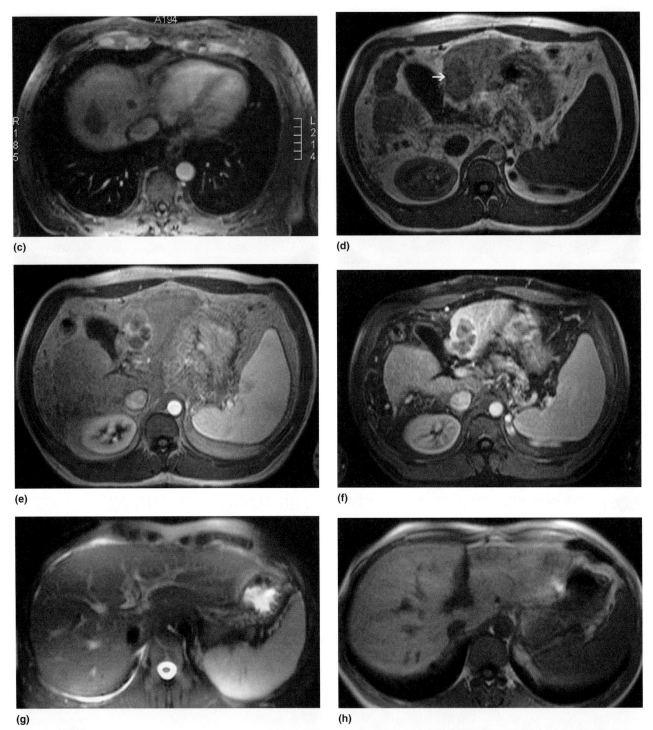

(c)

(d)

(e)

(f)

(g)

(h)

**图2.119（续前）** 及90s后脂肪抑制（c）SGE影像。可见2个结节状病变位于肝顶。较大病变（箭头，b）呈T2低信号（a），增强早期轻度强化（b），随时间强化减弱（c），符合乏血管HCC表现。乏血管HCC旁另可见一较小病变，呈T2高信号（a），增强早期呈环形强化与病变周围早期强化，增强晚期病变逐渐显示不清（c），符合HCC肝内转移。第2例患者SGE（d）与钆增强后即刻（e）及90s后脂肪抑制（f）SGE影像，可见肝内中等T1低信号的HCC（箭头，d），增强早期呈部分微弱强化（e），晚期部分强化廓清（f），符合乏血管HCC表现。3T MR设备T2加权脂肪抑制SS-ETSE（g），SGE（h），

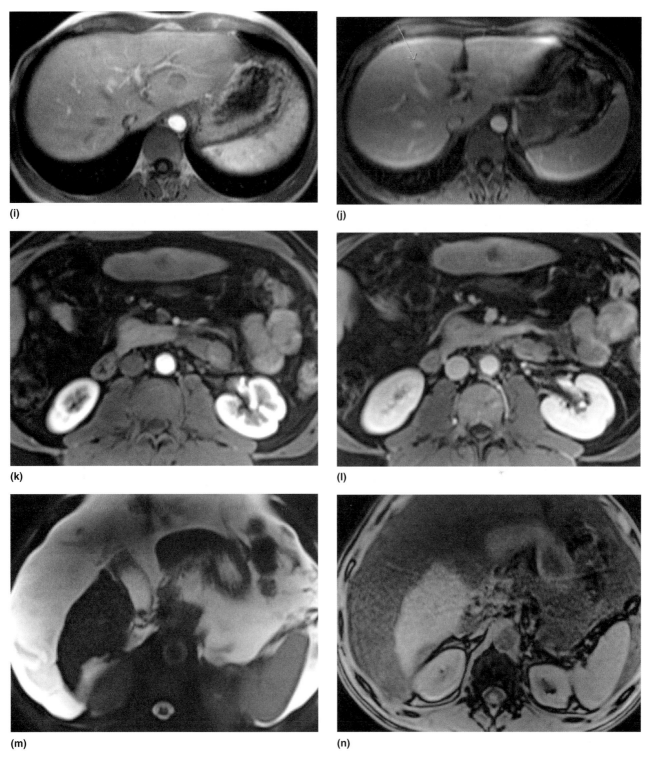

(i)

(j)

(k)

(l)

(m)

(n)

**图2.119（续前）** 与钆增强后即刻（i，k）及90s后脂肪抑制3D-GE影像示多发乏血管HCC呈相似影像表现。3T MR设备T2加权SS-ETSE脂肪抑制（m）SGE（n），

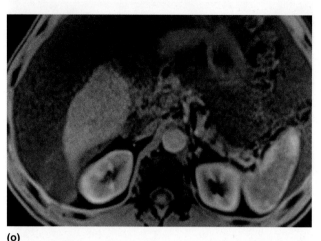

(o)

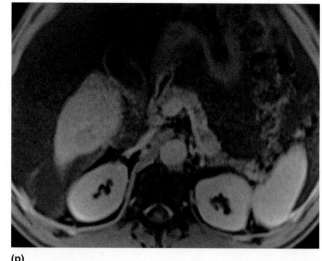

(p)

**图2.119（续前）** 与钆增强后即刻（o）及90s后脂肪抑制3D-GE影像，T2（m）与T1（n）加权影像上可见一低信号病变，增强早期呈等强化（o），晚期强化廓清伴包膜强化（p），符合等血管性HCC。

增强间质期，较大HCC多有强化廓清至低于肝实质，并有仅部分包绕肿瘤的包膜强化（图2.120）[183]。

有推测认为，分化良好的小HCC是由肝动脉与门静脉混合供血的，以动脉供血为主，而中分化与低分化HCC则仅由肝动脉供血[199-201]。在一项较早的研究中[202]，作者发现肝结节内血管内皮生成因子（VEGF）与T2及T1WI上高信号相关，但与增强动脉为主期及间质期的强化程度未见相关性。作者认为VEGF大量存在于较大再生结节或异型增生结节进展为HCC的过程早期，以刺激血管生长，而在结节进展为富血管HCC的最后节段可能下调（图2.121、2.122和2.123）。

有助于HCC诊断的征象包括包膜增强晚期强化与静脉血栓[203]。一项组织病理分析表明，60%～87%的较大HCC具有肿瘤纤维包膜[204]。包膜典型的MR信号为T2轻度高信号，T1低信号，钆增强后即刻扫描呈隐约可见轻度强化，间质期强化更明显（图2.124）。

肿瘤蔓延到门静脉最为常见（图2.125、2.126），但肿瘤蔓延至肝静脉也可发生（图2.127）。尽管观察到近50%的病例合并有瘤栓，但其常见于进展期大肿瘤。肿瘤直径≥1.5cm时，钆增强HAD期的表现可帮助我们鉴别HCC与转移瘤，因为HCC呈典型的全肿瘤基质强化，而转移瘤则为环形强化[143]。然而小的HCC（≤1.5cm）与富血管的转移瘤MR表现有重叠。两种病变增强动脉为主期均多表现为均匀的中度到明显强化，晚期强化廓清。增强晚期可见包膜强化、慢性肝病或肝硬化的背景

表现时支持HCC的诊断。增强HAD期所见HCC环形强化，特别是有HCV的患者，可能为肿瘤的侵袭性表现，曾观察到这种肿瘤暴发式的生长。而环形强化是转移瘤最为典型的强化方式，出现于HCC时，可能反映了肿瘤更具侵袭性的供血，有更多周围血管加入肿瘤供血（图2.128）。

在病毒性肝炎的病理改变中，肝脏结节的扭曲多轻于肝硬化。肝脏没有硬化表现时，推荐将病毒性肝炎患者出现肝脏局灶性肿块作为高度怀疑HCC的指征。

血管成分增多轻微的HCC，较大剂量钆或更快的注射速度可有利于病变的显示[5]。有更长T1弛豫时间的新型对比剂有助于乏血管、等血管或轻微富血管肿瘤的检出。新的技术，如并行采集成像，也可减轻患者不能屏气对影像的影响，提高HCC的检出率，而常规SGE序列扫描需要患者屏气20s[205, 206]。

高级别DN与HCC的影像存在重叠，HCC也可显示出高级别DN的表现，即T2WI与T1WI平扫近似等信号，钆增强后早期中度强化，钆增强晚期强化消退至等信号。利用以下辅助征象可将绝大部分此类病变正确分类：①同时存在有较大HCC时，小的病变更可能为HCC卫星灶；②间隔3个月复查，病变横径增加超过30%符合HCC；③虽然也可发生HCC，病变稳定1年以上提示为高分级DN；④MR随访病变有消退提示为DN；⑤结节大小＜1.5cm（没有同时存在的大HCC）符合高分级DN；⑥结节大小＞2cm不能除外HCC。

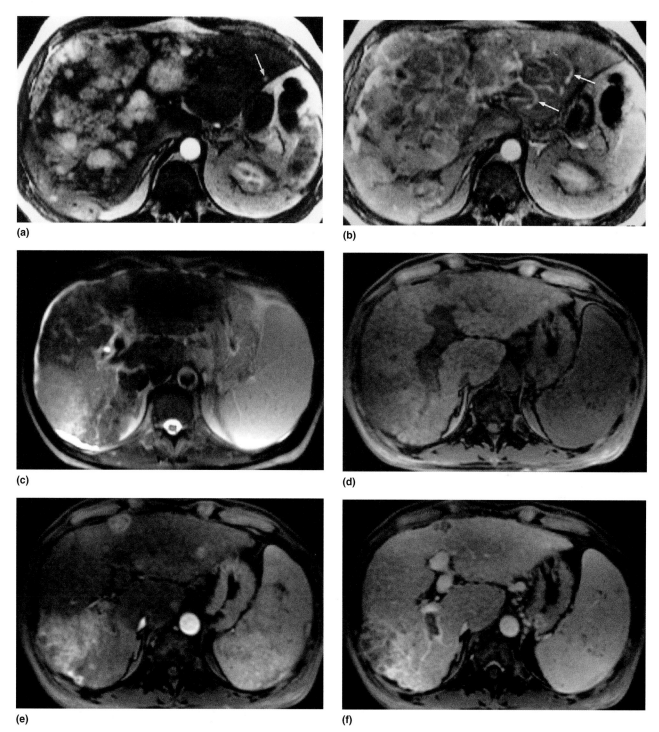

(a)

(b)

(c)

(d)

(e)

(f)

**图2.120** **富血管HCC伴小的卫星瘤。** 钆增强后即刻（a）与90s后（b）SGE影像。钆增强后即刻扫描可见一15cm大小HCC，呈弥漫性明显不均匀强化（a）。另可见多发小HCC，包括小至3 mm的肿瘤（箭头，a）。钆增强后90s（b），大肿瘤强化不均匀廓清，明显可见异常的弧线形肝静脉（箭头，b），此时小的HCC变为与肝脏等信号。第2例患者3T MR T2加权脂肪抑制SS-ETSE（c），SGE（d）与增强后即刻（e）及90s后（f）脂肪抑制3D-GE影像示增强早期多发富血管病变（e），晚期强化廓清与包膜强化（f），符合HCC。注意门静脉右支的瘤栓（f）。

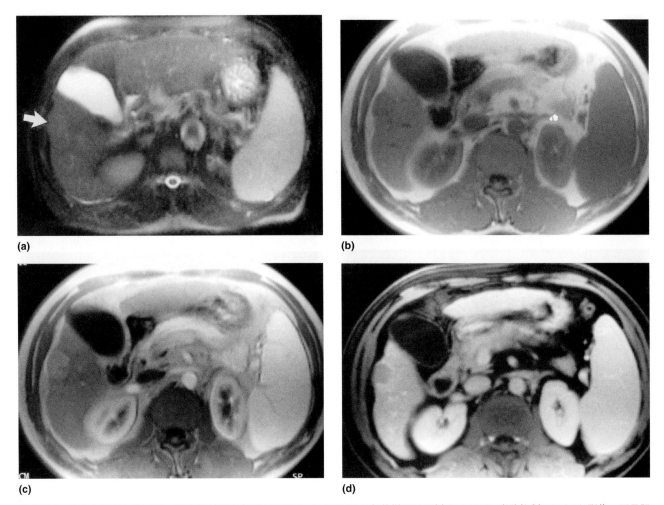

**(a)**    **(b)**    **(c)**    **(d)**

**图2.121  单发小的富血管HCC。** 脂肪抑制T2加权SS-ETSE（a），SGE（b）与钆增强后即刻（c）及90s脂肪抑制SGE（d）影像。可见肝右叶一2cm大小肿块，相邻肝脏外缘膨隆。肿块呈轻微T2高信号（a）与轻度T1低信号（b），钆增强后即刻扫描显示为明显均匀强化（c），90s后强化消退为低信号（d），伴假包膜晚期强化。HAD期明显强化是小HCC检出最为敏感的征象，而强化廓清至低信号伴包膜延迟强化则特异性最强。

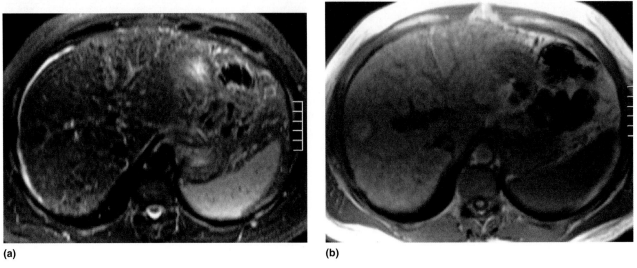

**(a)**    **(b)**

**图2.122  小的富血管HCC。** 第一例患者T2加权SS-ETSE（a），SGE（b），

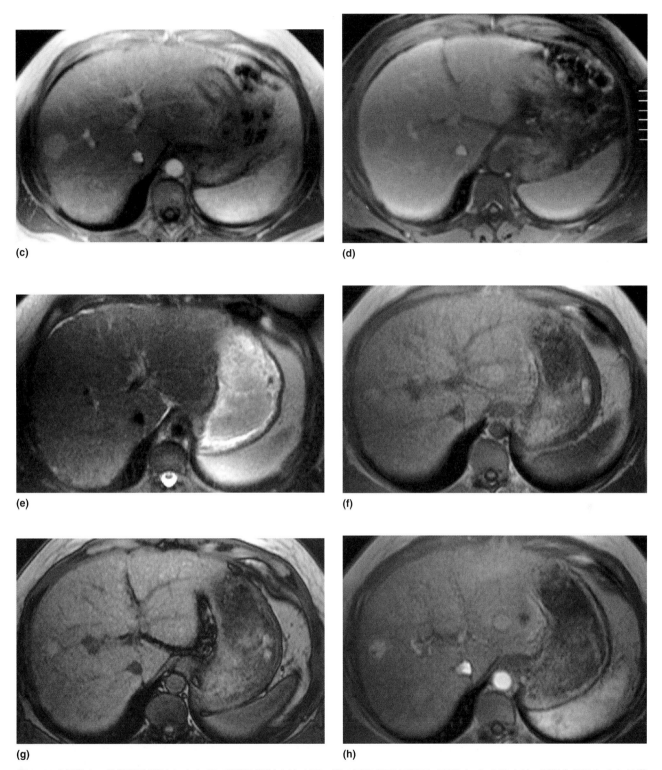

(c)

(d)

(e)

(f)

(g)

(h)

**图2.122（续前）**　钆增强后即刻（c）与90s后脂肪抑制（d）SGE；第二例患者T2加权SS-ETSE（e），SGE（f），反相位SGE（g）与钆增强后即刻（h）

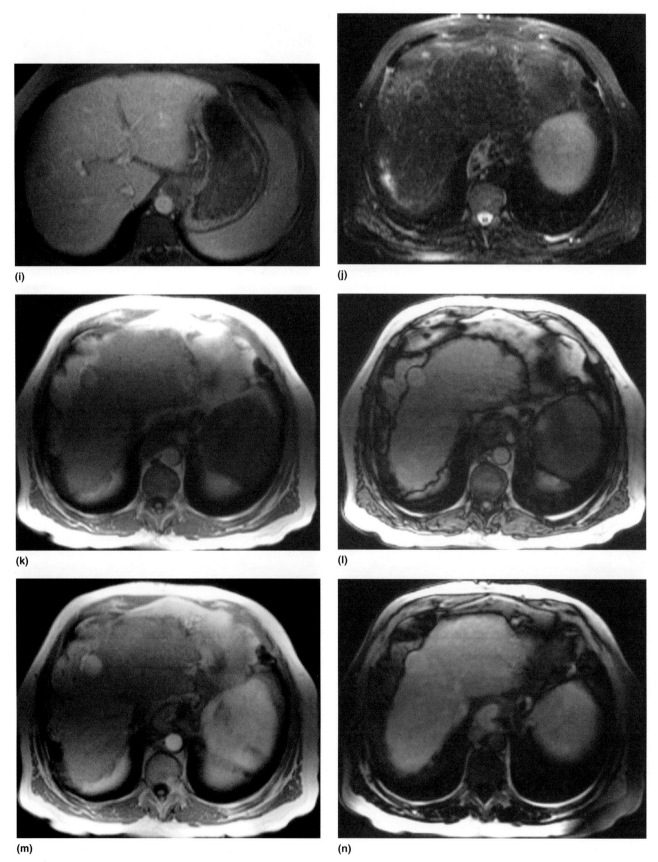

**图2.122（续前）** 及90s脂肪抑制（i）SGE；第三例患者T2加权SS-ETSE（j），SGE（k），反相位SGE（l）与钆增强后即刻（m）及90s后脂肪抑制（n）SGE影像。所有影像均可见小的富血管HCC。注意全部3个病例肿瘤均于增强早期呈明显强化，晚期强化廓清，并可见包膜强化。

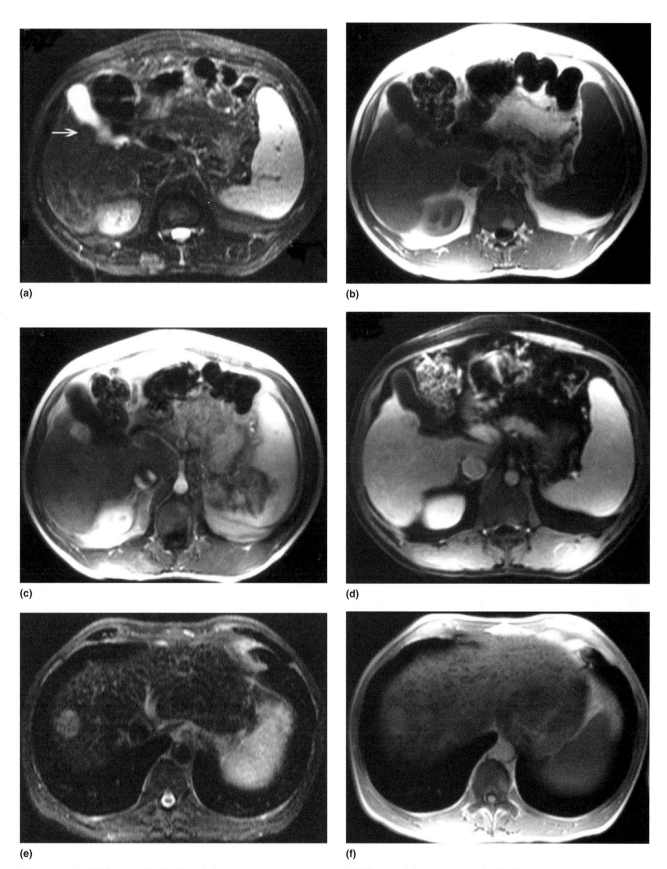

**图2.123    富血管的HCC。**脂肪抑制T2加权SS-ETSE（a），SGE（b）与钆增强后即刻（c）及90s后脂肪抑制（d）SGE影像。可见一病变凸入胆囊窝，呈轻度T2低信号（箭头，a），轻度T1高信号（b），增强早期呈明显强化（c）晚期强化廓清，伴包膜强化（d），符合HCC。第2例患者脂肪抑制T2加权SS-ETSE（e），SGE（f），

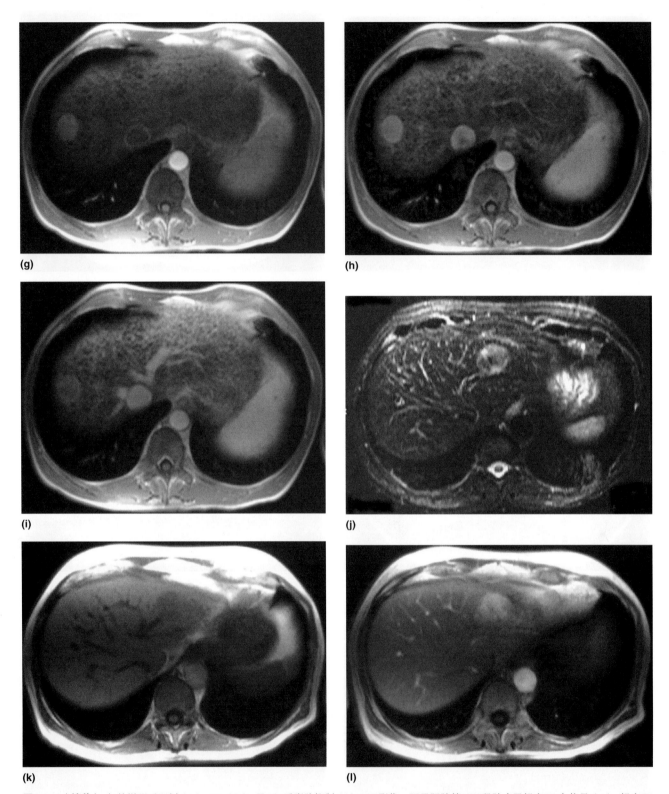

**图2.123（续前）** 与钆增强后即刻（g），45s（h），及90s后脂肪抑制（i）SGE影像，可见肝脏第Ⅷ段肿瘤呈轻度T2高信号（e），轻度T1高信号（f），增强早期中度强化（g），增强45s后强化廓清，并可见包膜强化（h），强化持续至增强晚期（i），符合HCC。注意HCC的强化廓清发生于钆增强后1min，此时肾皮质仍有明显强化。另一例HCC患者脂肪抑制T2加权SS-ETSE（j），SGE（k）与钆增强后即刻（l）

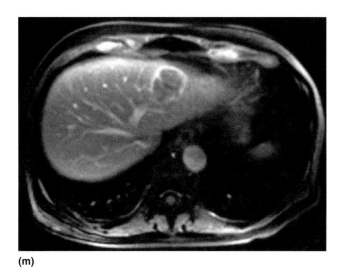

**(m)**

**图2.123（续前）** 与90s后脂肪抑制（m）SGE影像，可见相似表现。

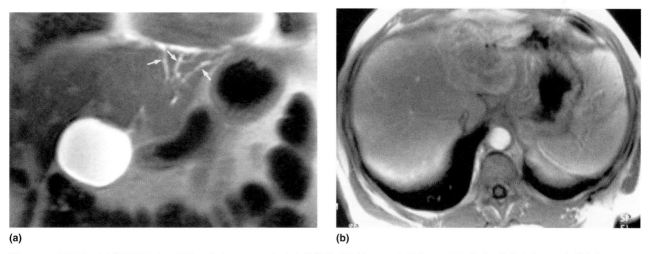

**(a)**

**(b)**

**图2.124　局灶性HCC伴胆管阻塞。**冠状T2加权SS-ETSE（a）与钆增强后即刻SGE（b）影像，可见肝左叶一较大病变呈T2轻微高信号（a），钆增强后即刻扫描可见中度不均匀强化（b），符合大HCC。注意肿瘤造成肝左叶Ⅱ段胆管树的胆管阻塞（箭头，a）。

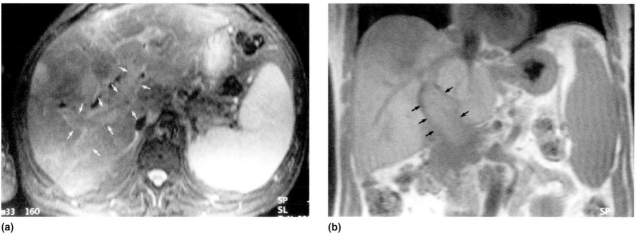

**(a)**

**(b)**

**图2.125　多灶性HCC伴瘤栓。**回波链STIR（a），冠状SGE（b），

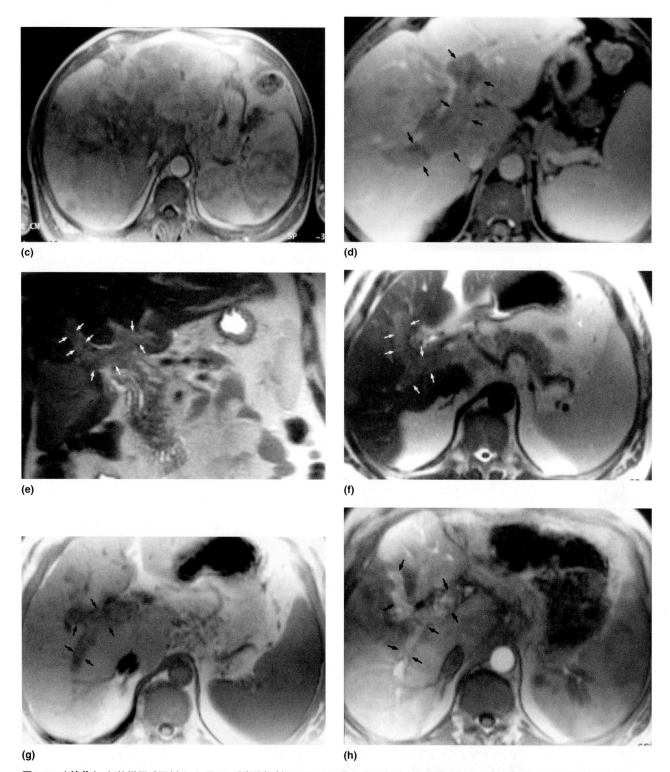

**图2.125（续前）** 与钆增强后即刻（c）及90s后脂肪抑制SGE（d）影像。全肝实质内可见散在分布多发不规则，边界不清的多灶性HCC，呈T1轻度低信号（a），T2轻度高信号（b），增强HAD期呈不均匀中度强化（c），晚期强化廓清，包膜强化（d）。门静脉增宽，腔内可见瘤栓（箭头，a，b，d）。钆增强后即刻扫描瘤栓与背景肝脏强化方式相似，因而显示欠清（c）。增强晚期可见肿瘤部分强化廓清，包膜强化与局灶性HCC所见相似。第2例患者冠状（e）与横轴位（f）T2加权SS-ETSE，SGE（g）与钆增强后即刻（h）

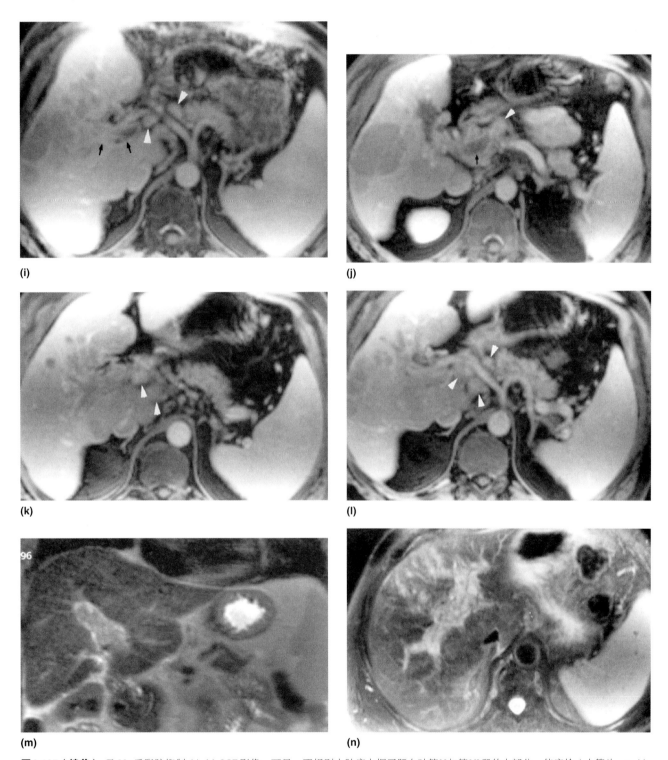

**图2.125（续前）** 及90s后脂肪抑制（i-l）SGE影像。可见一不规则大肿瘤占据了肝右叶第Ⅴ与第Ⅵ段的大部分，伴瘤栓（小箭头，e-j），累及门静脉主干与右肝与左肝门静脉。钆增强间质期影像清晰显示多个淋巴结（三角，i-l）。第3例患者冠状T2加权SS-ETSE（m），回波链STIR（n），

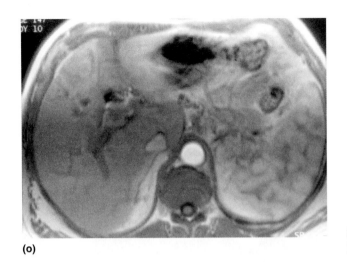

**(o)**

**图2.125（续前）** 与钆增强后即刻SGE（o）影像，可见肝右与肝左门静脉增宽，符合瘤栓。第IV肝段可见一不均质肿瘤。

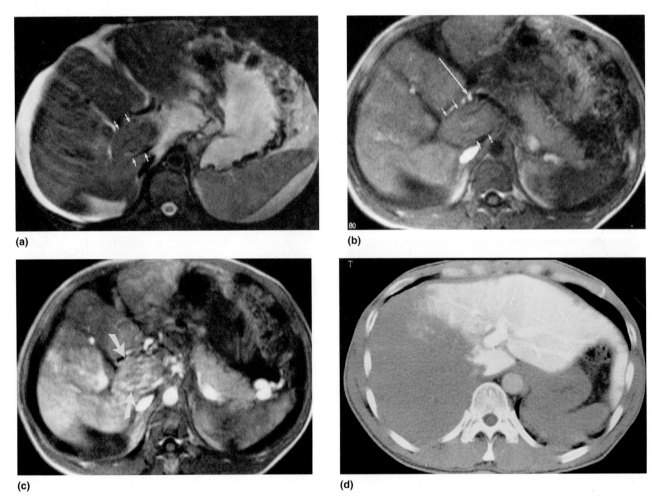

**(a)**　　　　**(b)**

**(c)**　　　　**(d)**

**图2.126　弥漫性HCC伴门静脉瘤栓。**脂肪抑制T2加权ETSE（a）,SGE（b）与钆增强后即刻SGE（c）影像。可见门静脉增宽伴腔内瘤栓（小箭头，a，b），T2与T1WI上瘤栓与肝脏近于等信号，钆增强后即刻扫描（c）呈不均匀弥漫型强化（箭头，c）。平扫与增强后即刻扫描可见肝动脉呈高信号小管状结构（长箭头，b）。增强后即刻扫描肝脏的不均匀强化（c）反映了门静脉瘤栓引起的血管异常与弥漫性浸润型HCC的不均匀强化。可见大量腹水，呈T2高信号（a），T1平扫及增强扫T1呈低信号（b，c）。第2例弥漫型HCC患者，螺旋CT经动脉门静脉成像（CTAP）（d），门静脉瘤栓

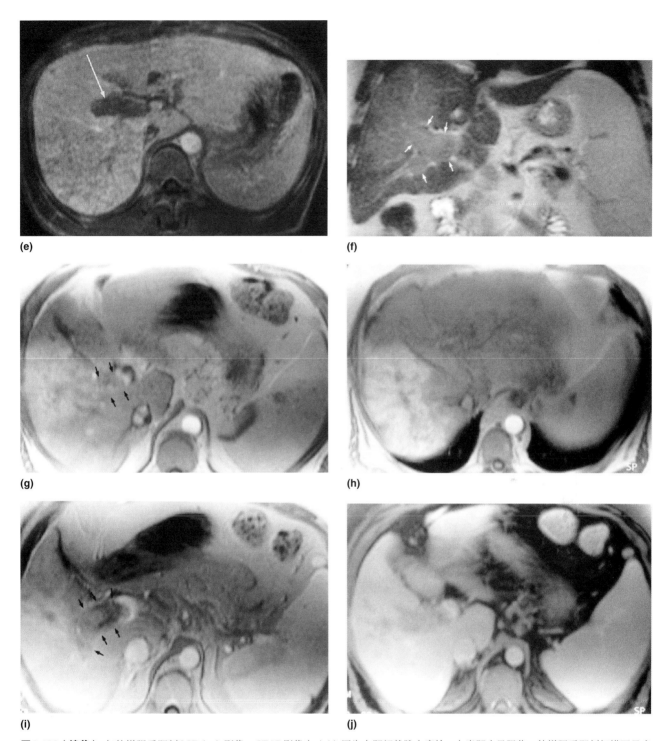

(e)

(f)

(g)

(h)

(i)

(j)

**图2.126（续前）** 与钆增强后即刻SGE（e）影像。CTAP影像上（d）因为右肝门静脉内瘤栓，右半肝未见强化。钆增强后即刻扫描可见瘤栓使右肝门静脉增宽（箭头，e）。MRI示肝右叶铸型样弥漫性不均匀强化（e），为弥漫浸润型HCC的典型表现。第2例患者冠状T2加权SS-ETSE（f），横轴位钆增强后即刻（g,h）、45s后SGE（i）与90s后脂肪抑制SGE（j）影像。可见肝右叶一浸润型HCC，呈T2轻度高信号（f），钆增强后即刻扫描明显不均强化（g，h）。门静脉内瘤栓，管腔增宽（箭头，f，g，i），

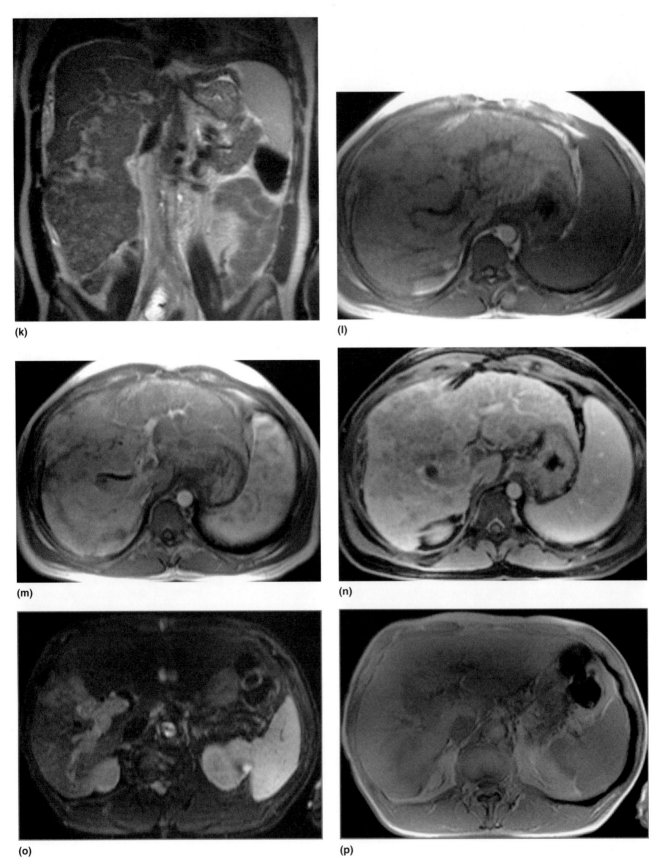

(k)

(l)

(m)

(n)

(o)

(p)

**图2.126（续前）** 增强后可见弥漫性强化。第3例弥漫性HCC伴右肝门静脉瘤栓患者3T MR冠状SS-ETSE（k），SGE（l）与钆增强后即刻（m）及90s后脂肪抑制（n）SGE影像。T2加权脂肪抑制SS-ETSE（o），SGE（p），

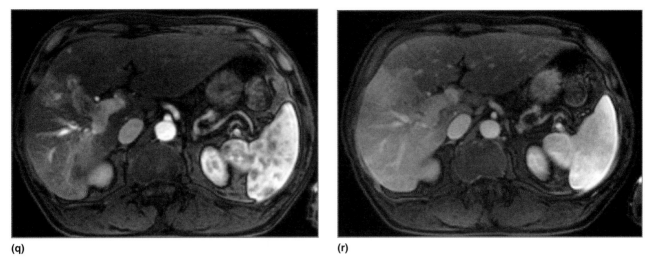

**(q)**　　　　　　　　　　　　　　　　　　　　　　**(r)**

**图2.126（续前）** 与钆增强后即刻（q）及90s后脂肪抑制（r）3D-GE影像，示肝右叶弥漫性HCC，界限不清。注意门静脉内瘤栓的早期强化。

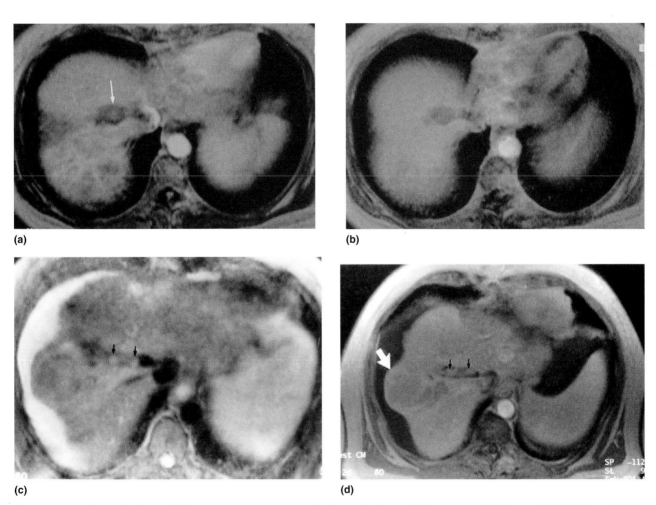

**(a)**　　　　　　　　　　　　　　　　　　　　　　**(b)**

**(c)**　　　　　　　　　　　　　　　　　　　　　　**(d)**

**图2.127　HCC伴肝静脉瘤栓。** 钆增强后45s（a）与90s后（b）横轴位SGE影像。钆增强后45s（a）肝中静脉内瘤栓呈低信号，相应静脉增宽（箭头，a），可见肝右叶弥漫性不均匀强化，代表弥漫浸润型HCC。肝静脉瘤栓远侧可见一楔形灌注缺损。增强90s后（b），瘤栓保持相对于肝脏的低信号。然而灌注缺损消失，弥漫性HCC与背景肝脏更接近等信号。第2例患者脂肪抑制T2加权ETSE（c），SGE（d），

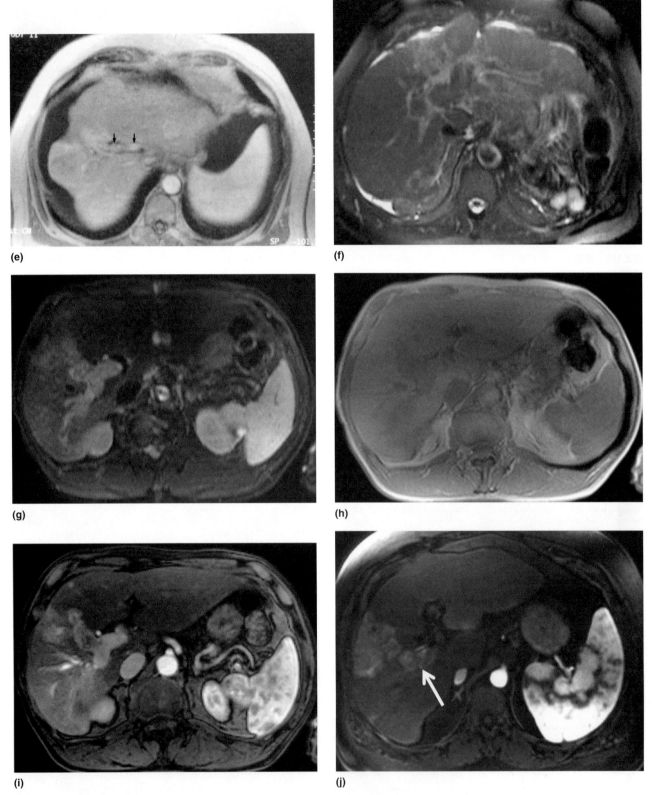

**图2.127（续前）** 与钆增强后即刻SGE（e）影像。可见肝右叶—5cm大小HCC（大箭头，d），呈T2等信号（c），T1轻度低信号（d），增强肝动脉为主期可见轻度强化（e）。T1平扫可见薄的肿瘤包膜（d）。肝中静脉内可见异常软组织，呈T1与T2等信号（箭头，c，d，e）钆剂注射后中度强化（箭头，e）。肝中静脉旁可见因瘤栓引起的异常灌注。第3例患者T2加权SS-ETSE（f）与钆增强后即刻（g）及90s后脂肪抑制（h，i）SGE影像，可见因较大肿瘤肝左叶与部分右叶外形不规则，正常结构扭曲。肿瘤呈T2轻度高信号（f）与T1低信号（未展示），注射对比剂后早期可见中度不均匀强化（g），晚期强化消退与背景肝脏等信号（h，i）。门静脉主支内可见瘤栓，增强晚期可见强化。注意肿瘤压迫造成的胆管扩张。

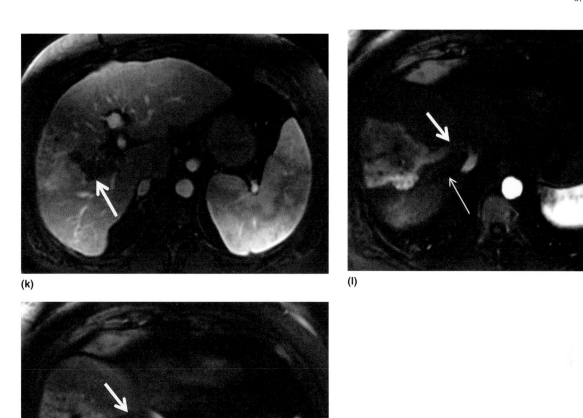

(k)

(l)

(m)

**图2.127（续前）** 弥漫性HCC伴门静脉与肝静脉瘤栓。横轴位T1加权钆增强后HAD期（j，k）与肝静脉期（l，m）脂肪抑制3D-GE影像，可见第Ⅷ段与第Ⅴ段节段性弥漫性HCC，侵犯右肝门静脉与肝右静脉。瘤栓（粗箭头）呈早期强化（j，k）与晚期强化廓清（l，m）。注意弥漫性HCC也显示早期轻度不均匀强化（j，k），晚期强化小斑片状廓清。可见副右肝静脉（细箭头，l，m）。

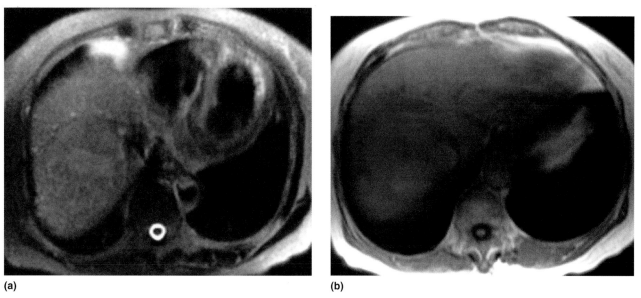

(a)

(b)

**图2.128** 环形强化的HCC。T2加权SS-ETSE（a），T1加权SGE（b），

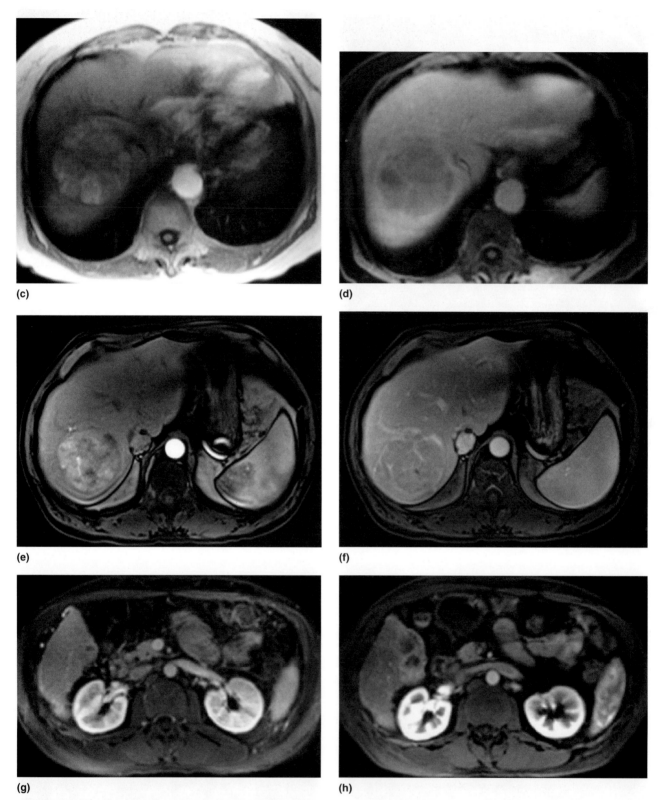

**图2.128（续前）** 与钆增强后即刻（c）及90s后脂肪抑制（d）SGE影像；3T MR钆增强后即刻（e）与90s后（f）脂肪抑制3D-GE，示一富血管的大HCC。6个月后3T MR钆增强后即刻T1加权脂肪抑制3D-GE（g，h），注意6个月后随访检查肿瘤的环形强化显示极好与转移瘤的强化方式相似。环形强化可以是更具侵袭性HCC的征象。

提示极有可能为HCC的最可靠征象为随访病变增大。虽然认为许多直径＜1cm结节的强化可减弱，或MR系列随访可见消退，还是应谨慎观察确定所有见到的早期中度强化的结节，甚至直径＜1cm的结节。目前尚无可能预期哪个直径＜1cm的病变可消退，而患HCC高危性慢性肝病（即HCV或酒精相关慢性肝病）的患者，这种病变持续进展为HCC的可能性很大。

### 弥漫性肝细胞癌

弥漫型HCC为浸润性肝肿瘤，累及50%的肝实质，约占HCC的13%[207]。弥漫浸润型HCC最常见的表现为肝实质广泛受累，呈铸型样、点状轻度到中度T2高信号，轻度到中度T1低信号。平扫MR影像表现无特征性与没有肿瘤累及的硬化性肝脏相似。钆增强后即刻扫描常可见片状或粟粒样强化，晚期强化廓清，伴节段性包膜延迟强化（图2.129）。增强早期粟粒样强化为弥漫性HCC相对特异的MR表现，可能代表了组织病理所见广泛分布的微小肿瘤结节[207, 208]。

弥漫性HCC也可表现为不规则线样条带，呈T2等或中度高信号，T1低或等信号。增强后即刻扫描，肿瘤条带强化不一；晚期强化不明显或肿瘤条带强化增高可能代表肿瘤的高纤维组成成分（图2.130）。

实际上总可见到静脉血栓，几乎都发生在门静脉，有时可伴有肝静脉血栓。弥漫性HCC常见非常高水平的血清α-胎儿蛋白（AFP），报告78%的患者就诊时AFP水平升高。少数患者AFP水平可正常或接近正常。较早的一项研究[207]报告了100%（22例中22例）弥漫性HCC的患者有门静脉血栓。血栓通常呈T2高信号，钆增强后可见强化；而血栓则为T2低信号，注射钆剂后无强化。

弥漫性HCC的影像可与慢性肝炎急性发作或近期发作的肝纤维化相似。慢性肝炎急性发作增强晚期多呈强化消退至与背景肝实质等强化，而非对比廓清，并且没有静脉膨胀性血栓。慢性肝炎急性发作时AFP水平通常相对为低。主要需要鉴别诊断的病变为胆管细胞癌与转移瘤。胆管细胞癌通常边界更清楚，没有静脉血栓。浸润性转移瘤，如乳腺癌肝转移也较弥漫性HCC边界更清楚，而且常常已知有原发肿瘤[207]。转移瘤罕见发生静脉瘤栓。

### 纤维板层型肝癌

纤维板层型肝癌为肝细胞癌明确的一个形态学亚型，多见于更年轻的患者，女性多见，多不伴有肝硬化或慢性肝病。纤维板层在生物学行为上也与HCC不同，其生长更缓慢，预后较好[209]。病理上，肿瘤常较大，多单发，界限清楚[2]；镜下肿瘤呈分叶状结构，之间有纤维分隔或中央星状瘢痕；肿瘤细胞呈多边形，较大，呈嗜酸性；可见广泛胶元基质网包绕着肿瘤细胞巢，此为纤维板层型肝癌病理诊断的关键依据。与寻常富血管基质的HCC向肝内外蔓延生长不同，丰富的网状结构限制了纤维板层型肝癌，是其生长缓慢、隐袭的原因[2]。

在影像上，纤维板层肝癌一般为较大，单发肿瘤，质地不均，T2中度高信号，T1中度低信号。钆增强后即刻扫描肿瘤呈弥漫不均匀中度强化。可见放射状巨大中央瘢痕，呈T2低信号，T1轻度高信号，钆增强延迟扫描强化不明显（图2.131）[210, 211]。瘢痕MR影像特征为复杂的分支状，从中央发散，向外达肿瘤周边。这种形态与FNH明显不同，FNH的瘢痕仅占肿瘤中央的一小部分，增强晚期表现为信号均匀的强化[210]。

### 淋巴瘤

Ⅳ期霍奇金与非霍奇金淋巴瘤继发累及肝脏常见[212]。在影像上，非霍奇金淋巴瘤较霍奇金淋巴瘤累及肝脏更多形成局灶性病变。病变T2信号不一，可从低信号到中度高信号，典型病变呈T1低信号。钆增强后即刻扫描病变的强化与其T2信号强度相关：T2低信号的病变多强化微弱（图2.132），而T2高信号的病变多强化明显（图2.133）[213]。如同肝脏转移瘤钆增强后扫即刻扫描通常呈周边为主强化那样，钆增强后即刻扫描，恶性淋巴瘤病变也呈一过性边界模糊的周边强化，而与肿瘤自身的强化程度无关（图2.134）。偶尔，肿瘤可直接侵犯血管，形成原发性血管内淋巴瘤样改变（图2.135）。组织病理学上，恶性淋巴瘤累及肝脏是由肿瘤沉积于肝门束内造成的。对此种镜下表现的一项临床相关性研究结果，可能反映了MRI影像上肝门周围肿瘤的浸润范围。这一形态特别的病变诊断可能很困难，但T2加权脂肪抑制结合钆增强后肝静脉期脂肪抑制影像则可用于极好观察病变。在两种技术影像上，肝门周围肿瘤均呈中度高信号（图2.136）。

与淋巴瘤肝脏继发受累相比，肝脏原发性淋巴瘤相当罕见，其主要组织类型为非霍奇金淋巴瘤。大多数肿瘤大体病理为较大单发肿块，但也可有不同表现，从多

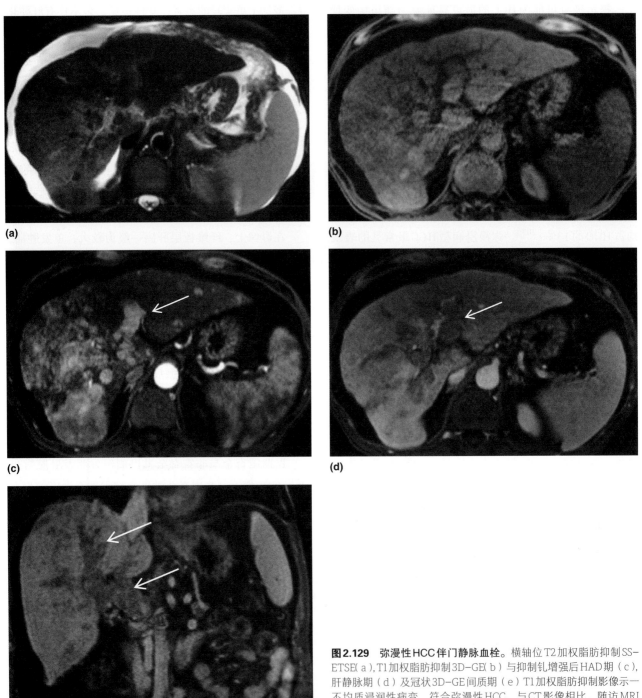

**图2.129** 弥漫性HCC伴门静脉血栓。横轴位T2加权脂肪抑制SS-ETSE（a），T1加权脂肪抑制3D-GE（b）与抑制钆增强后HAD期（c），肝静脉期（d）及冠状3D-GE间质期（e）T1加权脂肪抑制影像示一不均质浸润性病变，符合弥漫性HCC。与CT影像相比，随访MRI可见肿瘤增大。肿瘤呈T2轻度高信号（a）与T1轻度低信号（b），累及大部分肝右叶，增强HAD期呈不均匀明显强化（c），肝静脉期可见肿瘤部分强化廓清，呈低信号（d）。注意左肝门静脉内膨大，有强化的瘤栓（箭头，d）。钆增强后冠状影像显示门静脉主干及其分支内的瘤栓（箭头，e）。弥漫性HCC几乎总可见到门静脉内瘤栓。注意增强HAD期肝右叶继发代偿性增高的动脉强化（c）。

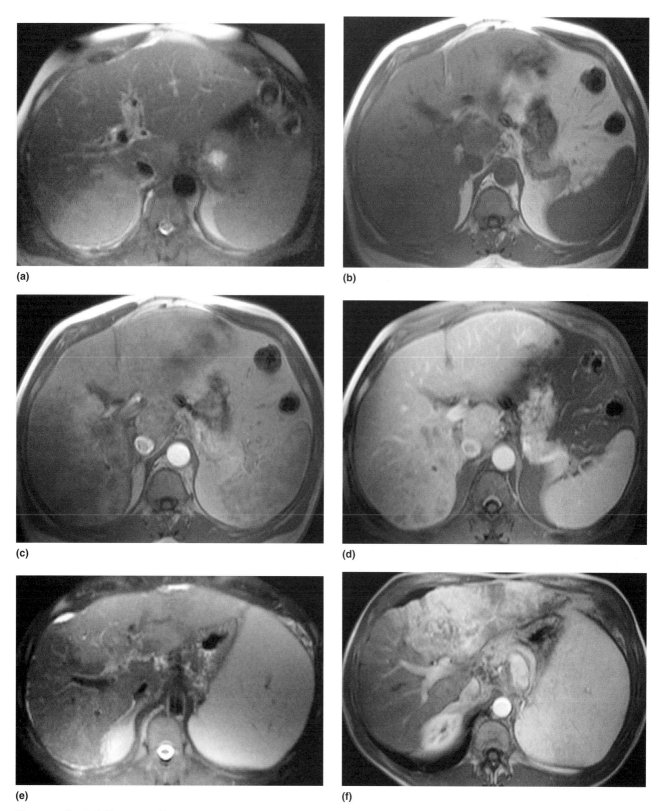

**图2.130　弥漫浸润性**HCC。4例不同浸润性HCC患者的影像：(1)脂肪抑制T2加权SS-ETSE（a），SGE（b）与钆增强后即刻（c）及90s后脂肪抑制SGE（d）影像；(2)脂肪抑制T2加权SS-ETSE（e）与钆增强后即刻（f）

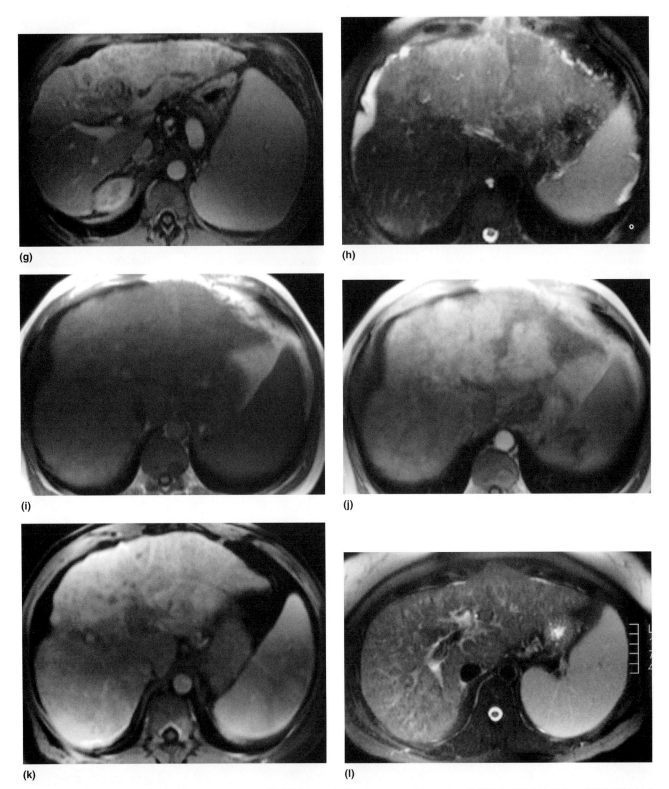

(g)

(h)

(i)

(j)

(k)

(l)

**图2.130（续前）** 及90s后脂肪抑制（g）SGE影像;(3)脂肪抑制T2加权SS-ETSE（h）,SGE（i）与钆增强后即刻（j）及90s后脂肪抑制（k）SGE影像;(4)脂肪抑制T2加权SS-ETSE（l）,

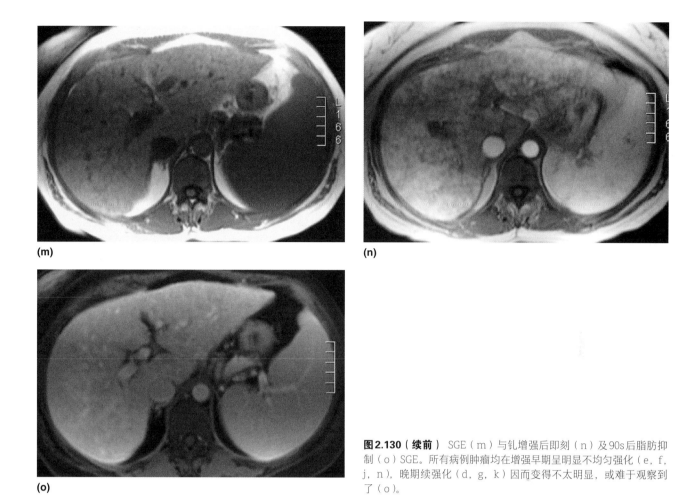

**(m)**

**(n)**

**(o)**

**图2.130（续前）** SGE（m）与钆增强后即刻（n）及90s后脂肪抑制（o）SGE。所有病例肿瘤均在增强早期呈明显不均匀强化（e，f，j，n），晚期续强化（d，g，k）因而变得不太明显，或难于观察到了（o）。

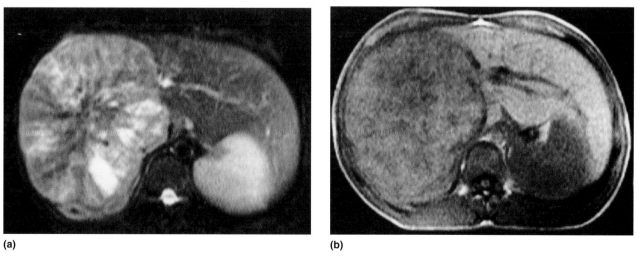

**(a)**

**(b)**

**图2.131** 纤维板层型肝癌。脂肪抑制T2加权ETSE（a），SGE（b），

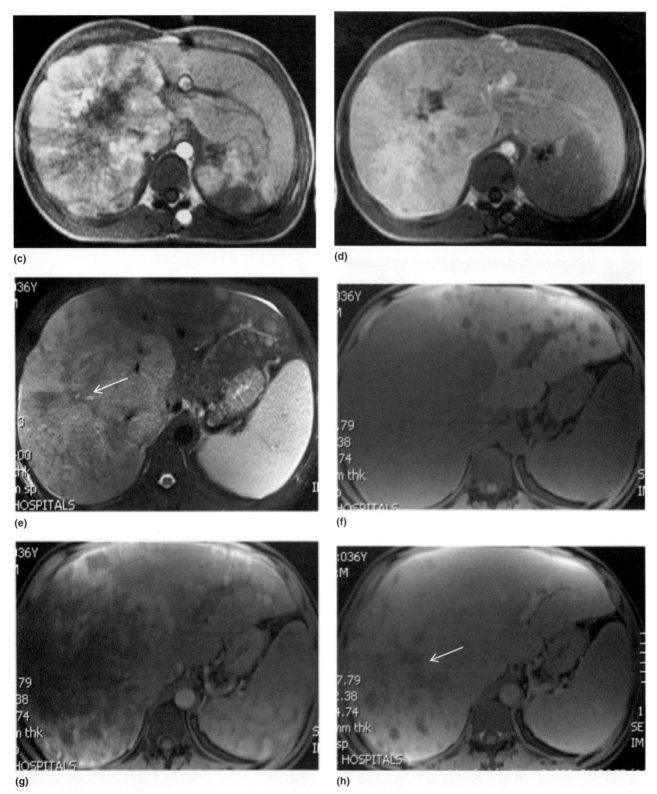

(c)

(d)

(e)

(f)

(g)

(h)

**图2.131（续前）** 钆增强后即刻（c）与10min后SGE（d）影像。患者为男性，无症状，没有肝病历史，1年来出现乳腺发育。可见肝内一14cm大小纤维板层型HCC，呈不均匀T2高信号（a）伴中央基本为低信号的放射状瘢痕，T1低信号（b），中央瘢痕也呈低信号。增强后即刻（c）扫描，肿瘤呈弥漫性中度不均匀强化，放射状瘢痕强化微弱。增强10min后扫描（d）肿瘤变为与背景肝脏等信号。部分中央瘢痕呈较周围组织更高信号，其余部分则保持低信号。与FNH不同，纤维板层型HCC的中央瘢痕更大，T2信号与增强后早期与晚期信号更不均匀。混合性纤维板层型HCC。横轴位T2加权脂肪抑制SS-ETSE（e），T1加权脂肪抑制3D-GE（f），钆增强后脂肪抑制T1加权HAD期（g）与肝静脉期（h）影像，示肝内质地不均匀大肿瘤伴多发转移。大肿瘤呈中度T2高信号，增强早期与晚期不均匀明显强化。

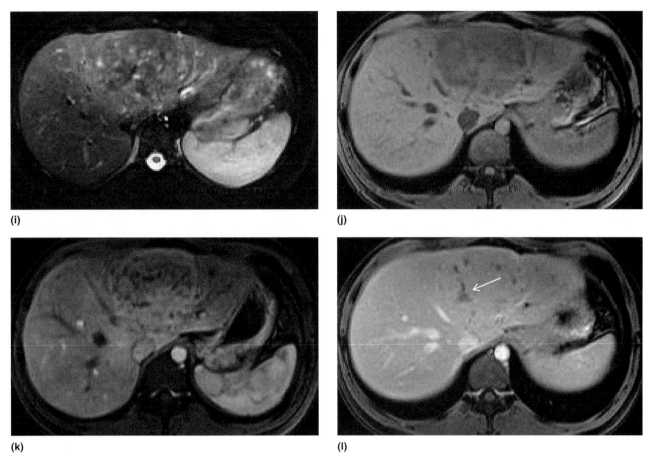

**(i)**　**(j)**

**(k)**　**(l)**

**图2.131（续前）** 增强肝静脉期肿瘤呈中度渐进性强化，病变内可见一不规则大的中央瘢痕（箭头e，h）。肝内还可见多发小转移性病变，增强早期与晚期呈周边强化。纤维板层性HCC。横轴位T2加权脂肪抑制SS-ETSE（i），T1加权脂肪抑制3D-GE（j）与钆增强后脂肪抑制T1加权HAD期（k）及肝静脉期（l），示此无症状患者肝左叶不均匀强化的大肿瘤。病变T2信号不均匀，增强早期与晚期呈渐进性不均匀强化。增强肝静脉期可见病变内偏心性不规则小瘢痕（箭头，l）。

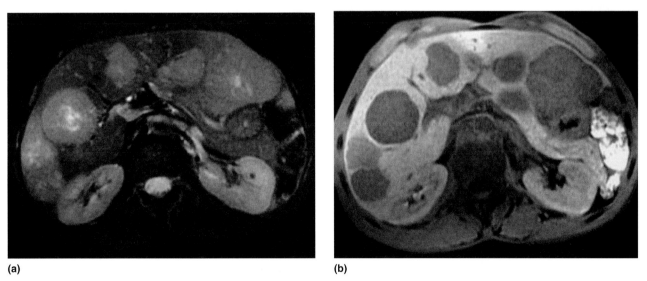

**(a)**　**(b)**

**图2.132** 非霍奇金淋巴瘤。横轴位T2加权脂肪抑制SS-ETSE（a），T1加权脂肪抑制3D-GE（b），

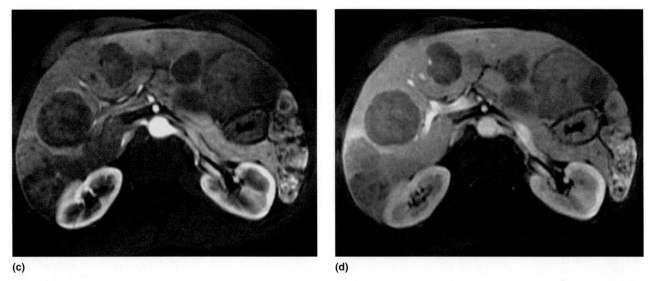

(c)

(d)

**图2.132（续前）** 与钆增强后T1加权脂肪抑制HAD期（c）及肝静脉期（d）3D-GE影像，示肝脏多发继发性淋巴瘤，患者患非霍奇金淋巴瘤。肝内淋巴瘤呈轻度不均匀强化。

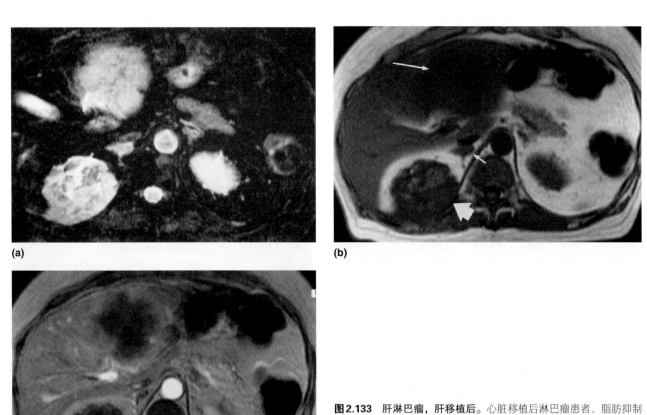

(a)

(b)

(c)

**图2.133　肝淋巴瘤，肝移植后。** 心脏移植后淋巴瘤患者，脂肪抑制T2加权SE（a），SGE（b）与钆增强后即刻SGE（c），可见肝内一8cm大小肿块（长箭头，b），右侧肾上腺1cm大小结节（短箭头，b）与一附着于腹膜6cm大小的肿块（大箭头，b）。肝内肿块呈中度不均匀T2高信号（a），中度T1低信号（b），钆增强后即刻扫描呈周边为主强化（c）。钆增强后即刻扫描腹膜与肾上腺肿块呈不均匀微弱强化（c）。

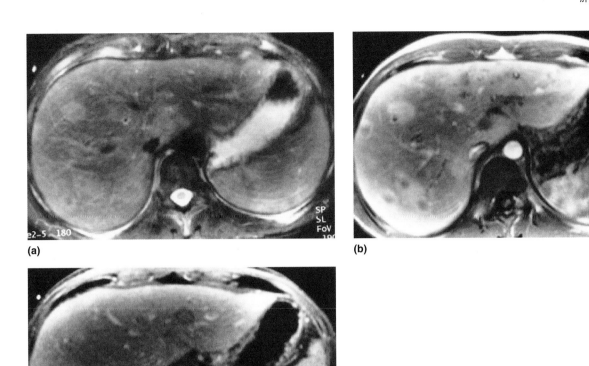

(a)

(b)

(c)

**图2.134** **霍奇金淋巴瘤。**脂肪抑制T2加权ETSE（a）与钆增强后即刻（b）及90s后脂肪抑制SGE（c）影像，可见遍布全肝的多发小于2cm局灶性肿物，一些呈周边T2高信号（a），钆增强后即刻扫描呈环形强化，伴病灶周围界限不清的强化（b）。钆增强后即刻扫描脾脏呈弓形强化，未见局灶性低信号肿块（b）。钆增强后90s（c）大部分肝内肿块变为与肝脏等信号。

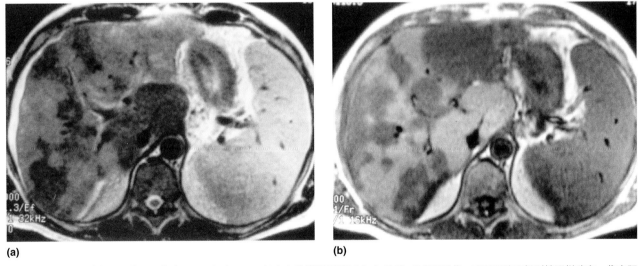

(a)

(b)

**图2.135** **原发血管内淋巴瘤。**T2加权ETSE（a），SGE（b）与钆增强后即刻（c）及90s后SGE影像，可见肝脏不规则地图样改变，代表肝原发血管内淋巴瘤。血管受累导致中度T2高信号（a），中度T1低信号（b），

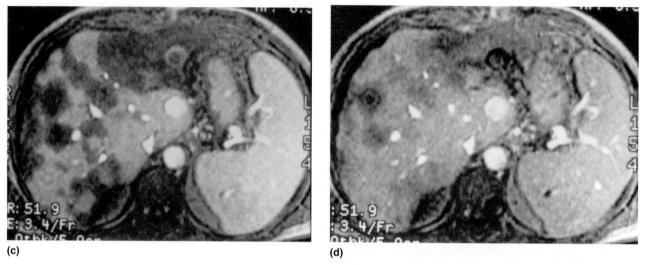

**图2.135（续前）** 增强早期强化不明显（c），延迟期可见强化（d）（感谢Pennsylvania大学医院放射科Evan Siegelman医生提供病例）

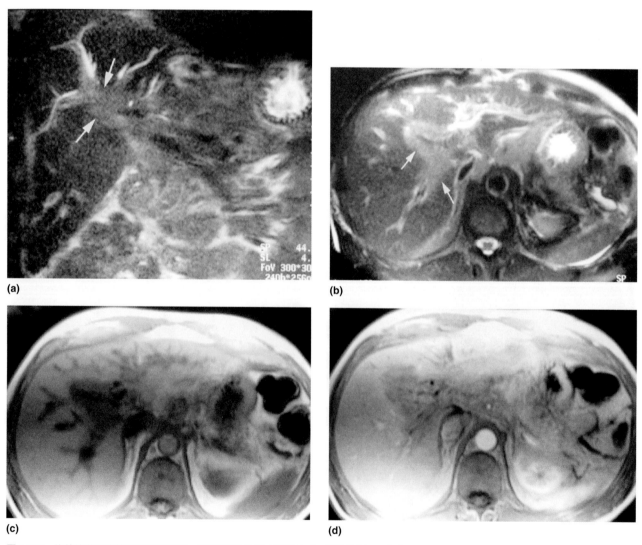

**图2.136** 伯基特淋巴瘤伴肝门周围浸润。冠状T2加权SS-ETSE（a），脂肪抑制T2-加权SS-ETSE（b），SGE（c）与钆增强后即刻（d）及90s后脂肪抑制

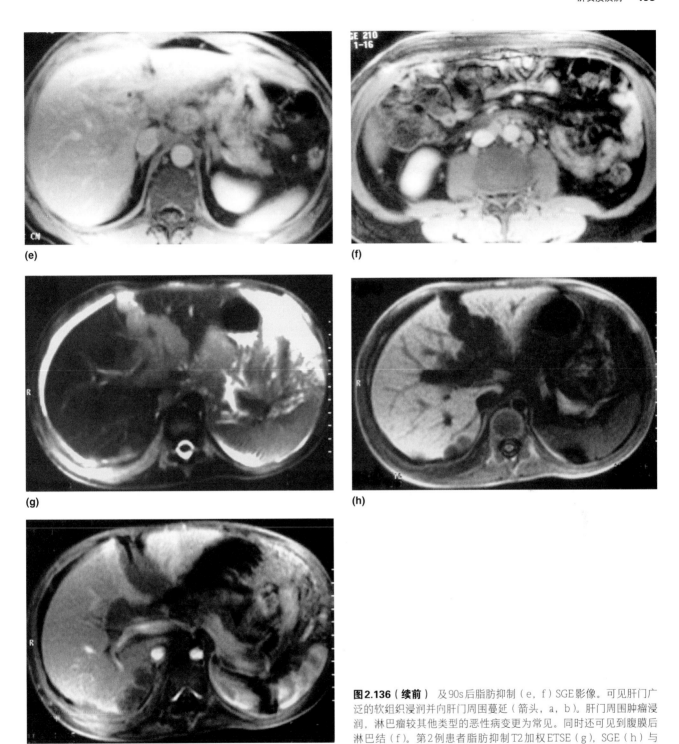

(e)

(f)

(g)

(h)

(i)

**图2.136（续前）** 及90s后脂肪抑制（e，f）SGE影像。可见肝门广泛的软组织浸润并向肝门周围蔓延（箭头，a，b）。肝门周围肿瘤浸润，淋巴瘤较其他类型的恶性病变更为常见。同时还可见到腹膜后淋巴结（f）。第2例患者脂肪抑制T2加权ETSE（g），SGE（h）与钆增强后45s SGE（i）影像。注意患者有腹腔积液。

发结节到弥漫累及肝脏。肿瘤呈轻到中度T2高信号，中度T1低信号，钆增强后即刻GE影像呈相对弥漫性不均匀强化（图2.137、2.138）与其他组织类型肝脏原发肿瘤表现相似。

## 多发性骨髓瘤

多发性骨髓瘤局部沉积极少发生于肝脏，多为肿瘤全身播散的一部分。病理上，肝脏内病变的特点为肿瘤细胞浸润肝窦与肝门束。肝脏局灶性病变最常见于轻链性多发骨髓瘤，病变多较小，直径约1cm，呈T2中度

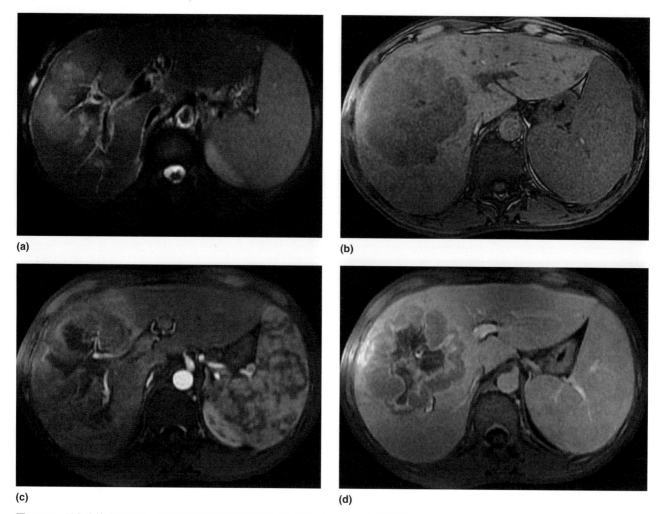

**图2.137　原发伯基特淋巴瘤。**横轴位T2加权脂肪抑制SS-ETSE（a），T1加权脂肪抑制3D-GE（b）与T1加权钆增强后脂肪抑制HAD期（c）及肝静脉期（d）3D-GE影像示肝内一较大原发性淋巴瘤（伯基特型）。肿瘤位于肝右叶，围绕肝门束，呈T2轻度高信号，钆增强后呈不均匀轻度渐进性强化。

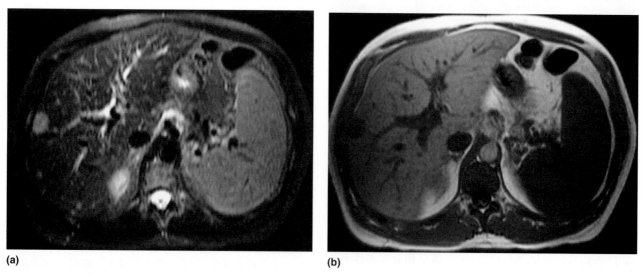

**图2.138　HIV阳性患者肝淋巴瘤。**HIV阳性患者T2-STIR（a），SGE（b），钆增强后即刻SGE（c）与90s后脂肪抑制SGE（d）影像。可见多发局灶性病变遍布肝脏，呈轻度T2高信号（a），T1中度低信号（b），

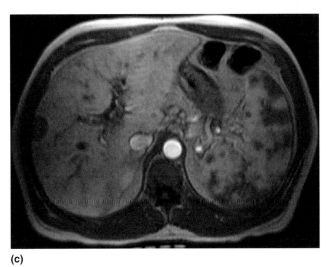

(c)

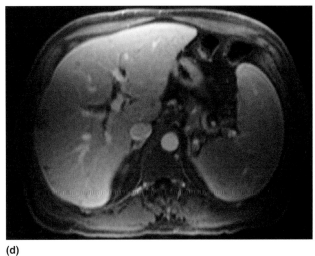

(d)

**图2.138（续前）** 早期微弱强化，伴病灶周围强化（c），病变强化呈渐进性，同时病变周围强化消退。HIV感染患者可发生多种不同疾病，包括感染与肿瘤性疾病，其发生率远较免疫系统正常患者为高。此例患者可见多发淋巴瘤病灶遍布肝脏。另外，注意脊柱骨髓的异常信号，符合淋巴瘤同时累及骨髓。

高信号，T1等到轻度高信号[214]。T1高信号可能反映了病变产生的单克隆蛋白增多。肝脏多发性骨髓瘤过于少见，确定其强化特征困难，但许多病变表现为富血管肿瘤（图2.139）。

### 肝内或周围胆管癌（胆管细胞癌）

肝内或周围胆管癌是指发生于肝门近侧（肝门上游）胆管的肿瘤。起自肝内胆管的恶性肿瘤较起自肝细胞的恶性肿瘤更少见，而且与肝硬化没有直接关系[215]。大多数胆管癌发生于60岁以后。病理上，肿瘤一般界限清楚，质地较HCC更硬，镜下以腺体结构周围有丰富的致密纤维基质包绕为特点，无HCC所见明显的窦样结构[22]。

就诊时肿瘤常较大[216]与HCC相似，肿瘤呈T2中度高信号，T1低信号。HCC常见的T1高信号，假包膜与侵犯门静脉及肝静脉等表现胆管癌极罕见，胆管癌更多见胆管及肝外门静脉阻塞。注射对比剂后即刻扫描肿瘤强化不一，可从微弱强化到明显弥漫性不均匀强化（图2.140），但微弱强化多见；增强延迟扫描肿瘤持续性强化相对常见[217]。起源于肝内的肿瘤或许可解释早期弥漫性不均匀强化的原因（胆管癌更完整的表述见第三章"胆囊与胆管系统"）。

肝细胞与胆管分化细胞混合性恶性肿瘤罕见。混合性肝细胞癌-胆管癌可发生，其影像表现与肝细胞癌一般无法鉴别（图2.141）。这些肿瘤常为多灶性而且富含血管。

### 血管肉瘤

血管肉瘤是起源于肝脏最为常见的肉瘤，约占所有肝脏癌肿的1.8%。成人发生此种肿瘤的高危险因素包括：①肝硬化；②氯乙烯暴露；③因X线照相的目的接触二氧化钍；④砷（砒霜）暴露。肿瘤多发生于中年，男性更多见。病理上，血管肉瘤最常表现为多中心性结节，弥漫累及全肝，偶可呈单发性大肿块。肝脏窦样隙内壁衬有边界模糊的恶性内皮细胞簇，并使窦状隙扩张。肿瘤内出血相对常见[218]。

在MRI上，血管肉瘤通常表现为多灶性病变，但也有报告可呈浸润性表现[219, 220]。血管肉瘤可显示为T2高信号、T1低信号，病变内常有的出血表现为T2低信号区、T1呈高信号。增强后血管肉瘤可显示周边结节状强化，并呈向心性渐进强化与血管瘤相似（图2.142）[220]。经常出现的肿瘤内T2低信号、T1高信号的出血，由于出血、纤维化或坏死造成的肿瘤中央不强化均为有鉴别意义的征象[219, 220]。也有文献报道增强动脉为主期肿瘤可呈轻到中度不均匀强化，延迟扫描强化范围增大[219]。

### 恶性间皮瘤

肝脏恶性间皮瘤为一种罕见的软组织肿瘤，主要见于男性，发病峰值年龄为50～60岁，石棉接触可能为肿瘤发生的危险因素。肝脏恶性间皮瘤通常较大，常常大于10cm，单发，边界清楚。肿瘤切面可见多个囊性区，伴有交织分布的间隔[221]。

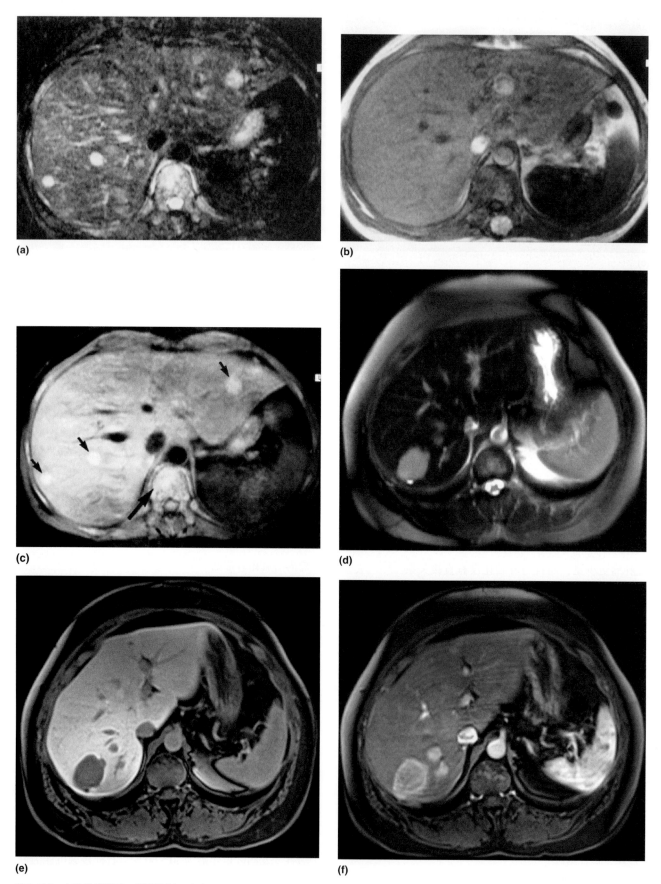

**图2.139  多发性骨髓瘤。** 脂肪抑制T2加权ETSE（a），SGE（b）与T1加权脂肪抑制自旋回波（c）影像。可见肝内多发<1.5cm的局灶性肿块，T2中度高信号（a），T1近乎等信号（b），T1加权脂肪抑制自旋回波影像上呈中度高信号（小箭头，c）。由于骨髓瘤的累及，椎体也可见T1、T2高信号（大箭头，c）。第2例多发性骨髓瘤患者3T MR脂肪抑制T2加权ETSE（d），脂肪抑制3D-GE（e）与钆增强后即刻（f）

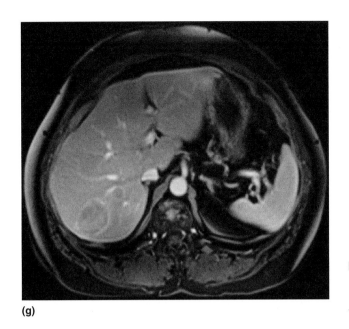

**(g)**

**图2.139（续前）** 及90s后脂肪抑制（g）3D-GE影像。可见肝右叶多发局灶性病变，呈中度T2高信号（d）与SGE低信号（e），增强后即刻扫描明显弥漫性不均匀强化（f），延迟扫描强化廓清，呈环形强化（g）。

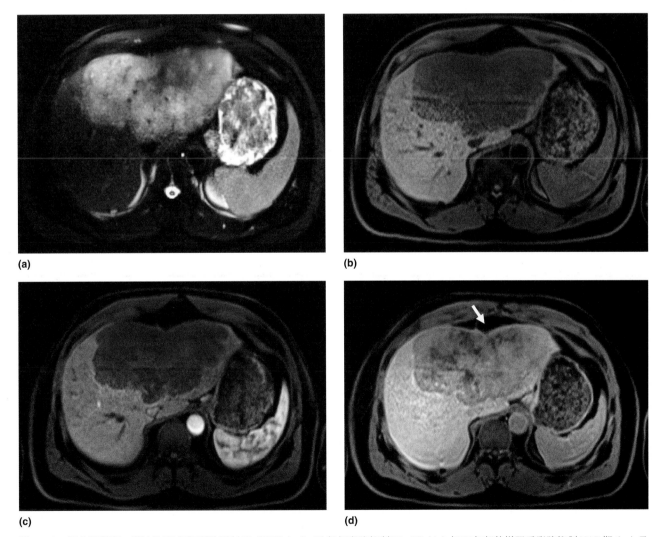

**(a)**　　　　　　　　　　　　　　　　　　　　**(b)**

**(c)**　　　　　　　　　　　　　　　　　　　　**(d)**

**图2.140** **肝内胆管癌。**横轴位T2加权脂肪抑制SS-ETSE（a），T1加权脂肪抑制3D-GE（b）与T1加权钆增强后脂肪抑制HAD期（c）及间质期（d）3D-GE影像，可见胆管癌形成的巨大肿块。病变呈中度T2高信号，相邻肝被膜明显回缩（箭头，d）。由于明显高含量的纤维组织，延迟间质期可见强化（d）。肿瘤为乏血管病变，增强HAD期强化不明显（c）。

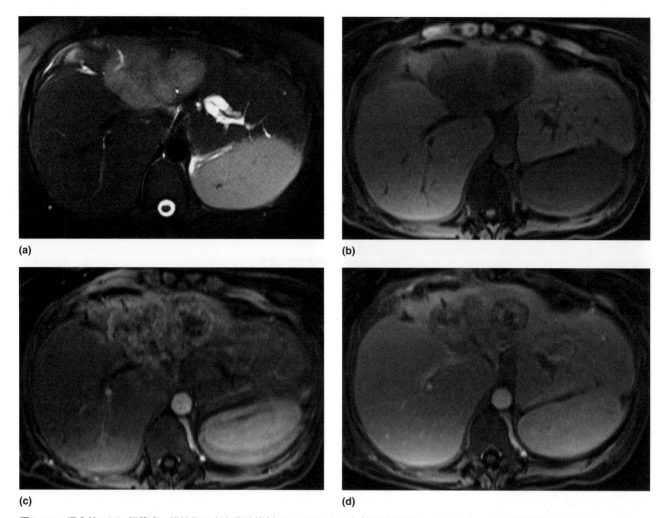

(a)　(b)　(c)　(d)

**图2.141**　**混合性HCC–胆管癌。**横轴位T2加权脂肪抑制SS-ETSE( a ),T1加权脂肪抑制3D-GE( b )与T1加权钆增强后脂肪抑制HAD期（c）及肝静脉期（d）3D-GE影像，可见一较大肿瘤同时显示HCC与胆管癌的影像特征。病变呈中度T2高信号（a）与肝内胆管扩张相关，因此更多见于胆管癌。肿瘤增强早期呈不均匀强化（c），晚期可见周边强化轻度廓清（d），而此种廓清为HCC的影像表现。然而肿瘤也显示中央渐进性轻度强化，再次提示为胆管癌。最终病理诊断为混合性HCC–胆管癌，此种肿瘤的MRI通常呈两种肿瘤的影像特征。

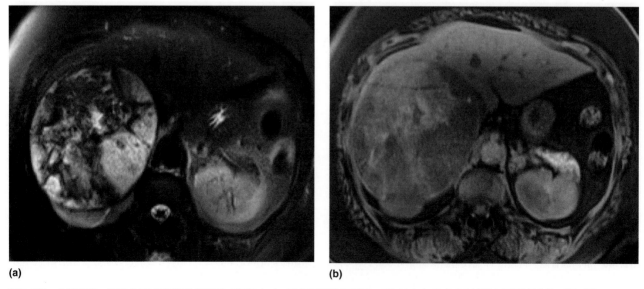

(a)　(b)

**图2.142**　**血管肉瘤。**横轴位T2加权脂肪抑制SS-ETSE（a），T1加权脂肪抑制3D-GE（b）与T1加权钆增强后脂肪抑制肝动脉晚期

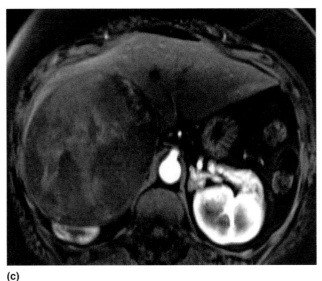
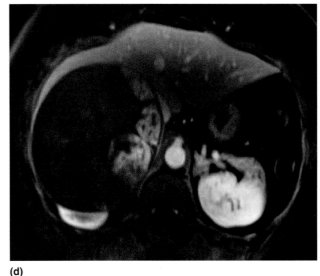

(c) (d)

**图2.142（续前）** （c）及肝静脉期（d）3D-GE影像，示肝内巨大血管肉瘤。病变显示T2与T1信号极不均匀，可见肿瘤内出血形成的T2低信号与T1高信号。病变呈周边大结节状强化，并呈向心性进展，此种强化方式与血管瘤相似；然而平扫的信号特点及其圆形的外形符合血管肉瘤。血管瘤几乎无一例外地呈中度到明显T2均匀高信号，3cm以上的肿瘤呈分叶状。

恶性间皮瘤表现为T2不均匀高信号、T1不均匀低信号。T2与T1信号不均匀通常反映了肿瘤内有出血；增强后常可见肿瘤弥漫性不均匀强化（图2.143）。

增强早期肿瘤间隔呈轻到中度强化，延迟期强化常更明显。肿瘤中央常不强化与中央坏死有关[222]（可见第七章，"腹膜腔"，间皮瘤）。

### 上皮样血管内皮瘤

上皮样血管内皮瘤（EHE）为一恶性、生长缓慢的血管肿瘤，通常发生于中年患者，女性多见，男女比例为1:2，有证据提示口服避孕药可能为年轻患者的发病诱因[223]。病理上，肿瘤常为多发，较硬，纤维性肿瘤，分布于全肝。镜下特征为丰富的基质内散在分布肿瘤细胞团，侵犯窦样隙与血管[2]。肿瘤更多为低度恶性，远较血管肉瘤预后为好。EHE呈中度T2高信号、中度T1低信号，增强早期轻度不均匀强化，这些MRI表现符合病变以基质为主和相对不很明显的肿瘤细胞侵犯窦样隙与血管区的特点[224]。EHE也可表现为中度T2高信号，增强后即刻扫描明显弥漫性不均匀强化（图2.144），表现似HCC，特别是侵袭性生长的肿瘤。

### 肝母细胞瘤

肝母细胞瘤为儿童最常见的肝脏原发性恶性肿瘤，可发生于新生儿到青少年之间不同年龄，成年患者罕见。

肿瘤最常发病年龄为3岁，中位数为1岁。肝母细胞瘤多见于男孩，男女发病比例为3:2。肝母细胞瘤大体病理呈单发，界限清楚，偶尔为分叶状的肿块，周围假包膜包绕。虽然通常为单发，小于20%的患者可见多发病变。常可见肿瘤内坏死与钙化[225]。

肝母细胞瘤的MR影像表现与HCC相似，钆增强后即刻扫描呈弥漫性不均匀强化（图2.145）。

### 肝脏未分化肉瘤

肝脏未分化肉瘤（USL）是一种罕见的间叶肿瘤，最常见于儿科患者[226]。USL大体病理呈单发的大肿块，肿块内可见分隔，常见纤维性假包膜包绕。USL主要为实性，伴有含出血与坏死的较大囊变区。USL镜下可见典型的黏液样基质，含有似胚细胞的未分化细胞[226-228]。

USL在MRI上表现为出血与坏死形成的囊性部分与富含水的黏液样基质实性部分[227,228]。USL呈不均匀T2高信号、不均匀T1低信号。钆增强后，实性部分不均匀强化，不强化部分代表出血与坏死。肿瘤内分隔增强动脉为主期可呈轻度或中度强化，强化持续到增强晚期（图2.146）[227-230]。

### 肝脏其他肉瘤

不同类型的肉瘤，包括纤维肉瘤、平滑肌肉瘤、Ewing肉瘤等均可累及肝脏（图2.146）。

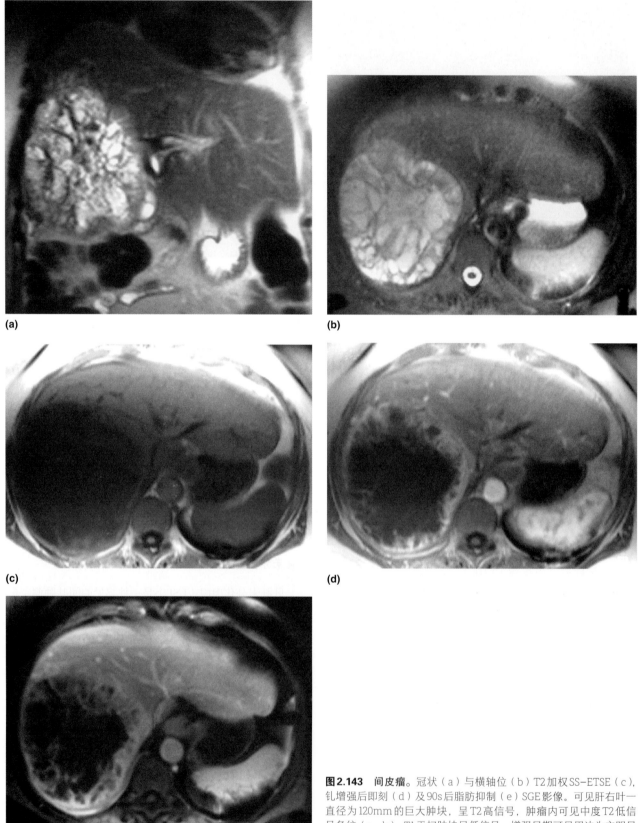

**图2.143** *间皮瘤*。冠状（a）与横轴位（b）T2加权SS-ETSE（c），钆增强后即刻（d）及90s后脂肪抑制（e）SGE影像。可见肝右叶一直径为120mm的巨大肿块，呈T2高信号，肿瘤内可见中度T2低信号条纹（a，b）。T1平扫肿块呈低信号，增强早期可见周边为主明显强化，晚期强化向内填充。注意增强晚期肿瘤内清晰可见多发间隔。

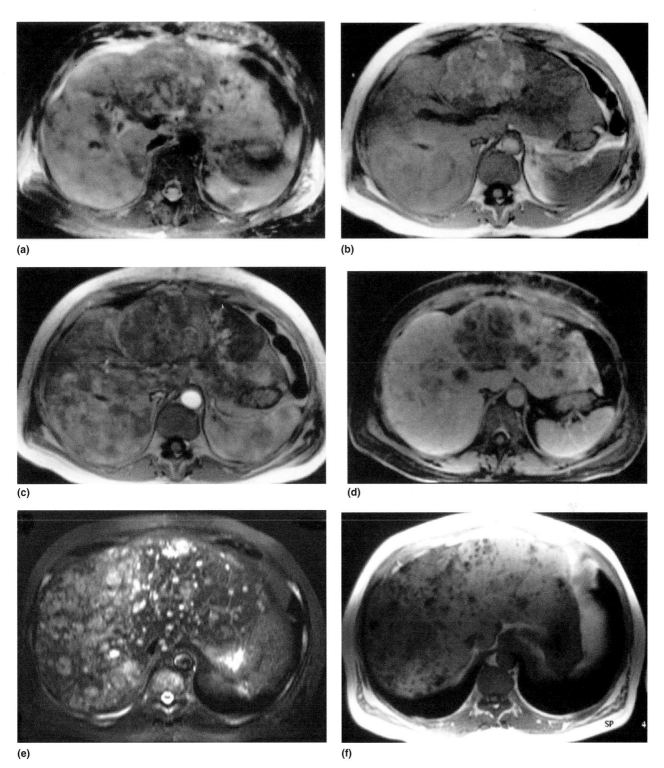

**图2.144**　**上皮样血管内皮瘤。**成年上皮样血管内皮瘤患者脂肪抑制T2加权ETSE（a）,SGE（b）与钆增强后即刻（c）及90s后脂肪抑制（d）SGE影像。可见多发恶性上皮样血管内皮瘤广泛累及肝脏。肿瘤呈不均匀等到略高T2信号（a）。最大肿瘤可见T1高信号区（b）。钆增强后即刻扫描可见弥漫性不均匀强化（c），增强90s后强化不均匀廓清（d）。这一例EHE的MRI表现与HCC相似。第2例患者脂肪抑制T2加权SS-ETSE（e），SGE（f），

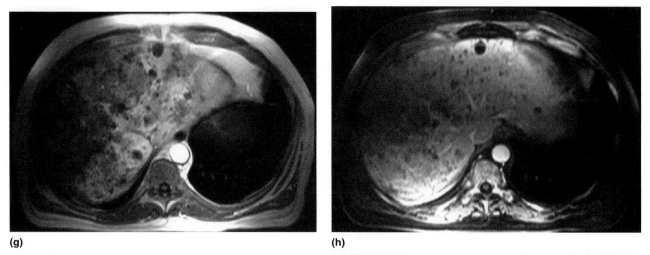

(g)          (h)

**图2.144（续前）** 钆增强后即刻（g）及90s后脂肪抑制（h）SGE影像。可见肝内多发局灶性圆形病变，一些相互融合，呈中度T2高信号（e），中度T1低信号（f），增强早期显示轻度弥漫性不均匀强化（g）并保持至增强晚期（h）。病理诊断EHE。

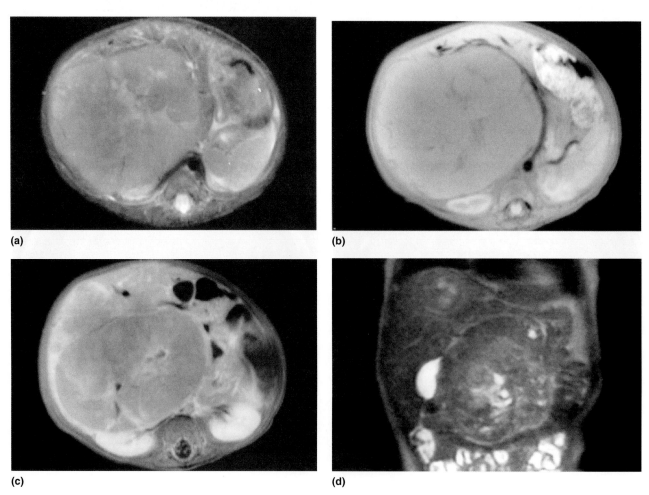

(a)          (b)

(c)          (d)

**图2.145 肝母细胞瘤。**2个月大小男婴，脂肪抑制T2加权ETSE（a），T1加权脂肪抑制SE（b）与钆增强后T1加权90s脂肪抑制SE（c）影像。可见肝脏内一巨大、轻度分叶状肿瘤，呈轻度T2高信号（a），轻度T1低信号（b），钆增强间质期轻度不均匀强化（c）。注意腹腔干、右肾、主动脉、IVC与胰腺受压移位。第2例肝母细胞瘤患者（1岁）冠状T2加权SS-ETSE（d），

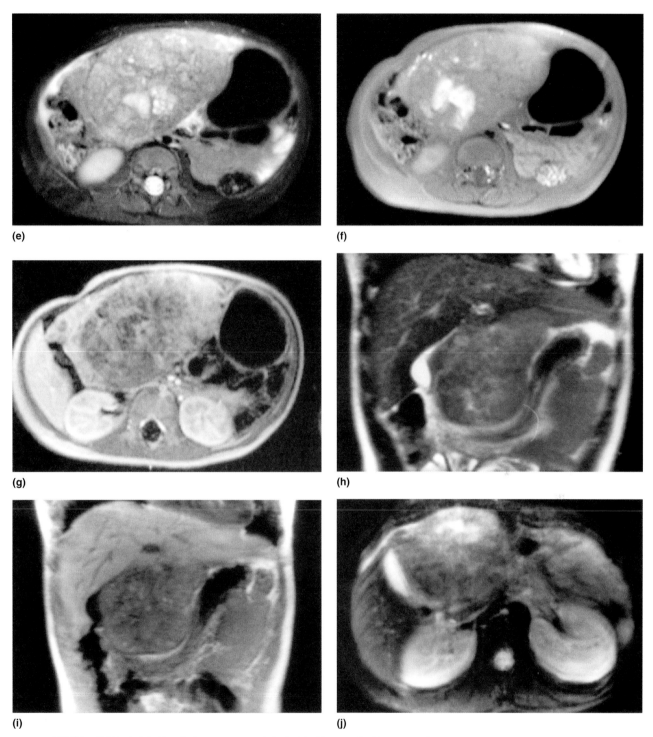

(e)

(f)

(g)

(h)

(i)

(j)

**图2.145（续前）** 横轴位脂肪抑制T2加权ETSE（e），T1加权脂肪抑制SE（f）与钆增强后即刻SE（g）影像。可见起自肝左叶下部的巨大肿块，T2（d，e）与T1（f）信号不均匀，T1WI（f）上还可见数个局灶性高信号区，代表出血。肿瘤弥漫性不均匀强化（g）。14岁女孩冠状T2加权SS-ETSE（h），冠状SGE（i），脂肪抑制T2加权SS-ETSE（j），

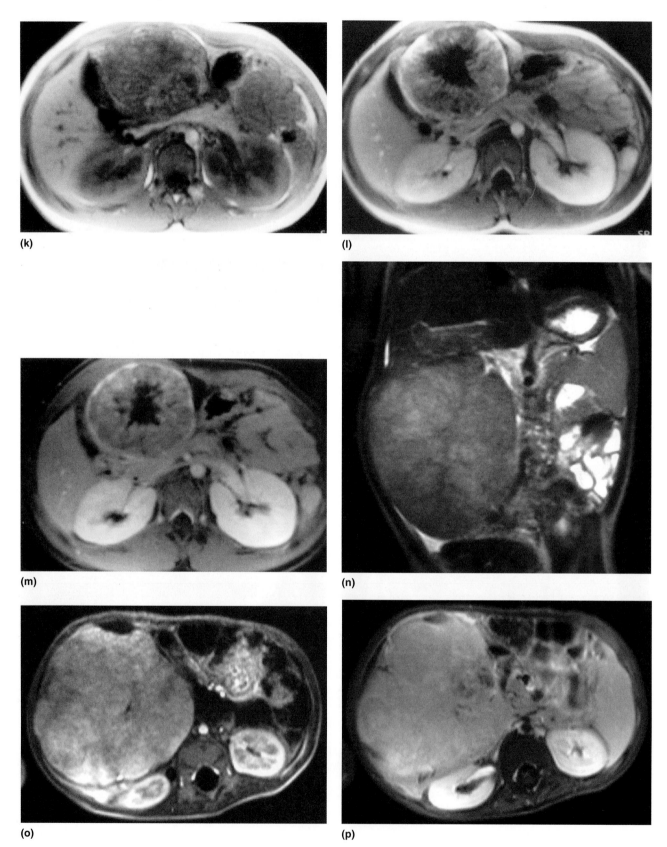

**图2.145（续前）** SGE（k）与钆增强后即刻（l）及90s后脂肪抑制（m）SGE，可见一巨大肿瘤，呈不均匀中度T2高信号（h，j）。钆增强后即刻扫描肿瘤弥漫性不均匀强化（l），90s后强化消退（m）。肿瘤中央未强化，符合纤维组织。冠状T2加权SS-ETSE脂肪抑制（n）与钆增强后即刻（o）及90s后脂肪抑制（p）SGE影像。可见一巨大外生性分叶状肝脏肿瘤（长径12cm），呈T2轻度高信号（n），T1中度高信号（未展示），增强早期不均匀强化（o），晚期强化更为均匀（p）。注意肾脏受压向后移位。14～16岁青少年期，肝脏最常见的原发恶性肿瘤从肝母细胞瘤过渡到HCC。最后一例患者为较高年龄段的肝母细胞瘤患者。

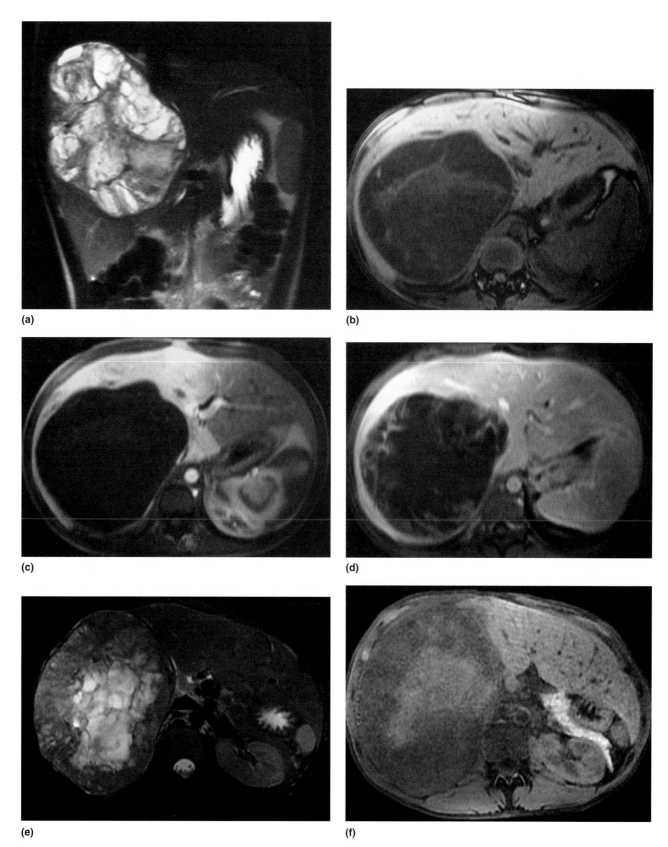

(a)

(b)

(c)

(d)

(e)

(f)

**图2.146　肝脏未分化肉瘤。**冠状T2加权SS-ETSE（a），SGE（b）与钆增强后即刻（c）及90s后脂肪抑制（d）SGE影像。可见肝右叶巨大肿块，长径12cm，呈T2中度高信号（a），T1中度低信号（b），增强早期强化不明显（c），晚期肿瘤外缘中度强化（d）。肿块组织病理为肝脏未分化肉瘤。**Ewing肉瘤。**横轴位T2加权脂肪抑制SS-ETSE（e），T1加权脂肪抑制3D-GE（f）

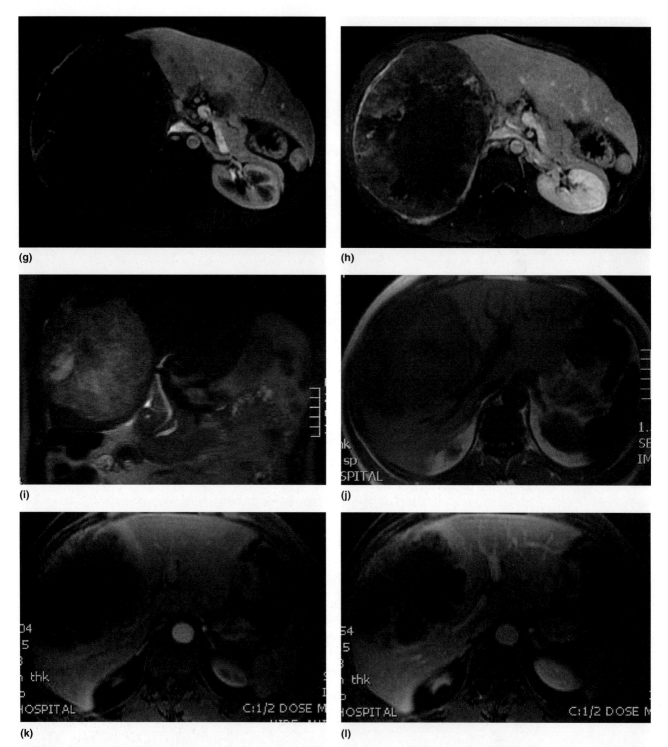

(g)

(h)

(i)

(j)

(k)

(l)

**图2.146（续前）** 与钆增强后T1加权脂肪抑制HAD期（g）及肝静脉期（h）3D-GE影像，可见一巨大不均质肿瘤伴中央坏死/出血-蛋白性物质。除中央坏死外，肿瘤呈轻度T2高信号。坏死区显示为轻度T1高信号与其出血性-蛋白物质相关。病变呈周边不均匀渐进性强化，增强肝动脉为主期强化轻微。**肉瘤样HCC。**横轴位T2加权脂肪抑制SS-ETSE（i），T1加权脂肪抑制3D-GE（j）与钆增强后脂肪抑制T1加权HAD期（k）及肝静脉期（l）影像，

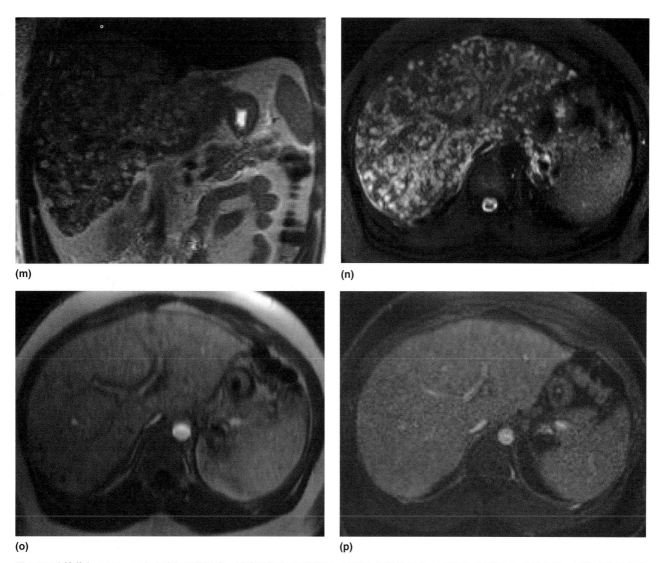

**图2.146（续前）** 可见一巨大不均匀强化肿瘤。肿瘤呈轻度T2高信号，不均匀渐进性强化；影像表现不符合典型的HCC，因为病变强化廓清不明显。MRI表现提示为肝肉瘤，组织病理诊断为伴有肉瘤样特征的HCC。**卡波西肉瘤。**艾滋病患者冠状T2加权SS-ETSE（m），横轴位T2加权脂肪抑制SS-ETSE（n）与T1加权钆增强后非脂肪抑制（o）和脂肪抑制（p）MP-RAGE影像示肝脏弥漫性病变，高液体含量T2高信号的病变弥漫累及肝脏（m，n）。钆增强后可见病变强化，随后变为与肝脏等信号（o，p）。

## 治疗后的病变

肝脏恶性肿瘤可采用不同的干预治疗方法治疗，包括手术切除、放疗、全身性化疗、经动脉导管化疗栓塞、消融治疗及肝移植[231-251]。已有文献讲述了干预治疗后肝实质与肝脏恶性病变的表现[233-240, 242, 244-248]。要评价治疗后的肝脏，就必须弄清治疗后组织的良性改变，原发性组织损伤及肉芽组织的生成与成熟的时间过程，以及存留或复发病变的表现。治疗相关改变的一些特征与治疗方式相关，以下我们将讨论这些特征。

### 切除

切缘阴性的手术切除仍为肝脏原发与继发肿瘤的理想治疗方法。然而，仅有最多25%的患者符合治疗性切除的标准[252-254]。

手术切除后的前3～5个月，肝实质与手术切缘常表现为T2高信号、T1低信号，增强动脉为主期呈轻度到中度均匀强化，间质期强化消退至与背景肝实质等强化[231, 255]（图2.147）。这些局部区域性信号改变反映了肝实质内的水肿与肉芽组织，可表现为线状、环形、卵圆形或匐行样等形状[255]。

手术后最早3个月可见残余肝脏的增生；1年内可出现残留肝脏的普遍增大。右肝切除后，左叶内侧段的增生可形成假性肝右叶的外形（图2.148）。沿肝脏切缘常

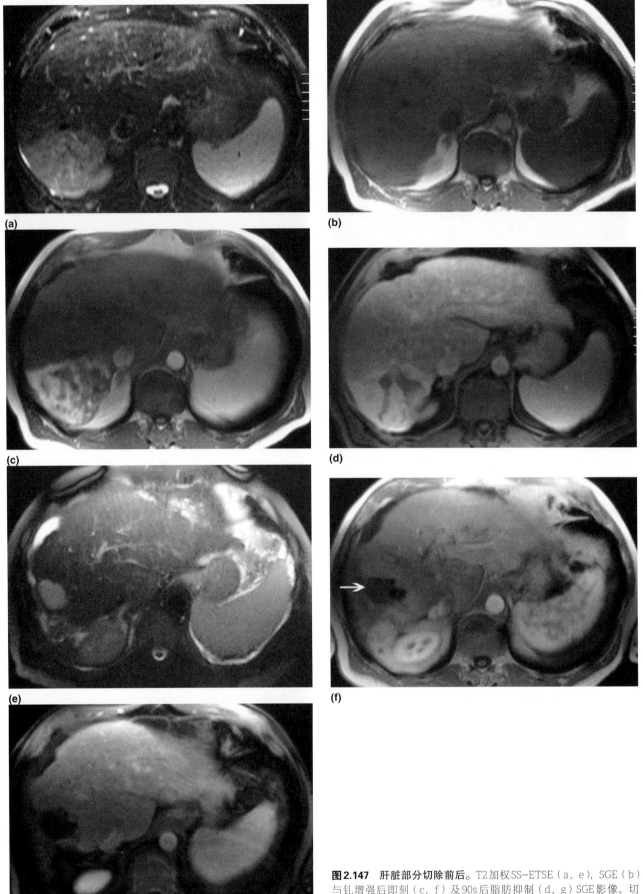

**图2.147** 肝脏部分切除前后。T2加权SS-ETSE（a，e），SGE（b）与钆增强后即刻（c，f）及90s后脂肪抑制（d，g）SGE影像。切除前影像（a-d）示肝右叶内一9cm大小HCC。切除后，可见一小的胆汁瘤（箭头，f）。注意增强早期沿切缘的轻度不均匀强化（f），晚期消退（g），是早期肉芽组织与轻度炎症的表现。

可见手术夹形成的磁敏感伪影。

手术后，恶性病变可沿手术切缘复发，或在残留肝内出现相互分离的病灶（图2.149、2.150）[239]。复发的肿瘤表现与未治疗的恶性病变相似。

### 放射治疗后

如同其他组织与器官系统放射后改变一样，通常在治疗后1年以上才可区分良性与恶性病变。在此时间点，良性病变常呈规则或线状边缘，T2低信号，增强后即刻扫描呈轻度强化或强化不明显。而恶性病变更多表现为更不规则、结节状或肿块样改变，T2中度高信号，增强HAD期中度到明显强化。放射性改变一般表现为线样边缘，不局限于肝段的解剖范围，而是限于放射治疗的部分。治疗结束后3个月内，放射性改变一般呈水肿的表现（即T2中度高信号、T1中度低信号）；而治疗超过3个月时，放射性改变可出现肉芽组织更多进展为纤维化（图2.151）。增强后即刻扫描常常可有效确定是成功放疗反应还是复发的病理变化。

### 全身化疗

目前一些化疗药物已用于治疗肝脏局灶性恶性病变。药物的数量及其细胞毒性的有效性均在快速发展。对肿瘤细胞的控制机制复杂，可能涉及多个路径，然而研究多集中于一些抗血管生成因子的活性上。

全身化疗后肿瘤的反应是通过对比全身化疗前后肿瘤的数量与大小来评价的。转移瘤对化疗反应的时间过程与影像表现的变化尚未得到全面的阐述，但已有研究报告，如果肿瘤显示出良好反应，治疗后最短2周就可见到肿瘤体积变小[256]。

我们曾报道过肝转移瘤初始化疗后2~7个月的表现[82]。我们观察到肝转移瘤变得界限更清楚，T2信号更高，显示周边结节状强化，且强化呈渐进性，增强后10min扫描仍保持强化（图2.152），表现与血管瘤很相似。对此种表现改变的解释是，化疗后转移瘤的生理与血供均有改变。化疗后转移瘤侵袭较轻的强化形式可能与化疗引起的肿瘤抗血管生成作用有关（图2.153）转移性病变持续性消退形成其T2信号强度的进行性降低与对比剂强化的进行性减低（图2.154）。一项研究报告了一组34例肝转移瘤静脉化疗前后的MRI表现[234]，报告显示肿瘤预后越好，其T2信号越低，T1信号越高，大致接近肝实质的信号强度。

肝转移瘤的富血管程度（即富血管或乏血管）可依据增强动脉为主期的强化程度评估（图2.155）。这是一项重要的影像特征，有证据指出，肿瘤的富血管程度与患者对治疗的反应密切相关。一项前期的研究[142]显示，乳腺癌全身化疗后肝脏转移瘤呈持续性富血管的患者，较肝转移瘤变为乏血管的患者更易出现病变进展。

慢性愈合的转移瘤表现与治疗后由其他原因，如感染引起的肝局灶性病变的表现相当。病变治疗反应的慢性愈合期通常出现于初始治疗后至少1.5年，慢性愈合性病变外缘可不规则，成角，呈多结节状，常与周围肝实质回缩有关。位置表浅的病变可出现肝被膜回缩，形成皱褶样影像表现。慢性愈合性病变含成熟的纤维组织，液体含量低，为乏血管病变，MR表现为T2低或等信号，T1中度低信号。增强后病变早期强化不明显，增强较晚期可见渐进性强化（图2.156）。

大量肝转移瘤的患者，慢性愈合性转移瘤纤维化的进程可非常广泛，可出现硬化型肝脏的表现[238, 240]。此种表现最常见于乳腺癌肝脏粟粒样转移，显示对化疗有良好反应的患者（图2.157）。

化疗期间，病变很快出现肉芽组织，可掩盖同时存在可见的肿瘤，此时不应做出转移瘤已成功消退的诊断，直至慢性愈合期才可判断肿瘤是否消退。

### 经动脉插管化疗栓塞

化疗栓塞治疗是基于以下病生理假说：富血管的恶性肿瘤较周围无病变的肝脏接受更大比例的肝动脉供血，因此，细胞毒性药物可优先送达恶性肿瘤细胞（图2.158、2.159、2.160、2.161和2.162）[242]。化疗栓塞后1个月内，肿瘤的完全反应表现为肿瘤基质不强化。一组27个肿瘤化疗栓塞后的研究显示[232]，肿瘤呈T2低信号，增强后无强化。所有肿瘤活检均可见坏死。对治疗的部分反应，可见残余肿瘤呈T2信号增高，钆增强后即刻扫描有强化（图2.163）。病变表现极不一致，反映了对治疗的不同反应程度与愈合的不同时间过程。一项研究总结了肝脏病变化疗栓塞前后T2、T1与钆增强后动态扫描影像随时间的变化（图2.158、2.160）[257]。治疗前，MR显示增强HAD期均匀明显强化与恶性病变小为良好治疗反应的预期指标。病变治疗反应良好，影像表现为治疗后肿瘤T2信号减低，反映了肿瘤血供中止。治疗后早期T2低信号为化疗栓塞的明确表现与局部治疗技术［如射频（RF）消融］不同，后者治疗后早期病变呈T2高信号。良好治疗反应的最佳指征是化疗栓塞后增强HAD期病变强化不明显。

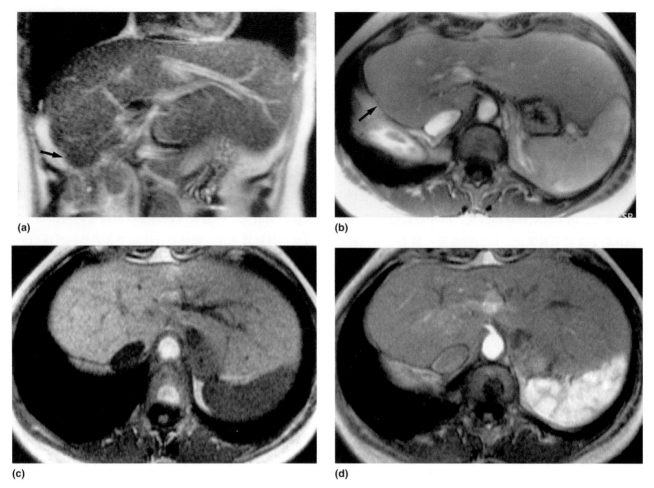

(a)　　(b)

(c)　　(d)

**图2.148** **右肝切除后肝脏再生。**冠状T2加权SS-ETSE（a）与钆增强后即刻SGE（b）影像。肝左叶外侧段增大，呈圆形（a，b），内侧段增生形成假右叶外形（箭头，a）。可见相对锐利的切缘（箭头，b），未见明显异常组织。第2例右肝切除术后肝左叶增生的患者横轴位SGE( c )与钆增强后即刻SGE（d）影像，注意肝左叶外侧段增大，肝脏与脾脏分界清晰。

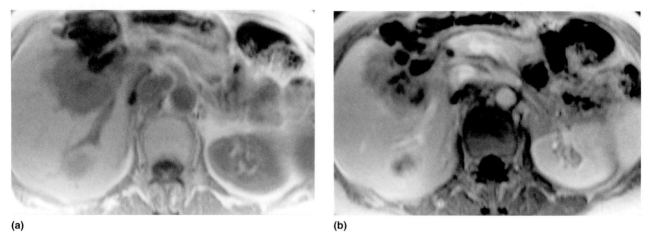

(a)　　(b)

**图2.149** **复发性HCC。**SGE（a），钆增强后45s SGE（b）及90s脂肪抑制SGE（c）影像。患者因HCC曾行肝左叶切除。可见多发病变遍布肝右叶，所有病变均呈T1低信号（a），钆增强后可见强化（b，c），符合转移性病变。

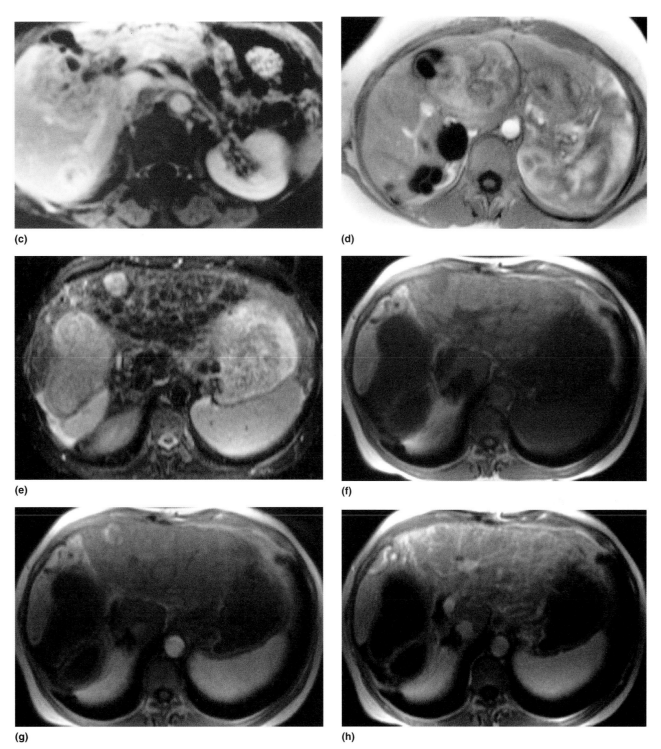

(c)

(d)

(e)

(f)

(g)

(h)

**图2.149（续前）** **注意大量肿瘤沿切缘分布，**符合切除不完全。第2例有HCC左肝切除病史患者，钆增强后SGE（d）影像，可见巨大肿块，钆增强后即刻扫描呈不均匀强化，符合复发性HCC。复发肿瘤位于切缘旁，符合不完全切除。注意切除位于肝缘的手术夹。第3例肝叶切除后复发性HCC患者的T2加权脂肪抑制SS-ETSE（e），SGE（f）与钆增强后即刻（g）及90s后脂肪抑制（h）SGE影像，可见相似表现。

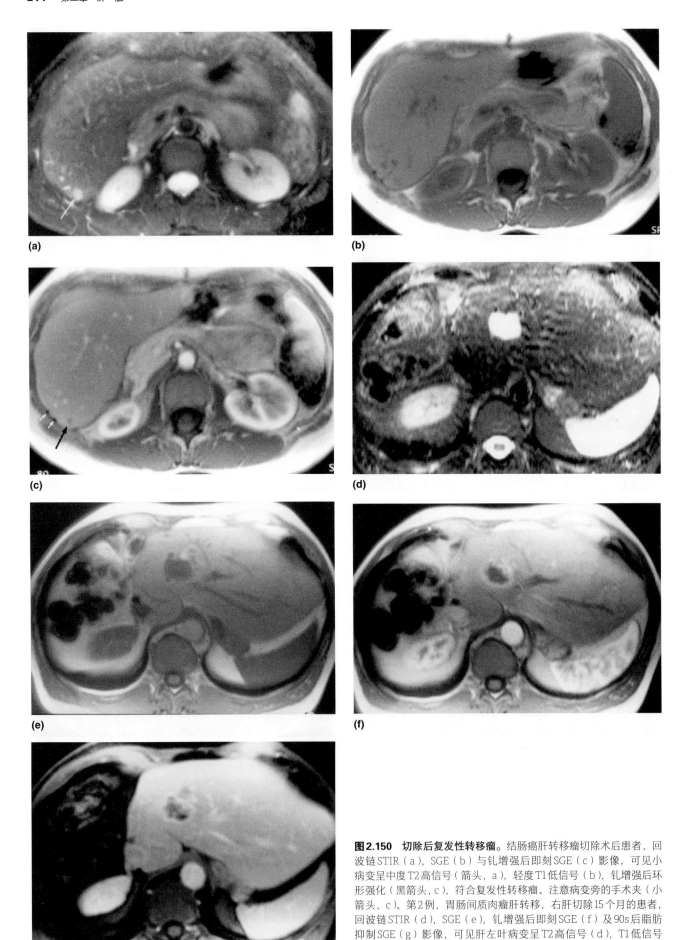

**图2.150 切除后复发性转移瘤。**结肠癌肝转移瘤切除术后患者，回波链STIR（a），SGE（b）与钆增强后即刻SGE（c）影像，可见小病变呈中度T2高信号（箭头，a），轻度T1低信号（b），钆增强后环形强化（黑箭头，c），符合复发性转移瘤。注意病变旁的手术夹（小箭头，c）。第2例，胃肠间质肉瘤肝转移，右肝切除15个月的患者，回波链STIR（d），SGE（e），钆增强后即刻SGE（f）及90s后脂肪抑制SGE（g）影像，可见肝左叶病变呈T2高信号（d），T1低信号（e），钆增强后即刻扫描呈环形强化（f），晚期病变中央渐进性强化（g）。

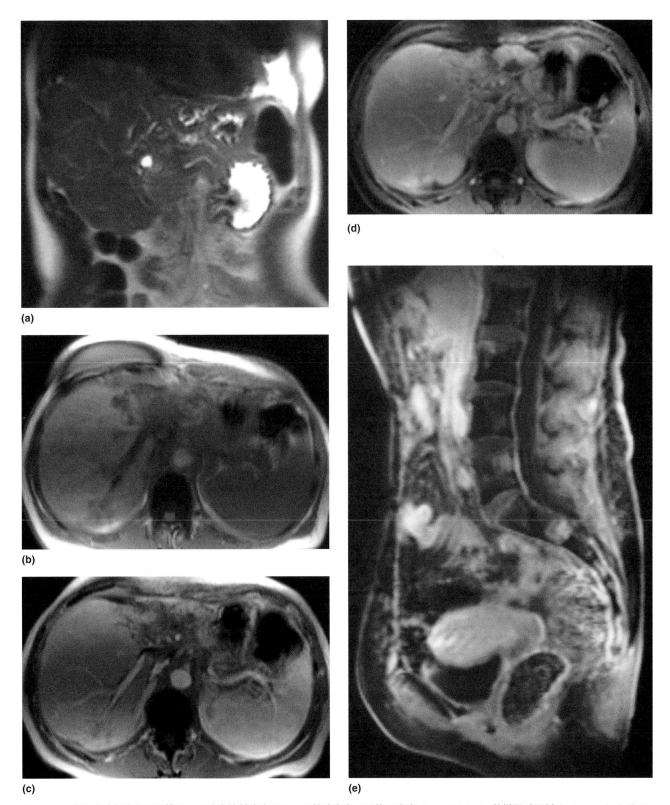

**图2.151**　**乳腺癌放射治疗后肝转移**。乳腺癌放射治疗后肝及骨转移患者，冠状T2加权SS-ETSE（a），钆增强后即刻（b）、45s（c）及90s后脂肪抑制（d）SGE影像与钆增强后90s脂肪抑制SGE影像（e），可见肝左叶萎缩，正常肝脏结构变形。受累区域呈T2等信号（a），T1低信号（b），增强早期（b）及45s后扫描（c）强化不明显，晚期强化均匀增高（d），符合放疗后纤维化。另外注意矢状层面（e）上的骨转移。

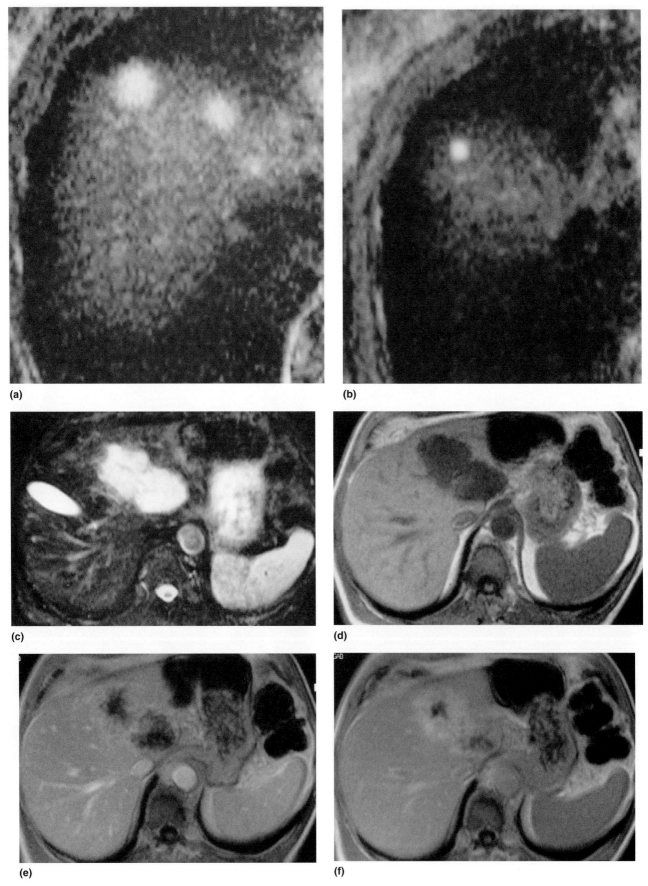

**图2.152 化疗后的转移瘤。** 开始化疗后7个月的肝转移瘤。化疗前（a）与开始化疗后3个月（b）T2加权脂肪抑制SS-ETSE。治疗前MR
检查（a）肝顶可见2个转移瘤（1.5cm与1cm）。转移瘤边界欠清，中度高信号。开始化疗后3个月，较大转移瘤减小到直径4mm，界限清
楚，T2信号增高（b）。第2例病变T2加权脂肪抑制SS-ETSE（c），SGE（d）与钆增强后90s（e）及10min（f）SGE影像，显示2个4cm大
小转移瘤。肿瘤界限清楚，T2中度高信号（c），T1中度低信号（d），周边不规则强化（e）并向心性进展。病变相对于肝脏呈高信号，增强
10min可见低信号的中央瘢痕（f）。

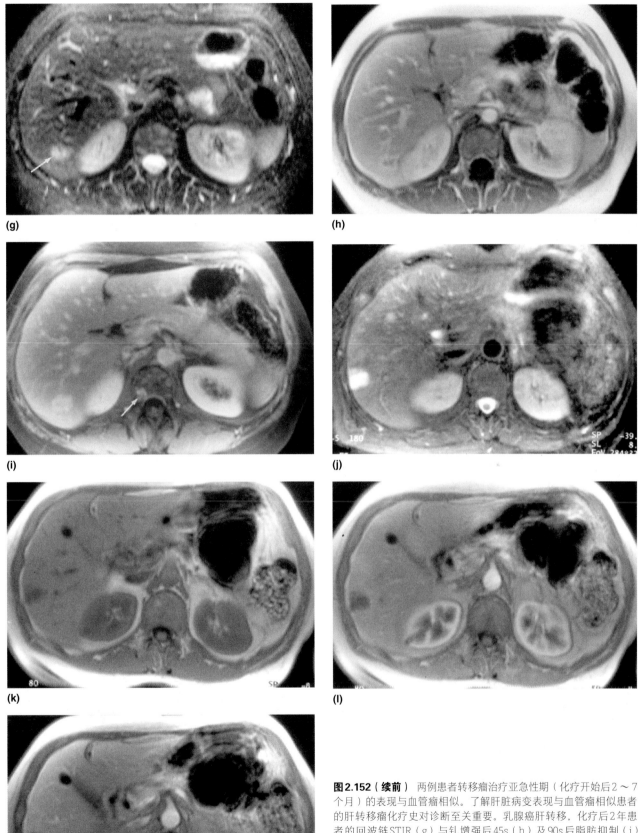

**图2.152（续前）** 两例患者转移瘤治疗亚急性期（化疗开始后2～7个月）的表现与血管瘤相似。了解肝脏病变表现与血管瘤相似患者的肝转移瘤化疗史对诊断至关重要。乳腺癌肝转移，化疗后2年患者的回波链STIR（g）与钆增强后45s（h）及90s后脂肪抑制（i）SGE影像。可见肝右叶病变呈T2高信号（箭头，g），增强后45s周边环形强化（h），延迟扫描完全强化（i），符合化疗后亚急性期的转移瘤，影像表现提示血管瘤。同时注意多发骨转移（箭头，i）。卵巢癌肝转移患者，回波链STIR（j），SGE（k）与钆增强后即刻（l）及45s后（m）SGE影像，可见肝右叶分叶状病变，呈T2高信号（j），T1低信号（k），钆增强后即刻扫描强化不明显（l），45s后病变中央小结节状强化（m）。

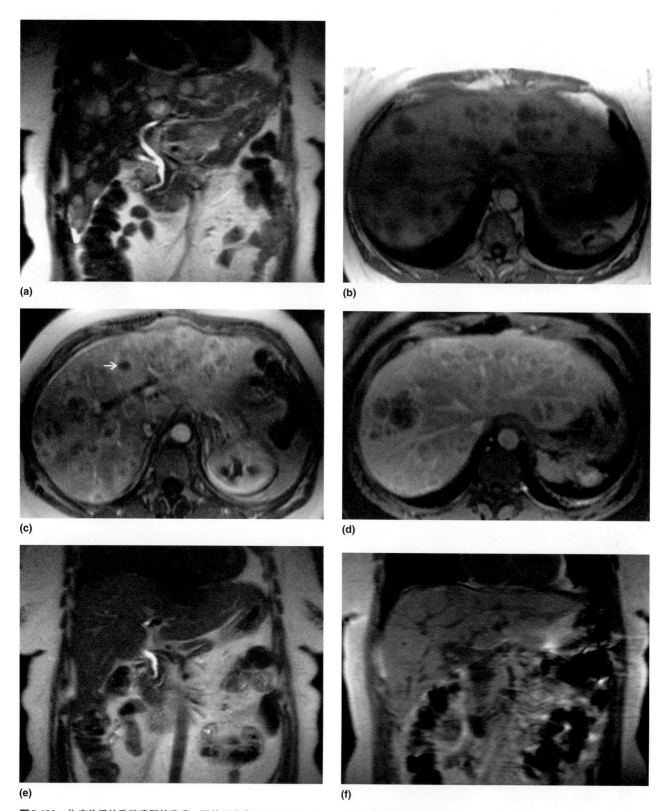

**图2.153 化疗前后的乳腺癌肝转移瘤。**冠状T2加权SS-ETSE（a），SGE（b）与钆增强后即刻（c）及90s后脂肪抑制（d）SGE影像。可见遍布肝脏的多发病变，呈T2中度高信号（a），T1中度低信号（b），增强早期可见环形强化（箭头，c），晚期病变显示欠清（d）。同一患者周期化疗后的冠状T2加权SS-ETSE（e）与T1加权SGE（f）

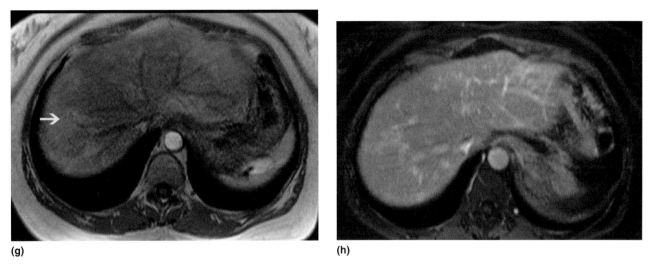

**(g)**　　　　　　　　　　　　　　　　　　　　**(h)**

**图2.153（续前）** 与钆增强后横轴位即刻（g）及90s后脂肪抑制（h）SGE影像。仅在增强早期可见斑片状强化（箭头，g），其余序列影像表现不明显。

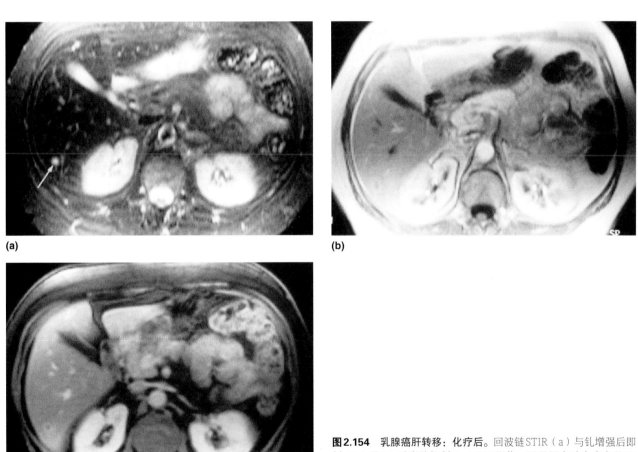

**(a)**　　　　　　　　　　　　　　　　　　　　**(b)**

**(c)**

**图2.154** **乳腺癌肝转移：化疗后。**回波链STIR（a）与钆增强后即刻（b）及90s后脂肪抑制（c）SGE影像。可见肝右叶小病变呈T2高信号（箭头，a），增强后即刻扫描环形强化（b），强化持续到增强晚期（c）。T2高信号可见于化疗后的早期（<1年）反应。

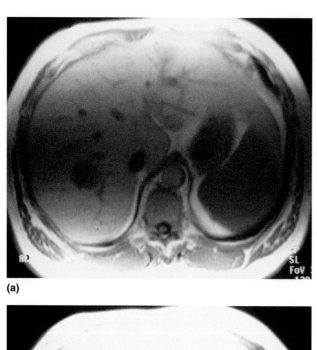

(a)

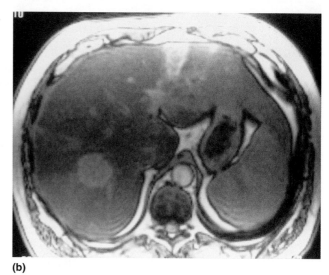

(b)

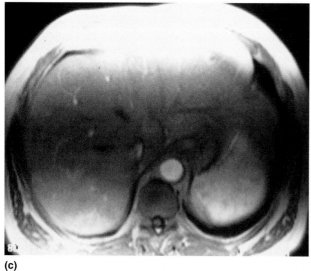

(c)

图2.155 结肠癌肝转移化疗后。SGE（a），反相位SGE（b）与钆增强后即刻SGE（c）影像。可见化疗后的转移瘤呈T1低信号（a），钆增强后即刻扫描近乎等强化（c）。近似等强化为化疗后转移瘤的特点。肝脏脂肪浸润（b）可能为对转移瘤的反应，或为化疗的继发改变。注意在反相位影像上（b），在脂肪肝脂肪抑制后的背景上，呈高信号的转移瘤显示明显。

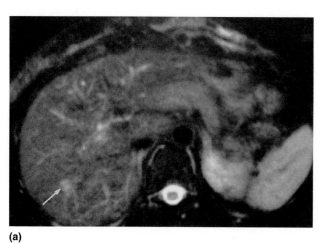

(a)

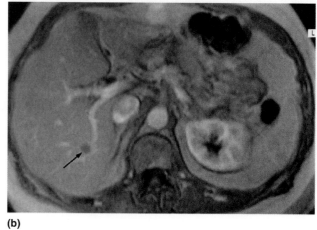

(b)

图2.156 肝转移瘤，化疗后慢性期（11年）。T2加权脂肪抑制ETSE（a）与钆增强后即刻SGE（b）影像。肝右叶可见一7mm大小病变，呈T2微弱高信号（箭头，a）钆增强后即刻SGE影像上强化不明显（箭头，b）。

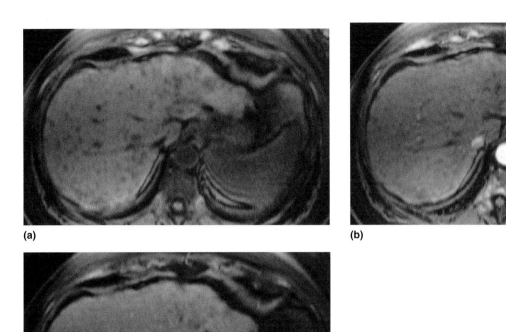

(a)

(b)

(c)

**图2.157　转移瘤治疗慢性期与肝硬化相似。**平扫T1加权脂肪抑制3D-GE（a），钆增强后即刻（b）及2min后（c）脂肪抑制3D-GE影像。肝脏外缘不规则，肝内可见大量局灶性病变，边缘成角状，多数位于线状条纹旁，一些病灶相邻肝包膜回缩。病变呈T1低信号（a），钆增强后早期（b）与晚期（c）强化不明显，符合生物学活性低的局灶性肿瘤。这些病变的表现提示慢性纤维化病变的诊断，此例为乳腺癌肝转移瘤慢性纤维化。乳腺癌肝转移治疗慢性期可发生背景肝脏的纤维化，反映了对治疗明显的纤维化反应，可与肝硬化表现相似。正确诊断依据包括临床病史与肝内多量较大，成角样边缘的病变（后者并非一定出现）。

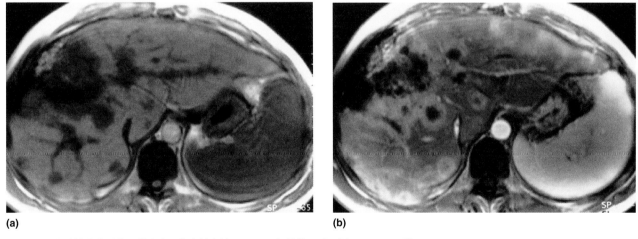

(a)

(b)

**图2.158　化疗栓塞前后的肝转移瘤。**化疗栓塞前SGE（a）与钆增强后即刻SGE（b）影像，

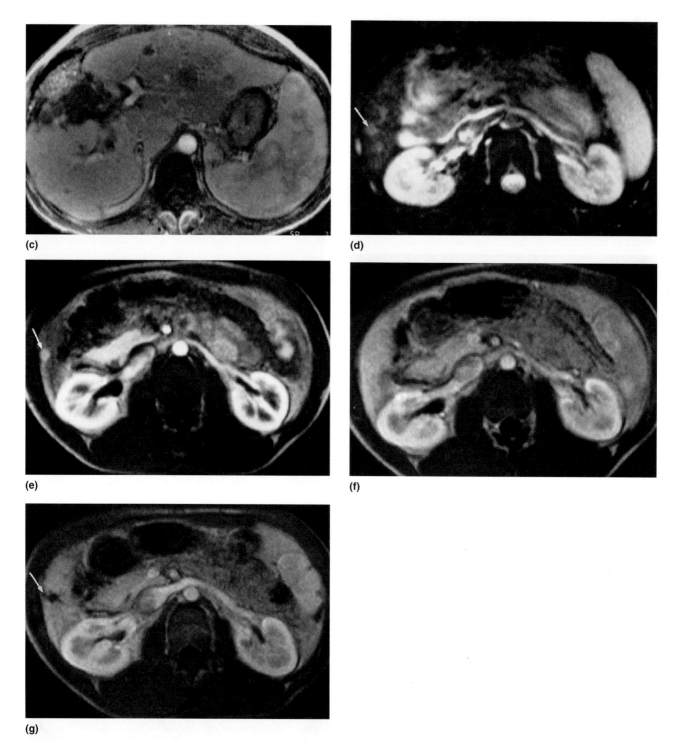

(c)

(d)

(e)

(f)

(g)

**图2.158（续前）** 与化疗栓塞后1个月钆增强后即刻SGE（c）。治疗前影像上（a，b）可见一8cm大小肿瘤与多发的直径<2.5cm肿瘤遍布于肝脏，可见明显环形强化（b）。化疗栓塞1个月后（c），病变变小，数量减少，壁样强化明显减弱。第2例患者化疗栓塞前T2加权脂肪抑制ETSE（d）与钆增强后即刻（e）及45s后（f）SGE影像。患者患复发性纤维板层性HCC，可见肝脏多发病变，呈T2高信号（箭头，d），钆增强后明显均匀强化（箭头，e），45s后强化迅速消退与肝脏等信号（f）。化疗栓塞后1个月，钆增强后SGE影像（g）示病变完整没有强化，外缘呈多边形成角状（箭头，g），符合瘢痕。

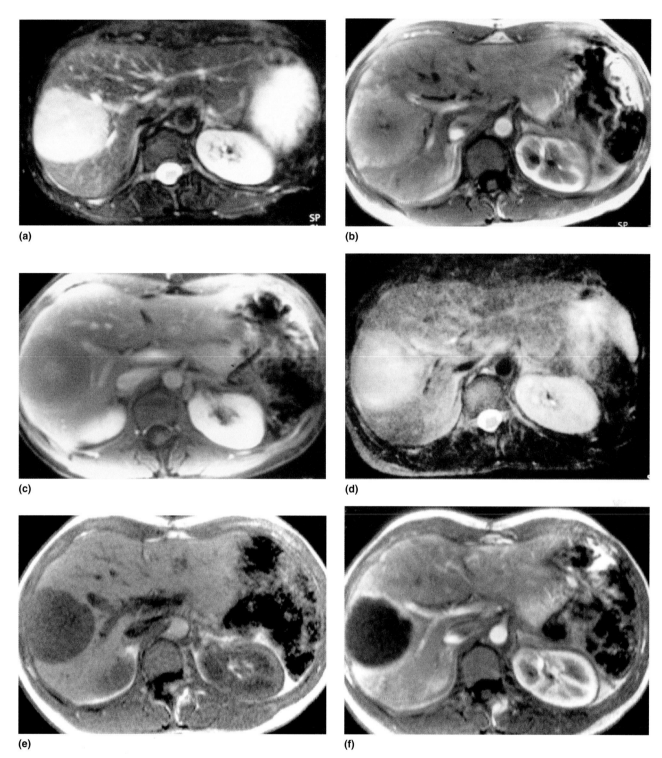

(a)　　　　　　　　　　　　　　　　　　　　(b)

(c)　　　　　　　　　　　　　　　　　　　　(d)

(e)　　　　　　　　　　　　　　　　　　　　(f)

**图2.159　胃泌素瘤肝转移，化疗栓塞前后。**回波链STIR（a）与钆增强后即刻（b）及90s后脂肪抑制（c）SGE影像。肝右叶可见一较大肿块，呈T2高信号（a），增强早期中度强化（b）晚期强化廓清（c），符合富血管转移瘤。化疗栓塞后回波链STIR（d），SGE（e）与钆增强后即刻（f）及90s后脂肪抑制（g）SGE影像。病变轻度变小，钆增强后即刻扫描强化不明显（f），为特征性表现。注意增强早期（f）

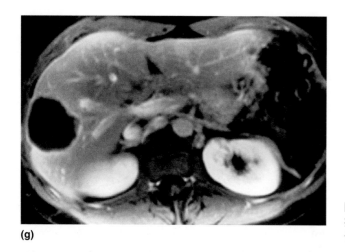

**(g)**

**图2.159（续前）** 与晚期（g）病变的薄边强化。治疗后随即检查，病变呈T2相对低信号为化疗栓塞后的特征性表现，反映了病变的血供中止；而大多数其他治疗方法，治疗后急性期病变呈T2信号增高。

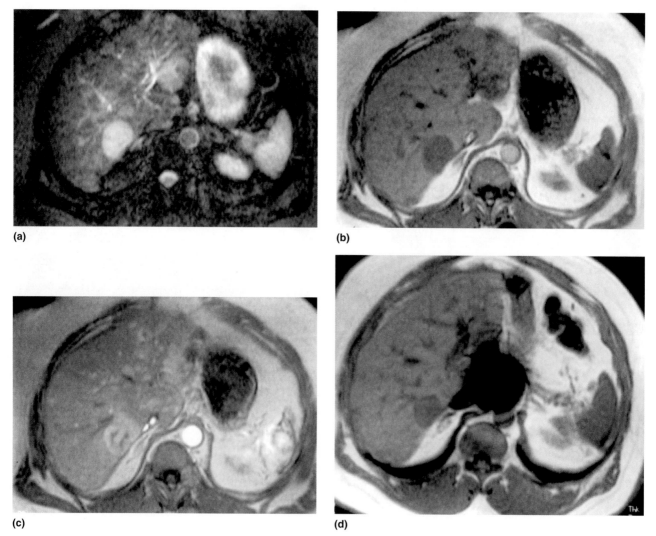

**(a)**       **(b)**

**(c)**       **(d)**

**图2.160　化疗栓塞前后的类癌肝转移。** T2加权脂肪抑制ETSE（a），SGE（b）与钆增强后即刻SGE（c）影像。肝右叶可见一4cm大小转移瘤，左叶外侧段可见另一4cm大小转移瘤。肿瘤呈中度T2高信号（a）与中度T1低信号（b），增强早期明显强化（c）。

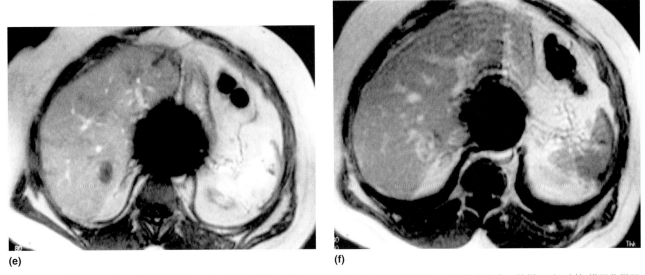

**(e)**　　　　　　　　　　　　　　　　　　　**(f)**

**图2.160（续前）** 同一患者化疗栓塞后SGE（d）与钆增强后即刻（e）及45s后（f）SGE影像，注意病变变小，钆增强后即刻扫描强化微弱（e），晚期可见进行性强化。此种强化方式符合纤维化的强化。注意肝门部位较大金属伪影，为化疗栓塞时置入的金属弹簧圈。

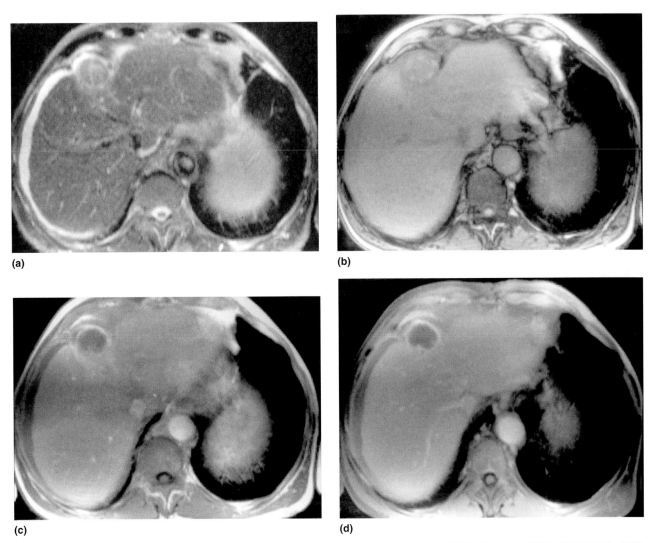

**(a)**　　　　　　　　　　　　　　　　　　　**(b)**

**(c)**　　　　　　　　　　　　　　　　　　　**(d)**

**图2.161** **HCC与化疗栓塞。**回波链STIR（a），反相位SGE（b）与钆增强后45s（c）及90s后脂肪抑制（d）SGE影像。肝左叶可见一圆形病变，呈T2略高信号（a），T1略低信号，边缘T1高信号（b），钆增强后可见包膜强化（c，d），肿瘤无强化。

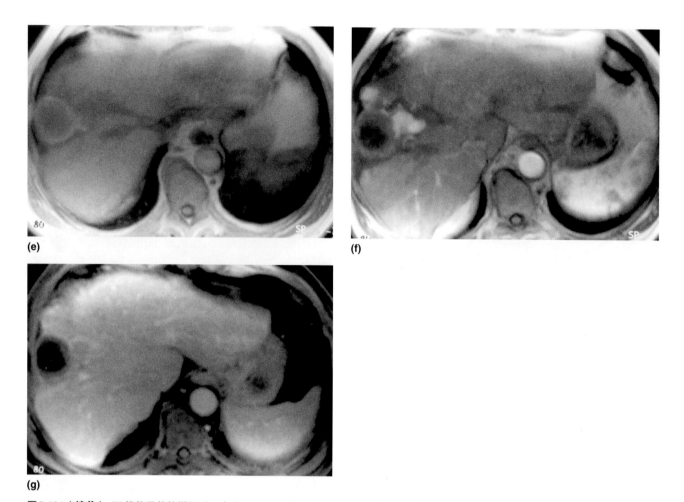

(e)     (f)

(g)

**图2.161（续前）** T2等信号伴钆增强后T1加权中央无强化符合化疗栓塞后肿瘤血供中止。第2例SGE（e），钆增强后即刻SGE（f）及90s后脂肪抑制SGE（g）影像，可见肝右叶卵圆形病变，T1加权平扫病变中央信号减低，周边信号增高（e）。钆增强后即刻扫描（f）可见明显强化，消融部位前缘界限清楚。增强间质期可见肿瘤残余部分强化廓清，包膜延迟强化（g）。增强早期与晚期病变中央血供中止的消融部位没有强化。T1加权平扫所示高信号物质（e）代表细胞外含铁血黄素。

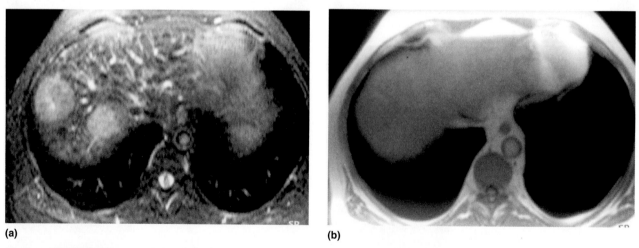

(a)     (b)

**图2.162** 化疗栓塞后的HCC：治疗反应差。回波链STIR（a），SGE（b），

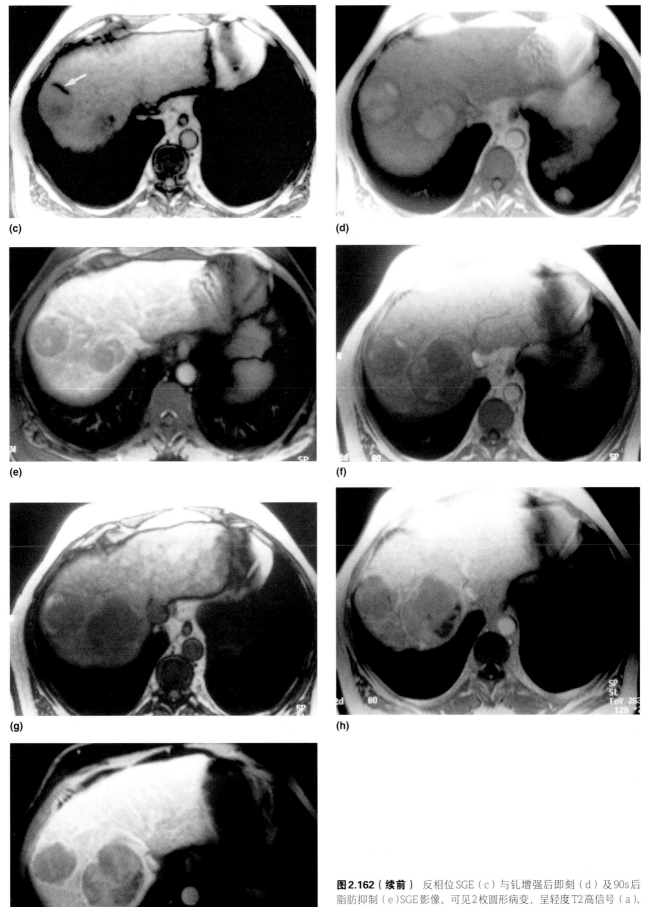

(c)

(d)

(e)

(f)

(g)

(h)

(i)

**图2.162（续前）** 反相位SGE（c）与钆增强后即刻（d）及90s后脂肪抑制（e）SGE影像。可见2枚圆形病变，呈轻度T2高信号（a）、轻度T1低信号（b），钆增强后即刻扫描不均匀明显强化（d），晚期强化廓清，包膜强化（e）符合HCC。注意其中一个病变内反相位影像可见小灶状信号降低（箭头，c），符合脂肪。同一患者7个月后的SGE（f），反相位SGE（g），钆增强后即刻SGE（h）及90s后脂肪抑制SGE（i）影像，注意病变增大，增强早期（h）与晚期（i）强化减弱，反映化疗栓塞所致肿瘤中央血供中止。

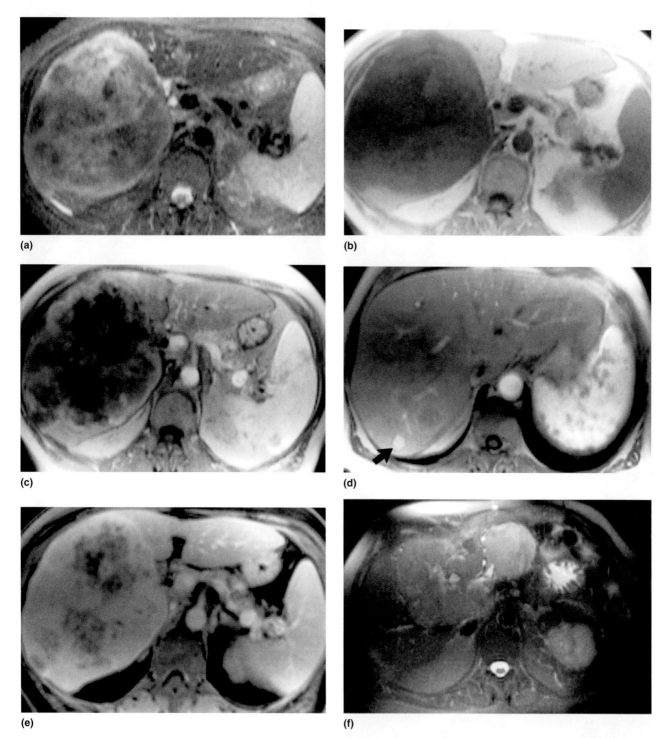

(a)

(b)

(c)

(d)

(e)

(f)

**图2.163　化疗栓塞后部分反应的HCC。**回波链STIR( a ),SGE( b ) 与钆增强后即刻（c,d ）及90s后脂肪抑制（e )SGE影像。可见一巨大肿块，呈T2高信号（a ）与T1低信号（b ）。钆增强后即刻扫描可见肿瘤明显不均匀强化（c ），中央较大低信号区，符合坏死，反映了部分肿瘤对化疗栓塞出现反应。在较高断层层面，可见一小的HCC卫星灶（箭头, d ），呈明显均匀强化。第2例患者T2加权脂肪抑制SS-ETSE（f ），

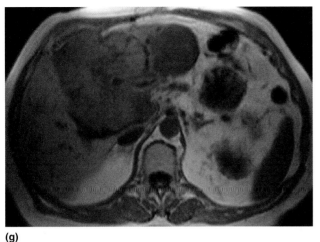

(g)

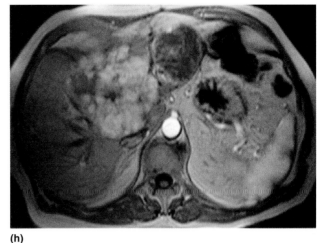

(h)

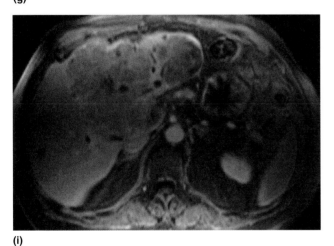

(i)

**图2.163（续前）** SGE（g）与钆增强后即刻（h）及90s后脂肪抑制（i）SGE影像。可见病变主要位于肝左叶，呈中度T2高信号（f），T1低信号（g），增强早期可见部分强化（h），晚期强化廓清（i）。强化部分相对应存活的肿瘤，无强化区为坏死。

## 消融技术

不能根治性切除时，RF消融，冷冻消融，酒精消融，微波消融与激光消融均可用于肝脏局灶性恶性肿瘤的治疗（图2.164、2.165和2.166）[235]。

肿瘤完全破坏，周围肝实质损伤轻微为成功治疗的指标。消融成功的最佳指征是介入治疗后坏死腔隙的大小，消融区必需超过肿瘤边缘1.0cm[258]。一段时间后，消融区的范围应退缩，或保持与治疗前大小相同[259, 260]，小坏死区可完全消失。随访检查显示消融区增大提示介入治疗不成功[261, 262]。

消融治疗后1周，病变的T2信号与T1信号强度取决于出血的时间段和病变的液化或凝固性坏死[259, 262, 263]。治疗成功时，可见肿瘤无强化。介入治疗后初期可见病变周围界限不清的T2轻度高信号环，厚度可达1cm，增强动脉为主期呈中度到明显强化[259, 262, 263]。成功治疗的病变，病变周围的环随时间而消退，增强早期的强化范围减小，消融治疗后6个月逐渐消失（图2.167、2.168）[258, 260, 263, 264]。病变周围的环相当于组织病理上的明显炎性水肿与出血，随时间逐渐转换为肉芽组织[258, 263, 265]。

消融治疗区内缘不规则，出现局灶性结节为肿瘤残留或复发的指征[258, 259, 263, 266]。残留肿瘤或复发肿瘤呈中度T2高信号，增强动脉为主期中度到明显强化，强化持续至增强晚期（图2.169）。

介入治疗后即刻扫描，常见坏死间隙内气泡，术后第1个月内逐渐消失[264, 267, 268]。T1与T2WI上，气泡均无信号，对比剂增强后无强化。

消融后可见肝实质灌注异常，其原因可以是动静脉分流或血管结构阻塞。灌注异常通常在治疗后1个月消失[264, 269]。灌注异常MRI表现为增强早期楔形强化区，晚期消退。

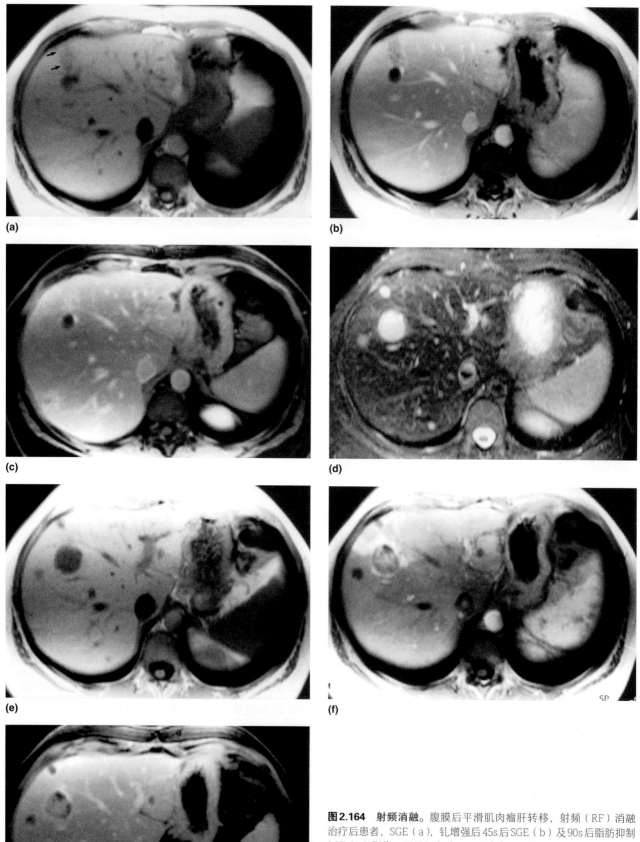

**图2.164　射频消融**。腹膜后平滑肌肉瘤肝转移，射频（RF）消融治疗后患者，SGE（a），钆增强后45s后SGE（b）及90s后脂肪抑制SGE（c）影像，可见肝右叶一圆形病变，呈T1低信号（a），钆增强即刻扫描强化不明显（b），晚期可见薄环状边缘强化（c）。注意可见RF电极的经路，呈自肝脏表面到病变的线状缺损（箭头，a）。同一患者2个月后的回波链STIR（d），SGE（e）与钆增强后即刻（f）及90s后脂肪抑制（g）SGE影像。肝实质内可见更多病变，最大病变为第1次检查时所见的病变，钆增强后即刻扫描呈弥漫不均匀强化（f），晚期强化持续（g）与较早检查时所见病变中央无强化不同。注意钆增强后即刻扫描病变周围可见强化（f）。

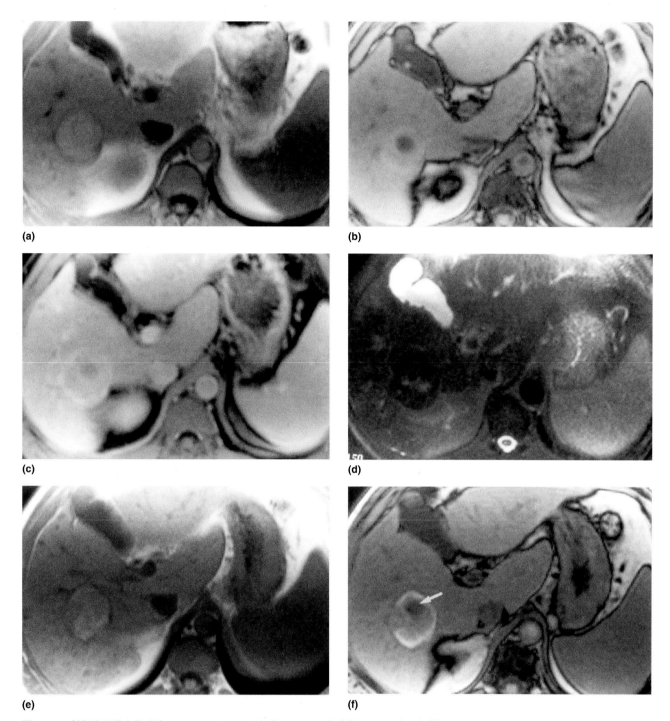

**图2.165**　**射频消融治疗前后的HCC**。SGE（a），反相位SGE（b）与钆增强后90s脂肪抑制SGE（c），可见肝右叶HCC，呈T1等信号（a），反相位病变中央可见灶状信号衰减（b），增强间质期病变不均匀强化。反相位病变中央信号衰减灶代表脂肪。同一患者RF消融治疗后5个月，T2加权脂肪抑制SS-ETSE（d），SGE（e），反相位SGE（f），

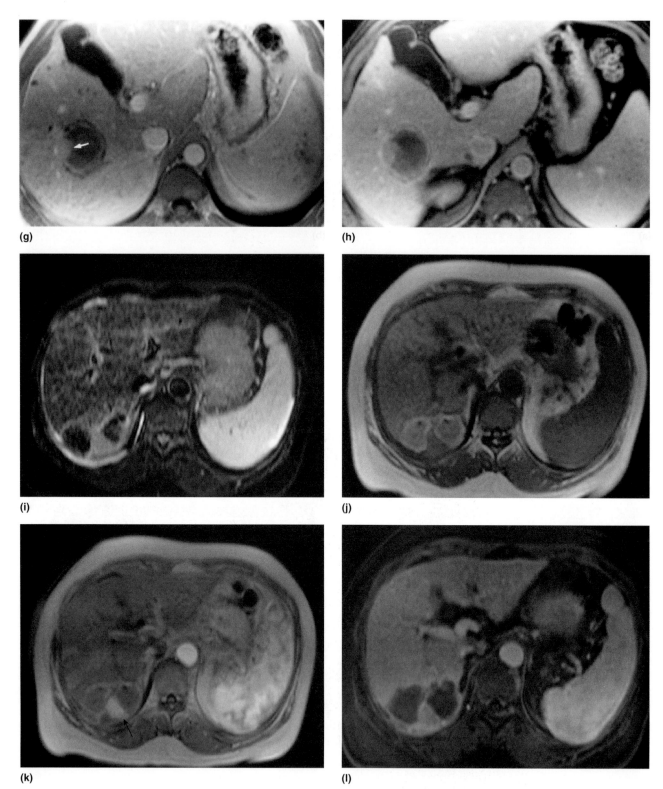

**图2.165（续前）** 钆增强后45s SGE（g）与90s脂肪抑制SGE（h）影像。HCC增大，T2轻度低信号（d），T1轻度高信号（e），反相位影像病变内灶状信号衰减（箭头，f）。钆剂注射后可见环绕全病灶窄薄的强化缘，增强早期（g）与晚期（h）病变的大部分无强化。沿病变外侧缘可见一壁结节（箭头，g），呈中度强化，符合残余肿瘤。RF消融后的T2加权脂肪抑制SS-ETSE（i），SGE（j）与钆增强后即刻（k）及90s后脂肪抑制（l）3D-GE影像。病变中央部分呈T2高信号（i），T1平扫呈中等信号，增强后即刻扫描可见强化（箭头，k），晚期强化廓清（l），符合肿瘤残留/复发。

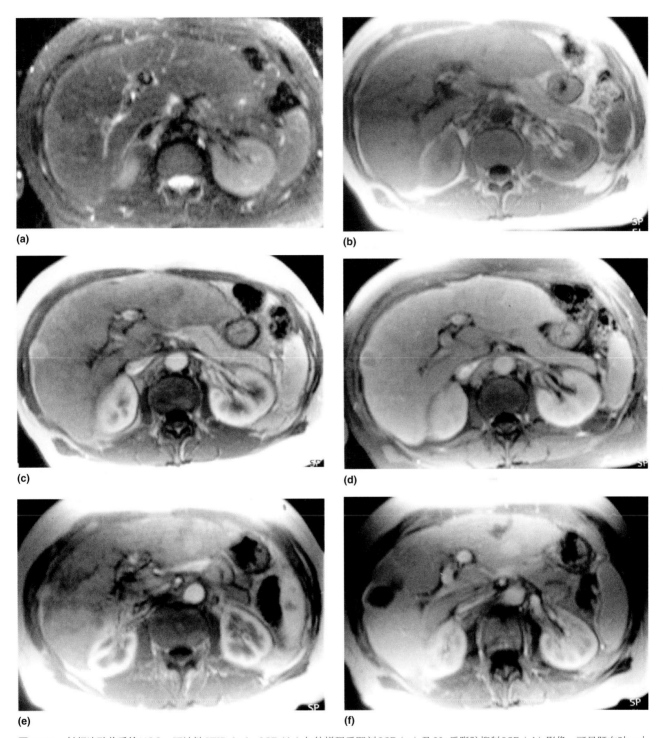

**图2.166**　**射频消融前后的HCC。** 回波链STIR（a），SGE（b）与钆增强后即刻SGE（c）及90s后脂肪抑制SGE（d）影像，可见肝右叶一小病变，T2（a）与T1（b）近乎等信号，增强早期不均匀强化（c），晚期廓清伴包膜强化（d），符合小HCC。同一患者RF消融后1周，钆增强后即刻（e）及45s后（f）SGE影像，示一坏死性病变，对比剂注射后45s呈厚环形强化（f）。

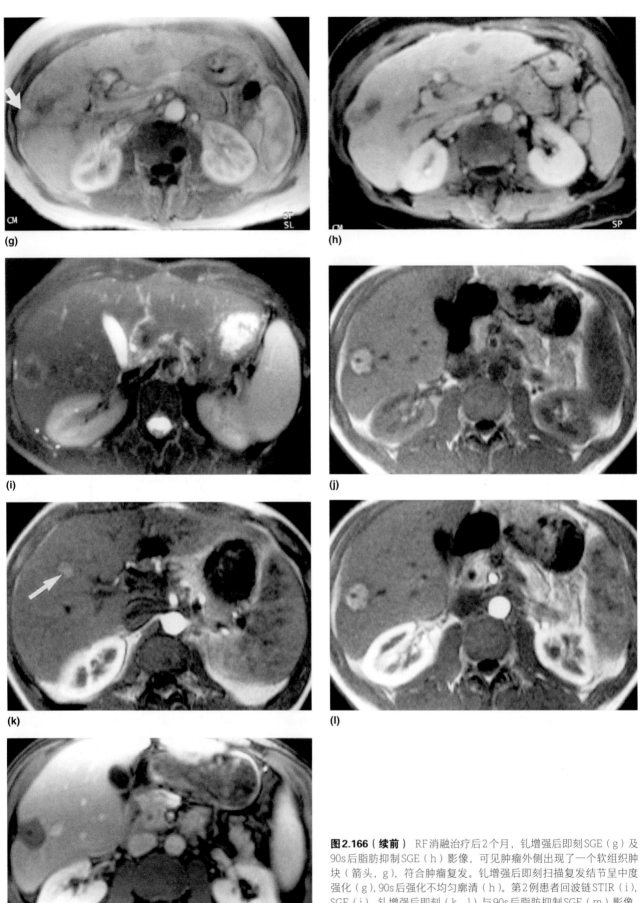

**图2.166（续前）** RF消融治疗后2个月，钆增强后即刻SGE（g）及90s后脂肪抑制SGE（h）影像，可见肿瘤外侧出现了一个软组织肿块（箭头，g），符合肿瘤复发。钆增强后即刻扫描复发结节呈中度强化（g），90s后强化不均匀廓清（h）。第2例患者回波链STIR（i），SGE（j），钆增强后即刻（k，l）与90s后脂肪抑制SGE（m）影像，可见一病变位于肝右叶第Ⅵ段，呈T2等信号（i），T1高信号（j），钆剂注射后即刻扫描强化不明显（k，l），符合RF消融后出血性失活病变。注意病灶相邻肝脏被膜沿RF电极径路的褶皱。此次MR检查可见两次RF消融间出现的小卫星病灶（箭头，k）。

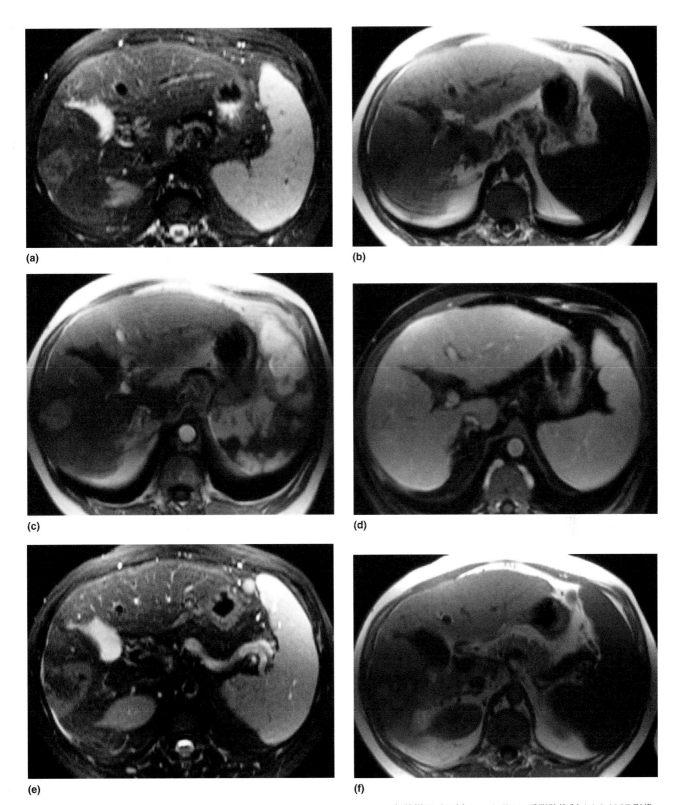

**图2.167** **射频消融前后的HCC：早期改变。**T2加权SS-ETSE(a,e),SGE(b,f)与钆增强后即刻（c,g）及90s后脂肪抑制（d,h)SGE影像。
RF消融前（a-d），肝右叶可见病变，呈轻度T2高信号（a），轻度T1低信号（b），增强早期明显强化（c），晚期强化消退伴包膜强化（d），
符合HCC。RF消融后1周（e-h），消融区呈T2等信号（e），T1高信号（f），

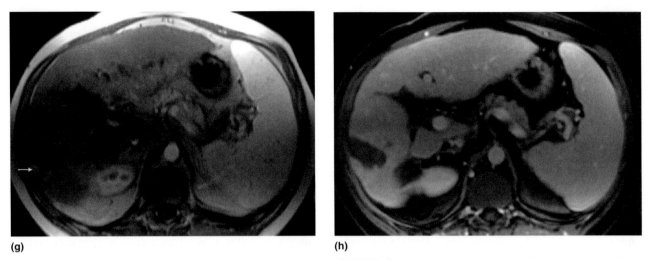

(g) (h)

**图2.167（续前）** 增强早期（g）与晚期（h）没有强化。围绕消融区的肝实质可见介入治疗反应，呈T2高信号（e），T1低信号（f），增强早期中度强化（箭头，g），晚期强化消退（h）。此种反应为RF消融后早期的正常反应。

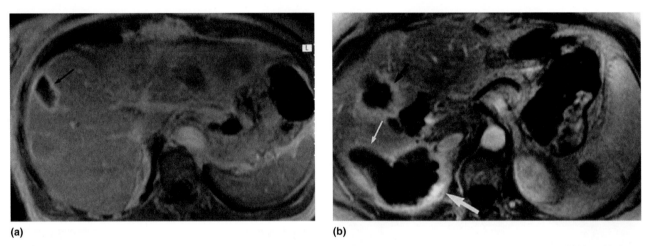

(a) (b)

**图2.168** 肝转移瘤冷冻治疗后：急性改变。2例患者钆增强后横轴位 SGE 影像（a，b）。第1例患者肝右叶可见冷冻治疗后的缺损（箭头，a）呈环形强化，厚度均匀与同样增厚、强化的肝被膜相延续。消融后急性期的此种表现代表肿瘤消融与沿消融腔隙内壁形成的急性肉芽组织。缺损的长方形外形相当于冷冻器械置入的方向。第2例患者（b），可见冷冻通道（细白色箭头，b）与坏死腔隙相延续，腔隙的壁较厚且不规则（大白色箭头，b）。可见第2个冷冻缺损位于更前侧（黑箭头，b）。腔隙的壁厚、不规则。治疗后不规则增厚的壁符合病变有残留。

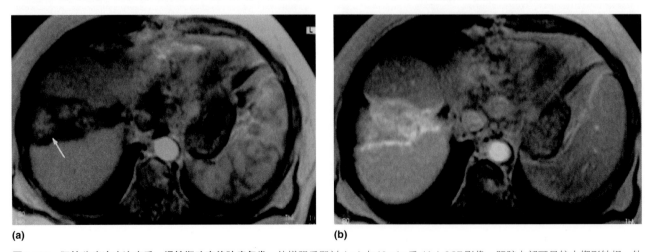

(a) (b)

**图2.169** 肝转移瘤冷冻治疗后：慢性期改变伴肿瘤复发。钆增强后即刻（a）与10min后（b）SGE影像。肝脏上部可见较大楔形缺损，钆增强后即刻扫描强化轻微（a），增强后10min可见延迟强化（b），此种强化方式符合纤维化。楔形组织内可见局灶性不规则软组织区（箭头，a），代表腺癌复发。

# 肝移植

肝病为美国第12位致死原因，肝移植已成为终末期肝病治疗方法的选顶[270]。近年来，肝脏手术与移植的主要进展与技术进步，很大程度上是基于对肝脏内部结构更深入的了解。为此，MRI为供肝者及受肝者术前与术后肝脏评估均提供了有价值的信息。越来越多采用成人–成人活体提供半肝移植，带来了越来越多的MRI术前评估，也反映出MRI可提供信息的全面、综合性。供肝者可接受肝脏MR，包括MRCP与MRA检查（图2.170、2.171和2.172）。外科常需要切除供肝者的提供的肝右叶，保留肝左叶，手术切面位于距肝中静脉约1cm肝右叶内侧，向下延伸至右肝与左肝门静脉间的分歧部[271]，以使供肝者保留肝中静脉。术前需要对肝右叶与左叶相对大小，以及胆管或血管系统的异常进行评估。移植禁忌包括肝脏局灶性肿块性病变，依其大小与类型（如恶性肿瘤）确定是否为禁忌，或可能与受肝者相同类型的肝脏弥漫性病变（如慢性肝病、原发性硬化性胆管炎）。手术后，需要评估供肝者有否移植并发症（如脓肿，胆汁肿，胆管旁血管截断或狭窄）与肝左叶的增生（图2.173、2.174）。

对于受肝者来说，术前需要确定IVC、门静脉、肝动脉与胆总管是否通畅，是否有恶性病变。有恶性肿瘤的患者术前评估肝移植的可能性，需要确定受累肝脏的范围，是否有肝门淋巴结转移或远隔转移。受肝者可接受活体的部分肝脏（儿科小患者肝脏外侧段，成人肝右叶）（图2.175）或接受尸体全肝或部分肝脏的移植（图2.176）。

肝移植早期失败的最常见原因为排异。一些发表的文献报告，排异的发生率可高达64%[272]。排异的早期诊断对改变免疫抑制治疗方法至关重要[273]。排异的鉴别诊断包括胆管梗阻、胆管炎、缺血性损伤、病毒感染与药物毒性反应。

血管并发症为移植失败的重要原因[274, 275]。肝动脉栓塞为最常见的严重并发症，成人肝移植患者发生率高达12%[276, 277]。大多数患者MRI可确定肝动脉是否通畅。不断改进的钆增强3D MRA技术可显示小血管的狭窄。一项研究对照了3D钆增强MR血管成像与传统血管成像及手术所见，发现对62个血管的分析中，钆增强3D MRA正确判断了58（94%）个血管的情况[278]。近来呼吸门控扫描技术有所进展，有助于患者肝动脉是否通畅的检查，特别是因不能屏气而不能做高质量屏气MRA检查的小儿患者。目前，小血管高空间分辨率无创影像检查的最好方法是多排探测器CT。静脉并发症–门静脉IVC血栓/狭窄的发生率低于动脉的并发症[274-276]。MRI可判断门静脉与IVC是否通畅，可重复性好（图2.177）[278, 279]。

肝移植后常见有局部积液，包括血肿（图2.178、2.179）、血清肿、胆汁肿（图2.180）、脓肿与单纯腹水。胆汁漏可发生于吻合口周围，多由技术原因引起，也可继发于肝动脉栓塞患者胆道狭窄[276]。

胆道树缩窄常为肝移植的晚发并发症，通常发生于吻合口，继发于瘢痕形成。胆道树狭窄或阻塞（图2.181）时，不同MR技术可使腔内胆汁呈低信号，高信号（MR胆管成像），或高、低信号结合影像。胆囊管黏液囊肿为胆道梗阻的少见原因，表现为肝管旁的局限性积液[276, 280]。MRI可鉴别肝移植后的血肿与其他积液。在急性期（7～72h），T2WI上可见去氧血红蛋白明确的低信号；术后数天到数月内，亚急性血肿中细胞内或细胞外的高铁血红蛋白呈T1高信号，高于其他液体。

常可见移植肝脏腹膜的信号异常，其典型表现为T1低信号、T2高信号的组织。异常组织于肝门最为明显，并沿肝门束分支向肝实质内蔓延（图2.182）[281]。许多病例肝门周围的异常信号可代表排异引起的淋巴细胞渗出，但也必须考虑异常信号的其他原因，如术后引流损伤造成的淋巴管扩张[282]。移植急性期后，肝门周围组织以肿块样方式增大，可能为移植后淋巴组织增生异常（PTLD）的前兆（图2.183）[283, 284]。PTLD见于免疫系统损害的接受肝移植患者。大多数病例可与EB病毒感染有关，体内的任何器官均可受累[283, 284]。肝脏、小肠与肾脏为除淋巴结外腹部最常见PTLD的受累器官[283]。PTLD可有不同表现，从多克隆（非恶性）B细胞增生，到恶性淋巴瘤，通常为B细胞淋巴瘤[285]。肝门周围炎性组织也可见于胆道术后急性肝炎，见于不同良性或恶性病变与肝门淋巴结肿大[286]。

移植肝内也可发生HCC，对于移植前诊断为HCC，或受肝者切除的肝脏病理检查时偶然发现HCC的患者来说是一重要的并发症（图2.184）[276, 287]。

MRI可显示移植肝不同的形态异常，并可确定肝移植失败的不同原因（图2.185、2.186和2.187）。然而，到目前为止，尚未确定有MRI特异表现能够确定有转移排异或对排异程度及肝细胞功能做出评估。未来肝细胞特异性对比剂或MR波谱可能在这方面起到一定作用。

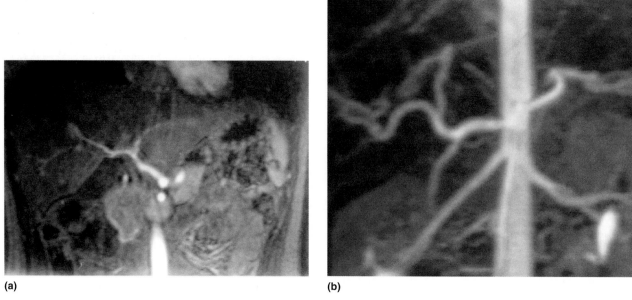

(a)　　　　　　　　　　　　　　　　　　　　(b)

**图2.170**　供肝者的MRA。2例不同患者冠状3D-GE, 2mm原始影像（a）与2mm 3D-GE影像MIP重建影像（b），可见肝动脉起自腹腔干。

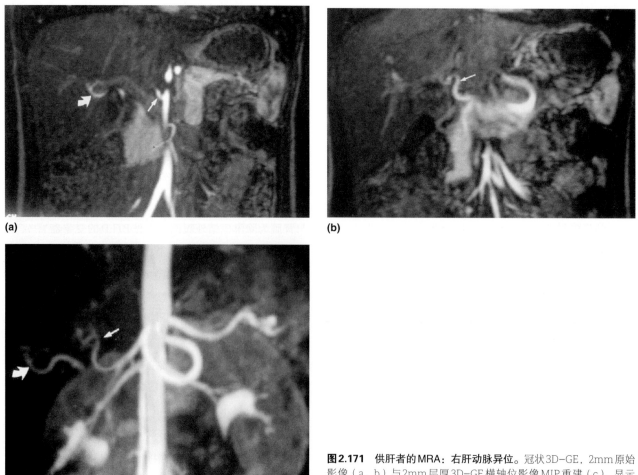

(a)　　　　　　　　　　　　　　　　　　　　(b)

(c)

**图2.171**　供肝者的MRA：**右肝动脉异位**。冠状3D-GE, 2mm原始影像（a, b）与2mm层厚3D-GE横轴位影像MIP重建（c），显示左肝动脉起自腹腔干（短箭头, b, c），右肝动脉（弯箭头, a, c）起自肠系膜上动脉。

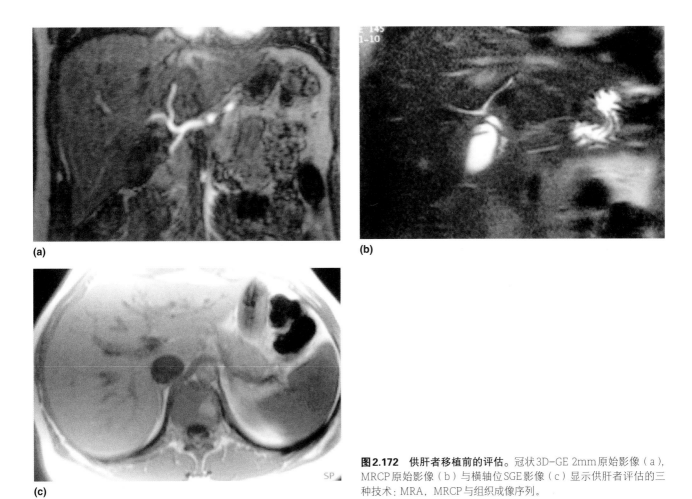

(a)

(b)

(c)

**图2.172　供肝者移植前的评估。**冠状3D-GE 2mm原始影像（a），MRCP原始影像（b）与横轴位SGE影像（c）显示供肝者评估的三种技术：MRA，MRCP与组织成像序列。

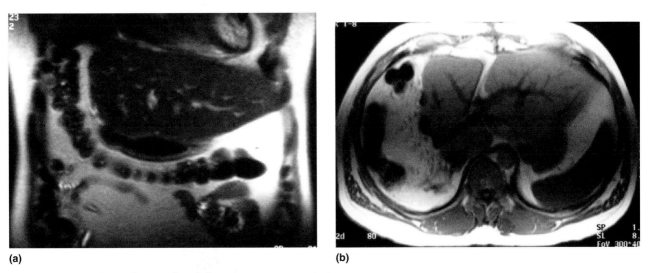

(a)

(b)

**图2.173　半肝供肝者移植术后。**冠状T2加权SS-ETSE（a），SGE（b），

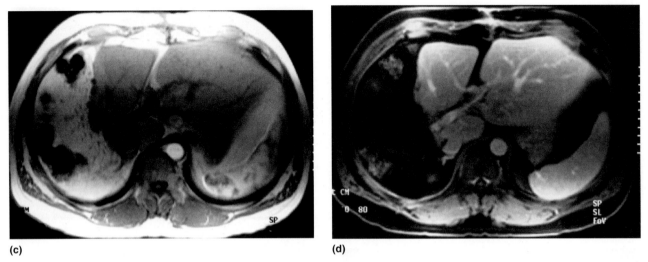

(c)

(d)

**图2.173（续前）** 与钆增强后即刻（c）及90s后脂肪抑制（d）SGE影像，示右半肝供肝后保留的肝左叶无异常。

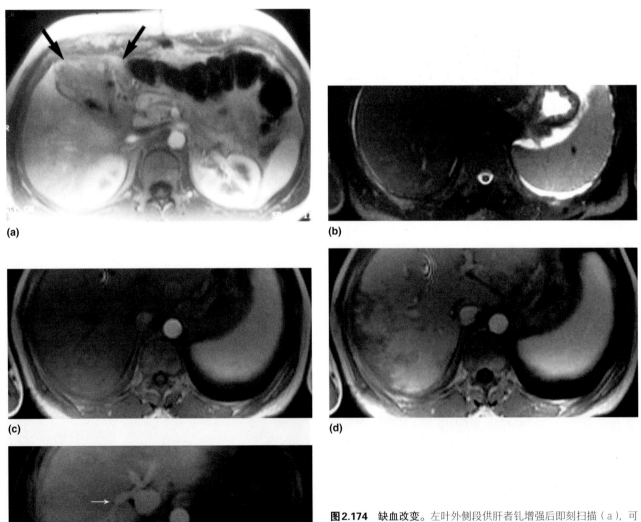

(a)

(b)

(c)

(d)

(e)

**图2.174 缺血改变。**左叶外侧段供肝者钆增强后即刻扫描（a），可见第IV段信号不均匀区，强化减低（箭头），代表术后损伤。第2例病T2加权脂肪抑制SS-ETSE（b）与钆增强后即刻（c），45s（d）及90s后脂肪抑制（e）SGE影像。可见肝右叶周边不规则区，T2WI（b）或增强早期影像（c）不明显，增强后45s扫描（d）变得明显，强化正常的肝实质与不强化的缺血部分对比增大。增强晚期，可见右肝静脉缩窄（箭头，e）。

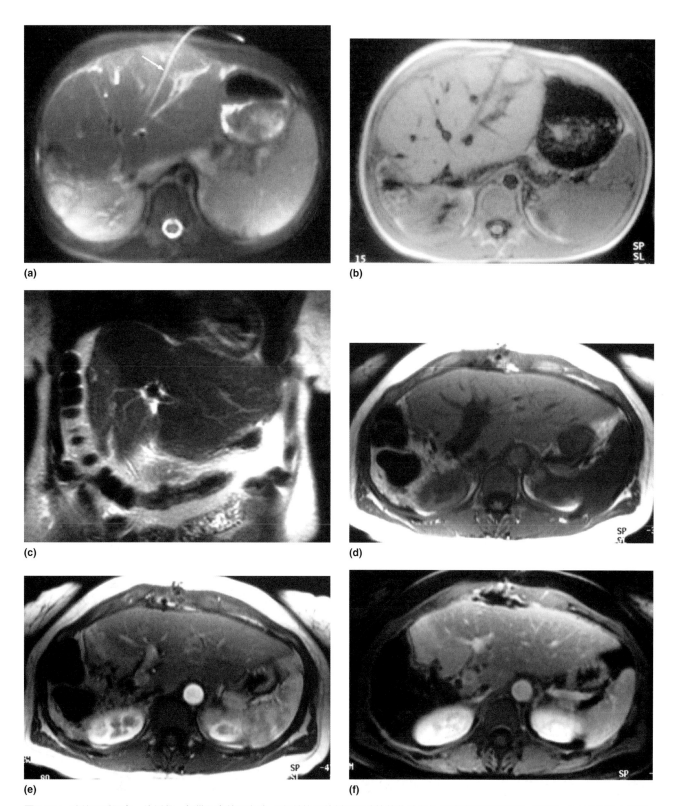

**图2.175　移植肝受肝者：外侧段；与供肝者的肝左叶。**6年前接受外侧段肝移植的儿科患者，T2加权脂肪抑制SS-ETSE（a）与SGE（b）影像。肝脏增生，形成类圆形外形。注意经皮胆管引流导管（箭头a）。第2例患者冠状T2加权SS-ETSE（c），SGE（d）与增强后即刻（e）及90s后脂肪抑制SGE（f）影像，沿肝脏切缘可见T2异常高信号区（c），增强后强化微弱（e，f），符合炎症与肉芽组织。

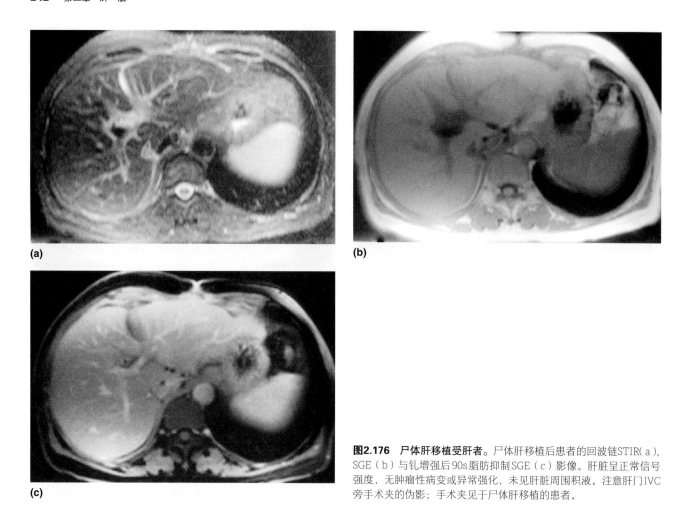

**(a)**

**(b)**

**(c)**

**图2.176 尸体肝移植受肝者。**尸体肝移植后患者的回波链STIR(a)，SGE（b）与钆增强后90s脂肪抑制SGE（c）影像。肝脏呈正常信号强度，无肿瘤性病变或异常强化，未见肝脏周围积液。注意肝门IVC旁手术夹的伪影；手术夹见于尸体肝移植的患者。

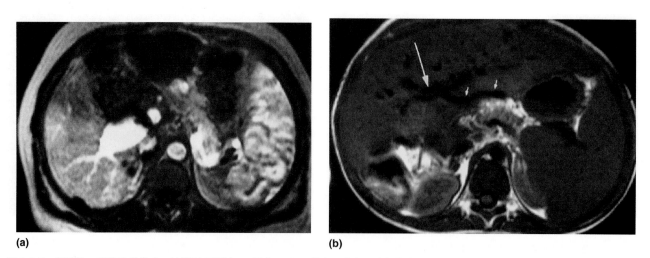

**(a)**

**(b)**

**图2.177 肝移植：门静脉并发症。**钆增强后即刻SGE影像（a）示继发于吻合口狭窄的右肝门静脉扩张。另一儿科患者T1加权SE（b）与钆增强间质期T1加权脂肪抑制SE（c）影像。可见移植肝动脉（小箭头，b）与胆管（长箭头，b）通畅。

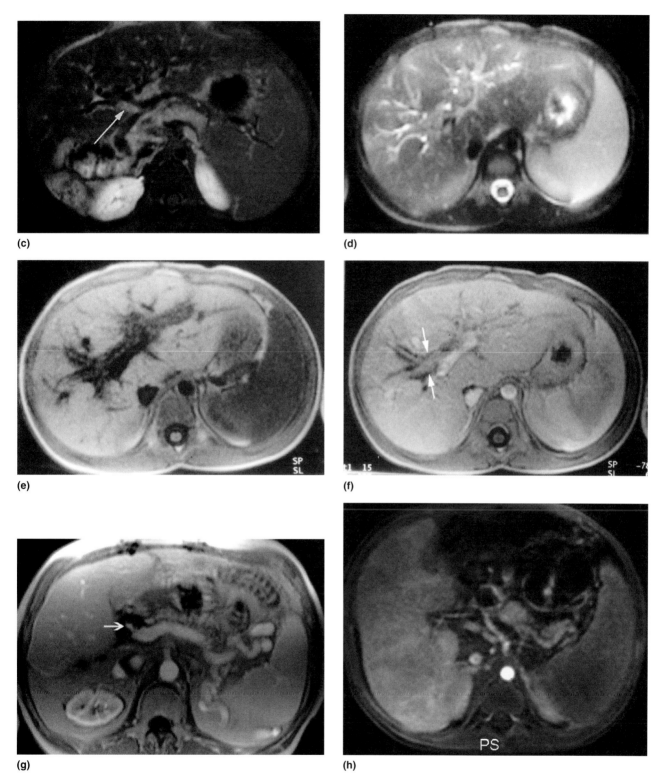

**(c)**

**(d)**

**(e)**

**(f)**

**(g)**

**(h)**

**图2.177（续前）** 未见通畅的门静脉。肝门部与应有门静脉的部位（长箭头，c）可见强化的炎性组织。另一6岁女孩，肝移植后14个月，回波链STIR（d），SGE（e）与钆增强后即刻SGE（f）影像。增强后可见右肝门静脉远侧异常信号减低（箭头，f），伴门静脉轻度增宽，受累肝段斑片状强化。这些表现符合右肝门静脉血栓。同时注意肝内胆管有轻度扩张（d）。第4例患者，钆增强后即刻（g）SGE影像示门静脉分歧部远侧缩窄（箭头，g）。婴儿3T MR呼吸门控钆增强后3D-GE示极度狭窄但通畅的门静脉（h）。

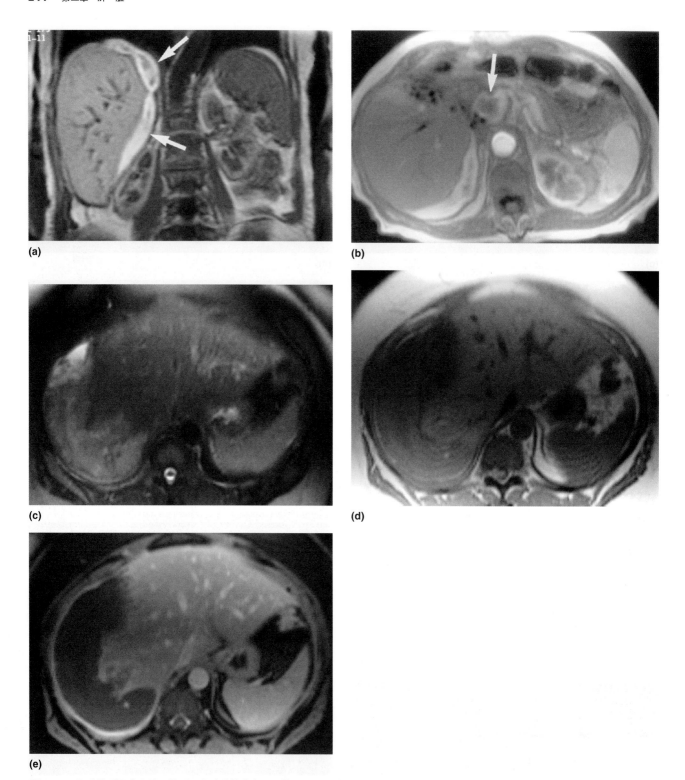

(a)

(b)

(c)

(d)

(e)

**图2.178  肝移植受肝者血肿**。接受肝右叶移植患者，冠状SGE（a）与钆增强后即刻SGE（b）影像，可见肝脏周围积液（箭头，a，b），T1加权平扫呈高信号（a）符合血肿。第2例患者肝移植术后，T2加权SS-ETSE（c），SGE（d）与钆增强后90s脂肪抑制SGE（e），可见被膜下积液，T2轻度/中度高信号（c），T1低信号（d），增强晚期相邻肝被膜可见强化（e）符合被膜下包裹性血肿。

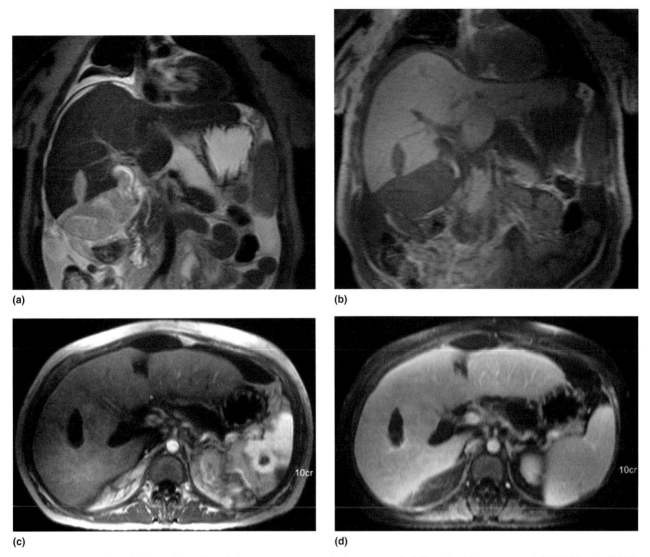

**图2.179** **肝移后肝脏撕裂伤与血肿。**冠状T2加权SS-ETSE（a），T1加权SGE（b）与钆增强后即刻（c）及90s后脂肪抑制（d）横轴位SGE影像，可见肝脏下部线状撕裂伤与相关血肿。

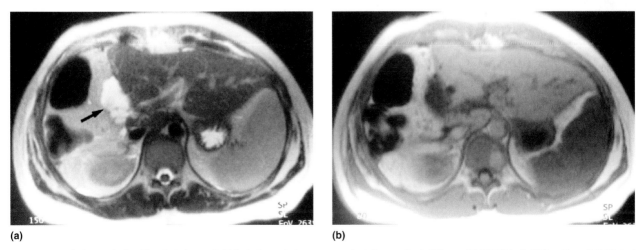

**图2.180** **肝移植后胆汁肿。**供肝者右半肝活体移植术后，T2加权SS-ETSE（a）与SGE（b）影像，可见沿肝脏切缘积液，呈T2高信号（a）T1低信号（b），符合胆汁肿。

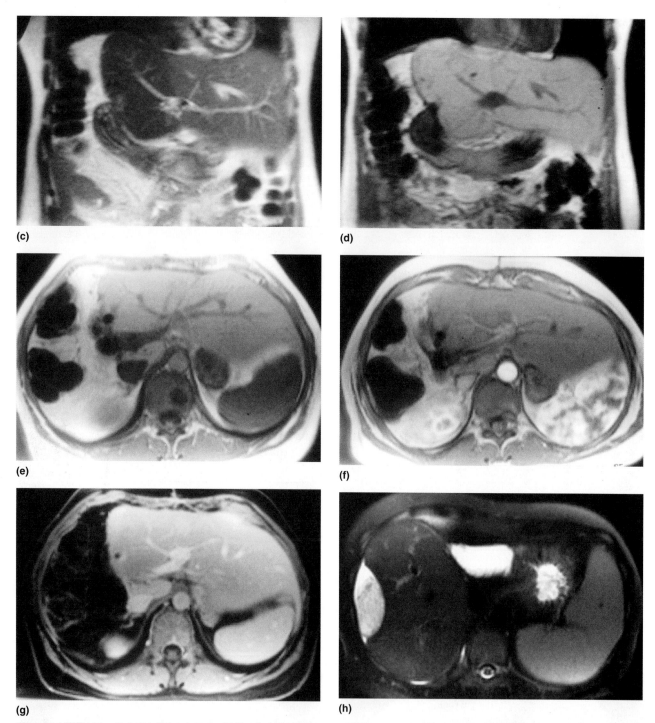

**图2.180（续前）**同一患者前次检查3个月后，冠状T2加权SS-ETSE（c），冠状SGE（d），横轴位SGE（e）与钆增强后即刻（f）及90s后脂肪抑制（g）SGE影像。注意胆汁肿消退。另一接受肝移植者T2加权SS-ETSE（h），

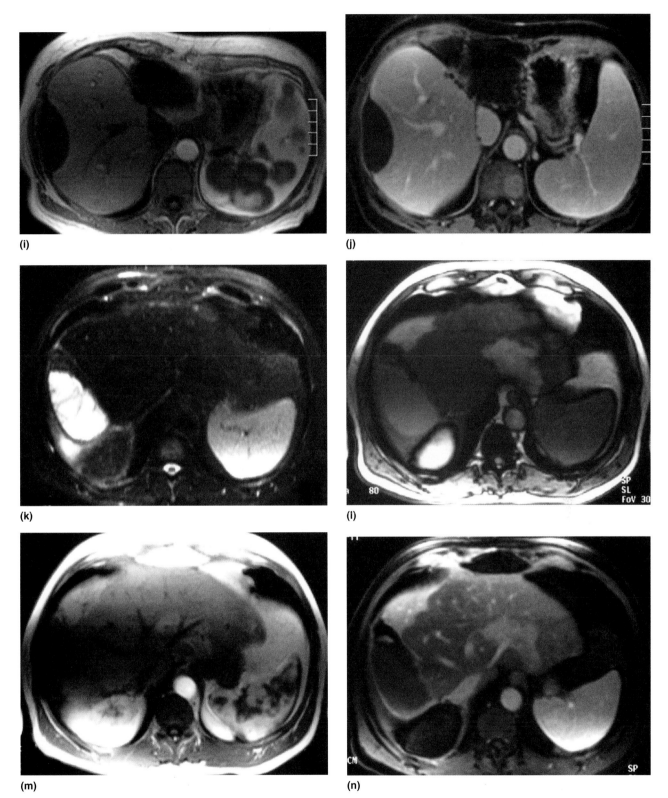

(i)　(j)

(k)　(l)

(m)　(n)

**图2.180（续前）** SGE（i）与钆增强后90s脂肪抑制（j）SGE影像，示一狭长的肝脏被膜下积液，符合胆汁肿。另一肝移植受肝者T2加权SS-ETSE（k），反相位SGE（l）与钆增强后即刻（m）及90s后脂肪抑制（n）SGE影像，可见位于手术切缘的被膜下胆汁肿。此外，反相位影像上可见脂肪浸润较轻区，增强早期显示强化略增高（m），晚期保持较高信号（n）。

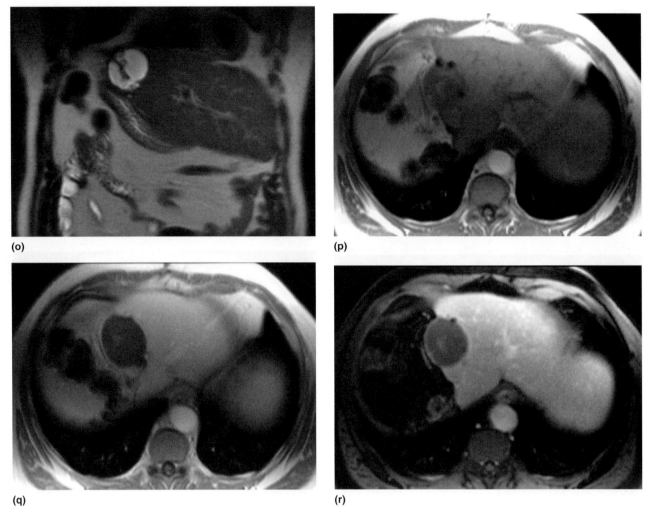

**图2.180（续前）**　强化的不同可能反映了脂肪肝的脂肪抑制效应。看到不同强化时，必须要考虑其是反映了真实的强化现象，还是由于在一些或所有增强后序列扫描的同时应用了脂肪抑制技术。第4例患者冠状T2加权SS-ETSE（o），SGE（p）与钆增强后即刻（q）及90s后脂肪抑制（r）SGE影像，可见位于手术切缘的胆汁肿。

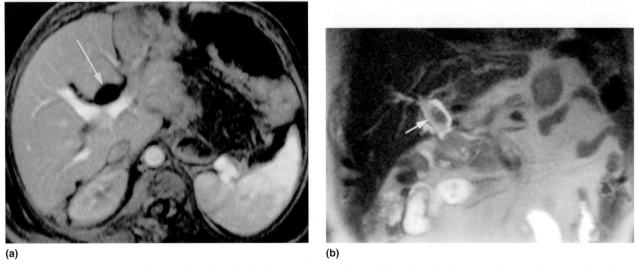

**图2.181　肝移植，胆管狭窄。**横轴位钆增强后90s脂肪抑制SGE影像（a）。可见继发于吻合口狭窄的总肝管扩张（箭头，a）。第2例患者冠状T2加权SS-ETSE（b），

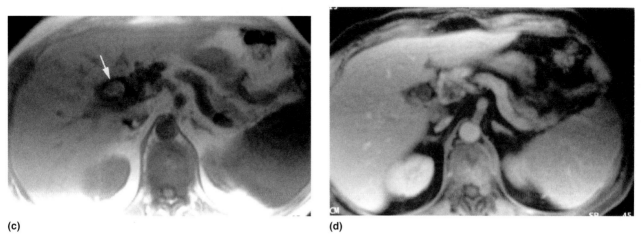

(c)
(d)

**图2.181（续前）** SGE（c）与钆增强后90s脂肪抑制SGE（d）影像。可见吻合口狭窄，伴胆总管内一充盈缺损，提示为坏死组织球或结石（箭头，b，c）。注意肝内胆管的轻度扩张（b）。腔镜逆行性胰胆管造影证实了MR所见。

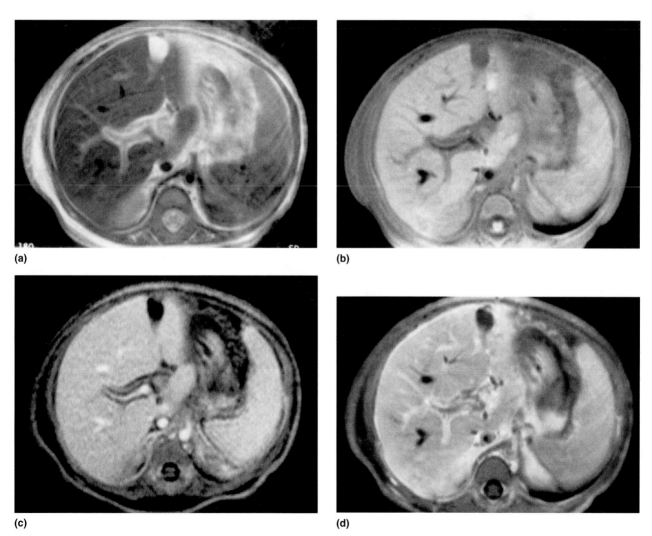

(a)
(b)

(c)
(d)

**图2.182　肝移植后肝门周围炎。** 17个月肝移植后患者，T2加权SE（a），T1加权SE（b），钆增强后即刻预饱和GE（c）与钆增强后间质期T1加权脂肪抑制SE（d）影像。可见中等程度肝门周围炎性改变，呈T2高信号（a），钆增强后间质可见强化（c），可能为术后改变。

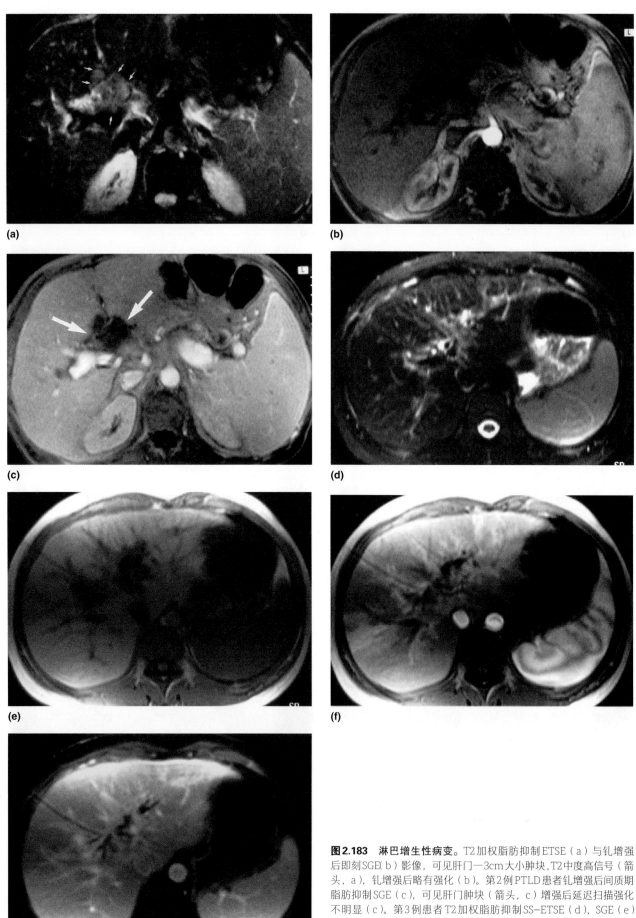

(a)

(b)

(c)

(d)

(e)

(f)

(g)

**图2.183** **淋巴增生性病变。** T2加权脂肪抑制ETSE（a）与钆增强后即刻SGE（b）影像，可见肝门一3cm大小肿块，T2中度高信号（箭头，a），钆增强后略有强化（b）。第2例PTLD患者钆增强后间质期脂肪抑制SGE（c），可见肝门肿块（箭头，c）增强后延迟扫描强化不明显（c）。第3例患者T2加权脂肪抑制SS-ETSE（d），SGE（e）与钆增强后即刻（f）及90s后脂肪抑制（g）SGE影像，肝脏中央可见一肿块样异常区域，呈T2高信号（d），T1低信号（e），增强早期中度强化（f），晚期强化均匀（g）。病理表现符合淋巴增生异常。因经皮胆管引流，胆管树内可见气体。

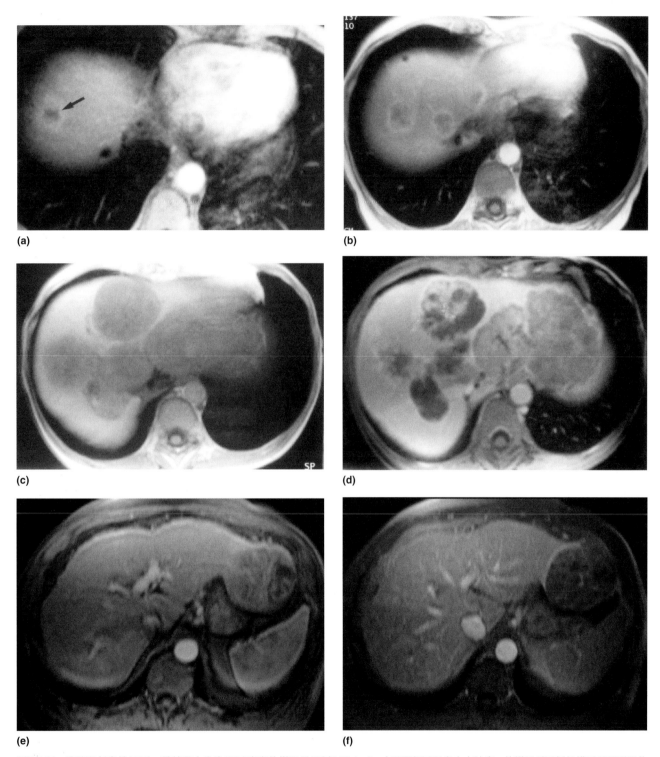

(a)

(b)

(c)

(d)

(e)

(f)

**图2.184** **移植肝复发性HCC。**移植肝内发生HCC患者钆增强后即刻SGE（a），右肝顶部可见多个小肿瘤，钆增强后即刻扫描可见环形强化（箭头，a）。3个月后钆增强后即刻（b）SGE可见病变数量、大小均有增多、增大。1年后，SGE（c）与钆增强后90s脂肪抑制SGE（d）影像示HCC明显增大、增多，为患者原肝脏的HCC转移至移植肝。第2例肝移植患者3.0T钆增强后即刻（e）与90秒后（f）T1加权脂肪抑制3D-GE，明显可见HCC转移灶。

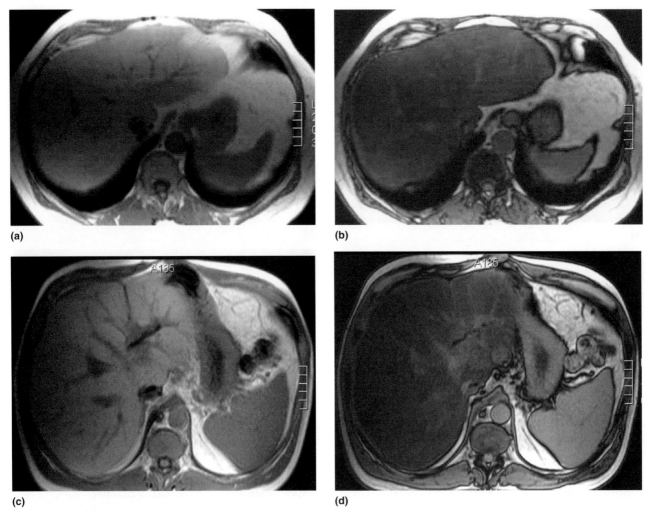

**图 2.185** 移植后脂肪肝。2例肝移植后患者的SGE（a，c）与反相位SGE（b，d），相对于同相位T1WI（a，c），可见反相位T1WI（b，d）信号衰减，符合脂肪肝。

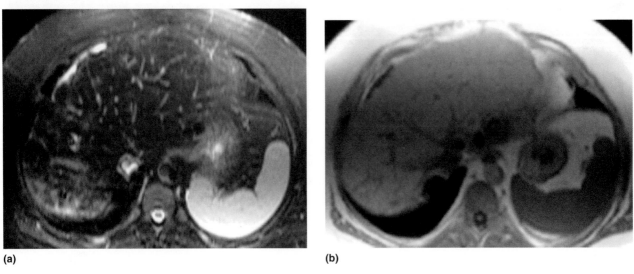

**图 2.186** 肝移植后纤维化。T2加权SS-ETSE（a），SGE（b），

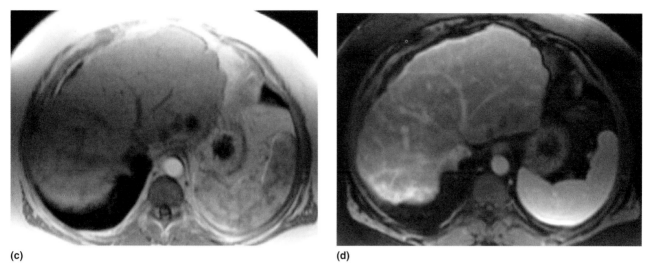

**(c)**          **(d)**

**图2.186（续前）** 与钆增强后即刻（c）及90s脂肪抑制（d）SGE影像，显示移植肝脏纤维化条带，增强晚期显示清楚（d）。

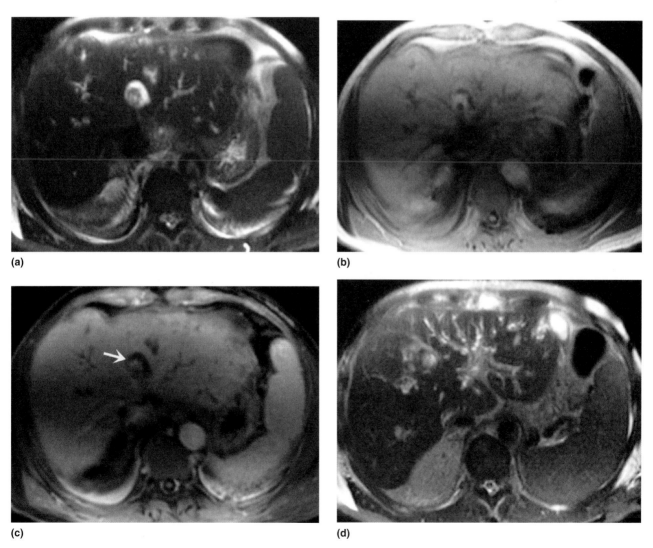

**(a)**          **(b)**

**(c)**          **(d)**

**图2.187 肝移植后真菌感染。** 同一患者两个不同水平层面的T2加权SS-ETSE（a，d），

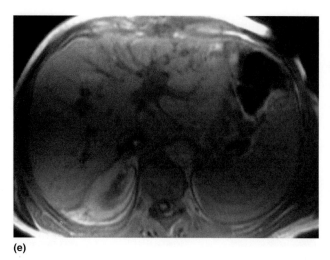
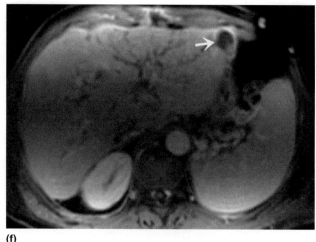

**(e)**      **(f)**

**图2.187（续前）** SGE（b，e）与钆增强后90s脂肪抑制（c，f）SGE影像，可见2枚囊性病变（箭头，c，f）位于肝左叶，囊内可见小灶状碎屑。注意患者有轻度胆管扩张与腹水。

## 肝实质弥漫性疾病

### 慢性肝病

#### 自身免疫性疾病

自身免疫性肝脏病变为肝脏的炎症性疾病，其组织学特征为肝门束内明显单核细胞浸润，血清学检查有非器官性，肝脏特异性抗体与免疫球蛋白G水平增高而无已知病因[288]。原发性硬化性胆管炎（PSC），自身免疫性肝炎（AIH）与原发性胆管硬化（PBC）等慢性肝病的发病机制推测与自身免疫相关[289]。

PSC为慢性肝病，病因不清。推测一些因素可能诱发胆管损伤并造成胆管反复损害，包括细菌、病毒、毒素、血管损伤或免疫调节的遗传性异常等。PSC更多见于男性与炎症性肠病明显相关[290]。由于慢性胆管炎症性改变，PSC患者较普通人群发生胆管癌的危险性也更高[291]。

PSC病理学的形态改变包括肝内、外胆管淋巴细胞浸润伴纤维性胆管炎与胆管腔进行性阻塞。瘢痕区与进行性缩窄间的胆管扩张，可能与下游胆管梗阻相关。这种多发缩窄与扩张交替形成胆管造影具有特征性的"串珠样"胆管征象。疾病最终导致肝硬化。

一项前期研究[292]报告了PSC的MR表现和影像征象与临床严重程度的相关性，研究研采用了Mayo终末期肝病（MELD）与Child-Turcotte-Pugh分级法。大结节状外形，胆管阻塞与边缘楔形萎缩与PSC相关性最高，

见于约23%（12/52）的PSC患者，87%的患者可见肝硬化的MR表现，一半以上的患者肝结节最大径线≥3cm，57%的患者结节数量为1～5个。大多数结节与肝实质等强化，而高达70%的结节位于肝脏中央部位，此种表现有一定特征性。29%的患者可见较大结节压迫中央胆管，造成周围胆管扩张；弥漫性或节段性肝内胆管扩张见于85%的患者，为常见表现。46%的患者可见肝脏周围实质楔形萎缩，83%的患者病变区在MRI上呈T2高信号，T1低信号，萎缩肝段偶呈T1高信号（图2.188、2.189）。增强后早期楔形区强化微弱（低于背景肝实质），约一半患者增强晚期强化更明显。病变影像表现的严重程度与MELD和Child-Turcotte-Pugh评分的相关性无统计学意义，提示单纯形态学改变可能不能反映肝脏损害的范围。

PSC患者肝硬化改变与广泛纤维化改变相关，肝脏中央大的再生结节与周围萎缩导致肝脏结构扭曲。中央大再生结节可造成胆管真性扩张与周围肝实质萎缩与PSC串珠样胆管改变不同。这些形式的表现常见与PSC区别明确；另有作者也报告了类似表现[293-295]。

慢性布-加综合征可与PSC的一些表现相似，两种疾病均有尾叶增生，多发再生结节与纤维化，但PSC的再生结节更好发于肝实质的中央部位，常造成胆管扩张。更完全的内容请见"布-加综合征"一节。

AIH为一种坏死性炎性慢性肝病，病因不清；血清学检查非器官性与肝脏特异性自身抗体阳性，转氨酶与免疫球蛋白G水平增高具有特征性[296]。AIH的组织学

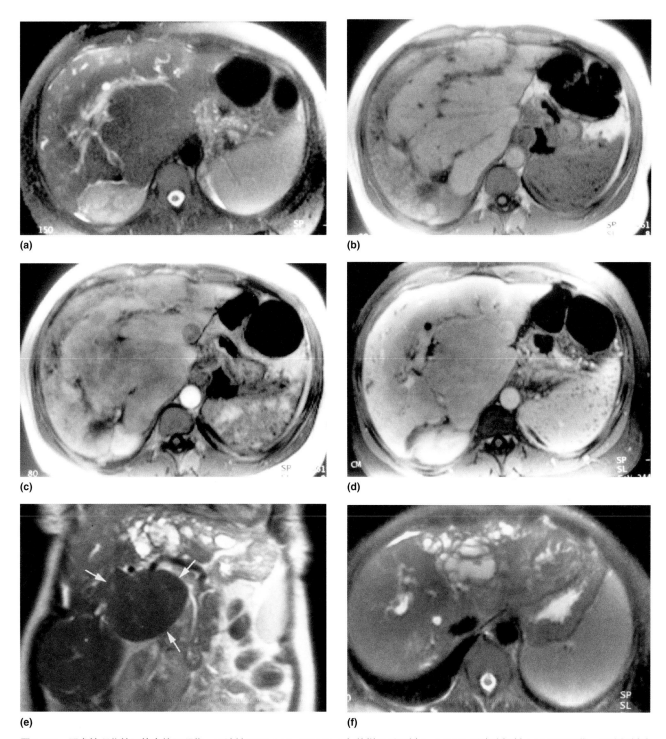

(a)

(b)

(c)

(d)

(e)

(f)

**图2.188** **原发性硬化性胆管炎的肝硬化。**回波链STIR（a），SGE（b）与钆增强后即刻（c）及90s后脂肪抑制（d）SGE影像。肝脏解剖结构扭曲，信号不均匀；尾叶明显增大，可见一大的再生结节，引起肝脏周边萎缩，呈T2信号增高改变（a），T1信号降低（b），增强早期强化不明显（c），晚期可见进行性强化（d）。由于中央部位增生，肝脏周围可见胆管扩张。影像表现符合PSC引起的肝硬化。第2例患者冠状T2加权SS-ETSE（e），T2加权脂肪抑制SS-ETSE（f），

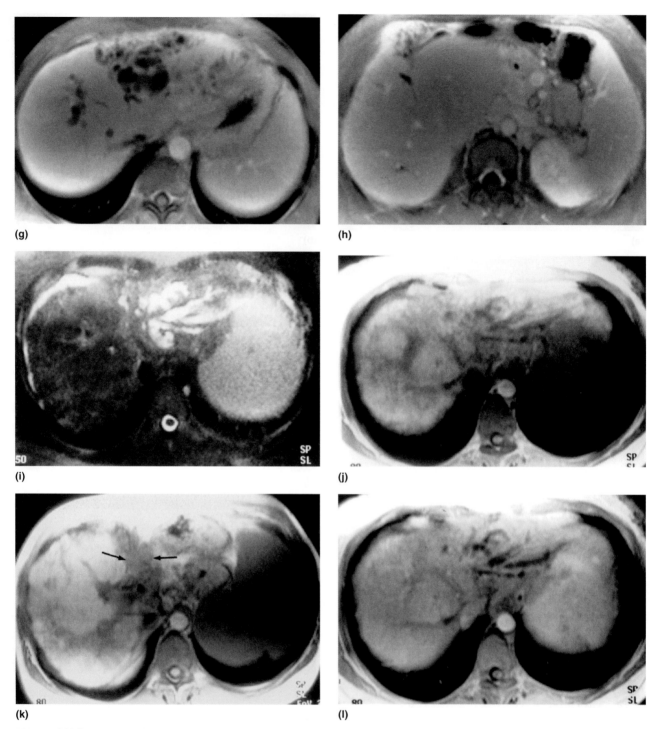

**图2.188（续前）** 及90s后脂肪抑制（g，h）SGE影像，注意明显增大的肝尾叶（箭头，e），造成胆管树远侧阻塞。第3例PSC患者回波链STIR（i），SGE（j，k）与钆增强后即刻（l）

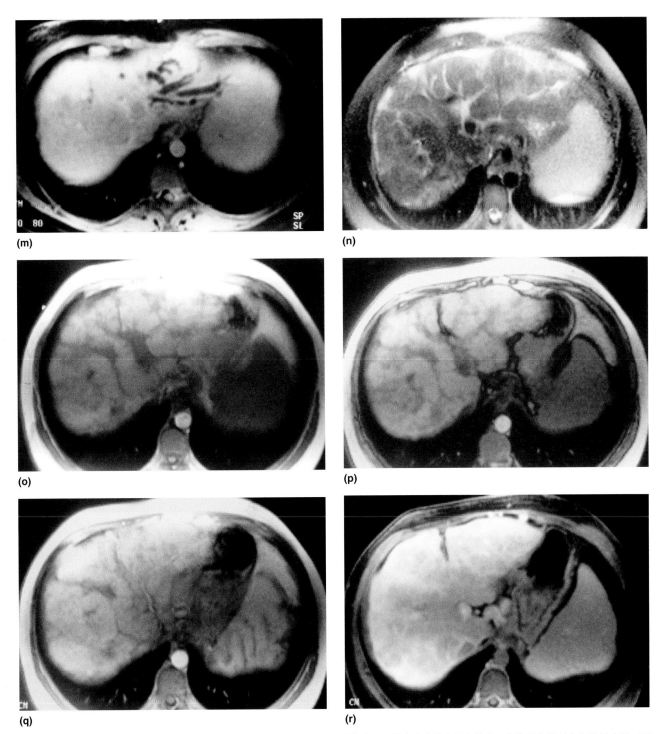

**图2.188（续前）** 及90s后脂肪抑制（m）SGE影像。肝脏呈萎缩性纤维化表现，伴有多发的大再生结节，较前两个患者分布更加广泛。可见由于致密纤维组织（箭头，k）的阻塞，肝内胆管外侧段明显扩张（i）。第4例PSC患者回波链STIR（n），SGE（o），反相位SGE（p）与钆增强后即刻（q）及90s后脂肪抑制（r）SGE影像，肝脏T2（n）与T1（o，p）信号不均匀，可见多发大结节与纤维带。此例患者没有见于PSC的特征性中央大结节。

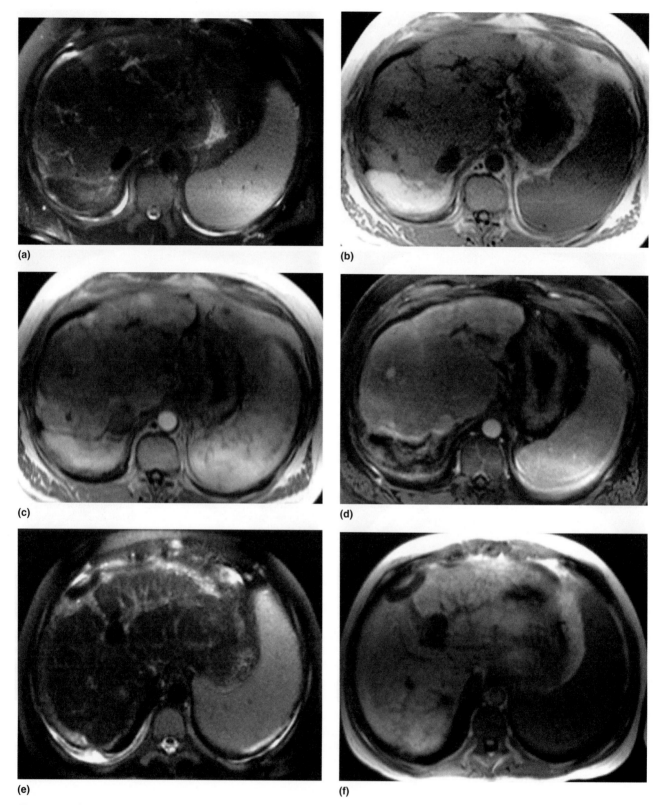

**图2.189** 原发硬化性胆管炎。2例不同PSC患者，T2加权脂肪抑制SS-ETSE（a, e），SGE（b, f），

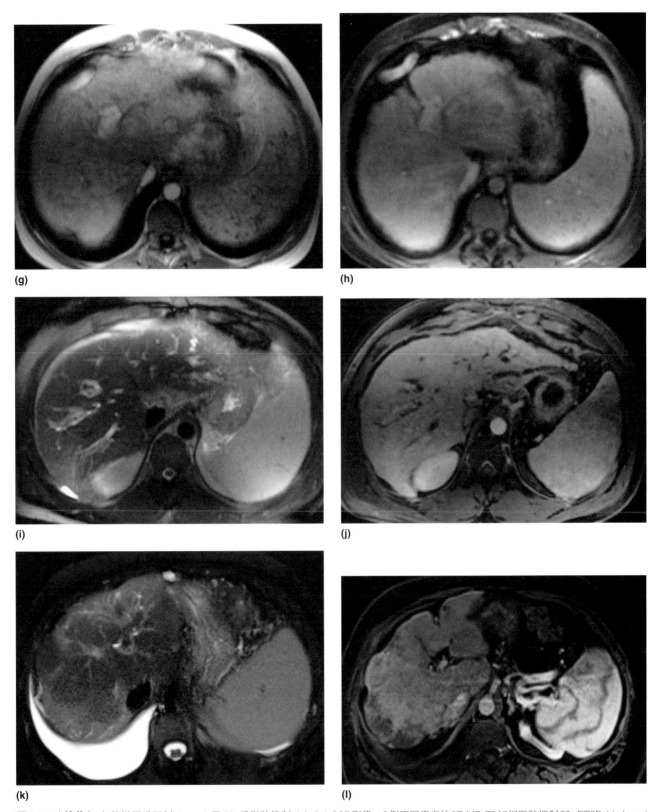

(g)

(h)

(i)

(j)

(k)

(l)

**图2.189（续前）**　与钆增强后即刻（c，g）及90s后脂肪抑制（d，h）SGE影像。3例不同患者的3T MR T2加权脂肪抑制SS-ETSE（i，k，n）与钆增强后即刻（l，o）及90s后（j，m，p）T1加权脂肪抑制3D-GE影像。可见表现相似的中央再生结节。

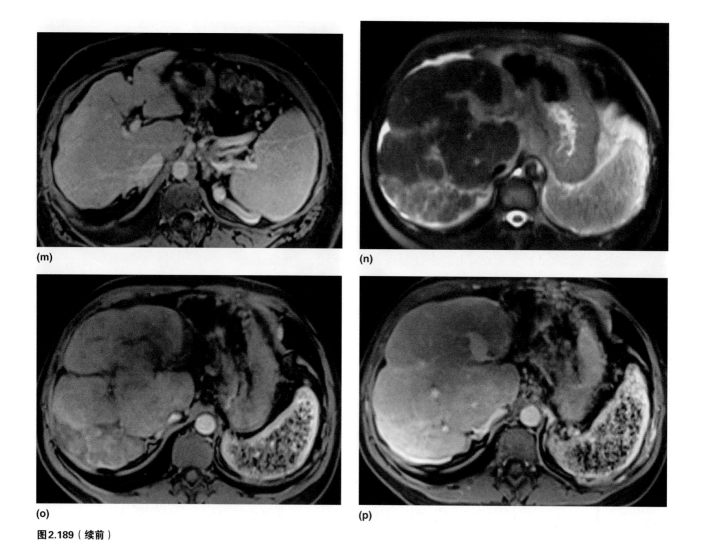

(m)

(n)

(o)

(p)

**图2.189**（续前）

表现没有特异性与其他形式的慢性活动性肝炎相同，常可见肝门周围密集的淋巴细胞浆细胞炎性浸润、纤维化与肝小叶坏死[2]。文献报告AIH与其他慢性肝病之间有重叠，最常见的慢性肝病为PSC[297, 298]。区分AIH与其他自身免疫性肝病，如PSC与PBC尤其重要，因为治疗方法可有不同[298, 299]。

一项前期研究[300]报告了AIH的MR表现。患者绝大多数为女性，发病年龄在20岁以上。几乎所有AIH的患者（93%）MRI显示网状和（或）融合性纤维化的表现。网状和（或）融合性纤维化均表现为短TE反相位影像上的低信号，增强延迟扫描中度/明显强化。根据网状纤维条纹的厚度与肝脏外缘的结节，将病变分为4类：①轻度－纤维组织厚度<2mm，肝脏结节不明显；②中度－纤维组织厚度为2～5mm，造成肝脏轻度结节样改变；③重度－纤维组织厚度>5mm，引起肝脏粗大结

节状改变；④融合性纤维化——呈局限性肿块样改变。中度网状纤维化最为常见（患者的44%；32例中14例），其次为轻度纤维化（患者的34%；32例中11例）。融合性纤维化最常发生于肝脏第Ⅷ段，在18%的患者同时可见网状纤维化（6/32）（图2.190）。报告12.5%的AIH患者有胆管的扩张，研究纳入的患者中没有HCC患者。因此，在肝脏外形相对正常的慢性肝病中，AIH的肝纤维化最为明显。疾病发作时，大量炎性细胞浸润为AIH的特征，MR增强HAD期可见斑片状明显强化。研究中的所有患者均已接受了针对AIH的治疗，因此未能见到预期中非治疗患者的早期斑片状强化。影像表现与MELD临床评分的相关性无统计学意义。这再一次反映了形态学表现与肝脏损害严重程度可能不相关。

PBC为一种慢性进行性自身免疫性肝脏疾病，引起肝内胆管阻塞、肝门炎、肝纤维化与肝硬化[301]。仅有

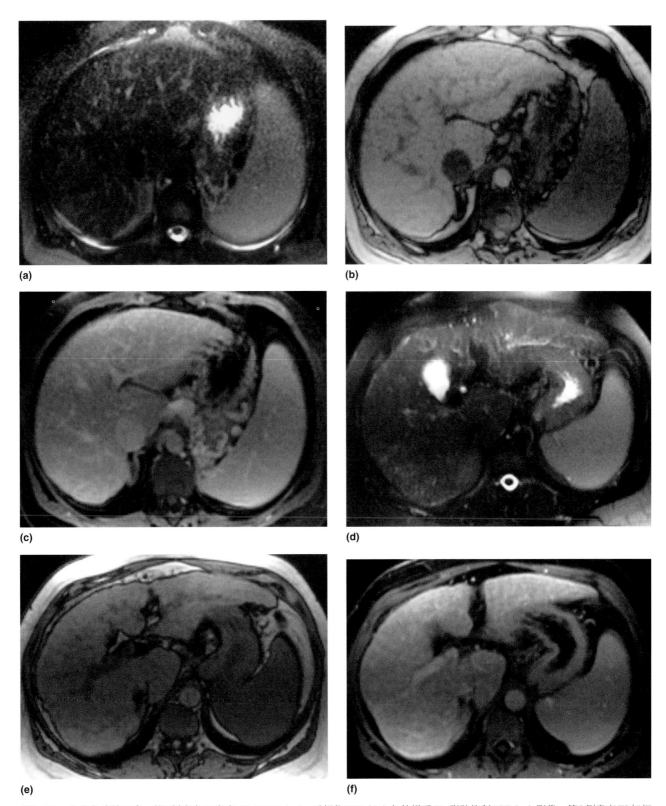

**图2.190**　**自身免疫性肝炎**。第1例患者T2加权SS-ETSE（a），反相位SGE（b）与钆增后90s脂肪抑制SGE（c）影像；第2例患者T2加权SS-ETSE（d），反相位SGE（e）与钆增强后90s脂肪抑制SGE（f）影像；

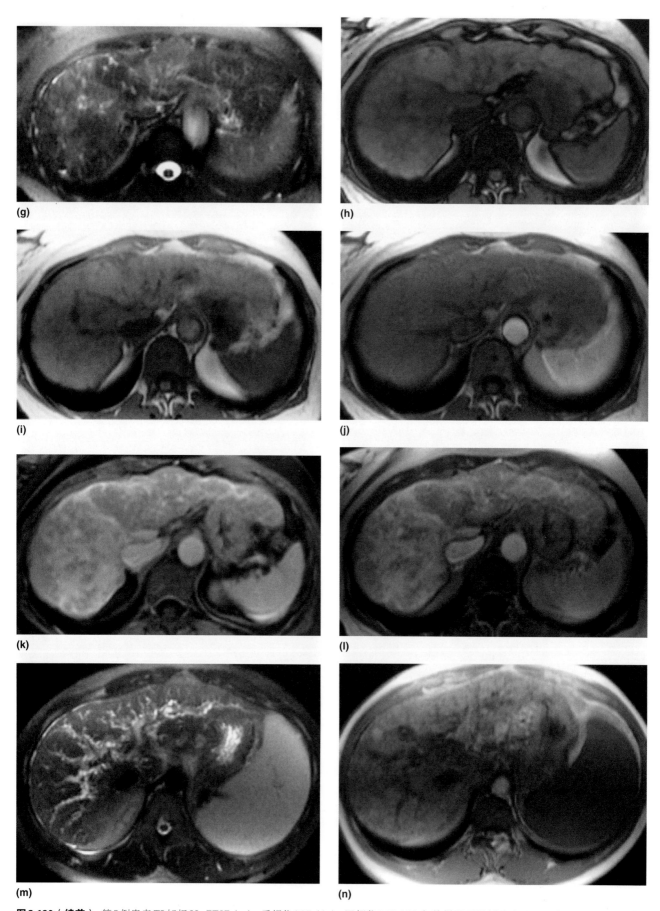

(g)

(h)

(i)

(j)

(k)

(l)

(m)

(n)

**图2.190（续前）** 第3例患者T2加权SS-ETSE（g），反相位SGE（h），同相位SGE（i）与钆增强后即刻（j）及60s后（k）、90s后影像，示肝脏弥漫性纤维化，随时间延迟呈进行性明显强化。AIH未经治疗患者的T2加权脂肪抑制SS-ETSE（m），SGE（n）与钆增强后即刻（o）及90s后脂肪抑制SGE（p）影像，注意早期斑片状强化，代表肝脏的急性炎症。AIH的特征为明显的网状纤维化，甚至出现在病程早期（d，f）。肝脏改变与PBC相似与原发性硬化性胆管炎相比，AIH与PBC的结构扭曲要更轻一些。

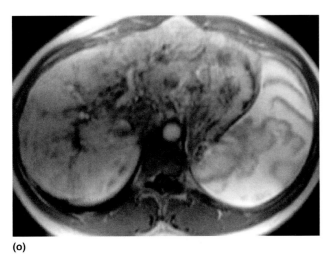

(o)

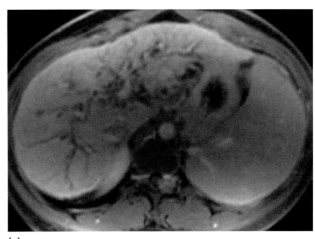

(p)

图2.190（续前）

少数关于PBC影像表现的报告。一项前期研究[302]的一组21例PBS患者中9例（43%）可见"肝门周围晕征"，影像表现为T2与T1WI均为低信号的环绕门静脉分支圆形区。作者认为此种表现是由肝门周围卫星状肝细胞实质的延伸，伴再生结节环绕形成的。增强门静脉期与间质期该表现最明显，可能反映了明显的纤维化形式与AIH的所见表现相同（图2.191）。

重叠综合征是指一种以上的自身免疫异常同时存在。MRI影像表现有助于确定PSC的重叠形式。可见中央RN，周边性萎缩，串珠样胆管与胆管扩张与患者实验室检查有AIH或PBC的依据时，应怀疑为重叠综合征（图2.190、2.191）[301]。

## 遗传性疾病

### Wilson病

Wilson病为一种罕见的常染色体隐性遗传性疾病，是由肝脏与其他器官内铜过度沉积造成的[2]。与Wilson病相关的肝脏疾病多样，包括脂肪浸润改变、急性肝炎、慢性活动性肝炎与肝硬化[303]。超声、CT与MRI表现没有特异性，仅反映肝脏弥漫性损害，包括脂肪浸润、急性肝炎、慢性活动性肝炎与肝硬化[303]。迄今，尚未确定Wilson病肝脏的特征性影像表现（图2.192、2.193）。

### $\alpha_1$-抗胰蛋白酶缺乏

$\alpha_1$-抗胰蛋白酶缺乏为一种常染色体隐性遗传性疾病，血清主要胰蛋白酶抑制因子水平低为其特征。肝脏综合征表现极其不一，从新生儿肝炎到儿童肝硬化或肝纤维化进展后较晚出现肝硬化[2]。虽然目前尚没有$\alpha_1$-

抗胰蛋白酶缺乏肝硬化特征性的影像表现，如果肝硬化与肺纤维化同时存在，则提示有本病的可能。

### 非酒精性脂肪性肝病

随着肥胖与2型糖尿病流行病学比例的增高，非酒精性脂肪性肝病（NAFLD）已成为人们关注的焦点与精细诊断的病变。NAFLD被认为是美国慢性肝病最常见的病因之一[304]，而新的研究将NAFLD作为隐原性肝硬化最为常见的原因[305]。肥胖与NAFLD相关肝硬化为HCC的危险因素。NAFLD的病理特征与酒精性肝损害相似，可出现所有相同改变，从临床最开始的单纯肝脏脂肪变性（脂肪肝），到最终形成肝硬化。非酒精性脂肪性肝炎（NASH）居于NAFLD病变序列的中位，代表中期脂肪性肝损害[306]。NASH的病理特征包括脂肪变性，肝细胞退变、炎症与纤维化。2009年的一项研究[307]显示NASH患者肝脂肪变性与纤维化的组织病理分级与MRI所谓脂肪化与纤维化的表现明显相关，然而MRI征象与MELD评分间的相关性却没有显著性。估计10%～30%的NAFLD患者（脂肪变性或NASH）在接下来的十年内发生肝硬化[306]。已认识到NASH引起进展期肝硬化无脂肪变性的现象，并得到了MRI的证实（图2.194）。

从临床角度来说，尚无实验室检查能可靠区分肝脏脂肪变性与脂肪性肝炎或肝硬化[308]。虽然化学位移MRI可帮助对肝脂肪变性做出正确的定性与定量测量[309]，但迄今为止尚无特征性影像表现可对NASH做出定性诊断[310]。

### 病毒性肝炎

所谓"病毒性肝炎"一般是指由一组少数嗜肝性病

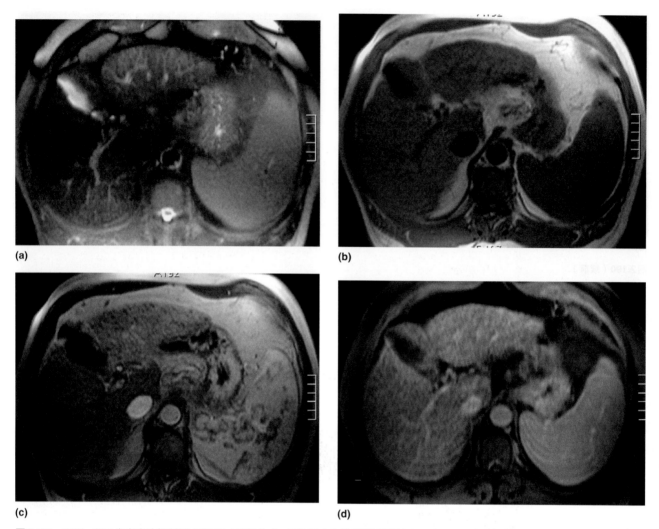

**图2.191** PBC。PBC患者脂肪抑制T2加权SS-ETSE（a），SGE（b）与钆增强后即刻（c）与90s后脂肪抑制（d）SGE影像。肝脏遍布纤维化的细网，仅有轻度形态扭曲。

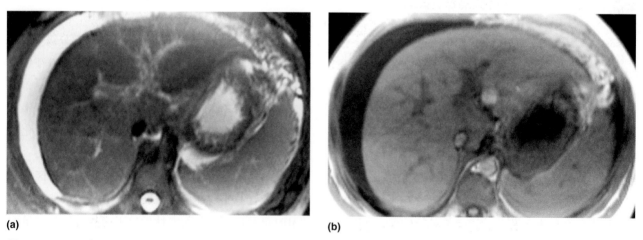

**图2.192** Wilson病。Wilson患者，急性暴发性肝衰竭。回波链STIR（a），SGE（b）

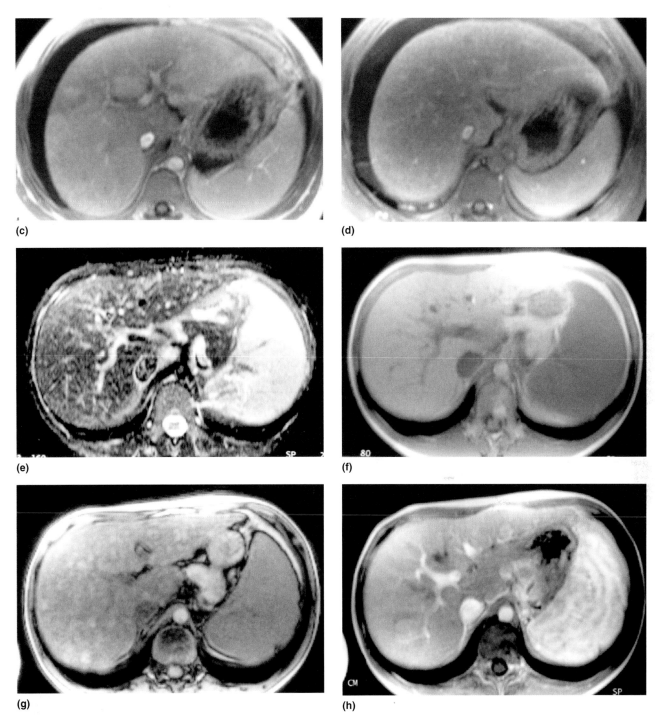

**图2.192（续前）** 与钆增强后即刻（c）及90s后脂肪抑制（d）SGE影像，示增强早期斑片状强化（c），为急性重症肝炎表现与增强晚期线样基质强化（d），符合慢性肝炎急性发作。第2例患者回波链STIR（e），SGE（f），反相位SGE（g）及钆增强后即刻（h）

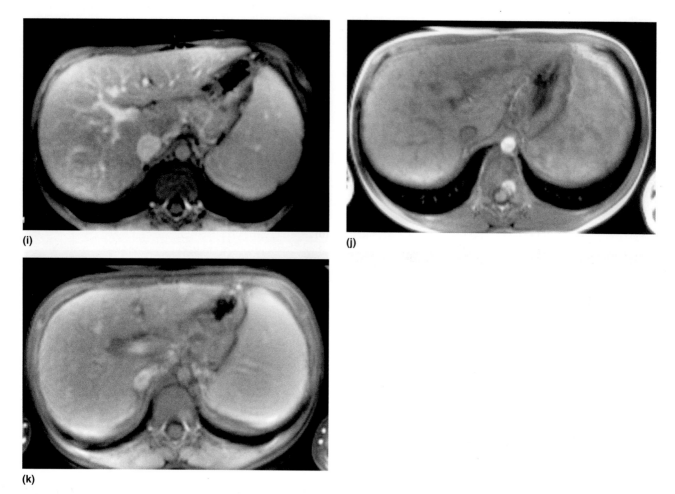

(i)

(j)

(k)

**图2.192（续前）** 及90s后脂肪抑制（i）SGE影像，可见多发RN遍布于肝实质，由于背景脂肪肝信号衰减，反相位影像（g）病变显示更为清楚；同时可见脾大。第3例Wilson伴肝硬化改变，包括细网状纤维化肝基质、胃周静脉曲张与脾大的患者，钆增强后即刻（j）与90s后脂肪抑制（k）SGE影像。Wilson的MR影像并未显示出能与其他类型慢性肝病鉴别的征象。

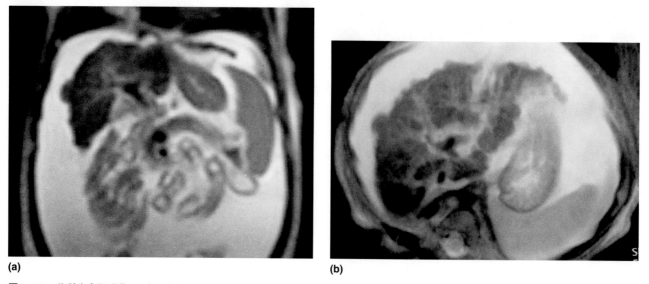

(a)

(b)

**图2.193** 儿科患者肝硬化。1个月大的男孩，冠状（a）与横轴位（b）T2加权SS-ETSE，可见肝脏变小，肝脏外形呈明显结节状，符合肝硬化。

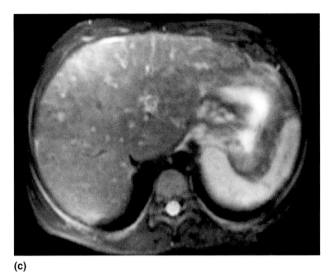

**(c)**

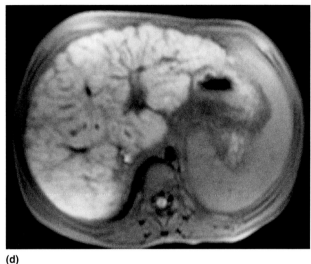

**(d)**

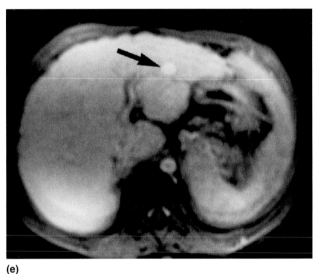

**(e)**

**图2.193（续前）** 注意患者的大量腹水与肝门周围水肿。第2例患者，6岁，有重度胆管纤维化病史。T2加权脂肪抑制SS-ETSE（c），T1加权脂肪抑制SE（d）与钆增强后90s脂肪抑制SGE影像，显示肝脏广泛的纤维化基质，T1加权脂肪抑制影像上呈低信号线样结构（d）。不要将肝左叶主动脉的镜像伪影（箭头，e）误为肿瘤病变。

毒对肝脏的感染。虽然如EB病毒与巨细胞病毒也可造成肝脏病变，但通常为全身感染的一部分，肝脏只是数个受累器官或受累系统之一。美国原发性病毒性肝炎最常见的致病病毒为以下3个嗜肝性病毒之一：甲型肝炎病毒、乙型肝炎病毒（HVB）与丙型肝炎病毒（HCV）[311]。

　　临床与血清学检查即可诊断急性肝炎。急性病毒性肝炎的主要组织学表现为局灶性肝细胞坏死，炎性渗出与肝细胞再生[2, 3]。除非临床表现复杂，一般无需进行影像学检查。急性肝炎可造成肝脏信号不均匀，T2WI与钆增强后即刻扫描表现最为明显。也可见肝门周围水肿（图2.195）。

　　HBV为嗜肝病毒家族内一种双链DNA病毒，有数个基因型与血清型，可引起慢性肝病。在全球，约有3.5亿HBV携带者，这些携带者中，15%～25%有死于HBV

相关慢性肝病的危险，包括慢性肝炎、肝硬化与HCC。美国约125万人携带HBV，每年因之死亡的人数超过5000。HBV携带者甚至在肝炎或肝硬化前期，病变肝脏影像检查形态表现正常时，发生HCC的危险性就已经增高了（图2.196）[311]。

　　HCV为黄病毒家族内一RNA病毒，已知有一些不同的血清型。HCV的多种基因型对于诊断、确定病因与治疗十分重要。例如，面对宿主免疫反应，HCV具有较高的突变率，使其成为很难清除的病毒[311]。全世界感染HCV的人群达3.5亿，目前已成为美国正位肝移植的第一指征[312]。高达50%的患者急性感染后HCV病毒血症得以清除，而大多数患者进展为持续性感染，伴慢性肝炎（图2.197）[312]，严重的不良转归包括肝硬化与HCC[313]。

　　慢性肝炎可定义为有症状的，生化或血清学有肝脏

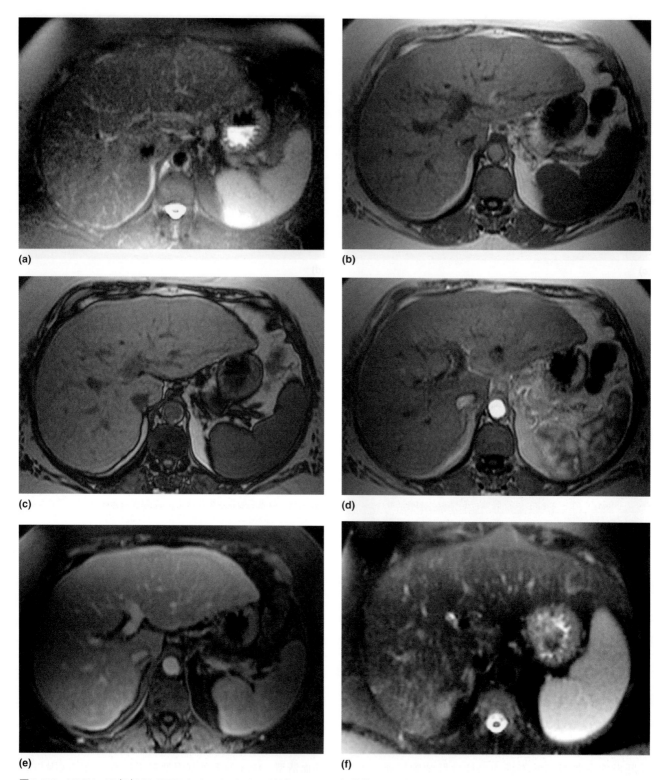

**(a)**

**(b)**

**(c)**

**(d)**

**(e)**

**(f)**

**图2.194** NASH。T2加权SS-ETSE（a），SGE（b），反相位SGE（c）与钆增强后即刻（d）及90s后脂肪抑制（e）SGE影像。肝脏增大，T1信号较正常增高（b），反相位影像上信号接近于脾脏（c），提示有轻度脂肪浸润。增强早期（d）可见一些强化斑片，晚期强化变均匀（e），代表慢性炎症急性发作。组织学表现符合NASH。第2例患者T2加权SS-ETSE（f），

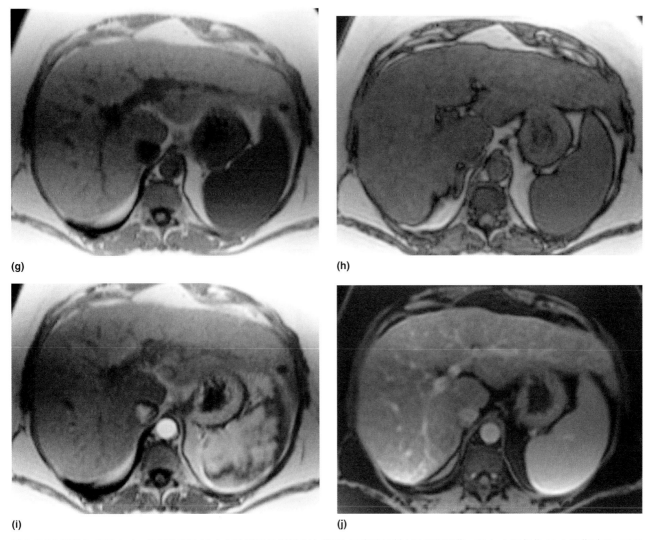

**图2.194（续前）** SGE（g），反相位SGE（h）与钆增强后即刻（i）及90s后脂肪抑制（j）SGE影像，同（g）反相位（h）影像对照，可见脂肪肝表现，另外可见纤维化条纹，增强晚期显示好，呈有强化的网状结构（j）。组织病理学表现符合NASH。

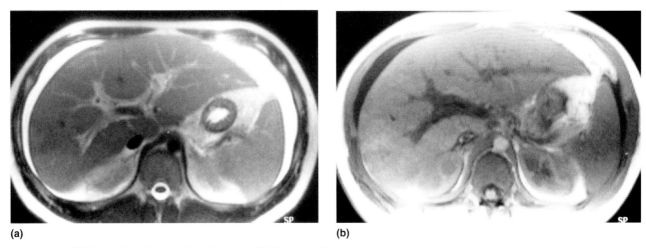

**图2.195** **急性肝炎。** 有白血病病史患者的T2加权SS-ETSE（a），SGE（b），

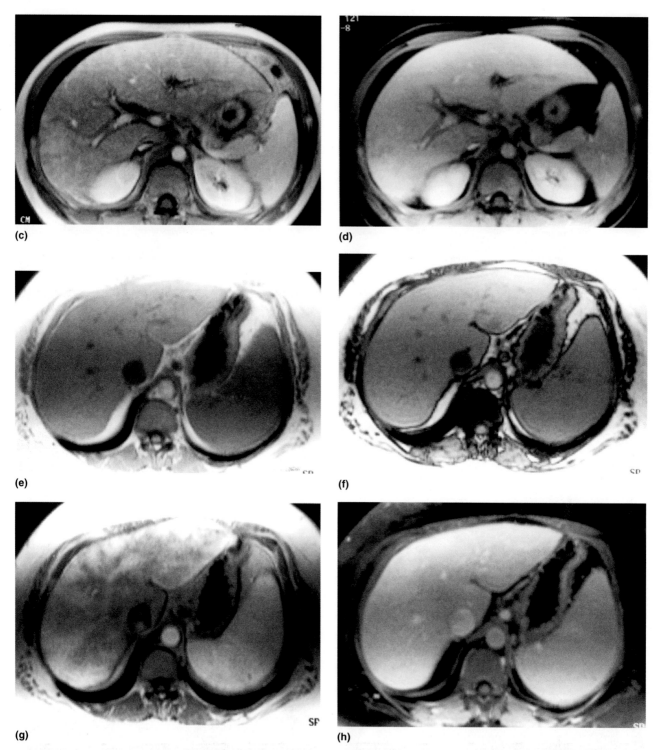

(c)

(d)

(e)

(f)

(g)

(h)

**图2.195（续前）** 钆增强后即刻（c）及90s后脂肪抑制（d）SGE影像。肝脏增大，呈轻度不均匀T2（a）与T1（b）高信号。增强早期（c）可见一过性不均匀明显斑片状强化。增强晚期肝脏强化变得更为均匀（d）。可见肝门周围水肿，表现为T2高信号（a），钆增强后无强化（c，d）。可见中等量的腹腔积液。第2例患者SGE（e），反相位SGE（f）与钆增强后即刻（g）及90s后脂肪抑制（h）SGE影像。

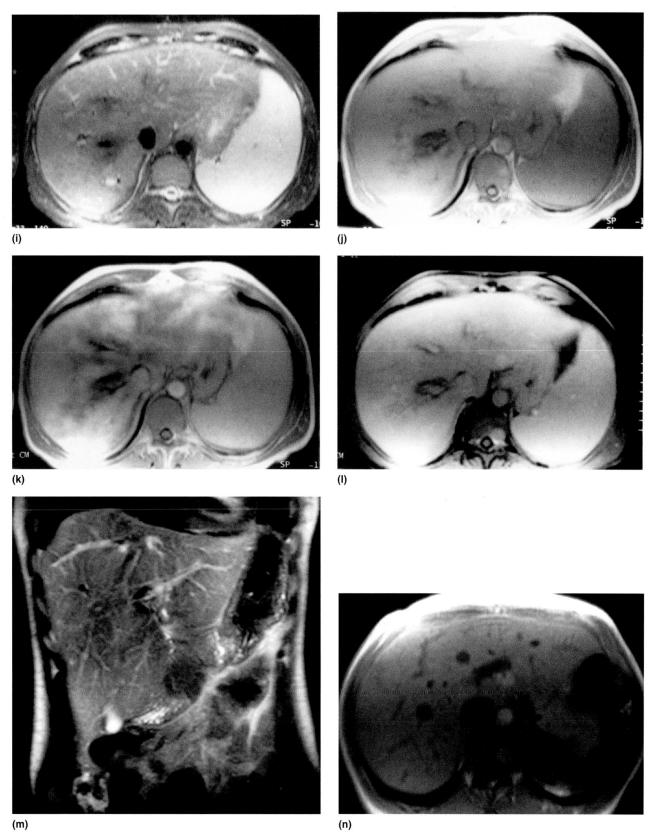

**图2.195（续前）** 肝脏T1信号无明显异常（e），短TE反相位序列肝脏信号强度变得与脾脏相近。这种轻微信号衰减符合轻度脂肪浸润。增强后可见分布全肝的多发斑片状强化（g），符合慢性肝炎急性发作。第3例患者T2加权SS-ETSE（i），SGE（j）与钆增强后即刻（k）及90s后脂肪抑制（l）SGE影像。可见肝脏增强早期明显不均匀强化，肝静脉周围呈低信号（k）。沿肝静脉周围分布的低信号也见于T2WI（i）。第4例患者冠状T2加权SS-ETSE（m），SGE（n）

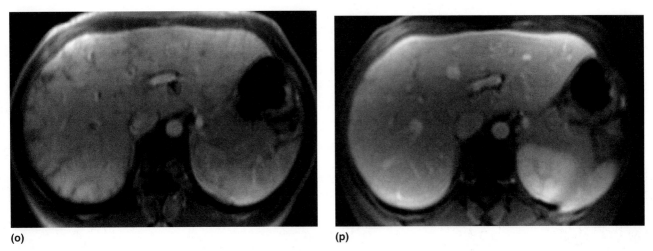

**(o)**      **(p)**

**图2.195（续前）** 与增强后即刻（o）及90s后脂肪抑制（p）SGE影像。肝脏增大，呈早期不均匀强化（o），肝脏周边更为明显。增强晚期（p）肝脏强化均匀。

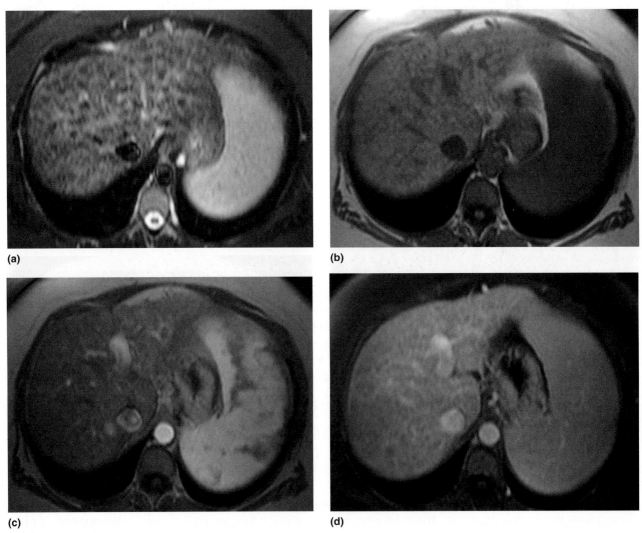

**(a)**      **(b)**

**(c)**      **(d)**

**图2.196** HBV。HBV患者，T2加权脂肪抑制SS-ETSE（a），SGE（b）与钆增强后即刻（c）及90s后脂肪抑制（d）SGE影像。此例长期患病患者肝脏轻度变小，外缘不规则，增强晚期可见广泛的纤维化（d）。

持续性炎症表现，至少6个月没有改善的疾病。慢性病毒性肝炎的镜下改变包括慢性炎症，常自肝门束向周围蔓延，浸入相邻肝实质，伴受累肝细胞坏死。进行性纤维化可导致进展为完全的肝硬化[3, 314]。慢性病毒性肝炎的患者更常做影像检查，通常是为了确定是否有肝硬化或HCC。慢性活动性肝炎肝内可发生局灶性炎症改变或纤维化，造成弥漫性或局灶性T2高信号与增强后GE影像上的不均匀强化，呈线样基质强化，增强晚期显示最好（图2.198、2.199）[315, 316]。在T2WI上，慢性活动性肝炎常呈周边高信号与炎症、增大的淋巴结相对应（图2.200）[317]。此种表现没有特异性，也可见于其他一些肝胆及胰腺疾病[286]。HCV慢性肝病一项区别于其他慢性疾病，包括HBV的特征，为明显的肝门淋巴结肿大，2cm或更大的淋巴结常见于HCV慢性肝病。

### 放射性肝炎

　　肝脏可能处于不同恶性肿瘤，相邻脊椎转移瘤或胰腺导管腺癌的放射野内，放射损伤6个月内肝脏可发生水肿，在T2WI上信号增高，T1WI上信号减低（图2.201）[318, 319]。脂肪肝患者放射野内的肝实质脂肪通常可减少[320, 321]，反映了因门静脉血流降低，到达肝脏的甘油三脂减少。钆增强延迟期扫描放射损伤的肝脏强化增高，脂肪抑制序列影像显示更为明显（图2.201）。此种增高的强化与放射早期损伤中的毛细血管渗漏、晚期损伤中的肉芽组织相关。

### 肝硬化

　　肝硬化可简明定义为"纤维化与正常结构转化为结构异常结节的弥漫性病变过程"[322]。肝硬化为许多慢性肝病的一个转归阶段，包括病毒感染、酗酒、血色素沉着症、自身免疫性疾病、Wilson病与原发性硬化性胆管炎。北美最常见的病因为病毒性肝炎与酗酒[323]。

　　从临床病理的角度来看，肝硬化并非一种稳定的病变，而是一个动态过程，不断有炎症、细胞损伤与死亡、

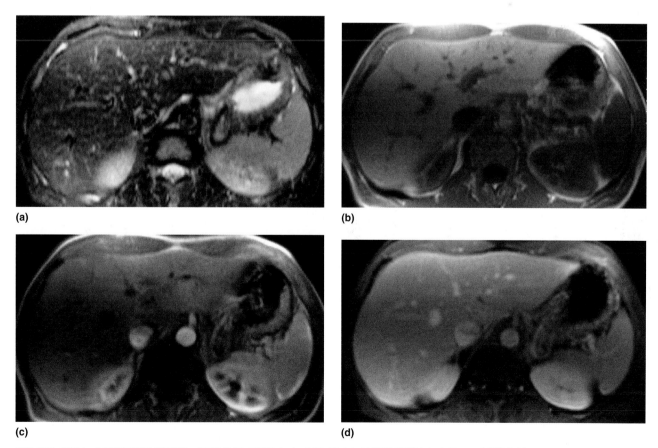

**(a)**　　　　　　　　　　　　　　　　**(b)**

**(c)**　　　　　　　　　　　　　　　　**(d)**

**图2.197** HCV。3例不同期HCV患者，T2加权SS-ETSE（a），SGE（b）与钆增强后即刻（c）及90s后脂肪抑制（d）

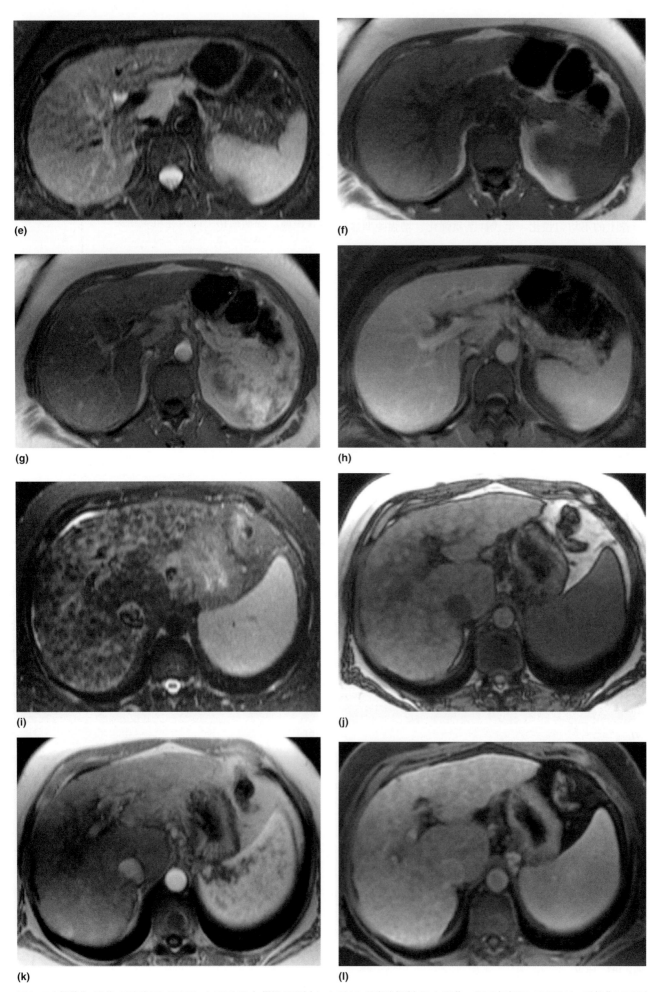

(e)

(f)

(g)

(h)

(i)

(j)

(k)

(l)

**图2.197(续前)** 影像;T2加权SS-ETSE(e),SGE(f)与增强后即刻(g)及90s后脂肪抑制(h)影像;和T2加权SS-ETSE(i),反相位SGE(j)与增强后即刻(k)及90s脂肪抑制(l)SGE影像。常可见明显的肝门淋巴结(e)。

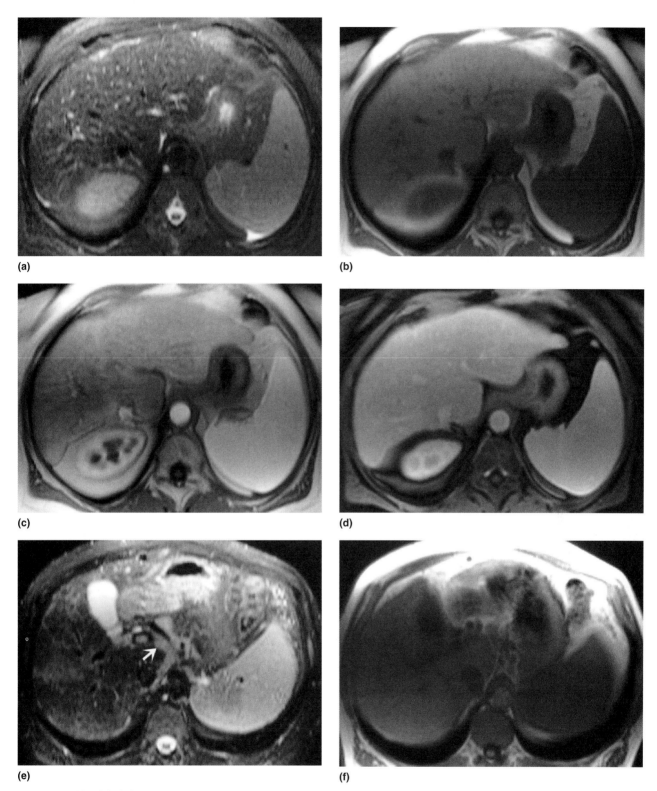

(a)　(b)

(c)　(d)

(e)　(f)

**图2.198**　**慢性肝炎急性发作**。5例不同患者，T2加权脂肪抑制SS-ETSE（a，e），SGE（b，f，j）与增强后即刻（c，g，i，k，m，n），45s（l）及90s后脂肪抑制（d，h）SGE影像。虽然5例患者显示不同期的慢性肝病，所有患者

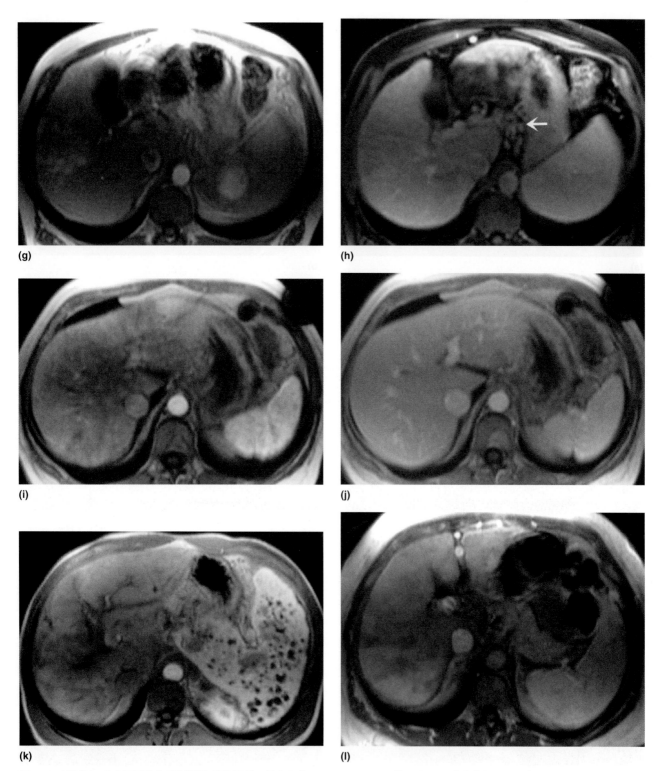

**图2.198（续前）**　的共同影像表现为增强早期肝脏的不均匀强化（c，g，k，m，n），增强后45s强化变均匀（l），增强晚期保持均匀强化（d，h）。表现符合慢性肝炎急性发作。

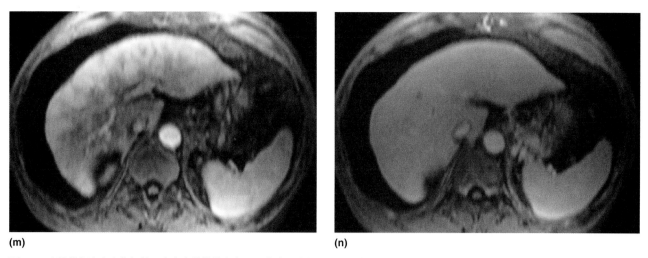

**(m)** **(n)**

**图2.198（续前）** 注意这些慢性肝病患者的其他征象，影像表现也很明显，如淋巴结肿大（箭头，e），静脉曲张（箭头，h），腹水（i）与脾内 Gamma-Gandy 小体（又称铁沉积小结）（k）。钆增强后即刻（m）与90s后（n）T1加权脂肪抑制3D-GE可见增强早期不均匀肝脏强化（m）晚期强化变均匀（n），符合慢性肝炎急性发作。

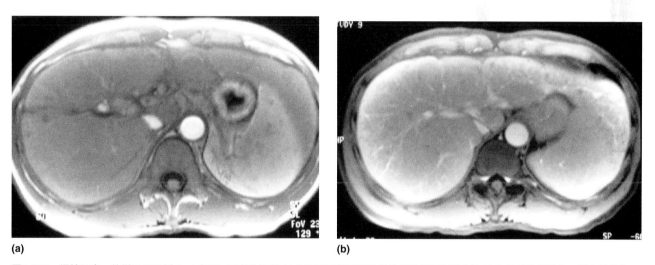

**(a)** **(b)**

**图2.199** **慢性肝炎。** 钆增强后即刻（a）与90s后脂肪抑制（b）SGE影像示肝纤维组织于增强晚期影像（b）显示晚期强化，符合纤维化。

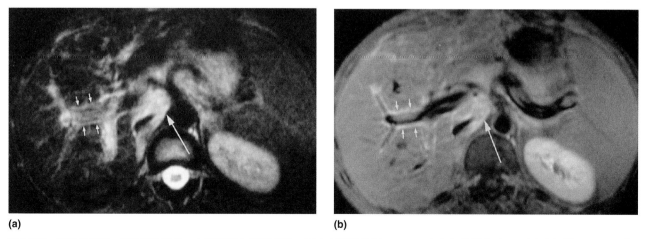

**(a)** **(b)**

**图2.200** **病毒性肝炎。** HIV感染患者，血清HBV与HCV阳性。T2加权脂肪抑制SS-ETSE（a）与钆增强后90s后脂肪抑制SE（b）影像。脂肪抑制T2加权序列（a）影像上，清晰可见肝门与主动脉旁的淋巴结（长箭头，a），于较低信号的背景下表现为高信号肿块。同时可见沿肝门周围分布的肝脏高信号（小箭头，a）。T2WI所见肝门周围异常在钆增强T1加权脂肪抑制影像上可见强化（小箭头，b）。钆增强可鉴别肝门周围炎症或肿瘤组织与水肿，后者增强后应无强化。同时可见肿大淋巴结的强化（长箭头，b）。

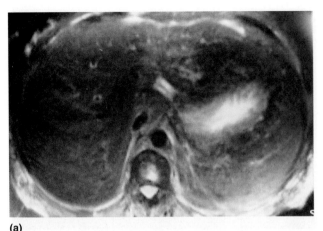

**(a)**

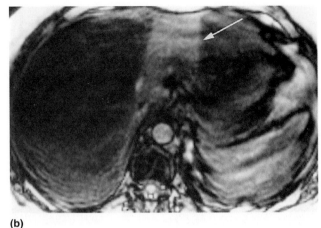

**(b)**

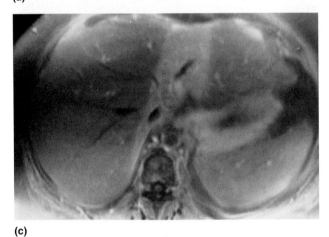

**(c)**

图2.201 放射性损伤。椎体转移瘤放射治疗后患者，T2加权脂肪抑制SE(a)，反相位SGE(b)与钆增强后90-s脂肪抑制SE(c)影像。反相位影像（b）显示低信号的肝内脂肪，伴位于中央、前后走行的高信号非脂肪浸润带（箭头，b）。脂肪抑制T2加权影像（a）也可见类似表现，中央带状无脂肪浸润肝脏呈轻度高信号。钆增强T1加权脂肪抑制影像（c）示放射损伤的肝脏强化增高，可能反映了放射引起的血管炎与脂肪抑制效应引起的低信号脂肪肝相连。

纤维化与再生活动。硬化的肝脏大体病理一般显示有两种类型：①微小结节型，肝实质结节小（直径<3mm），由纤细的纤维间隔分隔；②大结节型，肝实质结节大（>3mm），由纤维间隔分隔，有时形成一定比例的大瘢痕。由于疾病的病理生理过程，微小结节型转变为大结节型肝硬化认为是一普遍现象。哥本哈根肝病研究组对156例肝硬化患者的观察发现，10年内微小结节型转化为大结节型肝硬化的转化率为90%[314]。根据组织特点，硬化结节可主要分为3类：①再生结节，为肝细胞的良性增生，周围环绕有纤维间隔；②发育异常结节，为再生结节（RN）内有不典型细胞，是转变为HCC的中间步骤；③恶性结节，或HCC[93]。

MRI检查常见不同的形态学改变。肝右叶与左叶内侧段萎缩为肝硬化的常见改变，常有相对正常的尾叶与左叶外侧段，实际上，这些肝段可有增生。同时出现的瘢痕、萎缩与肝实质再生活动可累及肝脏的任何节段，偶尔可造成怪异的肝脏外形与肿瘤相似（图2.202）。肝

脏增生区病变的影像与强化特征常常与正常肝脏相当，有助于正确诊断。由于处于代偿期的早期肝硬化的肝脏外形改变并不常见，给诊断带来困难。肝左叶内侧段萎缩的肝硬化患者，98%可见肝门周围间隙增大，而仅有11%正常肝脏的患者可见这一表现[324, 325]。肝硬化晚期可见大叶间裂增宽，肝外脂肪填入左叶内侧段与外侧段之间[326]。

进展期肝硬化肝脏外形的改变变得愈加明显，右叶与左叶内侧段可有明显萎缩，尾叶与左叶外侧段增生。4种表现同时出现可造成胆囊周围间隙（胆囊窝）增大，增大的胆囊窝内充填脂肪，即所谓"胆囊窝扩大征"。这一影像表现高度提示肝硬化[324]。随着疾病的进展，出现RN与融合性或弥漫性肝实质纤维化，肝脏表面变得不规则，肝脏外形扭曲[300, 327]。

肝硬化最具特征性的形态改变为局限性或弥漫性的纤维组织，MRI呈不同厚度的线样基质形成的网状结构[328]。纤维组织显示为T1低信号，T2信号不一，依

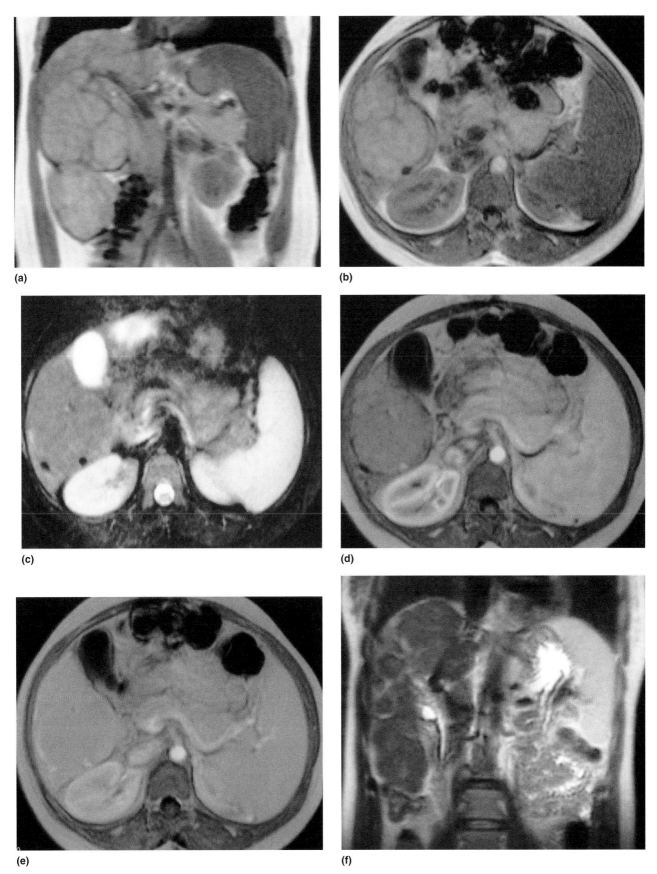

(a)

(b)

(c)

(d)

(e)

(f)

**图2.202**　**大再生结节性肝硬化。**冠状SGE（a），SGE（b），T2加权脂肪抑制ETSE（c）与钆增强后即刻（d）及90s后（e）SGE影像。明显可见一T1低信号的线样带（a，b）穿过肝脏，表现符合瘢痕。肝右叶下部外缘呈灯泡状，CT检查与肿块相似（未展示）；此局灶性增大的肝脏与其余肝脏信号相同（a），包括T1WI上明显的纤维网（a，b），T2WI上均匀中度高信号（c），瘢痕组织早期轻微强化（d），增强间质期强化更均匀（e）等表现均与肝实质相似。第2例患者冠状T2加权SS-ETSE（f）与钆增强后45s横轴位SGE（g）影像。

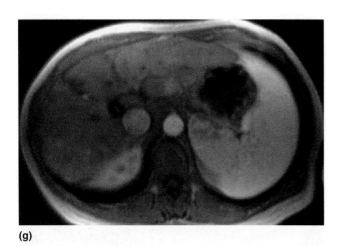

**(g)**　　　　　　　　　　　　　　　　　　　　　　　　　　　**图2.202（续前）**

形成时间长短，可表现为高信号到低信号，急性纤维组织液体含量高，呈T2高信号。增强后HAD期纤维组织强化不明显，肝静脉期呈延迟强化（图2.203）。纤维组织影像特点短TE加权GE-1.5T设备TE = 2ms反相位影像显示最好，表现为低信号的网状结构。钆增强后2min后脂肪抑制GE影像也可清楚纤维化，呈延迟强化的肝脏基质（图2.204、2.205）[329]。

　　许多慢性肝炎或肝硬化患者的肝脏都可见T2高信号与T1低信号区，增强动脉为主期呈中度强化，代表肝细胞损伤、炎症或动静脉分流，多于或仅在增强HAD期显示[330-332]。慢性肝病急性发作的炎症显示为钆增强后即刻扫描影像上的一过性强化区[329, 332]。许多异常强化区较小，边界不规则或模糊与肿瘤鉴别不成问题。片状强化区偶可较大，常于增强1min后强化消退至近似等信号。增强晚期，片状强化增高区偶可呈不同强化，此时与弥漫性HCC的鉴别可能出现问题。弥漫性HCC的表现中，一个重要的特定征象为与病变相关的瘤栓。慢性肝炎急性发作时弥漫性血栓罕见。血清胎儿甲种球蛋白水平可支持诊断，弥漫性HCC血清胎儿甲种球蛋白明显增高，而慢性肝炎急性发作患者仅轻度升高[333]。

　　硬化的肝脏内胆管周围可出现细小囊肿，这些囊肿约为5mm或更小[334-336]。

　　肝硬化肝实质内的结节来自肝细胞的再生与网状纤维化，RN的形成造成肝脏结构的扭曲。微小结节性肝硬化多见于酒精性肝病与血色素沉积症，RN ≤ 3mm，周边为菲薄的纤维间隔包绕。而病毒引起的肝硬化（主要为HBV），RN大小为3～15mm，纤维间隔较厚，此种表现分类于大结节型肝硬化。虽然一

些肝硬化可分类为微结节型或大结节型，但大多数肝硬化为混合型[337, 338]。MRI显示RN较其他影像方法更为清楚，大多数RN T2与T1均为等信号，偶尔相对于T2高信号的炎性纤维分隔与肝损伤呈T2低信号（图2.206、2.207 和 2.208）[180, 181, 185]。约16%（11/68）的RN呈T1高信号。这种T1高信号的原因不清与脂肪无关，但可能反映了结节蛋白含量高。由于RN由门静脉供血为主，肝动脉动脉极少[339]，增强HAD期强化微弱。

　　约25%的RN较周围肝实质沉积了更多的铁，使其在T2加权与T2*加权梯度回波影像上呈低信号，钆增强后SGE影像亦呈低信号，因为周围肝实质强化程度高于含铁的结节，使RN易于辨认（图2.209）[339, 340]。虽然有人怀疑RN内的铁为转化为HCC的危险因素[341]，但这种关系尚未得到确定。

　　中央较大RN可能是PSC性肝硬化最具特征性的表现，可见向周围增大的RN压迫相邻的肝萎缩区，硬化的肝脏与阻塞的胆管。

　　布-加综合征RN的发生率不清，但有人推测在高达25%的患者可见RN。慢性布-加综合征的表现中，RN可呈不典型的MR表现，即T2与T1均为高信号，增强动脉为主期显示中度强化，推测此种疾病RN的富血管表现可能反映了肝动脉增大与门静脉血流异常[342-344]。

　　DN定义为肿瘤性同源细胞性病变，为硬化性肝脏肝细胞向癌转化过程的中间阶段[93, 338]，多认为是癌前期结节，见于15%～25%的硬化性肝脏[345]。研究结果显示DN进展为HCC最短可短至4个月[346, 347]。在大体病理上，DN通常大于RN，但病理与MRI可能均无法鉴别

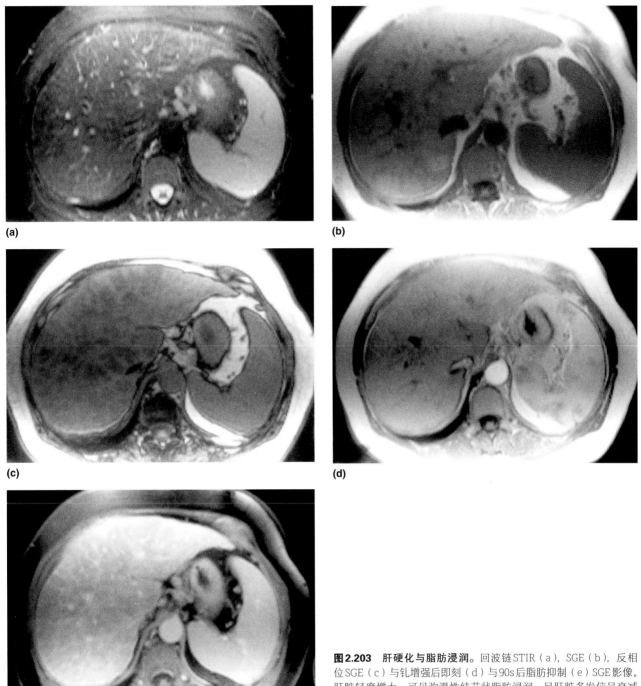

**图2.203　肝硬化与脂肪浸润。**回波链STIR（a），SGE（b），反相位SGE（c）与钆增强后即刻（d）与90s后脂肪抑制（e）SGE影像。肝脏轻度增大，可见弥漫性结节状脂肪浸润，呈肝脏多发信号衰减灶，灶间为纤维组织带，反相位影像上保持信号不衰减（c）。注意增强延迟扫描纤维组织可见强化（e），形成网样表现。

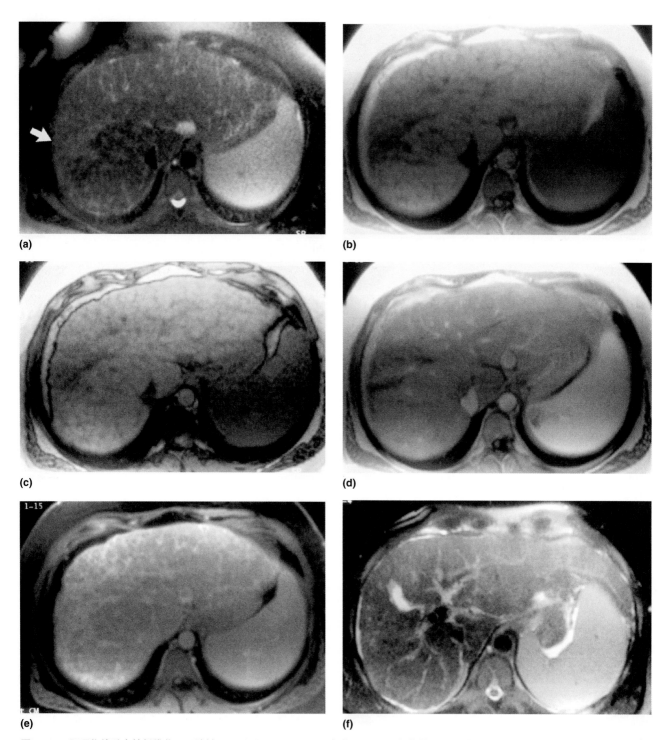

(a)

(b)

(c)

(d)

(e)

(f)

**图2.204 肝硬化伴融合性纤维化。**回波链STIR（a），SGE（b），反相位SGE（c）与钆增强后即刻（d）与90s后脂肪抑制（e）SGE影像。可见遍布全肝的线状纤维化，伴局灶性融合性纤维化（箭头，a），呈轻度T2高信号（a）、轻度T1低信号（b），增强扫早期强化不明显（d），晚期可见轻度强化（e）。注意分布于全肝的纤细纤维化于短TE反相位影像上显示清楚（c），呈低信号线样结构（c），钆增强晚期可见线状强化（e）。第2例患者T2加权脂肪抑制SS-ETSE（f），

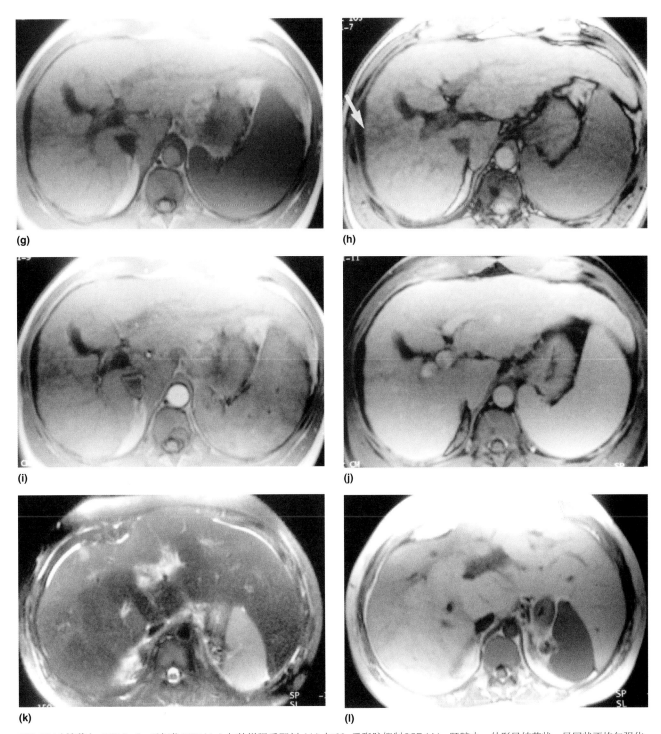

(g)

(h)

(i)

(j)

(k)

(l)

**图2.204（续前）** SGE（g），反相位SGE（h）与钆增强后即刻（i）与90s后脂肪抑制SGE（j）。肝脏小，外形呈结节状，呈网状不均匀强化，符合肝硬化表现。肝脏第Ⅷ段外周可见明显融合性纤维化区（箭头，h）。肝内未见局灶性病变。注意有脾大。第3例患者T2加权脂肪抑制SS-ETSE（k），SGE（l），

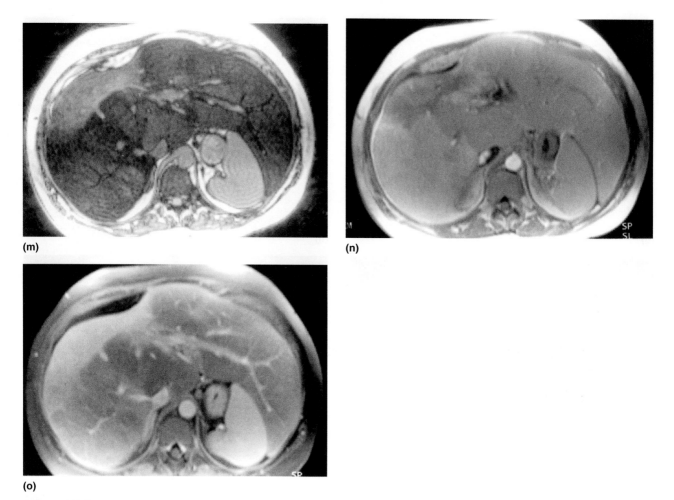

**(m)**

**(n)**

**(o)**

**图2.204（续前）** 反相位（m）与钆增强后即刻（n）与90s脂肪抑制（o）SGE影像。肝脏增大，左叶延伸至脾脏外侧。在反相位影像上（m）可见肝实质信号衰减，第Ⅳ段与第Ⅴ段浅部肝实质衰减不明显，符合弥漫性脂肪肝的表现，纤维化区无脂肪浸润。注意与纤维化相关的肝萎缩。融合性纤维化区增强早期强化不明显（n），晚期可见强化（o）。

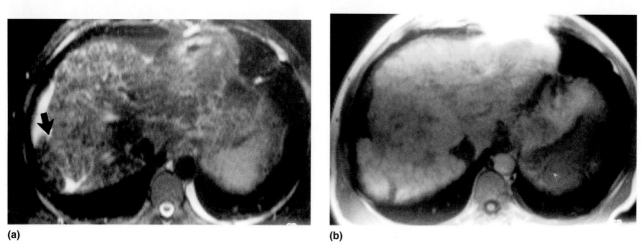

**(a)**

**(b)**

**图2.205** 肝硬化伴广泛与融合性纤维化。2例不同肝硬化患者，回波链STIR（a），SGE（b），

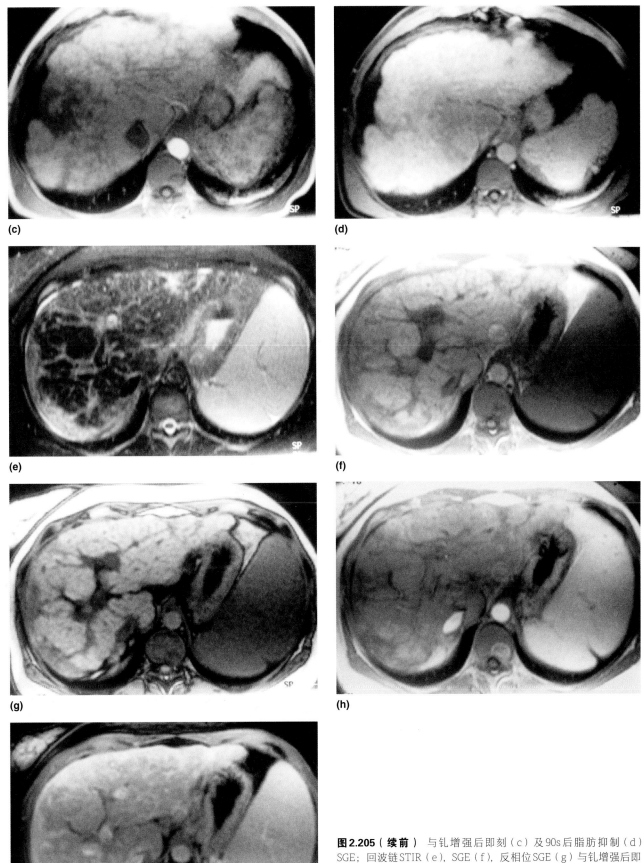

**图2.205（续前）** 与钆增强后即刻（c）及90s后脂肪抑制（d）SGE；回波链STIR（e），SGE（f），反相位SGE（g）与钆增强后即刻（h）与90s后脂肪抑制（i）SGE影像。两例患者肝脏均有变小，呈结节状不规则外形，解剖扭曲。肝脏实质质地不均匀，可见广泛线样纤维化。纤维基质于短TE反相位序列影像（g）上呈低信号的网状条带，钆增强晚期脂肪抑制影像可见强化，显示最为清楚。两例患者均可见纤维化融合区。第1例患者可见瘢痕相关肝实质萎缩，位于肝脏外生性增生区，形成少见的影像表现（a）。

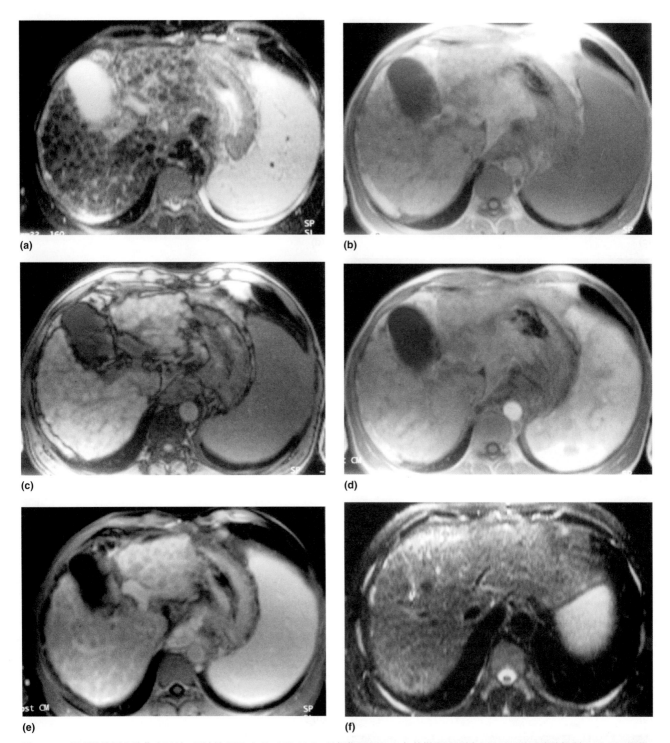

**图2.206** **肝硬化伴再生结节（RN）**。回波链STIR（a），SGE（b），反相位SGE（c）与钆增强后即刻（d）及90s后脂肪抑制（e）SGE影像。
肝脏变小，呈弥漫结节状；可见网状纤维化，反相位影像（c）显示清楚，呈低信号线样组织，钆增强后即刻扫描强化不明显（d），晚期可
见渐进性强化（e）。多发再生结节表现为<1cm的圆形肿物，反相位影像上呈高信号，显示清楚（c）。患者有腹水、脾大与食管旁静脉曲张。
第2例患者回波链STIR（f），

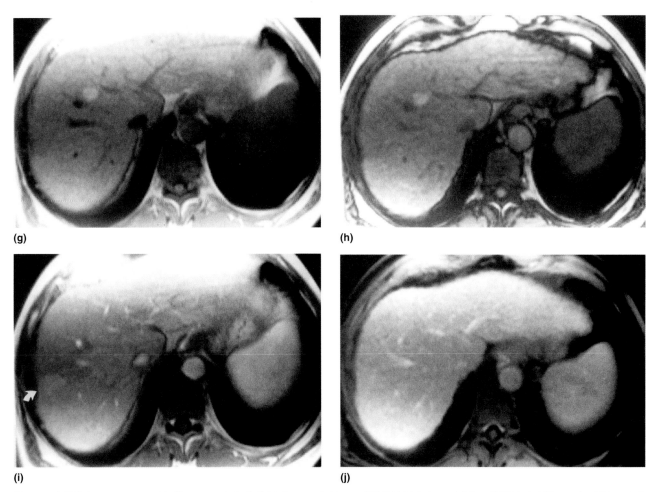

**图2.206（续前）** SGE（g），反相位SGE（h）与钆增强后45s（i）及90s后脂肪抑制（j）SGE影像。钆增强后早期（i）与晚期（j）病变不明显，符合再生结节或轻度异型性的DN。同时注意钆增强后影像上的纤细网（i,j），呈渐进性强化，符合肝硬化相关的纤维化改变。肝脏第Ⅷ段内可见灶状一过性强化（弯箭头，i），代表局灶性异常高灌注。

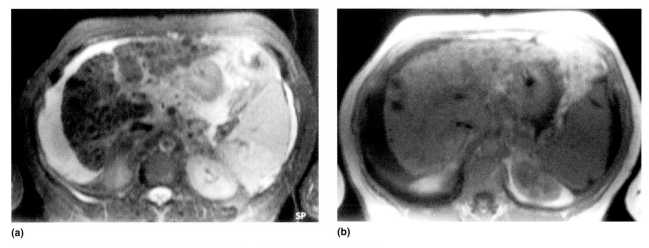

**图2.207** 肝硬化伴再生结节（RN）。两例不同患者，回波链STIR（a），SGE（b），

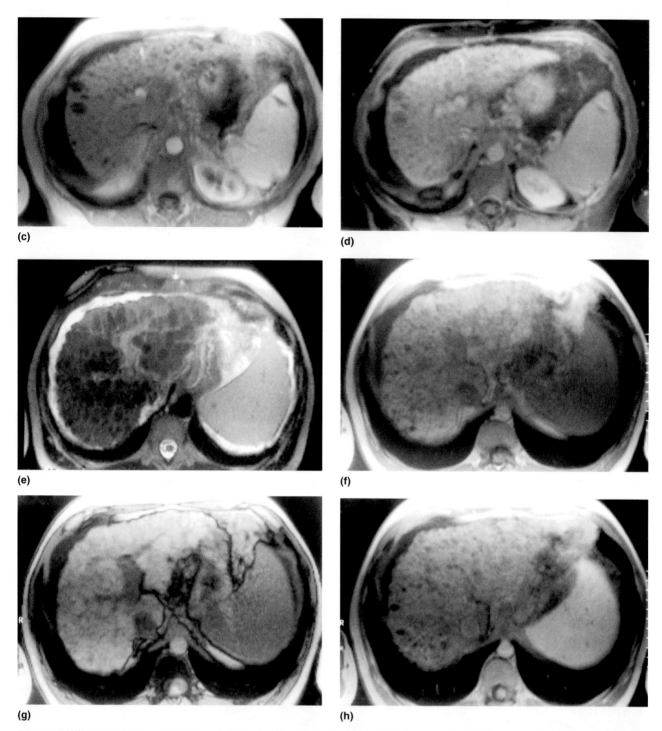

(c)　　　　(d)

(e)　　　　(f)

(g)　　　　(h)

**图2.207（续前）**　与钆增强后即刻（c）及90s后脂肪抑制（d）SGE；回波链STIR（e），SGE（f），反相位SGE（g）与钆增强后即刻（h，i）及90s后脂肪抑制（j）SGE影像。肝脏变小，外形结节状不规则，符合肝硬化。全肝实质内可见多发大小不一，有铁质沉积的结节，T2（a，e）与T1（b，f）均为低信号，注射钆剂后早期（h）

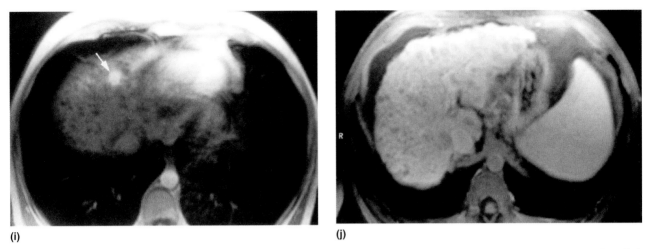

**(i)**　　　　　　　　　　　　　　　　　　**(j)**

**图2.207（续前）** 与晚期（j）强化不明显，符合RN。第2例患者增强早期肝顶部可见一1cm大小明显强化结节（箭头，i），晚期强化消退（未展示），符合高级DN。

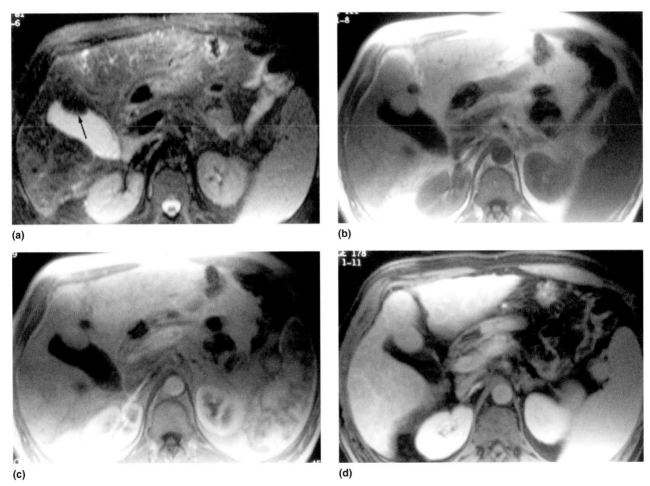

**(a)**　　　　　　　　　　　　　　　　　　**(b)**

**(c)**　　　　　　　　　　　　　　　　　　**(d)**

**图2.208** RN延伸进入胆囊窝。回波链STIR（a），SGE（b）与钆增强后即刻（c）及90s脂肪抑制（d）SGE影像。肝脏信号于所有序列上均呈弥漫性轻度不均匀，第Ⅳ段肝脏尖部可见一肝结节（箭头，a）压迫胆囊前壁，所有序列影像上均与肝脏近于等信号，符合RN。第2例患者SGE（e）与增强后即刻（f）影像，示一RN压迫胆囊后壁（箭头，f）。RN凸入胆囊窝并非少见，可能与此部位组织的阻力较低有关，利于这些结节的生长，凸入胆囊窝。

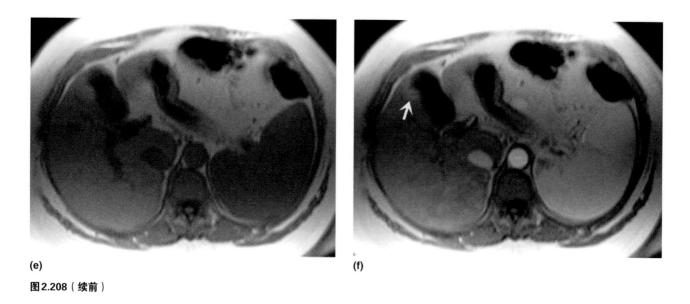

(e)　　　　　　　　　　　　　(f)

**图2.208**（续前）

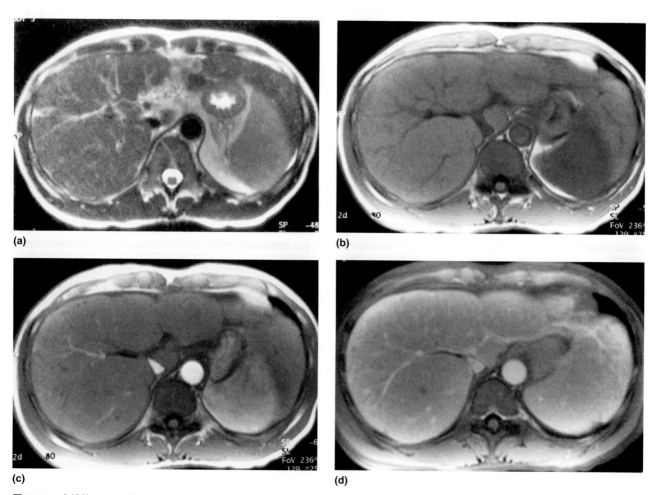

(a)　　　　　　　　　　　　　(b)

(c)　　　　　　　　　　　　　(d)

**图2.209** 含铁的RN。T2加权ETSE（a），SGE（b）与钆增强后即刻（c）及90s后脂肪抑制（d）SGE影像。可见多发细小病变散在分布于全肝，相对于背景肝脏呈T2（a）与T1（b）轻度低信号，注射对比剂后强化不明显（c），符合RN。钆增强后病变显示最好。注意增强晚期影像上的细网状线样强化（d）。

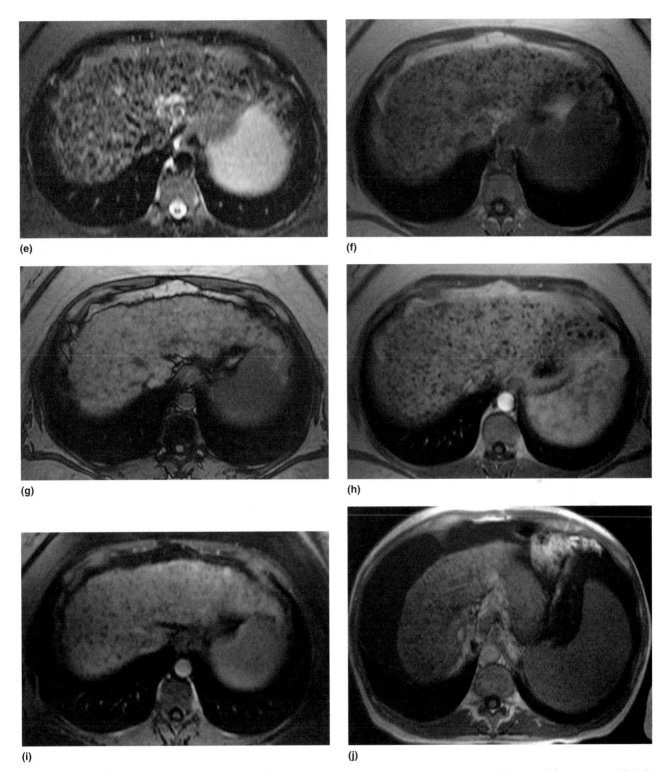

(e)

(f)

(g)

(h)

(i)

(j)

**图2.209（续前）**　2例不同肝脏RN患者，T2加权脂肪抑制SS-ETSE（e），SGE（f），反相位SGE（g）与钆增强后即刻（h）及90s后脂肪抑制SGE影像（j）；和SGE（j）

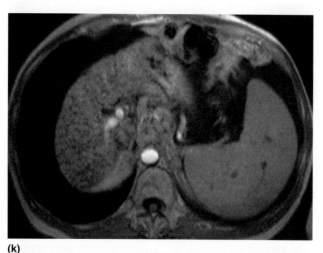

(k)

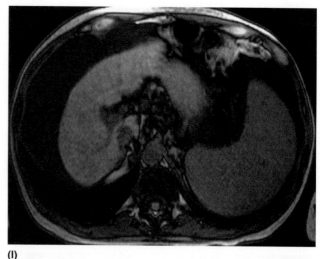

(l)

**图2.209（续前）** 与钆增强后即刻（k）及90s后脂肪抑制（l）SGE影像。影像表现与前一例患者相似。

两种病变[165]。

国际工作会议依照目前的分类系统，根据病理将DN分为低级DN与高级DN[93]。低级与高级DN的分类反映了病变组织病理改变中镜下结构的改变与细胞的异型性[338]。

DN在MRI上最常表现为T2等或低信号，T1高信号[185, 187, 348]。如同RN一样，DN也可含有铁，形成T2与T1的低信号。而与RN不同的是，发现DN内含有不与胆管伴行，分离的动脉[338]。增强动脉为主期的强化程度与DN的分级间具有相关性。肝脏结节动脉供血增多与门静脉供血减少与结节向HCC的恶性转变关系密切[349, 350]。MR增强动脉为主期低分级DN强化不明显，或与背景肝实质强化相似（即等强化）（图2.210、2.211和2.212），而高分级DN增强动脉为主期可呈中度到明显强化（图2.213、2.214）。高级DN与小HCC间富血管程度及相应的影像表现有重叠[201, 349]。高级DN另一影像特点，是增强间质期强化消退到与背景肝脏等强化，而HCC则更多见强化廓清，伴包膜的延迟强化。T2信号强度、增强间质期的病灶强化程度，随访病变的增大，同时有较大的HCC等均有助于鉴别高级DN与小HCC。目前，我们在诊断中将有高级DN影像表现的结节描述为DN，发现许多这种小病变可自行消退，可能反映了患者与病变病理生理学间复杂的相互作用。

发生于高级DN内的小HCC灶表现为T2低信号的结节内灶状高信号，即结节内结节，代表T2低信号的DN内

发生了T2高信号的恶变。在T1WI上，高级DN呈低信号，小HCC灶则表现为与肝实质等信号（图2.215）[351-353]。

肝窦状隙前（即门静脉）、肝窦状隙（即肝硬化）与窦状隙后（即肝静脉）或多个水平的梗阻导致门静脉高压[354]，而门静脉高压最常见的原因是肝硬化。门静脉高压导致或加重肝硬化的并发症，如静脉曲张出血、腹水与脾大。2D时间飞跃技术或钆增强SGE可确定门–腔静脉分流。单独钆增强3D-GE或加以脂肪抑制为特别有效的技术。可采用2D相位对比技术确定分流的血流方向，也可采用观察门静脉主干的时间飞跃效应并与主动脉及IVC内的时间飞跃效应关联对照，以获取血流方向的信息；此技术需要采集肝门水平上、下两组层面数据，分别采集顶部与底部数据。

门静脉高压的早期，门静脉系统有扩张，但血流方向保持不变；随后出现明显的门–腔静脉分流，使向肝的血流量下降，门静脉缩小。进展期的门静脉高压，门静脉血流反转，变为离肝血流，可发生门静脉血栓，伴有大量侧支循环血管，即所谓门静脉海绵样变（图2.216、2.217）。

由于门静脉高压，肝硬化患者常发生肠系膜、大网膜与腹膜后水肿（图2.218、2.219和2.220）。肠系膜水肿表现不一，从轻度模糊渗出，到明显肿块样增厚，包裹肠系膜血管[322, 355]。高达25%终末期肝硬化患者可见胃肠道壁增厚，也为继发于门静脉高压的改变，大多数没有特殊肠道症状[322]。

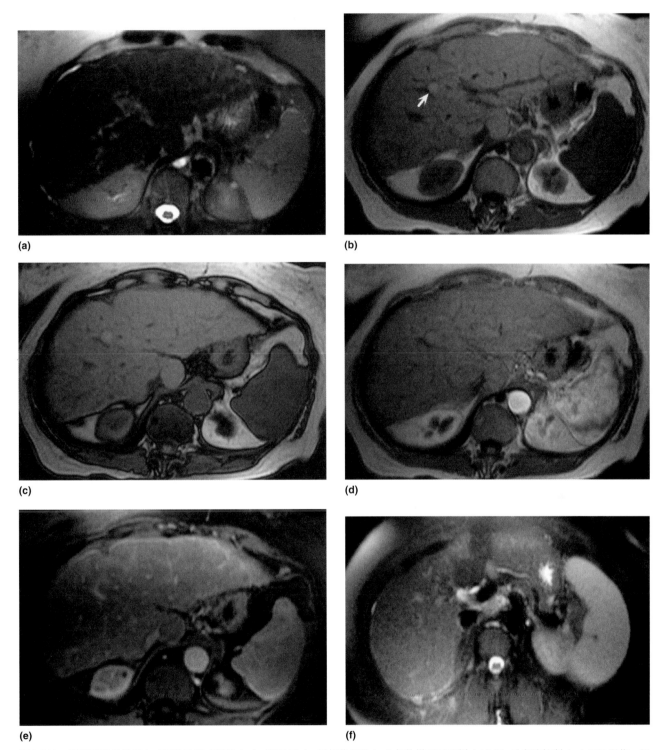

**图2.210**　肝硬化伴低级DN。T2加权SS-ETSE（a），SGE（b），反相位SGE（c）与钆增强后即刻（d）90s后脂肪抑制（e）SGE影像。肝脏第Ⅷ段内可见一T2等信号结节（a），呈T1中度高信号（箭头，b），反相位影像无信号衰减（c），钆增强后早期强化不明显（d），晚期保持与背景肝脏等信号（e），符合低级DN。另2例患者不同断层水平T2加权脂肪抑制SS-ETSE（f，k），

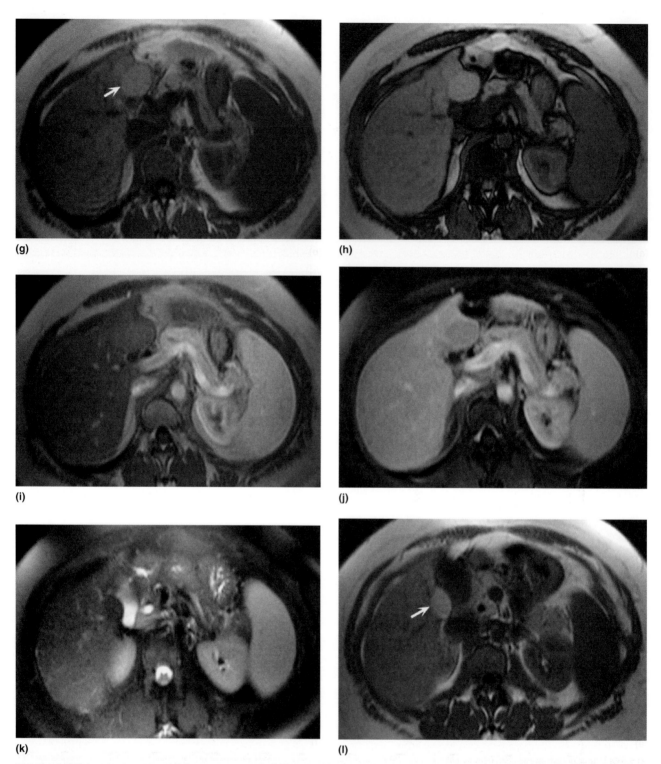

**图2.210（续前）** SGE（g，l），反相位SGE（h，m）与钆增强后即刻（i，n）与90s后脂肪抑制（j，o）SGE影像。两水平断层均可见结节（箭头，g，l），T2信号轻度增高（f，k），T1信号中度增高（g，l），

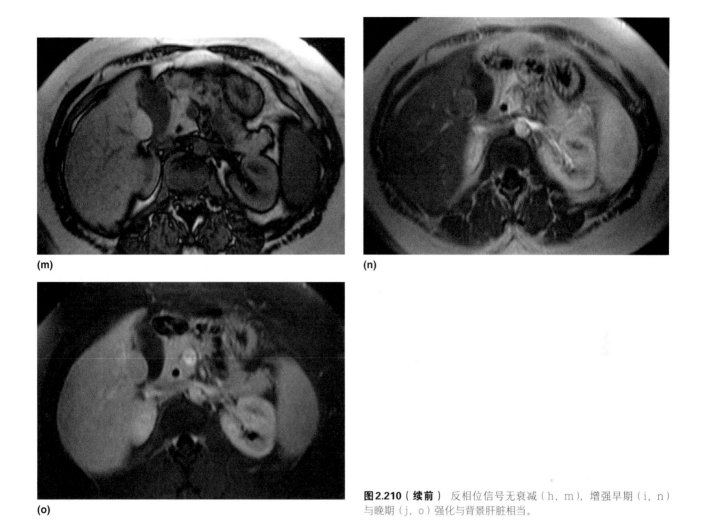

(m)

(n)

(o)

**图2.210（续前）** 反相位信号无衰减（h，m），增强早期（i，n）与晚期（j，o）强化与背景肝脏相当。

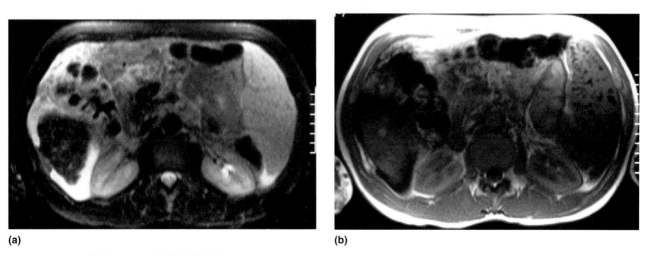

(a)

(b)

**图2.211** 肝硬化伴低级DN。T2加权脂肪抑制SS-ETSE（a），SGE（b），

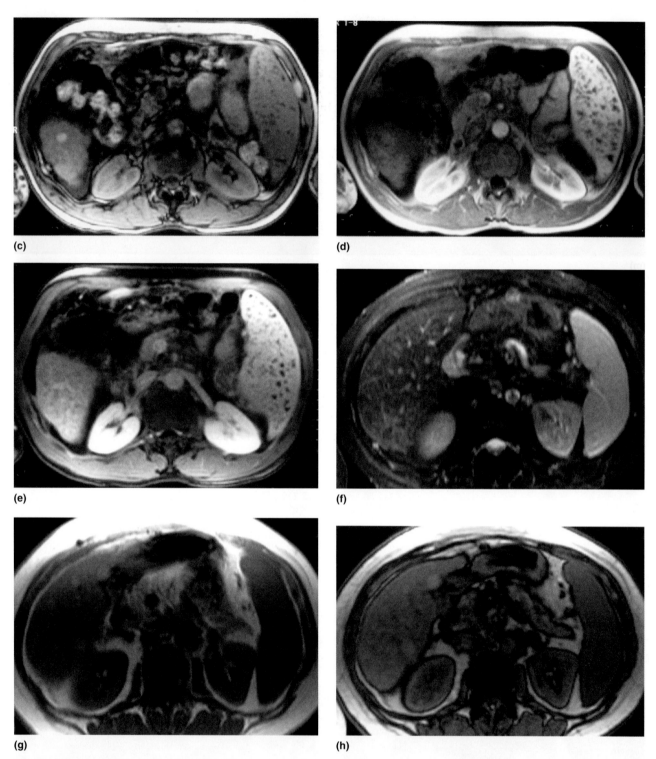

(c)

(d)

(e)

(f)

(g)

(h)

**图2.211（续前）** 反相位SGE（c）与钆增强后即刻（d）及90s后脂肪抑制（e）SGE影像。肝脏第V段可见结节，呈T2低信号（a），T1高信号（b），反相位影像无信号衰减（c），增强早期（d）与晚期（e）与背景肝实质等强化，符合低级DN。第2例与第3例低级DN患者，T2加权脂肪抑制SS-ETSE（f，k），

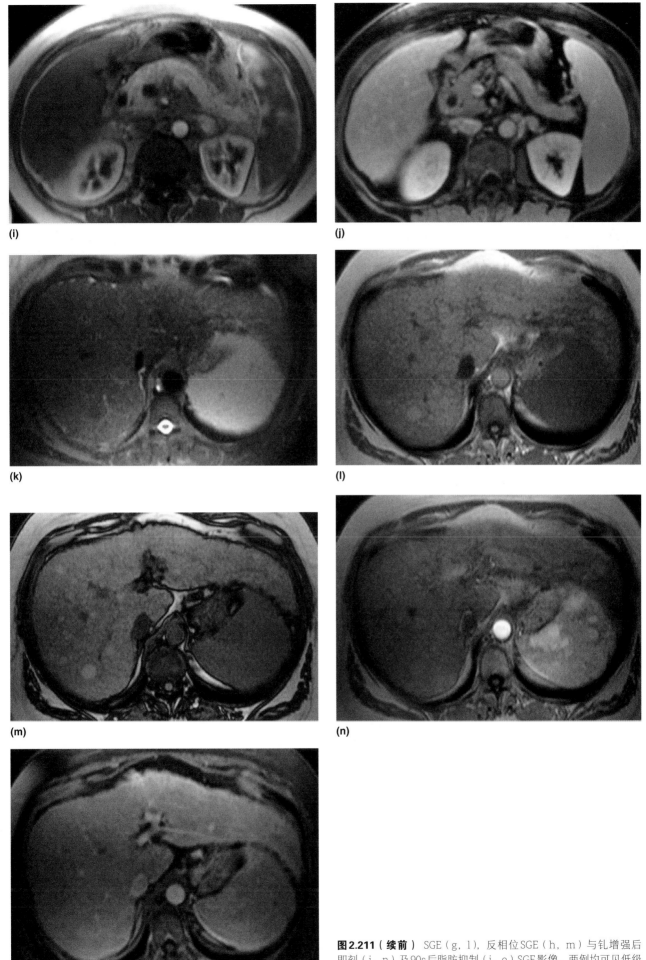

**图2.211（续前）** SGE（g，l），反相位SGE（h，m）与钆增强后即刻（i，n）及90s后脂肪抑制（j，o）SGE影像。两例均可见低级DN，T1（g，l）与反相位（h，m）影像显示明显，于其他序列影像上，DN与背景肝实质信号强度相似。

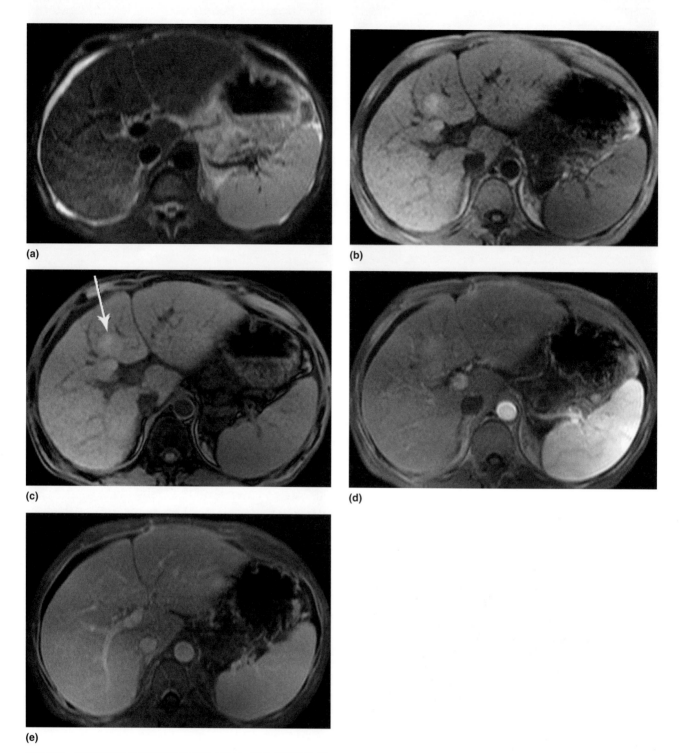

**图2.212** 肝硬化伴低级异型增生性结节（DN）。T2加权脂肪抑制SS-ETSE（a），SGE（b），反相位SGE（c）与钆增强后即刻（d）及90s后脂肪抑制（e）SGE影像。可见肝右叶结节，T2WI呈低信号（a），T1WI呈高信号（b），反相位影像无信号衰减（箭头，c），增强早期强化微弱（d），晚期与背景肝实质呈等强化（e）。同时注意患者有腹水。

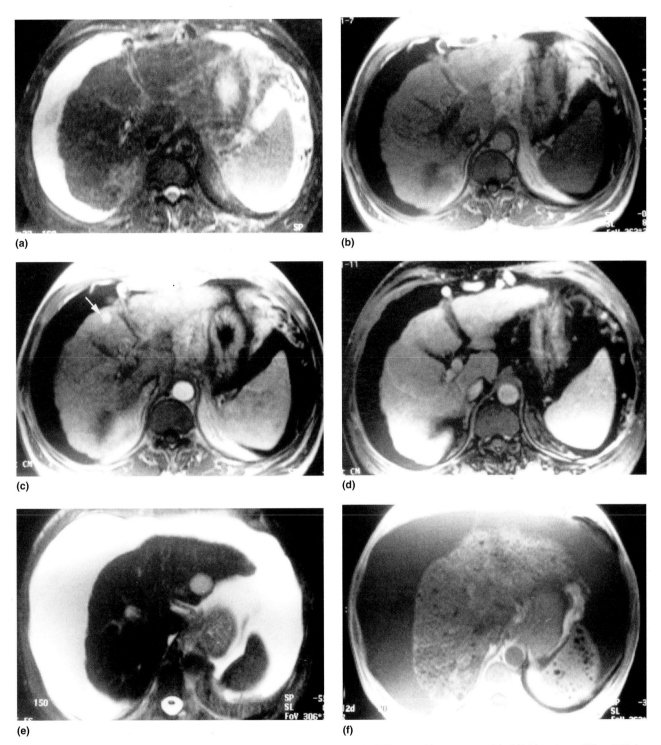

**图2.213** **肝硬化伴高级异型增生性结节（DN）。** 回波链STIR（a），SGE（b）与钆增强后即刻（c）及90s后脂肪抑制（d）SGE影像。肝脏小，呈结节状，符合肝硬化，第Ⅳ段可见一1cm大小的病变（箭头，c），T2（a）与T1WI（b）不明显，钆增强后即刻扫描呈明显强化（c），晚期强化消退至等信号（d），符合高级DN。同时注意腹腔积液与侧支循环血管。第2例患者T2加权脂肪抑制SS-ETSE（e），SGE（f），

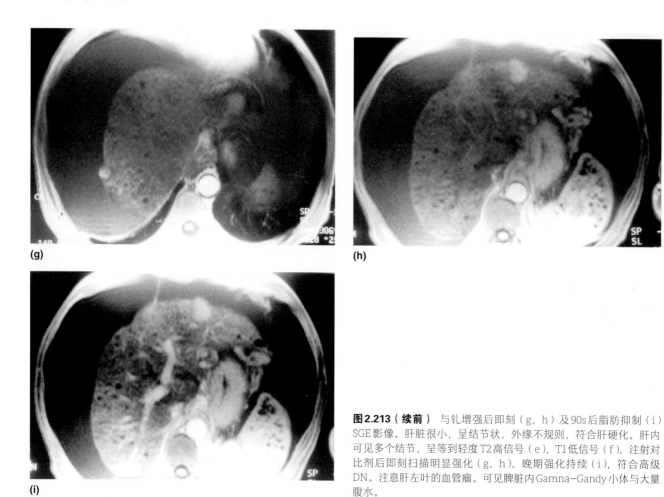

(g)

(h)

(i)

**图2.213（续前）** 与钆增强后即刻（g，h）及90s后脂肪抑制（i）SGE影像。肝脏很小，呈结节状，外缘不规则，符合肝硬化。肝内可见多个结节，呈等到轻度T2高信号（e），T1低信号（f），注射对比剂后即刻扫描明显强化（g，h），晚期强化持续（i），符合高级DN。注意肝左叶的血管瘤。可见脾脏内Gamna-Gandy小体与大量腹水。

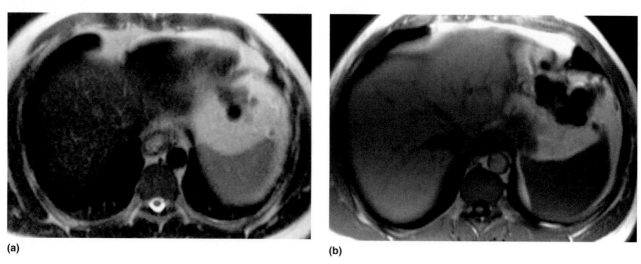

(a)

(b)

**图2.214** 肝硬化伴高级异型增生性结节（DN）。肝硬化患者T2加权SS-ETSE（a），SGE（b），

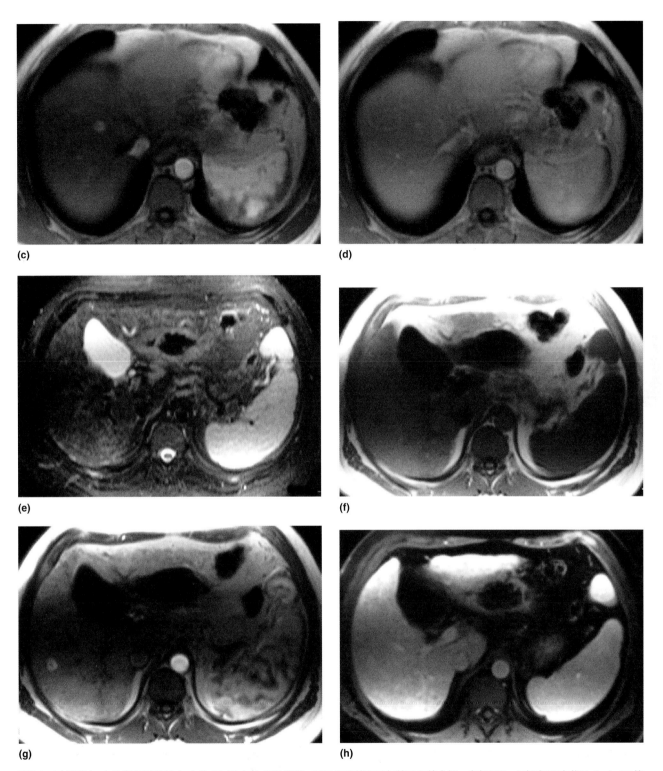

**图2.214（续前）** 与钆增强后即刻（c）及45s后（d）SGE影像。可见肝脏第Ⅷ段与第Ⅴ段结合部一高级DN，呈轻度T2高信号（a），T1等信号（b），增强早期明显均匀强化（c），45s后强化消退（d）。第2例与第3例高级DN患者，T2加权脂肪抑制SS-ETSE（e），SGE（f）与钆增强后即刻（c）及90s后脂肪抑制（h）SGE影像，

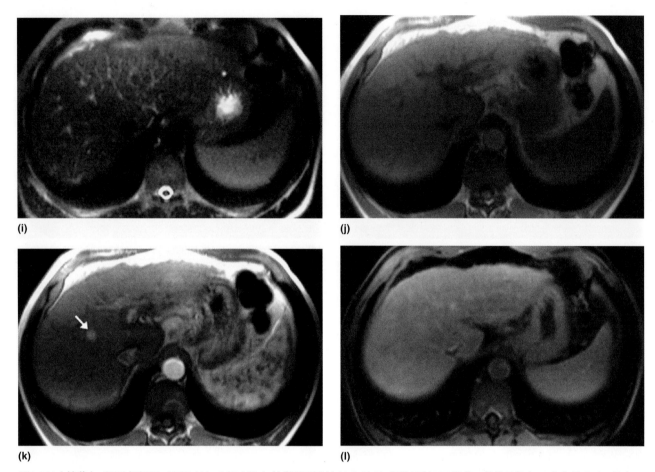

(i)

(j)

(k)

(l)

**图2.214（续前）** 和T2加权SS-ETSE（i），SGE（j）与钆增强后即刻（k）及90s脂肪抑制SGE影像；结节呈轻度T2高信号（e），轻度T1低信号（f），增强早期明显强化（g），晚期强化消退（h）。第3例患者可见相同表现（箭头，k）。

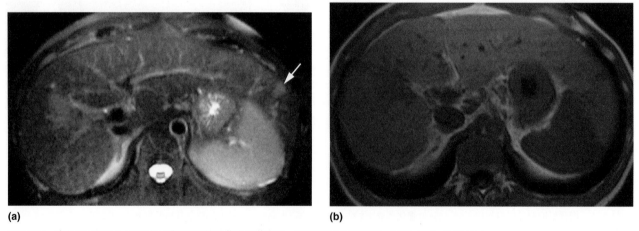

(a)

(b)

**图2.215** 高级DN进展为HCC与早期HCC的结节内结节表现。脂肪抑制T2加权SS-ETSE（a），SGE（b）

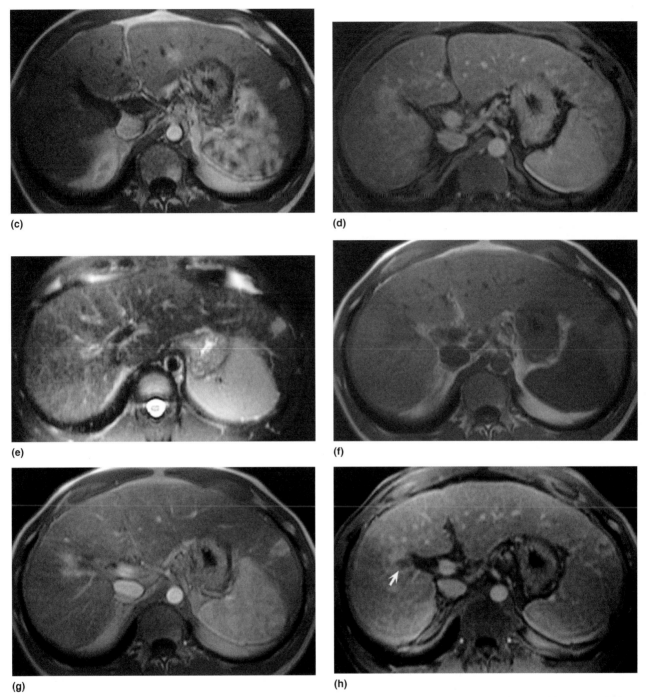

**图2.215（续前）** 与钆增强后即刻（c）及90s后脂肪抑制（d）SGE影像。可见肝左叶内病变（箭头，a）呈轻度T2高信号（a），轻度T1低信号（b）增强早期呈中度强化（c），晚期强化消退至与背景肝实质等强化（d），符合高级DN。6个月后随访检查脂肪抑制T2加权SS-ETSE（e），SGE（f）与钆增强后即刻（g）及90s后脂肪抑制（h）SGE影像，可见病变增强早期明显强化（g）

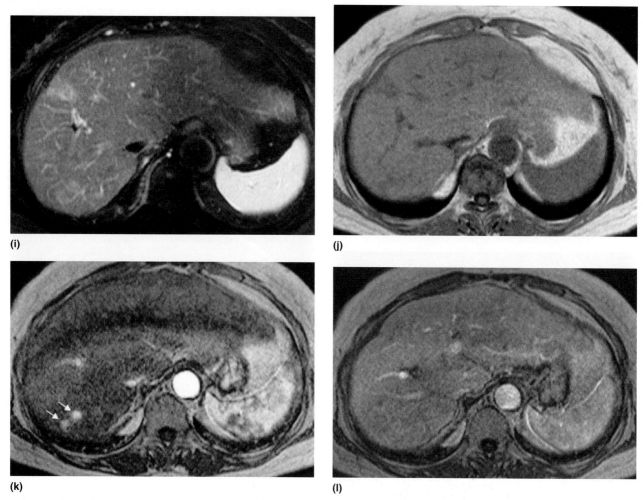

**图2.215（续前）** 晚期强化廓清伴包膜强化（箭头,h），符合HCC。第2例患者T2加权脂肪抑制SE(i),T1加权SGE(j)与钆增强后即刻（k）及90s后（l）扫描。可见肝右叶内2处病变，均呈T2高信号（i）与T1低信号（j）；增强后，其中之一呈2个明显强化灶（箭头,k），晚期强化消退（l），符合DN内小HCC。（感谢日本岐阜大学Masayuki Kanematsu，MD提供病例）

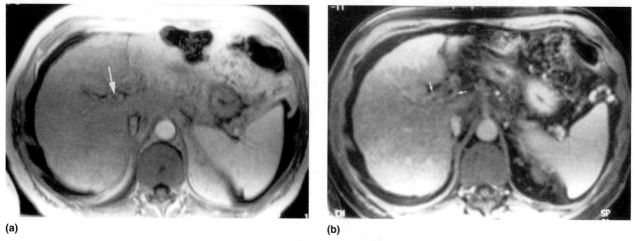

**图2.216** **门静脉海绵样变。**肝硬化病史患者钆增强后即刻（a）与90s后脂肪抑制（b）SGE影像，可见缩小的门静脉内血栓（箭头,a），肝门可见多发迂曲的小侧支循环血管（箭头,b），符合海绵样变。同时注意腹水与脾大。

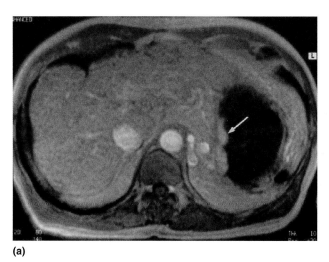

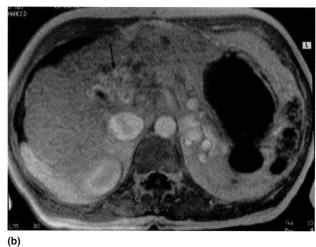

**(a)**　　　　　　　　　　　　　　　　　　　　　　　　　　　　　**(b)**

**图2.217**　**胃静脉曲张与门静脉海绵样变**。钆增强后45s横轴位SGE影像（a，b）示肝硬化，外形不规则，肝内可见多发低信号<5mm的RN。沿胃小弯可见明显的静脉曲张，钆增强后门静脉期显示清楚。肝门可见多发明显强化的迂曲小血管结构（箭头，b），为门静脉海绵样变。沿胃小弯可见一明显曲张的血管（箭头，a），还可见到小量无信号的腹水（a，b）。

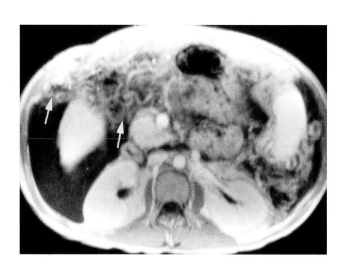

**图2.218**　**腹膜与大网膜的静脉曲张**。钆增强后1min横轴位SGE影像示右侧腹膜间隙内缠结曲张的小血管，累及大网膜并分布于脾脏周围。

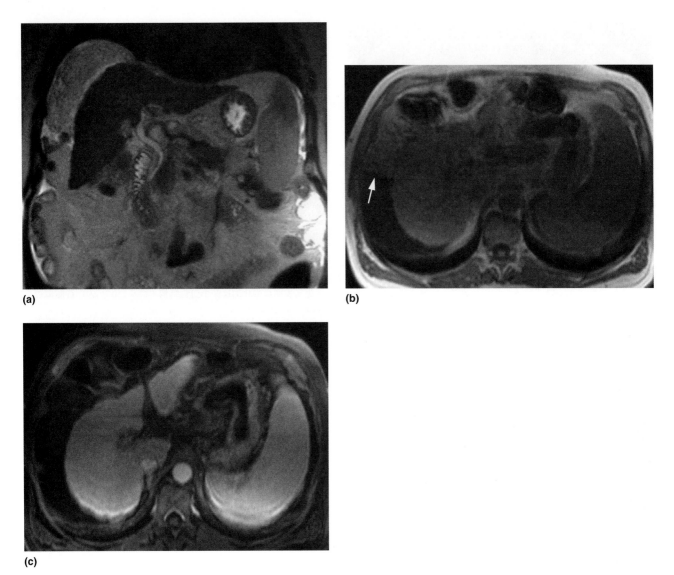

(a)

(b)

(c)

**图2.219　大网膜增生。**肝硬化患者冠状T2加权SS-ETSE（a），横轴位SGE（b）与钆增强后90s脂肪抑制SGE影像（c），示大网膜明显增生，冠状影像显示清楚（箭头，b）。注意脂肪抑制影像上，大部分大网膜信号受到抑制（c）。

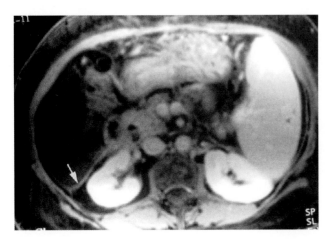

**图2.220　肝硬化与腹膜强化。**钆增强间质期脂肪抑制SGE影像，显示腹膜轻度线样强化（箭头），符合腹膜内缘微小静脉曲张。

　　门静脉压增高造成门静脉曲张，门静脉血分流进入腔静脉，形成肝实质的旁路血管。胃肠道吸收来的营养不能充分有效代谢，肝功能减退。有毒的代谢物，如氨于血内聚集，引起临床症状，如肝性脑病时。门静脉流入肝实质的血液减少为肝脏萎缩与阻碍再生的主要因素[356]，而进展期肝硬化时，门-腔静脉分流可能也起着使肝脏萎缩的作用。门-腔静脉分流的主要部位包括胃-食管结合部、脐旁静脉（图2.221、2.222）、腹膜后区、胃周围、脾　肾、大网膜、腹膜

与痔静脉[337]。食管静脉曲张为严重并发症，因为破裂时可形成致命的出血（图2.223）。流动敏感GE或钆增强GE影像可有效显示静脉曲张，呈高信号管状结构（图2.224）[357]。由于去除了与血管近似的脂肪高信号，脂肪抑制与钆增强后GE影像静脉曲张显示最为清楚。钆增强水激发GE影像为另一显示静脉曲张的方法，激发脉冲具有时间飞跃效应，可加强由钆增强产生的血管内高信号。这些序列对静脉曲张的检出较对比剂血管成像，腔镜或对比剂增强CT更为敏感[358]。

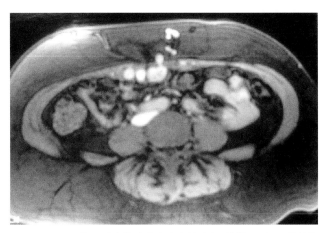

**图2.221**　肝硬化，脐旁静脉曲张（海蛇头）。钆增强后90s横轴位SGE影像示沿右侧旁正中腹膜大的静脉曲张。可见脐旁皮下多发曲张的静脉，由于脂肪的高信号受到抑制，曲张的血管显示明显。

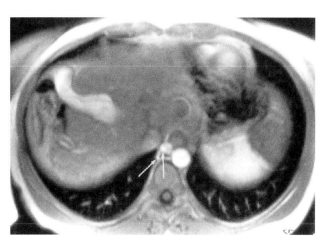

**图2.222**　肝硬化，静脉曲张，脐静脉再通。钆增强后45s横轴位SGE影像，示很大的再通脐静脉。注意还可见到食管旁小静脉曲张（箭头）。

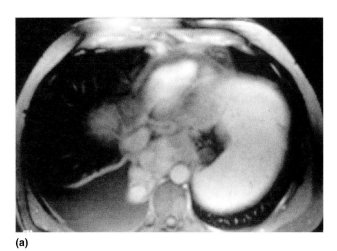

(a)

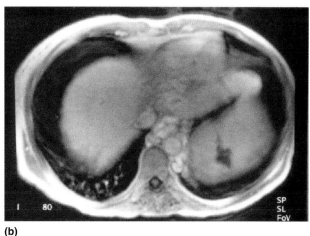

(b)

**图2.223**　肝硬化，食管旁静脉曲张。两例患者钆增强后45s SGE影像（a，b），示食管旁静脉明显曲张。

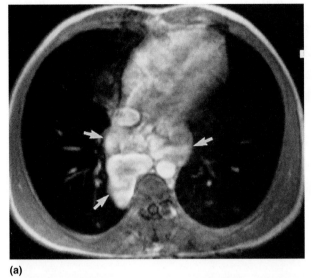

(a)

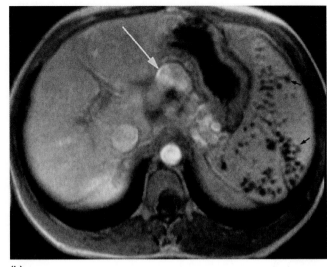

(b)

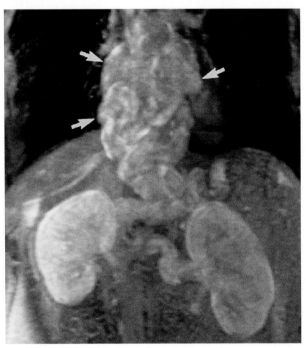

(c)

**图2.224** 先天性肝纤维化伴明显静脉曲张。钆增强后45s横轴位SGE影像（a，b）与90s后MIP重建SGE（c）影像。可见明显食管静脉曲张（箭头，a）与沿胃小弯大的曲张血管（大箭头，b）。3D重建SGE影像示食管静脉曲张向头－足侧延伸（箭头，c）。可见脾内Gamna-Gandy小体（小箭头，b）。

## 肝门淋巴结肿大

肝门淋巴结肿大为肝脏良性与恶性病变常见的表现。慢性肝病几乎总有肝门淋巴结肿大[359]。检出肝门淋巴结肿大对于确定恶性病变患者的治疗方案至关重要。检出淋巴结最有效的方法是结合采用脂肪抑制T2加权序列与钆增强间质期脂肪抑制T1加权序列。在T2影像上，淋巴结为中度高信号，而肝脏与背景脂肪均为相对低信号，淋巴结显示明显。钆增强T1加权脂肪抑制技术可理想显示淋巴结的圆形外形，可区分圆形的淋巴结与也是T2高信号的边界不清的炎性组织（图2.225）。

## 铁过度沉积

### 原发性（特发性血色素沉积症）

#### 遗传性血色素沉积症

遗传性血色素沉积症（HE）是美国高加索人中常见的遗传性疾病[360]。GH是由于胃肠道过度吸收铁与组织内，如肝脏、心脏、胰腺、垂体前叶、关节与皮肤铁的过度沉积造成的。疾病早期，铁的沉积仅限于肝脏（图2.226）[361]。血色素肝内沉积的病理特点为铁沉积形成肝细胞内含铁血黄素色素颗粒。铁具有直

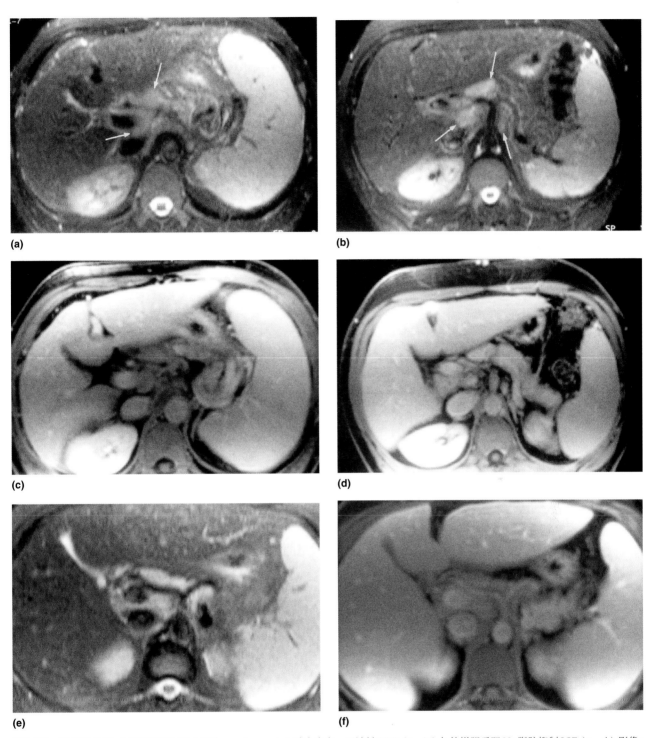

**图2.225** **肝门淋巴结。** 3例肝门淋巴结（箭头，a，b，g，h）肿大患者，回波链STIR（a，b）与钆增强后即90s脂肪抑制SGE（c，d）影像；回波链STIR（e）与钆增强后90s脂肪抑制SGE（f）影像；钆增强后90s脂肪抑制SGE影像（g，h）。肝门淋巴结于T2加权脂肪抑制影像（a，b，e）上呈高信号组织，钆增强间质期脂肪抑制SGE影像可见高信号组织圆隆的外形（c，d，f，g，h），结合两种影像表现可极为敏感地检出肝门淋巴结。

接的肝毒性，肝内纤维间隔缓慢进展，导致形成小结节型肝硬化。肝巨嗜细胞（Kupffer cell）（网状内皮系统，RES）摄取含铁血黄素色素颗粒不明显。随着时间的延长，铁的沉积进展，出现其他器官受累，主要为胰腺与心脏（图2.227）。较年轻患者可出现血清学异

常与轻度症状，但50岁或60岁以前不出现临床体征与症状[360]。病变早期发现并做静脉放血治疗有望使患者得以正常生活[362]。不治疗的话，病变可造成器官终末期损害，包括肝硬化与HCC，HCC是疾病的致死原因[360,363,364]。

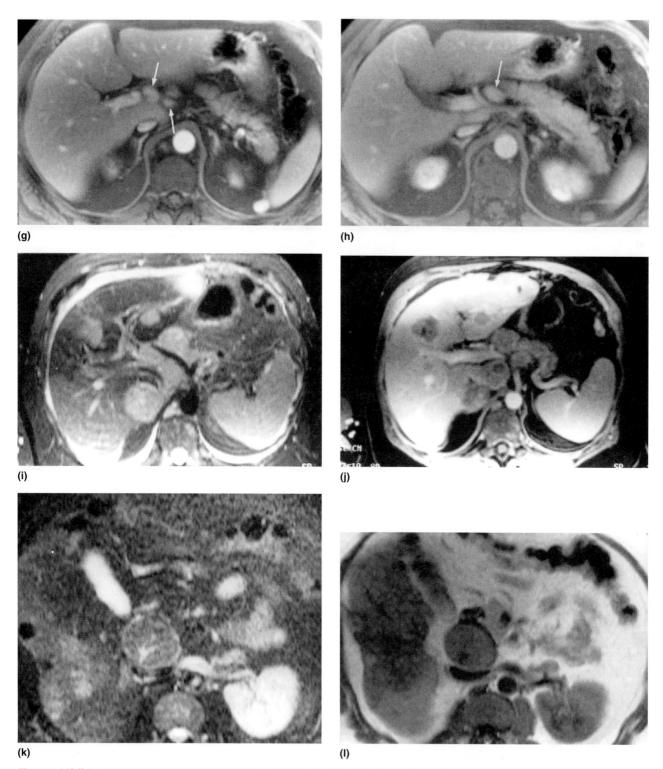

(g)

(h)

(i)

(j)

(k)

(l)

**图2.225（续前）** 所有3例患者均有慢性肝炎或肝硬化。慢性肝病患者常见肝门淋巴结肿大，特别是HCV感染的患者。第4例患者，有皮肤鳞癌病史。回波链STIR（i）与钆增强后90s脂肪抑制SGE（j）影像，可见肝门与腹腔干周围多发肿大的淋巴结，符合恶性淋巴结肿大，注意肝内有转移。脂肪抑制T2加权序列影像与钆增强T1加权脂肪抑制影像相结合，为显示肝门淋巴结最为恒定的方法。有HCC病史的患者回波链STIR（k），SGE（l）与钆增强后90s脂肪抑制SGE（m）影像。可见门-腔静脉间淋巴结，呈中度T2信号（k）与T1低信号（l），注射对比剂后中度强化（m）。恶性淋巴结肿大多呈圆形，如此例所见。脂肪抑制T2，非脂肪 T1平扫与钆增强脂肪抑制T1加权序列影像上，淋巴结与背景组织的对比良好。

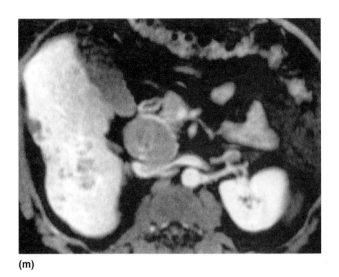

(m)

图2.225（续前）

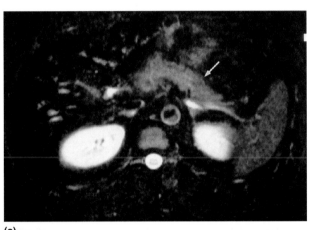

(a)

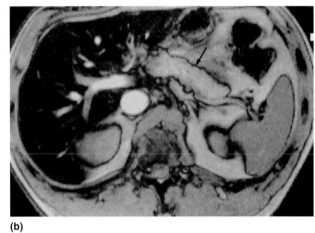

(b)

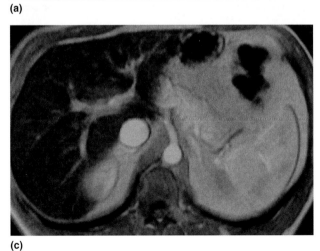

(c)

**图2.226**　**特发性血色素沉积症遗，早期。**T2加权脂肪抑制ETSE( a )，反相位SGE（b）与钆增强后即刻SGE（c）影像。T2加权（a）与T1加权平扫（b）肝脏呈低信号，符合明显铁沉积。两序列影像上脾脏信号相对正常，提示RES内无铁沉积，铁位于肝细胞内。胰腺（箭头，a，b）平扫信号正常，钆增强后正常强化。铁沉积局限于肝脏，符合疾病处于肝硬化前的早期。

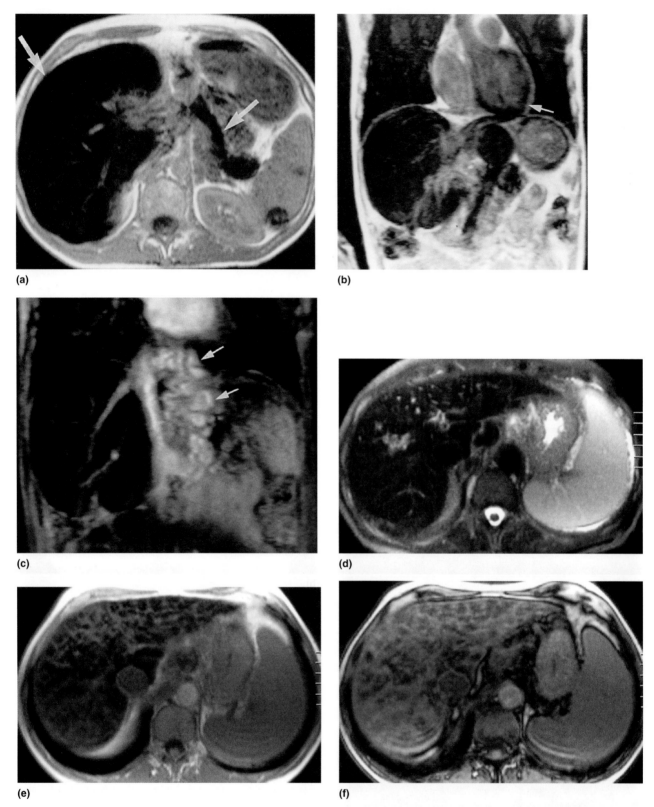

**图2.227** **特发性血色素沉积症，进展期。**横轴位（a）与冠状（b）SGE与钆增强后冠状45sSGE（c）影像。T1加权平扫（a）显示肝脏与胰腺几乎无信号（箭头, a）。冠状SGE（b）也显示左心室心肌低信号（箭头, b）。钆增强后45s影像（c）上，可见多处静脉曲张，有强化（箭头, c），反映了继发于肝硬化的门静脉高压。第2例特发性血色素沉积症患者，T2加权SS-ETSE（d），SGE（e），反相位SGE（f），

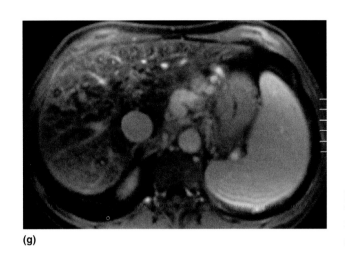

**(g)**

**图2.227（续前）** 与钆增强后90s脂肪抑制SGE（g）影像。肝脏的T2信号与T1信号中度减低，符合铁沉枳。反相位影像上肝脏的信号相对增高，证实了铁导致的低信号是缘于更短TE序列扫描时，磁敏感效应更小。增强晚期（g）可见纤维组织强化，符合慢性肝病。

特发性血色素沉积症的一项诊断性征象，是脾脏在T2WI或T2*WI上信号没有明显减低，这是因为肝脏与胰腺实质内有铁的聚积，而脾脏内的RES却没有选择性摄取。胰腺内的铁沉积与肝脏不可逆的硬化改变相关。

一些HCC的患者同时患有先前未能诊断的GH（图2.228）[365]。由于肿瘤细胞不含过量的铁[366, 367]，呈T2高信号肿块，在铁过度沉积肝脏的背景下显示清晰。血色素沉积症患者，肝脏非血管瘤或囊肿的无含铁血黄素结节应高度怀疑为HCC[364]，因为这些患者的RN也含有铁，而肝铁增多患者肝内的DN则含有与周围肝实质不同浓度的铁。

**继发性血色素沉积症**

**输血性铁过度沉积**

输血性铁过度沉积是北美地区铁过度沉积最为常见的类型。肝脏通常仅有轻度纤维化，甚至是重度的铁沉积也只有轻度纤维组织沉积，肝硬化罕见。RES内的铁沉积造成脾脏、肝脏与骨髓MR上的低信号，T2WI与T2*WI显示最佳。

多次输血造成的铁过度沉积与GH不同，输血性过度沉积的大量铁主要聚集于肝脏的RES（Kupffer细胞）与脾脏（单核细胞/巨噬细胞），而实质内的功能性细胞病变相对轻微。评价肝脏与脾的MR信号强度可鉴别两种过度铁沉积。GH时的脾脏信号通常正常，而大多数输血性铁过度沉积的胰腺信号正常。重度铁沉积时（即＞100单位），其他细胞或组织可出现直接组织沉积，

胰腺最为明显（图2.229）[361, 365]。

肝实质铁沉积可出现不同区域间的差异，如弥漫性不均匀沉积（图2.230）或均匀性铁沉积伴局灶性无沉积（图2.231）及局灶性铁沉积。MR表现与肝内铁沉积的程度高度相关[368-370]。轻型输血性沉积时，肝实质的信号衰减仅见于T2与T2*WI，T1WI的信号相对正常（图2.232）。中度或严重型铁沉积时，铁的短T2效应也可造成T1低信号（图2.233）。如果同相位SGE（TE=4.2ms）肝脏与脾呈灰色，我们认为是中度铁沉积；而如果肝脏与脾近似于无信号，铁沉积则为重度[361, 365]。

**溶血性贫血**

溶血性贫血患者肝脏的信号表现不一与铁重新进入骨髓的速率、口服铁剂的吸收率及输血史相关。真性地中海贫血患者口服铁剂的吸收增多，无输血时可产生红细胞增生性血色素沉积，主要影响肝脏[371]。其表现一般与特发性血色素沉积症不能区分（图2.234）。异质型溶血性贫血患者红细胞计数与血红蛋白水平常不足以低到需要输血的程度，从而出现此种形式的过度铁沉积。大多数溶血性贫血患者都接受过输血，因此也都并发有输血性铁过度沉积（图2.235）。

镰状细胞贫血的患者肝铁可快速恢复，除非患者在近期接受过输血，肝脏MR信号可正常[371]。由于游离血红蛋白于肾内的滤过及肾小管的吸收，肾皮质的信号可减低，减低程度与输血史不相关（见第9章，"肾脏"）[361]。肝脏与肾皮质过度铁沉积典型见于阵发性睡眠性血红蛋白尿的患者[365]。

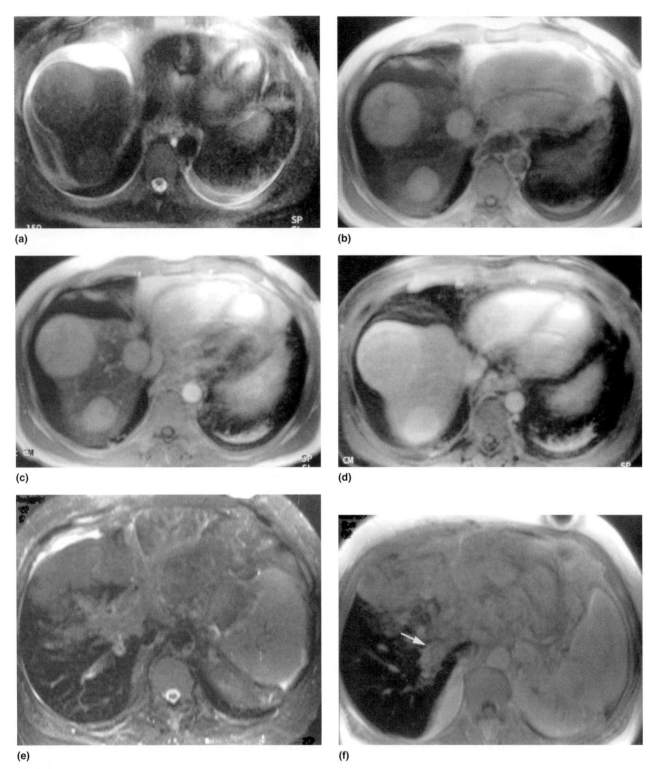

(a)　　　　　　　　　　　　　　(b)

(c)　　　　　　　　　　　　　　(d)

(e)　　　　　　　　　　　　　　(f)

**图2.228** **特发性血色素沉积症合并多灶性HCC。**脂肪抑制T2加权SS-ETSE（a），SGE（b）与钆增强后即刻（c）及90s后脂肪抑制（d）SGE影像。可见3个HCC结节，呈T2（a）与T1（b）轻度高信号，钆剂注射后即刻扫描轻度强化（c），强化随时间轻度消退（d）。肝脏小，外形不规则，T2WI（a）与T1WI（b）呈弥漫性明显低信号，甚至增强后也呈低信号，符合特发性血色素沉积症肝细胞内铁沉积。同时注意患者有腹水。第2例特发性血色素沉积症患者，回波链STIR（e）与钆增强后即刻（f）

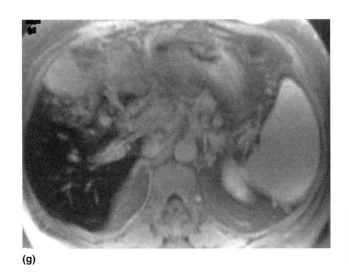

**(g)**

**图2.228（续前）** SGE影像。可见一巨大HCC累及全部肝左叶与肝右叶第 V 及第Ⅷ段，呈不均匀T2中度高信号，不均匀钆强化。门静脉整体扩张，注射钆剂后可见强化（箭头，f），符合瘤栓。肝实质信号明显减低，代表特发性血色素沉积症的铁沉积。

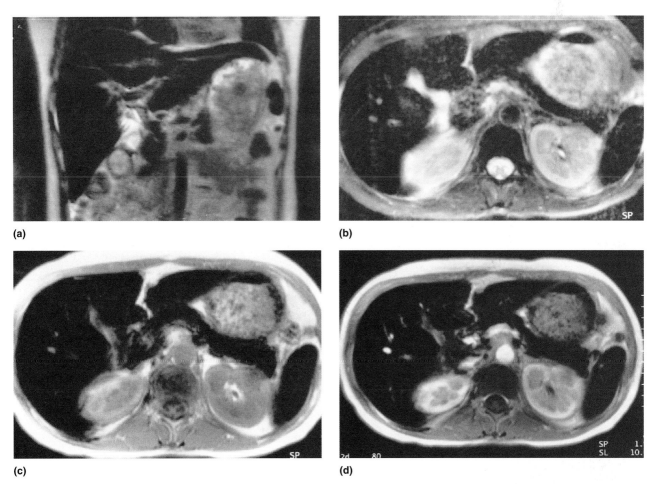

**(a)**

**(b)**

**(c)**

**(d)**

**图2.229** **输血性铁沉积，重度。**冠状SS-ETSE（a），T2加权脂肪抑制SS-ETSE（b），SGE（c）与钆增强后即刻（d）SGE影像。可见肝脏、脾与胰腺（a-c）内明显的铁沉积，表现为肝脏、脾与胰腺无信号。磁敏感效应造成胰腺周围呈"发光"状（c）。钆增强后后这些器官仍保持无信号（d）。

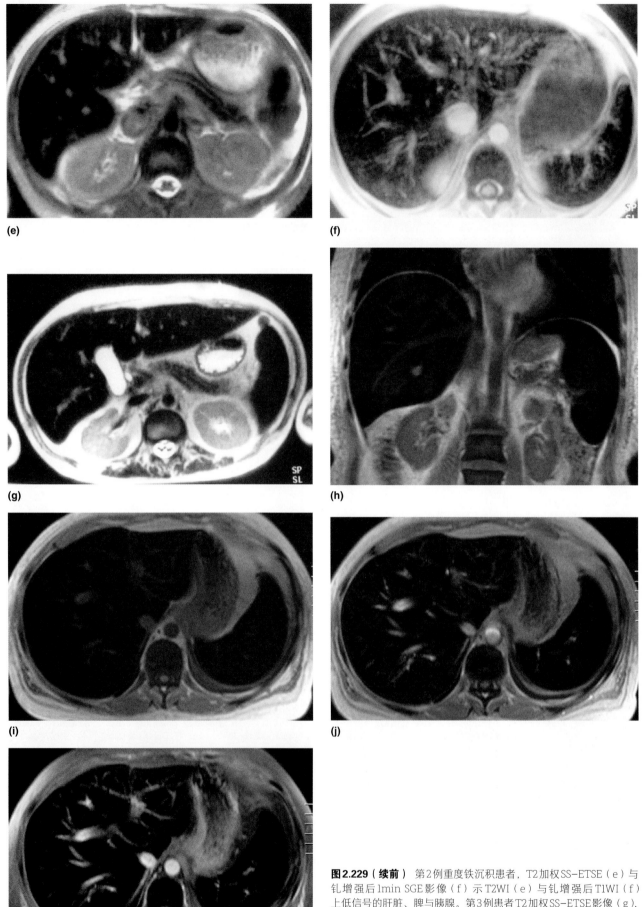

**图 2.229（续前）** 第 2 例重度铁沉积患者，T2 加权 SS-ETSE（e）与钆增强后 1min SGE 影像（f）示 T2WI（e）与钆增强后 T1WI（f）上低信号的肝脏、脾与胰腺。第 3 例患者 T2 加权 SS-ETSE 影像（g），患者 8 岁，有淋巴瘤病史，可见肝脏、脾与胰腺 T2 信号减低。胰腺信号减低反映了患者曾多次接受输血。第 4 例肝、脾大量铁沉积患者，冠状 T2 加权 SS-ETSE（h），SGE（i）与钆增强后即刻（j）及 90s 后脂肪抑制（k）SGE 影像。

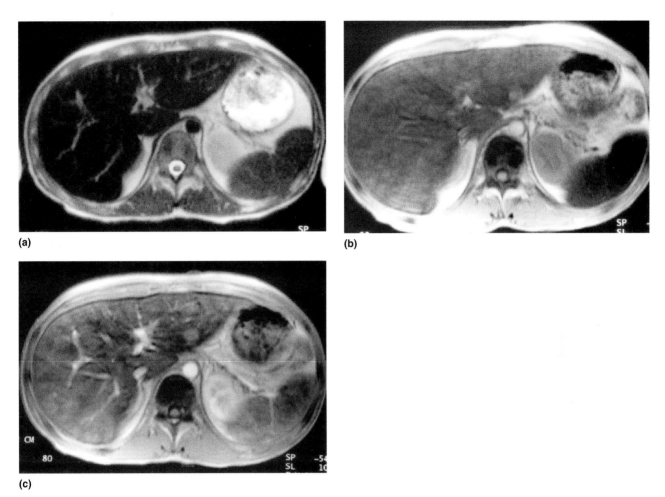

(a)

(b)

(c)

**图2.230　输血性铁沉积，铁不均匀性沉积。**急性白血病病史患者T2加权SS-ETSE（a），SGE（b）与钆增强后即刻SGE（c）影像，可见肝脏与脾脏T2（a）与T1（b）均为低信号，符合铁沉积。T1平扫与增强后显示肝脏信号不均，符合输血性铁沉积，沉积的铁不均匀分布。

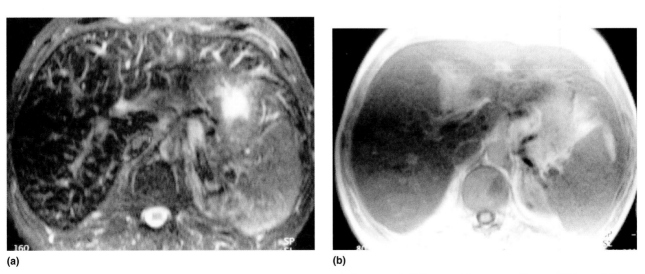

(a)

(b)

**图2.231　输血性铁沉积，伴局灶性无沉积。**回波链STIR(a),SGE(b)，反相位SGE（c）与钆增强后即刻SGE（d）影像。肝脏增大，呈低信号，代表铁沉积。肝第Ⅳ段可见T1高信号区（b）。

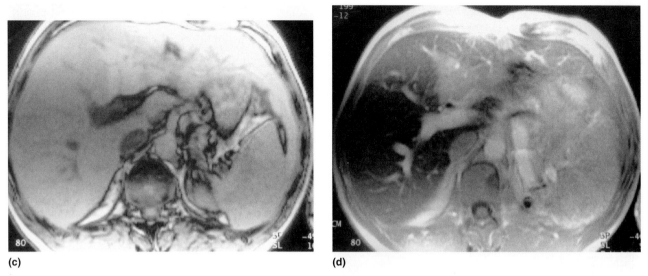

**(c)**　　　　　　　　　　　　　　　　　　　　　　　　　**(d)**

**图2.231（续前）** 短TE反相位影像上（c），铁的磁敏感伪影变小，造成铁沉积肝实质与正常肝实质间信号减低的差别减小。实际上，此种表现正与见于脂肪浸润肝脏内局灶性正常肝实质的效应相反。钆增强后，可见正常血管走行穿过局灶性正常肝脏（d）。

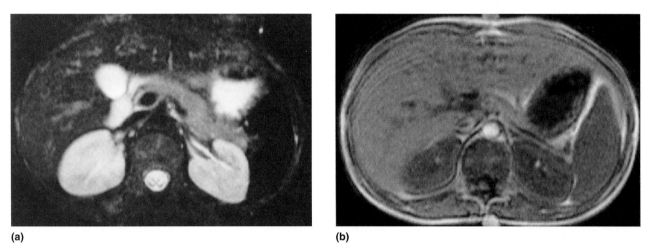

**(a)**　　　　　　　　　　　　　　　　　　　　　　　　　**(b)**

**图2.232** **输血性铁沉积，轻型。**T2加权脂肪抑制SS-ETSE（a）与SGE（b）。在T2WI上（a），肝脏与脾呈低信号，胰腺信号正常。而T1WI上肝脏、脾与胰腺均显示信号正常（b）。肝脏与脾内铁沉积造成的信号衰减仅可见于T2WI，T1WI不显示，符合轻型的输血性铁沉积。

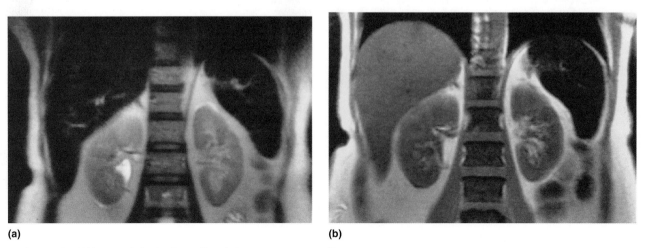

**(a)**　　　　　　　　　　　　　　　　　　　　　　　　　**(b)**

**图2.233** **输血性铁沉积，中度到重度。**冠状T2加权SS-ETSE（a），冠状SGE（b），

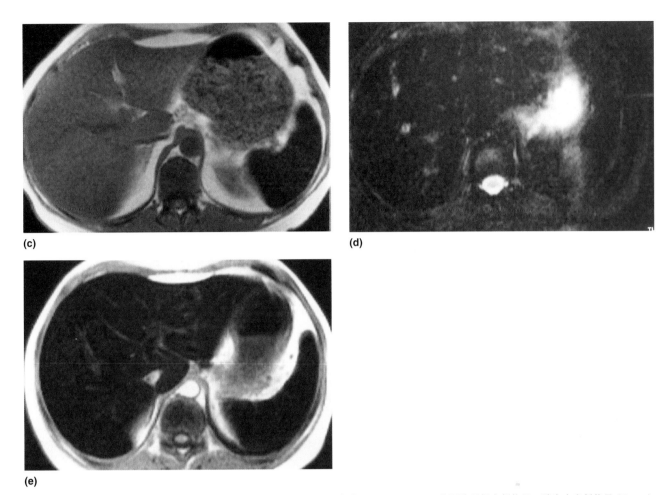

(c)

(d)

(e)

**图2.233（续前）** 与横轴位SGE（c）影像。可见T2WI上肝脏与脾呈低信号（a），而T1WI上肝脏呈轻度低信号，脾为中度低信号（b，c），符合中度铁沉积。第2例患者T2加权脂肪抑制ETSE（d）与SGE（e）影像，示肝脏与脾T2（d）与T1（e）均为极低信号，符合重度铁沉积。

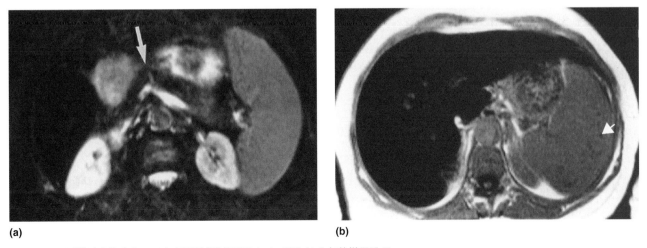

(a)

(b)

**图2.234** 异质性地中海贫血。T2加权脂肪抑制ETSE（a），SGE（b）与钆增强后45s

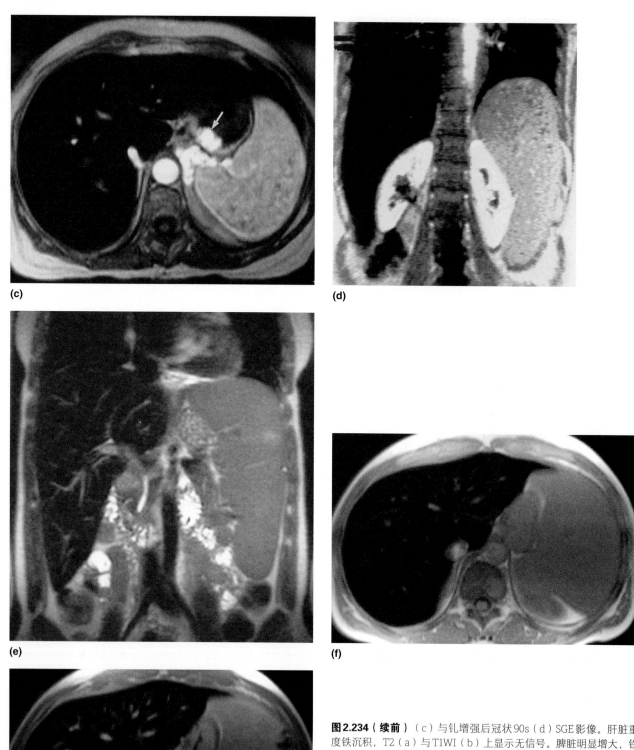

**(c)**

**(d)**

**(e)**

**(f)**

**(g)**

图**2.234**（续前）（c）与钆增强后冠状90s（d）SGE影像。肝脏重度铁沉积，T2（a）与T1WI（b）上显示无信号。脾脏明显增大，铁沉积不明显，但未见含有Gamna-Gandy小体（箭头，b）。胰腺呈中度低信号（箭头，a）。钆增强后45s扫描清晰显示沿胃小弯分布并进入胃壁的静脉曲张（箭头，c）。脾大（d），Gamna-Gandy小体与静脉曲张继发于门静脉高压。该铁沉积的方式反映小肠铁吸收的增多，而没有输血性铁沉积，因为这些患者常不需要输血；而输血性铁沉积为异质性溶血性贫血患者的常见表现。第2例异质性地中海贫血患者，冠状SS-ETSE（e），SGE（f）与钆增强后即刻SGE（g）影像。T2WI（e）与T1WI（f）上肝脏均无信号，代表肝内铁沉积。脾大，信号正常，反映了患者未接受输血。注意脾脏内的两个病变，符合血管瘤。

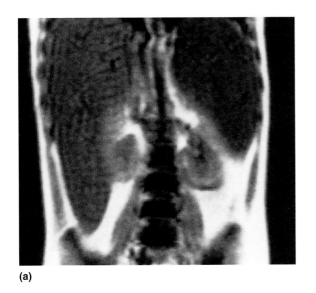

(a)

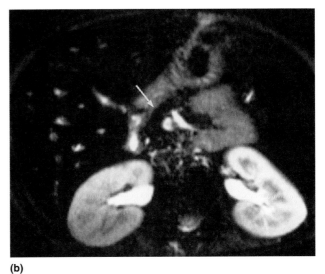

(b)

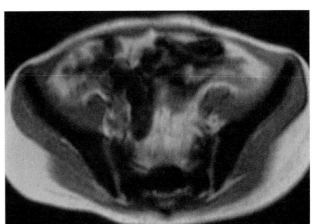

(c)

**图2.235**　*α–地中海贫血*。冠状SGE（a）与T2加权脂肪抑制ETSE（b）影像。T1WI可见肝、脾增大，T1（a）与T2（b）信号低于腰大肌，符合RES内重度铁沉积。椎体近乎无信号，也反映了RES的铁沉积。胰腺也几乎无信号（箭头，b），反映了铁同时也沉积于胰腺组织内。经盆腔的SGE影像（c）示继发于RES内铁沉积造成的骨盆各组成骨几乎无信号。

### 肝硬化

　　肝硬化患者肝细胞内铁常常轻度增多，特别是继发于酗酒的肝硬化。贫血、胰腺功能低下和（或）转铁蛋白合成减低可能均在过度铁沉积中起着作用[372]。肝脏的信号衰减并不如特发性血色素沉积症或输血性铁沉积那样明显。

　　由于铁造成T2时间的缩短（T2*），可采用测量R2*（1/T2*）的方法在MRI上对铁进行测量与定量。使用多回波技术测量R2*的新序列可确定肝脏内铁的沉积，但尚无对这种定量测量与组织病理铁定量的对照性研究。我们希望能在近期做这些研究，以确定这些序列的临床应用。

### 脂肪浸润伴铁沉积

　　肝脏脂肪浸润与铁沉积可同时发生。采用一些不同

TE的同相位（TE = 4.2ms）与反相位（TE = 2.1ms）GE MR序列可显示同时存在的脂肪与铁沉积。有铁沉积时，由于T2*效应，随TE的延长，肝脏信号强度稳定减低。反相位影像，无论TE高于或低于同相位的TE，由于脂–水相位抵消作用，肝脏的信号强度相对于脾脏非比例性减低。结合T2WI上肝脏与脾几乎无信号（反映组织内铁沉积）与肝脏相对于脾的信号衰减（对照反相位与同相位SGE影像，反映脂肪沉积）的表现，也可诊断同时存在的铁与脂肪沉积（图2.236）。

### 脂肪肝

　　脂肪肝或肝脏脂肪变性，定义为肝细胞内甘油三脂蓄积，为肝脏手术或活检最常发现的异常之一。肝脏脂肪变性的原因包括酗酒、糖尿病、肥胖、营养不良与有毒物质暴露[388]。脂肪性退变表现为弥漫性均匀性或片

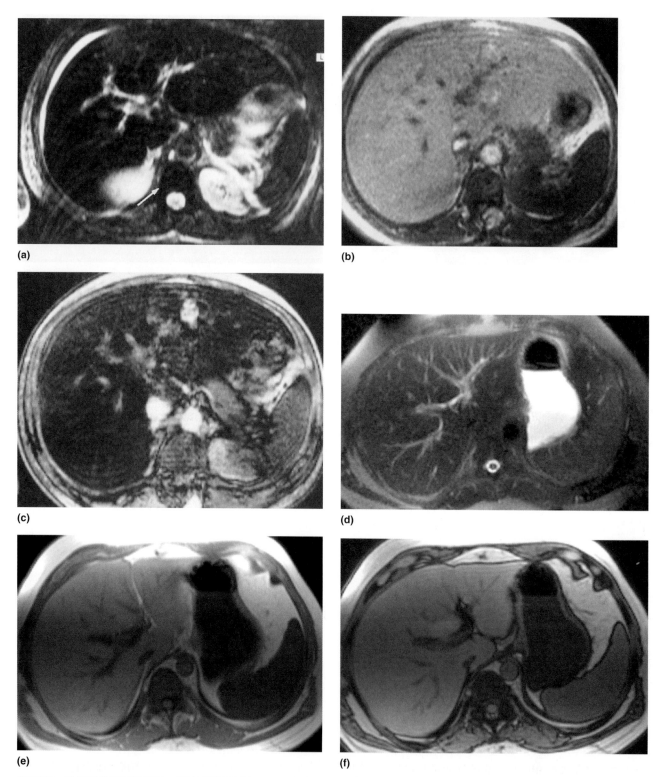

(a)　(b)　(c)　(d)　(e)　(f)

**图2.236** 铁与脂肪沉积同时存在。T2加权脂肪抑制SS-ETSE（a），SGE（b）与反相位SGE（c）影像。在T2WI（a），肝脏、脾与骨髓（箭头，a）几近无信号，符合同时存在的铁沉积。在T1WI（b）上，肝脏与脾呈正常信号表现，肝脏信号明显高于脾脏。在更短TE的反相位影像（c），肝脏信号衰减，低于脾脏信号，符合脂肪浸润。T2WI上沿肝脏边缘分布的高信号积液显示良好（a）。第2例患者回波链STIR（d），同相位SGE（e）与反相位SGE（f）显示肝脏铁沉积与轻度脂肪浸润。铁沉积显示为T2低信号（d），而脂肪则显示为更短TE反相位序列上肝脾信号对比消失，近似于等信号（f）。单一铁的沉积应造成更短TE序列上肝-脾信号对比增大。这2例患者显示了铁在T2WI上的效应。重要的是要想到T1加权GE序列可同时显示反相位效应（同相位与反相位信号的周期改变）与磁敏感效应（随TE的延长而增强）。

状局灶性脂肪浸润，或脂肪浸润伴有局部正常肝。有时，局灶性脂肪浸润或脂肪肝内地图样正常肝脏区域（肝岛）可与肿瘤性病变相似。

脂肪肝可干扰CT或超声对局灶性肝脏肿物的检出[373]。然而，反相位GE（TE = 2.1ms）影像为MRI检查脂肪肝诊断和鉴别局灶性脂肪浸润与肿瘤正确性极高的技术（图2.237、2.238）[374, 375]。由于其T1短，大量的脂肪于同相位T1WI上呈高信号。对照反相位（TE = 2.1ms）与同相位（TE = 4.2ms）GE影像，可见脂肪变性引起的信号衰减。这种反相位影像上的信号衰减于中度及重度肝脂肪浸润时变得越来越明显[309]。脾脏一般用作信号衰减的参考器官。在肝脏像体内的脂肪含量达到50%时，

相对于同相位（TE = 4.2ms），反相位（TE = 2.1ms）序列影像上肝脏较脾脏更暗。脂肪浸润较轻（＜15%）时，反相位肝脏与脾脏接近于等信号。

弥漫性肝脏脂肪变性时，根据脂肪浸润的程度，MRI可对脂肪变性分类：Ⅰ，重度；Ⅱ，中度；Ⅲ，轻度；Ⅳ，轻微。重度脂肪变性，对照同相位影像，反相位影像显示肝脏明显信号衰减；中度脂肪变性，反相位影像显示肝脏信号明显低于脾脏，但较重度脂肪变性较轻；轻度脂肪变性，短TE反相位影像显示肝-脾等信号；轻微脂肪变性，是我们开始应用的一个分类，是指相对于较长TE同相位影像，短TE反相位影像上肝脏与脾脏的信号接近，即肝脏信号仍较脾脏高，但两者的差异小

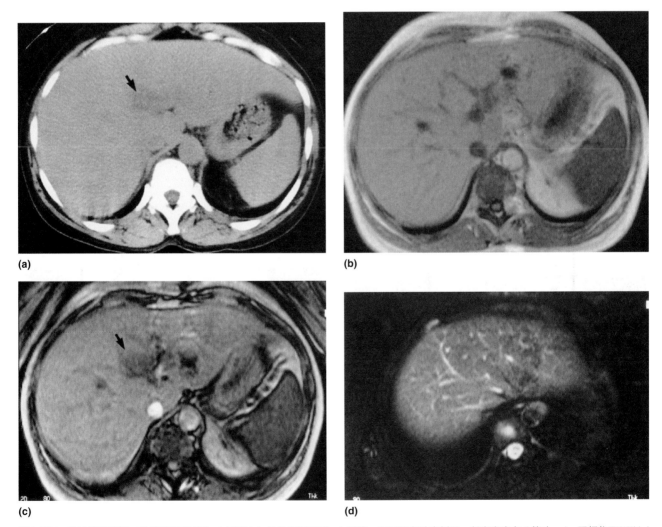

**(a)**　　　　　　　　　　　　　　　　　　　**(b)**

**(c)**　　　　　　　　　　　　　　　　　　　**(d)**

**图2.237　局灶性脂肪肝。**乳腺癌患者CT( a ),SGE( b )与反相邻SGE( c )影像，显示肝左叶内侧段一低密度病变（箭头,a）。同相位T1WI( b )上该部位未见病变，而反相位影像上可见左叶内侧段中央信号衰减区（箭头, c），结合增强HAD期病变呈等信号，诊断为局灶性脂肪浸润。第2例患者T2加权脂肪抑制ETSE（d），

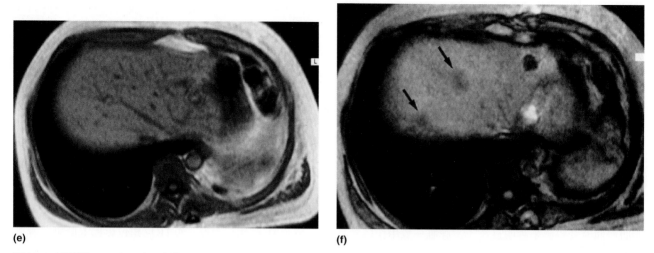

**(e)**　　　　　　　　　　　　　　　　　　　　　　**(f)**

**图2.237（续前）** SGE（e）与反相位SGE（f）。此例急性髓样白血病小男孩先前的超声显示肝内2处病变。T1WI（e）肝内未见病变。反相位影像（f）上可见2处圆形低信号结节（箭头，f）。T2WI（d）也未显示有任何病变。钆增强后即刻扫描未见肿瘤强化（未展示）。仅见于反相位SGE影像的病变诊断为脂肪浸润。

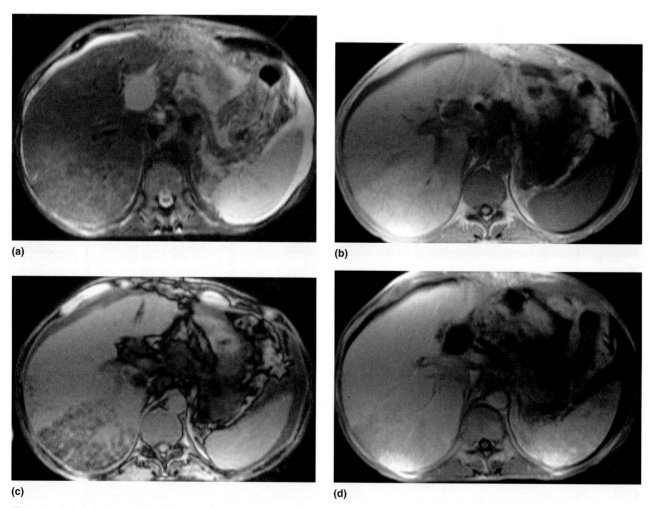

**(a)**　　　　　　　　　　　　　　　　　　　　　　**(b)**

**(c)**　　　　　　　　　　　　　　　　　　　　　　**(d)**

**图2.238** 多发小脂肪灶。T2加权SS-ETSE（a），SGE（b），反相位SGE（c）与钆增强后45s（d）

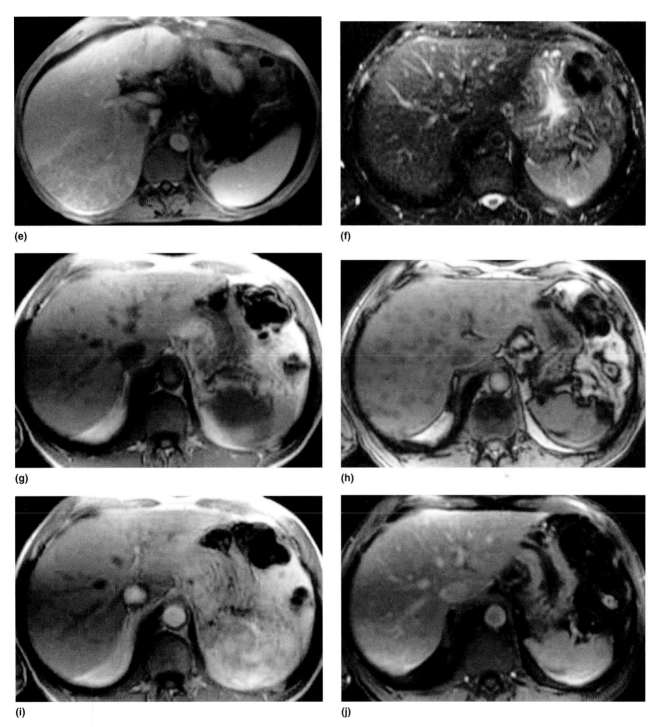

**图2.238（续前）** 及90s后脂肪抑制（e）SGE影像。右肝实质内可见多发小灶状脂肪区与同相位影像（b）相比，反相位可见信号衰减（a）。虽然其他序列可见肝脏轻度信号不均，这些病灶本身并无异常强化，影像表现支持多发脂肪沉积灶的诊断。第2例患者T2加权脂肪抑制SS-ETSE（f），SGE（g），反相位SGE（h）与钆增强后即刻（i）及90s后脂肪抑制（j）SGE影像，示多发小脂肪灶散在分布于全肝实质。反相位影像（h）可见病变信号衰减，未显示与背景肝脏有不同强化。

于同相位序列（图2.239、2.240、2.241和2.242）。然而，使用新的多回波GE脂肪定量序列，我们成功为肝脏沉积脂肪做了定量诊断。使用这种新的序列，可直接测量脂肪质子密度（图2.239），定量肝脏一定区域、全肝或病变内脂肪沉积的百分比，并且可在一次屏气内完成数据采集。该序列较MR波谱的优点在于扫描可覆盖全肝，而MR波谱采样范围有限，为单体素（3cm×3cm×3cm）采集。

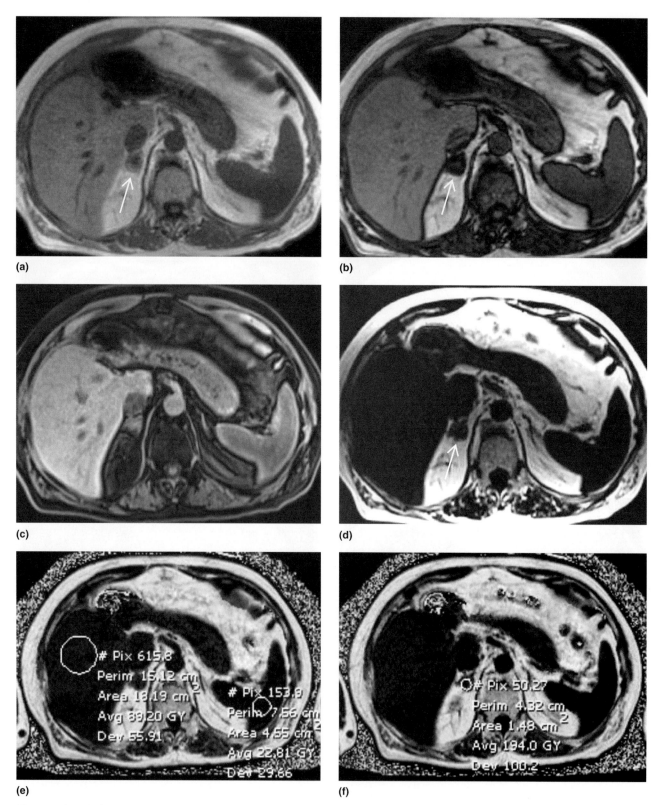

(a)

(b)

(c)

(d)

(e)

(f)

**图2.239** **轻微脂肪浸润**。横轴位T1加权2D-GE（a），反相位2D-GE（b），脂肪抑制3D-GE（c），Dixon 3D-GE脂像（d）与脂肪质子密度-脂肪百分比3D-GE（e，f）影像。T1加权2D-GE影像可见肾上腺一含脂腺瘤（箭头；a，b）。参照同相位影像（a），反相位影像（b）可见肾上腺腺瘤因含脂而信号衰减。因为含脂，3D-GE脂像（d）腺瘤呈轻度高信号。脂肪定量序列显示腺瘤含脂约19%（f）。然而肝脏反相位影像视觉观察与信号评估（未展示）并未显示信号衰减，3D-GE脂像上也未显示信号增高（d）。然而脂肪定量序列（e）显示肝脏含脂定量为9%，而视觉观察与信号评估未能检出脂肪。

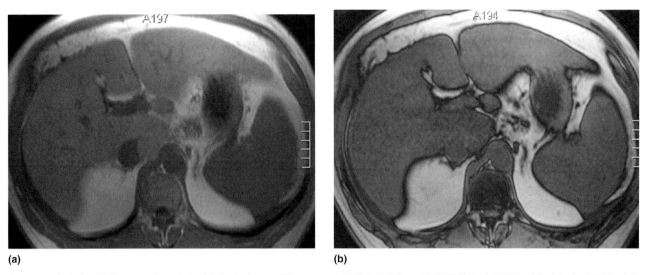

**(a)**　　　　　　　　　　　　　　　　　　　　　　　　　　**(b)**

**图2.240** 　**轻度脂肪浸润**。同相位（a）与反相位（b）SGE影像。T1WI上肝脏未见异常，反相位影像（b）肝脏显示信号衰减，肝脏与脾脏信号反转。注意有衰减的肝脏信号并未低于脾脏信号，提示肝脏脂肪浸润为轻度。

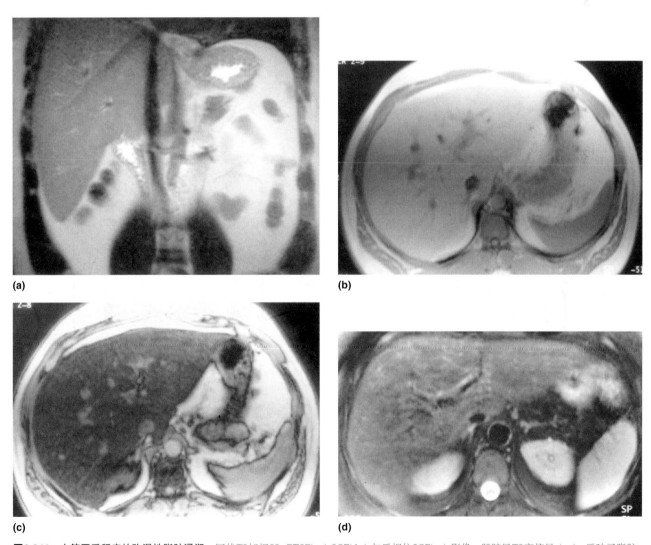

**(a)**　　　　　　　　　　　　　　　　　　　　　　　　　　**(b)**

**(c)**　　　　　　　　　　　　　　　　　　　　　　　　　　**(d)**

**图2.241** 　**中等严重程度的弥漫性脂肪浸润**。冠状T2加权SS-ETSE（a），SGE（b）与反相位SGE（c）影像。肝脏呈T2高信号（a），反映了脂肪，包括脂肪肝于长回波链序列呈高信号的事实。腰大肌为一常用体内参照；正常肝脏应与腰大肌信号相当。注意此例患者肝脏信号较腰大肌明显增高。同相位（b）与反相位（c）影像证实为中等严重程度的脂肪浸润。第2例患者T2加权脂肪抑制ETSE（d），

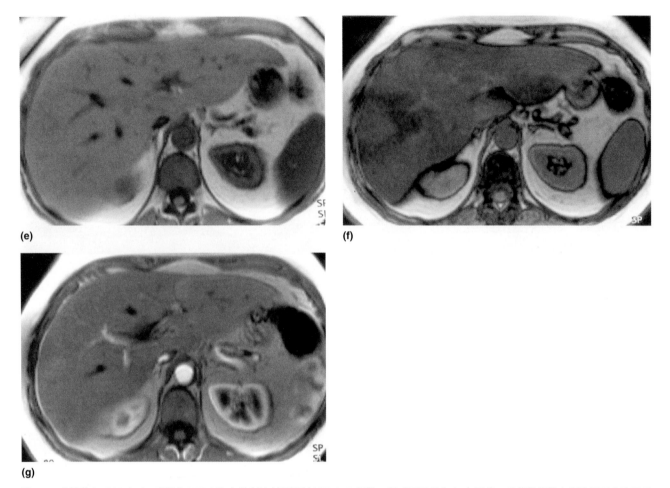

(e)

(f)

(g)

**图2.241（续前）** SGE（e），反相位SGE（f）与钆剂注射后即刻SGE（g）影像。相对于同相位（e）影像，反相位影像上肝脏显示中等严重程度的不均匀信号衰减（f），符合重度弥漫性片状脂肪浸润。采用同相位TE非脂肪抑制序列为钆增强影像时，肝脏强化（g）一般与正常肝脏没有区别。

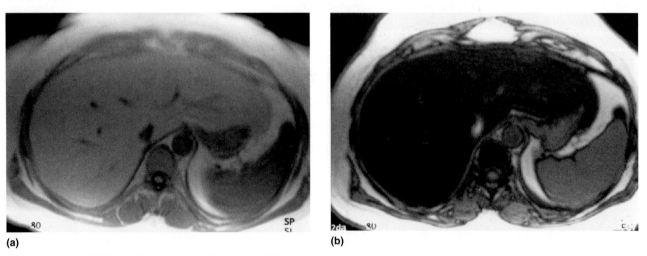

(a)

(b)

**图2.242** **重度脂肪浸润。** 两例不同患者同相位（a）与反相位（b）

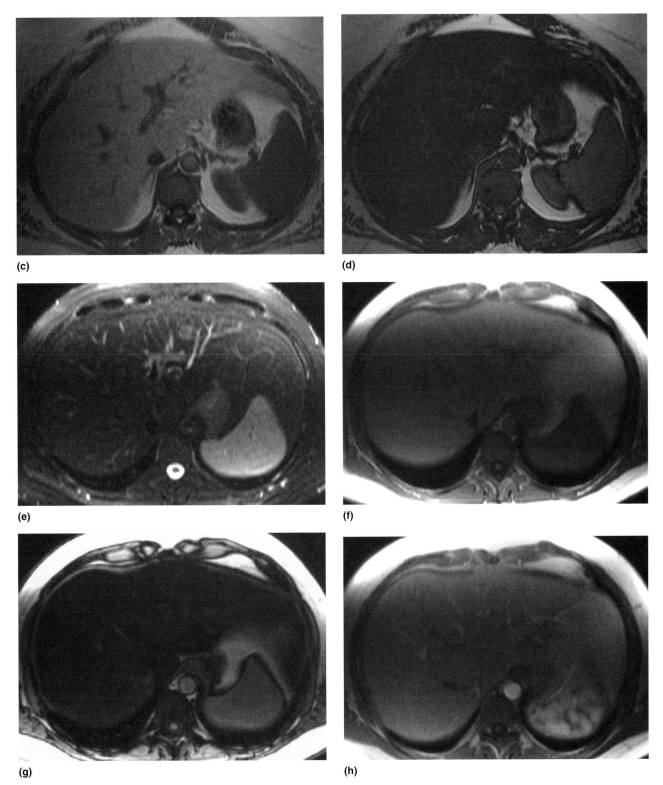

(c)

(d)

(e)

(f)

(g)

(h)

**图2.242（续前）** SGE影像与同相位（c）及反相位（d）SGE影像，均可见肝脏增大，有明显脂肪浸润。第3例肝脏重度脂肪浸润患者回波链STIR（e），SGE（f），反相位SGE（g）与钆增强后即刻（h）

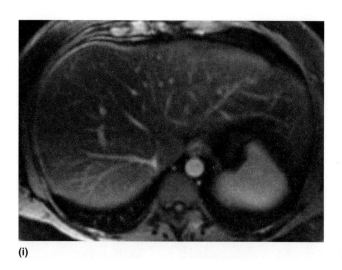

(i)

图2.242（续前）及90s后脂肪抑制（i）SGE影像，可见相似表现。

　　FNH与转移瘤为最常见与脂肪肝相关的局灶性病变。评价脂肪肝内局灶性病变，MRI尤其有效。非脂肪抑制T1WI与脂肪抑制T2WI可使肝脏与病变间的对比最大化。非脂肪抑制T1WI上，肝脏信号可较正常增高与低信号的肿物间对比明显，而脂肪抑制T2WI上脂肪肝信号较正常减低，也与中度高信号的病变对比明显。

　　同相位影像上与背景肝实质等或高的信号区在反相位影像上显示信号衰减，可明确诊断为局灶性脂肪浸润。没有占位效应、病变内可见血管穿行、局灶性脂肪浸润的形态可用于与肿瘤，如HCC、腺瘤、血管平滑肌脂肪瘤或脂肪瘤内的脂肪鉴别[309]。局灶性脂肪浸润通常可见成角、楔形的外缘，常常边界清楚；而含有脂肪的肿块则通常外形较圆。局灶性脂肪浸润的常见部位为与圆韧带相邻的区域，第Ⅳ段肝门旁与胆囊床，后者较少见[376, 377]。局灶性脂肪浸润的病因虽然尚不清楚，但估计与这些区域的血供变异有关[378-380]。有助于鉴别的一个重要的表现，是肝内无合并症的脂肪沉积，钆增强后的强化通常在所有序列影像上均与正常肝脏不能区分，而含有脂肪的肿瘤的强化几乎总是与背景肝脏不同。

　　出血、黑色素、铜与蛋白可与T1WI上高信号的非脂肪性肿瘤有关。反相位影像可鉴别这些肿瘤与含脂肿瘤或局灶性脂肪浸润。虽然一些分化好的HCC可含有脂肪，大多数T1高信号的HCC并不含脂。含脂的HCC界限较局灶性脂肪浸润更为清楚，而且HCC常有包膜。大多数肿瘤脂肪分布不均匀，脂肪抑制T2WI上通常可见肿瘤内有一些高信号成分。在所有局灶性肝脏病变中，肝腺瘤可能是与局灶性脂肪浸润最为相似的病变，这些肿瘤可含有相对均匀的脂肪。钆增强后动脉为主期显示毛细血管性强化，间质期消退，可确定肝腺瘤的诊断。虽然血管平滑肌脂肪瘤与肝脂肪瘤可由脂肪构成，但在反相位影像上信号并不衰减，而是显示沿病变与肝脏分界的相位消除伪影。这些肿瘤的脂肪含量高于重度脂肪变性的肝脏，由于这些不同，就有可能鉴别这些肿瘤与脂肪肝。在采用脂肪抑制技术时，血管平滑肌脂肪瘤与脂肪瘤由于脂肪含量很高，可见信号减低，背景肝脏有脂肪变性时尤为明显。

　　肝脏弥漫性脂肪浸润时局灶性正常肝（肝岛）表现为在反相位影像信号减低的背景肝实质上局灶性高信号（图2.243、2.244）。动脉-门脉分流，门静脉闭塞或受压及门静脉灌注的减低，可造成脂肪输送减少，推测为脂肪肝局灶性肝岛的病因[378-380]。第Ⅳ段内侧尖部，胆囊床周围与圆韧带旁肝实质为最常见的血供异常部位，也即为最容易出现较其他部位肝脏脂肪沉积较少的部位[376, 377]。脂肪肝内转移瘤压迫周围肝实质内的血管，显示肿瘤周围的脂肪沉积轻微[309, 377, 381, 382]。

## 黏多糖积累病

　　黏多糖积累病为一组遗传性黏多糖（葡糖氨基聚糖类）降解不全与蓄积的疾病，临床表现缘自黏多糖在体内与器官内的蓄积。黏多糖为细胞外结缔组织的主要构成成分，因而此种患者可见广泛黏多糖蓄积，累及多器官系统，常见肝脾肿大、骨骼变形、血管病变、内皮下特别是冠状动脉壁内的沉积与中枢神经系统的异常。MR影像上常见肝脏增大（图2.245）。特异性MRI征象尚待阐

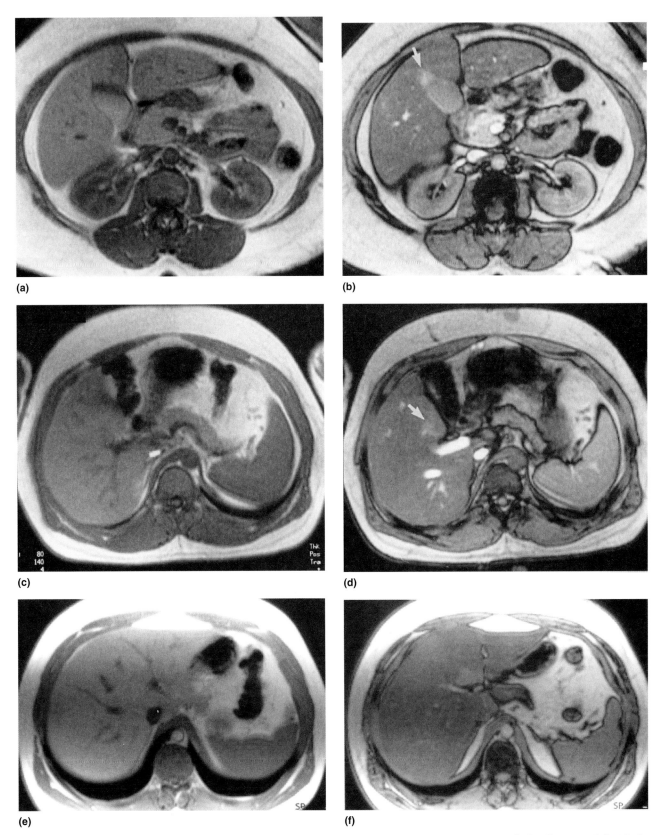

**图2.243** 肝脂肪浸润伴局灶性肝岛。SGE（a）与反相位SGE（b）影像。可见T1WI上肝脏信号均匀（a），反相位影像（b）肝脏信号衰减，胆囊旁可见局灶性较高信号（箭头，b），代表灶状的正常肝脏。第2例患者SGE（c）与反相位SGE（d）影像，同相位影像（c）肝脏信号正常，反相位影像上（d），肝脏信号衰减与脾脏等信号，第Ⅳ段内侧尖部可见局灶性肝岛。第3例患者SGE（e）与反相位SGE（f）影像，肝脏轻度脂肪浸润伴第Ⅳ段内侧尖部局灶性肝岛（f）。

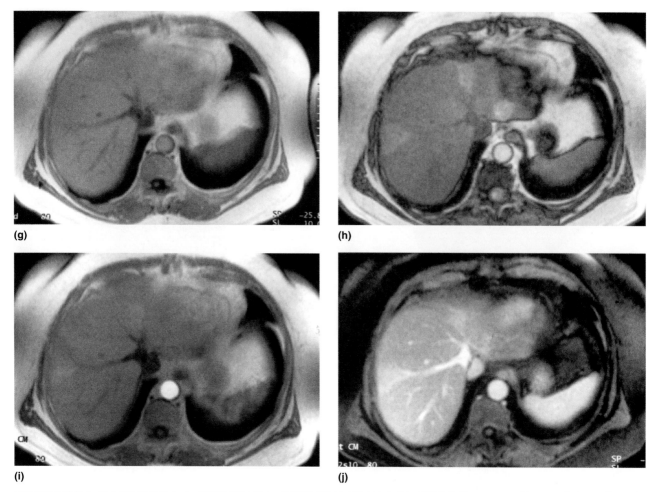

(g)

(h)

(i)

(j)

**图2.243（续前）** 第4例患者SGE（g），反相位SGE（h），钆增强后即刻SGE（i）与90s后脂肪抑制SGE（j）影像，可见脂肪沉积的肝内楔形局灶性正常肝脏区域。注意钆增强后90s（j）影像上，同一区域呈较高信号，反映了脂肪肝的脂肪抑制效应，而非正常肝脏区域的钆强化效应。

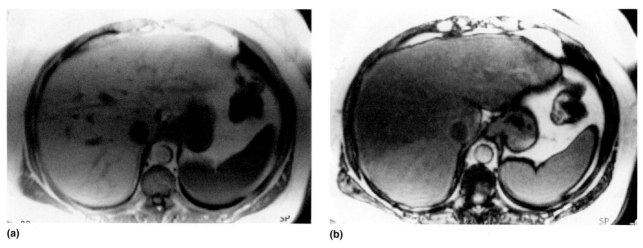

(a)

(b)

**图2.244** 肝脏脂肪浸润伴节段性脂肪不同含量。SGE（a），反相位SGE（b），

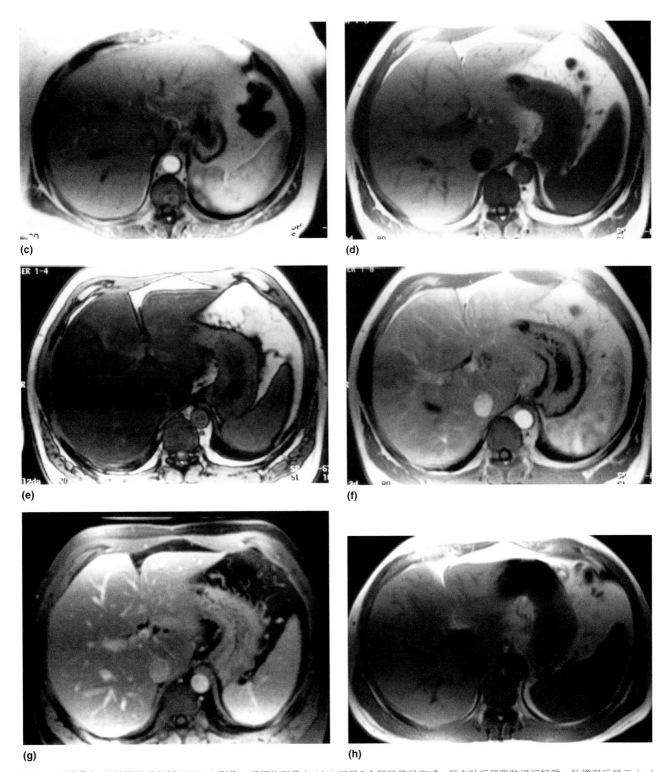

(c)

(d)

(e)

(f)

(g)

(h)

**图2.244（续前）** 与钆增强后即刻SGE（c）影像。反相位影像上（b）可见3个肝段信号衰减，肝右叶后段脂肪浸润轻微。钆增强后显示（c）整体肝脏的信号异常不明显。第2例患者SGE（d），反相位SGE（e），钆增强后即刻SGE（f）与90s后脂肪抑制SGE（g）影像与右叶相比，肝左叶脂肪浸润较轻，显示为反相位影像信号衰减较小（e）。增强后，肝脏均匀强化。2例不同患者SGE（h）

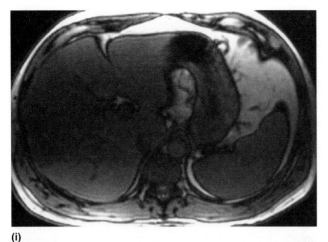

(i)

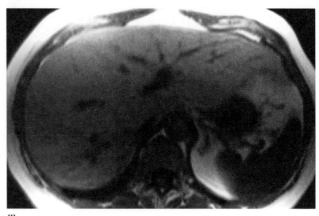

(j)

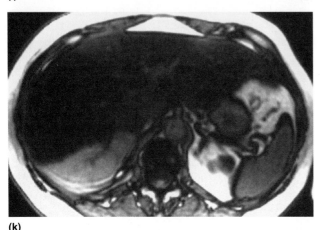

(k)

**图2.244（续前）** 与反相位SGE（i）影像，和SGE（j）与反相位SGE（k）影像，显示不同程度的肝段脂肪浸润轻微。

明。大体病理检查可显示肝脏广泛的纤维化与硬化[2]。一组6例黏多糖蓄积病的尸检报告显示所有病例均有肝纤维化[383]。病变镜下可见肝细胞与Kupffer细胞的胞浆肿胀，充满异常积累物[2]。每一例黏多糖积累患者功能丧失的程度与总体预后取决于机体与智力受累的程度[384]。

### 动静脉瘘

动-静脉的异常交通或瘘可发生于肝内，可继发于外伤、肿瘤或先天性疾病。动静脉瘘为肝脏经皮活检的一个众所周知的并发症[385]。有临床意义的或有症状的肝脏血管瘘少见，通常是由创伤造成的，包括医源性创伤[386]。钆增强技术，2D或3D GE或MRI均可很好显示瘘。外伤后动-静脉交通的MRI影像特点包括灌注与引流血管的扩张，分水岭区肝脏实质一过性强化与引流血管的早期强化（图2.246）[387]。确定诊断的一个重要表现是分流的血管巢强化与相应肝内血管的强化特点一致（即常保持强化），而局灶性肝脏肿瘤，除血管瘤外，强化方式与肝血管不同，强化常迅速消退或廓清。

先天性血管瘘罕见，相对常见的病变之一是遗传性出血性毛细血管扩张症（Rendu-Osler-Weber综合征）。病变的特征是毛细血管扩张（皮肤、黏膜），肝（约占30%），肺及中枢神经系统动静脉瘘与动脉瘤[2, 3]。文献报道受累脏器包括胃肠道、脾、肾与生殖道。影像上，肝脏可充满无数不同大小的动-静脉异常交通。病变可表现为多发界限清楚的强化性肿块与血管同步强化。可同时见到血管病变与血栓性病变，反映出病变的自然史或治疗史，如栓塞术（图2.247）。

### 门静脉阻塞/血栓

门静脉血栓一般与高凝状态、血管损伤或淤血相关[2]。门静脉阻塞可以是隐袭的，患者耐受好，也可为急性闭塞，可危及生命。大多数病例表现为这两种极端情况。门静脉阻塞可发生于肝外或肝内。肝外门静脉阻塞的常见原因包括：①腹部肿瘤肝门淋巴结转移性肿

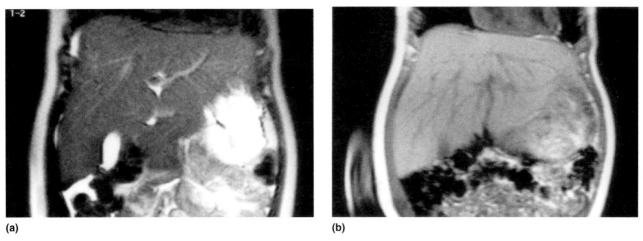

(a)　　　　　　　　　　　　　　　　　　(b)

**图2.245**　**蓄积病。**黏多糖积累病史患者，冠状T2加权SS-ETSE（a）与SGE（b）影像。注意冠状影像可很好显示肝脏增大。

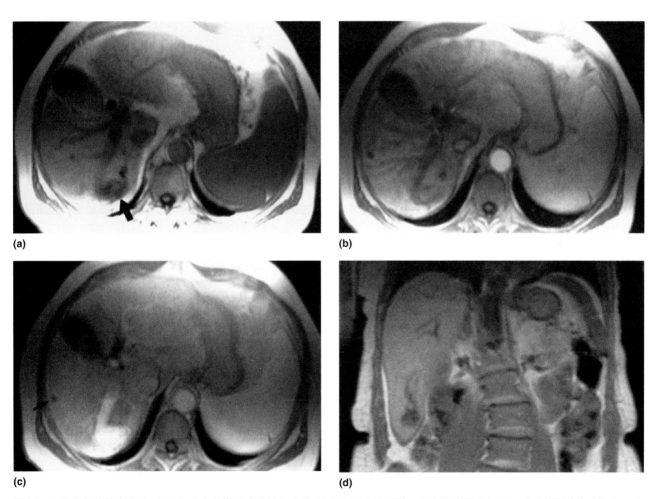

(a)　　　　　　　　　　　　　　　　　　(b)

(c)　　　　　　　　　　　　　　　　　　(d)

**图2.246**　**获得性动静脉畸形。**SGE（a）与钆增强后即刻（b）及45s后SGE（c）影像。肝右叶后段可见一2cm大小圆形结构（箭头，a），肝右门静脉后段支进入病变。注射对比剂后，可见病变早期轻微强化（b），45s后强化明显（c）与门静脉相延续（c）。同时注意细小肝囊肿或胆管错构瘤（箭头，c），肝脏结节状外形与脾大。第2例患者冠状SGE（d）与钆增强后再聚焦GE（e）影像。可见肝右叶下部结节，伴有一对大血管进入与离开病变。平扫影像病变呈低信号（d）

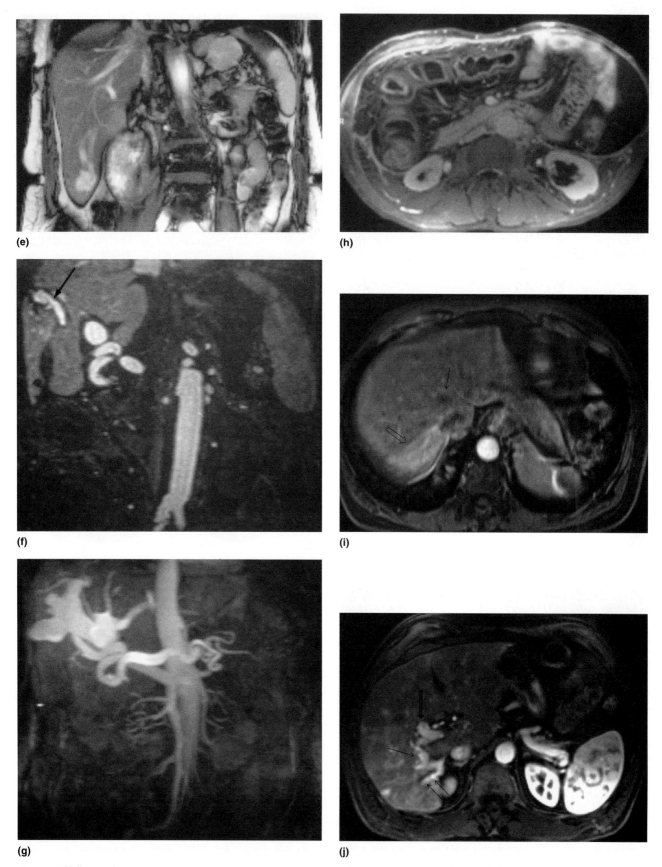

**图2.246（续前）** 注射钆剂后明显强化（e），符合动静脉畸形。第3例患者冠状3D-GE 2mm层厚原始影像（f），2mm 3D-GE影像MIP重建（g）与增强后90s脂肪抑制横轴位SGE影像（h）。2D原始影像（f）示肝右动脉与右肝门静脉相连（箭头，f），MIP重建影像（g）显示扩张的肝右动脉与右肝门静脉的全长。钆增强间质期脂肪抑制SGE影像（h）上，可见结肠黏膜下水肿，浆膜与黏膜明显强化，反映了动静脉瘘导致的门静脉淤血。

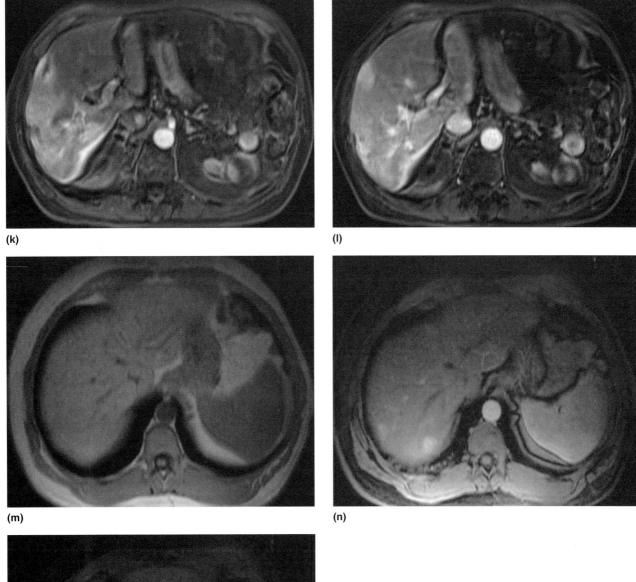

(k)

(l)

(m)

(n)

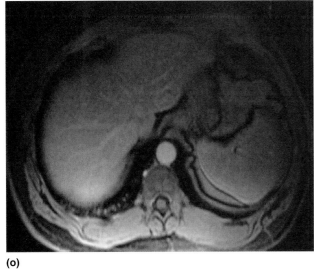

(o)

**图2.246（续前）** 外伤后血管分流患者T1加权脂肪抑制3D-GE钆增强后即刻（i，j，k）与45s后（l）影像。上方的断层层面示肝右静脉早期强化（粗箭头，i）。注意肝中静脉（细箭头，i）无强化。经肝脏中部的断层影像显示右肝门静脉扩张（粗箭头，j）。血管交通水平亦明显显示（细箭头，j）。更下方的断层层面（k），可见肝右叶早期地图样明显强化，钆增强后45s（l）该区域强化消退与肝脏等信号。外伤性动静脉分流的3个征象是：①动脉血管扩张；②分水岭区肝实质一过性早期强化；③灌注血管的早期强化。畸形或分流的血管巢与相应血管以相同方式同步强化，这一点可与肝脏局灶性病变鉴别。注意一过性强化的肝实质增强晚期趋于与背景肝脏等信号。3T设备，T1加权脂肪抑制3D 梯度回波（m）与钆增强后即刻（n）及90s后（o）脂肪抑制3D-GE影像，示增强早期局部区域明显强化（n）与局部动静脉分流相当。注意增强晚期（o）分流血管趋于与背景肝脏等信号。该病变可与外伤后动静脉分流鉴别，因为没有扩张的灌注与引流血管，或引流静脉内早期出现对比剂。

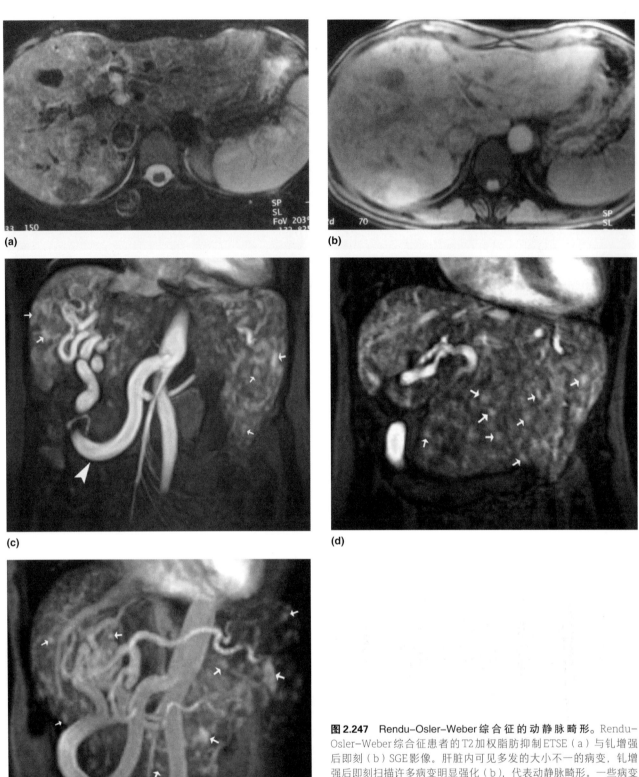

**图 2.247** Rendu-Osler-Weber 综合征的动静脉畸形。Rendu-Osler-Weber 综合征患者的 T2 加权脂肪抑制 ETSE（a）与钆增强后即刻（b）SGE 影像。肝脏内可见多发的大小不一的病变，钆增强后即刻扫描许多病变明显强化（b），代表动静脉畸形。一些病变呈 T2（a）及钆增强后（b）低信号，符合出血与血栓。脂肪抑制钆增强后较后侧（c）与较前侧（d）3D-MRA 冠状原始影像（c，d），和 MIP 重建影像（e）。可见遍布全肝分布广泛的富血供动静脉畸形（小箭头，c，d，e）。注意由于向肝血流明显增多，肝动脉明显扩张（三角，c，e）（感谢印度新德里 Diwan Chand Satya Pal Aggarwa 影像研究中心的 Bharat Aggarwal，MD 提供病例）。

大；②腹膜化脓性感染继发静脉炎（如阑尾炎）；③继发于胰腺炎的脾静脉或肠系膜上静脉血管蔓延；④腹部手术后血栓形成。肝硬化为门静脉阻塞最常见的肝内原因，也可见于肝内原发或继发性恶性肿瘤对血管的侵犯[388]。

影像上，采用黑血技术（如施加上方或下方饱和脉冲的自旋回波技术）或白血技术（如时间飞跃GE或钆增强GE）可显示门静脉血栓；两种技术结合使用可提高诊断的可信度。门静脉可因瘤栓、纯血栓或血管外压迫而闭塞，通常MRI可鉴别这些病变。MRI常可鉴别瘤栓与纯血栓，瘤栓T2信号较高，于时间飞跃GE影像上呈软组织信号，钆增强扫描可有强化（图2.248）；而纯血栓呈T2低信号，时间飞跃GE影像上也呈低信号，钆增强扫描无强化（图2.249、2.250和2.251）。虽然转移瘤也

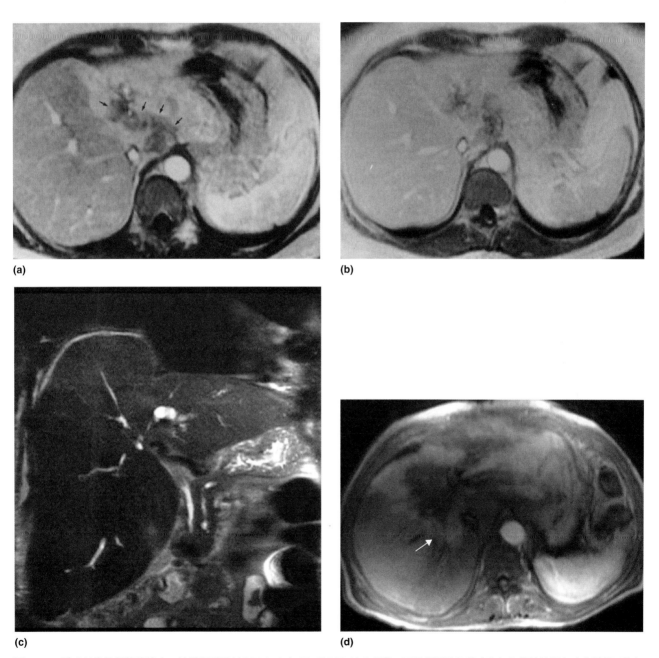

**(a)**

**(b)**

**(c)**

**(d)**

**图2.248** **肿瘤继发性门静脉栓塞。** 钆增强后即刻SGE（a）与90s后SGE（b）影像。可见肝尾叶转移瘤和与之相关的肝左叶内侧段不均匀强化栓塞，延伸至左肝门静脉（箭头，a）。钆增强后即刻扫描（a），可见肝左叶明显强化，90s后强化消退（b）。第2例HCC患者冠状T2加权SS-ETSE（c）与钆增强后即刻（d）及90s后脂肪抑制（e）SGE影像。门静脉分叉部可见一T2高信号肿块（c），T1WI呈低信号（未展示），增强早期强化不明显，但可见病变周围有强化（d）。

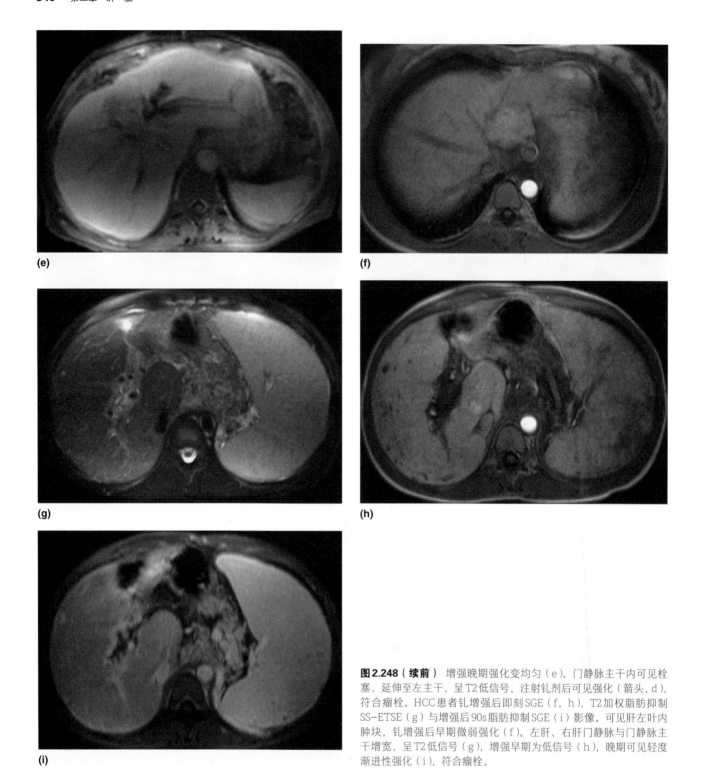

**图2.248（续前）** 增强晚期强化变均匀（e）。门静脉主干内可见栓塞，延伸至左主干，呈T2低信号，注射钆剂后可见强化（箭头，d），符合瘤栓。HCC患者钆增强后即刻SGE（f，h），T2加权脂肪抑制SS-ETSE（g）与增强后90s脂肪抑制SGE（i）影像。可见肝左叶内肿块，钆增强后早期微弱强化（f）。左肝、右肝门静脉与门静脉主干增宽，呈T2低信号（g），增强早期为低信号（h），晚期可见轻度渐进性强化（i），符合瘤栓。

有瘤栓发生，HCC继发瘤栓仍最为多见，最常见弥漫型。纯血栓可见于肝硬化与各种累及门静脉循环范围内器官的炎症/感染，其中最常见的是胰腺炎。感染性静脉纯血栓的重要影像表现为更明显的静脉壁强化。

门静脉外压性改变最常见的原因是恶性肿瘤，但也可见于良性肿瘤，如血管瘤。胆管癌尤易造成门静脉的外压与阻塞。肿瘤引起的肝叶或肝段门静脉阻塞可造成分散的楔形T2高信号区，钆增强后即刻GE影像可见强化[374, 389-393]。T2信号增高可能反映了肝细胞一定程度的损伤。血供减低可造成肝细胞变小，继而使血管与间质占据的肝实质空间比例增大。门静脉栓塞后，门静脉周围的侧支血管可维持门静脉的灌注。一定时间后，侧

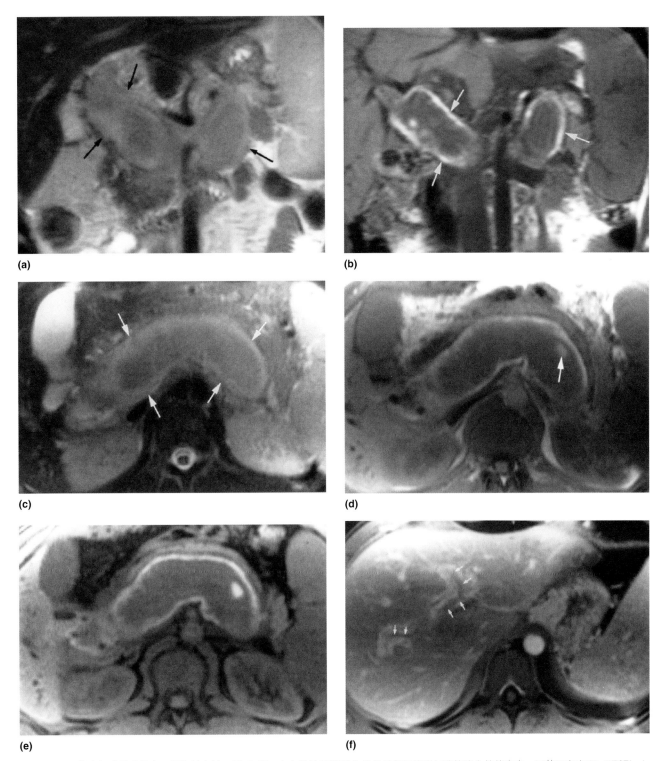

**图2.249** **门静脉与脾静脉栓塞：亚急性血栓。**男,21岁，有自发性腹膜后血栓伴相关门静脉与脾静脉血栓的病史。冠状T2加权SS-ETSE( a )，冠状SGE（ b ），T2加权脂肪抑制SS-ETSE（ c ），SGE（ d ），脂肪抑制SGE（ e ）与钆增强后90s脂肪抑制（ f , g , h ）SGE影像。

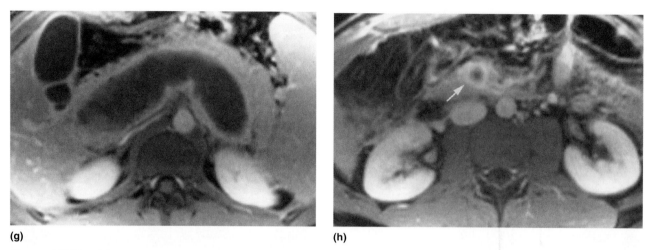

**(g)**       **(h)**

**图2.249（续前）** 脾静脉，门静脉与肠系膜上静脉近侧明显扩张，腔内可见膨大的血栓（箭头，a–c），蔓延至整个静脉系统。T1WI上可见血栓的高信号环（b，d，e），血栓内可见小灶状高信号（箭头，d），符合血液不同时期的分解产物。钆增强后脂肪抑制影像（f，g）显示血栓内无强化。正常直径的肝内门静脉分支内也可见血栓（箭头，f）。血栓栓塞后的肠系膜上静脉周围组织明显强化（箭头，h）提示有炎症。

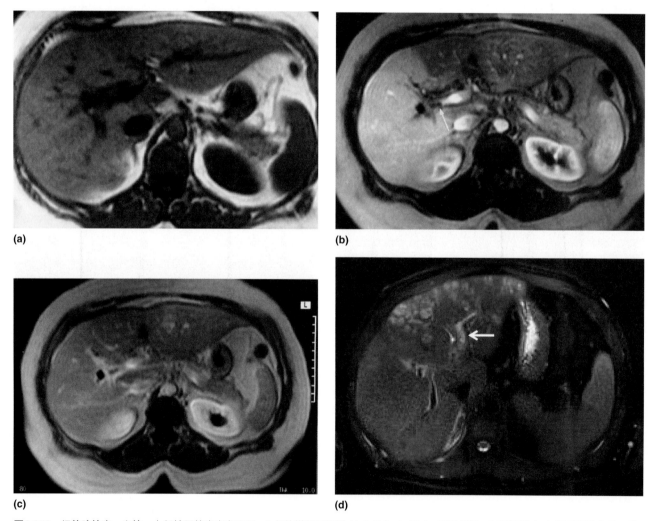

**(a)**       **(b)**

**(c)**       **(d)**

**图2.250 门静脉栓塞：血栓。**上行性胆管炎患者SGE（a）与钆增强后即刻（b）及2min后（c）SGE影像。SGE影像（a）显示肝脏信号正常。钆增强后即刻扫描（b），可见肝右叶强化明显，伴无信号的血栓（箭头，b）与钆对比强化高信号的右肝门静脉相延续。增强后2min肝实质强化均一（c）。横轴位T2加权脂肪抑制SS-ETSE（d），

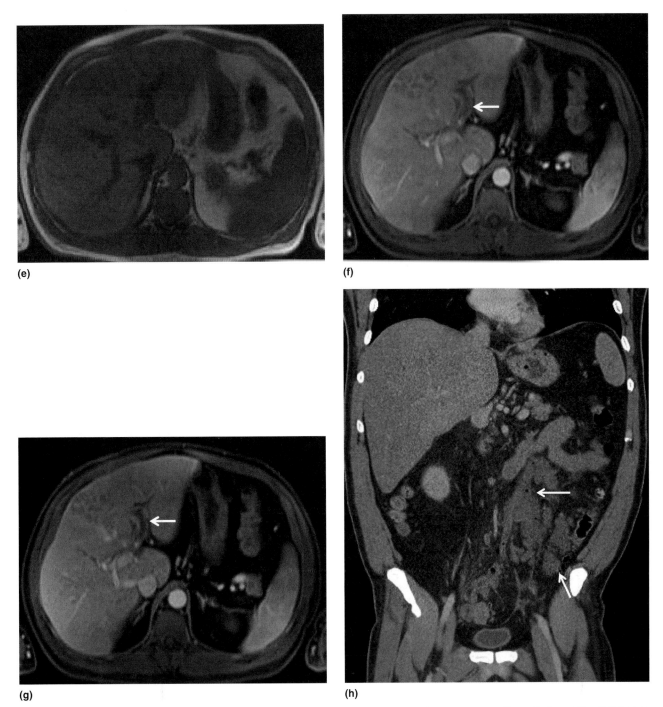

(e)

(f)

(g)

(h)

**图2.250（续前）** T1加权2D-GE（e），T1加权脂肪抑制钆增强后HAD期（f）与肝静脉期（g）3D-GE影像，示继发于近期乙状结肠憩室炎与肠系膜下静脉血栓性静脉炎的门静脉炎。增强后冠状（h）CT显示血栓栓塞扩张的肠系膜下静脉及其分支（箭头，h）。栓塞的左肝门静脉呈T2高信号。左肝门静脉内的纯血栓显示为低信号的无强化结构。由于炎症/感染，左肝门静脉壁可见强化。注意见于肝左叶内多发小的T2高信号、T1等到低信号灶，强化不明显但有周围环形强化，代表肝门束内的小脓肿，向门静脉炎进展。这些小脓肿的鉴别诊断还包括上行性胆管炎，但此例肠系膜静脉炎患者脓肿来自门静脉炎与肠系膜血栓性静脉炎。

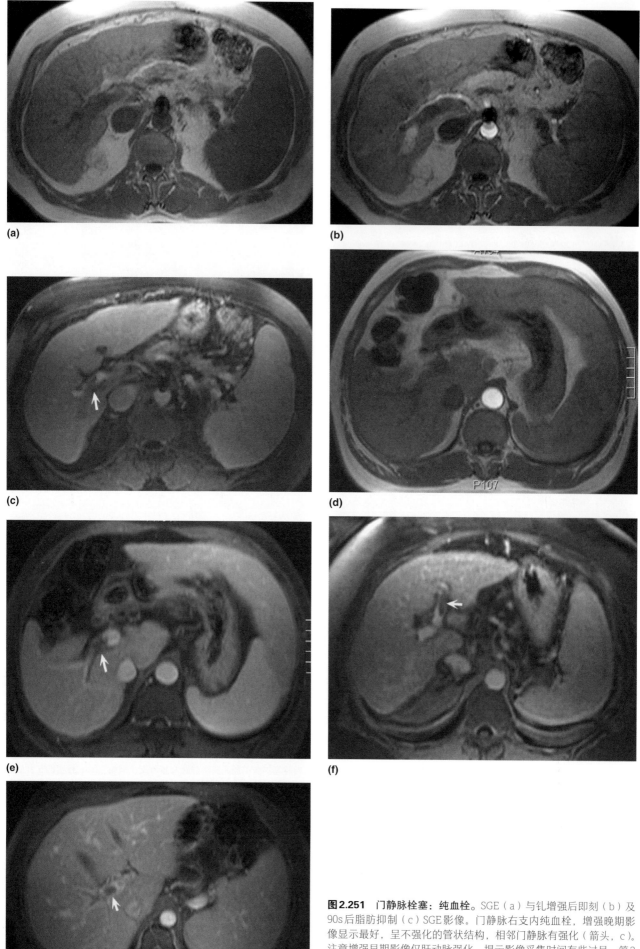

**图2.251　门静脉栓塞：纯血栓。**SGE（a）与钆增强后即刻（b）及90s后脂肪抑制（c）SGE影像。门静脉右支内纯血栓，增强晚期影像显示最好，呈不强化的管状结构，相邻门静脉有强化（箭头，c）。注意增强早期影像仅肝动脉强化，提示影像采集时间有些过早。第2例与第3例患者钆增强后即刻（肝动脉期，d）与90s后脂肪抑制（e，f）SGE影像，示门静脉主要分支内纯血栓（箭头，e，f）。第4例右肝门静脉内纯血栓患者钆增强后90s脂肪抑制SGE影像（g）。注意沿血栓外缘的强化，符合血栓周围的血流（箭头，g）。

支静脉网的静脉腔扩张，而栓塞的门静脉回缩，形成门静脉海绵样变[394, 395]。肝段门静脉的阻塞也可引起肝脏萎缩，伴其他肝段代偿性增生[374, 389]。

　　静脉注射钆剂后HAD期，门静脉灌注减低区可见一过性强化增高（图2.248、2.250）[396]。一组8例患者CTAP灌注缺损与钆增强后即刻GE扫描影像一过性高信号区明确相关（图2.252）[396]。这些影像表现显示无门静脉供血或门静脉供血减少区肝动脉供血增多。阻塞的门静脉分支远侧肝实质的这种反常的强化增高很大程度上反映了自动调节机制引起的肝动脉供血增多。对比剂注射后，门静脉供血血管阻塞，肝动脉供血增多的肝段呈早期明显强化。首过时，随血流运行的钆在肝动脉内的浓度较门静脉更高，经肝动脉到达肝脏的钆也较门静脉更多。增强晚期，肝动脉与门静脉内的钆浓度相同，这也解释了一过性高强化的原因。门静脉病变时一般可表现为受累肝段灌注范围的一过性高强化。

### 肝静脉栓塞

#### 布-加（Budd-Chiari）综合征

　　布-加综合征为多种原因造成肝静脉引流阻塞的病变。虽然最初将其描述为急性，通常危及生命的，主要肝静脉或下腔静脉的血栓性阻塞，目前布-加综合征的定义已更为宽泛，包括亚急性与慢性阻塞性综合征。

　　肝静脉引流阻塞造成门静脉高压，腹水与进行性肝衰竭。布-加综合征更多见于女性，半数以上的患者有高凝倾向。病因包括真性红细胞增多症、妊娠、产后与腹部肿瘤，特别是HCC[397]。肝静脉栓塞后的急性病理改变包括静脉扩张与肝窦样隙的淤血。随病变的进展，窦样隙出现胶元化，肝细胞萎缩，肝实质丧失[2, 3]。

　　肝静脉引流通常并非完全中止，因为可有不同副肝静脉于阻塞上方或下方引流。一些病例可为肝段或亚段的阻塞。虽然病变累及主肝静脉最为常见，也可见中央肝静脉通畅，而小或中等大小的肝静脉呈孤立性阻塞[398]。慢性综合征肝静脉引流完全阻塞的区域可出现肝动脉到门静脉的分流，造成门静脉血流反向[392, 399-401]，受累肝实质则失去了门静脉供血。而肝脏的再生、增生与萎缩部分取决于门静脉的灌注[356]。布-加综合征最多见周围肝脏的萎缩，因静脉阻塞对其影响最明显，而尾叶与肝中央部分增生，因静脉阻塞对其影响相对轻微。

　　采用血液流空技术或血流高信号技术，如时间飞跃或钆增强门静脉期GE序列来显示肝静脉血流缺失。一般采用两种技术结合的方法获取最为正确的诊断，实际上，亮血技术的诊断正确性最好，通常可足以做出诊断。

　　钆增强后即刻扫描MR影像上，布-加综合征周围萎缩的肝脏的强化较正常或增生的肝脏更高或较低与病变进程的慢性程度相关。一项研究表明，急性、亚急性与慢性布-加综合征肝脏动态强化的方式不同，急性与亚急性综合征重叠出现时可见结合型强化方式[402]。急性发作性布-加综合征周围肝的强化低于中央肝脏，可能是因为组织内压急性增高，造成肝动脉与门静脉向周围肝供血减少。相应肝实质MR影像呈中度T2高信号，T1低信号，代表相关组织水肿。增强后，肝脏显示中央

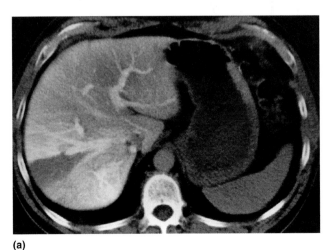

(a)

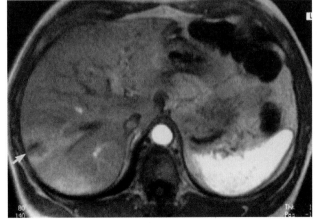

(b)

**图2.252**　肝转移瘤相关的灌注异常。螺旋CTAP（a）与钆增强后即刻（b）

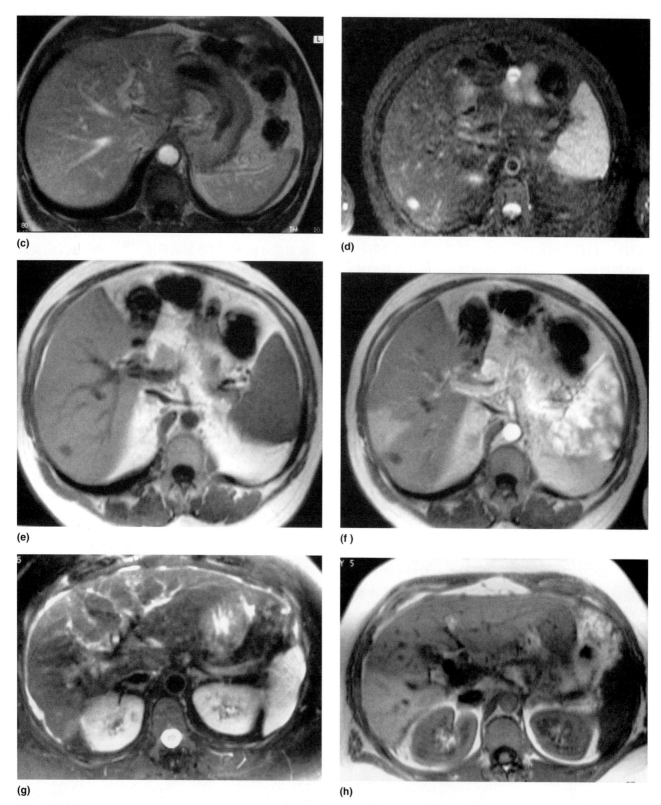

(c)

(d)

(e)

(f)

(g)

(h)

**图2.252（续前）** 及90s后（c）SGE影像。CTAP影像（a）显示肝右叶一楔形灌注缺损。钆增强后即刻SGE（b）影像可见楔形高强化的肝实质围绕在2cm大小肝转移瘤周围（箭头，b）。钆增强90s后（c）灌注缺损与转移瘤均显示与肝脏等信号。（病例来自：Reproduced with permission from Semelka RC, Schlund JF, Molina PL, et al. Malignant liver lesions: comparison of spiral CT arterial portography and MR imaging for diagnostic accuracy，cost，and effect on patient management. J Magn Reson Imaging 1: 39-43，1996）第2例有结肠癌病史的患者，回波链STIR（d），SGE（e）与钆增强后即刻SGE（f）影像示灌注异常，可见钆增强后即刻扫描（f）一过性高强化。注意异常灌注区旁的小囊肿。结肠癌肝转移患者一过性高强化的灌注异常并非少见，许多灌注异常与转移相关，但一些患者，比如此例其原因并不清楚。第3例有结肠癌病史的患者，T2加权脂肪抑制ETSE（g），

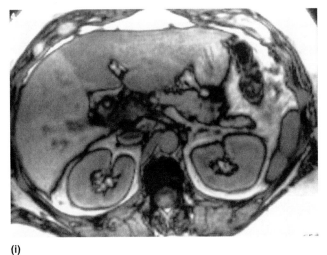

**(i)**

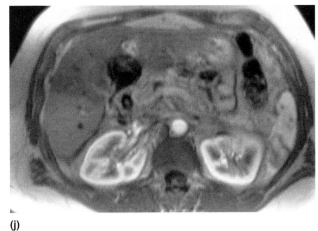

**(j)**

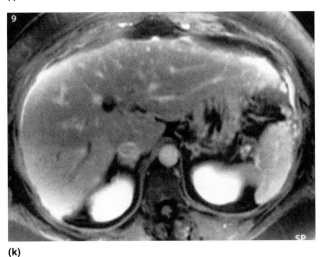

**(k)**

**图2.252（续前）** SGE（h），反相位SGE（i）与钆增强后即刻（j）及90s后脂肪抑制SGE（k）影像。T1WI平扫与钆增强后可见肝脏节段性信号异常。同时注意腹膜转移造成的肝被膜与腹膜的增厚与强化，增强间质期脂肪抑制T1WI显示最好（k）。

高强化，周围肝实质强化减低，并保持到增强晚期（图2.253、2.254）[403]。

亚急性布-加综合征门静脉出现反向血流，可见细小肝内与肝外静脉-静脉侧支分流，其他慢性肝病没有此种表现。许多侧支分流位于肝被膜。周围肝T2信号轻度增高，T1信号轻度减低与急性布-加综合相似。动态钆增强MR扫描，亚急性布-加综合征的强化与急性综合征明显不同。增强HAD期相对于中央肝脏，周围肝呈轻度不均匀高强化，随时间延长，变为与其余肝脏均匀等强化。尾叶轻度到中度增生，亚急性综合征的侧支分流不明显（图2.255）。

慢性布-加综合征的肝脏水肿并不明显，但出现纤维化。纤维化造成肝脏周边实质T1与T2信号减低。钆增强后系列扫描肝脏周边与中央部分的强化差异变得不明显。急性与亚急性病变所见静脉栓塞，慢性布-加综合征通常已见

不到。肝尾叶明显增生，明显增宽的肝内侧支桥血管，肝外侧支循环与肝内RN均为见于慢性布-加综合征的特征。

肝内弧形侧支血管与沿肝被膜分布的侧支循环为慢性布-加综合征的特征（图2.256）。慢性布-加综合征通常可见有明显的静脉曲张，增强间质期脂肪抑制影像可很好显示。也可见到同其他慢性肝病同样的门静脉系统广泛明显的静脉曲张。

慢性综合征肝静脉阻塞造成的肝缺血可引起肝脏结节样再生性增生[404, 405]。结节通常多发，圆形，直径为0.5～4.0cm，造成肝脏外形不规则[406-408]。这些结节往往呈T2等或低信号，T1高信号与大再生结节相似（图2.256）。然而，这些结节可中度富血管，钆增强后即刻GE影像上中度高强化[343, 406, 409]。T1加权平扫结节的高信号可能反映了结节高含量的蛋白。

偶尔，大的（＞1cm）的RN含有中央瘢痕与FNH

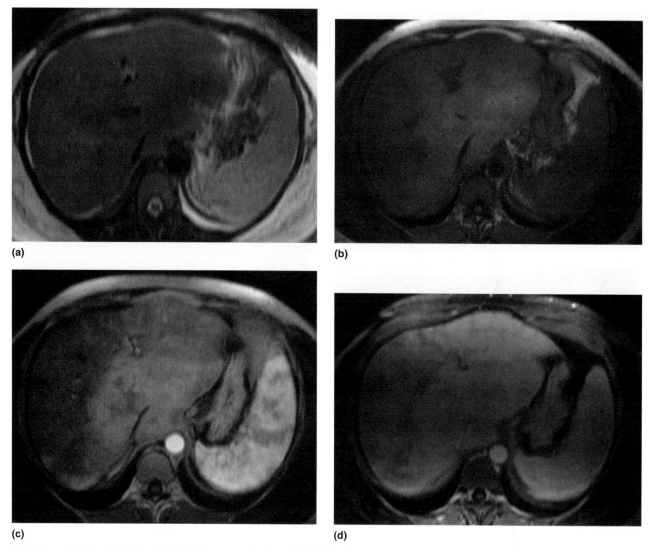

**(a)**

**(b)**

**(c)**

**(d)**

**图2.253** **急性布-加综合征。** T2加权ETSE（a），SGE（b），钆增强后即刻（c）与90s后SGE（d）影像。T2WI（a）显示肝尾叶与中央肝脏信号正常，周边肝脏不均匀高信号。T1WI平扫（b），肝尾叶与中央肝脏信号正常，而周边肝脏呈低信号。增强后即刻扫描（c）肝尾叶与中央肝脏不均匀明显强化，而周边肝脏呈较低强化；增强晚期（c），肝脏较早期强化更均匀，但中央区仍呈较高强化。

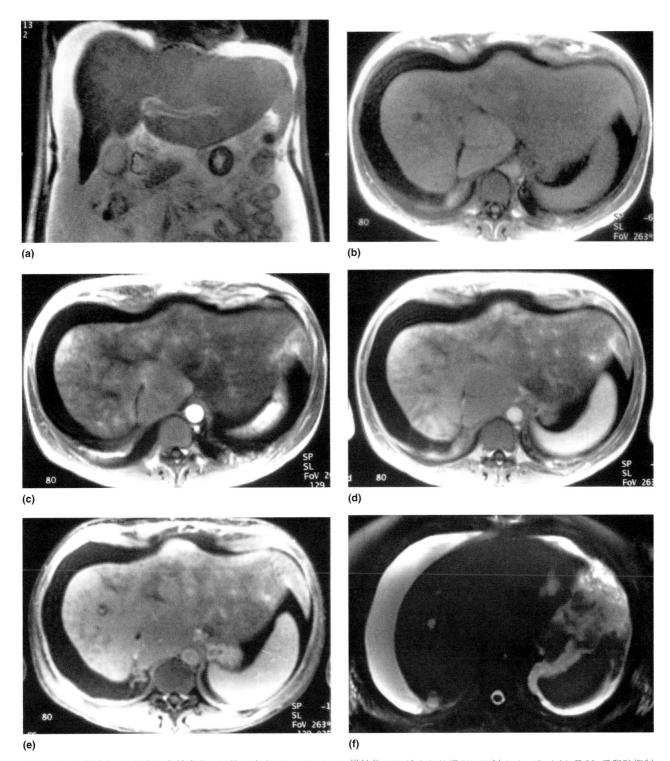

**图2.254** 亚急性布-加综合征急性发作。冠状T2加权SS-ETSE（a），横轴位SGE（b）与钆增强后即刻（c），45s（d）及90s后脂肪抑制（e）SGE影像。冠状T2WI（a）显示肝左叶外侧段相对于肝右叶呈高信号。T1WI上（b），增大的肝左叶外侧段呈中度信号减低，肝右叶信号轻度减低。增大的尾叶突信号更正常。增强后即刻扫描（c）示左叶外侧段强化明显减低，符合急性布-加综合征改变；肝右叶轻度不均匀高信号，符合亚急性布-加综合征改变；而肝尾叶信号轻度不均匀，信号强度介于急性病变的左侧外侧段与亚急性病变的肝右叶之间。异常强化较轻，但持续存在至增强晚期（e）。第2例患者T2加权脂肪抑制SS-ETSE（f），SGE（g）与钆增强后即刻（h）与90s后脂肪抑制（i）SGE影像。肝脏T2加权（f）

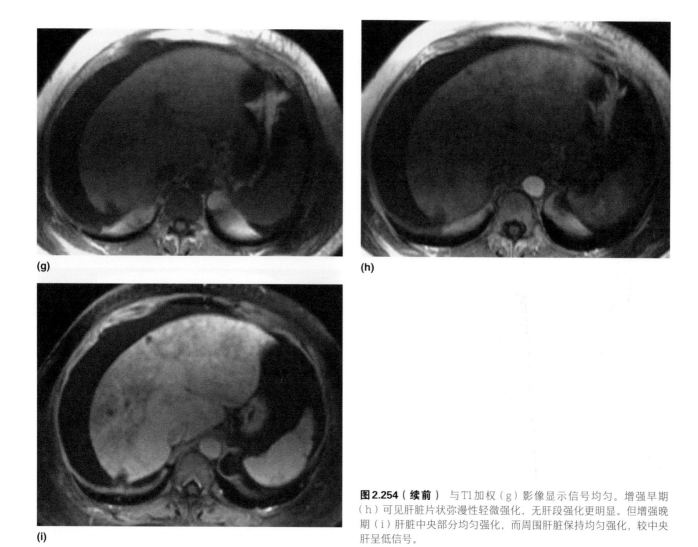

(g)

(h)

(i)

**图2.254（续前）** 与T1加权（g）影像显示信号均匀。增强早期（h）可见肝脏片状弥漫性轻微强化，无肝段强化更明显。但增强晚期（i）肝脏中央部分均匀强化，而周围肝脏保持均匀强化，较中央肝呈低信号。

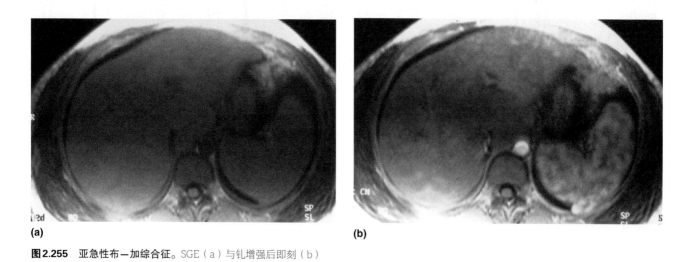

(a)

(b)

**图2.255 亚急性布—加综合征。** SGE（a）与钆增强后即刻（b）

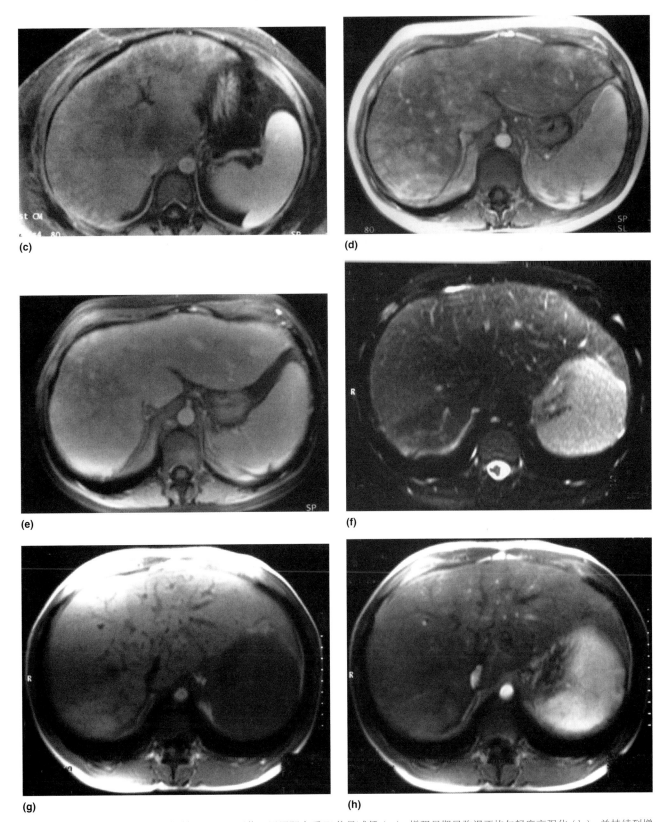

(c)

(d)

(e)

(f)

(g)

(h)

**图2.255（续前）** 及90s后脂肪抑制（c）SGE影像。周围肝实质T1信号减低（a），增强早期呈弥漫不均匀轻度高强化（b），并持续到增强晚期（c），符合见于亚急性布-加综合征静脉栓塞后的肝血管代偿（病例来自Reproduced with permission from Noone TC, et al., 2000 [402]）。第2例患者钆增强后即刻（d）与90s后脂肪抑制（e）SGE影像。肝脏增大，外形不规则，尾叶轻度增生。注射对比剂后（d），肝脏以弥漫不均匀的方式强化，增强晚期强化变均匀（e）。第3例患者T2加权脂肪抑制SS-ETSE（f），SGE（g），

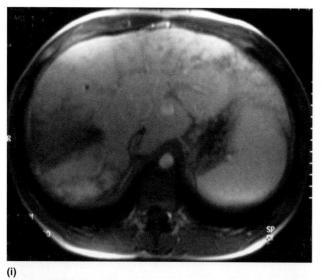
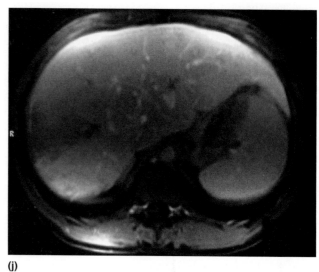

(i)　　　　　　　　　　　　　　　　　　　　　　　　(j)

**图2.255（续前）**　与钆增强后即刻（h），45s（i）及90s后脂肪抑制（j）SGE影像。肝脏增大，尾叶轻度增生。T2WI（f）上可见肝右叶一三角形节段区域，较周围肝脏信号较高。在T1WI上（g），该节段区呈低信号，增强早期（h）肝脏斑片状强化，周围肝脏为主，晚期强化变均匀（j）。注意平扫所见肝节段区（f，g）增强早期轻微强化（h），增强后45s（i）与晚期（j）强化廓清，符合缺血改变。

相似。推测布-加综合征时肝脏动脉灌注增多可能是FHN样病变出现的原因。瘢痕呈T2高信号，T1低信号，增强晚期可见强化与典型的FNH相同[408, 410]。

布-加综合征与HCC的关系一直有争论。肿瘤侵犯大肝静脉时，HCC的患者可发生急性或亚急性布-加综合征。HCC侵犯大肝静脉见于6%～23%的病例[411]。一些研究提示慢性布-加综合征患者发生HCC的危险性增高[343]，而支持HCC来自RN恶变的证据极少[406, 407]。

### 肝静脉栓塞

累及小血管的肝静脉栓塞可发生于肝脏恶性疾病，在HCC尤其多见。瘤栓显示有钆的强化，而纯血栓则无强化。与布-加综合征相同，静脉栓塞的肝实质强化程度与栓塞的分期相关。急性栓塞时，增强早期受累肝实质强化低于周围肝脏[396]。慢性栓塞时，受累肝脏强化不一，可呈低强化。

### 肝动脉阻塞

肝动脉阻塞远较门静脉或肝静脉阻塞少见。肝动脉阻塞最多见于肝移植。无肝移植患者，肝动脉栓塞最多见于肝动脉损害。增强早期可见受累肝实质明显强化减低（图2.257）。肝动脉阻塞通常较小，外形不规则，非节段性分布。较大动脉闭塞造成周围肝脏楔形或扇形缺

损伴异常锯齿状边缘。另一异常表现为T2可呈低信号，反映了病变的低水含量。

### 先兆子痫与子痫

先兆子痫患者出现肝脏病变很常见，可造成溶血性贫血，肝功能检验结果增高与血小板减低（HELLP综合征），可引起周围肝脏血管阻塞或肝脏血肿[412]。镜下可见肝窦样隙内纤维蛋白沉积伴内皮下间隙出血。出血可经门静脉结缔组织分离内膜，形成漏血。MRI显示钆增强后周围肝楔形增强缺损，周围环绕高强化区、水肿形成的不均匀T2高信号，以及在更严重的病例可见到的肝梗死（图2.258、2.259）。上述强化方式反映了中心为梗死，周围为缺血的半暗带的改变。血肿表现为周围性积液，其信号强度取决于血液产物变化的时间，通常，去氧血红蛋白或细胞内高铁血红蛋白代表病变进程的急性或亚急性期。

### 充血性心衰

充血性心衰的患者可有肝大、转氨酶升高等并发情况。动态增强早期MR影像上，肝脏可呈马赛克样强化，伴网状低信号线样纹路。增强后1min，肝脏强化变得更均匀。IVC肝上段常有增宽，伴肝静脉扩大。注射的对比剂较门静脉与肝内段IVC更早地出现在肝静脉与肝上

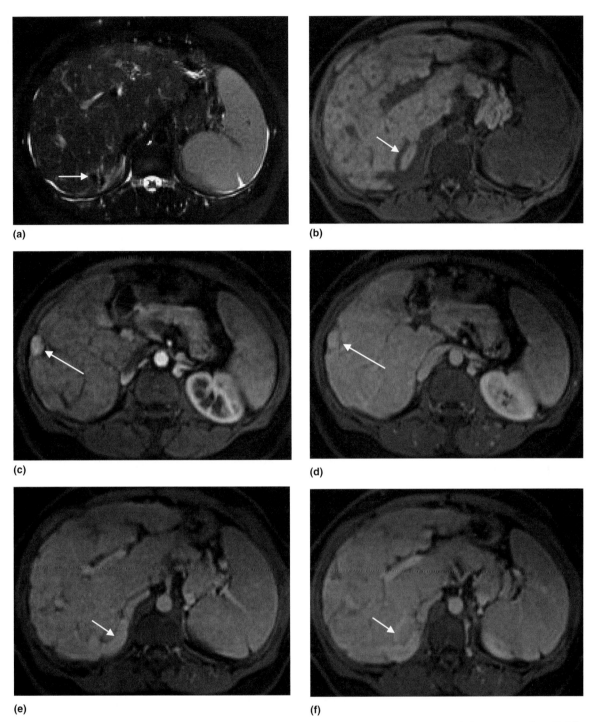

**(a)**

**(b)**

**(c)**

**(d)**

**(e)**

**(f)**

**图2.256** **慢性布－加综合征。**横断T2加权SS–ETSE（a），T1加权脂肪抑制3D–GE（b），钆增强后T1加权HAD（c）与肝静脉期（d–f）3D–GE影像，示RN，肝尾叶增生与继发于慢性布－加综合征的肝硬化。由于肝静脉栓塞，肝内与肝被膜下出现静脉侧支循环（箭头，a，b，e，f）。同一慢性布－加综合征患者横轴位T1加权增强扫HAD期（c）与肝静脉期（d）3D–GE影像显示增强早期强化的结节。早期强化的结节（箭头，c，d），增强晚期与其余肝脏呈等信号，也可见于布－加综合征的患者。

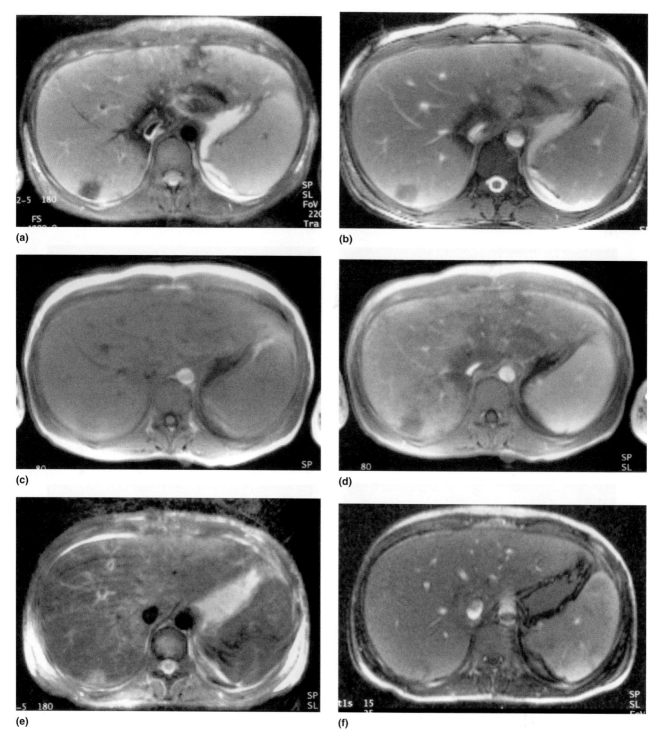

**图2.257** **动脉性缺血**。T2加权脂肪抑制ETSE（a）,SS-ETSE（b）,SGE（c）与钆增强后即刻（d）SGE影像。肝脏增大，弥漫性T2信号增高（a），符合水肿。可见肝右叶一2cm大小病灶与中央肝脏不规则T2（a）与T1（b）低信号区，T2更为明显，增强早期（d）强化不明显。这种影像表现符合动脉性缺血。同一患者15天后T2加权脂肪抑制ETSE（e）与钆增强后即刻预磁化GE（f）影像，示肝右叶病灶与中央肝脏T2信号轻度增高，伴继发于干预性输血后的肝脏弥漫性信号减低。注意肝右叶原缺血区与中央肝脏可见增强早期强化（f）。

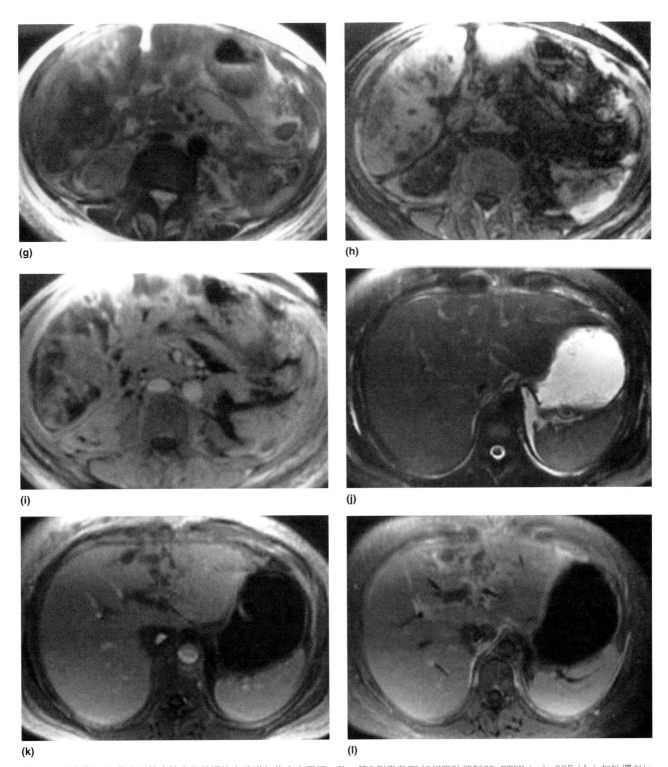

**图2.257（续前）** 影像表现符合缺血肝脏灌注有改进与临床表现相一致。第2例患者T2加权脂肪抑制SS-ETSE（g），SGE（h）与钆增强后90s脂肪抑制SGE（i）影像，示肝右叶下部周边区不规则，呈T2高信号（g），T1低信号（h），增强晚期强化不明显（i），符合缺血或小动脉分支阻塞引起的梗死。第3例患者，肝移植后，T2加权SS-ETSE（j）与钆增强后45s（k）及90s后脂肪抑制（l）SGE影像。增强早期可见肝线状不规则区（k），增强晚期示病变周边强化（l），符合缺血晚期边缘强化。由于胆管内支架，胆管内可见气体。注意增强晚期影像可见血管内气体（l）。

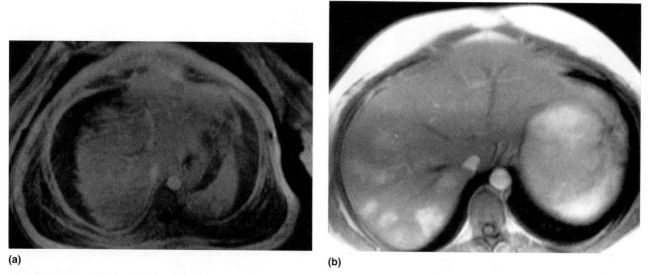

(a)　　　　　　　　　　　　　　　　　　　　　　　　(b)

**图2.258　HELLP综合征。**钆增强后横轴位45s SGE影像（a）示锯齿状异常肝脏外缘与大量腹水。肝脏的改变为缺血性损伤。第2例HELLP综合征患者钆增强后即刻扫描（b）示肝脏早期斑片状强化。

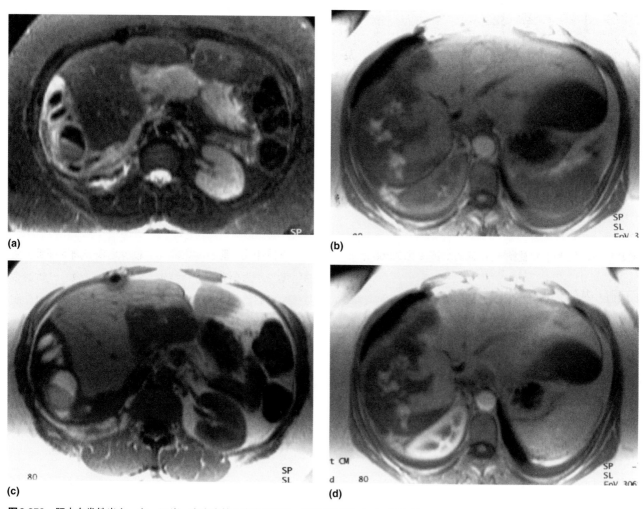

(a)　　　　　　　　　　　　　　　　　　　　　　　　(b)

(c)　　　　　　　　　　　　　　　　　　　　　　　　(d)

**图2.259　肝内自发性出血。**女，34岁，有自发性肝内出血病史，回波链STIR（a），SGE（b，c），

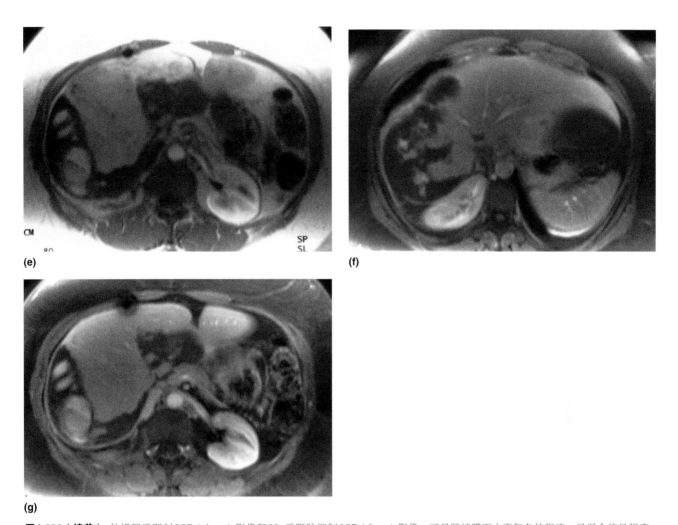

**(e)**

**(f)**

**(g)**

**图2.259（续前）** 钆增强后即刻SGE（d，e）影像和90s后脂肪抑制SGE（f，g）影像。可见肝被膜下大而复杂的积液，呈混合信号强度，符合不同龄期的血液。肝内自发性出血最常见于抗凝治疗的患者。没有接受抗凝治疗，服用避孕药的生育期女性患者，肝腺瘤为最常见原因。注意锯齿状肝脏外缘（b，d，f），也是见于HELLP综合征自发性肝内出血患者的表现。

段IVC内，反映了对比剂从心脏的反流（图2.260）。

## 门静脉内气体

　　门静脉内出现气体，为与肠道缺血有关的严重情况，表现为所有序列影像上门静脉远侧分支内无信号灶，位于肝脏重力相反方向的部位（典型位于肝左叶），也可见磁敏感伪影。高分辨率T2加权ETSE结合钆增强后T1WI显示气体最佳，气体在两种影像中均呈无信号。增强后T1WI气体显示最为清楚（图2.261）。T2加权影像证实T1WI上无信号的管状结构在T2WI也无信号，说明其为无信号的气体，而非T2高信号的液体。

## 胆管树内的气体

　　胆管树内出现气体通常为相对良性的状况。与门静脉内的气体相比，胆管树内的气体较少出现于周围肝脏，更多清晰显示为分支状管样结构与胆管树相一致。气体最多见于左肝胆管，反映了患者于磁体孔道内的仰卧体位。胆管内的气体于所有MR序列上均为无信号（图2.262）。

## 弥漫性高灌注异常

　　此为新术语，指一种影响肝实质的血管动态进程。这种改变的特点为增强HAD期肝实质大片区域呈一过性强化，肝静脉早期强化迅速消退至等信号[413, 414]。T1平扫或T2WI上一般没有相关信号改变。当T1平扫或T2WI上出现液体含量增高的表现（即轻度T1低信号，轻度T2高信号），提示可能有相关肝细胞的损害或水肿。高灌注异常最为简单的形式是正常肝动脉与门静脉向肝脏输送血液的血流不平衡，肝动脉的供血增

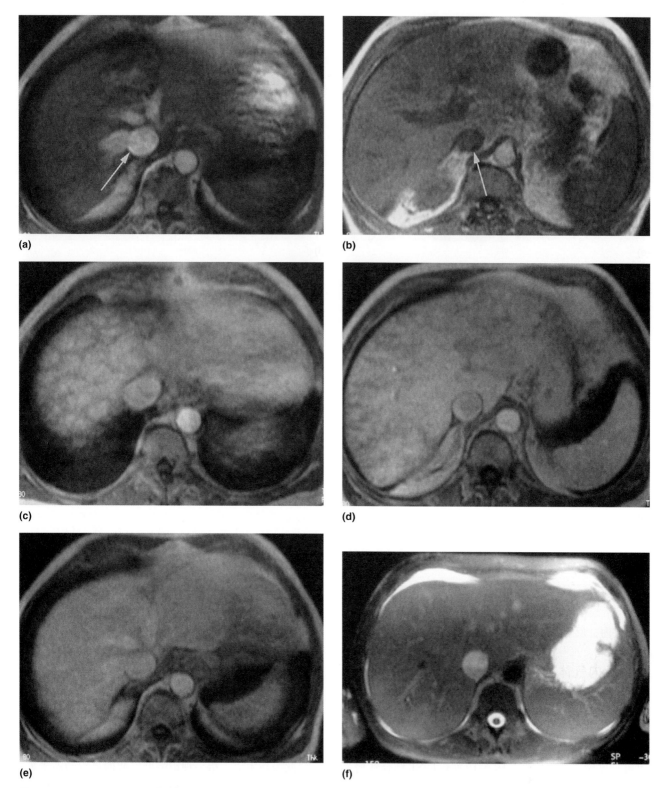

**(a)**　　　　　　　**(b)**

**(c)**　　　　　　　**(d)**

**(e)**　　　　　　　**(f)**

**图2.260　充血性心衰继发肝脏马赛克样强化。**钆增强后即刻（a，b），45s（c，d）与90s后（e）SGE影像。钆增强后即刻扫描（a，b）上部IVC内可见钆对比剂，由于心输出量低，增强动脉早期腹部器官无强化。可见钆剂反流入扩张的肝上段IVC与肝静脉（箭头，a），肝下段IVC内无对比剂（箭头，b）。钆增强45s后可见全肝呈马赛克型强化，反映了肝淤血。钆增强后90s，马赛克样强化消失（e）。系统性淀粉样变与限制性心肌病患者T2加权脂肪抑制SS-ETSE（f），

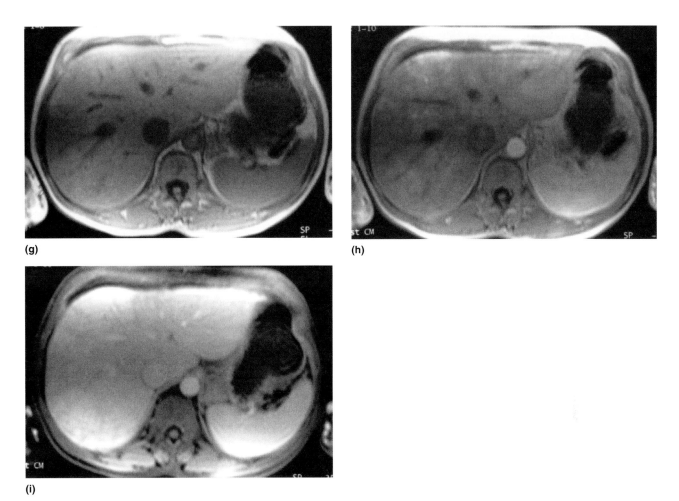

**(g)**　　　**(h)**

**(i)**

**图2.260（续前）** SGE(g)，钆增强后即刻SGE(h)与90s后脂肪抑制SGE(i)影像。肝脏增大，钆增强后即刻扫描可见马赛克样强化（h），晚期消失（i）。注意IVC扩张与少量腹水。

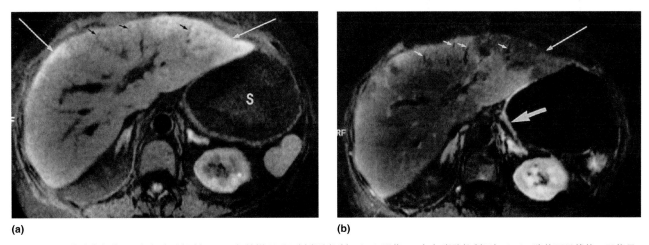

**(a)**　　　**(b)**

**图2.261　门静脉内气体**。T1加权脂肪抑制SE(a)与钆增强后即刻脂肪抑制SE(b)影像。T1加权脂肪抑制平扫（a），隐约可见线状，无信号，短而垂直走行的纹路（小箭头，a）。可见周围肝呈高信号，代表出血（长箭头，a）。胃（S）可见扩张。钆增强T1加权脂肪抑制自旋回波影像上（b）周围门静脉内垂直排列的积气显示更清晰（小箭头，b）。平扫影像上的高信号区强化减低（长箭头，b）。扩张的胃壁强化增高（大箭头，b），符合缺血改变。门静脉内气体无信号，T2WI显示不清（未展示）；液体应为高信号，T2WI显示清楚。

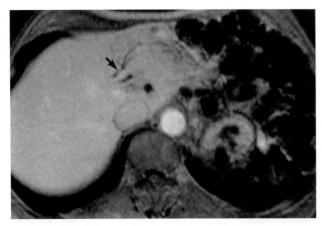

**图 2.262 胆管树内气体。** 胆肠吻合术后患者钆增强后 90s 横轴位 SGE 影像，示无信号，枝形管道状结构（箭头）。胆管内气体较门静脉内气体位置更接近于肝脏中央。T2WI（未展示）上胆管无信号，显示不清，符合胆管内积气，而非积液。

多。可能造成这种供血改变最常见的原因是慢性肝炎急性发作。然而一些其他不同病变也可造成这种表现。患者没有明显肝脏病变或全身疾病，可能反映了肝动脉灌注的异常增高（图 2.263）。除慢性肝炎急性发作（图 2.264）外，一些不同病变也可造成此种表现，包括急性肝炎、全身系统性疾病伴全身血管病变、升结肠炎、胆管炎、药物中毒与肝移植急性排异，其中一些更为常见。如前所述，随病变肝脏受累变得越发严重，T1 与 T2WI 及钆增强晚期影像上信号强度的改变可

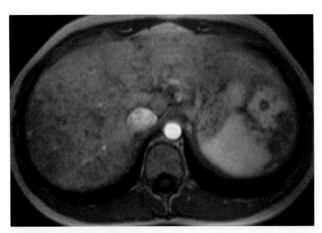

**图 2.263 弥漫性高灌注异常。** 钆增强后即刻 3D-GE 影像显示弥漫性不均匀高强化，肝静脉早期（未展示）强化迅速消退，呈均匀强化。这种表现最常见于慢性肝炎急性发作的患者，但也可见于一些其他病变。如果没有可解释的病变，这种强化可为局限性肝动脉与门静脉肝脏供血的相对变异。这种情况可能为偶然发现，没有临床意义，可同时见到脾脏的早期不均匀强化。

更明显（图 2.246）。

## 局灶性高灌注异常

局灶性高灌注异常为增强 HAD 期一过性小区域性强化。T1 平扫与 T2WI 一般无异常信号改变。局灶性高灌注异常为此种表现新的命名，以前被称为一过性肝动脉缺损或一过性肝信号差异。这些改变常常为血管现象，如动静脉分流，但也可能为一些其他血管或炎性病变所造成的，如 DN。结节形态应较圆，而局灶性高灌注异常常常更长或呈菱形，更近线样结构，从而更易于确定其特征（图 2.264）。

## 炎症性肝实质疾病

### 结节病

结节病为系统性炎性肉芽肿性疾病，病因不清，为肝脏非干酪性肉芽肿最常见的原因之一。肝脏是继淋巴结与肺后最常见的结节病受累部位，60%～90% 的患者有组织学上的肝脏受累[415]。大多数患者极少有临床或生化上的肝功能障碍。肉芽肿病理表现为密集集聚的上皮样细胞，有时伴有多核巨细胞，周围环绕袖状分布的淋巴细胞与巨噬细胞。MR 可很好地显示结节病肝脏与脾局限性受累及非干酪性肉芽肿。结节病肉芽肿为小的（直径约为 1cm）圆形病变，T2 与 T1 均为低信号，钆增强 GE 影像呈轻微延迟强化（图 2.265）[416, 417]。轻微强化反映出肉芽肿乏血管的特性。偶尔，脾脏的 T2 信号可低于肝脏[416]。常可见同时有腹膜后淋巴结，呈明确的、边缘模糊、中度 T2 高信号的结节。

### 炎性肌纤维母细胞瘤（炎性假瘤）

炎性肌母细胞瘤，以前称为炎性假瘤，为一种少见病变，发生于肝脏的病变罕见[418]。大体病理可显示肝实质内肿瘤样，硬质肿块，或软组织肿块，包绕肝门区；镜下可见混合性炎性浸润，含有浆细胞、巨噬细胞、慢性炎性细胞与组织细胞。特异性检查显示炎性浸润具有多克隆性，提示病变的良性性质[419]。偶可见坏死与血管闭塞。

炎性肌母细胞瘤可出现相关全身症状，包括发热、体重减轻，乏力与右上腹痛[420]。虽然病变常常对皮质激素治疗有反应，并且通常预后良好，也有致命性转归的报告[421]。炎性肌母细胞瘤并非恶性肿瘤，然而，

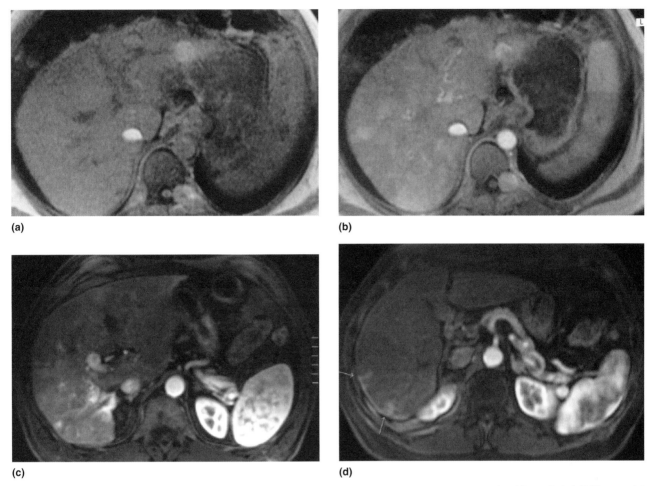

(a)　　　　　　　　　　　　　　　　　　　　(b)

(c)　　　　　　　　　　　　　　　　　　　　(d)

**图2.264　肝硬化弥漫性高灌注与局灶性高灌注异常。**第1例患者SGE（a），钆增强后即刻SGE（b），另外两例肝硬化患者钆增强后即刻3D-GE（c，d）影像，弥漫性高灌注异常可继发于一些血管现象，但硬化的肝脏，其最常见的原因是慢性肝炎急性发作。注意分布于全肝的片状高强化，仅见于钆增强扫即刻扫描，平扫或增强后延迟期可无异常显示。另外两例患者钆增强后即刻扫描可见小，卵圆形高强化灶（c，d，箭头，d），仅见于增强后即刻扫描影像，即局灶性高灌注异常。此种病变硬化肝脏也不常见，其形成机制为肝内小动静脉分流。局灶性高灌注异常必须与肝结节鉴别，其不圆的外形（常呈菱形），常界限模糊通常可确定其血管性质。

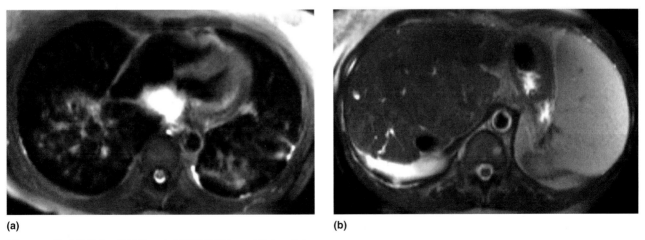

(a)　　　　　　　　　　　　　　　　　　　　(b)

**图2.265　肝脾结节病。**横轴位T2加权脂肪抑制SS-ETSE（a，b），

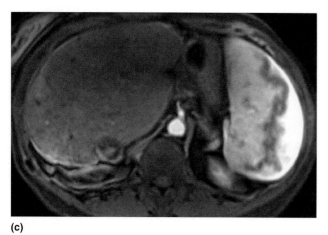

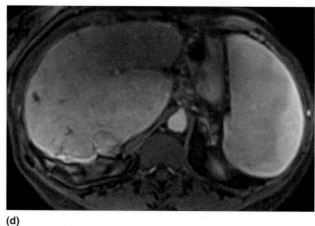

**(c)**

**(d)**

**图2.265（续前）** T1加权钆增强后HAD期（c）与肝静脉期（d）3D-GE影像，示肺、肝脏与脾脏结节病受累。肺内可见网与结节浸润。脾增大，为脾脏受累最为常见的表现。肝脏呈中央部退变伴尾叶增生与原发性硬化性胆管炎型肝实质改变/硬化相似。

如果发生于肝门，其结果可以是灾难性的。肝门肌母细胞瘤可包裹门静脉、肝动脉与胆管[418]。门静脉壁与腔内的炎性浸润可引起闭塞性静脉炎，可延至肿瘤边界以外[418]。

在影像上，肝肌母细胞瘤可表现为界限不清、肿瘤样病变，位于肝实质或呈肝门周围软组织肿块累及肝门[422]。前一类型病变，肿物通常为单发，但20%的病例可为多发，肿块大小为1~20cm，但一般直径小于2cm[420]。

炎性肌母细胞瘤的MRI表现依肿瘤内的坏死与纤维化而不同。肿瘤样病变可呈轻度T2高信号，T1低或等信号，增强早期中度或明显强化，晚期强化消退。软组织沿周围肝脏浸润时，MRI T2与T1增强后影像表现可与肿瘤相似，但增强早期的强化程度常较低或强化不明显（图2.266）[422, 423]。病变治疗后可消退或自行消退，呈纤维化区，于肝硬化背景上呈轻度T2与T1低信号，强化不明显。与其他原因造成的瘢痕类似，慢性炎性肌母细胞瘤的外形不规则，可有成角[422]。

由于炎性肌母细胞瘤为一种罕见病变，经常被误为肝脏恶性肿瘤。当见到肿瘤或肿瘤样病变时，鉴别诊断应考虑HCC与肝脓肿。另外，软组织浸润的生长方式需要与淋巴瘤与胆管癌鉴别（图2.266）[422]。最终诊断要靠组织学检查。

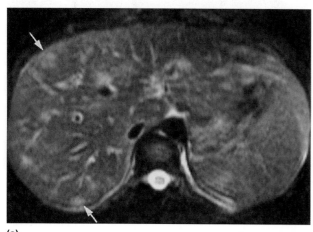

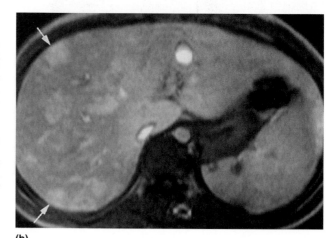

**(a)**

**(b)**

**图2.266** 炎性肌母细胞瘤（炎性假瘤）。T2加权脂肪抑制SE（a）与钆增强后即刻（b）

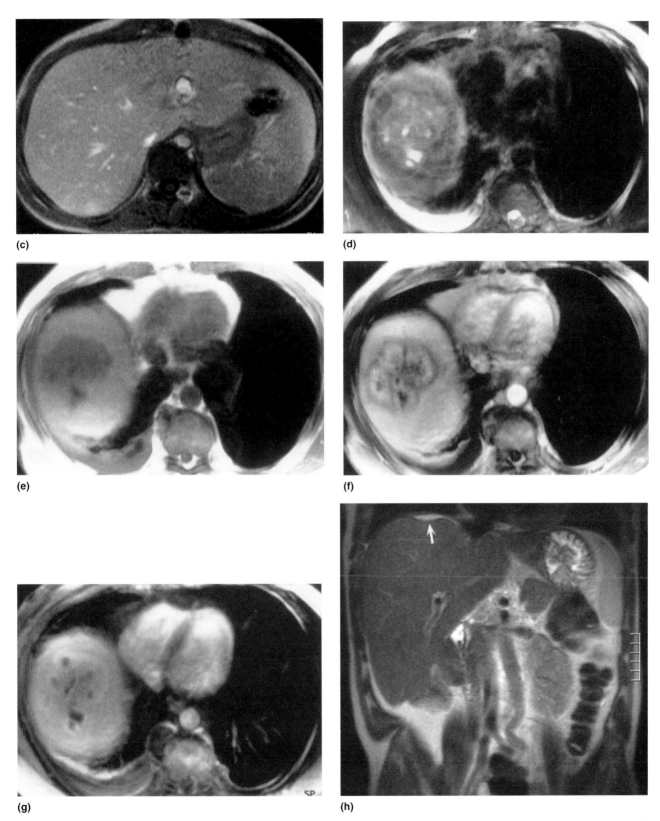

(c)

(d)

(e)

(f)

(g)

(h)

**图2.266（续前）** 与90s后SGE影像。T1平扫（未展示）未见明确的病变。偶尔，T2WI可见轻度高信号，边界模糊的病变（箭头，a）。增强早期影像可见分布全肝的不规则小强化灶（箭头，b），晚期强化消退呈等信号（c）。第2例患者T2加权脂肪抑制SS-ETSE（d），SGE（e）与钆增强后即刻（f）与90s后脂肪抑制（g）SGE影像。可见肝顶部一6cm大小肿块，T2信号略高（d），T1中度低信号（e），增强早期呈明显弥漫性不均匀强化（f），晚期强化消退（g）。病变表现与HCC相似，但肝脏无硬化。患者同时有发热与力弱，为炎性假瘤的常见症状。第3例患者冠状T2加权SS-ETSE（h），

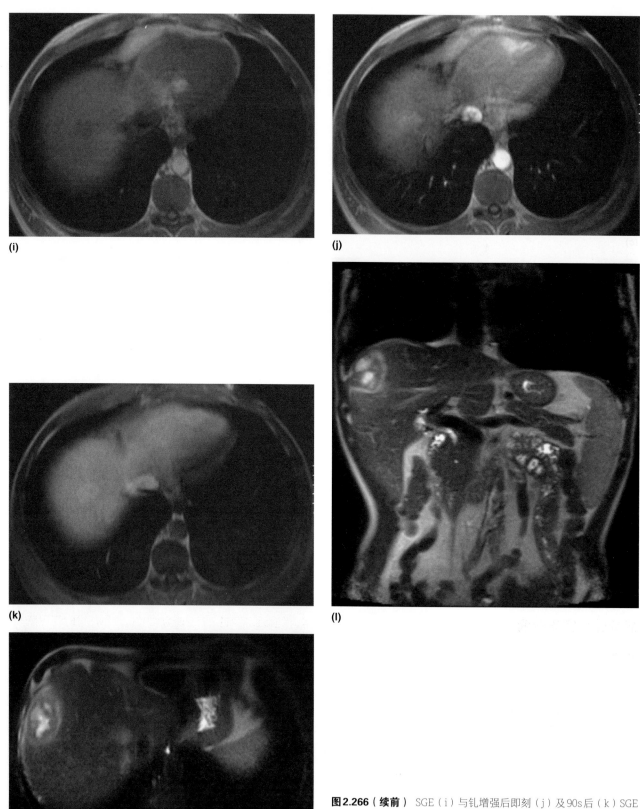

**图2.266（续前）** SGE（i）与钆增强后即刻（j）及90s后（k）SGE影像。可见肝脏顶部病变，呈轻度T1低信号（i），增强后各期均呈轻度强化（j，k）。同时注意肝脏顶部与肿瘤相邻边缘的回缩，冠状T2显示清楚（箭头，h）。炎性肌母细胞瘤表现可从血管活动明显的多灶性病变到边缘不规则、强化不明显的纤维性病变。与其他病变（如转移瘤与脓肿）不同，这种表现的变化可没有活动期时的治疗史。另一例患者冠状（l）与脂肪抑制横轴位（m）

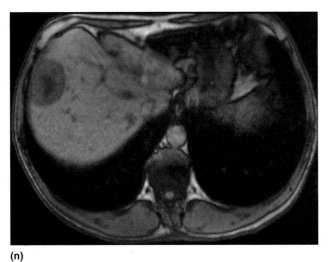

(n)

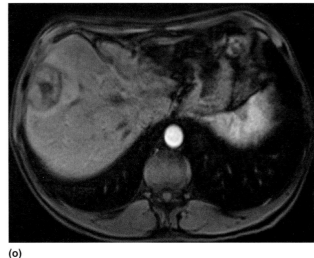

(o)

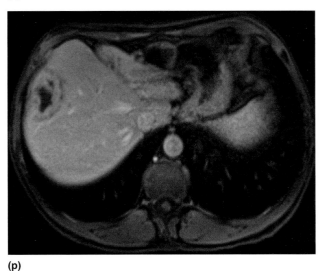

(p)

**图2.266（续前）** T2加权SS-ETSE，反相位SGE（n）与增强后即刻（o）及2min后（p）脂肪抑制3D-GE。可见一卵圆形厚壁病变，病理诊断为炎性肌纤维母细胞瘤。皮质激素治疗后病变消退。

## 感染性肝实质疾病

### 脓肿

#### 化脓性脓肿

化脓性脓肿为最常见的肝脏局灶性感染的类型，为细菌性感染的结果。病理上，化脓性肝脓肿可为单发或多发病变，从粟粒样到肿块样改变。病变早期镜下表现为边界不清、明显的急性炎症，可见脓性碎屑与肝实质与基质的损害。晚期，脓肿变得边界清楚，周围是由含有大量新生血管、纤维母细胞与慢性炎症的肉芽组织壳；而终末期则显示为完全纤维化包裹。

感染原经肝动脉、门静脉、胆道或直接扩散自相邻器官到达肝脏[424]。脓肿可继发于近期手术、克罗恩病、阑尾炎、憩室炎与腹部钝器或穿刺伤[424,425]。门

静脉纯血栓的特征性表现为T2WI、T1WI与时间飞跃GE影像上均为低信号。增强后血栓不强化；然而静脉壁增强后可见由炎性反应引起的中度或明显强化，增强晚期脂肪抑制影像显示明显（图2.267）。

化脓性脓肿特征性MRI表现为T2高信号、T1低信号，钆增强后即刻扫描基质呈中度强化，强化持续至间质期，尤其他基质强化或强化随时间渐进性的向内充填[426]。化脓性脓肿也可形成明显增厚的壁与病变内的分隔，增强早期壁与分隔中度到明显强化，强化持续至增强晚期，且常可见晚期强化更明显（图2.268、2.269和2.270）[424,427]。由于周边的肉芽组织和相邻肝实质充血性炎性反应，脓肿典型表现为钆增强后即刻扫描病变周围呈中度强化，外缘模糊（图2.271、2.272）[426]。病变周围的强化快速减退，通常于对比剂注射1min后几乎完全消退。脓肿腔

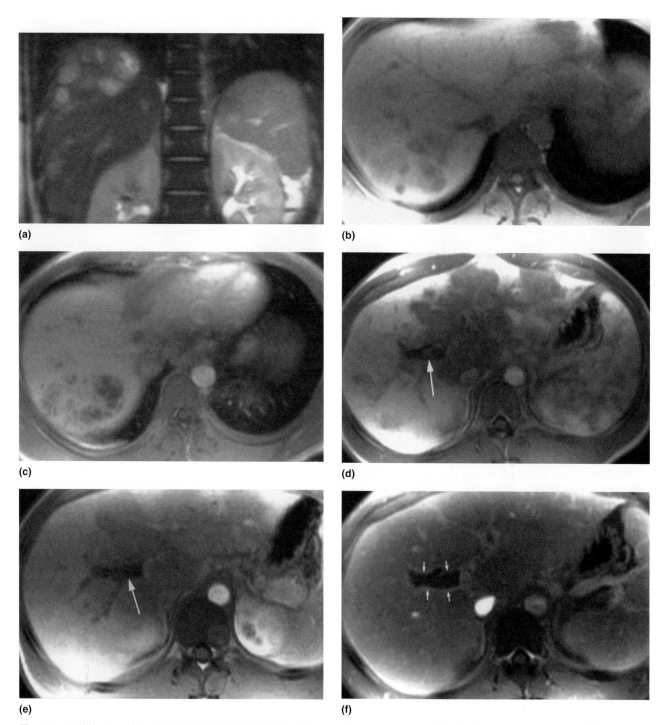

**图2.267** 肝脓肿。阑尾炎与肝脓肿患者腹部冠状T2加权SS-ETSE(a)，横轴位SGE(b)，钆增强后即刻（c,d）,45s(e)及90s脂肪抑制（f）；盆腔矢状T2加权SS-ETSE(g)与钆增强后2.5min脂肪抑制SGE(h)影像。可见肝右叶簇状分布多发病变，呈T2高信号（a）,T1低信号（b），注射对比剂后即刻扫描可见脓肿壁与分隔强化，伴病变周围强化（c）。增强早期肝脏的异常强化（d）提示门静脉栓塞，肝动脉供血增多使肝右叶强化更明显。门静脉内血栓形成，增宽（箭头，d，e），呈T1低信号，注射对比剂后无强化，符合纯血栓。增强晚期门静脉壁有强化（小箭头，f），说明血栓有感染。

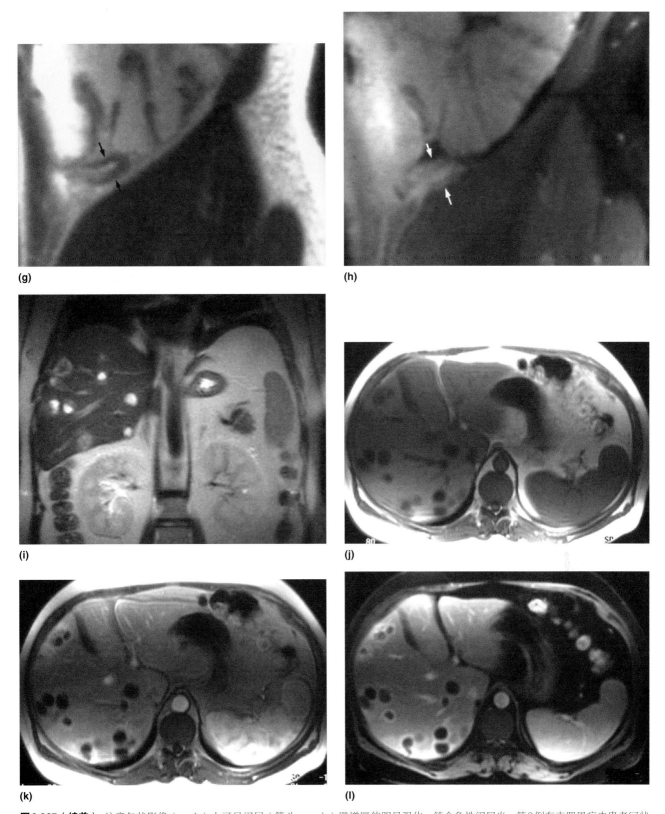

**图2.267（续前）**　注意矢状影像（g，h）上可见阑尾（箭头，g，h）壁增厚伴明显强化，符合急性阑尾炎。第2例有克罗恩病史患者冠状 T2加权SS-ETSE（i），SGE（j）与钆增强后即刻（k）及90s脂肪抑制（l）SGE影像。可见肝右叶多发脓肿，呈T2高信号（i），T1低信号（j），增强早期病变边缘强化，包绕整个病变（k），增强晚期脓肿壁强化更明显（l）。

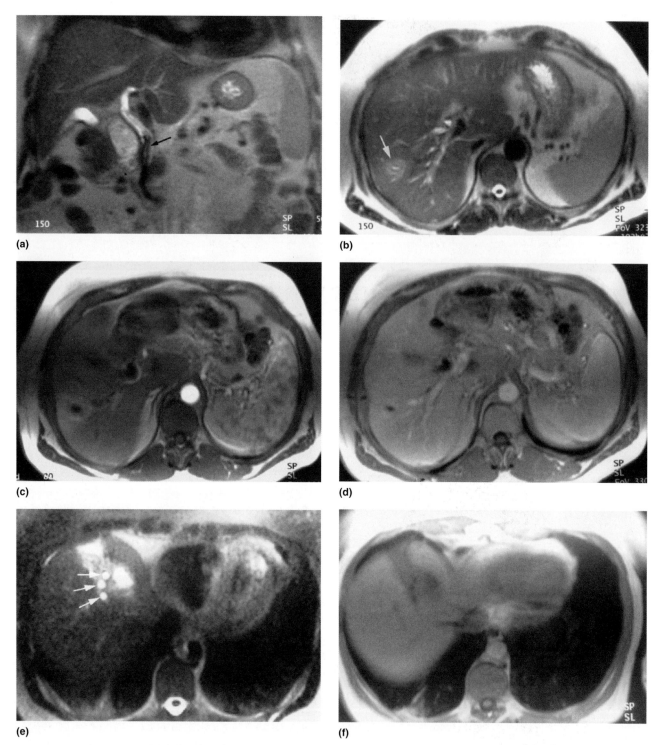

**图2.268　感染性胆管为继发肝脓肿。**冠状（a）与横轴位（b）T2加权SS-ETSE与钆增强后T1加权即刻（c）及45s（d）后SGE影像。肝右叶可见病变（箭头，b），呈T2高信号（b）与T1低信号（未展示）。增强后即刻扫描，病变周围呈界限不清的环形强化与包膜强化（c），45s后病变周围强化消退但包膜持续强化（d）。病变内部基质无强化，也没有随时间强化向内填充。注意胆管内支架（箭头，a）位于胆总管内（a）。第2例患者T2加权SS-ETSE（e），SGE（f），

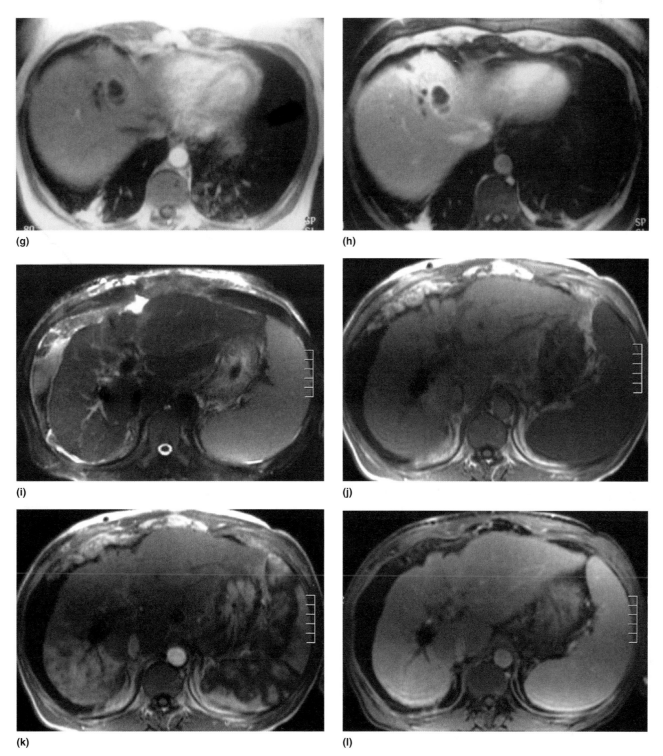

**图2.268（续前）** 与钆增强后即刻SGE（g）及90s后脂肪抑制SGE（h）影像。肝脏顶部可见一不规则T2高信号（e）与T1低信号（f）区，相邻肝实质内可见多发圆形结构（箭头，e），呈T2高信号（e），T1低信号（f），代表扩张的胆管。钆增强后（g，h），可见一囊性肿块，壁厚有强化，可见囊内分隔，符合继发于节段性感染性胆管炎的肝脓肿。第3例患者，有肝硬化与近期上行性胆管炎的病史，脂肪抑制T2加权SS-ETSE（i），SGE（j）与钆增强后即刻（k）及90s后脂肪抑制（l）SGE影像。增强早期可见右肝不均匀强化（k），晚期强化变均匀（l）。

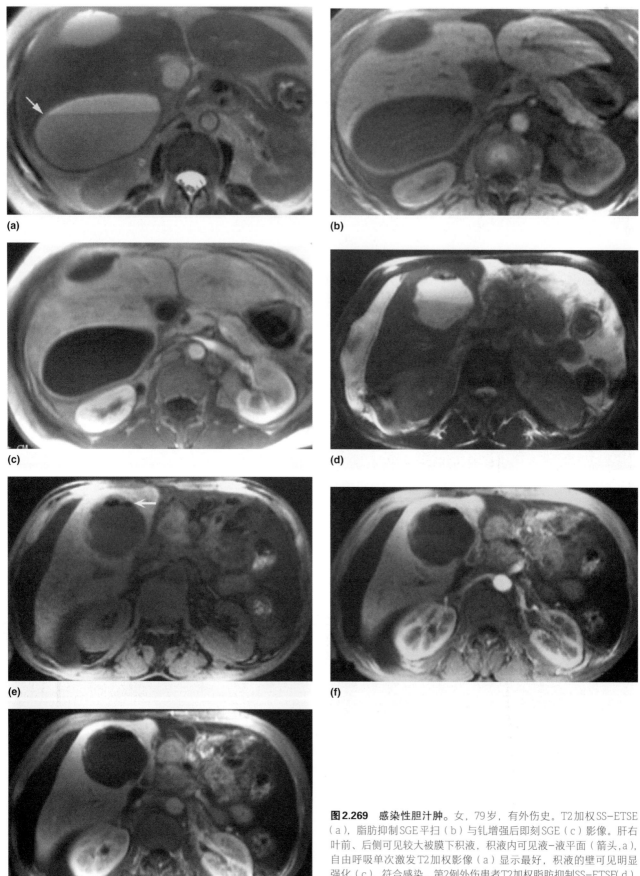

**图2.269 感染性胆汁肿。**女，79岁，有外伤史。T2加权SS-ETSE（a），脂肪抑制SGE平扫（b）与钆增强后即刻SGE（c）影像。肝右叶前、后侧可见较大被膜下积液，积液内可见液-液平面（箭头,a），自由呼吸单次激发T2加权影像（a）显示最好，积液的壁可见明显强化（c），符合感染。第2例外伤患者T2加权脂肪抑制SS-ETSE(d)，T1加权脂肪抑制SGE(e)与钆增强后即刻（f）及90s后脂肪抑制（g）SGE影像，可见被膜下感染性胆汁肿，伴液-液平面，积液内可见气泡（箭头,e）。气泡于所有序列影像均呈无信号。

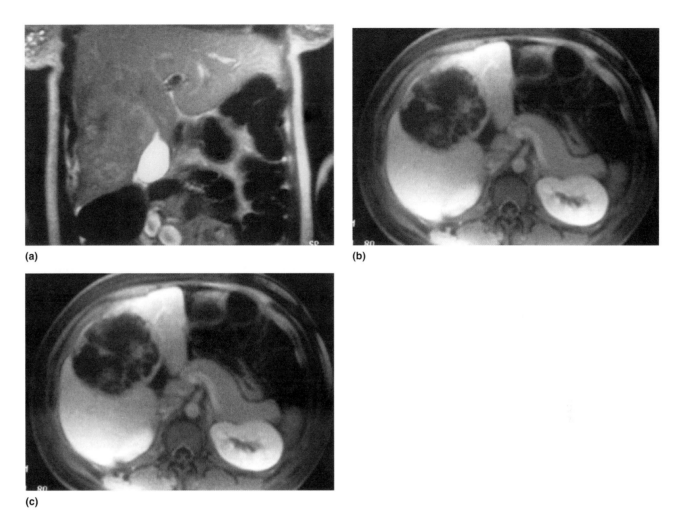

(a)

(b)

(c)

**图2.270　肝脓肿，链球菌脓肿。**冠状 T2 加权 SS-ETSE（a）与钆增强后即刻（b）及 90s 后脂肪抑制（c）SGE 影像。肝右叶可见一大肿块，信号不均，轻度 T2 高信号（a）。肿块内可见多数分隔，呈增强早期轻度强化（b），晚期强化增高（c），病变基质无渐进性强化。

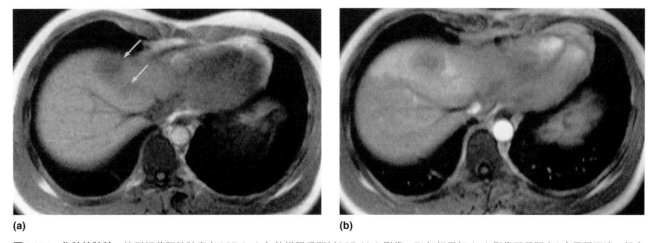

(a)

(b)

**图2.271　化脓性脓肿。**梭形杆菌肝脓肿患者 SGE（a）与钆增强后即刻 SGE（b）影像。T1 加权平扫（a）影像可见肝内 2 个界限不清，轻度低信号的肿块（箭头，a）。钆增强后即刻扫描（b）病变周围明显强化。

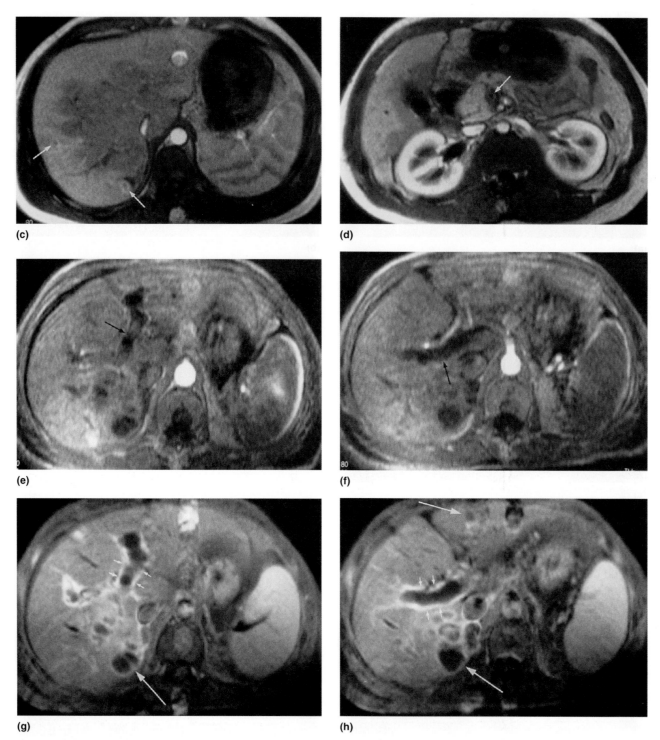

(c)

(d)

(e)

(f)

(g)

(h)

**图2.271（续前）** 较大病变外缘呈低信号，可见环形强化环绕。第2例患者钆增强后即刻SGE影像，肝脏头侧（c）与足侧（d）层面，肝脏中央部分呈异常低强化（c），为门静脉栓塞所致。肝右叶可见环形强化的小脓肿（箭头，c）。更下方的断层影像（d）可见肠系膜上静脉血栓，静脉壁有强化（箭头，d），反映血栓有感染。第3例患者左肝门静脉（e，g）与右肝门静脉（f，h）水平钆增强后即刻SGE（e，f）与钆增强间质期脂肪抑制SE（g，h）影像，左肝（箭头，e）与右肝（箭头，f）门静脉增宽，钆增强后即刻扫描可见低信号的血栓。钆增强脂肪抑制影像上，可见门静脉壁强化（小箭头，g，h），反映了血栓的感染性质。增强间质期影像清楚可见肝右叶与左叶的脓肿，呈不规则低信号囊性肿块，边缘强化（长箭头，g，h）。

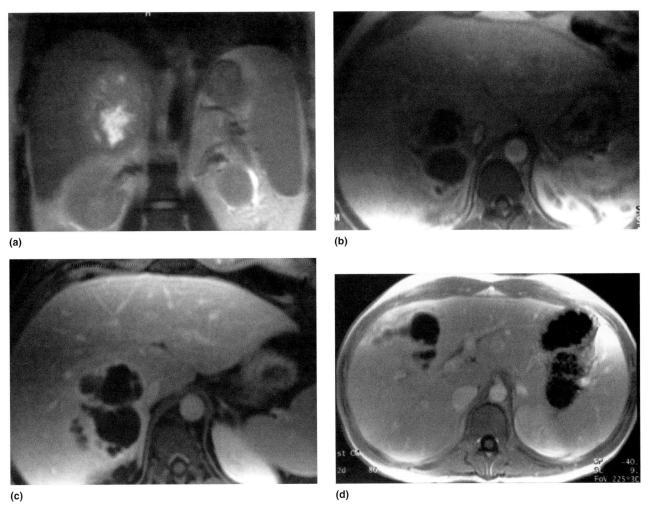

**图2.272**　化脓性肝脓肿。冠状T2加权SS-TESE（a）与钆增强后即刻（b）及90s后脂肪抑制（c）SGE影像，可见肝内多房囊性较大病变，呈T2不均匀高信号（a）与T1低信号（b，c），增强早期病变包膜与内部分隔有强化（b），强化持续至增强晚期（c）。脓肿的影像特征之一就是钆增强后即刻扫描包膜与分隔强化，强化持续至增强后90s（c），无病变内基质的渐进性强化。增强晚期脓肿壁常常强化得更明显；而转移瘤多呈渐进性基质强化，可与脓肿鉴别。第2例患者横轴位钆增强后45s SGE（d）影像，显示病变壁明显强化，符合脓肿。

内的碎屑与气体平面也很常见，主要见于胆道引流后。T2WI与T1WI上气体呈无信号，而碎屑通常含有蛋白质，表现为T2低信号，T1高信号[426,428]。

　　钆螯合物增强MRI较碘剂增强CT敏感度更高，动态钆增强MRI可用于鉴别CT检查不能鉴别的单纯性肝囊肿和多发肝脓肿。伴有较大坏死的转移瘤可与肝脓肿的表现相似，两者均可见明显的边缘强化[426]。钆增强后早期脓肿表现为基质与内部分隔的中度明显强化，没有基质的渐进性强化，而坏死性转移瘤一般可见基质的向心性渐进性强化。转移瘤继发感染后的临床表现也可与脓肿相似，当病变壁厚超过5mm，有结节状不规则成分与向心性强化明显时，应考虑为感染性转移瘤。

**非化脓性肝脓肿：阿米巴脓肿**

　　阿米巴肝脓肿的病原体为溶组织内阿米巴（一种寄生性原虫），多见于发展中热带国家[424]。阿米巴脓肿可发生于生活于热带气候或到热带地区旅行的人。阿米巴脓肿可继发于由滋养体及其副产物引起的小静脉闭塞所造成的缺血性小坏死[424]。临床表现包括疼痛、发热、体重减轻、恶心呕吐、腹泻与食欲减退[429]。病变通常为单发，肝右叶受累较左叶多见[424,428]，倾向于侵犯膈，造成肺实变与气胸[430]。病变为包裹性，壁厚（5～10mm），钆增强后包膜明显强化，易于与肝囊肿鉴别（图2.273）。

**包虫病**

　　包虫病为遍布世界的动物源性寄生虫病，主要由

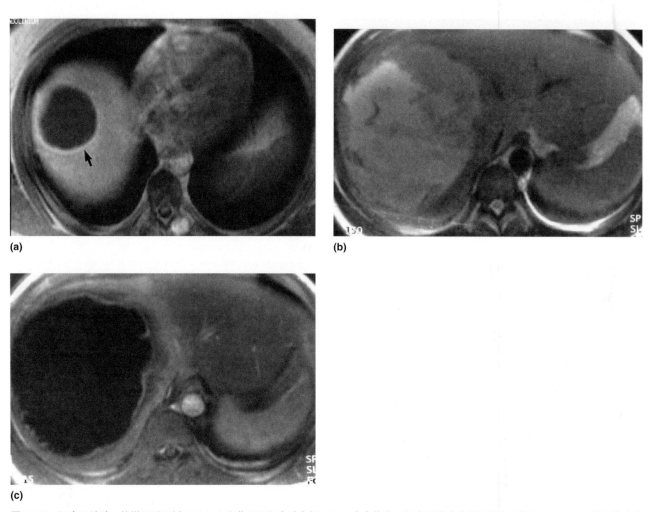

**(a)**

**(b)**

**(c)**

**图2.273** 阿米巴脓肿。钆增强后即刻SGE（a）影像显示肝右叶上部一7cm大小的囊。阿米巴脓肿壁明显强化（箭头，a），可与单纯性囊肿鉴别。第2例患者T2加权SS-ETSE（b）与钆增强后预磁化GE（c）影像，可见肝右叶近膈顶有一较大囊性病变，壁厚不规则，钆增强后病变周围及其包膜强化，符合脓肿。

2种绦虫棘球蚴引起：细粒棘球蚴与泡状棘球蚴[431]。细粒棘球蚴为包囊虫囊的致病病原体，也是北美本土的包虫病。典型的包虫囊肿病理圆形，有纤维性外缘。周围肝脏对脓肿的反应有限，只有小量的肉芽组织。典型的影像征象为肝内包裹性多囊性病变，可见子囊，排列于母囊内缘旁。位于主囊纤维包膜外的卫星包囊并非少见，也有文献报道[431]。病变常常表现复杂，由于含有蛋白与细胞碎屑，病变呈混合T2高信号与混合T1低信号（图2.274）。T2WI与钆增强后的T1WI可清楚显示纤维包膜与囊内分隔。SS-ETSE序列尤其可有效显示囊性病变的结构细节。CT多可确认囊壁与囊内的钙化，但MR可能无法区分包膜的纤维组织与钙化。外伤后或自发性重复感染或破裂，为文献报告中包囊虫病最为常见的并发症[428]。包囊破裂可引起周围组织明显的炎性与肉芽肿性反应。

泡状棘球蚴为肝泡状棘球蚴病（HAE）的病原体，为一种罕见的寄生虫病，狐狸为成虫的主要宿主，狗和猫是较少见次要宿主。HAE大体病理为多房性或相互融合的囊性、坏死性空腔，没有纤维外缘。Balci等[431]描述了13例HAE的MR表现。所有病变均较大（平均9.7cm），单发，囊性与实性成分混杂，外缘不规则。MRI上，T2WI与T1WI HAD均呈不均匀信号，增强后强化不明显。有报告5例（38%）患者可见病变周围强化（图2.275）。

HAE常见钙化，表现为簇状分布的微小钙化或较大钙化灶。HAE不形成外膜或包膜，在肝内呈浸润性生长，常累及肝脏较大范围。HAE更容易累及肝门，引起门静脉、肝内胆管与肝静脉狭窄，常常造成门静脉高压。HAE的鉴别诊断包括肝脏不同的浸润性病变，如HCC与转移瘤。HCC与肝转移瘤强化的典型方式、

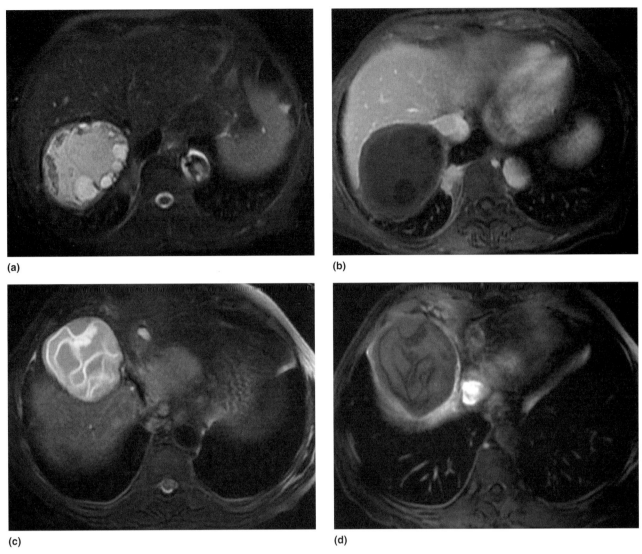

**图2.274** 包囊虫囊肿。2例患者两个不同时期，横轴位 T2加权脂肪抑制SS-ETSE(a,c)与T1加权脂肪抑制钆增强后肝静脉期3D-GE( b,d )影像，示肝脏包虫囊。第1例患者（a，b），可见包虫囊内多发小的子囊。第2例患者（c，d）囊内可见"水百合"征，是由于生发层膜脱落形成的。注意囊无强化，囊的两期均有感染。

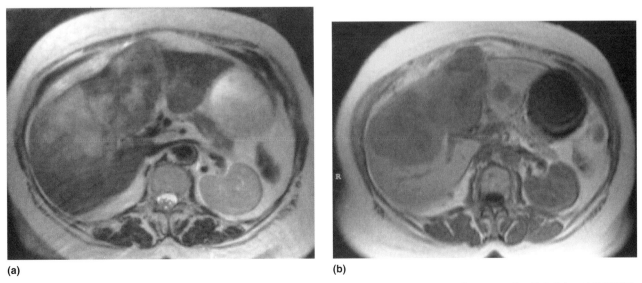

**图2.275** 肝脏泡状棘球蚴病。T2加权 ETSE( a ),SGE( b )与钆增强后即刻（c ）及90s后（d )SGE影像。可见肝内一较大病变，边缘不规则，呈轻度 T2高信号（a ）与T1低信号（b ），

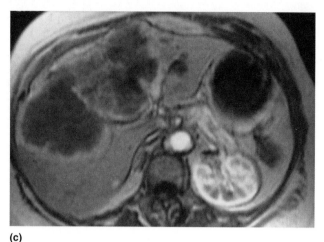
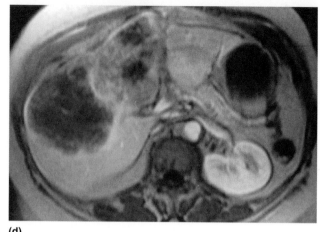

**(c)**                                                           **(d)**

**图2.275（续前）** 增强早期周边强化（c），并持续强化至增强晚期（d）。该较大感染性病变内可见大量实性成分，病变界限模糊。（感谢 N. Cem Balci，MD 提供病例）

感染的全身表现和疾病的好发地域有助于鉴别诊断。HAE 可与包囊虫病鉴别，后者可见界限清楚的囊壁与规则的外形。

### 分枝杆菌感染

#### 结核分枝杆菌

    肝结核为肝脏感染性肉芽肿的最常见类型[428]。分枝杆菌最常见的感染经路是经血流到达肝脏的[424]。虽然腹部结核最常累及淋巴结与回盲部[424]，肝脏也常有受累。肝结核的发生率一直在增高，至少部分反映了免疫损害患者数量的增多，如 HIV 感染的患者。

    局灶性肝脏病变典型表现为小而多发病灶与真菌性病变相似（见"真菌感染"一节）。感染有累及肝门三联体（指肝动脉、门静脉与胆道）的倾向，以表浅浸润的方式播散，T2 加权脂肪抑制影像上可见肝门周围高信号，钆增强晚期脂肪抑制影像呈中度到明显强化。常伴有肝门淋巴结病变。

#### 胞内鸟分枝杆菌

    非结核性分枝杆菌肝脏感染，为 AIDS 患者最常见的肝脏感染[432]。胞内鸟分枝杆菌（MAI）感染占因 AIDS 死亡患者的 50%[433]。肝脏 MAI 病变镜下呈一系列表现，从组织细胞疏松聚积，到分布紧密，形成良好的肉芽肿。文献报告提示播散性 MAI 感染的 CT 表现包括肠系膜/腹膜后淋巴结肿大，肝大、脾大与空肠肠壁弥漫性增厚（图2.276）[434]，认为受累淋巴结中央低密度为 CT 的特征性表现。MR 也可见到相似表现。

### 真菌感染

    肝、脾或其他脏器的念珠菌病为一种侵袭性真菌感染，是免疫抑制患者系列并发症之一，尤其是 AIDS 患者，治疗中的急性粒细胞白血病（AML）患者与骨髓移植患者[435-437]。长期中性粒细胞减少被认为是肝、脾念珠菌病最为重要的危险因素[437]。最常见的感染病原菌是白色念珠菌（C. albicans），但也可见其他真菌。急性肝、脾念珠菌病累及肝脏与脾，约 50% 的患者肾脏受累。播散性白色念球菌感染肝脏比例很高，形成肝脏多发微小脓肿或肉芽肿。虽然确立诊断需要微生物学或组织学感染的证据，临床疑诊患者肝脏活检组织未见病原体或培养结果阴性，并不能排除诊断。而患者的存活依早期诊断，因此断层影像检查对于诊断就是必要的了[438]。肝脏病变通常较小，小于 1cm，位于被膜下。病变小，周边分布的特点使 CT 或标准自旋回波 MR 序列检出困难。采用 T2 加权脂肪抑制与钆增强动态 GE 扫描较对比增强 CT 检出肝脾念珠菌病的敏感性更高[438,439]。

    T2 加权脂肪抑制自旋回波序列上小病变显示清楚，没有化学位移伪影干扰肝脏周边病变的观察，可有效显示肝内病变。由于脂肪空值效应，短 $\tau$ 反转恢复影像也可很好显示病变[440]。AML 患者接受多次输血，因而肝脏与脾均呈 T2 与 T1 低信号[440,441]。

    因为真菌感染的急性病变为脓肿，在 MR 上表现为 T2 高信号，也可于钆增强 T1WI 上呈无信号灶，见不到脓肿壁的强化（图2.277、2.278）。有作者观察到免疫正常的肝脾念珠菌患者，脓肿壁可见强化。脓肿壁不强化

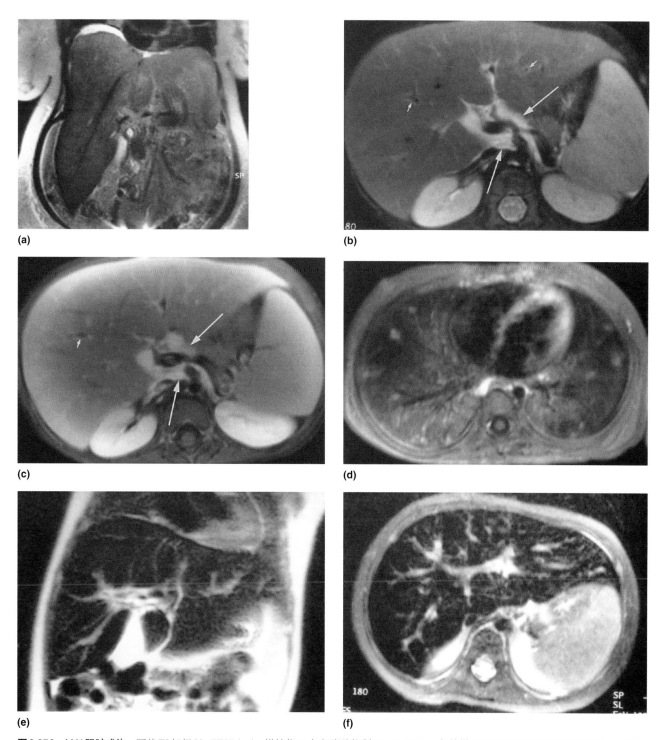

**图2.276** MAI肝脏感染。冠状T2加权SS-ETSE（a），横轴位T2加权脂肪抑制SS-ETSE（b）与钆增强间质期T1加权脂肪抑制SE（c）影像。冠状影像（a）示肝大，在脂肪抑制T2加权影像上（b），可见肝门高信号的软组织（长箭头，b）沿肝门束周围蔓延（短箭头，b）。钆增强后（c），脂肪抑制影像清楚显示有强化的肝门组织（长箭头，c），门静脉周围组织也可见强化（短箭头，c）。肝门周围分布为MAI的常见形式。钆增强胸部呼吸门控T2加权脂肪抑制SE影像（d）显示多发约1cm大小边缘不规则的磨玻璃样表现结节，有强化，符合MAI肺感染。第2例遗传性血液病患者，近期有MAI感染，冠状T2加权SS-TESE（e），T2加权脂肪抑制SS-ETSE（f），

可能反映了患者中性粒细胞减少的状态。MRI的总敏感性为100%，特异性为96%[438]。

　　抗真菌抗生素治疗后，可观察到成功治疗的反应。

T2与T1WI病变中央可出现高信号，钆增强后可见强化，代表肉芽肿形成。另外所有序列均可见病变周围明确的低信号环，代表遍布病变周边肉芽组织内的载铁巨噬细

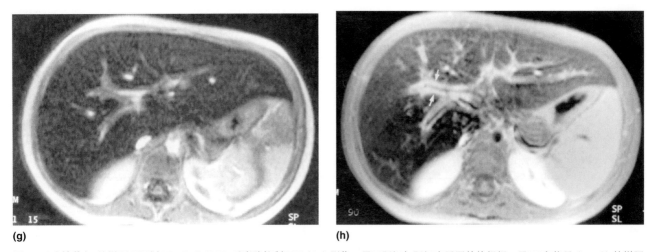

**(g)**                                      **(h)**

**图2.276（续前）** 钆增强后即刻SGE（g）及90s后脂肪抑制SGE（h）影像，显示肝门与肝门束周围的软组织，呈T2高信号（e，f）钆增强晚期 脂肪抑制T1WI可见强化（箭头，h）。同时注意输血造成的肝脏铁沉积。

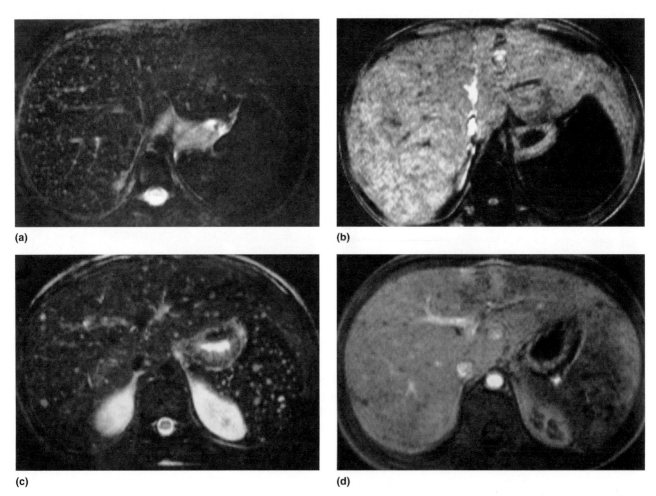

**(a)**                                      **(b)**

**(c)**                                      **(d)**

**图2.277** **急性肝脾念珠菌病。** 2例患者T2加权脂肪抑制ETSE（a,c）与钆增强后即刻SGE（b,d）影像。在T2WI上（a,c）可见多发界限清楚、<1cm的高信号病灶散在分布于全肝实质，脾脏内可见少量类似表现病变。钆增强后即刻扫描（b，d），肝脏病变几乎无信号，也没有环形或病变周围的强化。

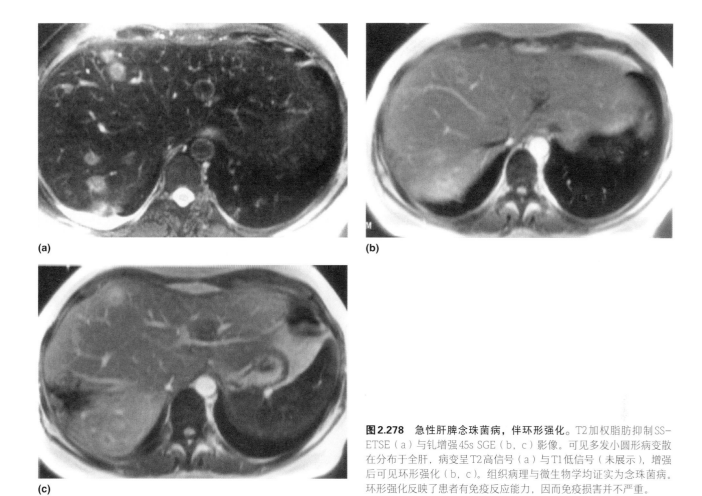

**图2.278** 急性肝脾念珠菌病，伴环形强化。T2加权脂肪抑制SS-ETSE（a）与钆增强45s SGE（b，c）影像。可见多发小圆形病变散在分布于全肝，病变呈T2高信号（a）与T1低信号（未展示），增强后可见环形强化（b，c）。组织病理与微生物学均证实为念珠菌病。环形强化反映了患者有免疫反应能力，因而免疫损害并不严重。

胞聚集（图2.279）[442]，为治疗亚急性期，符合良好预后的表现，反应了患者具有明显免疫反应的能力。

MRI也可显示抗真菌治疗后，对治疗反应好的慢性愈合性病变[439]。慢性愈合性病变外形不规则，呈T2等信号，T2WI上显示不清；T1低信号，增强后强化不明显（图2.280）。钆增强后即刻SGE影像上病变最为清楚，

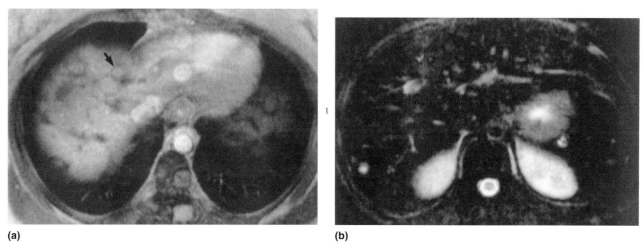

**图2.279** 亚急性肝脾念珠菌病。钆增强后即刻SGE影像（a）显示多发病变，病变呈同心环状，外缘为无信号环，内侧为高信号环，中央为低信号点（箭头，a）。第2例患者T2加权脂肪抑制SE（b），

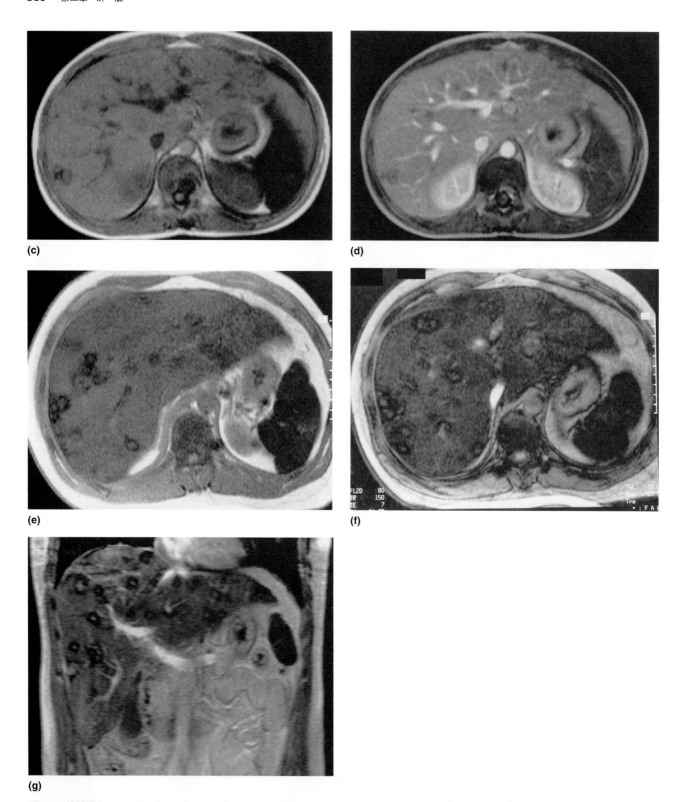

(c)

(d)

(e)

(f)

(g)

**图2.279（续前）** SGE（c）与钆增强后即刻SGE（d）影像。肝内可见多发同心环病变，SGE平扫与钆增强后即刻SGE影像显示最佳（c,d）。由于病变外周铁的沉积与背景肝脏网状内皮系统的铁沉积间缺乏对比，T2WI上病变外侧低信号环显示不清（b）。第3例患者SGE（e），反相位SGE（f）与冠状钆增强45s后SGE（g）影像。SGE影像（e）显示多发同心环形病变散在分布于全肝。由于铁的磁敏感伪影，外层无信号环于较长TE反相位影像（f）变得更明显。钆增强后病变强化不明显（g）。

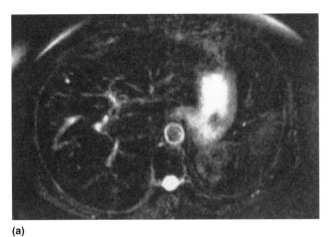

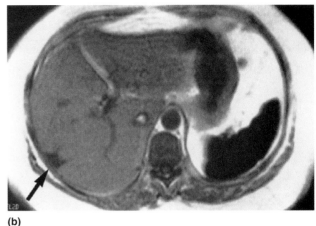

**(a)**                                                   **(b)**

**图2.280** **慢性愈合性念珠菌病。** T2加权脂肪抑制SE（a）与SGE（b）影像。在T2WI（a）上，纤维化区与背景肝脏信号相似，显示不清。在T1WI上，肝右叶可见一不规则，多角状低信号病变（箭头，b）。

呈低信号缺损，外缘可见成角。可见病变相邻肝被膜回缩。这些影像表现符合慢性瘢痕形成。

## 外伤

　　肝脏血肿，肝撕裂伤，肝周血肿与腹腔积血可继发于腹部外伤，MRI均可显示。肝脏血肿可呈任何形态；肝撕裂伤呈线状，肝实质内的缺损（图2.281、2.282和2.283）；肝周血肿表现为肝实质与肝被膜间（被膜下）的积液；腹腔积血则显示为腹膜腔内的游离液体。这些病变的MR影像表现因血红蛋白的不同产物，如氧饱和，铁与所含蛋白的顺磁效应而不同[443-448]。所用序列以及磁场强度也对MR表现有影响[447, 449]。根据血红蛋白的分解产物与其所造成T2与平扫T1信号的改变，将出血的期龄分为5个阶段：超急性期、急性期、亚急性早期、亚急性晚期和慢性期。超急性期间，血肿内为氧合血红蛋白，无顺磁性，于T2与T1WI表现为单纯的液体。

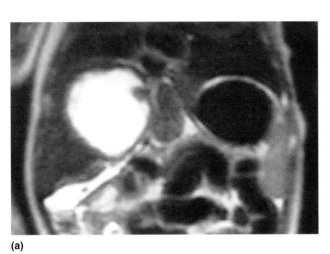

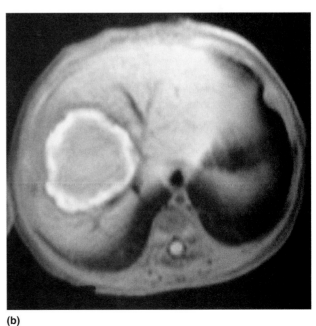

**(a)**                                                   **(b)**

**图2.281** **肝脏血肿。** 女，8周，脐静脉导管位置异常继发肝内血肿。冠状T2加权SS-ETSE（a）与T1加权脂肪抑制SE（b）影像，可见肝右叶内积液，呈T2高信号（a），T1加权脂肪抑制影像（b）上病变中央呈等信号，周边呈高信号，

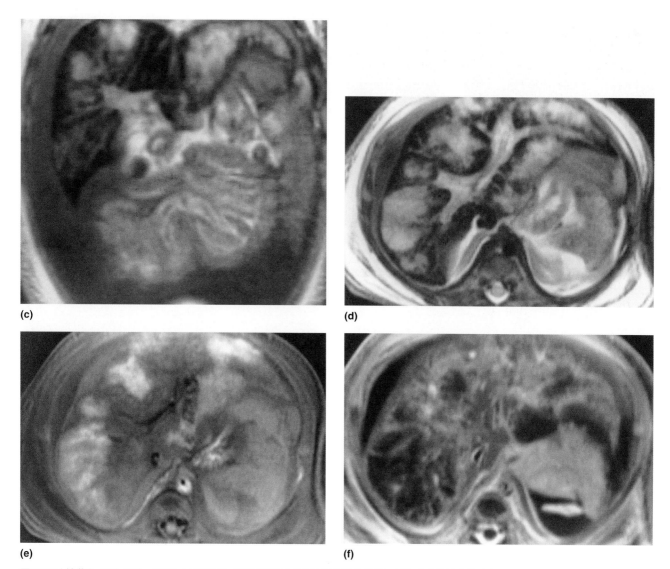

(c)

(d)

(e)

(f)

**图2.281（续前）** 符合血肿。T1WI上病变周边高信号环的表现为诊断血肿的依据。新生儿弥散性血管内凝血患者冠状T2加权SS-ETSE（c），横轴位T2加权脂肪抑制SS-ETSE（d），T1加权脂肪抑制SE（e）与钆增强后间质期脂肪抑制SE（f）影像，可见全肝实质内异常片状T2（c，d）与T1（e）高信号区，符合出血的亚急性晚期（细胞外高铁血红蛋白）。增强后，这些斑片强化不明显（f），符合缺血。

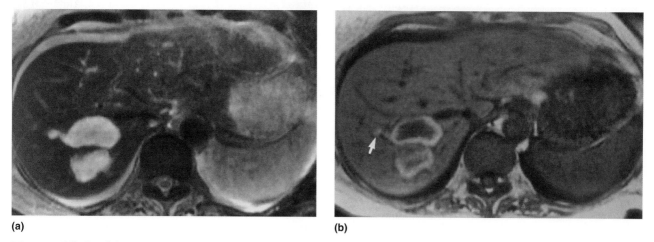

(a)

(b)

**图2.282 外伤后肝脏出血。** T2加权脂肪抑制ETSE（a），SGE（b）与钆增强45s后SGE（c）影像。肝内可见2处血肿，呈不均匀中度T2高信号（a），增强后T1WI呈中央轻度低信号伴周边高信号环（b），诊断为亚急性血肿。

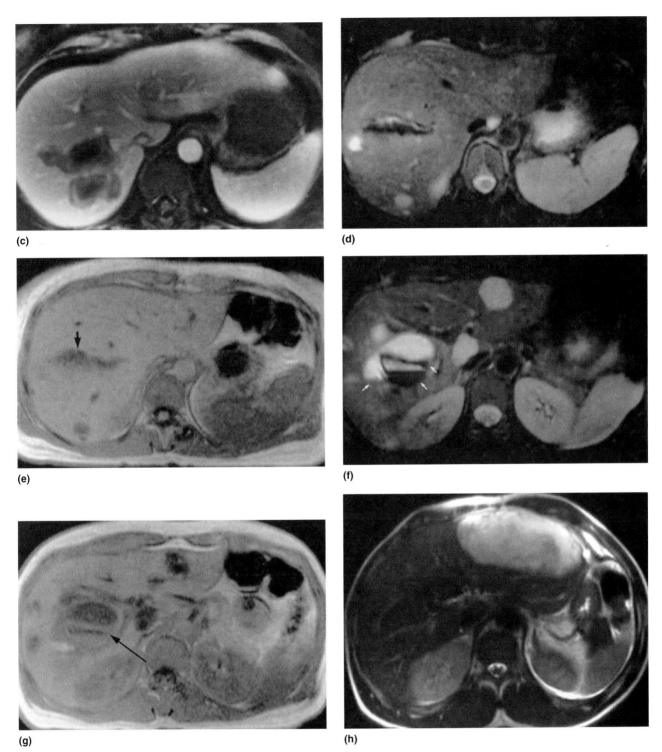

(c)

(d)

(e)

(f)

(g)

(h)

**图2.282（续前）** 钆增强后这些病变不强化（c），但注意高铁血红蛋白环仍保持高信号。另外，肝内可见高信号的撕裂伤（箭头，b）。第2例患者两个断层水平（d-g）T2加权脂肪抑制ETSE（d, f）与T1加权SGE平扫（e, g）影像。可见穿过肝右叶的急性撕裂伤（箭头，e），撕裂伤内液体于T2WI上呈亮－暗（氧合血红蛋白）液平，T1WI上呈暗－暗（去氧血红蛋白）液平。出血破入2个肝囊肿内，囊内含有超急性出血产物，包括氧合血红蛋白（箭头，g）与去氧血红蛋白（T2低信号与T1等信号，箭头，f）。肝脏外伤后患者T2加权SS-ETSE（h），SGE（i）与钆增强后即刻SGE（j）影像，可见肝左叶内血肿，呈T2高信号（h）

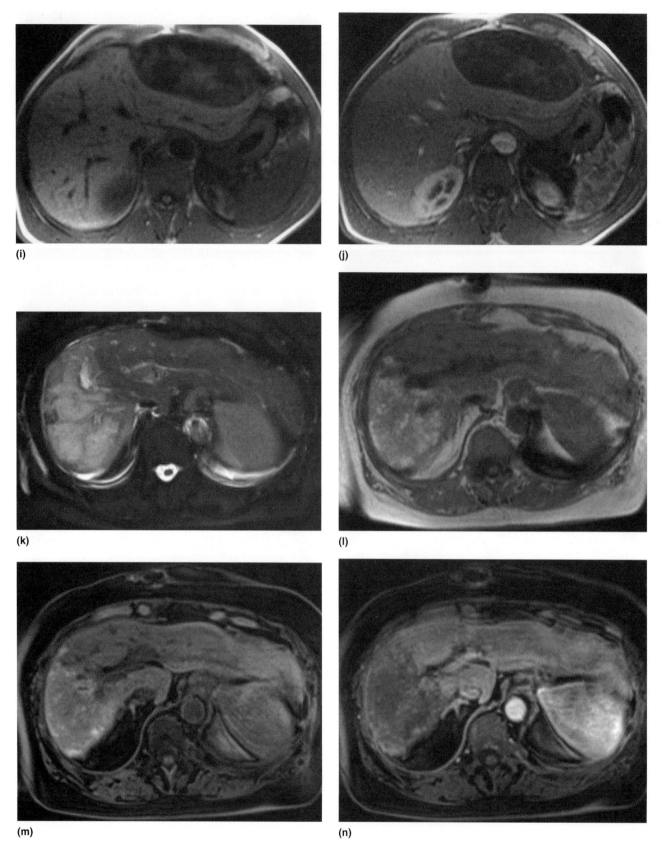

(i)

(j)

(k)

(l)

(m)

(n)

**图2.282（续前）** T1低信号，伴病变内一些T1高信号区（i）。注射对比剂后（j）可见周边窄环形强化，环绕病变，符合超急性血肿。T2加权脂肪抑制ETSE（k），T1同相位（l），T1脂肪抑制SGE（m）与钆增强45s脂肪抑制SGE（n）影像，可见肝右叶病变，所有序列均呈不均匀持续性高信号，增强后无强化，符合亚急性血肿。

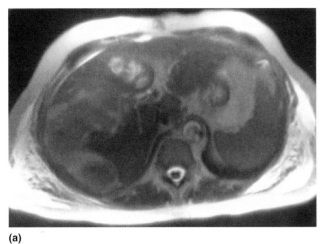

**(a)**

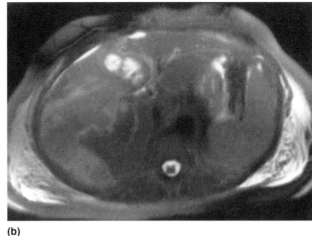

**(b)**

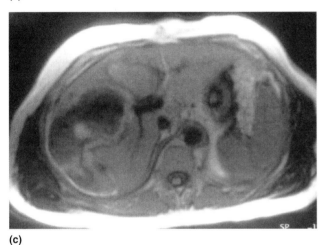

**(c)**

**图2.283 术后肝内血肿。**终末期肾病患者，腹腔镜胆囊切除术后，T2加权SS-ETSE（a），T2加权脂肪抑制SS-ETSE（b）与单次激发预磁化GE（c）影像，可见肝右叶巨大病变，蔓延至被膜下间隙，呈不均匀T2（a，b）与T1（c）高信号，符合急性晚期血肿。注意T1WI上病变周边的高信号环（c）。脂肪抑制T2WI（b）较非脂肪抑制影像（a）可更好观察皮下水肿，因为长回波链序列可消除干扰水肿影像的脂肪高信号。

**表2.2 出血的分期**

| 分期 | 创伤后时间 | 血红蛋白产物 | T2w[a] | T1w[a] |
|---|---|---|---|---|
| 超急性期 | 4～6 h（小时） | 氧合血红蛋白 | 高信号 | 等或低信号 |
| 急性期 | 7～72 h（小时） | 去氧血红蛋白 | 极低信号 | 等或低信号 |
| 亚急性早期 | 4～7 d（天） | 细胞内高铁血红蛋白 | 极低信号 | 高信号或周边高信号中央区等信号 |
| 亚急性晚期 | 1～4 w（周） | 细胞外高铁血红蛋白 | 高信号 | 高信号 |
| 慢性期 | 数月到数年 | 铁蛋白与含铁血黄素 | 低信号 | 等信号 |

[a]T2与T1加权影像上的信号强度。

急性期，去氧血红蛋白产生强烈的短T2效应，T2WI上接近无信号，是非常明确的影像表现。亚急性早期，细胞内的高铁血红蛋白仍具有强烈的短T2效应（T2WI上几乎无信号），但也有短T1效应（T1WI呈高信号）。亚急性晚期，细胞外的高铁血红蛋白短T1效应明显，T1WI呈高信号，T2WI也表现为高信号。慢性期，由于铁蛋白与含铁血黄素的作用，在T2WI与T1WI上出血呈低信号，而铁蛋白与含铁血黄通常聚焦于损伤区的周边[444, 445, 450-452]（表2.2）。

活动性出血，钆增强后系列扫描可显示为高信号的钆于含有液体的间隙内渐进性集聚[451]。

（Larrissa Braga，Ersan Altun，Diane Armao和Richard C. Semelka）

## 参考文献

1. Couinaud C. *Le Foie; Etudes Anatomiques et Chirurgicales.* Paris: Masson, 1957.
2. MacSween RNM, Anthony PP, Scheuer PJ, et al. (eds). *Pathology of the Liver*, 3rd edn. London: Churchill Livingstone, 1994.
3. Ramalho M, Heredia V, Tsurusaki M, et al. Qualitative and quantita-

tive comparison of 3.0T and 1.5T MRI for the liver with chronic liver disease. *J Magn Reson Imaging* 29: 869–879, 2009.

4. Goncalves Neto JA, Altun E, Elazzazi M, et al. Enhancement of abdominal organs on hepatic arterial phase: quantitative comparison between 1.5- and 3.0-T magnetic resonance imaging. *Magn Reson Imaging* 28: 47–55, 2009.

5. Semelka RC, Heimberger TK. Contrast agents for MR imaging of the liver. *Radiology* 218: 227–238, 2001.

6. Heredia V, Altun E, Ramalho M, Semelka RC. Magnetic resonance imaging of the liver: a review. *Exp Opin Med Diagnostics* 1: 1–11, 2007.

7. Goncalves Neto JA, Altun E, Vaidean G, et al. Early contrast enhancement of the liver: exact description of subphases using MRI. *Magn Reson Imaging* 27: 792–800, 2009.

8. Kim BS, Angthong W, Jeon YH, Semelka RC. Body MR imaging: fast, efficient, and comprehensive. *Radiol Clin North Am* 52(4): 623–636, 2014.

9. Kim HJ, Kim BS, Kim MJ, et al. Enhancement of the liver and pancreas in the hepatic arterial dominant phase: comparison of hepatocyte-specific MRI contrast agents, gadoxetic acid and gadobenate dimeglumine, on 3 and 1.5Tesla MRI in the same patient. *J Magn Reson Imaging* 37(4): 903–908, 2013.

10. Raman SS, Leary C, Bluemke DA, et al. Improved characterization of focal liver lesions with liver-specific gadoxetic acid disodium-enhanced magnetic resonance imaging: a multicenter phase 3 clinical trial. *J Comput Assist Tomogr* 34(2): 163–172, 2010.

11. Azevedo RM, de Campos RO, Ramalho M, et al. Free-breathing 3D T1-weighted gradient-echo sequence with radial data sampling in abdominal MRI: preliminary observations. *AJR Am J Roentgenol* 197(3): 650–657, 2011.

12. Kim MJ, Kim SH, Kim HJ, et al. Enhancement of liver and pancreas on late hepatic arterial phase imaging: quantitative comparison among multiple gadolinium-based contrast agents at 1.5Tesla MRI. *J Magn Reson Imaging* 38(1): 102–108, 2013.

13. Shin KS, AlObaidy M, Ramalho M, et al. Inter- and intra-individual comparative study of two gadolinium-based agents: a pilot study. *Abdom Imaging* 40: 865–874, 2015.

14. De Campos RO, Heredia V, Ramalho M, et al. Quarter-dose (0.025mmol/kg) gadobenate dimeglumine for abdominal MRI in patients at risk for nephrogenic systemic fibrosis: preliminary observations. *AJR Am J Roentgenol* 196(3): 545–552, 2011.

15. Caudana R, Morana G, Pirovano GP, et al. Focal malignant hepatic lesions: MR imaging enhanced with gadolinium benzoxypropionictetraacetate (BOPTA)— preliminary results of phase II clinical application. *Radiology* 199: 513–520, 1996.

16. Hamm B, Staks T, Muhler A, et al. Phase I clinical evaluation of Gd-EOB-DTPA as a hepatobiliary MR contrast agent: safety, pharmacokinetics, and MR imaging. *Radiology* 195: 785–792, 1995.

17. Vogl TJ, Kummel S, Hammerstingl R, et al. Liver tumors: comparison of MR imaging with Gd-EOB-DTPA and Gd-DTPA. *Radiology* 200: 59–67, 1996.

18. Reimer P, Rummeny EJ, Shamsi K, et al. Phase II clinical evaluation of Gd-EOB-DTPA: dose, safety aspects, and pulse sequence. *Radiology* 199: 177–183, 1996.

19. Reimer P, Rummeny EJ, Daldrup HE, et al. Enhancement characteristics of liver metastases, hepatocellular carcinomas, and hemangiomas with Gd-EOBDTPA: preliminary results with dynamic MR imaging. *Eur Radiol* 7: 275–280, 1997.

20. Petersein J, Spinazzi A, Giovagnoni A, et al. Focal liver lesions: evaluation of the efficacy of gadobenate dimeglumine in MR imaging—a multicenter phase III clinical study. *Radiology* 215: 727–736, 2000.

21. Grazioli L, Morana G, Federle MP, et al. Focal nodular hyperplasia: morphologic and functional information from MR imaging with gadobenate dimeglumine. *Radiology* 221: 731–739, 2001.

22. Hagspiel KD, Neidl KF, Eichenberger AC, et al. Detection of liver metastases: comparison of superparamagnetic iron oxide-enhanced and unenhanced MR imaging at 1.5T with dynamic CT, intraoperative US, and percutaneous US. *Radiology* 196: 471–478, 1995.

23. Ros PR, Freeny PC, Marms SE, et al. Hepatic MR imaging with ferumoxides: a multicenter clinical trial of the safety and efficacy in the detection of focal hepatic lesions. *Radiology* 196: 481–488, 1995.

24. Yamamoto H, Yamashita Y, Yoshimatsu S, et al. Hepatocellular carcinoma in cirrhotic livers: detection with unenhanced and iron oxide-enhanced MR imaging. *Radiology* 195: 106–112, 1995.

25. Kumano S, Murakami T, Kim T, et al. Using superparamagnetic iron oxide- enhanced MRI to differentiate metastatic hepatic tumors and nonsolid benign lesions. *AJR Am J Roentgenol* 18: 1335–1339, 2003.

26. Montet X, Lazeyras F, Howarth N, et al. Specificity of SPIO particles for characterization of liver hemangiomas using MRI. *Abdom Imaging* 29: 60–70, 2004.

27. Mori K, Scheidler J, Helmberger T, et al. Detection of malignant hepatic lesions before orthotopic liver transplantation: accuracy of ferumoxides-enhanced MR imaging. *AJR Am J Roentgenol* 179: 1045–1051, 2002.

28. Ward J, Guthrie JA, Wilson D, et al. Colorectal hepatic metastases: detection with SPIO-enhanced breath-hold MR imaging—comparison of optimized sequences. *Radiology* 228: 709–718, 2003.

29. Strotzer M, Gmeinwieser J, Schmidt J, et al. Diagnosis of liver metastases from colorectal adenocarcinoma. Comparison of spiral-CTAP combined with intravenous contrast-enhanced spiral-CT and SPIO-enhanced MR combined with plain MR imaging. *Acta Radiol* 38: 986–992, 1997.

30. Vogl TJ, Schwarz W, Blume S, et al. Preoperative evaluation of malignant liver tumors: comparison of unenhanced and SPIO (Resovist)-enhanced MR imaging with biphasic CTAP and intraoperative US. *Eur Radiol* 13: 262–272, 2003.

31. Ward J, Naik KS, Guthrie JA, et al. Hepatic lesion detection: comparison of MR imaging after the administration of superparamagnetic iron oxide with dual-phase CT by using alternative-free response receiver operating characteristic analysis. *Radiology* 210: 459–466, 1999.

32. Reimer P, Jahnke N, Fiebich M, et al. Hepatic lesion detection and characterization: value of nonenhanced MR imaging, superparamagnetic iron oxide-enhanced MR imaging, and spiral CT-ROC analysis. *Radiology* 217: 152–158, 2000.

33. Hori M, Murakami T, Kim T, et al. Detection of hypervascular hepatocellular car- cinoma: comparison of SPIO-enhanced MRI with dynamic helical CT. *J Comput Assist Tomogr* 26: 701–710, 2002.

34. Kang BK, Lim JH, Kim SH, et al. Preoperative depiction of hepatocellular car- cinoma: ferumoxides-enhanced MR imaging versus triple-phase helical CT. *Radiology* 226: 79–85, 2003.

35. Semelka RC, Lee JK, Worawattanakul S, et al. Sequential use of ferumoxide parti- cles and gadolinium chelate for the evaluation of focal liver lesions on MRI. *J Magn Reson Imaging* 8: 670–674, 1998.

36. Saini S, Edelman RR, Sharma P, et al. Blood-pool MR contrast material for detec- tion and characterization of focal hepatic lesions: initial clinical experience with ultrasmall superparamagnetic iron oxide (AMI-227). *AJR Am J Roentgenol* 164: 1147–1152, 1995.

37. Weissleder R, Lee AS, Fischman AJ, et al. Polyclonal human immunoglobulin G labeled with polymeric iron oxide: antibody MR imaging. *Radiology* 181: 245–249, 1991.

38. Vogl TJ, Hammerstingl R, Schwarz W, et al. Superparamagnetic iron oxideenhanced versus gadolinium-enhanced MR imaging for differential diagnosis of focal liver lesions. *Radiology* 198: 881–887, 1996.

39. Del Frate C, Bazzocchi M, Mortele KJ, et al. Detection of liver metastases: comparison of gadobenate dimeglumine-enhanced and ferumoxides-enhanced MR imaging examinations. *Radiology* 225: 766–772, 2002.

40. Kim SK, Kim SH, Lee WJ, et al. Preoperative detection of hepatocellular carcinoma: ferumoxides-enhanced versus mangafodipir trisodium-enhanced MR imaging. *AJR Am J Roentgenol* 179: 741–750, 2002.

41. Kim MJ, Kim JH, Chung JJ, et al. Focal hepatic lesions: detection and characterization with combination gadolinium- and superparamagnetic iron oxide-enhanced MR imaging. *Radiology* 228: 719–726, 2003.

42. Kim YK, Kim CS, Lee YH, et al. Comparison of superparamagnetic iron oxideenhanced and gadobenate dimeglumine-enhanced dynamic MRI for detection of small hepatocellular carcinomas. *AJR Am J Roentgenol* 182: 1217–1223, 2004.

43. Sherlock S, Dooley J. Anatomy and function. In: Sherlock S, Dooley J (eds), *Diseases of the Liver and Biliary System*, 10th edn. London: Blackwell Science, 1997; pp. 4–5.

44. Rosai J. *Ackerman's Surgical Pathology*, 8th edn. St Louis, MO: Mosby, 1995; pp. 898–899.

45. Barnes PA, Thomas JL, Bernardino ME. Pitfalls in the diagnosis of hepatic cysts by computed tomography. *Radiology* 141: 129–133, 1981.

46. Semelka RC, Shoenut JP, Greenberg HM, Mickflickier AB. The liver. In: Semelka RC, Shoenut JP (eds), *MRI of the Abdomen with CT Correlation*. New York: Raven Press, 1993; pp. 13–41.

47. Vilgrain V, Silbermann O, Benhamou JP, Nahum H. MR imaging in intracystic hemorrhage of simple hepatic cysts. *Abdom Imaging* 18: 164–167, 1993.

48. Kadoya M, Matsui O, Nakanuma Y, Yoshikawa J, Arai K, Takashima T, Amano M, Kimura M. Ciliated hepatic foregut cyst: radiologic features. *Radiology* 175: 475– 477, 1990.

49. Shoenut JP, Semelka RC, Levi C, Greenberg H. Ciliated hepatic foregut cysts: US, CT, and contrast-enhanced MR imaging. *Abdom Imaging* 19: 150–152, 1994.

50. Mosetti MA, Leonardou P, Motohara T, et al. Autosomal dominant polycystic kidney disease: MR imaging evaluation using current techniques. *J Magn Reson Imaging* 18(2): 210–215, 2003.

51. Itai Y, Ebihara R, Eguchi N, et al. Hepatobiliary cysts in patients with autosomal dominant polycystic kidney disease: prevalence and CT findings. *AJR Am J Roentgenol* 164: 339–342, 1995.

52. Semelka RC, Hussain SM, Marcos HB, Woosley JT. Biliary hamartomas: solitary and multiple lesions shown on current MR techniques including gadolinium enhancement. *J Magn Reson Imaging* 10: 196–201, 1999.

53. Powers C, Ros PR, Stoupis C, et al. Primary liver neoplasms: MR imaging with pathologic correlation. *Radiographics* 14: 459–482, 1994.

54. Choi BI, Lim JH, Han MC, et al. Biliary cystadenoma and cystadenocarcinoma: CT and sonographic findings. *Radiology* 171: 57–61, 1989.

55. Kokubo T, Itai Y, Ohtomo K, et al. Mucin-hypersecreting intrahepatic biliary neoplasms. *Radiology* 168: 609–614, 1988.

56. Palacios E, Shannon M, Solomon C, Guzman M. Biliary cystadenoma: ultrasound, CT, and MRI. *Gastrointest Radiol* 15: 313–316, 1990.

57. Buetow PC, Buck JL, Pantongrag-Brown L, et al. Biliary cystadenoma and cystadenocarcinoma: clinical-imaging-pathologic correlation with emphasis on the importance of ovarian stroma. *Radiology* 196: 805–810, 1995.

58. Semelka RC. Metastatic liver tumor: circumferential versus wedge-shaped perilesional enhancement and quantitative image and pathologic correlation. *Radiology* 219: 298–300, 2001 (comment).

59. Aytaç S, Fitoz S, Akyar S, et al. Focal intrahepatic extramedullary hematopoiesis: color Doppler US and CT findings. *Abdom Imaging* 24: 366–368, 1999.

60. Navarro M, Crespo C, Perez L, et al. Massive intrahepatic extramedullary hemat- opoiesis in myelofibrosis. *Abdom Imaging* 25: 184–186, 2000.

61. Nonomura A, Mizukami Y, Cadoya M. Angiomyolipoma of the liver: a collective review. *J Gastroenterol* 29(1): 95–105, 1994.

62. Worawattanakul S, Kelekis NL, Semelka RC, Woosley JT. Hepatic angiomyolipoma with minimal fat content: MR demonstration. *Magn Reson Imaging* 14: 687–689, 1996.

63. Morton KM, Bluemke DA, Hruban RH, et al. CT and MR imaging of benign hepatic and biliary tumors. *Radiographics* 19: 431–451, 1999.

64. Craig J, Peters R, Edmondson H. Tumors of the liver and intrahepatic bile ducts. In: Hartman H, Sobin L. (eds), *Atlas of Tumor Pathology*, 2nd edn. Washington, DC: Armed Forces Institute of Pathology, 1989.

65. Karhunen PJ. Benign hepatic tumours and tumour like conditions in men. *J Clin Pathol* 39: 183–188, 1986.

66. Mitsuodo K, Watanabe Y, Saga T, et al. Nonenhanced hepatic cavernous hemangioma with multiple calcifications: CT and pathologic correlation. *Abdom Imaging* 20: 459–461, 1995.

67. Sousa MS, Ramalho M, Herédia V, et al. Perilesional enhancement of liver cavernous hemangiomas in magnetic resonance imaging. *Abdom Imaging* 39(4): 722–730, 2014.

68. Lombardo DM, Baker ME, Spritzer CE, et al. Hepatic hemangiomas vs. metastases: MR differentiation at 1.5T. *AJR Am J Roentgenol* 155: 55–59, 1990.

69. Semelka RC, Shoenut JP, Kroeker MA, et al. Focal liver disease: comparison of dynamic contrast-enhanced CT and T2-weighted fat-suppressed, FLASH, and dynamic gadolinium-enhanced MR imaging at 1.5T. *Radiology* 184: 687–694, 1992.

70. Schmiedl U, Kolbel G, Hess CF, et al. Dynamic sequential MR imaging of focal liver lesions: initial experience in 22 patients at 1.5T. *J Comput Assist Tomogr* 14: 600–607, 1990.

71. Quinn SF, Benjamin GG. Hepatic cavernous hemangiomas: simple diagnostic sign with dynamic bolus CT. *Radiology* 182: 545–548, 1992.

72. Low RN. MRI of the liver using gadolinium chelates. *Magn Reson Imaging Clin N Am* 9(4): 717–743, 2001.

73. Semelka RC, Brown ED, Ascher SM, et al. Hepatic hemangiomas: a multi-insti- tutional study of appearance on T2-weighted and serial gadolinium-enhanced gradient-echo MR images. *Radiology* 192: 401–406, 1994.

74. Choi BI, Han MC, Park JH, et al. Giant cavernous hemangioma of the liver: CT and MR imaging in 10 cases. *AJR Am J Roentgenol* 152: 1221–1226, 1989.

75. Danet IM, Semelka RC, Braga L, et al. Giant hemangioma of the liver: MR imaging characteristics in 24 patients. *Magn Reson Imaging* 21: 95–101, 2003.

76. Semelka RC, Sofka CM. Hepatic hemangiomas. *Magn Reson Imaging Clin N Am* 5(2): 241–253, 1997.

77. Jeong MG, Yu JS, Kim KW. Hepatic cavernous hemangioma: temporal peritumoral enhancement during multiphase dynamic MR imaging. *Radiology* 216: 692–697, 2000.

78. Wanless IR, Albrecht S, Bilbao J, et al. Multiple focal nodular hyperplasia of the liver associated with vascular malformations of various organs and neoplasia of the brain: a new syndrome. *Mod Pathol* 2: 456–462, 1989.

79. Noone TC, Semelka RC, Balci NC, Graham ML. Common occurrence of benign liver lesions in patients with newly diagnosed breast cancer investigated by MRI for suspected liver metastases. *J Magn Reson Imaging* 10: 165–169, 1999.

80. McFarland EG, Mayo-Smith WW, Saini S, et al. Hepatic hemangiomas and malignant tumors: improved differentiation with heavily T2-weighted conventional spinecho MR imaging. *Radiology* 193: 43–47, 1994.

81. Hamm B, Thoeni RF, Gould RG, et al. Focal liver lesions: characterization with nonenhanced and dynamic contrast material-enhanced MR imaging. *Radiology* 190: 417–423, 1994.

82. Burdeny DA, Semelka RC, Kelekis NL, et al. Chemotherapy treated liver metastases mimicking hemangiomas on MR images. *Abdom Imag* 24: 378–382, 1999.

83. Dodd GD, III, Baron RL, Oliver JH, III, Federle MP. Spectrum of imaging findings of the liver in end-stage cirrhosis: part II, focal abnormalities. *AJR Am J Roentgenol* 173: 1185–1192, 1999.

84. Mastropasqua M, Kanematsu M, Leonardou P, et al. Cavernous hemangiomas in patients with chronic liver disease: MR imaging findings. *Magn Reson Imaging* 22: 15–18, 2004.

85. Brancatelli G, Federle MP, Blachar A, Grazioli L. Hemangioma in the cirrhotic liver: diagnosis and natural history. *Radiology* 219(1): 69–74, 2001. 86. Siegel MJ. MR imaging of pediatric abdominal neoplasms. *Magn Reson Imaging Clin N Am* 8: 837–851, 2000.

87. Klatskin G, Conn HO. Neoplasms of the liver and intrahepatic bile ducts. *Histopathology of the Liver*. New York: Oxford University Press, 1993; chapter 25, pp. 368–370.

88. Buetow PC, Rao P, Marshall H. Imaging of pediatric liver tumors. *Magn Reson Imaging Clin N Am* 5(2): 397–413, 1997.

89. Carneiro RC, Fordham LA, Semelka RC. MR imaging of the pediatric liver. *Magn Reson Imaging Clin N Am* 10(1): 137–164, 2002.

90. Gonzalez A, Canga F, Cardenas F, et al. An unusual case of hepatic adenoma in a male. *J Clin Gastroenterol* 19(2): 179–181, 1994.

91. Kerlin P, Davis GL, McGill DB, et al. Hepatic adenoma and focal nodular hyperplasia: clinical, pathologic, and radiologic features. *Gastroenterology* 84: 994–1002, 1983.

92. Shortell CK, Schwartz SI. Hepatic adenoma and focal nodular hyperplasia. *Surg Gynecol Obstet* 173: 426–431, 1991.

93. International Working Party. Terminology of nodular hepatocellular lesions. *Hepatology* 22: 983–993, 1995.

94. Meissner K. Hemorrhage caused by ruptured liver cell adenoma following longterm oral contraceptives: a case report. *Hepato-gastroenterology* 45(19): 224–225, 1998.

95. Foster JH, Berman MM. The malignant transformation of liver cell adenomas. *Arch Surg* 129(7): 712–717, 1994.

96. Paulson EK, McClellan JS, Washington K, et al. Hepatic adenoma: MR characteristics and correlation with pathologic findings. *AJR Am J Roentgenol* 163: 113–116, 1994.

97. Arrive L, Flejou JF, Vilgrain V, et al. Hepatic adenoma: MR findings in 51 pathologically proved lesions. *Radiology* 193: 507–512, 1994.

98. Psatha EA, Semelka RC, Armao D, et al. Hepatocellular adenomas in men: MRI findings in four patients. *J Magn Reson Imaging* 22: 258–264, 2005.

99. Hamm B, Vogl TJ, Branding G, et al. Focal liver lesions: MR imaging with MnDPDP—initial clinical results in 40 patients. *Radiology* 182: 167–174, 1992.

100. Coffin CM, Diche T, Mahfouz A, et al. Benign and malignant hepatocellular tumors: evaluation of tumoral enhancement after mangafodipir trisodium injection on MR imaging. *Eur Radiol* 19(3): 444–449, 1999.

101. Srirattanapong S, Angthong W, Kim BS, et al. Liver adenomatosis: serial investigation on MRI. *Abdom Imaging* 39(2): 269–282, 2014.

102. Grazioli L, Federle MP, Ichikawa T, et al. Liver adenomatosis: clinical, histopathologic, and imaging findings in 15 patients. *Radiology* 216: 395–402, 2000.

103. Bader TR, Braga L, Semelka RC. Exophytic benign tumors of the liver: appearance on MRI. *Magn Reson Imaging* 19: 623–628, 2001.

104. Balci NC, Sirvanci M, Duran C, Akinci A. Hepatic adenomatosis: MRI demonstration with the use of superparamagnetic iron oxide. *Clin Im-*

aging 26: 35–38, 2002.

105. DeLeve LD. Vascular liver diseases. *Curr Gastroenterol Rep* 5(1): 63–70, 2003.

106. Scheuer PJ, Schachter LA, Mathur S, et al. Peliosis hepatitis after liver transplanta tion. *J Clin Pathol* 43(12): 1036–1037, 1990.

107. Verswijvel G, Janssens F, Colla P, et al. Peliosis hepatis presenting as a multifocal hepatic pseudotumor: MR findings in two cases. *Eur Radiol* 13(Suppl 4): L40–L44, 2003.

108. Steinke K, Terraciano L, Wiesner W. Unusual cross-sectional imaging findings in hepatic peliosis. *Eur Radiol* 13(8): 1916–1919, 2003.

109. Gouya H, Vignaux O, Legmann P, et al. Peliosis hepatis: triphasic helical CT and dynamic MRI findings. *Abdom Imaging* 26(5): 507–509, 2001.

110. Yekeler E, Dursun M, Tunaci A, et al. Diagnosing of peliosis hepatis by magnetic resonance imaging. *J Hepatol* 41(2): 351, 2004.

111. Ferrozzi F, Tognini G, Zuccoli G, et al. Peliosis hepatis with pseudotumoral and hemorrhagic evolution: CT and MR findings. *Abdom Imaging* 26(2): 197–199, 2001.

112. Wanless IR, Mawdsley C, Adams R. On the pathogenesis of focal nodular hyperplasia of the liver. *Hepatology* 5(6): 1194–1200, 1985.

113. Mathieu D, Vilgrain V, Mahfouz AE, et al. Benign liver tumor. *Magn Reson Imaging Clin N Am* 5(2): 255–288, 1997.

114. Mortelé KJ, Praet M, Vlierberghe HV, et al. CT and MR imaging findings in focal nodular hyperplasia of the liver: radiologic–pathologic correlation. *AJR Am J Roentgenol* 175: 687–692, 2000.

115. Attal P, Vilgrain V, Brancatelli G, et al. Telangiectatic focal nodular hyperplasia: US, CT, and MR imaging findings with histopathologic correlation in 13 cases. *Radiology* 228: 465–472, 2003.

116. Ferlicot S, Kobeiter H, Tran Van Nhieu J, et al. MRI of atypical focal nodular hyperplasia of the liver: radiology–pathology correlation. *AJR Am J Roentgenol* 182: 1227–1231, 2004.

117. Lee MJ, Saini S, Hamm B, et al. Focal nodular hyperplasia of the liver: MR findings in 35 proved cases. *AJR Am J Roentgenol* 156: 317–320, 1991.

118. Vilgrain V, Flejou JF, Arrive L, et al. Focal nodular hyperplasia of the liver: MR imaging and pathologic correlation in 37 patients. *Radiology* 184: 699–703, 1992.

119. Schiebler ML, Kressel HY, Saul SH, et al. MR imaging of focal nodular hyperplasia of the liver. *J Comput Assist Tomogr* 11: 651–654, 1987.

120. Haggar AM, Bree RL. Hepatic focal nodular hyperplasia: MR imaging at 1.0 and 1.5T. *J Magn Reson Imaging* 2: 85–88, 1992.

121. Mahfouz AE, Hamm B, Taupitz M, Wolf KJ. Hypervascular liver lesions: differentiation of focal nodular hyperplasia from malignant tumors with dynamic gadolinium-enhanced MR imaging. *Radiology* 186: 133–138, 1993.

122. Eisenberg LB, Warshauer DM, Woosley JT, et al. CT and MRI of hepatic focal nodular hyperplasia with peripheral steatosis. *J Comput Assist Tomogr* 19: 498–500, 1995.

123. McInnes MD, Hibbert RM, Inacio JR, Schieda N. Focal nodular hyperplasia and hepatocellular adenoma: accuracy of gadoxetic acid-enhanced MR imaging—a systematic review. *Radiology* 26: 142986, 2015 (Epub ahead of print).

124. Vogl TJ, Hamm B, Schnell B, et al. Mn-DPDP enhancement patterns of hepatocellular lesions on MR images. *J Magn Reson Imaging* 3: 51–58, 1993.

125. Palmucci S. Focal liver lesions detection and characterization: the advantages of gadoxetic acid-enhanced liver MRI. *World J Hepatol* 6: 477–485, 2014.

126. Rummeny EJ, Wernecke K, Saini S, et al. Comparison between high-field-strength MR imaging and CT for screening of hepatic metastases: a receiver operating characteristic analysis. *Radiology* 182: 879–886, 1992.

127. Nelson RC, Chezmar JL, Sugarbaker PH, et al. Preoperative localization of focal liver lesions to specific liver segments: utility of CT during arterial portography. *Radiology* 176: 89–94, 1990.

128. Sugarbaker PH, Kemeny N. Management of metastatic cancer to the liver. *Adv Surg* 22: 1–56, 1989.

129. Hughes KS, Rosenstein RB, Songhorabodi S, et al. Resection of the liver for colorectal carcinoma metastases: a multi-institutional study of long-term survivors. *Dis Colon Rectum* 31: 1–4, 1988.

130. Semelka RC, Hricak H, Bis KG, et al. Liver lesion detection: comparison between excitation-spoiling fat suppression and regular spin-echo at 1.5T. *Abdom Imaging* 18: 56–60, 1993.

131. De Lange EE, Mugler JP, III, Bosworth JE, et al. MR imaging of the liver: breathhold T1-weighted MP-GRE compared with conventional T2-weighted SE imaging-lesion detection, localization, and characterization. *Radiology* 190: 727–736, 1994.

132. Larson RE, Semelka RC, Bagley AS, et al. Hypervascular malignant liver lesions: comparison of various MR imaging pulse sequences and dynamic CT. *Radiology* 192: 393–399, 1994.

133. Semelka RC, Shoenut JP, Ascher SM, et al. Solitary hepatic metastasis: comparison of dynamic contrast-enhanced CT and MR imaging with fat-suppressed T2-weighted, breath-hold T1-weighted FLASH, and dynamic gadoliniumenhanced FLASH sequences. *J Magn Reson Imaging* 4: 319–323, 1994.

134. Stark DD, Wittenberg J, Butch RJ, Ferrucci JT, Jr. Hepatic metastases: randomized, controlled comparison of detection with MR imaging and CT. *Radiology* 165: 399–406, 1987.

135. Zeman RK, Dritschilo A, Silverman PM, et al. Dynamic CT vs. 0.5 T MR imaging in the detection of surgically proven hepatic metastases. *J Comput Assist Tomogr* 13: 637–644, 1989.

136. Balci NC, Semelka RC, Altun E. Fundamentals of MR imaging techniques applied to the abdomen and pelvis. *Appl Radiol* 35: 30–35, 2006.

137. Semelka RC, Worawattanakul S, Kelekis NL, et al. Liver lesion detection and characterization. Comparison of single-phase spiral CT and current MR techniques. *J Magn Reson Imaging* 7(6): 1040–1047, 1997.

138. Semelka RC, Martin DR, Balci Cem, Lance T. Focal liver lesions: comparison of dual phase CT and multisequence multiplanar MR imaging including dynamic gadolinium enhancement. *J Magn Reson Imaging* 13: 397–401, 2001.

139. Semelka RC, Unal B, Altun E. MRI and treatment response: the ability of MRI to demonstrate the features of abdominal malignancies following interventions has made it a key tool in assessing treatment response in the liver. *Imaging Econ*, October 1, 2006.

140. Semelka RC, Cance WG, Marcos HB, Mauro MA. Liver metastases: comparison of current MR techniques and spiral CT during arterial portography for detection in 20 surgically staged cases. *Radiology* 213: 86–91, 1999.

141. Danet IM, Semelka RC, Leonardou P, et al. Spectrum of MRI appearances of untreated metastases of the liver. *AJR Am J Roentgenol* 181(3): 809–817, 2003.

142. Braga L, Semelka RC, Pietrobon R, et al. Does hypervascularity of liver metastases as detected on MRI predict disease progression in breast cancer patients? *AJR Am J Roentgenol* 182(5): 1207–1213, 2004

143. Grazioli L, Bondioni MP, Faccioli N, et al. Solid focal liver lesions: dynamic and late enhancement patterns with the dual phase contrast agent gadobenate dimeglumine. *J Gastrointest Cancer* 41: 221–232, 2010.

144. Semelka RC, Cumming MJ, Shoenut JP, et al. Islet cell tumors: comparison of dynamic contrast-enhanced CT and MR imaging with dynamic gadolinium enhancement and fat suppression. *Radiology* 186: 799–802, 1993.

145. Mahfouz AE, Hamm B, Wolf KJ. Peripheral washout: a sign of malignancy on dynamic gadolinium-enhanced MR images of focal liver lesions. *Radiology* 190: 49–52, 1994.

146. Silva AC, Evans JM, McCullough AE, et al. MR imaging of hypervascular liver masses: a review of current techniques. *Radiographics* 29: 385–402, 2009.

147. Outwater E, Tomaszewski JE, Daly JM, Kressel HY. Hepatic colorectal metastases: correlation of MR imaging and pathologic appearance. *Radiology* 180(2): 327–332, 1991.

148. Muramatsu Y, Nawano S, Takayasu K, et al. Early hepatocellular carcinoma: MR imaging. *Radiology* 181: 209–213, 1991.

149. Gabata T, Matsui O, Kadoya M, et al. Delayed MR imaging of the liver: correlation of delayed enhancement of hepatic tumors and pathologic appearance. *Abdom Imaging* 23(3): 309–313, 1998.

150. Larson RE, Semelka RC. Magnetic resonance imaging of the liver. *Top Magn Reson Imaging* 7(2): 71–81, 1995.

151. Semelka RC, Hussain SM, Marcos HB, Woosley JT. Perilesional enhancement of hepatic metastases: correlation between MR imaging and histopathologic findings: initial observations. *Radiology* 215: 89–94, 2000.

152. Danet IM, Semelka RC, Nagase LL, et al. Liver metastases from pancreatic adenocarcinoma: MR imaging characteristics. *J Magn Reson Imaging* 18(2): 181–188, 2003.

153. Terayama N, Matsui O, Ueda K, et al. Peritumoral rim enhancement of liver metastasis: hemodynamics observed on single-level dynamic CT during hepatic arteriography and histopathologic correlation. *J Comput Assist Tomogr* 26(6): 975–980, 2002.

154. Semelka RC, Bagley AS, Brown ED, Kroeker MA. Malignant lesions of the liver identified on T1- but not T2-weighted MR images at 1.5T. *J Magn Reson Imaging* 4: 315–318, 1994.

155. Pedro MS, Semelka RC, Braga L. MR imaging of hepatic metastases. *Magn Reson Imaging Clin N Am* 10(1): 15–29, 2002.

156. Kijima S, Sasaki T, Nagata K, et al. Preoperative evaluation of colorectal cancer using CT colonography, MRI and PET/CT. *World J Gastroenterol* 20: 16964–16975, 2014.

157. Braga L, Semelka RC, Danet IM, et al. Liver metastases from unknown primary site: demonstration on MR images. *Magn Reson Imaging* 21(8): 871–877, 2003.

158. Bader TR, Semelka RC, Chiu VC, et al. MRI of carcinoid tumors: spectrum of appearances in the gastrointestinal tract and liver. *J Magn Reson Imaging* 14(3): 261–269, 2001.

159. Soyer P, Riopel M, Bluemke DA, Scherrer A. Hepatic metastases from leiomyosarcoma: MR features with histopathologic correlation. *Abdom Imaging* 22(1): 67–71, 1997.

160. Jones EC, Chezmar JL, Nelson RC, Bernardino ME. The frequency and significance of small (less than or equal to 15mm) hepatic lesions detected by CT. *AJR Am J Roentgenol* 158: 535–539, 1992.

161. Bruneton JN, Raffaelli C, Maestro C, Padovani B. Benign liver lesions: implications of detection in cancer patients. *Eur Radiol* 5: 387–390, 1995.

162. Mathieu D, Vilgrain V, Mahfouz AE, et al. Benign liver tumor. Magn Reson *Imaging Clin N Am* 5(2): 255–288, 1997.

163. Trump DL, Fahnestock R, Cloutier CT, Dickman MD. Anaerobic liver abscess and intrahepatic metastases—a case report and review of the literature. *Cancer* 41(2): 682–686, 1978.

164. Eckel F, Lersch C, Huber W, et al. Multimicrobial sepsis including *Clostridium perfringens* after chemoembolization of a single liver metastases from common bile duct cancer. *Digestion* 62: 208–212, 2000.

165. Taouli B, Losada M, Holland A, Krinsky G. Magnetic resonance imaging of hepatocellular carcinoma. *Gastroenterology* 127(5suppl 1): S144–S152, 2004.

166. Fung J, Marsh W. The quandary over liver transplantation for hepatocellular carcinoma: the greater sin? *Liver Transpl* 8(9): 775–777, 2002.

167. El-Serag HB, Mason AC. Rising incidence of hepatocellular carcinoma in the United States. *N Engl J Med* 340(10): 745–750, 1999.

168. Yuen MF, Cheng CC, Lauder IJ, et al. Early detection of hepatocellular carcinoma increases the chance of treatment: Hong Kong experience. *Hepatology* 31(2): 330–335, 2000.

169. Hytiroglou P. Morphological changes of early human hepatocarcinogenesis. *Semin Liver Dis* 24(1): 65–75, 2004.

170. Ahn J, Flamm SL. Hepatocellular carcinoma. *Dis Mon* 50(10): 556–573, 2004.

171. Kerr M. Increase of liver cancer rate outpaces all other cancers. *Internal Medicine News*, 2005; p. 72.

172. Mastropasqua, M, Braga L, Kanematsu M, V et al. Hepatic nodules in liver transplantation candidates: MR imaging and underlying hepatic disease. *Magn Reson Imaging* 23: 557–562, 2005.

173. Ahn J, Flamm SL. Hepatocellular carcinoma. *Dis Mon* 50(10): 556–573, 2004.

174. Miller WJ, Baron RL, Dodd GD, III, Federle MP. Malignancies in patients with cirrhosis: CT sensitivity and specificity in 200 consecutive transplant patients. *Radiology* 193: 645–650, 1994.

175. Oi H, Murakami T, Kim T, et al. Dynamic MR imaging and early-phase helical CT for detecting small intrahepatic metastases of hepatocellular carcinoma. *AJR Am J Roentgen* 166: 369–374, 1996.

176. Yamashita Y, Mitsuzaki K, Yi T, et al. Small hepatocellular carcinoma in patients with chronic liver damage: prospective comparison of detection with dynamic MR imaging and helical CT of the whole liver. *Radiology* 200: 79–84, 1996.

177. Yu JS, Kim KW, Lee JT, Yoo HS. MR imaging during arterial portography for assessment of hepatocellular carcinoma: comparison with CT during arterial por- tography. *AJR Am J Roentgenol* 170: 1501–1506, 1998.

178. Lim JH, Kim CK, Lee WJ, et al. Detection of hepatocellular carcinomas and dys- plastic nodules in cirrhotic livers: accuracy of helical CT in transplant patients. *AJR Am J Roentgenol* 175(3): 693–698, 2000.

179. Valls C, Cos M, Figueras J, et al. Pretransplantation diagnosis and staging of hepa- tocellular carcinoma in patients with cirrhosis: value of dual-phase helical CT. *AJR Am J Roentgenol* 182(4): 1011–1007, 2004.

180. Ebara M, Watanabe S, Kita K, et al. MR imaging of small hepatocellular carci- noma: effect of intratumoral copper content on signal intensity. *Radiology* 180: 617–621, 1991.

181. Kim BS, Hayashi PH, Kim SH, et al. Outcomes of patients with elevated α-fetoprotein level and initial negative findings at MR imaging. *Radiology* 268(1): 109–119, 2013.

182. Yasemin MK-B, Braga L, Birchard KR, et al. Hepatocellular carcinoma missed on gadolinium enhanced MR imaging, discovered in liver explants: retrospective evaluation. *J Magn Reson Imaging* 23: 210–205, 2006.

183. Kelekis NL, Semelka RC, Worawattanakul S, et al. Hepatocellular carcinoma in North America: a multiinstitutional study of appearance on T1-weighted, T2-weighted, and serial gadolinium-enhanced gradient-echo images. *AJR Am J Roentgenol* 170: 1005–1013, 1998.

184. Hirai K, Aoki Y, Majima Y, et al. Magnetic resonance imaging of small hepatocellular carcinoma. *Am J Gastroenterol* 86: 205–209, 1991.

185. Kadoya M, Matsui O, Takashima T, Nonomura A. Hepatocellular carcinoma: correlation of MR imaging and histopathologic findings. *Radiology* 183: 819–825, 1992.

186. Kim BS, Hayashi PH, Kim SH, et al. Outcomes of patients with elevated a-fetoprotein level and initial negative findings at MR imaging. *Radiology* 268: 109–119, 2013.

187. Earls JP, Theise ND, Weinreb JC, et al. Dysplastic nodules and hepatocellular carcinoma: thin-section MR imaging of explanted cirrhotic livers with pathologic correlation. *Radiology* 201(1): 207–214, 1996.

188. Ebara M, Fukuda H, Kojima Y, et al. Small hepatocellular carcinoma: relationship of signal intensity to histopathologic findings and metal content of the tumor and surrounding hepatic parenchyma. *Radiology* 210(1): 81–88, 1999.

189. Kelekis NL, Semelka RC, Woosley JT. Malignant lesions of the liver with high signal intensity on T1-weighted MR images. *J Magn Reson Imaging* 6: 291–294, 1996.

190. Jeong YY, Mitchell DG, Kamishima T. Small (<20 mm) enhancing hepatic nodules seen on arterial phase MR imaging of the cirrhotic liver: clinical implications. *AJR Am J Roentgenol* 178(6): 1327–1334, 2002.

191. Shimizu A, Ito K, Koike S, et al. Cirrhosis or chronic hepatitis: evaluation of small (≤2-cm) early-enhancing hepatic lesions with serial contrast-enhanced dynamic MR imaging. *Radiology* 226(2): 550–555, 2003.

192. Peterson MS, Baron RL, Murakami T. Hepatic malignancies: usefulness of acquisition of multiple arterial and portal venous phase images at dynamic gadolinium-enhanced MR imaging. *Radiology* 201: 337–345, 1996.

193. Rummeny E, Weissleder R, Stark DD, et al. Primary liver tumors: diagnosis by MR imaging. *AJR Am J Roentgenol* 152: 63–72, 1989.

194. Matsui O, Kadoya M, Kameyama T, et al. Adenomatous hyperplastic nodules in the cirrhotic liver: differentiation from hepatocellular carcinoma with MR imaging. *Radiology* 173: 123–126, 1989.

195. Rosenthal RE, Davis PL. MR imaging of hepatocellular carcinoma at 1.5Tesla. *Gastrointest Radiol* 17: 49–52, 1992.

196. Itoh K, Nishimura K, Togashi K, et al. Hepatocellular carcinoma: MR imaging. *Radiology* 164: 21–25, 1987.

197. Mahfouz AE, Hamm B, Wolf KJ. Dynamic gadopentetate dimeglumine-enhanced MR imaging of hepatocellular carcinoma. *Eur Radiol* 3: 453–458, 1993.

198. Yoshida H, Itai Y, Ohtomo K, et al. Small hepatocellular carcinoma and cavernous hemangioma: differentiation with dynamic FLASH MR imaging with Gd-DTPA. *Radiology* 171: 339–342, 1989.

199. Yamamoto T, Ikebe T, Mikami S, et al. Immunohistochemistry and angiography in adenomatous hyperplasia and small hepatocellular carcinoma. *Pathol Int* 46: 364–371, 1996.

200. Yamamoto T, Hirohashi K, Kaneda K, et al. Relationship of the microvascular type to the tumor size, arterialization and dedifferentiation of human hepatocellular carcinoma. *Jpn J Cancer Res* 92: 1207–1213, 2001.

201. Mikami S, Kubo S, Hirohashi K, et al. Computed tomography during arteriog- raphy and arterial portography in small hepatocellular carcinoma and dysplastic nodule: a prospective study. *Jpn J Cancer Res* 91: 859–863, 2000.

202. Kanematsu M, Semelka RC, Leonardou P, et al. Angiogenesis in hepatocellular nodules: correlation of MR imaging and vascular endothelial growth factor. *J Magn Reson Imaging* 2004; 20(3): 426–434.

203. Hussain SM, Semelka RC, Mitchell DG. MR imaging of hepatocellular carci- noma. *Magn Reson Imaging Clin N Am* 10(1): 31–52, 2002.

204. Kadoya M, Matsui O, Takashima T, Nonomura A. Hepatocellular carci- noma: cor- relation of MR imaging and histopathologic findings. *Radiology* 183(3): 819–825, 1992.

205. Kierans AS, Leonardou P, Hayashi P, et al. MR imaging findings of rapidly progressive hepatocellular carcinoma. *Magn Reson Imaging* 28: 790–796, 2010.

206. McKenzie CA, Lim D, Ransil BJ, et al. Shortening MR image acquisition for volumetric interpolated breath-hold examination with a recently developed parallel imaging reconstruction technique: clinical feasibility. *Radiology* 230: 589–594, 2004.

207. Kanematsu M, Semelka RC, Leonardou P, et al. Hepatocellular carcinoma of diffuse type: MR imaging findings and clinical manifestations. *Magn Reson Imaging* 18(2): 189–195, 2003.

208. Okuda K, Noguchi T, Kubo Y, et al. A clinical and pathological study of diffuse type hepatocellular carcinoma. *Liver* 1(4): 280–289, 1981.

209. Craig JR, Peters RL, Edmondson HA, Omata M. Fibrolamellar carcinoma of the liver: a tumor of adolescents and young adults with distinctive clinico-pathologic features. *Cancer* 46: 372–379, 1980.

210. Corrigan K, Semelka RC. Dynamic contrast-enhanced MR imaging of fibrolamellar hepatocellular carcinoma. *Abdom Imaging* 20: 122–125, 1995.

211. Ichikawa T, Federle MP, Grazioli L et al. Fibrolamellar hepatocellular carcinoma: imaging and pathologic findings in 31 recent cases. *Radiology* 213(2): 352–361, 1999.

212. Scheimberg IB, Pollock DJ, Collins PW, et al. Pathology of the liver in leukemia and lymphoma. A study of 110 autopsies. *Histopathology* 26: 311–322, 1995.

213. Kelekis NL, Semelka RC, Siegelman ES, et al. Focal hepatic lymphoma: MR demonstration using current techniques including gadolinium enhancement. *J Magn Reson Imaging* 15(6): 625–636, 1997.

214. Kelekis NL, Warshauer DM, Semelka RC, Sallah AS. Nodular liver involvement in light chains multiple myeloma: appearance on US and MRI. *Clin Imaging* 21: 207–209, 1997.

215. Anthony PP. Primary carcinoma of the liver: a study of 282 cases in Ugandan Africans. *J Pathol* 110(1): 37–48, 1973.

216. Al Ansari N, Kim BS, Srirattanapong S, et al. Mass-forming cholangiocarcinoma and adenocarcinoma of unknown primary: can they be distinguished on liver MRI? *Abdom Imaging* 39(6): 1228–1240, 2014.

217. Low RN, Sigeti JS, Francis IR, et al. Evaluation of malignant biliary obstruction: efficacy of fast multiplanar spoiled gradient-recalled MR imaging vs. spin-echo MR imaging, CT, and cholangiography. *AJR Am J Roentgenol* 162: 315–323, 1994.

218. De Campos RO, Semelka RC, Azevedo RM, et al. Combined hepatocellular–cholangiocarcinoma: report of MR appearance in eleven patients. *J Magn Reson Imaging* 36(5): 1139–1147, 2012.

219. Koyama T, Fletcher JG, Johnson CD, et al. Primary hepatic angiosarcoma: findings at CT and MR imaging. *Radiology* 222(3): 667–673, 2002.

220. Worawattanakul S, Semelka RC, Kelekis NL, Woosley JT. Angiosarcoma of the liver: MR imaging pre- and postchemotherapy. *Magn Reson Imaging* 15(5): 613–617, 1997.

221. Leonardou P, Semelka RC, Kanematsu M, et al. Primary malignant mesothelioma of the liver: MR imaging findings. *Magn Reson Imaging* 21(9): 1091–1093, 2003.

222. Moran CA, Ishak KG, Goodman ZD. Solitary fibrous tumor of the liver: a clinicopathologic and immunohistochemical study of nine cases. *Ann Diagn Pathol* 2(1): 19–24, 1998.

223. Dean PJ, Haggitt RC, O'Hara CJ. Malignant epithelioid hemangioendothelioma of the liver in young women. Relationship to oral contraceptive use. *Am J Surg Pathol* 9(10): 695–704, 1985.

224. Leonardou P, Semelka RC, Mastropasqua M, et al. Epithelioid hemangioendothelioma of the liver. MR imaging findings. *Magn Reson Imaging* 20(8): 631–633, 2002.

225. Buetow PC, Rao P, Marshall H. Imaging of pediatric liver tumors. *Magn Reson Imaging Clin N Am* 5(2): 397–413, 1997.

226. Helmberger TK, Ros PR, Mergo PJ, et al. Pediatric liver neoplasms: a radiologic–pathologic correlation. *Eur Radiol* 9(7): 1339–1347, 1999.

227. Ros PR, Olmsted WW, Dachman AH, et al. Undifferentiated (embryonal) sarcoma of the liver: radiologic–pathologic correlation. *Radiology* 161(1): 141–145, 1986.

228. Buetow PC, Buck JL, Pantongrag-Brown L, et al. Undifferentiated (embryonal) sarcoma of the liver: pathologic basis of imaging findings in 28 cases. *Radiology* 203(3): 779–783, 1997.

229. Carneiro RC, Fordham LA, Semelka RC. MR imaging of the pediatric liver. *Magn Reson Imaging Clin N Am* 10(1): 137–164, 2002.

230. Psatha EA, Semelka RC, Fordham L, et al. Undifferentiated (embryonal) sarcoma of the liver (USL): MRI findings including dynamic gadolinium enhancement. *Magn Reson Imaging* 22(6): 897–900, 2004.

231. Arrive L, Hricak H, Goldberg HI, et al. MR appearance of the liver after partial hepatectomy. *AJR Am J Roentgenol* 152: 1215–1220, 1989.

232. Bartolozzi C, Lencioni R, Caramella D, et al. Hepatocellular carcinoma: CT and MR features after transcatheter arterial embolization and percutaneous ethanol injection. *Radiology* 191: 123–129, 1994.

233. Bartolozzi C, Lencioni R, Caramella D, et al. Treatment of hepatocellular carcinoma with percutaneous ethanol injection: evaluation with contrast-enhanced MR imaging. *AJR Am J Roentgenol* 162: 827–831, 1994.

234. Giovagnoni A, Paci E, Terilli F, et al. Quantitative MR imaging data in the evaluation of hepatic metastases during systemic chemotherapy. *J Magn Reson Imaging* 5: 27–32, 1995.

235. Lee MJ, Mueller PR, Dawson SL, et al. Percutaneous ethanol injection for the treatment of hepatic tumors: indications, mechanism of action, technique, and efficacy. *AJR Am J Roentgenol* 164: 215–220, 1995.

236. Nagel HS, Bernardino ME. Contrast-enhanced MR imaging of hepatic lesions treated with percutaneous ethanol ablation therapy. *Radiology* 189: 265–270, 1993.

237. Sironi S, De Cobelli F, Livraghi T, et al. Small hepatocellular carcinoma treated with percutaneous ethanol injection: unenhanced and gadolinium-enhanced MR imaging follow-up. *Radiology* 192: 407–412, 1994.

238. Shirkhoda A, Baird S. Morphologic changes of the liver following chemotherapy for metastatic breast carcinoma: CT findings. *Abdom Imaging* 19: 39–42, 1994.

239. Soyer P, Bluemke DA, Zeitoun G, et al. Detection of recurrent hepatic metastases after partial hepatectomy: value of CT combined with arterial portography. *AJR Am J Roentgenol* 162: 1327–1330, 1994.

240. Young ST, Paulson EK, Washington K, et al. CT of the liver in patients with metastatic breast carcinoma treated by chemotherapy: findings simulating cirrhosis. *AJR Am J Roentgenol* 163: 1385–1388, 1994.

241. Harned RK II, Chezmar JL, Nelson RC. Recurrent tumor after resection of hepatic metastases from colorectal carcinoma: location and time of discovery as determined by CT. *AJR Am J Roentgenol* 163: 93–97, 1994.

242. Lang EK, Brown CL, Jr. Colorectal metastases to the liver: selective chemoembolization. *Radiology* 189: 417–422, 1993.

243. Scwickert HC, Stiskal M, Roberts TPL, et al. Contrast-enhanced MR imaging assessment of tumor capillary permeability: effect of irradiation on delivery of chemotherapy. *Radiology* 198: 893–898, 1996.

244. Matsumoto R, Selig AM, Colucci VM, Jolesz FA. MR monitoring during cryotherapy in the liver: predictability of histologic outcome. *J Magn Reson Imaging* 3: 770–776, 1993.

245. Matsumoto R, Oshio K, Jolesz FA. Monitoring of laser and freezing-induced ablation in the liver with T1-weighted MR imaging. *J Magn Reson Imaging* 2: 555–562, 1992.

246. Vogl TJ, Muller PK, Hammerstingl R, et al. Malignant liver tumors treated with MR imaging-guided laser-induced thermotherapy: technique and prospective results. *Radiology* 196: 257–265, 1995.

247. Kuszyk BS, Choti MA, Urban BA, et al. Hepatic tumors treated by cryosurgery: normal CT appearance. *AJR Am J Roentgenol* 166: 363–368, 1996.

248. McLoughlin RF, Saliken JF, McKinnon G, et al. CT of the liver after cryotherapy of hepatic metastases: imaging findings. *AJR Am J Roentgenol* 165: 329–332, 1995.

249. Braga L, Guller U, Semelka, RC. Pre-, peri-, and post-treatment imaging of the liver. *Radiol Clin N Am* 43(5): 915–927, 2005.

250. Braga L, Semelka RC, Pedro MS, de Barros N. Post-treatment malignant liver lesions. *Magn Reson Imaging Clin N Am* 10(1): 53–73, 2002.

251. Marn CS, Andrews JC, Francis IR, et al. Hepatic parenchymal changes after intraarterial Y-90 therapy: CT findings. *Radiology* 187: 125–128, 1993.

252. Bilimoria MM, Lauwers GY, Doherty DA, et al. Underlying liver disease, not tumor factors, predicts long-term survival after resection of hepatocellular carcinoma. *Arch Surg* 136(5): 528–535, 2001.

253. Harmon KE, Ryan JA, Jr, Biehl TR, Lee FT. Benefits and safety of hepatic resection for colorectal metastases. *Am J Surg* 177(5): 402–404, 1999.

254. Holbrook RF, Koo K, Ryan JA. Resection of malignant primary liver tumors. *Am J Surg* 171(5): 453–455, 1996.

255. Goshima S, Kanematsu M, Matsuo M, et al. Malignant hepatic tumor detection with ferumoxide-enhanced magnetic resonance imaging: is chemical-shift-selective fat suppression necessary for fast spin-echo sequence? *J Magn Reson Imaging* 20(1): 75–82, 2004.

256. Haran EF, Maretzek AF, Goldberg I, et al. Tamoxifen enhances cell death in implanted MCF7 breast cancer by inhibiting endothelium growth. *Cancer Res* 54: 5511–5514, 1994.

257. Semelka RC, Worawattanakul S, Mauro M, et al. Malignant hepatic tumors: changes on MRI after hepatic arterial chemoembolization—preliminary findings. *J Magn Reson Imaging* 8(1): 48–56, 1998.

258. Kierans AS, Elazzazi M, Braga L, et al. Thermoablative focal treatments for malignant liver lesions: 10-year experience of MRI appearances of treatment response. *AJR Am J Roentgenol* 194: 523–529, 2010.

259. Tesche LJ, Newton KN, Unger J, et al. Efficacy and tolerability of laparoscopicassisted radiofrequency ablation of hepatocellular carcinoma in patients above 60 years of age. *Surg Laparosc Endosc Percutan Tech* 20(6): 404–409, 2010.

260. Goldberg SN, Charboneau JW, Dodd GD, III, et al. Image-guided tumor ablation: proposal for standardization of terms and reporting criteria. *Radiology* 228(2): 335–345, 2003.

261. Choi D, Lim HK, Kim MJ, et al. Recurrent hepatocellular carcinoma:

percutaneous radiofrequency ablation after hepatectomy. *Radiology* 230(1): 135–141, 2004.

262. Limanond P, Zimmerman P, Raman SS, et al. Interpretation of CT and MRI after radiofrequency ablation of hepatic malignancies. *AJR Am J Roentgenol* 181(6): 1635–1640, 2003.

263. Kuszyk BS, Boitnott JK, Choti MA, et al. Local tumor recurrence following hepatic cryoablation: radiologic–histopathologic correlation in a rabbit model. *Radiology* 217(2): 477–486, 2000.

264. Lim HK, Choi D, Lee WJ, et al. Hepatocellular carcinoma treated with percutaneous radiofrequency ablation: evaluation with follow-up multiphase helical CT. *Radiology* 221(2): 447–454, 2001.

265. Goldberg SN, Gazelle GS, Compton CC, et al. Treatment of intrahepatic malignancy with radiofrequency ablation: radiologic–pathologic correlation. *Cancer* 88(11): 2452–2463, 2000.

266. Chopra S, Dodd GD, III, Chanin MP, Chintapalli KN. Radiofrequency ablation of hepatic tumors adjacent to the gallbladder: feasibility and safety. *AJR Am J Roentgenol* 180(3): 697–701, 2003.

267. Joseph FB, Baumgarten DA, Bernardino ME. Hepatocellular carcinoma: CT appearance after percutaneous ethanol ablation therapy. Work in progress. *Radiology* 186(2): 553–556, 1993.

268. Lee CH, Braga L, de Campos RO, Semelka RC. Hepatic tumor response evaluation by MRI. *NMR Biomed* 24(6): 721–733, 2011.

269. Schlund JF, Semelka RC, Kettritz U, et al. Correlation of perfusion abnormalities on CTAP and immediate postintravenous gadolinium-enhanced gradient echo MRI. *Abdom Imaging* 21(1): 49–52, 1996.

270. Centers for Disease Control, National Center of Health Statistics (NCHS). Vital Statistics System, Deaths: Final Data for 2013. http://www.cdc.gov/nchs/data/nvsr/nvsr64/nvsr64_02.pdf (accessed August 30, 2015).

271. Bassignani M, Fulcher AS, Szucs RA, et al. Use of imaging for living donor liver transplantation. *Radiographics* 21: 39–52, 2001.

272. Weisner R, Demetris A, Belle S, et al. Acute hepatic allograft rejection: incidence risk factor and impact on outcome. *Hepatology* 28: 638–645, 1998.

273. Demetris AJ, Lasky S, Van Thiel DH, et al. Pathology of hepatic transplantation: a review of 62 adult allograft recipients immunosuppressed with a cyclosporine/steroid regimen. *Am J Pathol* 118: 151–161, 1985.

274. Wozney P, Zajko AB, Bron KM, et al. Vascular complications after liver transplantation: a 5-year experience. *AJR Am J Roentgenol* 147: 657–663, 1986.

275. Glockner JF, Forauer AR, Solomon H, et al. Three-dimensional gadoliniumenhanced MR angiography of vascular complications after liver transplantation. *AJR Am J Roentgenol* 174: 1447–1452, 2000.

276. Ito K, Siegelman ES, Stolpen AH, Mitchell DG. MR imaging of complications after liver transplantation. *AJR Am J Roentgenol* 175: 1145–1149, 2000.

277. Stange BJ, Glanemann M, Nuessler NC, et al. Hepatic artery thrombosis after adult liver transplantation. *Liver Transpl* 9(6): 612–620, 2003.

278. Stafford-Johnson DB, Hamilton BH, Dong Q, et al. Vascular complications of liver transplantation: evaluation with gadolinium-enhanced MR angiography. *Radiology* 207(1): 153–160, 1998.

279. Kim BS, Kim TK, Jung DJ, et al. Vascular complications after living related liver transplantation: evaluation with gadolinium-enhanced three-dimensional MR angiography. *AJR Am J Roentgenol* 181: 467–474, 2003.

280. Zajko AB, Bennett MJ, Campbell WL, Koneru B. Mucocele of the cystic duct remnant in eight liver transplant recipients: findings at cholangiography, CT, and US. *Radiology* 177: 691–693, 1990.

281. Lang P, Schnarkowski P, Grampp S, et al. Liver transplantation: significance of the periportal collar on MRI. *J Comput Assist Tomogr* 19: 580–585, 1995.

282. Marincek B, Barbier PA, Becker CD, et al. CT appearance of impaired lymphatic drainage in liver transplants. *AJR Am J Roentgenol* 147: 519–523, 1986.

283. Pickhardt PJ, Siegel MJ. Posttransplantation lymphoproliferative disorders of the abdomen: CT evaluation in 51 patients. *Radiology* 213: 73–78, 1999.

284. Strouse PJ, Platt JF, Francis IR, Bree RL. Tumorous intrahepatic lymphoprolif- erative disorder in transplanted livers. *AJR Am J Roentgenol* 167: 1159–1162, 1996.

285. Patrick CM, Hayashi PH, Kozlowski T, et al. Focal fat masquerading as malignancy in the liver graft of a post-transplant patient. *Dig Dis Sci* 56(11): 3382–3385, 2011.

286. Matsui O, Kadoya M, Takashima T, et al. Intrahepatic periportal abnormal intensity on MR images: an indication of various hepatobiliary diseases. *Radiology* 171: 335–338, 1989.

287. Lee CH, Brubaker LM, Gerber DA, et al. MRI findings of recurrent hepatocellular carcinoma after liver transplantation: preliminary results. *J Magn Reson Imaging* 33(6): 1399–1405, 2011.

288. Mieli-Vergani G, Vergani D. Autoimmune liver disease. *Indian J Pediatr* 69(1): 93–98, 2002.

289. Feld JJ, Heathcote EJ. Epidemiology of autoimmune liver disease. *J Gastroenterol Hepatol* 18(10): 1118–1128, 2003.

290. Lee YM, Kaplan MM. Primary sclerosing cholangitis. *N Engl J Med* 332(14): 924– 933, 1999.

291. Burak K, Angulo P, Pasha TM, et al. Incidence and risk factors for cholangiocarci- noma in primary sclerosing cholangitis. *Am J Gastroenterol* 99(3): 523–526, 2004.

292. Bader TR, Beavers KL, Semelka RC. MR imaging features of primary sclerosing cholangitis: patterns of cirrhosis in relationship to clinical severity of disease. *Radiology* 226(3): 675–685, 2003.

293. Dodd GD, III, Baron RL, Oliver JH, III, Federle MP. End-stage primary sclerosing cholangitis: CT findings of hepatic morphology in 36 patients. *Radiology* 211(2): 357–362, 1999.

294. Ito K, Mitchell DG, Outwater EK, Blasbalg R. Primary sclerosing cholangitis: MR imaging features. *AJR Am J Roentgenol* 172(6): 1527–1533, 1999.

295. Revelon G, Rashid A, Kawamoto S, Bluemke DA. Primary sclerosing cholangitis: MR imaging findings with pathologic correlation. *AJR Am J Roentgenol* 173(4): 1037–1042, 1999.

296. Vergani D, Alvarez F, Bianchi FB, et al. Liver autoimmune serology: a consensus statement from the committee for autoimmune serology of the International Autoimmune Hepatitis Group. *J Hepatol* 41(4): 677–683, 2004.

297. Ben-Ari Z, Czaja AJ. Autoimmune hepatitis and its variant syndromes. *Gut* 49(4): 589–594, 2001.

298. Krawitt EL. Autoimmune hepatitis. *N Engl J Med* 354(1): 54–66, 2006.

299. Alvarez F, Berg PA, Bianchi FB, et al. Autoimmune Hepatitis Group Report: review of criteria for diagnosis of autoimmune hepatitis. *J Hepatol* 31(5): 929–938, 1999.

300. Bilaj F, Hyslop WB, Rivero H, et al. MRI findings in autoimmune hepatitis: correlation with clinical staging. *Radiology* 236(3): 896–902, 2005.

301. Hyslop WB, Kierans AS, Leonardou P, et al. Overlap syndrome of autoimmune chronic liver diseases: MR imaging findings. *J Magn Reson Imaging* 31: 383–389, 2010.

302. Wenzel JS, Donohoe A, Ford KL, III, et al. Primary biliary cirrhosis: MR imaging findings and description of MR imaging periportal halo sign. *AJR Am J Roentgenol* 176(4): 885–889, 2001.

303. Akhan O, Akpinar E, Oto A, et al. Unusual imaging findings in Wilson's disease. *Eur Radiol* 12(Suppl 3): S66–S69, 2002.

304. Marrero JA, Fontana RJ, Su GL, et al. AFLD may be a common underlying liver disease in patients with hepatocellular carcinoma in the United States. *Hepatology* 36(6): 1349–1354, 2002.

305. Ferreira A, Ramalho M, de Campos RO, et al. Comparison of T1-weighted in- and out-of-phase single shot magnetization-prepared gradient-recalled-echo with three-dimensional gradient-recalled-echo at 3.0 Tesla: preliminary observations in abdominal studies. *J Magn Reson Imaging* 35(5): 1187–1195, 2012.

306. Herédia V, Ramalho M, de Campos RO, et al. Liver-vessel cancellation artifact on in-phase and out-of-phase MRI imaging: a sign of ultra-high liver fat content. *J Magn Reson Imaging* 35(5): 1112–1118, 2012.

307. Elias J, Jr, Altun E, Zacks S, et al. MRI findings in nonalcoholic steatohepatitis: correlation with histopathology and clinical staging. *Magn Reson Imaging* 27: 976–987, 2009.

308. Clouston AD, Powell EE. Nonalcoholic fatty liver disease: is all the fat bad? *Intern Med J* 34(4): 187–191, 2004.

309. Venkataraman S, Braga L, Semelka RC. Imaging the fatty liver. *Magn Reson Imaging Clin N Am* 10(1): 93–103, 2002.

310. Ramalho M, Herédia V, de Campos RO, et al. In-phase and out-of-phase gradient-echo imaging in abdominal studies: intra-individual comparison of three different techniques. *Acta Radiol* 53(4): 441–449, 2012.

311. Hochman JA, Balistreri WF. Chronic viral hepatitis: always be current! *Pediatr Rev* 24(12): 399–410, 2003.

312. Feld JJ, Liang TJ. HCV persistence: cure is still a four letter word. *Hepatology* 41: 23–25, 2005.

313. Alter MJ, Kruszon-Moran D, Nainan OV, et al. The prevalence of hepatitis C virus infection in the United States, 1988 through 1994. *N Engl J Med* 341(8): 556–562, 1999.

314. Fauerholdt L, Schlichting P, Christensen E, et al. Conversion of micronodular cirrhosis into macronodular cirrhosis. *Hepatology* 3: 928–931, 1983. 315. Itai Y, Ohtomo K, Kokubo T, et al. CT and MR imaging of postnecrotic liver scars. *J Comput Assist Tomogr* 12: 971–975, 1988.

316. Stark DD, Goldberg HI, Moss AA, Bass NM. Chronic liver disease:

evaluation by magnetic resonance. *Radiology* 150: 149–151, 1984.

317. Zhang XM, Mitchell DG, Shi H, et al. Chronic hepatitis C activity: correlation with lymphadenopathy on MR imaging. *AJR Am J Roentgenol* 179(2): 417–422, 2002.

318. Unger EC, Lee JK, Weyman PJ. CT and MR imaging of radiation hepatitis. *J Comput Assist Tomogr* 11: 264–268, 1987.

319. Yankelevitz DF, Knapp PH, Henschke CI, et al. MR appearance of radiation hepatitis. *Clin Imaging* 16: 89–92, 1992.

320. Cutillo DP, Swayne LC, Fasciano MG, Schwartz JR. Absence of fatty replacement in radiation damaged liver: CT demonstration. *J Comput Assist Tomogr* 13: 259–261, 1989.

321. Garra BS, Shawker TH, Chang R, et al. The ultrasound appearance of radiationinduced hepatic injury. Correlation with computed tomography and magnetic resonance imaging. *J Ultrasound Med* 7: 605–609, 1988.

322. Anthony PP, Ishak KG, Nayak NC, et al. The morphology of cirrhosis. The morphology of cirrhosis. Recommendations on definition, nomenclature, and classification by a working group sponsored by the World Health Organization. *J Clin Pathol* 31: 395–414, 1978.

323. Gore RM. Diffuse liver disease. In: Gore RM, Levine NS, Laufer I (eds), *Textbook of Gastrointestinal Radiology*. Philadelphia, PA: Saunders, 1994; pp. 1968–2017.

324. Ito K, Mitchell DG, Gabata T, Hussain SM. Expanded gallbladder fossa: simple MR imaging sign of cirrhosis. *Radiology* 211: 723–726, 1999.

325. Ito K, Mitchell DG, Gabata T. Enlargement of hilar periportal space: a sign of early cirrhosis at MR imaging. *J Magn Reson Imaging* 11(2): 136–140, 2000.

326. Lafortune M, Matricardi L, Denys A, et al. Segment 4 (the quadrate lobe): a barometer of cirrhotic liver disease at US. *Radiology* 206(1): 157–160, 1998.

327. Ito K, Mitchell DG, Siegelman ES. Cirrhosis: MR imaging features. *Magn Reson Imaging Clin N Am* 10(1): 75–92, 2002.

328. Mitchell DG, Lovett KE, Hann HW, et al. Cirrhosis: multiobserver analysis of hepatic MR imaging findings in a heterogeneous population. *J Magn Reson Imaging* 3: 313–321, 1993.

329. Semelka RC, Chung JJ, Hussain SM, et al. Chronic hepatitis: correlation of early patchy and late linear enhancement patters on gadolinium-enhanced MR images with histopathology-initial experience. *J Magn Reson Imaging* 13: 385–391, 2001.

330. Marti-Bonmati L, Talens A, del Olmo J, et al. Chronic hepatitis and cirrhosis: evaluation by means of MR imaging with histologic correlation. *Radiology* 188: 37–43, 1993.

331. Lee CH, Burbaker LM, Gerber DA, et al. MRI findings of recurrent hepatocellular carcinoma after liver transplantation: preliminary results. *J Magn Reson Imaging* 33: 1399–1405, 2011.

332. Kanematsu M, Danet MI, Leonardou P, et al. Early heterogeneous enhancement of the liver: magnetic resonance imaging findings and clinical significance. *J Magn Reson Imaging* 20(2): 242–249, 2004.

333. Kasper, DL, Braunwald E, Fauci AS, et al. (eds). *Harrison's Principle of Internal Medicine*, 16th edn. New York: McGraw-Hill.

334. Baron RL, Campbell WL, Dodd GD. Peribiliary cysts associated with severe liver disease: imaging–pathologic correlation. *AJR Am J Roentgenol* 162: 631–636, 1994.

335. Itai Y, Ebihara R, Tohno E, et al. Hepatic peribiliary cysts: multiple tiny cysts within the larger portal tract, hepatic hilum, or both. *Radiology* 191: 107–110, 1994.

336. Terayama N, Matsui O, Hoshiba K, et al. Peribiliary cysts in liver cirrhosis: US, CT, and MR findings. *J Comput Assist Tomogr* 19: 419–423, 1995.

337. Anthony PP, Ishak KG, Nayak NC, et al. The morphology of cirrhosis. Recommendations on definition, nomenclature, and classification by a working group sponsored by the World Health Organization. *J Clin Pathol* 31: 395–414, 1978.

338. Hytiroglou P, Theise NH. Differential diagnosis of hepatocellular nodular lesions. *Semin Diag Pathol* 15: 285–299, 1998.

339. Ohtomo K, Itai Y, Ohtomo Y, et al. Regenerating nodules of liver cirrhosis: MR imaging with pathologic correlation. *AJR Am J Roentgenol* 154: 505–507, 1990.

340. Terada T, Nakanuma Y. Survey of iron-accumulative macroregenerative nodules in cirrhotic livers. *Hepatology* 10: 851–854, 1989.

341. Ito K, Mitchell DG, Gabata T, et al. Hepatocellular carcinoma: association with increased iron deposition in the cirrhotic liver at MR imaging. *Radiology* 212(1): 235–240, 1999.

342. Soyer P, Lacheheb D, Caudron C, Levesque M. MRI of adenomatous hyperplastic nodules of the liver in Budd–Chiari syndrome. *J Comput Assist Tomogr* 17(1): 86–89, 1993.

343. Vilgrain V, Lewin M, Vons C, et al. Hepatic nodules in Budd–Chiari syndrome: imaging features. *Radiology* 210(2): 443–450, 1999.

344. Cazals-Hatem D, Vilgrain V, Genin P, et al. Arterial and portal circulation and parenchymal changes in Budd–Chiari syndrome: a study in 17 explanted livers. *Hepatology* 37(3): 510–519, 2003.

345. Theise ND, Schwartz M, Miller C, Thung SN. Macroregenerative nodules and hepatocellular carcinoma in forty-four sequential adult liver explants with cirrhosis. *Hepatology* 16(4): 949–955, 1992.

346. Sakamoto M, Hirohashi S, Shimosato Y. Early stages of multistep hepatocarcinogenesis: adenomatous hyperplasia and early hepatocellular carcinoma. *Hum Pathol* 22(2): 172–178, 1991.

347. Takayama T, Makuuchi M, Hirohashi S, et al. Malignant transformation of adenomatous hyperplasia to hepatocellular carcinoma. *Lancet* 10; 336(8724): 1150–1153, 1990.

348. Watanabe A, Ramalho M, AlObaidy M, et al. Magnetic resonance imaging of the cirrhotic liver: an update. *World J Hepatol* 27: 468–487, 2015.

349. Roncalli M, Roz E, Coggi G, et al. The vascular profile of regenerative and dysplastic nodules of the cirrhotic liver: implications for diagnosis and classification. *Hepatology* 30(5): 1174–1178, 1999.

350. Ward J, Guthrie JA, Schott DJ, et al. Hepatocellular carcinoma in the cirrhotic liver: double-contrast MR imaging for diagnosis. *Radiology* 216: 154–162, 2000.

351. Mitchell DG, Rubin R, Siegelman ES, et al. Hepatocellular carcinoma within siderotic regenerative nodules: appearance as a nodule within a nodule on MR images. *Radiology* 178(1): 101–103, 1991.

352. Shah TU, Semelka RC, Pamuklar E, et al. The risk of hepatocellular carcinoma in cirrhotic patients with small liver nodules on MRI. *Am J Gastroenterol* 101: 533–540, 2006.

353. Sadek AG, Mitchell DG, Siegelman ES, et al. Early hepatocellular carcinoma that develops within macroregenerative nodules: growth rate depicted at serial MR imaging. *Radiology* 195(3): 753–756, 1995.

354. Groszmann RJ, Atterbury CE. The pathophysiology of portal hypertension: a basis for classification. *Semin Liver Dis* 2: 177–186, 1982.

355. Chopra S, Dodd GD, Chintapalli KN, et al. Mesenteric, omental, and retroperitoneal edema in cirrhosis: frequency and spectrum of CT findings. *Radiology* 211: 737–742, 1999.

356. Starzl TE, Francavilla A, Halgrimson CG, et al. The origin, hormonal nature, and action of hepatotrophic substances in portal venous blood. *Surg Gynecol Obstet* 137: 179–199, 1973.

357. Matsuo M, Kanematsu M, Kim T, et al. Esophageal varices: diagnosis with gadolinium-enhanced MR imaging of the liver for patients with chronic liver damage. *AJR Am J Roentgenol* 180(2): 461–466, 2003.

358. Finn JP, Edelman RR, Jenkins RL, et al. Liver transplantation: MR angiography with surgical validation. *Radiology* 179: 265–269, 1991.

359. Zhang XM, Mitchell DG, Shi H, et al. Chronic hepatitis C activity: correlation with lymphadenopathy on MR imaging. *AJR Am J Roentgenol* 179(2): 417–422, 2002.

360. Brandhagen DJ, Fairbanks VF, Batts KP, Thebodeau SN. Update on hereditary hemochromatosis and the *HFE* gene. *Mayo Clin Proc* 74: 917–921, 1999.

361. Siegelman ES, Mitchell DG, Semelka RC. Abdominal iron deposition: metabolism, MR findings, and clinical importance. *Radiology* 199: 13–22, 1996.

362. Barton JC, McDonnell SM, Adams PC, et al. Management of hemochromatosis. Hemochromatosis Management Working Group. *Ann Intern Med* 129: 932–939, 1998.

363. McLaren G, Muir W, Kellermeyer R. Iron overload disorders: natural history, pathogenesis, diagnosis and therapy. *Crit Rev Clin Lab Sci* 19: 205–226, 1984.

364. Guyader D, Gandon Y, Sapey T, et al. Magnetic resonance iron-free nodules in genetic hemochromatosis. *Am J Gastroenterol* 94: 1083–1086, 1999.

365. Siegelman ES, Mitchell DG, Rubin R, et al. Parenchymal versus reticuloendothelial iron overload in the liver: distinction with MR imaging. *Radiology* 179: 361–366, 1991.

366. Terada T, Kadoya M, Nakanuma Y, Matsui O. Iron-accumulating adenomatous hyperplastic nodule with malignant foci in the cirrhotic liver. Histopathologic, quantitative iron, and magnetic resonance imaging in vitro studies. *Cancer* 65: 1994–2000, 1990.

367. Terada T, Nakanuma Y. Iron-negative foci in siderotic macroregenerative nodules in human cirrhotic liver. A marker of incipient neoplastic lesions. *Arch Pathol Lab Med* 113: 916–920, 1989.

368. Ernst O, Sergent G, Bonvarlet P, et al. Hepatic iron overload: diagnosis and quantification with MR imaging. *AJR Am J Roentgenol* 168: 1205–1208, 1997.

369. Bonkovsky HL, Rubin RB, Cable EE, et al. Hepatic iron concentration: noninvasive estimation by means of MR imaging techniques. *Radiology*

212: 227–234, 1999.

370. Alustiza JM, Artetxe J, Castiella A, et al. MR quantification of hepatic iron con- centration. *Radiology* 230: 479–484, 2004.

371. Siegelman ES, Outwater E, Hanau CA, et al. Abdominal iron distribution in sickle cell disease: MR findings in transfusion and nontransfusion dependent patients. *J Comput Assist Tomogr* 18: 63–67, 1994.

372. Pomerantz S, Siegelman ES. MR imaging of iron depositional disease. *Magn Reson Imaging Clin N Am* 10(1): 105–120, 2002.

373. Yates CK, Streight RA. Focal fatty infiltration of the liver simulating metastatic disease. *Radiology* 159: 83–84, 1986.

374. Mitchell DG. Focal manifestations of diffuse liver disease at MR imaging. *Radiology* 185: 1–11, 1992.

375. Mitchell DG, Kim I, Chang TS, et al. Fatty liver. Chemical shift phase-difference and suppression magnetic resonance imaging techniques in animals, phantoms, and humans. *Invest Radiol* 26: 1041–1052, 1991.

376. Matsui O, Kadoya M, Takahashi S, et al. Focal sparing of segment IV in fatty livers shown by sonography and CT: correlation with aberrant gastric venous drainage. *AJR Am J Roentgenol* 164: 1137–1140, 1995.

377. Itai Y. Focal sparing versus a hepatic tumor in fatty liver. *AJR Am J Roentgenol* 172: 242–243, 1999.

378. Arai K, Matsui O, Takashima T, et al. Focal spared areas in fatty liver caused by regional decreased portal flow. *AJR Am J Roentgenol* 151: 300–302, 1988.

379. Arita T, Matsunaga N, Honma Y, et al. Focally spared area of fatty liver caused by arterioportal shunt. *J Comput Assist Tomogr* 20: 360–362, 1996.

380. Kawamori Y, Matsui O, Takahashi S, et al. Focal hepatic fatty infiltration in the posterior edge of the medial segment associated with aberrant gastric venous drainage: CT, US, and MR findings. *J Comput Assist Tomogr* 20: 356–359, 1996.

381. Grossholz M, Terrier F, Rubbia L, et al. Focal sparing in the fatty liver as a sign of an adjacent space-occupying lesion. *AJR Am J Roentgenol* 17: 1391–1395, 1998.

382. Chung JJ, Kim MJ, Kim JH, et al. Fat sparing of surrounding liver from metastasis in patients with fatty liver: MR imaging with histopathologic correlation. *AJR Am J Roentgenol* 180: 1347–1350, 2003.

383. Parfrey NA, Hutchins GN. Hepatic fibrosis in the mucopolysacchariases. *Am J Med* 81: 825–829, 1986.

384. Matalan, RH. Metabolic diseases. In: Behrman RE, Kligman RM, Nelson WE, Vaughan VC, III (eds), *Textbook of Pediatrics*, 14th edn. Philadelphia, PA: W.B. Saunders, 1992; pp. 372–377.

385. Angthong W, Semelka RC. Dealing with vascular conundrums with MR imaging. *Radiol Clin North Am* 52(4): 861–882, 2014.

386. Sharlock S, Dooley J. *Diseases of the Liver and Biliary System*, 10th edn. Blackwell, 1997; p. 1086.

387. Semelka RC, Lessa T, Shaikh F, et al. MRI findings of intrahepatic vascular shunts. *J Magn Reson Imag* 29: 617–620, 2009.

388. Cotran RS, Cumar V, Robbins SL. *Pathologic Basis of Disease*, 5th edn. Philadelphia, PA: W.B. Saunders, 1994; p. 872.

389. Itai Y, Ohtomo K, Kokubo T, et al. Segmental intensity differences in the liver on MR images: a sign of intrahepatic portal flow stoppage. *Radiology* 167: 17–19, 1988.

390. Lorigan JG, Charnsangavej C, Carrasco CH, et al. Atrophy with compensatory hypertrophy of the liver in hepatic neoplasms: radiographic findings. *AJR Am J Roentgenol* 150: 1291–1295, 1988.

391. Carr DH, Hadjis NS, Banks LM, et al. Computed tomography of hilar cholangiocarcinoma: a new sign. *AJR Am J Roentgenol* 145: 53–56, 1985.

392. Itai Y, Murata S, Kurosaki Y. Straight border sign of the liver: spectrum of CT appearances and causes. *Radiographics* 15: 1089–1102, 1995.

393. Schlund JF, Semelka RC, Kettritz U, et al. Transient increased segmental hepatic enhancement distal to portal vein obstruction on dynamic gadolinium-enhanced gradient echo MR images. *J Magn Reson Imaging* 5: 375–377, 1995.

394. De Gaetano AM, Lafortune M, Patriquin H, et al. Cavernous transformation of the portal vein: patterns of intrahepatic and splanchnic collateral circulation detected with Doppler sonography. *AJR Am J Roentgenol* 165: 1151–1156, 1995.

395. Nakao N, Miura K, Takahashi H, et al. Hepatic perfusion in cavernous transformation of the portal vein: evaluation by using CT angiography. *AJR Am J Roentgenol* 152: 985–986, 1989.

396. Schlund JF, Semelka RC, Kettritz U, et al. Correlation of perfusion abnormalities on CTAP and immediate postintravenous gadolinium-enhanced gradient echo MRI. *Abdom Imaging* 21: 49–52, 1996.

397. Gilchrist AJ, Hayes PC. Vascular disorders of the liver. In: Shearman DJC, Finlayson NDC, Camilleri M (eds), *Diseases of the Gastrointestinal Tract and Liver*, 3rd edn. New York: Churchill Livingstone, 1997; pp.

1079–1081.

398. Miller WJ, Federle MP, Straub WH, Davis PL. Budd–Chiari syndrome: imaging with pathologic correlation. *Abdom Imaging* 18: 329–335, 1993.

399. Mathieu D, Vasile N, Menu Y, et al. Budd–Chiari syndrome: dynamic CT. *Radiology* 165: 409–413, 1987.

400. Murata S, Itai Y, Hisashi K, et al. Effect of temporary occlusion of the hepatic vein on dual blood supply in the liver: evaluation with spiral CT. *Radiology* 195: 351–356, 1995.

401. Pollard JJ, Nebesar RA. Altered hemodynamics in the Budd–Chiari syndrome demonstrated by selective hepatic and selective splenic angiography. *Radiology* 89: 236–243, 1967.

402. Noone TC, Semelka RC, Siegelman ES, et al. Budd–Chiari syndrome: spectrum of appearances of acute, subacute, and chronic disease with magnetic resonance imaging. *J Magn Reson Imaging* 11: 44–50, 2000.

403. Noone T, Semelka RC, Woosley JT, Pisano ED. Ultrasound and MR findings in acute Budd–Chiari syndrome with histopathologic correlation. *J Comput Assist Tomogr* 20: 819–822, 1996.

404. Castellano G, Canga F, Solis-Herruzo JA, et al. Budd–Chiari syndrome associated with nodular regenerative hyperplasia of the liver. *J Clin Gastroenterol* 11: 698–702, 1989.

405. De Sousa JM, Portmann B, Williams R. Nodular regenerative hyperplasia of the liver and the Budd–Chiari syndrome. Case report, review of the literature and reappraisal of pathogenesis. *J Hepatol* 12: 28–35, 1991.

406. Brancatelli G, Federle MP, Grazioli L, et al. Large regenerative nodules in Budd– Chiari syndrome and other vascular disorders of the liver: CT and MR imaging findings with clinicopathologic correlation. *AJR Am J Roentgenol* 178: 877–883, 2002.

407. Brancatelli G, Federle MP, Grazioli L, et al. Benign regenerative nodules in Budd– Chiari syndrome and other vascular disorders of the liver: radiologic–pathologic and clinical correlation. *Radiographics* 22: 847–862, 2002.

408. Maetani Y, Itoh K, Egawa H, et al. Benign hepatic nodules in Budd–Chiari syndrome: radiologic–pathologic correlation with emphasis on the central scar. *AJR Am J Roentgenol* 178: 869–875, 2002.

409. Soyer P, Lacheheb D, Caudron C, Levesque M. MRI of adenomatous hyperplastic nodules of the liver in Budd–Chiari syndrome. *J Comput Assist Tomogr* 17: 86–89, 1993.

410. Cazals-Hatem D, Vilgrain V, Genin P, et al. Arterial and portal circulation and parenchymal changes in Budd–Chiari syndrome: a study in 17 explanted livers. *Hepatology* 37: 510–519, 2003.

411. Nakashima T, Okuda K, Kojiro M, et al. Pathology of hepatocellular carcinoma in Japan. 232 consecutive cases autopsied in 10 years. *Cancer* 51: 863–877, 1983.

412. Rooholamini SA, Au AH, Hansen GC, et al. Imaging of pregnancy-related complications. *Radiographics* 13: 753–770, 1993.

413. Brown JJ, Borrello JA, Raza HS, et al. Dynamic contrast-enhanced MR imaging of the liver: parenchymal enhancement patterns. *Magn Reson Imaging* 13: 1–8, 1995.

414. Kanematsu M, Semelka RC, Matsuo M, et al. Gadolinium-enhanced MR imaging of the liver: optimizing imaging delay for hepatic arterial and portal venous phases—a prospective randomized study in patients with chronic liver damage. *Radiology* 225(2): 407–415, 2002.

415. Seeff LC, Seeff LB. Pulmonary disorders and the liver. In: Gitlin N (ed.), *The Liver and Systemic Disease*. New York: Churchill Livingstone, 1997; pp. 29–31.

416. Ferreira A, Ramalho M, de Campos RO, et al. Hepatic sarcoidosis: MR appearances in patients with chronic liver disease. *Magn Reson Imaging* 31(3): 432–438, 2013.

417. Warshauer DM, Semelka RC, Ascher SM. Nodular sarcoidosis of the liver and spleen: appearance on MR images. *J Magn Reson Imaging* 4: 553–557, 1994.

418. Dasgupta D, Guthrie A, McClean P, et al. Liver transplantation for a hilar inflammatory myofibroblastic tumor. *Pediatr Transplant* 8(5): 517–521, 2004.

419. Horiuchi R, Uchida T, Kojima T, Shikata T. Inflammatory pseudotumor of the liver. Clinicopathologic study and review of the literature. *Cancer* 65(7): 1583–1590, 1990.

420. Shek TW, Ng IO, Chan KW. Inflammatory pseudotumor of the liver. Report of four cases and review of the literature. *Am J Surg Pathol* 17: 231–238, 1993.

421. Herek D, Karabulut. Hepatobiliary and pancreatic: inflammatory pseudotumors of the liver. *J Gastroenterol Hepatol* 26: 1217, 2011.

422. Venkataraman S, Semelka RC, Braga L, Woosley JT. Inflammatory myofibroblastic tumor of the hepato-biliary system: appearances on MRI. *Radiology* 227: 758–763, 2003.

423. Kelekis NL, Warshauer DM, Semelka RC, et al. Inflammatory pseudo-

tumor of the liver: appearance on contrast enhanced helical CT and dynamic MR images. *J Magn Reson Imaging* 5: 551–553, 1995.

424. Oto A, Akhan O, Ozmen M. Focal inflammatory diseases of the liver. *Eur J Radiol* 32: 61–75, 1999.

425. Bertel CK, van Heerden JA, Sheedy PF. Treatment of pyogenic hepatic abscesses. Surgical vs. percutaneous drainage. *Arch Surg* 121: 554–558, 1986.

426. Balci NC, Semelka RC, Noone TC, et al. Pyogenic hepatic abscesses: MRI findings on T1- and T2-weighted and serial gadolinium-enhanced gradient-echo images. *J Magn Reson Imaging* 9: 285–290, 1999.

427. Mendez RJ, Schiebler ML, Outwater EK, Kressel HY. Hepatic abscesses: MR imaging findings. *Radiology* 190: 431–436, 1994.

428. Balci NC, Sirvanci M. MR imaging of infective liver lesions. *Magn Reson Imaging* 10(1): 121–135, 2002.

429. Ralls PW, Henley DS, Colletti PM, et al. Amebic liver abscess: MR imaging. *Radiology* 165: 801–804, 1987.

430. Landay MJ, Setiawan H, Hirsch G, et al. Hepatic and thoracic amaebiasis. *AJR Am J Roentgenol* 135: 449–454, 1980.

431. Balci NC, Tunaci A, Semelka RC, et al. Hepatic alveolar echinococcosis: MRI findings. *Magn Reson Imaging* 18: 537–541, 2000.

432. Lebovics E, Thung SN, Schaffner F. The liver in the acquired immunodeficiency syndrome: a clinical and histologic study. *Hepatology* 5: 293–298, 1995.

433. Schneiderman DJ, Arenson DM, Cello JP. Hepatic disease in patients with acquired immune deficiency syndrome (AIDS). *Hepatology* 7: 925–930, 1987.

434. Pantongrag-Brown L, Krebs TL, Daly BD, et al. Frequency of abdominal CT findings in AIDS patients with *M. avium* complex bacteraemia. *Clin Radiol* 53: 816–819, 1998.

435. Shirkhoda A, Lopez-Berestein G, Holbert JM, Luna MA. Hepatosplenic fungal infection: CT and pathologic evaluation after treatment with liposomal amphotericin B. *Radiology* 159: 349–353, 1986.

436. Lewis JH, Patel HR, Zimmerman HJ. The spectrum of hepatic candidiasis. *Hepatology* 2: 479–487, 1982.

437. Sallah S, Semelka RC, Kelekis N, et al. Diagnosis and monitoring response of treatment of hepatosplenic candidiasis in patients with acute leukemia using magnetic resonance imaging. *Acta Haematol* 100: 77–81, 1998.

438. Semelka RC, Kelekis NL, Sallah S, et al. Hepatosplenic fungal disease: diagnostic accuracy and spectrum of appearance on MR imaging. *AJR Am J Roentgenol* 169(5): 1311–1316, 1997.

439. Semelka RC, Shoenut JP, Greenberg HM, Bow EJ. Detection of acute and treated lesions of hepatosplenic candidiasis: comparison of dynamic contrast-enhanced CT and MR imaging. *J Magn Reson Imaging* 2: 341–345, 1992.

440. Cho JS, Kim EE, Varma DG, Wallace S. MR imaging of hepatosplenic candidiasis superimposed on hemochromatosis. *J Comput Assist Tomogr* 14: 774–776, 1990.

441. Lamminen AE, Anttila VJ, Bondestam S, et al. Infectious liver foci in leukemia: comparison of short-inversion-time inversion-recovery, T1-weighted spin-echo, and dynamic gadolinium-enhanced MR imaging. *Radiology* 191: 539–543, 1994.

442. Kelekis NL, Semelka RC, Jeon HJ, et al. Dark ring sign: finding in patients with fungal liver lesions and transfusional hemosiderosis undergoing treatment with antifungal antibiotics. *Magn Reson Imaging* 14: 615–618, 1996.

443. Grossman RI, Kemp SS, Ip CY, et al. Importance of oxygenation in the appearance of acute subarachnoid hemorrhage on high field magnetic resonance imaging. *Acta Radiol Suppl* 369: 56–58, 1986.

444. Gomori JM, Grossman RI, Yu-Ip C, Asakura T. NMR relaxation times of blood: dependence on field strength, oxidation state, and cell integrity. *J Comput Assist Tomogr* 11: 684–690, 1987.

445. Grossman RI, Gomori JM, Goldberg HI, et al. MR imaging of hemorrhagic conditions of the head and neck. *Radiographics* 8: 441–454, 1988.

446. Hayman LA, Taber KH, Ford JJ, et al. Effect of clot formation and retraction on spin-echo MR images of blood: an in vitro study. *AJNR Am J Neuroradiol* 10: 1155–1158, 1989.

447. Hayman LA, Taber KH, Ford JJ, Bryan RN. Mechanisms of MR signal alteration by acute intracerebral blood: old concepts and new theories. *AJNR Am J Neuroradiol* 12: 899–907, 1991.

448. Janick PA, Hackney DB, Grossman RI, Asakura T. MR imaging of various oxida tion states of intracellular and extracellular hemoglobin. *AJNR Am J Neuroradiol* 12: 891–897, 1991.

449. Bradley WG, Jr. MR appearance of hemorrhage in the brain. *Radiology* 189: 15–26, 1994.

450. Balci NC, Semelka RC, Noone TC, Ascher SM. Acute and subacute liver-related hemorrhage. MRI findings. *Magn Reson Imaging* 17(2): 207–211, 1999.

451. Hasegawa S, Eisenberg LB, Semelka RC. Active intrahepatic gadolinium extravasation following TIPS. *Magn Reson Imaging* 16: 851–855, 1998.

452. Gomori JM, Grossman RI, Hackney DB, et al. Variable appearances of subacute intracranial hematomas on high-field spin-echo MR. *AJR Am J Roentgenol* 150: 171–178, 1988.

# 第三章 胆囊与胆道系统

## 前 言

近年来，磁共振成像（MRI）的软、硬件都取得了重大进展，出现了一些新的、更快的影像序列，可极好地显示软组织，并可获得以前只能见于内镜逆行性胰胆管造影（ERCP）的胆道与胰腺导管极好的影像质量，极好的清晰度与分辨度。许多研究显示，这些磁共振（MR）技术，所谓 MR 胆胰管成像（MRCP），在诊断胆系结石，胆管与胰腺导管恶性梗阻，先天性异常与慢性胰腺炎等方面堪与 ERCP 媲美[1-8]。与其他影像技术相比，MRCP 的优势在于：①非侵入性检查，不需要麻醉；②非操作依赖性检查，可恒定获得高质量的影像；③无需管腔内或静脉内注入对比剂；④无电离辐射；⑤可显示梗阻近侧的导管，而 ERCP 常困难；⑥MRCP 可成功用于胆肠吻合（如肝空肠吻合、胆道空肠吻合、BⅡ式吻合）的患者；⑦与常规 MR 序列结合，可用于评价管壁与管外病变[9]。ERCP 的一个重要优势，是初次诊断检查时即可行介入治疗。虽然一般认为 ERCP 为一安全的检查方法，但其相关合并症的发病率与死亡率分别为 8% 与 1%[10]。此外，胆总管（CBD）或胰腺导管插管不成功的发生率为 3%～10%[11, 12]。因此，在许多医院内 MRCP 已成为胆系疾病诊断的主要影像方法，ERCP 则为介入治疗（如十二指肠乳头切开、取石、狭窄的扩张、内支架置入）的选择[1, 13, 14]。超声检查的费用较低，因而仍为评价胆系结石的选择方法，其中 90% 为胆囊结石。

## 正常解剖

肝内胆管为肝内肝门汇管系统的组成部分与门静脉分支伴行，走行于门静脉分支腹侧。亚段分支汇合形成段支，再汇合形成右肝与左肝胆管，左、右肝胆管汇合成为肝总管（CHD）。左、右肝管汇合处通常位于肝门水平，但也可更低。胆囊位于肝左、右叶之间，肝脏第 Ⅳ 段与第 Ⅴ 段间的胆囊窝内。大体解剖上，通常将胆囊分为底，体与颈部。胆囊通常呈卵圆形，长 7～10cm，宽 2.0～3.5cm，其大小与饮食状态明显相关。正常且充盈良好的胆囊壁厚不超过 3mm。胆囊经胆囊管与 CHD 相连接，胆囊管黏膜向腔内折叠（称为螺旋皱襞或螺旋瓣）。胆囊管与 CHD 汇合处典型位于胰头上方，形成 CBD。CBD 进入胰头，通常在其进入十二指肠前与主胰管（Wirsung 管）汇合，经位于大乳头（Vater 乳头）内的 Oddi 括约肌引流入十二指肠。

## MR 技术

MRCP 基于重 T2WI 采集，可观察高信号的静止或缓慢流动的液体（如胆汁）。由于该序列为重 T2 加权，胰-胆管系统呈高信号，而背景组织（如肝脏与胰腺、腹膜脂肪，快速流动的血液）或呈很低信号，或无信号，获得胰-胆管系统极好的对比与影像解剖。采用相控阵表面线圈成像，小显示野（FOV）与脂肪抑制技术，可获得更高的信噪比与对比信噪比，更薄的层面，采集 T2 而非 T2* 衰减，可降低磁敏感伪影与减小对运动伪影及慢速血流的敏感性[15-18]。

目前 MRCP 技术是基于回波链自旋回波（ETSE）技术的，可行二维（2D）与三维（3D）采集。多次 180° 脉冲与连续回波（回波链）采集，每一回波前施加分离的相位编码梯度。检测到的每一回波则代表 k-空间的一条不同数据线。超快速单次激发（SS）ETSE 技术可在小于 1s 的时间内完成影像采集[19, 20]。单次 90° 激发脉冲后，SS 技术可获得多达 100～150 个回聚 180° 脉冲的极长回波链。在单次 90° 脉冲后，采集略多于 k-空间一半的数据线，余下的 k-空间则由外插填充，因为 k-空间内是对称的（半傅里叶技术）。极长回波链随回波链的行进，回波信号强度逐渐减弱，随之信噪比与对比信噪比减低。然而这一效应可由极短的采集时间（小于 1s）所抵消，极短的采集时间可"冻结"任何生理运动，避免运动引起的借位，而很长的回波时间（TE；600～1000ms）使背景组织信号极低。总而言之，这些均可减低噪声，增大对比。目前应用最为广泛的半傅里叶SS-ETSE序列为半傅里叶RARE（弛豫增强快速采集）与HASTE（半傅里叶采集单次激发扰相自旋回波）[21-23]。很长TE的影像采集使短TE组织，如脂肪与实性器官的信号极弱，从而没有必要再采用脂肪抑制技术了。相对短TE的液体，如浓缩的胆汁或黏液，也仅有非常弱的信号，可能干扰小胆管或黏液性病变的观察。中等长度的TE（80～100ms）可使影像内所有液体，包括浓缩的胆汁与黏膜亮起来，甚至小胆管也可显示。建议使用脂肪抑制减低周围脂肪的信号，以便做最大强度投影（MIP）的影像后处理。有研究利用口服含铁或锰对比剂以抑制小肠内液体的信号，但其诊断价值尚有疑问[24-26]。

MRCP可薄层采集也可厚层采集。薄层影像采集时，先采集一4～5cm厚准直，右前斜冠状的层面数据，采集时间小于2s（图3.1、3.2）。可采集一些不同角度的厚层影像以便从不同角度观察胆管。影像与常规ERCP影像相似，尤其可用于胰-胆系统的全面观察与观察未扩张的导管。但胆管内无信号的小病变（如结石）可被胆管内高信号液体（如胆汁）的部分容积效应所掩盖，因而

厚层技术不适用于评价管腔内的病变。因而，另加薄准直多层序列薄层影像采集就十分重要了。右前斜平面的胆管成像可显示CHD分叉及移行为左肝与右肝肝管（图3.1、3.3），附加的横轴位层面可用于评价CBD远段与胰腺导管。也可选择冠状与横轴位厚块影像作为定位像，确定冠状薄层准直影像于CHD中段与远段的采集位置。另一选择是将冠状厚层影像作为确定涵盖全胆道与胰腺导管系统采集范围的定位像。在这些影像上，薄层旁冠状系列影像可准确定位，显示CHD分叉与全程CBD。1～3mm层厚的信号足以获得高质量的影像，也足够薄，用以显示小结石（图3.1、3.3）。可以无间隔多单层采集的方式采集薄准直影像，以避免串扰。

也可对薄准直的原始影像行3D重建，采用MIP算法可生成与常规胆管造影相似的影像（图3.2、3.3）。然而，容积平均效应可降低影像的空间分辨率与对比分辨率，需要采用来自薄层的影像评价病变，特别是检出小结石与管壁细小不规则改变。

SS-ETSE序列，如HASTE与RARE技术，可以屏气或自由呼吸序列采用。自由呼吸厚层方法为最快的技术，对于不能配合或不能屏气（如婴儿、重病者或老年人）的患者尤为有用。而薄层采集，应避免因呼吸运动造成

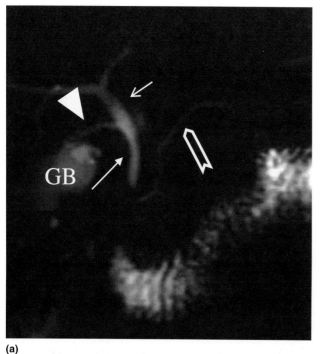

(a)

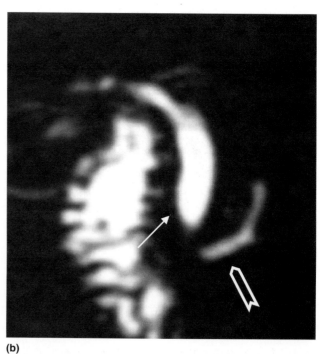

(b)

**图3.1 正常胆系，MRCP。** 厚块重T2加权MRCP影像（a），很好显示肝内外胆系的全貌，可见胆囊（GB，a），CBD（长箭头，a），CHD（短箭头，a），胆囊管（三角，a）与胰腺导管（空箭头，a）。同一患者薄块重T2加权脂肪抑制MRCP影像（b-d），显示更多细节，可确切评价十二指肠乳头前CBD的管腔与管壁（长箭头，b），胰腺导管（长箭头，b），

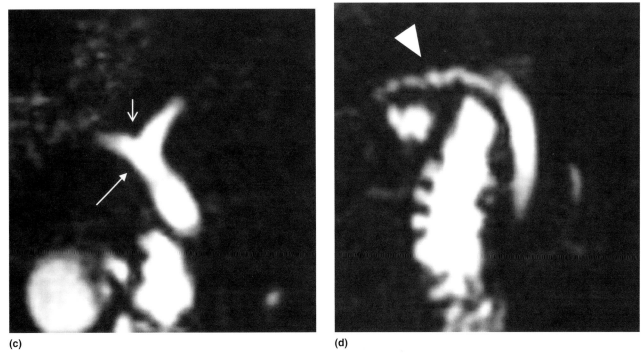

**(c)**                                    **(d)**

**图3.1（续前）** CHD（长箭头，c），左、右肝管汇合处（短箭头，c）与胆囊管（三角，d）。

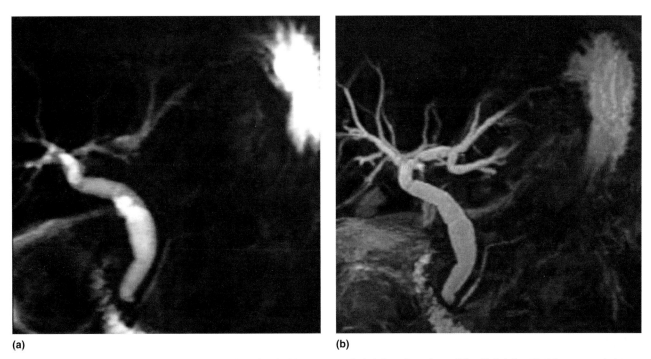

**(a)**                                    **(b)**

**图3.2　厚层MRCT与3D MIP重建影像对照。** T2加权脂肪抑制厚层MRCP快速自旋回波（a）与系列薄层快速自旋回波影像3D MIP重建（b）。注意3D MIP影像更好的分辨率与细节（b）。

的定位误差，因而一般采用屏气序列。新的非屏气呼吸触发扰相自旋回波（TSE）技术使用导航脉冲来定位膈的运动，以补偿呼吸运动[27, 28]。该技术于数个呼吸周期内采集高分辨率的数据。采集一系列导航脉冲以测量膈的位置，检测患者到达呼气末，相对较长静止期的开始时间，在此时间点，序列从导航转换为影像采集，采用TSE采集k-空间的数条数据线。呼吸导航随之再启动，以确保下一重复采集时膈大致位于相同位置。采用容积重T2加权序列（TE 600ms），3D TSE影像采集需要数分钟，可行3D影像与薄层2D影像重建[27, 28]。

## T1 加权序列

T1加权序列多用于评价胆管壁或肝实质的病变，可采用2D或3D技术行平扫与注射钆剂后T1加权梯度回波（GE）序列的采集。脂肪抑制技术很重要，因为其可改进强化的胆管壁、炎性组织、小淋巴结与肿瘤向周围脂肪浸润的显示[29]。钆增强后采用屏气T1加权GE序列也可提供血供与病变组织间质间隙的信息，有助于病变定性。

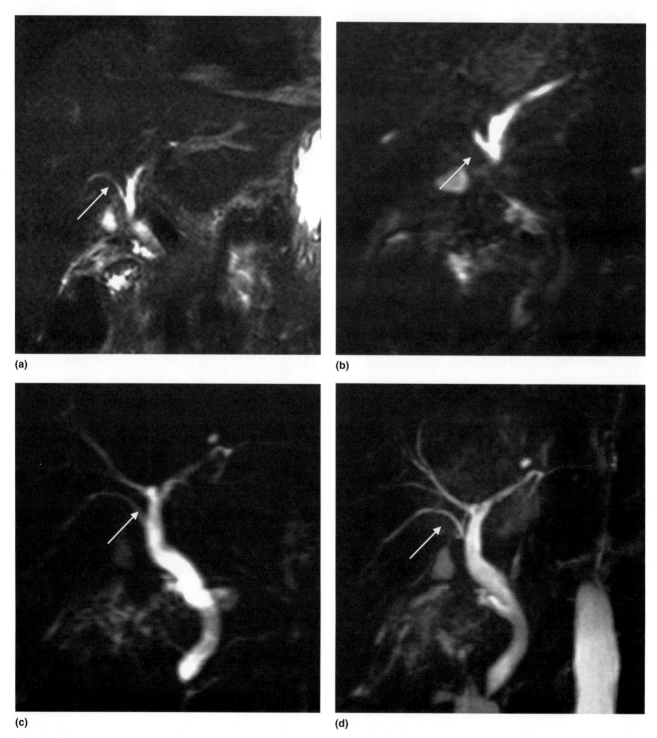

(a)　　　(b)　　　(c)　　　(d)

**图3.3** **薄层MRCP与3D MIP重建影像对照**。冠状T2加权薄层ETSE（a），冠状薄层快速自旋回波MRCP（b），薄层快速自旋回波MRCP（c）与重建3D MIP MRCP（d）影像，显示右侧副胆管（箭头，a-d）。

除标准非特异性细胞外钆螯合物外，可部分经胆系排出的静脉内短T1对比剂也已用于胆系病变的诊断，包括钆贝葡胺（莫迪司®）与钆塞酸（普美显®）[30, 31]。由于亲脂性，这些对比剂可被肝细胞摄取，经胆道系统排泄。钆塞酸（普美显）经胆道系统排泄比例高于钆贝葡胺（莫迪司），因此钆塞酸（普美显）增强后15min胆道内即可见到对比剂，而钆贝葡胺（莫迪司）增强后要1h胆道内才可见到对比剂[31]，T1WI上，胆囊与胆道内的胆汁呈高信号（图3.4）。2D或3D T1加权GE技术可显示高信号

的胆汁。但胆道有高度梗阻时，梗阻远侧的胆道可仍呈无强化，而肝细胞功能较差的患者，胆道系统强化弱。胆系撕裂伤时，可见高信号的液体漏至胆道系统外。

## 正常表现与变异

### 胆　囊

T2加权序列上，胆囊与胆管壁呈低信号，正常胆汁为高信号（图3.5）。T1WI上，胆囊壁相对于相邻软组

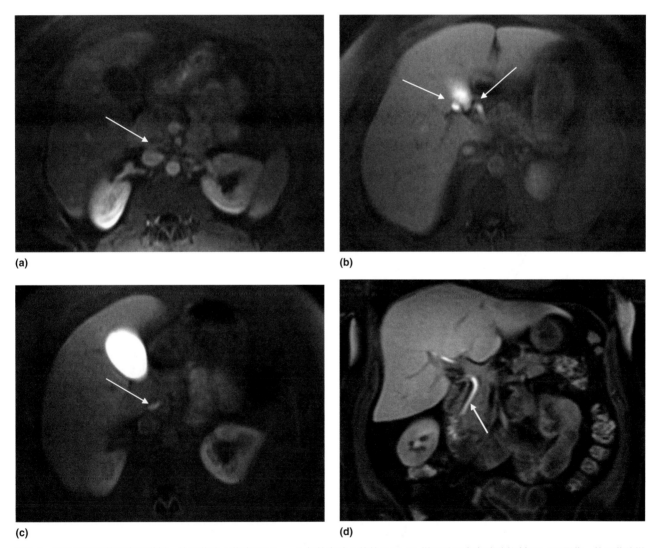

**(a)**　**(b)**　**(c)**　**(d)**

**图3.4　对比剂增强的正常胆道树。** 钆贝葡胺（莫迪司）（a-c）与钆塞酸（普美显）（d）增强后T1加权脂肪抑制3D-GE影像。钆贝葡胺增强后肝静脉期3D-GE影像上可见CBD呈低信号结构（箭头，a），1h延迟3D-GE影像（b，c）上肝外胆管（箭头，b），CBD（箭头，c）与胆囊显示对比强化。另一患者注射钆塞酸后15min延迟3D-GE影像（d）也可见CBD（箭头，d）强化。钆贝葡胺与钆塞酸均有细胞外与细胞内对比剂的特性，为肝细胞特异性对比剂（细胞内对比剂性质），可由肝细胞摄取并排入胆道；因而为胆道与肾脏双排除对比剂，即可用作常规细胞外钆对比剂，采集增强动脉期、静脉期与间质期影像，也可采集延迟影像，以获取肝脏与胆系的形态与功能及其病变的额外信息。注意延迟影像上肝脏有强化（b-d），钆塞酸增强肝脏强化更明显，这是因为其胆系清除率更高（50%），而钆贝葡胺的胆系清除率仅有5%。

织，如肝脏为中等信号。胆囊内的胆汁信号不一，可呈很低的T1信号到T1高信号与胆汁内水、胆固醇及胆盐的浓度相关（图3.5）[32]。胆囊内无浓缩的胆汁呈T1低信号与水的信号相似。随着水的再吸收与胆固醇及胆盐浓度的增高，T1弛豫时间缩短，胆汁的信号随浓度的增高而升高（图3.6）[32]。有浓缩的胆汁时（如长时间禁食），常可见分层效应，高信号的浓缩胆汁位于胆囊底重力方向的部分（图3.7）。静脉注射钆剂后，正常胆囊壁均匀强化与相邻肝实质强化相当（图3.5）。胆囊的变异包括垂尖圆椎帽胆囊，异位胆囊（如肝内胆囊、肝后胆囊或肝左叶下胆囊）与胆囊分隔。SS T2加权序列显示胆囊分隔最佳，表现为高信号液体背景内的低信号结构。

## 胆　管

MRCP序列影像上，可见肝内胆管为一高信号的树枝状系统，90%的患者可显示外1/3肝脏内的胆管[33]。胆管变异常见，腹腔镜胆囊切除、肝移植活体供肝时了解胆管变异有重要临床意义，如果术前不了解胆管的变异则可能造成并发症[34]。临床最重要的变异包括迷走肝内胆管，可与CHD、CBD、胆囊管、胆囊或汇入CBD的异常右肝管汇合，所有这些变异均可增加患者腹腔镜胆囊切除时胆管损伤的危险（图3.3）[35]。引流入左肝管的右侧背-足侧走行的肝内胆管，所谓横跨异常为最常见的胆管变异。因为有极好的无创检出迷走胆管或副胆管能力，MRCP对于术前胆管树的评估有重要作用[6,36]。

MRCP可以很好地评价肝外胆管（CHD、胆囊管、

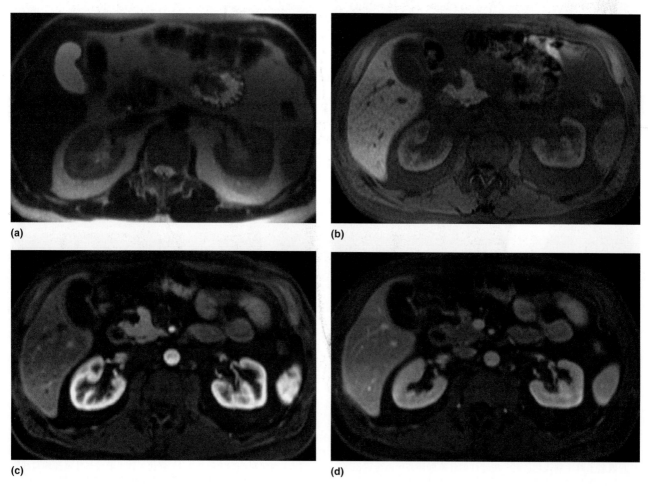

**(a)**　　**(b)**　　**(c)**　　**(d)**

**图3.5　正常胆囊。** T2加权SS-ETSE（a），T1加权脂肪抑制GE（SGE）（b）与钆增强后肝动脉为主期（c）、肝静脉期（d）T1加权脂肪抑制3D-GE影像。胆汁呈T2高信号（a）与T1低信号（b-d）。钆增强T2加权脂肪抑制自旋回波影像（c, d）上，胆囊壁显示清晰，呈强化的薄壁结构。胆囊壁与肝脏强化相似，因而与肝脏相邻的胆囊壁显示不清。

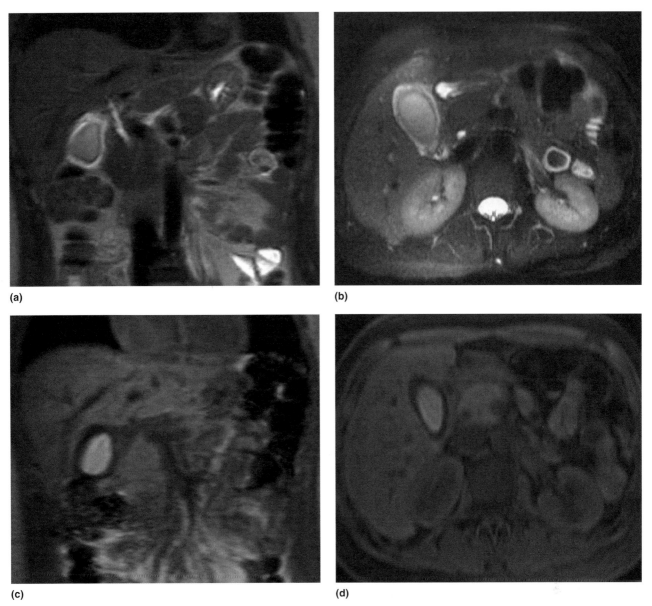

**图3.6**　**胆汁的异常信号。**冠状T2加权SS-ETSE（a），横轴位脂肪抑制T2加权SS-ETSE（b）与冠状（c）及横轴位（d）T1加权2D-GE影像。胆囊内的胆汁高度浓缩，导致T2低信号（a,b）与T1高信号（c,d）。注意在非脂肪抑制T2加权影像上（a），液体与脂肪的信号均高于胆汁。

CBD）（图3.8），偶尔手术夹、金属支架或胆道积气可造成一段胆管无信号。MRCP可显示胆囊管全长，包括与CBD的汇合处（图3.1）。一些胆囊管汇入CBD的变异对腹腔镜胆囊切除具有临床意义，因为也可增加术中胆管损伤的危险；变异包括胆囊管中位或低位汇入CBD，汇入右肝管，并行走行的长胆囊管与CHD、短胆囊管等[6,37]。

　　CBD经大乳头向十二指肠内排空胆汁。十二指肠乳头为一由肌肉形成的小黏膜凸起，凸向十二指肠肠腔，环绕CBD远端与胰腺导管末端，T1WI与T2WI上与十二指肠壁等信号。大乳头上方为乳头上皱襞，常于乳头上方形成兜状瓣，可非常明显。乳头下方为一纵行皱襞。大乳头的外形与大小可不同，文献报告其平均径线为15mm×7mm（长×宽）[38]。小乳头为背胰导管的开口与大乳头相邻。MRCP上，40%的患者可见大乳头[39]。小乳头较少显示。

　　因为胆汁内水的含量高，肝内胆管内的胆汁通常呈

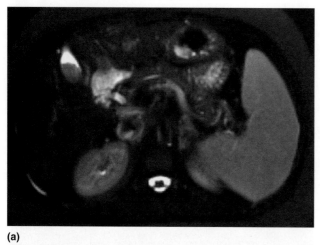 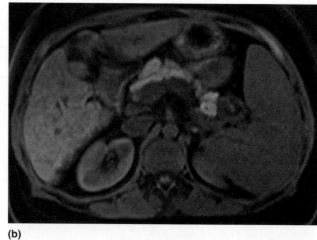

**(a)**　　　　　　　　　　　　　　　　　　　　**(b)**

**图3.7** **胆囊内胆汁的分层。**横轴位脂肪抑制T2加权SS-ETSE（a）与T1加权3D-GE（b）影像。可见胆囊内胆汁分层，更浓缩的胆汁位于胆囊内重力方向的部位，呈T2低信号（a），T1高信号（b）。

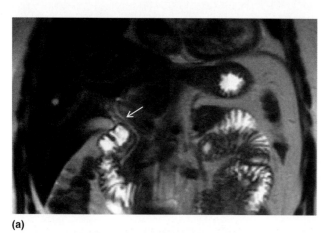 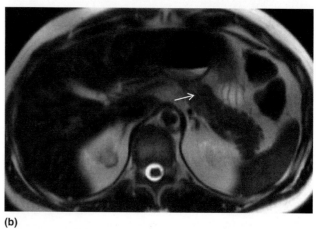

**(a)**　　　　　　　　　　　　　　　　　　　　**(b)**

**图3.8** **正常胆管树。**3.0T MR冠状（a）与横轴位（b）T2加权SS-ETSE影像显示 正常的CBD（箭头，a）与胰腺导管（箭头，b）。注意显示良好的小肠黏膜皱襞（a），另可见肝内胆管错构瘤（a）。

T1低信号。而CBD内的胆汁信号可不一致，反映了胆汁不同的浓缩程度，但CBD内的浓缩胆汁远较胆囊少见。钆增强后约2min采集的脂肪抑制影像上，胆管壁显示清楚，呈中度强化，强化略高于正常的肝实质。

## 胆管的吻合

　　有胆总管小肠端端吻合（如正位肝移植术后），Roux-en-Y形吻合或其他胆肠吻合时，ERCP检查在技术上很困难或受限，此时选择MRCP检查可能仅限于除外狭窄（如位于吻合口的狭窄）与显示吻合口近侧与远侧胆道的形态与直径（图3.9）[40]。见到小肠凸入肝门时，

可考虑有胆肠吻合（图3.9）。

## 胆囊疾病

### 非肿瘤性疾病

#### 胆石症

　　胆石症的致病因素可总结如下，"女性（female），40岁（forty），肥胖（fat），家族史（family），多产（fertile）"（简称为5F），有胆汁淤滞，炎性肠病与代谢性疾病（如糖尿病、胰腺疾病、高胆固醇血症、囊性纤维化）等。

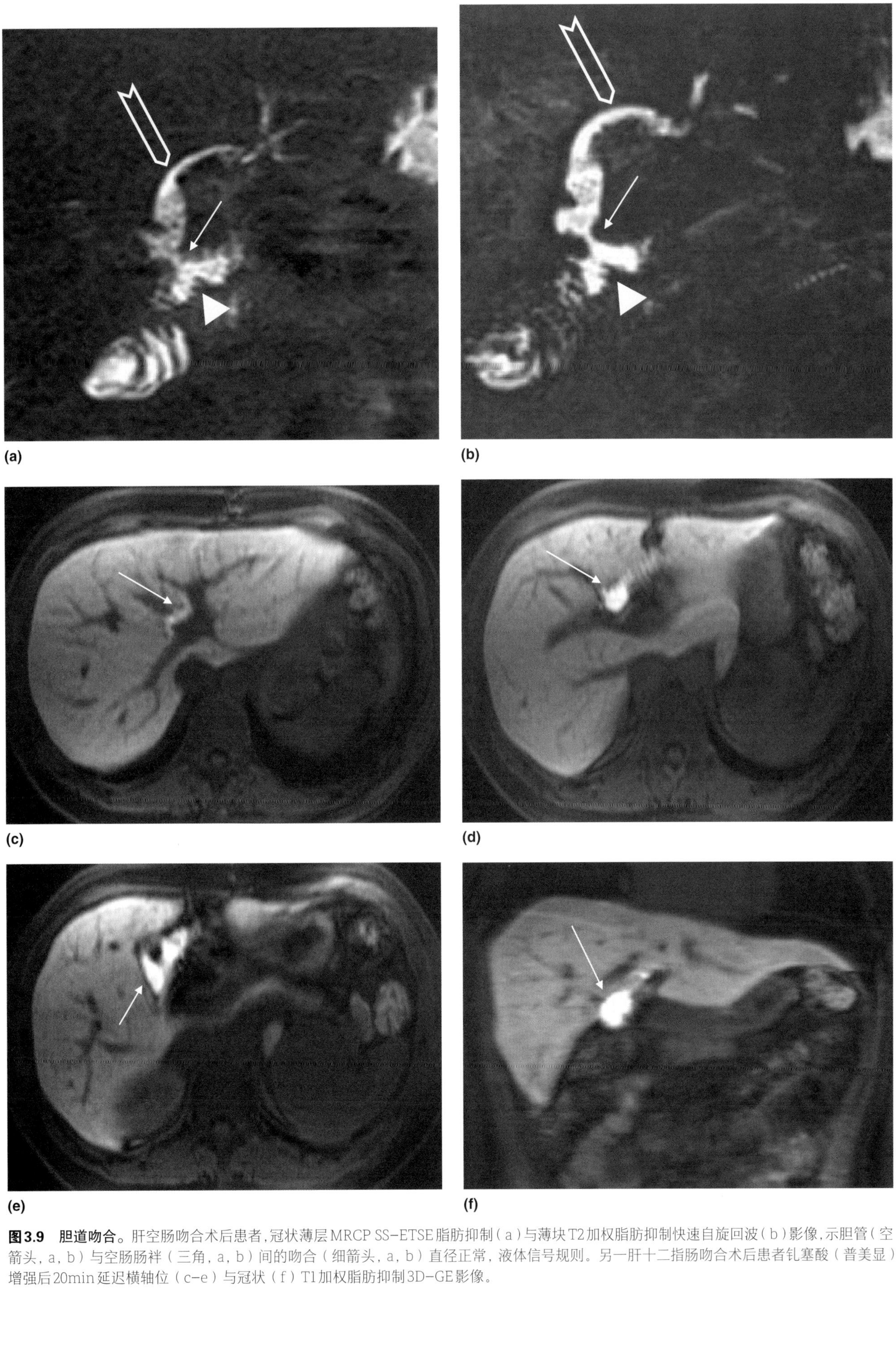

**图3.9　胆道吻合**。肝空肠吻合术后患者,冠状薄层MRCP SS-ETSE脂肪抑制(a)与薄块T2加权脂肪抑制快速自旋回波(b)影像,示胆管(空箭头,a,b)与空肠肠祥(三角,a,b)间的吻合(细箭头,a,b)直径正常,液体信号规则。另一肝十二指肠吻合术后患者钆塞酸(普美显)增强后20min延迟横轴位(c-e)与冠状(f)T1加权脂肪抑制3D-GE影像。

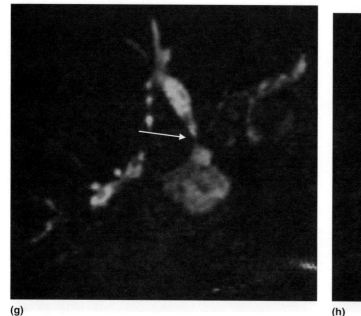
(g)

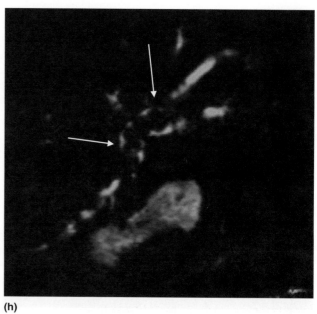
(h)

**图3.9（续前）** 肝细胞摄取钆塞酸并排泌到胆管内（箭头，c），呈高信号强度。吻合口宽大通畅（d），胆道内对比剂进入空肠肠袢（箭头，d-f）。另一CBD-空肠吻合术后患者T2加权冠状薄层快速自旋回波MRCP（g，h）影像，可见吻合口区狭窄（箭头，g），近侧可见充盈缺损，符合扩张的胆管内结石（箭头，h）。

胆石症主要影像诊断方法为超声。但胆石症发生率很高，常常偶然发现，因而熟悉其MRI表现就非常重要。

MRCP序列诊断胆石症的敏感性与正确性均很高，优于超声和CT[2]。在T1与T2WI上，胆囊结石通常表现为腔内、无信号、圆形或有小平面的结构（图3.10）。偶可见胆石内有T1与T2高信号，或结石主要呈T1高信号，但较少见[41,42]。高信号的确切原因尚未确定，结石的波谱与化学分析显示，T1高信号并非是由高脂含量引起的[42]。因此，结石内有可缩短T1弛豫时间的蛋白大分子或散在的钙微粒可能为T1高信号的合理解释[43,44]。胆石的重量偶可低于胆汁，浮于胆囊非重力方向的部分。此时，可利用胆石在钆增强后T1加权影像上不强化的特点与胆囊息肉鉴别。

### 急性胆囊炎

80%～95%患者的胆囊急性炎症是由胆囊管阻塞引起的（如胆囊管结石）。确定诊断的形态学数据在医学超声文献中已有记载。胆囊壁增厚（>3mm），呈三分层状，胆囊外缘模糊，局部疼痛（墨菲征），有胆石、胆囊积液及胆囊周围液体等表现，提示有急性胆囊炎的高度可能。无结石性胆囊炎或上述征象多数不存在

时，正确诊断对于超声则具有挑战性，超声表现的意义不能肯定。

急性胆囊炎的炎性改变可引起局部血流增多与毛细血管漏出，MRI表现为钆增强后明显强化。MRI对钆增强的高敏感性，特别是在使用脂肪抑制技术后，使其可有效诊断急性胆囊炎，其敏感性与正确性均高于超声[45,46]。钆增强后T1WI上，胆囊壁黏膜层可见明显强化，增强延迟影像显示强化进展至整个增厚的胆囊壁（图3.11）。胆囊壁对比强化出现的百分比与急性胆囊炎明显相关，鉴别急、慢性胆囊炎与胆囊恶性肿瘤的正确性高于胆囊壁的厚度[46,47]。急性胆囊炎的一个重要表现，是钆增强后即刻扫描影像上相邻肝脏组织的一过性高强化，可见于约70%的患者（图3.11、3.12和3.13）[46,47]，反映了肝实质对相邻胆囊壁急性炎症的充血性炎性反应。如此，钆增强后T1WI提示急性胆囊炎的表现包括：①胆囊壁的强化增高；②钆增强后即刻期相邻肝实质一过性强化；③胆囊壁增厚[48]。有助于确定诊断的T2加权影像表现为：①胆囊结石；②可见胆囊周围液体；③有壁内水肿或脓肿，表现为胆囊壁内的高信号灶；④胆囊壁增厚（图3.11、3.12和3.13）[47]。可见肝门周围高信号，但为非特异性表现（图3.11）。

急性无结石性胆囊炎占所有急性胆囊炎的5%～15%。

可由胆囊动力不足（如患者有严重外伤、手术、烧伤、休克、麻醉、糖尿病等），由外压、梗阻或栓塞导致的胆囊动脉血流减少，或由细菌感染造成急性无结石性胆囊炎（图3.11）。MRI特别适用于严重急性无结石性胆囊炎患者的诊断[46]。急性胆囊炎的并发症，包括脓肿形成与穿孔，MRI诊断的正确率也很高。

### 出血性胆囊炎

无结石性胆囊炎患者合并出血性胆囊炎较结石性胆

囊炎更为多见。MRI序列可清楚确定胆囊壁与胆囊腔内的血液分解产物。由于这些血液分解产物T1与T2加权序列影像有特异性信号的特点，使出血时间得以确定（图3.13）。T1高信号为这种情况有鉴别意义的特征，MRI确立出血性胆囊炎的诊断具有独到之处。

### 慢性胆囊炎

慢性胆囊炎远较急性胆囊炎多见。然而急性胆囊炎的临床表现与慢性胆囊炎可有重叠，MRI可用于两种病

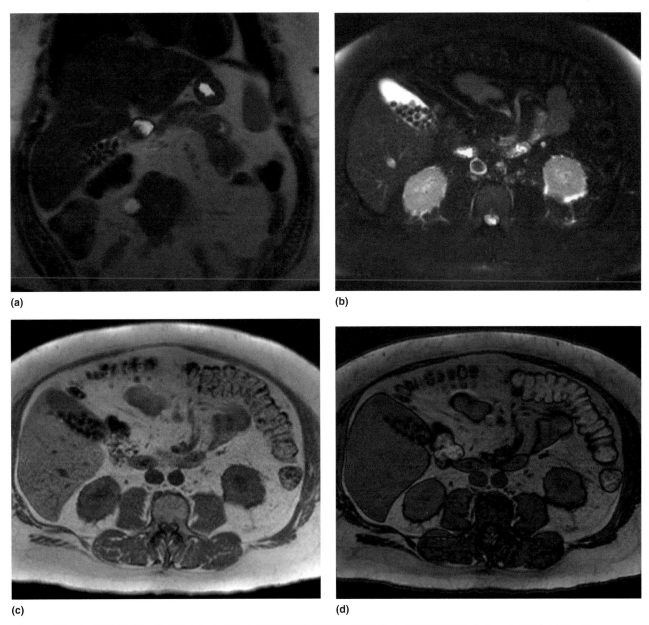

(a)

(b)

(c)

(d)

**图3.10** 胆石症。冠状T2加权SS-ETSE（a），横轴位脂肪抑制T2加权SS-ETSE（b），T1加权同相位（c）与反相位（d）2D-GE，

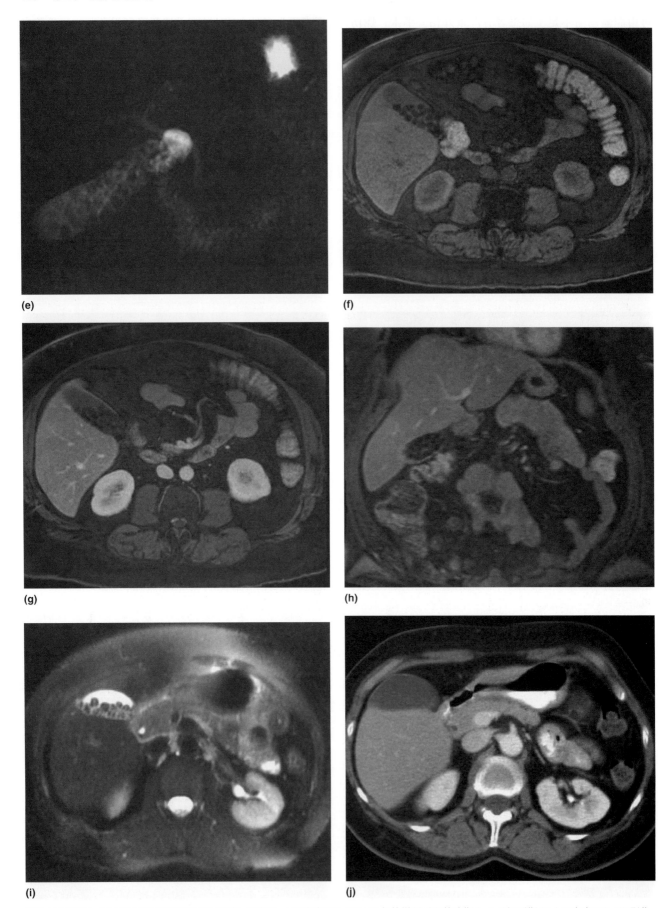

**图3.10（续前）** T2加权脂肪抑制厚块MRCP SS-ETSE（e），T1加权3D-GE（f）与钆增强后肝静脉期（g）及间质期（h）T1加权3D-GE影像，显示胆囊内多发低信号结石。注意同时存在的肝脏脂肪变性（c，d）。另一患者脂肪抑制T2加权SS-ETSE MRI（i）与增强后CT（j）影像示胆囊结石（i），而CT不能显示（j）。

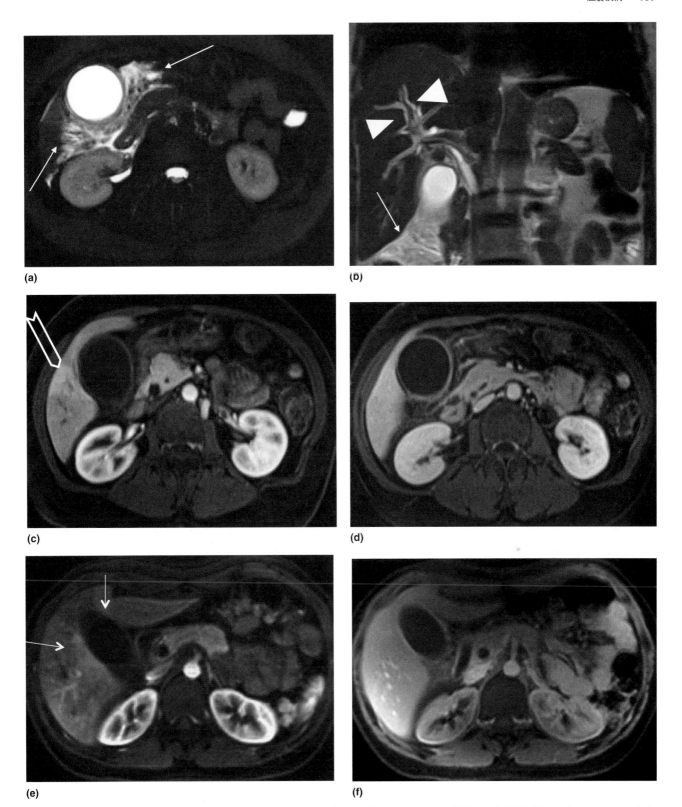

**图3.11** **急性无结石性胆囊炎。** T2加权脂肪抑制 SS-ETSE（a），冠状 T2加权 SS-ETSE（b），钆增强肝动脉为主期 T1加权 3D-GE（c）与钆增强间质期脂肪抑制 T1加权 3D-GE（d）影像，示无结石性胆囊炎。胆囊壁增厚（a，c，d），可见胆囊周围液体（箭头，a，b）与胆囊周围肝实质一过性高强化（空箭头，c），为增强肝动脉为主期与急性炎症相关高度特异的表现（c）。增强间质期胆囊壁明显强化（d）；也可见到反应性门静脉周围水肿（三角，b）。另一患者 3.0T MR 钆增强后 T1加权脂肪抑制 3D-GE（e，f）

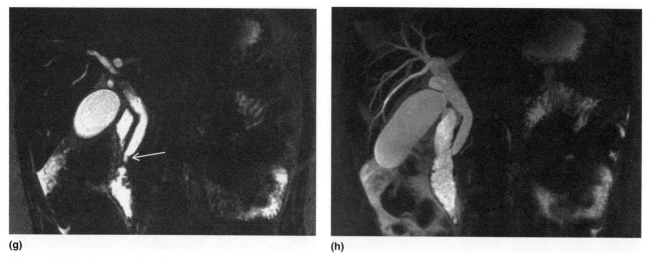

(g)    (h)

**图3.11（续前）** 与T2加权薄层快速自旋回波MRCP（g）及3D MIP重建MRCP（h）影像显示轻度无结石性胆囊炎。肝动脉为主期（e）可见胆囊周围肝实质一过性高强化（箭头，e），肝静脉期强化消退与其余肝实质呈等信号（f）；增强肝静脉期可见胆囊壁明显强化（f）。MRCP显示由于结石排出导致壶腹部狭窄引起的胆管系统扩张。CBD末端呈梭形（箭头，g）提示有壶腹部狭窄。注意胆囊有增大。

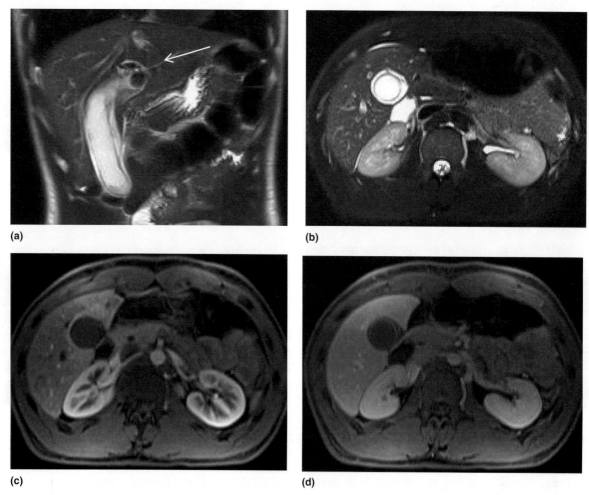

(a)    (b)

(c)    (d)

**图3.12　急性胆囊炎伴胆石。** 冠状T2加权SS-ETSE（a），横轴位脂肪抑制T2加权SS-ETSE（b）与钆增强肝动脉为主期（c）及肝静脉期（d）T1加权3D-GE影像，可见胆囊颈部结石嵌塞梗阻（箭头，a），胆囊增大，胆囊壁明显水肿（b），肝动脉为主期（c）可见胆囊周围肝实质一过性高强化，肝静脉期（d）强化消退至等信号。

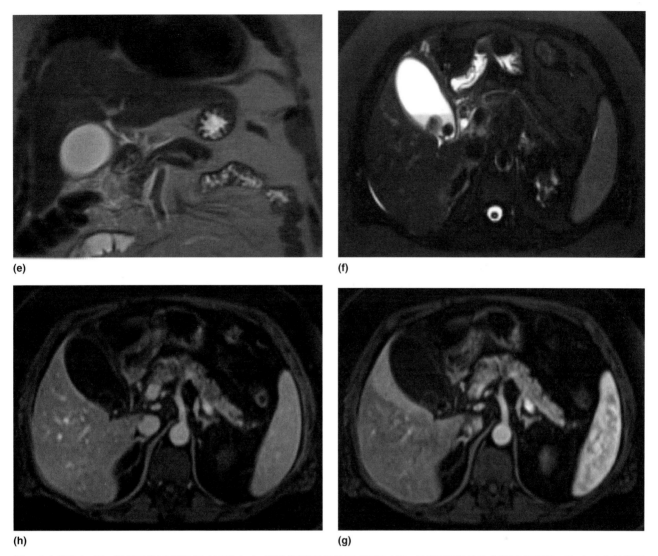

(e)　　　　　　　　　　　　　　　　(f)

(h)　　　　　　　　　　　　　　　　(g)

**图3.12（续前）** 另一患者冠状T2加权SS-ETSE（e），脂肪抑制T2加权SS-ETSE（f），钆增强肝动脉为主期T1加权3D-GE（g）与钆增强间质期T1加权脂肪抑制3D-GE（h）影像，显示急性结石性胆囊炎。

变的鉴别[46]。由于长期的炎症，可发生不同程度的纤维化，造成胆囊缩小，壁增厚。与急性胆囊炎不同，慢性胆囊炎胆囊壁强化较轻，钆增强后延迟期强化明显。因炎症较轻，胆囊周围的强化轻微或无强化（图3.14）。通常见不到相邻肝实质的强化[46,49]。近期一篇文献显示，胆囊壁强化明显与胆囊周围肝实质一过性高强化为鉴别急慢性胆囊炎最为有意义的征象[46]。胆囊壁可钙化，形成瓷胆囊。MR影像上，钙化可表现为无信号灶。瓷胆囊患者患胆囊癌的危险性增高。因此，见到这些患者有起自胆囊壁有强化的结节状组织时，应警惕有恶性病变的可能，钆增强晚期脂肪抑制影像显示病变最佳。小于4mm、厚度均匀的胆囊壁可除外有恶性

病变。

### 黄色肉芽肿性胆囊炎

黄色肉芽肿性胆囊炎（纤维黄色肉芽肿性炎症）为一种罕见、局限性或弥漫性、破坏性的胆囊炎性疾病，认为是慢性胆囊炎的一种不同类型，其病因可能是黏膜囊袋样外翻（罗-阿窦）伴继发破裂，浓缩的胆汁与黏液进入胆囊壁，引起炎性反应，形成壁内多发黄色肉芽肿结节。这种疾病的重要性在于其临床与影像表现均与胆囊癌相似[50]。黄色肉芽肿性胆囊炎MRI表现为胆囊壁局灶性或弥漫性增厚、强化。壁内小脓肿呈T2高信号，T1低信号灶（图3.15）[51]。

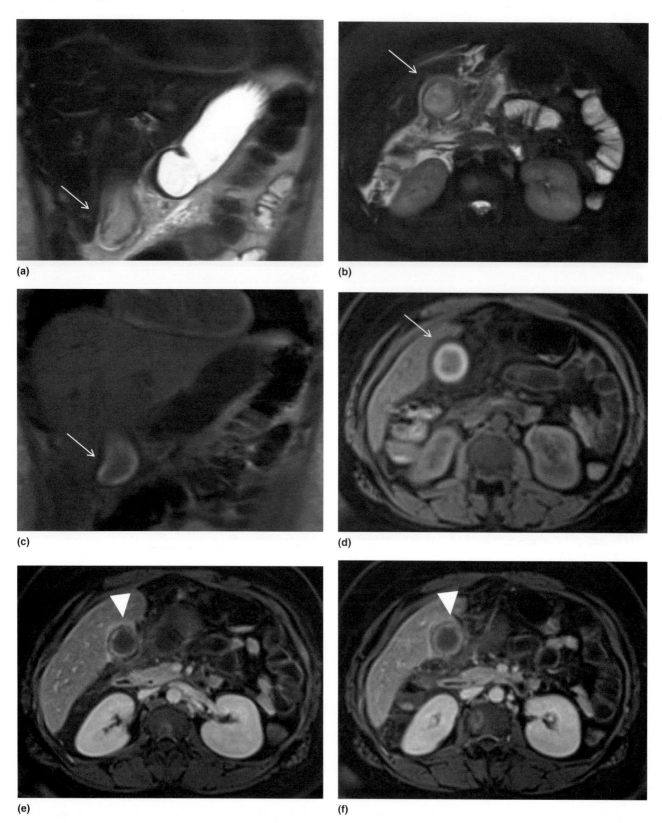

**图3.13 出血性胆囊炎。** 冠状T2加权SS-ETSE（a），横轴位脂肪抑制T2加权SS-ETSE（b），冠状T1加权2D-GE（c），横轴位脂肪抑制3D-GE（d）与钆增强动脉期（f）及肝静脉期（g）横轴位T1加权脂肪抑制3D-GE影像，示急性出血性胆囊炎。胆囊壁（箭头，a-d）增厚/水肿，可见数个局灶性T2低信号区（a，b），T1WI上呈明显高信号（c，d），符合出血。增强动脉期可见胆囊周围肝实质一过性高强化（三角，f），肝静脉期不明显（三角，g）。

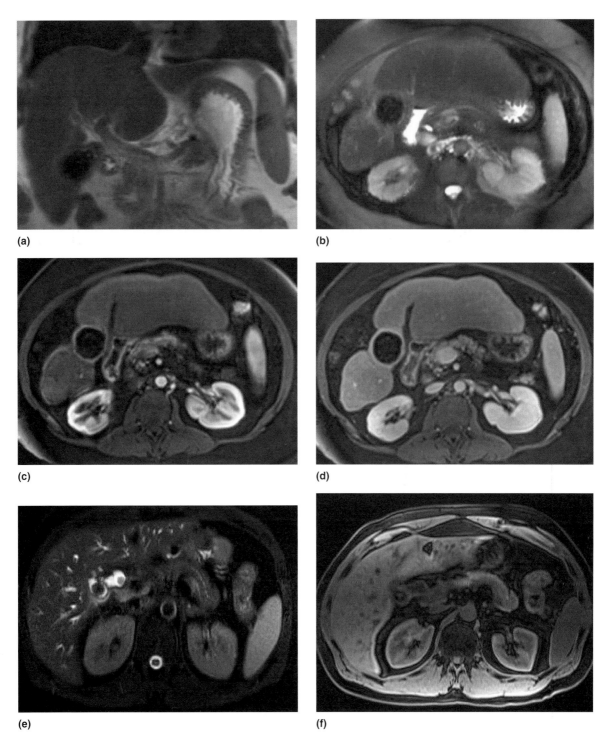

(a)

(b)

(c)

(d)

(e)

(f)

**图3.14** **慢性胆囊炎**。冠状T2加权SS-ETSE（a），横轴位脂肪抑制T2加权SS-ETSE（b），T1加权钆增强动脉为主期3D-GE（c）与T1加权脂肪抑制钆增强间质期（d）3D-GE影像。胆囊充满结石，T1（c, d）与T2（a, b）均呈低信号。胆囊壁增厚，增强动脉为主期呈轻度强化（c）间质期中度强化，符合纤维化。横轴位脂肪抑制T2加权SS-ETSE（e），T1加权GE（f），

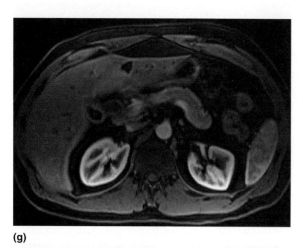

**(g)**

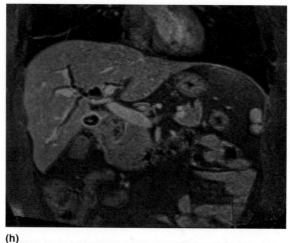

**(h)**

**图3.14（续前）** T1加权钆增强动脉为主期3D-GE（g）与冠状T1加权脂肪抑制钆增强间质期（h）3D-GE影像。胆囊缩小，外形不规则，伴胆囊内低信号结石。增强即刻扫描胆囊轻度强化（g），但相邻肝实质无高强化。钆增强晚期（h）可见胆囊壁强化有增高。

### 弥漫性胆囊壁增厚

胆囊壁弥漫性增厚可见于多种肝脏、胆系与胰腺疾病。非肿瘤性病因包括肝炎，肝硬化，低蛋白血症，肾衰，全身性或肝静脉高压，AIDS胆系疾病与移植物抗宿主性疾病。这些疾病与胆囊炎鉴别的重要征象，是胆囊壁的微弱强化与钆增强后相邻结构无强化，特别是没有相邻肝实质的一过性高强化（图3.16）。

### 肿瘤性疾病

#### 胆囊息肉

胆囊息肉起自胆囊壁，多偶然发现，可以是无蒂的，也可见蒂，组织类型很多，但绝大部分为良性病变。然而，判断胆囊息肉是否有恶性可能及确定适当的长期处理方案仍存在困难。约10%的胆囊息肉为腺瘤，认为有潜在恶性[52]，然而只有组织学才可做出可靠的判断。典型的息肉表现为T1与T2均匀低或中等信号。钆增强后T1WI上，息肉呈中度均匀强化，延迟期强化更明显（图3.17）。根据病变的强化与位置，息肉易于与结石鉴别。息肉位于非重力方向上的胆囊壁内侧面，而结石一般沉于重力方向的胆囊壁内侧面或水平浮于胆囊内。息肉大小可用于恶性可能的指标：1cm或更小时，恶性危险极小，可以影像随访[53]。有症状，外形不规则的息肉，息肉大于1cm，或随访有增大均有可能为恶性，提示应做胆囊切除[54]。

#### 胆囊腺肌症

胆囊腺肌症相对多见，文献报告其发生率大于5%[55]。这种病变的特征为上皮及其肌肉成分增生，伴黏膜囊袋样外翻进入增厚的肌层，形成内覆上皮的囊样间隙。病变可累及整个胆囊或胆囊壁局部。黏膜囊袋样外翻称之为罗-阿窦（Rokitansky-Aschoff sinus），形成特有的壁内小憩室。MR影像上，这些充满液体的窦腔表现为壁内小的T1低信号，T2高信号灶[55-57]。给予钆剂后，可见黏膜早期强化，晚期均匀强化（图3.18）[55]。屏气或自由呼吸T2加权序列影像显示罗-阿窦，有助于鉴别腺肌症与胆囊癌[55]。但仅依据影像鉴别可困难。

#### 胆囊癌

胆囊癌为胆系最常见的恶性病变，主要发生于60～80岁，女性略多见[58]。瓷胆囊认为是胆囊癌的易感因素。但近期一项大样本的研究对这一假设提出了质疑[59]。

一项10 741例胆囊切除的回顾性研究表明，15个标本为瓷胆囊，无一例合并有胆囊癌[59]。其他与胆囊癌相关的疾病为胆囊结石、炎性肠病（主要为溃疡性结肠炎）和慢性胆囊炎。然而，胆囊结石发生胆囊癌的患者不足1%，且结石小，无症状时发生胆囊癌的危险性极小。

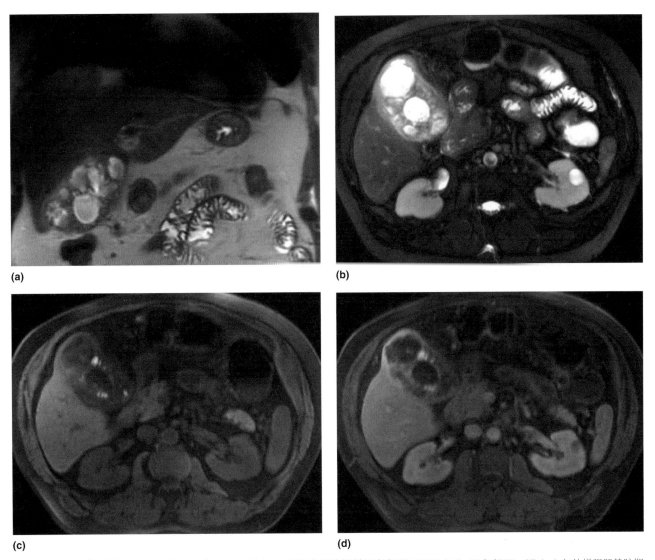

(a)

(b)

(c)

(d)

**图3.15**　**黄色肉芽肿性胆囊炎。**冠状T2加权SS-ETSE（a），横轴位脂肪抑制T2加权SS-ETSE（b），T1加权3D-GE（c）与钆增强肝静脉期T1加权脂肪抑制3D-GE（d）影像。胆囊增大，信号不均，可见多发壁内囊性区，呈T2高信号（a，b），T1低信号（c），钆增强后无强化（d）。这些囊性区代表充满黏液、浓缩胆汁的囊性间隙与黄色肉芽肿。另可见少数T1高信号灶（c），可能代表病变内含有胆固醇。

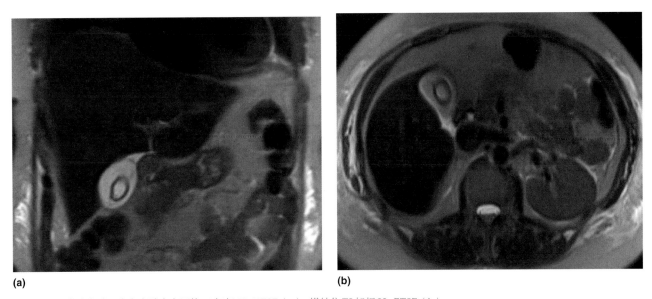

(a)

(b)

**图3.16**　**胆囊壁水肿。**全身水肿患者冠状T2加权SS-ETSE（a），横轴位T2加权SS-ETSE（b），

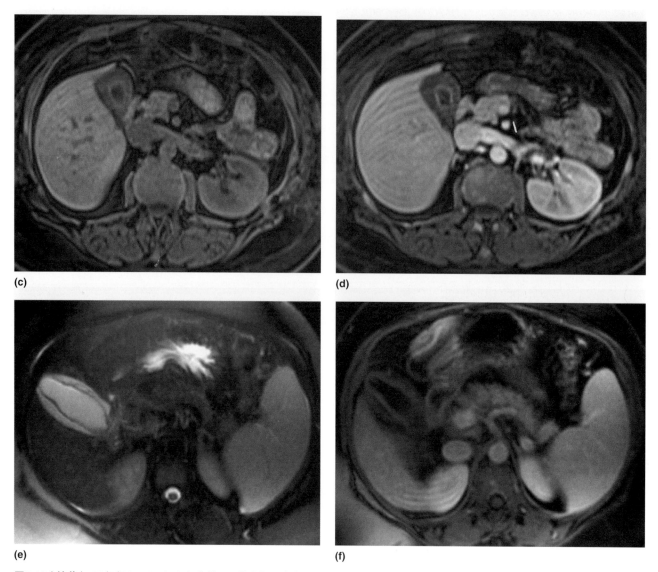

(c)

(d)

(e)

(f)

**图3.16（续前）** T1加权3D-GE（c）与钆增强肝静脉期T1加权脂肪抑制3D-GE（d）影像。胆囊壁明显水肿增厚。由于胆囊壁水含量高，胆囊壁呈T2高信号（a，b），T1低信号（c），钆增强后无强化（d），胆囊黏膜显示中度强化（d）。另可见到皮下水肿。另一肝硬化患者脂肪抑制T2加权SS-ETES（e）与钆增强肝静脉期T1加权脂肪抑制3D-GE（f）影像示胆囊壁水肿。

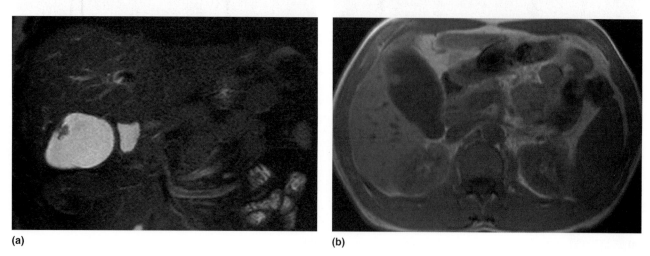

(a)

(b)

**图3.17** 胆囊息肉。冠状脂肪抑制T2加权ETSE（a），横轴位T1加权2D-GE（b），

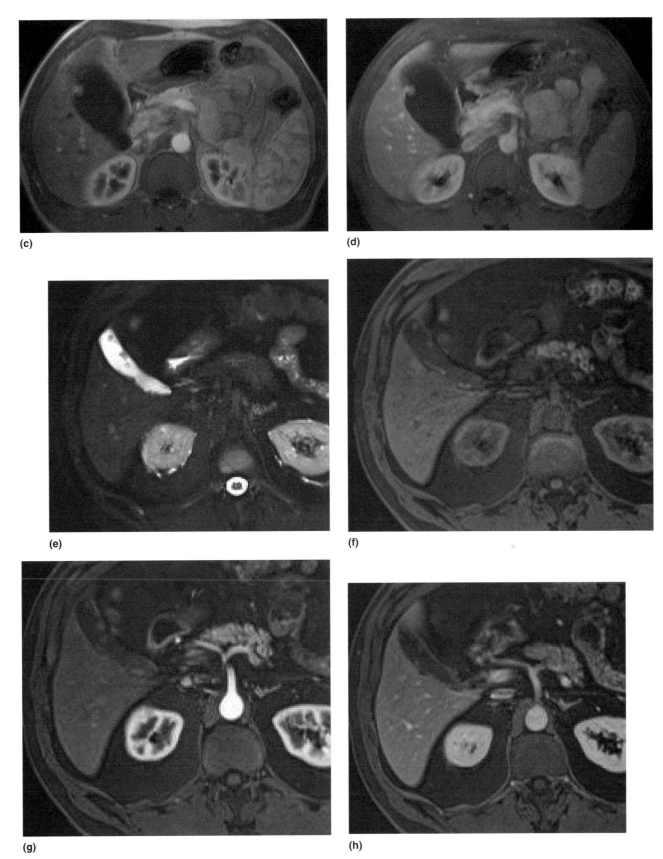

(c)

(d)

(e)

(f)

(g)

(h)

**图3.17（续前）** 钆增强肝动脉为主期横轴位T1加权2D-GE（c）与肝静脉期脂肪抑制2D-GE（d）影像，可见胆囊息肉，钆增强后呈明显强化。息肉相对较大，外形不规则，其表现提示病变为恶性，组织病理学表现符合限于浆膜内的腺癌。另一患者脂肪抑制T2加权ETSE（e），T1加权脂肪抑制3D-GE（f），钆增强肝动脉为主期T1加权脂肪抑制（g）与间质期（h）3D-GE影像，可见胆囊息肉多发，较小（<5mm），未显示有强化。这些影像特点提示为良性病变，组织病理表现符合胆固醇肉芽肿。

如果结石较大，有症状，发生癌的危险性则会增高，应行预防性胆囊切除。胆囊癌最常见的病理类型为腺癌，鳞状细胞癌远为少见[60]。5年生存率很差（约6%），高达75%的肿瘤在发现时由于相邻器官的局部侵犯而不能切除。

提示为胆囊癌的MRI表现为：①凸向胆囊腔或完全取代了胆囊的肿块；②胆囊壁弥漫性或局限性增厚，大于1cm；③软组织（肿瘤）侵犯相邻器官，如肝脏，十二指肠与胰腺，后者常见（图3.19）[58, 61, 62]。在T1加权

MR影像上，肿块相对于肝脏呈低或等信号，而在T2加权序列，肿块通常相对肝脏呈高信号，界限不清（图3.19）[62, 63]。钆增强即刻扫描T1WI上，肿瘤通常有强化，易于与慢性胆囊炎鉴别[64]。然而，胆囊癌合并感染或穿孔时与重度急性胆囊炎可不能鉴别。肿瘤侵犯相邻器官与有淋巴结转移为进展期癌的征象，T2加权脂肪抑制序列结合钆增强后即刻T1加权GE与增强后2min脂肪抑制GE序列影像观察最佳（图3.19）[62]。肿瘤与周围结构间脂肪间隙完整可除外肿瘤侵犯。钆增强延迟期脂肪

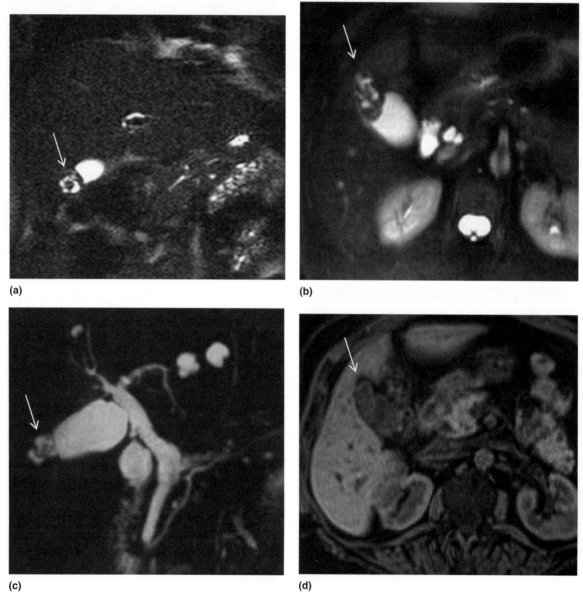

(a)

(b)

(c)

(d)

**图3.18** 胆囊腺肌症。冠状（a）与横轴位（b）T2加权ETSE,冠状3D MIP重建MRCP（c）,T1加权SGE（d）与钆增强T1加权脂肪抑制3D-GE（e,f）影像，示胆囊腺肌症（箭头，a-f）。可见T2WI（a，b）与MRCP（c）影像上的罗-阿氏窦，呈高信号囊样间隙。

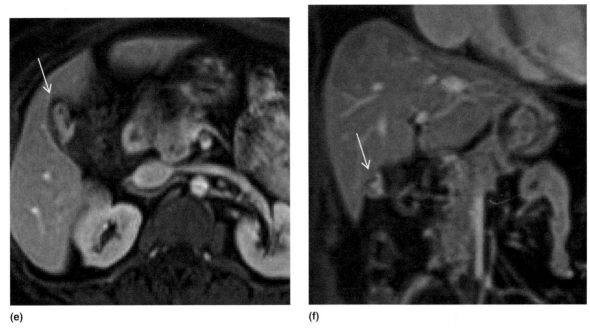

(e)　　　　　　　　　　　　　　　　　　(f)

**图3.18（续前）** 钆增后影像可见均匀强化局灶性增厚的胆囊壁内无强化的窦腔（e，f）。

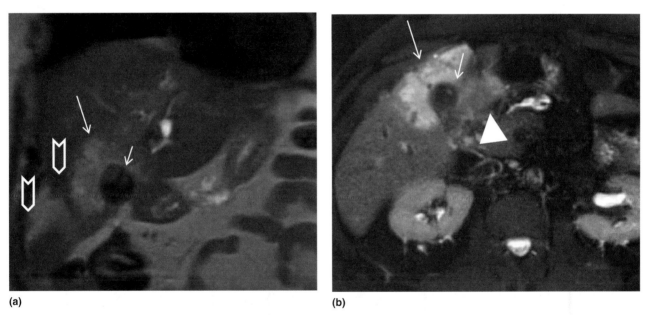

(a)　　　　　　　　　　　　　　　　　　(b)

**图3.19** 胆囊癌。冠状 T2 加权 SS-ETSE（a），横轴位脂肪抑制 T2 加权 SS-ETSE（b），

抑制影像尤其宜于显示肿瘤沿胆管及向肠系膜脂肪内的播散。

### 胆囊转移瘤

一些恶性肿瘤可转移到胆囊，其中最常见的原发肿瘤为乳腺癌、黑色素瘤与淋巴瘤。乳腺癌与黑色素瘤更多见胆囊局灶性受累，而淋巴瘤则更多表现为胆囊壁弥漫性受累增厚（图3.20）。

### 胆管疾病

胆系 MRCP 和（或）常规 MRI 检查的主要指征之一，是发现胆道梗阻的原因，并确定病变的良恶性。MRCP 已成为胆道，包括胆道梗阻诊断性评价的首选影像方法。

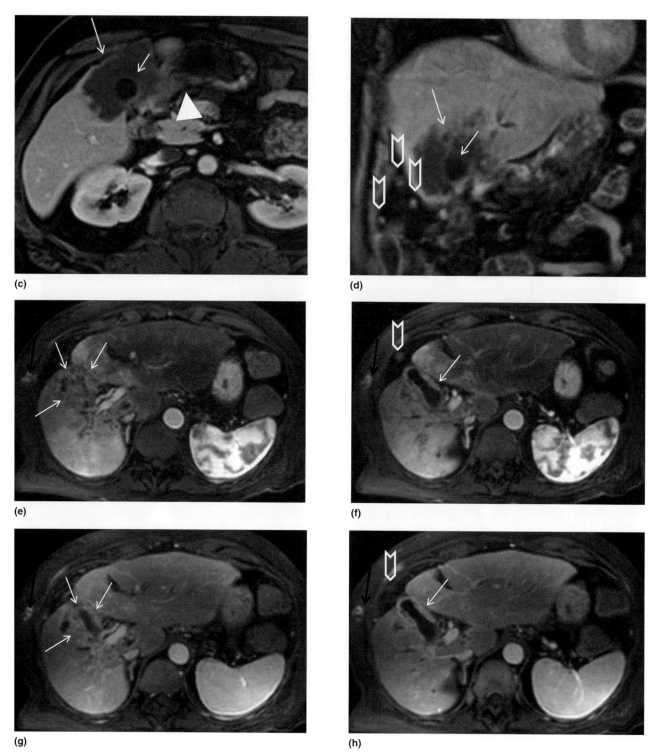

(c)

(d)

(e)

(f)

(g)

(h)

**图3.19（续前）** 与T1加权钆增强肝静脉期（c）及间质期（d）脂肪抑制3D-GE影像。可见胆囊壁由一较大病变（长箭头,a–d）取代,界限模糊。胆囊内可见密集结石（短箭头,a–d）。病变浸润胆囊周围的肝实质（长箭头,a–d）与胃的远侧部分（三角,b,c）,也可见到腹膜转移（空箭头,a，d）。另一患者T1加权钆增强肝动脉为主期（e，f）与肝静脉期（g，h）脂肪抑制3D-GE影像,可见胆囊肿瘤所致胆囊壁不规则增厚（白色实箭头,f，h）,相邻肝实质（白色实箭头,e，g）受侵信号不均。可见肝脏周边多发有强化的转移瘤与腹壁转移（黑箭头,e–h）、腹膜转移（空箭头,f，h）。增强肝动脉为主期可见因右肝门静脉血栓形成导致的肝右叶强化增高（e，f）,肝静脉期肝右叶异常强化消退与其余肝实质等信号（g，h）。

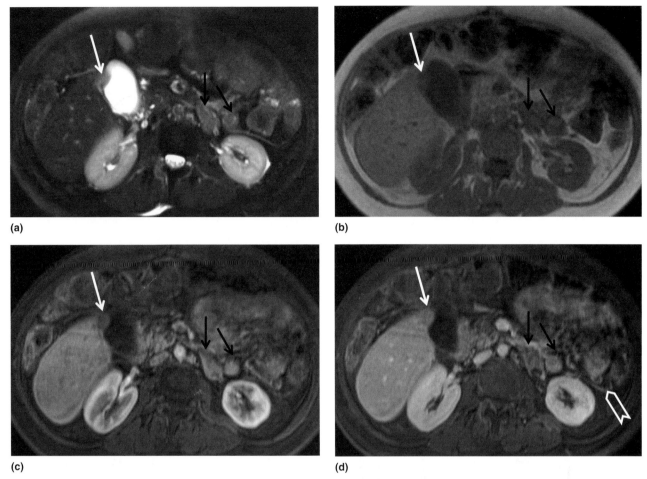

(a)　(b)　(c)　(d)

**图3.20　卵巢癌胆囊转移**。T2加权脂肪抑制SS-ETSE（a），T1加权SGE（b）与钆增强后动脉为主期（c）及间质期（d）T1加权脂肪抑制3D-GE影像,示卵巢癌胆囊壁转移（白箭头,a-d）。钆增强后肿瘤呈中度强化（c,d）。可见淋巴结（黑箭头,a-d）与腹膜转移（空箭头,d）。

ERCP检查困难或受限的患者（如肝移植后的患者或胆肠吻合术后的患者），MRCP为评价胆道梗阻的主要方法[65]。良性梗阻的常见原因为胆石症，或炎症及手术后继发狭窄[66]。恶性梗阻的原因为胰头肿瘤、原发性胆管肿瘤、壶腹部肿瘤与相邻恶性肿瘤的压迫。所有病例均需要确定梗阻的水平、程度与原因，因而需要显示胆管腔、管壁及周围组织。MRCP结合静脉注射钆剂前、后常规MRI序列可满足上述要求。

　　MRCP显示CBD的正常最大直径（冠状原始影像测量），胆囊切除术后患者认为为10mm，无胆囊切除患者为7mm。然而胆管直径随患者年龄增大可有轻度增加。正常肝内胆管管壁光滑，向周围逐渐变细。

## 良性疾病

### 胆总管结石

　　位于胆总管内的结石，虽然较胆囊结石少见，却是肝外梗阻性黄疸最为常见的原因。近年来，随着腹腔镜胆囊切除术的增多，对于术前诊断胆总管结石的兴趣明显增高，因为胆总管内结石可使腹腔镜操作极其困难。由于超声和CT的敏感度与正确度相对较低，不适于胆总管结石的诊断[60-70]。ERCP仍被认为是评价胆道系统病变的金标准技术，并可行介入治疗，如括约肌切开以排出CBD结石。然而括约肌切开后明显的并发症（如胰腺炎）的发生率可达6%～13%，总死亡率达1.5%[71-73]。即使仅做诊断性ETCP，主要并发症或死亡率也为5%～8%，而ERCP的失败率为5%～20%[10, 74, 75]。

　　由于位于腔内低信号或无信号的结石与高信号胆汁的高对比，MRCP为检出胆管内结石理想的无创技术（图3.21）。一些研究表明，MRCP对胆总管内结石的检出优于CT或超声与ERCP相当或更优[2, 5, 21, 76, 77]。Topal等[78]对一组366例的研究结论显示，超过5%怀疑可能有CBD结石的患者，临床医生建议做MRCP检查以证实

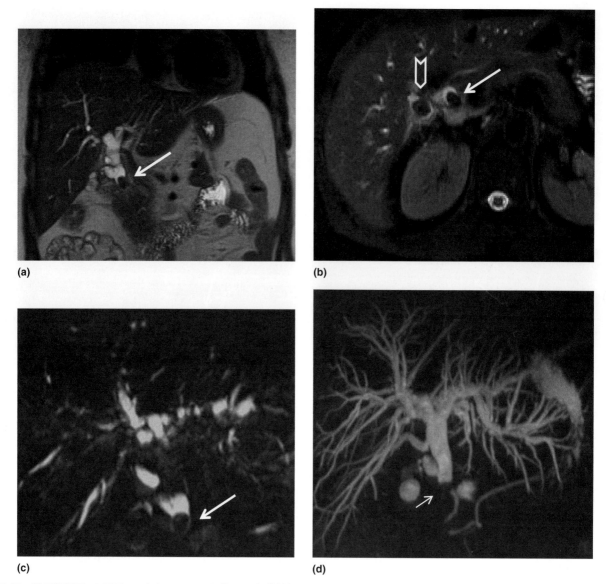

**图 3.21** **胆总管结石：大结石。** T2 加权 SS-ETSE 冠状（a）与横轴位平面，脂肪抑制（b），冠状薄层 MRCP 快速自旋回波脂肪抑制影像（c）与 3D MIP 重建（d）影像。可见扩张的 CBD 内低信号结石（箭头，a-c）与周围高信号的胆汁对比良好。在薄层 MRCP 影像上（c），CBD 内的结石（箭头，c）显示更清楚。3D MIP 影像上结石不能完全清楚显示（短箭头，d）。尽管 3D MIP 影像（d）显示更好的分辨率，容积平均效应降低了影像的空间分辨率与对比分辨率，因而需要采用薄层的原始影像（c）来评价病变。另可见胆囊结石（空箭头，b）。

或除外胆总管结石。研究表明，MRCP 检出肝内胆管结石较 ERCP 更为有效，MRCP 的敏感度与特异度分别为 97% 与 93%，ERCP 则分别为 59% 与 97%[79]。

MRI 上，典型的胆管内结石呈圆形或椭圆形外形，近侧胆管内的液体呈杯口状（图 3.22）。在薄层原始影像上，结石总是呈无信号灶，可检出扩张或无扩张胆管内小至 2mm 的结石[2]。但在厚层影像上，结石的检出率与其大小相关。位于正常管径胆管内大或中等大小的结石呈无信号结构，易于检出，但小结石完全被液体包裹，由于容积平均效应可漏诊。另一可能漏诊的病变是嵌顿于壶腹

内的结石，由于周围没有高信号的液体，可误为管腔缩窄。Soto 等[80] 对照了 49 例患者厚块，薄块，3D 快速自旋回波 MRCP 序列影像与 ERCP 对胆总管结石的检出，发现所有序列的敏感度与特异度分别均在 92% 与 92% 以上。MRCP 与 ERCP 对胆管扩张的检出一致性达 100%。

Mirizzi 综合征少见，为胆囊管内的结石压迫 CBD 而造成梗阻。MRCP 可很好评价此种改变（图 3.23）。

**磁共振胰胆管成像的缺陷**

胆总管内结石 MR 诊断的一个常见缺陷是胆管内的气泡（胆管积气），观察气充盈缺损的位置-位于非重力

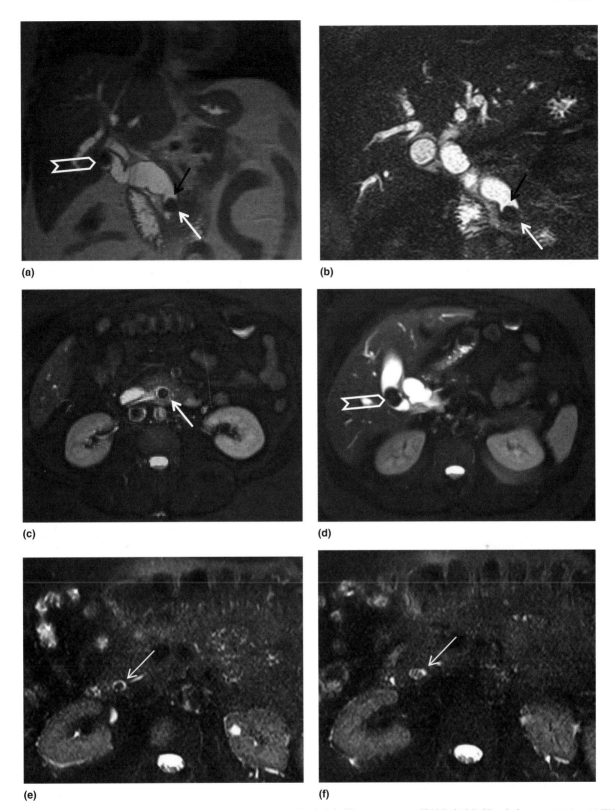

**图3.22 胆总管结石:中等大小结石。** 冠状 T2 加权 SS-ETSE(a),斜位脂肪抑制 SS-ETSE(b),横轴位脂肪抑制 T2 加权 SS-ETSE(c,d)影像。可见扩张的CBD远段腔内一低信号结石（白色实箭头，a-c），近侧缘上方高信号的胆汁呈杯口状（黑箭头，a，b）。另可见胆囊内结石（空箭头，a，d）。**胆总管结石:小结石与胆泥。** 横轴位 T2 加权 SS-ETSE(e,f)

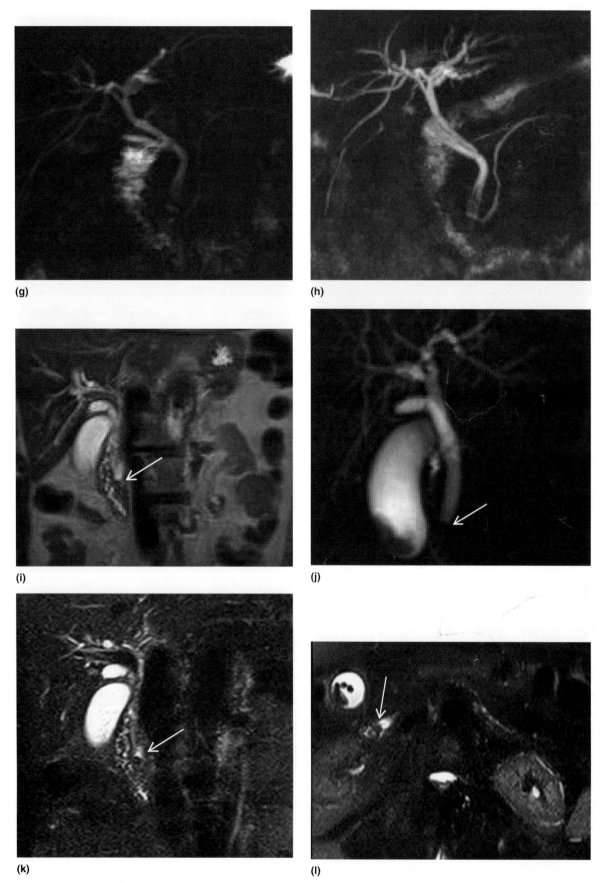

(g)

(h)

(i)

(j)

(k)

(l)

**图3.22（续前）** 与冠状MRCP（g,h）影像,示CBD内一小结石（箭头,e）与胆泥（箭头,f）。冠状MRCP影像上可见CBD内远段内的充盈缺损。
胆总管结石:密集的小结石。冠状T2加权SS-ETSE（i）,厚块MRCP（j）,脂肪抑制T2加权SS-ETSE（k）与横轴位脂肪抑制T2加权SS-ETSE（l）,
示远段CBD内密集的小结石（箭头,i-l）。

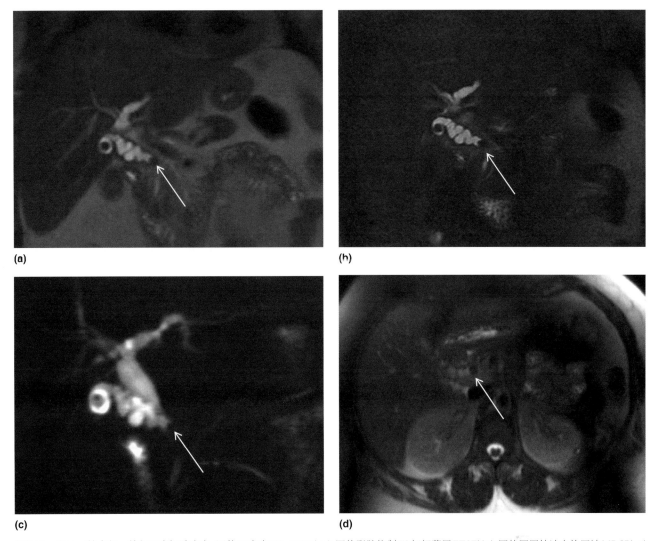

(a)　　　　　　　　　　　　　　　　　　　(h)

(c)　　　　　　　　　　　　　　　　　　　(d)

**图3.23**　Mirizzi综合征。曾行胆囊切除患者,冠状T2加权SS-ETSE(a),冠状脂肪抑制T2加权薄层ETSE(b),冠状厚层快速自旋回波MRCP(c)与横轴位T2加权脂肪抑制SS-ETSE(d)影像示Mirizzi综合征。可见胆囊管内结石(箭头,a-d)压迫CBD,造成CBD与近侧胆管扩张。胆囊管亦有扩张,残留胆囊管内可见另一结石。

方向的胆管壁下,或有气液平面(图3.24)可与结石鉴别。胆管内血凝块也可能无法与结石鉴别(图3.25)。其他与结石相似的表现:①胆管的扭曲走行,使其进入与离开影像平面;②胆囊管汇入CBD处在冠状影像上叠加在CBD时,可显示为一圆形低信号灶与结石相似;③胆管内的流动伪影;④金属夹(图3.26);⑤流空的肝右动脉或胃十二指肠动脉外压伪影,可形成无信号灶[3, 81, 82]。仔细观察这些缺损的确切位置(如位于非重力方向的气泡,相邻影像上胆囊管或右肝动脉、胃十二指肠动脉的连续性,位于胆囊窝内的手术夹),结合薄层原始影像阅读MRCP MIP重建影像往往可正确避免将这些表现误判为结石。胆道收缩时,可间断出现胆汁流,于胆管中央流速最快,可形成小的流空伪影,在流动方向与影像平面垂直时尤为明显。在相互垂直的两个平面上采集薄块MRCP影像对确诊或除外结石最有帮助。流空位于胆管中央为鉴别伪影与结石的另一线索,因为结石更多位于胆管重力方向的部位(图3.29)。

另一缺陷是碎屑完全充满胆道系统,胆道系统内没有可见的高信号,可掩盖胆管扩张与胆管内碎屑充盈(图3.27)[83]。

### 壶腹狭窄

壶腹狭窄的临床症状包括间歇复发性上腹部疼痛,肝功能异常与CBD扩张。

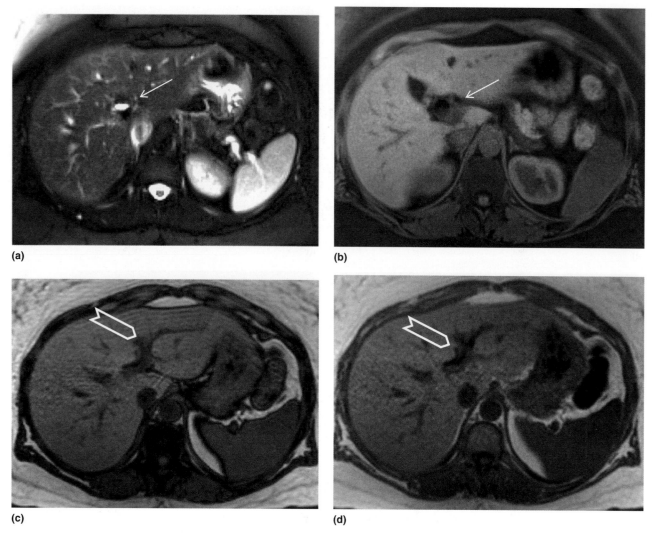

(a)　　(b)

(c)　　(d)

**图3.24　缺陷：胆管内气体。**脂肪抑制T2加权SS-ETSE（a），T1加权GE（b）与T1加权GE反相位（c）及同相位（d）影像。可见一无信号气泡浮于CHD内非重力方向部位（箭头，a，b）。反相位（c）与同相位（d）影像显示肝左叶胆管积气形成的磁敏感伪影（空箭头，c，d）。更长回波时间影像上伪影较大（d）。

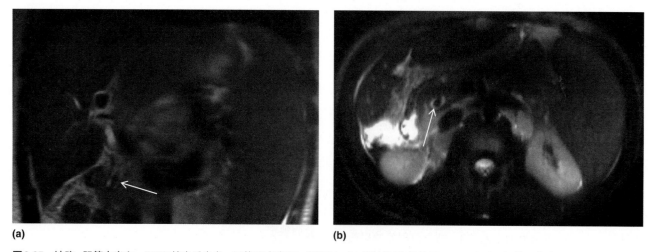

(a)　　(b)

**图3.25　缺陷：胆管内出血。**ERCP检查后患者，冠状T2加权SS-ETSE（a），横轴位T2加权SS-ETSE（b），冠状T1加权GE（c）与T1加权钆增强间质期SGE（d）影像，示胆管内出血。CBD扩张，远段腔内可见一些结构（箭头，a-d），呈T2低信号（b，c），T1高信号（c，d），表现符合血液产物。注意门静脉高压的表现。

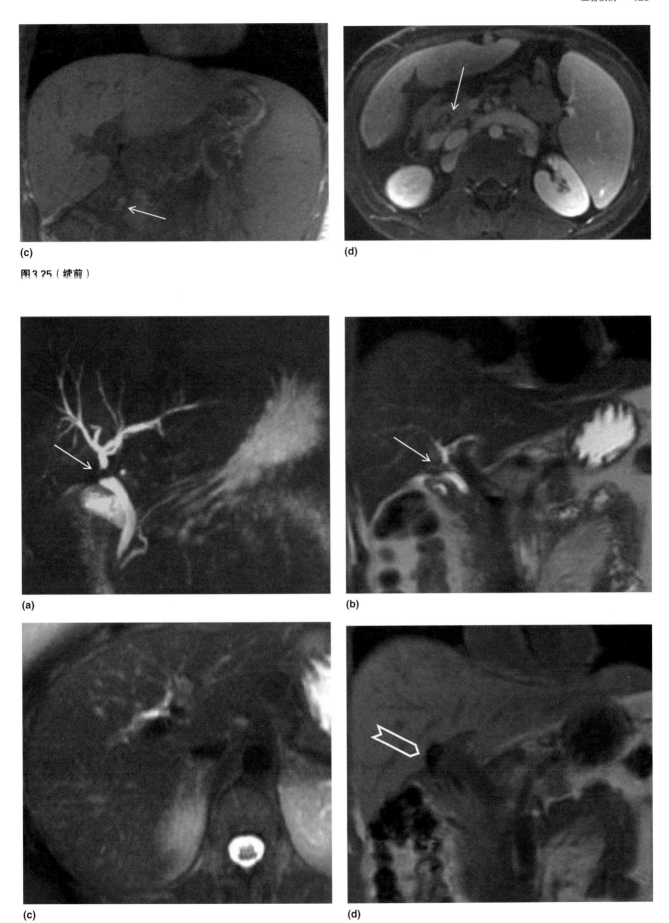

**(c)**

图3.25（续前）

**(a)**

**(b)**

**(c)**

**(d)**

**图3.26** **缺陷：金属伪影。** 胆囊切除术后患者冠状重建3D MIP MRCP（a），冠状（b）与横轴位（c）T2加权SS-ETSE，冠状T1加权2D-GE（d），

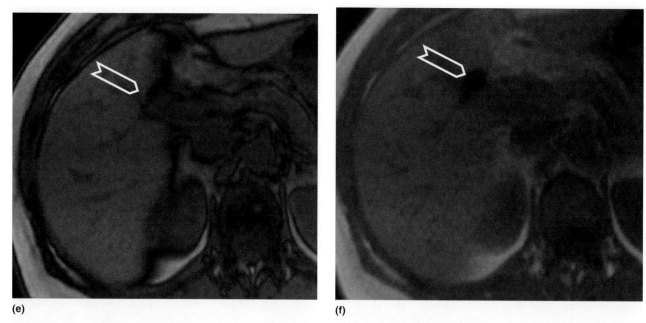

**(e)**　　　　　　　　　　　　　　　　　　　**(f)**

**图3.26（续前）** 与横轴位T1加权2D-GE反相位（e）及同相位（f）影像，可见手术金属夹磁敏感伪影形成的CBD假性截断征或充盈缺损（箭头，a，b）。注意近侧胆管树无扩张（a-c）。胆囊切除术后患者T1WI显示金属夹最佳（空箭头，d，e），特别是较长回波时间的T1WI（d，f）。

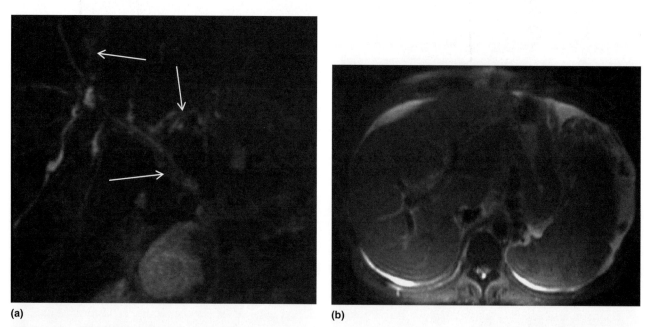

**(a)**　　　　　　　　　　　　　　　　　　　**(b)**

**图3.27** 缺陷：低信号碎屑充盈胆管，扩张的胆管显示不清。肝移植术后患者冠状薄层快速自旋回波（a）与横轴位T2加权脂肪抑制SS-ETSE（b）影像，显示梗阻继发胆管扩张，胆管内碎屑充盈。扩张并充满碎屑的CBD与肝内胆管信号微弱（箭头，a）；注意T2WI的门静脉高压的表现与腹腔积液（b）。

## 壶腹纤维化

　　壶腹部狭窄最常见的原因是纤维化，最常继发于胆总管结石排石后。胆管扩张的程度通常为轻到中度，但也可扩张明显。病变急性期壶腹可有水肿肿胀，影像显示壶腹明显增大，T2信号增高。慢性期，壶腹纤维化呈T2低信号，增大不明显。偶见浸润性纤维化改变，导致壶腹部明显增大与肿瘤梗阻相似。钆增强后即刻T1加权序列可用于显示正常强化的壶腹周围胰腺实质，以除外胰腺肿瘤（图3.28、3.29）。但有时正确诊断还需要进行内镜活检。

### 十二指肠乳头功能不良

Oddi括约肌功能性狭窄包括Oddi括约肌痉挛与括约肌收缩波顺序或频率异常[83]，造成CBD引流延迟，出现十二指肠乳头水平梗阻的临床症状与影像表现。MRI可除外胆管扩张有形态改变的原因，有助于确立诊断。为观察Oddi括约肌的功能，可做系列厚层MRCP SS-ETSE影像（"功能性MRCP"）显示括约肌的松弛规律[84, 85]。有研究采用注射每千克体重1单位胰泌素后行MRCP检查，10min内每30~60s采集影像数据的方法观察十二指肠乳头的功能（图3.30）[86, 87]。

### 硬化性胆管炎

此种疾病的特点为肝内与肝外胆管炎症与闭塞性纤维化。进行性胆管周围的纤维化最终可导致小胆管消失与较大胆管的狭窄。胆道的解剖改变与肝脏的组织学改变没有特异性，可呈继发于感染或肝动脉损伤后的改变，

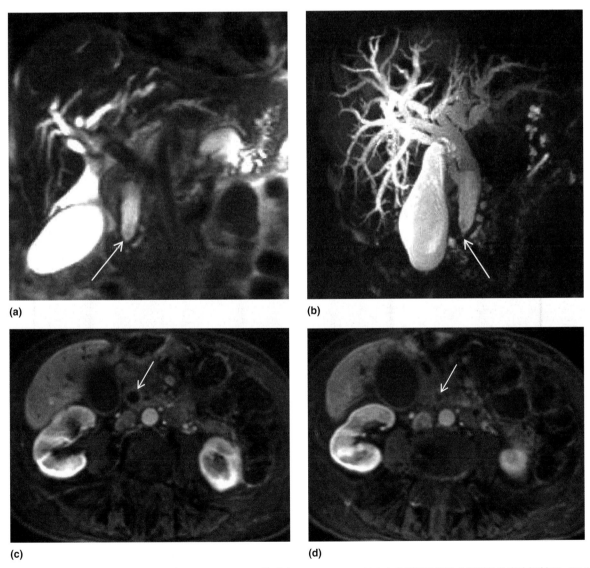

**(a)**　　**(b)**　　**(c)**　　**(d)**

**图3.28　壶腹纤维化。** 3.0T MR冠状T2加权SS-ETSE（a）,冠状重建3D MIP MRCP（b）与钆增强动脉为主期横轴位脂肪抑制3D-GE（c,d）影像示壶腹纤维化。胆道系统普遍扩张，CBD末端呈梭形，CBD远段壁增厚，轻微强化（箭头，a-d）。影像表现提示壶腹部纤维化。

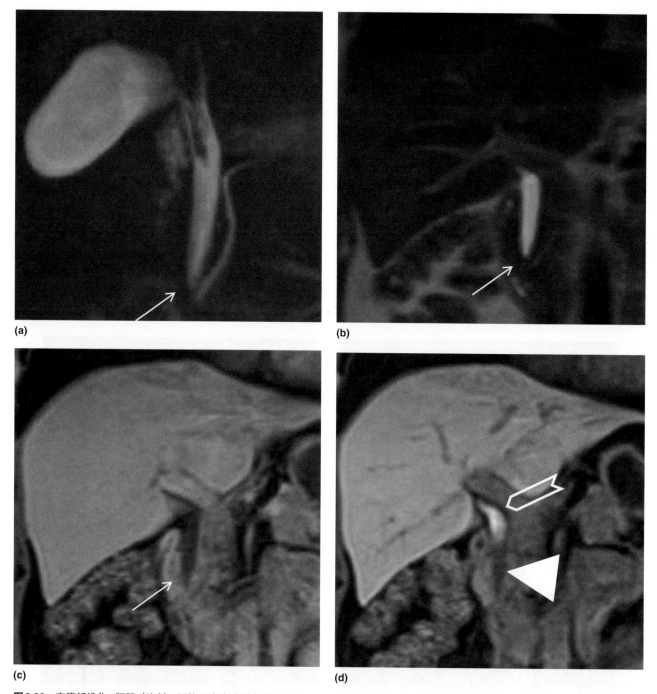

**图3.29** **壶腹纤维化：肝胆对比剂。**冠状 T2 加权脂肪抑制厚层 MRCP SS-ETSE（a），冠状 T2 加权 SS-ETSE（b），T1 加权 3D-GE（c）与钆塞酸（普美显）增强20min延迟T1加权脂肪抑制3D-GE（d）影像。可见CBD扩张，末端呈梭形（箭头，a-c）。钆增强后延迟期（d）CBD内对比剂未完全充盈。可见排泌的胆对比剂（空箭头，d）与滞留的胆汁（三角，d）间的液平面。

认为病变有免疫因素作用时，为"原发"性改变[88]。

### 原发性硬化性胆管炎

约71%原发性硬化性胆管炎（PSC）的患者同时患有炎性肠病[89]，其中87%患者为溃疡性结肠炎，13%为克罗恩病[88]。PSC造成胆汁郁积，并可进展为继发性胆管硬化与肝衰竭。最近提出的假设认为，免疫因素或细菌的毒性产物跨越有炎症的结肠黏膜进入门静脉血流引发胆管周围炎与纤维化，造成PSC[89]。病理证实的胆管造影表现可用于PSC的诊断。临床表现，如溃疡性结肠炎或胆汁郁积可支持诊断，但不能单独作出诊断。

PSC的影像特点包括肝内外胆管多发不规则狭窄与

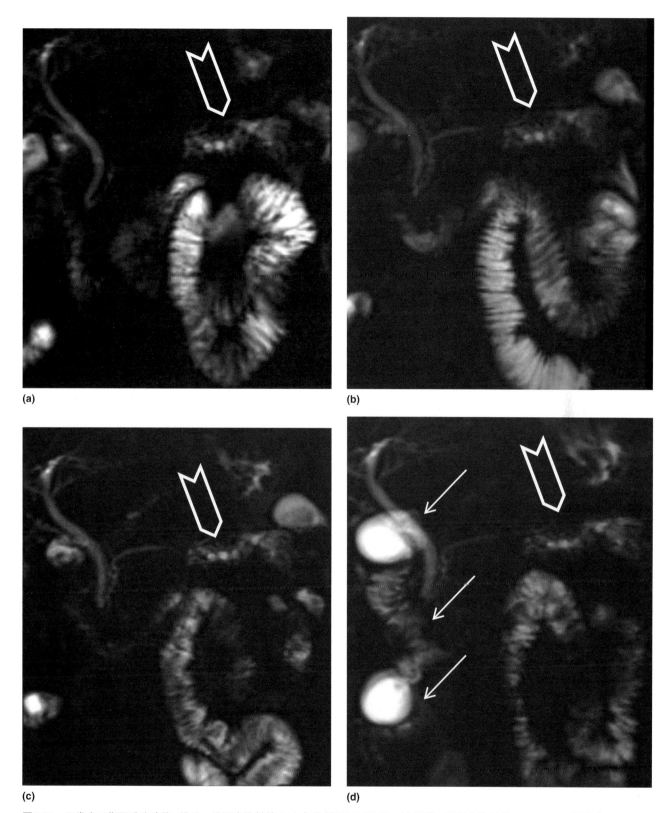

**图3.30　正常十二指肠乳头功能：排泌。**胰泌素注射前（a）与注射后MRCP（b-d）影像。胰泌素注射后10min MRCP影像上（d）可见十二指肠充盈良好（箭头，d），提示乳头功能正常。另可见旁部分有扩张（空箭头，a-d）。

节段性扩张。狭窄段通常短、环形，间以正常或轻度扩张的胆管，呈串珠样表现（图3.31）。由于更上游肝内胆管的纤维化，胆管树的周围胆管呈截断状，称为修枝征。病变可累及肝内胆管或肝外胆管，或肝内外胆管同时受累，胆囊管通常无病变。所有这些表现并非PSC所特有的，也可见于继发型病变。如果仅肝内胆管单独受累，则必需与原发性胆管硬化鉴别，胆管硬化与PSC临床表现完全不同。确诊PSC的传统影像方法是ERCP，但ERCP有诱发胰腺炎与胃十二指肠穿孔的危险，文献显示ERCP可造成PSC患者胆汁郁积进行性加重[74, 90]。MRCP为PSC诊断与随访的适合方法[91, 92]。PSC的MRCP所示影像特点与ERCP所见相同。一项150例与ERCP的对照性研究表明，MRCP诊断PSC的敏感度与特异度分别为88%与99%，诊断正确度与ERCP相当[92]。可造成MRI诊断困难，或出现假阳性与假阴性诊断的因素包括：①肝硬化；②PSC仅限于周围肝内胆管。肝硬化可造成胆管树的扭曲，甚至ERCP影像都可与PSC相似。如果PSC局限于周围胆管系统与目前MRCP序列相比，更高分辨率的ERCP敏感性更高。然而，ERCP的限度在于，严重缩窄可导致近侧胆管显影不充分，造成假阴性诊断[92]。而MRCP可显示甚至是严重狭窄近侧的胆管与这些部位的胆管结石，而ERCP却常常漏诊。实际上，有严重胆

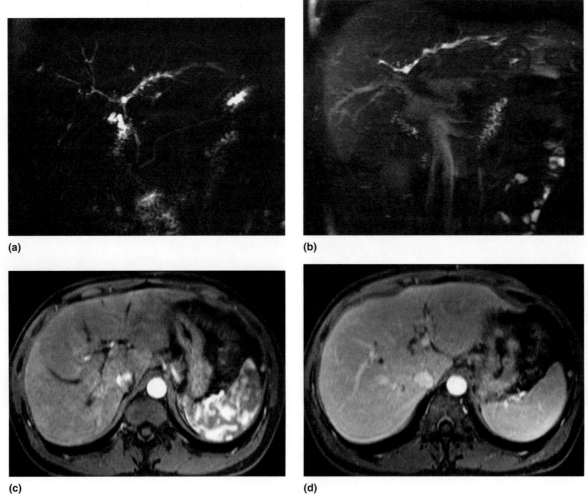

(a)　　　　　　　　　　　　　　(b)

(c)　　　　　　　　　　　　　　(d)

**图3.31　PSC，串珠样表现。**冠状厚块MRCP（a），冠状T2加权脂肪抑制SS-ETSE（b），横轴位钆增强动脉为主期（c）及肝静脉期（d）3D-GE影像，示继发于PSC的胆管与肝实质轻度改变。可见肝左叶内胆管串珠样改变，肝右叶胆管呈修枝征。可见肝左叶中央型再生，伴一过性早期不均匀强化。

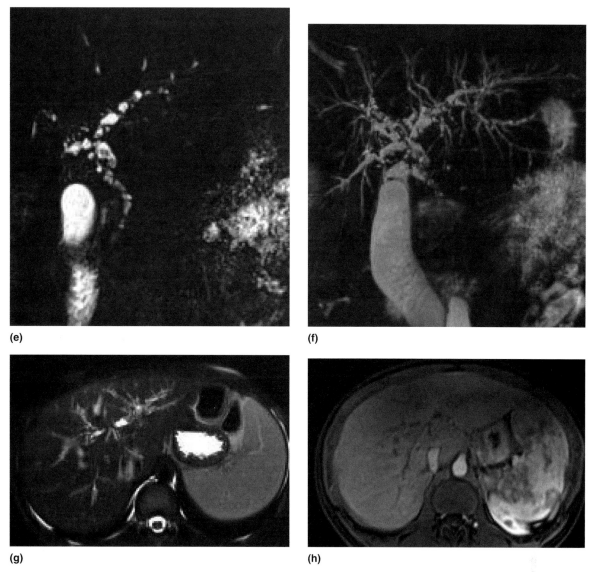

**图3.31（续前）** 冠状T2加权薄层快速自旋回波原始影像（e），3D MIP MRCP（f），横轴位T2加权脂肪抑制SS-ETSE（g）与T1加权钆增强动脉为主期（h）3D-GE影像，示PSC引起的胆管明显串珠样改变，缩窄与扩张。

管梗阻时，梗阻上游充盈液体的胆管扩张，MRCP观察胆管更容易。根据我们的经验，目前MR技术发现轻度PSC的微小改变尚可有困难。

常规MR序列与静脉注射钆剂有助于观察肝实质与胆管壁，对于疾病的完整评价非常有意义[93, 94]。Revelon等对一组PSC患者的研究[95]表明，72%的患者可见肝脏周边楔形T2高信号区。这些三角形的区域直径为1～5cm；40%的患者T2WI可见周围性水肿或炎症，表现为沿肝门分布的高信号改变。Ito等对PSC患者动态钆增强MRI的影像表现进行了评价，发现胆管壁增厚与壁的强化分别见于50%与67%的患者[96]。23%的患者钆

增强T1WI可见肝脏内非局灶性脂肪浸润的高信号区。钆增强后即刻影像上，56%的患者可见肝实质有强化增高区，呈片状、周围分布，节段性高信号，其中90%的患者增强延迟期维持轻度或明显强化。其他偶与PSC相关的表现包括肝节段性萎缩、肝门周围淋巴结肿大与肝硬化及门静脉高压的表现，如肝尾叶增生、再生结节与腹腔积液。根据我们的经验，继发于PSC的肝硬化常引起较大中央再生结节，可造成肝门胆管梗阻与最后周围肝段的萎缩（图3.32）[93]。

PSC合并恶性病变的可能性增高，PSC患者最重要、最常见的恶性病变是胆管癌。胆管癌是PSC患者位于肝

衰竭之后第二位最常见的致死原因，见于高达20%的患者[97]。由于有胆管形态的改变，PSC患者合并胆管癌的诊断困难。胆管癌的MR表现见"胆管癌"一节。

## 感染性胆管炎

感染性、细菌性或上行性胆管炎为一种临床定义的综合征，是与来自小肠上行感染相关的胆管完全或部分梗阻造成的，临床表现广泛，从症状轻微到急性暴发型发病，需要危及生命的急诊外科手术。致病因素为胆道内有微生物与胆道部分或完全梗阻。诊断上行性胆管炎的典型临床症状为黄疸、腹痛与败血症（寒战、高热），临床上称为夏科（Charcot）三联征。约70%的患者可有夏科三联征。

炎症改变的分布可以是弥漫性的，也可为节段性的。最符合感染性胆管炎的影像表现是普遍性或节段性胆管扩张，可为轻度扩张或明显扩张，但扩张程度与疾病的严重程度或分期没有明显相关性[98]。胆管壁常有轻度到中度增厚，强化增高，钆增强后2min T1加权脂肪抑制影像显示最佳（图3.33、3.34）。T2WI上病变表现为肝门周围高信号条纹与肝实质内楔形高信号区[99]。钆增强后T1WI上，肝脏的这些楔形区域通常呈低信号，但也可表现为信号增高。钆增强后即刻扫描，常可见局灶性肝实质信号增高，符合炎症（图3.34）[99]。感染性胆管炎的炎症较PSC炎症越明显，钆增强后即

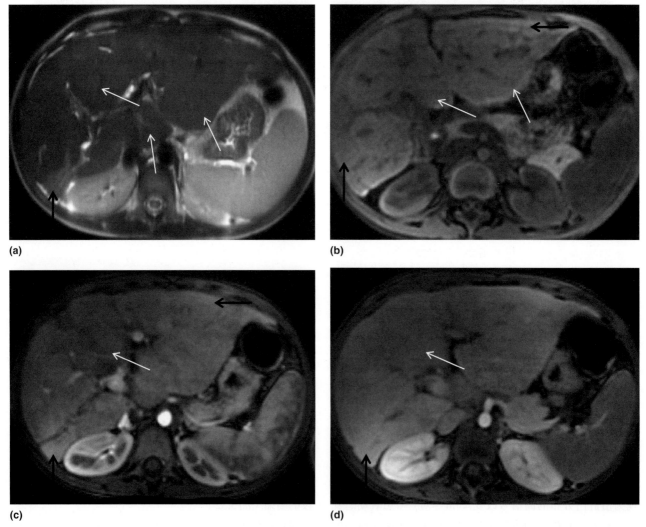

**(a)**　**(b)**　**(c)**　**(d)**

**图3.32　PSC伴肝硬化。**3.0T MR T2加权SS-ETSE( a ),T1加权脂肪抑制3D-GE( b )与T1加权脂肪抑制钆增强肝动脉为主期( c )及间质期( d )3D-GE影像，示PSC伴肝硬化。可见中央再生结节（白箭头，a-d）与周围肝萎缩（黑箭头，a-d）。

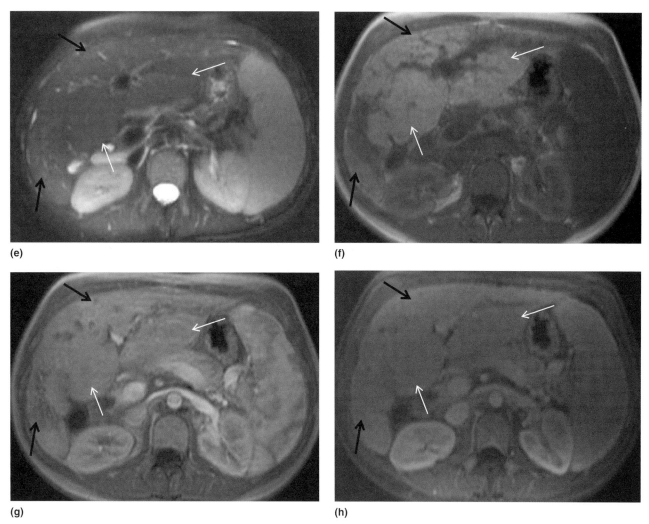

(e)

(f)

(g)

(h)

**图3.32（续前）** 另可见胆管扩张与肝门周围水肿，伴肝脏外形不规则与肝肿大。另一患者T2加权脂肪抑制SS-ETSE（e），T1加权脂肪抑制3D-GE（f）与钆增强肝动脉为主期（g）及间质期（h）T1加权脂肪抑制3D-GE影像，示PSC伴重度肝硬化与门静脉高压表现。进展期PSC患者中央性再生结节（白箭头，e-h）与周围性萎缩（黑箭头，e-h）造成形状怪异的肝硬化；可见胆管扩张，肝门周围水肿与不规则的肝脏外形。

刻期肝实质局灶性高强化就越常见。感染性胆管炎可合并肝脓肿，T2WI与钆增强后T1加权动态扫描显示最佳（图3.34）。感染性胆管炎相关门静脉血栓并非少见，有助于与硬化性胆管炎鉴别，硬化性胆管炎门静脉血栓少见。

感染性胆管炎的一个特殊类型是复发性化脓性胆管炎（东方胆管炎），为华支睾吸虫或其他寄生虫，如蛔虫与大肠杆菌胆道感染与营养不良和低社会经济状况相关，可引起胆管的炎症浸润、增生性纤维化、胆管周围脓肿、胆汁郁积与结石（胆色素结石）。MRI表现包括胆管缩窄、肝内胆管结石、胆管壁增厚与肝脓肿[100]（图3.35）。有肝内胆管结石的肝段常有萎缩，而没有肿块，可与胆管

癌鉴别。但应小心观察，因为这种患者胆管癌的发生率在上升[100]。

**获得性免疫缺陷综合征性胆管病**

HIV阳性的患者，胰-胆管受累可为获得性免疫缺陷综合征（AIDS）的早期病变[101]。胆管黏膜的炎症与水肿造成的黏膜不规则增厚为AIDS胆管病的标志。病变可导致胆管缩窄、扩张与秃枝状与硬化性胆管炎相似[2, 101]。十二指肠乳头与壶腹部受累时，可继发壶腹部狭窄伴CBD扩张。胆囊也可受累，呈无结石性胆囊炎，影像表现与急性胆囊炎相似，而且易感患者重叠感染性胆管炎常为少见病原感染（如巨细胞病毒、隐孢子虫、

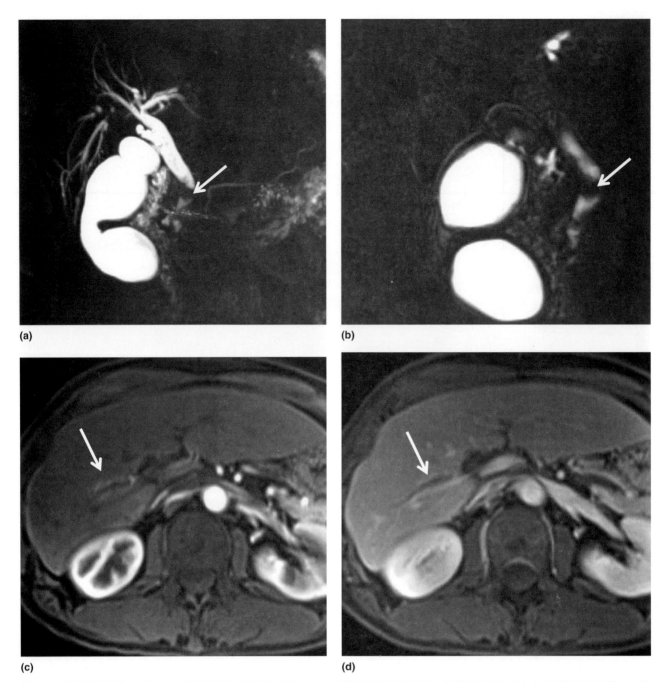

(a)

(b)

(c)

(d)

**图3.33** **感染性胆管炎。**冠状T2加权厚层快速自旋回波MRCP（a），冠状T2加权薄层快速自旋回波MRCP（b）与钆增强肝动脉期（c）及肝静脉期（d）横轴位T1加权脂肪抑制真延迟3D-GE影像，显示上行性胆管炎与胆总管结石。CBD内结石（箭头，a，b）造成CBD与肝内胆管的扩张。钆增强后影像（c，d）上可见一扩张的胆管（箭头，c，d）壁强化有增高，表现提示上行性胆管炎。

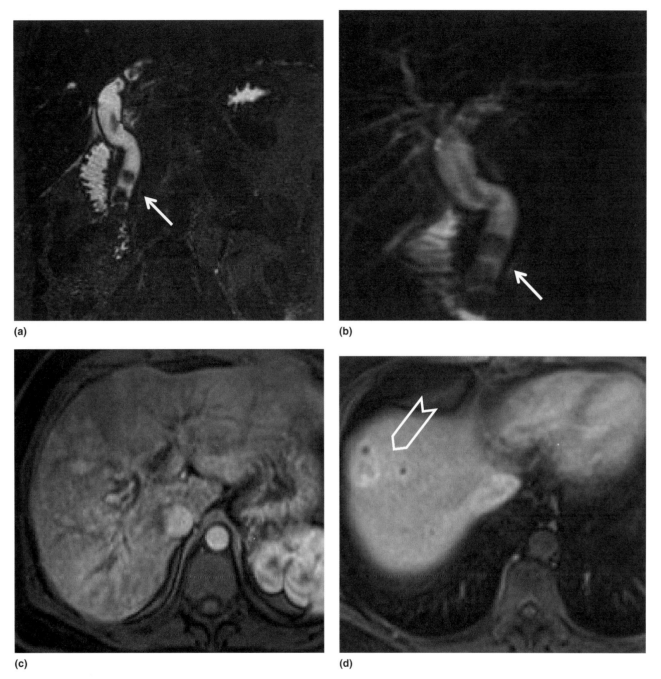

**图3.34　感染性胆管炎伴肝脓肿。**T2加权SS-ETSE（a），冠状T2加权厚层快速自旋回波MRCP（b）与钆增强肝动脉为主期（c）及肝静脉期（d）T1加权脂肪抑制3D-GE影像。扩张的CBD内可见结石（箭头，a，b）造成CBD与肝内胆管扩张。钆增强即刻扫描影像（c）上，可见肝实质不均匀强化增高，符合急性炎症。另可见环形强化的小病灶（空箭头，d），符合小脓肿。

白色念珠菌）[101]。

### 胆管先天性囊性疾病

　　根据胆管扩张的部位，先天性胆管囊肿可有胆总管囊肿，起自肝外胆管的憩室、胆总管膨出、卡罗利（Caroli）病与肝段胆管囊肿。MRCP结合3D MIP重建可显示病变的解剖范围与扩张程度，诊断相关病变，如胆石症，结合钆增强T1WI，诊断可能伴发的恶性肿瘤[102]。Todani等引入了一个分类系统，对所有类型的胆道囊性疾病进行分组[103]：Ⅰ型，胆总管囊肿（图3.36）；Ⅱ型，肝外胆管憩室（图3.37）；Ⅲ型，胆总管膨出（图3.38）；Ⅳ型，多发节段性囊肿；第Ⅴ型，卡罗利病。然而，

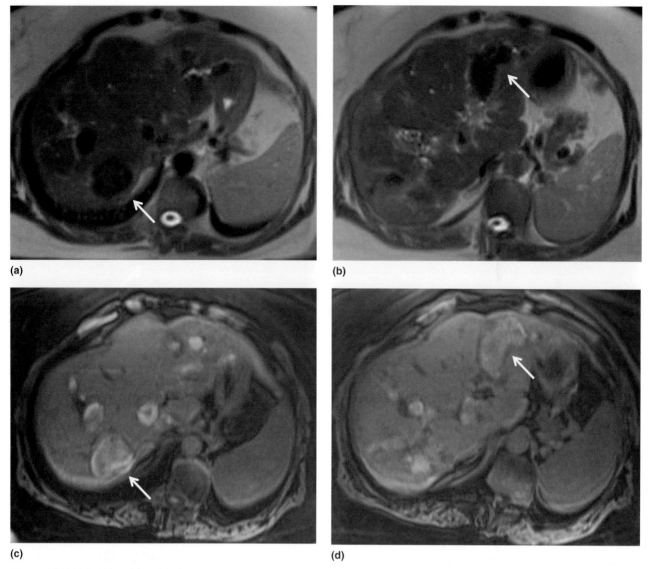

(a)

(b)

(c)

(d)

**图3.35　复发性化脓性胆管炎患者肝内胆管结石。**T2加权SS-ETSE（a，b）与钆增强T1加权3D-GE（c，d）影像。可见肝两叶肝内胆管内大结石（箭头，a-d）。注意结石呈T1高信号（c，d），提示其高色素含量。肝脏实质萎缩，外缘呈分叶状。

其是否代表了同一疾病的不同变异还是有不同病因的独立病变尚不清楚。但对病变形态与位置的描述通常可满足临床的要求。

### 胆总管囊肿

最常见的囊性扩张为胆总管囊肿（77%～87%），约50%的患者于10岁前发现。胆总管囊肿为仅有CBD或CBD与CHD节段性动脉瘤样扩张（图3.36）。其病因为CBD与胰腺导管于十二指肠大乳头旁异常汇合，汇合处无括约肌，造成胰酶可自由反流进入胆管系统，使胆管壁变弱。胆总管囊肿与其他胆道异常、胆石症、胰腺炎与胆管癌发生率增高相关。胆总管囊肿也可与肝内胆管囊肿（多发节段性囊肿）同时存在。CBD囊样扩张的长度也可较短，目前其病因尚不清。

### 胆管憩室

胆管憩室为真性憩室，为肝外胆管一囊袋状外凸（图3.37）。

### 胆总管膨出

胆总管膨出为CBD远段的囊样扩张，疝入十二指肠肠腔，胆管造影时呈"眼镜蛇头"样表现（图3.38）。

### 卡罗利病

卡罗利病为一种少见的肝内胆管先天性扩张，而肝外胆管正常的疾病。这些与胆管树交通的多发囊性

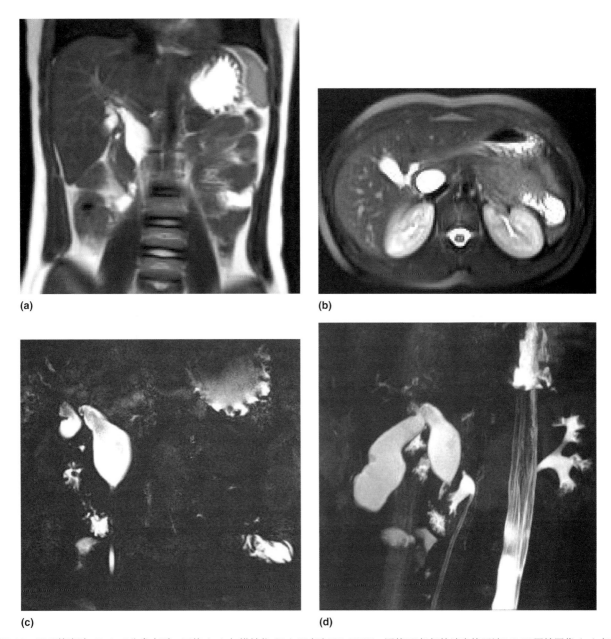

**(a)**

**(b)**

**(c)**

**(d)**

**图3.36** **胆总管囊肿**：Todani分类 Ⅰ型。冠状（a）与横轴位（b）T2加权SS-ETSE，冠状T2加权快速自旋回波MRCP原始图像（c）与3D MIP MRCP（d）影像示胆总管囊肿。

间隙须与肝脏囊性病变及肝脓肿鉴别；而薄层T2或T1WI可很好显示病变，卡罗利病显示为与胆管相交通的圆形囊样扩张，囊内容与胆汁等信号（T2高信号，T1低信号）（图3.39）[104]。MRI还可显示囊内明显强化的纤维血管束，为凸入扩张胆管腔内的门静脉分支（中心点征）（图3.39）[105]。

**非先天性胆管囊性疾病**

**胆管周围囊肿**

1984年中沼等首次报告了胆管周围囊肿的尸检所见[106]。组织病理学分析显示病变为浆液性囊肿，直径2mm到2cm，累及肝门与大肝门束，囊壁由单层柱状或立方上皮构成。这些囊性结构不与胆管交通，认为是胆管周围腺梗阻形成的[107]。

胆管周围囊肿发生于肝内大胆管与肝外胆管周围，

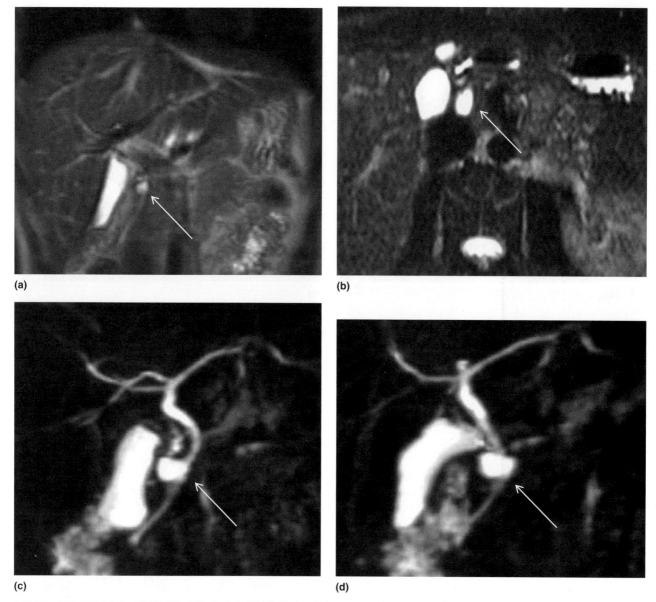

(a)

(b)

(c)

(d)

**图3.37** 胆管憩室：Todani分类 II 型。冠状（a）与横轴位（b）T2加权SS-ETSE与3D MIP重建MRCP（c，d）影像，显示起自十二指肠上方肝外胆管的一囊状凸起（箭头，a-d）。

常常偶然发现于进展期肝病的患者，特别是肝静脉系统紊乱的患者[107]。胆管周围囊肿通常没有症状，但也有报告大的胆管周围囊肿引起胆管梗阻，造成阻塞性黄疸的病例，但罕见[108]。近来，一些作者注意到肝硬化患者胆管周围囊肿的大小与数量可有进展[109]。

MRI上，胆管周围囊肿表现为位于门静脉两侧的纯囊性结构，而胆管梗阻相关的胆管扩张则总是位于肝门束的一侧（图3.40）。主要鉴别诊断包括胆管错构瘤，卡罗利病与肝门周围水肿[107]。

## 肝门胆管病变

门静脉海绵样变可造成肝外胆管狭窄/缩窄，包括CBD与肝管的良性狭窄/缩窄（图3.40）。

## 肿块性病变

累及胆道的良性肿瘤相对少见，肿瘤可单发，也可多发。良性肿瘤可造成胆管梗阻与肝萎缩与恶性病变的影像表现相似，如同罕见的良性肿瘤，胆管巨细胞瘤所显示的那样。

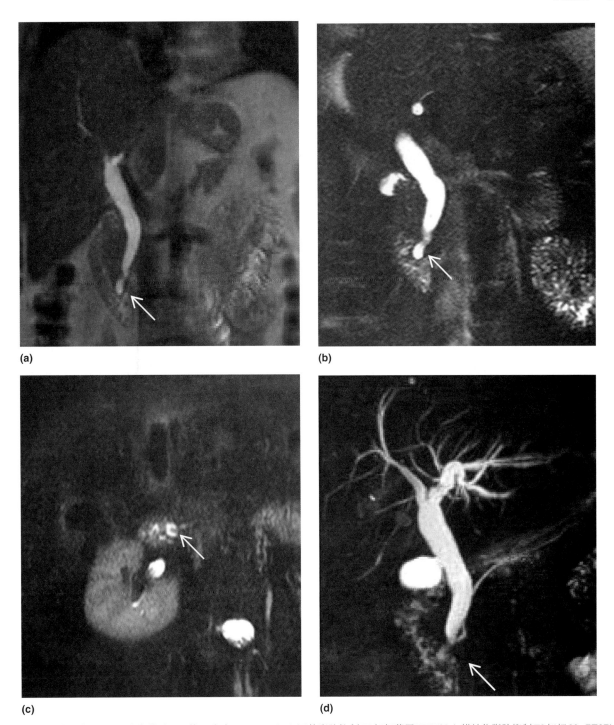

(a)　　(b)

(c)　　(d)

**图3.38** **胆总管膨出：Todani 分类 Ⅲ 型**。冠状 T2 加权 SS-ETSE（a），冠状脂肪抑制 T2 加权薄层 ETSE（b），横轴位脂肪抑制 T2 加权 SS-ETSE（c）与 3D MIP 重建 MRCP（d）影像。CBD 壶腹层面显示一小的囊样扩张（箭头，a-d）凸入到十二指肠肠腔。胆管成像影像上（d），这一改变形成"眼镜蛇头"样表现。其余 CBD 也有扩张。

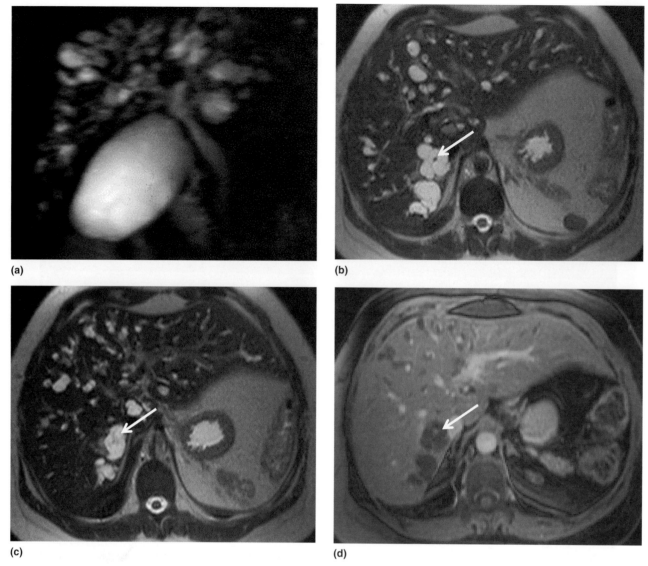

**图3.39　卡罗利病：Todani分类Ⅴ型。**冠状厚层快速自旋回波MRCP（a），横轴位T2加权SS-ETSE（b，c）与钆增强肝静脉期横轴位脂肪抑制T1加权3D-GE（d）影像，显示肝内胆管多发囊样扩张，肝外胆管无受累（a）。可见多个扩张的胆管内中央纤维血管束（中央点征），有强化（箭头，b-d）。

**乳头状腺瘤**　胆道乳头状腺瘤为一种罕见的良性上皮肿瘤，恶变的危险性高。胆道乳头状瘤的特点为多发散在的小乳头遍布于胆管树，由于乳头状瘤的阻塞，同时有肝内胆管的不规则扩张。钆增强后2min脂肪抑制T1加权GE影像这些小肿瘤显示最清楚，呈微小有强化的肿瘤性病变。

**壶腹腺瘤**　起自壶腹部的肿瘤组织学上可为良性肿瘤。最常见的壶腹部良性肿瘤为壶腹腺瘤。这种罕见病变MRI表现为一界限清楚的肿块，常呈息肉状，无局部侵袭性表现。肿块一般多小，均匀强化（图3.41）。

**手术后胆管的并发症**

90%～95%的良性胆管缩窄为手术损伤的继发改变（如腹腔镜胆囊切除，胃与肝脏切除，胆肠吻合，肝移植后胆道重建）[110, 111]。其余狭窄为继发于腹部穿刺伤或钝器伤，胆石症相关炎症，慢性胰腺炎，壶腹部纤维化，肝动脉中毒性或缺血，或原发性感染的改变。微创治疗操作，影像引导下介入或腔镜操作，均明显加大了对术前诊断与影像检查的需求，以制订理想的治疗经路计划。MRCP的主要优势在于其能够显示高度缩窄或完全梗阻近侧与远侧的胆管树。然而缩窄远侧的胆管可萎陷，MIP重建影像不能显示，可导致缩窄的过度评估，必须

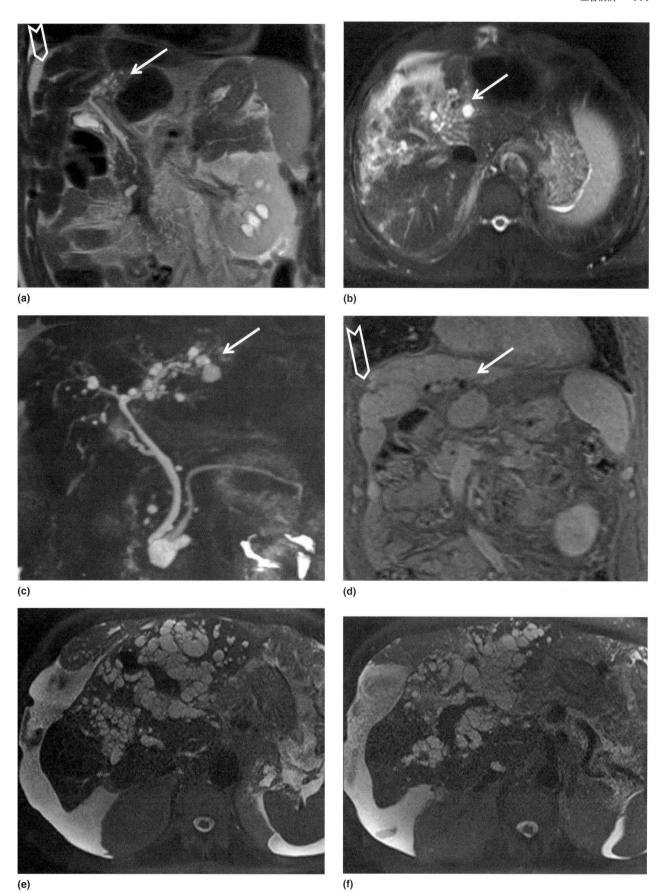

**图3.40**　**胆管周围囊肿**。冠状T2加权SS-ETSE（a），横轴位脂肪抑制T2加权SS-ETSE（b），3D MIP重建MRCP（c）与钆增强间质期T1加权3D-GE（d）影像。可见与肝门束结构相邻簇状分布的多个小囊，肝左叶最明显（实箭头，a-d）。同时可见肝硬化肝纤维化引起的肝脏一些部位肝被膜回缩（空箭头，a，d）。另一肝硬化患者横轴位脂肪抑制T2加权SS-ETSE（e，f），

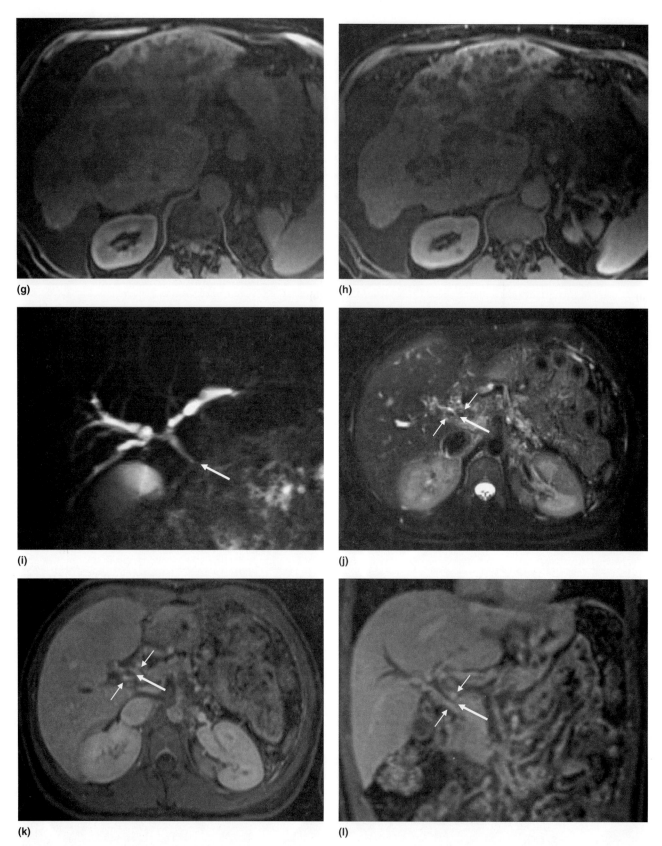

**图3.40（续前）** T1加权GE（g）与钆增强静脉期T1加权3D-GE（h）影像，显示典型位于门静脉分支两侧的较大囊肿，也可见到肝硬化与门静脉高压的表现。肝门胆管病。肝硬化门静脉血栓患者,厚块T2加权脂肪抑制SS-ETSE（i）T2加权SS-ETSE（j）与钆增强后门静脉期（k）及间质期（l）T1加权脂肪抑制3D-GE影像，可见胆总管缩窄（长箭头，i-l）伴近侧胆管扩张（i）。在胆管梗阻水平总肝管周围可见管状结构（短箭头，j-l）呈T2低信号（j），钆增强后可见强化（k，l），符合侧支循环静脉。

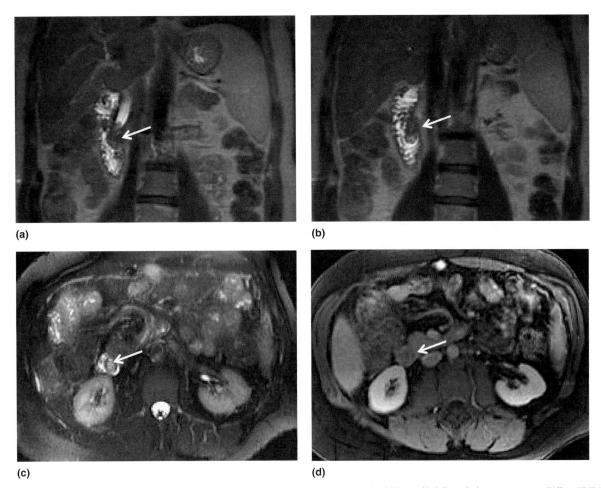

(a)

(b)

(c)

(d)

**图3.41** 壶腹腺瘤。冠状 T2 加权 ETSE（a，b），横轴位脂肪抑制 T2 加权 ETSE（c）与钆增强肝静脉期 T1 加权 3D-GE（d）影像。明显可见一肿块样大乳头（箭头，a-d）凸入十二指肠肠腔，信号强度与对比剂强化均与正常乳头相同。未见浸润性恶性征象。

观察薄层原始影像评估高度狭窄的范围，因为即使萎陷的胆管内只有很少的液体，薄层原始影像也可显示。

胆囊切除后的其他胆管并发症包括胆管结石滞留，胆漏与胆管瘘（图 3.42）。在 Coakley 等对此类并发症的一项研究中，两名阅片人诊断术后并发症的正确率分别为 88% 与 76%。但胆管高度缩窄与截断均表现为扩张胆管的突然中断，从而 MRCP 无法鉴别这两种情况，因而将其置于胆管闭塞的同一组内。

胆肠吻合的患者通常不能做 ERCP 检查。而 MRCP 可有效观察吻合口解剖，吻合口或肝内胆管狭窄与吻合口旁胆道内的结石，显示率高达 100%（图 3.9）[2, 113]。须仔细观察薄层原始影像，因为厚层与 MIP 重建影像上，高信号的结石周围胆汁与肠内液体可使胆肠吻合与结石模糊不清。金属手术夹与胆管内积气也可形成伪影，不应误为结石或缩窄。MRI 也可评价继发于肝移植手术后胆管缩窄（图 3.44）的胆道系统缺血改变（图 3.43）与梗阻。

消融治疗也可造成局部胆管损伤与相关胆汁肿及胆管缩窄（图 3.44）。

## 恶性病变

### 胆管癌

2/3 的胆管癌为分化良好的硬化性腺癌；其余 1/3 为间变性腺癌，鳞状细胞癌，或囊腺癌。西方国家最常见的癌前疾病为溃疡性结肠炎与硬化性胆管炎，而远东国家复发性化脓性胆管炎（由华支睾吸虫感染引起）则为最常见的易感疾病。其他易感因素包括卡罗利病，胆总管囊肿，$\alpha_1$-抗胰蛋白酶缺乏与常染色体显性遗传性多囊肾。胆管癌为老年患者（> 50 岁）典型的恶性肿瘤。患者通常有黄疸与体重减轻。根据肿瘤的解剖分布，胆管癌可分为 3 种类型：周围型（或肝内胆管型），起自肝内周围胆管；肝门型（Klatskin 瘤），起自左、右肝管汇合部；肝外型，起自主肝管、CHD 或 CBD [114, 115]。

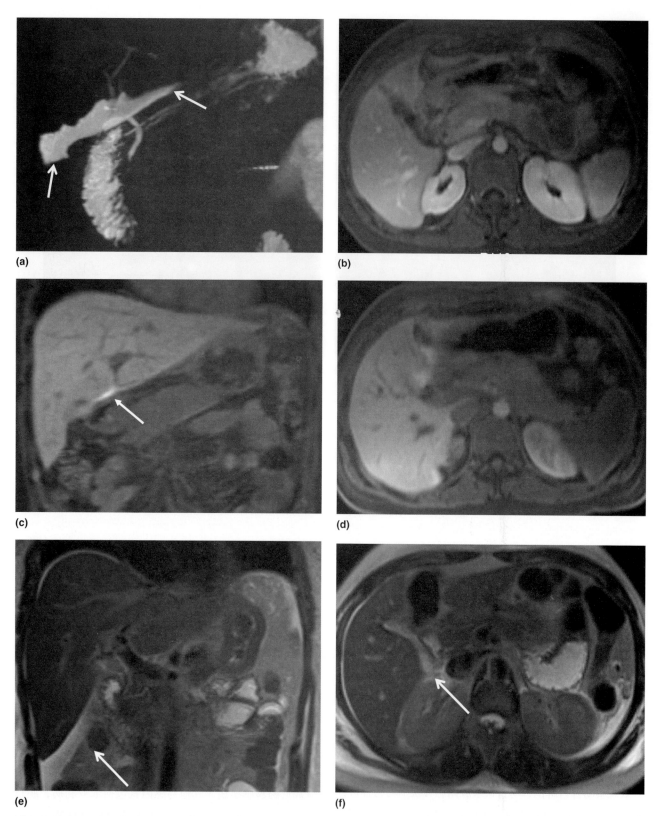

**图3.42** **胆漏**。冠状T2加权3D MIP重建MRCP影像（a），横轴位T1加权钆贝葡胺（莫迪司）增强后间质期3D-GE（b）与1 h延迟T1加权脂肪抑制冠状及横轴位3D-GE（c，d）影像示胆囊切除术后胆漏（箭头，c，d）。可见沿肝脏下表面与胆囊窝分布的游离液体（箭头，a）。由于肝细胞可摄取钆贝葡胺并排泌到胆管内，增强延迟期影像上，胆管系统断裂造成的腹腔内漏入的胆汁表现为高信号液体（箭头，c，d），易于检出。注意高信号的腹腔内胆汁增强早期影像不能显示（b）另一例胆系手术损伤后患者，冠状（e）与横轴位（f）T2加权SS-ETSE，

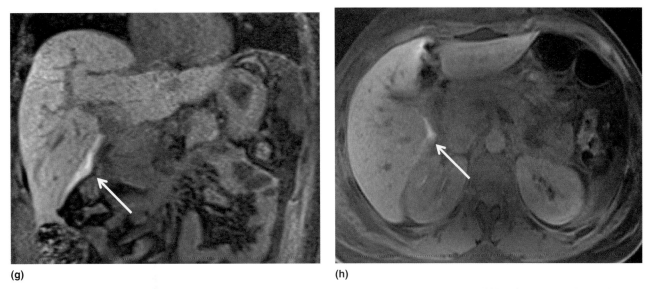

(g)

(h)

**图3.42（续前）** 钆塞酸（普美显）增强后20min延迟T1加权脂肪抑制3D-GE（g,h）影像。T2WI显示非特异性肝脏周围积液（箭头,e,f）。钆增强肝胆期显示来自肝门（箭头,h）的肝被膜下对比剂外溢（箭头,g）。钆塞酸（普美显）较钆贝葡胺（莫迪司）有更大的胆系排泌分数，可更早观察到胆道内的排泌：钆塞酸（普美显）为静脉注射后15～20min，而钆贝葡胺（莫迪司）需要1h。

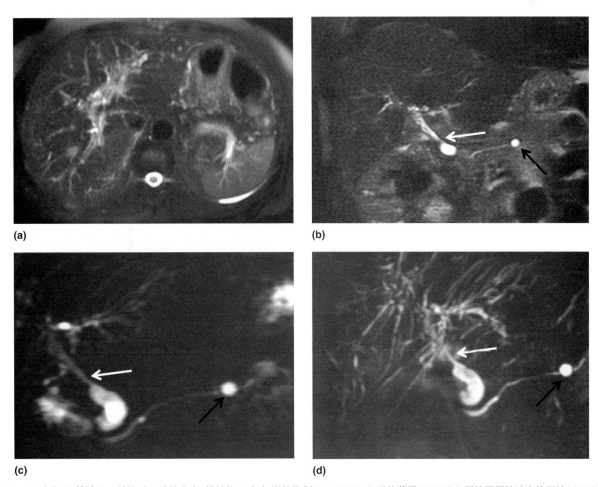

(a)

(b)

(c)

(d)

**图3.43　肝移植：胆管缺血。** 曾接受肝移植患者，横轴位T2加权脂肪抑制SS-ETSE（a），冠状薄层ETSE（b），冠状厚层快速自旋回波MRCP（c），以及冠状3D MIP重建MRCP（d）影像，显示胆管缺血性损伤。中央肝内胆管扩张，缺血损伤导致CBD中度缩窄（白箭头，b-d）与周围肝内胆管秃枝状改变（c，d）。

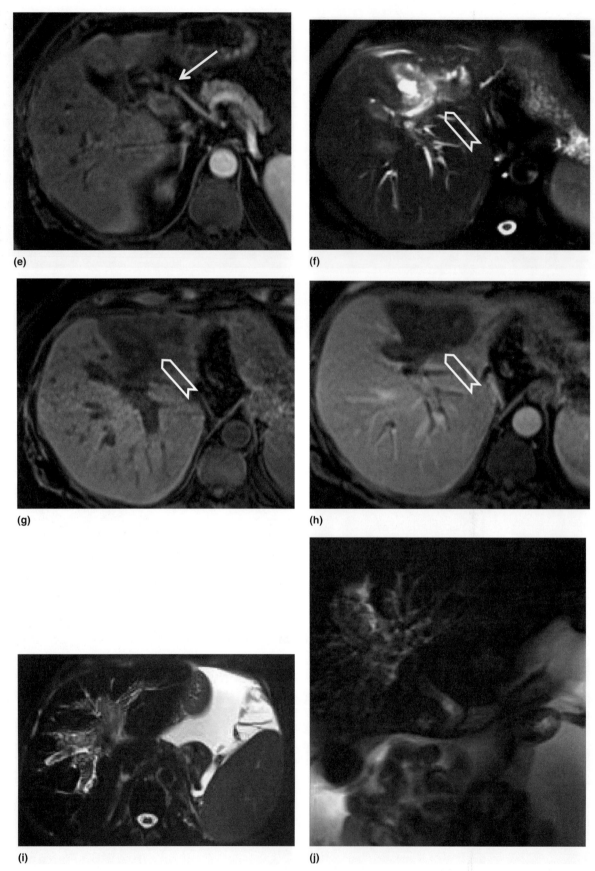

**图 3.43（续前）** 可见一分支导管型 IPMN（胰腺导管内乳头状黏液瘤）（黑箭头，b-d）与腹腔内少量游离液体。**肝移植：肝实质梗死累及胆管。**肝移植后患者，T1加权钆增强动脉早期3D-GE（e），脂肪抑制T2加权SS-ETSE（f），T1加权3D-GE（g）与钆增强肝静脉期T1加权3D-GE（h）影像，显示肝实质梗死累及胆管。

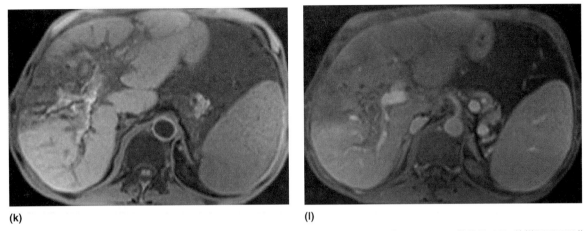

**(k)**　　　　　　　　　　　　　　　　　　　　　　　　　**(l)**

**图3.43（续前）**　可见肝动脉栓塞（箭头，e），伴肝梗死，累及肝左叶肝管（空箭头，f-h）。梗死区呈T2不均信号（f），钆增强后无强化（h）。
肝移植：弥漫性胆管缺血。横轴位T2加权脂肪抑制SS-ETSE（i）冠状厚层MRCP（j），横轴位T1加权脂肪抑制3D-GE（k）与钆增强肝静
脉期横轴位3D-GE（l）影像，示缺血引起的胆管弥漫性壁增厚，扩张与缩窄。充盈碎屑的胆管呈T2低信号，T1高信号。

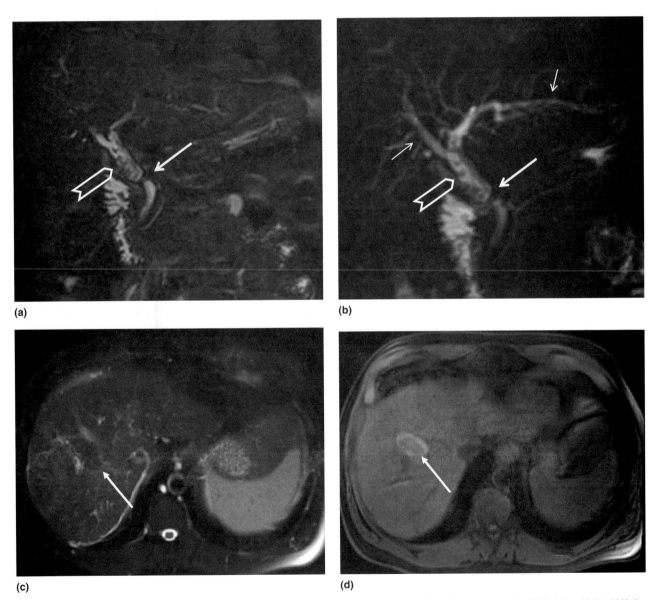

**(a)**　　　　　　　　　　　　　　　　　　　　　　　　　**(b)**

**(c)**　　　　　　　　　　　　　　　　　　　　　　　　　**(d)**

**图3.44**　**肝移植：胆管吻合口狭窄。**肝移植后患者T2加权SS-ETSE（a）与冠状厚层快速自旋回波MRCP（b），显示胆管吻合口缩窄（长箭头，
a，b）。近侧胆管扩张，胆管腔内不均质内容物（碎屑）（空箭头，a，b）。

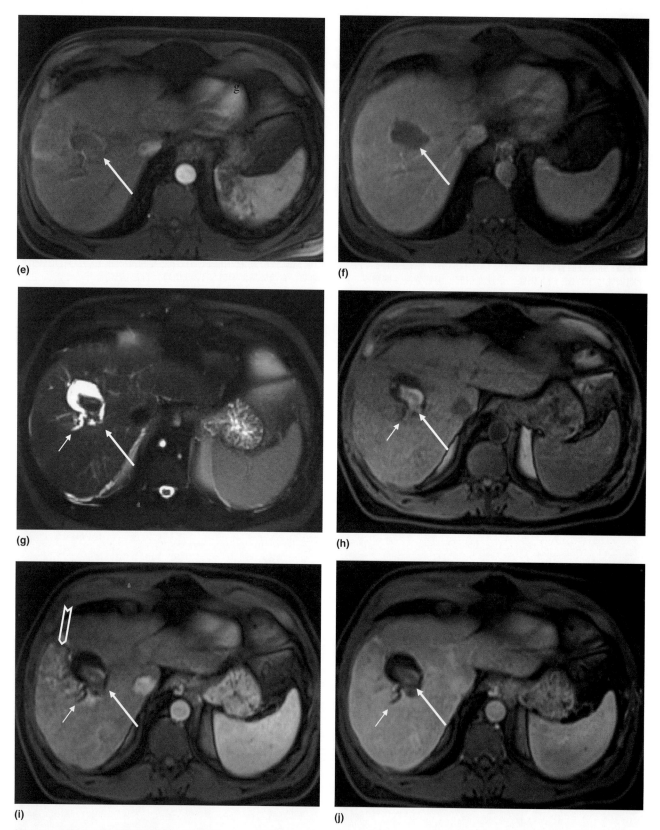

**图3.44（续前）** 肝内胆管也有扩张（短箭头，b）。射频消融（RFA）术后胆管并发症：胆汁肿。肝细胞癌（HCC）RFA治疗后患者，T2加权SS-ETSE（c，g），T1加权脂肪抑制2D-GE（d，h），钆增强肝动脉为主期（e，i）及肝静脉期（f，j）T1加权脂肪抑制3D-GE影像。RFA治疗后1个月（c-f），相对周围肝实质消融部位（箭头，c-f）显示轻度T2低信号（c）与T1高信号（d），钆增强后影像上无强化（e，f），符合凝固性坏死。消融后4个月随访检查（g-j）示消融部位有增大（长箭头，g-j），内售不均质组织，伴相邻胆管扩张（短箭头，g-j），周围肝实质钆增强早期反应性强化（空箭头，i）。影像表现提示消融后胆管损伤，胆汁肿形成。

周围型胆管癌约占全部胆管癌的10%，在原发性肝脏恶性肿瘤中，发病率仅次于HCC。周围型胆管癌通常为肿块样病变，中央胆管无梗阻[116]，因而肿瘤可生长得很大，出现临床症状前就可有肝内转移。MRI表现为轻度不均匀T1中度低信号、T2轻度到中度不均高信号肿块（图3.45）[94]。钆增强后即刻期病变多呈轻度到中度弥漫不均匀强化，增强晚期脂肪抑制影像可见渐进性强化，反映出肿瘤高含量的纤维组织（图3.45）。如有这种影像表现，则提示为周围型胆管癌，可与HCC鉴别，HCC表现为典型的钆增强即刻期明显弥漫不均强化，延迟期强化廓清[117]。有助于与HCC鉴别的其他征象包括无血管侵犯，肝硬化肝脏极少发生胆管癌[117]。第二章"肝脏"中也有周围型胆管癌的相关内容。

Klatskin瘤通常为体积小、表浅播散的肿瘤，早期即可造成胆管梗阻，近侧胆管扩张（图3.46）。此种肿瘤也可呈肿块样病变与周围型肿瘤相似，但少见。肿瘤通常呈圆形生长，沿胆管播散，MR平扫不易发现（图3.46）。依据肿瘤发生部位不同，肝脏两叶胆管均可受累扩张。有肝叶萎缩伴胆管明显扩张时应警惕胆管癌（图3.47），但此种征象并无特异性[118]。

肝外胆管癌通常呈圆形生长与Klatskin瘤相似。绝大多数患者肿瘤起自CBD，造成胆管梗阻。Klatskin瘤与肝外胆管癌MRCP的影像表现为肿瘤部分胆管缩窄或突然中断，典型表现呈肩征（图3.48），伴近侧胆管树扩张[119]。胆管壁不规则提示有浸润性病变，应高度怀疑恶性病变。肿瘤偶可向管腔内呈乳头状生长，MRCP显示为充盈缺损。由于胆管不能完全充盈，ERCP评价肿瘤有时较差。MRCP结合常规MRI的优势在于可观察阻塞近侧的胆管树，而ERCP常常不能显示阻塞近侧的胆管及检出远侧的病变，如肝转移或淋巴结受累。

脂肪抑制或非脂肪抑制T1WI上，胆管癌表现为轻度到中度低信号，也可与肝实质等信号。在T2WI上，肿瘤呈等或轻度高信号（图3.45、3.46、3.47和3.48）[117]。胆管壁增厚超过5mm高度提示为胆管癌[94]，但这一测量敏感性不高，因为至少50%的肿瘤显示胆管壁较薄[117]。无近期胆囊手术史的患者，发现胆管壁轻度增厚（3～4mm），伴胆管高度梗阻时应高度怀疑为胆管癌。钆增强即刻期扫描，胆管癌通常显示为乏血管，呈微弱或中度强化，延迟期强化明显（图3.45）[117]。钆增强早期与晚期脂肪抑制影像对确定肿瘤很有帮助。脂肪抑制还可降低肝门脂肪的信号，使胆管癌显示更清晰，有利于评价肿瘤的范围与对相邻组织及器官的浸润。

提示肿瘤不能切除的影像表现包括肿瘤包裹血管与直接侵犯肝实质。肿瘤尺寸大时一般也认为不可切除。多数胆管癌在初诊时即无法切除，仅能做姑息性胆管引流。胆管支架置入可造成胆管壁的轻度炎症，表现为钆增强后强化增高，影像表现与胆管癌表浅播散不能区分（图3.48）。如可能，最好在怀疑胆管肿瘤患者内支架置入前行影像检查，以避免因支架置入后引起的炎症造成肿瘤的分期错误。相关门腔静脉间隙与肝门淋巴结肿大见于73%的胆管癌患者，T2加权脂肪抑制结合钆增强后2min脂肪抑制T1加权影像显示最好[117]。钆增强晚期影像上，常可见纤细的肿瘤条纹，5mm或更小的淋巴结如果有3个或3个以上，呈簇状分布则符合肿瘤转移。进展期胆管癌偶见肿瘤腹膜播散，钆增强脂肪抑制影像显示最好（图3.47）。

## 壶腹周围癌与壶腹癌

起自Vater壶腹，壶腹周围十二指肠或CBD远段的癌归为一组，称之为壶腹周围癌。这些肿瘤表现与胰头导管癌相似，包括CBD与胰腺导管阻塞。壶腹周围癌的预后明显好于胰腺癌，5年生存率高达85%[120]。壶腹周围癌甚至在仅有数毫米大小时即可引起壶腹阻塞而出现临床症状。因此，这些肿瘤在相对早期即可观察到胆管树与胰腺导管扩张的体征和症状，这也是其预后较好的原因之一。MRCP可很好地显示胆管与胰腺导管扩张，确定梗阻的水平[121]。在T1加权脂肪抑制影像上，壶腹周围癌典型表现为低信号肿块。胰腺导管梗阻最终造成慢性胰腺炎。T1加权平扫，慢性胰腺炎胰腺实质信号减低，使壶腹周围癌显示欠清；钆增强后即刻T1加权扫描，胰腺实质，即使有慢性胰腺炎时强化也较肿瘤更明显。由于乏血管的特性，钆增强早期壶腹周围癌强化微弱（图3.49）[122]。钆增强后2min脂肪抑制T1WI上，肿瘤呈延迟强化，为肿瘤的典型表现[121]。常见肿瘤周边窄环形强化，这也具有相对特异性（图3.49）[6]。T1加权脂肪抑制平扫、增强后即刻及2min后扫描，结合MRCP技术是无创性评价胆管梗阻非常有效的方法[123]。壶腹周围癌可发生于胆总管膨出与其长期慢性炎症刺激有关。临床状态突然改变或突然出现黄疸，可提示有癌肿，尽管可能肿瘤的体积较小（图3.49）。也可见壶腹部神经内分泌瘤，但不常见（图3.50）。

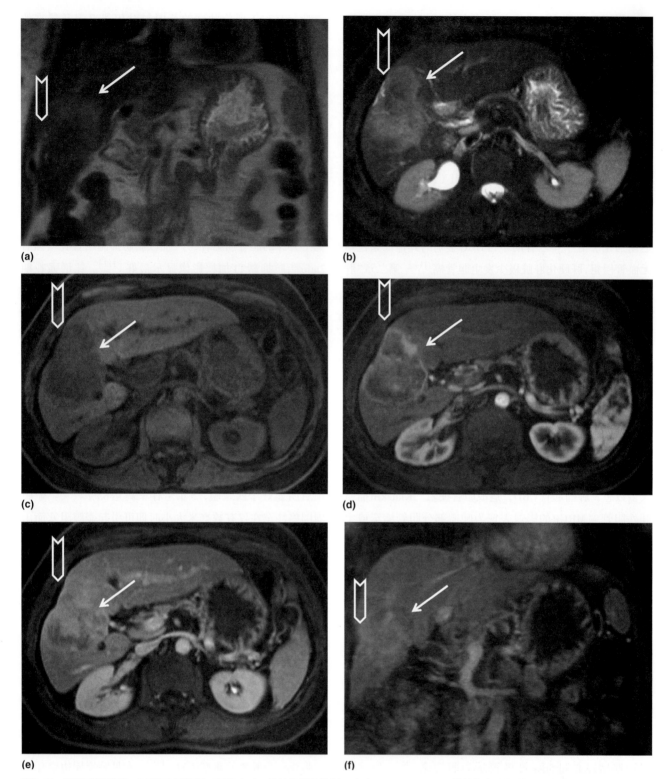

(a)

(b)

(c)

(d)

(e)

(f)

**图3.45**　周围型胆管癌。冠状T2加权SS-ETSE（a），横轴位脂肪抑制T2加权SS-ETSE（b），横轴位脂肪抑制T1加权3D-GE（c）与钆增强肝动脉为主期（d），肝静脉期（e）及间质期（f）横轴位T1加权3D-GE影像，显示周围型胆管癌（箭头，a-f）。肿瘤呈T2高信号（a，b），T1低信号（c），钆增强后呈不均匀渐进性强化（d-f）。同时可见相关肝被膜回缩（空箭头，a-f）。

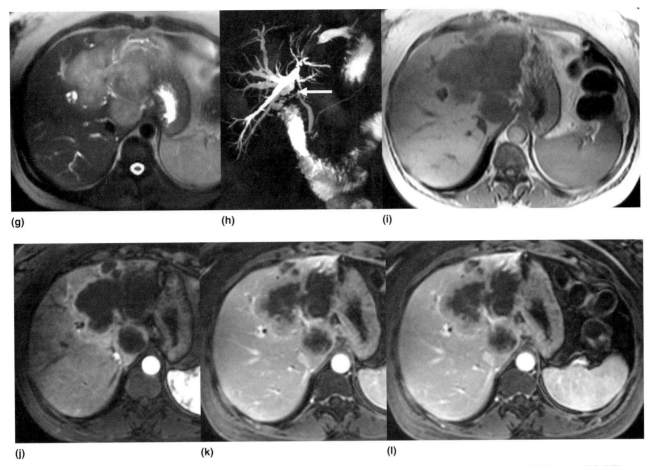

(g)                                    (h)                                    (i)

(j)                                    (k)                                    (l)

**图3.45（续前）** 横轴位T2加权脂肪抑制SS-ETSE（g），冠状3D重建MRCP（h），T1加权同相位2D-GE（i）与钆增强后肝动脉晚期（j），肝静脉期（k）及间质期（l）T1加权脂肪抑制3D-GE影像，示胆管癌形成较大肿块，伴肝门侵犯与肝内胆管扩张。病变主要位于肝左叶，外缘呈分叶状。肿瘤压迫/侵犯近侧CHD，MRCP影像上CHD呈截断征（箭头，h）。肝内胆管扩张，而CBD管径正常。病变早期强化以周边为主（j），晚期呈渐进性强化（k，l）。

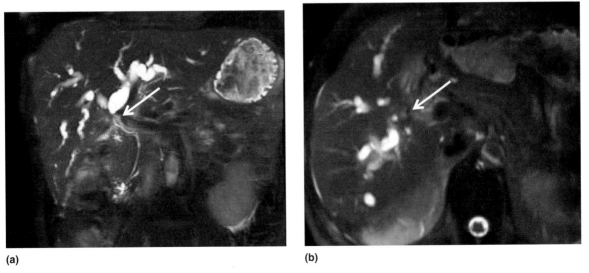

(a)                                                        (b)

**图3.46** 肝门胆管癌（Klatskin瘤）**：小肿瘤。**冠状（a）与横轴位（b）

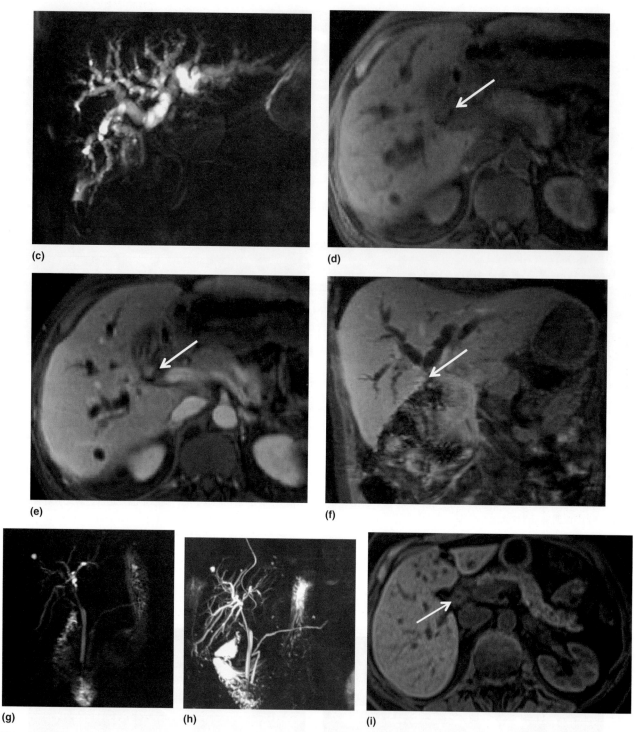

(c)

(d)

(e)

(f)

(g)

(h)

(i)

**图3.46（续前）** T2加权 SS-ETSE,3D MIP重建 MRCP影像（c）,T1加权 3D-GE（d）与钆增强肝静脉期（e）及间质期（f）T1加权 3D-GE影像。T2WI上可见肝右叶、左叶肝内胆管树扩张（a-c）。T2WI（a，b）与 T1WI平扫（d）上肿瘤（箭头,a,b,d-f）界限不清。钆增强延迟期,位于肝门的小肿瘤（箭头,e,f）可见强化,可与周围结构鉴别。**肝门胆管癌（Klatskin瘤）:小肿瘤伴内支架。**冠状 T2加权 MRCP影像（g,h）,横轴位脂肪抑制 3D-GE（i）

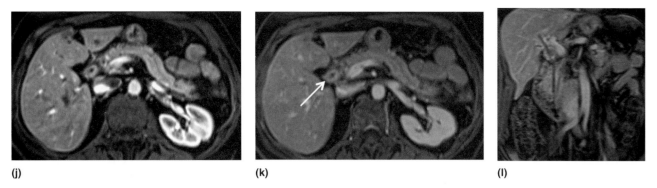

**(j)**　　　　　　　　　**(k)**　　　　　　　　　**(l)**

**图3.46（续前）** 与钆增强肝动脉为主期（j），肝静脉期（k）及间质期（l）横轴位影像，示一小的肝门胆管癌（箭头，i，k）。CHD管壁明显强化为病变特点（箭头，i，k）。注意恶性缩窄的管腔内有内支架通过。

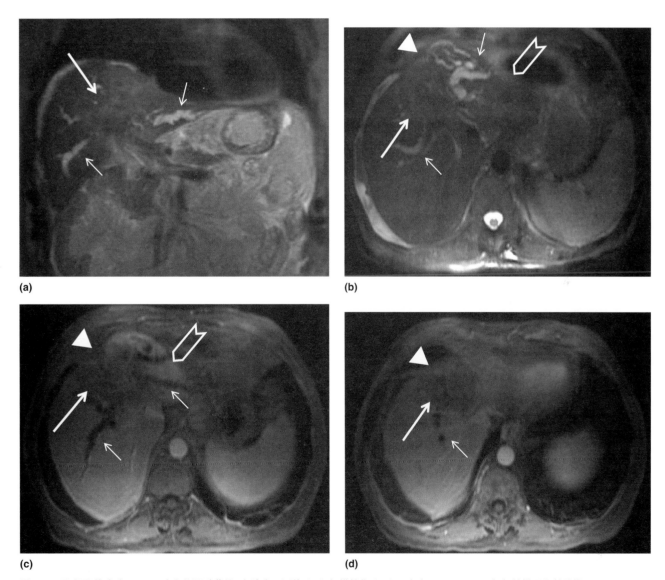

**(a)**　　　　　　　　　　　　　　　　　**(b)**

**(c)**　　　　　　　　　　　　　　　　　**(d)**

**图3.47**　肝门胆管癌（Klatskin瘤）位肝叶萎缩：大肿瘤。冠状（a）与横轴位（b）T2加权SS-ETSE，T1加权钆增强肝静脉期3D-GE（c，d）影像。可见一大的，浸润性病变位于肝管汇合部（大箭头，a-d），继发胆管扩张（短箭头，a-d），肝左叶最明显，伴左叶萎缩（空箭头，b，c）。可见病变累及腹膜表面（三角，b-d），伴相关游离液体与腹膜强化。

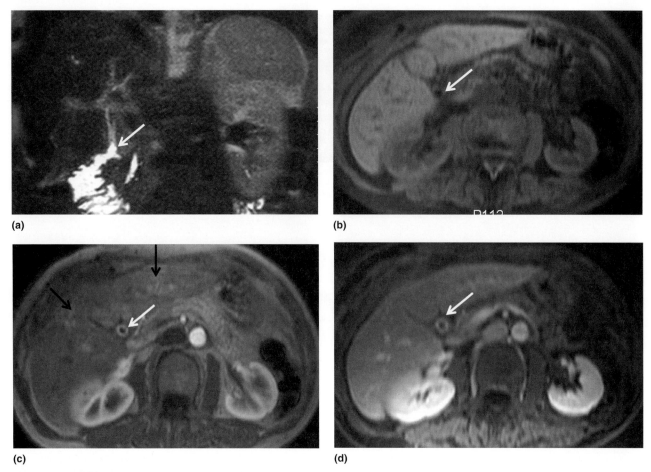

(a)　　　　　　　　　　　　　　(b)

(c)　　　　　　　　　　　　　　(d)

**图3.48　肝外胆管癌及胆管内支架。**冠状T2加权薄层ETSE（a），横轴位T1加权脂肪抑制3D-GE（b），横轴位T1加权钆增强肝动脉为主期SGE（c）与肝静脉期脂肪抑制3D-GE（d）影像，示CBD远段胆管癌（箭头，a-d）。可见CBD内有一内支架。CBD与十二指肠之间可见突然成角与肩征（箭头，a）。CBD壁增厚，强化明显（箭头，b-d），代表肿瘤累及与支架置入引起的炎症及感染性胆管炎。肝内胆管显示明显强化，提示有上行性胆管炎（黑箭头，c）。

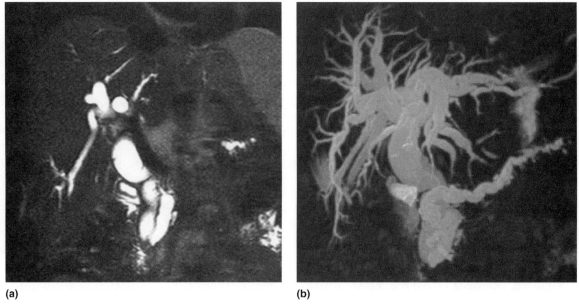

(a)　　　　　　　　　　　　　　(b)

**图3.49　壶腹腺癌。**冠状T2加权脂肪抑制SS-ETSE（a），冠状MRCP（b），

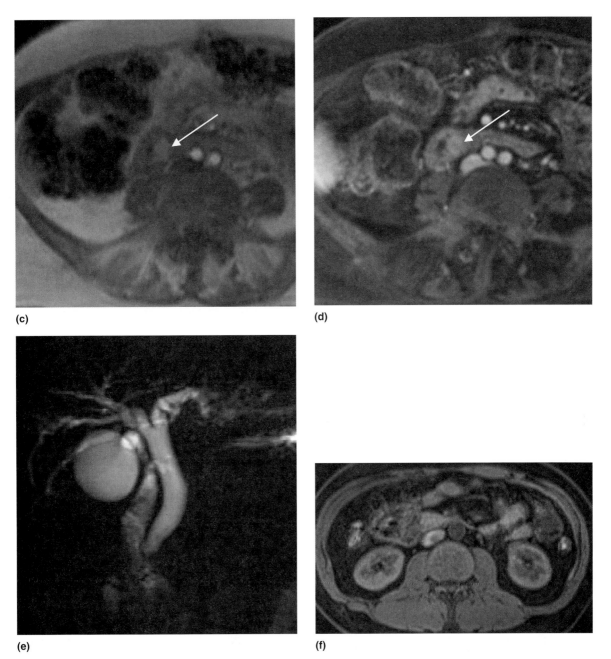

**图3.49（续前）** T1加权横轴位钆增强肝动脉为主期（c）2D-GE与肝静脉期3D-GE影像，显示一小而有强化的壶腹癌（箭头，c，d），造成胆管与胰腺导管梗阻。另一患者冠状T2加权MRCP（e），横轴位T1加权脂肪抑制3D-GE（f），

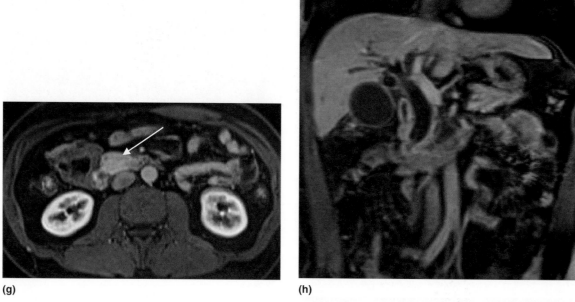

**(g)** **(h)**

**图3.49（续前）** 与T1加权钆增强动脉为主期（g）及冠状间质期（h）3D-GE影像，可见一较大腺瘤（箭头，g）。病变继发胆管梗阻。

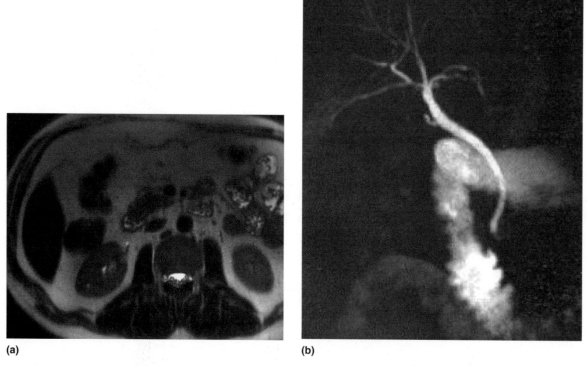

**(a)** **(b)**

**图3.50** 壶腹神经内分泌瘤。另一患者3.0T MR横轴位（a）T2加权SS-ETSE，冠状3D MIP重建MRCP影像（b）

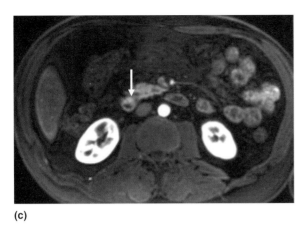

**(c)**

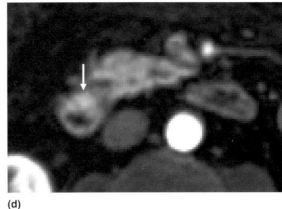

**(d)**

**图3.50（续前）** 与横轴位T1加权钆增强肝动脉为主期脂肪抑制3D-GE（c，d）影像，显示壶腹部小的神经内分泌癌（箭头，c，d），有强化，直径小于1cm。3.0 T MR的空间分辨率较高，钆增强后影像检出了这个小肿瘤。注意T2WI表现正常，没有胆管扩张。

## 胆管与壶腹转移瘤

　　转移到胆管或壶腹的肿瘤罕见。乳腺癌，黑色素瘤与淋巴瘤为最常见可转移到胆管或壶腹的原发肿瘤。转移瘤可见造成肝管梗阻与胆管及壶腹原发肿瘤表现相似。

（Ersan Altun，Fernanda Velloni，Mamdoh AlObaidy，Jorge Elias Jr 和 Richard C. Semelka）

## 参考文献

1. Park MS, Kim TK, Kim KW, et al. Differentiation of extrahepatic bile duct cholangiocarcinoma from benign stricture: findings at MRCP versus ERCP. *Radiology* 233(1): 234–240, 2004.
2. Fulcher AS, Turner MA, Capps GW, et al. Half-Fourier RARE MR cholangiopancreatography: experience in 300 subjects. *Radiology* 207(1): 21–32, 1998.
3. Holzknecht N, Gauger J, Sackmann M, et al. Breath-hold MR cholangiography with snapshot techniques: prospective comparison with endoscopic retrograde cholangiography. *Radiology* 206(3): 657–664, 1998.
4. Reinhold C, Taourel P, Bret PM, et al. Choledocholithiasis: evaluation of MR cholangiography for diagnosis. *Radiology* 209(2): 435–442, 1998.
5. Guibaud L, Bret PM, Reinhold C, et al. Bile duct obstruction and choledocholithiasis: diagnosis with MR cholangiography. *Radiology* 197(1): 109–115, 1995.
6. Taourel P, Bret PM, Reinhold C, et al. Anatomic variants of the biliary tree: diagnosis with MR cholangiopancreatography. *Radiology* 199(2): 521–527, 1996.
7. Soto JA, Barish MA, Yucel EK, et al. Pancreatic duct: MR cholangiopancreatography with a three-dimensional fast spin-echo technique. *Radiology* 196(2): 459–464, 1995.
8. Hirohashi S, Hirohashi R, Uchida H, et al. Pancreatitis: evaluation with MR cholangiopancreatography in children. *Radiology* 203(2): 411–415, 1997.
9. Motohara T, Semelka RC, Bader TR. MR cholangiopancreatography. *Radiol Clin North Am* 41(1): 89–96, 2003.
10. Cohen SA, Siegel JH, Kasmin FE. Complications of diagnostic and therapeutic ERCP. *Abdom Imaging* 21(5): 385–389, 1996.
11. Rieger R, Wayand W. Yield of prospective, noninvasive evaluation of the common bile duct combined with selective ERCP/sphincterotomy in 1390 consecutive laparoscopic cholecystectomy patients. *Gastrointest Endosc* 42(1): 6–12, 1995.
12. Soto JA, Yucel EK, Barish MA, et al. MR cholangiopancreatography after unsuccessful or incomplete ERCP. *Radiology* 199(1): 91–98, 1996.
13. Fulcher AS, Turner MA. MR cholangiopancreatography. *Radiol Clin North Am* 40(6): 1363–1376, 2002.
14. Park DH, Kim MH, Lee SS, et al. Accuracy of magnetic resonance cholangiopancreatography for locating hepatolithiasis and detecting accompanying biliary strictures. *Endoscopy* 36(11): 987–992, 2004.
15. Ichikawa T, Nitatori T, Hachiya J, Mizutani Y. Breath-held MR cholangiopancreatography with half-averaged single shot hybrid rapid acquisition with relaxation enhancement sequence: comparison of fast GRE and SE sequences. *J Comput Assist Tomogr* 20(5): 798–802, 1996.
16. Hundt W, Petsch R, Scheidler J, Reiser M. Clinical evaluation of further-developed MRCP sequences in comparison with standard MRCP sequences. *Eur Radiol* 12(7): 1768–1777, 2002.
17. Takehara Y, Ichijo K, Tooyama N, et al. Breath-hold MR cholangiopancreatography with a long-echo-train fast spin-echo sequence and a surface coil in chronic pancreatitis. *Radiology* 192(1): 73–78, 1994.
18. Reinhold C, Guibaud L, Genin G, Bret PM. MR cholangiopancreatography: comparison between two-dimensional fast spin-echo and three-dimensional gradient-echo pulse sequences. *J Magn Reson Imaging* 5(4): 379–384, 1995.
19. Hennig J, Nauerth A, Friedburg H. RARE imaging: a fast imaging method for clinical MR. *Magn Reson Med* 3(6): 823–833, 1986.
20. Augui J, Vignaux O, Argaud C, et al. Liver: T2-weighted MR imaging with breath-hold fast-recovery optimized fast spin-echo compared with breath-hold half-Fourier and non-breath-hold respiratory-triggered fast spin-echo pulse sequences. *Radiology* 223(3): 853–859, 2002.
21. Regan F, Fradin J, Khazan R, et al. Choledocholithiasis: evaluation with MR cholangiography. *AJR Am J Roentgenol* 167(6): 1441–1445, 1996.
22. Miyazaki T, Yamashita Y, Tsuchigame T, et al. MR cholangiopancreatography using HASTE (half-Fourier acquisition single-shot turbo spin-echo) sequences. *AJR Am J Roentgenol* 166(6): 1297–1303, 1996.
23. Soto JA, Alvarez O, Munera F, et al. Diagnosing bile duct stones: comparison of unenhanced helical CT, oral contrast-enhanced CT cholangiography, and MR cholangiography. *AJR Am J Roentgenol* 175(4): 1127–1134, 2000.
24. Riordan RD, Khonsari M, Jeffries J, et al. Pineapple juice as a negative oral contrast agent in magnetic resonance cholangiopancreatography: a preliminary evaluation. *Br J Radiol* 77(924): 991–999, 2004.
25. Lorenzen M, Wedegartner U, Fiehler J, Adam G. Quality rating of MR-cholangiopancreatography with oral application of iron oxide particles. *Rofo* 175(7): 936–941, 2003 (in German).
26. Sugita R, Nomiya T. Disappearance of the common bile duct signal caused by oral negative contrast agent on MR cholangiopancreatography. *J Comput Assist Tomogr* 26(3): 448–450, 2002.
27. Chavhan GB, Babyn PS, Manson D, Vidarsson L. Pediatric MR cholangiopancreatography: principles, technique, and clinical applications. *Radiographics* 28(7): 1951–1962, 2008.
28. Glockner JF. Hepatobiliary MRI: current concepts and controversies. *J Magn Reson Imaging* 25(4): 681–695, 2007.

29. Semelka RC, Shoenut JP, Greenberg HM, Micflikier AB. The liver. In: Semelka RC, Shoenut JP, (eds), *MRI of the Abdomen with CT Correlation*. New York: Raven Press, 1993; pp. 13–41.

30. Hamm B, Staks T, Muhler A, et al. Phase I clinical evaluation of Gd-EOB-DTPA as a hepatobiliary MR contrast agent: safety, pharmacokinetics, and MR imaging. *Radiology* 195(3): 785–792, 1995.

31. Dahlström N, Persson A, Albiin N, et al. Contrast-enhanced magnetic resonance cholangiography with Gd-BOPTA and Gd-EOB-DTPA in healthy subjects. *Acta Radiol* 48(4): 362–368, 2007.

32. Demas BE, Hricak H, Moseley M, et al. Gallbladder bile: an experimental study in dogs using MR imaging and proton MR spectroscopy. *Radiology* 157(2): 453–455, 1985.

33. Macaulay SE, Schulte SJ, Sekijima JH, et al. Evaluation of a non-breath-hold MR cholangiography technique. *Radiology* 196(1): 227–232, 1995.

34. Limanond P, Raman SS, Ghobrial RM, et al. The utility of MRCP in preoperative mapping of biliary anatomy in adult-to-adult living related liver transplant donors. *J Magn Reson Imaging* 19(2): 209–215, 2004.

35. Strasberg SM, Hertl M, Soper NJ. An analysis of the problem of biliary injury during laparoscopic cholecystectomy. *J Am Coll Surg* 180(1): 101–125, 1995.

36. Hirao K, Miyazaki A, Fujimoto T, et al. Evaluation of aberrant bile ducts before laparoscopic cholecystectomy: helical CT cholangiography versus MR cholangiography. *AJR Am J Roentgenol* 175(3): 713–720, 2000.

37. Soper NJ, Brunt LM. The case for routine operative cholangiography during laparoscopic cholecystectomy. *Surg Clin North Am* 74(4): 953–959, 1994.

38. Sterling JA. The common channel for bile and pancreatic ducts. *Surg Gynecol Obstet* 98(4): 420–424, 1954.

39. David V, Reinhold C, Hochman M, et al. Pitfalls in the interpretation of MR cholangiopancreatography. *AJR Am J Roentgenol* 170(4): 1055–1059, 1998.

40. Fulcher AS, Turner MA, Ham JM. Late biliary complications in right lobe living donor transplantation recipients: imaging findings and therapeutic interventions. *J Comput Assist Tomogr* 26(3): 422–427, 2002.

41. Moeser PM, Julian S, Karstaedt N, Sterchi M. Unusual presentation of cholelithiasis on T1-weighted MR imaging. *J Comput Assist Tomogr* 12(1): 150–152, 1988.

42. Baron RL, Shuman WP, Lee SP, et al. MR appearance of gallstones in vitro at 1.5 T: correlation with chemical composition. *AJR Am J Roentgenol* 153(3): 497–502, 1989.

43. Dell LA, Brown MS, Orrison WW, et al. Physiologic intracranial calcification with hyperintensity on MR imaging: case report and experimental model. *AJNR Am J Neuroradiol* 9(6): 1145–1148, 1988.

44. Bangert BA, Modic MT, Ross JS, et al. Hyperintense disks on T1-weighted MR images: correlation with calcification. *Radiology* 195(2): 437–443, 1995.

45. Hakansson K, Leander P, Ekberg O, Hakansson HO. MR imaging in clinically suspected acute cholecystitis. A comparison with ultrasonography. *Acta Radiol* 41(4): 322–328, 2000.

46. Altun E, Semelka RC, Elias J, Jr, et al. Acute cholecystitis: MR findings and differentiation from chronic cholecystitis. *Radiology* 244(1): 174–183, 2007.

47. Loud PA, Semelka RC, Kettritz U, et al. MRI of acute cholecystitis: comparison with the normal gallbladder and other entities. *Magn Reson Imaging* 14(4): 349–355, 1996.

48. Semelka RC, Shoenut JP, Micflikier AB, Greenberg HM. The gallbladder and biliary tree. In: Semelka RC, Shoenut JP (eds), *MRI of the Abdomen with CT Correlation*. New York: Raven Press, 1993; pp. 43–52.

49. Kelekis NL, Semelka RC. MR imaging of the gallbladder. *Top Magn Reson Imaging* 8(5): 312–320, 1996.

50. Chun KA, Ha HK, Yu ES, et al. Xanthogranulomatous cholecystitis: CT features with emphasis on differentiation from gallbladder carcinoma. *Radiology* 203(1): 93–97, 1997.

51. Furuta A, Ishibashi T, Takahashi S, Sakamoto K. MR imaging of xanthogranulomatous cholecystitis. *Radiat Med* 14(6): 315–319, 1996.

52. Roa I, Araya JC, Villaseca M, et al. Preneoplastic lesions and gallbladder cancer: an estimate of the period required for progression. *Gastroenterology* 111(1): 232–236, 1996.

53. Chijiiwa K, Tanaka M. Polypoid lesion of the gallbladder: indications of carcinoma and outcome after surgery for malignant polypoid lesion. *Int Surg* 79(2): 106–109, 1994.

54. Kubota K, Bandai Y, Noie T, et al. How should polypoid lesions of the gallbladder be treated in the era of laparoscopic cholecystectomy? *Surgery* 117(5): 481–487, 1995.

55. Yoshimitsu K, Honda H, Jimi M, et al. MR diagnosis of adenomyomatosis of the gallbladder and differentiation from gallbladder carcinoma: im-

portance of showing Rokitansky–Aschoff sinuses. *AJR Am J Roentgenol* 172(6): 1535–1540, 1999.

56. Haradome H, Ichikawa T, Sou H, et al. The pearl necklace sign: an imaging sign of adenomyomatosis of the gallbladder at MR cholangiopancreatography. *Radiology* 227(1): 80–88, 2003.

57. Kim MJ, Oh YT, Park YN, et al. Gallbladder adenomyomatosis: findings on MRI. *Abdom Imaging* 24(4): 410–413, 1999.

58. Rooholamini SA, Tehrani NS, Razavi MK, et al. Imaging of gallbladder carcinoma. *Radiographics* 14(2): 291–306, 1994.

59. Towfigh S, McFadden DW, Cortina GR, et al. Porcelain gallbladder is not associated with gallbladder carcinoma. *Am Surg* 67(1): 7–10, 2001.

60. Roa I, Araya JC, Villaseca M, et al. Gallbladder cancer in a high risk area: morphological features and spread patterns. *Hepatogastroenterology* 46(27): 1540–1546, 1999.

61. Schwartz LH, Black J, Fong Y, et al. Gallbladder carcinoma: findings at MR imaging with MR cholangiopancreatography. *J Comput Assist Tomogr* 26(3): 405–410, 2002.

62. Sagoh T, Itoh K, Togashi K, et al. Gallbladder carcinoma: evaluation with MR imaging. *Radiology* 174(1): 131–136, 1990.

63. Rossmann MD, Friedman AC, Radecki PD, Caroline DF. MR imaging of gallbladder carcinoma. *AJR Am J Roentgenol* 148(1): 143–144, 1987.

64. Demachi H, Matsui O, Hoshiba K, et al. Dynamic MRI using a surface coil in chronic cholecystitis and gallbladder carcinoma: radiologic and histopathologic correlation. *J Comput Assist Tomogr* 21(4): 643–651, 1997.

65. Czako L, Takacs T, Morvay Z, et al. Diagnostic role of secretin-enhanced MRCP in patients with unsuccessful ERCP. *World J Gastroenterol* 10(20): 3034–3038, 2004.

66. Khalid TR, Casillas VJ, Montalvo BM, et al. Using MR cholangiopancreatography to evaluate iatrogenic bile duct injury. *AJR Am J Roentgenol* 177(6): 1347–1352, 2001.

67. Pasanen P, Partanen K, Pikkarainen P, et al. Ultrasonography, CT, and ERCP in the diagnosis of choledochal stones. *Acta Radiol* 33(1): 53–56, 1992.

68. O'Connor HJ, Hamilton I, Ellis WR, et al. Ultrasound detection of choledocholithiasis: prospective comparison with ERCP in the postcholecystomy patient. *Gastrointest Radiol* 11(2): 161–164, 1986.

69. Cronan JJ. US diagnosis of choledocholithiasis: a reappraisal. *Radiology* 161(1): 133–134, 1986.

70. Stott MA, Farrands PA, Guyer PB, et al. Ultrasound of the common bile duct in patients undergoing cholecystectomy. *J Clin Ultrasound* 19(2): 73–76, 1991.

71. Cotton PB, Lehman G, Vennes J, et al. Endoscopic sphincterotomy complications and their management: an attempt at consensus. *Gastrointest Endosc* 37(3): 383–393, 1991.

72. Halme L, Doepel M, von Numers H, et al. Complications of diagnostic and therapeutic ERCP. *Ann Chir Gynaecol* 88(2): 127–131, 1999.

73. Mehta SN, Pavone E, Barkun AN. Outpatient therapeutic ERCP: a series of 262 consecutive cases. *Gastrointest Endosc* 44(4): 443–449, 1996.

74. Duncan HD, Hodgkinson L, Deakin M, Green JR. The safety of diagnostic and therapeutic ERCP as a daycase procedure with a selective admission policy. *Eur J Gastroenterol Hepatol* 9(9): 905–908, 1997.

75. Loperfido S, Angelini G, Benedetti G, et al. Major early complications from diagnostic and therapeutic ERCP: a prospective multicenter study. *Gastrointest Endosc* 48(1): 1–10, 1998.

76. NIH state-of-the-science statement on endoscopic retrograde cholangiopancreatography (ERCP) for diagnosis and therapy. *NIH Consens State Sci Statements* 19(1): 1–26, 2002.

77. Tang Y, Yamashita Y, Arakawa A, et al. Pancreaticobiliary ductal system: value of half-Fourier rapid acquisition with relaxation enhancement MR cholangiopancreatography for postoperative evaluation. *Radiology* 215(1): 81–88, 2000.

78. Topal B, Van de Moortel M, Fieuws S, et al. The value of magnetic resonance cholangiopancreatography in predicting common bile duct stones in patients with gallstone disease. *Br J Surg* 90(1): 42–47, 2003.

79. Kim TK, Kim BS, Kim JH, et al. Diagnosis of intrahepatic stones: superiority of MR cholangiopancreatography over endoscopic retrograde cholangiopancreatography. *AJR Am J Roentgenol* 179(2): 429–434, 2002.

80. Soto JA, Barish MA, Alvarez O, Medina S. Detection of choledocholithiasis with MR cholangiography: comparison of three-dimensional fast spin-echo and single- and multisection half-Fourier rapid acquisition with relaxation enhancement sequences. *Radiology* 215(3): 737–745, 2000.

81. Sugita R, Sugimura E, Itoh M, et al. Pseudolesion of the bile duct caused by flow effect: a diagnostic pitfall of MR cholangiopancreatography. *AJR Am J Roentgenol* 180(2): 467–471, 2003.

82. Irie H, Honda H, Kuroiwa T, et al. Pitfalls in MR cholangiopancreato-

graphic interpretation. *Radiographics* 21(1): 23–37, 2001.

83. Takehara Y. Fast MR imaging for evaluating the pancreaticobiliary system. *Eur J Radiol* 29(3): 211–232, 1999.

84. Kim JH, Kim MJ, Park SI, et al. Using kinematic MR cholangiopancreatography to evaluate biliary dilatation. *AJR Am J Roentgenol* 178(4): 909–914, 2002.

85. Mariani A, Curioni S, Zanello A, et al. Secretin MRCP and endoscopic pancreatic manometry in the evaluation of sphincter of Oddi function: a comparative pilot study in patients with idiopathic recurrent pancreatitis. *Gastrointest Endosc* 58(6): 847–852, 2003.

86. Hosoki T, Hasuike Y, Takeda Y, et al. Visualization of pancreaticobiliary reflux in anomalous pancreaticobiliary junction by secretin-stimulated dynamic magnetic resonance cholangiopancreatography. *Acta Radiol* 45(4): 375–382, 2004.

87. Matos C, Metens T, Deviere J, et al. Pancreatic duct: morphologic and functional evaluation with dynamic MR pancreatography after secretin stimulation. *Radiology* 203(2): 435–441, 1997.

88. Sherlock S. Pathogenesis of sclerosing cholangitis: the role of nonimmune factors. *Semin Liver Dis* 11(1): 5–10, 1991.

89. Textor HJ, Flacke S, Pauleit D, et al. Three-dimensional magnetic resonance cholangiopancreatography with respiratory triggering in the diagnosis of primary sclerosing cholangitis: comparison with endoscopic retrograde cholangiography. *Endoscopy* 34(12): 984–990, 2002.

90. Beuers U, Spengler U, Sackmann M, et al. Deterioration of cholestasis after endoscopic retrograde cholangiography in advanced primary sclerosing cholangitis. *J Hepatol* 15(1–2): 140–143, 1992.

91. Ernst O, Asselah T, Sergent G, et al. MR cholangiography in primary sclerosing cholangitis. *AJR Am J Roentgenol* 171(4): 1027–1030, 1998.

92. Fulcher AS, Turner MA, Franklin KJ, et al. Primary sclerosing cholangitis: evaluation with MR cholangiography—a case–control study. *Radiology* 215(1): 71–80, 2000.

93. Bader TR, Beavers KL, Semelka RC. MR imaging features of primary sclerosing cholangitis: patterns of cirrhosis in relationship to clinical severity of disease. *Radiology* 226(3): 675–685, 2003.

94. Semelka RC, Shoenut JP, Kroeker MA, et al. Bile duct disease: prospective comparison of ERCP, CT, and fat suppression MRI. *Gastrointest Radiol* 17(4): 347–352, 1992.

95. Revelon G, Rashid A, Kawamoto S, Bluemke DA. Primary sclerosing cholangitis: MR imaging findings with pathologic correlation. *AJR Am J Roentgenol* 173(4): 1037–1042, 1999.

96. Ito K, Mitchell DG, Outwater EK, Blasbalg R. Primary sclerosing cholangitis: MR imaging features. *AJR Am J Roentgenol* 172(6): 1527–1533, 1999.

97. LaRusso NF, Wiesner RH, Ludwig J, MacCarty RL. Current concepts. Primary sclerosing cholangitis. *N Engl J Med* 310(14): 899–903, 1984.

98. Balthazar EJ, Birnbaum BA, Naidich M. Acute cholangitis: CT evaluation. *J Comput Assist Tomogr* 17(2): 283–289, 1993.

99. Bader TR, Braga L, Beavers KL, Semelka RC. MR imaging findings of infectious cholangitis. *Magn Reson Imaging* 19(6): 781–788, 2001.

100. Kim MJ, Cha SW, Mitchell DG, et al. MR imaging findings in recurrent pyogenic cholangitis. *AJR Am J Roentgenol* 173(6): 1545–1549, 1999.

101. Miller FH, Gore RM, Nemcek AA, Jr, Fitzgerald SW. Pancreaticobiliary manifestations of AIDS. *AJR Am J Roentgenol* 166(6): 1269–1274, 1996.

102. Matos C, Nicaise N, Deviere J, et al. Choledochal cysts: comparison of findings at MR cholangiopancreatography and endoscopic retrograde cholangiopancreatography in eight patients. *Radiology* 209(2): 443–448, 1998.

103. Todani T, Watanabe Y, Narusue M, et al. Congenital bile duct cysts: classification, operative procedures, and review of thirty-seven cases including cancer arising from choledochal cyst. *Am J Surg* 134(2): 263–269, 1977.

104. Pavone P, Laghi A, Catalano C, et al. Caroli's disease: evaluation with MR cholangiopancreatography (MRCP). *Abdom Imaging* 21(2): 117–119, 1996.

105. Brancatelli G, Federle MP, Vilgrain V, et al. Fibropolycystic liver disease: CT and MR imaging findings. *Radiographics* 25(3): 659–670, 2005.

106. Nakanuma Y, Kurumaya H, Ohta G. Multiple cysts in the hepatic hilum and their pathogenesis. A suggestion of periductal gland origin. *Virchows Arch A Pathol Anat Histopathol* 404(4): 341–350, 1984.

107. Montoriol PF, Poincloux L, Petitcolin V, Da Ines D. Peribiliary cysts mistaken for a biliary dilatation in a cirrhosis patient. *Clin Res Hepatol Gastroenterol* 36(5): e93–e95, 2012.

108. Wanless IR, Zahradnik J, Heathcote EJ. Hepatic cysts of periductal gland origin presenting as obstructive jaundice. *Gastroenterology* 93(4): 894–898, 1987.

109. Goto H, Chen KS, Prahl JM, DeLuca HF. A single receptor identical with that from intestine/T47D cells mediates the action of 1,25-dihydroxyvitamin D-3 in HL-60 cells. *Biochim Biophys Acta* 1132(1): 103–108, 1992.

110. Lillemoe KD, Pitt HA, Cameron JL. Current management of benign bile duct strictures. *Adv Surg* 25: 119–174, 1992.

111. Laghi A, Pavone P, Catalano C, et al. MR cholangiography of late biliary complications after liver transplantation. *AJR Am J Roentgenol* 172(6): 1541–1546, 1999.

112. Coakley FV, Schwartz LH, Blumgart LH, et al. Complex postcholecystectomy biliary disorders: preliminary experience with evaluation by means of breath-hold MR cholangiography. *Radiology* 209(1): 141–146, 1998.

113. Pavone P, Laghi A, Catalano C, et al. MR cholangiography in the examination of patients with biliary–enteric anastomoses. *AJR Am J Roentgenol* 169(3): 807–811, 1997.

114. Soyer P, Bluemke DA, Reichle R, et al. Imaging of intrahepatic cholangiocarcinoma: 1. Peripheral cholangiocarcinoma. *AJR Am J Roentgenol* 165(6): 1427–1431, 1995.

115. Soyer P, Bluemke DA, Reichle R, et al. Imaging of intrahepatic cholangiocarcinoma: 2. Hilar cholangiocarcinoma. *AJR Am J Roentgenol* 165(6): 1433–1436, 1995.

116. Hamrick-Turner J, Abbitt PL, Ros PR. Intrahepatic cholangiocarcinoma: MR appearance. *AJR Am J Roentgenol* 158(1): 77–79, 1992.

117. Worawattanakul S, Semelka RC, Noone TC, et al. Cholangiocarcinoma: spectrum of appearances on MR images using current techniques. *Magn Reson Imaging* 16(9): 993–1003, 1998.

118. Soyer P. Capsular retraction of the liver in malignant tumor of the biliary tract MRI findings. *Clin Imaging* 18(4): 255–257, 1994.

119. Fulcher AS, Turner MA. HASTE MR cholangiography in the evaluation of hilar cholangiocarcinoma. *AJR Am J Roentgenol* 169(6): 1501–1505, 1997.

120. Yamaguchi K, Enjoji M. Carcinoma of the ampulla of vater. A clinicopathologic study and pathologic staging of 109 cases of carcinoma and 5 cases of adenoma. *Cancer* 59(3): 506–515, 1987.

121. Irie H, Honda H, Shinozaki K, et al. MR imaging of ampullary carcinomas. *J Comput Assist Tomogr* 26(5): 711–717, 2002.

122. Semelka RC, Kelekis NL, John G, et al. Ampullary carcinoma: demonstration by current MR techniques. *J Magn Reson Imaging* 7(1): 153–156, 1997.

123. Pavone P, Laghi A, Passariello R. MR cholangiopancreatography in malignant biliary obstruction. *Semin Ultrasound CT MR* 20(5): 317–323, 1999.

# 第四章　胰　腺

没有健康，智慧便无法展现，艺术无从显示，力量不能战斗，财富变得一文不值，天赋也就无所适从。

Herophilus，希腊解剖学家，于公元前336年因发现胰腺而知名。胰腺pacreas，意为"全肉质"。

## 正常解剖

胰腺为一柔软、肉质、分叶状腺体，位于腹膜后后腹壁前。解剖上将胰腺分为头、钩突、颈、体与尾部。宽大的头部由十二指肠曲环抱。胰头于肠系膜上动、静脉后方延伸形成钩状的钩突；胰头与胰腺颈部交界为一轻度狭窄区，即胰颈。胰颈后侧为一浅沟，容纳肠系膜上静脉与门静脉起始部走行。胰体斜行，伸向中线右侧，而胰尾侧位于脾门区。胰头的相邻解剖结构包括外侧的十二指肠第二段、前方的胃十二指肠动脉、后外侧的下腔静脉，后内侧为十二指肠第三段，内侧是肠系膜上动、静脉。

脾静脉沿胰腺体-尾后侧面走行，这一恒定的解剖关系为确定胰腺体部的重要标志。左侧肾上腺位于脾静脉的后方，胰尾常覆于左肾前，终止于脾门，也可向前曲折于胰体前侧。胃位于胰腺前侧，由壁层腹膜及小网膜囊与胰腺分隔。小网膜囊下界为横结肠系膜，是由壁层腹膜两叶融合而成，覆盖胰腺前表面。小网膜囊与横结肠系膜为急性胰腺炎时液体积聚与流布的常见径路。

老年患者常有胰腺脂肪改变，为正常的退行性改变，影像上胰腺常表现为羽毛状或分叶状。胰腺后侧无浆膜覆盖，因而胰腺炎时渗出的液体可广泛蔓延，而胰腺导管癌早期即可有腹膜后脂肪的播散。

正常胰腺导管直径为1～2mm。虽然胰头大小可有相当程度的不一致，正常胰头直径为2.0～2.5cm，其余腺体厚1～2cm。主胰管自胰尾延伸，经过胰头，经Oddi括约肌于大乳头引流进入十二指肠第二段。主胰管称为Wirsung管。常可见较小的副胰管、Santorini管，自胰腺体部经胰颈，于更近侧的小乳头单独进入十二指肠。

胰腺为外分泌与内分泌的混合性腺体，主要胰腺实质的显微结构为外分泌性质，由腺泡细胞构成，储存与释放消化酶。小而散在分布的Langerhans岛（胰岛）包埋于腺泡组织内，由内分泌细胞构成，可合成激素。胰腺释放的主要激素为胰岛素与胰高血糖素。

## MRI技术

新的磁共振成像（MRI）技术，包括快速扫描序列、自由呼吸序列与可减少腹部伪影的并行采集序列，均大大增加了MRI在胰腺病变的检出与定性方面的应用。标准MR扫描参数包括冠状与横轴位单次激发（SS）回波链自旋回波（ETSE）T2加权序列，横轴位脂肪抑制SS-ETSE T2加权序列，横轴位同相位与反相位二维（2D）或三维（3D）梯度回波（GE）T1加权序列，横轴位脂肪抑制3D-GE T1加权序列与钆增强后动态脂肪抑制3D-GE序列，包括横轴位（3个连续增强期）、冠状与矢状（选项）平面（最后两个增强期）。综合观察这些序列的高质量影像，我们便能检出甚至直径小于1cm的胰腺肿块并进行定性，评价弥漫性胰腺病变[1-4]。

3.0T高空间分辨率MRI的应用，也可改进胰腺病变，特别是小的局灶性病变的检出。

磁共振胰胆管成像（MRCP）可很好地显示胰、胆管，评价胰、胆管的梗阻，扩张与管道通路的异常[5-7]。因此，MRCP检查应成为胰腺MRI评价参数的组成部分，以获得可评价胰腺病变完整范围的全面信息。MRCP为重T2加权序列，应以两种不同方法采集，包括厚块与薄块方法。厚块MRCP为屏气采集序列，厚块（如40mm）采集时间很短（数秒内完成），可覆盖较大范围，涵盖胰管与胆管系统。此项技术采集的影像没有运动伪影，但空间分辨率低。薄块技术为自由呼吸采集，采用导航回波（参考性）或呼吸触发技术。此序列为3D技术，可采集胰胆管系统非常薄的断层层面（如1mm）。由于为3D

序列，需要做3D最大强度投影（MIP）重建，对评价与帮助临床理解胰、胆管系统的3D解剖很有价值。

标准参数T2加权SS-ETSE可显示锐利的胆总管（CBD）冠状像解剖影像与胰腺导管横轴位影像；T2WI还可提供实性病变内水含量的信息，这对于同时伴有慢性胰腺炎，评价囊性病变的囊内结构（包括分隔与实性部分）、胰腺假囊肿/积液的复杂性，如囊内有坏死组织碎屑或合并感染很重要[8]。

由于胰腺腺泡内含有水合蛋白质，T1加权GE序列上正常胰腺呈T1高信号，T1加权脂肪抑制序列尤为明显[1, 9, 10]（图4.1）。T1加权同相位与反相位GE序列对确认无慢性胰腺炎时的实性病变，确认胰腺内的脂肪与铁非常重要，而脂肪抑制3D-GE序列对确定胰腺实性病变，特别是未合并慢性胰腺炎时尤为重要。老年患者胰

腺的信号强度可减低，低于肝脏的信号（图4.1）[2]，可能反映了胰腺随年龄增加而功能减退的状态，伴或不伴有相应纤维化改变[8]。

钆增强检查应采集增强后3个不同期相，称为毛细血管期（肝动脉为主期）、肝静脉期（门静脉期）和间质期，采用3D-GE T1加权脂肪抑制序列采集。肝动脉为主期的影像特征是静脉内注射的对比剂出现于肝动脉与门静脉内，而肝静脉内无对比剂，通常于静脉内注射对比剂后35～38s后采集。此期相影像不仅对评价肝内病变，特别是富血管病变重要，对评价胰腺实质与胰腺病变也很重要。肝动脉为主期正常胰腺呈明显强化与肾皮质相当，明显高于此期的肝实质（图4.1、4.2）。另外，如果没有相关慢性胰腺炎，增强此期乏血管的病变相对于明显强化的胰腺实质背景呈低信号，更易于发现。富血

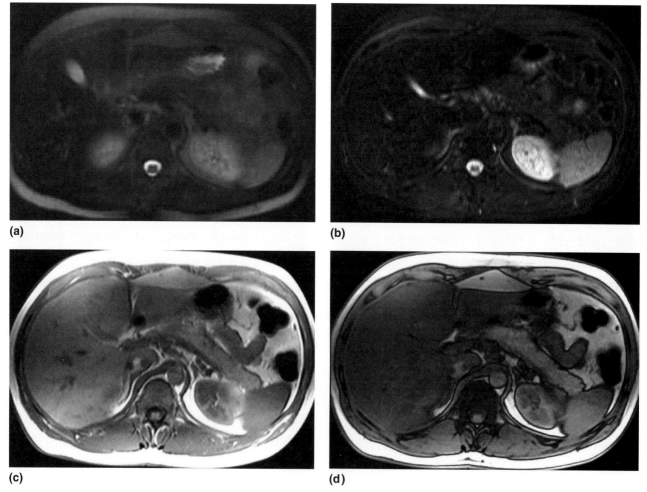

(a)　　　(b)　　　(c)　　　(d)

**图4.1** **正常胰腺。**3.0T MR T2加权SS-ETSE（a），T2加权短 τ 反转恢复（STIR）（b），T1加权同相位（c）与反相位（d）扰相GE（SGE），T1加权脂肪抑制SGE（e）与T1加权钆增强肝动脉为主期（f）及肝静脉期（g）脂肪抑制3D-GE影像，示正常胰腺。

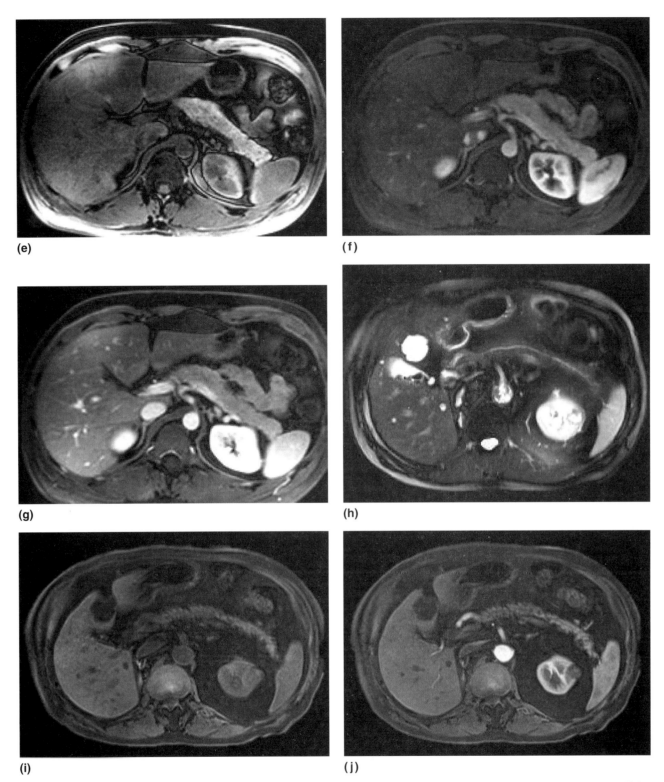

(e)

(f)

(g)

(h)

(i)

(j)

**图4.1（续前）** T1加权平扫影像上，正常胰腺显示为高信号（c-e），脂肪抑制SGE更为明显（e）。另外，增强肝动脉为主期3D-GE影像上，正常胰腺呈毛细血管水平强化（f）。注意3.0T极好的影像质量，尤其是钆增强3D-GE影像。反相位影像（d）肝脏实质信号相对同相位影像（c）有衰减，符合弥漫性脂肪变性。轻度萎缩的胰腺。老年患者脂肪抑制T2加权SS-ETSE（h），T1加权脂肪抑制SGE（i）与T1加权钆增强肝动脉为主期（j）示胰腺轻度萎缩，信号强度与强化减弱。

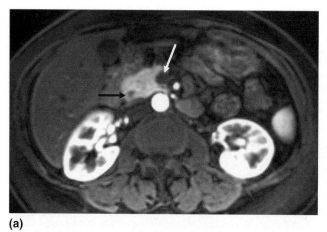
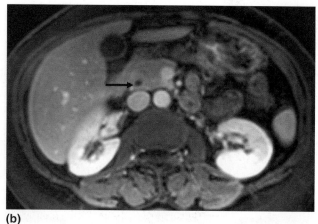

**(a)** **(b)**

**图4.2 正常胰腺头部。** 3.0 T MR T1加权钆增强肝动脉为主期（a）与肝静脉期（b）脂肪抑制3D-GE影像，示正常胰头。仅脾静脉强化的增强肝动脉为主期胰头呈毛细血管水平强化，门静脉与脾静脉有强化而肠系膜上静脉无强化（白箭头，a）为此期影像特点。另外，两幅影像上正常CBD（黑箭头，a，b）显示清楚。

管病变此期也有明显强化，并可评价动脉血管结构。

慢性胰腺炎时，增强动脉为主期胰腺强化并不明显，肝静脉期，正常胰腺实质强化程度减低，变为与肝实质等强化。肝静脉期于静脉注射对比剂后60～90s采集，对进一步评价强化特点与观察静脉结构尤为重要。乏血管病变渐进性中央型强化，富血管病变的强化廓清，囊性病变内间隔与实性部分的强化均可在此期评价。间质期对评价肝静脉期的强化特点也很重要，因为间质期显示的一些病变强化特点，肝静脉期并不显示。静脉注射对比剂后90～120s采集间质期影像。由于有相关纤维性改变，慢性胰腺炎的胰腺于间质期可见强化增高。增强后三期取横轴位平面采集。冠状平面采集在三期采集后进行；矢状面为可选采集，但也对诊断有帮助，特别是评价血管侵犯、手术切除可能性与制订手术方案等[5]。

不能屏气的患者，采用自由呼吸序列，包括T2加权SS-ETSE序列、厚块/薄块MRCP、T1加权预磁化GE序列平扫与增强前/后T1加权脂肪抑制3D-GE放射采样序列。

扩散加权成像（DWI）可用于检出胰腺局灶性或弥漫发生胰腺病变，由于重T2加权表现，利于局灶性病变的检出，但DWI的确切价值在于对尚未确立诊断病变的定性。

认识正常胰腺在T1加权脂肪抑制平扫与钆增强后即刻扫描影像上特征性的高信号，有助于确定异常位置的胰腺。左肾切除术后，胰尾可进入肾床，CT表现可与复发性病变相似，而MR胰腺的T1高信号可易于与肿瘤鉴别（图4.3）。

## 发育异常

### 胰腺分裂

胰腺分裂为胰腺常见的主要解剖变异，临床意义最为重要。虽然其名称易产生误解，胰腺分裂的定义，是背侧来源的胰腺导管与胚胎腹部胰腺的导管没有交通，而胰腺表面形态正常；而正常时胚胎腹侧胰导管形成主胰管的大部分[11]。这种先天异常的结果，是部分胰腺有着独立的导管系统：非常短的Wirsung管仅引流胰头的下部，而背胰的Santorini管引流胰尾、体、颈与胰头的上部。这种变异的发生率为人口的1.3%～6.7%[12]。一项研究报告了108例做了腔镜逆行性胰胆管造影（ERCP）与MRCP两项检查患者，两种检查在检出胰腺分裂中确切的相关性[6]。在MRCP影像上，线状高信号的管状结构显示清晰，可恒定显示Santorini管与Wirsung管分别进入十二指肠（图4.4），另可见胰腺分裂的变异，包括优势背胰导管综合征（图4.4）。

有报告认为胰腺分裂为复发性胰腺炎的易感因素[13,14]。推测一些患者十二指肠小乳头的小管径与来自胰腺背侧部分大量的分泌液体不成比例，导致背胰引流相对梗阻，造成疼痛或胰腺炎[15]。对照胰腺导管解剖正常的胰腺炎患者，胰腺分裂的胰腺在T1加权脂肪抑制影

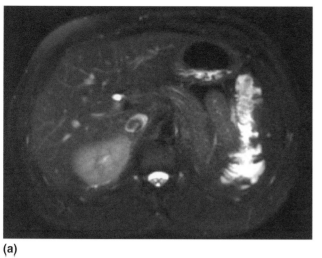
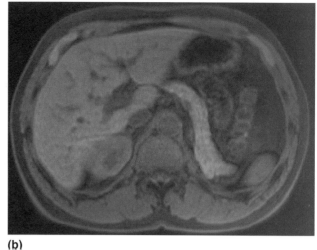

**图4.3　左肾切除后胰尾位于左侧肾床内。**T2加权S-ETSE（a），T1加权脂肪抑制SGE（b）与T1加权钆增强动脉为主期（c），显示正常高信号的胰尾向后移位，填充于左肾床内。

像与钆增强即刻GE影像上信号可正常，因为复发性胰腺炎的发作严重程度多较轻，可不发生慢性胰腺炎的改变。

## 环形胰腺

环形胰腺为一种少见的先天性异常，为胰腺头部延续的胰腺组织环绕十二指肠。一些病例胰腺的环形部分围绕十二指肠降部，患者可有十二指肠梗阻。在磁共振（MR）影像上，可确认胰腺组织包裹十二指肠。T1加权脂肪抑制平扫和（或）钆增强后即刻GE影像显示异常最好，因为高信号的胰腺组织易于与低信号的相邻组织及十二指肠区分（图4.5）[16]。

### 性背胰原基缺如

性背胰原基缺如为一种非常罕见的异常。这种异常　发作的胰腺炎，最终可导致胰腺外分泌与内分

泌衰竭[11]。胰头终端外形呈圆形（图4.6），而手术或外伤后远侧胰腺缺失的胰头终端多为方形或不规则外形。

## 胰腺不均匀脂肪浸润

有时可见到胰头后部与胰头前部至胰尾间脂肪含量有差异。其可能的形成机制反映了这两部分胰腺胚胎来源不同。认识这种情况的意义在于其可能与肿块相似（图4.6）。这种改变的正确诊断MRI优于CT。

## 多脾综合征的短胰腺

多脾综合征为一种先天性综合征，多个、异位的小脾位于右上腹与其他异常部位（双侧、左侧）[17]。一项包括成人多脾综合征的研究偶然发现8例患者中4例CT显示有短胰腺（图4.7）。这种异常可能的解释是胚胎期间胰-脾区的血供失调[18]。

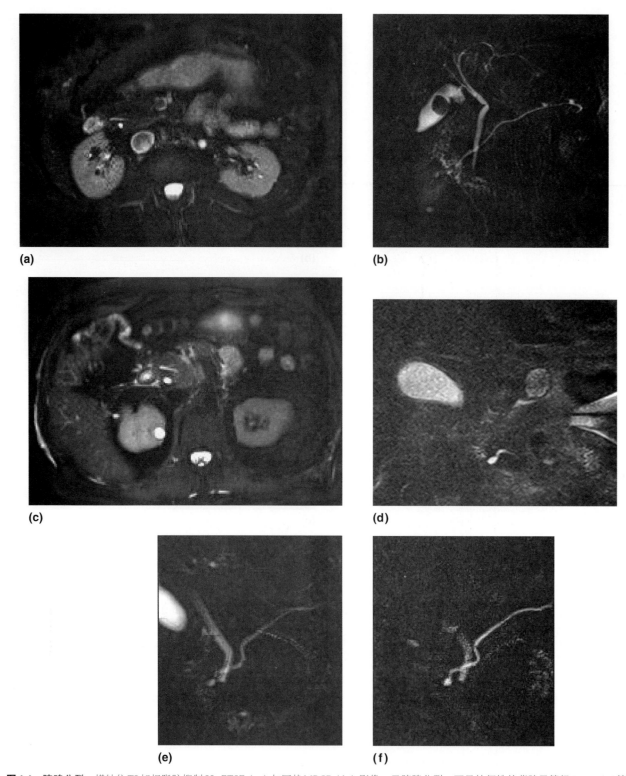

**图4.4  胰腺分裂。**横轴位T2加权脂肪抑制SS-ETSE（a）与冠状MRCP（b）影像，示胰腺分裂，可见特征性的背胰导管经Santorini管与小乳头引流注入十二指肠，而此例患者未见经CBD-壶腹引流的Wirsong管。另一患者横轴位T2加权脂肪抑制SS-ETSE（c），冠状薄层SS-ETSE（d）与冠状MRCP影像（e，f）示胰腺分裂，也可见背胰导管经Santorini管与小乳头引流进入十二指肠，并可见背胰导管远段局限性囊样扩张，即Santorini管扩张，称为Santorini囊肿。

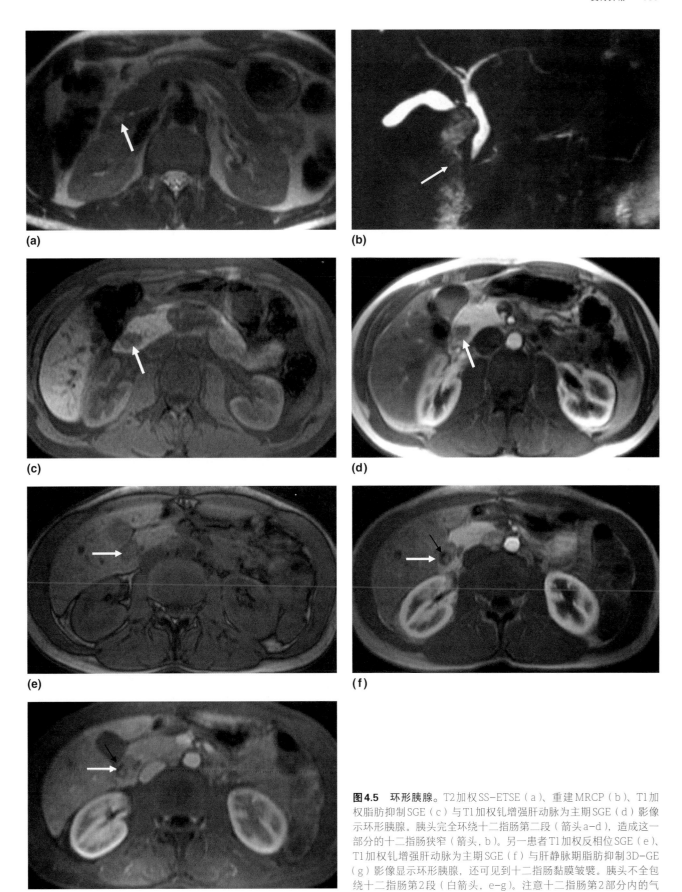

**(a)**

**(b)**

**(c)**

**(d)**

**(e)**

**(f)**

**(g)**

**图4.5** **环形胰腺。**T2加权SS-ETSE（a）、重建MRCP（b）、T1加权脂肪抑制SGE（c）与T1加权钆增强肝动脉为主期SGE（d）影像示环形胰腺。胰头完全环绕十二指肠第二段（箭头a-d），造成这一部分的十二指肠狭窄（箭头，b）。另一患者T1加权反相位SGE（e）、T1加权钆增强肝动脉为主期SGE（f）与肝静脉期脂肪抑制3D-GE（g）影像显示环形胰腺，还可见到十二指肠黏膜皱襞。胰头不全包绕十二指肠第2段（白箭头，e-g）。注意十二指肠第2部分内的气体（黑箭头，f，g）。

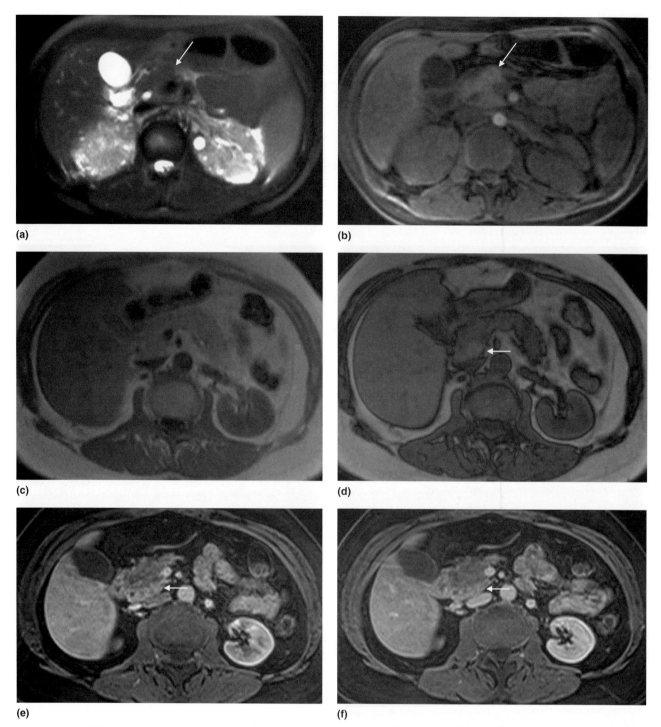

**图4.6　背胰原基缺如。**T2加权SS-ETSE（a）与脂肪抑制T1加权SGE（b）影像示背胰原基缺如。胰腺末端呈圆形外缘（箭头，a，b）。注意腹腔内的游离液体与多发性肾囊肿，肾脏瘢痕，外形不规则。胰腺不均匀脂肪浸润。T1加权同相位（c）与反相位（d）SGE与T1加权钆增强肝静脉期（e）及间质期（f）脂肪抑制3D-GE影像，示胰腺脂肪浸润，胰头后部脂肪浸润不明显。反相位影像胰头前部与胰腺体部可见信号衰减（d），符合脂肪浸润。胰头后部（箭头，e）反相位显示无信号衰减（d）。注意钆增强影像示胰头后部由于没有脂肪浸润，信号（箭头，e，f）较前部更高。另一患者T1加权同相位（g）与反相位（h）SGE，T1加权脂肪抑制3D-GE（i）与T1加权钆增强肝动脉为主期（j）脂肪抑制3D-GE影像，示胰头脂肪浸润，后部无脂肪浸润。胰头前部反相位影像可见信号衰减（j），符合脂肪浸润。胰头后部（箭头，h，i）反相位（h）与脂肪抑制3D-GE（j）影像无信号衰减。注意钆增强影像上，胰头后部因无脂肪浸润，较前部信号较高（箭头，j）。

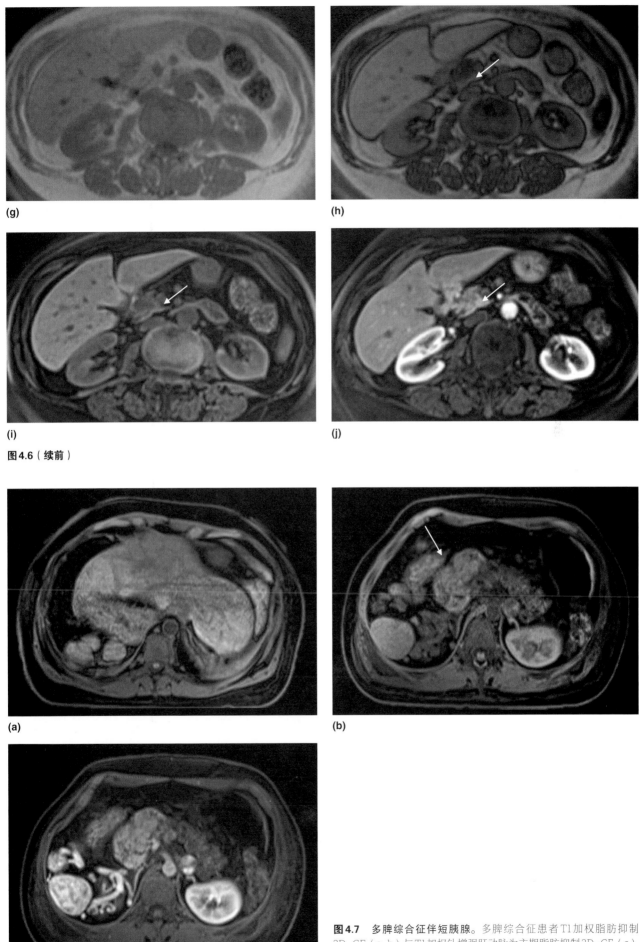

**(g)**

**(h)** 多脾综合征伴短胰腺。多脾综合征患者T1加权脂肪抑制3D-GE（a、b）与T1加权钆增强肝动脉为主期脂肪抑制3D-GE（c），可见胰腺位置呈异常的前－后方向，外形短（箭头，b）。多脾综合征最常见的胰腺表现为短胰腺。注意右上腹多发小脾，应有胰体尾的部位可见小肠肠袢。

**(i)**

**图4.6**（续前）

**(a)**

**(b)**

**(c)**

**图4.7** **多脾综合征伴短胰腺。** 多脾综合征患者T1加权脂肪抑制3D-GE（a、b）与T1加权钆增强肝动脉为主期脂肪抑制3D-GE（c），可见胰腺位置呈异常的前－后方向，外形短（箭头，b）。多脾综合征最常见的胰腺表现为短胰腺。注意右上腹多发小脾，应有胰体尾的部位可见小肠肠袢。

## 遗传性疾病

### 囊性纤维化

囊性纤维化为高加索人最常见的致命性遗传性疾病，发生率为存活婴儿的 1/2000。囊性纤维化为常染色体隐性遗传多系统疾病，第 7 染色体长臂异常，纯合子时疾病完全表达。疾病特征为所有外分泌腺分泌功能障碍与黏膜纤毛转运减低，造成外分泌腺的黏液填塞。疾病多于儿童期诊断，患者临床表现为反复发作支气管肺感染导致的慢性肺病，胰腺功能低下引起的吸收障碍与汗液内钠的浓度增高。MRI 可有效显示囊性纤维化患者的胰腺改变[9-21]，显示脂肪浸润优

于超声，并可避免 CT 检查的电离辐射。MRI 的缺点是不能显示小的钙化，而小部分囊性纤维化患者可有钙化。

存活到年轻成人的患者，胰腺病理表现包括外分泌腺体的萎缩与纤维化，伴不同程度的脂肪化，脂肪组织取代了腺体。文献总结了胰腺异常的 3 个基本影像类型：胰腺增大、完全脂肪化，伴或不伴有分叶状外形消失、胰腺萎缩伴部分脂肪化（图 4.8）与胰腺弥漫性萎缩而无脂肪化[19-21]。胰腺增大伴完全脂肪化为囊性纤维化最为常见的类型[21]。胰腺脂肪化呈 T1 高信号，T1 加权脂肪抑制影像上信号抑制呈低信号（图 4.8）。影像表现相当于病理所见囊性纤维化患者胰腺内成熟的脂肪组织与

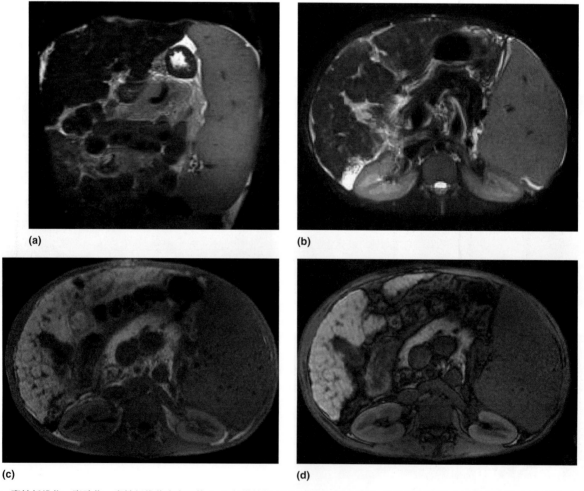

(a)　　　　　(b)

(c)　　　　　(d)

**图 4.8　囊性纤维化：脂肪化。**囊性纤维化患者冠状（a）与横轴位（b）T2 加权 SS-ETSE，T1 加权同相位（c）与反相位（d）SGE，T1 加权脂肪抑制 SGE（e）与 T1 加权钆增强肝静脉期（f）影像，示胰腺实质由脂肪组织完全替代，为囊性纤维化最为常见的表现。囊性纤维化：囊性病变。T2 加权 SS-ETSE（g）、T1 加权脂肪抑制 SGE（h）与 T1 加权钆增强动脉为主期（i）及肝静脉期（j）脂肪抑制 3D-GE 影像，示继发于囊性纤维化的胰腺多发囊肿。

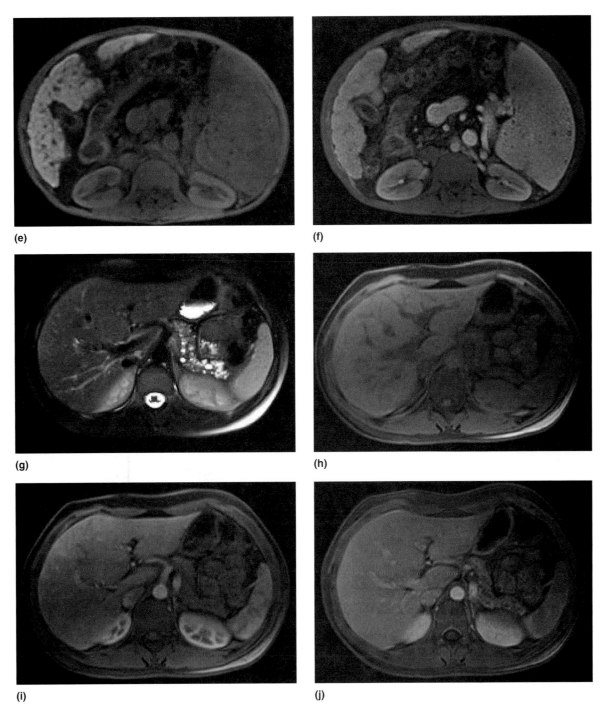

(e)　　　　　　　　　　　　　　(f)

(g)　　　　　　　　　　　　　　(h)

(i)　　　　　　　　　　　　　　(j)

**图4.8**（续前）

朗格汉斯（Langerhans）细胞岛。

囊性纤维化的另一表现是继发于胰腺导管阻塞、分泌形成的胰腺囊肿。胰腺囊肿为一罕见表现，特征为胰腺的囊性变（图4.8）。MRCP可显示胰腺导管的异常（狭窄、扩张、缩窄及串珠样改变）。

## 原发性血色素沉着症

原发性血色素沉着症为一常染色体隐性遗传性疾病，体内铁过度蓄积，大部分沉积于不同器官实质内，主要受累器官为肝脏、胰腺与心脏。铁沉积造成MR信号减低，T2或T2*加权序列最为明显，但重度沉积也可造成T1信号的降低（图4.9）。原发性血色素沉着症时肝脏的铁沉积最为明显。胰腺内铁沉积多发生于病程晚期，出现于肝脏出现不可逆损害之后[22, 23]。

## von Hippel-Lindau 综合征

von Hippel-Lindau 综合征（VHL）为一种常染色体显性遗传性疾病，表现不尽相同。特征性表现为小脑与视网膜肿瘤。患者可有肝、肾囊肿，极易出现肾细胞癌。VHL患者可发生胰腺囊、胰岛细胞瘤或微囊性囊腺瘤。一组52例患者中，19例可见胰腺囊肿而没有其他胰腺病变。胰腺囊肿是VHL患者最常见的胰腺病变（图4.10）[24]。

## 肿  瘤

根据世界卫生组织的分类，胰腺肿瘤按肿瘤起源的细胞系分类，可分为上皮来源与非上皮来源的肿瘤。

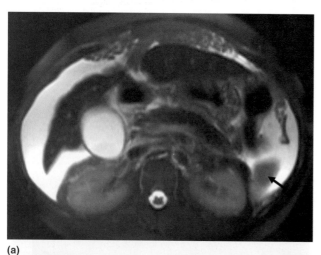

(a)

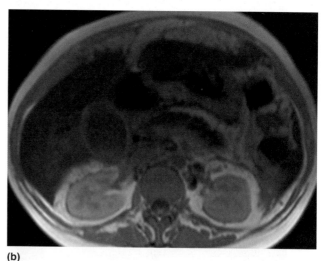

(b)

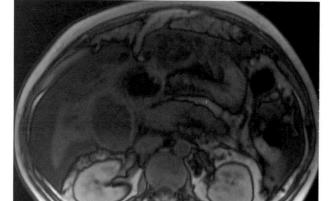

(c)

**图4.9  原发性血色素沉着症胰腺内铁沉积。** T2加权SS-ETSE（a）与T1加权同相位(b)与反相位(c)SGE影像，示肝脏与胰腺内铁沉积，但脾没有铁沉积，因而诊断为符合原发性血色素沉着症。由于回波时间缩短，肝脏与胰腺于T2WI与同相位T1WI上信号减低，反相位上较同相位影像信号增高。所有影像上脾脏（箭头，a）均显示为正常信号。注意肝脏有硬化，并可见腹水与大网膜增生。

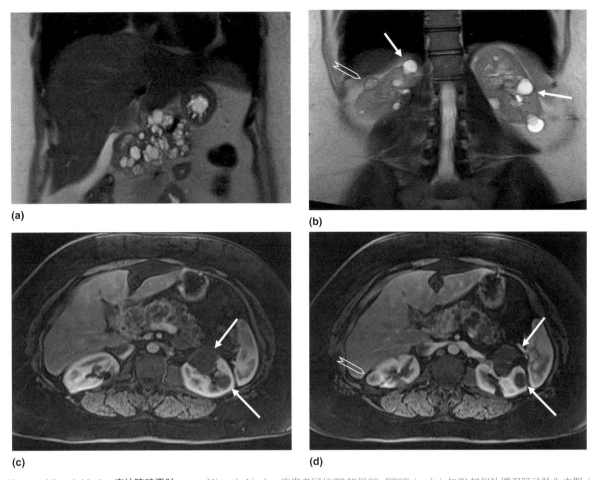

**图4.10** von Hippel-Lindau病的胰腺囊肿。von Hippel-Lindau病患者冠状T2加权SS-ETSE（a,b）与T1加权钆增强肝动脉为主期（c,d）脂肪抑制3D-GE影像，可见胰腺与双侧肾脏多发囊肿。胰腺囊肿间的分隔厚，有强化；双肾均有囊肿（实箭头，b-d）。另外，右肾可见一有强化的病变（空箭头，b，d），提示为肾细胞癌。

上皮来源的肿瘤包括外分泌胰腺肿瘤：①导管细胞，包括导管腺癌及其不同组织病理变异与黏液性和浆液性肿瘤；②腺泡细胞，包括腺泡细胞癌与混合性腺泡-内分泌癌；③来源不明确，包括实性假乳头状瘤与胰母细胞瘤或内分泌胰腺肿瘤（有功能与无功能肿瘤）。

非上皮来源的肿瘤包括如原发性淋巴瘤与间质细胞来源的肿瘤（血管瘤、淋巴血管瘤、肉瘤、脂肪瘤等）。

非起源于胰腺的肿瘤也可累及胰腺，包括恶性肿瘤，如转移瘤或继发性淋巴瘤与良性病变，如胰腺内小脾。

采用T1、T2与钆增强后即刻及延迟采集影像，识别形态的方法可检出胰腺肿瘤性病变并成功定性。表4.1汇总了最常见胰腺肿瘤的形态识别方法。

## 实性肿瘤

### 良性实性肿瘤

#### 脂肪瘤

脂肪瘤是胰腺内最常见的良性实性肿瘤。肿瘤外形圆，较大，易与胰腺小叶间隙内明显的脂肪鉴别。根据非脂肪抑制序列上肿瘤的脂肪信号容易做出诊断（图4.11）。

#### 胰腺内副脾

胰腺内脾不是肿瘤，但因其与肿瘤相似，故于此节内论述。

副脾可发生于实性器官的实质内，特别是胰腺内。典型病变小于2cm，发生于胰尾尖部3cm内[25]。位于

**表4.1**　形态识别：局灶性胰腺病变

| | T1信号 | T2信号 | 钆增强早期 | 钆增强晚期 | 其他征象 |
|---|---|---|---|---|---|
| 导管肝癌 | | | | | |
| 　小 | 等，低 | 等，高 | 低 | 等或低 | 通常无慢性胰腺炎背景，T1平扫肿瘤显示好 |
| 　大 | 等，低 | 高 | 低 | 低 | 通常有慢性胰腺炎背景，T1平扫显示不清<br>钆增强后早期显示界限清楚的肿块为最常见的影像征象 |
| 胰岛细胞瘤 | | | | | |
| 　胰岛素瘤 | 等，低 | 等，高 | 等，低 | 等，低 | 肿瘤通常<1cm |
| 　胃泌素瘤 | 等，低 | 等，高 | 等，高 | 等，低 | 肿瘤通常位于胰头区<br>初诊时约50%已有转移<br>肝转移多为均-多发肿瘤，钆增强后即刻期呈平滑环形强化，延迟期可见周围强化廓清 |
| 生长抑素瘤，胰高血糖素瘤，未分类 | 等，低 | 等，高 | 等，高 | 等，低 | 初诊时肿瘤通常大，大多数已有肝转移<br>肝转移数量多，大小不一，不规则环形强化 |
| 血管活性肠肽瘤 | 等，低 | 等，高 | 等，高 | 等，低 | 初诊时原发肿瘤常小伴少数大小不一，不规则环形强化的肝转移瘤 |
| 浆液性囊腺瘤 | 低 | 低 | 低 | 低 | 小，囊性，单次激发T2序列显示最好<br>分隔通常薄，规则但可厚达4mm，规则<br>较大肿瘤较厚间隔钆增强即刻期分隔可中度强化，此种肿瘤可有中央瘢痕，呈延迟强化 |
| 黏液性囊腺瘤 | 低，高 | 高 | 低 | 低 | 囊>2cm<br>分隔厚度均匀，无不规则肿瘤组织或结节 |
| 大囊性囊腺瘤 | 低，高 | 高 | 低 | 低 | 囊信号不一，>2cm<br>间隔厚度不规则伴不规则肿瘤组织与瘤结节<br>肿瘤可呈明显局部侵袭性，可有肝转移<br>肝转移瘤含黏液，可呈T1高信号 |

等：病变与背景胰腺呈等信号。低：病变信号强度低于背景胰腺。高：病变信号强度高于背景胰腺。

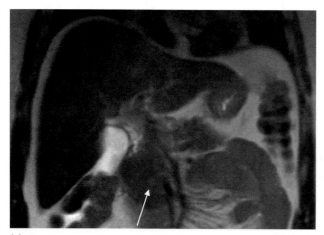

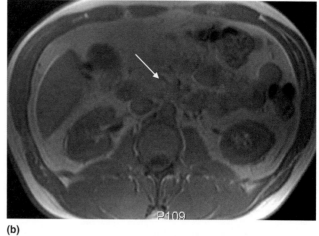

(a)　　　　　　　　　　　　　　　　　(b)

**图4.11**　**胰腺脂肪瘤**。3.0T MR冠状T2加权SS-ETSE（a）、横轴位同相位（b）与反相位（c）SGE、钆增强肝动脉为主期（d）及肝静脉期（e）横轴位T1加权脂肪抑制3D-GE影像，显示一小的胰腺脂肪瘤（箭头，a-e）位于胰头部。T2加权SS-ETSE（f）、T1加权同相位（g）与反相位（h）SGE、T1加权脂肪抑制SGE（i）与钆增强肝静脉期T1加权脂肪抑制3D-GE（j）影像，示胰尾区一大的胰腺脂肪瘤与右侧肾上腺腺瘤。胰尾大脂肪瘤（环，h，i）反相位SGE影像（h）示相位消除伪影，脂肪抑制SGE（i）可见信号抑制。胰尾分离（箭头，j），增强后可见脂肪瘤的包膜有强化（j）。右侧肾上腺腺瘤（箭头，g，h）在反相位SGE上相对同相位SGE（g）信号明显衰减，钆增强后影像上呈均匀强化（j）。含100%脂肪的脂肪瘤于脂肪抑制影像上信号减低，而腺瘤则于反相位影像上呈信号衰减，因为其含水与脂肪。

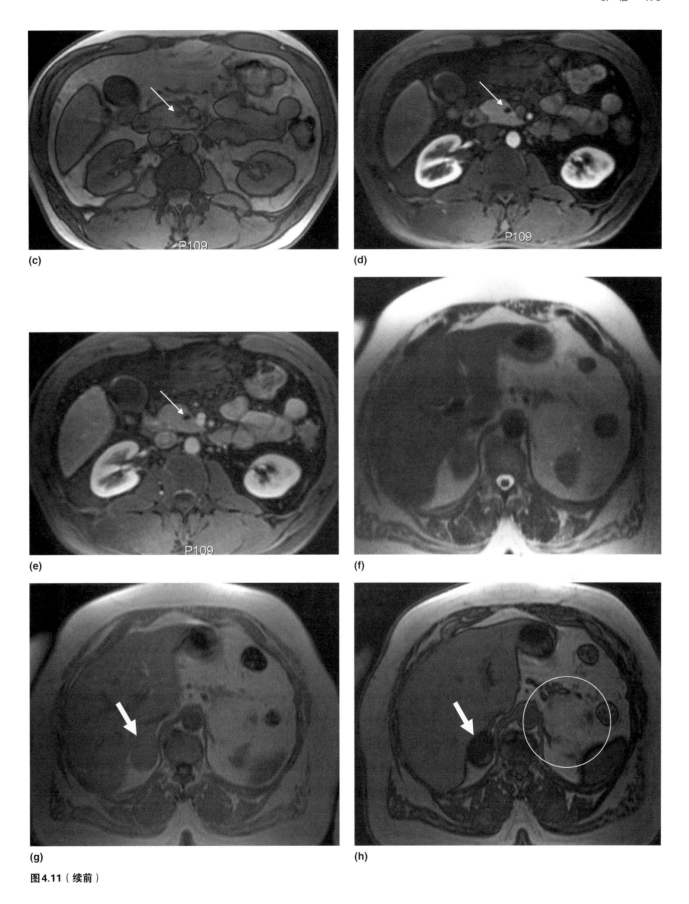

(c)

(d)

(e)

(f)

(g)

(h)

**图4.11**（续前）

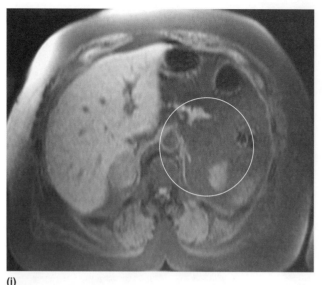

(i)

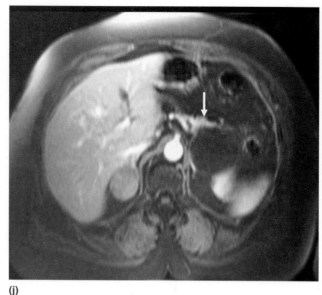

(j)

**图4.11（续前）**

胰尾远侧，界限清楚的圆形肿块，所有MR序列的信号特点均与脾脏相同，提示胰腺内副脾的诊断（图4.12）。这种肿块的一个有鉴别意义的征象，是在肿块大于2cm时，增强动脉为主期呈花斑样强化与见于脾脏的强化相同[25]。

### 恶性实性肿瘤

#### 腺　癌

胰腺腺癌是指起自胰腺外分泌部分的癌肿。胰腺导管腺癌占胰腺恶性肿瘤约95%。胰腺癌为美国因癌症死亡第4位最常见的致死病因[26]，男性与黑人更多见[27]，肿瘤发病年龄为30～90岁，高峰年龄为80～90岁[28]。肿瘤预后差，5年生存率为5%[27]。

60%～70%的胰腺癌发生于胰腺头/颈部（图4.13、4.14、4.15、4.16、4.17、4.18和4.19），15%发生于胰体（图4.20、4.21和4.22），5%位于胰尾（图4.23、4.24），10%～20%为弥漫性累及胰腺[29]。胰头肿瘤的发生部位使其容易侵犯CBD、十二指肠大乳头与十二指肠。由于CBD梗阻出现黄疸，胰头癌发现时较胰体、尾部肿瘤更小。无痛性黄疸为胰头癌典型的特征性临床表现。

一般，胰腺癌诊断时已相对较大（约5cm）并蔓延到胰腺外（患者的85%），而胰体与胰尾癌多隐袭性生长，诊断时常已有广泛转移[30]。胰腺癌转移最常见的部位，按发生率降序排列为肝脏、局部淋巴结、腹膜与肺[29]。由于肿瘤富含淋巴并缺少包膜，早期即可有局部淋巴结的播散。受累淋巴结组包括胰腺周围、主动脉旁、腔静脉旁、肝门旁与腹腔干旁淋巴结。肿块自身钙化罕见，但胰腺癌可发生于含有钙化的胰腺部位。

起自胰头的胰腺癌可造成CBD与胰腺导管的梗阻[31]。MRCP上可见梗阻形成的"双管征"，其原为ERCP的征象（图4.15、4.16）。胰腺癌特征性的影像表现包括胰头增大，伴胰腺导管与CBD扩张与胰体尾部萎缩。然而，胰头增大伴有两管道梗阻并非仅见于胰腺癌，同样的表现也可见于局灶性胰腺炎，但少见。一项评价MRI诊断正确性的研究强调鉴别胰腺癌与慢性胰腺炎时，T1加权3D-GE序列的重要性[32]，研究结果显示MRI诊断胰腺癌的敏感性为93%，特异性为75%[32]。胰腺癌最有鉴别意义的表现是在钆增强3D-GE序列影像上，肿块与背景胰腺的差异较慢性胰腺炎相对明显（图4.16）[32]。其他征象包括钆增强后系列影像上，慢性胰腺炎较胰腺癌显示更明显的渐进性强化，胰腺癌常见有胰腺结构的破坏而慢性胰腺炎不伴有胰腺破坏[32]。其他有助于胰腺癌诊断的征象包括淋巴结肿大与肝转移（图4.25、4.26和4.27）[29,33]。在断层影像上，可见肿瘤包裹血管，表现为血管周围脂肪间隙消失[34]。肝转移瘤是恶性肿瘤唯一的绝对性诊断指标，因为淋巴结肿大与血管包裹也可偶见于炎性疾病。

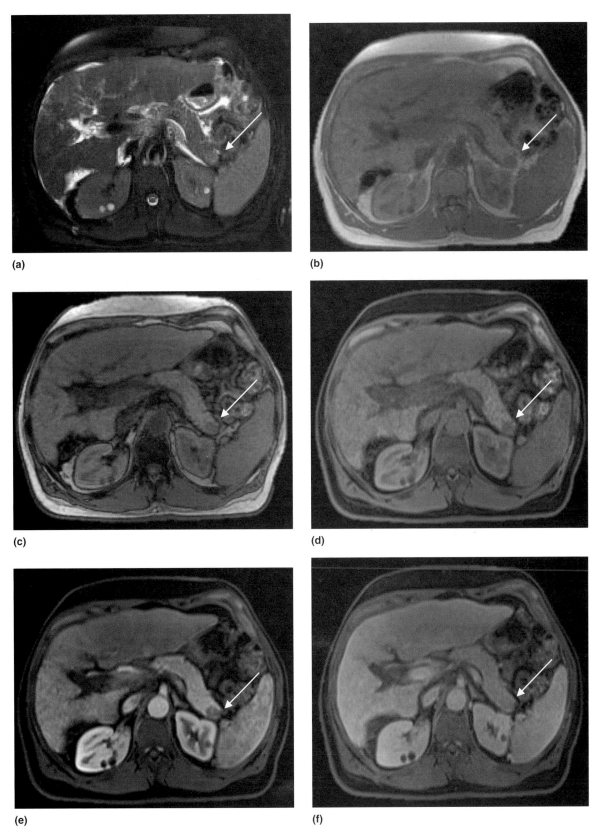

(a)　(b)

(c)　(d)

(e)　(f)

**图4.12**　胰腺内副脾。T2加权SS-ETSE（a）、T1加权同相位（b）与反相位（c）SGE、T1加权脂肪抑制SGE（d）与钆增强后动脉为主期（e）及肝静脉期（f）T1加权脂肪抑制3D-GE影像。可见一圆形、界限清楚的胰腺内小脾（箭头，a-f），所有序列上均与脾脏等信号。相对于周围胰腺结节呈T2轻度高信号（a）与T1低信号（b-d）。钆增强后即刻扫描小脾示低强化（e）增强晚期呈与胰腺等信号（f）。

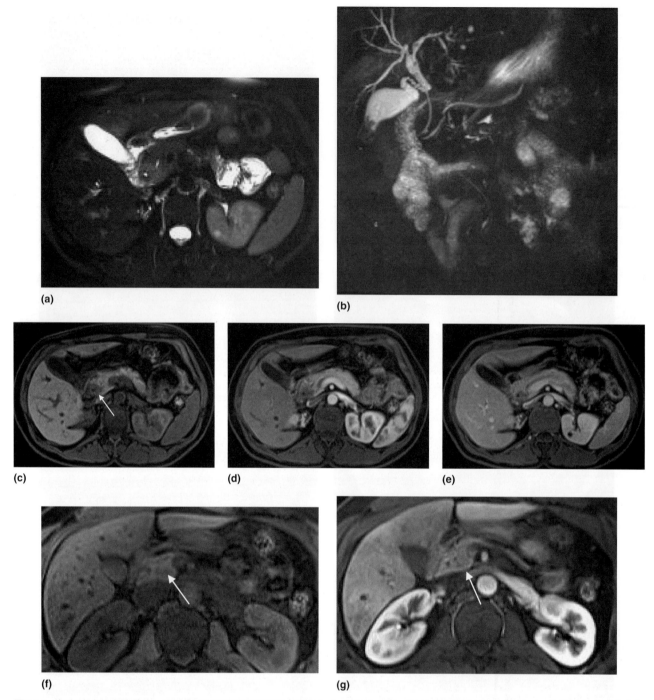

**图4.13 起自胰头的小胰腺癌。** 横轴位 T2 加权脂肪抑制 SS-ETSE（a）、MRCP（b）、T1加权脂肪抑制 3D-GE（c）、钆增强肝动脉为主期
（d）与肝静脉期（e）T1加权脂肪抑制 3D-GE 影像，示小胰头癌（箭头，c）呈轻度 T2 高信号、T1 低信号与渐进性强化。请注意 CBD 内的
内支架。横轴位 T1 加权脂肪抑制 3D-GE（f）与钆增强肝动脉为主期（g,h）及肝静脉期（i）T1加权 3D-GE 影像，显示小胰头癌（箭头,f,
g），平扫呈轻度 T1 低信号与背景胰腺强化相似。注意肝内多发环形强化的转移瘤与相关楔形或周围肝实质的强化。横轴位 T1 加权脂肪抑制
3D-GE（j）与钆增强肝动脉为主期（k）及肝静脉期（l）横轴位 T1加权脂肪抑制 3D-GE 影像，示小的胰头癌（箭头,j,l），T1加权平扫
呈低信号并可见渐进性强化。

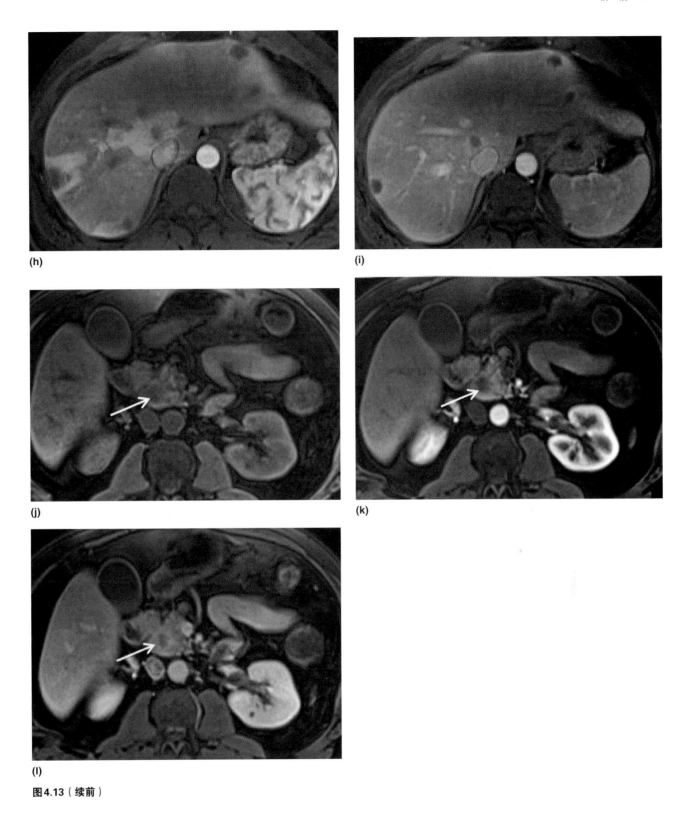

(h)

(i)

(j)

(k)

(l)

图4.13（续前）

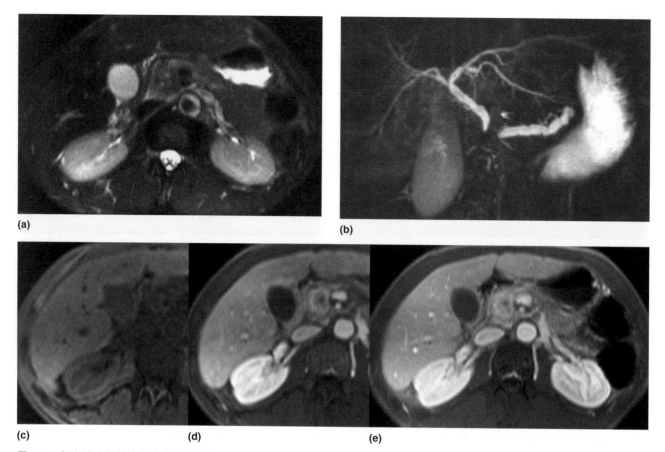

(a)　(b)　(c)　(d)　(e)

**图4.14　起自胰头局灶性小胰腺腺癌伴管道扩张。**横轴位T2加权脂肪抑制SS-ETSE（a）、冠状MRCP（b）、横轴位T1加权脂肪抑制3D-GE（c）与钆增强肝动脉为主期（d）及肝静脉期（e）T1加权脂肪抑制3D-GE影像，显示胰头内明显不均匀强化的小肿瘤，造成CBD与胰腺导管扩张。

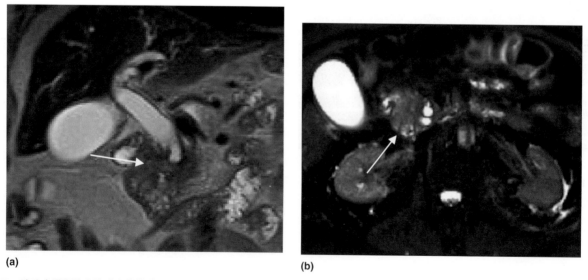

(a)　(b)

**图4.15　胰头内浸润性小胰腺癌伴管道扩张。**冠状（a）与横轴位（b）T2加权SS-ETSE、重建MRCP影像（c）、T1加权脂肪抑制SGE（d）与T1加权钆增强后肝动脉为主期（e）影像。由于肿瘤的浸润性质，影像显示困难（长箭头，a，b，d，e），T2加权影像上可见肿瘤呈高信号区（a，b），T1加权脂肪抑制（d）与钆增强后即刻扫描（e）影像呈低信号肿块。胰腺钩突部分（短箭头，d，e）显示信号正常。MRCP影像（c）显示CBD与胰腺导管梗阻，呈"双管"征。

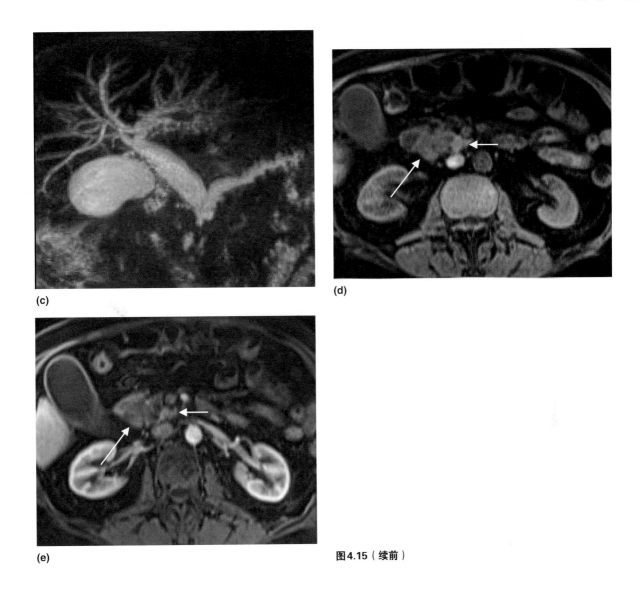

(c)

(d)

(e)

**图4.15**（续前）

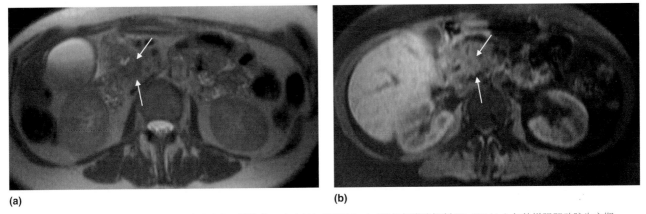

(a)

(b)

**图4.16** 胰头局灶性小胰腺癌伴相关慢性胰腺炎。横轴位T2加权SS-ETSE（a）、T1加权脂肪抑制3D-GE（b）与钆增强肝动脉为主期

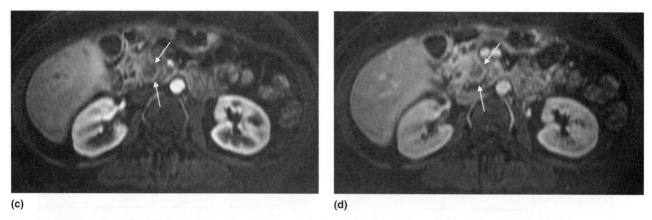

(c)　　　　　　　　　　　　　　　　　　　　　　(d)

**图4.16（续前）**（c）及肝静脉期（d）T1加权3D-GE影像，显示慢性胰腺炎背景上的局灶性胰腺癌。由于慢性胰腺炎，胰腺显示T1信号减低（b）、钆增强后强化减低（c，d）。但钆增强后影像可见局灶性卵圆形病变（箭头，a-d）呈周边环形强化（c，d），由于有慢性胰腺炎的背景，平扫影像病变显示不清（a，b）。

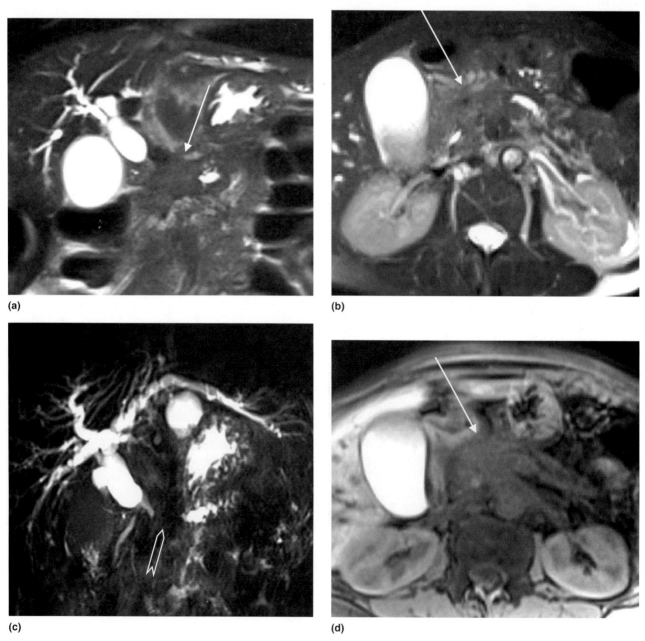

(a)　　　　　　　　　　　　　　　　　　　　　　(b)

(c)　　　　　　　　　　　　　　　　　　　　　　(d)

**图4.17　胰腺头颈下部浸润型胰腺腺癌癌伴血管包裹。**冠状（a）与横轴位（b）T2加权SS-ETSE、重建MRCP（c）、T1加权脂肪抑制SGE（d）

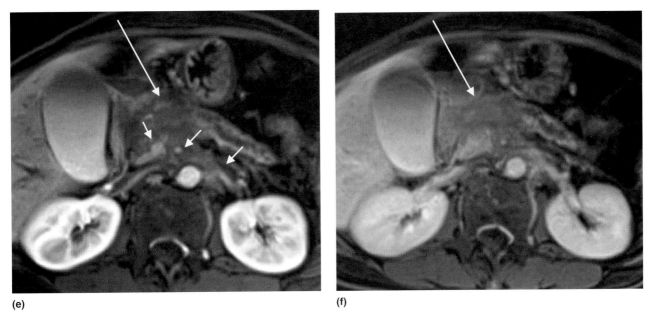

**(e)** **(f)**

**图4.17（续前）** 与钆增强肝动脉为主期（e）及间质期（f）T1加权影像。所有序列影像肿瘤均显示界限不清（长箭头，a，b，d-f），可见晚期强化（箭头，f），为浸润性结缔组织增生性肿瘤的特征。所有相邻血管结构均被肿瘤包裹（短箭头，e）。MRCP影像（c）可见扩张的CBD与胰腺导管之间有一长间隙（空箭头，c）。

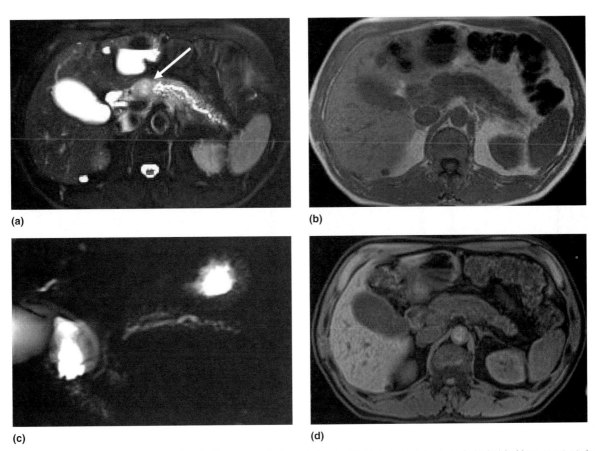

**(a)** **(b)**

**(c)** **(d)**

**图4.18** 胰腺颈部小腺癌。横轴位T2加权脂肪抑制SS-ETSE（a）、T1加权2D-GE（b）、MRCP（c）、T1加权脂肪抑制3D-GE（d）与钆增强肝动脉为主期

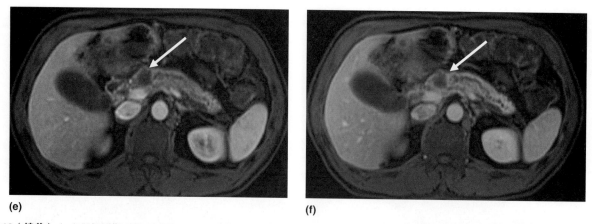

(e)　　　　　　　　　　　　　　　　　　　　　(f)

**图4.18（续前）**（e）及间质期（f）T1加权3D-GE影像，示胰腺颈部一小腺癌造成胰体尾部的胰腺导管扩张。病变（箭头，a，e，f）示轻度T2高信号（a），由于慢性胰腺炎导致背景胰腺的T1信号减低，T1WI上肿瘤与背景胰腺等信号；可见病变有周边强化（e，f）。

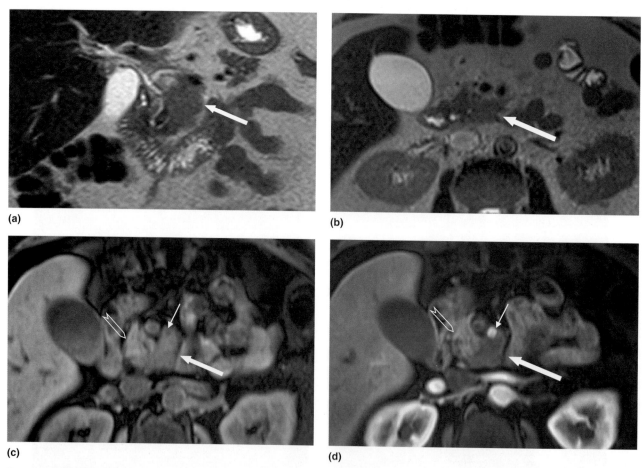

(a)　　　　　　　　　　　　　　　　　　　　　(b)

(c)　　　　　　　　　　　　　　　　　　　　　(d)

**图4.19　胰腺钩突胰腺癌。**冠状（a）与横轴位（b）T2加权SS-ETSE、T1加权脂肪抑制SGE（c）与钆增强肝动脉为主期（d）T1加权影像。肿瘤（大箭头，a-d）未阻塞主胰管，因而T1加权脂肪抑制影像上背景胰腺保持高信号（空箭头，c）。钆增强后即刻T1加权SGE影像（d）显示胰腺正常毛细血管性强化（空箭头，d），而肿瘤强化弱（大箭头，d）。肿瘤包裹了肠系膜上动脉（短箭头，c，d）。

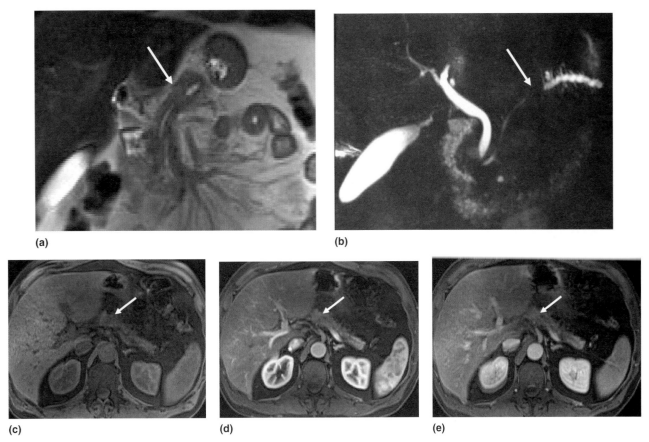

(a)

(b)

(c)

(d)

(e)

**图4.20 起自胰腺体部的小胰腺腺癌。**冠状（a）T2加权SS-ETSE、MRCP重建影像（b）、T1加权脂肪抑制3D-GE（c）与钆增强肝动脉为主期（d）及肝静脉期（e）3D-GE影像，可见一很小的病灶（箭头，a-e），界限模糊，呈轻度T2高信号与轻度T1低信号（d）。病变远侧胰腺体尾部实质萎缩（d）伴相关胰腺导管及其分支扩张（a-c）。

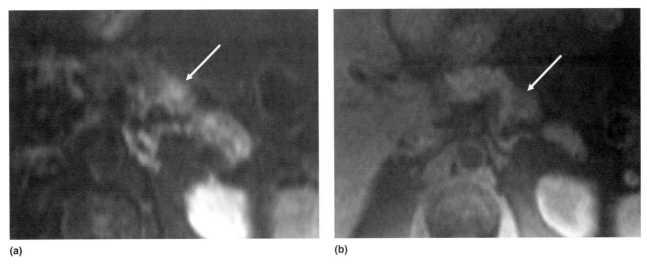

(a)

(b)

**图4.21 起自胰腺体部的小胰腺腺癌。**3.0T MR T2加权STIR（a）、T1加权脂肪抑制SGE（b）、

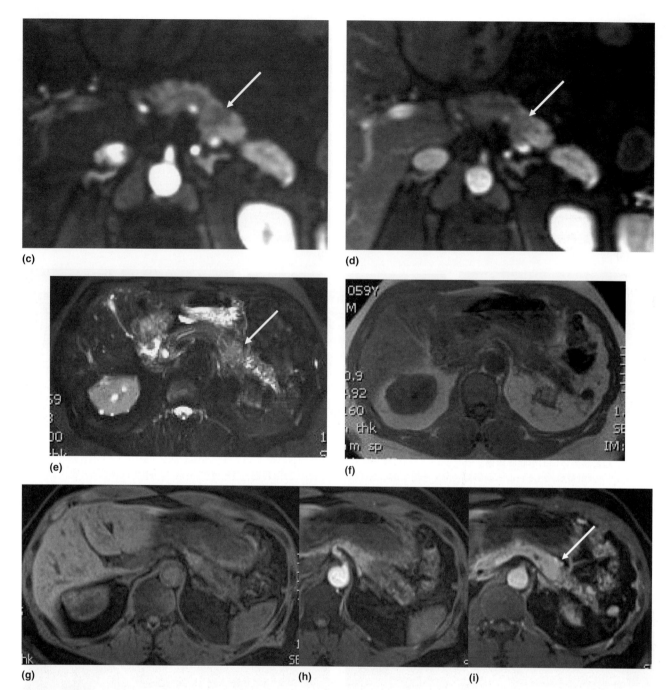

**图4.21（续前）** 钆增强肝动脉为主期（c）与肝静脉期（d）T1加权脂肪抑制3D-GE影像，可见一很小病变（箭头，a-d）呈轻度T2高信号、T1加权SGE呈中度低信号（b）、钆增强后呈渐进性强化（c, d）。T2加权SS-ETSE（e）、T1加权2D-GE（f）、T1加权脂肪抑制3D-GE（g）与钆增强肝动脉为主期（h）及肝静脉期（i）T1加权脂肪抑制3D-GE影像，示胰腺体部小腺癌（箭头，e, i），有强化。注意胰腺导管扩张与相应胰腺萎缩。

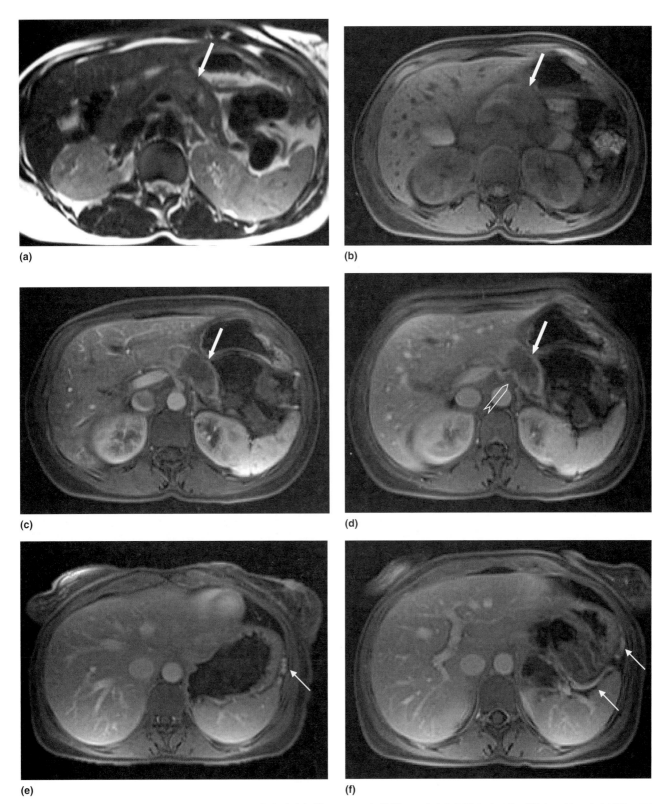

**图4.22** **胰体癌。**横轴位 T2加权SS-ETSE（a）、T1加权脂肪抑制SGE（b）与钆增强肝动脉为主期（c）及间质期（d-f）T1加权影像，可见胰体增大，信号不均（实箭头，a-d）。肿瘤呈T1较低信号（b）强化较低于正常胰腺实质（c，d）。脾静脉未见显示（空箭头，d），可见短胃左-胃网膜静脉曲张（箭头，e，f）。

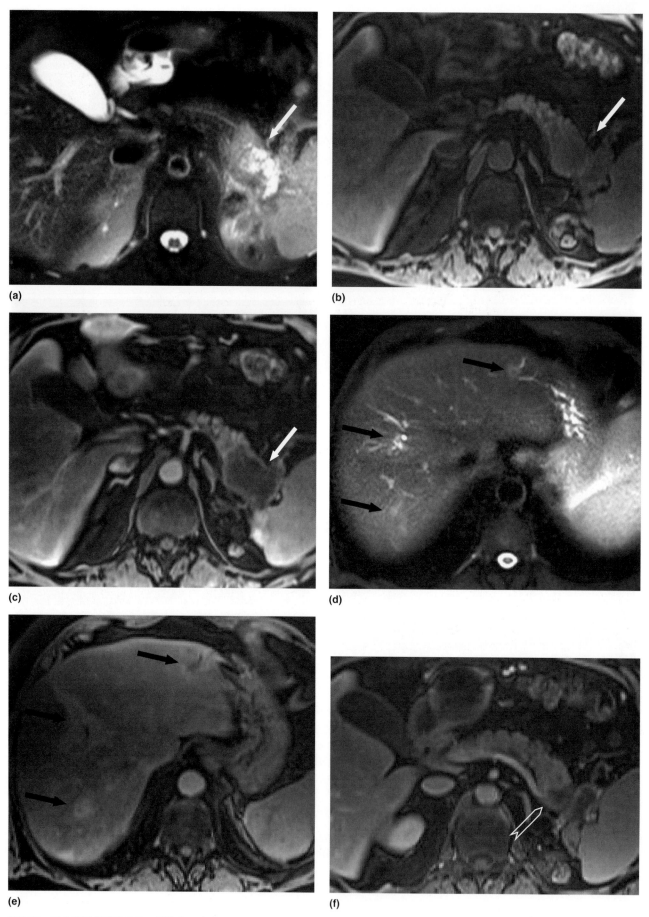

**图4.23　起自胰尾的胰腺腺癌。**横轴位T2加权SS-ETSE（a，d），T1加权脂肪抑制SGE（b）与T1加权钆增强肝动脉为主期（a，e-h）脂肪抑制3D-GE影像。可见一较大胰尾肿瘤（箭头，a-c），平扫（b）与钆增强动脉为主期（c）影像显示肿瘤与未受累胰腺间分界清晰。可见肝转移瘤（箭头，d），钆增强肝动脉为主期可见楔形一过性高强化（箭头，e）。胰腺癌肝转移瘤的病变周围强化常见。肿瘤包裹了脾动脉（空箭头，f），可见继发脾脏的小梗死（箭头，g，h）。

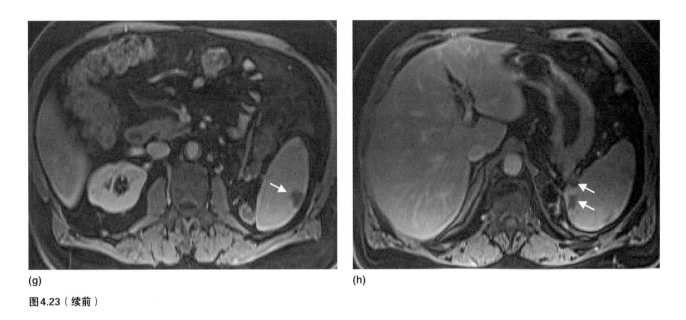

(g)

(h)

**图4.23**（续前）

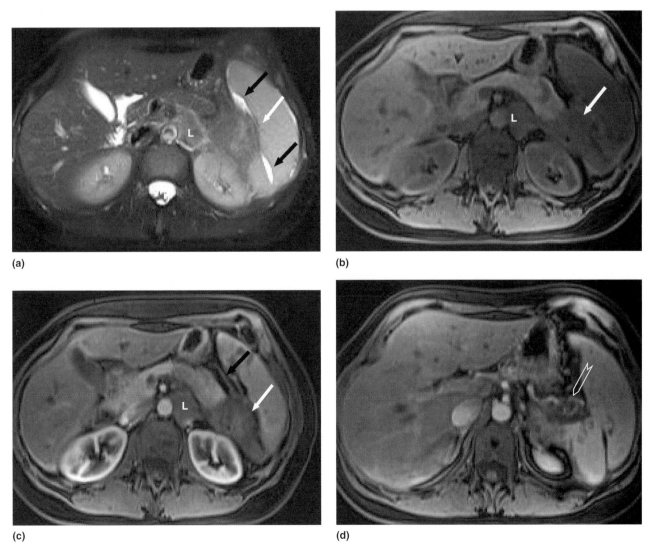

(a)

(b)

(c)

(d)

**图4.24** 起自胰尾的胰腺腺癌。横轴位T2加权SS-ETSE（a）、T1加权脂肪抑制SGE（b）、T1加权钆增强肝动脉为主期（c, d）

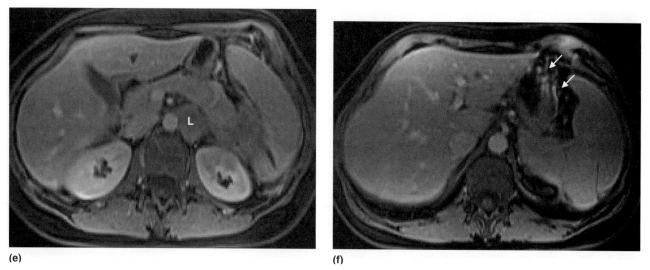

**图4.24（续前）**　与间质期（e，f）脂肪抑制3D-GE影像。胰尾增大，平扫（b）与钆增强肝动脉为主期（c）肿瘤与未受累胰腺间分界清晰。肿瘤包裹脾动脉（空箭头，d）。可见主动脉旁淋巴结肿大（L，a-c，e）。脾静脉血栓栓塞，可见短胃左－胃网膜静脉曲张（箭头，f）。另可见腹膜增厚与小量积液（黑箭头，a，c），可能为腹膜播散的相关改变。

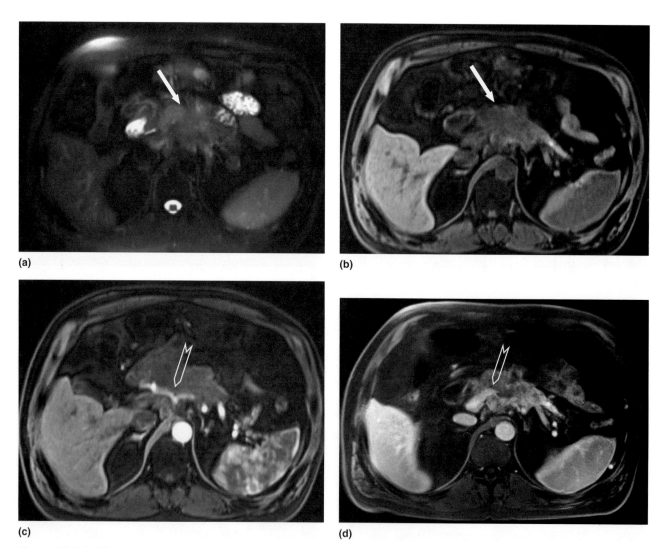

**图4.25**　胰腺癌分期：血管包裹与淋巴结肿大。横轴位T2加权SS-ETSE（a，e）、T1加权脂肪抑制SGE（b）、钆增强肝动脉为主期（c）与间质期（d，f）T1加权脂肪抑制3D-GE影像。肿瘤界限不清，T1加权脂肪抑制影像（b）与增强后即刻扫描影像（c）呈低信号，增强间质期强化弱（d），

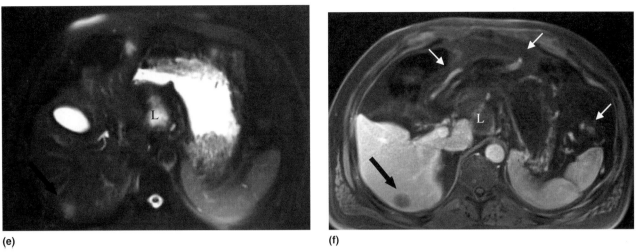

(e)

(f)

**图4.25（续前）** 肿瘤包裹了腹腔干的动脉分支与门静脉（空箭头,c,d）。可见脾静脉栓塞（空箭头,d）继发脾门与肠系膜静脉曲张（白箭头,f）。注意淋巴结肿大（L，e，f）与肝内转移瘤（黑箭头，e,f）。胰尾远侧萎缩。

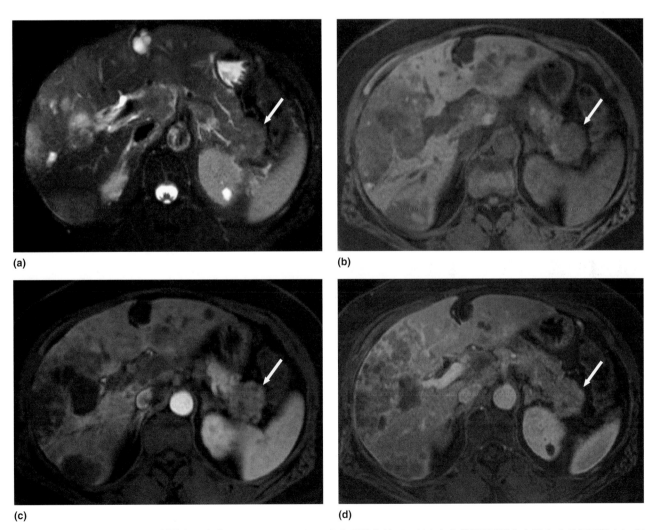

(a)

(b)

(c)

(d)

**图4.26　胰腺癌分期：侵犯胃。** 横轴位T2加权SS-ETSE（a，e）、T1加权脂肪抑制SGE（b）与钆增强肝动脉为主期（c）及间质期（d，f）T1加权脂肪抑制3D-GE影像。T1加权脂肪抑制SGE平扫（b）与钆增强后即刻SGE影像（c）显示肿瘤（箭头，a-d）更为清楚。肿瘤随时间渐进性强化与胰腺实质的强化廓清（d）使肿瘤-胰腺间的对比减弱。

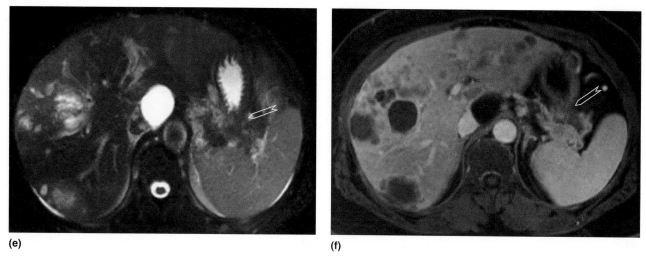

**(e)**　　　　　　　　　　　　　　　　**(f)**

**图4.26（续前）** 另外，影像（e，f）显示胃后壁侵犯（空箭头，e，f），同时可见多发转移瘤遍布全肝（a-f）及一些肝囊肿。

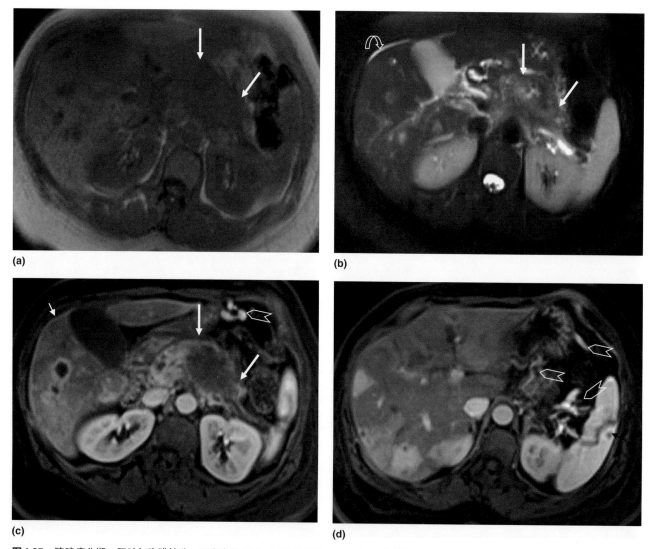

**(a)**　　　　　　　　　　　　　　　　**(b)**

**(c)**　　　　　　　　　　　　　　　　**(d)**

**图4.27　胰腺癌分期：肝脏与腹膜转移。** T1加权SGE（a）、T2加权SS-ETSE（b）与钆增强肝动脉为主期T1加权脂肪抑制3D-GE影像（c，d），示胰腺体部较大胰腺癌（长白箭头，a-c）；伴肝内多发转移瘤，呈周边强化。脾内也可见转移瘤（黑箭头，d）呈周边强化。腹膜表面呈板样强化（短箭头，c），符合腹膜转移。可见脾静脉栓塞，脾门与短胃左-胃网膜静脉曲张（空箭头，c，d）。注意腹腔内有游离液体（空弯箭头，b）。

由于初诊时通常没有肝转移，诊断胰腺癌最有帮助的影像表现是显示胰腺实质内的局灶性乏血管肿块。钆增强后即刻T1加权GE采集影像最有助于癌肿的检出（图4.13）[4,35-38]，此序列影像上所有部位的胰腺癌与胰腺组织均可很好显示，肿瘤边界清楚。T1加权脂肪抑制平扫也可很好地显示小肿瘤或胰尾的肿瘤，而胰头较大肿瘤T1加权脂肪抑制平扫并不能总是清楚地显示，原因见后文。常规自旋回波影像对胰腺癌的检出能力一般有限[39]。T2WI上，肿瘤信号通常仅略低于胰腺，因而显示困难。一项评价MRI，包括T1加权脂肪抑制自旋回波与钆增强即刻GE影像，对16例螺旋CT影像表现不能确定癌肿诊断患者胰腺癌的检出或除外的研究表明[37]，钆增强后即刻GE影像为胰腺癌检出最为敏感的方法，特别是胰头癌。钆增强后即刻GE与T1加权脂肪抑制平扫均可很好除外胰腺癌，并均优于螺旋CT影像（图4.13），这与Gabata等对这些MR序列与动态增强CT对照的研究结果[36]相似。

由于胰腺癌内丰富的纤维基质而血管相对稀少，增强早期肿瘤强化要低于周围正常胰腺组织[36]。因此，增强扫描动态增强毛细血管期发现这种富血管差异就非常重要（图4.13、4.19）[36,37]。薄层采集也有助于诊断，但因2D-SGE影像的高对比分辨率，8mm层厚也足以检出小的（＜1cm）胰腺癌。层厚5mm，采用相控阵线圈可获得满意的影像信噪比。较新MR系统的3D-GE技术可行3mm层厚采集，更有利于检出小胰腺癌（图4.13、4.20和4.21）。虽然钆增强后即刻扫描（毛细血管期）胰腺癌信号低于胰腺，但增强后≥1min（间质期）肿瘤强化不一[36]。增强间质期癌肿相对于胰腺的强化程度反映了与胰腺相比，肿瘤细胞外间隙与静脉引流量的大小。一般，较大胰腺肿瘤增强晚期呈持续低信号（图4.22、4.25），而较小肿瘤的信号强度不一，可为低信号到高信号。

T1加权脂肪抑制平扫影像上，胰腺癌表现为低信号肿块与高信号的胰腺组织分界清楚[4,36,37]。胰腺癌远侧的胰腺组织常呈低于正常胰腺的信号强度[36,37]。这种表现可能与主胰管阻塞、肿瘤远侧胰腺出现肿瘤相关的炎症有关。慢性炎症的胰腺可出现进行性的纤维化与腺体萎缩，腺内的蛋白液体减少[36,40]。这种病例的T1加权脂肪抑制平扫影像肿瘤显示差[36,37]。但钆增强后即刻GE影像可确定伴有胰腺导管阻塞癌肿的大小与范围[36,37]。显示代表周围胰腺的环形高强化常见于胰腺癌，特别是胰头癌，为有助于确定为限局性病变的重要

影像征象。这些肿瘤在慢性胰腺炎症轻度高强化的背景上呈低信号肿块，此时诊断多没有问题。癌肿累及胰尾时，肿瘤旁未受累胰腺在T1加权脂肪抑制影像上通常呈高信号（图4.23、4.24）。这与位于胰头的癌肿不同，反映出慢性胰腺炎仅发生于引起主胰管扩张的肿瘤远侧。另一可帮助鉴别癌肿与慢性胰腺炎的影像征象，是肿瘤部位胰腺的细小分叶状外缘形态消失；与之相反，慢性胰腺炎虽然也可以有胰腺局部增大，胰腺内的结构一般都可保留，MRI影像上仍保持分叶状，大理石样或羽毛状表现。钆增强后即刻扫描影像上，胰腺癌强化弱，没有清楚的内部结构，呈轻度不均质形态，而尽管慢性胰腺炎的强化也有减弱，但胰腺结构常依然保持。

一般来说，胰腺癌通常表现为局部肿块，钆增强后即刻扫描影像容易检出与定性，因为未受累胰腺呈更明显的强化，肿瘤与相邻未受累的胰腺间分界相对清楚[41]。胰腺癌偶可界限不清[41]，此时肿瘤界限模糊与相邻胰腺间没有清晰的分界，很难看到或看不到明确的肿块[41]。钆增强后即刻扫描影像上，这种边界不清的肿瘤可呈低强化，钆增强后2min脂肪抑制GE影像上，肿瘤强化可有轻度增高。这种表现常常见于放化疗后的胰腺癌（见后文），虽然不常见，但也可见于初诊肿瘤（图4.17）。一项研究显示，MRI表现为界限不清的胰腺导管癌，组织病理最常为中度分化到分化好的肿瘤，而局灶性界限清楚的癌肿病理则更多为低分化[41]。有助于与慢性胰腺炎鉴别的特征为临床症状（如疼痛，黄疸）出现的时间相对短，尽管病变体积较小，但胆管和（或）胰腺导管高度梗阻。

关于肿瘤的分期，应评价肿瘤的局部浸润范围与淋巴血管的受累情况；采用钆增强间质期（增强后1～10min）脂肪抑制GE影像来显示中等信号强度的肿瘤向低信号受压脂肪内的延伸（图4.24、4.25、4.26和4.27），而T1加权脂肪抑制平扫影像显示肿瘤呈低信号与受压背景脂肪间信号差异微小[36]。当肿瘤累及胰体或胰尾时，多序列，包括非脂肪抑制T1加权与钆增强间质期脂肪抑制T1加权影像结合，可很好显示相邻器官，如左侧肾上腺的侵犯（图4.26）。

薄层3D-GE影像显示肿瘤包裹血管最好，可做为横轴位的原始影像或冠状平面重组影像进行评价。冠状重组影像对确定肿瘤与进入肝门前门静脉间的关系、肿瘤与沿胰头内侧缘走行的肠系膜上静脉间的关系很有价值。钆增强后即刻GE影像对评价动脉是否通畅，钆增

强后即刻与45s后GE影像对评价静脉是否通畅有帮助（图4.25）。

比较CT与MRI两种影像方法，MRI增强间质期脂肪抑制序列影像显示腹膜转移更有效，优于CT[42, 43]，但如果不做增强间质期扫描，MR对肿瘤局部分期效果就会较差[44]。腹膜转移在脂肪抑制的黑暗背景上呈中度高信号，甚至腹膜病变体积很薄，相对呈线状时也显示明显（图4.24、4.27）。腹膜呈局部增厚或结节，恶性病变异常的可能性增大。

T2加权脂肪抑制与钆增强间质期脂肪抑制T1加权影像可很好地显示淋巴结，在两个序列影像上淋巴结均显示为低信号的脂肪抑制背景上中度高信号结节（图4.24、4.25）。T2加权脂肪抑制影像尤其有助于显示紧邻肝脏的淋巴结，中度高信号的结节与低信号的肝脏对比明显。钆增强间质期脂肪抑制GE影像上，淋巴结或肝实质均呈中度强化，因而肝门淋巴结不能明确显示。T2加权脂肪抑制影像上淋巴结呈明显高信号，有利于肝脏相邻的淋巴结检出，而钆增强脂肪抑制T1加权序列影像可见病变呈圆形，可进一步证实为淋巴结。在非脂肪抑制T1加权影像上，淋巴结低信号结节，而脂肪背景为高信号，淋巴结表现明显[45]，但对富含脂肪的腹膜后或肠系膜部位淋巴结检出的效果更好。冠状平面影像有助于病变定位。

胰腺癌肝转移一般外形不规则，常规或脂肪抑制T1加权影像上呈低信号，T2WI呈微弱高信号，增强后GE影像可见不规则环形边缘强化（图4.23、4.25、4.26和4.27）。转移病变的中央低信号反映了原发癌促结缔组织增生的特性[35]。这种转移瘤含水量低，乏血管的性质可分别用于与囊肿及血管瘤鉴别，甚至小至1cm的肿瘤也可鉴别。钆增强后即刻扫描影像可见病变周围肝实质界限模糊的一过性高强化，类似表现更多见于结肠癌肝转移。胰腺癌肝转移较结肠癌肝转移更多呈典型的楔形，并更明显。伴有明显楔形强化，同时发生的多发肝转移常较小，富血管，位于肝被膜下。80%以上的患者可见被膜下富血管的小转移瘤，其中高达20%的患者可为肝转移瘤的唯一表现形式[46]。胰腺癌患者MRI的理想应用包括：①检出小的，相应胰腺外形改变不明显的肿瘤（T1加权脂肪抑制平扫与钆增强后即刻GE影像对比分辨率高）；②为影像引导下活检明确肿瘤的部位；③评价肿瘤的血管侵犯；④相关肝脏病变的确定与定性；⑤确定是否有淋巴结与腹膜转移。CT显示胰头增大，但肿块不

明确的患者，MRI检查尤有意义。

手术切除仍为胰腺癌患者的主要治疗方法[27, 47]；因此，更早发现可治疗病变可提高患者的存活率。Benassai等[47]2000年报告了与Whipple手术（胰十二指肠切除）后患者实际5年生存率改进的相关因素，发现淋巴结阴性患者5年生存率好于淋巴结阳性患者（41.7%对7.8%，$P < 0.001$），较小肿瘤（<3cm）5年生存率高于较大肿瘤（33.3%对8.8%，$P < 0.006$）。手术切缘阴性患者的5年生存率为23.3%，而没有手术切缘阳性患者生存时间可达13个月（$P < 0.001$）。Ariyama等[48]的另一研究显示肿瘤<1cm的患者5年生存率为100%。MRI，特别是3.0T MRI最适于检出这种小肿瘤及其小转移瘤，以及血管及相邻器官结构的微小受累。

### 低分化癌

偶尔，由于分化过低或细胞间变过于严重，恶性胰腺癌可能无法分类。这些癌肿可能与胰岛细胞瘤相似，呈T2高信号，伴有富血管的广泛肝转移。低分化癌的不同表现尚不明确。

### 腺泡细胞癌

腺泡细胞癌为胰腺外分泌腺罕见的原发肿瘤，约为胰腺癌的1%，发生年龄为50～80岁。Tatli等[49]于2005年描述了这种肿瘤的CT与MRI表现。这种肿瘤一般呈外生性，卵圆形或圆形，界限清楚，乏血管。小肿瘤一般为实性，而较大肿瘤几乎无一例外地有囊变，代表坏死、出血，偶可见肿瘤内无形态的钙化，呈无信号区（图4.28）[49, 50]。

### 化疗／放疗后的胰腺导管腺癌

化疗与放射治疗后，肿瘤、胰腺与周围脂肪组织发生形态与病生理改变。约50%的患者MRI可见肿瘤体积减小及周围纤维化反应与临床反应相关。然而，相当比例的患者肿瘤边缘与周围背景胰腺组织间的分界不清，此时评价肿瘤大小极其困难。而且一些患者治疗后，影像可显示与慢性胰腺炎急性发作相同的征象。尽管此时肿瘤本身已有减小，两种病变影像均可显示胰腺组织异常信号增高。评估治疗反应是对影像的挑战（图4.29）。

### 神经内分泌瘤

胰腺神经内分泌瘤（NET）以前称为胰岛细胞瘤，因当时认为肿瘤起源于朗格汉斯岛；然而，有证据显示这些肿瘤起源于导管上皮内的多能造血干细胞[51]。胰腺神经内分泌瘤占所有胰腺肿瘤的1%～2%。大多

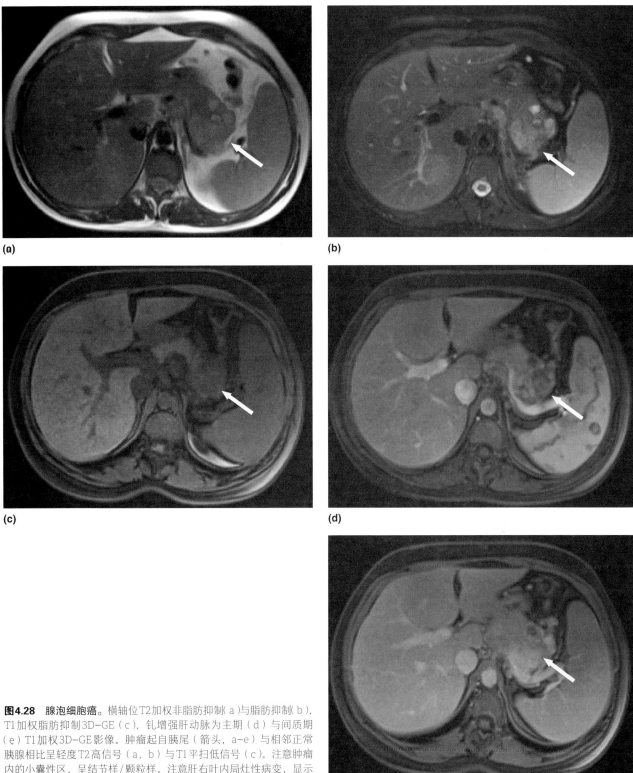

(a)

(b)

(c)

(d)

(e)

**图4.28**　**腺泡细胞癌。**横轴位T2加权非脂肪抑制( a )与脂肪抑制( b ), T1加权脂肪抑制3D-GE ( c ), 钆增强肝动脉为主期 ( d ) 与间质期 ( e ) T1加权 3D-GE影像。肿瘤起自胰尾 ( 箭头, a-e ) 与相邻正常胰腺相比呈轻度T2高信号 ( a, b ) 与T1平扫低信号 ( c )。注意肿瘤内的小囊性区, 呈结节样/颗粒样。注意肝右叶内局灶性病变, 显示为轻度T2高信号 ( a, b ) 与T1低信号 ( c )。( 感谢亚利桑那大学的Diego Martin MD PhD 与 Bobby Kalb MD 提供病例 )。

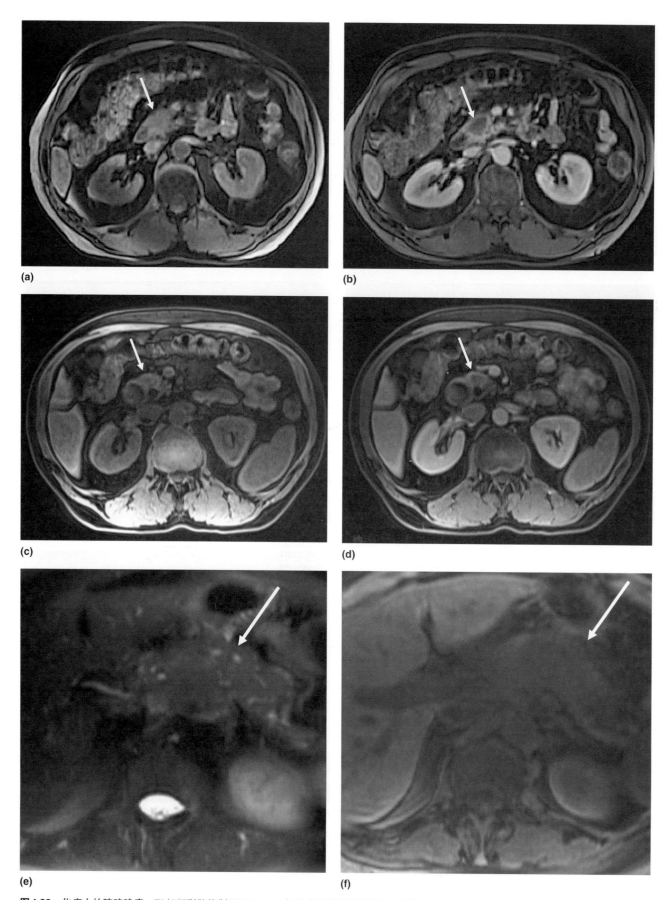

**图4.29　化疗中的胰腺腺癌。**T1加权脂肪抑制SGE（a，c）与T1加权钆增强肝动脉为主期（b，d）。胰头癌（箭头，a-d）患者化疗前（a，b）与化疗后（c，d）相继2次检查的影像。横轴位T2加权SS-ETSE（e，h），T1加权脂肪抑制SGE（f，i），

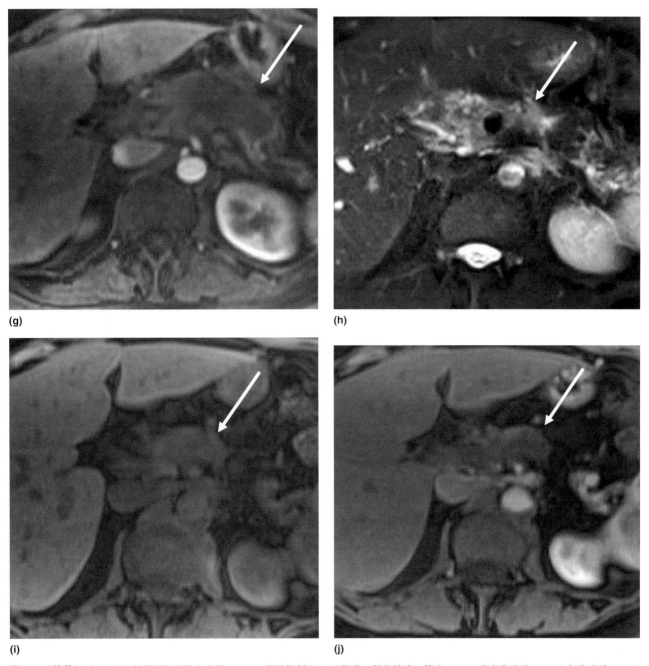

(g)

(h)

(i)

(j)

**图4.29（续前）** 与T1加权钆增强肝动脉为主期（g，j）脂肪抑制3D-GE影像。胰体腺癌（箭头，e-j）患者化疗前（e-g）与化疗后（h-j）相继2次MR检查。两例均可见开始治疗后肿瘤变小，界限欠清。

数病例为散发，但也可见与综合征相关，如1型多发内分泌瘤病、von Hipple-Lindau综合征、神经纤维瘤病1型与结节硬化等。NET分为有功能性与无功能性肿瘤。

有功能性肿瘤可有激素分泌造成的内分泌异常[52]。功能性NET几乎总是由生化检查确立诊断，影像的作用

为精细确定肿瘤的部位。

最常见的胰腺内分泌瘤为胰岛素瘤与胃泌素瘤[53]，其次是无功能性或未能分类肿瘤。根据作者的经验，大多数临床或免疫组化证实的胰腺NET为胃泌素瘤[54]。无功能性肿瘤占胰腺内分泌瘤的15%~20%，多有因肿瘤巨大或转移病变引起的症状。一般来说，因为过多产

生激素而出现临床表现，有功能性肿瘤多在早期肿瘤较小时发现。

根据组织学的表现不能诊断胰腺内分泌瘤是否是恶性，而是根据有转移或胰腺外的局部侵犯确定肿瘤的恶性性质。

胰岛素瘤为最常见的良性肿瘤，约60%的胃泌素瘤是恶性肿瘤，几乎所有其他类型的内分泌瘤，包括无功能性肿瘤，绝大部分为恶性。

肿瘤的形态特点不一，小肿瘤一般为实性，质地均匀，而较大肿瘤质地不均，伴有囊性退变与钙化。

因为MR的许多技术均可很好显示这种肿瘤，MR特别适于胰腺内分泌瘤的诊断。在MRI T1加权脂肪抑制影

像上，内分泌瘤呈低信号，信号不均，钆增强后即刻GE扫描呈环形或弥漫不均匀强化，T2脂肪抑制影像上肿瘤呈高信号（图4.30、4.31、4.32、4.33、4.34、4.35、4.36、4.37和4.38）[54]。典型肿瘤富含血管，因而增强动脉/胰腺期强化明显；但评价此种征象一定要小心，尽管这些肿瘤较正常胰腺强化更快、更明显，但在增强动脉期也可呈等信号，因为正常胰腺同样富含血管。

恶性的可能性随肿瘤增大而增加，大于5cm的肿瘤常为恶性病变。但即便是恶性肿瘤，其生长也很缓慢，预后好于导管腺癌[55, 56]。重要的是NET与其他胰腺肿瘤的鉴别，特别是导管腺癌，因为两种病变的预后与治疗不同。

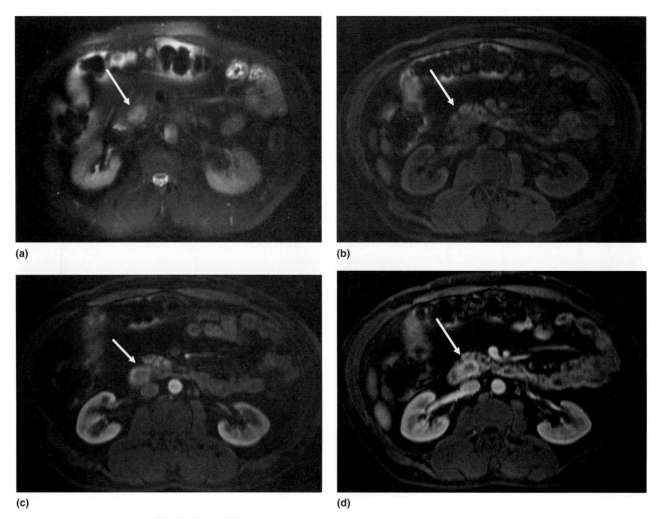

(a)　　　　(b)

(c)　　　　(d)

**图4.30　发生于"胃泌素瘤三角"的胃泌素瘤。** 横轴位T2加权SS-ETSE( a ),T1加权脂肪抑制SGE( b )，钆增强肝动脉为主期( c )与肝静脉期( d, f) T1加权脂肪抑制3D-GE影像。病变（箭头，a-d）呈T2高信号（a），钆增强后即刻扫描影像可见周边环形强化。胃泌素瘤最常发生于胰头区，包括胰头、十二指肠、胃与淋巴结，称之为胃泌素瘤三角的区域。

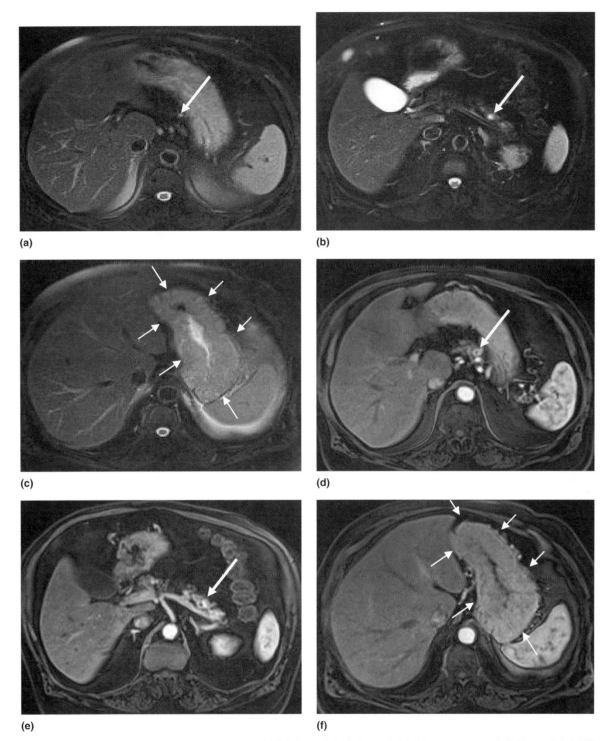

**图4.31** 多发胰腺胃泌素瘤位伴胃壁增生( Zollinger–Ellison综合征 )。T2加权自由呼吸脂肪抑制SS-ETSE( a-c )与钆增强肝动脉为主期( d-f )T1加权SGE影像，显示多发<1cm的胃泌素瘤位于胰腺体部（箭头，a，b，d，e）。病变呈T2高信号（a，b），钆增强即刻期可见周边明显环形强化（d，e）。胃黏膜皱襞明显，钆增强即刻期也呈明显强化（箭头，c，f）。注意T2加权自由呼吸脂肪抑制SS-ETSE影像可有效显示此种肿瘤。呼吸平均T2加权序列可造成影像模糊，可能掩盖小的肿瘤影像。

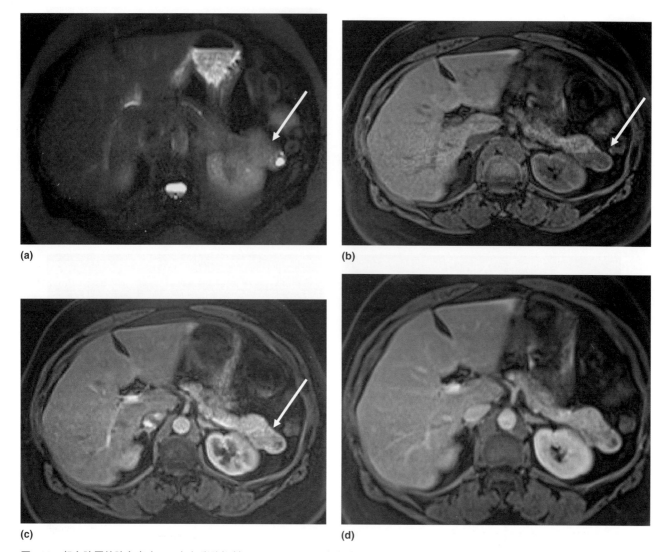

(a)

(b)

(c)

(d)

**图4.32** **起自胰尾的胰岛素瘤。**T2加权脂肪抑制SS-ETSE（a），T1加权脂肪抑制SGE（b），钆增强肝动脉为主期（c）与肝静脉期（d）T1加权脂肪抑制3D-GE影像。肿瘤（箭头，a-c）呈T2高信号（a），T1加权脂肪抑制影像上呈低信号（b），钆增强后即刻期明显强化（c）。注意肿瘤虽然强化明显，增强动脉期可呈等信号（c），因为正常胰腺实质同样富含血管。因此，T1加权脂肪抑制平扫影像肿瘤显示最好（b）。

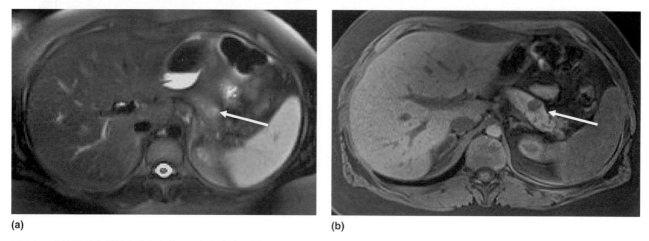

(a)

(b)

**图4.33** **起自胰腺体部的小胰岛素瘤。**T2加权脂肪抑制SS-ETSE（a），T1加权脂肪抑制SGE（b），

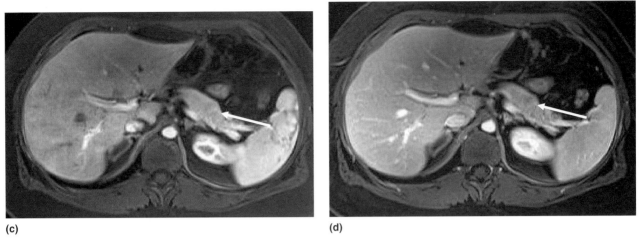

**(c)**                                                   **(d)**

**图4.33（续前）** 钆增强后肝动脉为主期（c）与肝静脉期（d）T1加权脂肪抑制3D-GE影像。小肿瘤（箭头，a-d）显示为T2高信号（a），T1加权脂肪抑制影像呈低信号（b），钆增强后即刻影像明显强化（c），肝静脉期强化轻度廓清（d）。再一次看到T1加权脂肪抑制平扫影像显示肿瘤最好。

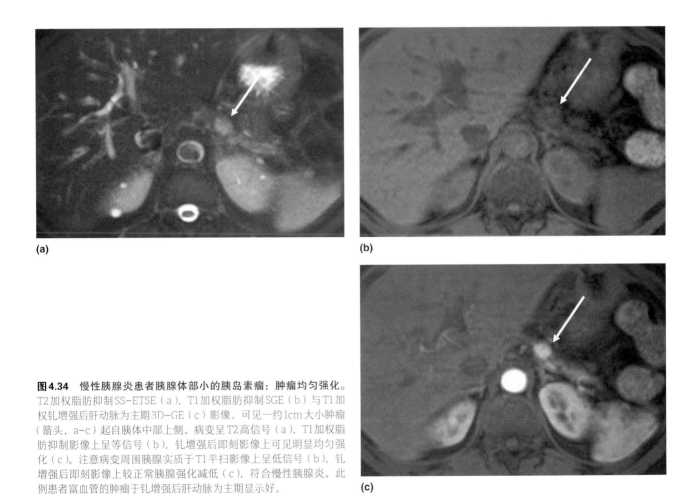

**(a)**                                                   **(b)**

**图4.34** 慢性胰腺炎患者胰腺体部小的胰岛素瘤：肿瘤均匀强化。T2加权脂肪抑制SS-ETSE（a），T1加权脂肪抑制SGE（b）与T1加权钆增强后肝动脉为主期3D-GE（c）影像。可见一约1cm大小肿瘤（箭头，a-c）起自胰体中部上侧。病变呈T2高信号（a），T1加权脂肪抑制影像上呈等信号（b），钆增强后即刻影像上可见明显均匀强化（c）。注意病变周围胰腺实质于T1平扫影像上呈低信号（b），钆增强后即刻影像上较正常胰腺强化减低（c），符合慢性胰腺炎。此例患者富血管的肿瘤于钆增强后肝动脉为主期显示好。

**(c)**

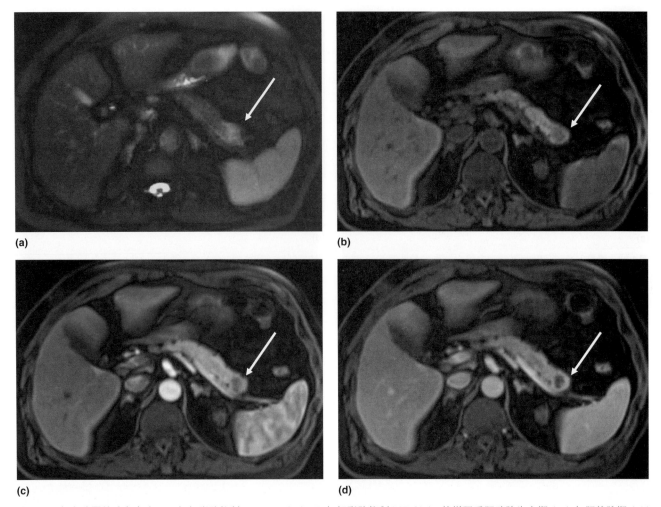

**图4.35　起自胰尾的胰岛素瘤。** T2加权脂肪抑制SS-ETSE（a），T1加权脂肪抑制SGE（b），钆增强后肝动脉为主期（c）与肝静脉期（d）3D-GE影像。与相邻正常胰腺相比，肿瘤（箭头，a-d）呈T2高信号（a），T1加权脂肪抑制影像上呈低信号（b）。钆增强后即刻（c）与肝静脉期（d）可见环形强化。

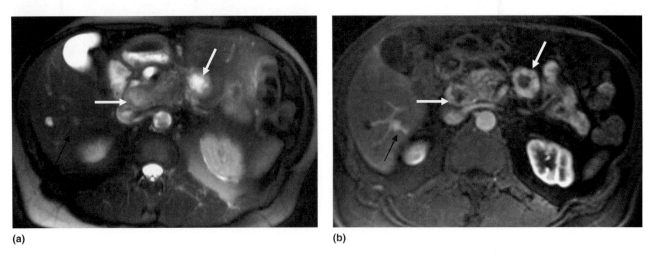

**图4.36　无功能NET。** 3.0 T MR T2加权脂肪抑制SS-ETSE（a）与钆增强后肝动脉为主期（b，d）及肝静脉期（c，e）T1加权脂肪抑制3D-GE影像示无功能NET（白箭头，a-c）及其肝转移。肿瘤（白箭头，a-c）位于胰头与胰腺体部。肿瘤有中央坏死，同时可见肝内一富血管的小转移瘤（黑箭头，a-c），增强肝动脉为主期明显强化，肝静脉期强化消退；肝内另可见一富血管的大转移瘤，增强肝动脉为主期强化明显（d），增强晚期周边强化廓清而中央强化增高（e）。注意位于肝右叶的肝囊肿。

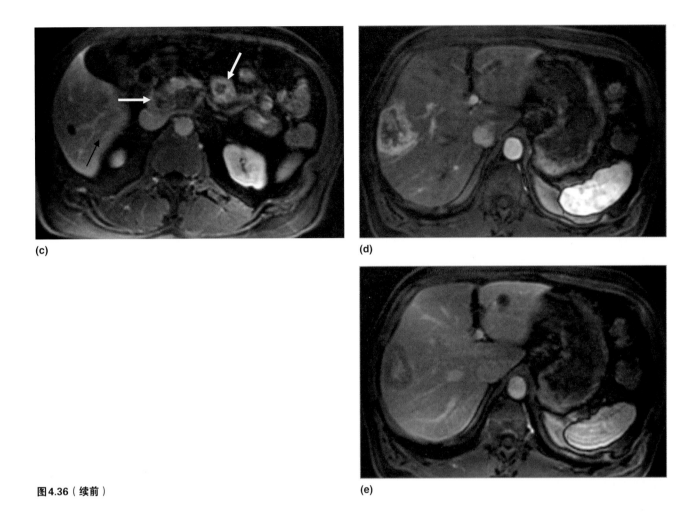

(c)

(d)

(e)

图4.36（续前）

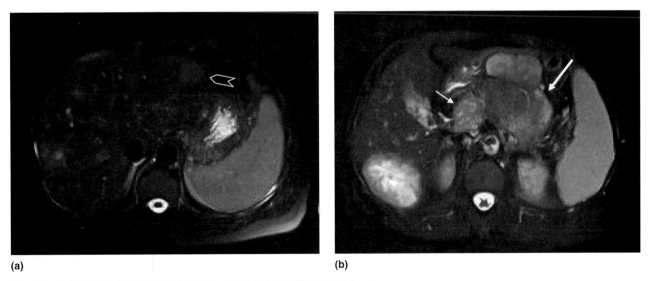

(a)

(b)

图4.37　无功能神经内分泌瘤伴瘤栓与肝转移。T2加权脂肪抑制SS-ETSE（a，b），

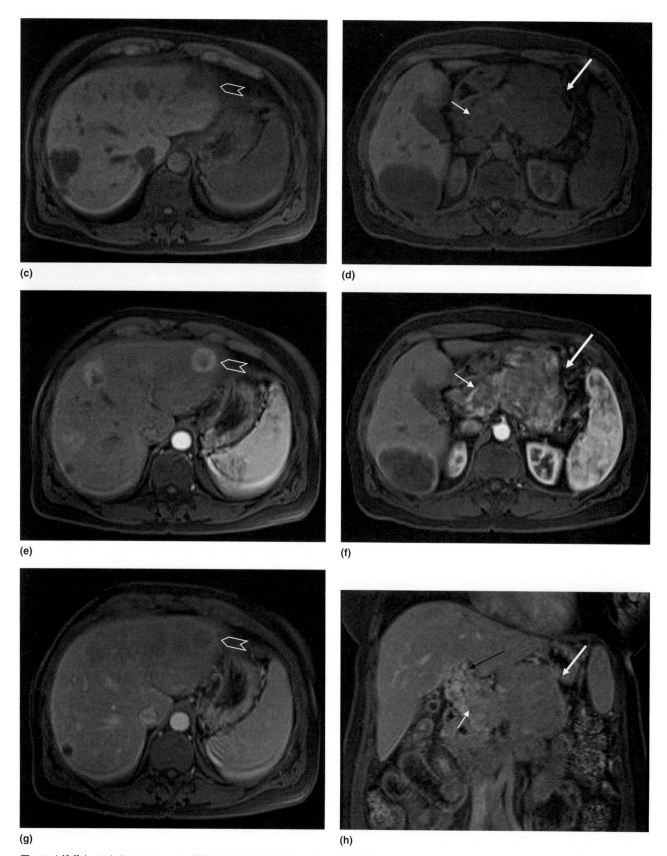

(c)

(d)

(e)

(f)

(g)

(h)

**图4.37（续前）** T1加权SGE（c,d），钆增强后肝动脉为主期（e,f）与肝静脉期（g,h）3D-GE影像。可见一大肿块起自胰腺体部（长箭头，b, d, f, h），呈中度明显不均匀强化（f）。可见膨隆状瘤栓（短白箭头，b, c, f, h）延伸进入门静脉，伴相关肝门侧支循环静脉（黑箭头，h）。同时可见肝转移瘤（空箭头，a, c, e, g），呈早期强化，晚期强化廓清。

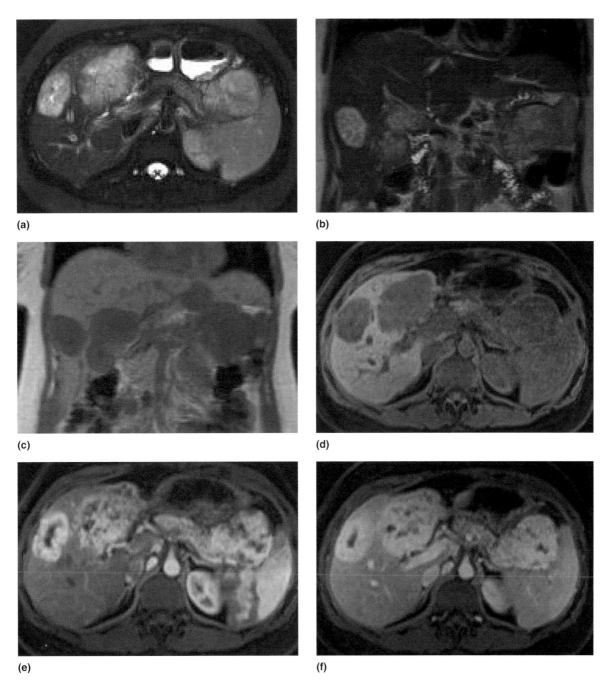

**图4.38** 无功能NET伴肝转移。横轴位T2加权脂肪抑制SS-ETSE（a），冠状T2加权SS-ETSE（b），冠状T1加权2D-GE（c），T1加权脂肪抑制3D-GE（d）与钆—肝动脉为主期（e）及肝静脉期（f）T1加权3D-GE影像，示胰尾较大富血管肿块。肝内富血管的大转移瘤呈明显不均匀强化，并持续到增强晚期。

鉴别绝大多数胰腺内分泌瘤与导管腺癌的征象包括T2加权影像上呈高信号，钆增强后即刻扫描呈均匀高强化，伴有富血管的肝转移瘤[57]与没有胰腺导管梗阻及血管包裹。由于内分泌瘤极少阻塞胰腺导管，T1加权脂肪抑制影像上背景胰腺常呈高信号，大部分病例低信号

的肿瘤显示清楚[57,58]。与经常发生静脉栓塞的胰腺导管癌不同，栓塞极少见于NET。然而有时也可发生栓塞并可能为瘤栓，但罕见（图4.37）[59]与胰腺导管腺癌通常合并的纯血栓不同（图4.37）[59]。内分泌瘤一般没有腹膜转移和（或）局部淋巴结增大，而这些却是胰腺

导管腺癌的特征性表现。

## 胃泌素瘤（G 细胞瘤）

佐-埃综合征（Zollinger-Ellison syndrome）定义为临床的三联征：胃泌素瘤，胃分泌过多与顽固性消化性溃疡。溃疡位于十二指肠球后或空肠，特别是多发时提示胃泌素瘤的诊断。佐-埃综合征患者的食管炎并不少见。

胃泌素瘤最常发生于胰头区，包括胰头、十二指肠、胃与淋巴结，称为胃泌素瘤三角（图 4.30）[33]。三角的解剖边界为作为三角顶点的肝门与十二指肠第 2 与第 3 段形成的底边。虽然胃泌素瘤通常单发，也可见到多发胃泌素瘤，特别是多发内分泌瘤综合征 1 型的患者，可见多发胰腺与十二指肠内分泌瘤[44, 60, 61]。

与胰岛素瘤不同，胃泌素瘤并非总是富血管肿瘤，发现时肿瘤平均为 4cm[62]。肿瘤大于 3cm 时 CT 能可靠检出肿瘤，但较小肿瘤的检出较差[63]。常规自旋回波 MRI 检出胃泌素瘤的能力也有限[64, 65]。但采用最新技术的 MRI 可有效检出直径 < 1cm 的肿瘤。T1 加权脂肪抑制影像上胃泌素瘤为低信号，T2 加权脂肪抑制影像上呈高信号，钆增强后即刻 GE 影像可见周边环形强化（图 4.30、4.31）[58]。原发肿瘤与肝转移瘤均可见这些影像征象。钆增强影像上病变中央低信号区代表中央部位乏血管。病变偶可呈囊性。原发肿瘤的环形强化厚度极其不一，其厚度代表肿瘤的富血管程度。如果环形强化很薄，影像显示困难，因为与周围胰腺实质的强化相近。胃泌素瘤也可发生于胰腺外，脂肪抑制 T2WI 检出这些信号抑制的脂肪背景内的高信号肿瘤尤为有效（图 4.30）。多发胃泌素瘤可散在分布于整个胰腺，肿瘤常小。T2 加权自由呼吸 ETSE 可有效显示肿瘤，因为呼吸平均 T2 加权序列可造成影像模糊，掩盖小肿瘤的影像（图 4.31）。

胃泌素瘤的胃肠道影像表现包括胃黏膜皱襞增厚（肥厚性胃病）与钆增强早期 GE 影像上黏膜的明显强化（图 4.31），食管强化程度增高与近侧小肠异常强化和（或）肠壁异常增厚。这些表现反映了消化性溃疡的炎性改变与胃泌素促使胃黏膜增生。

内分泌瘤肝转移一般 MRI 显示好。胃泌素瘤的转移大小、外形多相近均一[57]，一般为富血管，钆增强即刻期 GE 影像上呈明显环形强化。与胰腺导管癌的转移瘤不同，尽管有明显的肝动脉供血，胃泌素瘤见不到边界模糊的病变周围强化。在 T2 加权脂肪抑制影像上，病变

典型表现为明显高信号，界限清楚，可能会与也是早期明显强化，界限清楚的血管瘤相混淆，但神经内分泌瘤转移的强化方式不同。钆增强后即刻扫描，神经内分泌瘤转移呈均匀的环形强化并随时间强化廓清[54]，而血管瘤钆增强后即刻期则呈不连续的周边结节状强化，伴向心性渐进强化（关于血管瘤的讨论见第二章"肝脏"）。由于 MRI 对对比剂的敏感度更高，静脉内团注对比剂更快，影像的时间分辨率更高，MR 显示这些影像表现要优于 CT[54]。周边强化的环可厚、可薄与病变富血管程度相关。偶尔可见厚的周边强化呈周边为基底的轮辐样强化。钆增强后系列扫描，胃泌素瘤肝转移可出现向心性强化。富血管的胃泌素瘤肝转移常见周边强化廓清。

## 胰岛素瘤

胰岛素瘤为最常见的胰腺内分泌瘤，常有活动性内分泌功能。由于症状明显，患者临床就诊时肿瘤常小（< 2cm）[62]。患者有低血糖的体征与症状。胰岛素瘤通常富血管，由于肿瘤小且富含血管，有报告认为血管造影对肿瘤的检出优于 CT[66]。MRI 有更多不同类型的数据采集，对比增强的敏感性高，对这些小肿瘤的检出可能优于血管造影（图 4.32、4.33、4.34 和 4.35）。

胰岛素瘤呈 T1 低信号、T2 高信号，T1 加权脂肪抑制影像上显示清楚（图 4.33）[58]。钆增强后即刻 GE 影像上，小的胰岛素瘤呈均匀强化（图 4.33）[57]。直径大于 2cm 的较大肿瘤常呈环形强化。胰岛素瘤肝转移典型表现为环状强化，而小的转移瘤多呈均匀强化。小的转移瘤常显示为增强毛细血管期的一过性强化，增强后 1min 强化消退。

## 胰高血糖素瘤，生长抑素瘤，舒血管肠肽瘤与 ACTH 瘤

与胰岛素瘤及胃泌素瘤相比，这些内分泌瘤相当罕见，通常为恶性，诊断时即有肝转移[52, 62, 67-71]。原发于胰腺的胰高血糖素瘤与生长抑素瘤 MR 影像上呈质地不均的大肿瘤[68-71]，T1 加权脂肪抑制影像上通常呈中度低信号，T2 加权脂肪抑制影像呈中度高信号，钆增强后即刻扫描不均匀强化[67]。肝转移瘤常常外形、大小不一与通常为均一的胃泌素瘤肝转移不同[57]。钆增强后即刻 GE 影像上，可见肝转移瘤呈周边轮辐样强化。富血管的肝转移瘤钆增强后即刻 GE 影像显示最好，优于螺旋 CT[67]。脾转移并非少见。

ACTH 瘤可呈大的、不均匀强化的原发肿瘤，伴小

的、富血管的肝转移瘤。其表现与胰高血糖素瘤及生长抑素瘤相似。

舒血管肠肽瘤（VIPoma）影像表现特点为原发肿瘤小，但可有较大、广泛的肝转移。早期甚至有原发肝脏舒血管肠肽瘤而未见胰腺原发肿瘤的报告，可能原发胰腺肿瘤极小而未能检出。

## 无功能性神经内分泌瘤

内分泌肿瘤特异性免疫组化染色或血清化验阴性时，便没有特殊命名，由于临床症状不明显，发现时肿瘤多较大。这些肿瘤的影像表现与胰高血糖素瘤及生长抑素瘤相似（图4.36、4.37和4.38）。诊断时一般已有肝转移。胰腺神经鞘瘤（图4.39）可与内分泌瘤及其他胰腺恶性肿瘤相似。

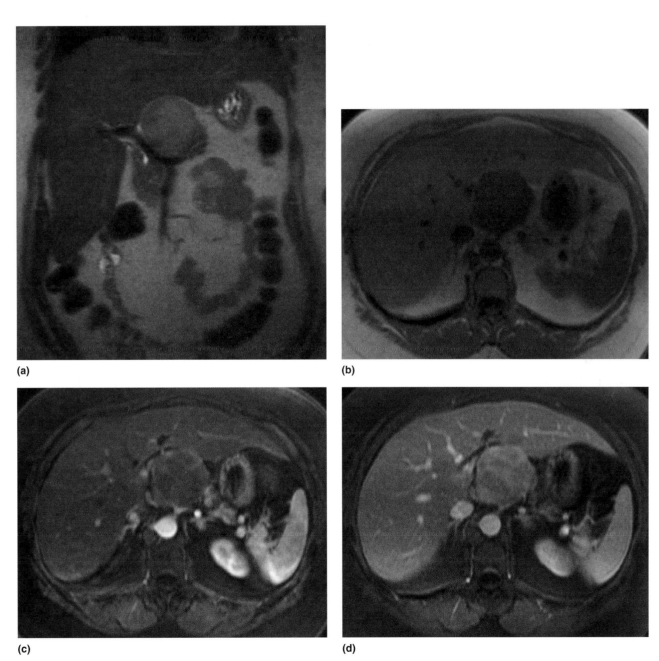

**(a)**　　　　　　　　　　　　　　　　　**(b)**

**(c)**　　　　　　　　　　　　　　　　　**(d)**

**图4.39　胰腺神经鞘瘤。** 冠状T2加权SS-ETSE（a），T1加权SGE（b）与钆增强后肝动脉为主期（c）与肝静脉期（d）T1加权脂肪抑制3D-GE影像，示胰腺神经鞘瘤。肿瘤界限很清楚，如同其他神经源性肿瘤一样，呈T2明显高信号。钆增强后肿瘤显示渐进性不均匀强化。病变位于门静脉旁，腹腔干分支之间，造成腹腔干分支增宽。

## 类 瘤

类癌偶可起源于胰腺。胰腺类癌起自胃肠胰腺神经内分泌系细胞[54]。类癌发现时一般较大，伴有肝脏多发转移（图4.40）。胰腺可局灶性或弥漫性受累。肿瘤一般呈T1轻度低信号、T2中度高信号，钆增强后即刻扫描呈弥漫性不均匀强化[54]。虽然肝转移瘤强化明显，原发肿瘤强化可较轻。肝转移瘤大小不一，多呈明显强化与NET肝转移瘤相似。

## 实性与乳头状上皮肿瘤（乳头状囊性瘤）

一般认为这种肿瘤为良性肿瘤，偶有病例显示为潜在低度恶性病变。实性与乳头状上皮瘤最常见于20～40岁女性[72]。肿瘤大体表现为有包膜的肿块，切面可见出血、坏死区与囊性间隙。包膜与肿瘤内侧部分可含有钙化。结合临床资料，实性与乳头状上皮瘤的MRI表现可作出诊断。MR表现为大的、包膜完整的肿块，可见局

灶性无信号的钙化与出血性退变区（呈液体－碎屑液平或符合出血演变产物的信号）。有这些表现的肿块，患者为年轻女性即可诊断此病[73]。一项关于实性与乳头状上皮肿瘤表现的研究发现，所有肿瘤均界限清楚，有中央T1高信号区[72]，代表出血性坏死。是否有出血可与肿瘤大小有关，较小的肿瘤可表现为不均质但可没有明显出血（图4.41）。

## 淋巴瘤

非霍奇金淋巴瘤可累及胰腺周围淋巴结或可直接侵犯胰腺[74]。T1加权脂肪抑制影像上，胰腺周围淋巴结呈中等信号强度，可与高信号的胰腺鉴别。胰腺侵犯显示为T1加权脂肪抑制影像上胰腺的正常高信号消失。

原发性胰腺淋巴瘤罕见，占结外淋巴瘤的2%，胰腺肿瘤的0.5%[75]。由于一般一线治疗——化疗是有效的，可获得病变长期退缩或消退。大多数患者无需手术。

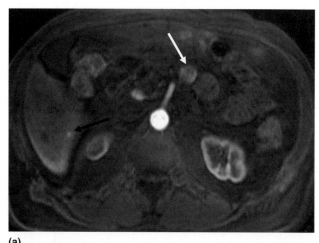

(a)

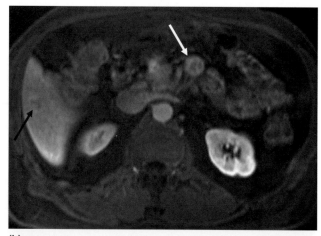

(b)

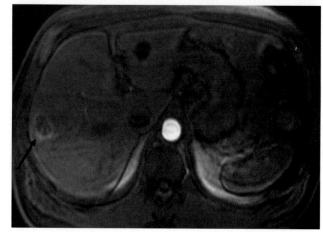

(c)

**图4.40 胰腺类癌。**3.0 T MR 钆增强后肝动脉为主期（a，c）与肝静脉期（b）T1加权脂肪抑制3D-GE影像示类癌。肿瘤（白箭头，a，b）位于胰腺体部，呈明显不均匀强化。同时可见肝内多发富血管的转移瘤（黑箭头，a-c）。

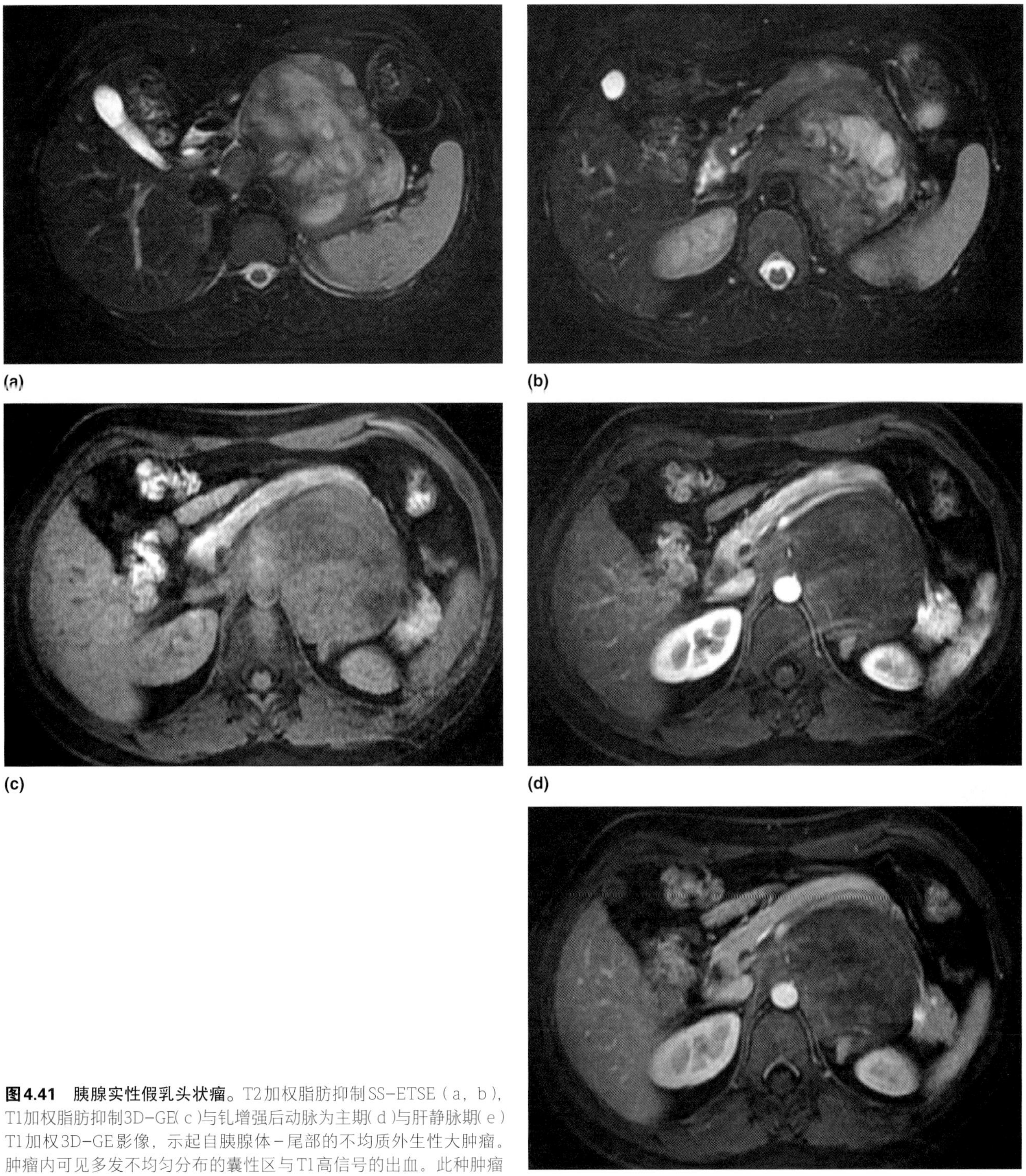

(a)

(b)

(c)

(d)

(e)

**图4.41**　**胰腺实性假乳头状瘤**。T2加权脂肪抑制SS-ETSE（a，b），T1加权脂肪抑制3D-GE（c）与钆增强后动脉为主期（d）与肝静脉期（e）T1加权3D-GE影像，示起自胰腺体-尾部的不均质外生性大肿瘤。肿瘤内可见多发不均匀分布的囊性区与T1高信号的出血。此种肿瘤偶尔可显示有血管结构包裹。

胰腺淋巴瘤有两种形态类型：局灶型（图4.42）与弥漫型（图4.43）。局灶型病变80%发生于胰头，可与胰腺癌相似。

在MRI上，淋巴瘤呈T1低信号、T2中等信号。有助于鉴别胰腺淋巴瘤与导管腺癌的征象包括：胰头膨胀生长的肿瘤，主胰管无扩张或增宽轻微（图4.43）、肾静脉水平以下的淋巴结肿大与肿瘤侵袭性生长，浸润腹膜后与上腹部器官。淋巴瘤侵犯血管较胰腺腺癌少见[8]。另外，原发性或继发性胰腺淋巴瘤CA19.9水平通常没有增高。

伯基特淋巴瘤更倾向于累及腹腔内器官与结构，包括肠道、胆囊、腹膜与胰腺。

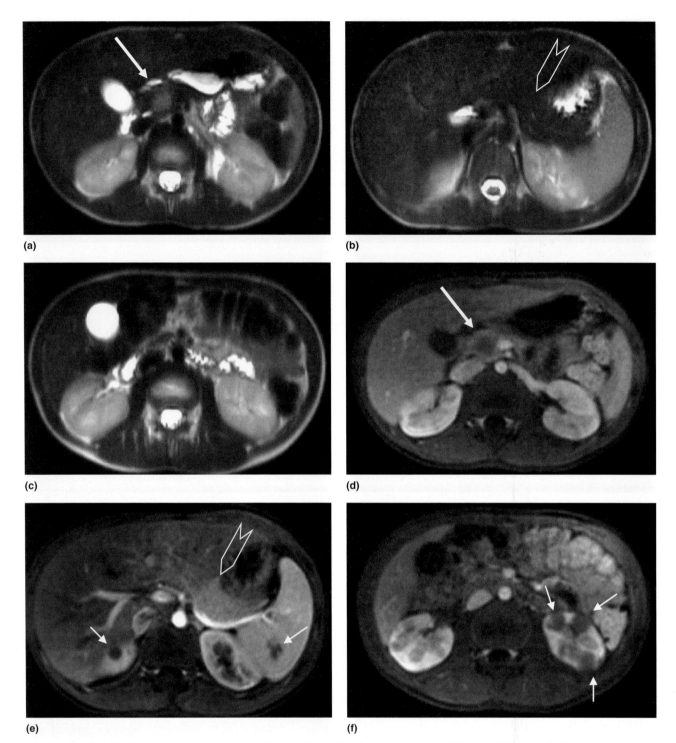

**图4.42 淋巴瘤，继发型。**T2加权SS-ETSE（a-c）与T1加权钆增强后影像（d-f），可见位于胰头的乏血管病变（箭头，a，d）。胰尾表现正常，无胰腺导管扩张或胰腺实质萎缩（空箭头，b，e）。同时可见肾脏与脾脏病变（短箭头，e，f）。

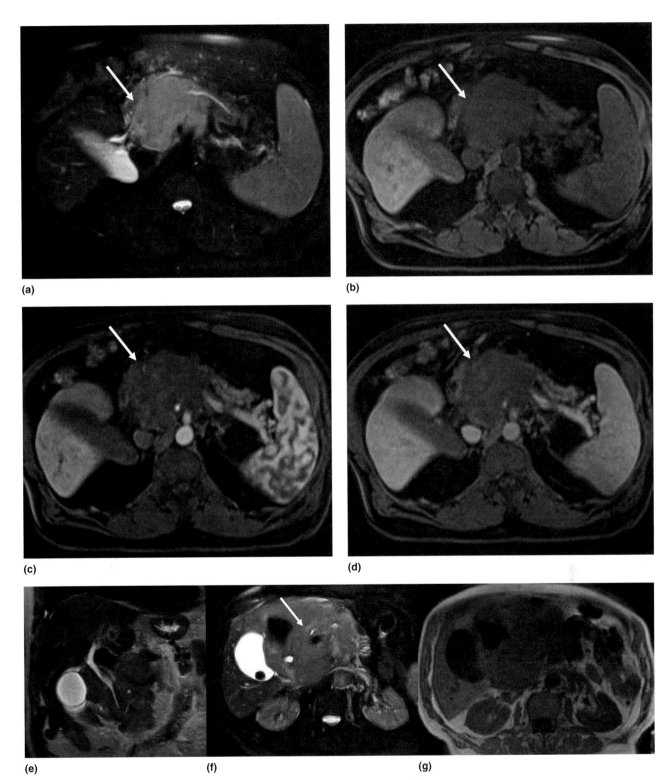

**图4.43 淋巴瘤：原发型。** T2加权脂肪抑制SS-ETSE（a），T1加权SGE（b）与钆增强后肝动脉为主期（c）与肝静脉期（d）3D-GE影像，示位于胰头的大肿块（箭头，a-d），呈T2中等信号（a）、T1低信号（b）。尽管肿瘤很大，但远侧胰腺导管扩张及胰腺实质萎缩轻微。钆增强后影像（c，d）示肿瘤呈乏血管方式强化。肿块诊断为肾移植后淋巴瘤（移植后淋巴增生性病变）。冠状T2加权SS-ETSE（e），横轴位T2加权SS-ETSE（f），T1加权2D-GE（g），

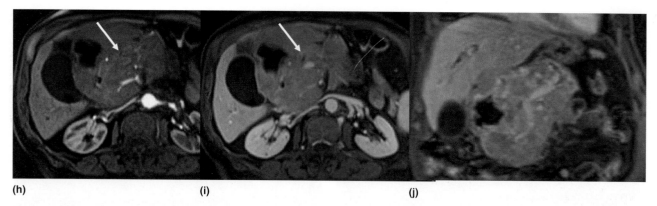

**(h)**　　　　　　　　　　　　　　　**(i)**　　　　　　　　　　　　　　　**(j)**

**图4.43（续前）** 钆增强后横轴位T1加权肝动脉为主期（h），肝静脉期（i）与冠状间质期（j）3D-GE影像，可见一大肿块包裹了十二指肠，胃的远侧部，胰腺（箭头，f，h，i）与血管结构。注意病变内包裹的十二指肠内的气体。

## 转移瘤

　　累及胰腺的转移瘤可来自直接蔓延或血行播散。起自相邻器官的癌肿常直接侵犯胰腺，特别是胃癌或横结肠癌。转移瘤最常来自肾细胞癌与肺癌，其次为乳腺、结肠、前列腺癌与恶性黑色素瘤。

　　累及胰腺的转移可有三种形态类型：单发病变（50%～70%）、多灶型（5%～10%）与弥漫型（15%～44%）[76]。

　　转移瘤一般呈T1低信号、T2轻度高信号。由于黑色素的顺磁性，黑色素瘤转移于T1WI上可呈高信号[35]。胰腺转移瘤多呈环形强化与肝转移瘤相似，强化范围依原发肿瘤的血管特性而不同。胰腺导管梗阻少见，甚至较大转移瘤也不发生导管阻塞，是与胰腺导管腺癌鉴别的重要征象。无胰腺导管梗阻也是转移瘤常于T1加权脂肪抑制平扫影像上清楚显示的原因（图4.44、4.45、4.46和4.47）。没有继发于胰腺导管梗阻的慢性胰腺炎，背景胰腺呈中度高信号与低信号肿瘤的对比明显。

## 囊性肿瘤

　　这一组胰腺肿瘤一般起自胰腺的外分泌部分，较实性外分泌癌少见得多。虽然大多数类型的胰腺肿瘤均可见继发性囊变，胰腺囊性肿瘤的恒定性，不变的表现与囊性形态形成了病变的特征。

### 浆液性囊腺瘤

　　浆液性囊腺瘤为一种良性肿瘤，无数细小充满液体的囊为其特点[77]。浆液性囊腺瘤通常为微囊多房性，含多发直径小于1cm的小囊（图4.48）。浆液性囊腺瘤也可为大囊性（囊大小为1～8cm），包括多囊型、寡囊型、单囊型等亚型，但不常见。这种肿瘤多发生于老年患者，von Hippel-Lindau患者的发生率增高[77]。

　　微囊性囊腺瘤边界清楚，偶尔含有中央纤维瘢痕。肿瘤大小为1～12cm，发现时平均直径为5cm，病变外缘光滑或呈结节状。肿瘤切面可见小而密集的囊，充满清亮的水样（浆液）液体，由纤细的纤维间隔分隔，呈蜂窝状。偶可见钙化。MR影像上，肿瘤边界清楚，无脂肪或相邻器官侵犯[78]。T2WI上，小囊与囊间分隔可显示清楚，呈簇状分布小葡萄样高信号囊。这种表现于屏气或自由呼吸序列，如SS-ETSE显示更清晰，而需要较长时间非屏气序列扫描病变内纤细的分隔模糊（图4.48）。相对薄而均匀的分隔，无相邻器官或结构的浸润为浆液性囊腺瘤与浆液性囊腺癌的鉴别征象（图4.48）。钆增强早期与晚期肿瘤间隔通常可见轻微强化，增强早期也可见中度强化。偶可见中央瘢痕延迟强化[35]，更多为较大肿瘤的典型表现，这种强化一般为纤维组织的典型强化方式（图4.48）。可见中央瘢痕压迫位于中央的相邻囊腔。

　　大囊型浆液性囊腺瘤（图4.49）与微囊型囊腺瘤大体病理有明确不同，但对影像医生与病理医生来说可能诊断困难。

　　一项研究中5例大囊型浆液性囊腺瘤CT全部错诊为黏液性囊性肿瘤或假囊肿。微囊性与大囊性浆液性肿瘤代表同一种肿瘤的不同形态变异[78,79]。肿瘤界限清楚，呈T2高信号、T1低信号，可为多房、寡房或单房。钆增强后囊壁与间隔呈渐进性轻度或中度强化。通常没有中央瘢痕。

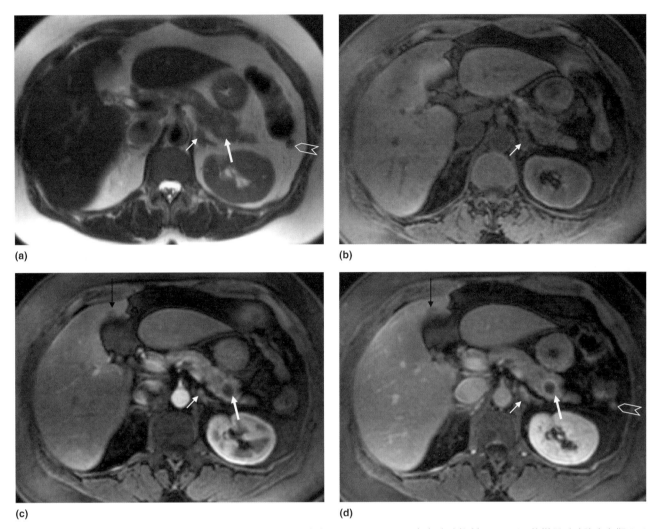

(a)

(b)

(c)

(d)

**图4.44　肺肿瘤单发胰腺转移。**鳞状细胞肺癌患者3.0T MR T2加权SS-ETSE（a），T1加权脂肪抑制SGE（b），钆增强后动脉为主期（c）与肝静脉期（d）T1加权脂肪抑制3D-GE影像，示胰腺转移性病变（白色长箭头，a，c，d）。钆增强后影像上病变呈周边强化。注意同时有乏血管的肝内转移瘤（黑箭头，c，d），腹膜转移结节（空箭头，a，d）与左肾上腺整体增厚（白色短箭头，b-d）。

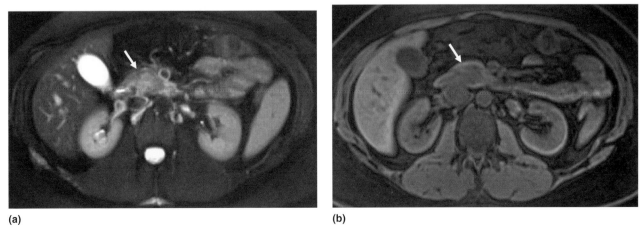

(a)

(b)

**图4.45　甲状腺肿瘤单发胰腺转移。**T2加权脂肪抑制SS-ETSE（a），T1加权脂肪抑制SGE（b），

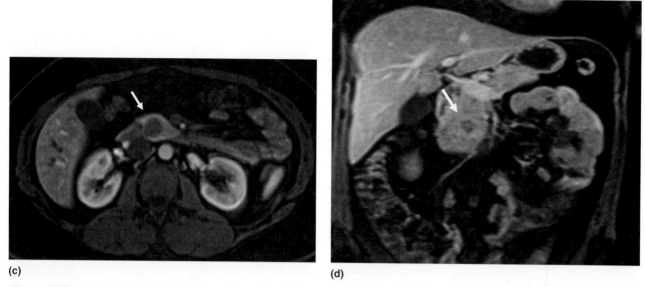

(c)

(d)

**图4.45（续前）** T1加权钆增强后肝动脉为主期（c）与冠状间质期（d）脂肪抑制3D-GE影像，可见一乏血管转移性病变位于胰腺头部（箭头，a-d），钆增强后呈周边强化，间质期显示好（d）。

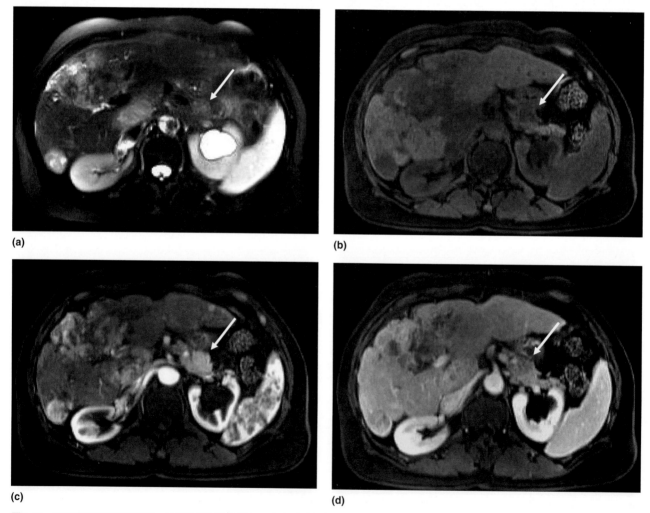

(a)

(b)

(c)

(d)

**图4.46** 肝细胞癌单发胰腺转移。弥漫性肝细胞癌患者T2加权脂肪抑制SS-ETSE（a），T1加权脂肪抑制SGE（b）与钆增强后肝动脉为主期（c）及间质期（d）T1加权脂肪抑制3D-GE影像，可见一胰腺转移瘤（箭头，a-d）。注意原发肿瘤与转移瘤均呈T2高信号（a），T1低信号（b），钆增强即刻扫描呈明显强化（c），间质期强化廓清（d）。

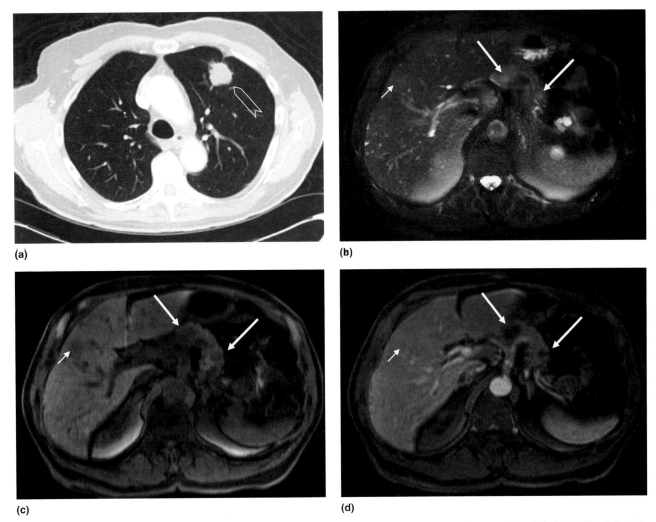

**图4.47** **肺肿瘤多发局灶性胰腺转移。**CT影像（a），T2加权脂肪抑制SS-ETSE（b），T1加权脂肪抑制SGE（c）与T1加权钆增强肝静脉期（d）。左肺可见一有毛刺的肿块（空箭头，a），符合原发肿瘤。可见2枚乏血管转移瘤位于胰腺颈部与体部（空箭头，b-d）。肝脏也可见转移瘤（短箭头，b d）。

胰腺囊性肿块的囊直径小于1cm时，可能为微囊型囊腺瘤或分支胰管型导管内乳头状黏液瘤，鉴别可能困难。有中央瘢痕为浆液性囊腺瘤与分支胰管型导管内乳头状瘤的鉴别征象，后者无中央瘢痕的表现。MRCP确定病变囊与胰腺导管有交通为诊断分支胰管型导管内乳头状瘤的依据。

## 浆液性囊腺癌

这种恶性胰腺肿瘤极罕见，仅依组织学与良性浆液性囊腺瘤鉴别困难，有转移或局部侵犯时才可诊断。肿瘤间隔厚，有实性成分为提示浆液性囊腺癌的征象。

## 黏液性囊腺瘤/囊腺癌

充满大量胶冻样黏液的较大单房或多房性囊，是胰腺黏液性囊性肿瘤的特征。组织学将此种肿瘤分为良性（黏液性囊腺瘤）、交界性与恶性（黏液性囊腺癌）。但实际上，大多数情况下所有黏液性囊性肿瘤均诊断为有潜在低度恶性肿瘤，以强调病变应完整手术切除或临床严密随访[77-82]。黏液性囊性肿瘤多见于女性（6∶1），约50%发生于40～60岁[83]。肿瘤通常位于胰腺体尾部，可很大（平均直径为10cm），常为多房，包膜完整[81, 82]。约10%的肿瘤可见散在钙化。肿瘤极易出现局部器官或组织侵犯。

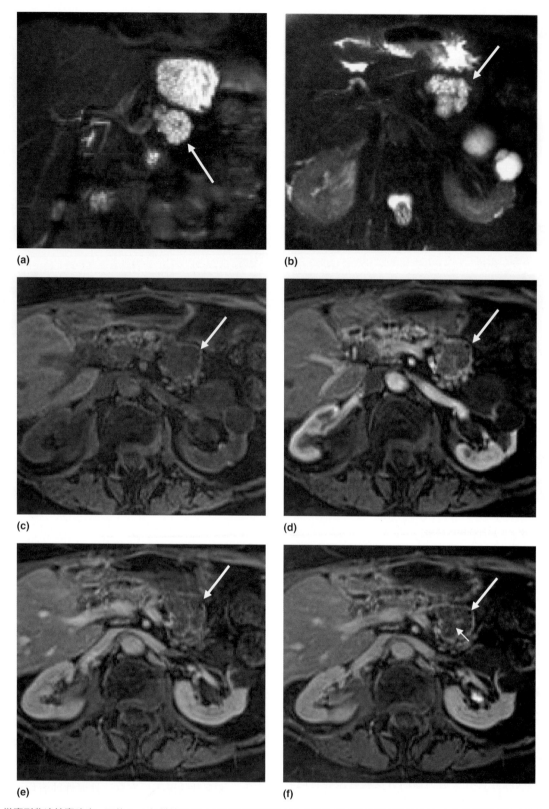

**图4.48** 微囊型浆液性囊腺瘤。冠状（a）与横轴位（b）T2加权脂肪抑制SS-ETSE,T1加权脂肪抑制SGE（c）与钆增强后肝动脉为主期（d）、肝静脉期（e）及间质期（f）T1加权脂肪抑制3D-GE影像。

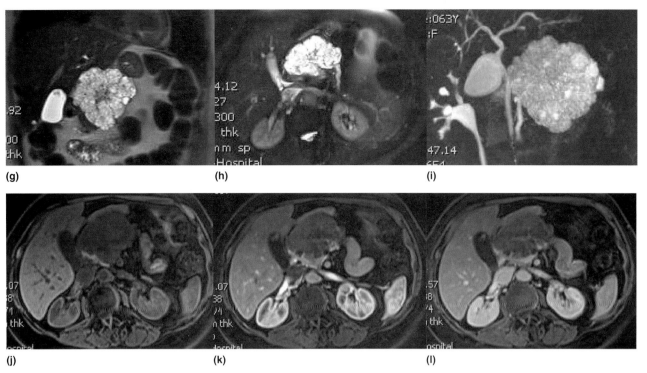

**图4.48（续前）** 胰腺体部可见一界限清楚，多囊性肿块（长箭头，a-f），囊内可见间隔与中央纤维瘢痕（短箭头，f），增强后即刻扫描呈轻微强化（d），增强晚期强化有增高（f）。冠状T2加权SS-ETSE（g），横轴位T2加权脂肪抑制SS-ETSE（h），T1加权脂肪抑制3D-GE（i），钆增强后横轴位T1加权肝动脉为主期（j），肝静脉期（k）与冠状间质期（l）3D-GE影像，示起自胰头的大微囊性浆液性囊腺瘤。注意有强化的中央瘢痕。

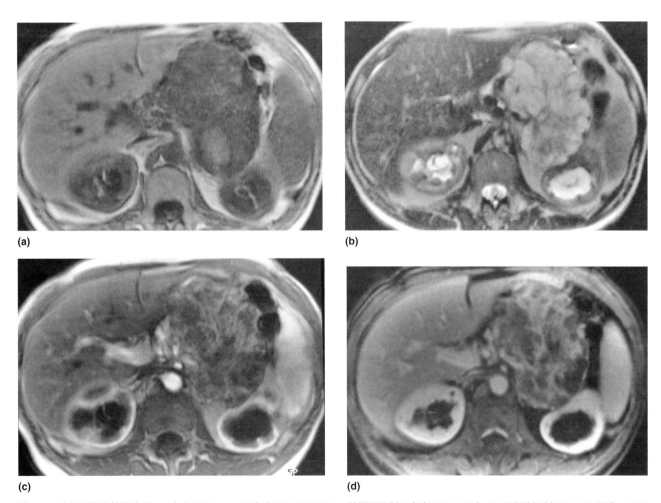

**图4.49　大囊型浆液性囊腺瘤。** T1加权SGE（a），T2加权SS-ETSE（b），钆增强即刻T1加权SGE（c）与90s后脂肪抑制SGE（d）影像，可见一10cm大小肿块起自胰尾。T1WI上肿瘤呈轻度低信号伴高信号区（a）。可见众多分隔遍布肿物，自由呼吸T2WI上显示清楚（b）。一些囊径线>2cm。钆增强后即刻（c）与90s（d）后影像上可见间隔有中度明显强化。

在钆增强 T1 加权脂肪抑制影像上，肿瘤显示为较大的不规则囊性占位，囊内可见分隔[35]。黏液性囊腺癌的囊壁与间隔较黏液性囊腺瘤厚。黏液性囊腺瘤界限清楚，无转移或相邻组织侵犯（图 4.50）。病理上有潜在恶性的交界性黏液性囊腺瘤可很大，但影像或病理上没有转移或局部侵犯的证据（图 4.51）。在组织病理上，这种肿瘤上皮呈中度发育不良。黏液性囊腺癌可为有明显局部侵犯的恶性肿瘤，伴有相邻组织或器官的广泛侵犯。但未显示有周围组织侵犯的肿瘤也不能排除其为恶性。MRI 固有较 CT 更高的软组织对比可极好确定囊的大小与外缘，可更好地鉴别微囊性与大囊性囊腺瘤[81]。自由呼吸 T2 加权影像确定囊性病变尤其有效。

黏液此种肿瘤的原发瘤与肝转移瘤产生的黏液在 T1WI 与 T2WI 上均呈高信号（图 4.52）。肝转移瘤一般为富血管性，钆增强后即刻扫描呈明显环形强化。转移瘤多为囊性，可含有黏液，T1WI 与 T2WI 呈高低混杂信号。

### 导管内乳头状黏液瘤（导管扩张性产黏液性肿瘤）

胰腺导管内乳头状黏液瘤（IPMN）首次报告时间并不远，主要发生于男性（平均年龄 65 岁）[84, 85]。肿瘤起自胰腺导管上皮。病变的异常表现多样，从单纯增生，到发育异型、乳头状瘤与癌肿，这些异常可同时存在。一般来说，增生、异型发育与腺瘤均可恶变为癌；但为低度恶性。增生、异型发育或恶性上皮内增生与形成乳头样突出，凸入胰腺导管或分支胰管，导管扩张。上皮产生的黏液形成黏滞的栓子，或形成囊性肿块压迫胰腺导管，使胰腺导管扩张[86]。

可根据病变累及主胰管或仅累及分支胰管对 IPMN 进行分类，也可依据肿瘤造成弥漫性胰管扩张或节段性囊样扩张分类[87]。肿瘤发生部位为判断其预后的重要因素[88]。主胰管 IPMN 最可能为恶性，60%～70% 的病例为侵袭性癌[89, 90]，而仅有 22% 的分支胰管 IPMN 可见癌灶[91]。IPMN 常为多部位发生，5%～10% 累及整个胰腺[92]。

#### 导管内乳头状黏液瘤：主胰管型

此种肿瘤罕见，通常为恶性肿瘤[93]。主胰管受累，表现为弥漫性胰管扩张，产生大量黏液与乳头生长。肿瘤产生大量黏液，临床 ERCP 检查可直接观察到。

MRI T2WI 或 MRCP 影像可见主胰管明显扩张（图 4.53）。钆增强后可见沿胰管上皮分布不规则强化的组织，说明潜在的肿瘤为胰管扩张的原因。

#### 导管内乳头状黏液瘤：分支胰管型

主要累及分支胰管的 IPMN 表现为主胰管旁卵圆形囊性肿块，胰头最常见（图 4.54、4.55）。一般有分隔，形成葡萄串样形态。分支胰管型 IPMN 通常为良性病变，表现为胰腺实质内局灶性囊性病变。与主胰管型不同，分支胰管型 IPMN 并非少见。大多数病例 MRCP 可显示囊性肿瘤与主胰管有交通（图 4.54、4.56）[80, 94-97]。与微囊型囊腺瘤鉴别的另一征象，是 IPMN 没有中央密集的分隔。

小于 2.5cm 的分支胰管型 IPMN 通常为良性，生长非常缓慢。根据我们的经验，这种分支胰管型 IPMN 也呈一种非侵袭性、非常惰性的病程。

临床（是否有症状）结合影像征象（囊的大小、是否有实性成分与主胰管的直径）对确定手术切除还是保守治疗非常重要（图 4.56）[98]。如果不含实性成分，无厚的间隔或随访有增大，小于 3cm 的病变可随访观察。

## 炎性疾病

### 胰腺炎

胰腺炎定义为胰腺的炎症，为儿童与成人最为常见的胰腺疾病。胰腺炎可为急性，代表胰腺的急性炎症，或慢性，为胰腺性持续性缓慢进展的炎症性损伤[99]。

超过一半的成人急性胰腺炎与胆石症或饮酒有关，而外伤、病毒感染（EB 病毒最为常见）及全身性疾病是大部分儿童患者的病因。发达国家大部分（80%）成人慢性胰腺炎是由饮酒引起的，而营养不良则为世界范围内最常见的病因[100]。

急性胰腺炎也可继发于高钙血症、高脂蛋白血症、穿透性消化性溃疡与一些药物[101]。慢性胰腺炎也可为遗传性的，为常染色体显性遗传[102]。

### 急性胰腺炎

急性胰腺炎是由于含有蛋白溶解活性的胰腺外分泌液进入胰腺间质并漏入周围组织造成的，典型临床表现为腹痛与胰腺酶水平升高（特别是淀粉酶和脂肪酶）。大多数急性胰腺炎继发于酗酒或胆石症[101]。酒精相关性急性胰腺炎最容易造成急性复发性胰腺炎，而胆石症相关胰腺炎多为单次发作（图 4.57）。泥沙样胆石排出也可引

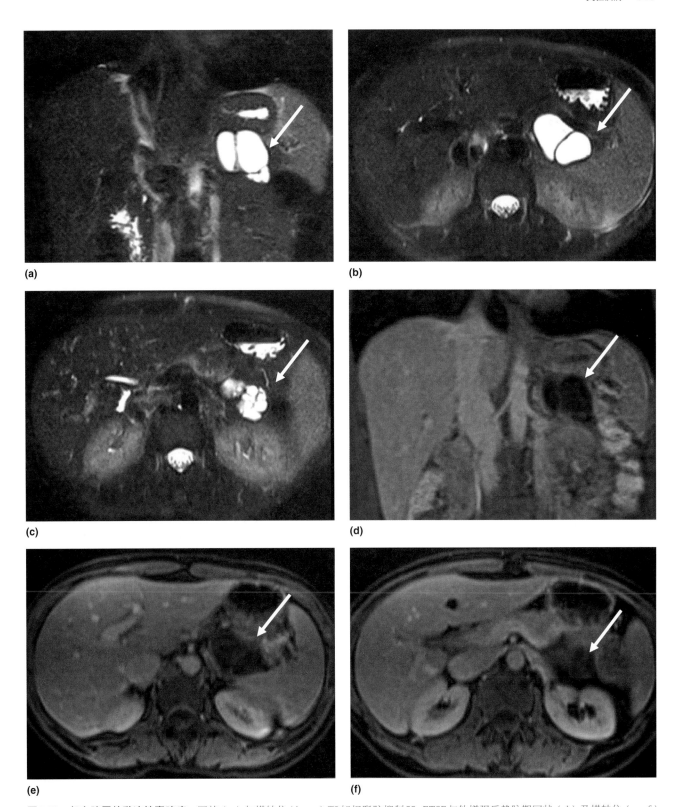

**图4.50** **起自胰尾的黏液性囊腺瘤。**冠状（a）与横轴位（b，c）T2加权脂肪抑制SS-ETSE与钆增强后静脉期冠状（d）及横轴位（e，f）T1加权3D-GE影像。可见胰腺体-尾部—界限清楚的囊性肿块（箭头，a-f），呈T2高信号（a-c）、T1低信号（未展示），钆增强后T1加权SGE影像可见分隔强化（d-f）。未见肿瘤结节，相邻组织侵犯或肝转移瘤。

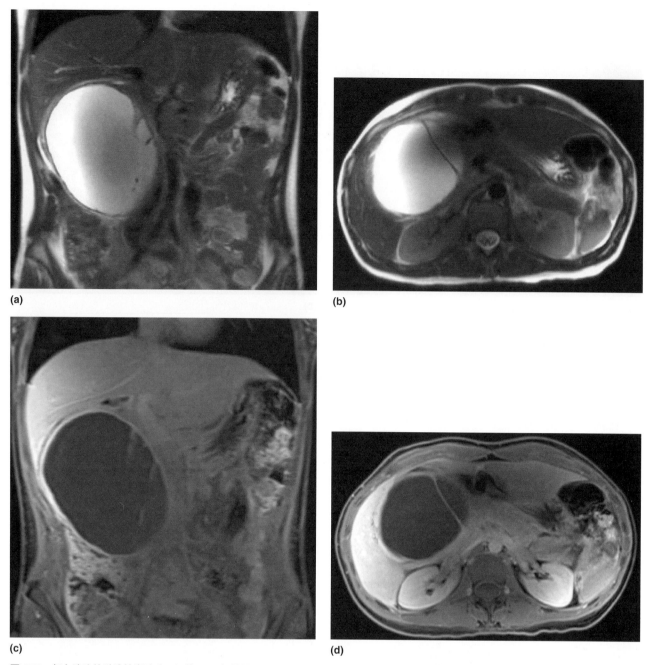

**图4.51** 起自胰头的黏液性囊腺瘤。冠状（a）与横轴位（b）T2加权SS-ETSE，钆增强间质期冠状（c）与横轴位（d）T1加权3D-GE影像。可见胰头囊性肿块，伴不规则间隔，无实性成分。

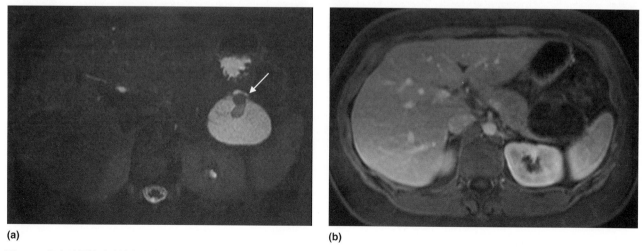

**图4.52** 起自胰尾的黏液性囊腺癌。T2加权STIR（a）与增强肝静脉期抑制3D-GE（b）影像示黏液性囊腺癌。病变为起自胰尾的大囊性肿块，结构复杂，含有薄间隔与病变内囊性结构（箭头，a）。病变内囊性结构呈T2低信号，钆增强后影像上呈中等信号，因为囊内容蛋白含量高；囊性结构未见强化，大囊囊壁有强化。

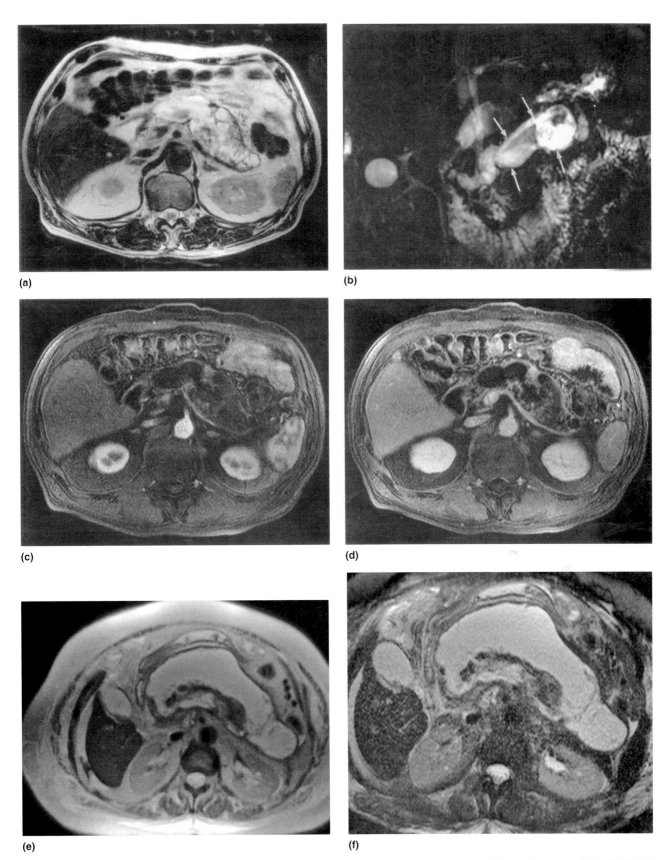

**图4.53** 导管内乳头状黏液分泌性肿瘤：主胰管型。T2加权ETSE（a），厚块MRCP（b），钆增强后即刻脂肪抑制SGE（c）与间质期脂肪抑制SGE（d）影像，可见主胰管明显扩张（箭头，b），T2加权序列（a）与MRCP（b）显示好。增强后影像（c，d）可见肿瘤基质强化，较晚的间质期可见渐进强化（d）。（感谢日本岐阜大学医学校的Masayuki Kanematsu，MD提供病例）第2例主胰管型导管内乳头状黏液分泌性肿瘤患者T2加权SS-ETSE（e），脂肪抑制T2加权SS-ETSE（f），

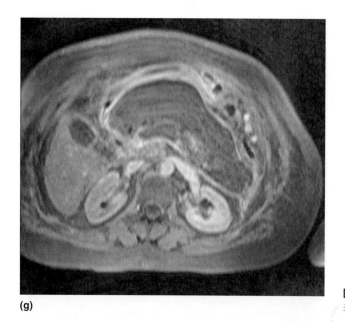

**(g)**

**图4.53（续前）**　与钆增强后间质期脂肪抑制T1加权GE（g）影像
表现相似。

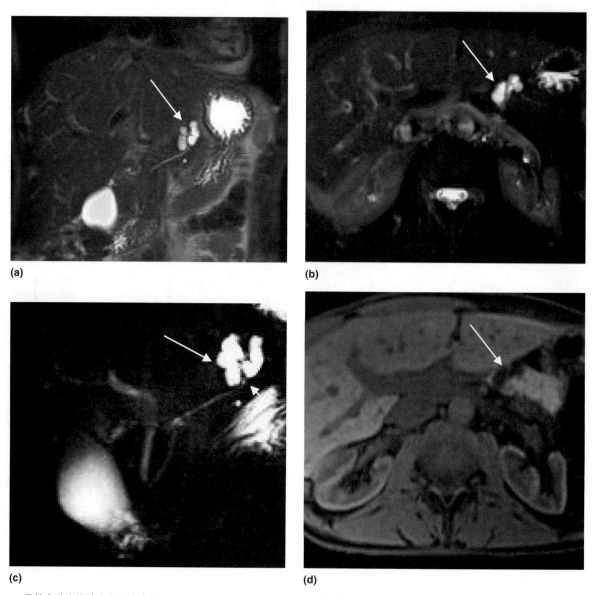

**(a)**

**(b)**

**(c)**

**(d)**

**图4.54**　**导管内乳头状黏液分泌性肿瘤：分支胰管型。**冠状（a）与横轴位（b）T2加权脂肪抑制SS-ETSE, MRCP（c）,T1加权脂肪抑制SGE（d）
与钆增强后肝动脉为主期（e）及间质期（f）T1加权脂肪抑制3D-GE影像。可见胰腺尾部有分隔的囊性病变（长箭头，a-f）。MRCP显示
病变与主胰管间有交通（短箭头，c）。病变无实性成分，主胰管无扩张。

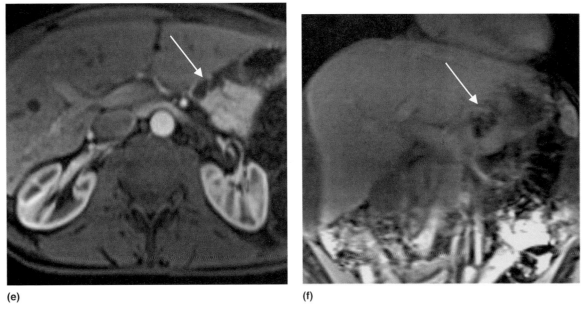

(e)　　　　　　　　　　　　　　(f)

**图4.54（续前）**

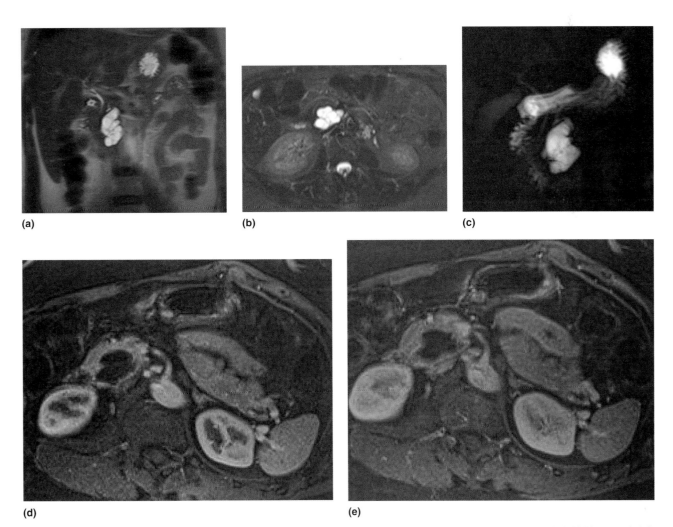

(a)　　　　　　　　　　　　　(b)　　　　　　　　　　　　　(c)

(d)　　　　　　　　　　　　　　　　　　(e)

**图4.55**　导管内乳头状黏液分泌性肿瘤：分支胰管型。冠状（a）与横轴位（b）T2加权SS-ETSE，MRCP（c）与T1加权钆增强后肝动脉为主期（d）及间质期（e）脂肪抑制3D-GE影像。发现胰头部一分支胰管型IPMN，呈葡萄串征。病变无强化。

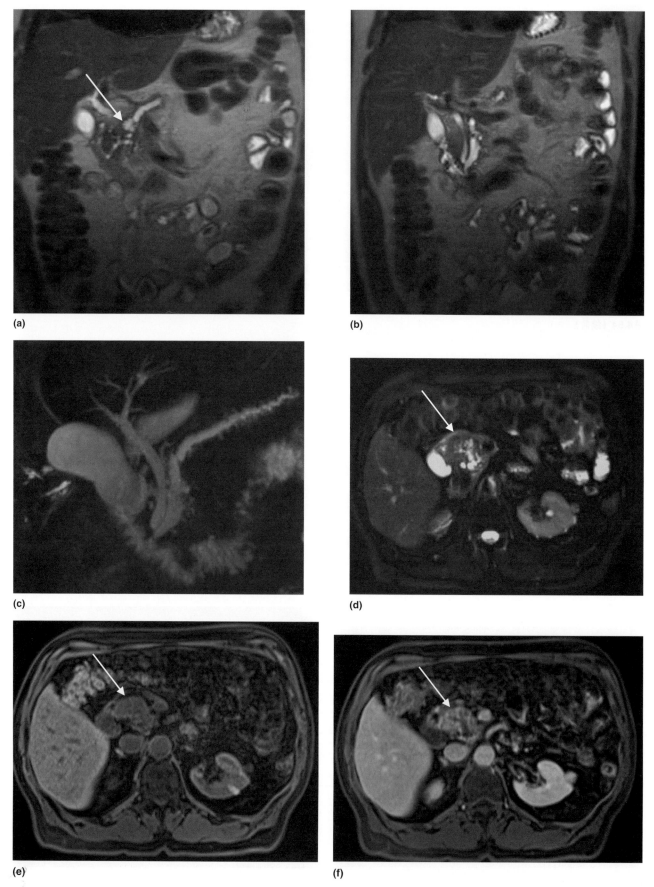

(a)

(b)

(c)

(d)

(e)

(f)

**图4.56** **IPMN相关侵袭性腺癌。**冠状T2加权SS-ETSE（a,b）,MRCP（c），横轴位脂肪抑制T2加权SS-ETSE（d）,T1加权脂肪抑制SGE（e）与T1加权钆增强后肝静脉期（f）3D-GE影像。可见胰头复杂性囊性病变（箭头，a，d-f）与胰腺导管有交通（a），可能由黏液栓造成的近侧与远侧导管扩张（a-c）。病变外形不规则，壁厚，囊内容物质地不均（a），可见周边强化（f）。

起急性胰腺炎[103]。至少95%急性胰腺炎的患者有中上腹部严重疼痛并向背部放射。恶心呕吐见于75%～85%的患者，而约50%的患者可有发热。

急性胰腺炎有一系列病理改变，可为斑片性分布，也可为弥漫性改变（图4.58）。轻型炎症胰腺水肿为主要表现，造成所谓水肿性或间质性胰腺炎。可见胰腺周围脂肪内散在坏死，无胰腺实质或腺泡的坏死。重型病例可见胰腺与胰腺周围脂肪广泛坏死，胰腺实质坏死与出血。最严重的损毁性急性胰腺炎，胰腺可呈油泥状，退变的组织、脂肪与出血相互凝结[104]。

急性胰腺炎的诊断标准，多数认为须有以下3项中的2项：①提示急性胰腺炎的腹痛急性发作（向背部放射的上腹部疼痛）；②血清淀粉酶和（或）脂肪酶水平升高至少正常上限的3倍；③增强CT、MRI或经腹超声有急性胰腺炎特征性的影像表现。

临床疑为急性胰腺炎或提示其他可能诊断的病例，诊断急性胰腺炎MRI起着重要作用。MRI有助于确定胰腺炎的诱因：胆石、胆道梗阻或结构异常，也可帮助病变恶性程度的分级，确定胰腺或胰腺周围的并发症。

MRI发现急性胰腺炎轻微改变的敏感性很高，特别是胰腺周围轻度的炎症改变，甚至是CT表现胰腺形态正常的患者；高达15%～30%临床有急性胰腺炎征象患者CT影像可表现正常[105]。由于MRI的敏感性优于CT，MRI应用于怀疑急性胰腺炎但CT检查阴性患者的诊断。

急性胰腺炎可分为两个不同的时期：初期或早期，为发病1周内；次期或晚期，是指发病1周后[106]。

急性胰腺炎初期或早期（1周内），胰腺或胰腺周围缺血或水肿可完全消退，出现积液，或进展为持续性坏死与液化。晚期或次期（发病1周以后）见于大多数中等程度或严重急性胰腺炎的患者，病程可迁延数周至数月，出现局部并发症，有全身表现（因持续性炎症），和（或）一过性或持续性器官衰竭[99]。

**急性胰腺炎的形态类型**

**1.间质水肿性胰腺炎IEP**　为急性胰腺炎的较轻形式，通常于发病第一周内消退。继发于间质或炎性水肿的弥漫性或局限性增大而不伴有坏死为其特征。

急性炎性胰腺呈局限性或弥漫性增大（图4.58），增大可轻微。MR T1与T2WI可很好地显示胰腺增大，胰腺实质/胰周水肿与脂肪内的条纹。T1加权脂肪抑制可使胰腺与胰腺边界显示更清楚。脂肪抑制T1WI上胰腺呈高信号，钆增强后即刻扫描呈均匀强化，代表正常的毛细血管灌注（图4.57）[107]。脂肪抑制T2加权序列对检出水肿或少量液体十分敏感，因此应用于甚至是更轻型胰腺炎的检出[108]。随着胰腺炎变得更严重，T1加权脂肪抑制平扫可见胰腺信号变得不均匀，钆增强后即刻扫描强化减弱，强化更不均匀（图4.58、4.59）。

**2.出血性胰腺炎**　出血性胰腺炎也是胰腺炎的严重形式。出血可以是局限性或弥漫性的。出血性胰腺炎也可合并坏死性腺炎。MR平扫，出血呈T2低信号、T1高信号（图4.60）。

**3.坏死性胰腺炎**　坏死性胰腺炎为伴有胰腺与胰周组织明显坏死的炎症。5%～10%的患者发生坏死（5%累及胰腺，20%累及胰周组织，70%胰腺与胰周组织均受累）。胰腺实质坏死较胰周坏死预后更差[109]。

胰腺坏死部分的百分比被认为是急性胰腺炎患者预后的一个重要因素[110,111]。MRI对确定是否有钆强化的敏感性高，因此钆增强动态GE影像对确定胰腺坏死范围很有帮助。Saifuddin等[112]对照了动态增强CT与钆增强即刻GE影像确定胰腺坏死百分比的结果。

在MRI上，坏死呈T1低信号区与脂肪抑制T2WI上信号增高区和钆增强序列的无强化区相当（图4.61）[113-115]。胰管中断也是重要的预后因素，见于30%坏死性胰腺炎，坏死累及中央腺体[117,118]的患者[116]。MRCP为胰管中断诊断正确性很高的无创性影像方法，有助于确定诊断，使患者获得早期治疗。

**急性胰腺炎的并发症**

鉴别积液为单纯积液还是合并坏死、表现复杂的积液非常重要。由于含有坏死物质的积液单纯经皮引流可能无效，需要开腹清除，鉴别两种积液可提供确定治疗与预后的信息。自由呼吸T2加权序列，如SS-ETSE可用于这些积液的评价，不仅因为可极有效地显示复杂性积液，而且因为大多数这种患者非常虚弱，不能按屏气指令合作。

下面，我们对以下名词进行定义与说明：APFC（发生于IEP早期）；胰腺假囊肿（为IEP的晚期并发症）；坏死，可为确定前的ANC（发生于坏死性胰腺炎的早期），或WON影像上有明确的包膜包裹（为坏死性胰腺炎的晚期并发症）。

**急性胰腺周围积液（APFC）**

APFC发生于IEP后至少4周，位于胰腺周围，没有不连续的壁，呈均匀单纯积液表现，可单发也可多发。T2加权序列检出高信号的APFC非常敏感；在T1加权GE影像上，APFC呈高信号脂肪背景内的低信号区。钆增强

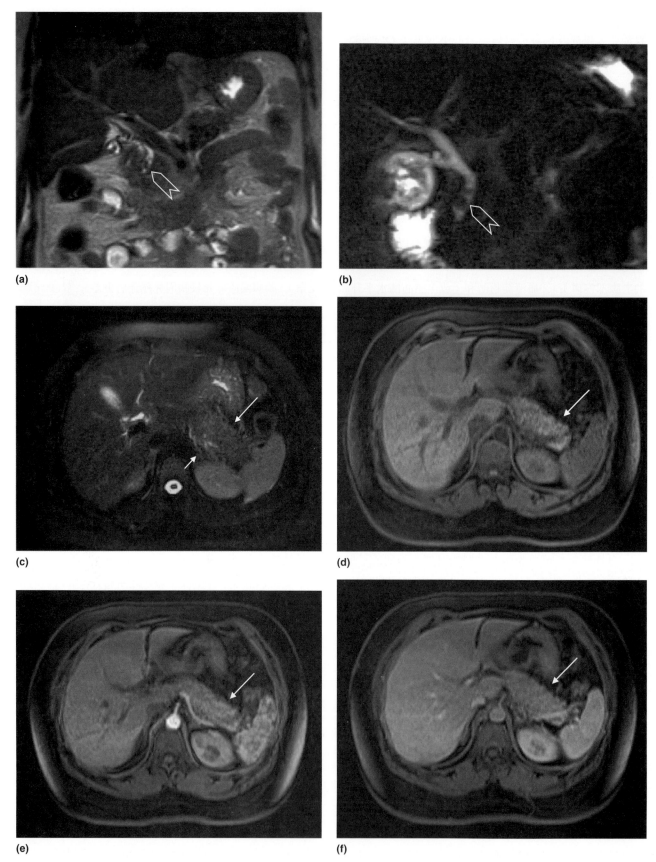

**图4.57** **轻度间质水肿性胰腺炎：胆石症。** 冠状 T2 加权 SS-ETSE（a），MRCP（b），横轴位脂肪抑制 T2 加权 SS-ETSE（d），T1 加权脂肪抑制 SGE（e）与钆增强后肝动脉为主期（e）及间质期（f）T1 加权 3D-GE 影像。可见轻度扩张的 CBD 内 2 枚结石（空箭头，a，b）。胰腺轻度弥漫性增大（长箭头，c-f），周围可见少量积液（短箭头，c）。胰腺呈弥漫性 T1 信号轻微减低（d），增强动脉期强化略有减低（e），无坏死表现，提示为弥漫水肿性胰腺炎。

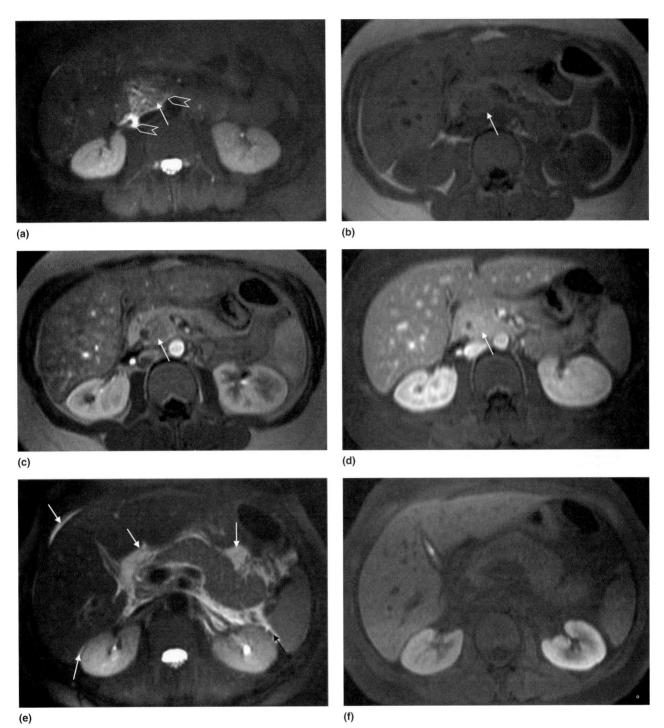

**图4.58**　间质水肿性胰腺炎（IEP）：局限性与弥漫性。T2加权脂肪抑制SS-ETSE(a),T1加权SGE(b)，钆增强后T1加权肝动脉为主期SGE(c)与T1加权间质期脂肪抑制3D-GE（d）影像，示胰头轻度局限性胰腺炎。局限性胰腺炎（实箭头，a，b）呈T2高信号（a），T1加权SGE影像呈低信号（b）。胰头增大。可见胰头旁少量游离液体（空箭头，a）。钆增强后病变（箭头，c，d）呈渐进性强化（c，d）。另外，增强肝动脉为主期可见肝脏不均匀一过性强化，代表肝脏有相关炎症。其余部分胰腺信号正常，未见异常强化。虽然病变环绕CBD，但未造成CBD的压迫，可与恶性肿瘤鉴别。局限性胰腺炎的同一患者T1加权脂肪抑制SS-ETSE（e），T1加权脂肪抑制SGE（f）与钆增强肝动脉为主期（g）及肝静脉期（h）T1加权脂肪抑制3D-GE影像显示病变进展为重度胰腺炎。胰腺增大，可见大量积液（APFC））。T1加权SGE影像上胰腺较正常减低（f）。

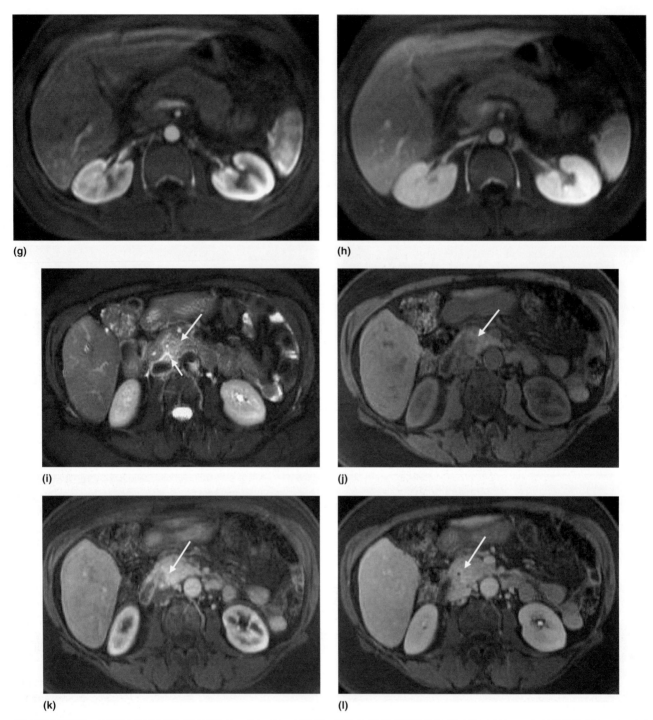

**图 4.58（续前）** 钆增强后胰腺强化低于正常（g，h）。另一例患者，横轴位 T2 加权脂肪抑制 SS-ETSE（i），T1 加权脂肪抑制 3D-GE（j）与钆增强后肝动脉为主期（k）与肝静脉期（l）T1 加权脂肪抑制 3D-GE 影像，示胰头与沟槽轻度局限性间质水肿性急性胰腺炎。T2WI 上可见胰十二指肠沟槽内极少量游离液体并环绕胰头（短箭头，i）。T1 平扫影像可见一 T2 高信号，T1 低信号区（长箭头，i-j），呈轻度渐进性强化（箭头，k，l）。

后脂肪抑制T1WI上通常看不到强化（图4.58、4.59）。

大多数积液通常限于小网膜囊与肾前间隙内，或可向下注入盆腔，向上进入纵隔[113]。多数急性积液保持无菌，通常可自行消退而无须干预[114]。

**胰腺假囊肿**

指IEP时位于胰周的积液持续存在超过4周，伴有界限清楚的壁而无内部实性成分。假囊肿于T1加权GE影像上呈低信号，T2WI呈相对均匀的高信号。由于有纤维组织，假囊肿的壁钆增强早期轻微强化，间质期呈渐进性强化（图4.62）。有时假囊肿与胰腺导管有交通，发现这种交通有助于患者进一步的治疗。

大多数假囊肿可自行消退。单纯假囊肿也可合并感染与出血。感染性假囊肿可含有气泡，显示磁敏感伪影，特别是在T1WI上。

**急性坏死性积液（ANC）**

发病开始的4周内，含有不同量的液体与坏死组织

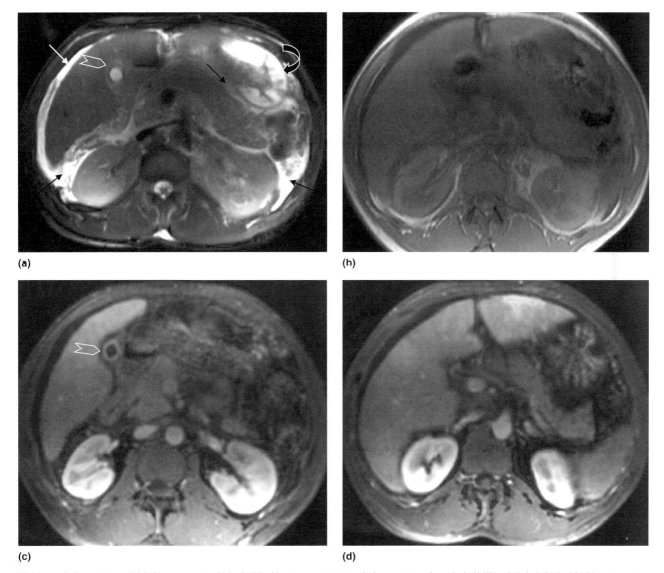

(a)　　　　　　　　　　　　　(b)

(c)　　　　　　　　　　　　　(d)

**图4.59** 中度IEP。另一例患者3.0T MR T2加权脂肪抑制SS-ETSE（a）、T1加权SGE（b）与T1加权钆增强动脉为主期脂肪抑制3D-GE（c，d）影像。胰腺弥漫性增大，胰腺周围与双侧肾前间隙，小网膜囊与左侧结肠旁沟内可见大量游离液体（黑箭头，a）（APFC）。T1加权SGE影像上胰腺信号减低（b），钆增强后胰腺强化低于正常。胆囊壁（空箭头，d）也有增厚水肿。钆增强后（c）胆囊壁，特别是黏膜（空箭头，c）强化明显。胃壁（弯箭头，a）也可见水肿增厚，同时可见肝内不均匀强化区。胰腺炎伴相关胆囊炎，胃炎与肝脏炎症并非少见。

的积液称为 ANC。与 APFC 不同，ANC 位于胰腺内与胰周区。ANC 可常常保持与主胰管或其中一个分支胰管的交通。增强 CT 常常显示 ANC 为坏死性胰腺炎第一周内的均匀无强化区与 APFC 鉴别困难。MRI 可有助于显示积液内的实性内容。在 MRI 上，坏死的碎屑可呈坏死性积液内外形不规则的低信号区（图 4.61）。自由呼吸 T2 加权序列，如 SS-ETSE 有助于评价这些坏死性内容物，不仅是因为其显示复杂性积液的敏感性高，而且是因为这种患者多数很虚弱，不能配合屏气的指令。MRI 还可帮助鉴别继发于胰腺炎的积液与其他囊性肿瘤。

### 包裹性坏死（WON）

ANC 成熟，并出现较厚无上皮的壁，称为 WON，多见于发病 4 周后，但在 4 周前这些急性坏死性积液也可转变为 WON。WON 的处理与假囊肿不同，因含有未液化的碎屑，常需要引流或手术切除。这些积液通常为多房状，含有坏死/出血物，内容物不同 T1 与 T2 信号也不同，钆增强后积液呈渐进性强化（图 4.63、4.64）。

这些病变以前的名称有：机化性胰腺坏死、胰腺隔离、坏死相关性假囊肿与亚急性胰腺坏死。

### 感染性胰腺坏死

胰腺与胰周坏死/积液可保持无菌，也可出现感染。胰腺坏死继发感染的发病率与死亡率增高[119]。

有腔外气体可提示 ANC 或 WON 感染的诊断（图 4.64）。这种腔外气体位于坏死部位，出现与此期炎症积液量的多少相关，可形成或不形成气液平面，囊液吸引与分析，包括镜下与培养可确立诊断。

### 瘘形成

T2 加权序列，MRCP 影像与钆增强后脂肪抑制 3D-GE 序列可显示胰腺导管中断，形成与积液和胃肠道间的瘘。T2 加权序列，包括 MRCP（图 4.65）可直接显示瘘道，其间接征象为瘘的周围强化增高。

### 慢性胰腺炎

慢性胰腺炎病理定义为胰腺牵延性或复发性炎症，导致不可逆的形态学损害，多有外分泌与内分泌功能的损害。病变可引起腹痛、体重减轻、脂肪泻与糖尿病。慢性胰腺炎患者发生胰腺癌的危险性增高[120]。

慢性胰腺炎需要与急性胰腺炎或急性胰腺炎反复发作的并发症区分。慢性胰腺炎可以是多种因素作用的结果，包括饮酒、代谢异常、不同基因与环境的损伤，包

括外伤[121]。继发于胆石症的急性胰腺炎极少造成慢性胰腺炎。

慢性胰腺炎的早期组织病理改变为不均匀分布的纤维化，进展为晚期则变为累及全部胰腺的弥漫性纤维化。病变的进展期，大范围的腺泡实质由硬化组织所取代，造成胰腺的萎缩。导管周围纤维化造成胰腺导管不规则，如缩窄、增宽与分支胰管扩张。重型慢性胰腺炎其他特征性的表现包括钙化与出现并发症，如假囊肿、动脉瘤与静脉血栓。

慢性胰腺炎急性炎症的反复发作为慢性胰腺炎患者临床病程的典型表现。MRI 可很好地显示慢性胰腺炎急性发作。见于慢性胰腺炎患者的胰腺假囊肿常常于急性炎症反复发作后出现[122]。

### 早期慢性胰腺炎

早期慢性胰腺炎的超声与 CT 诊断不敏感，常常显示无异常。MRI 不仅可发现胰腺的形态学征象，而且可显示早期纤维化改变。T1 加权脂肪抑制影像上纤维化信号减低，钆增强后 GE 影像上强化减弱[123]。T1 加权脂肪抑制影像上的低信号反映了胰腺腺泡内水合蛋白的丢失，而增强毛细血管期强化减弱则代表正常毛细血管床的破坏与慢性炎症及纤维组织增多（图 4.66）。

一些作者报告，MRI 表现异常但 MRCP 正常的患者可采用动态胰泌素 MRCP（S-MRCP）诊断。胰泌素引起胰腺导管分泌，改进胰管显示，可发现 MRCP 没有发现的导管异常[124]。也有报告 S-MRCP 可用于无创评价胰腺外分泌功能（图 4.67）。胰泌素刺激后，胰腺外分泌功能正常患者可见十二指肠充盈良好。尽管近年来 S-MRCP 已常规应用于临床，但 S-MRCP 评价胰腺导管异常的方法尚未很好确立。

### 晚期慢性胰腺炎

晚期或进展期慢性胰腺炎的表现包括胰腺萎缩，T1 加权脂肪抑制影像上信号减低，增强后即刻扫描呈异常低比例强化（图 4.68），间质期胰腺实质可见渐进性强化，为纤维组织的强化方式（图 4.68）。MRCP 显示主胰管增宽伴分支胰管扩张，呈链状胆管湖样，为胰管扩张伴缩窄，不规则与导管内钙化-显示为低信号充盈缺损的表现（图 4.69）。

钙化是慢性胰腺炎特异性 CT 征象，发生于胰腺纤维化晚期，仅见于半数慢性胰腺炎的患者。所有 CT 检查有胰腺钙化的患者，MR T1 加权脂肪抑制影像上胰腺均有信号减低，钆增强后即刻 GE 影像异常低比例强化。

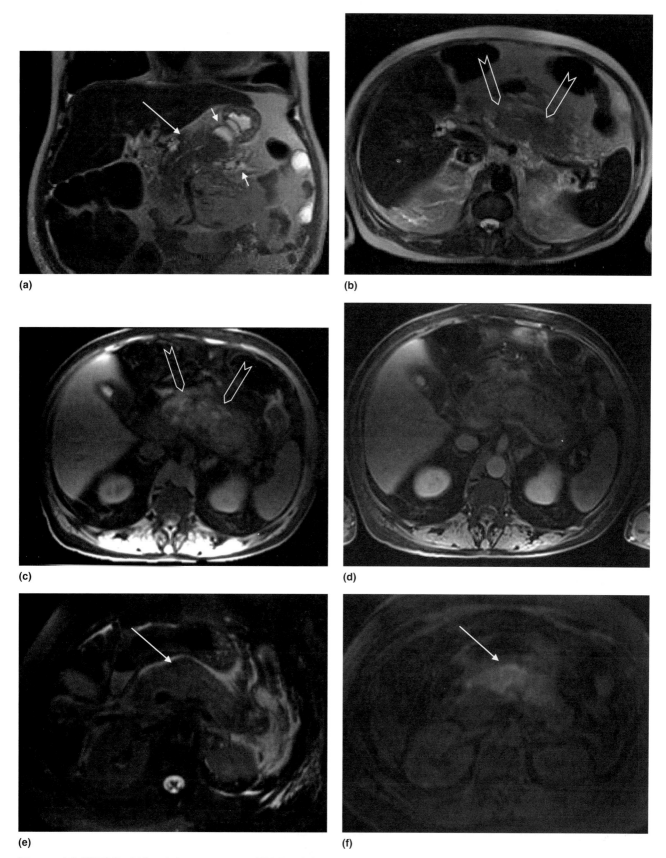

**图4.60** **出血性胰腺炎**。冠状T2加权SS-ETSE（a），横轴位T2加权SS-ETSE（b），T1加权脂肪抑制SGE（c）与T1加权钆增强肝动脉为主期（d）
3D-GE影像。胰腺轻度弥漫性增大（长箭头，a），周围可见微量积液（短箭头，a）。胰腺颈部可见少许T2低信号灶（空箭头，b，c），T1WI
上呈高信号（c），符合出血。钆增强后胰腺强化低于正常（d）。另一患者T2加权脂肪抑制SS-ETSE（e），T1加权脂肪抑制SGE（f），

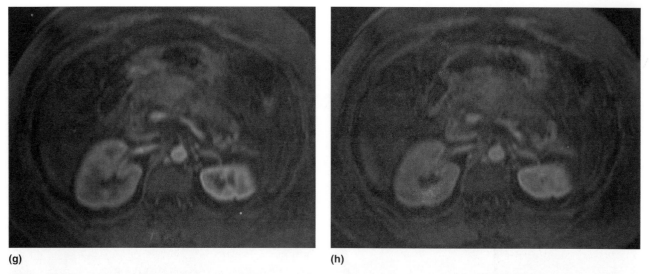

(g)                                                            (h)

**图4.60（续前）** 钆增强后肝动脉为主期（g）与间质期（h）T1加权3D-GE影像。胰腺增大，T1加权脂肪抑制影像上呈很高信号（箭头，f），T2WI呈低信号（箭头，e），符合亚急性出血。钆增强后即刻影像上胰腺斑片状强化（g）代表局灶性胰腺坏死。

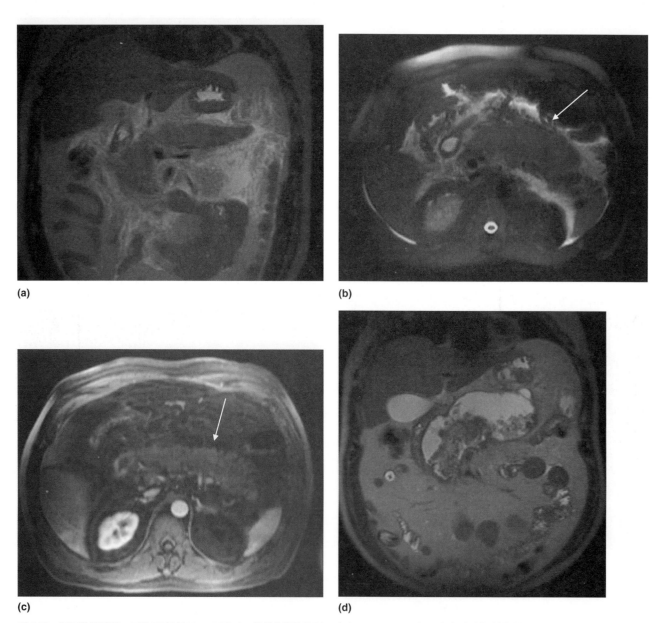

(a)                                                            (b)

(c)                                                            (d)

**图4.61 坏死性胰腺炎。** 冠状T2加权SS-ETSE（a），横轴位脂肪抑制T2加权SS-ETSE（b）与T1加权脂肪抑制钆增强肝动脉为主期3D-GE（c）。胰腺弥漫性增大，分叶状外形消失，呈T2高信号（a，b），钆增强后即刻（c）或晚期（未展示）强化不明显。这些征象提示胰腺实质坏死。可见周围大量积液（a，b）含不强化区（箭头，b，c）[急性坏死性积液（ANC）]。注意十二指肠壁反应性炎症的强化。同一患者，发病后数周冠状T2加权SS-ETSE（d），

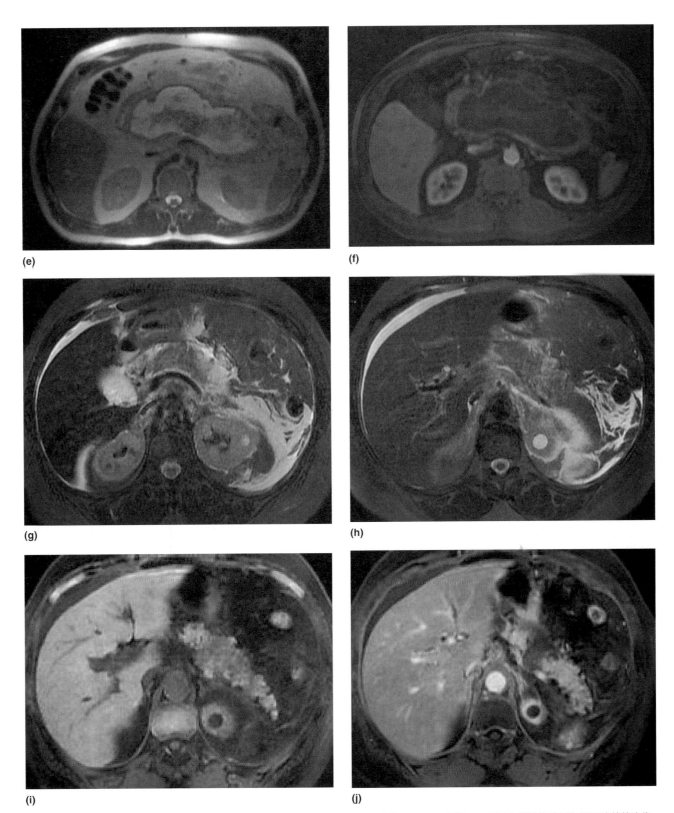

(e)

(f)

(g)

(h)

(i)

(j)

**图4.61( 续前 )**　横轴位T2加权SS-ETSE( e )与T1加权脂肪抑制钆增强肝动脉为主期3D-GE( f )影像，示不均匀积液伴碎屑与界限清楚的边缘，累及胰腺与胰周组织 [ 包裹性坏死（WON）]。横轴位 T2加权SS-ETSE（g,h）,T1加权脂肪抑制3D-GE（i）与钆增强后脂肪抑制3D-GE（j, k）影像示重度急性坏死性胰腺炎。可见胰腺体部局灶性无强化区，符合坏死。

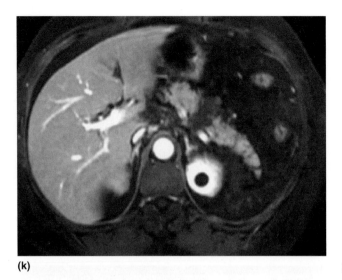

**(k)**

图4.61（续前）

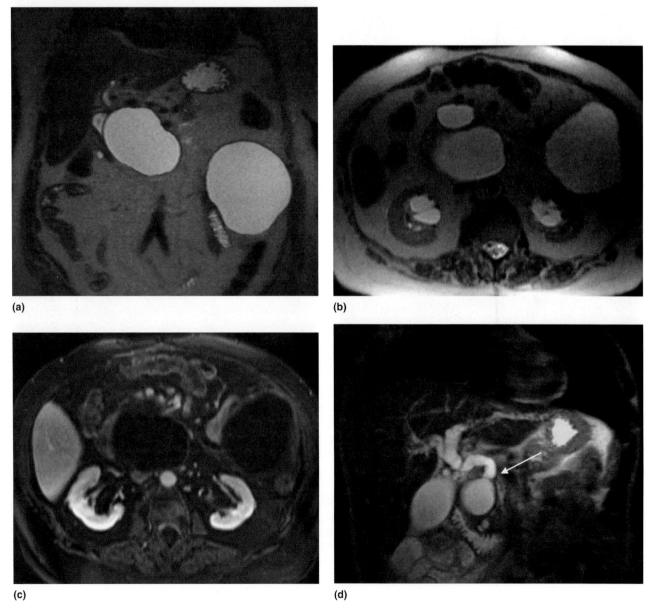

**(a)**

**(b)**

**(c)**

**(d)**

**图4.62** 假囊肿。冠状T2加权SS-ETSE（a），横轴位T2加权SS-ETSE（b）与T1加权脂肪抑制钆增强肝动脉为主期3D-GE（c）影像，可见两处较大卵圆形胰腺假囊肿，位于胰头旁与胰尾。注意囊肿呈完全包裹状，囊内容信号均匀，无碎屑。另一患者冠状T2加权SS-ETSE（d），

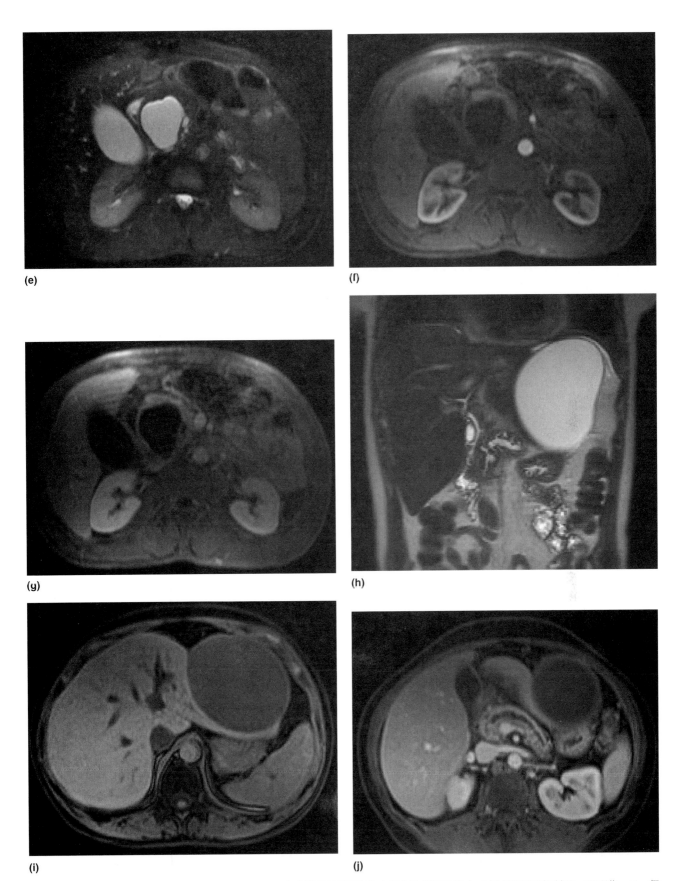

**图4.62（续前）** 横轴位T2加权脂肪抑制SS-ETSE（e）与钆增强后肝动脉为主期（f）及间质期（g）T1加权脂肪抑制3D-GE影像，示一假囊肿位于胰头旁。这例患者的假囊肿压迫CBD（箭头,d），造成胆管扩张（d）。注意假囊肿的壁呈渐进性强化（g），为纤维组织的典型表现。冠状T2加权SS-ETSE（h，k），横轴位T1加权脂肪抑制3D-GE（i，l），

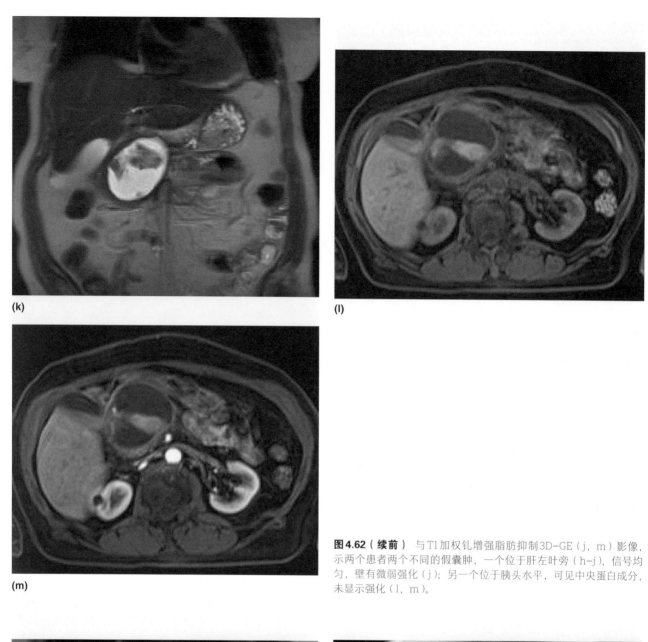

(k)

(l)

(m)

**图4.62（续前）** 　与T1加权钆增强脂肪抑制3D-GE（j，m）影像，示两个患者两个不同的假囊肿，一个位于肝左叶旁（h-j），信号均匀，壁有微弱强化（j）；另一个位于胰头水平，可见中央蛋白成分，未显示强化（l，m）。

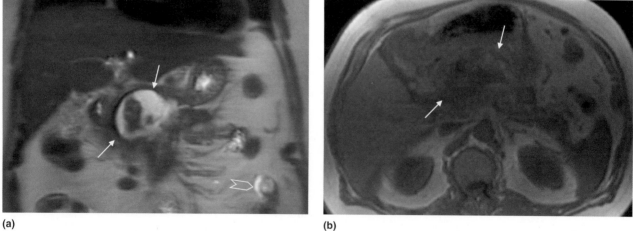

(a)

(b)

**图4.63** 　包裹性坏死。3.0T MR 冠状 T2加权 SS-ETSE（a），T1加权 SGE（b），T1加权脂肪抑制 SGE（c）与T1加权钆增强肝动脉为主期脂肪抑制3D-GE（d）影像示坏死性胰腺炎。可见一包裹性积液（实箭头，a-d）位于胰头与胰体区，含有碎屑。钆增强后囊内容物无强化（d）。腹腔内可见少量游离液体（空箭头，a）。注意相关胃黏膜的炎症与肝脏炎症，可见强化增高。

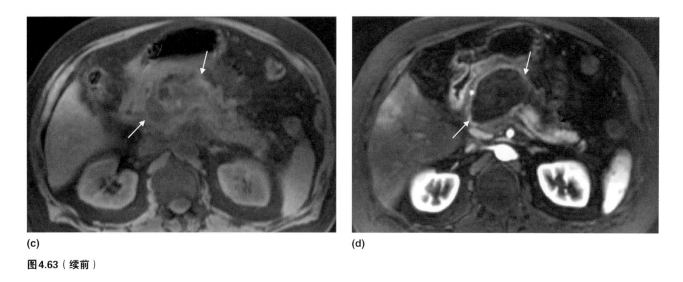

(c)　　　　　　　　　　　　　　　　　　　(d)

**图4.63**（续前）

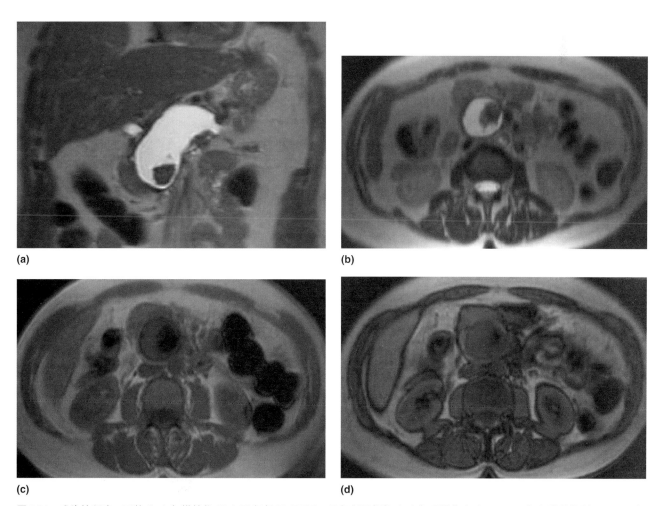

(a)　　　　　　　　　　　　　　　　　　　(b)

(c)　　　　　　　　　　　　　　　　　　　(d)

**图4.64**　**感染性积液**。冠状（a）与横轴位（b）T2加权SS-ETSE，T1加权同相位（c）与反相位（d）SGE，T1加权脂肪抑制SGE（e）与T1加权钆增强肝动脉为主期（f）脂肪抑制3D-GE影像，示一界限清楚的囊肿，位于胰头区。囊肿内含无强化物，所有序列均呈低信号，T1WI上磁敏感伪影更明显（与反相位影像对照）。这些征象提示为气体，可见于合并感染的病例。注意此期病变的气液平面，出现与积液的量相关。

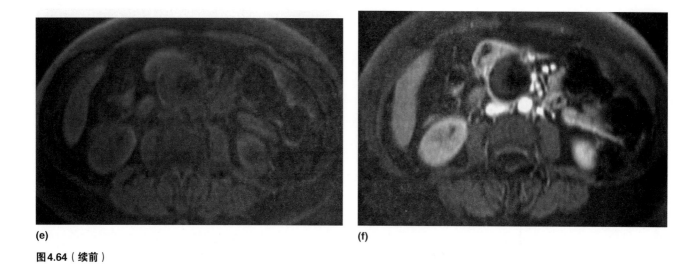

(e)  (f)

**图4.64**（续前）

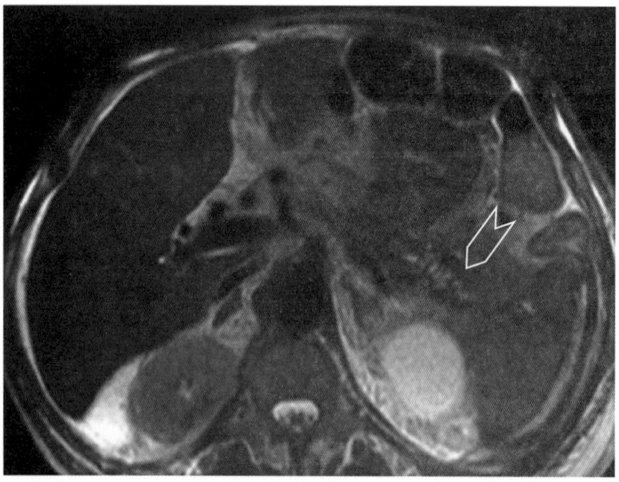

(a) 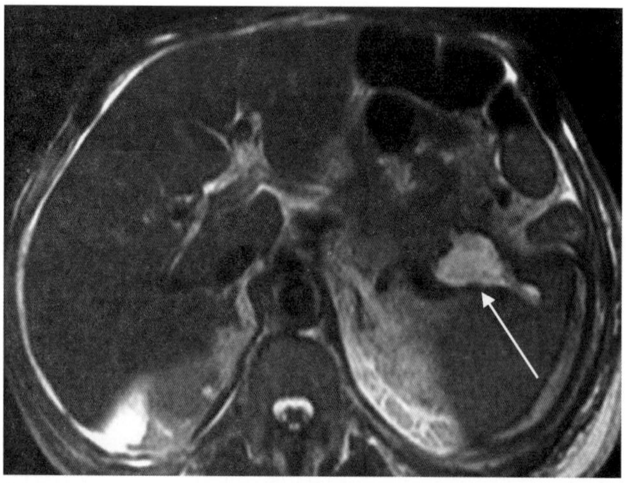  (b)

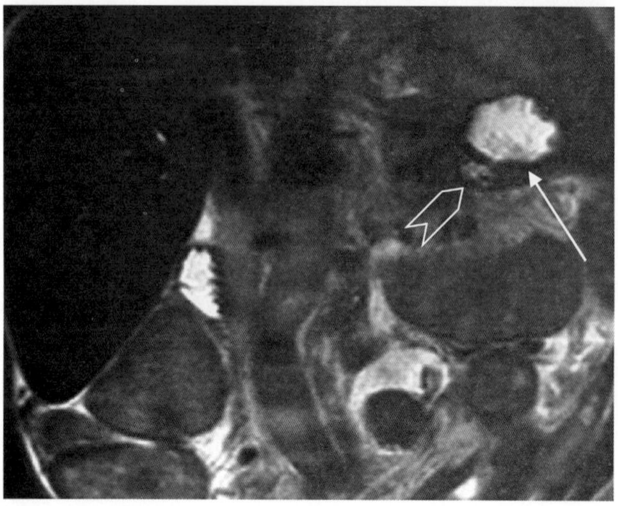

(c) 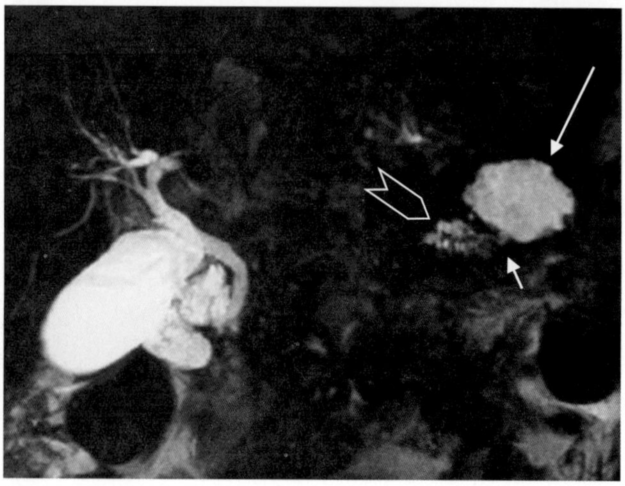  (d)

**图4.65** 瘘形成。横轴位（a，b）与冠状（c）T2加权SS-ETSE和MRCP重建（d）影像。可见胰尾旁积液（长箭头，b-d），伴有胰腺导管扩张（空箭头，a，c，d）。MRCP可很好显示积液与扩张的导管间的交通（瘘道）（短箭头，d）。

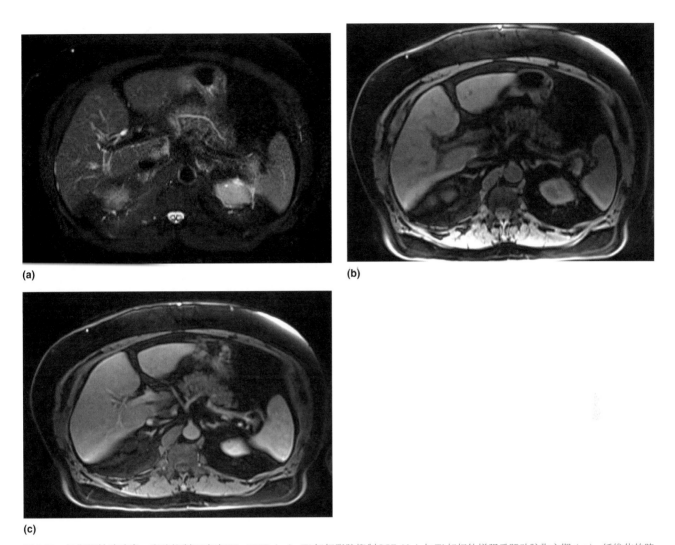

**(a)**

**(b)**

**(c)**

**图4.66** **早期慢性胰腺炎。**脂肪抑制T2加权SS-ETSE（a），T1加权脂肪抑制SGE（b）与T1加权钆增强后肝动脉为主期（c）。纤维化的胰腺实质于T1加权脂肪抑制影像上信号微弱（b），钆增强后即刻扫描强化轻微（c）。无明显导管扩张（a）。

### 慢性胰腺炎胰头增大与腺癌

约30%的患者慢性胰腺炎可仅累及胰头，造成胰头局限性增大。此时，局灶性慢性胰腺炎可与胰腺导管腺癌表现相似[99]。两种病变均可造成胰腺局限性增大，CBD与胰腺导管梗阻，胰尾萎缩与肠系膜上动脉周围脂肪间隙消失[125-127]。

CT影像鉴别慢性胰腺炎胰头局限性增大与癌肿可有困难[32]。MR影像上，慢性胰腺炎与胰腺癌胰腺肿大区T1加权脂肪抑制平扫及T2WI上信号改变相似：一般呈T1轻度低信号，T2不均轻度高信号。钆增强后即刻扫描，局灶性胰腺炎显示不均匀强化，伴有无信号的囊与钙化，而没有明确恶性，强化微弱的肿块性病变（图

4.70）。显示有明确，界限清楚的肿块时，首先考虑为肿瘤。慢性胰腺炎时，通常可见胰腺局灶性肿大部分保留结节状，羽毛状或大理石样纹理与其他部分胰腺相似（图4.70）[32]。相反，胰腺癌时，胰腺局灶性增大部分常见的解剖细节消失。肿瘤破坏胰腺结构，一般表现为不规则，不均匀的微弱强化。T1加权脂肪抑制序列与钆增强后即刻SGE影像上，胰腺整体呈弥漫性低信号，包括并与局灶性增大部分胰腺相似，为典型的慢性胰腺炎的表现。而胰腺癌，肿瘤强化较相邻胰腺实质低。

有利于局限性胰腺炎诊断的征象包括胰腺导管与胆管无扩张，或呈平滑渐细状通过肿块（"管道穿过征"）（图4.70）[123]，胰腺钙化（呈无信号），胰腺导管呈串

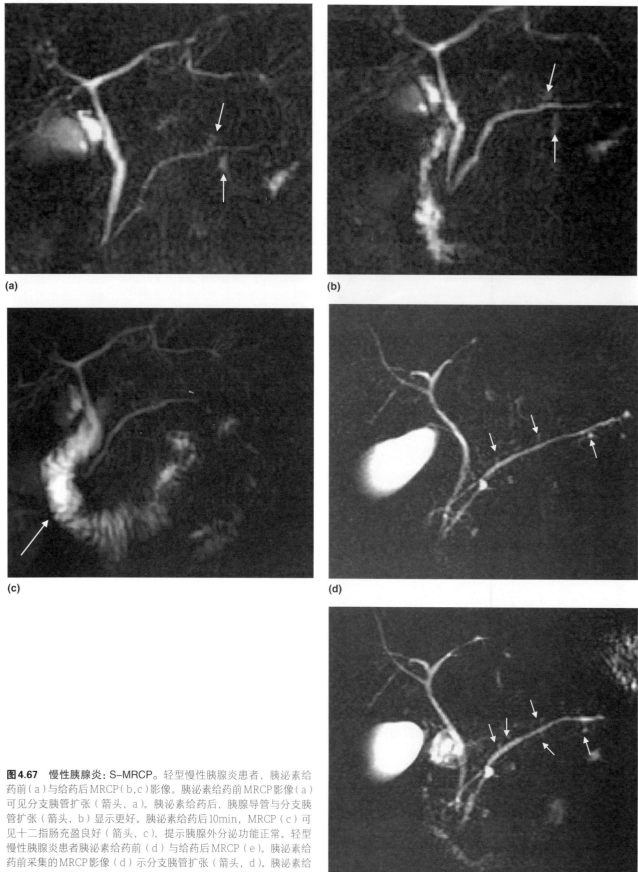

**图 4.67　慢性胰腺炎：S-MRCP。**轻型慢性胰腺炎患者，胰泌素给药前（a）与给药后 MRCP（b,c）影像。胰泌素给药前 MRCP 影像（a）可见分支胰管扩张（箭头，a）。胰泌素给药后，胰腺导管与分支胰管扩张（箭头，b）显示更好。胰泌素给药后 10min，MRCP（c）可见十二指肠充盈良好（箭头，c），提示胰腺外分泌功能正常。轻型慢性胰腺炎患者胰泌素给药前（d）与给药后 MRCP（e）。胰泌素给药前采集的 MRCP 影像（d）示分支胰管扩张（箭头，d）。胰泌素给药后 10min 采集的 MRCP 影像（e）可见更多的分支胰管扩张（箭头，e）；但十二指肠充盈较正常差，符合估计胰腺外分泌功能减低。

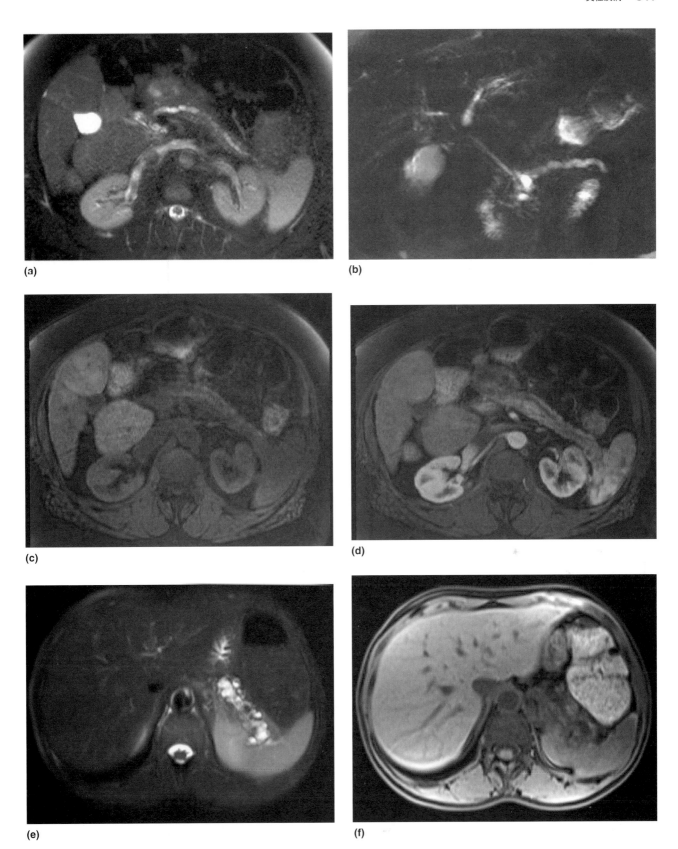

(a)

(b)

(c)

(d)

(e)

(f)

**图4.68**　**晚期慢性胰腺炎：胰腺导管改变。** 脂肪抑制T2加权SS-ETSE（a），MRCP（b），T1加权脂肪抑制SGE（c）与T1加权钆增强后肝动脉为主期（d）。胰腺萎缩，T1加权脂肪抑制影像呈低信号（c），钆增强后强化减低（d）。主胰管扩张，MRCP显示良好（b）。另一慢性胰腺炎患者脂肪抑制SS-ETSE（e），T1加权脂肪抑制SGE（f）

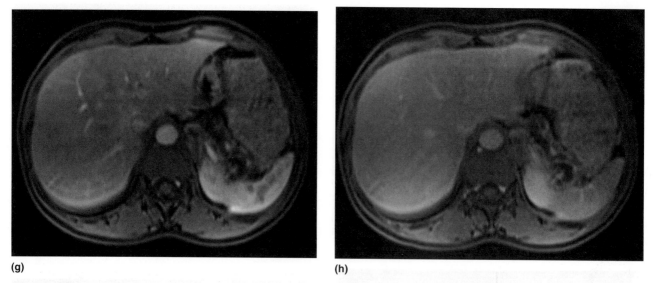

(g)　　　　　　　　　　　　　　　　　　　　　(h)

**图4.68（续前）** 与钆增强肝动脉为主期（g）及肝静脉期（h）T1加权影像，可见主胰管及其分支明显扩张，T2WI显示最好。慢性胰腺炎胰腺实质的改变包括T1加权脂肪抑制平扫呈低信号(f)，增强早期轻微不均匀强化( g)，晚期胰腺实质渐进性强化（e）。与胰腺导管腺癌相比，分支胰管扩张更符合于慢性胰腺炎，而胰腺癌则更多见癌肿引起的主胰管扩张，而没有分支胰管扩张。

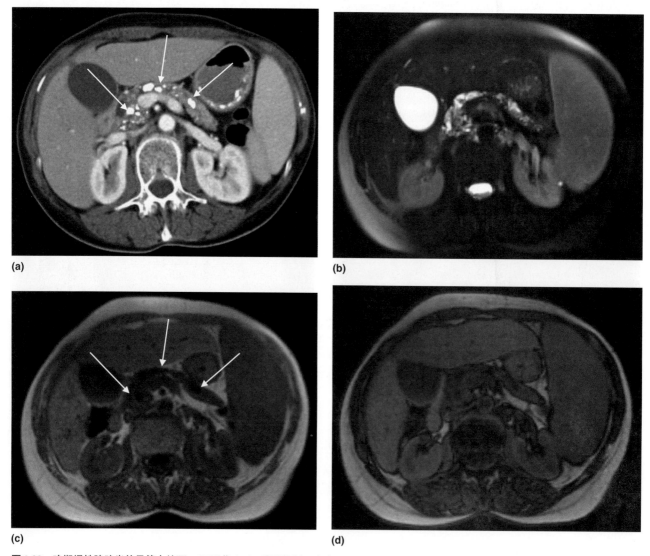

(a)　　　　　　　　　　　　　　　　　　　　　(b)

(c)　　　　　　　　　　　　　　　　　　　　　(d)

**图4.69** **晚期慢性胰腺炎伴导管内结石。** CT影像（a），脂肪抑制T2加权SS-ETSE（b）与T1加权同相位（c）及反相位（d）SGE影像。CT（a）示多发钙化（箭头，a），符合主胰管及其分支胰管内结石。MR检查（b-d）T1加权同相位序列这些结石显示最好（箭头，c），表现为胰腺内低信号灶。

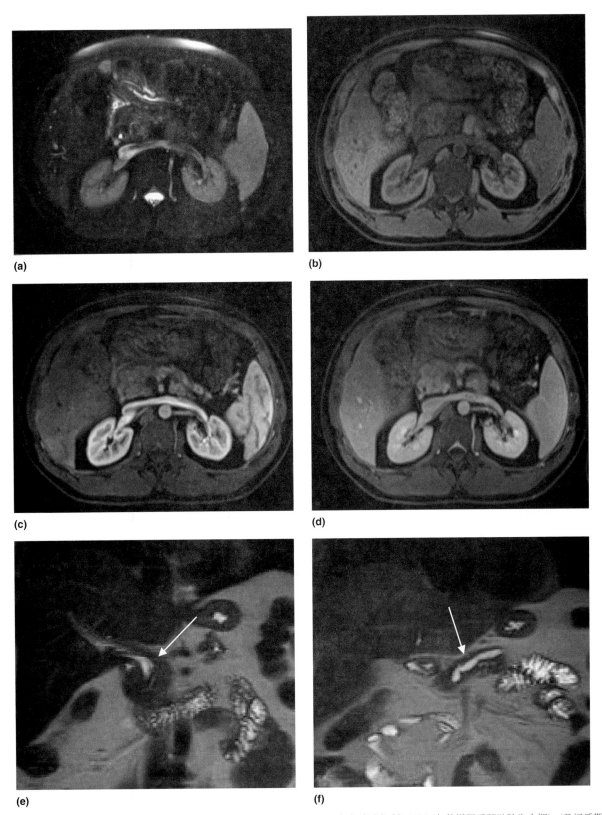

(a)

(b)

(c)

(d)

(e)

(f)

**图4.70**　**慢性胰腺炎：似肿瘤的胰头增大。**脂肪抑制T2加权SS-ETSE( a ),T1加权脂肪抑制SGE( b )与钆增强后肝动脉为主期( c )及间质期（ d ）T1加权影像。钆增强早期（ c ）与晚期（ d ）未见胰头有明确的肿块，而是增大的胰腺呈大理石样纹理。冠状T2加权SS-ETSE（ e，f），

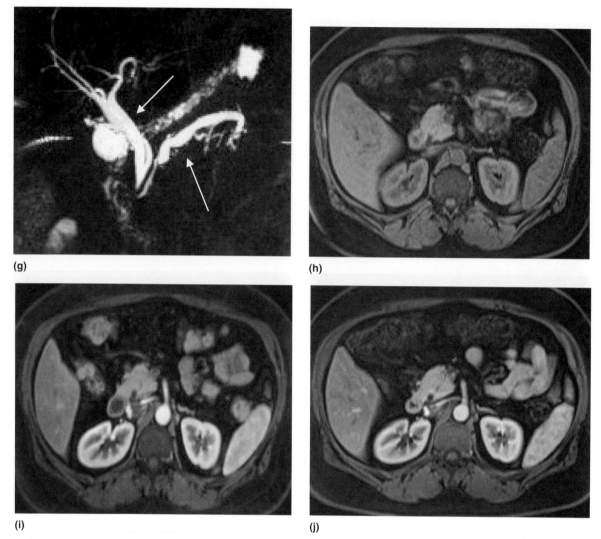

**图4.70（续前）** MRCP（g），T1加权脂肪抑制SGE（h）与T1加权钆增动脉为主期（i）及间质期（j）影像。CBD（箭头，e，g）与胰腺导管（箭头，f，g）明显扩张，胰体萎缩（b）形成双管征（g）。未发现胰头肿瘤。

珠状，管径粗细不一，胰管分支扩张。

平滑扩张的胰腺导管突然截断，胰管分支扩张轻微，上游胰腺实质萎缩，胰腺导管直径与胰腺宽比例增高为见于胰腺癌的典型征象[128]。

出现腹腔干，肠系膜上动脉包裹，淋巴结肿大与肝转移瘤可确定胰腺癌的诊断[29, 33]，其中肝转移瘤为最有鉴别意义的表现。

偶尔，慢性胰腺炎可仅累及胰腺局部增大的部分，其余部分胰腺保持无炎症改变。这种情况下，局灶性慢性胰腺炎可与胰腺导管腺癌的表现相似；炎症也有足够的破坏性，使受累胰腺的基质形式消失。这种罕见病例的诊断只能由组织病理检查作出，证实没有恶性病变。

**慢性胰腺炎的并发症**

并发症包括慢性胰腺炎急性发作（图4.71）、假囊肿（图4.72）、假性动脉瘤（图4.72）与脾静脉血栓（图4.72）。

**特殊类型的胰腺炎**

**1. 自身免疫性胰腺炎** 大多数自身免疫性胰腺炎的患者均有酒精相关性疾病。约30%的患者慢性胰腺炎的性质及病程不清，常称之为原发性胰腺炎。这些病例一组亚型与自身免疫异常相关。

自身免疫性胰腺炎（autoimmune pacreatitis，AIP）临床可有梗阻性黄疸（伴有或无胰腺肿块），组织学为淋巴细胞浆细胞浸润与纤维化，治疗上对激素反应极明显与非自身免疫性胰腺炎有着明显的不同[129]，文献报告

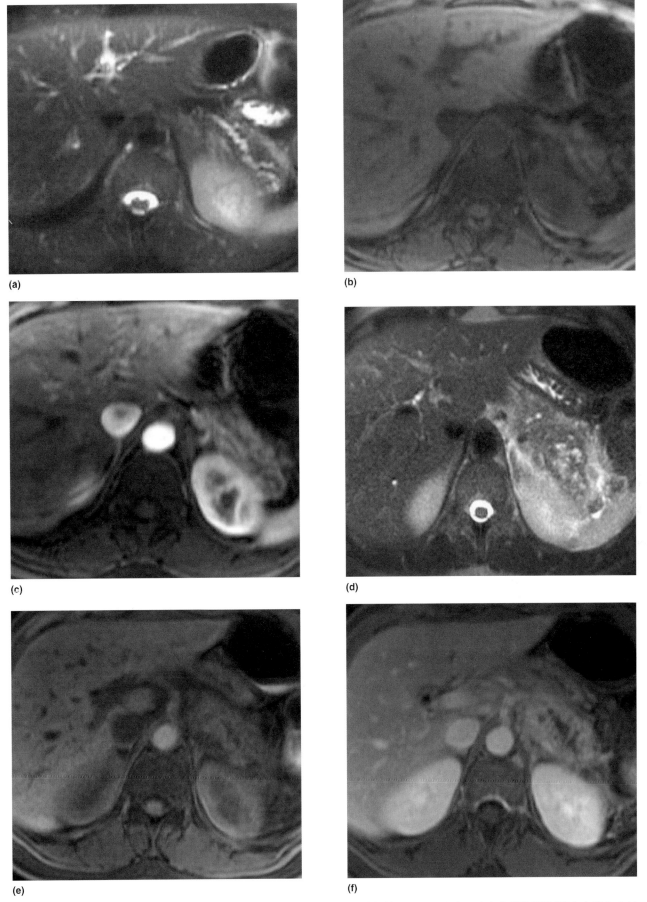

**图4.71** 慢性胰腺炎急性发作。脂肪抑制T2加权SS-ETSE（a，c），T1加权脂肪抑制SGE（b，d）与T1加权钆增强后肝动脉为主期（c）及间质期（e）。同一患者急性炎症前（a-c）与急性炎症期（d-f）。主胰管扩张（a），胰腺萎缩，T1加权脂肪抑制影像呈低信号（b），钆增强后即刻扫描强化微弱（c）。急性炎症期，胰腺体尾部远侧部分增大，可见胰腺周围积液。注意胰腺呈延迟强化，为纤维组织的典型表现，见于慢性胰腺炎。

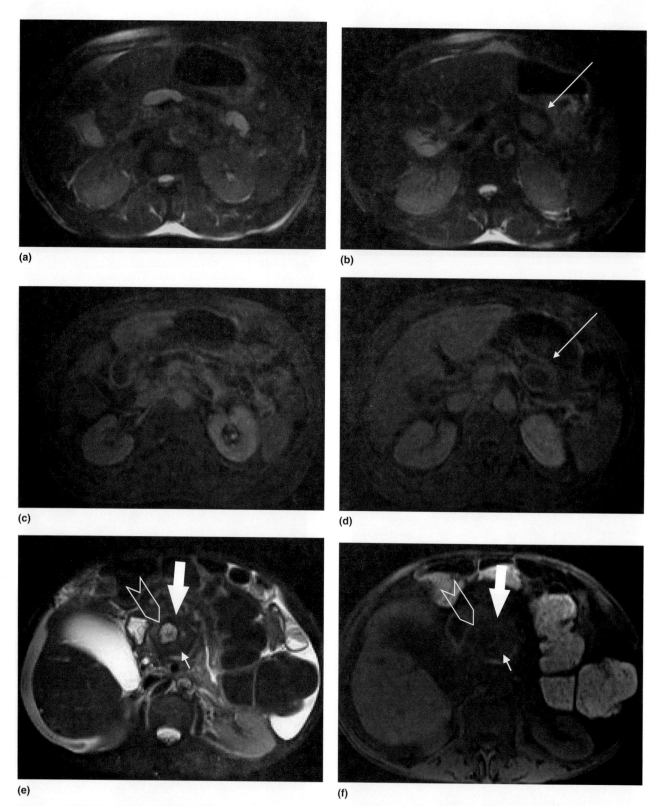

**图4.72　胰腺炎后的并发症：假囊肿。**慢性胰腺炎患者T2加权SS-ETSE（a，b）与T1加权钆增强后间质期（c，d）影像。可见主胰管扩张，胰腺萎缩（a，c）。胰腺体尾部区域可见一小假囊肿（箭头，b，d），壁厚，呈渐进性强化（d）。假性动脉瘤。急性胰腺炎反复发作患者，脂肪抑制T2加权SS-ETSE（e）与T1加权脂肪抑制SGE（f），

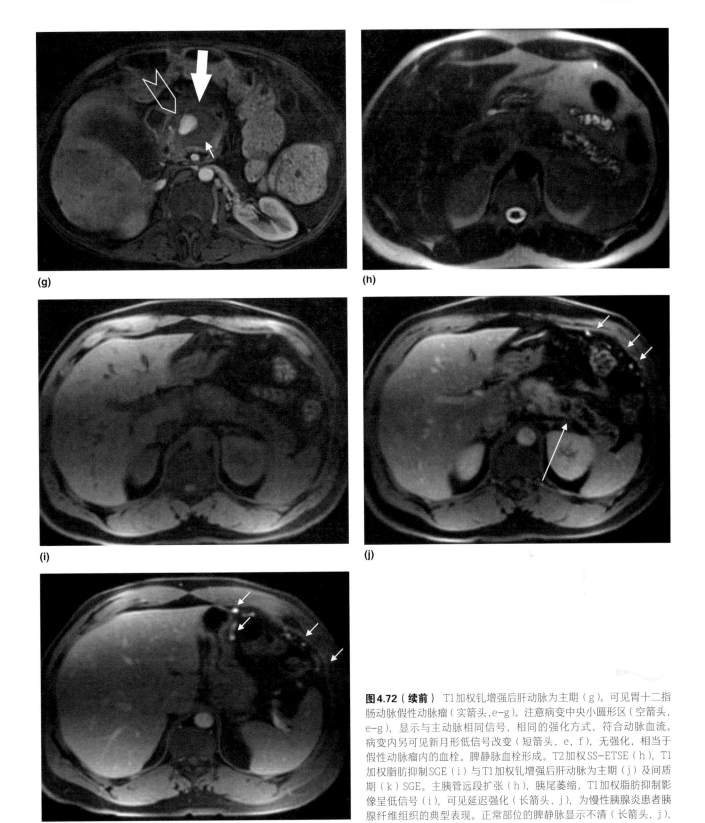

**图4.72（续前）** T1加权钆增强后肝动脉为主期（g）。可见胃十二指肠动脉假性动脉瘤（实箭头，e-g）。注意病变中央小圆形区（空箭头，e-g），显示与主动脉相同信号，相同的强化方式，符合动脉血流。病变内另见新月形低信号改变（短箭头，e，f），无强化，相当于假性动脉瘤内的血栓。脾静脉血栓形成。T2加权SS-ETSE（h），T1加权脂肪抑制SGE（i）与T1加权钆增强后肝动脉为主期（j）及间质期（k）SGE。主胰管远段扩张（h），胰尾萎缩，T1加权脂肪抑制影像呈低信号（i），可见延迟强化（长箭头，j），为慢性胰腺炎患者胰腺纤维组织的典型表现。正常部位的脾静脉显示不清（长箭头，j），可见短胃左-胃网膜静脉曲张（短箭头，j，k），符合脾静脉栓塞。

为IgG4相关疾病的一种，IgG4水平增高为其特征。IgG4相关疾病为一种全身性疾病，累及多个器官，包括但不限于胰腺、胆管、肾脏、涎腺与淋巴结。IgG4相关疾病的表现包括但不限于AIP、硬化性胆管炎与淋巴结增大。

AIP的MR表现为胰腺增大，T1中度信号减低，T2信号轻度增高，钆增强早期与延迟期胰腺实质强化减低（图4.73）。可见于AIP的其他表现包括：①包膜样环包绕着病变的胰腺实质，呈T2低信号或轻度高信号，钆增强延迟期可有强化[130]；②无胰腺实质萎缩；③狭窄旁的胰腺导管串珠状扩张；④无胰腺周围积液；⑤异常边界清楚（图4.73）[131]。

MRCP显示主胰管弥漫性或节段性狭窄，不规则，为特征性表现。常可见AIP合并硬化性胆管炎。肝内与肝外胆管常显示串珠样、缩窄与壁增厚，壁强化增高。根据病变形态，AIP可分为3型：弥漫型（图4.73）、局灶型与多灶型，弥漫型最为常见。胰腺肿胀、呈香肠状、边界模糊及包膜样环为弥漫型的特征性表现[132]。弥漫型AIP可与淋巴瘤相似。

皮质激素治疗后，4～6周内胰腺功能与形态通常可恢复正常。然而，治疗后常可见胰腺受累节段萎缩，提示病变的消耗性晚期（图4.74）[133]。

**2.沟槽/十二指肠旁胰腺炎** 沟槽胰腺炎为局灶性胰腺炎的一种罕见类型，累及胰头、十二指肠与CBD之间的解剖沟槽。沟槽胰腺炎可进展为慢性胰腺炎。沟槽胰腺炎的病因一直有争论，但可能为副胰管阻塞造成的，副胰管经小乳头引流入十二指肠第二段。沟槽胰腺炎常见于有酗酒史的患者[134]。

沟槽胰腺炎分类为两种类型：①单纯型，仅累及沟槽；②节段型，累及沟槽并蔓延到胰头[135]。常出现于应为胰腺副胰管位置上的囊状改变，认为是这种病变的明显征象，可能与副胰管阻塞相关[136]。

沟槽胰腺炎的特征也依病变时间而不同：急性还是慢性炎症。单纯型慢性炎症的典型征象可从积液、脂肪内模糊条纹到胰十二指肠沟槽内明显的软组织，呈纤维化组织特有的延迟性强化增高，有时可见十二指肠内侧壁增厚与小囊肿（图4.74）[51, 137]。沟槽胰腺炎也可形成肿块性病变。

**3.遗传性胰腺炎** 遗传性胰腺炎为一种常染色体显性遗传性疾病，表现为无任何诱因的急性胰腺炎反复发作。影像表现包括胰腺实质与导管内的钙化与实质的萎缩。由于这种患者发生胰腺癌的危险成倍增高，影像检查可除外结构异常引起的胰腺炎并严密监控胰腺癌的发生，对遗传性胰腺炎有重要作用。

## 胰腺炎症与感染

不同细菌、肉芽肿、病毒与寄生虫偶可累及胰腺。炎症性病变可表现为界限模糊的局灶性肿块，不规则浸润胰腺组织。然而影像检查可能无法可靠鉴别恶性病变与炎症性疾病。药物或毒物也可引起胰腺反应性炎症。

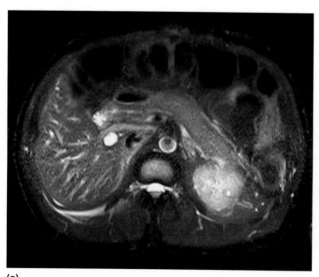

**(a)** **(b)**

**图4.73** AIP：弥漫型。脂肪抑制T2加权SS-ETSE（a），T1加权脂肪抑制SGE（b），

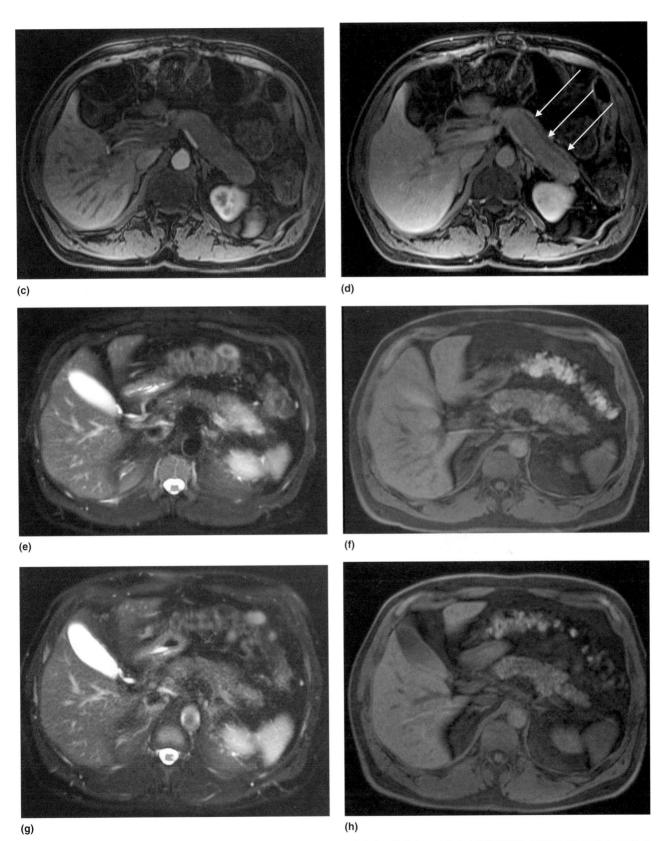

(c)

(d)

(e)

(f)

(g)

(h)

**图4.73（续前）** 与T1加权钆增强后肝动脉为主期（c）及间质期（d）。胰腺弥漫性增大，正常分叶状外缘消失（"香肠样"表现）。可见少量胰腺周围液体（a），提示炎症。在T1WI上，胰腺实质呈低信号（b），可见渐进性强化（c，d）。注意胰腺周围低信号晕（箭头，d），钆增强后延迟期显示好（d）。AIP：局灶型（激素治疗前与治疗后）。同一局灶性自身免疫性胰腺炎患者脂肪抑制T2加权SS-ETSE（e，g）与T1加权脂肪抑制SGE（f，h）影像。治疗前（e，f），胰尾呈明显T2高信号，符合炎症性水肿（e）。数月后MRI随访，治疗后（g，h），可见水肿消退（g），胰尾轻度萎缩（h）。

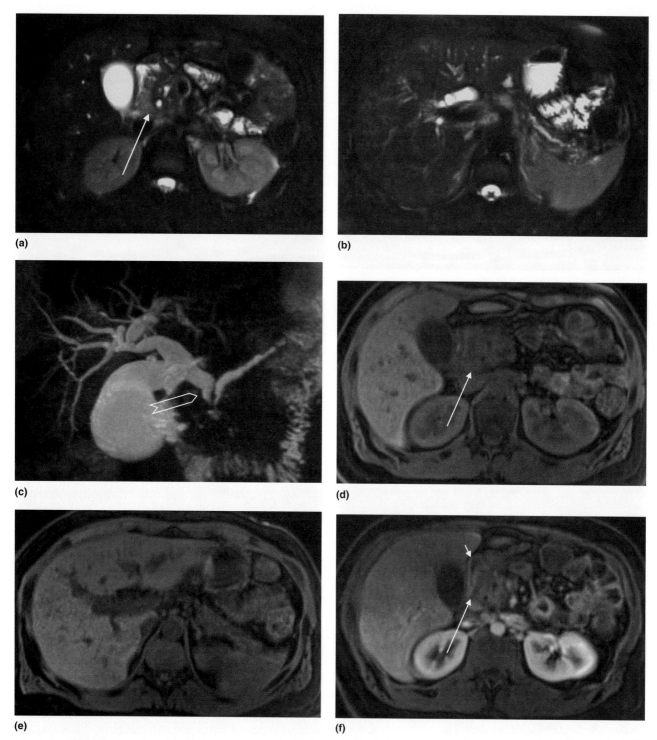

**图4.74　沟槽性胰腺炎。**脂肪抑制T2加权SS-ETSE（a，b），MRCP（c），T1加权脂肪抑制SGE（d，e），T1加权钆增强后肝动脉为主期（f，g）SGE影像。主胰管扩张（a-c），胰腺萎缩，呈T1低信号（d，e），钆增强后即刻扫描强化轻微（f，g）。这些征象符合慢性胰腺炎。注意胰腺十二指肠沟槽内可见软组织（长箭头，a，d，f），呈渐进式强化（未展示），未见肿块。可见其他相关表现，如CBD逐渐变细，十二指肠壁增厚（短箭头，f）。

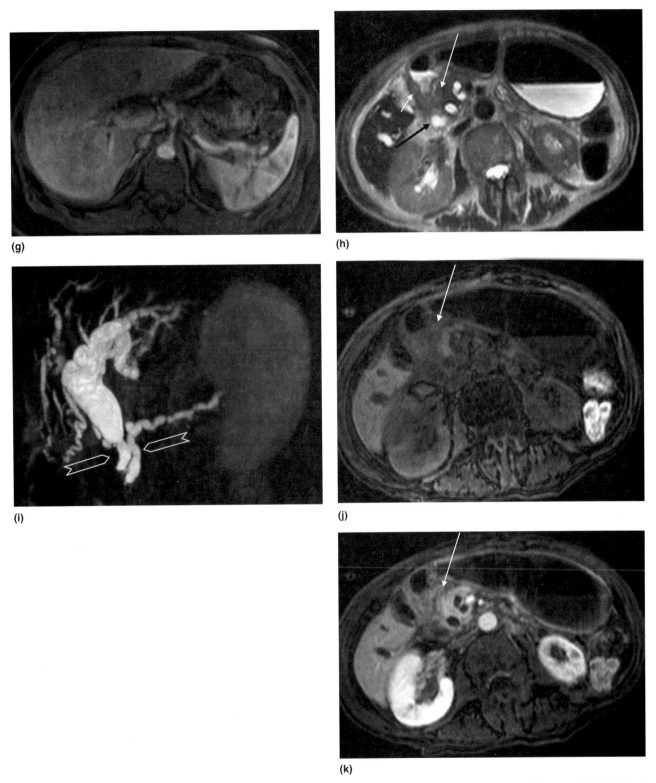

**(g)**

**(h)**

**(i)**

**(j)**

**(k)**

**图4.74（续前）**　沟槽性胰腺炎：单纯型。T2加权SS-ETSE（h），MRCP（i），T1加权脂肪抑制SGE（j）与T1加权钆增强后肝动脉为主期（k）SGE影像。此例患者无慢性胰腺炎表现。胰腺实质T1信号正常（j），钆增强后即刻扫描正常强化（k）。也可见位于胰十二指肠沟槽内的软组织（长白箭头，h，j，k），可见小囊位于两者之间（黑箭头，h），造成CBD与胰腺导管渐进性变细（空箭头）。十二指肠壁明显变厚，肠腔狭窄（短箭头，h），伴近侧胃扩张。

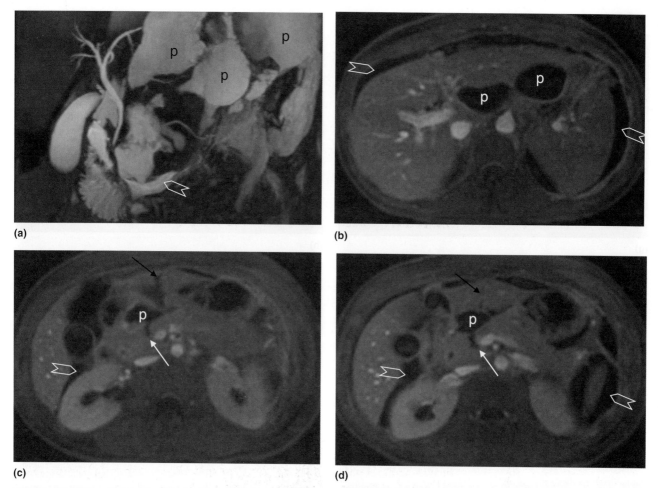

(a)

(b)

(c)

(d)

**图4.75 胰腺外伤。** 重建MRCP（a）与T1加权钆增强后间质期水激发预磁化快速GE影像（b-d），示胰腺颈部（白箭头，c,d）与肝左叶（黑箭头，c，d）外伤性断裂。可见多发假囊肿（p；b-d）与腹腔内游离液体（空箭头，b-d）。腹膜表面也因炎症显示有强化。

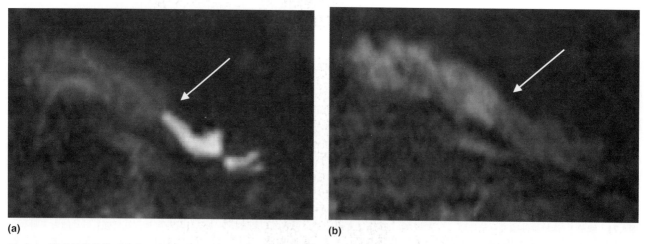

(a)

(b)

**图4.76 胰腺导管外伤后狭窄。** 脂肪抑制T2加权SS-ETSE（a），T1加权脂肪抑制SGE（b）与T1加权钆增强后肝动脉为主期（c）。可见胰腺体部近侧正常表现的胰腺与异常表现的远侧间的转变（箭头，a-c），远侧胰腺萎缩，伴胰腺导管扩张。T2 SS-ETSE影像（a）清楚显示正常直径胰腺导管与扩张的远侧导管间的转变。注意远侧胰腺有萎缩，脂肪抑制平扫影像上呈低信号（b），

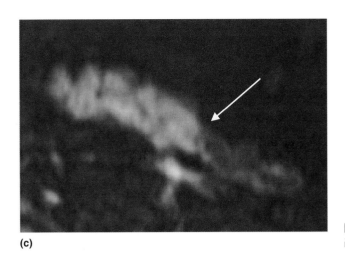

(c)

图 4.76（续前） 钆增强后即刻扫描强化微弱（c），符合慢性胰腺炎改变。

## 胰腺外伤

胰腺外形可造成胰腺一系列异常，从轻度挫伤到撕裂伤与断裂（图 4.75）。可见外伤后胰腺导管狭窄与远侧的导管扩张。组织影像序列结合 MR 胰腺导管成像显示胰管扩张与狭窄远侧胰腺慢性炎症的表现，有助于诊断。这种情况并不罕见，观察到位于脊柱前胰体中部明确断裂，胰头与胰体前部正常而远侧萎缩、胰管扩张，则应做出诊断（图 4.76）。有外伤史，特别是车祸伤，即使时间较长也应考虑诊断。

## 胰腺移植

钆增强动态 MRI 已用于评价胰腺移植后的排异反应[138-141]。一项研究对照了 6 例正常移植胰腺移植后前数分钟内的强化（98% ± 23%）与 6 例功能失调移植胰腺的强化（42% ± 20%）[138]。MRI 也可很好显示炎症与感染，包括脓肿（图 4.77）。MR 血管成像也可用于发现急性血管损伤，敏感性与特异性均高（图 4.78）[139, 140]。钆增强 GE，特别是 3D-GE 影像空间分辨率高，可很好显示静脉血栓等并发症[141]。

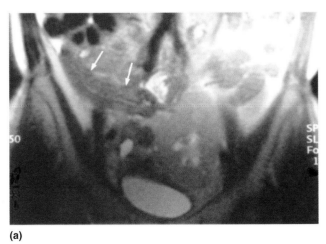

(a)

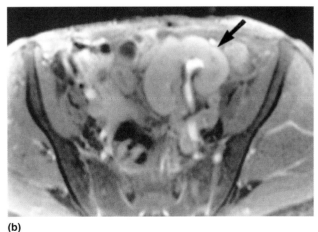

(b)

图 4.77 正常移植胰腺。胰腺与肾移植术后患者，冠状 T2 加权 ETSE（a）与钆增强后 90s 脂肪抑制 SGE（b）。移植胰腺信号正常，位于右下腹（箭头，a）。移植肾脏位于左下腹（箭头，b）。移植胰腺与肾脏。

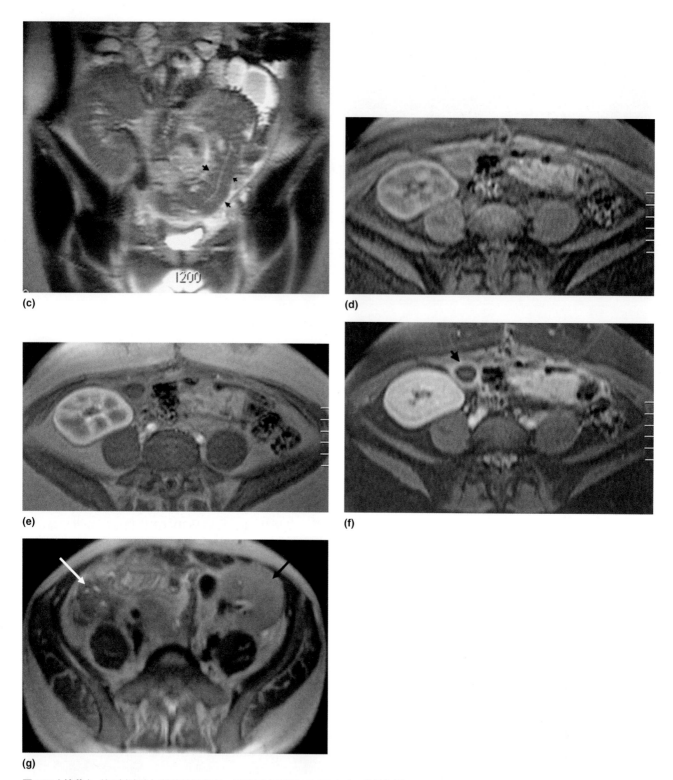

**图4.77（续前）** 第2例胰腺与肾移植后患者，冠状T2加权SS-ETSE（c），脂肪抑制GE（d），钆增强后即刻脂肪抑制T1加权GE（e）与间质期T1加权脂肪抑制GE（f，g）影像。移植胰腺所有序列均显示信号正常（箭头，c）。移植肾脏内侧可见一小脓肿（箭头，f）。另一例移植胰腺重度炎症患者，T2加权SS-ETSE（g）与T1加权钆增强后脂肪抑制间质期3D-GE（h）影像。可见移植胰腺位于右下腹，重度炎症累及了右下腹内的移植胰腺与相邻肠襻，有明显强化。也可见一小脓肿（空箭头，h）位于移植胰腺与肠襻旁。移植肾（黑箭头，g）水肿增大。另一患者，移植胰腺旁脓肿。钆增强后间质期T1加权脂肪抑制3D-GE（i）影像，可见一大脓肿（箭头，i）位于左下腹，内含气体与移植胰腺组织相邻。

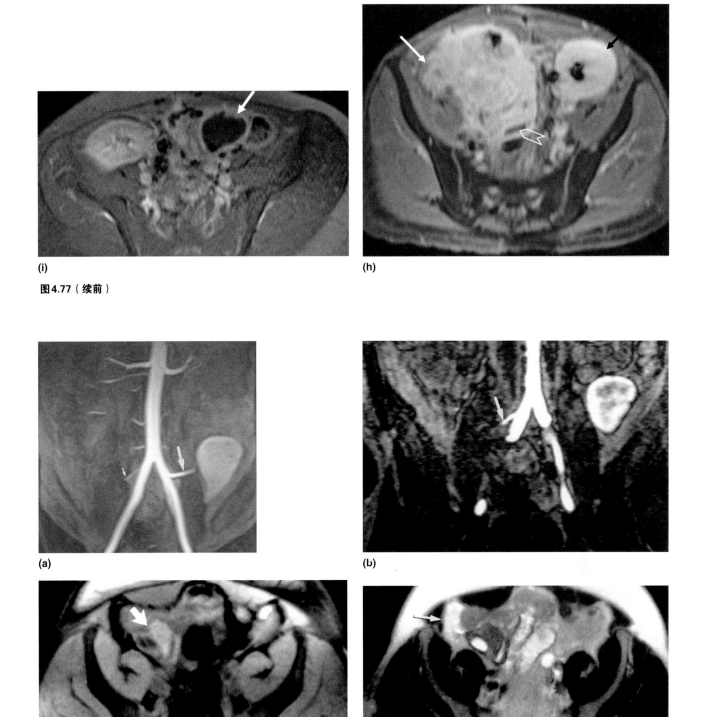

**(i)**

**图4.77**（续前）

**(h)**

**(a)**

**(b)**

**(c)**

**(d)**

**图4.78** **胰腺移植：动脉栓塞。**冠状MIP重建MR血管成像（a），钆增强2mm 3D GE原始影像（b），T1加权脂肪抑制SGE（c）与T2加权SS-ETSE（d）影像。MIP重建MR血管成像影像示盆腔左侧移植肾灌注动脉正常（大箭头，a），而盆腔右侧移植胰腺的灌注动脉阻塞（小箭头，a）。要确定阻塞的诊断，观察原始影像十分重要；原始影像显示对比剂增强的血管腔突然中断，明确了阻塞的诊断（箭头，c）。T1加权（箭头，c）与T2加权（d）影像均可确定盆腔右侧的移植胰腺。

（Fernanda Velloni，Ersan Altun，Diane Armao，Jorge Elias Jr和Richard C. Semelka）

# 参考文献

1. Semelka RC, Ascher SM. MR imaging of the pancreas. *Radiology* 188(3): 593–602, 1993.

2. Winston CB, Mitchell DG, Outwater EK, Ehrlich SM. Pancreatic signal intensity on T1-weighted fat saturation MR images: clinical correlation. *J Magn Reson Imaging* 5(3): 267–271, 1995.

3. Mitchell DG, Vinitski S, Saponaro S, et al. Liver and pancreas: improved spin-echo T1 contrast by shorter echo time and fat suppression at 1.5 T. *Radiology* 178(1): 67–71, 1991.

4. Semelka RC, Kroeker MA, Shoenut JP, et al. Pancreatic disease: prospective comparison of CT, ERCP, and 1.5-T MR imaging with dynamic gadolinium enhancement and fat suppression. *Radiology* 181(3): 785–791, 1991.

5. Takehara Y, Ichijo K, Tooyama N, et al. Breath-hold MR cholangiopancreatography with a long-echo-train fast spin-echo sequence and a surface coil in chronic pancreatitis. *Radiology* 192(1): 73–78, 1994.

6. Bret PM, Reinhold C, Taourel P, et al. Pancreas divisum: evaluation with MR cholangiopancreatography. *Radiology* 199(1): 99–103, 1996.

7. Soto JA, Barish MA, Yucel EK, et al. Pancreatic duct: MR cholangiopancreatography with a three-dimensional fast spin-echo technique. *Radiology* 196(2): 459–464, 1995.

8. Semelka RC (ed.). *Abdominal–Pelvic MRI*, 3rd edn. Wiley-Blackwell, 2010.

9. Semelka RC, Simm FC, Recht MP, et al. MR imaging of the pancreas at high field strength: comparison of six sequences. *J Comput Assist Tomogr* 15(6): 966–971, 1991.

10. Mitchell DG, Winston CB, Outwater EK, Ehrlich SM. Delineation of pancreas with MR imaging: multiobserver comparison of five pulse sequences. *J Magn Reson Imaging* 5(2): 193–199, 1995.

11. Cruikshank AH, Benbow EW. *Pathology of the Pancreas*, 2nd edn. London: Springer, 1995; p. 30.

12. Delhaye M, Engelholm L, Cremer M. Pancreas divisum: congenital anatomic variant or anomaly? Contribution of endoscopic retrograde dorsal pancreatography. *Gastroenterology* 89(5): 951–958, 1985.

13. Delhaye M, Cremer M. Clinical significance of pancreas divisum. *Acta Gastroenterol Belg* 55(3): 306–313, 1992.

14. Rosai J. *Ackerman's Surgical Pathology*, 8th edn. St. Louis, MO: Mosby, 1996; p. 1004.

15. Quest L, Lombard M. Pancreas divisum: opinio divisa. *Gut* 47(3): 317–319, 2000.

16. Desai MB, Mitchell DG, Munoz SJ. Asymptomatic annular pancreas: detection by magnetic resonance imaging. *Magn Reson Imaging* 12(4): 683–685, 1994.

17. Applegate KE, Goske MJ, Pierce G, Murphy D. Situs revisited: imaging of the heterotaxy syndrome. *Radiographics* 19(4): 837–852, discussion 853–834, 1999.

18. Gayer G, Apter S, Jonas T, et al. Polysplenia syndrome detected in adulthood: report of eight cases and review of the literature. *Abdom Imaging* 24(2): 178–184, 1999.

19. Tham RT, Heyerman HG, Falke TH, et al. Cystic fibrosis: MR imaging of the pancreas. *Radiology* 179(1): 183–186, 1991.

20. Ferrozzi F, Bova D, Campodonico F, et al. Cystic fibrosis: MR assessment of pancreatic damage. *Radiology* 198(3): 875–879, 1996.

21. King LJ, Scurr ED, Murugan N, et al. Hepatobiliary and pancreatic manifestations of cystic fibrosis: MR imaging appearances. *Radiographics* 20(3): 767–777, 2000.

22. Siegelman ES, Mitchell DG, Outwater E, et al. Idiopathic hemochromatosis: MR imaging findings in cirrhotic and precirrhotic patients. *Radiology* 188(3): 637–641, 1993.

23. Siegelman ES, Mitchell DG, Semelka RC. Abdominal iron deposition: metabolism, MR findings, and clinical importance. *Radiology* 199(1): 13–22, 1996.

24. Hough DM, Stephens DH, Johnson CD, Binkovitz LA. Pancreatic lesions in von Hippel–Lindau disease: prevalence, clinical significance, and CT findings. *AJR Am J Roentgenol* 162(5): 1091–1094, 1994.

25. Herédia V, Altun E, Bilaj F, et al. Gadolinium- and superparamagnetic-iron-oxide-enhanced MR findings of intrapancreatic accessory spleen in five patients. *Magn Reson Imaging* 26(9): 1273–1278, 2008.

26. Boring CC, Squires TS, Tong T. Cancer statistics, 1991. *CA Cancer J Clin* 41(1): 19–36, 1991.

27. Warshaw AL, Fernandez-del Castillo C. Pancreatic carcinoma. *N Engl J Med* 326(7): 455–465, 1992.

28. Moossa AR. Pancreatic cancer: approach to diagnosis, selection for surgery and choice of operation. *Cancer* 50(11 Suppl): 2689–2698, 1982.

29. Clark LR, Jaffe MH, Choyke PL, et al. Pancreatic imaging. *Radiol Clin North Am* 23(3): 489–501, 1985.

30. Rosai J. *Ackerman's Surgical Pathology*, 8th edn. St. Louis, MO: Mosby, 1996; p. 976.

31. Baron RL, Stanley RJ, Lee JK, et al. Computed tomographic features of biliary obstruction. *AJR Am J Roentgenol* 140(6): 1173–1178, 1983.

32. Kim JK, Altun E, Elias J, Jr, et al. Focal pancreatic mass: distinction of pancreatic cancer from chronic pancreatitis using gadolinium-enhanced 3D-gradient-echo MRI. *J Magn Reson Imaging* 26(2): 313–322, 2007.

33. Wittenberg J, Simeone JF, Ferrucci JT, Jr, et al. Non-focal enlargement in pancreatic carcinoma. *Radiology* 144(1): 131–135, 1982.

34. Megibow AJ, Bosniak MA, Ambos MA, Beranbaum ER. Thickening of the celiac axis and/or superior mesenteric artery: a sign of pancreatic carcinoma on computed tomography. *Radiology* 141(2): 449–453, 1981.

35. Semelka RC, Ascher SM. MR imaging of the pancreas-state of the art. *Radiology* 188(3): 593–602, 1993.

36. Gabata T, Matsui O, Kadoya M, et al. Small pancreatic adenocarcinomas: efficacy of MR imaging with fat suppression and gadolinium enhancement. *Radiology* 193(3): 683–688, 1994.

37. Semelka RC, Kelekis NL, Molina PL, et al. Pancreatic masses with inconclusive findings on spiral CT: is there a role for MRI? *J Magn Reson Imaging* 6(4): 585–588, 1996.

38. Birchard KR, Semelka RC, Hyslop WB, et al. Suspected pancreatic cancer: evaluation by dynamic gadolinium-enhanced 3D gradient-echo MRI. *AJR Am J Roentgenol* 185(3): 700–703, 2005.

39. Steiner E, Stark DD, Hahn PF, et al. Imaging of pancreatic neoplasms: comparison of MR and CT. *AJR Am J Roentgenol* 152(3): 487–491, 1989.

40. Sarles H, Sahel J. Pathology of chronic calcifying pancreatitis. *Am J Gastroenterol* 66(2): 117–139, 1976.

41. Elias J, Jr, Semelka RC, Altun E, et al. Pancreatic cancer: correlation of MR findings, clinical features, and tumor grade. *J Magn Reson Imaging* 26(6): 1556–1563, 2007.

42. Low RN, Semelka RC, Worawattanakul S, Alzate GD. Extrahepatic abdominal imaging in patients with malignancy: comparison of MR imaging and helical CT in 164 patients. *J Magn Reson Imaging* 12(2): 269–277, 2000.

43. Low RN, Semelka RC, Worawattanakul S, et al. Extrahepatic abdominal imaging in patients with malignancy: comparison of MR imaging and helical CT, with subsequent surgical correlation. *Radiology* 210(3): 625–632, 1999.

44. Nishiharu T, Yamashita Y, Abe Y, et al. Local extension of pancreatic carcinoma: assessment with thin-section helical CT versus with breath-hold fast MR imaging—ROC analysis. *Radiology* 212(2): 445–452, 1999.

45. Pavone P, Laghi A, Passariello R. MR cholangiopancreatography in malignant biliary obstruction. *Semin Ultrasound CT MR* 20(5): 317–323, 1999.

46. Danet IM, Semelka RC, Nagase LL, et al. Liver metastases from pancreatic adenocarcinoma: MR imaging characteristics. *J Magn Reson Imaging* 18(2): 181–188, 2003.

47. Benassai G, Mastrorilli M, Quarto G, et al. Factors influencing survival after resection for ductal adenocarcinoma of the head of the pancreas. *J Surg Oncol* 73(4): 212–218, 2000.

48. Ariyama J, Suyama M, Satoh K, Sai J. Imaging of small pancreatic ductal adenocarcinoma. *Pancreas* 16(3): 396–401, 1998.

49. Tatli S, Mortele KJ, Levy AD, et al. CT and MRI features of pure acinar cell carcinoma of the pancreas in adults. *AJR Am J Roentgenol* 184(2): 511–519, 2005.

50. Hsu MY, Pan KT, Chu SY, et al. CT and MRI features of acinar cell carcinoma of the pancreas with pathological correlations. *Clin Radiol* 65(3): 223–229, 2010.

51. Oberg K, Eriksson B. Endocrine tumours of the pancreas. *Best Pract Res Clin Gastroenterol* 19(5): 753–781, 2005.

52. Mozell E, Stenzel P, Woltering EA, et al. Functional endocrine tumors of the pancreas: clinical presentation, diagnosis, and treatment. *Curr Probl Surg* 27(6): 301–386, 1990.

53. Beger HG, Warshaw AL, Büchler MW, et al. *The Pancreas*, 1st edn. London: Blackwell, 1998; p. 1183.

54. Semelka RC, Custodio CM, Cem Balci N, Woosley JT. Neuroendocrine tumors of the pancreas: spectrum of appearances on MRI. *J Magn Reson Imaging* 11(2): 141–148, 2000.

55. Mergo PJ, Helmberger TK, Buetow PC, et al. Pancreatic neoplasms: MR imaging and pathologic correlation. *Radiographics* 17(2): 281–301,

1997.

56. Sheth S, Hruban RK, Fishman EK. Helical CT of islet cell tumors of the pancreas: typical and atypical manifestations. *AJR Am J Roentgenol* 179(3): 725–730, 2002.

57. Semelka RC, Cumming MJ, Shoenut JP, et al. Islet cell tumors: comparison of dynamic contrast-enhanced CT and MR imaging with dynamic gadolinium enhancement and fat suppression. *Radiology* 186(3): 799–802, 1993.

58. Kraus BB, Ros PR. Insulinoma: diagnosis with fat-suppressed MR imaging. *AJR Am J Roentgenol* 162(1): 69–70, 1994.

59. Smith TM, Semelka RC, Noone TC, et al. Islet cell tumor of the pancreas associated with tumor thrombus in the portal vein. *Magn Reson Imaging* 17(7): 1093–1096, 1999.

60. Mitchell DG, Cruvella M, Eschelman DJ, et al. MRI of pancreatic gastrinomas. *J Comput Assist Tomogr* 16(4): 583–585, 1992.

61. Pipeleers-Marichal M, Donow C, Heitz PU, Kloppel G. Pathologic aspects of gastrinomas in patients with Zollinger–Ellison syndrome with and without multiple endocrine neoplasia type I. *World J Surg* 17(4): 481–488, 1993.

62. Buetow PC, Parrino TV, Buck JL, et al. Islet cell tumors of the pancreas: pathologic-imaging correlation among size, necrosis and cysts, calcification, malignant behavior, and functional status. *AJR Am J Roentgenol* 165(5): 1175–1179, 1995.

63. Wank SA, Doppman JL, Miller DL, et al. Prospective study of the ability of computed axial tomography to localize gastrinomas in patients with Zollinger–Ellison syndrome. *Gastroenterology* 92(4): 905–912, 1987.

64. Frucht H, Doppman JL, Norton JA, et al. Gastrinomas: comparison of MR imaging with CT, angiography, and US. *Radiology* 171(3): 713–717, 1989.

65. Müller MF, Meyenberger C, Bertschinger P, et al. Pancreatic tumors: evaluation with endoscopic US, CT, and MR imaging. *Radiology* 190(3): 745–751, 1994.

66. Galiber AK, Reading CC, Charboneau JW, et al. Localization of pancreatic insulinoma: comparison of pre- and intraoperative US with CT and angiography. *Radiology* 166(2): 405–408, 1988.

67. Kelekis NL, Semelka RC, Molina PL, Doerr ME. ACTH-secreting islet cell tumor: appearances on dynamic gadolinium-enhanced MRI. *Magn Reson Imaging* 13(4): 641–644, 1995.

68. Tjon A Tham RT, Jansen JB, Falke TH, et al. MR, CT, and ultrasound findings of metastatic vipoma in pancreas. *J Comput Assist Tomogr* 13(1): 142–144, 1989.

69. Carlson B, Johnson CD, Stephens DH, et al. MRI of pancreatic islet cell carcinoma. *J Comput Assist Tomogr* 17(5): 735–740, 1993.

70. Tjon A Tham RT, Jansen JB, Falke TH, Lamers CB. Imaging features of somatostatinoma: MR, CT, US, and angiography. *J Comput Assist Tomogr* 18(3): 427–431, 1994.

71. Doppman JL, Nieman LK, Cutler GB, Jr, et al. Adrenocorticotropic hormone-secreting islet cell tumors: are they always malignant? *Radiology* 190(1): 59–64, 1994.

72. Ohtomo K, Furui S, Onoue M, et al. Solid and papillary epithelial neoplasm of the pancreas: MR imaging and pathologic correlation. *Radiology* 184(2): 567–570, 1992.

73. Thompson LD, Becker RC, Przygodzki RM, et al. Mucinous cystic neoplasm (mucinous cystadenocarcinoma of low-grade malignant potential) of the pancreas: a clinicopathologic study of 130 cases. *Am J Surg Pathol* 23(1): 1–16, 1999.

74. Zeman RK, Schiebler M, Clark LR, et al. The clinical and imaging spectrum of pancreaticoduodenal lymph node enlargement. *AJR Am J Roentgenol* 144(6): 1223–1227, 1985.

75. Zucca E, Roggero E, Bertoni F, Cavalli F. Primary extranodal non-Hodgkin's lymphomas. Part 1: gastrointestinal, cutaneous and genitourinary lymphomas. *Ann Oncol* 8(8): 727–737, 1997.

76. Tsitouridis I, Diamantopoulou A, Michaelides M, et al. Pancreatic metastases: CT and MRI findings. *Diagn Interv Radiol* 16(1): 45–51, 2010.

77. Ros PR, Hamrick-Turner JE, Chiechi MV, et al. Cystic masses of the pancreas. *Radiographics* 12(4): 673–686, 1992.

78. Lewandrowski K, Warshaw A, Compton C. Macrocystic serous cystadenoma of the pancreas: a morphologic variant differing from microcystic adenoma. *Hum Pathol* 23(8): 871–875, 1992.

79. Khurana B, Mortele KJ, Glickman J, et al. Macrocystic serous adenoma of the pancreas: radiologic–pathologic correlation. *AJR Am J Roentgenol* 181(1): 119–123, 2003.

80. Buetow PC, Rao P, Thompson LD. From the Archives of the AFIP. Mucinous cystic neoplasms of the pancreas: radiologic–pathologic correlation. *Radiographics* 18(2): 433–449, 1998.

81. Minami M, Itai Y, Ohtomo K, et al. Cystic neoplasms of the pancreas: comparison of MR imaging with CT. *Radiology* 171(1): 53–56, 1989.

82. Friedman AC, Lichtenstein JE, Dachman AH. Cystic neoplasms of the pancreas. Radiological–pathological correlation. *Radiology* 149(1): 45–50, 1983.

83. Compagno J, Oertel JE. Mucinous cystic neoplasms of the pancreas with overt and latent malignancy (cystadenocarcinoma and cystadenoma). A clinicopathologic study of 41 cases. *Am J Clin Pathol* 69(6): 573–580, 1978.

84. Kalb B, Sarmiento JM, Kooby DA, et al. MR imaging of cystic lesions of the pancreas. *Radiographics* 29(6): 1749–1765, 2009.

85. Campbell F, Azadeh B. Cystic neoplasms of the exocrine pancreas. *Histopathology* 52(5): 539–551, 2008.

86. Silas AM, Morrin MM, Raptopoulos V, Keogan MT. Intraductal papillary mucinous tumors of the pancreas. *AJR Am J Roentgenol* 176(1): 179–185, 2001.

87. Lack EE. *Pathology of the Pancreas, Gallbladder, Extrahepatic Biliary Tract, and Ampullary Region*. New York: Oxford University Press, 2003.

88. Terris B, Ponsot P, Paye F, et al. Intraductal papillary mucinous tumors of the pancreas confined to secondary ducts show less aggressive pathologic features as compared with those involving the main pancreatic duct. *Am J Surg Pathol* 24(10): 1372–1377, 2000.

89. Balzano G, Zerbi A, Di Carlo V. Intraductal papillary mucinous tumors of the pancreas: incidence, clinical findings and natural history. *JOP* 6(1 Suppl): 108–111, 2005.

90. Salvia R, Fernández-del Castillo C, Bassi C, et al. Main-duct intraductal papillary mucinous neoplasms of the pancreas: clinical predictors of malignancy and long-term survival following resection. *Ann Surg* 239(5): 678–685, discussion 685–677, 2004.

91. Rodriguez JR, Salvia R, Crippa S, et al. Branch-duct intraductal papillary mucinous neoplasms: observations in 145 patients who underwent resection. *Gastroenterology* 133(1): 72–79, 2007.

92. Salvia R, Crippa S, Falconi M, et al. Branch-duct intraductal papillary mucinous neoplasms of the pancreas: to operate or not to operate? *Gut* 56(8): 1086–1090, 2007.

93. Traverso LW, Peralta EA, Ryan JA, Jr, Kozarek RA. Intraductal neoplasms of the pancreas. *Am J Surg* 175(5): 426–432, 1998.

94. Procacci C, Megibow AJ, Carbognin G, et al. Intraductal papillary mucinous tumor of the pancreas: a pictorial essay. *Radiographics* 19(6): 1447–1463, 1999.

95. Koito K, Namieno T, Ichimura T, et al. Mucin-producing pancreatic tumors: comparison of MR cholangiopancreatography with endoscopic retrograde cholangiopancreatography. *Radiology* 208(1): 231–237, 1998.

96. Onaya H, Itai Y, Niitsu M, et al. Ductectatic mucinous cystic neoplasms of the pancreas: evaluation with MR cholangiopancreatography. *AJR Am J Roentgenol* 171(1): 171–177, 1998.

97. Irie H, Honda H, Aibe H, et al. MR cholangiopancreatographic differentiation of benign and malignant intraductal mucin-producing tumors of the pancreas. *AJR Am J Roentgenol* 174(5): 1403–1408, 2000.

98. Tanaka M, Fernández-del Castillo C, Adsay V, et al. International consensus guidelines 2012 for the management of IPMN and MCN of the pancreas. *Pancreatology* 12(3): 183–197, 2012.

99. Busireddy KK, AlObaidy M, Ramalho M, et al. Pancreatitis-imaging approach. *World J Gastrointest Pathophysiol* 5(3): 252–270, 2014.

100. Shanbhogue AK, Fasih N, Surabhi VR, et al. A clinical and radiologic review of uncommon types and causes of pancreatitis. *Radiographics* 29(4): 1003–1026, 2009.

101. Steinberg W, Tenner S. Acute pancreatitis. *N Engl J Med* 330(17): 1198–1210, 1994.

102. Kattwinkel J, Lapey A, Di Sant'Agnese PA, Edwards WA. Hereditary pancreatitis: three new kindreds and a critical review of the literature. *Pediatrics* 51(1): 55–69, 1973.

103. Lee SP, Nicholls JF, Park HZ. Biliary sludge as a cause of acute pancreatitis. *N Engl J Med* 326(9): 589–593, 1992.

104. Shearman DJC, Finlayson N, Camilleri M, Carter D. *Diseases of the Gastrointestinal Tract and Liver*, 3rd edn. New York: Churchill Livingstone, 1997; p. 1253.

105. Balthazar EJ. CT diagnosis and staging of acute pancreatitis. *Radiol Clin North Am* 27(1): 19–37, 1989.

106. Banks PA, Bollen TL, Dervenis C, et al. Classification of acute pancreatitis—2012: revision of the Atlanta classification and definitions by international consensus. *Gut* 62(1): 102–111, 2013.

107. Miller FH, Keppke AL, Dalal K, et al. MRI of pancreatitis and its complications: part 1, acute pancreatitis. *AJR Am J Roentgenol* 183(6): 1637–1644, 2004.

108. Kim YK, Ko SW, Kim CS, Hwang SB. Effectiveness of MR imaging

for diagnosing the mild forms of acute pancreatitis: comparison with MDCT. *J Magn Reson Imaging* 24(6): 1342–1349, 2006.

109. Ashley SW, Perez A, Pierce EA, et al. Necrotizing pancreatitis: contemporary analysis of 99 consecutive cases. *Ann Surg* 234(4): 572–579, discussion 579–580, 2001.

110. Balthazar EJ, Robinson DL, Megibow AJ, Ranson JH. Acute pancreatitis: value of CT in establishing prognosis. *Radiology* 174(2): 331–336, 1990.

111. Johnson CD, Stephens DH, Sarr MG. CT of acute pancreatitis: correlation between lack of contrast enhancement and pancreatic necrosis. *AJR Am J Roentgenol* 156(1): 93–95, 1991.

112. Saifuddin A, Ward J, Ridgway J, Chalmers AG. Comparison of MR and CT scanning in severe acute pancreatitis: initial experiences. *Clin Radiol* 48(2): 111–116, 1993.

113. Balthazar EJ, Freeny PC, vanSonnenberg E. Imaging and intervention in acute pancreatitis. *Radiology* 193(2): 297–306, 1994.

114. Lenhart DK, Balthazar EJ. MDCT of acute mild (nonnecrotizing) pancreatitis: abdominal complications and fate of fluid collections. *AJR Am J Roentgenol* 190(3): 643–649, 2008.

115. Matos C, Cappeliez O, Winant C, et al. MR imaging of the pancreas: a pictorial tour. *Radiographics* 22(1): e2, 2002.

116. Lau ST, Simchuk EJ, Kozarek RA, Traverso LW. A pancreatic ductal leak should be sought to direct treatment in patients with acute pancreatitis. *Am J Surg* 181(5): 411–415, 2001.

117. Sandrasegaran K, Tann M, Jennings SG, et al. Disconnection of the pancreatic duct: an important but overlooked complication of severe acute pancreatitis. *Radiographics* 27(5): 1389–1400, 2007.

118. Tann M, Maglinte D, Howard TJ, et al. Disconnected pancreatic duct syndrome: imaging findings and therapeutic implications in 26surgically corrected patients. *J Comput Assist Tomogr* 27(4): 577–582, 2003.

119. Petrov MS, Shanbhag S, Chakraborty M, et al. Organ failure and infection of pancreatic necrosis as determinants of mortality in patients with acute pancreatitis. *Gastroenterology* 139(3): 813–820, 2010.

120. Lowenfels AB, Maisonneuve P, Cavallini G, et al. Pancreatitis and the risk of pancreatic cancer. International Pancreatitis Study Group. *N Engl J Med* 328(20): 1433–1437, 1993.

121. Peery AF, Dellon ES, Lund J, et al. Burden of gastrointestinal disease in the United States: 2012 update. *Gastroenterology* 143(5): 1179–1187.e3, 2012.

122. Steer ML, Waxman I, Freedman S. Chronic pancreatitis. *N Engl J Med* 332(22): 1482–1490, 1995.

123. Semelka RC, Shoenut JP, Kroeker MA, Micflikier AB. Chronic pancreatitis: MR imaging features before and after administration of gadopentetate dimeglumine. *J Magn Reson Imaging* 3(1): 79–82, 1993.

124. Balci NC, Alkaade S, Magas L, et al. Suspected chronic pancreatitis with normal MRCP: findings on MRI in correlation with secretin MRCP. *J Magn Reson Imaging* 27(1): 125–131, 2008.

125. Aranha GV, Prinz RA, Freeark RJ, Greenlee HB. The spectrum of biliary tract obstruction from chronic pancreatitis. *Arch Surg* 119(5): 595–600, 1984.

126. Lammer J, Herlinger H, Zalaudek G, Hofler H. Pseudotumorous pancreatitis. *Gastrointest Radiol* 10(1): 59–67, 1985.

127. Sostre CF, Flournoy JG, Bova JG, et al. Pancreatic phlegmon. Clinical features and course. *Dig Dis Sci* 30(10): 918–927, 1985.

128. Siddiqi AJ, Miller F. Chronic pancreatitis: ultrasound, computed tomography, and magnetic resonance imaging features. *Semin Ultrasound CT MR* 28(5): 384–394, 2007.

129. Shimosegawa T, Chari ST, Frulloni L, et al. International consensus diagnostic criteria for autoimmune pancreatitis: guidelines of the International Association of Pancreatology. *Pancreas* 40(3): 352–358, 2011.

130. Irie H, Honda H, Baba S, et al. Autoimmune pancreatitis: CT and MR characteristics. *AJR Am J Roentgenol* 170(5): 1323–1327, 1998.

131. Van Hoe L, Gryspeerdt S, Ectors N, et al. Nonalcoholic duct-destructive chronic pancreatitis: imaging findings. *AJR Am J Roentgenol* 170(3): 643–647, 1998.

132. Takahashi N, Fletcher JG, Fidler JL, et al. Dual-phase CT of autoimmune pancreatitis: a multireader study. *AJR Am J Roentgenol* 190(2): 280–286, 2008.

133. Vlachou PA, Khalili K, Jang HJ, et al. IgG4-related sclerosing disease: autoimmune pancreatitis and extrapancreatic manifestations. *Radiographics* 31(5): 1379–1402, 2011.

134. Chatelain D, Vibert E, Yzet T, et al. Groove pancreatitis and pancreatic heterotopia in the minor duodenal papilla. *Pancreas* 30(4): e92–e95, 2005.

135. Blasbalg R, Baroni RH, Costa DN, Machado MC. MRI features of groove pancreatitis. *AJR Am J Roentgenol* 189(1): 73–80, 2007.

136. Triantopoulou C, Dervenis C, Giannakou N, et al. Groove pancreatitis: a diagnostic challenge. *Eur Radiol* 19(7): 1736–1743, 2009.

137. Raman SP, Salaria SN, Hruban RH, Fishman EK. Groove pancreatitis: spectrum of imaging findings and radiology–pathology correlation. *AJR Am J Roentgenol* 201(1): W29–W39, 2013.

138. Fernandez MP, Bernardino ME, Neylan JF, Olson RA. Diagnosis of pancreatic transplant dysfunction: value of gadopentetate dimeglumine-enhanced MR imaging. *AJR Am J Roentgenol* 156(6): 1171–1176, 1991.

139. Krebs TL, Daly B, Wong JJ, et al. Vascular complications of pancreatic transplantation: MR evaluation. *Radiology* 196(3): 793–798, 1995.

140. Krebs TL, Daly B, Wong-You-Cheong JJ, et al. Acute pancreatic transplant rejection: evaluation with dynamic contrast-enhanced MR imaging compared with histopathologic analysis. *Radiology* 210(2): 437–442, 1999.

141. Eubank WB, Schmiedl UP, Levy AE, Marsh CL. Venous thrombosis and occlusion after pancreas transplantation: evaluation with breath-hold gadolinium-enhanced three-dimensional MR imaging. *AJR Am J Roentgenol* 175(2): 381–385, 2000.

# 第五章　脾　脏

多少年来，诗歌中提到脾脏总将其作为悲伤与坏脾气之源。Galen（公元131—201年）相信，脾脏海绵样的质地可从血管或肝脏摄取"哀伤"并分泌"情绪"，经脾胃静脉进入胃；而脾脏一直被认为是负面情绪的所在地。虽然Galen的理论隐藏于古语之内，却预言了现代对脾脏功能的认识——脾脏为一特殊的血液滤过与免疫监视器官。

## 正常解剖

脾脏为包膜完整的实性器官，含有血管与淋巴样组织，位于左上腹，典型呈新月样外形，外缘隆起与相邻腹壁及左膈相附，内缘凹陷，容纳胃与左肾。脾门朝向前内，脾动脉与静脉由此进入脾内。脾静脉走行于胰腺体–尾部的后表面，相对较直，而脾动脉位于脾静脉略上方，常常走行纡曲。脾脏由脾肾韧带、胃脾韧带和脾结肠韧带悬吊附着于膈下。这些韧带内的静脉在门静脉高压时扩张，而脾静脉血栓时可见短胃静脉与沿胃大弯走行的胃网膜左静脉单独扩张。

未固定的脾脏新鲜切面能显示出其镜下的结构，切面呈光亮的枣红色，或红髓间以灰白色斑点状结节，即白髓。镜下，红髓含无数薄壁的血管窦，由脾索（Billroth索）分隔。窦样隙的内壁为有孔内皮，细胞易在窦样隙与脾索间通行。脾索呈海绵状，内含由长枝状突起松散连接的巨噬细胞、网状细胞与网状纤维。这种网状结构起着生理性与功能性的滤过作用，体循环的血流可经其缓慢渗流。白髓由淋巴滤泡构成，含有中央小动脉，周围环绕淋巴鞘（periarteriolar lymphoid sheath，PALS）。形成PALS的淋巴细胞主要为T细胞，而淋巴滤泡则主要含B细胞。新生儿的脾主要由红髓构成。随年龄增长与抗原刺激的不断增多，白髓的量逐渐增大，成人脾脏白髓约占脾实质的20%。

白髓与动脉树紧密相关，而红髓则与引流脾脏的静脉系统相关。关于脾脏的微循环，长期以来一直存在争论，这与脾脏复杂的脉管系统及相互矛盾的实验研究结果有关。脾脏循环存在2个基本通路：闭路循环，为脾脏血流的主要循环方式，是循环的功能性快速血流部分，血液自小动脉与毛细血管直接进入静脉窦。开路循环，为功能性慢速血流部分，血液通过脾索的网状组织滤过，经静脉窦壁上的微小裂隙滤入。

## MRI技术

标准磁共振成像（MRI）参数包括：

• 屏气T1加权平扫，二维（2D）扰相梯度回波（SGE）或三维（3D）梯度回波（GE）序列，包括同相位与反相位3D-GE序列与脂肪抑制3D-GE平扫。

• T2加权平扫，包括非脂肪抑制与脂肪抑制多回波自旋回波与单次激发回波链自旋回波（SS-ETSE）。

• 钆增强后早期（肝动脉为主期）与延迟期（门静脉与间质期）脂肪抑制3D-GE序列。

## 正常表现

正常脾脏实质恒定表现为T1低信号，T2通常为高信号（图5.1）。

T2WI上脾脏的信号强度可不一，相对低信号并非少见，通常继发于输血以后，输血造成的脾脏内网状内皮系统（RES）铁沉积（图5.2）。大多数良性与恶性病变的信号相似，为T1低信号、T2高信号，因此磁共振（MR）平扫影像检出脾脏病变的能力有限；而由于脾脏与病变组织血供不同，钆增强后早期MR可发现异常。

钆增强后早期屏气T1加权3D-GE序列显示正常脾

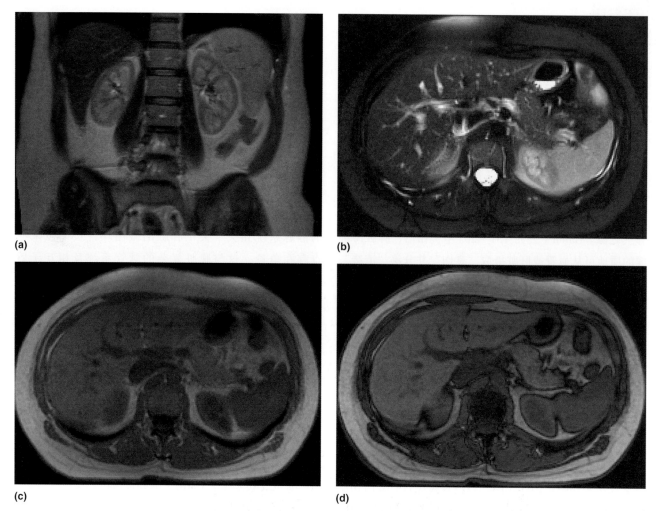

**(a)**　　　　　　　　　　　　　　**(b)**

**(c)**　　　　　　　　　　　　　　**(d)**

**图5.1**　**正常脾脏。**T2加权SS-ETSE（a），T2加权脂肪抑制SS-ETSE（b）。同相位（c）与反相位（d）T1加权2D-GE影像。正常脾脏相对于肝脏呈T2高信号（a、b）与T1低信号（c、d）。

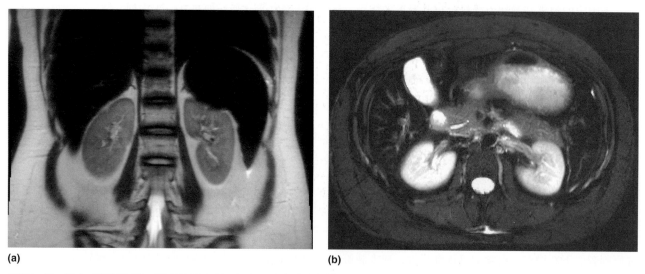

**(a)**　　　　　　　　　　　　　　**(b)**

**图5.2**　**肝、脾中-重度铁沉积。**T2加权SS-ETSE（a），T2加权脂肪抑制SS-ETSE（b），

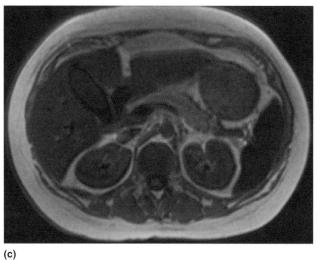

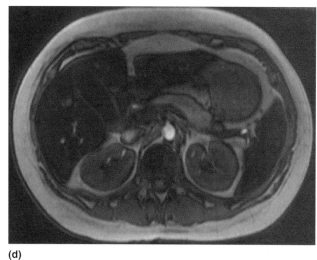

**图5.2（续前）** 同相位（c）与反相位（d）T1加权扰相超快速小角度激发影像。脾脏与肝脏呈弥漫性T2（a、b）与T1（c、d）中度低信号，符合中－重度铁沉积。胰腺、肾皮质与骨髓为正常信号强度。

脏内不同的循环，表现为一过性较高或较低的对比强化，通常呈弧形或匍匐状条纹[1-4]，高信号（闭路循环）与低信号（开路循环）的基质交替分布。可见不同式样的强化，如中央低信号、周边高信号。增强后1min强化变均匀，呈均匀高信号。

钆增强早期，非病变浸润引起的脾脏强化可有3种不同方式[4]。最常见的（患者的79%）方式为匍匐状条纹形，称为弓形强化。这种强化方式见于无疾病的正常脾脏，有时也可见于炎症或肿瘤患者（图5.3）。次常见的强化方式（患者的16%）为均匀高信号强化（图5.4），见于炎症或肿瘤性病变，肝脏局灶性脂肪浸润或肝酶异常的患者。非特异的免疫反应可能与这种强化方式有关。这种表现可能代表慢速与快速血液通道转化为仅有快速血液通道，反映了免疫系统细胞通过增多的某种机制。第3种强化方式为均一的低信号（患者的5%）（图5.5），见于所有近期多次接受输血的患者。RES内沉积的含铁血黄素的T2缩短效应取代了钆的T1缩短效应[5,6]。

超顺磁性氧化铁（SPIO）微粒由RES选择性摄取，可用于脾脏的评价。这些微粒降低正常脾脏的T2信号强度，而肿瘤的特征性信号保持不变[7-9]。在T2WI或T2*WI上正常脾脏信号减低，而弥漫性或局限性病变则保持原有信号，呈相对高信号，显示清楚。

新生儿到约8个月大的婴儿，脾脏与肝脏呈T1等信号、T2信号不一，相对肝脏呈等到轻度低信号。随着RES的成熟，脾脏相对肝脏呈T1低信号、T2信号相对肝脏逐渐增高，最终达到与成人正常脾脏相同的信号强度[10]。

## 正常变异与先天性疾病

### 副脾（小脾）

副脾又称小脾，为未能与脾脏融合、先天性异位的脾

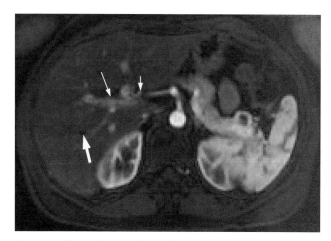

**图5.3 正常脾脏的弓形强化。** 钆增强后动脉晚期T1加权脂肪抑制3D-GE影像，显示全脾实质匍匐状、管状低信号带，符合正常脾脏弓形强化方式的特征。门静脉（长箭头）与肝动脉（短箭头）内可见对比剂，而肝静脉（粗箭头）内未见对比剂，可确定为增强毛细血管期或肝动脉为主期。

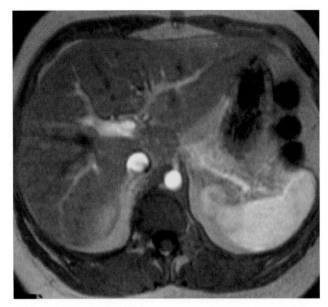

**图5.4 脾脏的明显均匀强化。**钆增强后动脉晚期T1加权脂肪抑制2D-GE影像。可见增强毛细血管期脾脏强化明显，均一。肝动脉与门静脉可见强化，肝静脉强化不明显，提示影像采集时间为增强毛细血管期。

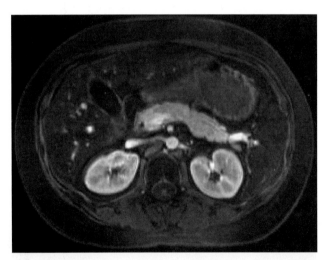

**图5.5 脾脏的不均匀低强化。**脾中-重度铁过度负荷患者，钆增强后动脉晚期T1加权3D-GE影像。由于脾内铁的T2缩短效应占优，钆增强后即刻扫描脾脏为低信号。

组织灶。尸检发现此种解剖变异的发生率为10%～30%。由于来自先天性组织，副脾位于胃与胰腺的胚胎背侧系膜内。大多数副脾与脾门相邻（图5.6）。1/6的副脾位于胰尾内或胰尾旁，影像表现可与胰岛细胞瘤相似（图5.7）[11]。大多数胰腺内副脾界限清楚，外形浑圆与其他胰腺病变相像，尤其似胰腺神经内分泌瘤[11]。SPIO微粒可用于鉴别胰腺内副脾与肿瘤。胰腺内副脾摄取SPIO，增

强后T2WI显示信号减低（图5.7），而肿瘤不摄取这种对比剂[11]。副脾发生的其他位置包括脾脏悬韧带、左肾、左侧睾丸或腹膜后的其他部位。副脾大小不一，从镜下的脾组织沉积，到直径数毫米至3cm的结节。脾切除后，副脾可增大到相当大[12]。发现肿块平扫与增强后的影像表现与脾脏相似时应考虑副脾的诊断。副脾的临床重要性在于必须与其他占位性病变鉴别。接受反复输血患者也可有把握定性，因为副脾RES内铁的沉积，表现为T2或T2*加权序列影像几乎无信号[13]。

### 旋转不良与游走脾

正常位置的脾脏脾门位置异常时诊断为脾脏旋转不良（图5.8 a, b, c, d）。游走脾是指脾脏的附着韧带松弛或缺如，脾脏可自由移动[10]，脾脏未在左上腹，可见其位于中腹部或盆腔（图5.8 e, f, g, h）。这种情况通常见于前腹壁肌组织缺陷的患者，如梅干腹综合征的患者[10]。脾门通常位于前侧。由于较长脾蒂扭转，游走脾的患者可有急性腹部症状[14]。MRI可发现脾缺血，梗死与长脾蒂的扭转，特别是钆增强后扫描[14]。T2WI可见脾实质水肿形成的信号增高，增强后脾实质强化减低或无强化。

### 无 脾

无脾综合征，右侧异构（无脾内脏对称位，双右侧畸形）或Ivemark综合征，为一种先天性综合征，脾脏缺如伴胸腹部异常为其特征（图5.9）。大多数患者死于婴儿期，很少存活于1年以上。由于严重复杂的心血管异常与免疫系统损害，生后第1年内的死亡率约为80%。心血管异常提示可能伴有无脾时，心血管MR检查同时应做有限的腹部MR检查，评价腹部内脏对称位与相关异常、腹部血管与脾脏是否缺如，因为无脾患者败血症的危险高[15-17]。相关异常包括中位肝、同侧下腔静脉与主动脉、右位心或左旋心与不同形式的小肠旋转异常。

### 多 脾

多脾综合征为一种先天性综合征，多发小脾块与左侧异构（内脏对称位伴多脾，双左侧畸形）为其特征。脾块多少不一，2～16个，沿胃大弯分布（图5.10）。其他相关异常包括心肺异常，小肠旋转不良，下腔静脉肝内段缺如伴奇静脉或半奇静脉延续，双下腔静脉，中位肝或左位肝，右位主动脉与短胰畸形。多脾也可与多囊

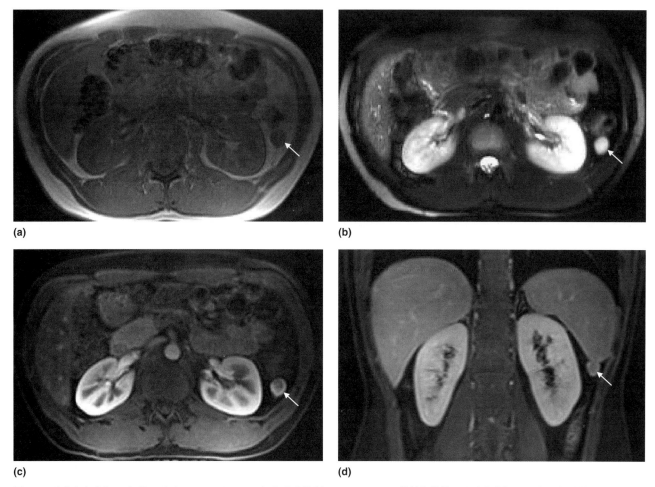

(a)　　　　　　　　　　　　　　　　　　　　(b)

(c)　　　　　　　　　　　　　　　　　　　　(d)

**图5.6　副脾（小脾）。** 同相位T1加权2D-GE（a），T2加权脂肪抑制SS-ETSE（b），横轴位钆增强后动脉晚期（c）与冠状钆增强后间质期T1加权脂肪抑制3D-GE（d）影像。可见脾脏下方一界限清楚的小结节，呈T1低信号（箭头，a），T2中度高信号（箭头，b）。钆增强早期结节呈明显葡萄样强化，延迟期强化减弱，更均匀。结节信号特征与强化方式与脾脏相似，符合副脾（小脾）。

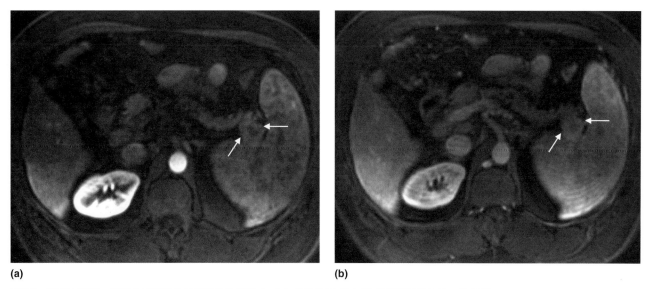

(a)　　　　　　　　　　　　　　　　　　　　(b)

**图5.7　胰腺内副脾。** 胰腺内副脾患者钆增强动脉晚期（a）与门静脉期（b）T1加权脂肪抑制3D-GE影像

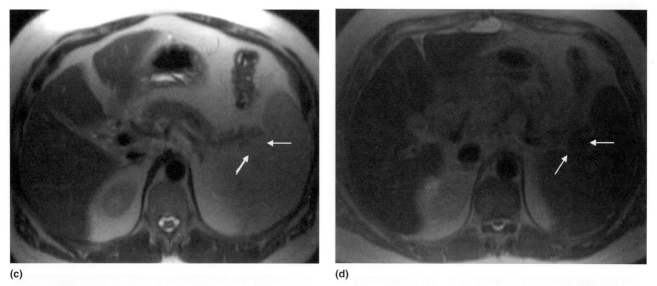

**(c)**　　　　　　　　　　　　　　　　　　　　　　　**(d)**

**图 5.7（续前）**　与 SPIO 微粒给药前（c）及给药后 T2 加权 SS-ETSE（d）影像。结节位于胰尾，显示强化方式与脾脏相似，增强后即刻 3D-GE 影像（箭头，a）呈葡萄样强化，门静脉期 3D-GE 影像（箭头，b）强化相对均匀。对比剂增强前与增强后 T2WI 上结节的信号强度（箭头，c），SPIO 给药后 T2WI 上信号减低（箭头，d）也与脾脏相同。

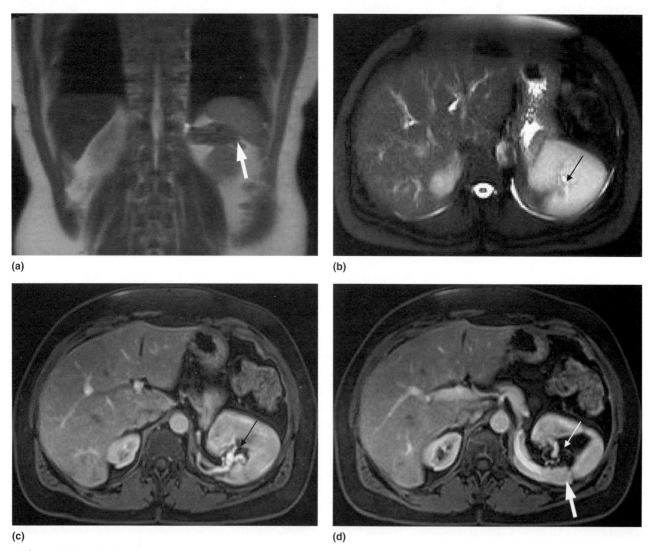

**(a)**　　　　　　　　　　　　　　　　　　　　　　　**(b)**

**(c)**　　　　　　　　　　　　　　　　　　　　　　　**(d)**

**图 5.8**　**脾旋转不良与游走脾。** T2 加权 SS-ETSE（a），T2 加权脂肪抑制 SS-ETSE（b）与钆增强后动脉晚期脂肪抑制 3D-GE（c，d）影像。脾脏位置正常，脾门朝向后内侧（细箭头，b-d）。胰尾位于后侧（粗箭头，a，d）。

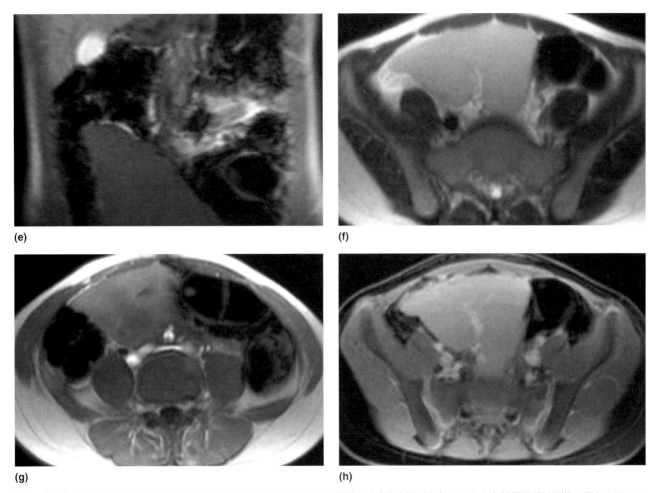

(e)                                     (f)

(g)                                     (h)

**图 5.8（续前）** 第 2 例患者 T1 加权冠状 SGE（e），T2 加权 SS-ETSE（f），钆增强后动脉晚期 T1 加权 SGE（g）与钆增强后延迟期 T1 加权 SGE（h）影像，显示异位（游走）脾脏位于盆腔。

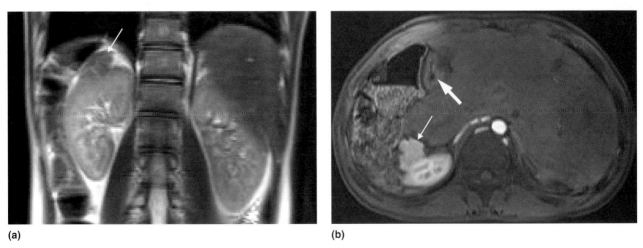

(a)                                     (b)

**图 5.9** **无脾**。内脏对称位，无脾与复杂性心脏异常修补术后患者，T2 加权 SS-ETSE（a），钆增强后动脉晚期（b），

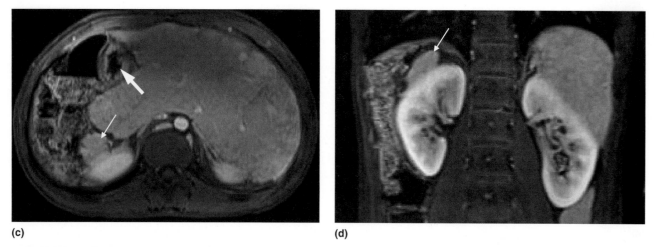

**(c)**　　　　　　　　　　　　　　　　　　　　　　**(d)**

**图5.9（续前）**　门静脉期（c）与冠状间质期（d）T1加权脂肪抑制3D-GE影像。可见胰尾（细箭头,a-d）与胃（粗箭头,b与c）位于右侧。未见到脾脏。肝脏增大，不均匀强化，符合患者心脏异常继发肝郁血。

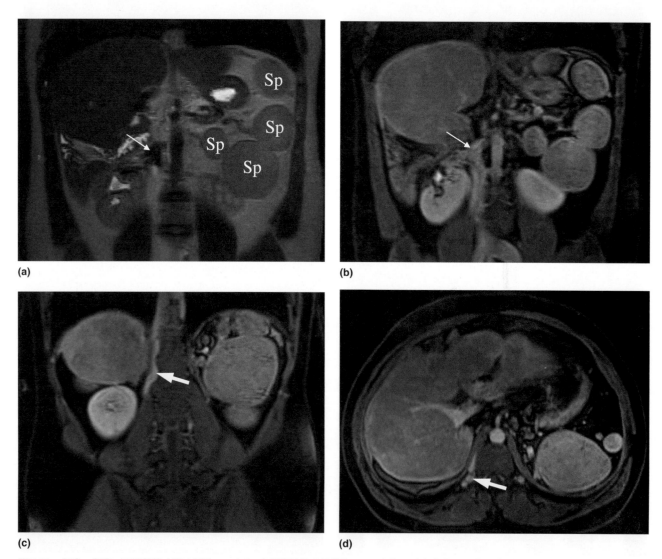

**(a)**　　　　　　　　　　　　　　　　　　　　　　**(b)**

**(c)**　　　　　　　　　　　　　　　　　　　　　　**(d)**

**图5.10**　**多脾**。多脾，下腔静脉中断（箭头，a、b），奇静脉延续（细箭头，c、d）与马蹄肾患者，冠状T2加权SS-ETSE（a），冠状（b、c）与横轴位（d）钆增强后间质期T1加权脂肪抑制3D-GE（b-d）影像。可见左上腹多发小脾（Sp，a），符合多脾。

肾相关。相对于无脾畸形，多脾的死亡率较低，严重心脏畸形较少见。MRI可显示内脏对称位，腹部血管与脾的数量及其并发症，如脾出血与梗死[16,17]。

### 戈谢病（Gaucher disease）

戈谢病为一种常染色体隐性遗传性疾病，是葡糖脑苷脂酶活性不足引起的溶酶体性多系统病变。葡糖脑苷脂，一种糖脂，聚集于器官的单核巨噬细胞内[18]。一项研究总结了46例戈谢病患者腹部常规自旋回波技术MR的表现[18]。所有患者均有肝、脾肿大。14例患者（30%）可见不同信号强度的脾结节。15例患者（33%）有脾梗死，伴或不伴有被膜下积液，4例患者（9%）同时可见脾梗死与脾结节。9例患者（20%）可见肝脏局限性异常信号区。

### 镰状细胞病

患者的血红蛋白病是纯合子型还是杂合子型，其镰状细胞贫血的表现不同。由于输血造成的铁沉积，脾脏呈低信号。纯合子型患者由于铁沉积伴镜下血管周围与脾实质内钙化，脾脏显示弥漫几乎无信号[19]（图5.11a），瘢痕与梗死区也很常见（图5.11b、5.11c）。

## 占位性病变

表5.1列出了脾脏常见病变的T1加权，T2加权与钆增强早期与晚期的表现。

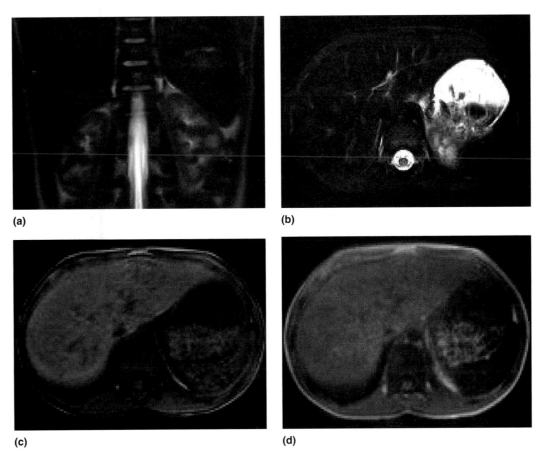

(a)　　　　　(b)

(c)　　　　　(d)

**图5.11　镰状细胞病。**镰状细胞病的年轻患者，冠状T2加权SS-ETSE（a），横轴位T2加权脂肪抑制SS-ETSE（b），反相位（c）与同相位（d）T1加权2D-GE影像。脾脏呈T2低信号（a、b）伴无数低信号细小结节，T1WI上病变更明显（c、d），长回波（TE）影像（d）结节信号更低并轻度变大。肝脏、肾皮质与骨髓呈异常T2与T1低信号与铁沉积有关。

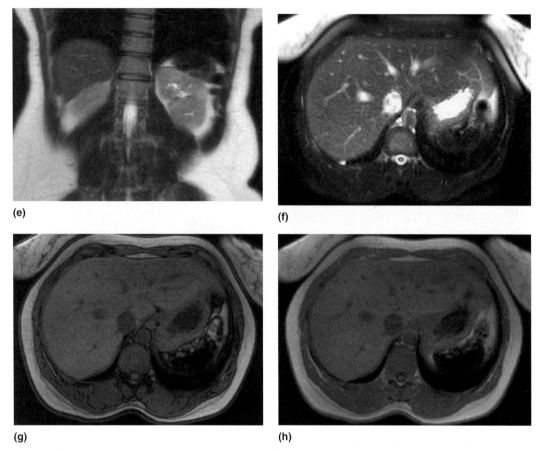

(e)　　　　　　　　　　　　　　　　(f)

(g)　　　　　　　　　　　　　　　　(h)

**图5.11（续前）** 第2例年龄较大的镰状细胞病患者，冠状T2加权SS-ETSE（e），轴位T2加权脂肪抑制SS-ETSE（f），反相位（g）与同相位（h）T1加权2D-GE影像。脾脏小而不规则，呈广泛T2（e、f）与T1（g、h）低信号。因铁沉积，反复发作梗死与瘢痕，脾脏表现为较低信号，较长TE（h）影像上更明显。

## 良性占位

### 囊 肿

　　囊肿为脾脏最常见的良性病变。非肿瘤性脾囊肿有3种类型：外伤后或假性囊肿，上皮样囊肿与包囊虫囊肿[20]。大多数脾脏囊肿源自脾外伤后，囊肿内缘无上皮，因而为假性囊肿。上皮样囊肿为真性囊肿，多于儿童期或成人早期发现，囊壁可有小梁或分隔，偶可见周边钙化[20, 21]（图5.12）。包囊虫病，或包虫囊肿罕见。囊壁广泛钙化为其特征。囊肿的MRI征象包括病变边缘锐利，T1呈低信号，T2不同程度高信号。囊肿内有高蛋白含量液体或出血时，可见T1高信号区，或T2混杂信号区，或两者同时出现。钆增强后囊肿无强化。假性囊肿可合并出血，尤其是在其演变早期，T1加权平扫可见囊内含有高信号灶（图5.13）。

### 血管瘤

　　血管瘤为脾脏最常见的良性肿瘤[22, 23]。病变可单发也可多发。脾血管瘤呈T1轻度低或等信号，T2轻到中度高信号与肝血管瘤相似。血管瘤在T1WI上信号略低于脾脏或与脾脏等信号，因为脾脏为相对T1低信号；T2WI上信号略高于脾脏，因为脾脏为T2中度高信号。可见3种强化方式：①早期均匀强化，延迟期持续强化；②周边强化，延迟期渐进为均匀强化（图5.14）；③周边强化并呈向心性进展，但中央瘢痕持续无强化。这些强化方

**表5.1** 最常见脾脏病变的MR表现

| | T1 | T2 | 钆增强早期 | 钆增强晚期 | 其他征象 |
|---|---|---|---|---|---|
| 囊肿 | ↓–Ø | ↑↑ | 无强化 | 无强化 | 界限清楚 |
| 错构瘤 | Ø | Ø–↑ | 不均匀明显强化 | 不均匀强化与脾脏等强化 | 通常>4cm 起自脾内侧面 |
| 血管瘤 | ↓–Ø | Ø–↑ | 周边结节状或均匀强化 | 向心性强化；持续强化 | 通常<2cm 与肝血管瘤相比，钆增强早期病变更多呈均匀强化与病变较小有关周围结节不如肝血管瘤清晰 |
| 转移瘤 | ↓–Ø | ↓–↑ | 局灶性病变，轻度强化 | 等或低信号 | 钆增强后1min常变为等信号 |
| 淋巴瘤–局灶 | ↓–Ø | ↓–↑ | 局灶性病变，轻度强化 | 等或低信号 | 其他部位结节样病变 钆增强后1min淋巴瘤病变常变为等信号 |
| 淋巴瘤–弥漫 | ↓–Ø | ↓–↑ | 不规则区，轻度强化 | 等或低信号 | 其他部位结节 钆增强后1min淋巴瘤病变常变为等信号 |

K：中度到明显减低；$：轻度减低；Ø：等信号；#：轻度增高；J：中度到明显增高

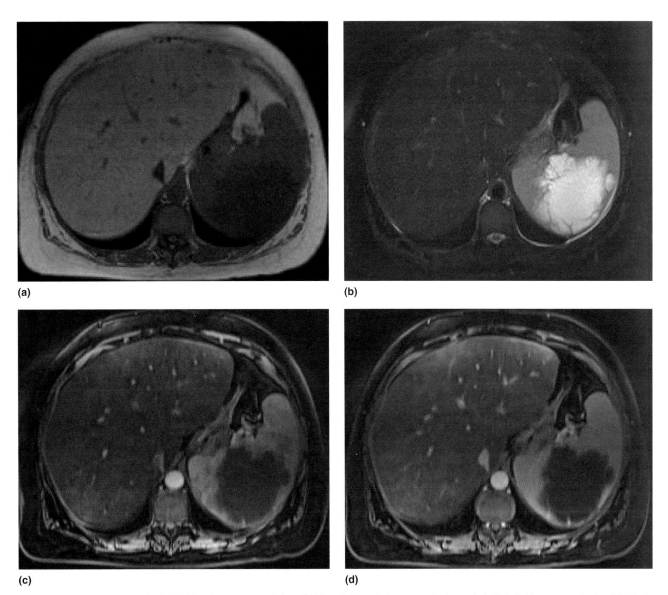

**(a)** **(b)** **(c)** **(d)**

**图5.12** **上皮样囊肿。**非酒精性脂肪性肝炎（NASH）患者，横轴位同相位T1加权2D-GE（a），T2加权脂肪抑制SS-ETSE（b），钆增强后动脉晚期（c）与门静脉期（d）T1加权脂肪抑制3D-GE影像。可见脾脏一大囊性病变，周边可见分隔，符合上皮样囊肿。肝脏T1与T2信号增高，反相位影像（未展示）信号衰减，符合患者NASH的病史。

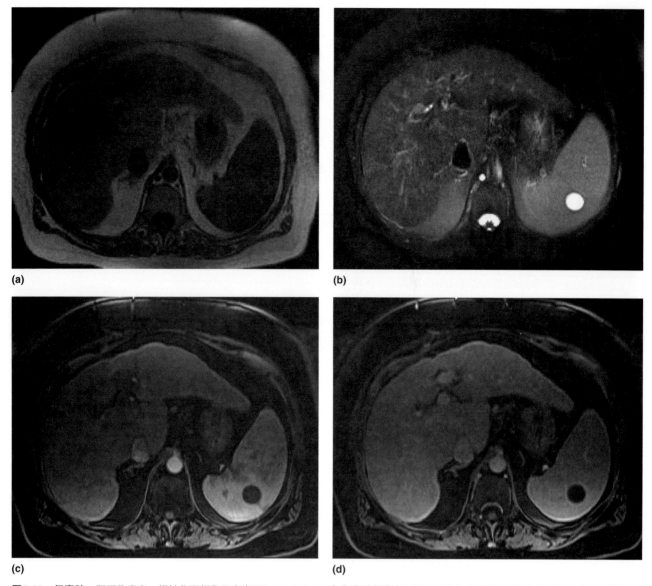

(a)

(b)

(c)

(d)

**图5.13 假囊肿**。肝硬化患者，横轴位同相位T1加权2D-GE（a），T2加权脂肪抑制SS-ETSE（b），钆增强后动脉晚期（c）与间质期（d）T1加权脂肪抑制3D-GE影像。可见脾脏内一边界锐利的病变，T1加权SGE呈低信号（a），T2加权SGE呈高信号（b），钆增强后无强化（c、d），符合脾假囊肿。

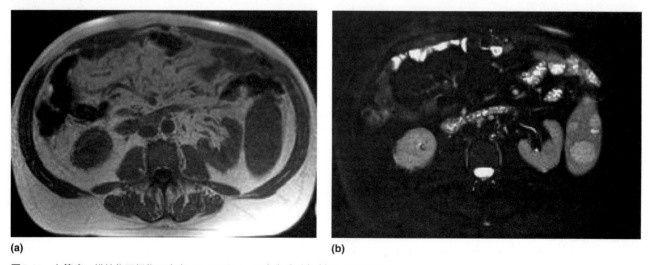

(a)

(b)

**图5.14 血管瘤**。横轴位同相位T1加权2D-GE（a），T2加权脂肪抑制SS-ETSE（b），

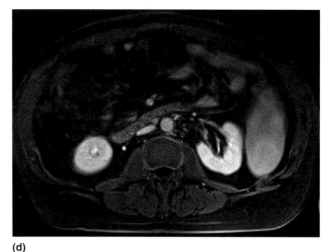

(c)　(d)

**图5.14（续前）** 钆增强后动脉晚期（c）与间质期（d）T1加权脂肪抑制3D-GE影像。可见脾脏多发病变，T1等到轻度低信号（a），T2中度高信号（b）。钆增强后即刻扫描病变呈低强化（c），并可见缓慢渐进强化，表现为钆增强晚期相对背景脾实质呈较高信号（d），符合脾血管瘤。

式与肝血管瘤的强化方式相似。然而与肝血管瘤不同的是，脾血管瘤一般不显示早期清楚的结节状强化。这可能部分反映了背景器官的血供。小（<1.5cm）血管瘤在钆增强早期SGE影像上常表现为均匀高信号与肝血管瘤相同。偶见血管瘤伴有很大的中央瘢痕，呈T2低信号，代表中央瘢痕水含量较低（图5.15），可称之为硬化性血管瘤。

**窦岸细胞瘤**

　　窦岸细胞瘤（LCA）为一种血管性肿瘤，1991年首报。肿瘤起自内衬于脾脏红髓脾窦壁的窦岸细胞，为良性血管性肿瘤[24]。LAC由众多充满血液的血管通道构成。大体可见脾脏增大，肿瘤常多发，圆形，大小为0.2～9.0cm，界限清楚，压迫邻近的脾组织。LCA患者常有脾功能亢进表现（贫血，血小板减少）。虽然认为LCA为良性肿瘤，但是否有潜在恶性可能尚无定论。肿瘤MRI显示为多发，界限规则清楚，T1轻度低信号到等信号，T2低到中度高信号，增强动脉为主期轻度不均匀强化，延迟期均匀强化的病变[25, 26]（图5.16）。延迟均匀强化，没有基础疾病，如淋巴瘤、转移瘤、结节病

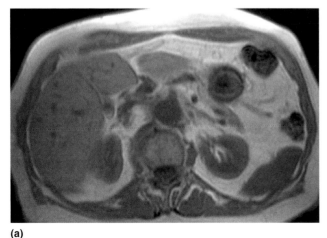

(a)

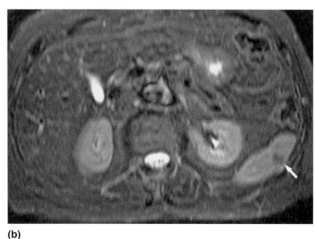

(b)

**图5.15** 硬化性血管瘤。T1加权SGE（a），T2加权脂肪抑制SS-ETSE（b）与钆增强后即刻及90s后T1加权脂肪抑制3D-GE（c，d）影像，显示一约1cm的血管瘤，T1与脾脏等信号（a），T2明显低信号（箭头，b）。

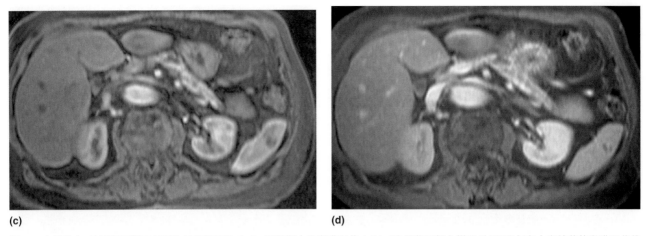

**图5.15（续前）** 钆增强早期可见周边结节状强化（c），延迟期中度渐进强化（d）。T2低信号加之增强后T1WI仅有中度结节状渐进强化的表现符合硬化性血管瘤。

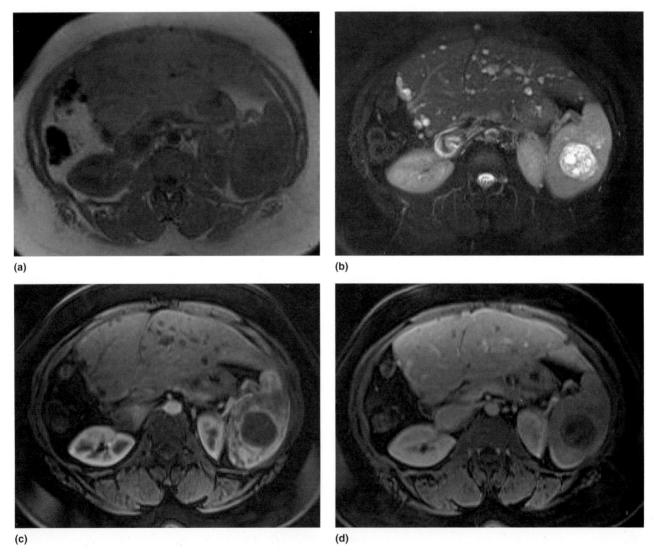

**图5.16** LCA。多囊肝，右肝切除病史患者，同相位T1加权2D-GE（a），T2加权脂肪抑制SS-ETSE（b），钆增强后动脉晚期（c）及间质期（d）T1加权脂肪抑制3D-GE影像。可见脾脏内病变，呈T1低信号（a）、T2中度高信号（b），钆增强后显示不均匀渐进性强化（c，d），但相对背景脾脏仍保持低信号，伴病变内囊变，符合窦岸细胞血管瘤。

或结核有助于确定正确诊断。

## 错构瘤

　　错构瘤罕见，由结构紊乱的成熟脾红髓成分构成。病变多为单发，圆形，主要为实性，多发生于脾脏中间部分，凹面的前侧或后侧。肿瘤呈T1轻度低信号或等信号，T2中度高信号[23,27,28]。病变信号常相当不均匀，部分是因为肿瘤含有不同大小的囊变。如果纤维组织成分很多，错构瘤可出现T2低信号区[27]。钆增强早期T1加权SGE影像上可见肿瘤明显弥漫性不均匀强化[23,27,28]（图5.17）。钆增强早期弥漫性强化一般见于来自载瘤器官自身组织的肿瘤。病变的大小与强化方式可与更具侵袭性的病变相似；病变也可类似于正常脾脏（图5.17）。

增强更晚期，肿瘤强化变均匀，略高于背景脾实质。错构瘤早期不均匀强化的表现可与血管瘤鉴别。

## 淋巴血管瘤

　　淋巴血管瘤由小而囊样扩张的淋巴管构成。脾脏的淋巴血管瘤罕见，通常表现为包膜下多房性肿块，T2高信号，钆增强晚期间隔可见强化[29]。

## 恶性肿瘤

### 淋巴瘤与其他血管性恶性肿瘤

　　霍奇金与非霍奇金淋巴瘤常常累及脾脏[30-32]。脾脏内淋巴瘤组织在T1与T2WI上往往与脾脏实质相似。

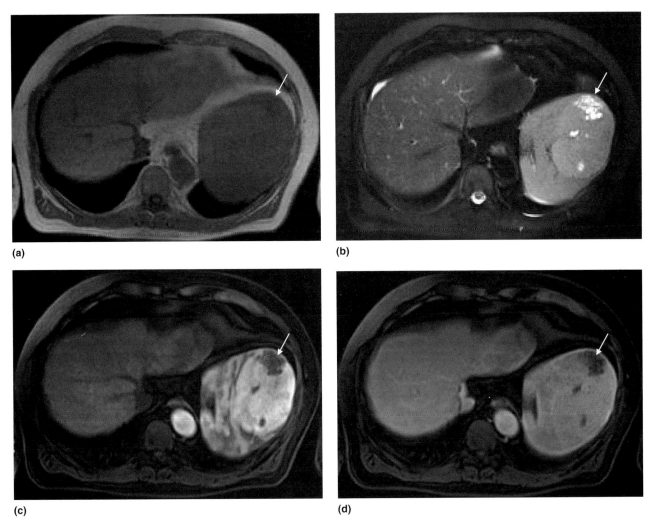

(a)　　　　(b)

(c)　　　　(d)

**图5.17**　**错构瘤**。同相位T1加权2D-GE（a），T2加权脂肪抑制SS-ETSE（b），钆增强后动脉晚期（c）与间质期（d）T1加权脂肪抑制3D-GE影像。可见一大的错构瘤占据了脾脏中部的前外侧，肿瘤前部可见多发小囊区（箭头，a-d）。所有序列影像上，错构瘤的信号均与背景脾脏相似。钆增强早期（c），病变量主要为均匀的明显强化，可与弓形条纹强化的正常脾脏实质相区别。

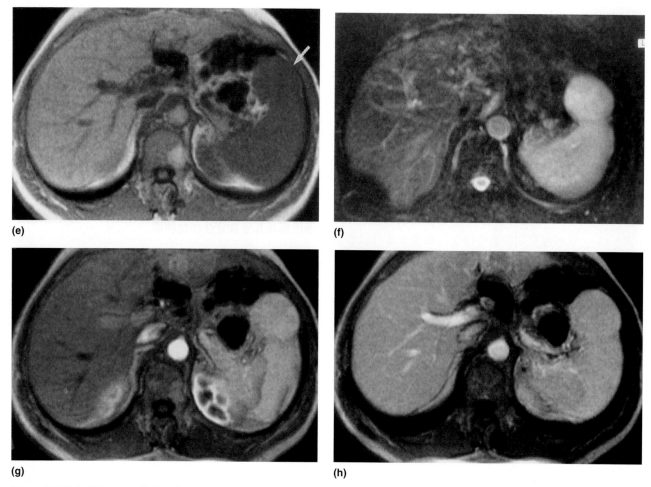

(e)　(f)

(g)　(h)

**图5.17（续前）** 增强延迟影像上，病变强化程度与脾脏相似。T1加权SGE（e），T2加权脂肪抑制SS-ETSE（f），早期（g）与晚期（h）钆增强后T1加权脂肪抑制3D-GE影像，显示一较大脾脏错构瘤，可见与另一肝硬化及门静脉高压患者表现类似。

因而常规自旋回波MRI平扫显示淋巴瘤累及脾脏的能力有限[31]。但钆增强早期SGE影像对淋巴瘤的评价优于CT[4]，这与MRI对钆剂有更高敏感性及其能够以极快的速度采集对比剂团状注射后的整个脾脏影像有关。

钆增强早期脾脏受累病变表现不一。弥漫性病变可表现为脾脏正常弓状条纹强化的高、低均匀信号条带背景上较大，不规则的强化区（图5.18）。多灶性病变也常见，显示为脾脏内散在分布的局灶性低信号肿块性病变[4]。局灶性病变可见于弓状条纹样强化或均匀强化的脾脏背景内，呈圆形病变，有别于受累脾脏的波管式弓形条纹状强化。在T2WI上，局灶性淋巴瘤信号可低于背景脾脏实质（图5.19），这也可与转移瘤鉴别，转移瘤极少呈T2低信号，通常为等到高信号。虽然脾脏肿大很常见，但淋巴瘤受累脾脏也可正常大小（图5.20）。淋巴

瘤也可表现为大肿块，累及脾脏与相邻器官，如胃、肾上腺或肾脏。团块状肿大淋巴结常见，但并非一定出现。钆增强后第一个30s采集SGE影像十分重要，因为淋巴瘤的增强平衡期早，增强后2min内或更早就变为与脾脏等信号了[2, 4]。一种罕见表现为单发肿块累及脾脏，但钆增强后早期SGE影像也可显示为病变内弥漫性轻度不均匀强化（图5.21），表现与脾错构瘤相似。具有全身疾病的症状与体征可提示淋巴瘤的诊断。

超顺磁性微粒对比剂也有助于脾淋巴瘤的正确诊断[9, 10]。这些微粒由RES细胞选择性摄取，造成MR信号减低，因而脾淋巴瘤保持相对于正常脾脏的高信号，提高了肿瘤-脾的对比[9, 10]。

慢性淋巴性白血病常常累及脾脏，可造成脾脏明显增大。局灶性沉积更具有浸润性，较淋巴瘤边界更不清

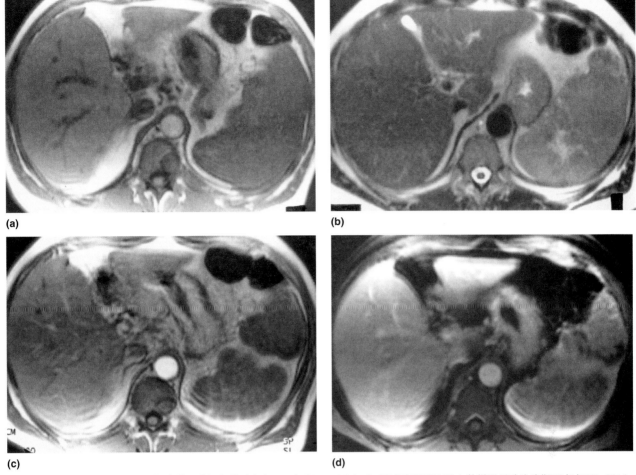

**图5.18　淋巴瘤弥漫性浸润**。B细胞淋巴瘤浸润脾脏患者，T1加权2D-GE（a），T2加权ETSE（b）钆增强后动脉晚期T1加权2D-GE（c）与间质期T1加权脂肪抑制2D-GE（d）影像。脾脏T1信号均匀（a），T2信号不均（b）。钆增强早期（c）影像可见弥漫不均匀强化，伴较大不规则低强化灶，并持续至增强晚期（d）。

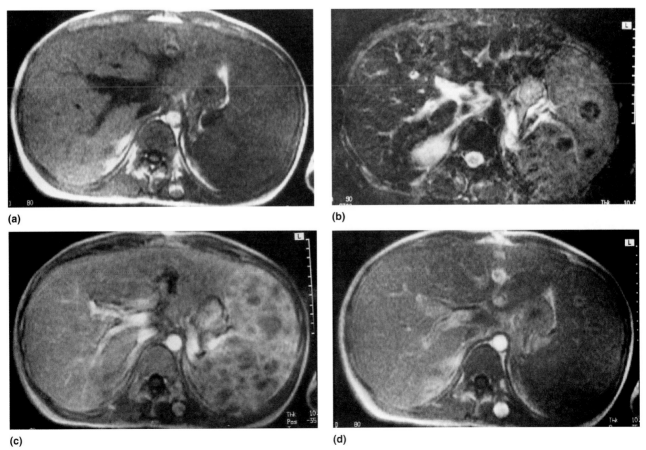

**图5.19　非霍奇金淋巴瘤伴脾脏多灶性受累**。T1加权2D-GE（a），T2加权脂肪抑制自旋回波（b），钆增强后动脉早期（c）与延迟期（d）T1加权脂肪抑制2D-GE影像。可见脾大，2D-GE平扫影像病变未见显示。T2WI上可见数个低信号局灶肿块性病变，为淋巴瘤并非少见的影像表现，但其他恶性肿瘤罕见。多发局灶性肿块于钆增强早期影像上显示最为清楚（c），增强后2min淋巴瘤灶变为与背景脾脏等信号（d）。

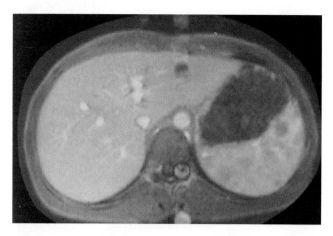

**图5.20　霍奇金淋巴瘤。**钆增强后门静脉期T1加权脂肪抑制2D-GE影像，示正常大小脾脏内多发低信号肿块。弓形条纹强化脾脏的背景上可见圆形病灶。

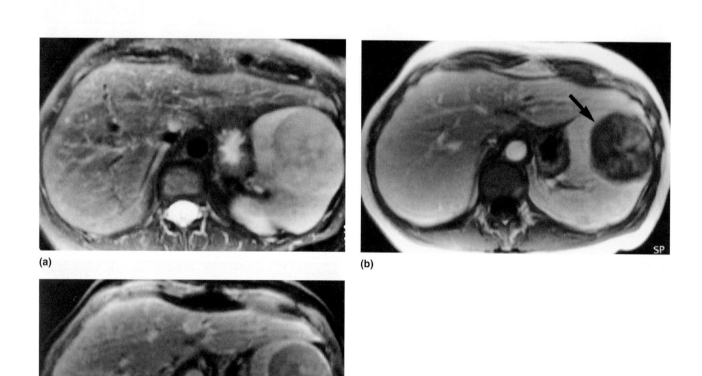

**(a)**

**(b)**

**(c)**

**图5.21　呈单发肿块的脾淋巴瘤。**T2加权脂肪抑制ETSE（a），钆增强后动脉晚期T1加权2D-GE（b）与钆增强后间质期脂肪抑制2D-GE（c）影像。可见一6cm大小单发肿块起自脾脏，呈轻度不均匀T2低信号（a）。钆增强早期肿块呈中度弥漫性不均匀强化（箭头，b），增强后90s信号强度轻度增高（c）。表现类似错构瘤的弥漫性不均匀强化，但与典型错构瘤表现相比，此淋巴瘤的强化程度明显要低。患者有全身症状，符合淋巴瘤而非错构瘤。患者没有腹膜后淋巴结肿大，是脾淋巴瘤的另一少见征象。

楚。注射钆剂后沉积显示好，增强早期表现为不规则低信号肿块（图5.22）。与白血病相关的恶性病变，如血管免疫母细胞性淋巴结病伴异常蛋白血症，具有相似表现，钆增强后早期影像也呈脾脏内不规则低信号区（图5.23）。

淋巴结肿大常见。

化疗后的脾脏淋巴瘤沉积可表现为纤维化的结节，T1WI与T2WI上均呈低信号，钆增强早期与晚期强化不明显（图5.24）。这些影像征象可与理想的临床治疗

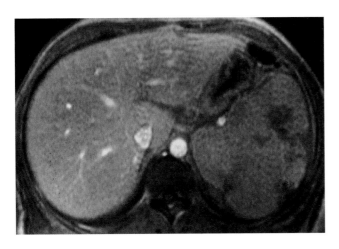

**图5.22** **慢性淋巴细胞性白血病**。钆增强后门静脉期 T1 加权 2D-GE 影像示脾脏明显增大，脾脏内可见边缘不规则的局灶性低信号肿块。

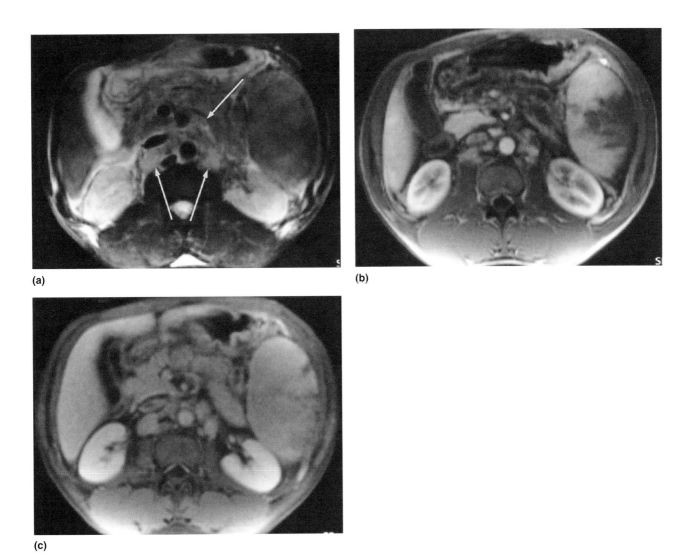

(a)

(b)

(c)

**图5.23** **血管免疫母细胞性淋巴结病伴异常蛋白血症**。T2加权脂肪抑制自旋回波（a），钆增强后动脉晚期T1加权2D-GE（b）与钆增强间质期脂肪抑制2D-GE（c）影像。可见脾脏明显增大，肿大的淋巴结呈T2中度高信号，由于脂肪信号抑制，淋巴结看起来不甚明显（箭头，a）。钆增强早期2D-GE影像可见淋巴结轻度强化（b），间质期强化更明显，脂肪信号抑制后界限更清楚（c）。脾脏受累显示为钆增强早期不规则、边界模糊的大低强化区（b）。增强后90s脾脏强化更均匀（c），而T2信号轻度不均匀。

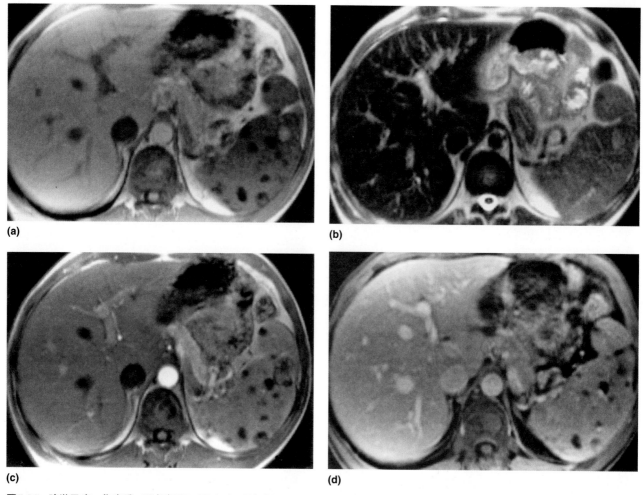

**图 5.24 脾淋巴瘤，化疗后。** T1 加权 2D-GE（a），T2 加权 SS-ETSE（b），钆增强后动脉晚期 T1 加权 2D-GE（c）与钆增强后间质期 T1 加权脂肪抑制 2D-GE（d）影像。治疗后的淋巴瘤灶呈 T1 低信号（a）与 T2 低到等信号（b），钆增强后早期（c）与晚期（d）强化不明显。T2 低信号反映了病变液体含量减少，纤维化改变造成强化减低。

反应相关。

### 转移瘤

　　虽然肿瘤可从相邻器官直接侵犯脾脏，脾脏真正的转移瘤罕见，通常仅见于终末期肿瘤广泛播散的患者。乳腺癌，肺癌与黑色素瘤为最常见的原发肿瘤[33]。脾转移瘤少见的原因，最为广泛接受的理论是因为脾脏没有流入性的淋巴管[34]。脾转移瘤多表现为结节或侵袭性肿瘤，倾向于破坏脾脏的正常结构。常规自旋回波影像常不能显示脾转移瘤[32]。一个明显的例外是黑色素瘤，由于肿瘤的顺磁性性质，在 T1 与 T2 加权影像上形成高、低混杂信号的病变。钆增强早期 SGE 影像病变的检出率高[3]（图 5.25）。在这些影像上，转移瘤信号低于正常脾组织。

影像采集必须在钆剂注射后 30s 内完成，因为转移瘤很快便与脾实质呈等强化了。SPIO 微粒增强后采集，可使转移瘤信号高于正常脾脏[7, 9]。这种氧化铁微粒的一个优点是增强影像时间窗（60min）长于钆（< 1min）[7, 9]。

### 肿瘤直接侵犯

　　直接侵犯脾脏的最常见肿瘤为胰腺癌，包括导管腺癌，胰岛细胞瘤与多囊型囊腺癌（图 5.26）。也可见于其他原发肿瘤的直接蔓延，依次为胃、结肠、肾与肾上腺肿瘤。淋巴瘤尤易累及脾脏，其次才是其他器官受累。

### 血管肉瘤

　　血管肉瘤罕见，但是脾脏最常见非淋巴来源的原发

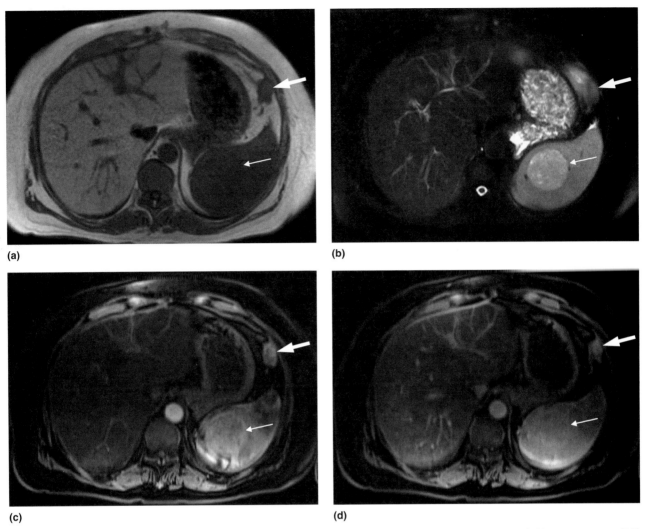

**图5.25** **脾转移瘤。**有肝硬化与肝细胞癌病史，肝移植术后患者，横轴位同相位T1加权2D-GE（a），T2加权脂肪抑制SS-ETSE（b），钆增强后动脉晚期（c）与间质期（d）T1加权脂肪抑制3D-GE影像，可见一增大、边界清楚、质地不均的病变，T1轻度低信号（细箭头，a），T2中度高信号（细箭头，b）。钆增强早期，病变呈不均匀明显强化（细箭头，c），有别于弓状条纹强化的正常脾实质。钆增强延迟期，病变相对于背景脾实质显示为等信号或略高信号，符合转移瘤。脾前另可见一增大不规则的腹膜转移（粗箭头，a-d）与脾脏病变的信号及强化方式相似。

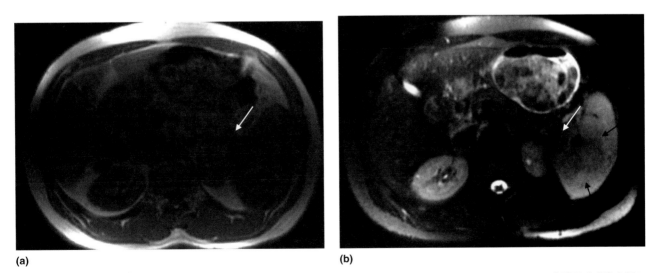

**图5.26** **肿瘤直接侵犯。**胰尾远侧肿瘤（白箭头，a-d）患者，T1加权2D-GE（a），T2加权脂肪抑制SS-ETSE（b），钆增强后动脉晚期T1加权2D-GE（c）与钆增强后间质期T1加权脂肪抑制3D-GE（d）影像。可见肿瘤延伸至脾门并侵犯脾脏（黑箭头，b-d）。

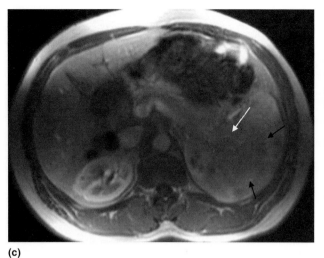

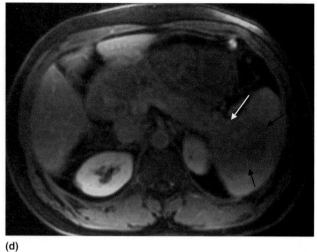

(c)　　　　　　　　　　　　　　　　　　　　(d)

**图5.26（续前）** 钆增强后动脉晚期T1加权2D-GE（c）与钆增强后间质期T1加权脂肪抑制3D-GE（d）影像。可见肿瘤延伸至脾门并侵犯脾脏（黑箭头，b-d）。

性恶性肿瘤。肿瘤可单发或多发，呈侵袭性生长[35, 36]。肿瘤破裂并非少见，常见合并出血。由于不同时长的血液分解产物，血管肉瘤一般表现为不同T1信号强度[37]。肿瘤通常富含血管，钆增强后明显强化[37]（图5.27）。

## 其他病变

### 脾大与血管病变

脾大可见见于多种不同疾病，包括静脉淤血（门静脉高压），白血病、淋巴瘤、转移瘤与不同感染。在北美，脾大最常见的原因为继发于门静脉高压。钆增强早期脾脏呈弓形条纹或均匀高信号强化，符合门静脉高压，可除外恶性病变（图5.28）。

脾脏周围静脉曲张与脾-肾静脉分流也常见于门静脉高压伴脾大的患者（图5.28）。

脾静脉血栓可为纯血栓，也可是恶性栓塞。脾静脉纯血栓常见于门静脉高压患者（深入讨论参见第二章"肝脏"和图2.249）。恶性脾静脉栓塞通常见于胰腺癌的患者（深入讨论参见第四章"胰腺"和图4.29）。

脾动脉动脉瘤为最常见的器官动脉的动脉瘤[38]。尸检脾动脉瘤的发生率报告为0.04%～0.10%[38]。大多数动脉瘤较小（通常小于2cm），呈囊状，位于脾动脉

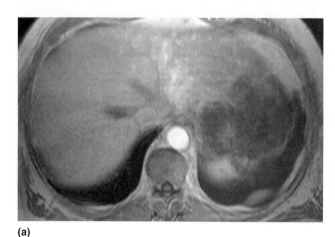

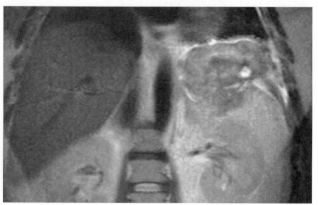

(a)　　　　　　　　　　　　　　　　　　　　(b)

**图5.27 脾脏血管肉瘤。** T1加权SGE（a），冠状T2加权SS-ETSE（b），

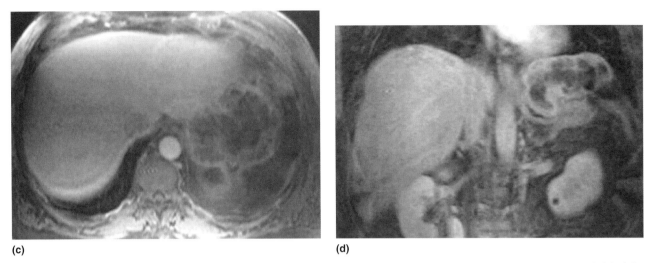

**(c)** **(d)**

**图5.27（续前）** 钆增强后动脉晚期 T1 加权脂肪抑制 3D-GE(c) 与冠状钆增强后延迟期 T1 加权脂肪抑制 3D-GE(d) 影像。可见一脾脏大肿瘤，呈 T1 低信号（a）T2 轻度高信号（b）。钆增强早期肿块不均匀强化（c），延迟期强化有进展（d）。

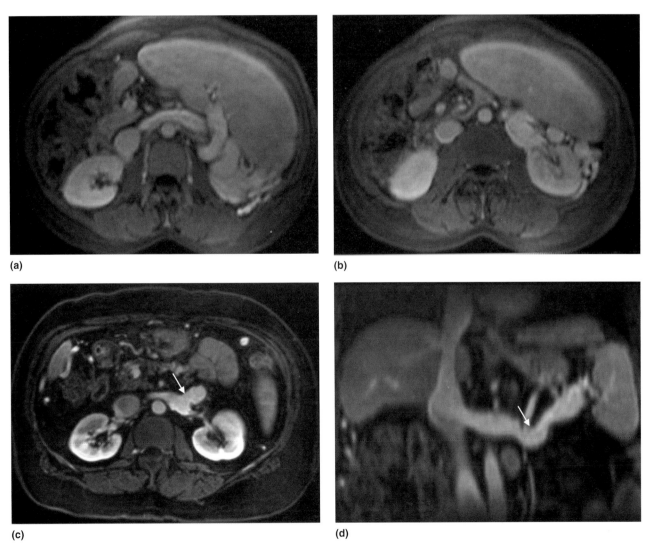

**(a)** **(b)**

**(c)** **(d)**

**图5.28** 继发于门静脉高压的脾大，脾肾静脉分流与脾动脉动脉瘤。钆增强后静脉期 T1 加权脂肪抑制 3D-GE 影像（a，b）显示脾大，脾肾静脉分流与另一门静脉高压患者门-腔静脉系统侧支循环。另一门静脉高压患者钆增强后门静脉期 T1 加权脂肪抑制 3D-GE（c）与冠状重组 3D-GE（d）影像示脾肾静脉分流（箭头，c、d）。

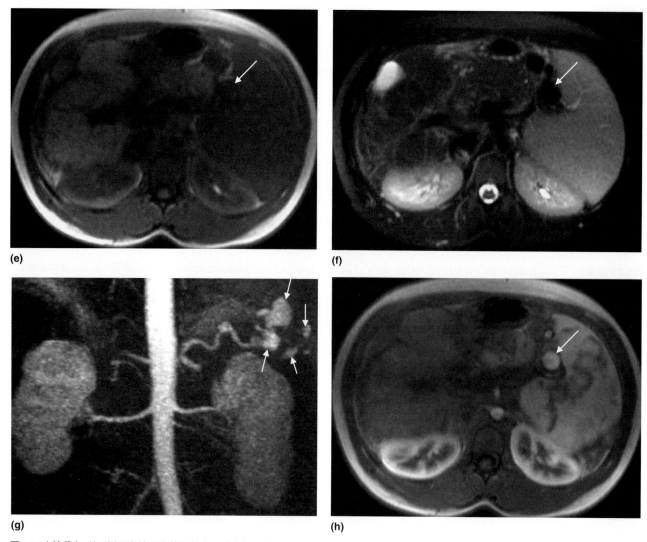

**(e)** **(f)** **(g)** **(h)**

**图5.28（续前）** 第3例原发性硬化性胆管炎，脾大与门静脉高压患者，T1加权2D-GE（e），T2加权脂肪抑制SS-ETSE（f），3D-MR重组血管成像（g）与钆增强后动脉晚期T1加权2D-GE（h）影像，显示脾动脉动脉瘤（箭头，e-h）。T2WI上动脉瘤呈信号流空（f），MR血管成像与钆增强后T1WI可见强化（h）。

的中段或远段。20%的病例多发，门静脉高压与肝硬化患者明显更为多见（图5.28）。脾动脉假性动脉瘤也可见于胰腺炎患者，继发于蛋白溶解性胰酶对动脉壁的消化。脾动脉动脉瘤通常为偶然发现，罕见破裂，但与高死亡率相关[38]。

## 感　染

病毒感染可造成脾大。累及脾脏的3个最常见的病毒为EB病毒、水痘病毒与巨细胞病毒。累及免疫力正常患者脾脏的病毒感染源均不造成组织胞浆菌病，结核与包虫病[39]。这些感染源也可见于免疫损害患者，其发生率更高（图5.29）。免疫损害患者最常见的肝脾感染为白色念珠菌与隐球菌真菌感染[40,41]。尤其是急性髓样

白血病患者发生真菌感染的危险性更高。常见多器官受累，胃肠道几乎无一例外受累，虽然食道病变MRI显示好，但小肠受累常常不能显示。食道念珠菌病常见，但极少出现相关肝脾念珠菌病，而小肠念珠菌病则更多见相关肝脾感染。病变最常见于脾脏与肝脏，而肾脏病变较为少见。MRI可显示急性期、治疗后的亚急性期与慢性愈合期的病变[40,42]。不同期的病变MRI表现并不相同，肝脏不同期病变的差异更为明显（深入讨论见第二章"肝脏"）。脾脏急性期病变较肝脏更明显，治疗后的亚急性期与慢性愈合期的影像出现逆转真实反映了病变的变化。急性期，肝脾念珠菌病造成肝脾内界限清楚的小脓肿（＜1cm），T2加权脂肪抑制影像呈高信号圆形病灶（图5.30），显示清楚。钆增强后也可见到病变，但增

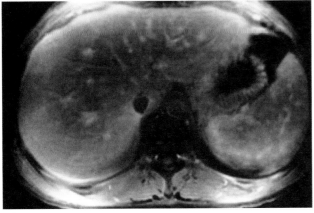

**(a)**

**(b)**

**(c)**

**图 5.29** **肝脾肾脏组织胞浆菌病。**HIV 感染患者 T2 加权脂肪抑制 ETSE（a），钆增强后动脉晚期 T1 加权 2D-GE（b）与钆增强后间质期 T1 加权脂肪抑制 2D-GE（c）影像，可见肝脏、脾与肾脏多发 <1cm 的病变。T2WI 上病变显示不清，表现为略高信号病变（a）。钆增强早期，病变呈低信号（b），间质期病变强化高于背景组织（c）。

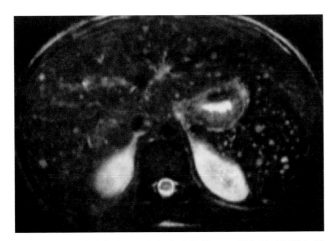

**图 5.30** **肝脾念珠菌病。**T2 加权脂肪抑制 ETSE 影像显示肝脏与脾内界限清楚的多发高信号念珠菌脓肿，均 <1cm。

强后 SGE 影像通常不能观察到病灶。

　　MRI 对真菌性微小脓肿的检出优于对比剂增强 CT[40]。MRI 应常规用于肝脾念珠菌病的检查，因为及时抗真菌药物干预对患者的存活至关重要。

　　脾脏细菌性与真菌性脓肿罕见。脓肿呈 T1 轻度低信号到等信号，T2 轻度到中度不均匀高信号。钆增强早期脓肿的壁强化明显，并持续强化到增强晚期，伴有钆增强早期脓肿周围组织一过性增高强化（图 5.31）。

## 结节病

　　结节病的病变小（<1cm）而乏血管。由于病变乏血管，在 T1WI 与 T2WI 上均呈低信号，钆增强后强化微弱、延迟[43]（图 5.32）。T2 低信号为其特征性表现，可与其他急性感染病变鉴别。

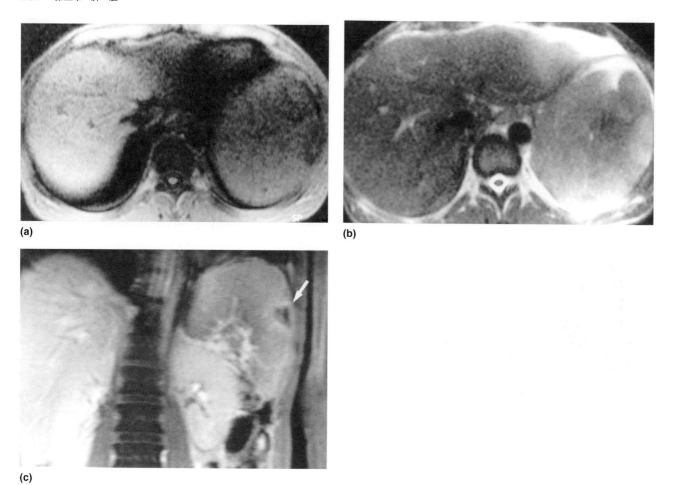

(a)

(b)

(c)

**图5.31** 隐球菌脓肿。HIV与隐球菌全身感染患者，T1加权预磁化GE（a），T2加权脂肪抑制SS-ETSE（b）与冠状钆增强后延迟期T1加权预磁化GE（c）影像，脓肿表现为T1轻度低信号（a），T2轻度高信号（b）与脾脏信号略有不同。钆增强后（c）周边环形强化，中央无强化（箭头，c）为细菌及一些真菌性脓肿的征象。

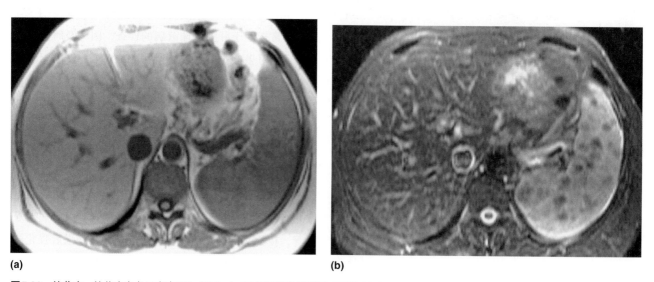

(a)

(b)

**图5.32** 结节病。结节病患者T1加权2D-GE（a），T2加权脂肪抑制SS-ETSE（b），

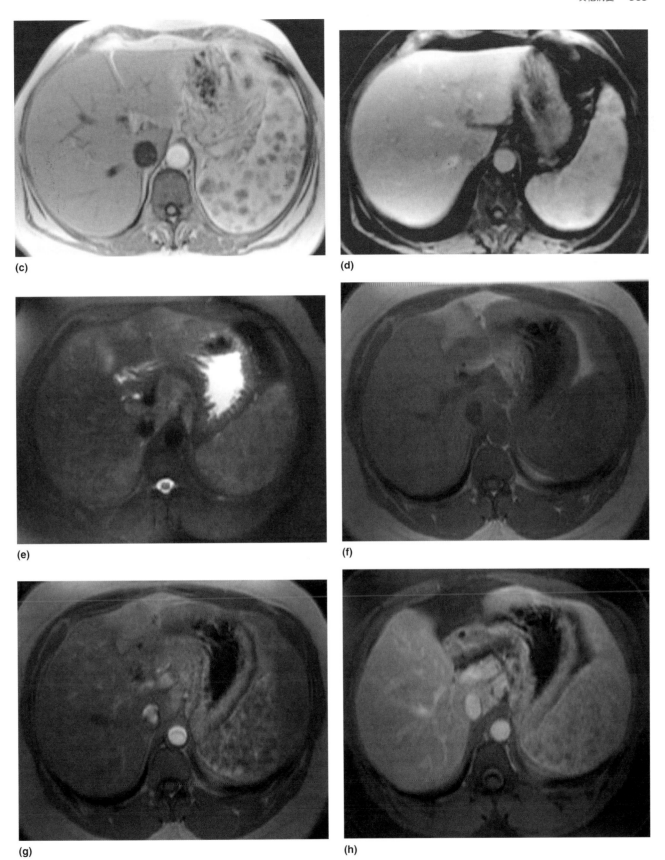

(c)

(d)

(e)

(f)

(g)

(h)

**图5.32（续前）** 钆增强动脉晚期T1加权2D-GE（c）与钆增强后间质期T1加权脂肪抑制2D-GE（d）影像示脾脏内多发T1与T2均为低信号病变，钆增强早期相对于正常脾实质呈低强化，并保持至增强晚期，病变变得不甚清晰，符合结节病肉芽肿。横轴位T2加权（e），T1加权同相位2D-GE（f），钆增强后动脉为主期（g）与间质期（h）T1加权2D-GE影像，显示结节病形成的脾脏内多发小于1cm的结节。结节呈T2低信号，钆增强影像上亦主要呈低信号。

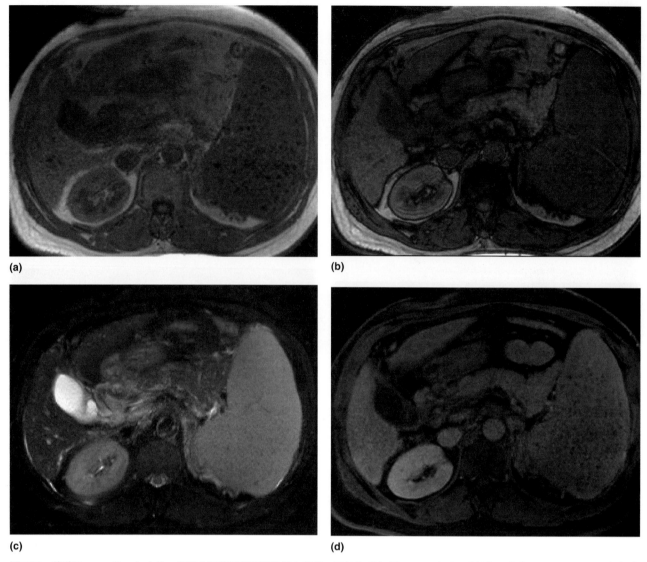

(a)

(b)

(c)

(d)

**图5.33** 脾脏 Gamna-Gandy 小体。肝硬化门脉高压继发脾大患者，同相位 T1 加权 2D-GE（a），反相位 T1 加权 2D-GE（b），T2 加权脂肪抑制 SS-ETSE（c）与钆增强后间质期 T1 加权脂肪抑制 3D-GE（d）影像。可见脾内无数所有序列均呈低信号的细小结节。结节显示很暗，较长 TE 序列影像显示略大，此例为相对于反相位影像，同相位影像病变显示略大。这是铁磁敏感效应产生的发光效应造成的，通常较长 TE 的 2D-GE T1 序列上更为明显，为一有助于诊断的征象。该征象有助于鉴别 Gaman-Gandy 小体与低水含量的肉芽肿。

## Gamna-Gandy 小体

　　肝硬化与门静脉高压患者由于脾实质内的微小出血，常常发生局灶性铁沉积。这种铁沉积偶尔见于接受多次输血的患者[44, 45]。病变大小不一，但通常小于 1cm，所有脉冲序列病变均程无信号[44, 45]（图5.33）。可见磁敏感伪影，在 GE 影像上表现为发光伪影，为这种病变独有的征象。可帮助区分 Gamna-Gandy 小体与纤维结节的另一个影像征象，是由于磁敏感伪影减小，Gamna-Gandy 小体在较短 TE 序列影像上显得较小（如 1.5T MR 设备，TE = 2ms 序列显示病变较 TE = 4ms 序列影像更小），而纤维结节在较短 TE 序列影像上大小没有变化。

## 外 伤

　　外伤时，脾脏是最常破裂的腹部器官。脾脏外伤可有多种类型：被膜下血肿、挫伤、撕裂伤与血运阻断/梗死。由于血红蛋白分解产物的不同顺磁性，脾挫伤或撕裂伤继发被膜下或实质内血肿表现为信号强度随时间而改变（图5.34）。亚急性出血特殊的 T1 与 T2 高信号表现，影像尤其明显（图5.35）。外伤性脾损伤特别是血供阻断，钆增强早期 SGE 影像可很好显示。血供阻断区相对于血

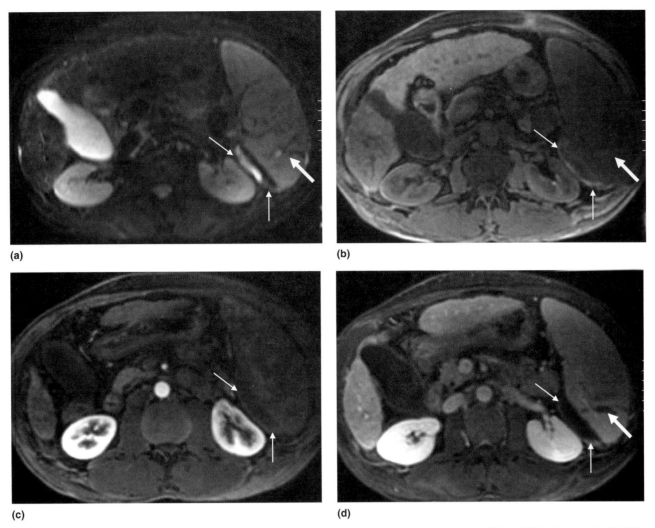

**图5.34　脾撕裂伤位被膜下血肿。**肝硬化、脾大、脾撕裂伤与被膜下血肿（细箭头，a–d）患者，T2加权短 τ 反转恢复（a），T1加权脂肪抑制3D–GE平扫（b）与钆增强后动脉晚期（c）及间质期（d）T1加权脂肪抑制3D–GE影像。被膜下血肿处于亚急性期，可见周边T1与T2高信号。撕裂伤（细箭头，a，b，d）也呈T1高信号，T2混杂信号，符合亚急性期的血液分解产物。

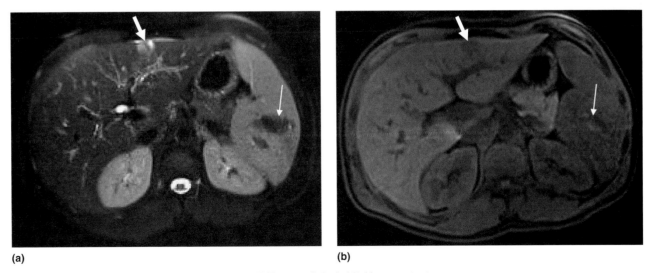

**图5.35　脾撕裂伤。**T2加权脂肪抑制SS–ETSE（a），钆增强后T1加权脂肪抑制3D–GE（b）

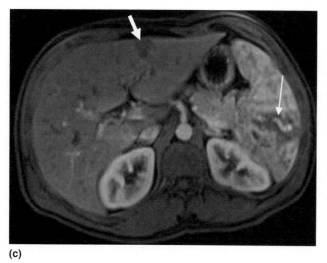

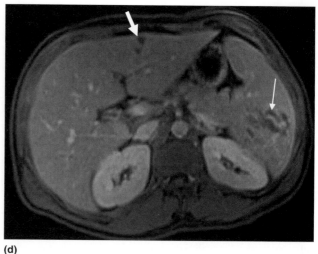

(c)　　　　　　　　　　　　　　　　　　　　　　　　　　　(d)

**图5.35（续前）** 与增强扫动脉晚期（c）及间质期（d）T1加权脂肪抑制3D-GE影像。脾实质内可见一不规则线样区，自脾被膜延伸，呈T2低信号（细箭头，a），T1加权平扫呈高信号（细箭头，b），增强后显示无强化（细箭头，c、d），符合脾撕裂伤。另可见肝左叶小的撕裂伤（粗箭头，a-d）。

供正常的脾组织显示为几乎无信号。

## 被膜下积液

被膜下积液可有多种原因，外伤继发被膜下积液最为常见。钆增强后可见被膜与脾脏表面强化，可确定积液的位置（图5.36）。

## 脾组织种植

脾组织种植（splenosis）是指来自脾外伤的异位脾组织。脾组织种植最常见的MRI表现为腹腔内实性，界限清楚的结节，信号与正常脾脏相似（图5.37）。

## 梗　死

脾梗死常常发生于脾动脉或其分支阻塞时。最常见的原因是来自心脏的栓子，但局部血栓，血管炎与脾扭转造成脾梗死也有报告。梗死表现为周围楔形，圆形或线状增强缺损，钆增强后1～5min显示最为清楚，呈楔形低信号区（图5.38）。

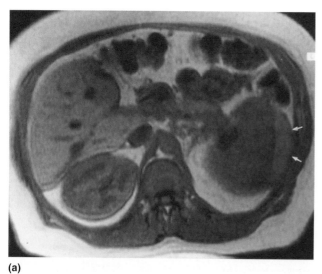

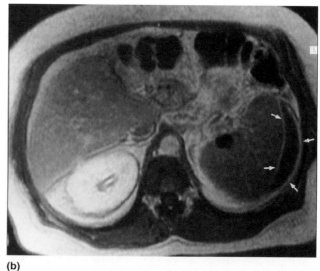

(a)　　　　　　　　　　　　　　　　　　　　　　　　　　　(b)

**图5.36　胰腺炎继发被膜下积液。** T1加权2D-GE（a）与钆增强后间质期T1加权脂肪抑制2D-GE（b）影像。可见被膜下积液，呈T1略高信号，表现符合积液内血液或蛋白（箭头，a）。钆增强后可见被膜与脾脏表面强化（箭头，b），证实积液位于被膜下。

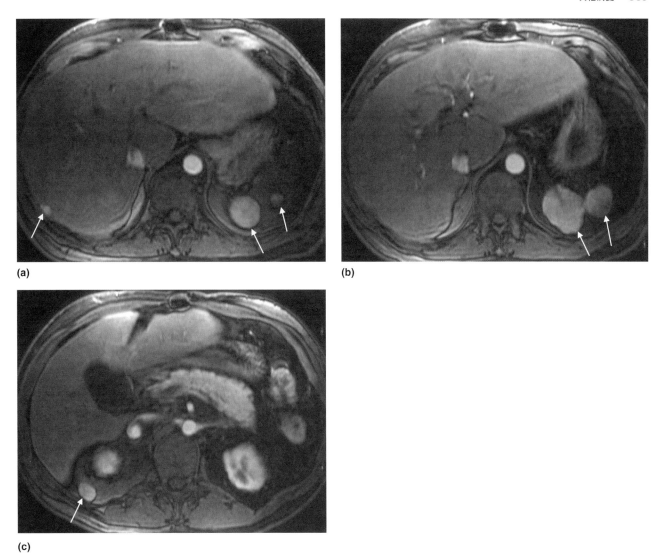

**(a)** **(b)**

**(c)**

**图5.37** **脾组织种植。**脾切除病史患者钆增强后动脉晚期T1加权脂肪抑制3D-GE（a-c），示肝被膜与两侧腹膜多发肿块，钆增强早期明显强化（箭头，a-c），符合脾组织种植。较大脾结节显示迂曲条纹样强化，而小脾结节强化更均匀。

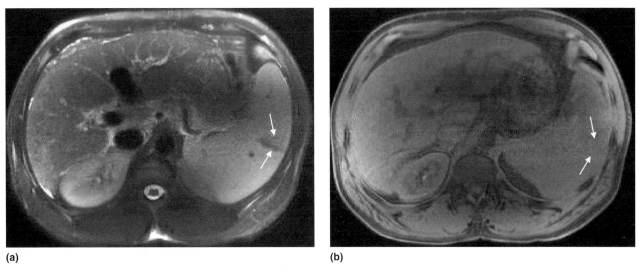

**(a)** **(b)**

**图5.38** **脾梗死。**T2加权脂肪抑制SS-ETSE（a），T1加权脂肪抑制3D-GE平扫（b）

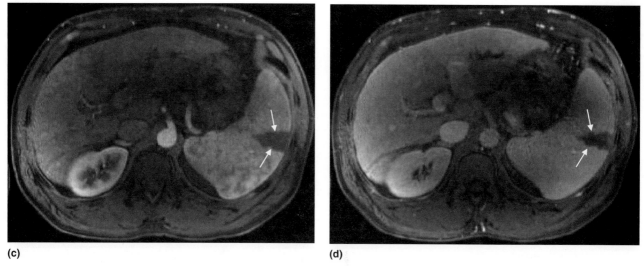

(c)　　　　　　　　　　　　　　　　(d)

**图5.38（续前）** 与钆增强后动脉晚期（c）及间质期（d）T1加权脂肪抑制3D-GE影像。可见脾脏外围楔形T2低信号区（箭头，a），T1平扫影像呈等信号（箭头，b）。钆增强后，病变表现为界限清楚的楔形强化缺损（箭头，c、d），符合脾梗死。

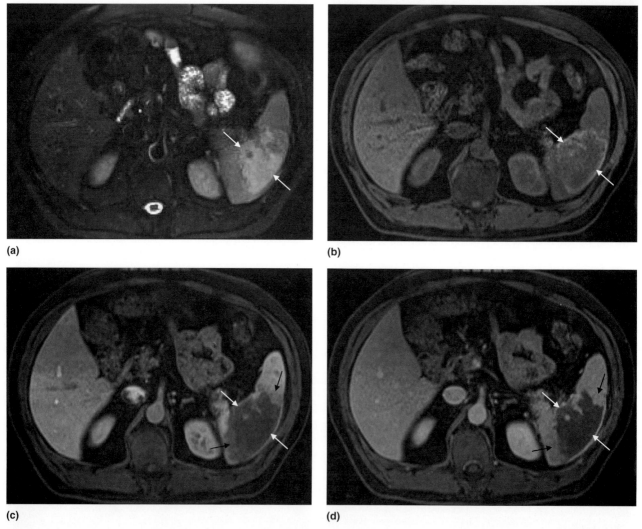

(a)　　　　　　　　　　　　　　　　(b)

(c)　　　　　　　　　　　　　　　　(d)

**图5.39　广泛脾后部梗死。**T2加权脂肪抑制SS-ETSE（a），T1加权脂肪抑制3D-GE平扫（b），钆增强后动脉晚期（c）及间质期（d）T1加权脂肪抑制3D-GE影像。可见脾脏大片界限清楚的不均匀信号区，呈T2中度高信号（白箭头，a），T1加权平扫呈等信号，边缘信号增高（白箭头，b）。钆增强早期，病变区域表现为强化缺损（白箭头，c），符合广泛脾梗死，梗死区周围呈低强化（黑箭头，c），增强延迟期显示与正常背景脾脏实质强化相似（黑箭头，d），符合缺血的脾组织。

常可见脾被膜呈薄的周边线样强化结构。大面积脾梗死在T1WI上可表现为弥漫性低信号，T2不均匀高信号。钆增强早期与晚期无强化的楔形区是最具诊断意义的征象（图5.39）。

## 结束语

MRI为评价脾脏有价值的方法，在许多临床情况下优于CT。MRI检查的主要指征之一，是评价肝脾念珠菌病。其他MRI检查可更有意义的病变包括恶性病变（转移瘤或淋巴瘤）与梗死的检出，一些病变，如血管瘤或错构瘤的定性。CT诊断脾大的患者，MRI可进一步确定是否有肿瘤的浸润。SPIO微粒可做为解决问题的方法，用于确定标准动态钆增强MRI不能定性病变的性质。

（Mamdoh AlObaidy，Ersan Altun 和 Richard C. Semelka）

## 参考文献

1. Mirowitz SA, Brown JJ, Lee JK, Heiken JP. Dynamic gadolinium-enhanced MR imaging of the spleen: normal enhancement patterns and evaluation of splenic lesions. *Radiology* 179(3): 681–686, 1991.
2. Mirowitz SA, Lee JK, Gutierrez E, et al. Dynamic gadolinium enhanced rapid acquisition spin-echo MR imaging of the liver. *Radiology* 179(2): 371–376, 1991.
3. Semelka RC, Shoenut JP, Lawrence PH, et al. Spleen: dynamic enhancement patterns on gradient-echo MR images enhanced with gadopentetate dimeglumine. *Radiology* 185(2): 479–482, 1992.
4. Hamed MM, Hamm B, Ibrahim ME, et al. Dynamic MR imaging of the abdomen with gadopentetate dimeglumine: normal enhancement patterns of the liver, spleen, stomach, and pancreas. *AJR Am J Roentgenol* 158(2): 303–307, 1992.
5. Siegelman ES, Mitchell DG, Rubin R, et al. Parenchymal versus reticuloendothelial iron overload in the liver: distinction with MR imaging. *Radiology* 179(2): 361–366, 1991.
6. Siegelman ES, Mitchell DG, Semelka RC. Abdominal iron deposition: metabolism, MR findings, and clinical importance. *Radiology* 199(1): 13–22, 1996.
7. Weissleder R, Hahn PF, Stark DD, et al. Superparamagnetic iron oxide: enhanced detection of focal splenic tumors with MR imaging. *Radiology* 169(2): 399–403, 1988.
8. Weissleder R, Elizondo G, Stark DD, et al. The diagnosis of splenic lymphoma by MR imaging: value of superparamagnetic iron oxide. *AJR Am J Roentgenol* 152(1): 175–180, 1989.
9. Kreft BP, Tanimoto A, Leffler S, et al. Contrast-enhanced MR imaging of diffuse and focal splenic disease with use of magnetic starch microspheres. *J Magn Reson Imaging* 4(3): 373–379, 1994.
10. Paterson A, Frush DP, Donnelly LF, et al. A pattern-oriented approach to splenic imaging in infants and children. *Radiographics* 19(6): 1465–1485, 1999.
11. Heredia V, Altun E, Bilaj F, et al. Gadolinium- and superparamagnetic-iron-oxide-enhanced MR findings of intrapancreatic accessory spleen in five patients. *Magn Reson Imaging* 26(9): 1273–1278, 2008.
12. Beahrs JR, Stephens DH. Enlarged accessory spleens: CT appearance in postsplenectomy patients. *AJR Am J Roentgenol* 135(3): 483–486, 1980.
13. Storm BL, Abbitt PL, Allen DA, Ros PR. Splenosis: superparamagnetic iron oxide-enhanced MR imaging. *AJR Am J Roentgenol* 159(2): 333–335, 1992.
14. Deux JF, Salomon L, Barrier A, et al. Acute torsion of wandering spleen: MRI findings. *AJR Am J Roentgenol* 182(6): 1607–1608, 2004.
15. Applegate KE, Goske MJ, Pierce G, Murphy D. Situs revisited: imaging of the heterotaxy syndrome. *Radiographics* 19(4): 837–852, 853–834 (discussion), 1999.
16. Franco V, Aragona F. Association of specific syndromes with renal cystic disease. *Hum Pathol* 20(5): 496, 1989.
17. Fulcher AS, Turner MA. Abdominal manifestations of situs anomalies in adults. *Radiographics* 22(6): 1439–1456, 2002.
18. Hill SC, Damaska BM, Ling A, et al. Gaucher disease: abdominal MR imaging findings in 46 patients. *Radiology* 184(2): 561–566, 1992.
19. Adler DD, Glazer GM, Aisen AM. MRI of the spleen: normal appearance and findings in sickle-cell anemia. *AJR Am J Roentgenol* 147(4): 843–845, 1986.
20. Urrutia M, Mergo PJ, Ros LH, et al. Cystic masses of the spleen: radiologic–pathologic correlation. *Radiographics* 16(1): 107–129, 1996.
21. Shirkhoda A, Freeman J, Armin AR, et al. Imaging features of splenic epidermoid cyst with pathologic correlation. *Abdom Imaging* 20(5): 449–451, 1995.
22. Disler DG, Chew FS. Splenic hemangioma. *AJR Am J Roentgenol* 157(1): 44, 1991.
23. Ramani M, Reinhold C, Semelka RC, et al. Splenic hemangiomas and hamartomas: MR imaging characteristics of 28 lesions. *Radiology* 202(1): 166–172, 1997.
24. Levy AD, Abbott RM, Abbondanzo SL. Littoral cell angioma of the spleen: CT features with clinicopathologic comparison. *Radiology* 230(2): 485–490, 2004.
25. Oliver-Goldaracena JM, Blanco A, Miralles M, Martin-Gonzalez MA. Littoral cell angioma of the spleen: US and MR imaging findings. *Abdom Imaging* 23(6): 636–639, 1998.
26. Bhatt S, Huang J, Dogra V. Littoral cell angioma of the spleen. *AJR Am J Roentgenol* 188(5): 1365–1366, 2007.
27. Ohtomo K, Fukuda H, Mori K, et al. CT and MR appearances of splenic hamartoma. *J Comput Assist Tomogr* 16(3): 425–428, 1992.
28. Abbott RM, Levy AD, Aguilera NS, et al. From the archives of the AFIP: primary vascular neoplasms of the spleen: radiologicpathologic correlation. *Radiographics* 24(4): 1137–1163, 2004.
29. Ito K, Mitchell DG, Honjo K, et al. MR imaging of acquired abnormalities of the spleen. *AJR Am J Roentgenol* 168(3): 697–702, 1997.
30. Bragg DG, Colby TV, Ward JH. New concepts in the non-Hodgkin lymphomas: radiologic implications. *Radiology* 159(2): 291–304, 1986.
31. Castellino RA. Hodgkin disease: practical concepts for the diagnostic radiologist. *Radiology* 159(2): 305–310, 1986.
32. Hahn PF, Weissleder R, Stark DD, et al. MR imaging of focal splenic tumors. *AJR Am J Roentgenol* 150(4): 823–827, 1988.
33. Klein B, Stein M, Kuten A, et al. Splenomegaly and solitary spleen metastasis in solid tumors. *Cancer* 60(1): 100–102, 1987.
34. Drinkr CK, Yoffey JM. *Lymphatics, Lymph and Lymphoid Tissue*. Cambridge, MA: Harvard University Press, 1941.
35. Thompson WM, Levy AD, Aguilera NS, et al. Angiosarcoma of the spleen: imaging characteristics in 12 patients. *Radiology* 235(1): 106–115, 2005.
36. Vrachliotis TG, Bennett WF, Vaswani KK, et al. Primary angiosarcoma of the spleen—CT, MR, and sonographic characteristics: report of two cases. *Abdom Imaging* 25(3): 283–285, 2000.
37. Rabushka LS, Kawashima A, Fishman EK. Imaging of the spleen: CT with supplemental MR examination. *Radiographics* 14(2): 307–332, 1994.
38. Madoff DC, Denys A, Wallace MJ, et al. Splenic arterial interventions: anatomy, indications, technical considerations, and potential complications. *Radiographics* 25(Suppl 1): S191–S211, 2005.
39. Fan ZM, Zeng QY, Huo JW, et al. Macronodular multi-organs tuberculoma: CT and MR appearances. *J Gastroenterol* 33(2): 285–288, 1998.
40. Semelka RC, Shoenut JP, Greenberg HM, Bow, EJ. Detection of acute and treated lesions of hepatosplenic candidiasis: comparison of dynamic contrast-enhanced CT and MR imaging. *J Magn Reson Imaging* 2(3): 341–345, 1992.
41. Cho JS, Kim EE, Varma DG, Wallace S. MR imaging of hepatosplenic candidiasis superimposed on hemochromatosis. *J Comput Assist Tomogr* 14(5): 774–776, 1990.
42. Kelekis NL, Semelka RC, Jeon HJ, et al. Dark ring sign: finding in patients with fungal liver lesions and transfusional hemosiderosis undergoing treatment with antifungal antibiotics. *Magn Reson Imaging* 14(6): 615–618, 1996.

43. Warshauer DM, Semelka RC, Ascher SM. Nodular sarcoidosis of the liver and spleen: appearance on MR images. *J Magn Reson Imaging* 4(4): 553–557, 1994.

44. Sagoh T, Itoh K, Togashi K et al. Gamna-Gandy bodies of the spleen: evaluation with MR imaging. *Radiology* 172(3): 685–687, 1989.

45. Minami M, Itai Y, Ohtomo K et al. Siderotic nodules in the spleen: MR imaging of portal hypertension. *Radiology* 172(3): 681–684, 1989.

# 第六章  胃肠道

磁共振（MRI）在评价胃肠道方面的应用逐年增多[1-9]。众多研究显示MRI较传统钡剂造影透视检查具有明显优势。断层技术有许多优点，包括能够显示胃肠壁的厚度、观察盆腔深部的回肠肠袢而没有重叠影像干扰、可评价肠系膜与肠周围脂肪等。另一优点是可评估实性器官与全面观察腹腔。但选择MRI检查而非CT检查主要取决于是否有设备及相关公共政策。与透视检查相似，CT也有电离辐射的问题，而实现降低或消除辐射暴露的技术一直得到广泛关注[10]。这对于慢性炎症性肠病（IBD）放射敏感的患者尤其重要，因为他们一生需要进行多次检查[11]。单次激发（SS）回波链自旋回波（ETSE）T2加权序列与T1加权3D梯度回波（GE）序列，结合静脉内钆增强与脂肪抑制技术可使胃肠道影像质量满意、恒定。SS-ETSE T2加权技术可固定肠道运动，去除腹内脂肪高信号的干扰，增宽腹部组织信号强度的动脉范围，降低磁敏感伪影，并可区分肠腔内容物与肠壁。3D-GE T1加权序列可大范围容积采集平扫与增强后的影像数据。二维（2D）方式平衡稳态自由进动［真稳态进动快速采集（true FISP）］序列采集，特别是同时采用腔内水溶剂扩张肠道，极有助于显示肠壁病变、肠系膜与全部肠道的解剖。3T MRI可采集空间与时间分辨率更高的T1加权平扫影像，提高胃肠道较小病变或细微异常的检出。

给予口服或经直肠注入对比剂可进一步改进肠腔与肠壁的对比，使病变更为明显。直接多平面影像对于区分肠道（至少2个平面之一显示为管状形态）与肿块（不显示管状外形）有重要作用。胃肠道MRI的主要应用包括：①区分IBD的类型与严重程度；②确定肠脓肿与瘘；③恶性肿瘤的术前分期，特别是直肠癌；④鉴别术后及放疗后改变与癌肿复发。

## 食  管

### 正常解剖

食管壁的组织结构与整个消化道的一般组成相同，即（由管腔向外）上皮被覆的黏膜，黏膜下，肌层（固有肌层）包括内侧的环形肌层与外侧的纵行肌层与膈水平以下间皮被覆的浆膜而非外膜。除位于腹膜腔内的部分，食管其余部分由疏松结缔组织，或外膜被覆，并溶入周围组织。缺少浆膜，也是食管癌能够快速向相邻纵隔脂肪播散的原因。在颈部，食管位于气管后侧，进入胸廓入口时食管向左侧，随后向下走行于后纵隔。

随后食管经膈食管裂孔进入腹部，邻近主动脉前。正常食管壁厚3 mm。在横断影像上，食管多呈萎陷状，虽然食管腔内有少量气体并非异常，但食管外形应对称。

## MRI技术

食管MRI检查一直采用的技术包括高分辨率T2WI，钆增强与心电门控。T1加权心电（ECG）门控脂肪抑制自旋回波影像的困难之处在于序列长，且由于呼吸、患者活动与心脏搏动造成的相位伪影使影像质量不恒定。因此，食管及肠道的各段影像伪影影响最为严重，特别是GE序列上心脏搏动造成的伪影。近期，在采用于钆增强3D-GE技术，实现了在短时间屏气时间内完成采集，纵隔与食管的影像质量有了明显改进，运动伪影明显减少，可极好显示食管与纵隔（图6.1）。3D-GE T1序列采用较标准快速自旋回波（FSE）技术非常短的重复时间（TR）与回波时间（TE），减少发生于气体-软组织界面的顺磁性伪影为其另一优点，而这种伪影常见于食管管腔或肺内。T1加权的另一选择是采用双反转恢复序列，有助于改进食管壁的显示，特别是改进局部食管癌的分期。双反转恢复为一屏气技术，每次采集一幅影像。这种技术的限度包括扫描时间长与序列特有的伪影。心电触发高分辨率T2WI或采用放射采集（BLADE）或SS-ETSE技术的T2WI可补充T1WI的不足。T2WI可用于发现囊性肿块内的液体或纵隔内食管周围的积液。SS-ETSE与BLADE序列抗运动造成影像质量下降的能力非常恒定。需要时可在患者自由呼吸状态下同时采用呼吸

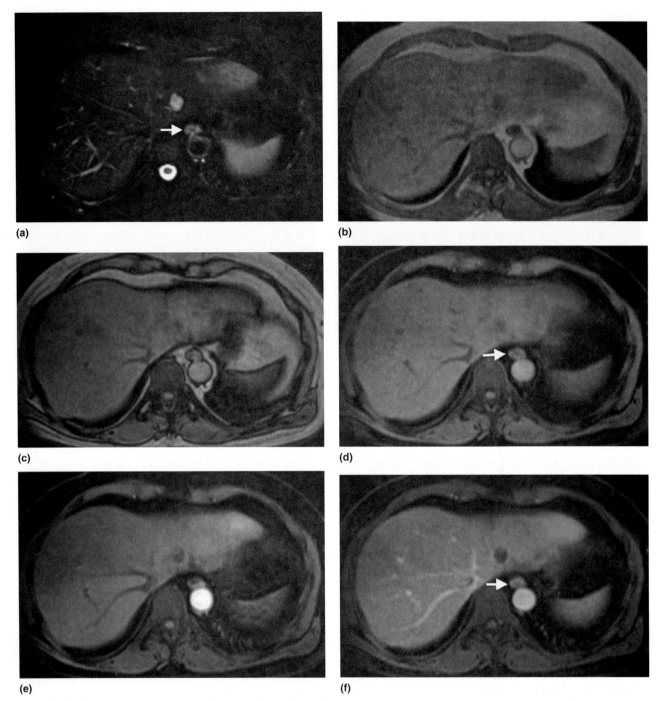

**图6.1　正常食管。**横轴位脂肪抑制T2加权BLADE（a），横轴位T1加权同相位（b）与反相位（c）2D-GE，脂肪抑制T1加权GE平扫（d），增强后动脉期（e）与间质期（f）影像。正常信号呈T2中度高信号（箭头，a）与T1中度信号。脂肪抑制使食管壁更为明显（箭头，d）。增强毛细血管期，黏膜较食管壁的其他部分略高强化，间质期呈等强化（箭头，f）。注意肝左叶内可见一肝囊肿。

触发技术，时间仅有轻微延长，胸部典型的总体采集时长可保持在45～60s内。2D稳态进动平衡回波，或true-FISP技术可生成同时具有T1与T2加权特性的影像，但仅可能用于替代或辅助SS-ETSE影像观察。影像显示结构边缘可更锐利，部分因为这些序列具有反相位的TE，在食管与相邻纵隔脂肪的边缘生成薄的低信号消除缘，

尤其是同时采用心电触发技术。然而迄今常规食管评价的方法尚未确定。

## 先天性病变

### 重复性囊肿

　　胃肠道重复性囊肿可发生于整个消化道。囊肿位于

部分胃肠道的壁内或与壁旁，虽然囊肿内被覆有上皮，但可能并不与受累消化道节段上皮的组织类型相同。重复性囊肿通常继发于占位效应、出血和（或）小肠淤滞和肠道交通引起的感染，常常在儿童或婴儿期发现[12]。如果囊肿具有胃或胰腺上皮而出现溃疡或胰腺炎，囊肿也可发现于成人。食管的重复性囊肿多为小、卵圆形，充满液体的结构，位于食管的下1/3，食管周围后侧或位于食管壁内。囊肿内囊液的黏液或蛋白浓度不同，T1信号不一，而T2一般为高信号（图6.2）[13]。典型囊肿的壁薄，静脉钆剂增强后可有强化，而充满液体的囊腔无强化，脂肪抑制钆增强延迟期影像上可表现为几乎无信号。囊壁偶可强化明显，可能代表囊肿具有胃黏膜或炎症改变。

## 占位性病变

### 良性肿块

#### 平滑肌瘤

平滑肌瘤为食管最常见的良性肿瘤，大约占食管所有良性肿瘤的2/3[14]。由于起自平滑肌细胞，肿瘤主要位于食管的中、远1/3段，食管上1/3的肌层主要为骨骼肌，平滑肌瘤少见。肿瘤常起自食管的固有肌层，表现为黏膜下肿瘤。食管平滑肌瘤常为小、卵圆形肿块，MR影像可见蒂样结构，常与周围肠壁的T1与T2信号相近或呈等信号；然而钆增强后平滑肌瘤呈均匀强化，增强间

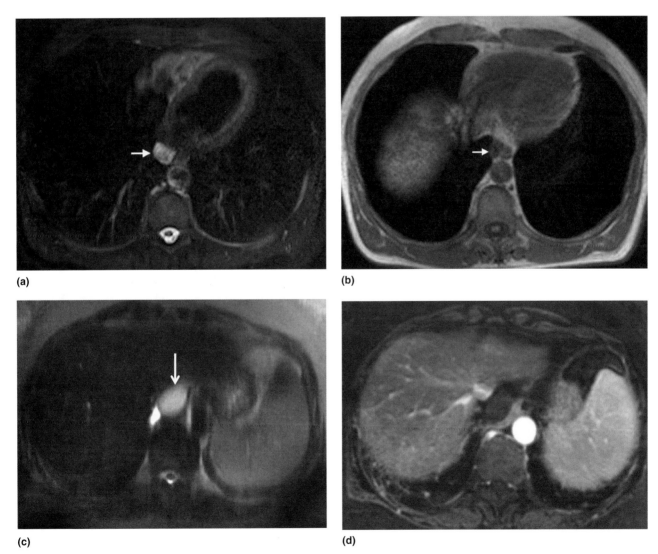

**(a)**

**(b)**

**(c)**

**(d)**

**图6.2 重复性囊肿。** T2加权SS-ETSE（a）与T1加权GE影像（b）。可见一病变与下段食管相邻，T2信号很高（箭头，a），T1WI呈低信号（箭头，b），符合重复性囊肿。另一患者3T MRI T2加权SS-ETSE（c）与T1加权钆增强后肝静脉期脂肪抑制GE（d）影像，显示一食管旁囊肿（箭头，c与d），呈T2高信号（c），钆增强后无强化（d）。

质期强化可高于相邻肠壁（图6.3）。

### 静脉曲张

　　静脉曲张，或黏膜下静脉扭曲、扩张，发生于门静脉高压或脾静脉血栓的患者。病变发生于下段食管、胃与其他有门-腔静脉交通的部位。3D T1加权钆增强延迟期影像静脉曲张显示最好（图6.4），T2加权自旋回波影像病变可呈信号流空的管状结构。True-FISP影像上，静脉曲张可显示为充盈高信号血液的管状结构，可用于不能做钆增强，如静脉穿刺困难或终末期肾病患者的检查。

### 恶性肿块

　　1975年以前，鳞状细胞癌占所有食管癌的95%。自那时以来，食管癌中腺癌的发生明显增多。目前，在美国鳞状细胞癌与腺癌的总体相对发生率已基本持平[15]。

　　鳞状细胞癌的病因不清，但与饮酒和吸烟具有相关性[16]，男性（男性、女性比例为3：1）与非洲裔美国人多见[17]。食管原发腺癌可原发于Barrett食管，或起自胃，跨越胃-食管结合部累及远段食管与贲门失弛缓症相似[18]。男性高加索人更为常见。常见转移到食管的原发肿瘤包括乳腺与肺癌和黑色素瘤。钆增强脂肪抑

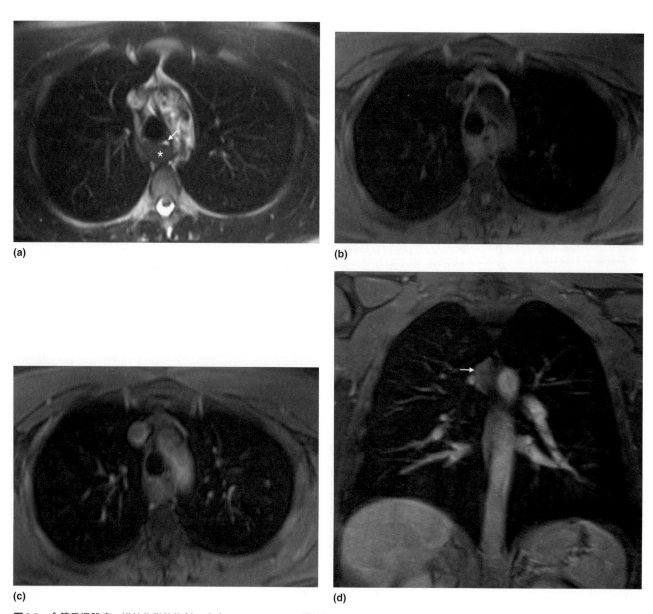

**图6.3**　**食管平滑肌瘤。**横轴位脂肪抑制T2加权SS-ETSE（a），横轴位脂肪抑制T1加权GE平扫（b）与钆增强后静脉期（c）及冠状脂肪抑制间质期（d）影像。食管上1/3可见一平滑肌瘤（星号，a），相邻食管管腔塌陷（箭头，a）。病变呈T2与T1均匀低信号，轻度强化（c、d，箭头，d）。

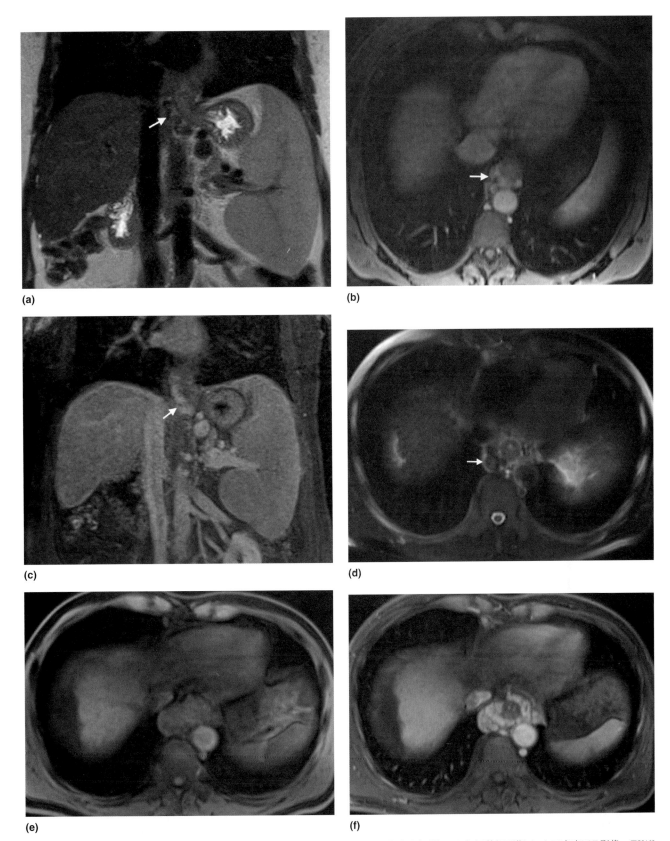

**(a)**

**(b)**

**(c)**

**(d)**

**(e)**

**(f)**

**图6.4** **食管静脉曲张。**门静脉高压患者冠状SS-ETSE（a），增强后静脉期横轴位脂肪抑制（b）与冠状间质期（c）T1加权GE影像。T2WI可见下段食管内流空信号的管状结构（箭头，a），增强后呈匍行状强化（箭头，b，c），为食管静脉曲张的典型表现。另一食管静脉曲张患者横轴位脂肪抑制T2加权SS-ETSE（d）与横轴位T1加权脂肪抑制平扫（e），增强静脉期横轴位（f），

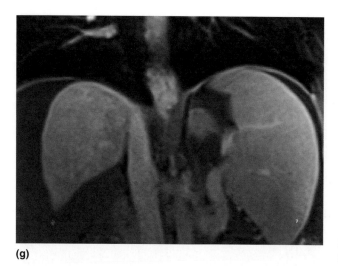

**(g)**

**图6.4（续前）** 与间质期冠状（g）GE影像。T2WI上可见流空信号的管状结构（d）增强后影像示血管结构强化，符合静脉曲张。

制3D-GE技术可显示远段食管的原发肿瘤，而心电门控或非心电门控3D-GE可用于显示心脏后侧的中段食管癌肿（图6.5）。在MR影像上，鳞状细胞（图6.5）与腺癌（图6.6）表现相似。罹患因素如Barrett食管，或肿瘤部位——更近侧的肿瘤更多来自鳞状细胞——可有助于两种肿瘤的鉴别。食管肿瘤影像检查的主要目的，为确定肿瘤侵犯食管壁的范围，明确肿瘤与周围解剖结构的关系以确定肿瘤的可切除性，以及评估受累淋巴结。目前内镜超声为原发性食管癌局部分期的首选检查方法[19]，但其为无创技术，常由于肿瘤造成的食管狭窄使内镜不能通过，内镜超声检查已知的失败率为14%～25%[20, 21]。对

于这些病例，可选择MRI行肿瘤的局部分期。食管癌MRI分期的成功率不一，反映了呼吸平均、心电门控序列影像质量的不一致[22, 23]。一项采用心电触发高分辨率T2加权影像的研究获得了满意的肿瘤T分期结果[24]。在该研究中，28/37例患者T分期正确（81%），以组织病理为参考标准，过低诊断6/37例（16%），过高诊断1/37例（3%）。虽然研究的数量尚不足以得出明确结论，但近年来总体上MRI对食管癌患者肿瘤T分期的评估已有改进。同时采用脂肪抑制与静脉内钆增强可有助于确定纵隔是否受累。食管旁有多个（大于5个）正常大小的淋巴结提示可能有肿瘤转移。目前，采用相似的常规MRI技术研

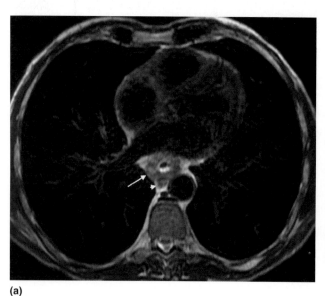

**(a)**

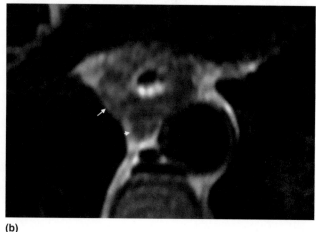

**(b)**

**图6.5 食管鳞状细胞癌，超声内镜探头不能通过。** 横轴位（a）与放大影像（b），

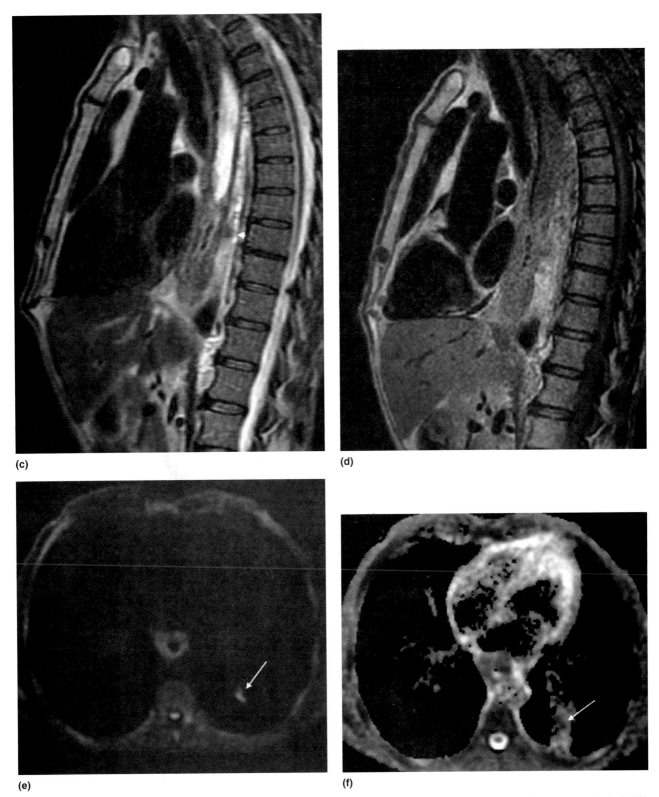

(c)

(d)

(e)

(f)

**图6.5（续前）** 矢状T2加权EGC门控FSE（c），矢状T1加权双反转恢复ECG门控自旋回波（d），横轴位扩散加权（b=800）（e）与表观扩散参数（ADC）图（f）影像。可见食管中远1/3段壁增厚（箭头，a，b），食管管腔末端闭塞。注意上游食管扩张伴有滞留液（c）。T2加权序列上（a-c），病变与相邻左心房和胸主动脉（放大影像b）间没有分隔层。与肿瘤接触部位的主动脉壁T2信号较高（a，b），考虑有肿瘤侵犯。另可见小淋巴结病变（短箭头，a-c）。扩散加权影像上病变呈高信号（e），ADC图上呈低信号（f），符合恶性病变。同时注意左肺的转移，显示扩散受限（箭头，e、f）。

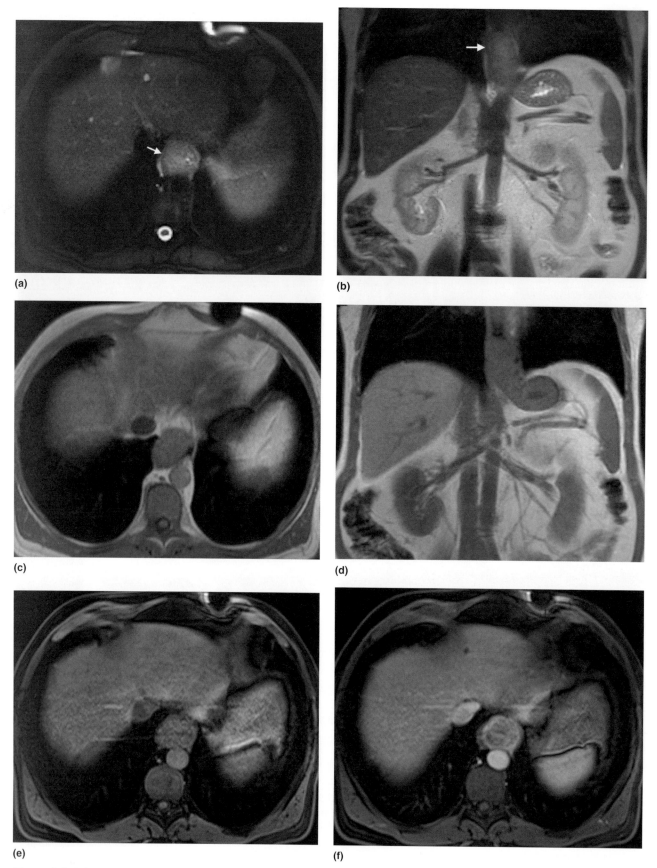

**图6.6 食管腺癌。**轴位脂肪抑制T2加权（a）与冠状非脂肪抑制T2加权SS-ETSE（b），横轴位（c）与冠状（d）T1加权2D-GE，横轴位脂肪抑制T1加权GE平扫（e），钆增强动脉期（f），

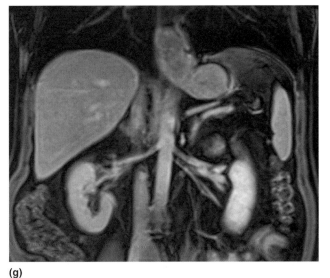

**(g)**

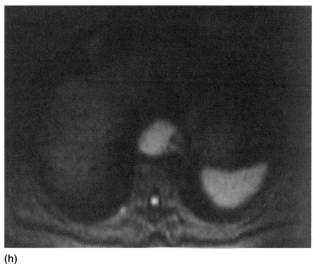

**(h)**

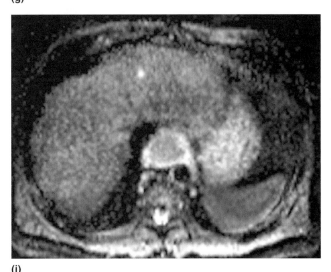

**(i)**

图6.6（续前） 与冠状间质期GE（g）与扩散加权（b=800）（h）及ADC图（i）。T2WI显示一中等信号的较大食管腺癌（箭头a与b），T1WI平扫呈中等信号（c-e），增强后显示中度渐进性不均匀强化（f，g）。注意高b值DWI（h）影像显示病变的水扩散受限，在ADC图上呈低信号。肝左叶可见一小囊肿。

究表明，其敏感性，特异性与正确性分别为38%～62%，68%～85%与64%～71%[25, 26]。正确分期可能需要使用对比剂，以确定正常大小的淋巴结内有否肿瘤。一项采用超顺磁性氧化铁对比剂的研究获得了极好的结果，敏感性、特异性与正确性分别为100%、95%与96%[25]。食管癌患者的分期检查应包括肝脏，以除外肝转移。

食管的转移瘤罕见，表现与原发食管肿瘤不能鉴别。临床病史可帮助确立诊断。

## 炎症与感染性疾病

### 反流性食管炎

胃食管反流的定义为胃，有时包括十二指肠的内容物反流进入食管。一般来说，反流性食管炎是指胃食管反流造成的炎症。反流性食管炎可由一些疾病和（或）

病变的治疗引起：如裂孔疝、贲门失弛缓症与硬皮病等。胃食管反流常见于食管裂孔疝（食管裂孔疝更全面的讨论请见第七章"腹膜腔"）。硬皮病食管受累造成胃-食管结合部的开放，胃内容物大量反流。这些异常的MRI检查显示食管壁增厚、钆增强后发炎的，并可能有纤维化的食管壁明显延迟强化（图6.7）。

### 放射性食管炎

接受胸部放射治疗的患者有食管放射性损伤的危险。治疗后4～6周的早期可见黏膜水肿。治疗后6～8个月可开始出现食管缩窄。

### 腐蚀性食管炎

误食了腐蚀性物质，如强碱、强酸或非常热的液体

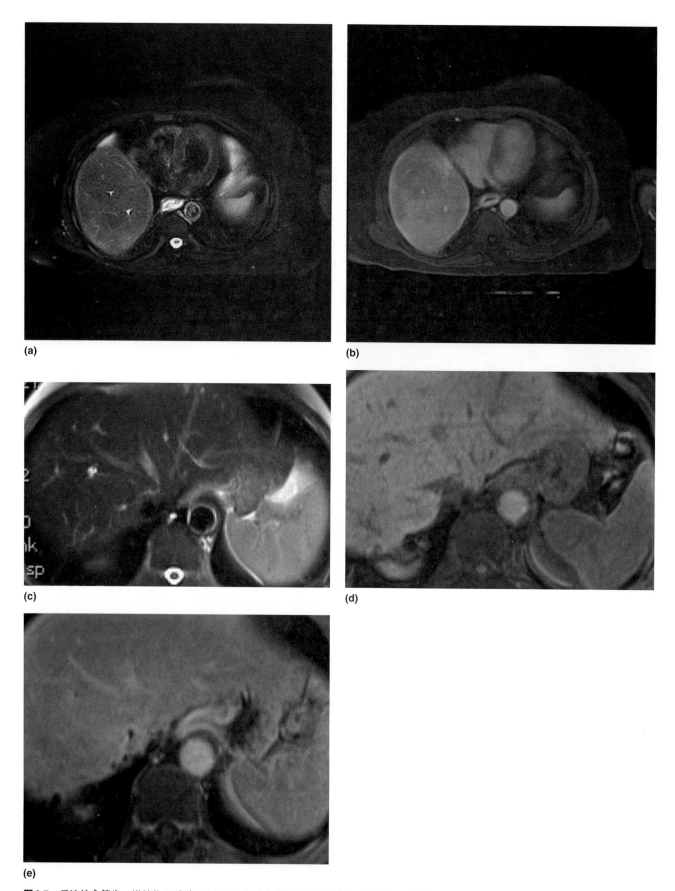

(a)

(b)

(c)

(d)

(e)

**图6.7** **反流性食管炎**。横轴位 T2加权SS–ETSE（a）与横轴位脂肪抑制T1加权增强后放射采集3D–GE（b）影像。可见食管末端呈T2明显高信号，符合壁水肿（a），增强后黏膜明显均匀强化（b）。横轴位脂肪抑制T2加权SS–ETSE（c），横轴位脂肪抑制T1加权平扫（d）与增强后（门静脉期）（e）GE影像。可见黏膜下水肿，T2WI上呈高信号（c）。增强后影像显示黏膜规则，明显强化（e）。影像表现符合食管炎。

可造成食管炎。食入强碱引起的组织损伤最为严重。这些物质可造成组织液化性坏死，使整个食管壁快速穿孔。急性改变包括水肿与溃疡，晚期出现食管缩窄；腐蚀性食管缩窄与癌肿发生具有明显相关性。

### 感染性疾病

食管感染白色念珠菌、巨细胞病毒（CMV）与单纯疱疹病毒（HSV）常常与免疫抑制相关。免疫力正常的患者食管内也可发现白色念珠菌，但病理改变则常见于骨髓移植、化疗、获得性免疫缺陷综合征（AIDS）、外源性皮质激素用药或恶液质患者。感染为弥漫性，食管黏膜被覆有白色斑块，黏膜变得易碎，可见溃疡形成。MRI T2WI显示食管壁呈高信号增厚，由于充血与毛细血管渗漏，静脉注射钆剂后食管壁明显强化。

### 贲门失弛缓症

控制食管协调的收缩与舒缓运动的神经异常，使胃食管结合部的环形肌不能舒张，食管内容物入胃通过受阻是造成贲门失弛缓症的原因。可见相关食管原发性蠕动收缩运动损害，食管呈典型的高度扩张，胃食管结合部近旁的食管呈鸟喙样狭窄（图6.8）。治疗包括球囊扩张（但常常仅可获得一过性缓解）和远端食管切除。MRI可取代标准透视技术，观察远端食管内与食管旁的软组织和胃贲门。继发性贲门失弛缓症可因感染如Chagas病（美洲椎虫病）引起，也可继发于肿瘤。考虑诊断贲门失弛缓症时，每一例均应做断层影像检查以除外可能的继发性病因。

# 胃

## 正常解剖

胃起着容纳摄入的食物作用，并继续食物的机械与化学性分解过程。虽然胃典型的外形呈"J"形，位于左

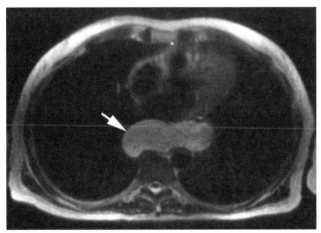

**(a)**

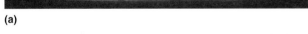

**(b)**

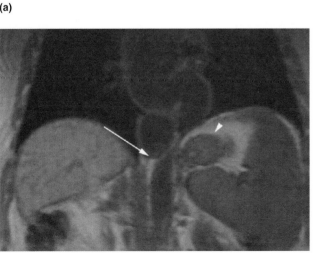

**(c)**

**图6.8　贲门失弛缓症。** 横轴位（a）与冠状（b）T2加权SS自旋回波，冠状T1加权GE（c）影像示明显扩张充满液体的食管（箭头，a）于胃食管结合部呈椎形突然变窄（箭头，b，c）。胃底部分正常（三角，b，c），未见肿块。

上腹后侧，其位置随其扩张的程度与体位的不同而改变。大体上，胃显示为4个解剖区：贲门、胃底、胃体与胃窦。胃窦终端为幽门，从幽门入口至出口为一狭窄的管道连接胃与十二指肠。除胃的前壁与后壁外，其弯曲的形态形成胃大弯（足侧）与胃小弯（头侧）。胃壁由清楚的4层结构构成：黏膜、黏膜下、肌层与浆膜。每一层又可再次分层；黏膜由不同的内分泌与外分泌细胞构成；外肌层由3组不同的肌肉组成：内层的斜行肌、中层的环行肌与外层的纵行肌。

## MRI 技术

采用低张与充盈扩张的方法做胃的影像检查可获得最佳效果，通过饮水与检查前与钆剂注射前静脉给予0.5mg胰高血糖素有利于胃的MRI检查[27]。

推荐采用的影像参数包括：①T1加权2D-GE平扫；②静脉注射钆剂前、后的T1加权脂肪抑制3D-GE；③T2加权非脂肪抑制与脂肪抑制SS-ETSE序列（图6.9）。胃壁应显示为均匀的T2低信号。胃皱襞明显时胃壁可表现有增厚，但正常皱襞与其他部分胃壁强化一致，可与病变鉴别（图6.9）。另外，在T2单次激发影像上，未充盈的正常胃显示为高信号的放射状线样带，代表皱襞间滞留的液体。静脉注射钆剂后，胃黏膜强化较其他肠黏膜更为明显（图6.9）[28]，有助于由胃黏膜被覆的重复性囊肿或麦克耳（Meckel）憩室。

## 先天性病变

除肥厚性幽门狭窄外，胃的先天性病变罕见。

### 胃重复性囊肿

胃重复性囊肿占胃肠道重复性病变的不足4%，沿胃大弯分布，女性多见。偶尔，胃重复性囊肿出现钙化，15%的囊肿与胃腔有交通。虽然胃重复性囊肿不常见，

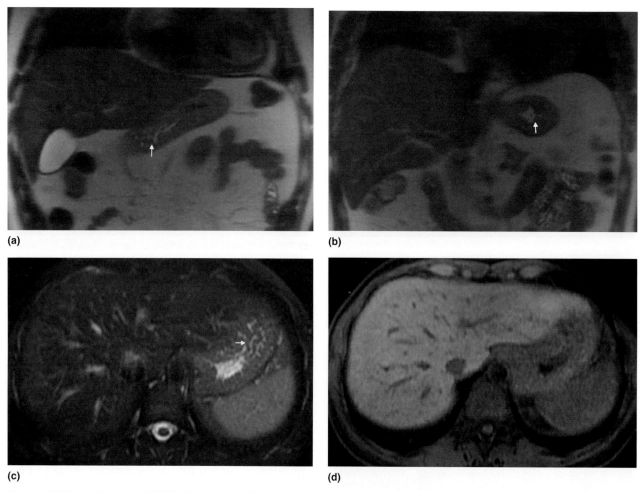

(a)　　　　　(b)

(c)　　　　　(d)

**图6.9** 正常胃。冠状T2加权非脂肪抑制（a，b）与横轴位脂肪抑制（c）SS-ETSE，横轴位平扫（d），

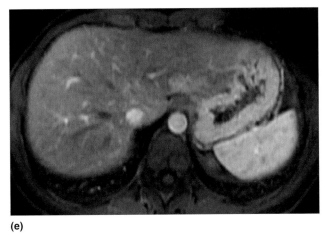

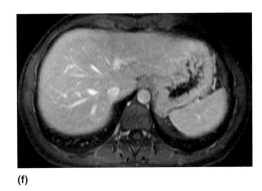

**(e)** **(f)**

**图6.9（续前）** 钆增强后动脉期（e）与间质期（f）脂肪抑制GE影像。T2加权SS-ETSE非常适合显示皱襞（箭头，a-c）。静脉增强后，胃壁呈明显强化。横轴位与冠状面影像常可很好显示正常胃-食管结合部。

但认识这种病变十分重要，因为35%此类患者可合并其他先天性异常[29]（图6.10）。

### 先天性异位

先天性异位源于胚胎形成期形态发生运动中细胞的滞留。胰腺残留组织可发生于全消化道，但最常见于胃大弯或胃窦后壁。异位胰腺通常表现为一实性、黏膜下球形肿块，伴中央脐样结构，代表开口于胃腔的导管[30]。

### 先天性憩室

先天性憩室亦可见于胃（图6.11）[27]。胃憩室罕见，但75%以上发生于与贲门相邻的胃后壁较高部位，胃-食管结合部下方约2cm，距胃小弯约3cm。单发，界限清楚，卵圆形或梨形囊袋状，经狭窄或宽基底的开口与胃腔交通为胃先天性憩室的特征[31]。临床表现与憩室的部位、大小、憩室黏膜的类型及是否与胃腔交通相关。

## 占位性病变

### 良性肿块

#### 息 肉

胃息肉可以是增生性息肉、腺瘤样息肉或错构瘤样息肉，可孤立性发生，也可与息肉病综合征相关。80%～90%的胃息肉为增生性息肉，良性，而腺瘤样息肉约占10%。增生性息肉为非肿瘤性病变，是对损伤，

即溃疡、胃肠吻合或慢性胃炎的过度再生性反应的结果。而与增生性息肉相反，腺瘤样息肉为真性肿瘤，形态与见于结肠的腺瘤样息肉相似，镜下呈密集的颗粒样结构，被覆有细胞异形性的肿瘤细胞。约1/3的腺瘤样息肉内可见腺癌灶[32]。恶性可能性与息肉大小相关，高达46%大于2cm的腺瘤含有癌细胞[33]。增生性与腺瘤样息肉均见于慢性萎缩性胃炎与Gardner和家族性息肉病综合征的患者，这些疾病恶性病变的发生率高。虽然大多数息肉无症状，但可出现慢性失血性贫血、缺铁或维生素$B_{12}$吸收不良。错构瘤样息肉是由胃自身组织与成熟细胞过度紊乱生长形成的病变。错构瘤样息肉可孤立性发生，也可发生于Peutz-Jeghers综合征（黑斑息肉病）患者。虽然孤立性错构瘤样息肉和与Peutz-Jeghers综合征相关的错构瘤样息肉均为良性病变，但Peutz-Jeghers综合征患者发生胃肠道、胰腺、乳腺、肺、卵巢与子宫癌的危险性高。

MR平扫良性息肉一般与胃壁等信号。区分息肉还是皱襞凸出需要胃适当地充盈扩张。钆增强早期良性息肉通常与正常胃黏膜呈等或略高强化，增强后2min呈轻度高强化，反映了对比剂在间质间隙内的滞留（图6.12）。息肉合并侵袭性腺癌时，可见钆增强更不均匀，相应胃壁可见破坏。

#### 平滑肌瘤

平滑肌瘤起自黏膜肌层或固有肌层，由分化良好的平滑肌细胞构成，胃相对常见。虽然光镜下表现与胃肠道间质瘤（GIST）相似，免疫组化检查平滑肌肌动蛋白

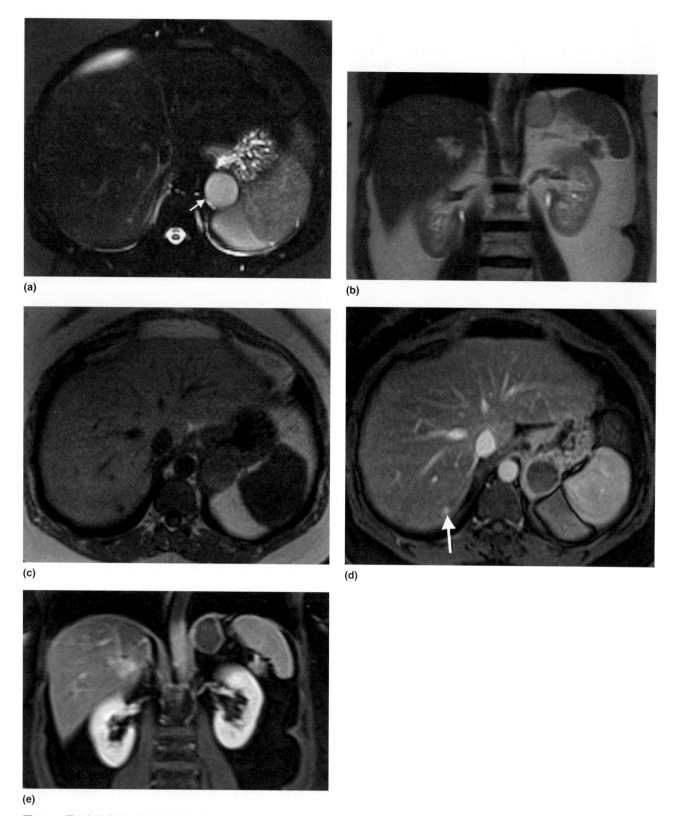

**图6.10**　**胃重复性囊肿。**横轴位脂肪抑制（a），冠状T2加权SS-ETSE（b），横轴位T1加权2D-GE（c），增强后横轴位脂肪抑制静脉期（d）与冠状间质期（e）脂肪抑制GE影像。可见胃底旁一圆形、界限清楚的囊性病变（箭头,a），呈T2高信号（a,b),T1WI平扫轻度高信号（c）。除包膜外，注射对比剂后无强化（d，e），影像表现代表胃重复性囊肿，内容物蛋白含量高。肝脏内另可见一小的血管瘤（箭头，d）。

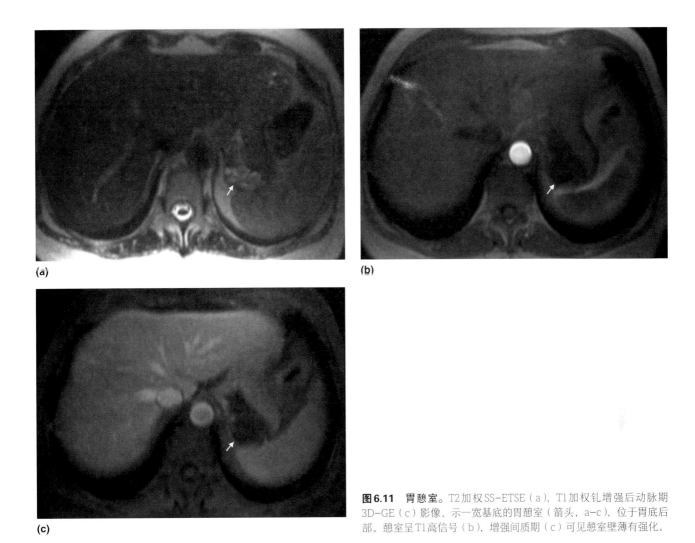

(a)

(b)

(c)

**图6.11　胃憩室。** T2加权SS-ETSE（a），T1加权钆增强后动脉期3D-GE（c）影像，示一宽基底的胃憩室（箭头，a-c），位于胃底后部。憩室呈T1高信号（b），增强间质期（c）可见憩室壁薄有强化。

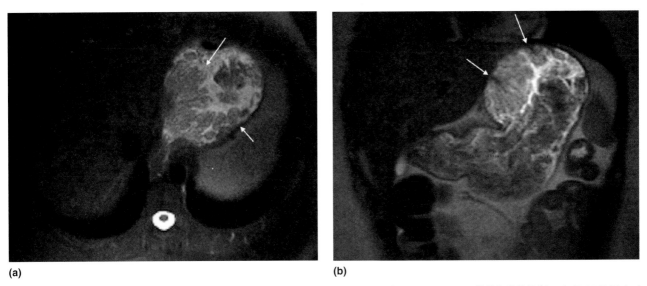

(a)

(b)

**图6.12　胃息肉病患者胃绒毛状瘤。** 横轴位脂肪抑制（a）与冠状非脂肪抑制T2加权SS-ETSE（b），横轴位脂肪抑制T1加权GE平扫（c）与增强后静脉期（d），可见多发息肉样病变，呈T2中度高信号（箭头，a、b）与T1低信号（箭头，c）。增强后息肉显示中度强化（箭头，d），可与无强化的胃内容物（星号，c、d）鉴别。下面的胃壁无破坏征象。

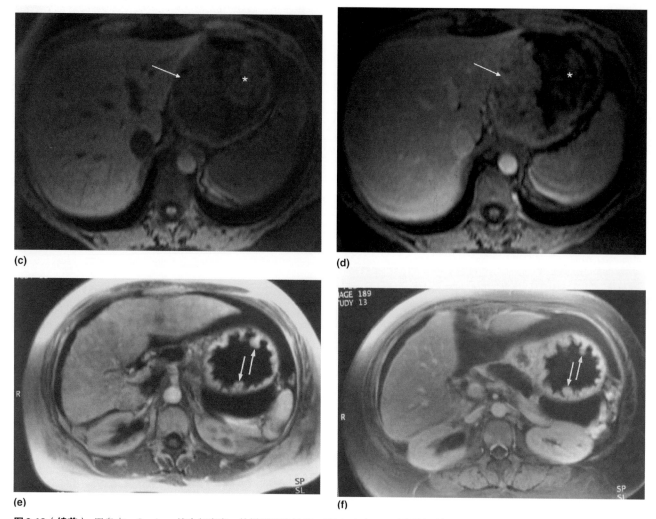

(c)　　　　　　　　　　　　　　　　　　(d)

(e)　　　　　　　　　　　　　　　　　　(f)

**图6.12（续前）** 胃息肉。Gardner综合征患者，钆增强后即刻2D-GE（e）与90s后脂肪抑制2D-GE（f），示多发胃息肉（箭头，e，f），有强化，强化明显。

与结蛋白染色阳性，CD117、CD34与s100蛋白染色阴性可与GIST鉴别。平滑肌瘤可朝向胃腔向内生长与息肉相似，也可凸向浆膜呈外生性肿块。胃平滑肌瘤的影像表现与GIST重叠，最终诊断要依据免疫组化检查[34]。

### 脂肪瘤

与体内其他部位的脂肪性病变相似，脂肪瘤呈T1高信号，脂肪抑制影像上信号减低（图6.13）。

### 神经鞘瘤

胃的神经鞘瘤起自胃壁内神经丛的施万（Schwann）细胞。胃施万细胞瘤罕见，仅占所有胃肿瘤的0.2%，MR表现为上皮下的肿块，呈T2高信号，增强动脉期强化轻微，平衡期呈延迟强化（图6.14）。恶性神经鞘瘤可显示坏死与不均匀强化。

### 其他神经源性肿瘤

其他胃壁间叶成分也可发生良性肿瘤，如纤维瘤、神经纤维瘤（图6.15）和血管瘤，但极罕见。

### 静脉曲张

门静脉高压与脾静脉血栓可导致胃静脉曲张。与门静脉高压相关的静脉曲张最常发生于胃小弯与胃食管结合部相邻的远侧。如发现限于沿胃大弯分布的胃短静脉曲张，应怀疑有脾静脉血栓（图6.16）。

### 胃石

单词胃石（bezoar）来自阿拉伯语bazahr或badzeahr，意为解毒药。胃石的价值在于其药用性质，人们认为其具有魔力，有解毒作用。

胃石是指由食入物质集聚而成的胃内团块，可由毛发（毛石）、水果或蔬菜产物（植物石），或由树脂、柏

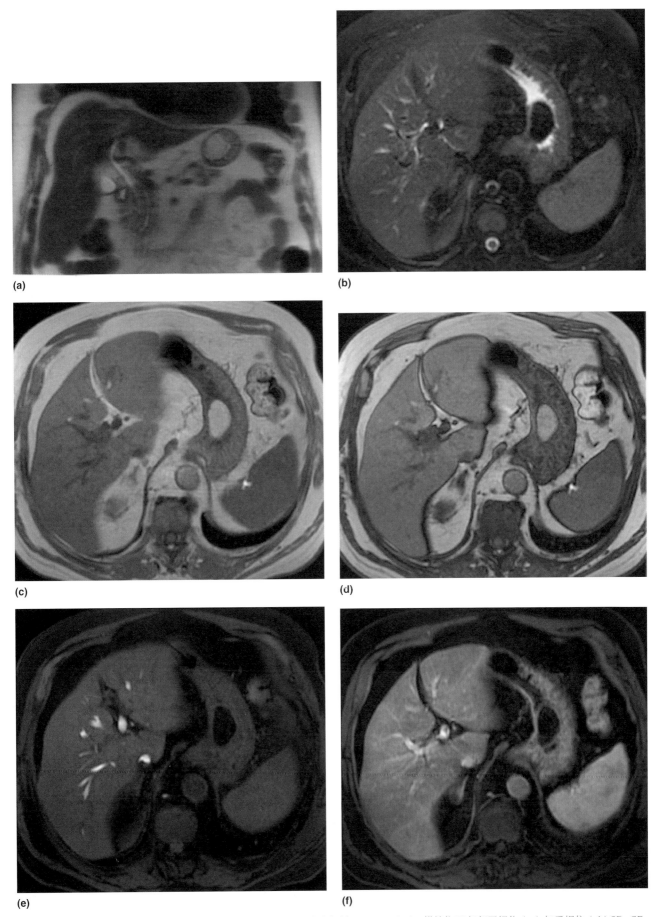

**图6.13** **胃脂肪瘤。** 冠状T2加权SS-ETSE（a），横轴位T2加权脂肪抑制SS-ETSE（b），横轴位T1加权同相位（c）与反相位（d）2D-GE，横轴位T1加权脂肪抑制3D-GE（e）与钆增强后肝静脉期横轴位T1加权3D-GE（f）影像，示胃腔内一脂肪瘤。非脂肪抑制平扫影像上病变呈高信号（a，c，d），脂肪抑制影像呈低信号（b，e，f）。注意反相位影像上脂肪瘤周围有相位消除伪影（d）。脂肪瘤的包膜显示强化，脂肪瘤的强化不明显（f）。

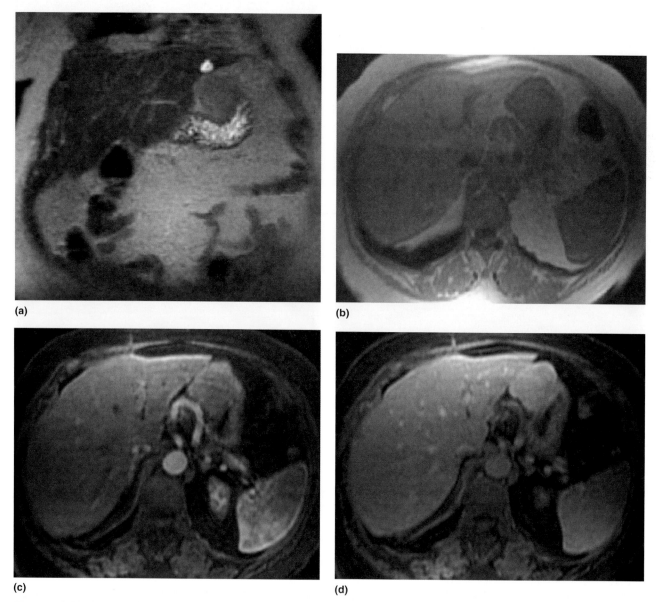

(a)

(b)

(c)

(d)

**图6.14** **胃神经鞘瘤**。冠状T2加权SS-ETSE（a），横轴位T1加权2D-GE（b），钆增强后肝动脉为主期（c）与肝静脉期（d）横轴位T1加权脂肪抑制3D-GE影像，示一胃施万细胞瘤，位于胃小弯，呈外生性病变，平扫显示为中等信号，钆增强后均匀强化。注意肝左叶可见一小囊肿。

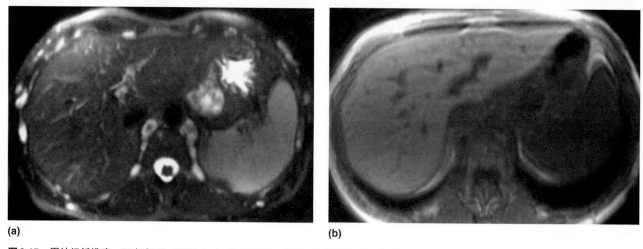

(a)

(b)

**图6.15** **胃神经纤维瘤**。T2加权SS-ETSE（a），T1加权2D-GE（b），钆增强后肝动脉为主期

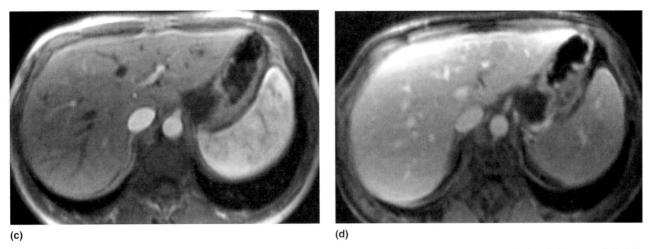

(c)　　　　　　　　　　　　　　　　　　　　　(d)

**图6.15（续前）**（c）T1加权2D-GE与肝静脉期（d）T1加权脂肪抑制CE影像，于位于胃贲门部位的神经纤维瘤。病变呈T2不均匀高信号（a）与T1低信号（b）。钆增强后病变强化不明显（c，d）。注意可见脊柱旁神经纤维瘤。

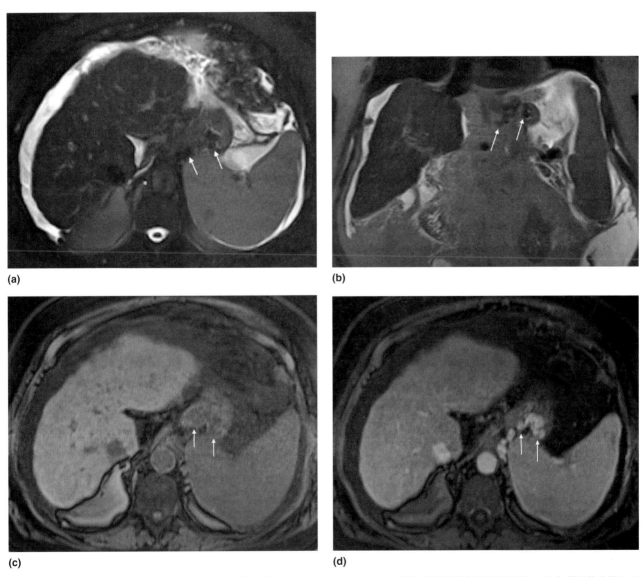

(a)　　　　　　　　　　　　　　　　　　　　　(b)

(c)　　　　　　　　　　　　　　　　　　　　　(d)

**图6.16　胃静脉曲张。** 横轴位脂肪抑制（a）、冠状非脂肪抑制T2加权SS-ETSE（b），横轴位脂肪抑制T1加权平扫（c）与增强静脉期（d）GE影像。可见胃底明显的静脉曲张（箭头，a-d）。在T2WI（a，b）影像上，可见胃底周围管状信号流空，静脉给予钆剂后可见强化（箭头，b）。这些静脉为门-腔侧支循环的一部分，门静脉高压时出现，形成替代静脉通路。

油或其他物质凝结而成。胃石的易患因素包括精神疾病、缺牙、迷走神经切断或胃手术后，以及一些疾病，如糖尿病与肌营养不良。胃运动异常或造成胃内容滞留的解剖改变为最多见的危险因素（图6.17）。

## 恶性肿块

癌是胃最重要、最常见的恶性肿瘤。大多数胃癌为腺癌[35]。

## 腺 癌

2014年，美国新拟诊为胃癌的患者有22 220例[36]。胃癌的发生率逐年降低，然而其预后仍差，死亡率仍较高[37]，5年生存率为28.3%。男性患病率为女性的2倍。易感因素包括萎缩性胃炎、恶性贫血、腺瘤样息肉、摄入硝酸盐与日本人的遗传基因[38]。肿瘤好发于胃窦幽门区的胃小弯。大体上可将胃腺癌大致分为3型：①外生型或息肉型，凸入胃腔；②溃疡型，有表浅或较深的侵蚀性凹陷；③弥漫浸润型。最后一型腺癌形成僵硬，增厚的"皮革"样胃壁，称为皮革胃癌。胃癌可血行播散到肝脏与肺，直接蔓延到相邻器官，淋巴转移到局部与远隔淋巴结，和（或）腹膜内播散到壁层腹膜，肠系膜与浆膜。肿瘤分期的TNM系统见表6.1。

胃癌早期症状无特异，包括消化不良、纳差与体重减轻。晚期可出现呕吐与呕血，上腹部触及肿块与贫血。

胃癌患者MRI检查的目的是显示原发肿瘤，评估肿瘤侵犯的深度与发现胃外的病变。推荐充分充盈扩张胃

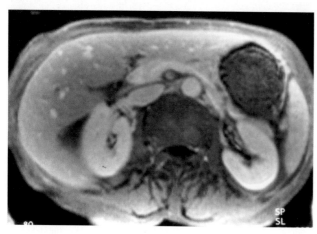

**图6.17** **胃石。**轴位钆增强间质期脂肪抑制GE影像。可见胃扩张，胃内充满碎屑物，呈圆形，代表胃石。

**表6.1** **胃癌的TNM分期**

| | |
|---|---|
| T | 原发瘤 |
| Tx | 原发瘤不能评价 |
| T0 | 无原发瘤证据 |
| Tis | 侵袭前癌（原位癌） |
| T1 | 肿瘤限于黏膜或黏膜下，任何肿瘤大小与部位 |
| T2 | 肿瘤深部浸润，未超过1/2但仅限于1个区域 |
| T3 | 肿瘤深部浸润，超过1/2但仅限于1个区域 |
| T4 | 肿瘤深部浸润，超过1/2但仅限于1个区域或蔓延至相邻结构 |
| N | 局部淋巴结 |
| Nx | 局部淋巴结不能评价 |
| N0 | 无局部淋巴结转移的证据 |
| N1 | 转移淋巴结位于距原发肿瘤3cm以内，沿胃大弯或胃小弯分布 |
| N2 | 转移淋巴结距离原发肿瘤超过3cm，包括沿胃左、脾、腹腔干与肝总动脉分布的淋巴结 |
| N3 | 主动脉旁与肝十二指肠淋巴结，和（或）其他腹内淋巴结受累 |
| M | 转移 |
| Mx | 远隔转移不能评价 |
| M0 | 无远隔转移 |
| M1. | 有远隔转移 |

以观察胃壁。在T1WI上，胃腺癌与正常胃壁等信号，仅表现为局部胃壁增厚；在T2WI上，肿瘤信号通常略高于相邻正常胃壁[39]。

钆增强MR影像的一个重要表现是，增强早期与晚期塌陷的胃壁与其余胃壁均呈等强化，而肿瘤则在早期和（或）晚期强化更不均匀，相对于相邻胃壁呈低强化或高强化[27]。

原发于贲门（图6.18）、胃体、胃窦（图6.19）与幽门（图6.20）的肿瘤均可很好显示。由于肿瘤促结缔组织增生的性质，弥漫浸润型胃癌（皮革胃癌）的T2信号多低于相邻正常胃壁。静脉增强后，皮革胃癌仅有中度强化（图6.21）。与之相反，其他类型的胃癌静脉增强后强化更明显。钆增强脂肪抑制3D-GE影像有助于确定肿瘤经胃壁的播散，包括腹膜病变与肿瘤累及淋巴结[27]。胃癌切除标本体外高场强MR可显示黏膜，黏膜下与肌层的侵犯[39]。

在低信号的脂肪背景下，肿瘤转移强化明显。T2加权脂肪抑制序列与钆增强动态T1加权脂肪抑制3D-GE技术有利于肝脏受累的检出。两种方法结合应用优于常规CT检查[40, 41]。

一项系统回顾[42]报告，总T分期的正确性为

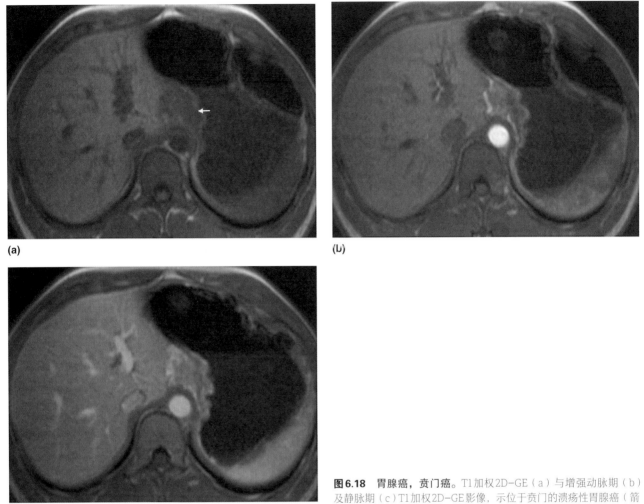

(a)

(b)

(c)

**图6.18** **胃腺癌，贲门癌。**T1加权2D-GE（a）与增强动脉期（b）及静脉期（c）T1加权2D-GE影像，示位于贲门的溃疡性胃腺癌（箭头，a）。钆增强后肿瘤呈渐进性强化。

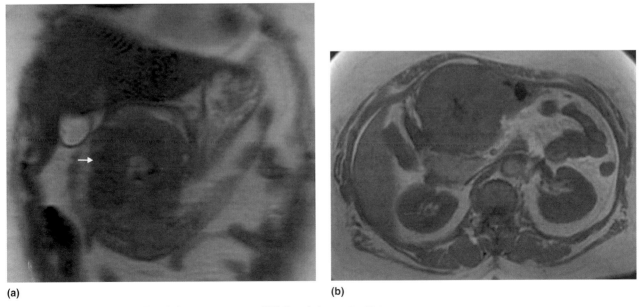

(a)

(b)

**图6.19** **胃腺癌，胃窦癌。**冠状T2加权SS-ETSE（a），横轴位T1加权2D-GE（b）．

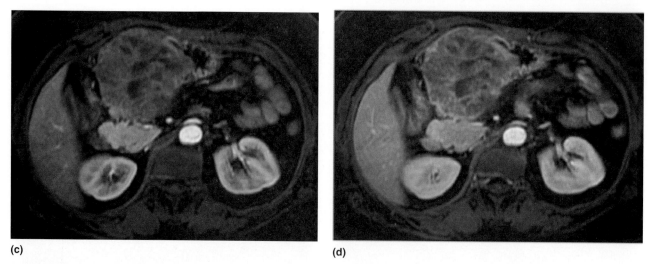

**图6.19（续前）** 与钆增强后肝动脉为主期（c）及肝静脉期（d）横轴位脂肪抑制3D-GE影像，显示位于胃窦的巨大腺癌（箭头，a）。位于上壁的肿瘤与胃壁延续，相邻横结肠受压，沿与肿瘤的分界移位。肿瘤后方与胰头相邻。病变T1平扫呈低信号（a，b），钆增强后显示渐进性强化（c，d），可见无强化的中央坏死。注意肿瘤与GIST表现相似。

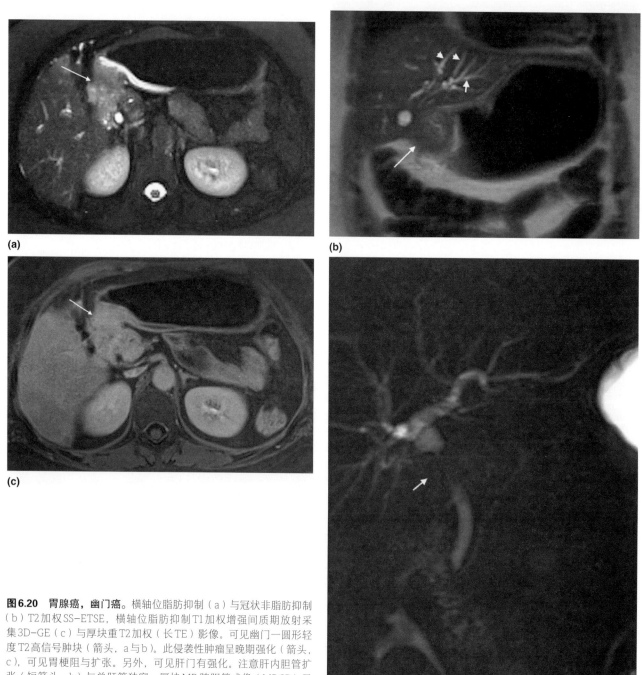

**图6.20** **胃腺癌，幽门癌。** 横轴位脂肪抑制（a）与冠状非脂肪抑制（b）T2加权SS-ETSE，横轴位脂肪抑制T1加权增强间质期放射采集3D-GE（c）与厚块重T2加权（长TE）影像。可见幽门一圆形轻度T2高信号肿块（箭头，a与b）。此侵袭性肿瘤呈晚期强化（箭头，c），可见胃梗阻与扩张。另外，可见肝门有强化。注意肝内胆管扩张（短箭头，b）与总肝管狭窄，厚块MR胰胆管成像（MRCP）显示好（箭头，d）。

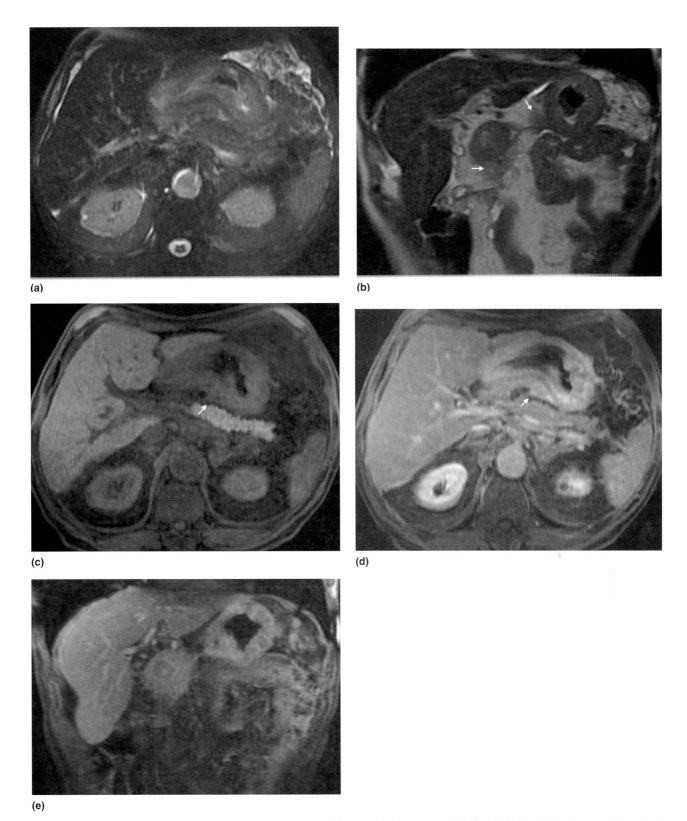

(a)

(b)

(c)

(d)

(e)

**图6.21　胃腺癌，皮革胃。**横轴位脂肪抑制（a）与冠状非脂肪抑制（b）T2加权SS-ETSE，横轴位脂肪抑制T1加权平扫（c），增强后间质期（d）与冠状间质期（e）GE影像。胃壁弥漫性增厚，呈T2不均匀高信号（a，b）与弥漫性强化（d，e）。注意脂肪内条纹（箭头，b），穿过浆膜浸润（箭头，c，d）与腹水，符合进展期胃癌。

71.4%～82.6%，浆膜侵犯检出的敏感性与特异性分别为89.5%～93.1%、94.1%～100%。N分期的敏感性与特异性分别为54.6%～85.3%、50.0%～100%[43]。

扩散加权成像有助于无创确定胃癌与正常胃壁的分界[44,45]，肿瘤与淋巴结分期[46]与评估胃癌的组织学性质[47]。

### 胃肠间质瘤

GIST起源于胃肠道壁内细胞，所谓Cajal细胞，为肠道运动的起搏细胞[48]。GIST为消化道最常见的间叶肿瘤。大多数GIST（60%～70%）起自胃，20%～30%来自小肠。所有有症状的GIST均具有潜在恶性。病理上将肿瘤分为：①不肯定有潜在恶性的病变；②低分级恶性GIST；③高分级GIST。大体上，GIST多具有较大的外生部分与腺癌及淋巴瘤不同。常见肿瘤内液化坏死与出血，经直接蔓延与血行转移。高分级GIST富血管，呈T2不均高信号，钆增强脂肪抑制3D-GE影像显示不均匀高强化（图6.22、6.23和6.24）。增强毛细血管期肿瘤强化明显，并持续强化至间质期。小肿瘤常密度或信号均匀，大肿瘤多呈不规则分叶状外缘，伴有黏膜溃疡、中央坏死、出血、空洞形成，强化不均匀。Hasegawa等[49]报告，高分级肿瘤与相邻组织及器官间分隔间隙模糊，代表有侵袭，而低分级肿瘤间隔清晰，反映了较少的肿瘤侵袭行为。增强后，肿瘤的坏死部分保持无信号。低分级肿瘤强化弱于高分级肿瘤。

GIST为黏膜下病变，可内生性生长，但大多数情况下病变表现为外生性腔外肿块。有时病变可主要为外生性，在影像上，肿瘤的胃壁起源部位可不明显[50]。Hasegawa报告的一组病例中，9例中3例由于肿瘤外生部分较大，胃壁蒂相对较小，没有黏膜侵犯，胃的起源部位不能确定。因此，发现较大肿瘤伴有中央坏死、出血，影像仅表现与胃有接触时，应谨慎考虑GIST的可能性。动态钆增强T1加权影像也可检出肝转移，这种富血管的病变呈早期环形或均匀强化，并迅速消退变为与肝脏等信号。

### 卡波西肉瘤

卡波西肉瘤最常见于免疫减弱的患者，通常是AIDS患者或接受器官移植的患者。大体上，胃肠道卡波西肉瘤病变由单发，但常常是多发的黏膜下结节构成。镜下，增生的梭形细胞混杂有无数血管管道与外渗的红细胞为肿瘤特点。虽然尸检发现约50%的AIDS相关卡波西肉瘤患者有胃肠道病变，大多数患者并无症状。极偶尔，胃肠道卡波西肉瘤可引起梗阻、套叠或出血。胃是消化道受累最常见的部位，但病变也可累及全消化道。AIDS患者出现胃肠道病变，同时伴有腹膜后淋巴结团块样肿大，肝与脾脏病变，腰大肌或腹壁浸润时应考虑卡波西肉瘤[51]。

### 淋巴瘤

原发性胃淋巴瘤罕见。霍奇金淋巴瘤与非霍奇金淋巴瘤更常见于病变的播散。低分级黏膜相关淋巴样组织（MALT）淋巴瘤占所有原发性胃淋巴瘤的60%。约50%胃肠道非霍奇金淋巴瘤发生于胃，40%起自小肠，10%位于结肠[52]。胃壁肿瘤细胞浸润造成弥漫性胃壁增厚[53,54]。非霍奇金淋巴瘤常可保留胃的扩张性，而霍奇金淋巴瘤则与弥漫浸润型原发性胃腺癌（皮革胃）相似：促结缔组织增生反应明显，导致形成无顺应性不蠕动的结构。

胃淋巴瘤典型表现为胃壁明显增厚（2～4cm），肿瘤沿胃壁广泛浸润，代表黏膜下播散。无论受累范围大小，淋巴瘤造成胃出口梗阻或胃周脂肪侵犯少见。SS-ETSE与钆增强脂肪抑制3D-GE影像显示胃壁弥漫性增厚最为理想（图6.25），也可确定局部淋巴结的受累。胃癌多造成胃出口梗阻，更易出现浆膜外蔓延与相邻脂肪层消失，而淋巴结则相对较小，更多位于淋巴引流路径近旁。

### 类癌

类癌为神经内分泌肿瘤（通常分化良好），起自可见于整个胃肠道的内分泌胺与胺前体摄取和脱羧细胞。肿瘤最常见于阑尾和小肠（见本章"小肠"节内的讨论）。根据是否合并慢性萎缩性胃炎，胃类癌分为2种临床病理类型[55]。

正常生理情况下，胃窦的G细胞分泌胃泌素，正常时分泌率由胃酸水平控制（主要由胃底的壁细胞控制胃盐酸的分泌）。盐酸水平降低时，如慢性萎缩性胃炎，G细胞分泌增多，造成血胃泌素增高。胃泌素起着胃底黏膜神经内分泌样细胞增生因子的作用，造成细胞增生，进而可进展为类癌。这些肿瘤伴有高胃泌素血症，见于自身免疫性萎缩性胃炎（恶性贫血）、慢性萎缩性胃炎伴幽门螺杆菌感染和长期医疗性质子泵阻滞剂（如奥美拉唑）抑酸等[56]。高胃泌素血症也见于zdlinger-Ellison综合征与Ⅰ型多发内分泌瘤病患者。慢性萎缩性胃炎相关胃类癌好发于胃底，常多发，肿瘤限于黏膜与黏膜下。病变极少为恶性，胃泌素水平降低后肿瘤可消退，通常

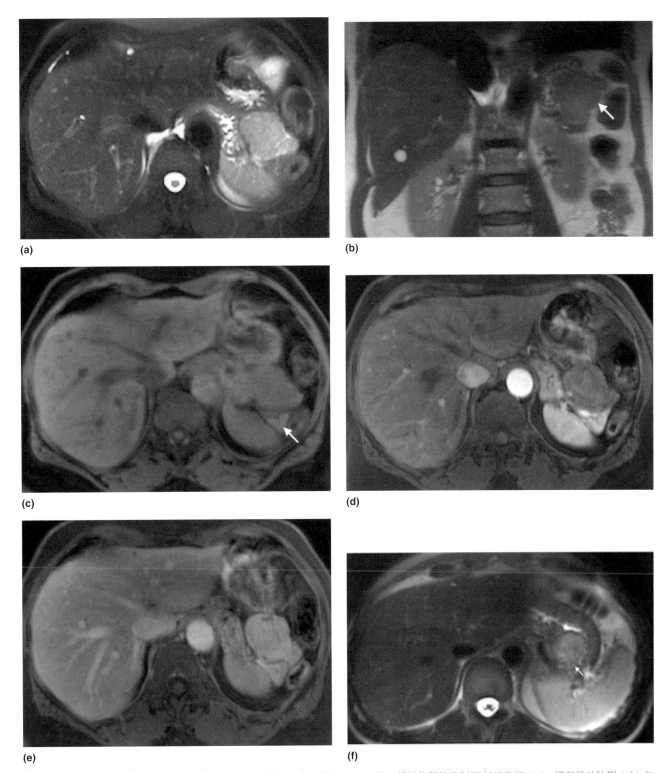

(a)

(b)

(c)

(d)

(e)

(f)

**图6.22** GIST。横轴位脂肪抑制（a）与冠状非脂肪抑制（b）T2加权SS-ETSE，横轴位脂肪抑制T1加权平扫（c），增强后动脉期（d）与间质期（e）GE影像。可见一外生性大GIST起自胃体（箭头，b）。肿瘤呈T2均匀高信号（a，b），中度强化（d，e）。强化的肿瘤凸出与胰尾（箭头，c）相邻。另一患者3.0 T MR T2加权SS-ETSE（f），

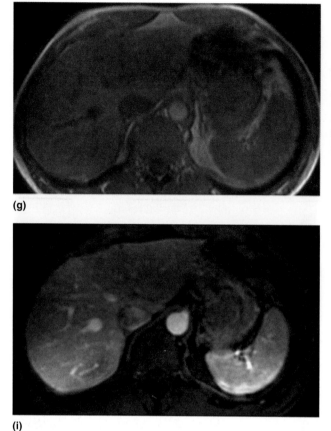

(g)

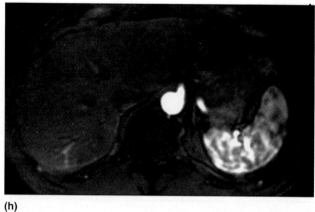

(h)

(i)

图6.22（续前） T1加权2D-GE（g），钆增强后肝动脉为主期（h）及肝静脉期（i）T1加权3D-GE影像，示黏膜下GIST（箭头，f）凸向胃腔。肿瘤呈T2高信号（f），T1低信号（h）钆增强后轻度强化（h，i）。

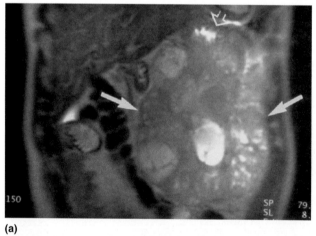

(a)

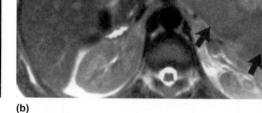

(b)

图6.23 GIST。冠状（a）与轴位（b）T2加权SS-ETSE，

见于胃窦切除后（分泌胃泌素细胞主要位于胃窦）。相反，血胃泌素正常的散发胃类癌患者，肿瘤一般为恶性，应手术完全切除。散发性胃类癌可发性于胃的任何部位，大小不一，从黏膜下小结节（直径<2cm）到向深部侵犯的大肿瘤，伴有周围组织明显纤维化。

在MR影像上，类癌表现为T1接近等信号、T2轻度不均匀高信号，钆增强早期与晚期常有强化增高（图6.26）。

**转移瘤**

累及胃的转移瘤少见。胃转移瘤一般位于黏膜下。

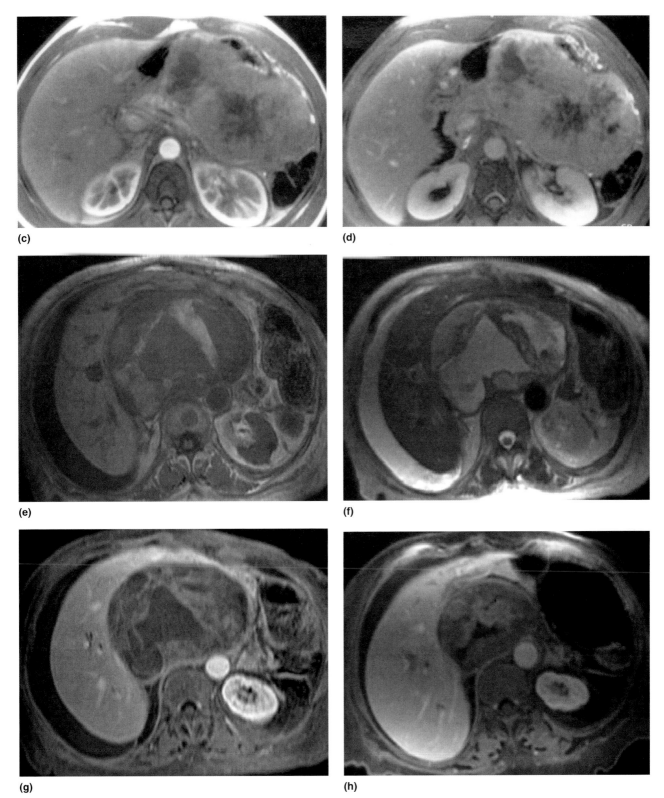

**(c)**

**(d)**

**(e)**

**(f)**

**(g)**

**(h)**

**图6.23（续前）** 钆增强后即刻2D-GE（c）及90s后脂肪抑制2D-GE（d）影像。可见一约18cm×16cm×13cm大小分叶状大肿瘤（箭头，a，b）起自胃壁（空箭头，a，b）。病变内可见多发高信号灶，代表出血与坏死区。钆增强后即刻扫描（c）肿瘤不均匀强化，呈轻度高信号。增强后90s脂肪抑制2D-GE影像上（d），可见不均匀强化有增高，伴无强化的坏死与出血区（经允许，病例选自Marcos HB，Semelka PC，1999 [27]）。另一例患者T1加权2D-GE（e），T2加权SS-ETSE（f）与钆增强后间质期T1加权脂肪抑制3D-GE（g）影像，示一GIST起自胃。肿瘤信号极不均，含有出血与坏死灶。出血灶呈T1高信号（e），T2不均匀低信号（f）。坏死灶呈T1低信号（e）与T2高信号（f）。钆增强后肿瘤显示不均匀强化（g）。注意腹膜强化与腹水，符合转移性腹膜病变。肿瘤压迫下腔静脉及主动脉向外移位，肝脏向前移位。化疗后，肿瘤体积减小（h）。

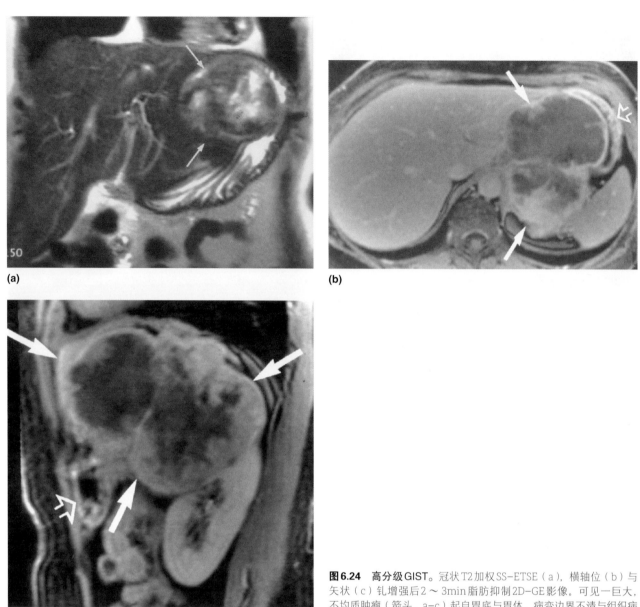

(a)

(b)

(c)

**图6.24** 高分级GIST。冠状T2加权SS-ETSE（a），横轴位（b）与矢状（c）钆增强后2～3min脂肪抑制2D-GE影像。可见一巨大，不均质肿瘤（箭头，a-c）起自胃底与胃体。病变边界不清与组织病理检查高分级细胞特征相符。胃（空箭头，b，c）受压移位。

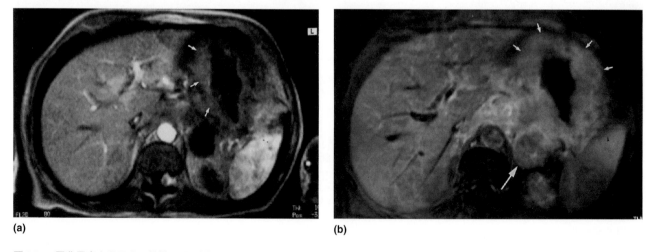

(a)

(b)

**图6.25** 胃非霍奇金淋巴瘤。钆增强后即刻2D-GE（a）与钆增强T1加权脂肪抑制自旋回波（b，c）影像。可见淋巴瘤弥漫性环绕浸润胃壁（短箭头，a-c）。淋巴瘤蔓延到左侧肾上腺（长箭头，b）。更低的断层层面明显可见肿大的腹膜后淋巴结（长箭头，c），胃淋巴瘤病变常见腹膜后淋巴结肿大。

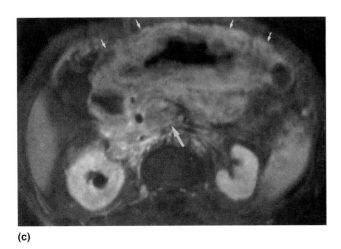

**(c)**

**图 6.25（续前）**

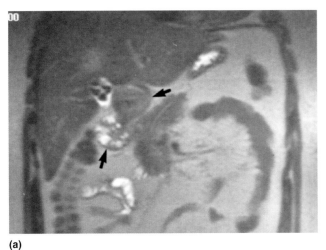

**(a)**

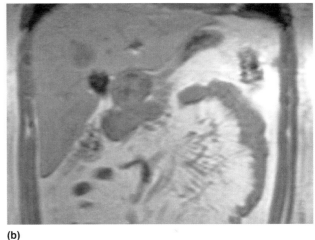

**(b)**

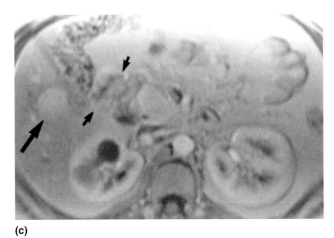

**(c)**

**图 6.26** **胃类癌。**冠状 T2 加权 SS-ETSE（a），冠状 2D-GE（b）与钆增强后横轴位 2D-GE（c）影像。此例原发性胃类癌表现为胃窦壁内肿块，侵犯十二指肠与胰腺。在 T2WI，肿瘤呈囊实性混合性病变（箭头，a），T1WI 呈等信号（b），注射对比剂后不均匀强化（短箭头，c）。同时可见肝转移瘤，呈中度 T2 高信号，2D-GE 平扫影像上呈低信号（b），可见早期不均匀强化（大箭头，c）。另可见右肾一单纯囊肿。

相邻器官的肿瘤，如食管、胰腺与横结肠可直接侵犯胃，尤其是起自横结肠的结肠癌可经胃结肠韧带侵犯胃，而胰腺癌则可沿横结肠系膜侵犯胃体后壁。肺癌、乳腺癌与黑色素瘤是血行胃转移瘤最常见原发恶性肿瘤（图

6.27）。值得注意的是，乳腺癌的转移位于黏膜下，呈胃壁的弥漫性增厚，不能与弥漫浸润性胃腺癌（皮革胃）不能鉴别（图 6.28）。

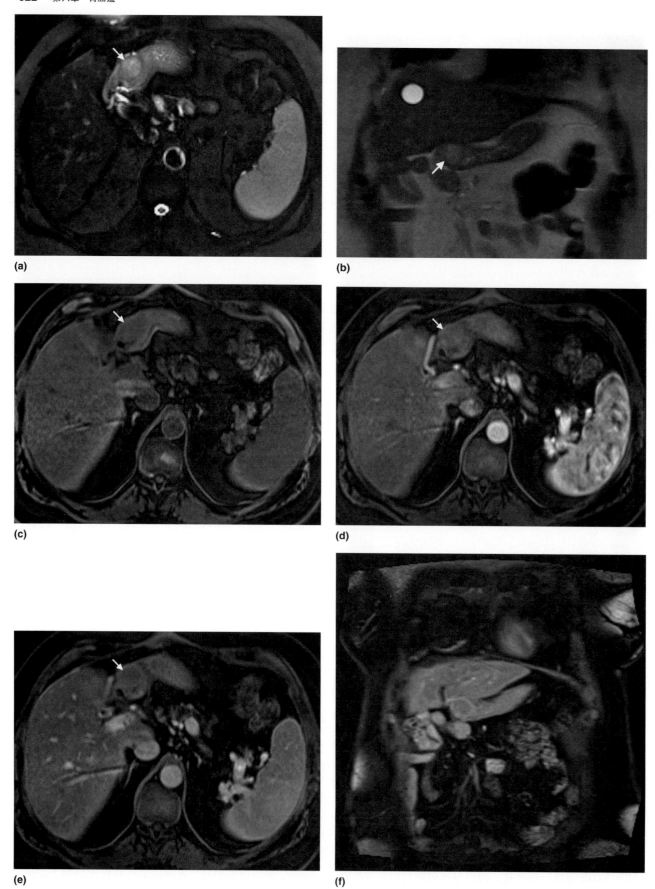

**图6.27**　**肝细胞癌胃转移。**HCC肝移植后患者，横轴位脂肪抑制（a）与冠状非脂肪抑制（b）T2加权SS-ETSE，轴位脂肪抑制T1加权平扫（c），增强动脉期（d），门静脉期（e）与冠状间质期（f）GE影像。可见胃体远侧一界限清楚的肿块，呈T2中度高信号（箭头，a，b）与T1低信号（箭头，c）。肿瘤显示增强动脉期强化（箭头，d），门静脉期与延迟期强化廓清（箭头，e）伴晚期包膜强化，表现与HCC相似，病理诊断为胃HCC转移。

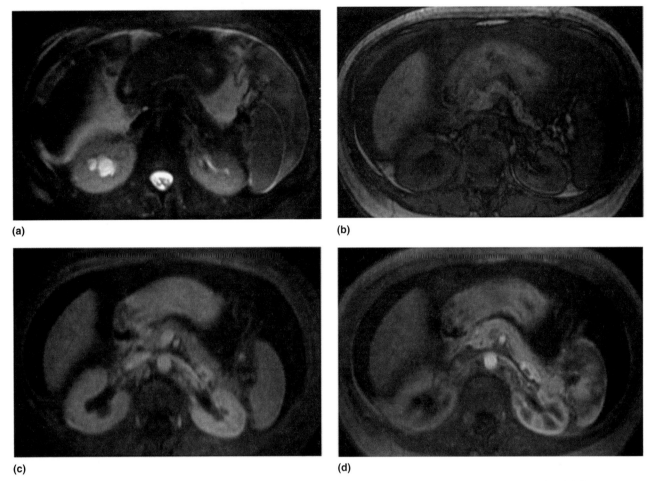

(a)

(b)

(c)

(d)

**图6.28** **乳腺癌胃与腹膜转移。**另一例患者T2加权SS-ETSE（a），T1加权反相位2D-GE（b），T1加权钆增强后肝动脉为主期2D-GE（c）
与T1加权钆增强间质期脂肪抑制3D-GE（d）影像显示乳腺癌胃与腹膜血行性转移瘤。胃壁弥漫性增厚，转移瘤呈弥漫性明显强化。注意
腹膜强化与腹水，符合腹膜转移性病变。另可见右肾肾盂旁囊肿。

## 炎症与感染性病变

### 胃溃疡与胃炎

溃疡的病理定义为局限性累及黏膜全层的破坏性病
变。溃疡龛可深达黏膜下或胃壁的更深层。慢性消化性
溃疡病病因的2个最重要的因素是胃酸的量与黏膜的抵
抗性。胃溃疡病变的一个几乎不变的特征是周围黏膜弥
漫性炎症，提示慢性胃窦炎，主要由幽门螺杆菌引起。
约10%的患者胃窦与十二指肠同时有溃疡[57]。

良性胃溃疡最常发生于胃小弯胃体与胃窦交界区的
黏膜。

一般，钆增强早期与晚期胃炎症性病变均造成强化
增高[27]（图6.29）。T2加权SS-ETSE与钆增强脂肪抑制

3D-GE影像均可显示溃疡龛（图6.30）。

胃炎的定义为胃黏膜的炎症。炎症可以是急性的，
炎性细胞主要是中性粒细胞；也可以是慢性的，炎性细
胞主要为淋巴细胞与浆细胞。

急性胃炎通常为一过性，致病因素各不相同，包括
大量服用药物，特别是非类固醇抗炎药，过度饮酒，吸
烟及强烈的应激（如外伤、烧伤、手术）。重型急性胃炎
常出现侵蚀与出血的病理特征。所谓"侵蚀"是指表浅
上皮缺失与溃疡累及黏膜全层不同。胃炎引起胃壁水肿，
可见黏膜下T2高信号。胃炎也可造成钆增强早期与晚期
影像上胃壁的强化（图6.30）。

慢性胃炎的特征是慢性炎症，导致黏膜萎缩与上皮

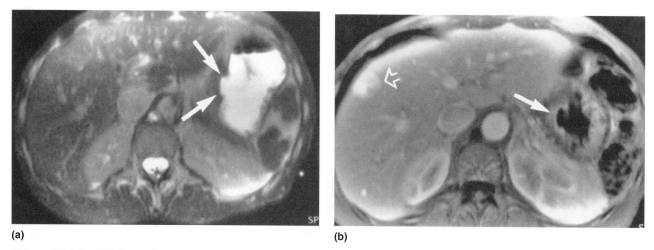

(a)　　　　　　　　　　　　　　　　　　　　(b)

**图6.29　胃溃疡。**横轴位T2加权SS-ETSE（a）与钆增强后1min横轴位2D-GE（b）影像。高信号的胃内容（口服水）勾画出了位于胃小弯黏膜表面的溃疡龛（箭头，a）。在钆增强后1min 2D-GE影像上（b），可见溃疡轻度高强化（实箭头，b）。钆增强后1min影像上偶然发现肝内一2cm大小血管瘤，呈明显强化的肿块。（经John Wiley & Sons允许，病例选自Marcos & Semelka，1999[27]）

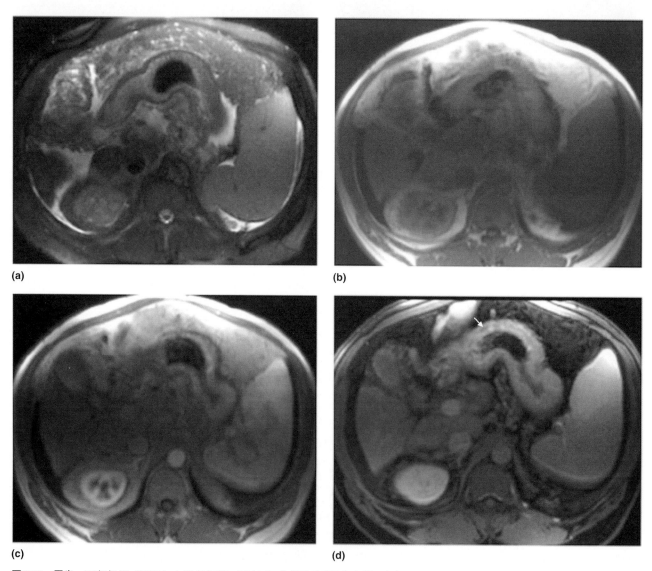

(a)　　　　　　　　　　　　　　　　　　　　(b)

(c)　　　　　　　　　　　　　　　　　　　　(d)

**图6.30　胃炎。**T2加权SS-ETSE（a），T1加权2D-GE（b），钆增强后动脉为主期T1加权2D-GE（c）与肝静脉期脂肪抑制3D-GE（d）影像，示弥漫性胃炎。胃壁弥漫性增厚，但黏膜皱襞规则，钆增强后胃壁明显弥漫强化（c，d）。由于水肿，增强肝静脉期胃壁呈双层强化（箭头，d）。注意门静脉高压的表现，包括脾大、腹水与静脉曲张。

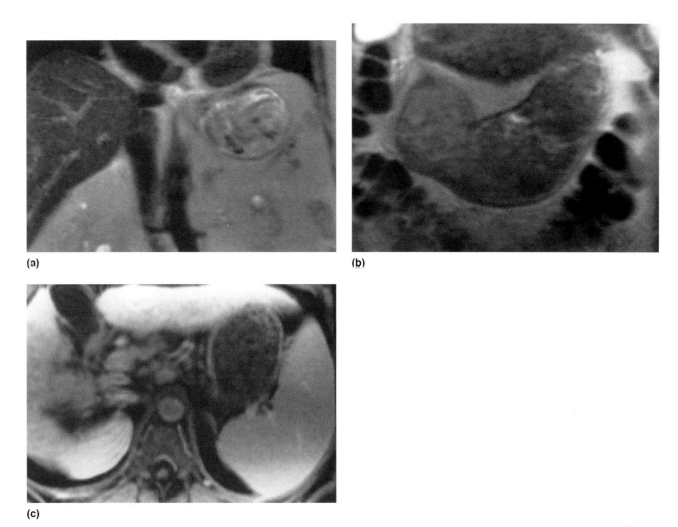

(a)

(b)

(c)

**图6.31** **萎缩性胃炎。**冠状T2加权SS-ETSE影像（a）。可见胃壁薄，没有特征性表现，符合萎缩性胃炎的胃皱襞。另一患者冠状T2加权SS-ETSE影像（b）与钆增强间质期横轴位脂肪抑制2D-GE影像（c）示表现相似的胃壁萎缩。

的异常改变（图6.31），一般不发生黏膜侵蚀。慢性胃炎的主要病因包括免疫（恶性贫血）、慢性感染（特别是幽门螺旋杆菌感染）、毒性物质（如饮酒、吸烟）。

　　急性与慢性胃炎均可发生于接受高剂量放疗的患者。慢性溃疡可出现于辐射暴露后数月到数年。胃的炎症、纤维化与缩窄形成可导致胃出口梗阻。

### 胃壁水肿

　　没有明显炎症改变的胃壁水肿，MR表现为单次激发T2WI上壁呈高信号，同时在钆增强后脂肪抑制T1加权GE影像上无明显强化。判断胃壁强化程度，常用与相邻肾皮质强化程度的比较做为标准，胃壁强化低于肾皮质眶同时可诊断胃壁水肿。不同病变可造成胃壁水肿，包

括对食物过敏（图6.32、6.33）。

### 胃黏膜皱襞肥厚

　　散发的上皮黏膜成分增生、炎症性疾病、肿瘤、特别是淋巴瘤或癌肿可造成局限性或弥漫性皱襞增厚。弥漫性黏膜肥厚的原因包括卓-艾综合征时壁细胞增生（图6.34）或Menetrier病（肥厚性胃炎）表面小凹黏膜细胞增生。不同特殊类型炎症造成的局限性黏膜皱襞增厚，常发生于胃窦，包括感染（如结核、梅毒），慢性肉芽肿性疾病与结节病等。

　　采用T2加权SS-ETSE技术加上胃的充分扩张，可检出黏膜皱襞增厚。T1加权脂肪抑制3D-GE影像可显示炎症的充血与毛细血管渗漏。炎性组织增强早期强化明显，

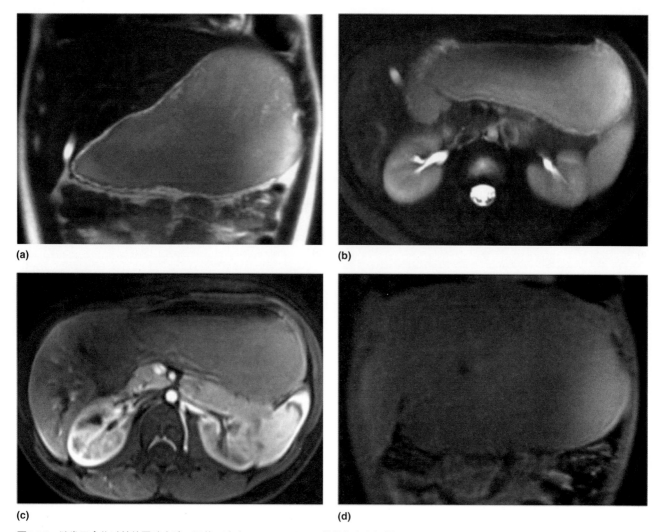

(a)

(b)

(c)

(d)

**图6.32** **继发于食物过敏的胃壁水肿。** 冠状T2加权SS-ETSE（a），横轴位脂肪抑制SS-ETSE（b），T1加权钆增强后肝动脉为主期横轴位脂肪抑制3D-GE（c）与肝间质期冠状脂肪抑制3D-GE（d）影像显示胃扩张与食物过敏引起的胃壁水肿。由于水肿，胃壁呈T2高信号，无异常强化。

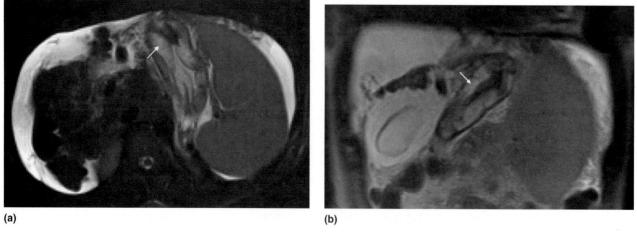

(a)

(b)

**图6.33** **慢性肝病伴发胃壁水肿。** 横轴位脂肪抑制（a）与冠状非脂肪抑制（b）T2加权SS-ETSE，

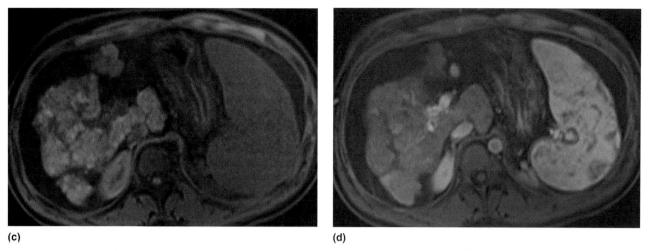

(c)

(d)

**图6.33（续前）** 与横轴位脂肪抑制T1加权平扫（c）及钆增强后动脉期（d）GE影像。注意增厚的黏膜下呈T2高信号（前头，a，b），代表水肿。给予对比剂后，可见正常黏膜强化（d）。注意腹水与胆囊水肿。

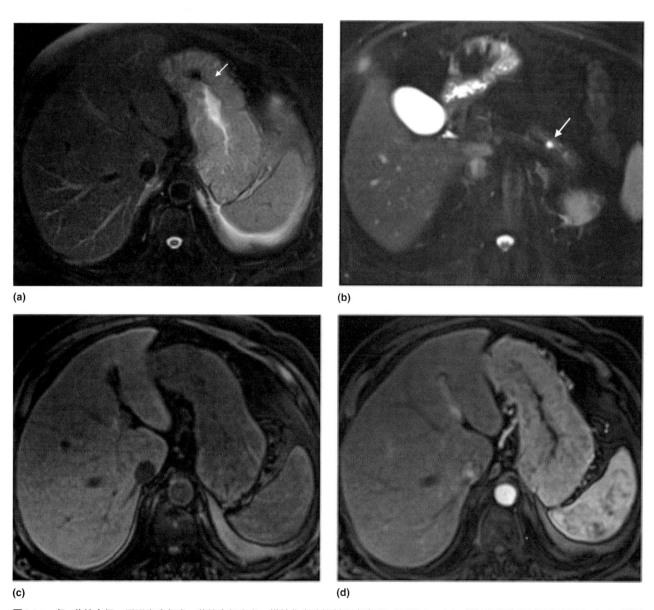

(a)

(b)

(c)

(d)

**图6.34** 卓-艾综合征。胃泌素瘤与卓-艾综合征患者，横轴位脂肪抑制T2加权SS-ETSE（a，b），横轴位脂肪抑制T1加权平扫（c），增强后动脉期（d）

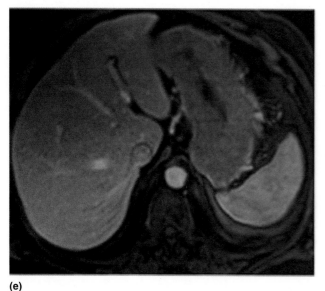

**(e)**

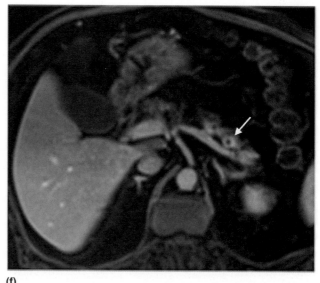

**(f)**

**图6.34（续前）** 与间质期（e，f）GE影像，可见胃皱襞增厚（箭头，a）。注意T2高信号的胰腺结节（箭头，b），增强后明显强化，符合胃泌素瘤（箭头，f）。

由于间质内的对比剂池，强化呈持续性。

## 手术后的胃

一系列手术均可涉及胃。这些手术可分为两类：引流伴或不伴胃大部切除，完全性反流术，胃成型术，切除，胃束带术（胃减容术）（图6.35）与灌养性胃造口术。熟悉这些术式的确切方法有助于影像评价。单次激发T2加权技术可观察术后的解剖改变，如肠道吻合。评价炎性改变需要钆增强。

## 小 肠

### 正常解剖

从屈氏韧带到回盲瓣，小肠长6～7m。大体上，小肠内缘呈连续的环形折皱凸起，即环形皱襞（亦称环状襞）。每一折皱均覆有黏膜，内含黏膜下组织核。黏膜表面覆有绒毛与环形皱襞一同增大了小肠的表面积并起着阻碍作用，迟滞肠内容物的向前流动，以增加肠内容物与吸收营养的小肠表面接触时间。十二指肠呈"C"形走行，弯曲环绕胰头，终止于位于左上腹的十二指肠-空肠曲。十二指肠分为4个部分：球部、降段、水平段与升段。球部是十二指肠仅有的腹膜内部分，活动度最高。第2部分与胰头紧密相邻，胰腺导管与胆总管汇合形成壶

腹，进入其后内侧。有系膜的小肠开始于空肠。空肠位于上腹与左侧腹部，而回肠则占据下腹与右侧腹部。空、回肠系膜的附着形成2个明确界限：凹面或肠系膜面与凸面或肠系膜对侧面。小肠黏膜皱襞从空肠到回肠逐渐变少，而肠系膜血管弓则从空肠到回肠逐渐增多。回肠肠腔较空肠更窄些。正常肠壁厚不应超过3～4mm。

### MRI技术

小肠成像理想的MR技术越来越多地用于小肠评价[58]。有可供应用的充血和公共政策决定了是否选择MR而不是CT检查。然而，CT有辐射暴露，对于放射敏感的慢性炎性肠病患者，由于在其一生之中需要多次检查，这一点可能特别重要[58, 59]。

T2加权SS-ETSE，结合对运动造成影像质量下降敏感性较低的true-FISP影像与平扫及钆增强后脂肪抑制屏气3D-GE影像是小肠成像的有效方法（图6.36、6.37）。

SS-ETSE T2加权序列对运动的耐受性很好，通常采用脂肪抑制与不用脂肪抑制技术采集。该序列对液体高度敏感，对显示肠壁或肠壁旁水肿非常重要。评价克罗恩病时该序列尤为重要，高水含量的肠壁可作为炎症活动的标志。单次激发序列对流动伪影敏感，表现为肠腔内的信号流空（图6.38）。

True-FISP对运动伪影与肠腔内的信号流空具有抵抗能力（图6.38）。该序列在给予胰高血糖素或静脉内注射

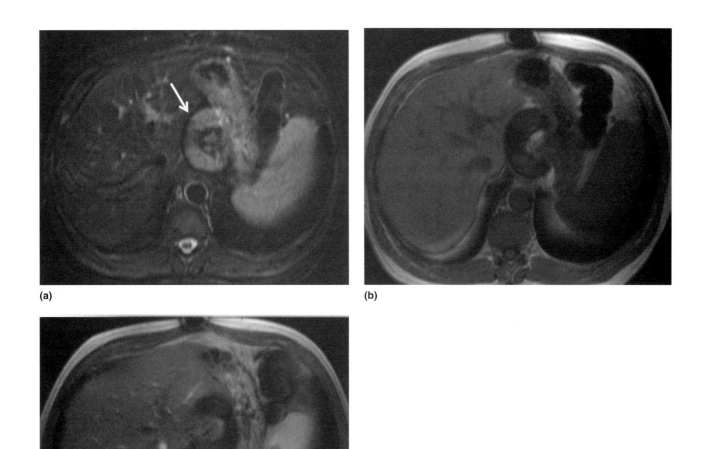

**(a)**

**(b)**

**(c)**

**图6.35** 胃束带术。T2加权短τ反转恢复（a），T1加权2D-GE（b）与T1加权钆增强后肝动脉为主期2D-GE（c）影像，示胃束带（箭头，a）。

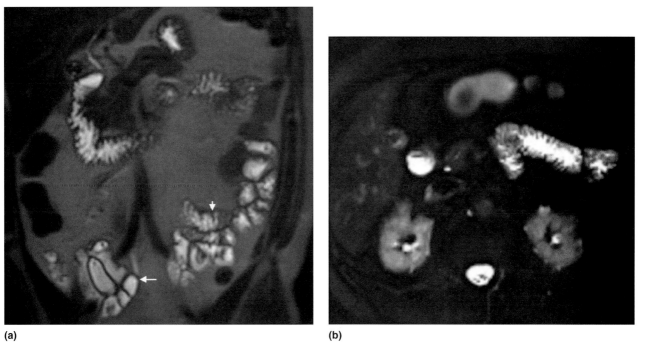

**(a)**

**(b)**

**图6.36** 正常小肠。冠状非脂肪抑制（a），横轴位脂肪抑制（b），

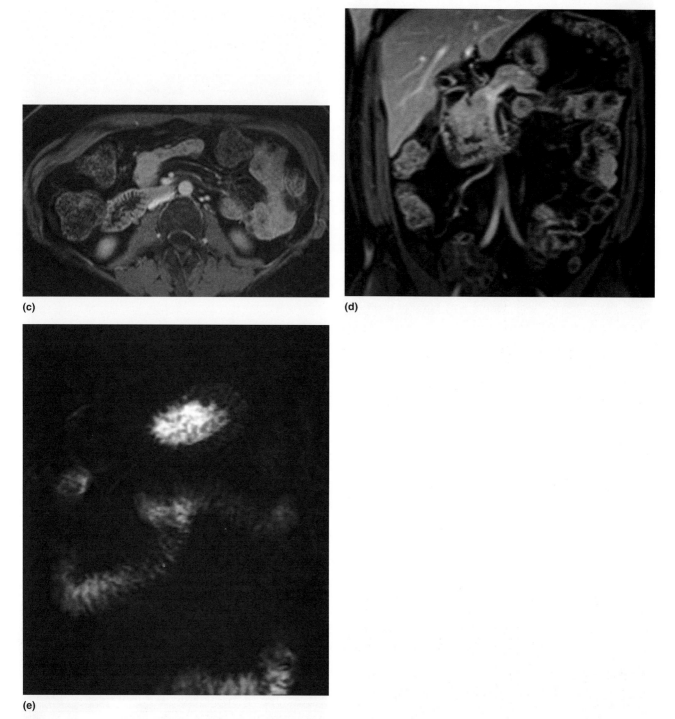

(c)

(d)

(e)

**图6.36（续前）** 横轴位增强静脉期（c）与冠状间质期（d）GE与厚块重T2加权SS-ETSE（e）影像。十二指肠"C"形肠袢（a）与空肠（短箭头，a）及回肠（长箭头，a）的环形皱襞呈T2低信号，在高信号的肠内容与中度高信号的脂肪对比下结构明显，影像显示好。可见正常的胰头与胰腺导管。在增强后脂肪抑制影像上，正常小肠呈羽毛状表现。厚块（6cm）SS-ETSE重T2加权影像与小肠造影透视影像相似。

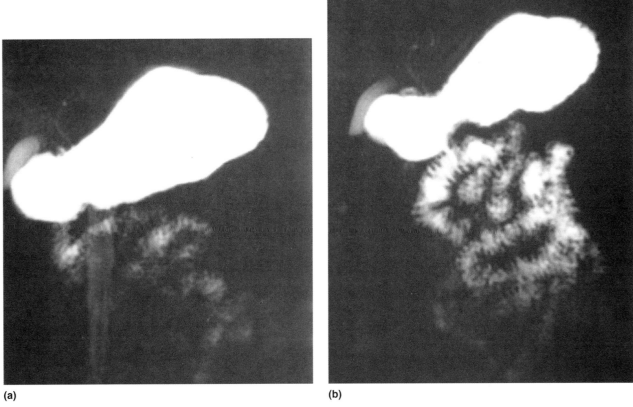

**(a)** **(b)**

**图 6.37**　小肠充水跟进影像。SS-ETSE 重 T2 加权影像。大量饮水后 5min（a）与 20min（b）厚块（6cm）影像与小肠造影透视影像相似。

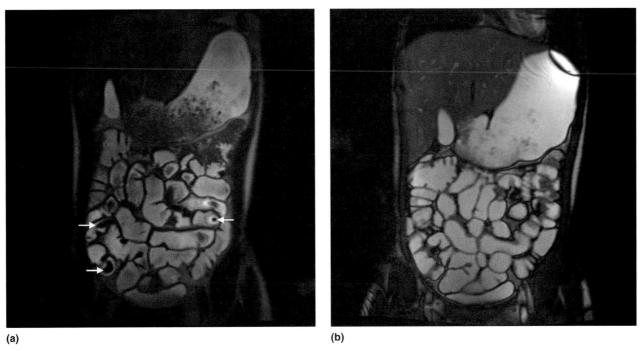

**(a)** **(b)**

**图 6.38**　口服对比剂后小肠的扩张：SS-ETSE 与 true-FISP 对照。冠状 T2 加权 SS-ETSE（a）与冠状 true-FISP（b）影像。口服对比剂后小肠扩张极好（a，b）。T2 加权 SS-ETSE 序列可见一些信号流空（箭头，a）。True-FISP（b）没有流空，甚至不用肠道运动抑制剂，即可显示解剖细节，包括肠壁的厚度，肠系膜血管与淋巴结。

对比剂前的检查开始时采用，扫描快速，可起到与SS-ETSE序列的互补作用，有助于评价肠系膜。该技术也可做电影分析，可获取小肠功能的信息。

T1加权脂肪抑制3D-GE序列也整合在小肠MR参数之内。最新的3D序列具有更短的TR与TE，可降低肠腔内空气产生的磁敏感伪影对影像质量损害，短TR则使影像采集更快与2D-GE技术相比，可在更短的屏气时间内以更高的空间分辨率扫描更大的范围。由于可出现肠蠕动伪影，于影像采集前静脉注射使用抗蠕动药物（如胰高血糖素或丁溴东莨菪碱）可有一定价值。检查前常需禁食4～6小时。欧洲多使用丁溴东莨菪碱，但美国食品药品管理局并未批准使用。钆增强T1加权影像有助于检出小肠肿瘤与IBD，敏感性高[58,60]。

初步经验显示扩散加权成像（DWI）可有益于小肠影像检查，可帮助评估病变的活动性[61,62]。特别是妊娠期患者或使用钆剂禁忌的患者，DWI可列入小肠MR检查序列之内。

由于有环形皱襞，正常小肠在平扫影像上表现为羽毛样，静脉注射钆剂后呈中度均匀强化[63]（图6.36），强化程度低于胃壁（图6.36）与胰腺。小肠增强动脉期强化低于胰腺，这样在钆增强后即刻期影像上可清楚区分这两个器官。

### 磁共振小肠成像与灌肠

此项技术包括口服或经肠管给予大量液体。

使用鼻-十二指肠管给予肠腔内对比剂可获得很好的小肠扩张充盈，但患者有不适感并且紧张，对于增进诊断的有效性并非必须[64,65]。MR灌肠的一个优势可能是有益于有系膜小肠肿瘤的检出[66,67]。患者在检查前要常规禁食5h。根据我们的经验，口服液体即可获得恒定的小肠扩张（图6.38）。指导患者在检查前45～55min开始饮用1000～1200ml肠腔内对比剂（图6.36）[58,68]。3组对比剂可用于充盈扩张小肠，可分为阳性对比剂（亮肠腔）、阴性对比剂（暗肠腔）或双相对比剂3类。双相对比剂为水基对比剂，最为常用，可形成T2WI上的亮肠腔与T1WI上的暗肠腔。水常用作双相对比剂，特别是上胃肠道（胃、十二指肠和近侧空肠）影像检查；然而，水于小肠内迅速吸收，使远段空肠与回肠扩张较差。为了减缓水在小肠内的吸收，常规加入高渗透压与黏滞度的药剂，使小肠扩张持续充分[69-71]。Volumen®为市场可购到的药物，为CT应用而生产的，但也可用作MR的口服对比剂。如果患者

不能耐受服用大量的口服对比剂，仍可行MR检查，因为MRI软组织对比高，扩张肠腔不像CT检查那么重要。

初次影像检查应包括脂肪抑制与非脂肪抑制SS-ETSE T2与true-FISP序列。脂肪抑制单次激发T2影像对于显示肠壁水肿与肠外异常积液至关重要。

上-中腹影像检查应采用横轴位与冠状平面，以区分小肠（至少在一种平面显示为管形结构）与肿块（没有任何平面显示为管形结构）。矢状平面是下腹部与盆腔检查重要的附加平面。冠状MRCP样重T2加权单次激发6～10cm厚块技术可在2～5s内生成单个层面影像与小肠造影透视影像相似。

钆增强3D-GE T1加权采集冠状和横轴位平面影像。采集冠状平面动脉晚期（毛细血管期）影像后再采集横轴位与冠状平面影像为常规做法。钆剂注射后即刻静脉注射1mg胰高血糖素或20mg丁溴东莨菪碱使肠道停止运动，以改进影像质量。

## 先天性病变

### 肠旋转异常

胚胎肠管围绕肠系膜上动脉轴逆时针旋转错乱或中止，造成小肠旋转不良或未旋转。旋转不良时，应正常旋转的小肠与肠系膜固定不完全或旋转顺序异常[72]。未旋转为最常见的旋转异常，断层影像容易显示，表现为十二指肠正常从中线右向左走行的第3与第4部分缺如。其他类型的旋转不良少见，包括旋转不全、反向旋转、肠系膜异常固定或融合。SS-ETSE可很好地显示小肠旋转异常[73]（图6.39）。

### 憩 室

憩室是起自消化道的黏膜囊袋状凸出与肠腔交通。先天性憩室的囊袋壁通常有全部3层，包括固有肌层；与之相反，获得性憩室没有固有肌层。空肠与回肠憩室累及小肠肠系膜侧。肠系膜血管与神经进入肠壁的部位肠壁强度潜在较弱，黏膜可自此疝入小肠系膜。

小肠憩室最常发生于十二指肠。多发小肠憩室可能与小肠细菌过度生长，造成代谢性并发症相关。憩室在MRI上可显示为起自肠道含气或含有气液平面的结构（图6.40）。MRI检查两序列影像间可见憩室大小有变化，代表肠道的收缩与扩张。SS-ETSE可有效显示这一现象。SS-ETSE上，憩室内气体的轻微磁敏感伪影清晰勾画出了憩室与其起源的肠道[73]。

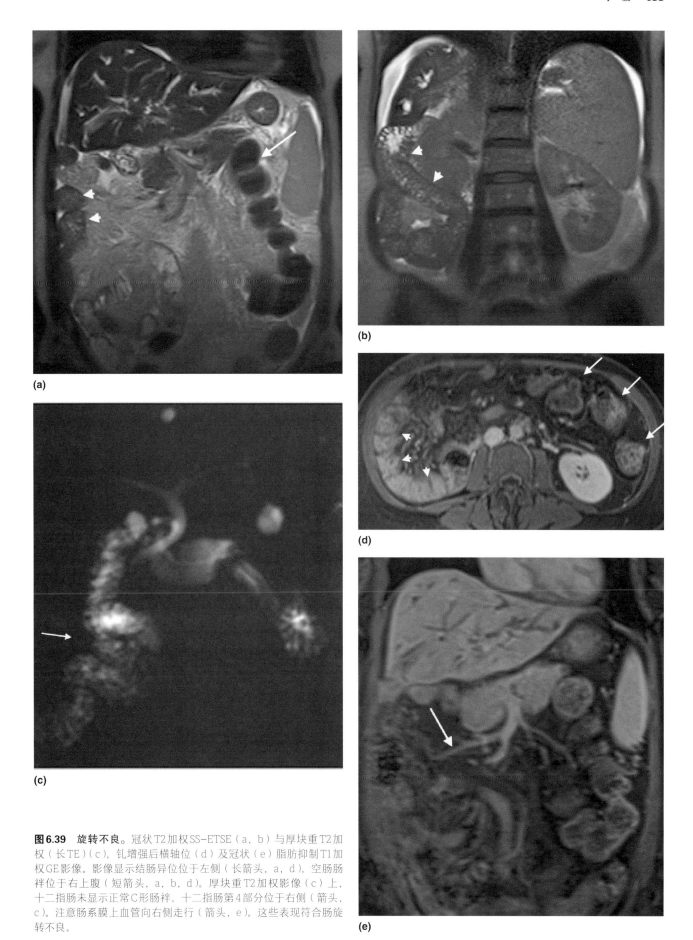

**图6.39** 旋转不良。冠状T2加权SS-ETSE（a，b）与厚块重T2加权（长TE）（c），钆增强后横轴位（d）及冠状（e）脂肪抑制T1加权GE影像。影像显示结肠异位位于左侧（长箭头，a，d），空肠肠袢位于右上腹（短箭头，a，b，d）。厚块重T2加权影像（c）上，十二指肠未显示正常C形肠袢，十二指肠第4部分位于右侧（箭头，c）。注意肠系膜上血管向右侧走行（箭头，e）。这些表现符合肠旋转不良。

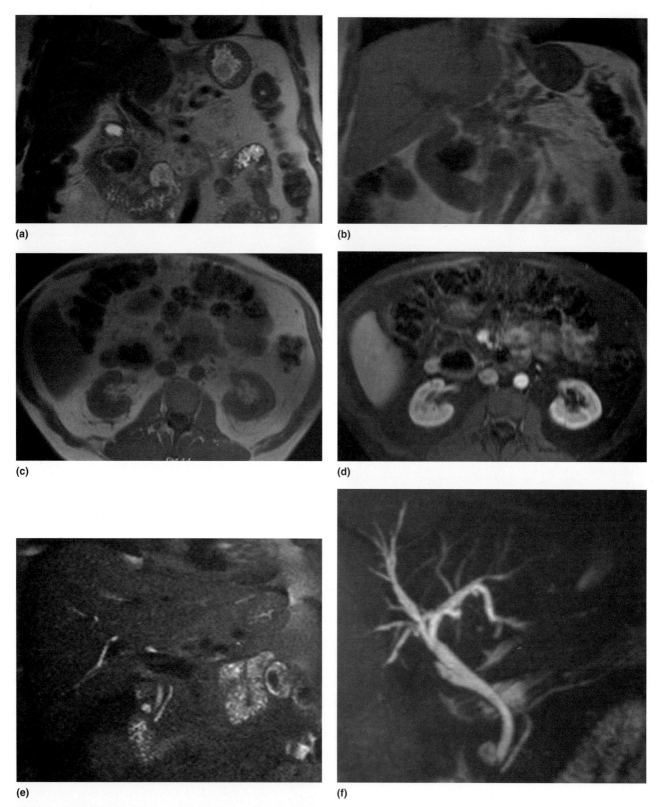

**图6.40    十二指肠憩室。**冠状T2加权SS-ETSE（a），冠状T1加权2D-GE（b），横轴位T1-加权平扫（c）及钆增强后肝静脉期脂肪抑制GE（d）影像显示一含气的十二指肠憩室（b）。十二指肠憩室位于十二指肠第2部分内侧，含气，因而T2加权与T1加权影像上均呈低信号。钆增强后十二指肠壁显示规则强化（d）。另一例患者冠状T2加权薄层SS-ETSE MRCP（e）与最大强度投影（MIP）重建（f）影像，显示一小的十二指肠憩室，位于十二指肠第2部分内侧大乳头旁与胆总管没有任何关连，由于含有液体，呈高信号。十二指肠憩室常见，多偶然发现。

## 麦克耳（Meckel）憩室

麦克耳憩室为脐–肠系膜管（卵黄管）的残留。正常时，脐肠系膜管于胚胎第5周时闭合。麦克耳憩室常见，发生率约为一般人群的2%。憩室发生于肠系膜对侧的小肠外缘，距回盲瓣25cm以内。大多数有麦克耳憩室的患者没有症状。如果憩室含有分泌酸的胃黏膜上皮，可造成溃疡与出血。也可发生肠套叠与炎症，此时与憩室黏膜的类型无关。[99m]Tc过锝酸盐 γ 照相是主要诊断方法，MRI与 γ 照相一样，也可发现有胃黏膜而做出诊断。由于胃黏膜强化较肠道其他任何部分更为明显，钆增强后即刻（毛细血管期）与间质期被覆胃黏膜的麦克耳憩室有明显强化（图6.41）[74]。

## 闭锁与狭窄

小肠闭锁造成部分小肠完全缺如或小肠由阻塞性黏膜膈闭合，而先天性狭窄是指节段性小肠纤维化形成的狭窄或缩窄。两种病变均造成肠梗阻。十二指肠闭锁为最常见的胃肠道闭锁；空肠与回肠闭锁罕见，两者发生率相同。

约25%的病例可有相关先天性异常，包括肠旋转不良与麦克耳憩室。虽然先天性闭锁与狭窄的确切病因尚不清楚，但病变的发生似乎与发育失败、宫内血管事件或肠管发育后发生的肠套叠有关。钡造影检查为最常用的诊断方法，T2加权SS–ETSE影像也可显示闭锁/狭窄的肠段与近侧肠腔的扩张（图6.42）。

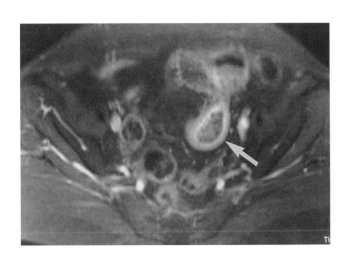

**图6.41　麦克耳憩室。** 下消化道出血患者，钆增强T1加权脂肪抑制自旋回波影像。可见一泪滴样麦克耳憩室（箭头）自轻度扩张的回肠肠祥凸出。憩室内侧壁强化高于相邻小肠与结肠肠壁，从而可发现麦克耳憩室，其强化程度符合憩室内覆胃黏膜。

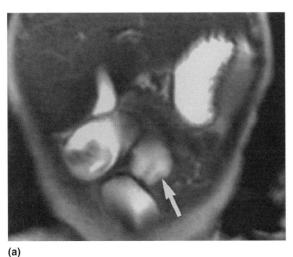

**(a)**

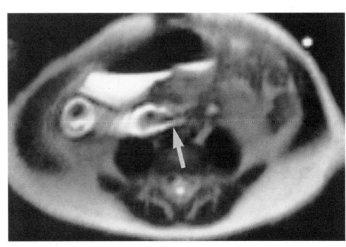

**(b)**

**图6.42　先天性狭窄，十二指肠。** 冠状（a）与横轴位（b）T2加权SS–ETSE影像。冠状影像显示十二指肠第3部扩张（箭头，a）。横轴位影像上（b）可见跨越肠系膜上动脉的十二指肠狭窄（箭头，b）。

## 肿块性病变

小肠良性与恶性肿瘤少见。腺瘤，平滑肌瘤与脂肪瘤为最常见的三种小肠原发性良性肿瘤[75]。一般来说，发生于十二指肠的良性肿瘤较少，从空肠到回肠发生率逐渐增高。

### 良性肿瘤

#### 息　肉

"息肉"为一临床叫法，是指凸出于周围正常黏膜之上的任何瘤样肿块。错构瘤样、增生性与炎性息肉为良性，非肿瘤性病变；腺瘤样息肉（图6.43）为真性新生物肿瘤，含有异型性上皮，为癌前期病变。

息肉少有症状，通常为尸检时偶然发现。有临床症状的息肉可出现疼痛，梗阻或出血。息肉为导致成人肠套叠最常见的起动点。除遗传性息肉病综合征外，小肠腺瘤样息肉罕见，小于所有起自小肠肠腺瘤的0.005%[76]。腺瘤发生腺癌的总体发生率为45%～63%[77]。多发腺瘤主要见于Gardner与家族性息肉病综合征。小肠错构瘤常见于Peutz-Jeghers综合征（又称黑斑息肉病）患者，极少见于空肠息肉病综合征的患者。

与胃肠道其他部位的息肉相似，在钆增强脂肪抑制3D-GE影像上小肠息肉表现为有强化的肿块（图6.44）。在SS-ETSE影像上，息肉呈圆形低信号肿块。息肉由细长的柄附着于肠壁时称为有蒂息肉，而以宽基底附着时称为无蒂息肉。虽然无法除外息肉内有癌灶，息肉有浆膜外生长时则符合恶变。

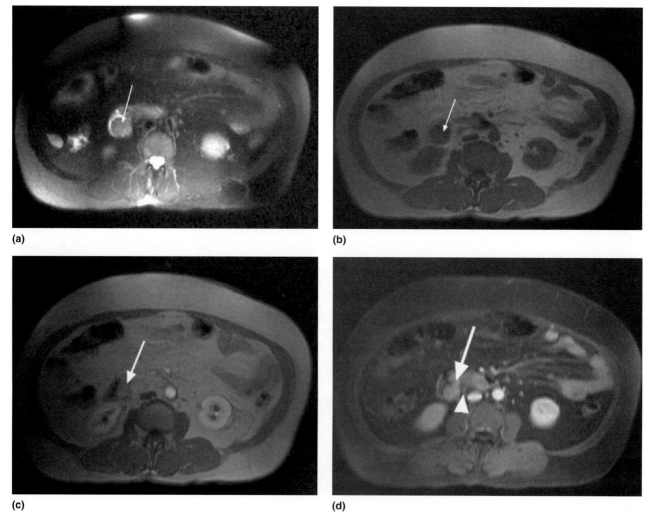

**图6.43　十二指肠腺瘤。** 横轴位T2（a），T1 GE（b）与钆增强后早期（c）及晚期（d）T1加权影像示一散发性肿瘤，十二指肠降部内侧壁增厚（箭头，a-d）。清晰可见胰腺与肿瘤分离（三角，d）。

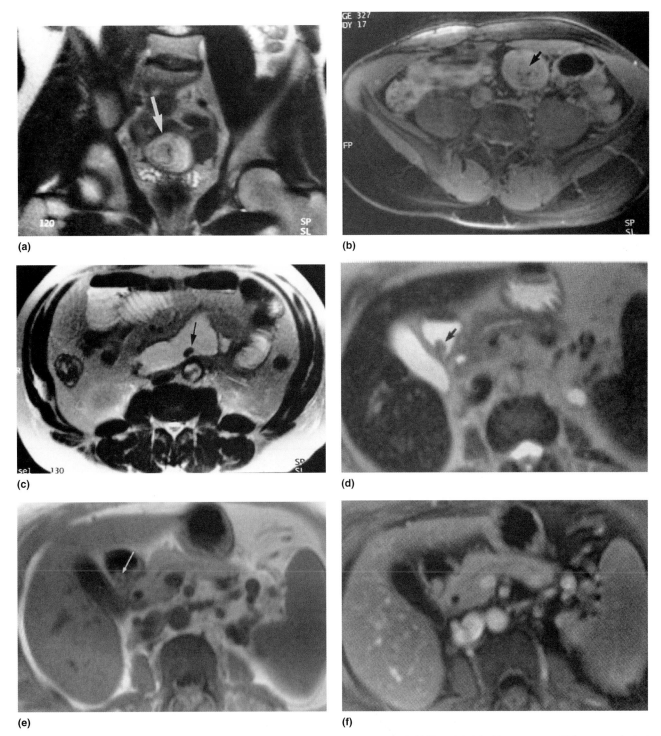

**图6.44** **小肠息肉**。Peutz–Jeghers综合征小肠错构瘤患者，T2加权SS–ETSE（a）与钆增强后脂肪抑制2D–GE（b）影像。T2WI上（a）可见近侧空肠肠套叠的肠内肠表现（箭头，a）。肠套叠由错构瘤样息肉引起的，息肉为套叠的起动点。在钆增强脂肪抑制2D–GE影像上，错构瘤呈1cm大小均匀强化的肿块（箭头，b）。第2例患者T2WI（c）显示一1cm大小息肉（箭头，c）位于略扩张的十二指肠襻内。第3例患者T2加权SS–ETSE（d），2D–GE（e）与钆增强后90s脂肪抑制2D–GE（f）影像，可见一1.5cm大小T2低信号肿块（箭头，d）位于十二指肠降部。注意T2高信号的十二指肠肠腔内的液体清晰勾画出了息肉，呈相对低信号。对照平扫（e）与钆增强后（f）的影像，可见息肉显示有强化，强化与十二指肠壁保持一致，反映了息肉的组织学特性。（经John Wiley & Sons允许选自Marcos等，1999 [73]）

### 神经纤维瘤

胃肠道原发性神经源性肿瘤罕见。病理上，神经纤维瘤含有起自神经鞘的肿瘤细胞。

神经纤维瘤病1型，或 von Recklinghqrsen病累及胃肠道已有充分认识，文献报告11%～25%该病患者有单发或多发胃肠道肿瘤[78, 79]。Ⅰ型神经纤维瘤病患者罹患不同胃肠道病变的危险增高，包括十二指肠与壶腹部神经纤维瘤、神经鞘瘤、平滑肌瘤与神经内分泌瘤[78]。

肿瘤的大小与位置决定了MRI是否能检出这些病变[80]。大于1cm的十二指肠内息肉较易检出，表现为肠腔内与肠壁等强化的肿块。

### 平滑肌瘤

平滑肌瘤为小肠的常见肿瘤，但大部分小于1cm，影像难以显示。小肠平滑肌瘤的发生率与腺瘤相当。平滑肌瘤为平滑肌的增生，通常起自固有肌层或肌层。位置不同，肿瘤可凸入肠腔或呈占位效应压迫相邻肠道。影像发现的平滑肌瘤常为单发病变。随着平滑肌瘤的增大，肿瘤中央可出现坏死与出血。小肠平滑肌瘤的征象包括：肿瘤以肠壁为基底并不明显占据肠腔；边界清楚，卵圆形；强化相对均匀；增强后2～5min呈相对延迟强化增高（图6.45）。

### 脂肪瘤

脂肪瘤为起自黏膜下成熟的脂肪组织增生，主要发生于十二指肠与回肠。与平滑肌瘤相似，大的脂肪瘤也可出现溃疡与出血。脂肪瘤呈T1高信号，在T2WI上，信号强度与腹内脂肪相当。在T1加权脂肪抑制影像上，肿瘤显示特征性的信号抑制（图6.46）。

### 静脉曲张

十二指肠静脉曲张可为孤立性病变，也可见于门静

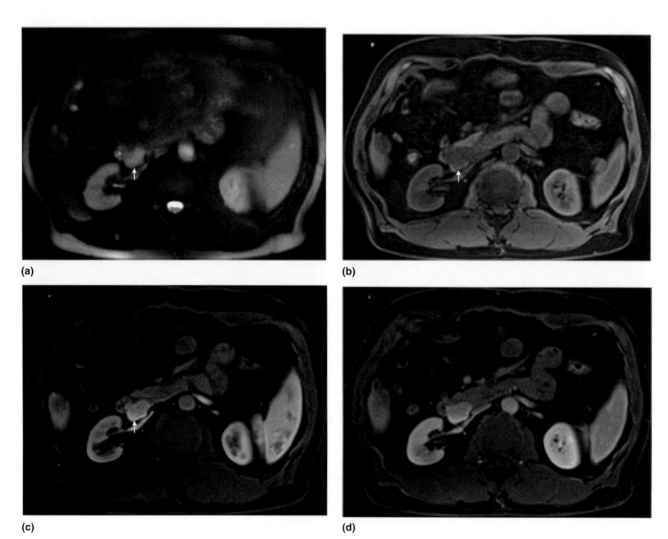

**(a)**      **(b)**

**(c)**      **(d)**

**图6.45** **十二指肠平滑肌瘤。** 3.0T MR T2 SS-ETSE（a），T1加权脂肪抑制3D-GE（b）与钆增强后肝动脉为主期（c）及间质期（d）T1加权脂肪抑制3D-GE影像示十二指肠平滑肌瘤。可见一2cm大小界限清楚的肿块（箭头，a-c）位于十二指肠水平部后壁。肿块信号均匀，呈轻度T2高信号（a），轻度T1低信号（b），增强早期轻度均匀强化（b），间质期呈渐进性强化（c）。增强间质期中度均匀强化为平滑肌瘤的典型征象。注意肿瘤没有显著占位肠腔。

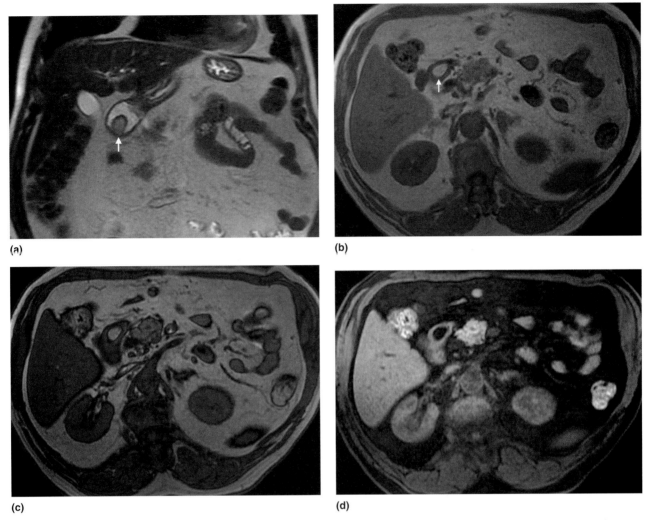

**图6.46** 十二指肠脂肪瘤。冠状T2加权SS-ETSE（a），横轴位同相位（b）与反相位（c）T1加权2D-GE及横轴位T1加权脂肪抑制GE（d）影像，可见十二指肠肠腔内脂肪瘤（箭头，a，b）。在非脂肪抑制影像上病变呈高信号（a，b，c），脂肪抑制影像上呈低信号（d）。注意反相位影像上脂肪瘤周围的相位消除伪影（c）。

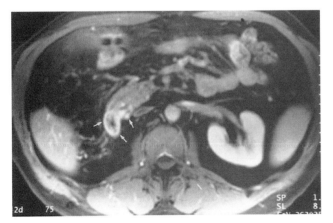

**图6.47** 十二指肠周围与十二指肠静脉曲张。脾静脉血栓患者钆增强后90s横轴位脂肪抑制2D-GE影像，清楚显示十二指肠周围与十二指肠静脉曲张，呈十二指肠壁旁与壁内强化的细管状结构。静脉血经脾静脉血栓侧支循环通路变换路径进入十二指肠旁与十二指肠曲张的静脉。

脉梗阻。钆增强静脉期或延迟期脂肪抑制GE影像上，静脉曲张显示为肠壁内细管状结构（图6.47）。T1加权钆增强脂肪抑制3D-GE技术可理想显示病变。

### 恶性肿瘤

#### 腺 癌

　　小肠肿瘤仅占全部胃肠道恶性肿瘤的1%，半数为腺癌[22]。小肠腺癌最常见的部位为十二指肠。肿瘤常发生于紧邻壶腹部的近侧，造成梗阻性黄疸。其他症状，无论肿瘤发生在什么部位，包括小肠梗阻、慢性失血，或两者同时出现。肿瘤早期患者通常无症状，因此肿瘤发现时多为晚期进展性病变[22]。同时采用T2加权SS-ETSE与钆增强脂肪抑制3D-GE序列可获得可重复性的高质量影像用以评价小肠肿瘤[81]。由于十二指肠相对固定于肾前间隙内，十二指肠肿瘤可很好地显示。腺癌外形可不一，但一般位于近侧小肠，可造成典型的近侧小肠扩张，较其他肿瘤引起的扩张更为明显（图6.48）。检出小肠肿瘤最恒定的MRI征象，是钆增强间质期肿瘤以不均匀方式明显强化（图6.49）。T2加权SS-ETSE可提供肿瘤自身的信息并可如MRCP检查那样评估胆道树。钆增强后即刻3D-GE扫描可用于观察肝脏是否有转移，而钆增强后2min脂肪抑制3D-GE影像可帮助确定是否有淋巴结肿大与腹腔内的播散。

### 胃肠道间质瘤

虽然胃间质瘤约占所有胃肠道间质瘤的2/3（见上文所述），小肠间质瘤约占肿瘤的25%。与发生于胃的肿瘤相同，小肠间质瘤也可较大并有溃疡。小肠肿瘤有蒂或以外生为主时，提示GIST的诊断。钆增强脂肪抑制3D-GE影像显示原发性小肠肿瘤明显不均匀强化（图

6.50）。脂肪抑制钆增强3D-GE影像可很好确定手术切除后局部或腹腔内复发（图6.51），可见强化的肿瘤与周围腹膜后或肠系膜脂肪间有良好对比。钆增强后即刻3D-GE影像发现肝转移尤为有效，因为与原发肿瘤一样，转移高也多为富血管病变（图6.52）。

### 淋巴瘤

黏膜与黏膜下淋巴组织小结节分布于全小肠与结肠。原发胃肠道非霍奇金淋巴瘤B细胞型最为常见，可能起自MALT的B细胞（图6.53）。回肠末段为小肠淋巴瘤最为常见的部位（图6.54），可能反映出回肠末段较十二指肠及空肠淋巴样组织更为丰富（图6.55）。胃肠淋巴瘤占全部胃肠道恶性肿瘤的1%～2%，具有不同的大体病理表现：①弥漫浸润性病变，常造成全层肠壁的增厚，黏膜皱襞消失；②息肉样病变凸向肠腔；③大、外生性、蕈状肿块，好发溃疡或瘘道形成。高达50%的原发性淋

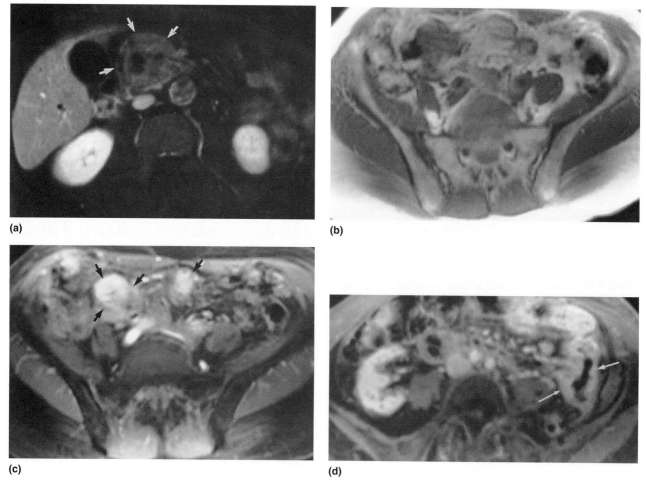

(a)

(b)

(c)

(d)

**图6.48　十二指肠腺癌。**冠状（a）与横轴位（b）T2加权SS-ETSE，钆增强后间质期横轴位T1加权脂肪抑制3D-GE（c，d）影像，显示十二指肠腺癌（箭头，a-d）。腺癌造成十二指肠水平部肠壁弥漫性增厚。肿瘤明显强化，造成肠梗阻，胃与十二指肠近侧部分扩张。

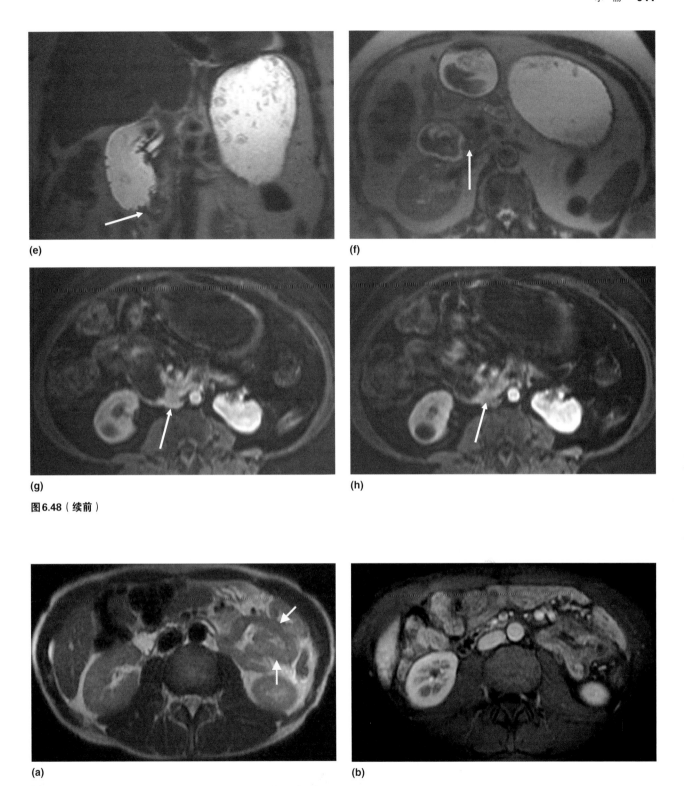

(e)

(f)

(g)

(h)

**图6.48**（续前）

(a)

(b)

**图6.49** 空肠腺癌。横轴位T2加权SS-ETSE（a），钆增强动脉期（b），

巴结非霍奇金淋巴瘤广泛播散的患者有小肠受累。小肠淋巴瘤的MRI征象包括中度强化增厚的小肠肠袢与较大瘤块侵犯小肠，但通常不造成梗阻为其特征（图6.53、6.54）。弥漫浸润型病变的小肠可有扩张，可能是正常肠壁内神经损害，肠壁内平滑肌不能规律收缩的结果。肠壁肿瘤与不伴有远侧小肠梗阻的小肠扩张提示为淋巴瘤；同时出现脾脏病变或脾脏弥漫性肿大，肠系膜与腹膜后淋巴结肿大则支持淋巴瘤的诊断。

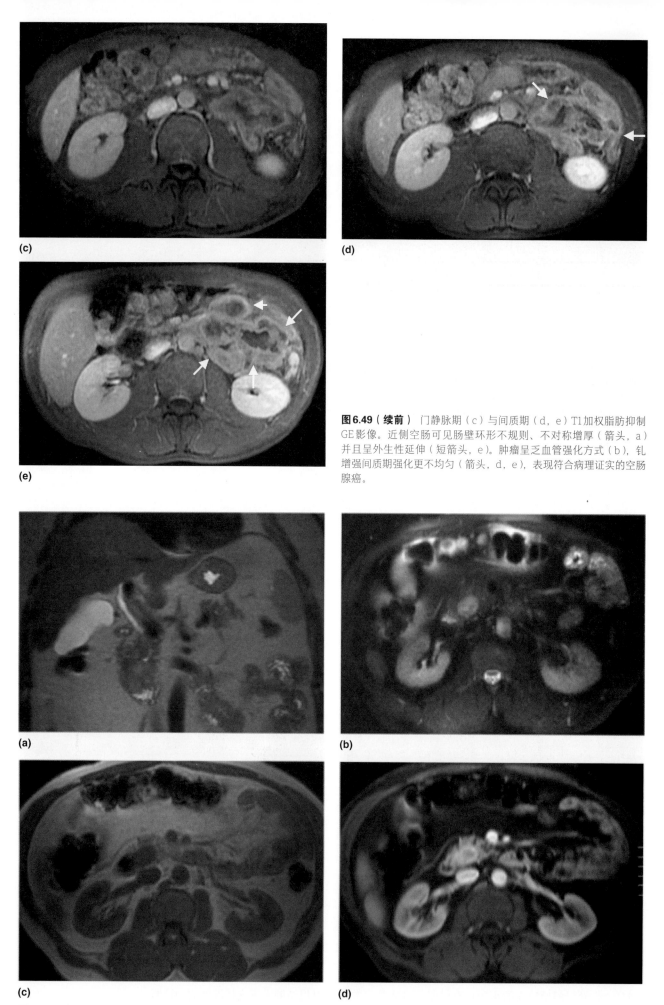

**图6.49（续前）** 门静脉期（c）与间质期（d, e）T1加权脂肪抑制GE影像。近侧空肠可见肠壁环形不规则、不对称增厚（箭头, a）并且呈外生性延伸（短箭头, e）。肿瘤呈乏血管强化方式（b），钆增强间质期强化更不均匀（箭头, d, e），表现符合病理证实的空肠腺癌。

**图6.50** GIST。冠状T2加权SS-ETSE（a），横轴位T2加权脂肪抑制SS-ETSE（b），横轴位T1加权2D-GE（c）与钆增强后横轴位T1加权脂肪抑制2D-G（d）影像示起自十二指肠降部的GIST。肿瘤呈轻度T2高信号（a, b），在T1加权2D-GE影像上呈低信号（c），钆增强后明显强化（d）。肿瘤未引起肠腔梗阻，由于较小，肿瘤表现为信号均匀的肠腔内结构。

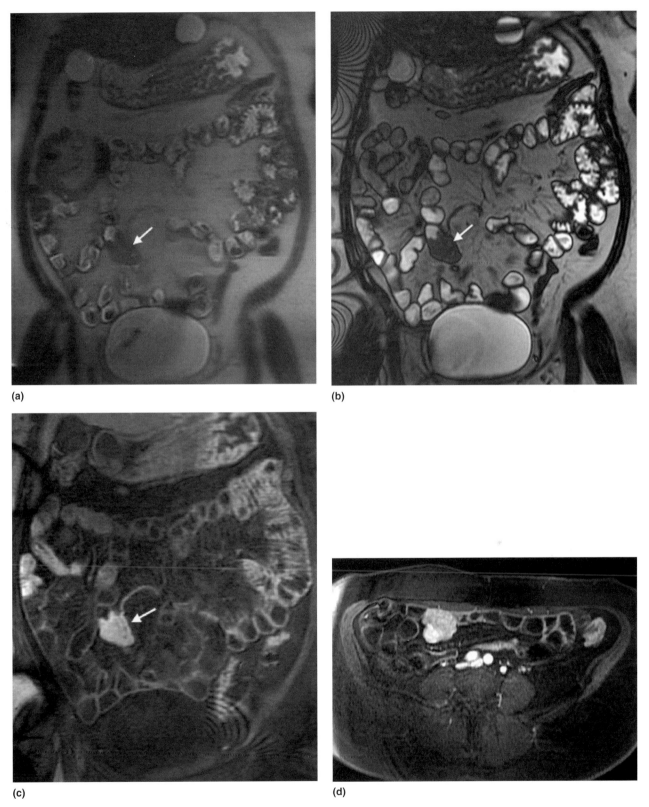

(a)

(b)

(c)

(d)

**图6.51** 回肠GIST。冠状T2加权SS-ETSE（a），true-FISP（b）与钆增强后门静脉期（c）及间质期（d）T1加权脂肪抑制3D GE影像，可见一较大外生性肿块（箭头，a-c）起自回肠。近侧小肠无梗阻性扩张，符合肿瘤偏心性生长。肿瘤较大，明显强化（箭头，c）为提示GIST的影像征象。

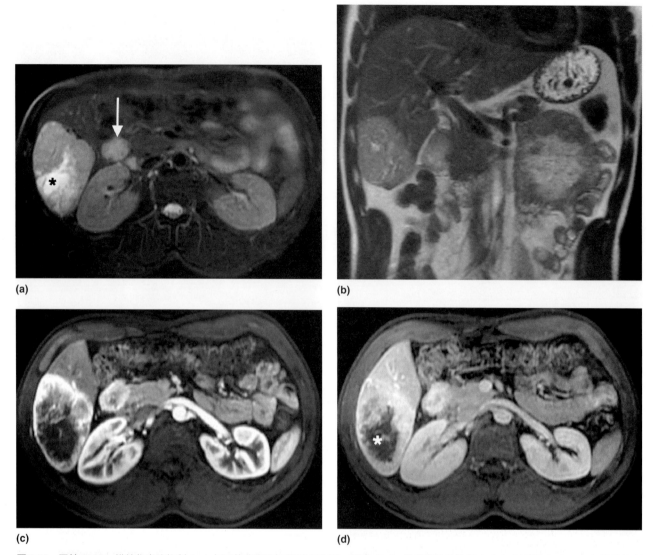

(a)　　　(b)

(c)　　　(d)

**图6.52　恶性GIST。**横轴位脂肪抑制（a）与冠状非脂肪抑制T2加权SS-ETSE（b），钆增强后动脉期（c）与间质期（d）T1加权脂肪抑制3D-GE影像示起自十二指肠2段的GIST（箭头，a）与肝转移瘤。十二指肠的病变结节呈轻度T2高信号（a，b）钆增强后明显强化（c）。肿瘤起源于肠壁，没有引起肠腔梗阻。注意肝转移瘤与原发肿瘤相同的信号特点与动态强化表现，显示中央无强化的坏死（星号，a，d）。

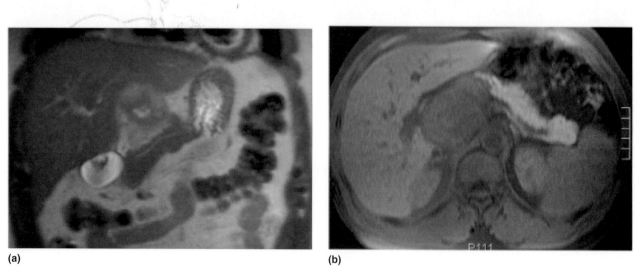

(a)　　　(b)

**图6.53　十二指肠MALT淋巴瘤。**冠状T2加权SS-ETSE（a），T1加权脂肪抑制GE（b），

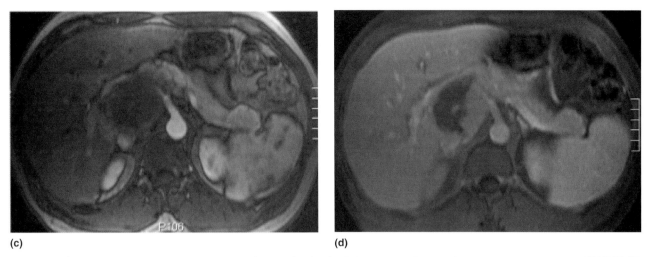

(c)　　　　　　　　　　　　　　　　　　　　　(d)

**图6.53（续前）** 与钆增强肝动脉为主期（c）及间质期（d）脂肪抑制T1加权3D GE影像，显示起源于十二指肠的大肿瘤。肿瘤呈轻度T2高信号（a），T1低信号（b），钆增强后呈渐进性强化（c，d）。可见肿瘤中央坏死区。未见胆管或近侧胃肠道扩张。肿瘤与胰头相邻，压迫下腔静脉向后外侧移位、门静脉向前移位。组织病理诊断为MALT淋巴瘤。

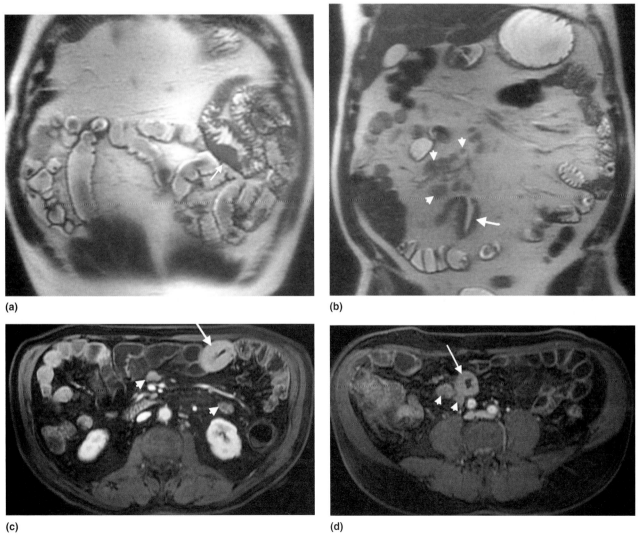

(a)　　　　　　　　　　　　　　　　　　　　　(b)

(c)　　　　　　　　　　　　　　　　　　　　　(d)

**图6.54** 多灶性小肠淋巴瘤。冠状T2加权SS-ETSE（a，b）与横轴位脂肪抑制T1加权钆增强静脉期（d，f）

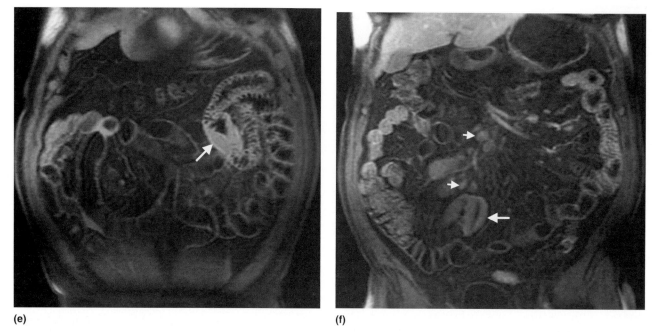

**(e)**

**(f)**

**图6.54（续前）** 与冠状间质期（c，e）GE影像。可见小肠壁多发灶状增厚，累及回肠与空肠肠壁（长箭头，a-f）。近侧小肠无明显扩张。病变均显示T2均匀中等信号（a，b）。同时可见肠系膜淋巴结肿大（短箭头，b-f）。

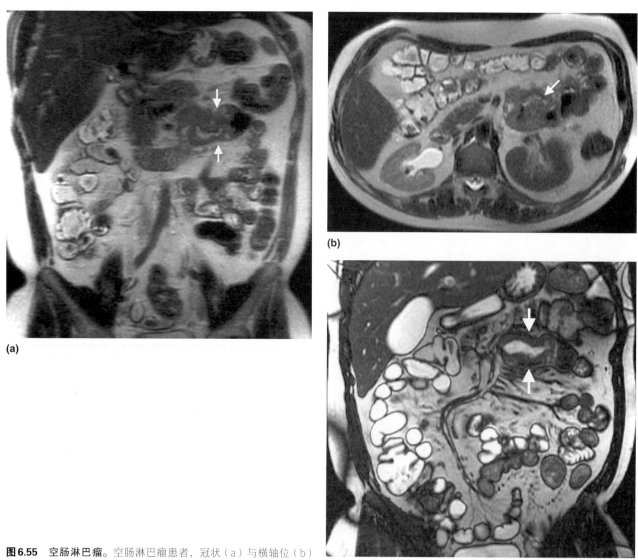

**(a)**

**(b)**

**(c)**

**图6.55** 空肠淋巴瘤。空肠淋巴瘤患者，冠状（a）与横轴位（b）T2加权SS-FSE，冠状true-FISP（c），

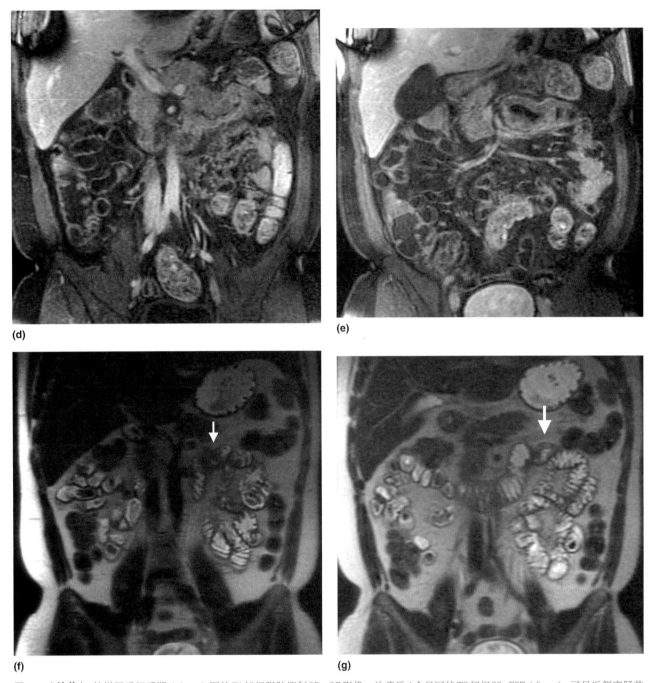

**图6.55（续前）** 钆增强后间质期（d，e）冠状T1加权脂肪抑制3D-GE影像；治疗后4个月冠状T2加权SS-FSE（f，g）。可见近侧空肠节段性壁环形、不规则、不对称增厚（a-e），造成肠腔狭窄（箭头，a-c）。病变呈T2中等信号（a，b），钆增强后轻度强化（d，e），符合病理证实的空肠淋巴瘤。治疗后随访MR肠成像（MRE）显示几乎是完全的治疗反应，增厚的肠壁明显消退（f，g）。

### 类　癌

　　类癌为小肠最常见的原发性肿瘤，是分化良好的神经内分泌肿瘤，主要发生于回肠远段，而发生于回肠远段的肿瘤几乎均为恶性。小肠类癌的男女发病率相同。多数患者出现肿瘤相关的出血与肠梗阻或套叠的相应症状。局部肠系膜转移与血管硬化更多见于回肠类癌。原发肿瘤可很小，但可伴有淋巴结肿大与肠系膜根促结缔组织增生反应，常常是病变仅有的影像表现。然而病变足够大时，原发肿瘤可造成肠壁不对称增厚，静脉注射钆剂后强化不均匀，通常为中度强化（图6.56、6.57）。对肿瘤分泌的血清素及色胺酸反应，使肠系膜与腹膜后出现特征性的促结缔组织增生改变，T1与T2WI上均显

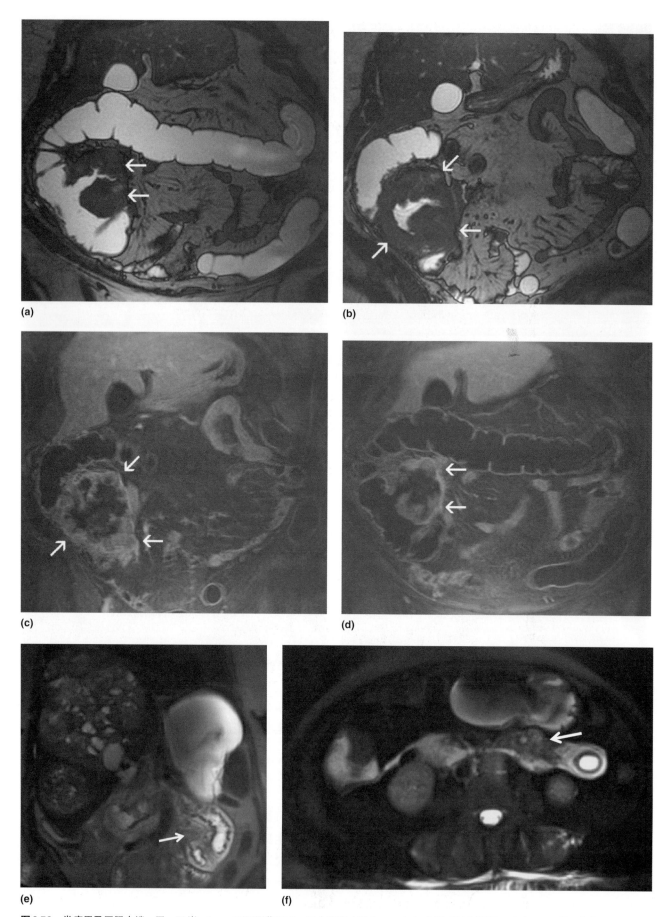

**图6.56** 类癌累及回肠末端。男，56岁，true-FISP影像显示一巨大类癌（箭头，a，b）。冠状对比剂增强T1加权GE影像可极好显示肿瘤中央坏死（箭头，c，d）。空肠神经内分泌瘤。冠状T2加权SS-ETSE（e），横轴位T2加权脂肪抑制SS-ETSE（f），

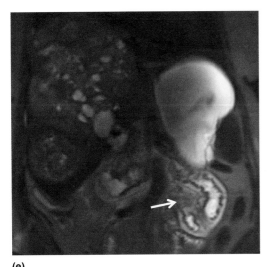
**(e)**

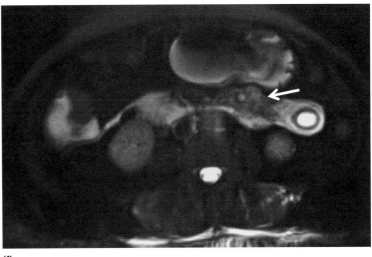
**(f)**

**图6.56（续前）** 横轴位T1加权脂肪抑制3D GE(g)与钆增强后间质期T1加权脂肪抑制（h)3D-GE影像，可见一小的神经内分泌瘤（箭头，e-h）位于与空肠相邻的肠系膜内。肿瘤T2信号不均匀（e，f），增强间质期呈中度强化（h），可见肝内多发转移瘤与腹水。注意与肿瘤相邻的空肠肠壁水肿，中度强化。

示为低信号，增强后强化不明显（图6.57）。肝转移为"类癌综合征"的表现，其他特征性表现包括血管舒缩不稳、小肠运动减弱与支气管收缩[82]。肝转移瘤的论述见第二章。

**转移瘤**

　　起自肠系膜、胰腺、胃、或结肠的肿瘤可经直接蔓延累及小肠（图6.58）。肺、睾丸、肾上腺、卵巢、胃、大肠、子宫、宫颈、肝与肾脏的黑色素瘤与癌肿的小肠转移也有报告。所有这些恶性肿瘤中，女性的卵巢癌与男性的结肠腺癌为浆膜种植性播散最为常见的原发肿瘤。

　　钆增强T1加权脂肪抑制3D-GE影像上，转移瘤表现为低信号的腹内脂肪背景上的中度高信号病变。钆增强间质期，腹膜恶性组织中度到明显强化，表现为结节状或不规则腹膜或浆膜组织增厚。钆增强脂肪抑

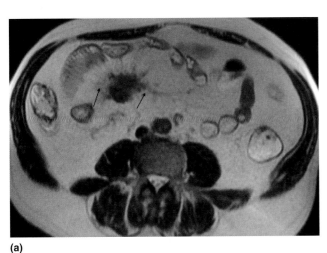
**(a)**

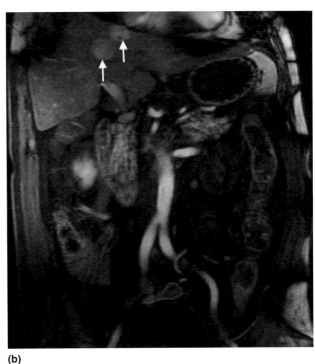
**(b)**

**图6.57** **肠系膜类癌。** 横轴位T2加权SS-ETSE（a）与冠状脂肪抑制T1加权钆增强动脉期（b)，

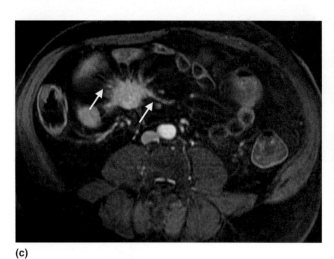

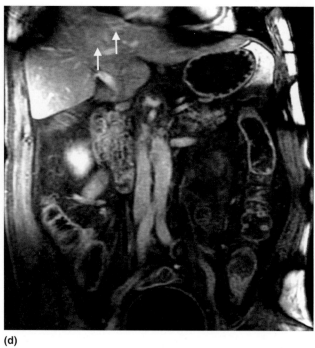

(c)                                          (d)

**图6.57（续前）** 横轴位静脉期（c）与冠状间质期（d）影像。可见一肠系膜结节呈T2低信号（a），明显强化，并可见明显促结缔组织增生反应（箭头，a，c）。在增强影像上可见2枚富血管的肝结节（箭头，b），增强晚期强化廓清（箭头，d）。这些表现提示肠系膜类癌伴肝多发富血管性转移瘤。

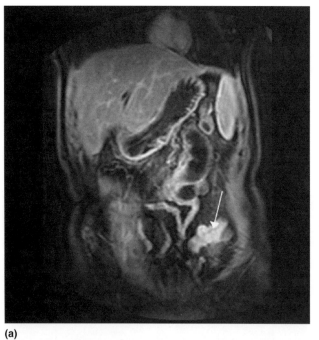

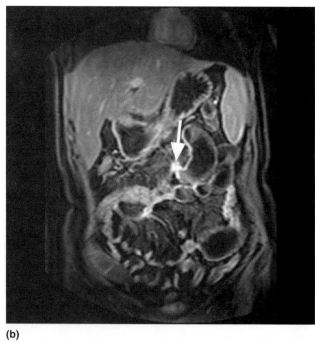

(a)                                          (b)

**图6.58 浆膜转移伴小肠梗阻。** 大肠腺癌多发浆膜转移造成肠系膜多发转移瘤与小肠多发部分性肠梗阻。钆增强T1冠状3D-GE影像上可见多发转移，表现为远侧（箭头，a）与近侧小肠（箭头，b）旁的异常强化，伴受累小肠局灶性狭窄与近侧的肠腔扩张。检查前患者口服了混有甘露醇与卡罗布胶的水基对比剂，以使小肠更好扩张，部分梗阻性病变显示更清楚。

制影像对小肿瘤结节检出的敏感性与CT相当。也可出现远处癌肿，如乳腺与肺的转移播散，病变多位于小肠肠系膜对侧的肠壁外缘，可显示为壁内肿块（图6.59）。转移瘤也可形成较大黏膜下肿块，成为肠套叠的起动点，或造成机械性肠梗阻。应用水基口服对比剂与MRE可使转移造成的肠梗阻更为明显，以确定转移性病变的位置（图6.58）。

## 炎症、感染与弥漫性病变

### 炎性肠病（IBD）

克罗恩病（Crohn's disease）与溃疡性结肠炎为最常见的IBD。MRI表现与临床评估、腔镜及组织学表现具有相关性。MRI是IBD患者病变类型诊断、严重性评价与治疗反应监测十分有效的技术[1-4]。与单纯腔内观察诊断，如腔镜或胶囊内镜相比，MRI的优势在于可以观察全肠壁。这一点至关重要，因为克罗恩病病变累及全肠壁与相邻脂肪与肠系膜。此外，由于黏膜具有高度再生能力，仅评估黏膜改变可能过低估计病变的真正范围与活动度[83]。胶囊内镜结合MR小肠检查可提供一个全面、无创安全的IBD检出与定性方法，确定从早期到进展期IBD的相关改变。

### 克罗恩病

克罗恩病为胃肠道慢性、反复发作的炎性疾病，累及肠壁所有分层，可分类为活动性炎症（不伴有瘘或缩窄）、穿通性或纤维狭窄性病变[84]。克罗恩病是北美最常见累及全小肠的炎症性疾病。克罗恩病通常见于青年，但任何年龄均可发病，包括儿童与老年人。20～40岁人群的发病率高，发病次高峰年龄为50～60岁。居住于城市的女性最为多见。有证据表明克罗恩病与家族具有相关性。虽然确切病因尚未完全清楚，但疾病与基因，免疫与感染因素却关系明确。症状包括水泻、腹部绞痛、体重减轻与发热。文献记载克罗恩病长期患病的患者胃肠道癌的发病率增高（约患者的3%），肿瘤通常累及结肠或回肠。

虽然克罗恩病可累及胃肠道从口腔到肛管的任何部分，但回肠末段最常受累，常伴有右侧结肠的相关病变。约70%的患者出现回肠末段受累，40%的患者同时有回肠末段与盲肠病变，余30%的患者为孤立性回肠末段受累。十二指肠或空肠病变可见于5%的患者；20%～30%的患者仅有结肠受累[85]。克罗恩病的病理特征为界限

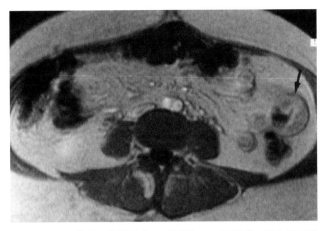

**图6.59 血行转移。**钆增强后45s横轴位2D-GE影像，示空肠中段偏心性壁结节（箭头），为子宫平滑肌肉瘤的血行转移。

清楚的透壁性病变区，包括炎症、纤维化与非干酪性肉芽肿病变。多处界限清楚的病变由正常肠管分隔的情况并不少见，形成所谓"跳跃性病变"。溃疡性结肠炎没有这种特殊的病变形式，而是表现为相互融合或连续性炎症病变区，自直肠连续进展，不同程度地累及更近侧的大肠。克罗恩病其他典型征象包括明显的淋巴滤泡、淋巴管扩张与黏膜下水肿。大体病理上，克罗恩病早期，病变黏膜仅有充血性小溃疡（"口疮样"），随时间推移，溃疡向外透壁性延伸，累及小肠浆膜外，形成窦道或瘘。随着病变的进展，小肠出现纤维化，肠壁变厚、僵硬。此外，病变也可并发缩窄、脓肿与淋巴样增生。肠系膜的改变包括炎性条纹（代表扩张的直小血管与窦道）、反应性淋巴结肿大和肠系膜呈网状，由于出现纤维条带而回缩，形成所谓"匍匐样"脂肪。

近10年来生物学治疗使IBD的治疗出现了革命性的变化，目前认为手术应为最后的干预治疗方法。而新治疗方法的成功要依靠疾病性质与范围的正确诊断。因此，发现是否有克罗恩病不再能满足临床需求，还必须正常评估病变的亚型、部位与严重程度。

MRE可很好地显示克罗恩病的改变。MRE应做到以下重要的观察：①小肠与大肠的受累范围；②区分活动性炎症与纤维缩窄性病变；③认出透壁性病变，伴/不伴有壁外并发症；④评估药物治疗的反应；⑤发现病变术后复发。

T2加权序列结合钆增强后T1加权序列为评价克罗恩病活动性的一个相对简单、正确性好的方法。这两种序列结合应用可全面评估与辨别静止性病变与活动性炎症、评估并发症，包括脓肿或瘘[83, 86]。

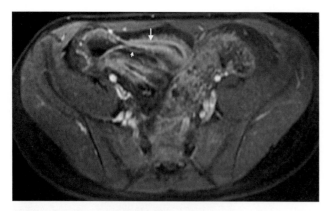

**图6.60**　活动性小肠病变的黏膜强化与肠壁分层。钆增强后影像显示受累肠段黏膜广泛强化（长箭头），代表活动性病变。同时可见轻度浆膜强化（短箭头），使肠壁呈分层状，为活动性克罗恩病高度特异性的表现。

**1. 钆增强后T1WI可显示的表现**　增强毛细血管期黏膜强化增高为病变活动最为敏感的表现，其敏感性可达100%[87-90]。黏膜强化，肠壁水肿增厚（＞3 mm）与肠壁不同层的强化（所谓"肠壁分层"）为活动性小肠病变的经典征象[91,92]（图6.60）。肠壁强化定量分析表明，强化参数与组织学和腔镜所见疾病的严重程度高度相关[93]。有2种不同的时间-信号强度曲线[94]。见于活动性病变的Ⅰ型曲线（图6.61）特点为上升段坡度陡，高峰值后为平台形曲线；而Ⅱ型曲线上升段较低，峰值小，随后为渐进性廓清，认为代表不活动的克罗恩病[95]。其他表现包括：肠系膜周边的脂肪、围绕有炎症小肠肠段充血的直小血管（梳齿征），以及肠系膜淋巴结反应性肿大

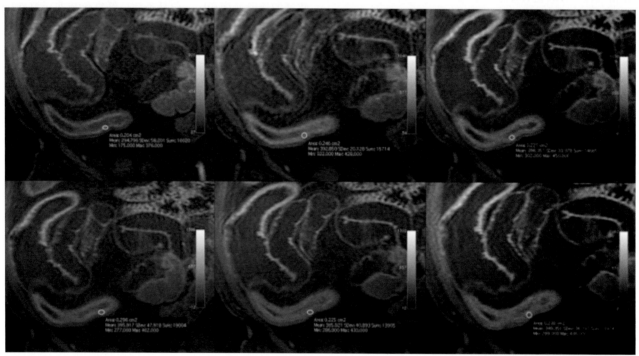

**(a)**

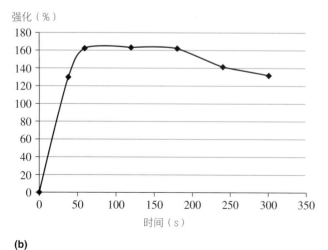

**(b)**

**图6.61**　小肠定量动态MRI。感兴趣区（ROI）置于受累肠段（a）与时间-信号强度曲线图（b）。ROI环置于有炎症的肠袢黏膜（a），显示静脉注射钆剂后的相应时间-信号强度曲线。多时相MRE显示Ⅰ型强化曲线，符合活动性病变。注意曲线的上升段陡，对比增强晚期持续强化。

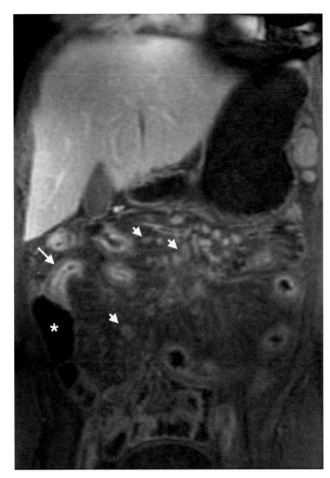

**图6.62** **活动性克罗恩病的淋巴结肿大。**活动性克罗恩病较长段回肠受累患者，钆增强间质期冠状T1加权3D-GE脂肪抑制影像，可见受累肠段狭窄伴肠壁增厚（长箭头），狭窄前未受累肠袢扩张（星号）。受累肠壁呈分层表现，3层强化（黏膜与浆膜）符合活动性病变（长箭头）。可见肠系膜强化的淋巴结（短箭头），为急性克罗恩病诊断的辅助表现。

并呈高强化（图6.62）[58]。

　　**2.T2WI上可显示的病变**　脂肪抑制影像上，肠壁增厚伴异常肠壁内或肠壁旁T2信号增高提示有活动性炎症[96]。其他征象包括病变相邻腹腔内与肠系膜间隙内积液（图6.63）。纤维脂肪增生或沿肠系膜与受累肠段匍匐蔓延，提示肠袢有长期慢性炎症，为慢性病变最常见的征象[58]。然而，当同时出现垂直分布的肠系膜末梢血管充血（梳齿征）时，应考虑为活动性病变的特异性表现（图6.64），这种表现对诊断活动性克罗恩病具有高度特异性[97]。True-FISP序列通常可很好地显示梳齿征（图6.64）。

　　**3.节段性肠壁增厚影像诊断的临床实践方法**

　　**•活动性炎症：**肠壁增厚，钆增强后T1WI上有强化，并且于T2加权脂肪抑制影像上呈高信号（图6.65）。

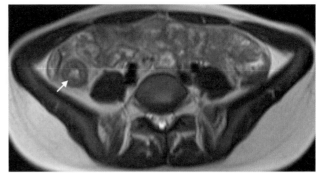

(a)

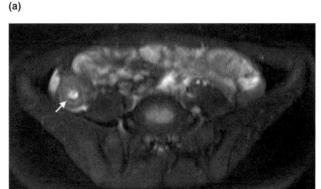

(b)

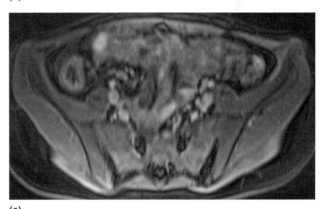

(c)

**图6.63** **活动性罗恩病肠壁增厚，T2信号增高。**横轴位非脂肪抑制（a）与脂肪抑制（b）T2加权SS-ETSE，钆增强后静脉期横轴位T1加权脂肪抑制GE（c）影像。非脂肪抑制T2 SS-ETSE序列（a）显示肠壁异常增厚，累及末段回肠，可见黏膜下高信号（箭头，a）。脂肪抑制T2 SS-ETSE影像上，黏膜下高信号并未抑制，符合水肿（壁分层）（箭头，b），使相邻腹水影像更明显。钆增强后（c）受累肠壁黏膜呈中度强化。这一组表现符合活动性炎症。

　　**•无活动性炎症的慢性病变：**肠壁增厚，钆增强后T1WI显示强化减低、均匀，无分层强化（图6.66）；加以脂肪抑制影像上T2低信号，伴有梗阻、狭窄，偶有囊袋状或扩张无形态的肠袢。纤维化常表现为早期微弱强化，延迟期渐进性明显强化。纤维性狭窄亚型病变，MRE显示受累肠段固定性狭窄，伴有相应肠壁增厚与狭窄前肠腔明显扩张。

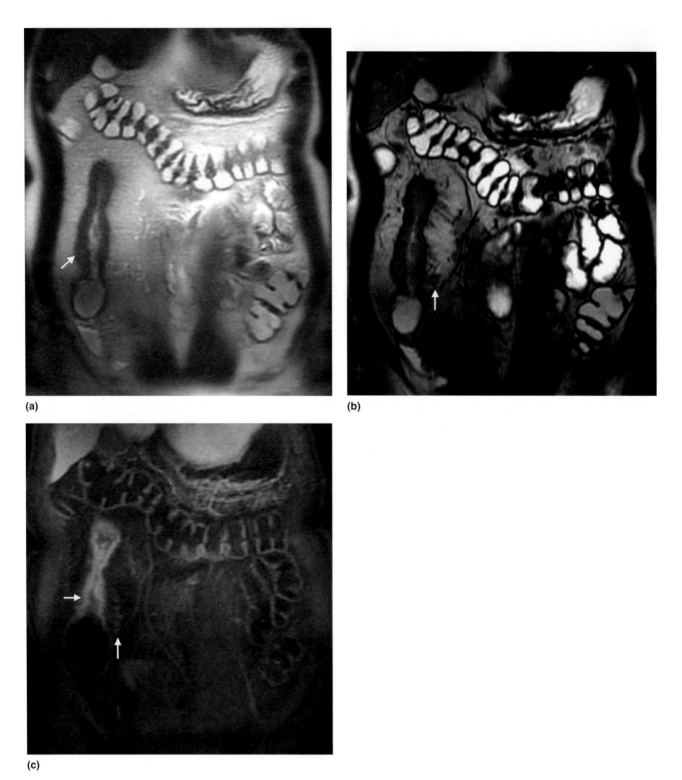

(a)

(b)

(c)

**图6.64** **纤维脂肪增生。** 活动性克罗恩病回肠较长肠段受累患者，冠状T2加权SS-ETSE（a），稳态自由进动（b）与钆增强间质期脂肪抑制T1加权3D-GE（c）影像。可见受累肠段壁增厚、肠腔狭窄（箭头，a）。受累肠壁呈T2低信号，无分层表现，符合黏膜下纤维化（箭头，a）。稳态自由进动影像（b）显示梳齿征，为病变活动的辅助诊断表现。钆增强后（c）可见受累肠段黏膜广泛强化与梳齿征（箭头，c），反映了病变的活动性。黏膜下纤维化，纤维脂肪增生与钆增强后明显强化表现符合慢性克罗恩病急性发作。

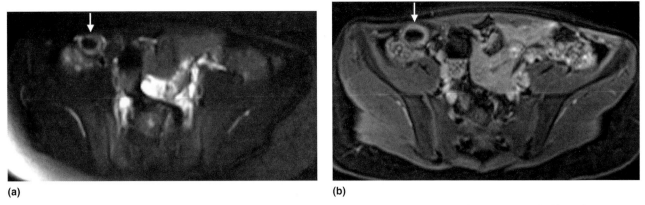

**(a)**　　　　　　　　　　　　　　　　　　　　　**(b)**

**图6.65** **急性炎症。**急性活动性克罗恩病累及远侧回肠患者，轴位脂肪抑制T2加权SS-ETSE（a）与钆增强间质期脂肪抑制T1加权3D-GE（b）影像，可见受累肠段壁增厚（箭头，a），脂肪抑制T2WI呈中度高信号，并显示有分层，符合黏膜下水肿。钆增强后（b）受累肠段黏膜呈广泛强化（箭头，b），代表活动性病变。出现黏膜下水肿与明显强化符合急性活动性炎症。

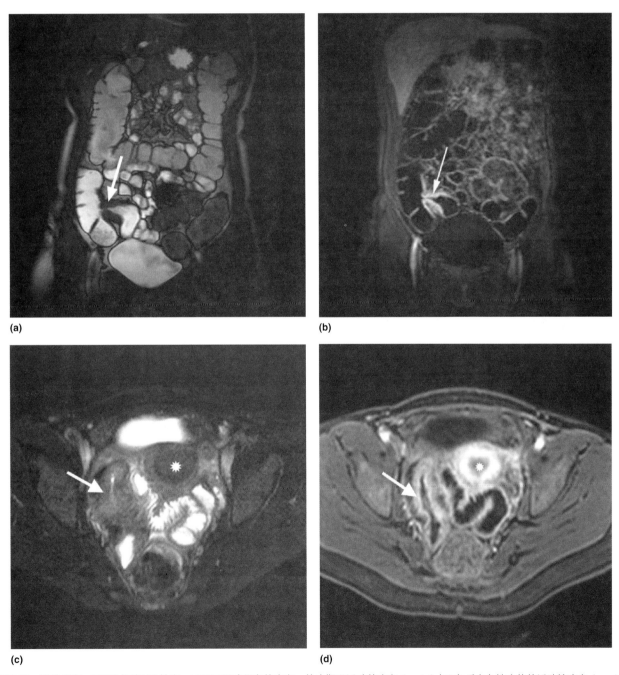

**(a)**　　　　　　　　　　　　　　　　　　　　　**(b)**

**(c)**　　　　　　　　　　　　　　　　　　　　　**(d)**

**图6.66** **慢性病变。**间隔2年的MR检查，示不同活动程度的病变，静止期无活动的病变（a，b）与2年后有急性症状的活动性病变（c，d）。

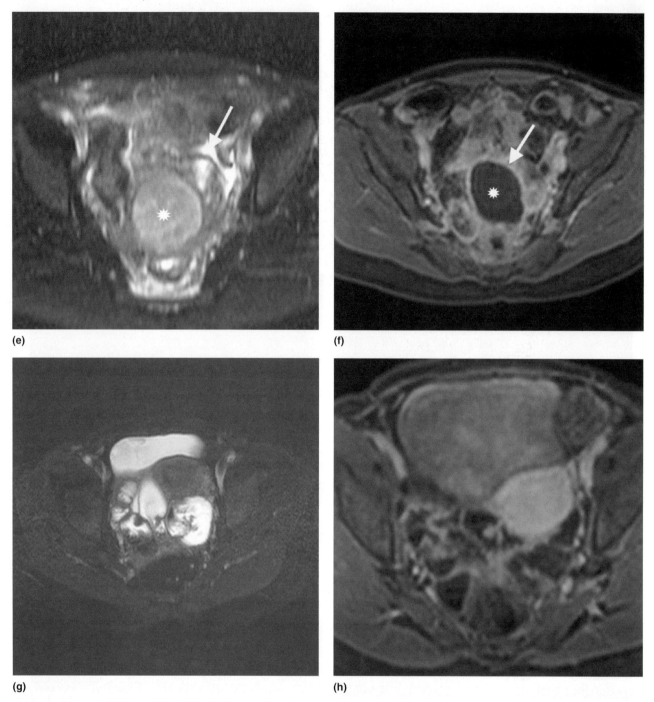

(e)

(f)

(g)

(h)

**图6.66（续前）** 免疫抑制与口服抗生素治疗开始1个月后（e、f）与治疗后3个月，急性影像表现与并发症缓解（g-j）。回肠末段肠壁向心性增厚（a），冠状T2WI上呈低信号（箭头，a），提示无水肿，符合静止期克罗恩病，钆增强延迟期冠状T1WI（箭头，b）显示异常增厚的组织有强化。这两种征象同时出现符合慢性病变纤维化。2年后出现活动性克罗恩病，回肠远侧较长肠段（c、d）肠壁异常增厚，呈T2高信号（箭头，c）伴相关异常强化（箭头，d），符合活动性炎症。治疗1个月后，横轴位T2加权（e）与钆增强后横轴位T1加权（f）影像显示急性炎症消退。冠状T2加权脂肪抑制（i）与冠状钆增强后T1加权（j）影像再次显示回肠末段肠壁纤维化，慢性增厚，不伴有水肿。注意子宫的平滑肌瘤（星号，c-f）。

　　慢性疾病伴活动性炎症：慢性受累肠道的急性病变显示为黏膜明显强化伴由于纤维化形成的T2明显低信号，外层微弱强化（图6.64、6.66和6.67）。慢性病变急性的另一表现是黏膜下肠壁内脂肪沉积，也可见于慢性炎症前与慢性炎症过程中。true-FISP结合脂肪抑制与非脂肪抑制T2WI可确认肠壁内脂肪沉积（图6.68、6.69）。

　　**4.克罗恩病的并发症**　MRE也可很好地显示克罗恩

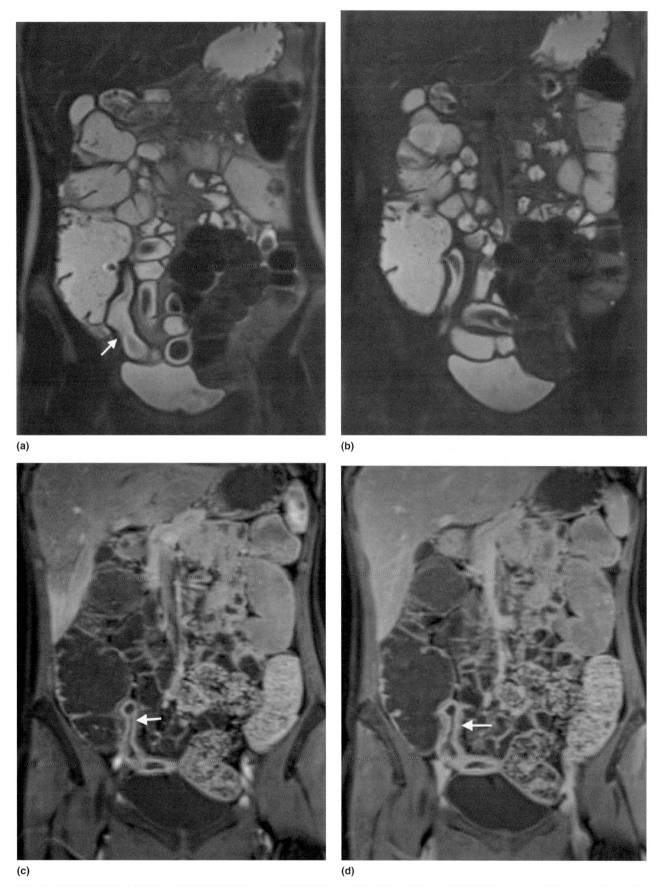

**(a)**

**(b)**

**(c)**

**(d)**

**图6.67**　**慢性病变伴活动性炎症。**冠状非脂肪抑制（a）与脂肪抑制（b）T2加权SS-ETSE，钆增强动脉期（c）及间质期（d）冠状T1加权脂肪抑制3D-GE影像示慢性克罗恩病的急性炎症。回肠末段（箭头，a）肠壁轻度到中度增厚，由于有纤维化，非脂肪抑制与脂肪抑制影像上均呈明显低信号（a，b）。受累小肠显示黏膜广泛强化（箭头，c，d），代表活动性病变。注意由于有纤维化，黏膜下呈渐进性强化（d）。这些表现符合慢性克罗恩病的急性炎症。

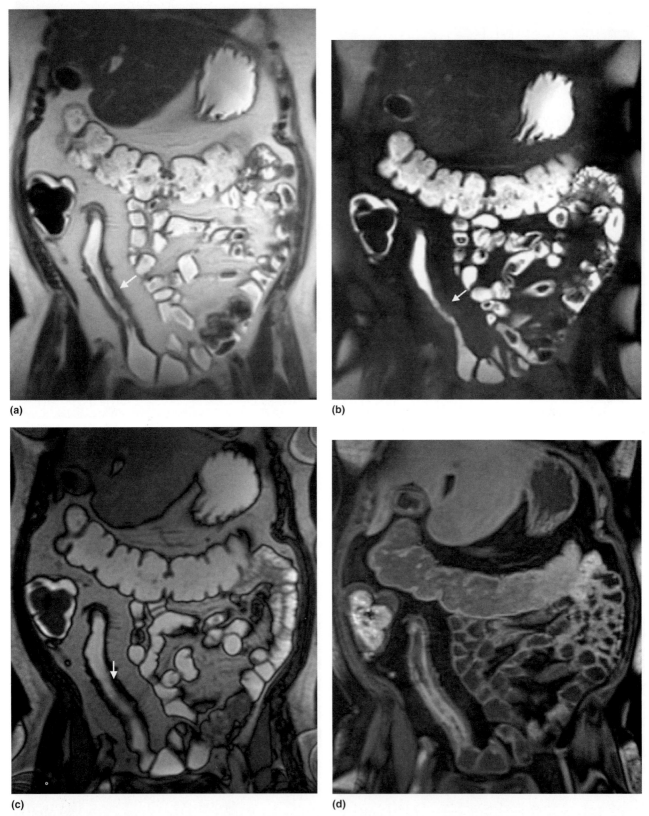

**图6.68 慢性病变伴活动性炎症。**冠状非脂肪抑制（a）与脂肪抑制（b）T2加权SS-ETSE，冠状true-FISP（c）及钆增强间质期（d）脂肪抑制T1加权3D-GE影像。可见回肠末段肠壁增厚（箭头，a）。非脂肪抑制T2WI上，受累肠壁呈中度高信号（箭头，a），脂肪抑制T2WI上信号明显减低（b），符合脂肪。注意脂肪抑制T2WI上肠壁持续轻度高信号（箭头，b），符合同时合并有水肿。true-FISP影像上可见黏膜下与黏膜之间跳跃性信号消除区（箭头，c），符合黏膜下肉眼脂肪沉积。钆增强后（d）可见受累肠段黏膜广泛强化，代表活动性病变。黏膜下脂肪与钆增强黏膜明显强化符合慢性炎症的急性发作。

病的并发症。包括瘘、蜂窝织炎、脓肿与小肠梗阻。瘘与窦道内的液体于SS-ETSE T2加权与true-FISP影像上呈高信号，钆增强后可见管道壁的线样强化。小肠-小肠与小肠-结肠瘘并非少见（图6.70）。见到集聚收缩与成角的小肠肠袢应怀疑有瘘，称为星征（图6.70）。也可见与相邻盆腔器官间交通的瘘（图6.71）。偶可见到裂隙样深溃疡，SS-ETSE与true-FISP影像可很好显示（图6.70、6.72）。肠外积液与脓肿（图6.65）内的液体与增强后病变壁的强化为病变的诊断依据。

MRE确定活动性炎症极少出现问题，然而，活动性炎症却可掩盖肠壁慢性病变相关的纤维化。活动性炎症时，短时间MRE随访可用于确认活动性炎症的改善并显示未被掩盖的慢性纤维性病变[83, 86]。重要的是确定纤维性缩窄，因为此种病变对药物治疗没有反应，常常需要手术干预。

评估克罗恩病炎症的活动性对确定有活动性炎症的患者十分重要，用以制订恰当的药物治疗方案。一些新的药物治疗存在严重不良反应，确定应用与判断其有效性需要客观评估炎症的活动性。目前尚无确定克罗恩病活动性的金标准。不同作者提出了基于MRE的评分系统来评估炎症的活动性，包括小肠壁的厚度、肠壁强化的定量参数、肠腔的狭窄度与小肠周围淋巴结的数量[98-101]。然而这些评估算法相对繁复，最终可能限制了临床应用[58]。

对于需要临床随访的克罗恩病患者来说，MR检查为首选影像方法，因为没有电离辐射，监测频率可更高。

### 溃疡性结肠炎

溃疡性结肠炎为一累及大肠的复发性急、慢性溃疡-炎症性病变，病因不清；于"大肠"一节中讨论。小肠受累（"反流性回肠炎"）为全结肠病变的后续改变。

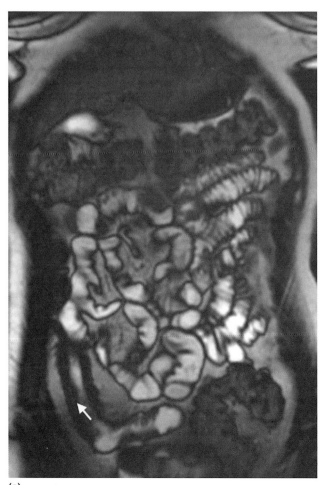

(a)

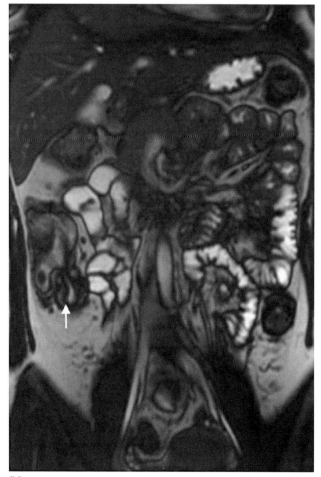

(b)

**图6.69** 慢性克罗恩病急性发作。冠状true-FISP（a，b）

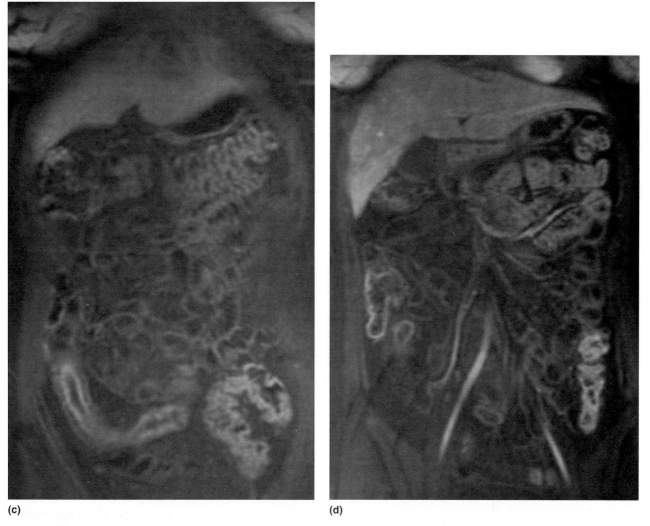

(c)　　　　　　　　　　　　　　　　　　　　　　　　　(d)

**图6.69（续前）** 与钆增强后间质期冠状T1加权脂肪抑制3D-GE（c, d）影像，示慢性克罗恩病急性发作。末段回肠肠壁显示有增厚，true-FISP影像呈中度高信号（a, b）。true-FISP影像上（a, b）沿黏膜下与浆膜间分界可见信号消除，符合慢性病变黏膜下肉眼可见的脂肪沉积。发现有相关纤维脂肪增生。受累肠壁呈3层状强化（黏膜与浆膜）。出现黏膜下脂肪与黏膜明显强化符合慢性炎症急性发作。

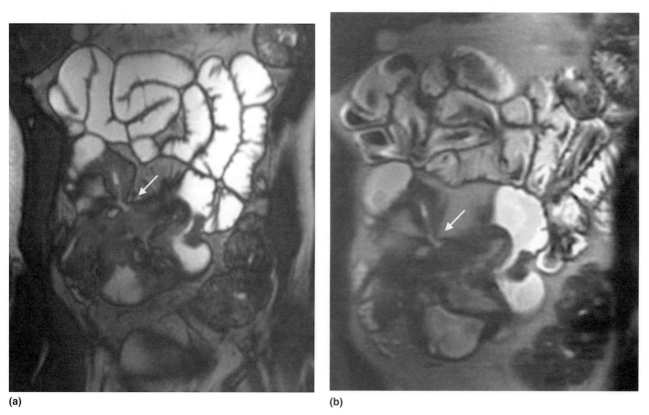

(a)　　　　　　　　　　　　　　　　　　　　　　　　　(b)

**图6.70** 克罗恩病患者小肠–小肠瘘。冠状true-FISP（a），T2加权SS-ETSE（b），

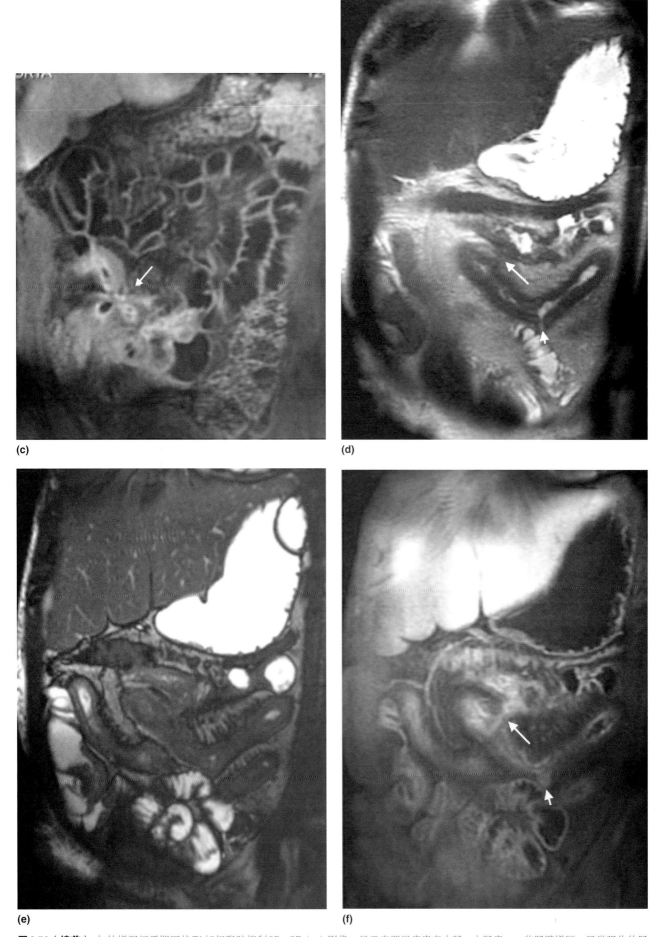

(c)

(d)

(e)

(f)

**图6.70（续前）** 与钆增强间质期冠状T1加权脂肪抑制3D-GE（c）影像，显示克罗恩病患者小肠-小肠瘘。一些肠壁增厚，异常强化的肠段聚拢回缩，构成星征（箭头，a-c）。注意瘘旁相关肠系膜的炎症。另一克罗恩病患者冠状T2加权SS-ETSE（d），冠状true-FISP（e）与钆增强间质期冠状T1加权脂肪抑制3D-GE（f）影像，示小肠-小肠瘘（长箭头，d,f）与溃疡（短箭头，d,f）。小肠段肠壁增厚，强化增高。可见2个空肠肠段间瘘（箭头，d，f）。注意受累肠段旁肠系膜可见分层，true-FISP（e）与钆增强后（f）影像显示最好。空肠肠段下缘肠壁内可见溃疡（短箭头，d，f），呈T2高信号（d），钆增强后强化增高（f）。

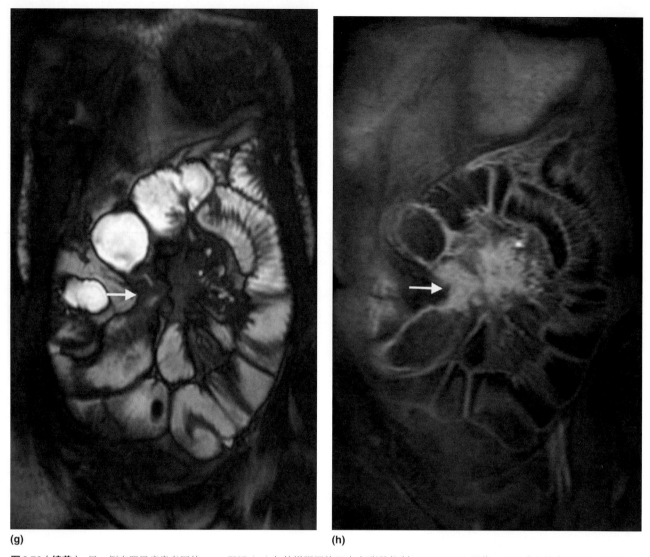

**(g)**        **(h)**

**图6.70（续前）** 另一例克罗恩病患者冠状true-FISP（g）与钆增强冠状T1加权脂肪抑制3D-GE（h）影像，显示狭窄的小肠肠段（箭头,g,h）与狭窄前扩张的肠段。狭窄肠段肠壁增厚，钆增强后强化增高（h）。注意相关肠系膜炎症的强化。

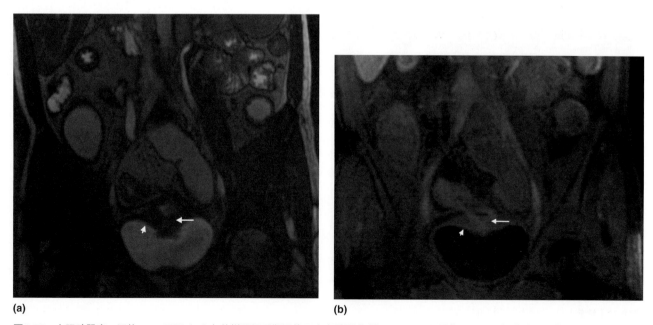

**(a)**        **(b)**

**图6.71　小肠脏器瘘。** 冠状true-FISP（a）与钆增强间质期冠状T1加权脂肪抑制3D-GE（b）影像显示回肠与膀胱顶间瘘（长箭头，a，b）。注意回肠肠段肠壁与膀胱壁均有增厚，强化增高（短箭头，a，b）。

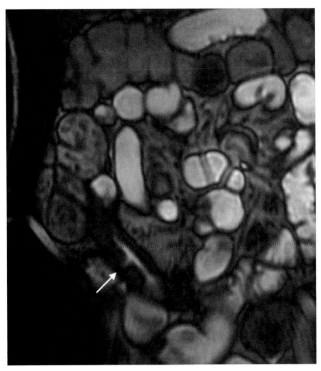

**图6.72** 裂隙样深溃疡。克罗恩病患者冠状true-FISP影像，可见一裂隙样深溃疡（箭头）位于回肠末段肠系膜对侧缘。

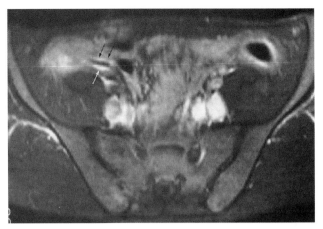

**图6.73** 反流性回肠炎。溃疡性结肠炎患者钆增强T1加权脂肪抑制自旋回波影像，累及全结肠的溃疡性结肠炎造成回盲瓣开放。结肠内容物反流进入回肠造成炎症性改变（箭头）。（经Lippencott，Williams和Wilkins允许，复制于Shoenut et al., 1993. In Semelka RC, Shoenut JP (eds), MRI of the Abdomen with CT Correlation. New York: Raven Press. ）

结肠内容物经由松弛开放的回盲瓣反流进入回肠被认为是其原因[85]。回肠肠腔中度扩张，在MRI上，回肠肠壁显示正常，肠腔轻度扩张，钆增强后肠壁中度强化增高，反映了弥漫性炎症、侵蚀与溃疡（图6.73）。

### 谷蛋白过敏性肠炎（乳糜病，乳糜泻）

谷蛋白过敏性肠炎（GSE）是一种免疫介导性胃肠疾病，可以造成吸收障碍综合征。GSE可能是由于对食入的谷物成分过度特异性免疫反应引起的。诊断须经空肠活检，发现黏膜萎缩伴绒毛扁平或完全消失，小肠黏膜内有炎症。T2加权SS-ETSE技术可显示小肠异常的黏膜皱襞形式与相关肠腔内液体增多（图6.74、6.75）[73]。MRI能够显示可用于诊断成人乳糜泻的肠外与肠内征象[102]。在该项研究中，作者发现61.3%的患者MRI显示肠扩张，48.4%的患者出现回肠皱襞增多（"回肠空肠化"），38.7%的患者有皱襞反转，16.1%有肠壁增厚，6.5%患者有十二指肠狭窄，12.9%的患者发生肠套叠，41.9%的患者可见肠系膜淋巴结肿大，肠系膜血管改变见于22.6%的患者，6.5%的患者有腹水，12.9%的患者无异常[102]。当回肠皱襞增多，空肠皱襞减少时为空、回肠

皱襞反转，这种皱襞反转为乳糜泻非常特异的征象。回肠皱襞增多的总特异性与正确性为100%，皱襞反转则分别为79%与75%[102]。MRI可发现GSE的并发症，包括空回肠炎与淋巴瘤。

### 嗜酸细胞性胃肠炎

嗜酸细胞胃肠炎为一种罕见疾病，儿童与成人均可发病，其特征为出现胃肠道症状，胃肠道嗜酸细胞浸润，缺乏嗜酸细胞血症的明确病因，无胃肠道以外的其他器官受累。可有遗传性过敏症或食物过敏历史。MRI表现无特异性，包括胃或肠道扩张、环形皱襞增厚或扁平，胃与肠壁增厚、缩窄、溃疡，淋巴结肿大与腹水。可见T2高信号的肠壁黏膜下水肿改变。钆增强扫描显示增厚的肠壁强化增高（图6.76）。

### 硬皮病

硬皮病或进行性系统硬化，为一种结缔组织病，常累及胃肠道，小肠固有肌层出现斑片状破坏，主要累及十二指肠与空肠。环形与纵行肌层也有退行性改变与被胶原组织所替代[103]。影像检查常见消化道扩张（图6.77），也可发生囊袋样改变或假憩室形成。

### 隐窝炎

可控性回肠造口术（"隐窝"）常用于全结肠切除术

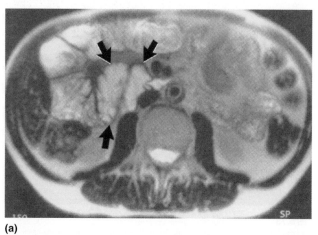

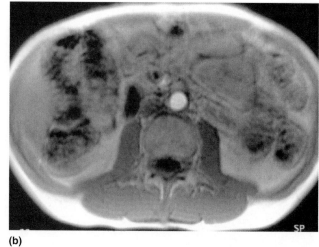

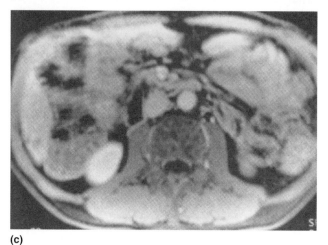

**图6.74** GSE。T2加权SS-ETSE（a），钆增强后即刻2D-GE（b）与90s后脂肪抑制2D-GE（c）影像。T2WI显示十二指肠黏膜异常突出，伴相关肠腔内液体增多（箭头，a）。十二指肠黏膜强化正常，反映了没有病变相关的血管改变。上消化道腔镜活检病理检查证实了GSE的诊断。（经Lippencott，Williams和Wilkins允许，复制于Marcos et al.，1999[73]。）

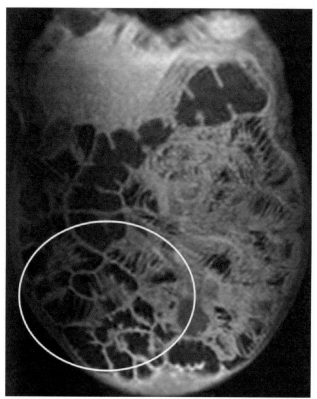

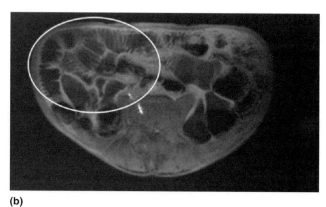

**图6.75** GSE。男，61岁，冠状（a）与横轴位（b）对比剂增强T1加权GE影像，示回肠皱襞（环内小肠肠袢，a与b），数量增多，不规则与正常空肠皱襞相似。

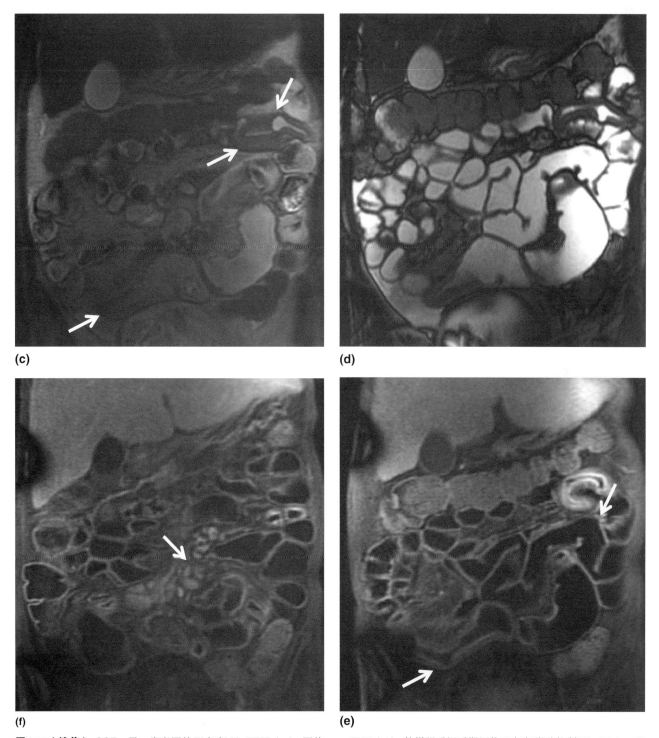

**图 6.75（续前）** GSE。另一患者冠状 T2 加权 SS-ETSE（c），冠状 true-FISP（d），钆增强后间质期冠状 T1 加权脂肪抑制 3D-GE（e，f）影像示顽固性 GSD。顽固性 GSE 引起空肠环状皱襞不能闭合，可见空肠与回肠节段性肠壁增厚（箭头，c），强化增高（箭头，e），提示空回肠炎；可见这些肠段黏膜下水肿，注意同时可见肠系膜淋巴结肿大并有强化（箭头，f）。

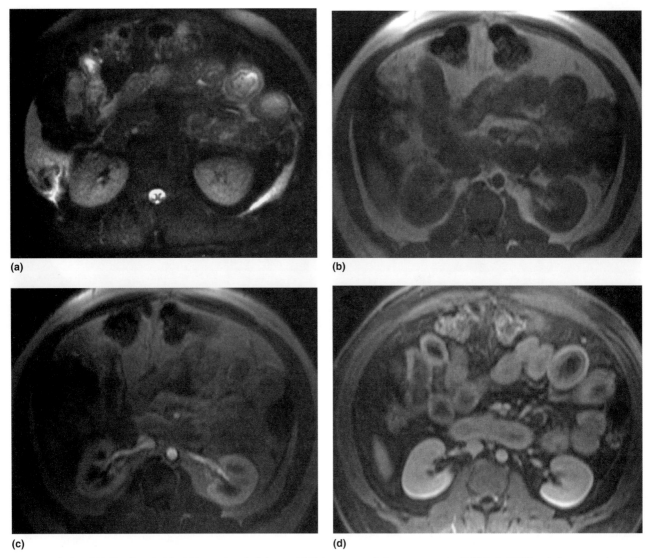

(a)

(b)

(c)

(d)

**图6.76** **嗜酸细胞性胃肠炎。**嗜酸细胞性胃肠炎 T2 加权短 τ 反转恢复（a），T1 加权 2D-GE（b），钆增强后动脉期 T1 加权 2D-GE（c），静脉期 T1 加权脂肪抑制 3D-GE（d）影像。小肠节段性壁水肿增厚，呈 T2 高信号（a）。肠段中度扩张，相应肠壁显示渐进性高强化。注意腹腔内同时可见游离液体。

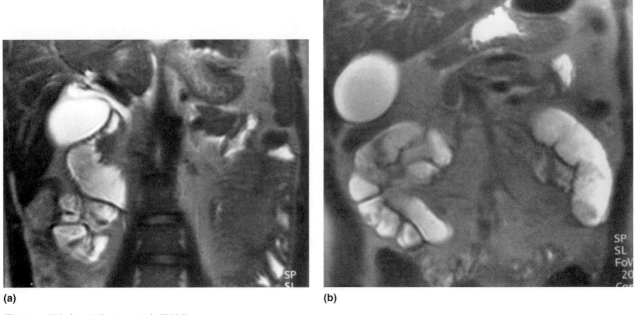

(a)

(b)

**图6.77** **硬皮病。**冠状（a，b）与横轴位

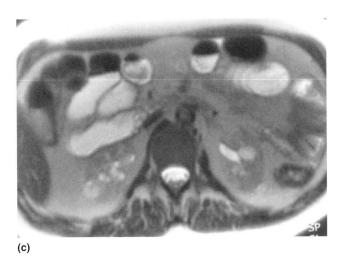

(c)

**图 6.77（续前）**（c）T2 加权 SS-ETSE 影像，示十二指肠与多处小肠肠袢扩张，无梗阻表现。

后的患者。创建回肠隐窝改变了这一部分小肠的正常功能，从吸收改变为储存粪便。伴随粪便的储存，可出现淤滞与细菌过度生长。回肠贮囊最常见的长期并发症为炎症，所谓"隐窝炎"，克罗恩病患者更为多见[104]。MRI 征象包括隐窝壁增厚、强化，"隐窝周围"脂肪出现炎性条纹（图 6.78）。

### 瘘

瘘定义为异常的通路或交通，一般位于体内两器官之间，或从体内器官引流至躯体表面。在小肠病变时，肠壁完整性的损害可形成瘘，后续可发生感染、炎症，形成肿瘤，放射治疗与缺血（栓塞性、血栓性或血管缩窄性缺血）。MRI 极好的软组织对比与空间分辨率，加

上可以任何平面直接采集影像数据，成为瘘诊断与评估极其有效的方法。瘘的表现与其内容物、炎症的程度与采用的序列类型相关。充盈液体的瘘道呈 T2 高信号，而含气的瘘道则无信号。脂肪抑制，结合静脉内钆增强使位于周围低信号腹内脂肪内，有强化的瘘更加明显。瘘道穿行部位受累器官的壁局部不连续是为诊断依据（图 6.70、6.71）[7]。

### 感染性肠炎

活动性炎症可由不同细菌，原虫，真菌或病毒引起。小肠结肠炎耶森菌感染可造成急性胃肠炎，回肠末段炎，肠系膜淋巴结炎与结肠炎。耶森菌回肠炎与耶森菌小肠结肠炎分别可与阑尾炎及克罗恩病相似。空肠弯

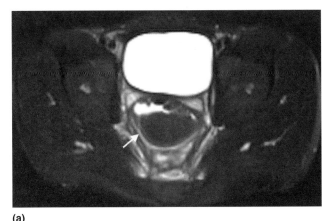

(a)

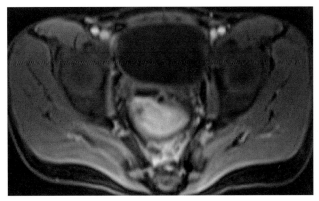

(b)

**图 6.78 隐窝炎。** 全结肠切除回肠隐窝创建术后患者，横轴位脂肪抑制 T2 加权 SS-ETSE（a）与钆增强间质期横轴位脂肪抑制 T1 加权 GE（b）影像，可见隐窝壁增厚，呈 T2 明显高信号（箭头，a），有强化（b），同时有周围脂肪水肿。

曲杆菌可造成腹泻、重型胃肠炎或结肠炎。兰氏贾第鞭毛虫与粪类圆线虫为原虫，典型累及近侧小肠。免疫损伤患者的增多也导致肠道感染性肉芽肿疾病发生率的上升。结核分枝杆菌最常累及末段回肠。患者出现急性炎症反应或晚期纤维化狭窄的临床症状，两种表现也可同时出现。细胞内禽分枝杆菌更多累及结肠，常伴有腹膜后淋巴结团块状肿大。巨细胞病毒与小隐孢子虫感染常见于AIDS患者。所有这些炎症病变的MRI表现可无特异性，仅显示肠壁增厚，分泌增多与肠系膜水肿。钆增

强脂肪抑制 3D-GE 影像显示肠壁增厚，强化增高（图6.79）与出现的脓肿，表现为边缘强化的包裹性积液。临床病史结合受累的肠段可提示正确诊断。如AIDS患者出现小肠肠壁增厚与黏膜下出血可见于巨细胞病毒感染，而小肠壁局灶性增厚伴相应肠段轻度扩张充液可提示为隐孢子虫感染[51]。

**胰腺炎**

急性炎症旁的小肠也可发生改变。特别是胰腺炎患

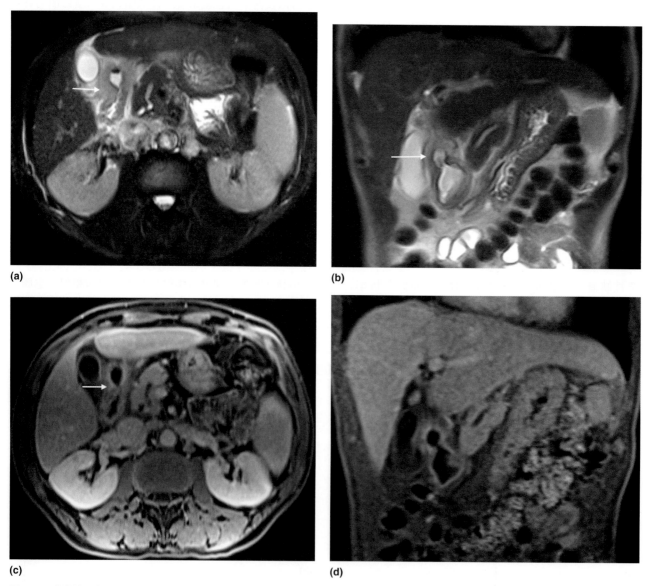

**(a)**

**(b)**

**(c)**

**(d)**

**图6.79 感染性肠炎。**a-d为十二指肠炎。横轴位脂肪抑制（a）与冠状非脂肪抑制T2加权SS-ETSE（b），钆增强后静脉期横轴位（c）与间质期冠状（d）脂肪抑制T1加权GE影像。

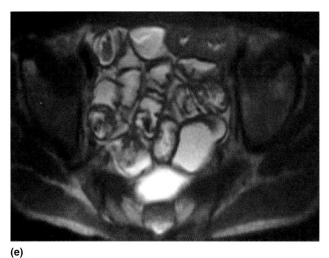

**(e)**

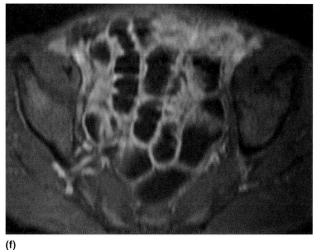

**(f)**

**图6.79（续前）** 可见十二指肠第1与第2部分肠壁弥漫性增厚，肠壁与十二指肠周围水肿（箭头，a，b），钆增强后明显强化（箭头，c）。e和f为感染性小肠炎。另一AIDS患者，T2加权SS-ETSE（e）与钆增强间质期T1加权脂肪抑制3D-GE（f）影像，示小肠肠袢扩张，肠壁增厚伴明显强化。

者钆增强 3D-GE 影像可见小肠壁增厚与局灶性麻痹性梗阻。也可见MRI结肠截断征。

### 药物毒性

不同医源性病因也可引起小肠炎症反应，例如化疗药物的毒性反应。可见肠壁弥漫性环形增厚伴强化增高（图6.80）。

### 放射性肠炎

胃肠道中，小肠对放射性损伤最为敏感。恶性病变放射治疗肿瘤剂量达到或超过45 Gy时即可引起肠炎。大部分病例为继发于女性生殖道恶性肿瘤放疗的患者，空肠远侧与回肠为最常见的受累部位。放疗后数小时到数天可出现小肠的急性损伤。虽然一些肠壁损伤的发生具有规律性，但病变的严重程度不一。镜下可见绒毛脱落伴黏膜出血、水肿、局灶性坏死与炎症。早期放疗后的并发症包括溃疡、坏死、出血、穿孔与脓肿形成。进展为慢性放射性肠炎的时间长短不一，可自放疗后数月到数年。慢性放射性肠炎为血管损伤造成的进行性病变。血管损伤包括血管壁的纤维

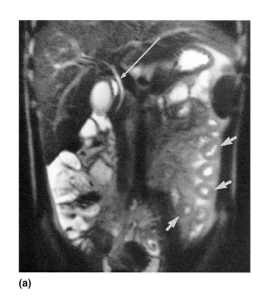

**(a)**

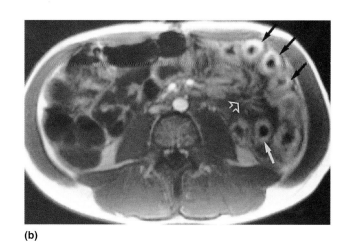

**(b)**

**图6.80　化疗毒性肠炎。** 化疗毒性肠炎患者冠状T2加权SS-ETSE（a），钆增强后即刻2D-GE（b）与90s后脂肪抑制2D-GE（c）影像。

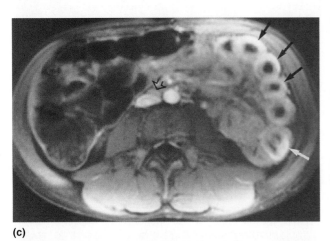

**(c)**

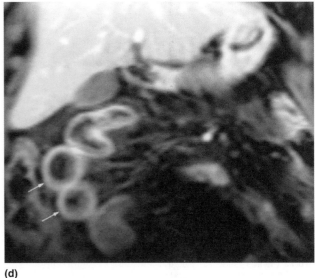

**(d)**

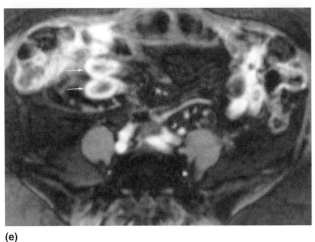

**(e)**

**图6.80（续前）** 许多医源性因素均可引起小肠炎症。影像表现无特异性，包括肠壁弥漫性环形增厚（短箭头，a），肠壁明显强化（箭头，b，c），肠系膜浸润与充血（空箭头，b）与淋巴结肿大（空箭头，c）。注意T2WI上正常的胆总管（长箭头，a）。第2例卵巢癌化疗后患者，冠状（d）与横轴位（e）钆增强间质期脂肪抑制2D-GE影像。可见小肠多处肠襻出现异常强化（箭头，d，e），符合化疗毒性肠炎。

化与玻璃样变性，导致肠壁与肠系膜内闭塞性动脉内膜炎。血管病变的进展造成缺血，正常组织出现实质萎缩与进行性纤维化。慢性放射性肠炎的并发症包括缩窄、瘘、肠道固定与成角，可造成不同程度的小肠梗阻。钆增强脂肪抑制3D-GE影像为放射性肠炎弥漫性早期缺血与炎症，以及更局限性的晚期纤维化转归检出最为有效的技术。放射效应引起的改变，MRI表现为同一腹部区域肠壁弥漫性对称性增厚与多处小肠肠襻强化。放射效应可易于与肿瘤复发鉴别，肿瘤复发表现为不规则，结节状肠壁增厚（图6.81）。

### 缺血与出血

小肠缺血与出血可先后发生，也可为孤立性病变。无论是何种病因引起的缺血，均导致毛细血管漏出造成

的肠壁水肿（图6.82）。如果持续时间长，可造成梗死。MRI表现与血流损害的严重程度一致。早期改变包括肠壁增厚与增强晚期的强化增高（图6.83）。钆增强后即刻扫描出现强化反映了毛细血管的渗漏。小肠坏死的MRI表现与出血相同，病变严重时可见门静脉内气体。钆增强早期与MR血管成像可很好地显示血管损伤与血栓形成（图6.82）。外伤性肠壁出血或缺血，由于有细胞外高铁血红蛋白，T1与T2加权序列均显示为黏膜下高信号，可作出诊断[105]。检出急性或亚急性出血，T1加权脂肪抑制平扫最为敏感（图6.84）MRI T1加权脂肪抑制平扫可显示肠壁出血，表现为明显或中度高信号，具有特异性。一项评价小肠壁出血的研究表明，MR表现可区分壁内与包绕小肠壁的壁周小肠出血[105]。鉴别两者最有意义的MR征象是SS T2WI显示后者肠壁未受累及[105]。

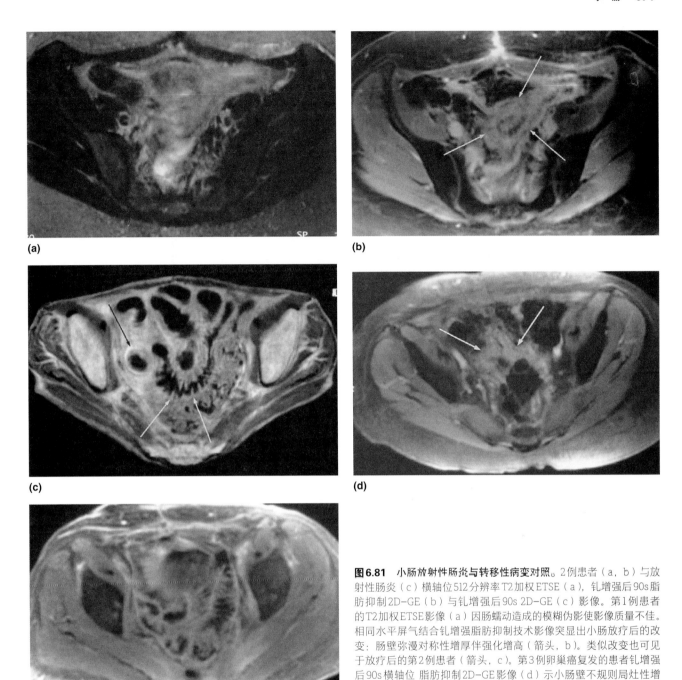

**图6.81** **小肠放射性肠炎与转移性病变对照。**2例患者（a，b）与放射性肠炎（c）横轴位512分辨率T2加权ETSE（a），钆增强后90s脂肪抑制2D-GE（b）与钆增强后90s 2D-GE（c）影像。第1例患者的T2加权ETSE影像（a）因肠蠕动造成的模糊伪影使影像质量不佳。相同水平屏气结合钆增强脂肪抑制技术影像突显出小肠放疗后的改变：肠壁弥漫对称性增厚伴强化增高（箭头，b）。类似改变也可见于放疗后的第2例患者（箭头，c）。第3例卵巢癌复发的患者钆增强后90s横轴位 脂肪抑制2D-GE影像（d）示小肠壁不规则局灶性增厚。注意放射改变的肠壁对称性均一增厚与小肠转移性病变的不对称改变（箭头，d）间的区别。第4例结肠癌患者放疗后，钆增强间质期横轴位脂肪抑制2D-GE（e）影像示小肠壁环形增厚。

## 低蛋白血症

低蛋白血症可有多种病因，最常见的病因为肝硬化与营养不良。肝硬化病变时，低蛋白血症估计为大肠与小肠壁水肿的主要原因。一般认为水肿为弥漫性，来自渗透压的改变[106]。肠壁广泛增厚，空肠最为明显。与炎症不同，钆增强影像上肠壁强化不明显（图6.85）。

## 肠套叠

肠套叠为肠梗阻的类型之一，一段小肠望远镜样进入另一段小肠为其特征。易患因素包括肿瘤与肠运动紊乱[107]。影像发现一过性无症状的肠套叠并非少见，但多发非梗阻性的肠套叠提示有潜在的肠道病变，如乳糜病。陷入的肠段称之为套叠的套入部，有萎陷小肠进入

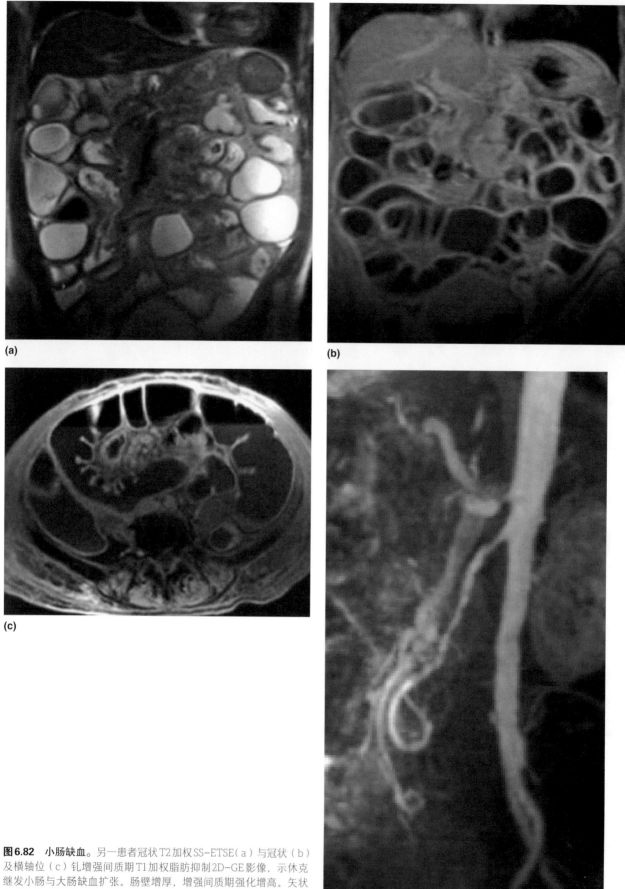

**图6.82** **小肠缺血**。另一患者冠状T2加权SS-ETSE（a）与冠状（b）及横轴位（c）钆增强间质期T1加权脂肪抑制2D-GE影像，示休克继发小肠与大肠缺血扩张。肠壁增厚，增强间质期强化增高。矢状重建3D MIP MR血管成像（d）另显示肠系膜上动脉狭窄（箭头，d）。注意腹内可见游离液体。

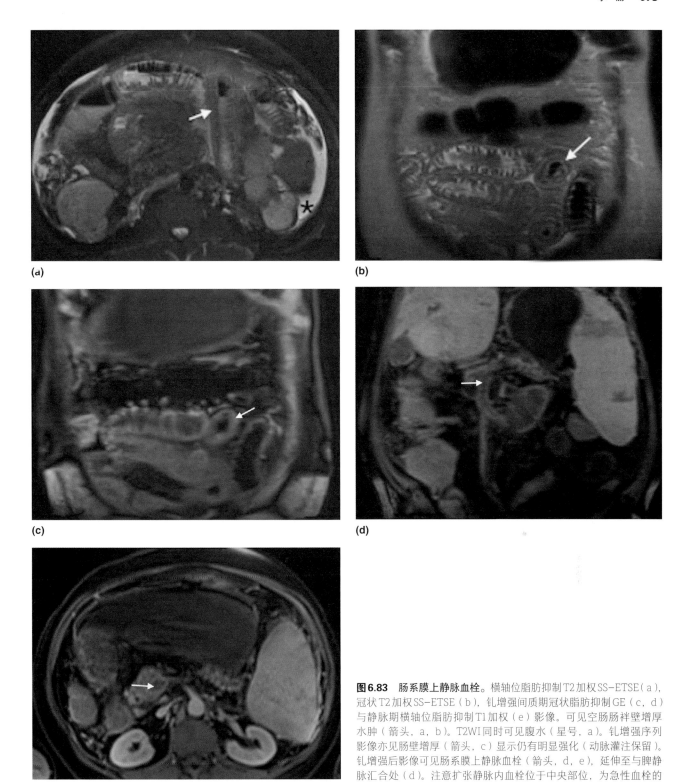

(a)

(b)

(c)

(d)

(e)

**图6.83 肠系膜上静脉血栓。** 横轴位脂肪抑制T2加权SS-ETSE(a),冠状T2加权SS-ETSE(b),钆增强间质期冠状脂肪抑制GE(c,d)与静脉期横轴位脂肪抑制T1加权(e)影像。可见空肠肠袢壁增厚水肿(箭头,a,b)。T2WI同时可见腹水(星号,a)。钆增强序列影像亦见肠壁增厚(箭头,c)显示仍有明显强化(动脉灌注保留)。钆增强后影像可见肠系膜上静脉血栓(箭头,d,e),延伸至与脾静脉汇合处(d)。注意扩张静脉内血栓位于中央部位,为急性血栓的典型表现。

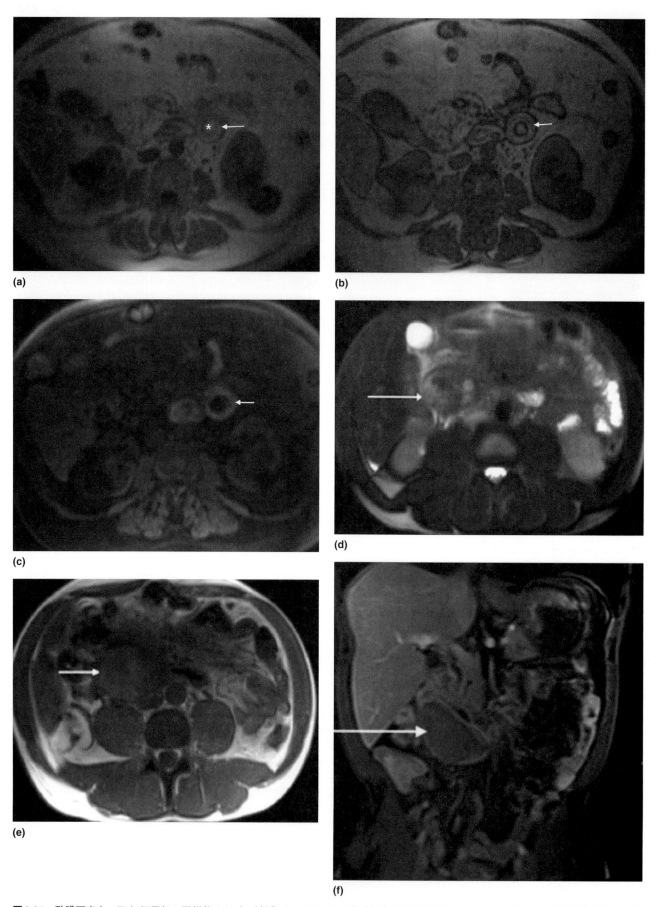

**图6.84** 黏膜下出血。T1加权平扫，同相位（a）与反相位（b）2D-GE及脂肪抑制T1加权平扫（c）影像。可见十二指肠黏膜下出血，所有T1WI均呈高信号（箭头，a–c）。出血可能由十二指肠脂肪瘤引起，非脂肪抑制T1WI显示清楚（星号，a），脂肪抑制序列信号降低（c）。十二指肠出血。另一患者横轴位T2加权SS–ETSE（d），横轴位T1加权2D–GE（e）与钆增强间质期冠状T1加权脂肪抑制3D–GE（f）影像示十二指肠肠腔内出血（箭头，d–f）。可见一偏心性十二指肠肿块呈T2不均匀高信号（d），T1中等信号（e），符合超急性/急性期血肿，未见强化（f）。肝脏周围可见微量游离液体。

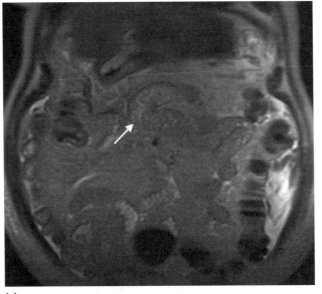

**(a)**

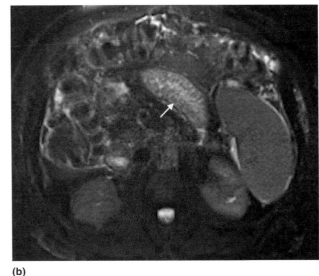

**(b)**

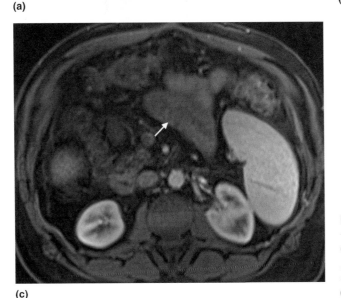

**(c)**

**图6.85 肝硬化小肠水肿。**肝硬化患者冠状非脂肪抑制（a）与横轴位脂肪抑制（b）T2加权SS-ETSE，增强静脉早期脂肪抑制T1加权GE（c）影像。可见腹水与多发小肠肠祥肠壁弥漫性增厚（箭头，a），肠壁增厚为继发于低蛋白血症的第3间隙内液体所造成的。SS T2WI很好地显示了高信号的黏膜下水肿（箭头，b）。黏膜没有明显强化（c），证实了病变非炎症的性质。

的肠段称之为套叠的鞘。T2加权SS-ETSE影像解剖细节锐利，可清楚显示肠套叠。肠套叠病变时，扩张肠腔内的液体成为肠道内肠道表现极好的内对比剂（图6.86）。采用T2加权SS-ETSE与true-FISP序列对妊娠患者诊断极有帮助（图6.86），因为要避免使用对比剂，除非所怀疑病变的严重程度提示为了母亲和（或）胎儿的存活必须使用静脉内对比剂。

## 疝

小肠机械性肠梗阻最常与粘连或疝相关。小肠疝可分类：①内疝，小肠通过肠系膜上异常缺损或撕裂形成小肠肠祥；②外疝，小肠穿入腹股沟缺损（图6.87）或腹膜壁层缺损形成小肠肠祥。口服对比剂充盈膨胀的小肠，更为明显显示甚至是部分梗阻的小肠肠段，使诊断敏感性进一步提高。一种水基对比剂可产生T2高信号（亮肠腔）与T1低信号（暗肠腔），以实现上述目的（图6.87）。

### 移植物抗宿主性疾病

移植物抗宿主性疾病（GVHD）为一种免疫性疾病，发生于任何免疫正常的移植供体细胞移植到免疫不全患者体内后。GVHD最常见于骨髓或器官移植后。急性型病变累及胃窦、小肠与结肠，可在接受移植后数日内发生。急性GVHD镜下显示正常肠黏膜结构消失，出现溃疡、黏膜

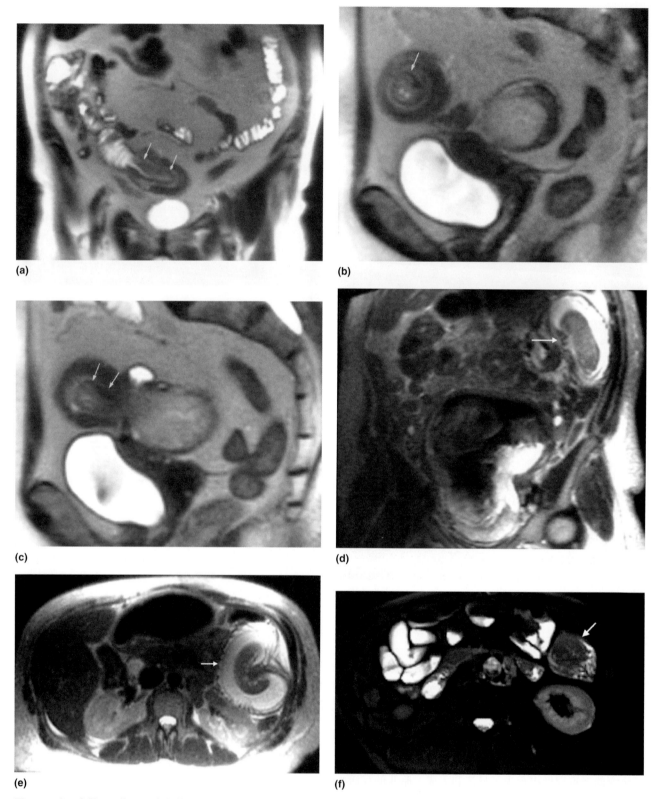

**图6.86** **小肠套叠**。冠状（a）与矢状（b, c）T2加权SS-ETSE影像。清晰可见肠内肠的表现（箭头，a–c）（感谢土耳其伊斯坦布尔Florence Nightingale医院N. Cem Balci提供病例）。妊娠期患者冠状（d）与横轴位（e）T2加权SS-ETSE影像示肠套叠。可见左上腹空肠–空肠套叠的肠内肠表现（箭头，d, e）。注意患者的妊娠与少量游离液体。另一患者横轴位T2加权SS-ETSE（f），

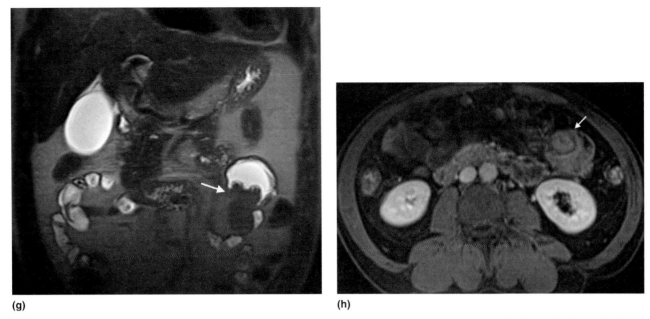

**(g)**

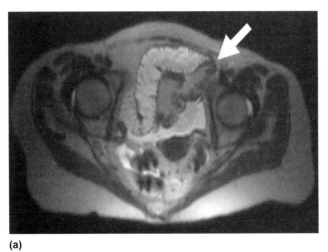

**(h)**

**图6.86（续前）** 冠状T2加权SS-ETSE（g）与钆增强间质期横轴位脂肪抑制GE(h)。所有序列均清晰可见肠内肠表现，伴上游肠袢扩张（箭头，f-h）。

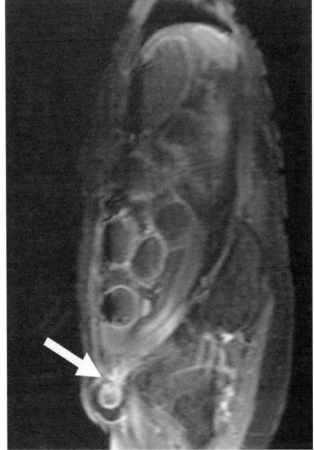

**(a)**

**(b)**

**图6.87 腹股沟小肠疝。** 横轴位SS T2（a）与钆增强延迟期矢状GE脂肪抑制T1加权（b）影像示腹股沟内疝（箭头）伴受累肠段近侧小肠轻度扩张。

剥脱与黏膜下水肿。MRI显示弥漫性肠壁增厚，肠壁内层强化增高（图6.88）。慢性型GVHD可继发于急性型病变或隐袭发生，通常伴有食管受累。受累食管镜下可见黏膜剥落与充血，这种剥脱性食管炎可导致食管蹼与食管缩窄。

# 大 肠

## 正常解剖

大肠长约1.5m，分为阑尾、盲肠、升结肠、横结肠、降结肠、乙状结肠、直肠与肛管。其主要功能包括吸收水分与电解质、存贮粪便与分泌黏液。

盲肠位于回盲瓣水平下方，虽然位于右髂窝，但其具有系膜，有时可自由活动。这种活动可促使盲肠形成瓣膜。升结肠与降结肠同为腹膜后位器官，位于肾前间隙内。横结肠位于腹膜腔前部，悬吊于横结肠系膜，横结肠系膜由起自覆盖胰腺前面腹膜形成。胃结肠韧带连接横结肠上表面与胃大弯。乙状结肠位于腹膜腔内，悬挂于系膜上，而直肠位于腹膜后，相对固定。镜下结肠结构分为4层：黏膜层、黏膜下层、固有肌层与浆膜层。肠壁厚度通常小于4mm。肌层由内侧的环形肌与外侧的纵行肌组成，外肌层带状增厚形成结肠带。由于结肠带较结肠壁自身短，将肠壁聚缩为囊袋状，即结肠袋。结肠肠腔最大直径位于盲肠，向远侧逐渐减小，直到直肠壶腹部直径再次增大。

直肠前面与两侧肌由腹膜覆盖，并在前侧反折，形成女性的直肠阴道隐窝与男性的直肠膀胱隐窝。腹膜反折下方，直肠穿过提肛肌成转为肛管（图6.89）。直肠壁由3层构成：①黏膜层，虽然常不能显示，呈T2低信号；②黏膜下层，呈T2高信号与由外侧的纵行肌与内侧的环形肌构成的固有肌层，均呈T2低信号；③肠肌丛，分隔黏膜层和黏膜下层，肠肌丛呈中等信号强度。直肠周围环绕着呈高信号的直肠系膜脂肪，包绕着低信号的固有肌层，内含淋巴结、纤维组织与呈流空信号的血管。直肠系膜筋膜为一重要的屏障

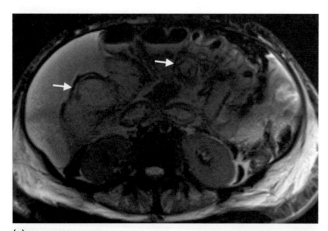

**(a)**

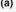

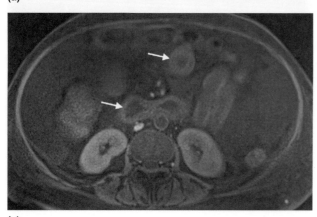

**(c)**

**图6.88** GVHD。骨髓移植后患者，横轴位脂肪抑制T2加权SS-ETSE（a），冠状非脂肪抑制T2加权SS-ETSE（b）与横轴位钆增强静脉期脂肪抑制GE（c）。T2WI上可见小肠多肠段壁增厚水肿（箭头，a，b）。增强后可见大部分肠壁强化（箭头，c）。这种强化方式反映了毛细血管的渗漏。肝脏信号减低（星号，b）符合多次输血后肝铁过度沉积。

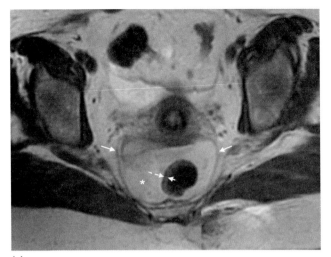

**(a)**

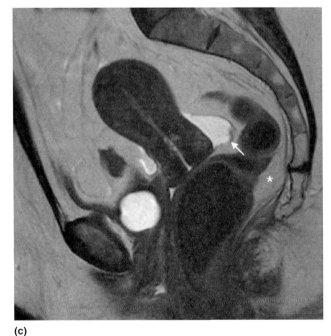

**(c)**

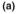

**(b)**

图 **6.89**　正常解剖。横轴位（a），冠状（b）与矢状（c）T2 加权高分辨率影像，示高信号的直肠系膜脂肪（星号，a），周围直肠系膜筋膜环绕，呈低信号细线状结构（实箭头，a）。黏膜下显示为高信号层（短箭头），固有肌层为外侧的低信号层（虚线箭头）。冠状 T2加权高分辨率 MR 影像显示正常低信号的外括约肌（实箭头，b）与提肛肌（短箭头，b）相延续。内括约肌（虚线箭头，b）自固有肌层延续而来。可见坐骨肛管窝与坐骨直肠窝（星号，b）。矢状 T2 加权高分辨率影像示高信号的直肠系膜脂肪（星号，c）与腹膜反折（箭头，c）。

结构，可阻挡肿瘤的径向播散，也构成了全直肠系膜切除的切开平面。直肠系膜筋膜沿骶骨前面走行与骶前筋膜融合后向直肠两外侧走行，于横轴位 T2WI 上呈低信号细线，易于辨识。在男性，直肠系膜筋膜在前侧形成致密的结缔组织带，位于精囊与前列腺后侧，称为 Denonvilliers 筋膜（获氏筋膜）[108]。观察肠内容物——直肠含有腔内气体，而肛管萎陷无气，可确定直肠与肛管的移行部位。

## MRI 技术

　　大肠检查的技术与选择与小肠一致。建议检查前禁食 4～6h 以减少蠕动。长采集时间 T2 加权常规序列与 FSE 技术易产生肠道运动造成的模糊伪影，降低影像质量。T2 加权 SS-ETSE 与 true-FISP 技术可克服这一限度，用于结肠病变影像检查横轴位与冠状平面的影像采集，并保留矢状面影像观察直肠。与腹腔内肠道所有其他节段一样，结肠影像检查钆增强脂肪抑制 3D-GE 也是重要序列。正常结肠壁薄，有结肠袋，钆增强后强化微弱。

　　直肠应有专门叙述。与其他部分大肠不同，相对固定的直肠利于高分辨率 T2 加权 ETSE 扫描成像。此项技术尤其宜用于评估直肠癌，评价肿瘤累及肠壁的范围，确定肿瘤与相邻结构的关系，以及鉴别肿瘤复发与纤维化。直肠 MR 采用相控阵体部线圈。

MR结肠成像为一近年来出现的技术，需要用液体扩张结肠，采用冠状厚块（5～8cm）T2加权SS-ETSE采集形成与钡灌肠透视影像相似的影像[109-111]。水即可做为很好的肠腔内对比剂。提高肿瘤的检出率还需要平扫与钆增强后的T1加权3D-GE影像。

## 先天性异常

### 旋转不良

未旋转为最常见的旋转异常，前文已有讨论。此时大肠占据左侧腹腔（图6.39）。

### 重复畸形

结肠重复畸形为发育中原肠纵向分裂的结果。大体可见双肠腔。异常可限于大肠的单一肠段，也可累及全部结肠（图6.90）。是否有症状要看重复异常是否与结肠其余部分有交通。右半结肠重复畸形的患者有肠套叠的危险。

### 直肠肛管异常

大多数肛管直肠异常伴有其他先天性畸形。MRI可多平面直接显示直肠陷凹与括约肌，能够极好评价异常，确定括约肌的发育情况与位置，并确认肾脏与脊柱的相关异常。评价术后的新直肠与括约肌MRI也很有价值（图6.91、6.92）[112]。

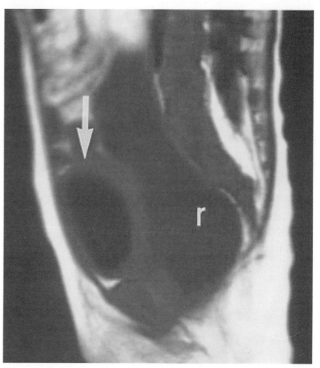

**(a)**

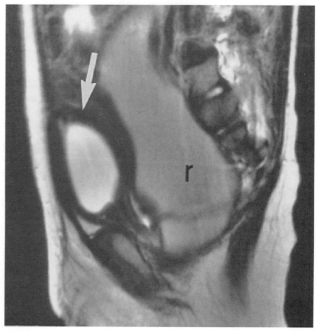

**(b)**

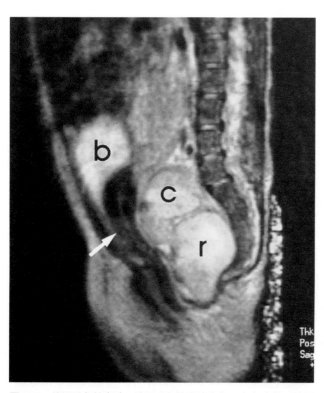

**图6.90** 结肠重复性囊肿。结肠重复性囊肿患者T2加权自旋回波影像。可见2个充满黏液的结构压迫子宫（箭头）与膀胱（b）向前移位，为直肠（r）与重复性囊肿（c）。

**图6.91** 永存泄殖腔手术修补。矢状T1加权自旋回波（a），矢状T2加权ETSE（b），

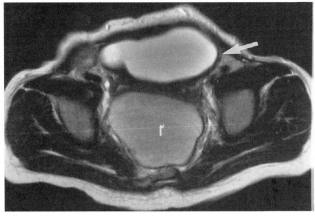

(c)

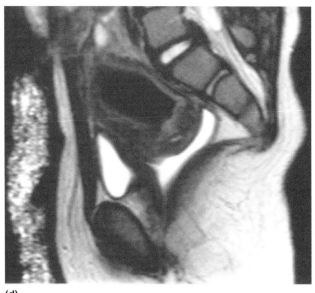

(d)

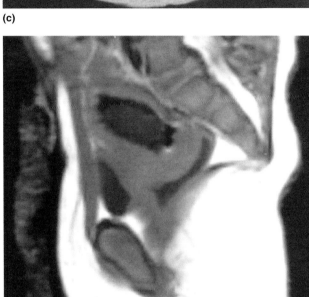

(e)

**图6.91（续前）** 与横轴位T2加权ETSE（c）影像。可见一宽大的直肠（r，a-c）。膀胱（箭头，a-c）壁增厚，向前移位，未见阴道。第2例泄殖腔异常，多次手术的患者，矢状T2加权SS-ETSE（d）与T1加权2D-GE（e）影像，示提肛肌丛减小，骶骨远段缺失。可见一充盈液体的结构位于子宫后侧，为肛管与直肠。

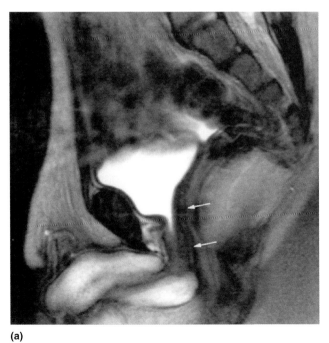

(a)

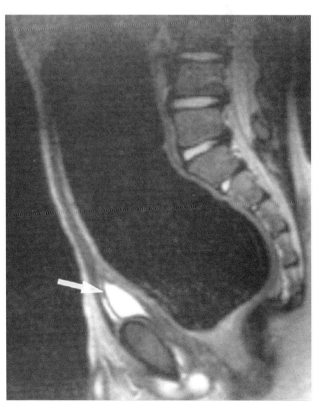

(b)

**图6.92　肛管闭锁重建。** 1岁男孩，矢状T2加权SS-ETSE（a）影像，示肛管（箭头，a）位于前侧，紧邻前列腺后缘。提肛肌完整。

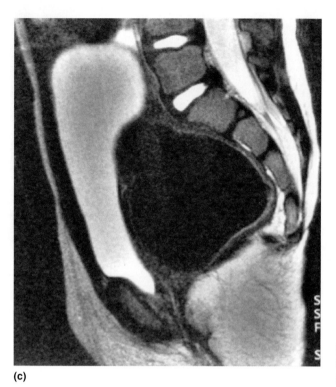

**(c)**

**图6.92（续前）** 第2例（b）与第3例（c）患者矢状T2加权ETSE影像，显示明显扩张的直肠，腔内充气，膀胱受压向前移位（箭头，b）。

## 肿块性病变

### 良性肿块

#### 息肉与息肉综合征

　　腺瘤为直结肠最常见的息肉。结肠腺瘤样息肉为**最常见的大肠肿瘤**。所有腺瘤样息肉均为上皮发育不良性增生或发育紊乱的结果（图6.93），因而腺瘤为直结肠癌的前期性病变。腺瘤样息肉可分为3种主要病理类型：管状腺瘤、绒毛管状腺瘤、绒毛状腺瘤。绒毛状腺瘤呈肿瘤性生长，可见细小指状突或绒毛自黏膜肌层凸向腺瘤的外顶部，好发于直肠与直肠乙状结肠区。较大腺瘤更常见绒毛结构，具有更高恶性的危险（图6.94）。多发结肠腺瘤见于家族性息肉病变或Gardner综合征的相关病变，而多发结肠错构瘤可见于Peutz-Jeghers综合征（黑斑息肉综合征）或幼年性息肉病综合征。

　　多种息肉病综合征已被描述。家族性腺瘤样息肉病、Gardner合征综、Peutz-Jegher综合征与幼年性息肉病综合征最常见。家族性腺瘤样息肉病综合征为常染色体显性遗传，无数腺瘤主要累及结肠与直肠为其特征。家族性腺瘤样息肉病为遗传性癌前综合征原型的代表，因为其恶变为直结肠癌的危险性达100%。家族性腺瘤样息肉病综合征的患者发生壶腹周围十二指肠肠癌的危险性高。Gardner综合征为常染色体显性遗传，病变包括弥漫性腺瘤样息肉、骨骼异常（骨瘤）与软组织肿瘤。目前认为Gardner综合征为家族性腺瘤样息肉病综合征的变异型，也有进展为结肠腺癌相同的危险性。Peutz-Jeghers综合征也为常染色体显性遗传异常，皮肤、黏膜斑点状色素沉着与胃肠道多发错构瘤为其临床特征。95%的病例错构瘤好发于小肠，结肠与胃受累最高达25%。虽然错构瘤样息肉自身不具有潜在恶性，这种综合征的患者多种器官发生良性与恶性肿瘤的概率增高。高达3%的Peutz-Jeghers综合征患者患有胃或十二指肠肠癌，5%的女患者发生卵巢囊肿或肿瘤。消化道幼年性息肉与3种不同的综合征相关：幼年性息肉病、胃肠道幼年性息肉病与Cronkhite-Canada综合征（又称胃肠多发性息肉病综合征）。错构瘤常见于这3种综合征[113,114]。

　　钆增强脂肪抑制2D-GE或3D-GE影像可显示息肉，包括孤立性息肉或息肉病综合征的息肉。Semelka与Marcos报告了息肉病综合征的MR表现[80]。在他们的研

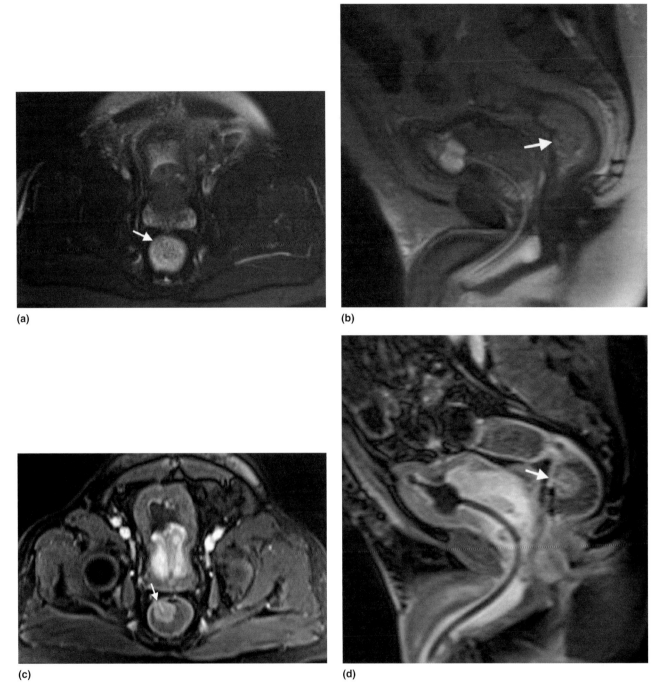

(a)　(b)　(c)　(d)

**图6.93** 　直肠腺瘤样息肉。横轴位脂肪抑制T2加权ETSE（a），矢状T2加权SS-ETSE（b）与钆增厚静脉期横轴位（c）及间质期矢状（d）脂肪抑制GE影像。可见一较大息肉样病变（箭头，a-d）起自直肠中部前壁，未见直肠壁外扩展。注意有滋养血管的蒂，增强后影像显示更清楚（c，d）。

究中，钆增强脂肪抑制GE影像结合T2加权SS-ETSE影像可很好显示息肉。作者强调了对照平扫与增强后脂肪抑制GE影像以显示息肉强化的重要性，因为病变的强化可鉴别息肉与肠内容物。家族性息肉病小于1cm的息肉并不常见。最常见的表现为起自肠壁有强化，附着性或有蒂的肿块凸向肠腔（图6.95、6.96）。如息肉呈羊齿叶样外形或有强化，应考虑绒毛状腺瘤的可能。同样，肠壁外生长为恶变有意义的征象。

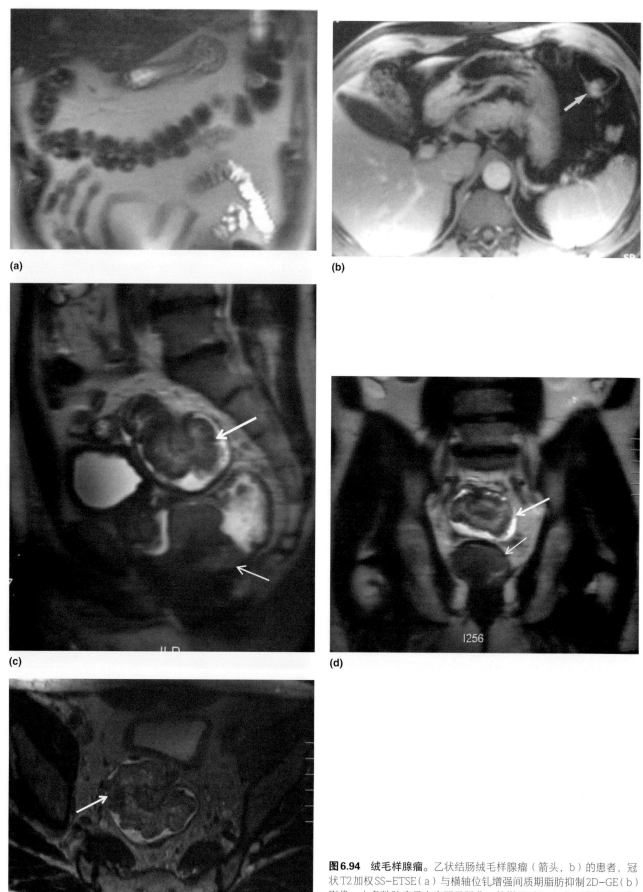

(a)

(b)

(c)

(d)

(e)

**图6.94 绒毛样腺瘤。**乙状结肠绒毛样腺瘤（箭头，b）的患者，冠状T2加权SS-ETSE（a）与横轴位钆增强间质期脂肪抑制2D-GE（b）影像。大多数肿瘤呈中度明显强化，钆增强后2min间质期轻度不均匀强化，反映了较正常肠壁有更大，更不规则的间质间隙。另一患者3.0T MR矢状（c）与冠状（d）SS-ETSE与横轴位（e）高分辨率FSE T2加权影像，

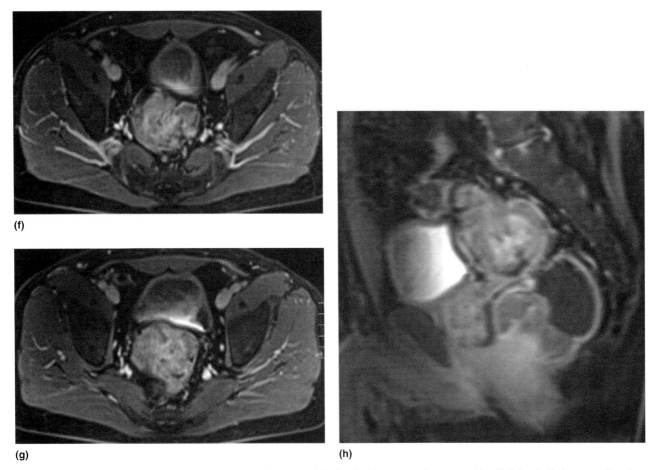

(f)

(g)

(h)

**图6.94（续前）** 与钆增强间质期横轴位（f，g）与矢状（h）T1加权脂肪抑制3D-GE影像，显示一绒毛状腺瘤（粗箭头，c-e）位于直肠乙状结肠结合部与一腺癌（箭头，）位于直肠肛管结合部。可见绒毛状腺瘤为一有蒂、宽基底息肉样病变，凸入肠腔，使肠腔部分闭塞。直肠乙状结肠壁未见受累。绒毛状腺瘤与腺癌均呈明显不均匀强化。注意直肠周围脂肪组织内可见数个直肠周围淋巴结。

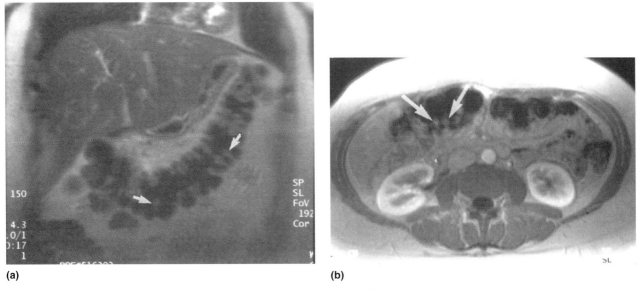

(a)

(b)

**图6.95** **家族性腺瘤样息肉病综合征。** 冠状T2加权SS-ETSE（a），钆增强后即刻2D-GE（b），

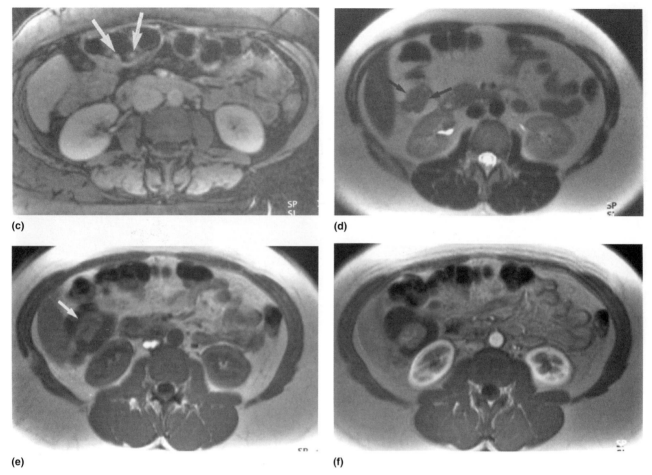

**图6.95（续前）** 与间质期脂肪抑制2D-GE（c）影像。可见横结肠无数直径小于1cm的息肉（箭头，a）。T2WI上，结肠内无信号的气体提供了软组织息肉的良好对比（a）。增强扫即刻扫描（b）息肉呈轻度强化（箭头，b），间质期显示为持续性强化（箭头，c）。患者接受了全结肠切除，病理显示大量腺瘤样息肉。另一例家族性息肉病综合征患者，横轴位T2加权SS-ETSE（d），2D-GE（e）与钆增强后即刻2D-GE（f）影像。可见升结肠一2.5cm大小息肉。SS-ETSE影像上，结肠腔内高信号的液体清楚勾画出了低信号息肉的形态（箭头，d）。T1加权平扫息肉与肠壁呈等信号（箭头，e）。钆增强早期与肠壁相比，息肉显示轻度不均匀强化。注意明显强化的肾皮质，强化明显高于肠壁或息肉。患者做了乙状结肠镜检与活检，随后行全结肠切除（经允许选自Semelka RC，Marcos HB，2000 [80]）。

### 脂肪瘤

脂肪瘤为大肠第2常见的良性肿瘤，通常起源于黏膜下。大多数无症状，也有报告较大肿瘤出现排便习惯改变和（或）出血症状。结肠脂肪瘤最常见部位为盲肠，升结肠与乙状结肠。T1加权与脂肪抑制T1加权序列影像MRI表现具有病理特异性：T1WI上呈高信号，脂肪抑制T1WI上信号减低[115]。反相位2D-GE影像可见息肉周围脂-水分界相位消除的低信号环（图6.97）。脂肪瘤也可成为肠套叠的起动点（图6.98）。

### 其他间叶性肿瘤

平滑肌瘤、血管瘤（图6.99）和神经纤维瘤罕见。

### 黏液囊肿

黏液囊肿的定义为管腔梗阻导致黏液集聚造成的阑尾管腔扩张。除继发感染或破裂，黏液囊肿常无症状。病理

上鉴别非肿瘤性病变（潴留）与肿瘤性黏液囊肿十分重要。非肿瘤性黏液囊肿可见黏膜有炎症或上皮增生。肿瘤性黏液囊肿可很好地分为黏液性囊腺瘤或黏液性囊腺癌。黏液性囊腺癌的肿瘤细胞可阑尾外播散，常见腹腔种植性转移。腹膜假性黏液瘤发现伴有腺癌细胞时，可与黏液潴留、囊腺瘤破裂或单纯性黏液漏出鉴别。由于可能有恶性病变或有破裂危险，黏液囊肿应预防性切除。T2加权SS-ETSE影像显示阑尾区高信号的管状结构。由于黏液蛋白含量高，T1加权序列影像上黏液囊肿信号高于单纯液体。无并发症的黏液囊肿壁薄，静脉注射钆剂后轻微强化（图6.100）。

### 静脉曲张

门静脉高压患者可发生直肠静脉曲张，但痔的发生率并不增高。

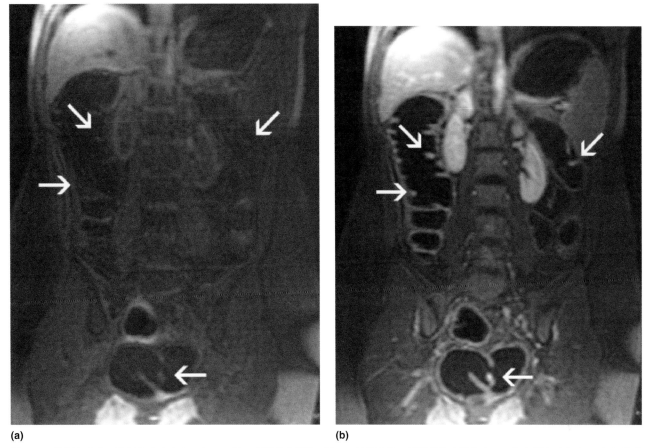

(a)

(b)

**图6.96 结肠息肉病。** 结肠息肉病患者，女，12岁，水灌肠暗肠腔对比MR结肠成像，可见多发结肠息肉。T1加权平扫（箭头，a）与增强后T1WI（箭头，b）对照，可见病变明显强化。

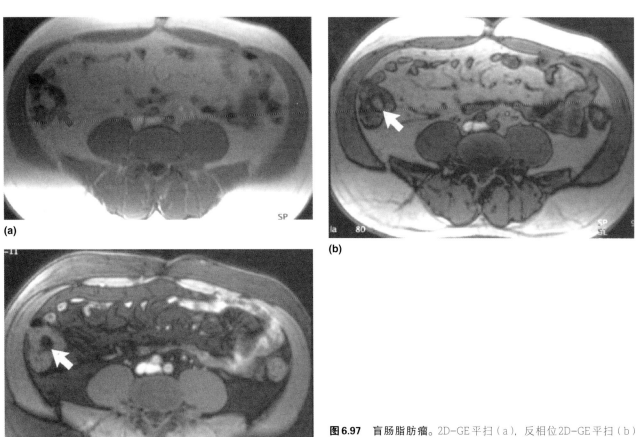

(a)

(b)

(c)

**图6.97 盲肠脂肪瘤。** 2D-GE平扫（a），反相位2D-GE平扫（b）与钆增强后90s脂肪抑制2D-GE（c）影像。可见盲肠内一2cm大小肿块，2D-GE平扫影像呈高信号，反相位2D-GE影像可见相位消除伪影（箭头，b）。脂肪抑制2D-GE平扫信号明显减低（箭头，c）。（经John Wiley & Sons同意选自Chung等，2000 [152] ）。

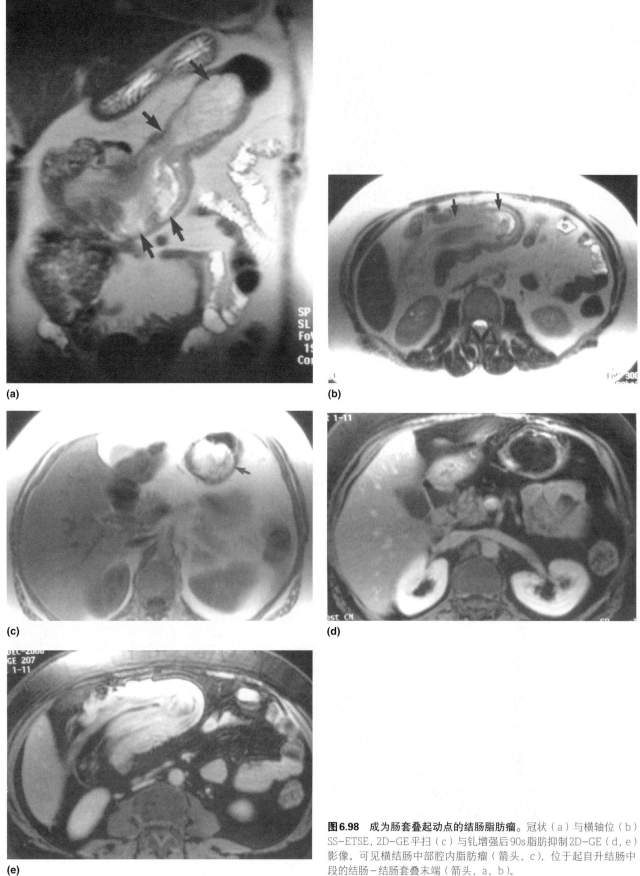

**(a)**

**(b)**

**(c)**

**(d)**

**(e)**

**图6.98** 成为肠套叠起动点的结肠脂肪瘤。冠状（a）与横轴位（b）SS-ETSE，2D-GE平扫（c）与钆增强后90s脂肪抑制2D-GE（d，e）影像。可见横结肠中部腔内脂肪瘤（箭头，c），位于起自升结肠中段的结肠-结肠套叠末端（箭头，a，b）。

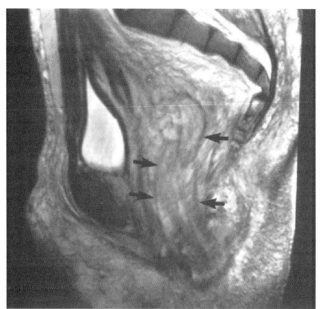

(a)

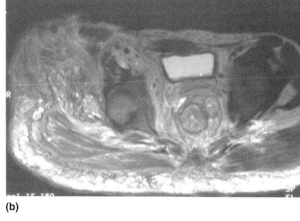

(b)

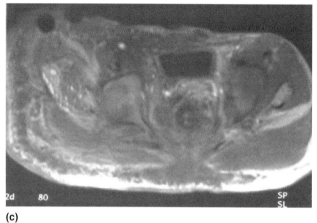

(c)

**图6.99** Klippel-Trenaunay综合征患者血管瘤样浸润。Klippel-Trenaunay综合征患者矢状（a）与横轴位（b）T2加权ETSE与横轴位2D-GE（c）。血管瘤组织广泛浸润盆腔内脂肪。由于血管瘤组织浸润，可见直肠与肛管壁增宽（箭头，a）。同时注意广泛浸润的血管组织累及盆腔与右侧臀部组织，亦见增宽。

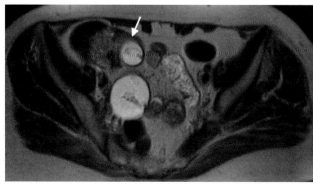

(a)

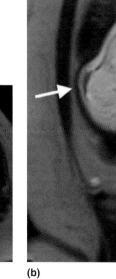

(b)

**图6.100** 阑尾黏液囊肿。横轴位（a）与矢状（b）T2加权SS-ETSE。

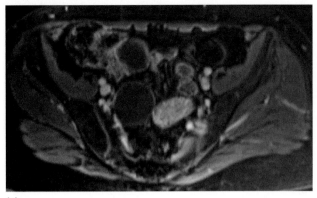

**(c)**

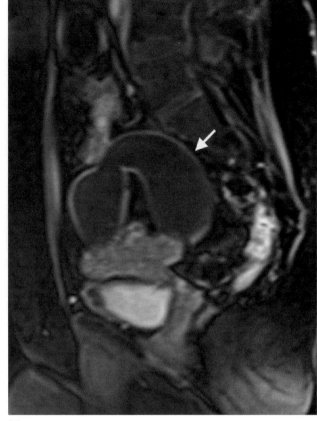

**图6.100（续前）** 增强后横轴位（c）与矢状（d）脂肪抑制T1加权GE。可见一椭圆形阑尾黏液囊肿（箭头, a, b），内容物呈T2高信号，T1低信号（箭头, d）。矢状平面影像（d）显示黏液囊肿的走行，横轴位影像可见黏液囊肿连接于盲肠基底部（箭头, a）。钆增强后影像上，黏液囊肿的壁未见强化（d），可排除脓肿的诊断。注意病变内的分隔（a, b）。

**(d)**

## 恶性肿块

### 腺　癌

　　结肠腺癌为美国最为常见的恶性肿瘤之一，30%～40%病例肿瘤起自直肠[116]。随年龄的增长，结肠腺癌的发病率增高。已知直结肠癌患者家族一级亲属中散发癌增多。结肠癌发生的其他易感因素包括家族性腺瘤样息肉病、Gardner综合征、Lynch综合征（又称直结肠非遗传性肿瘤综合征）、溃疡性结肠炎、克罗恩结肠炎与输尿管乙状结肠吻合术后。癌肿最常见于直肠乙状结肠，但文献报道右半结肠癌的发生率在增高[117]。肿瘤可呈息肉样、环状（"苹果核"）或斑块状。肿瘤的部位和外形与症状相关，患者主述最多的症状为排便习惯改变、出血、疼痛与体重减轻。肿瘤分期采用TNM系统（表6.2）。

　　文献报道钆增强脂肪抑制MRI显示肿瘤大小、肠壁受累，腹膜扩散与淋巴结的检出与手术标本所见的相关性良好[5]。胃肠道腺癌时恶性淋巴结通常不增大。然而，肿瘤相关区域分布5个以上小于1cm的淋巴结与肿

**表6.2　结肠癌TNM分期**

| T | 原发瘤 |
|---|---|
| Tx | 原发肿瘤不能评价 |
| T0 | 无原发肿瘤证据 |
| Tis | 侵袭前癌（原位癌） |
| T1 | 肿瘤限于黏膜或黏膜与黏膜下 |
| T2 | 肿瘤范围达肌层或肌层与浆膜 |
| T3 | 肿瘤范围超过结肠达紧密相邻结构 |
| T3a | 肿瘤无瘘形成 |
| T3b | 肿瘤伴有瘘形成 |
| T4 | 肿瘤深度浸润累及相邻结构1/2以上但不超过一个区域 |
| **N** | **区域性淋巴结** |
| Nx | 区域性淋巴结不能评价 |
| N0 | 无区域性淋巴结转移证据 |
| N1 | 有区域性淋巴结受累 |
| N2，N3 | 不适用 |
| N4 | 有相邻区域淋巴结受累 |
| **M** | **转移** |
| Mx | 远隔转移不能评价 |
| M0 | 无远隔转移 |
| M1 | 有远隔转移 |

瘤转移具有很好的相关性。结肠各段及阑尾MR均显示良好。T2加权SS-ETSE结合钆增强脂肪抑制2D-GE或3D-GE影像可获得直肠以上结肠可重复性最好的影像质量（图6.101、6.102、6.103、6.104、6.105和6.106）。钆增强脂肪抑制GE影像显示肿瘤范围，局部淋巴结与肿瘤腹膜种植最有价值，反映出此项技术的高对比分辨率，利于检出强化的病变组织。

肠道清洁准备并给予直肠水灌肠后MR结肠成像可有效显示小息肉（图6.96、6.107）与肿瘤（图6.108、6.109）[109-111]。

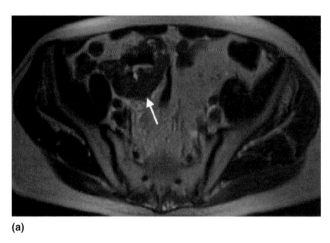

(a)

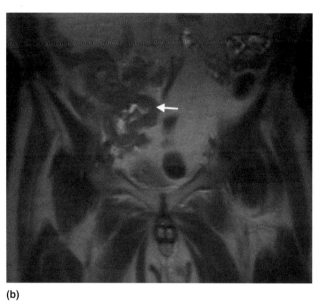

(b)

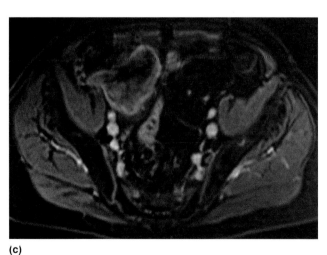

(c)

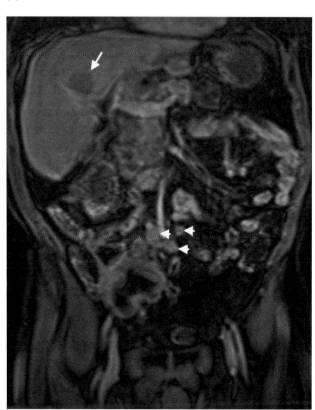

(d)

**图6.101 结肠腺癌，盲肠。**横轴位（a）与冠状（b）T2加权SS-ETSE，钆增强后横轴位（c）与冠状（d）脂肪抑制T1加权GE影像，示一不均匀强化的较大盲肠癌（箭头，a，b）。可见多发淋巴结强化（短箭头，d）与肝转移瘤（长箭头，d）。

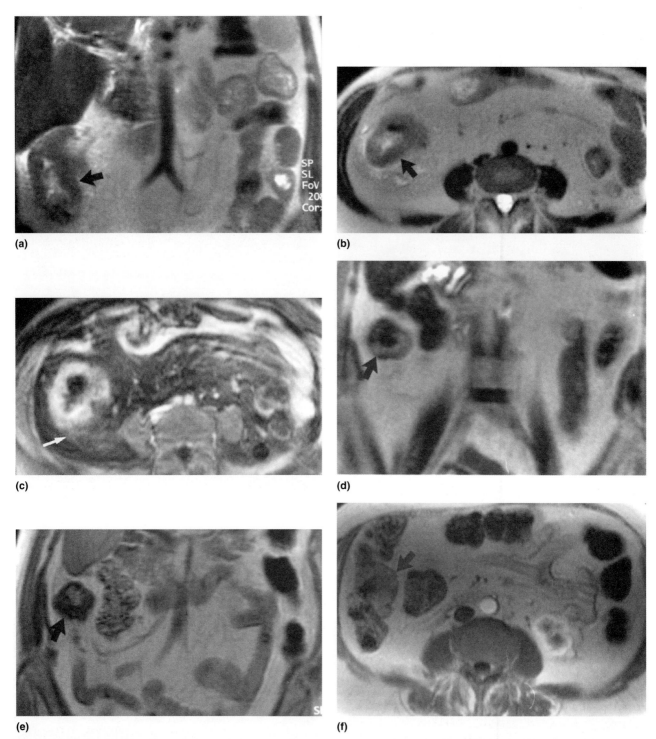

**图6.102    结肠癌，升结肠。** 冠状（a）与横轴位（b）SS-ETSE，钆增强后90s脂肪抑制2D-GE（c）影像。可见升结肠壁不规则增厚，呈中等信号强度（箭头，a，b）。癌肿中度强化，强化轻度不均匀。增强后脂肪抑制2D-GE影像可见升结肠周围脂肪浸润，表现为有强化的条纹组织（箭头,c）。第2例患者冠状SS-ETSE（d），冠状2D-GE平扫（e）与增强后横轴位2D-GE（f）影像也显示升结肠壁不规则增厚（箭头，d-f）。肿瘤外缘锐利，未见结肠周围脂肪浸润表现。

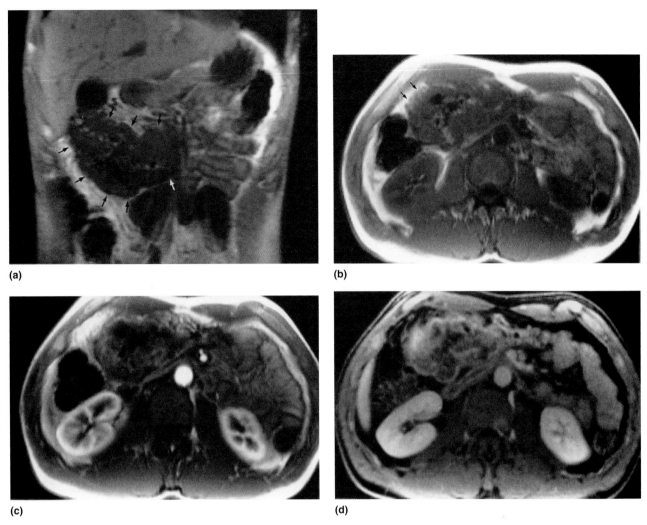

(a)　(b)

(c)　(d)

**图6.103 结肠腺癌，横结肠。**冠状2D-GE（a），横轴位2D-GE（b），钆增强后即刻2D-GE（c）与90s后脂肪抑制2D-GE（d）影像。可见起自横结肠的较大癌肿（箭头，a）。肿瘤外缘欠清（箭头，b），符合淋巴血管蔓延的表现。增强毛细血管期（c）与间质期（d）肿瘤不均匀中度强化。

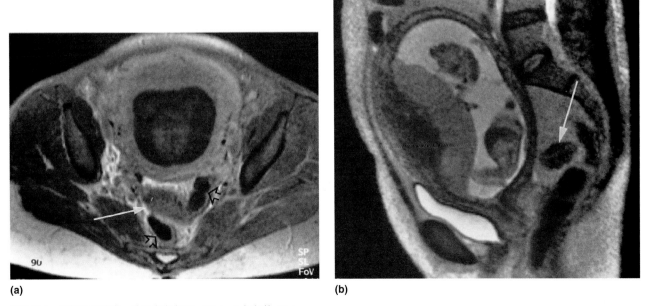

(a)　(b)

**图6.104 乙状结肠腺癌。**结肠癌患者2D-GE（a）与矢状（b）

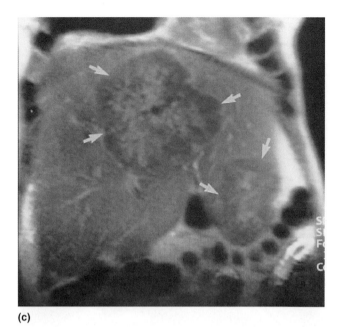

(c)

图6.104（**续前**） 与冠状（c）SS-ETSE影像。2D-GE影像显示一4cm大小乙状结肠癌（长箭头，a），近侧与远侧结肠充气（空箭头，a）。SS-ETSE影像示原发肿瘤（箭头，b）与肝转移（箭头，c）。SS T2加权自由呼吸技术妊娠子宫影像显示好（b）。

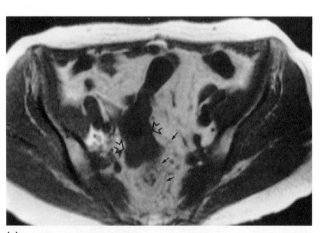

(a)

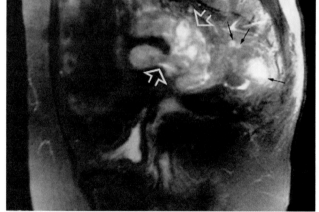

(b)

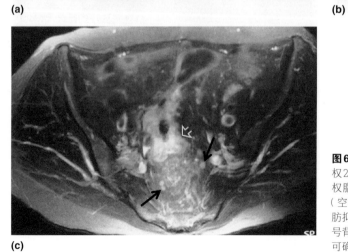

(c)

图6.105 **乙状结肠腺癌。** 进展期乙状结肠腺癌患者，横轴位T1加权2D-GE（a），矢状T2加权脂肪抑制自旋回波（b）与钆增强T1加权脂肪抑制自旋回波（c）影像。平扫影像示乙状结肠壁异常增厚（空箭头，a）伴结肠周围脂肪低信号的条纹浸润（黑箭头，a）。脂肪抑制T2加权（b）与钆增强T1加权脂肪抑制（c）影像均可见低信号背景上呈高信号结构的原发肿瘤（空箭头，b,c）与结肠周围蔓延。可确认多发局部恶性小淋巴结（黑箭头，b,c）。

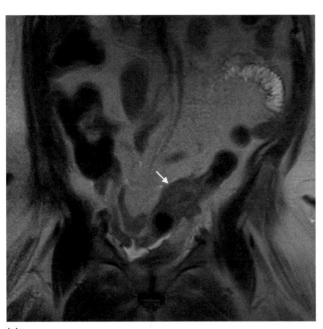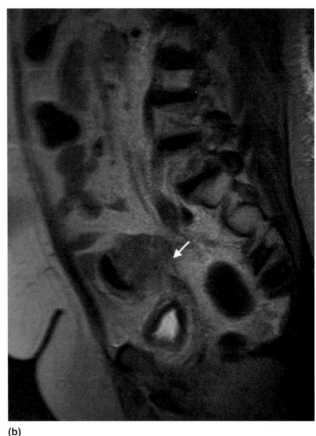

**图6.106　乙状结肠腺癌。**冠状（a）与矢状（b）非脂肪抑制与横轴位脂肪抑制（c）SS-ETSE影像，示一3cm大小环形乙状结肠癌（箭头，a）。矢状影像示病变下缘脂肪内条纹（箭头，b）符合肿瘤经浆膜蔓延。多平面影像有助于评估肿瘤局部扩展。

　　MRI已成为直肠癌局部分期和制订术前计划与新辅助化疗后评价的主要方法。全直肠系膜切除（TME）与适合分期的新辅助化疗结合为大多数直肠癌的主要治疗方法。TME已成为标准的手术治疗方法，手术采用提肛肌结构锐切开，将直肠与周围系膜筋膜整体切除。这种手术方法与新辅助化疗（CRT）治疗明显改进了疗效[118-120]。术前治疗优于术后治疗的成功，提示这项可判断预后的技术因素可依据局部或远处治疗失败风险而调整术前治疗强度[121]。因此，MRI检查的作用即为确定TME手术是否可能或肿瘤是否为进展期，应采用CRT治疗及较晚期后续TME治疗。由全面断层显示与极好的软组织对比分辨率，MRI对直肠肿瘤的评估与分期有非常重要的作用。MRI能可靠显示直肠黏膜下、固有肌层与直肠系膜筋膜脂肪，层次分明，易于进行临床分期（图6.89）。除确定固有肌层以外肿瘤的范围外，MRI可详细显示肿瘤于直肠系膜筋膜内浸润距离，有助于正确评估直肠系膜筋膜［也称之为环形切除缘（CRM）］，帮助术

前与新辅助化疗计划的制订[122]。

　　高分辨率T2加权FSE序列结合钆增强T1加权3D-GE为原发性直肠癌MRI适当评估的基础序列。大多数研究强调T2加权序列在肿瘤局部T分期，特别是确定与周围直肠系膜筋膜关系上的重要性。在我们医院，钆增强T1加权序列通常是作为腹部与盆腔一次检查的组成部分应用的。据我们的经验，钆增强T1加权序列有助于淋巴结的检出，对远隔转移与局部及远隔骨受累的评价至关重要。如果仅做钆增强晚期直肠扫描（由于动脉早期用于发现肝脏转移病变，我们常在增强晚期扫描直肠）则应小心，因为增强晚期易出现肿瘤局部分期的过度诊断[123, 124]。如果增强早期或毛细血管期扫描直肠则过度分期的问题不大。高分辨率T2WI一般指与肿瘤平面成直角的薄层（3mm）横轴位影像，平面内分辨率为0.5～0.8mm[125]。文献报告一项直肠癌高分辨率T2加权TSE的采集方案包括：首先采集矢状T2加权TSE确定肿瘤位置并提供定位参考图像，制订后续与肿瘤平面成

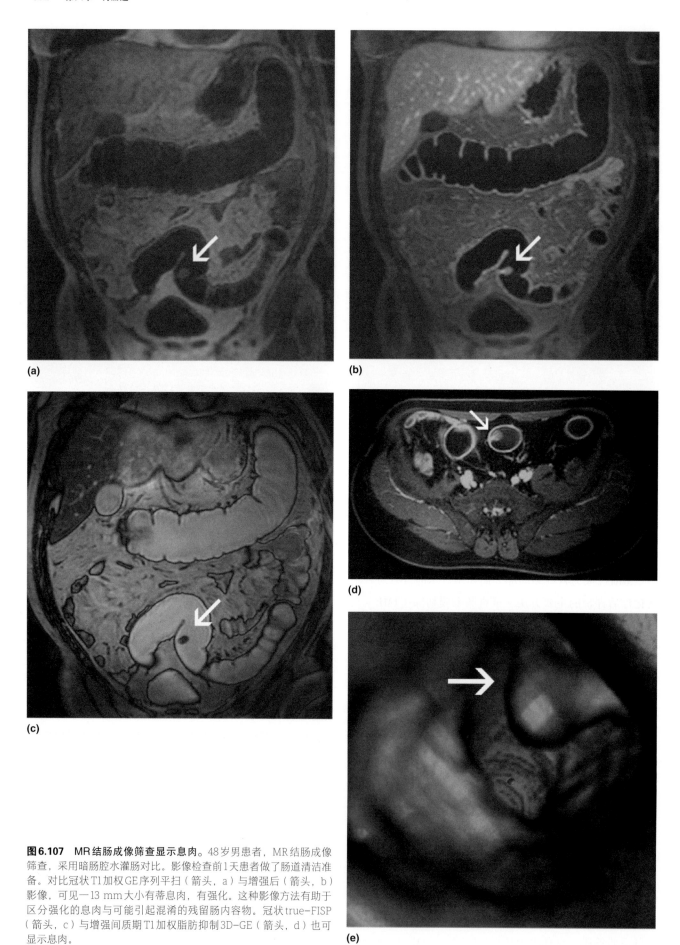

**图6.107** MR结肠成像筛查显示息肉。48岁男患者，MR结肠成像筛查，采用暗肠腔水灌肠对比。影像检查前1天患者做了肠道清洁准备。对比冠状T1加权GE序列平扫（箭头，a）与增强后（箭头，b）影像，可见一13 mm大小有蒂息肉，有强化。这种影像方法有助于区分强化的息肉与可能引起混淆的残留肠内容物。冠状true-FISP（箭头，c）与增强间质期T1加权脂肪抑制3D-GE（箭头，d）也可显示息肉。

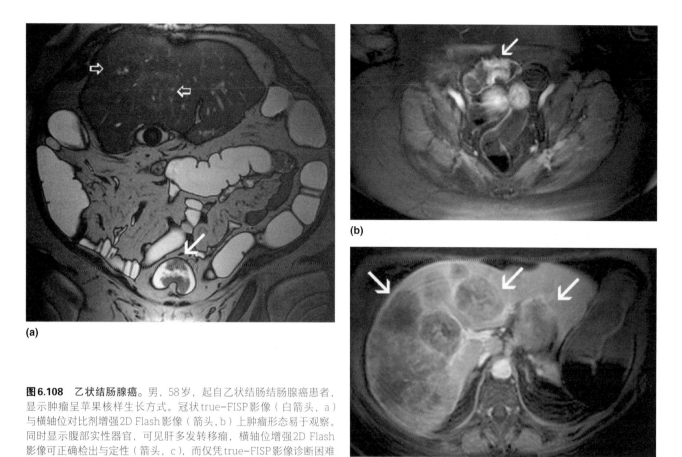

(a)

(b)

(c)

**图6.108 乙状结肠腺癌。**男，58岁，起自乙状结肠结肠腺癌患者，显示肿瘤呈苹果核样生长方式。冠状true-FISP影像（白箭头，a）与横轴位对比剂增强2D Flash影像（箭头，b）上肿瘤形态易于观察。同时显示腹部实性器官，可见肝多发转移瘤，横轴位增强2D Flash影像可正确检出与定性（箭头，c），而仅凭true-FISP影像诊断困难（空箭头，a）。

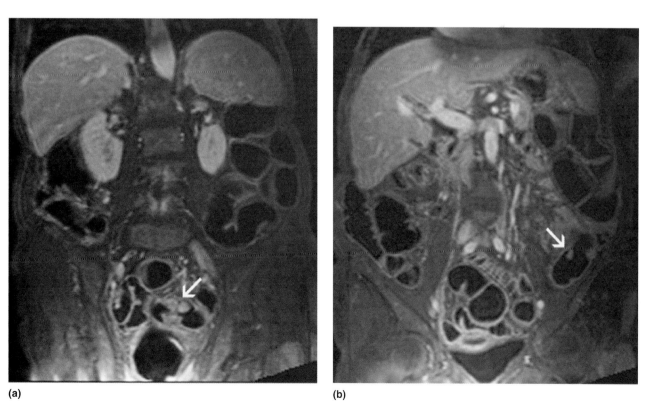

(a)

(b)

**图6.109 多灶性肝癌与息肉。**女，61，肠道清洁准备后暗肠腔水灌肠对比MR结肠成像结合对比剂增强T1加权检查。可见乙状结肠肿瘤显示明显，有强化，相应肠腔狭窄（箭头，a）。另外可见一有蒂息肉位于降结肠（箭头，b）。

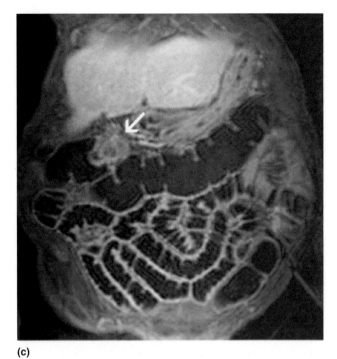

**(c)**

**图6.109（续前）** 与位于结肠近肝曲处异时发生的第2个腺癌灶（箭头，c）。此例患者常规结肠镜仅发现乙状结肠远段的病变，由于病变部分肠腔狭窄，腔镜未能通过，近侧的病变也就未能发现。

重要的。不打角度的冠状平面采集，用于评估低位直肠肿瘤与内、外括约肌的关系最佳（图6.111）。我们一般采用的另一采集方案包括薄层各向同性的3D T2加权序列采集。由于可能改进信噪比，采集更薄的断层，后处理重组的可能性更多，并且应用时间更有效，我们更多应用3D T2加权序列。也有报告认为扩散加权成像对直肠癌的分期有价值。与其他疾病相同，DWI可改进淋巴结的检出，改进肿瘤形态的显示，可起到显示CRT后肿瘤反应的形态与对肿瘤再分期[123]。由于其结果仍处于初步阶段，我们未将扩散加权成像做为常规检查方法。不推荐采用直肠内线圈，因为直肠内线圈可使患者极度不适，不能通过肿瘤引起狭窄或梗阻的肠道，由于高分辨率覆盖范围有限，不能完整评估环形切缘和直肠系膜淋巴结。另外，由于可引起直肠扩张，可造成T分期错误[123]。

MRI的应用包括确定肿瘤的位置，T分期，评估肿瘤相对于固有肌层或超越固有肌层的侵犯深度（T3早期还是T3进展期肿瘤），评估肿瘤或淋巴结与潜在CRM的关系及N分期。另外，MRI还可提供有助于预后的信息。

肿瘤的位置对于制订手术计划十分重要，需要确定肿瘤纵向部位是位于直肠低位，中部还是高位。低位直肠肿瘤位于直肠肛管分界5cm以内[126]，中位直肠肿瘤位于直肠肛管分界以上5～10cm，而高位直肠肿瘤位置

直角的斜轴位序列扫描计划（图6.110）。如果肿瘤较大，可做2个或更多的斜面采集。短轴T2高分辨率影像对于更正确的肿瘤分期与更正确地确定肿瘤浸润深度是极其

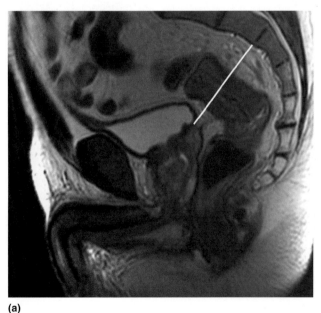

**(a)**

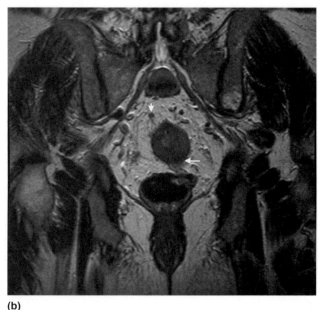

**(b)**

**图6.110** 局部直肠癌分期序列扫描计划。矢状（a）与肿瘤短轴（b）高分辨率T2加权影像。白线提示肿瘤平面方向，以行肿瘤短轴斜面（b）序列扫描。可见一T3a期环形肿瘤（长箭头，b）与疑为淋巴结的结节（短箭头，b）。

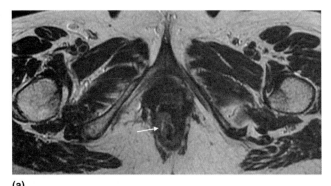

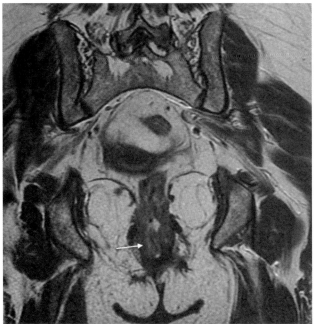

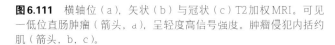

**图6.111**　横轴位（a），矢状（b）与冠状（c）T2加权MRI。可见一低位直肠肿瘤（箭头，a），呈轻度高信号强度。肿瘤侵犯内括约肌（箭头，b，c）。

为直肠近侧5cm（图6.112）。低位直肠肿瘤需要评估提肛肌平面与括约肌丛，帮助确定患者是否适于保留提肛肌手术（图6.111、6.113）[127]。

　　MRI不能鉴别肿瘤限于黏膜下生长还是侵犯了外肌层，因而也就不能区分T1期的T2期肿瘤（图6.114）。T1与T2期肿瘤限于肠壁，MR可显示环绕肿瘤的直肠壁黑线（外肌层）完整，正确确定分期。T3期肿瘤生长累及肠壁全部层次，范围达直肠周围脂肪组织内（图6.115）。MRI检出直肠周围组织侵犯的敏感性为87%[128]。虽然采用包含T分期的TNM分类是制订患者治疗方案与预后的传统方法，但这种方法有其限度[129]。T分期的主要限度是大部分直肠癌在发现时为T3期肿瘤，T3期肿瘤的患者预后依肿瘤肠壁外扩散深度而不同（图6.116）[130]。

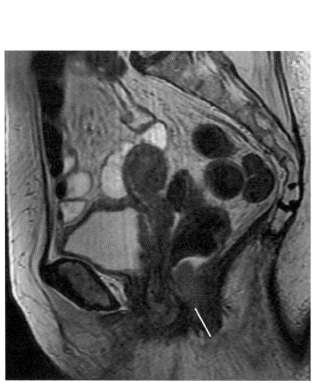

**图6.112**　**直肠癌的部位。**3例不同直肠癌患者矢状T2加权MRI，示如何计算肿瘤与肛管分界的距离，低位直肠肿瘤（<5cm）（a），

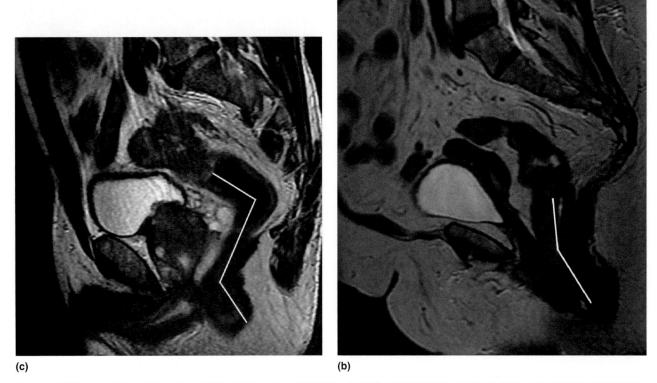

(c)                                                            (b)

**图6.112（续前）** 中部（5～10cm）（b）与高位（>10cm）（c）直肠肿瘤。必须测量相对直线距离，以便测量结果与硬乙状结肠镜的测量相当。

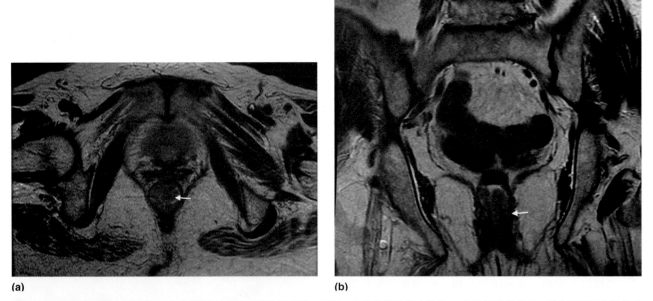

(a)                                                            (b)

**图6.113　低位直肠癌。**横轴位（a）与冠状（b）T2加权MR影像。可见一低位直肠肿瘤（箭头，a）呈轻度高信号。肿瘤侵犯了内括约肌的上极（箭头，b）。肿瘤看上去已扩展到内括约肌平面内（箭头，b）并进入到肛管内。

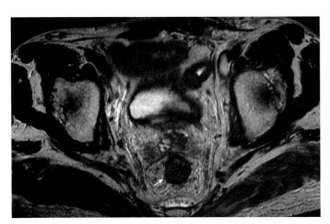

**图6.114 直肠癌（T1/T2）。** 横轴位T2WI，示一早期直肠癌（短箭头）未累及固有肌层，固有肌层显示完整（外层低信号线）。

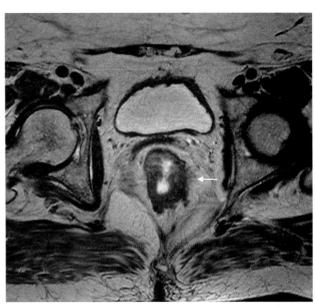

**图6.115 直肠癌（T3）。** T2WI显示直肠后壁不对称增厚，固有肌层中断（箭头）伴直肠系膜脂肪受累，符合T3期直肠腺癌。

1期（T1或T2，N0）肿瘤患者可从手术获益，而T3或T4期肿瘤则需要术前CRT，以降低局部复发率。美国国家癌症综合网络（NCCN）指南推荐所有T3/T4期肿瘤采用长时间新辅助CRT。固有肌层外肿瘤侵犯深度与CRM受累情况为确定预后与帮助选择治疗方法的关键。肠壁外浸润深度（EMD）＞5mm的患者肿瘤特异性5年生存率为54%，而浸润深度＜5mm的患者为85%[131]。肿瘤肠壁外扩展的最大距离（EMD），组织学分析定义为从纵行固有肌层外缘到肿瘤的外缘距离，较单纯T1分期与肿瘤预后及术前治疗的相关性更好[132]。MRI可正确确定EMD。EMD是MRI T3分期的基础（T3a EMD＜1mm，T3b 1～4mm，T3c 5～15mm，T4＞15mm）（图6.117）。区分T2期与T3a期小肿瘤有时可能困难，特别是相关促结缔组织增生反应可被误认为是真直肠系膜侵犯。直肠周围条纹可能为一认识误区；为避免误读，建议将伴有直肠周围条纹的肿瘤分期为T3期肿瘤（图6.118）。组织病理研究已表明，T2期肿瘤与T3a期肿瘤的预后近乎相同[133]。虽然肿瘤的MRI分期为一重要的预后因素，单纯T分期可不能改变预后或手术处理。

相反，预测CRM可有助于临床选择需要术前放疗与化疗的患者。在MRI上，原发肿瘤和（或）肿瘤沉积到直肠筋膜间距离为1mm时，提示有CRM受累，诊断正确率为92%。重要的是应记住此测量的距离为肿瘤边缘、直肠系膜内肿瘤沉积，血管内瘤栓或恶性结节至直肠筋膜的距离，提示需要长时间CRT。如果肿瘤与直肠筋膜间的距离为1～2mm，认为直肠筋膜受到危及，而距离＞2mm则直肠筋膜未受危及（图6.119）。在MRI上肿瘤到直肠筋膜的距离＞6mm，可显示全少2mm的肿瘤游离缘，其正确率为97%[134]。当直肠系膜筋膜未受到危及（距离＞2mm）时，通常采用短期术前CRT后TME治疗。最近一项基于21篇评估直肠癌MRI分期正确性研究的meta分析结论表明，MRI判断CRM受累的特异性（94%）明显高于T分期（75%）与淋巴结（71%）[128]。

血管受侵的诊断依病理分析，不影响制订治疗决策，但具有预后意义，如果可能应做影像评估（图6.120）。MRI可见正常血管流空消失、静脉增宽和（或）T2WI上血管内不连续的软组织及钆增强T1加权脂肪抑制3D-GE上血管内高信号消失。

T4期肿瘤为进展期肿瘤，侵犯周围结构，如盆壁、阴道、前列腺、膀胱或精囊（图6.121）。这些患者需要长的CRT疗程与广泛切除。

MRI评估盆腔淋巴结很有价值。确定淋巴结或肿瘤沉积累及直肠系膜筋膜很重要，为判断危及CRM的依据。已确认淋巴结大小对判断是否有转移的价值有限。常用

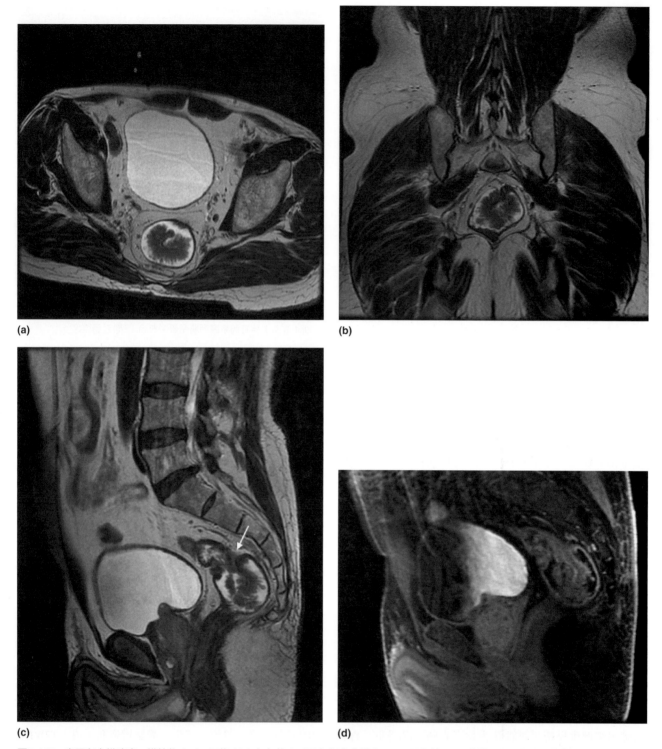

(a)

(b)

(c)

(d)

**图6.116　直肠息肉样腺癌。**横轴位（a），冠状（b）与矢状（c）T2加权高分辨率FSE，及矢状（d）钆增强间质期脂肪抑制T1加权GE影像。可见一大息肉样伴有叶状结构的直肠内肿物起自直肠后壁。肿物周围环绕着高信号物质，证实为一分泌黏液的直肠绒毛状腺瘤，组织学发现有腺癌变。可见固有肌层局部中断与直肠周围脂肪短距离侵犯（箭头，c）（短T3）。

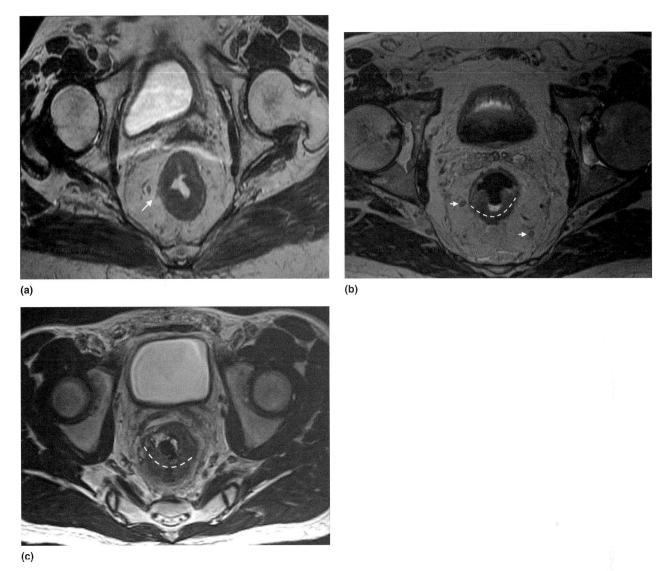

(a)

(b)

(c)

**图6.117**　3位不同患者直肠横轴位（短轴位）T2WI。（a）直肠固有肌层局部中断（箭头），符合MR T3a期。（b）向后侵犯，固有肌层中断，肿瘤壁外侵犯深度4mm，符合MR T3b期。注意直肠系膜脂肪内2枚可疑淋巴结（箭头）。（c）向后侵犯，固有肌层中断，肿瘤壁外侵犯深度9mm，符合MR T3c期。

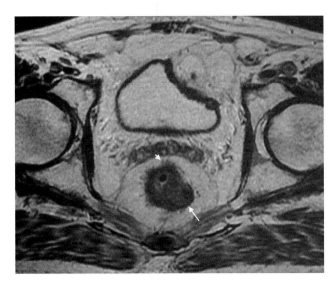

**图6.118**　直肠癌（T2）伴促结缔组织增生反应。可见位于直肠左后1/4的直肠癌（长箭头）。前侧直肠周围脂肪内可疑条纹（短箭头）。病理标本符合2期肿瘤，直肠周围条纹为促结缔组织增生反应。注意没有肿瘤结节部分扩展至肌层外。

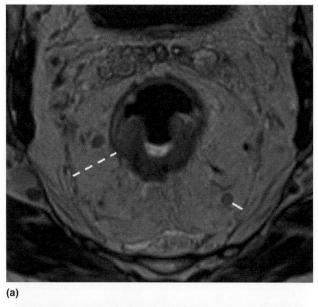

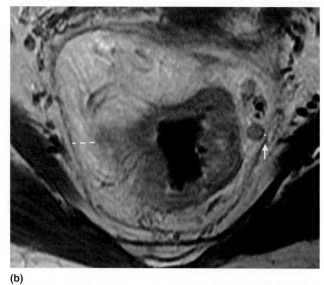

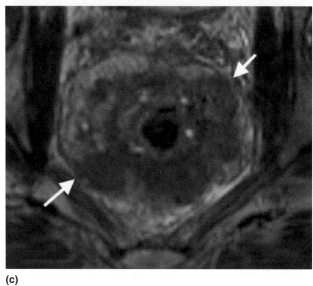

**图6.119　肿瘤与直肠系膜筋膜的关系。**3例不同患者横轴位高分辨率T2加权MR影像。（a）向后侵犯与固有肌层断裂伴肿瘤壁外侵犯深度4mm，但未累及13mm远的直肠系膜筋膜（虚线），认为此例患者的直肠系膜筋膜未受危及。（b）向外侧侵犯与固有肌层断裂伴肿瘤壁外侵犯深度12mm，此例肿瘤MR分期T3c，示直肠系膜筋膜（虚线）未受累（距离5mm）；然而可见左侧直肠系膜内淋巴结肿大与直肠系膜筋膜距离1～2mm（箭头）。认为此例直肠系膜脂肪有危及。（c）直肠系膜筋膜确定有受累（箭头）。

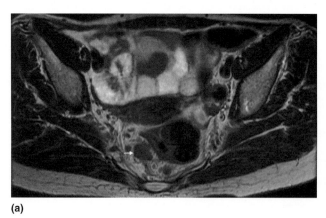

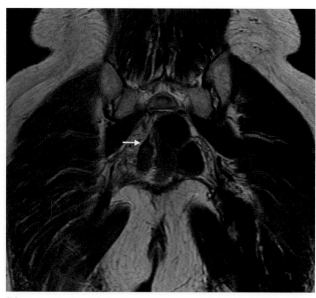

**图6.120　直肠癌位血管侵犯。**横轴位（a），冠状（b），

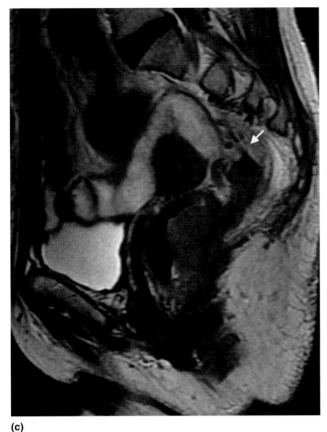

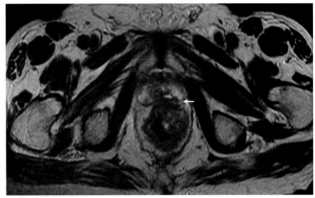

**(a)**

**(c)**

**图6.120（续前）** 与矢状（c）T2加权MRI。可见一低位大肿瘤伴直肠中支血管肿瘤侵犯（箭头，a）。直肠周围小血管局部增宽（箭头，b，c），管腔呈中等信号。

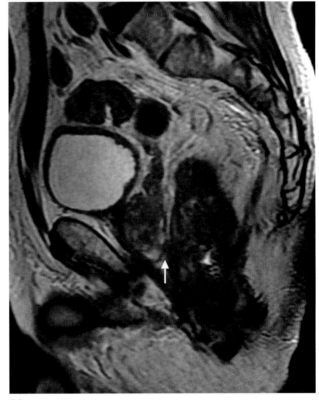

**(b)**

**图6.121** 进展期直肠癌侵犯前列腺。横轴位（a）与矢状（b）高分辨率T2加权MR影像，示低位直肠癌侵犯Denonvilliers筋膜（直肠前筋膜）与前列腺左侧外周带（箭头，a，b），符合T4期。

于区分直肠癌恶性与非恶性淋巴结的大小（即5mm）敏感性为68%，特异性约78%[130, 136]，即30%～50%直肠癌转移淋巴结<5mm[135]。参考恶性征象，如淋巴节边缘不规则或毛刺与信号强度不均匀（图6.122）提高了诊断的正确性，文献报告其敏感性与正确性分别为85%与97%[136, 137]。直肠系膜脂肪外可疑转移的淋巴结可引起局部复发，应给予报告，以帮助修定放疗与手术计划[125]。大多数病例病变淋巴结发生于直肠系膜内，直肠上静脉与肠系膜下静脉链，但也可发生向盆腔侧壁的引流，常经直肠中淋巴管引流[138]。

新辅助CRT的目的是降低局部进展期肿瘤的分期与大小，减小局部复发的潜在危险，改进总生存期与能够保留括约肌功能[139]。MRI评价直肠癌新辅助CRT反应的应用逐年增多。治疗后MRI检查要求采用与术前相同的参数。治疗反应的MRI评价包括观察肿瘤纤维化的增多与肿瘤的减小[136]。遗憾的是，放疗后改变的影像征象并非总是与预期进程相一致，特别是接受了长期治疗剂量的患者，并且肿瘤复发与治疗后纤维化信号表现可

出现重叠[140]。基于T2加权的MR形态评估并不精确，包括分期，易分期过度（T分期与N分期）与预期CRM受累（敏感性低，为32%～59%，但特异性为100%）。近期一项meta分析[141]表明，术前CRT后再分期仍为一项挑战，由于鉴别治疗反应与残余肿瘤困难，敏感性低，为50.4%，判断CRM受累的平均敏感性为76.3%，平均特异性为85.9%。然而，CRT后MR对肿瘤形态与大小的

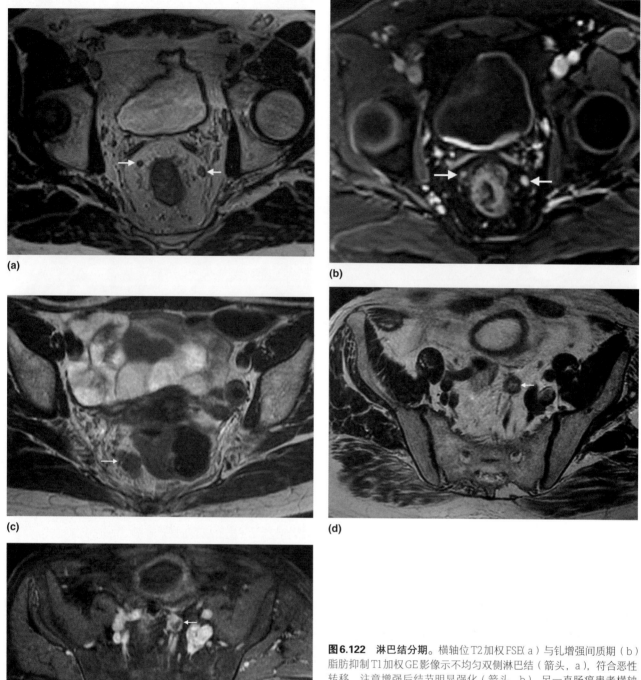

**图6.122　淋巴结分期**。横轴位T2加权FSE（a）与钆增强间质期（b）脂肪抑制T1加权GE影像示不均匀双侧淋巴结（箭头，a），符合恶性转移。注意增强后结节明显强化（箭头，b）。另一直肠癌患者横轴位T2加权FSE示淋巴结增大，外缘不规则，符合肿瘤继发改变（箭头，c）。第3例直肠癌患者横轴位T2加权FSE（d）与钆增强间质期（e）脂肪抑制T1加权GE影像。可见直肠系膜上部脂肪内一恶性淋巴结，外缘不规则，信号不均匀（箭头，d），不均强化（箭头，e）。这些表现认为是恶性征象。

评估却是局限于肠壁内肿瘤残余的正确预测指标。定量评估方法的可重复性尚未得到充分验证，对黏液性肿瘤的作用可能性有限[142]。

放疗后1年以上患者的放疗后纤维化在T1与T2WI上均呈手术床上的低信号，静脉注射钆剂后强化不明显

（图6.123）[143]。钆增强后纤维化的强化，特别是在脂肪抑制影像上，常持续到治疗后1.5～2年，较其呈T2高信号的时间更长。在形态上，纤维化呈斑块状。在ETSE T2WI上，混合有纤维化的脂肪呈高信号，可与肿瘤复发相似（图6.124）。虽然放疗后1年纤维化的T2信号通常

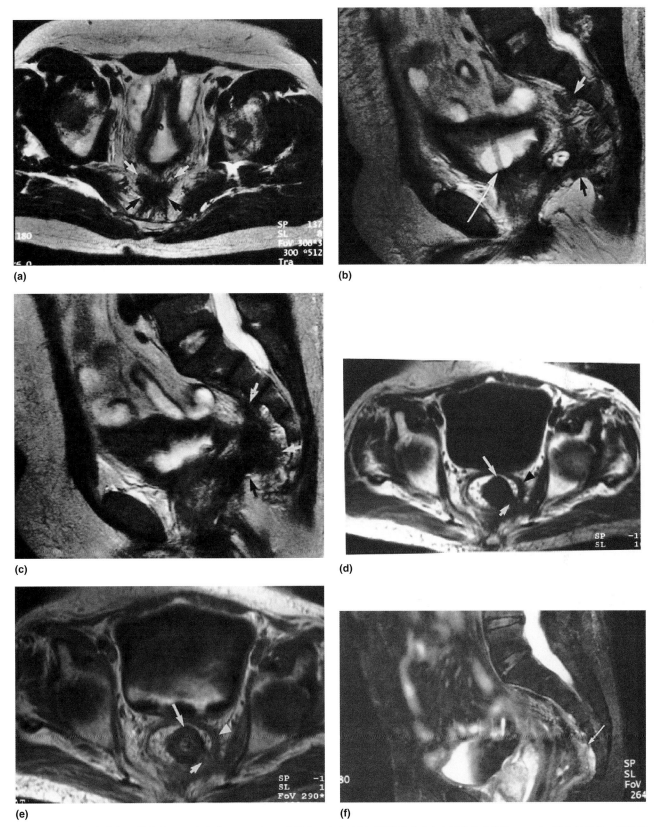

**图6.123** 治疗后纤维化。横轴位（a）与矢状（b，c）512分辨率T2加权ETSE影像示手术床内低信号（箭头，a-c），符合纤维化。纤维化形态呈斑块状，而肿瘤复发更多为结节样。膀胱内可见Foley管（长箭头，b）。第2例患者2D-GE（d）与钆增强后4min 2D-GE（e）影像示直肠壁（长箭头，d，e）与直肠周围组织（三角，d，e）增厚。同时可见直肠周围明显的条纹（短箭头，d，e）。强化不明显，符合直肠周围纤维化。直肠周围纤维组织晕为直肠癌放疗后的常见表现。第3例患者矢状（f）

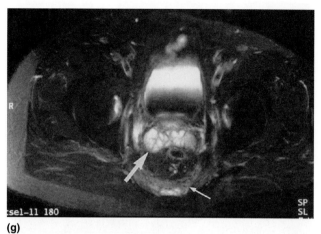

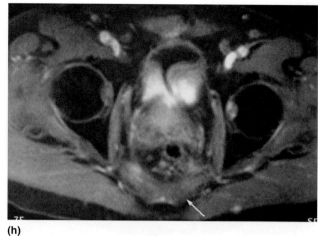

**(g)**　　　　　　　　　　　　　　　　　　　　　　　**(h)**

**图6.123（续前）**　与横轴位（g）512分辨率T2加权脂肪抑制ETSE影像与钆增强间质期脂肪抑制2D-GE影像（h）示骶前间隙片状组织，呈T2低信号（细箭头，f，g）钆增强后无明显强化（箭头，h）。T2WI上正常的精囊表现为葡萄簇状（粗箭头，g），可与肿瘤复发鉴别。

减低，但肉芽组织可在治疗后3年内持续呈高信号，特别是合并有介入性炎症或感染时。持续性信号增高于钆增强T1加权脂肪抑制影像上最为明显。最后，肿瘤复发可与促结缔组织增生为主的纤维化相似。临床病史常可帮助影像诊断：CEA水平增高，骶前疼痛发作，或两者同时出现，无论影像表现如何均提示肿瘤复发。

文献报告直肠乙状结肠癌的复发率为8%到50%，而原发肿瘤初诊时的分期目的就是估计肿瘤复发的可能性。

肿瘤好局部复发，容易手术切除。复发的肿瘤常呈结节状外形（图6.125、6.126）。矢状平面影像有助于复发直肠癌的检出。采用T1加权，T2加权与钆增强T1加权序列，一项研究报告复发病变检出的正确率为93.3%。其他研究显示MRI优于常规CT，而且较经直肠超声确定复发肿瘤更具特异性。

复发性肿瘤多呈T1低信号，静脉注射钆剂后中度强化（图6.127）。在T2WI上，复发性肿瘤通常呈中度高信

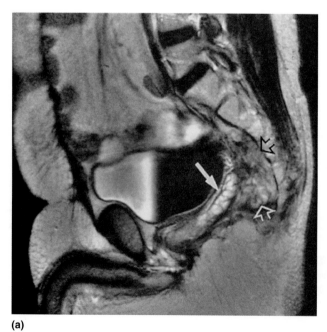

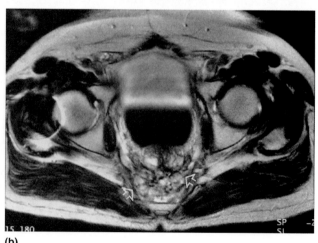

**(a)**　　　　　　　　　　　　　　　　　　　　　　　**(b)**

**图6.124**　与肿瘤复发相似的放射性纤维化。直肠癌患者治疗后1.5年，矢状（a）与横轴位（b）钆增强后512分辨率T2加权ETSE

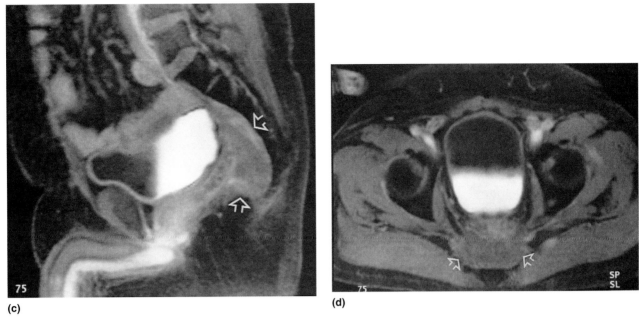

(c)                                    (d)

**图6.124（续前）** 与矢状（c）及钆增强间质期横轴位（d）脂肪抑制2D-GE影像。T2加权ETSE影像上可见不均匀高信号组织块占据了直肠窝（空箭头，a，b），可疑为肿瘤复发。其他可能的诊断包括放射相关的肉芽组织，炎症或感染。不均信号具有误导性，因为其代表低信号的纤维组织与高信号的脂肪。脂肪的高信号为ETSE技术的结果。钆增强脂肪抑制2D-GE病变强化微弱，符合纤维化（空箭头，c，d）。T2WI上，精囊表现为正常的高信号与葡萄样外形，可与直肠床内的组织区别（白箭头，a）。

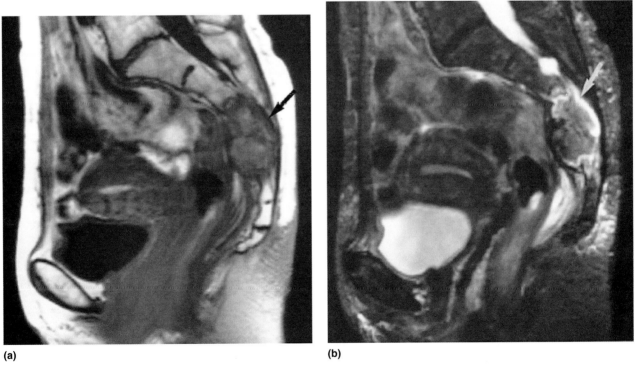

(a)                                    (b)

**图6.125** 复发性直肠腺癌侵犯骶骨。矢状T1加权2D-GE（a），矢状512分辨率T2加权脂肪抑制ETSE（b），

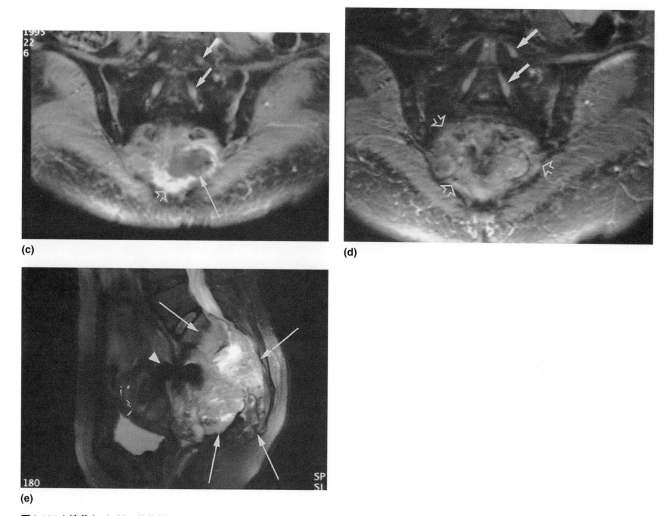

(c)

(d)

(e)

**图6.125（续前）** 与斜冠状钆增强脂肪抑制2D-GE（c，d）影像。可见一复发性大肿瘤侵犯骶骨，呈T1中等信号（箭头，a）与T2不均匀高信号（箭头，b）。增强后，肿瘤呈不均匀强化（空箭头，c，d），含有中央坏死区（长箭头，c）。骶1与骶2段未见侵犯，可见未受累的骶1与骶2神经根（短箭头，c，d）。骶上方2段未受累的表现为外科医生手术切除位置的参考。术中发现肿瘤累及骶3上缘，骶2段未受累。第2例患者矢状512分辨率T2加权ETSE影像（e）显示一巨大复发性直肠腺癌侵犯骶骨（箭头，e）。肿瘤累及了整个骶骨，外科医生放弃了手术切除。先前切除手术的手术夹产生磁敏感伪影，局部信号丢失（三角，e）。

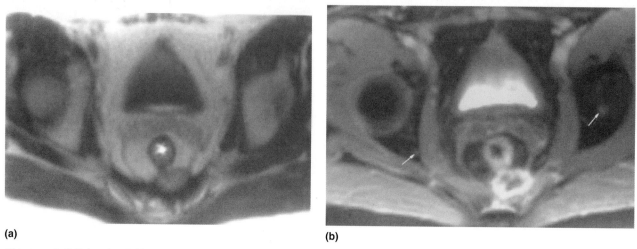

(a)

(b)

**图6.126** 复发性直肠癌位骨转移。T2加权SS-ETSE（a）与横轴位（b，c）

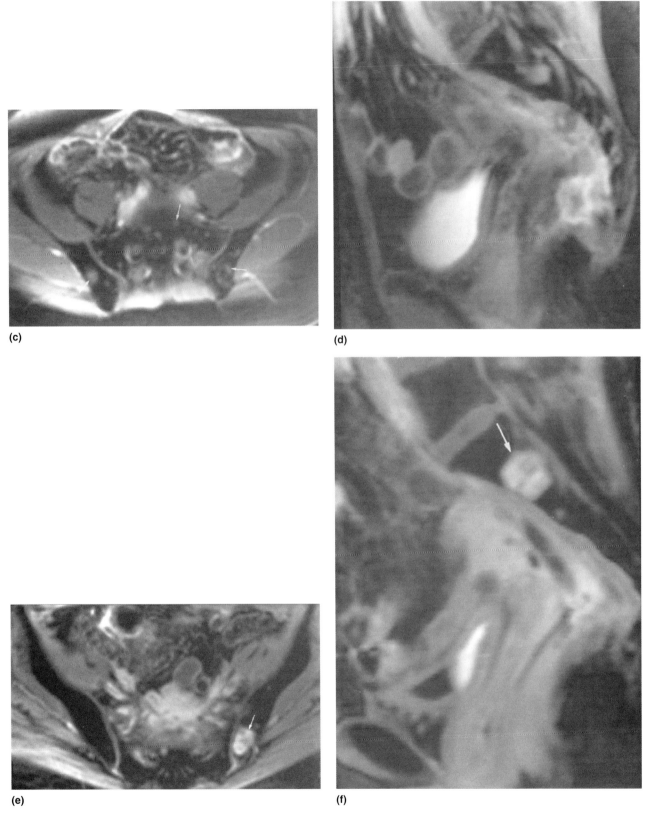

**(c)**

**(d)**

**(e)**

**(f)**

**图6.126（续前）** 与钆增强间质期矢状（d）2D-GE影像。可见一软组织肿块位于左侧骶前区。肿瘤呈周边强化。此外，可见骶骨与骨盆多发病变，有强化（箭头，b-d），符合转移瘤。第2例患者钆增强间质期横轴位（e）与矢状（f）2D-GE影像，示骶前异常病变，符合肿瘤复发伴放射性改变。注意骶骨与左侧髂骨内的转移性病变（箭头，e，f）。

号。可能有肿瘤复发患者在ETSE T2加权序列影像诊断时应小心，因为与常规T2自旋回波序列影像相比，肿瘤信号较低，这是由于ETSE T2序列上脂肪信号相对更高。

T2加权脂肪抑制ETSE与钆增强T1加权脂肪抑制影像可很好显示骶骨侵犯。两序列上骨髓呈低信号，特别是常见于此类患者的放射性脂肪替代后，由于肿瘤呈高

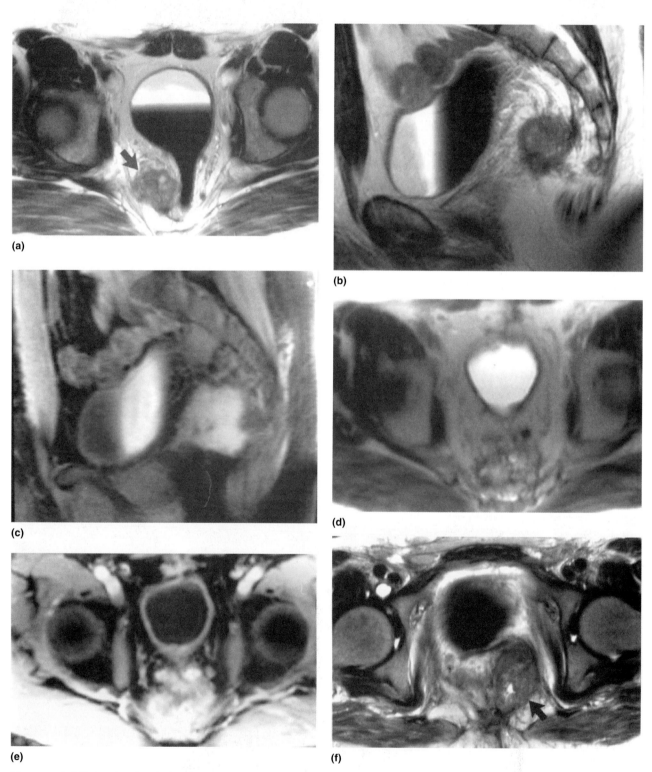

(a)

(b)

(c)

(d)

(e)

(f)

**图6.127　复发性直肠癌。** 直肠癌腹腔腹膜切除（APR）术后患者，横轴位（a）与矢状（b）T2加权增强后SS-ETSE，矢状钆增强间质期2D-GE（c）影像，可见一4cm大小肿块位于右侧骶前间隙，T2信号轻度不均匀（箭头，a），不均匀强化，符合肿瘤复发。注意APR术后异常后位的膀胱。第2例患者T2加权SS-ETSE（d）与钆增强间质期2D-GE（e）影像，示一不规则骶前肿块，钆增强后不均匀强化。第3例肿瘤复发患者T2加权ETSE（f）也显示骶前间隙内肿瘤（箭头，f）。

信号，肿瘤范围明显清楚（图6.125、6.126）。评价骶骨受累时，矢状平面对于显示骶骨皮质侵犯很重要。一些病例斜冠状平面影像（平行于骶骨角度）也有帮助（见图6.125）。MRI也可很好显示复发性肿瘤的远隔转移，可很好显示肝转移瘤，也可发现腹膜病变与淋巴结肿大。

### 鳞状细胞癌

鳞状细胞癌发生于肛管，影像特征与腺癌相似。评价肿瘤局部与远隔播散需要钆增强脂肪抑制3D-GE序列成像。

### 胃肠道间质瘤

不到10%的GIST见于结肠与直肠（图6.128）。MRI表现与胃或小肠GIST相似。

### 淋巴瘤

原发性非霍奇金淋巴瘤约占所有直结肠恶性肿瘤的0.5%。原发性淋巴瘤最常见于HIV感染或慢性溃疡性结肠炎的患者[144, 145]。盲肠为最常见受累部位，其次为直肠乙状结肠。淋巴瘤继发结肠受累见于广泛播散淋巴瘤，特别是老年患者。MRI表现包括孤立或多发有强化的肿瘤。也可显示为静脉注射钆剂后，肠壁弥漫性结节状增

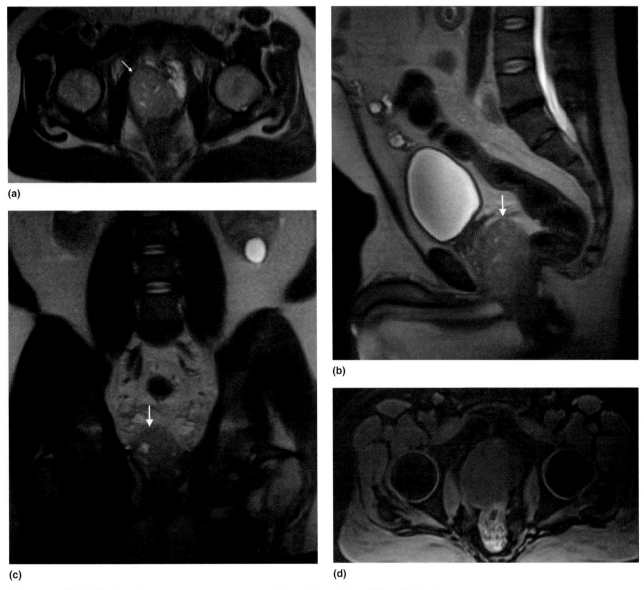

(a)

(b)

(c)

(d)

**图6.128** **直肠GIST。** 横轴位（a），矢状（b）与冠状（c）T2加权SS-ETSE，横轴位平扫（d）

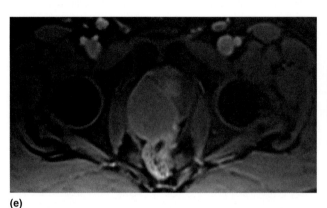

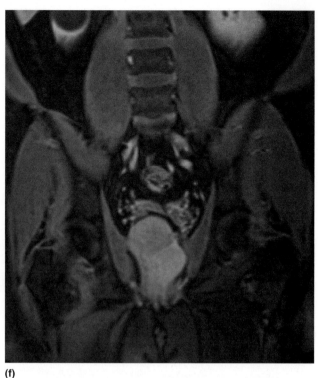

**(e)** **(f)**

**图6.128（续前）** 与增强间质期横轴位（e），间质期冠状（f）脂肪抑制T1加权GE影像。肿瘤起自直肠前外侧，偏心性生长（箭头，a-c），呈不均匀T2高信号，含有小的中央坏死区，肿瘤呈均匀强化（e，f）。前列腺受压前移；无肿瘤周围组织侵犯征象，无局部淋巴结肿大。

厚（图6.129）[53, 54]。同时合并淋巴结肿大与脾脏病变有助于诊断。

### 类癌肿瘤

直肠为类癌肿瘤的常见发生部位（图6.130）。一项170例类癌肿瘤的回顾性研究发现，94（55%）例为直肠原发性病变。较大肿瘤伴有转移性病变，生存率低[145]。类癌肿瘤的影像表现另文讨论。与其他直肠病变相同，加扫直接矢状平面影像有助于诊断。动态钆增强3D-GE技术诊断肝转移最佳。

### 黑色素瘤

原发性结肠黑色素瘤罕见，预后差[146]。由于黑色素的顺磁性效应，在T1WI上病变可呈特征性的高信号（图6.131）。钆增强后肿瘤可显示环形强化。

### 转移性肿瘤

大肠可为不同原发黑色素瘤转移的部位，包括肺与乳腺黑色素瘤。结肠继发受累最常见的方式为腹膜种植[147]。卵巢癌常沿腹膜表面扩展累及大肠。前列腺或宫颈癌可直接扩展累及直肠。钆增强脂肪抑制T1WI可很好显示直结肠受累[148, 149]。

### 溃疡性结肠炎

溃疡性结肠炎（UC）与克罗恩病为慢性IBD的两种主要形式。20%～25%的UC患者于儿童时期发病。溃疡性结肠炎为慢性溃疡性炎症，仅发生于结肠。病变分布可以预测：病变起于直肠，向近侧以连续方式扩展，累及部分或全部结肠。没有克罗恩病那样的跳跃式病变。溃疡性结肠炎的发病高峰在人生第2到第4个十年，主要见于高加索人与女性，报告高达25%的病例家族史阳性[150]。病因不清，但与克罗恩病相似，推测有多因素病因。

溃疡性结肠炎表现不一，但症状多隐袭，包括间歇性腹泻，直肠出血。溃疡性结肠炎的患者发生中毒性巨结肠的危险性高，可为临床特征性表现。慢性溃疡性结肠炎患结肠癌的危险性增高。

与克罗恩病累及肠壁全部层次不同，溃疡性结肠炎为黏膜疾病。活动性溃疡性结肠炎可见多灶性黏膜全层性溃疡。与这些病变区域相位的黏膜出现水肿、斑片状炎症，可向上隆起到肠腔内形成"假性息肉"。病程较长的溃疡性结肠炎可发生肠道短缩，结肠袋消失。这种异常源于肌肉的异常，远段结肠与直肠最为明显。

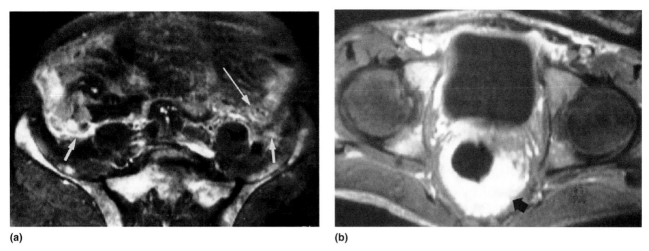

**(a)**

**(b)**

**图6.129　结肠淋巴瘤。**2例淋巴瘤患者钆增强T1加权脂肪抑制自旋回波影像（a，b）。第1例患者患伯基特淋巴瘤（a），可见两侧结肠沟内软组织，有强化（短箭头），降结肠壁增厚（长箭头），肠系膜可见边界模糊的条纹。注意受累骨髓的弥漫性强化。第2例患者（b）HIV感染合并直肠淋巴瘤（箭头）。HIV患者为大肠原发性淋巴瘤的高危患者（经允许复制于Shoenut JP等，1993[6]）。

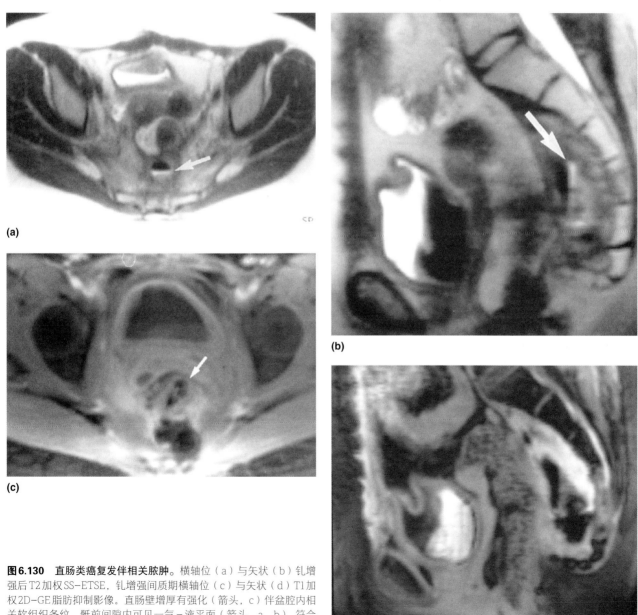

**(a)**

**(b)**

**(c)**

**(d)**

**图6.130　直肠类癌复发伴相关脓肿。**横轴位（a）与矢状（b）钆增强后T2加权SS-ETSE，钆增强间质期横轴位（c）与矢状（d）T1加权2D-GE脂肪抑制影像。直肠壁增厚有强化（箭头，c）伴盆腔内相关软组织条纹。骶前间隙内可见一气-液平面（箭头，a，b），符合合并小脓肿。

溃疡性结肠炎的MRI表现与克罗恩病相似，反映了两者的基本生理改变，但更倾向于溃疡性结肠炎的征象为：①直肠受累，病变以逆行方式进行性累及不同长度的结肠（图6.132）；②黏膜下无病变。钆增强脂肪抑制3D-GE成像尤其能很好显示未受累的黏膜下，表现为明显强化的黏膜与无强化的浆膜（图6.133）。与其他炎症相比，活动性炎症时直小血管更明显。由于长期患病的病变肠壁黏膜下水肿伴有淋巴管扩张，黏膜下无受累表现尤为突出[1-3]。长时间的慢性溃疡性结肠炎，肠道形态特征消失，正常结肠袋消失，肠腔狭窄，肠道短缩，称为铅管征（图6.134）。克罗恩病常表现为右半结肠与回肠末段广泛受累，常有壁增厚与肠腔狭窄。

全结肠或节段性结肠扩张，伴收缩功能丧失为中毒性巨结肠的特征。中毒性巨结肠通常广泛累及结肠（全结肠）与溃疡性结肠炎急性发作或隐袭性炎症不同，中毒性巨结肠为透壁性病变。静脉注射对比剂后肠壁整体强化（图6.135）。患者出现血性腹泻，发热，白细胞升高，腹痛而变得虚弱。

IBD在妊娠期可恶化。此时患者尤其适于MR检查，

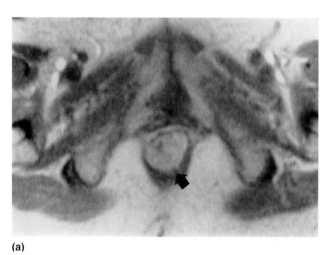

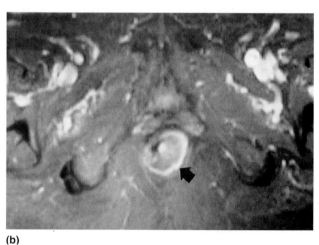

**(a)**　　　　　　　　　　　　　　　　　　　　　　　**(b)**

**图6.131　直肠肛管恶性黑色素瘤。**黑色素瘤患者2D-GE（a）与钆增强T1加权脂肪抑制自旋回波（b）影像。因为黑色素的顺磁性，T1加权序列影像上黑色素瘤可很亮（箭头，a）。增强后可见环形强化，利于确定肿瘤范围（箭头，b）（经Lippencott，Williams and Wilkins允许，选自Shoenut et al., 1993. In Semelka RC, Shoenut JP (eds), MRI of the Abdomen with CT Correlation. New York: Raven Press.）。

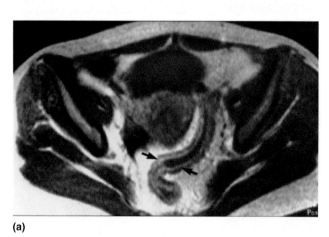

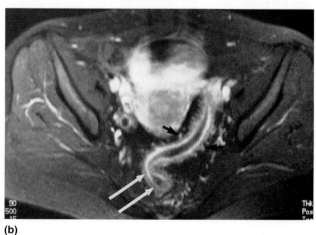

**(a)**　　　　　　　　　　　　　　　　　　　　　　　**(b)**

**图6.132　溃疡性结肠炎。**溃疡性结肠炎患者钆增强后即刻2D-GE（a）与间质期T1加权脂肪抑制自旋回波（b）影像。钆增强后即刻影像可见强化增高（a），代表见于严重疾病时毛细血管血流增多。在间质期影像（b）上，可见黏膜明显强化伴突显的直小血管（短箭头，b），黏膜下未受累（长箭头，b）。

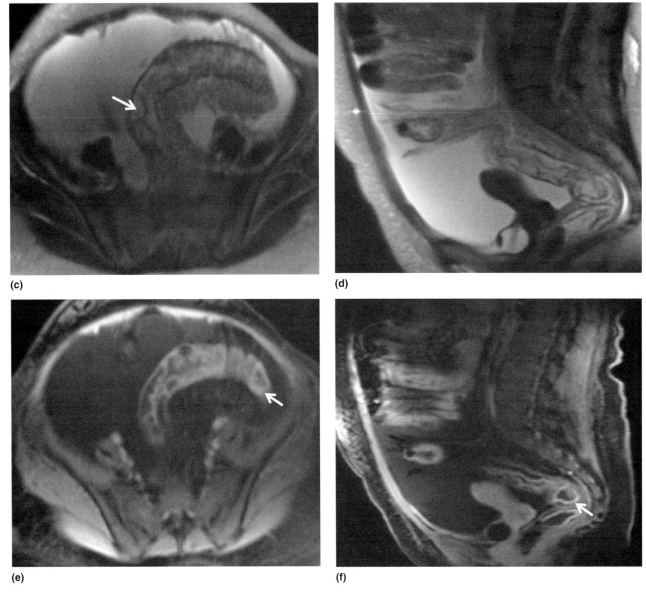

**图6.132（续前）** 另一患者横轴位（c）与矢状（d）T2加权SS-ETSE，及钆增强横轴位（e）矢状（f）脂肪抑制T1加权2D GE影像，示溃疡性结肠炎与腹水。T2WI（c，d）上可见乙状结肠黏膜下水肿（箭头，c）。钆增强后影像（e，f）可见黏膜明显强化（箭头，e，f）。注意乙状结肠未见结肠袋。

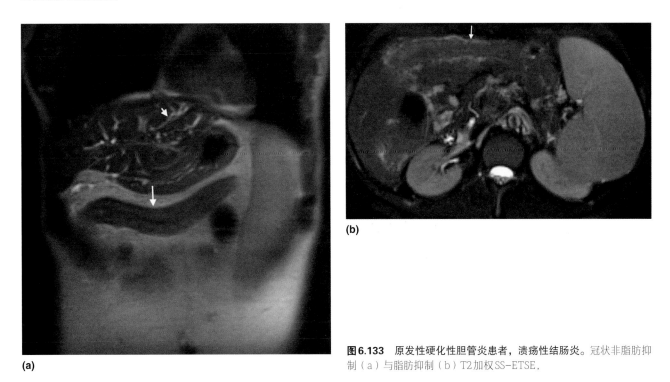

**图6.133** 原发性硬化性胆管炎患者，溃疡性结肠炎。冠状非脂肪抑制（a）与脂肪抑制（b）T2加权SS-ETSE，

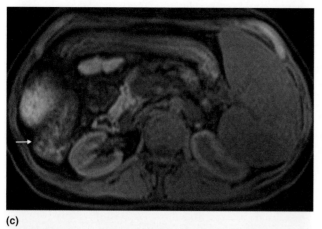

(c)

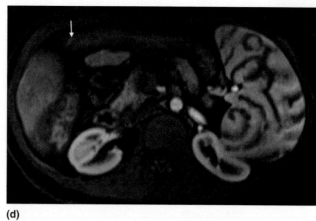

(d)

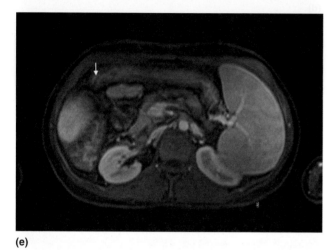

(e)

**图6.133（续前）** 横轴位平扫（c），增强动脉期（d）及门静脉期（e）脂肪抑制T1加权GE影像。可见横结肠（长箭头，a，b）与升结肠（箭头，c）肠壁弥漫性环形增厚。黏膜下与结肠周围轻度水肿（箭头，b），黏膜呈高强化（箭头，d，e），符合活动性溃疡性结肠炎。同时注意肝内胆管有扩张（短箭头，a）。

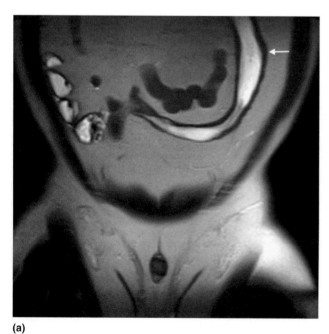

(a)

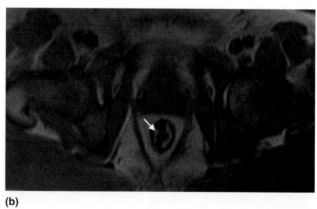

(b)

**图6.134 慢性溃疡性结肠炎。** 冠状非脂肪抑制T2加权SS-ETSE(a)，横轴位非脂肪抑制T1加权2D-GE（b），

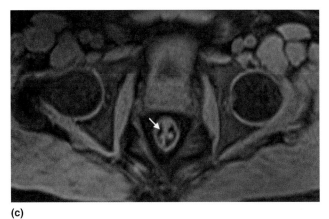

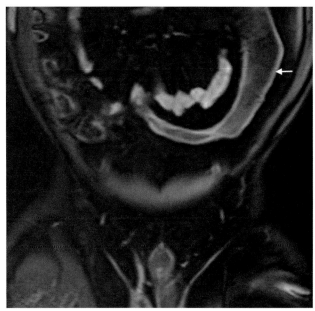

**图6.134（续前）** 横轴位脂肪抑制平扫（c）与钆增强间质期冠状（d）T1加权GE影像。可见直肠黏膜下T1信号增高（箭头，b），脂肪抑制影像上呈低信号（箭头，c），符合慢性溃疡性结肠炎。注意乙状结肠与降结肠正常结肠袋标志消失，呈无特征表现（箭头，a），肠壁中度强化，提示有活动性炎症（箭头，d）。

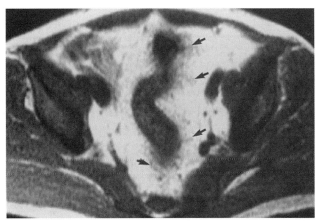

(a)

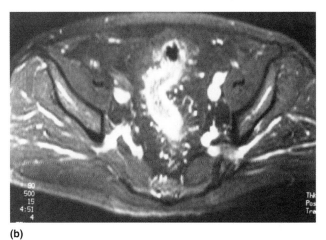

(b)

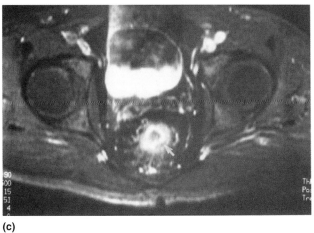

(c)

**图6.135** **溃疡性结肠炎，结肠中毒。**2D-GE（a）与钆增强T1加权脂肪抑制自旋回波（b，c）影像。平扫影像显示不规则低信号条纹（箭头，a）与乙状结肠肠壁增厚相关。增强后肠壁强化明显。结肠周围条纹状强化代表突显的直小血管。可见黏膜下无受累（箭头，c），为溃疡性结肠炎的特征性表现。注意结肠壁极明显的强化，似乎累及了乙状结肠壁的全层与患者结肠中毒的表现相符合。

因为MR检查相对安全。

## 克罗恩结肠炎

克罗恩病孤立性结肠受累见于约1/4的患者。克罗恩结肠炎限于直肠肛管区时与溃疡性结肠炎的鉴别是一项挑战[58]。偶尔，克罗恩结肠炎也可表现为中毒性巨结肠（图6.136）。克罗恩结肠炎可根据以下表现进行诊断：①全结肠病变，结肠保持冗长与结肠袋；②一过性强化，有时可呈黏膜下层明显强化与溃疡性结肠炎鉴别；溃疡性结肠炎的黏膜下层无受累（图6.137）。溃疡性结肠炎也可有黏膜下水肿。

## 憩室炎

全结肠均可发生憩室，结肠多发憩室乙状结肠常数量最多（图6.138）。憩室炎好发于左半结肠，而憩室出血则好发于右半结肠。MR可有效诊断急性憩室炎，文献报告其敏感性为86%～94%，特异性为88%～92%[151]。肠壁增厚，结肠周围水肿，可见憩室与合并的并发症，如穿孔与脓肿，采用钆增强脂肪抑制T1加权3D-GE影像结合T2加权SS-ETSE影像可很好观察病变（图6.139、

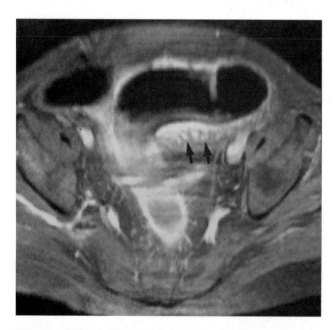

**图6.136** 表现为中毒性巨结肠的克罗恩病。中毒性巨结肠患者钆增强T1加权脂肪抑制自旋回波影像。结肠扩张与全层肠壁受累为中毒性巨结肠的特征，为IBD的并发症。注意明显的直小血管（箭头），为肠炎常见表现。（经Lippencott, Williams and Wilkins.允许，病例来自Shoenut et al., 1993 [ J Clin Gastroenterol 17: 73-78]. ）。

6.140）[152]。同样，这两项技术也可确定窦道与瘘。T1加权GE平扫，炎性改变表现为结肠周围高信号脂肪内的低信号弧线状条纹。窦道、瘘与壁有强化，在钆增强脂肪抑制3D-GE影像中信号受到抑制的脂肪背景上显示清楚。鉴别结肠癌穿孔与憩室炎可能困难，而两者可能同时存在（图6.141）。

## 阑尾炎

怀疑阑尾炎时，MR影像诊断仅用于出现不寻常症状的病例。目前，成人阑尾炎影像诊断常采用CT成像，而儿童则采用超声[153, 154]，虽然应认识到这两组患者MR诊断与CT或超声相当，而且有更多优势，特别是炎性病变MRI的对比分辨率高，且没有电离辐射问题，但目前应用较少。由于MRI评估炎症较CT更为敏感，当然应该用于确定不能肯定诊断患者的影像表现。接受电离辐射的患者并非无关紧要，因为阑尾炎最多见于儿童与生育期的青少年。MRI特别适用于妊娠患者正确显示腹部与盆腔病变包括阑尾炎与阑尾脓肿[155]。

实际上，急性阑尾炎可仅依据平扫做出诊断，特别是采用脂肪抑制T2加权SS-ETSE序列，这对于妊娠患者尤其重要（图6.142）。一些重要的MRI表现提示阑尾炎的诊断，如阑尾增大（直径＞7mm）与阑尾周围液体（图6.143）。钆增强T1加权脂肪抑制影像上，发炎的阑尾与周围组织明显强化。发现急性阑尾炎相邻肠系膜水肿的敏感性高，于脂肪抑制T2加权影像上显示最好。T1加权平扫影像也可很好显示周围脂肪内炎性条纹。脓肿形成等并发症的诊断特异性高（图6.143）。发现阑尾结石诊断阑尾炎的阳性预期值低[156]。如果可除外阑尾炎，基于影像表现最常见的替代诊断为妇科疾病、憩室炎、结肠炎或肠脂垂炎[156]。

## 脓 肿

脓肿形成可以是胃肠道或胆手术的并发症，也可合并于憩室炎、阑尾炎或IBD。CT与超声为主要诊断方法，而且具有易于协助经皮引流的优点。MRI要与CT及超声有效竞争，必须有能够日常使用的检查床自动运行，适于MRI的穿刺针与引流器具及快速成像技术。

Noone等[157]报告疑为腹腔内脓肿患者，MRI具有高度诊断正确性。他们报告的一组病例中，在钆增强T1加权脂肪抑制影像上，脓肿呈界限清楚的积液伴周边边缘强化。积液内无信号的气体具有诊断意义[158]。

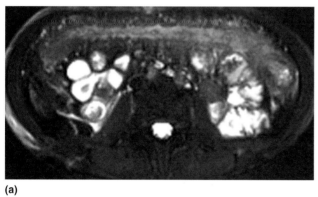

**(a)**

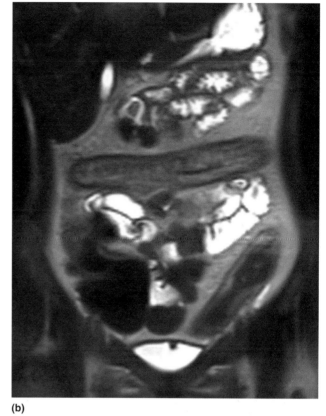

**(b)**

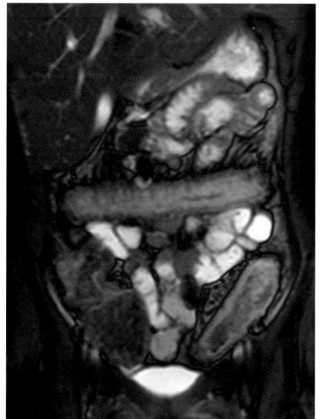

**(c)**

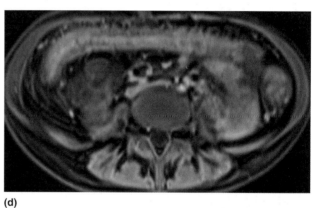

**(d)**

**图6.137** 克罗恩结肠炎。横轴位脂肪抑制T2加权SS-ETSE（a），冠状T2加权SS-ETSE（b），冠状true-FISP（c）与钆增强间质期横轴位（d）及矢状（e）脂肪抑制T1加权GE影像。所有影像均可见横结肠壁弥漫性增厚，呈T2高信号，提示肠壁水肿；病变肠壁也显示明显强化。注意血管包裹，提示为炎症与溃疡性结肠炎表现有重叠。直肠未见受累，透壁性异常表现（水肿与强化）有助于克罗恩结肠炎的诊断。

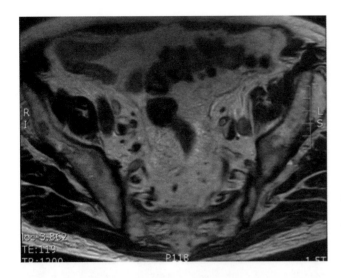

**图6.138** 憩室炎。2D-GE影像示起自乙状结肠的多发无信号囊袋，符合憩室炎。憩室常见，常偶然发现。憩室的并发症包括憩室炎与明显的脓肿。（经允许，病例选自Ascher SM, Semelka RC: MRI of the gastrointestinal tract. In: Higgins CB, Hricak H, Helms CA (eds), Magnetic Resonance Imaging of the Body, Raven Press, 1997, pp. 677-700.）

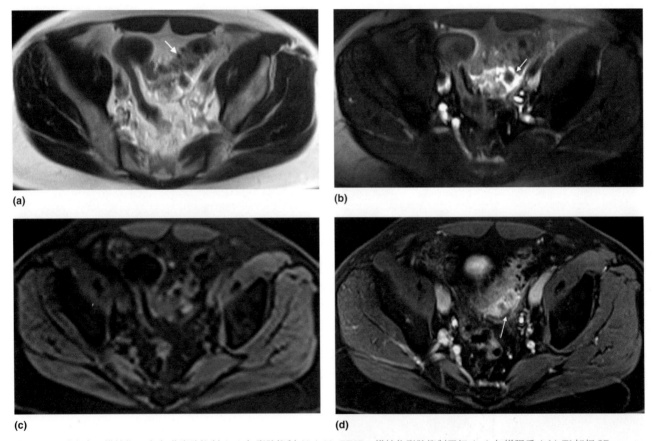

(a)　　　　　　　　　　　　　　　　(b)

(c)　　　　　　　　　　　　　　　　(d)

**图6.139** 憩室炎。横轴位T2加权非脂肪抑制（a）与脂肪抑制（b）SS-ETSE，横轴位脂肪抑制平扫（c）与增强后（d）T1加权GE，

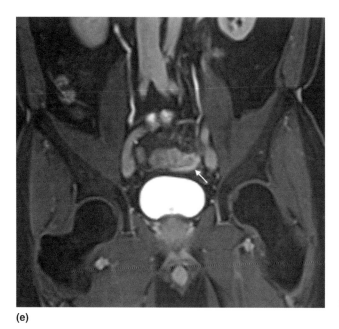

**(e)**

**图6.139（续前）** 与冠状钆增强后脂肪抑制T1加权（e）GE影像。可见多发憩室（箭头，a），其中之一增大，伴有明显憩室周围水肿（箭头，b）。在横轴位平扫影像上，憩室呈T1高信号，可能与蛋白性/出血性内容物有关。憩室壁与相邻结肠壁强化明显。

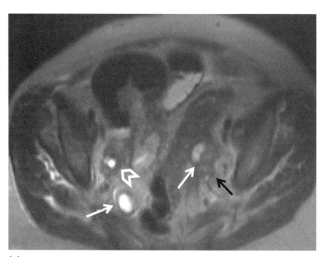

**(a)**

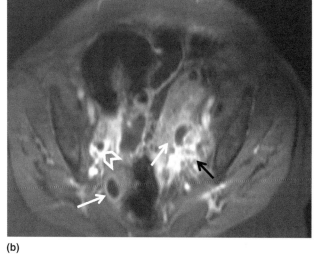

**(b)**

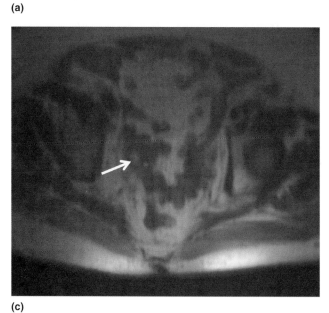

**(c)**

**图6.140 憩室脓肿。**憩室炎患者，T2加权SS-ETSE（a）与钆增强间质期T1加权脂肪抑制3D-GE（b）影像显示脓肿（白箭头，a，b），呈周边强化。乙状结肠肠壁增强，伴相邻炎症，可见沿乙状结肠分布的炎症组织强化（黑箭头，a，b）。注意盆腔右侧另一炎症组织灶（空箭头，a，b）。另一憩室炎患者T2加权SS-ETSE（c）

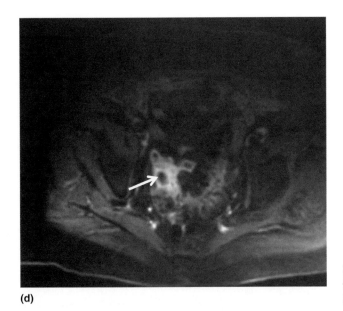

**图6.140（续前）** 与钆增强间质期T1加权脂肪抑制3D-GE（d）影像示脓肿，呈周边明显强化。可见多发乙状结肠憩室与相邻肠系膜的炎症。

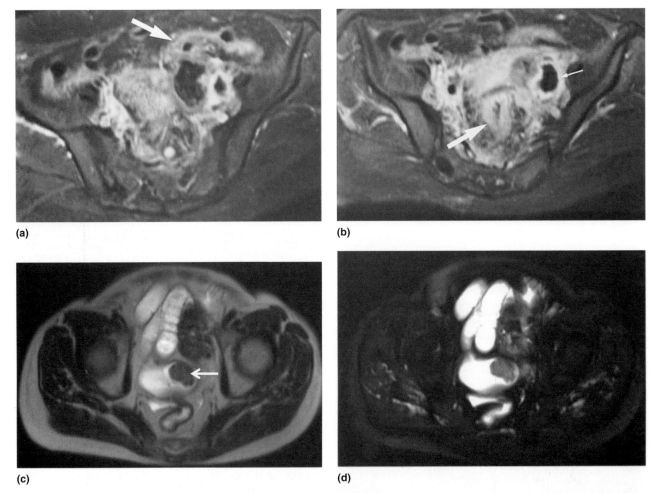

**图6.141** 与结肠癌侵犯膀胱相似的憩室炎。另一憩室炎患者，横轴位非脂肪抑制（a）与脂肪抑制（b）T2加权SS-ETSE，矢状T2加权SS-ETSE（c）及横轴位T1加权2D-GE（d）影像，示一肿块起自乙状结肠（黑箭头，c）并侵犯膀胱（箭头，a）。平扫影像（d）上可见乙状结肠壁（黑箭头，d）增厚。

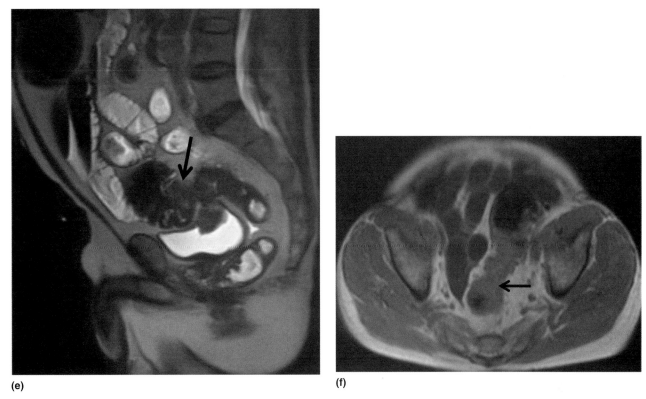

**(e)**　　　　　　　　　　　　　　　　　　　　　　　　　　**(f)**

**图6.141（续前）**　根据MR表现，肿块诊断为结肠癌侵犯膀胱。结肠镜同样诊断结肠癌。患者做了结肠切除术，组织病理诊断为继发于憩室炎的炎症组织。由于为肾病终末期患者，未能做钆增强MR检查，因而未能显示增强后憩室炎的表现，造成了误诊。然而，应记住的是，憩室炎可与结肠癌相似。

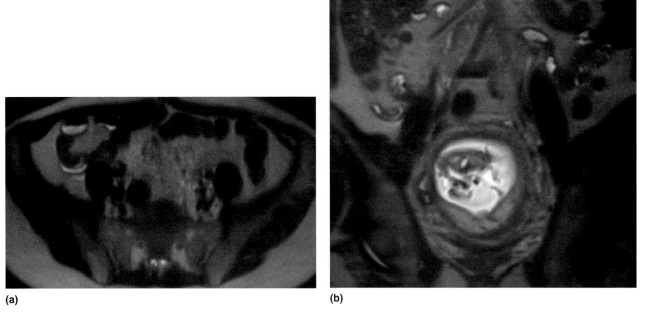

**(a)**　　　　　　　　　　　　　　　　　　　　　　　　　　**(b)**

**图6.142**　妊娠患者急性阑尾炎。T2加权SS-ETSE非脂肪抑制横轴位（a），冠状（b），

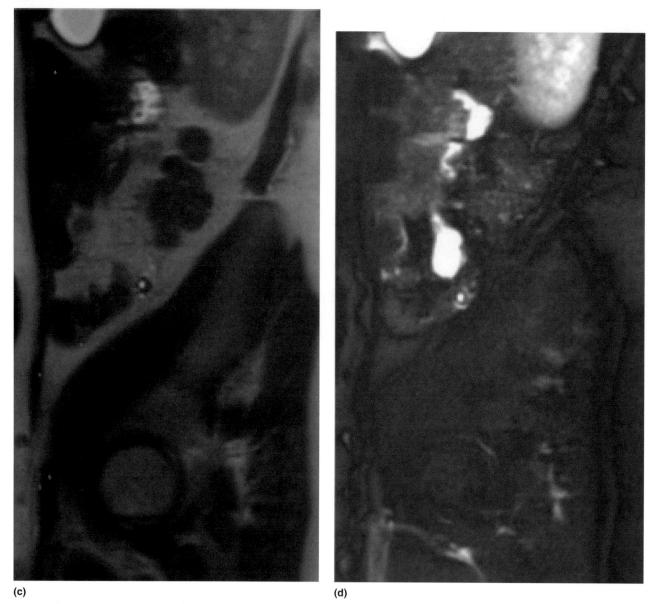

(c)　　　　　　　　　　　　　　　　　　　　　(d)

**图6.142（续前）** 与矢状（c）及脂肪抑制矢状（d）影像，示妊娠患者轻度急性阑尾炎。阑尾轻度扩张，壁轻度增厚。注意阑尾周围有微量游离液体。根据序列平扫，特别是T2加权序列可诊断急性阑尾炎。不应常规做钆增强，除非胎儿涉及母亲和（或）胎儿生存，应避免增强检查。

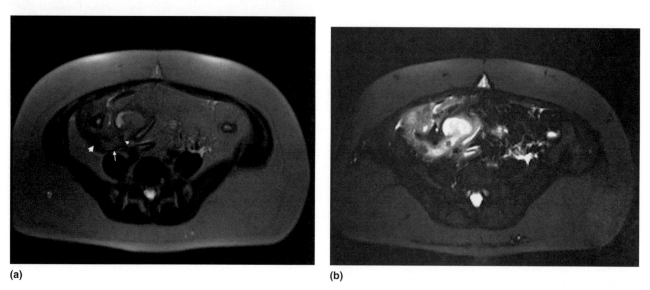

(a)　　　　　　　　　　　　　　　　　　　　　(b)

**图6.143** 妊娠患者急性阑尾炎伴阑尾脓肿。横轴位非脂肪抑制（a）与脂肪抑制（b）T2加权SS-ETSE，

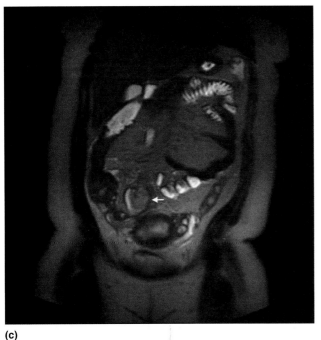

(c)

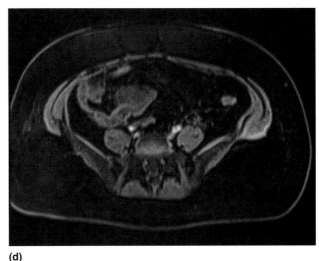

(d)

**图6.143（续前）** 冠状非脂肪抑制T2加权SS-ETSE（c），横轴位脂肪抑制T1加权GE平扫（d）。可见阑尾扩张（箭头，a）伴腔内2枚阑尾结石（短箭头，a），可见阑尾周围有一脓肿（箭头，c）。注意阑尾周围有少量游离液体。

口服或经直肠灌注对比剂以鉴别肠道与脓肿的方法尚未最终确定。利用2个平面采集钆增强T1加权脂肪抑制3D-GE与T2加权SS-ETSE影像，可有把握地区分大多数脓肿与肠道。这种方法可见显示脓肿的卵圆形外形，易于与相邻管状的肠道区别。钆增强T1加权脂肪抑制3D-GE影像上脓肿周围脂肪强化，可证实积液的炎症性质（图6.144）。T2加权影像上重力方向低信号物质的分层效应为一重要的辅助征象，见于大多数脓肿[158]。无运动伪影的T2加权SS-ETSE有助于确定脓肿内重力方向上的低信号物质。低信号代表脓肿内感染生成的高蛋白内容物。

静脉内碘对比剂过敏，使用禁忌的患者，应考虑MRI检查评估脓肿。MRI也是治疗性干预后评估的有效方法（图6.145）。

**结肠瘘**

MRI为评估结肠瘘的有效影像方法，尤其是MRI可以多平面成像，有助于制订直肠周围或肛管周围瘘的手术方案。

肛管周围瘘常为克罗恩病的并发症。MRI为评估肛管周围瘘的首选方法，可正确显示瘘的走行与括约肌的关系及相关脓肿，同时有助于减小感染灶漏诊的机会，而这种感染灶可能需要更复杂的手术。

了解肛管直肠基本的机能解剖，对于评估肛瘘患者病变的常见分布走行是很有帮助的。肛管长2.5~5cm，为一管状结构，环绕有2个肌层，即内括约肌与外括约肌（图6.146）。内括约肌由平滑肌构成，主要与直肠的环形肌壁相延续，从直肠肛管结合部向下延伸到齿状线以下1~1.5cm，在T2WI上，呈相对外括约肌较低信号，钆增强后有强化。内括约肌外侧为2层括约肌之间的间隙，间隙内有纵行低信号的肌肉与直肠纵行肌相延续。再外侧，肛管括约肌丛的下1/2由相对低信号的外括约肌构成，外括约肌上方与耻骨直肠肌相延续，形成外层的上1/2。耻骨直肠肌起自双侧耻骨联合，形成环绕直肠肛管的"悬吊带"。在横轴位与冠状MR影像可清楚显示肛管括约肌的不同层次及其周围结构。

肛管括约肌的上部与提肛肌相连，提肛肌与外侧括约肌形成坐骨肛管窝的内缘，坐骨肛管窝内含脂肪，包绕着括约肌丛。坐骨肛管窝其他边界包括外侧的闭孔内肌，后侧的臀大肌与骶结节韧带，前侧的会阴浅横肌与

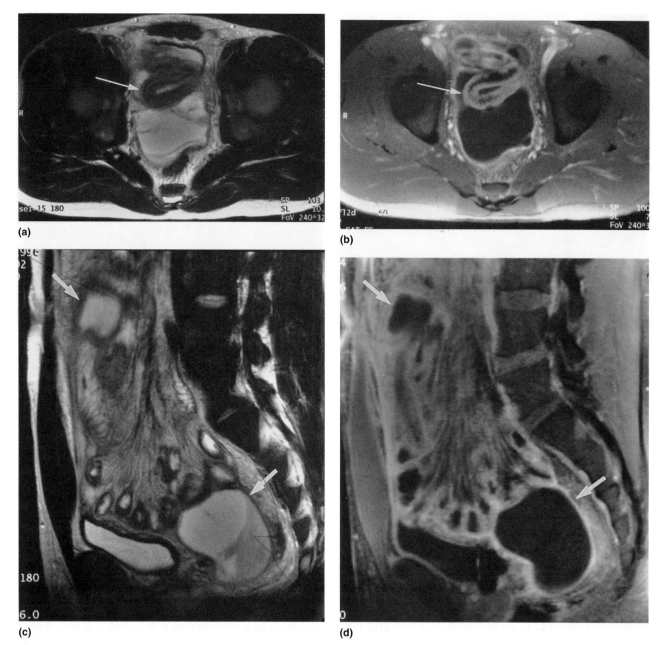

**图6.144**　**中腹部与盆腔脓肿。** 经盆腔横轴位512分辨率ETSE（a）与钆增强脂肪抑制2D-GE（b）影像，经盆腔与中腹部矢状512分辨率ETSE（c）与钆增强矢状脂肪抑制2D-GE（d）影像。可见一8cm，外形不规则脓肿位于直肠后间隙，T2WI上显示重力方向低信号碎屑的液平（a），脓肿壁明显强化（b）。与脓肿相邻的回肠肠袢壁炎性增厚（箭头，a）。可见肠道浆膜面强化（箭头，b）。矢状平面影像显示盆腔与中腹部脓肿（箭头，c，d）。T2WI显示盆腔脓肿内位于重力方向低信号分层（c）。钆增强脂肪抑制2D-GE影像（d）可见脓肿壁强化，多条小肠肠袢强化增高。

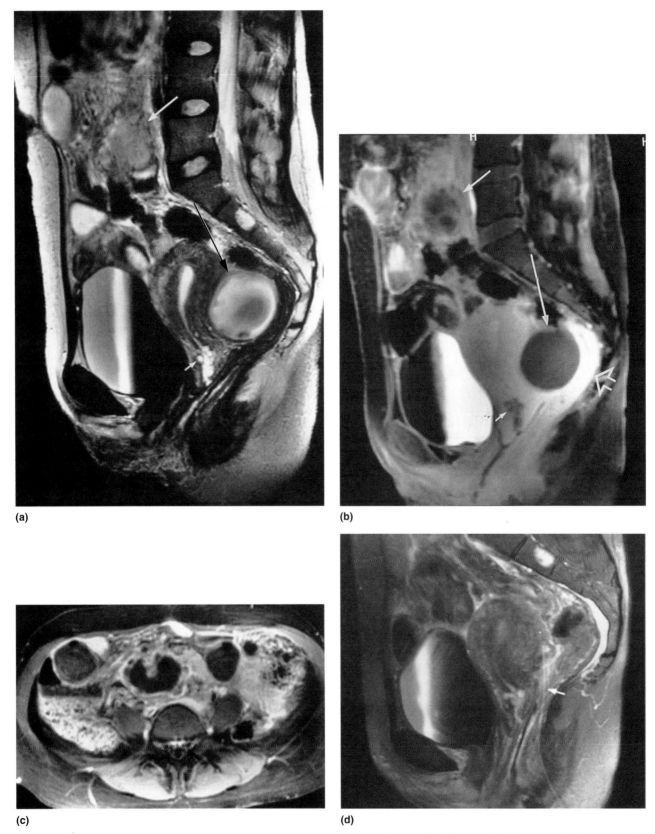

**图6.145** 盆腔脓肿，导管引流前、后。矢状512分辨率T2加权ETSE（a）与钆增强间质期矢状（b），横轴位（c）脂肪抑制2D-GE影像。矢状影像示子宫直肠陷凹内一5cm大小脓肿（长箭头，a，b）与一中腹部小脓肿（中箭头，a，b）。在T2WI上，可见重力方向上的低信号，为脓肿的常见表现。增强后，脓肿壁与相邻直肠强化明显（空箭头，b）。宫颈可见多发那氏腺囊肿（短箭头，a，b）。经中腹部横轴位钆增强脂肪抑制影像显示一4cm大小脓肿（箭头，c），脓肿壁与脓肿周围组织有强化。经直肠置入引流导管后1周，矢状512分辨率T2加权ETSE（d）

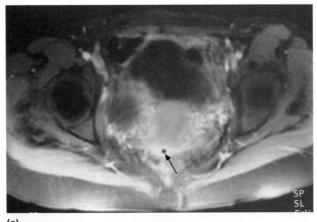

**(e)**

**图6.145（续前）** 与钆增强间质期横轴位脂肪抑制2D-GE（e），可见盆腔脓肿明显消退。引流导管呈无信号管道（箭头，d，e）。炎症反应程度也明显减轻，但可见导管周围组织呈持续性强化（e）。

会阴深横肌。坐骨肛管窝向后经一"U"形连接与肛管后深间隙交通，肛管后深间隙位于提肛肌与肛门尾骨韧带之间[159]。

我们医院采用相控阵表面线圈进行影像检查，患者无需做特殊的检查前准备。

常规MR包括脂肪抑制与非脂肪抑制T2加权TSE影像，影像须按肛管方向排列，以显示括约肌丛；随后以垂直方向采集（图6.147）[160]。也可采用薄层3D T2加权FSE采集，方便采集后多平面重组，也可达到相同结果。结合3平面薄层3D-GE扫描，静脉内对比剂增强扫描为评价肛周瘘MR参数的重要组成部分。瘘道壁的强化可清晰确定病变的走行，更可提供提示病变为慢性或急性炎症性质的有意义指征（图6.148）。

非脂肪抑制T2加权影像可很好显示整体的解剖，而脂肪抑制影像显示瘘的形态更好。瘘、相关瘘管与脓肿呈T2高信号，易与周围肌肉及括约肌相区别（图6.148）。

纤维化的瘘管T1与T2WI上可均呈低信号，增强后显示轻微渐进性强化。另一方面，活动性瘘管内含有脓，呈T2高信号，增强早期与晚期脂肪抑制T1加权3D-GE序列呈明显强化。脓肿呈T2高信号，T1WI上脓肿壁强化明显（图6.149）。不能接受钆增强检查的患者扩散加权影像可有助于诊断。

目前使用的基于MR影像分类将肛周瘘分为5级[159]。1级瘘为括约肌间单纯线状瘘，穿过内括约肌达肛周皮肤，完全限于外括约肌以内，括约肌丛内无分支，坐骨肛管间隙无扩展受累（图6.150）。伴相关脓肿或继发限于括约肌丛内瘘管的括约肌间瘘为2级瘘。继发瘘管可分支进入坐骨肛管间隙或跨越中线，形成U形瘘管（图6.151）。3级穿括约肌瘘穿透括约肌丛的2层，经坐骨肛管窝向下走行达皮肤（图6.152）。相关脓肿或继发瘘管位于坐骨肛管窝的肛周瘘为4级（图6.153）。5级提肛肌上

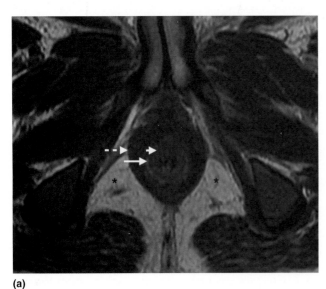

**(a)** **(b)**

**图6.146** **正常肛管解剖。** 斜轴位（肛管短轴位）高分辨率FSE T2加权（a）与斜冠状（肛管长轴位）高分辨率FSE T2加权（b）影像，显示适当结构以评估肛周瘘。内（短箭头，a，b）与外（长箭头，a，b）括约肌及坐骨肛管窝（星号，a，b）为相关解剖标志。括约肌间间隙内脂肪呈高信号细线状（虚线，a，b）分隔两括约肌。注意与外括约肌信号相比，内括约肌呈相对较高信号。

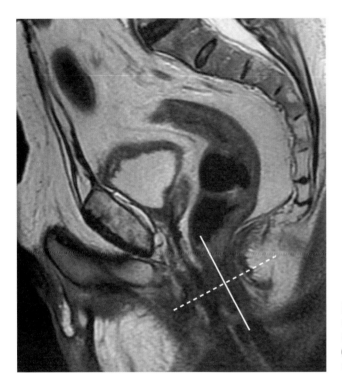

**图6.147 肛管扫描参数。** 肛管水平矢状SS-FSE T2加权影像。我院标准的肛瘘MRI检查参数采用3平面定位像，基于矢状影像确定需要的扫描平面。基于矢状影像，斜轴位（短轴）应与肛管走行方向（虚线）垂直，斜冠状（长轴）设定为与肛管走行方向（实线）平行。显示野（FOV）中心位于肛管。

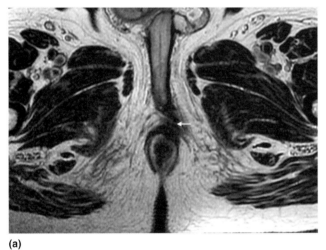

(a)

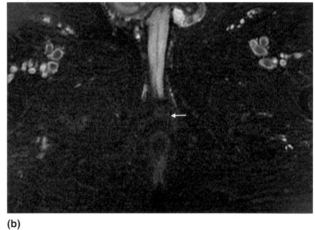

(b)

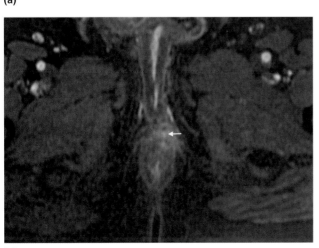

(c)

**图6.148 增强影像的优点。** 横轴位非脂肪抑制（a）与脂肪抑制（b）高分辨率FSE T2加权影像，斜轴位（肛管短轴）GE T1加权增强后静脉期影像（c），示一前侧穿括约肌的瘘（箭头，a-c）。虽然非脂肪抑制T2WI上解剖显示良好（a），但纤细的瘘管却评价困难。脂肪抑制影像上，可见瘘管为一很细的线（箭头，b）。增强后T1WI上强化的瘘管显示明显（箭头，c）。轻度T2高信号，增强后延迟强化符合轻度活动的肛周瘘。

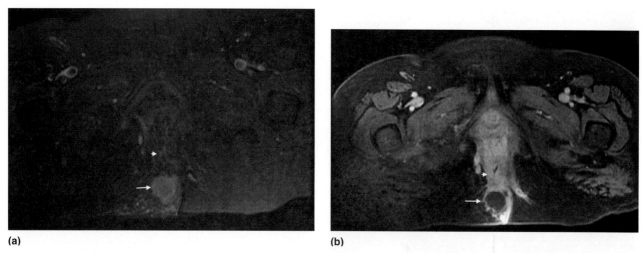

(a)　　　　　　　　　　　　　　　　　　　　(b)

**图6.149　肛周瘘伴脓肿。** 斜轴位（肛管短轴位）高分辨率脂肪抑制FSE T2加权（a）与斜冠状（肛管长轴）GE T1加权钆增强间质期（b）影像。可见肛管后侧穿括约肌瘘（短箭头，a，b），伴肛周后侧脓肿（长箭头，a，b）。脓肿与瘘管相关，呈中度T2高信号（a），T1WI上可见周边明显强化（b）。

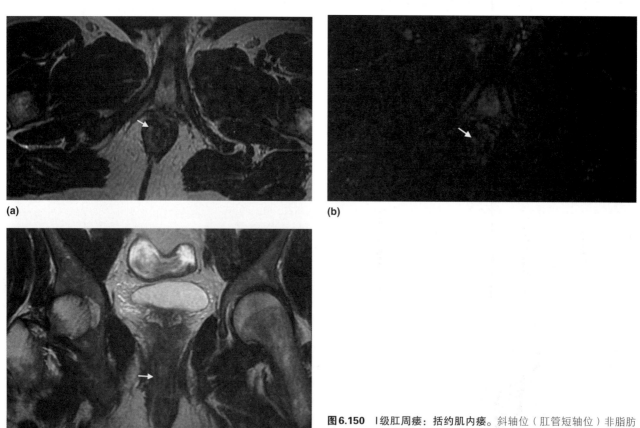

(a)　　　　　　　　　　　　　　　　　　　　(b)

(c)

**图6.150　Ⅰ级肛周瘘：括约肌内瘘。** 斜轴位（肛管短轴位）非脂肪抑制（a）及脂肪抑制（b）T2加权高分辨率FSE与斜冠状（肛管长轴）高分辨率FSE T2加权影像（c）。可见10点位置一括约肌内瘘（箭头，a-c）。非脂肪抑制影像显示瘘的解剖关系，呈位于内、外括约肌间的高信号瘘管（箭头，a，c）。脂肪抑制T2WI上瘘管更加明显，证实了先前的影像表现（箭头，b）。

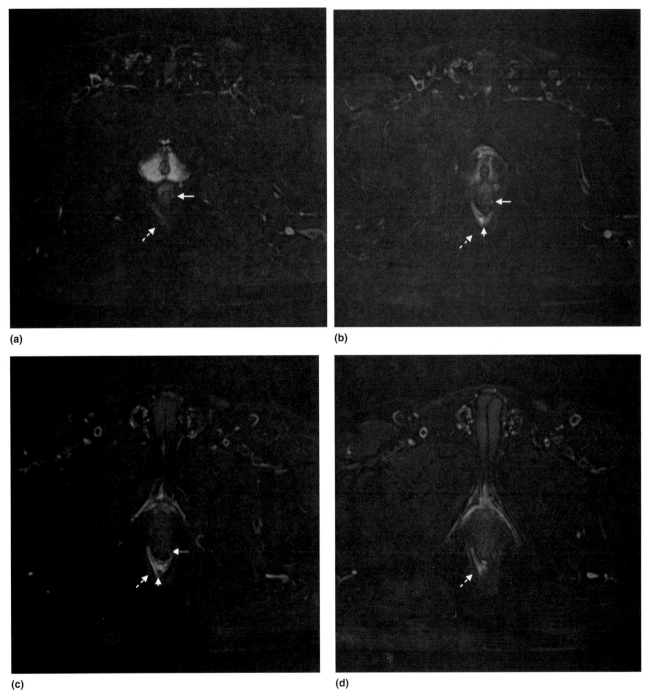

**(a)**　　　　　　　　　　　　　　　　　　　　　　**(b)**

**(c)**　　　　　　　　　　　　　　　　　　　　　　**(d)**

**图6.151**　2级肛周瘘：括约肌内瘘伴继发"U"形瘘管。连续斜轴位（肛管短轴位）高分辨率脂肪抑制FSE T2加权影像（a-d）。可见括约肌内瘘（长箭头，a-c），其弧形下降分支跨过中线到达对侧（短箭头，b，c），呈"U"形。注意外括约肌（虚线箭头，a-c）未被穿透。

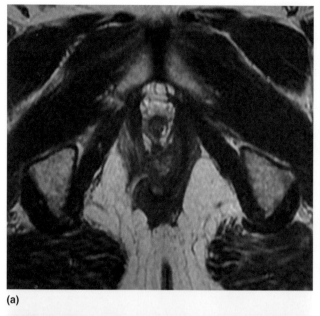

(a)

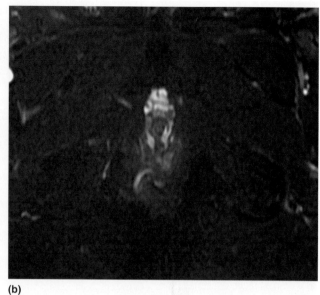

(b)

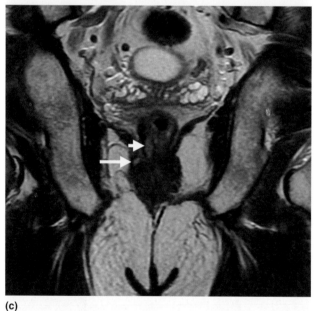

(c)

**图6.152　3级肛周瘘：穿括约肌瘘。**斜轴位（肛管短轴位）非脂肪抑制（a）与脂肪抑制（b）T2加权高分辨率FSE，斜冠状（肛管长轴位）T2加权高分辨率FSE（c）影像。可见一无并发症穿括约肌瘘（长箭头，c）位于9点位置，穿透内、外括约肌。注意位于齿状线水平肛管隐窝内瘘的走行方向（短箭头，c）。

与穿提肛肌病变，瘘管可于括约肌间平面提肛肌以上向头侧延伸然后向下穿过坐骨肛管窝，称之为括约肌上瘘，或向括约肌外延伸，形成盆腔外病变（图6.154）[159]。

在描述瘘时，最好在横轴位影像上说明黏膜瘘口的位置（采用钟表数字位），在冠状或矢状影像上说明黏膜缺口到肛周皮质的距离及是否有继发瘘管或脓肿。

**感染性结肠炎**

伪膜性结肠炎定义为以覆盖于损伤黏膜区附着性炎性"膜"（伪膜）形成为病理特征的急性结肠炎。这种疾

病发生于使用广谱抗生素应用时。感染的病原菌最常见为难辨梭孢菌[161]。疾病的严重程度不一，从轻型到可危及生命。MRI显示为受累大肠壁增厚伴明显强化（图6.155、6.156）。

过去，中性粒细胞减少性小肠结肠炎（盲肠炎）主要发生于治疗白血病的儿童，也可见于患实性肿瘤与其他疾病，较为健康的粒细胞减少的患者。盲肠与升结肠为最常见受累肠段（图6.157）。感染性结肠炎患者的MRI表现不特异，一般表现为肠壁增厚与强化。其他感染结肠的感染病原体包括志贺菌、沙门菌、铜绿假单脆菌杆菌、阿米

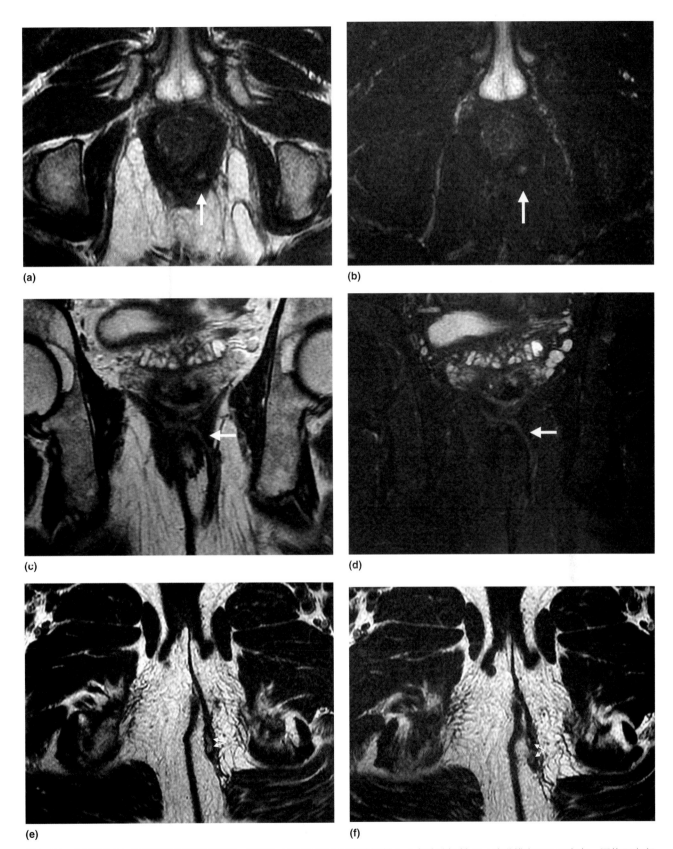

**图6.153**　4级肛周瘘：穿括约肌瘘伴继发瘘管。斜轴位（肛管短轴）非脂肪抑制（a）与脂肪抑制（b）高分辨率FSE T2加权，冠状T2加权非脂肪抑制（c）与脂肪抑制（d），

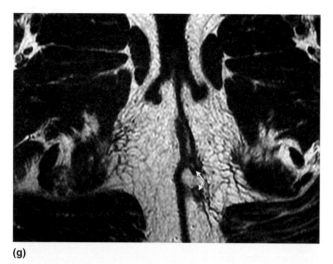

(g)

图6.153（续前） 与连续斜轴位（肛管短轴位）高分辨率脂肪抑制 FSE T2加权（e-g）影像。可见一穿括约肌瘘位于5点位置（箭头，a-d）。位于坐骨肛管窝的瘘管为继发性瘘管（箭头，e-g）。

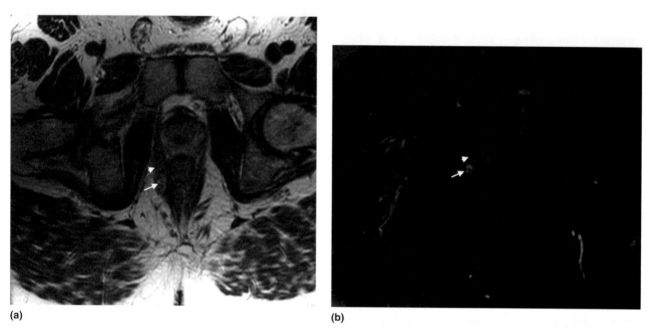

(a)　　　　(b)

**图6.154** **5级肛周瘘：括约肌上瘘。**斜轴位（肛管短轴位）高分辨率FSE T2加权（a）与冠状脂肪抑制FSE T2加权（b）影像，可见右侧瘘管（长箭头，a），穿过提肛肌下部（短箭头，a）。冠状脂肪抑制T2加权影像示瘘管呈高信号（长箭头，b）及其与提肛肌（短箭头，b）的关系。

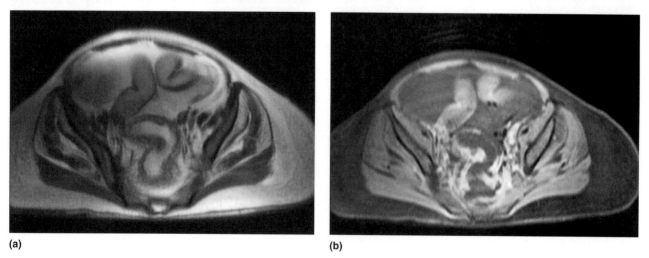

(a)　　　　(b)

**图6.155** **难辨梭孢菌结肠炎。**经盆腔横轴位T2加权SS-ETSE（a）与T1加权脂肪抑制钆增强间质期（b）影像示乙状结肠与近侧直肠肠壁弥漫性明显增厚。可见腹腔内中等量的游离液体。

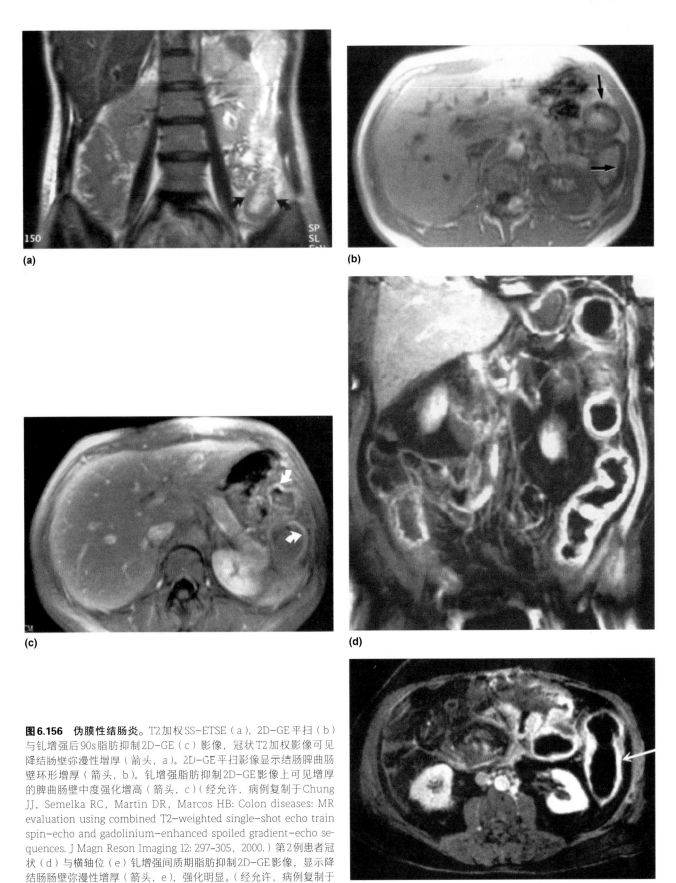

**图 6.156** **伪膜性结肠炎**。T2加权SS-ETSE（a），2D-GE平扫（b）
与钆增强后90s脂肪抑制2D-GE（c）影像，冠状T2加权影像可见
降结肠肠壁弥漫性增厚（箭头，a）。2D-GE平扫影像显示结肠脾曲肠
壁环形增厚（箭头，b）。钆增强脂肪抑制2D-GE影像上可见增厚
的脾曲肠壁中度强化增高（箭头，c）（经允许，病例复制于Chung
JJ, Semelka RC, Martin DR, Marcos HB: Colon diseases: MR
evaluation using combined T2-weighted single-shot echo train
spin-echo and gadolinium-enhanced spoiled gradient-echo se-
quences. J Magn Reson Imaging 12: 297-305, 2000.）第2例患者冠
状（d）与横轴位（e）钆增强间质期脂肪抑制2D-GE影像，显示降
结肠肠壁弥漫性增厚（箭头，e），强化明显。（经允许，病例复制于
Russel Low, MD, Sharp Clinic, San Diego.）

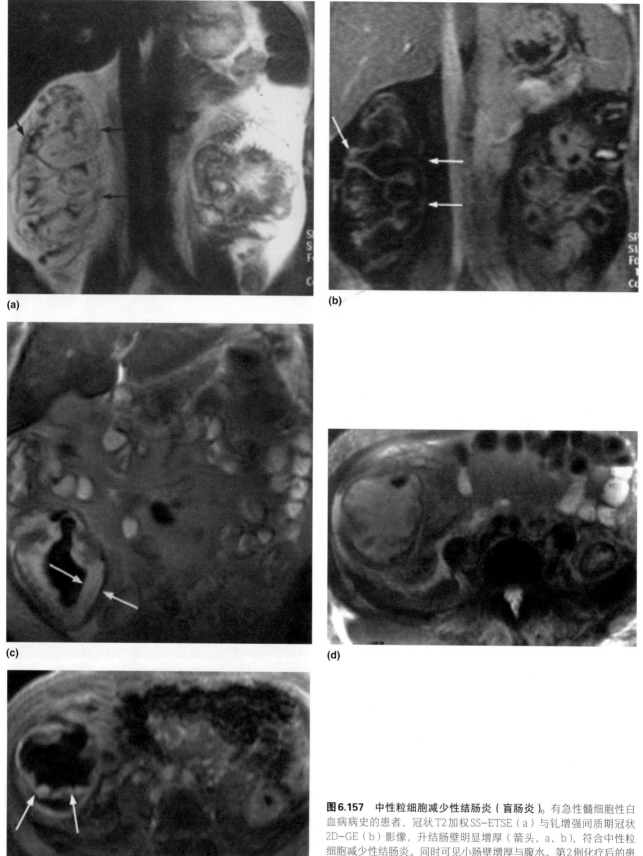

(a)

(b)

(c)

(d)

(e)

**图6.157** **中性粒细胞减少性结肠炎（盲肠炎）**。有急性髓细胞性白血病病史的患者，冠状T2加权SS-ETSE（a）与钆增强间质期冠状2D-GE（b）影像，升结肠壁明显增厚（箭头，a，b），符合中性粒细胞减少性结肠炎。同时可见小肠壁增厚与腹水。第2例化疗后的患者，冠状（c）与横轴位（d）T2加权SS-ETSE，钆增强间质期横轴位2D-GE（e）影像，可见盲肠扩张，壁明显增厚并强化（箭头，c，e）。

巴与霍乱。

艾滋病患者易患鸟胞内分枝杆菌性结肠炎。鸟胞内分枝杆菌也感染小肠，造成肠壁增厚（图6.150）[51]。巨细胞病毒性结肠炎（图6.158）也可见于这些患者。继发于黏膜下出血肠壁增厚为最具特征性的表现。艾滋病患者常发生直肠炎。机遇性感染可造成直肠壁增厚与直肠周围间隙内的条纹，有时可发生明显的直肠周围脓肿。钆增强脂肪抑制3D-GE影像显示肠壁增厚伴强化增高与

脓肿形成。非脂肪抑制GE平扫影像可有效显示直肠周围条纹，呈高信号的脂肪背景内的低信号结构。

### 放射性肠炎

直肠为放射性肠炎最为易感的大肠肠段。这可能与用于治疗起自盆部肿瘤的放射剂量较大及直肠乙状结肠位置相对固定有关。急性放射性损伤的病理改变包括黏膜下明显水肿、溃疡、炎性息肉与缺血性改变。

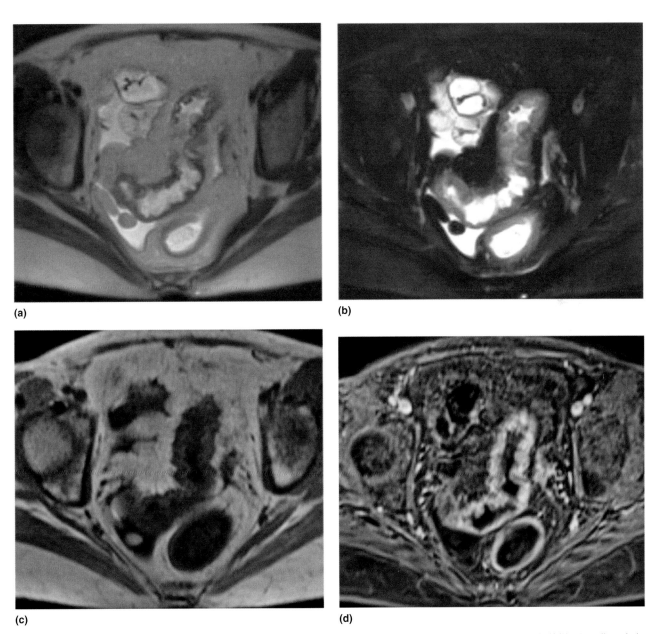

(a)　　　　　　　　　　　　　　　　(b)

(c)　　　　　　　　　　　　　　　　(d)

**图6.158** 巨细胞病毒性结肠炎。横轴位T2加权非脂肪抑制（a）与脂肪抑制（b）SS-ETSE，T1加权2D-GE（c）与钆增强间质期T1加权脂肪抑制3D-GE（d）影像，示巨细胞病毒性结肠炎。乙状结肠与直肠壁水肿增厚，可见明显强化。注意同时可见肠系膜的炎症与游离液体。

慢性放射性损伤可显示有黏膜萎缩，血管闭塞与纤维化等组织学特征。放射损伤的晚期作用为黏膜、黏膜下与肌肉纤维化伴缩窄形成。一项42例放射治疗后患者的研究将T1与T2加权MRI征象，依肠壁厚度与肌层及黏膜下的信号强度进行了分级。无论自开始治疗后的时间长短，均可见直肠组织一系列的改变。MRI发现异常的敏感性极强，但特异性有限。研究结果强调需要详细的临床病史以确保理想的MRI诊断。由于钆增强T1加权脂肪抑制影像对炎症的敏感性高，常规采用该技术评估放疗后改变十分有效。高分辨率T2加权影像可很好显示急性放射性直结肠炎黏膜下水肿的表现（图6.159、6.160）。

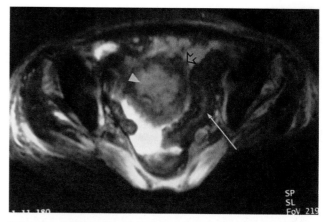

**图6.159** 放射性肠炎。放射治疗后患者，横轴位512分辨率T2加权ETSE影像，可见乙状结肠肠壁增厚伴黏膜下明显水肿（长箭头）。环形与对称性肠壁改变的性质提示为放射性肠炎。注意增厚的膀胱壁（空箭头）与其信号不均匀的内容物（三角），表现符合出血性膀胱炎，为放射治疗的另一后续改变。同时可见盆腔游离液体。

## 直肠手术

直肠癌及其他直肠疾病的手术方式有数种，腹会阴联合切除用于直肠远段肿瘤，但可能达不到肿瘤远侧游

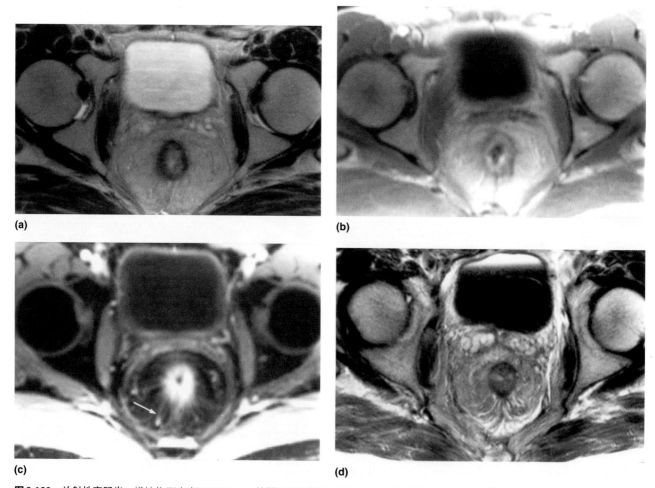

(a)

(b)

(c)

(d)

**图6.160** 放射性直肠炎。横轴位T2加权ETSE（a），钆增强后即刻2D-GE（b）与间质期2D-GE（c）影像。直肠壁增厚，伴直肠周围脂肪内多发放射状软组织条纹（箭头，c）。直肠强化明显，符合放射引发的炎症。可见直肠周围脂肪丰富。MR表现符合放射后改变。第2例放射治疗后患者，横轴位（d）

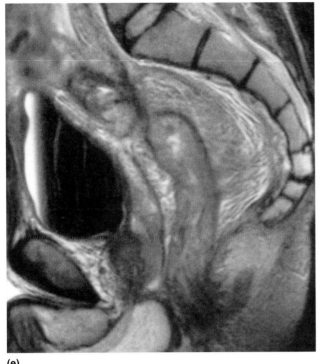

(e)

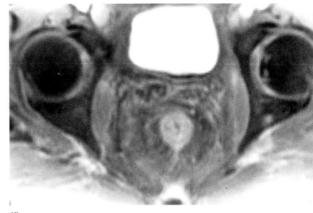

(f)

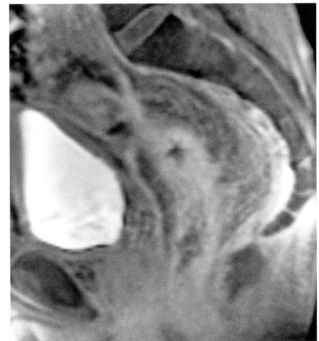

(g)

**图6.160**（续前） 与矢状（e）钆增强间质期2D-GE影像，示直肠壁明显增厚伴增宽的直肠周围脂肪内广泛分布的线状条纹。

离缘。腹会阴联合切除后，位于更前侧的盆腔结构会向后移位，包括膀胱，前列腺及精囊与子宫。计划术后放疗时，常用大网膜脂肪填塞盆腔，以防止小肠进入盆腔潜在的间隙。

（Diego R. Martin，Miguel Ramalho，António P. Matos，Ersan Altun 和 Richard C. Semelka）

## 参考文献

1. Semelka RC, Shoenut JP, Silverman R, et al. Bowel disease: prospective comparison of CT and 1.5-T pre- and postcontrast MR imaging with T1-weighted fat-suppressed and breath-hold FLASH sequences. *J Magn Reson Imaging* 1(6): 625–632, 1991.

2. Shoenut JP, Semelka RC, Silverman R, et al. Magnetic resonance imaging in inflammatory bowel disease. *J Clin Gastroenterol* 17(1): 73–78, 1993.

3. Shoenut JP, Semelka RC, Magro CM, et al. Comparison of magnetic resonance imaging and endoscopy in distinguishing the type and severity of inflammatory bowel disease. *J Clin Gastroenterol* 19(1): 31–35, 1994.

4. Dragosics B, Bauer P, Radaszkiewicz T. Primary gastrointestinal non-Hodgkin's lymphomas. A retrospective clinicopathologic study of 150 cases. *Cancer* 55(5): 1060–1073, 1985.

5. Shoenut JP, Semelka RC, Silverman R, et al. Magnetic resonance imaging evaluation of the local extent of colorectal mass lesions. *J Clin Gastroenterol* 17(3): 248–253, 1993.

6. Shoenut JP, Semelka RC, Silverman R, et al. The gastrointestinal tract. In: Semelka RC, Shoenut JP (eds), *MRI of the Abdomen with CT Correlation.* New York: Raven Press, 1993; pp. 119–143.

7. Semelka RC, Hricak H, Kim B, et al. Pelvic fistulas: appearances on MR images. *Abdom Imaging* 22(1): 91–95, 1997.

8. Chan TW, Kressel HY, Milestone B, et al. Rectal carcinoma: staging at MR imaging with endorectal surface coil. Work in progress. *Radiology* 181(2): 461–467, 1991.

9. Martin DR, Danrad R, Herrmann K, et al. Magnetic resonance imag-

ing of the gastrointestinal tract. *Top Magn Reson Imaging* 16(1): 77–98, 2005.

10. Brenner DJ, Hall EJ. Computed tomography an increasing source of radiation exposure. *N Engl J Med* 357: 2277–2284, 2007.

11. Froehlich JM, Patak MA, von Weymarn C, et al. Small bowel motility assessment with magnetic resonance imaging. *J Magn Reson Imaging* 21: 370–375, 2005.

12. Macpherson RI. Gastrointestinal tract duplications: clinical, pathologic, etiologic, and radiologic considerations. *Radiographics* 13(5): 1063–1080, 1993.

13. Rafal RB, Markisz JA. Magnetic resonance imaging of an esophageal duplication cyst. *Am J Gastroenterol* 86(12): 1809–1811, 1991.

14. Mutrie CJ, Donahue DM, Wain JC, et al. Esophageal leiomyoma: a 40-year experience. *Ann Thorac Surg* 79(4): 1122–1125, 2005.

15. Blot WJ, Devesa SS, Fraumeni JF, Jr. Continuing climb in rates of esophageal adenocarcinoma: an update. *JAMA* 270(11): 1320, 1993.

16. Bujanda L. The effects of alcohol consumption upon the gastrointestinal tract. *Am J Gastroenterol* 95(12): 3374–3382, 2000.

17. Maram ES, Kurland LT, Ludwig J, et al. Esophageal carcinoma in Olmsted County, Minnesota, 1935–1971. *Mayo Clin Proc* 52(1): 24–27, 1977.

18. Adler DG, Romero Y. Primary esophageal motility disorders. *Mayo Clin Proc* 76(2): 195–200, 2001.

19. Quint LE, Bogot NR. Staging esophageal cancer. *Cancer Imaging* 8 Spec No A: S33–S42, 2008.

20. Wakelin SJ, Deans C, Crofts TJ, et al. A comparison of computerised tomography, laparoscopic ultrasound and endoscopic ultrasound in the preoperative staging of oesophago-gastric carcinoma. *Eur J Radiol* 41: 161–167, 2002.

21. Preston SR, Clark GW, Martin IG, et al. Effect of endoscopic ultrasonography on the management of 100 consecutive patients with oesophageal and junctional carcinoma. *Br J Surg* 90: 1220–1224, 2003.

22. Trenkner SW, Halvorsen RA, Jr, Thompson WM. Neoplasms of the upper gastrointestinal tract. *Radiol Clin North Am* 32(1): 15–24, 1994.

23. Halvorsen RA, Jr, Thompson WM. Primary neoplasms of the hollow organs of the gastrointestinal tract. Staging and follow-up. *Cancer* 67(4 Suppl): 1181–1188, 1991.

24. Riddell AM, Allum WH, Thompson JN, et al. The appearances of oesophageal carcinoma demonstrated on high-resolution, T2-weighted MRI, with histopathological correlation. *Eur Radiol* 17: 391–399, 2007.

25. Nishimura H, Tanigawa N, Hiramatsu M, et al. Preoperative esophageal cancer staging: magnetic resonance imaging of lymph node with ferumoxtran-10, an ultrasmall superparamagnetic iron oxide. *J Am Coll Surg* 202: 604–611, 2006.

26. Wu LF, Wang BZ, Feng JL et al. Preoperative TN staging of esophageal cancer: comparison of miniprobe ultrasonography, spiral CT and MRI. *World J Gastroenterol* 9: 219–224, 2003.

27. Marcos HB, Semelka RC. Stomach diseases: MR evaluation using combined T2-weighted single-shot echo train spin-echo and gadolinium-enhanced spoiled gradient-echo sequences. *J Magn Reson Imaging* 10(6): 950–960, 1999.

28. Hamed MM, Hamm B, Ibrahim ME, et al. Dynamic MR imaging of the abdomen with gadopentetate dimeglumine: normal enhancement patterns of the liver, spleen, stomach, and pancreas. *AJR Am J Roentgenol* 158(2): 303–307, 1992.

29. Scholz FJ, Vincent ME. The stomach. In: Putnam CE, Ravin CE (eds), *Textbook of Diagnostic Imaging*. Philadelphia, PA: W.B. Saunders, 1988; pp. 778–807.

30. Hsia CY, Wu CW, Lui WY. Heterotopic pancreas: a difficult diagnosis. *J Clin Gastroenterol* 28(2): 144–147, 1999.

31. Velanovich V. Gastric diverticulum. Endoscopic and radiologic appearance. *Surg Endosc* 8(11): 1338–1339, 1994.

32. Nakamura T, Nakano G. Histopathological classification and malignant change in gastric polyps. *J Clin Pathol* 38(7): 754–764, 1985.

33. Eisenberg RL. Single filling defects in the colon. In: Eisenberg RL (ed.), *Gastrointestinal Radiology*. Philadelphia, PA: Lippincott, 1983; pp. 681–710.

34. Gong J, Kang W, Zhu J, Xu J. CT and MR imaging of gastrointestinal stromal tumor of stomach: a pictorial review. *Quant Imaging Med Surg* (4): 274–279, 2012.

35. Ming SC, Goldman H. *Pathology of the Gastrointestinal Tract*. Philadelphia, PA: Lippincott, 1998.

36. National Cancer Institute. *SEER stat fact sheets: stomach cancer*. http://seer.cancer.gov/statfacts/html/stomach.html (accessed July 29, 2015).

37. De Martel C, Forman D, Plummer M. Gastric cancer: epidemiology and risk factors. *Gastroenterol Clin North Am* 42: 219–240, 2013.

38. Parkin DM. International variation. *Oncogene* 23(38): 6329–6340, 2004.

39. Auh YH, Lim TH, Lee DH, et al. In vitro MR imaging of the resected stomach with a 4.7-T superconducting magnet. *Radiology* 191(1): 129–134, 1994.

40. Semelka RC, Shoenut JP, Kroeker MA, et al. Focal liver disease: comparison of dynamic contrast-enhanced CT and T2-weighted fat-suppressed, FLASH, and dynamic gadolinium-enhanced MR imaging at 1.5 T. *Radiology* 184(3): 687–694, 1992.

41. Hwang SW, Lee DH. Is endoscopic ultrasonography still the modality of choice in preoperative staging of gastric cancer? *World J Gastroenterol* 20(38): 13775–13782, 2014.

42. Kwee RM, Kwee TC. Imaging in local staging of gastric cancer: a systematic review. *J Clin Oncol* 25: 2107–2116, 2007.

43. Kwee RM, Kwee TC. Imaging in assessing lymph node status in gastric cancer. *Gastric Cancer* 12: 6–22, 2009.

44. Onur MR, Ozturk F, Aygun C, et al. Role of the apparent diffusion coefficient in the differential diagnosis of gastric wall thickening. *J Magn Reson Imaging* 36(3): 672–677, 2012.

45. Zhang XP, Tang L, Sun YS, et al. Sandwich sign of Borrmann type 4 gastric cancer on diffusion-weighted magnetic resonance imaging. *Eur J Radiol* 81(10): 2481–2486, 2012.

46. Caivano R, Rabasco P, Lotumolo A, et al. Gastric cancer: the role of diffusion weighted imaging in the preoperative staging. *Cancer Invest* 32(5): 184–190, 2014.

47. Liu S, Guan W, Wang H, et al. Apparent diffusion coefficient value of gastric cancer by diffusion-weighted imaging: correlations with the histological differentiation and Lauren classification. *Eur J Radiol* 83(12): 2122–2128, 2014.

48. Lee NK, Kim S, Kim GH, et al. Hypervascular subepithelial gastrointestinal masses: CT–pathologic correlation. *Radiographics* 30: 1915–1934, 2010.

49. Hasegawa S, Semelka RC, Noone TC, et al. Gastric stromal sarcomas: correlation of MR imaging and histopathologic findings in nine patients. *Radiology* 208(3): 591–595, 1998.

50. Chandrasoma P. *Gastrointestinal Pathology*. Stamford, CT: Appleton & Lange, 1999; p. 371.

51. Jeffrey RB, Jr. Abdominal imaging in the immunocompromised patient. *Radiol Clin North Am* 30(3): 579–596, 1992.

52. Liang R, Todd D, Chan TK, et al. Prognostic factors for primary gastrointestinal lymphoma. *Hematol Oncol* 13(3): 153–163, 1995.

53. Chou CK, Chen LT, Sheu RS, et al. MRI manifestations of gastrointestinal lymphoma. *Abdom Imaging* 19(6): 495–500, 1994.

54. Chou CK, Chen LT, Sheu RS, et al. MRI manifestations of gastrointestinal wall thickening. *Abdom Imaging* 19(5): 389–394, 1994.

55. Modlin IM, Lye KD, Kidd M. Carcinoid tumors of the stomach. *Surg Oncol* 12(2): 153–172, 2003.

56. Chandrasoma P. *Gastrointestinal Pathology*. Stamford, CT: Appleton & Lange, 1999; p. 110.

57. Ming SC, Goldman H. *Pathology of the Gastrointestinal Tract*. Philadelphia, PA: Lippincott, 1998; p. 563.

58. Liu B, Ramalho M, AlObaidy M, et al. Gastrointestinal imaging—practical magnetic resonance imaging approach. *World J Radiol* 6(8): 544–566, 2014.

59. Froehlich JM, Patak MA, von Weymarn C, et al. Small bowel motility assessment with magnetic resonance imaging. *J Magn Reson Imaging* 21: 370–375, 2005.

60. Ramalho M, Herédia V, Cardoso C, et al. Magnetic resonance imaging of small bowel Crohn's disease. *Acta Med Port* 25(4): 231–240, 2012.

61. Kiryu S, Dodanuki K, Takao H, et al. Free-breathing diffusion-weighted imaging for the assessment of inflammatory activity in Crohn's disease. *J Magn Reson Imaging* 29: 880–886, 2009.

62. Oto A, Kayhan A, Williams JT, et al. Active Crohn's disease in the small bowel: evaluation by diffusion weighted imaging and quantitative dynamic contrast enhanced MR imaging. *J Magn Reson Imaging* 33: 615–624, 2011.

63. Lee JK, Marcos HB, Semelka RC. MR imaging of the small bowel using the HASTE sequence. *AJR Am J Roentgenol* 170(6): 1457–1463, 1998.

64. Negaard A, Paulsen V, Sandvik L, et al. A prospective randomized comparison between two MRI studies of the small bowel in Crohn's disease, the oral contrast method and MR enteroclysis. *Eur Radiol* 17: 2294–2301, 2007.

65. Schreyer AG, Geissler A, Albrich H, et al. Abdominal MRI after enteroclysis or with oral contrast in patients with suspected or proven Crohn's disease. *Clin Gastroenterol Hepatol* 2: 491–497, 2004.

66. Gupta A, Postgate AJ, Burling D, et al. A prospective study of MR en-

terography versus capsule endoscopy for the surveillance of adult patients with Peutz–Jeghers syndrome. *AJR Am J Roentgenol* 195: 108–116, 2010.

67. Caspari R, von Falkenhausen M, Krautmacher C, et al. Comparison of capsule endoscopy and magnetic resonance imaging for the detection of polyps of the small intestine in patients with familial adenomatous polyposis or with Peutz–Jeghers' syndrome. *Endoscopy* 36: 1054–1059, 2004.

68. Ajaj W, Goehde SC, Schneemann H, et al. Oral contrast agents for small bowel MRI: comparison of different additives to optimize bowel distension. *Eur Radiol* 14: 458–464, 2004.

69. Kinner S, Kuehle CA, Herbig S, et al. MRI of the small bowel: can sufficient bowel distension be achieved with small volumes of oral contrast? *Eur Radiol* 18: 2542–2548, 2008.

70. Kuehle CA, Ajaj W, Ladd SC, et al. Hydro-MRI of the small bowel: effect of contrast volume, timing of contrast administration, and data acquisition on bowel distention. *AJR Am J Roentgenol* 187: W375–W385, 2006.

71. Laghi A, Paolantonio P, Iafrate F, et al. MR of the small bowel with a biphasic oral contrast agent (polyethylene glycol): technical aspects and findings in patients affected by Crohn's disease. *Radiol Med* 106: 18–27, 2003.

72. Torres AM, Ziegler MM. Malrotation of the intestine. *World J Surg* 17(3): 326–331, 1993.

73. Marcos HB, Semelka RC, Noone TC, et al. MRI of normal and abnormal duodenum using half-Fourier single-shot RARE and gadolinium-enhanced spoiled gradient echo sequences. *Magn Reson Imaging* 17(6): 869–880, 1999.

74. Levy AD, Hobbs CM. From the archives of the AFIP. Meckel diverticulum: radiologic features with pathologic correlation. *Radiographics* 24(2): 565–587, 2004.

75. Gill SS, Heuman DM, Mihas AA. Small intestinal neoplasms. *J Clin Gastroenterol* 33(4): 267–282, 2001.

76. Perzin KH, Bridge MF. Adenomas of the small intestine: a clinicopathologic review of 51 cases and a study of their relationship to carcinoma. *Cancer* 48(3): 799–819, 1981.

77. Chappuis CW, Divincenti FC, Cohn I, Jr. Villous tumors of the duodenum. *Ann Surg* 209(5): 593–598, discussion 598–599, 1989.

78. Shekitka KM, Sobin LH. Ganglioneuromas of the gastrointestinal tract. Relation to Von Recklinghausen disease and other multiple tumor syndromes. *Am J Surg Pathol* 18(3): 250–257, 1994.

79. Losty P, Hu C, Quinn F, et al. Gastrointestinal manifestations of neurofibromatosis in childhood. *Eur J Pediatr Surg* 3(1): 57–58, 1993.

80. Semelka RC, Marcos HB. Polyposis syndromes of the gastrointestinal tract: MR findings. *J Magn Reson Imaging* 11(1): 51–55, 2000.

81. Semelka RC, John G, Kelekis NL, et al. Small bowel neoplastic disease: demonstration by MRI. *J Magn Reson Imaging* 6(6): 855–860, 1996.

82. Rubesin SE, Gilchrist AM, Bronner M, et al. Non-Hodgkin lymphoma of the small intestine. *Radiographics* 10(6): 985–998, 1990.

83. Martin DR, Lauenstein T, Sitaraman SV. Utility of magnetic resonance imaging in small bowel Crohn's disease. *Gastroenterology* 133: 385–390, 2007.

84. Maglinte DD, Gourtsoyiannis N, Rex D, et al. Classification of small bowel Crohn's subtypes based on multimodality imaging. *Radiol Clin North Am* 41: 285–303, 2003.

85. Goldberg HI, Caruthers SB, Jr, Nelson JA, et al. Radiographic findings of the National Cooperative Crohn's Disease Study. *Gastroenterology* 77(4 Pt 2): 925–937, 1979.

86. Martin DR, Kalb B, Sauer CG, et al. Magnetic resonance enterography in Crohn's disease: techniques, interpretation, and utilization for clinical management. *Diagn Interv Radiol* 18: 374–386, 2012.

87. Marcos HB, Semelka RC. Evaluation of Crohn's disease using half-Fourier RARE and gadolinium-enhanced SGE sequences: initial results. *Magn Reson Imaging* 18(3): 263–268, 2000.

88. Albert JG, Martiny F, Krummenerl A, et al. Diagnosis of small bowel Crohn's disease: a prospective comparison of capsule endoscopy with magnetic resonance imaging and fluoroscopic enteroclysis. *Gut* 54: 1721–1727, 2005.

89. Low RN, Sebrechts CP, Politoske DA, et al. Crohn disease with endoscopic correlation: single-shot fast spin-echo and gadolinium-enhanced fat-suppressed spoiled gradient-echo MR imaging. *Radiology* 222: 652–660, 2002.

90. Low RN, Francis IR, Politoske D, Bennett M. Crohn's disease evaluation: comparison of contrast-enhanced MR imaging and single-phase helical CT scanning. *J Magn Reson Imaging* 11: 127–135, 2000.

91. Masselli G, Gualdi G. MR imaging of the small bowel. *Radiology* 264:

333–348, 2012.

92. Choi D, Jin Lee S, Ah Cho Y, et al. Bowel wall thickening in patients with Crohn's disease: CT patterns and correlation with inflammatory activity. *Clin Radiol* 58: 68–74, 2003.

93. Taylor SA, Punwani S, Rodriguez-Justo M, et al. Mural Crohn disease: correlation of dynamic contrast-enhanced MR imaging findings with angiogenesis and inflammation at histologic examination-pilot study. *Radiology* 251: 369–379, 2009.

94. Giusti S, Faggioni L, Neri E, et al. Dynamic MRI of the small bowel: usefulness of quantitative contrast-enhancement parameters and time–signal intensity curves for differentiating between active and inactive Crohn's disease. *Abdom Imaging* 35(6): 646–653, 2010.

95. Oto A, Fan X, Mustafi D, et al. Quantitative analysis of dynamic contrast enhanced MRI for assessment of bowel inflammation in Crohn's disease pilot study. *Acad Radiol* 16(10): 1223–1230, 2009.

96. Schunk K, Kern A, Oberholzer K, et al. Hydro-MRI in Crohn's disease: appraisal of disease activity. *Invest Radiol* 35: 431–437, 2000.

97. Masselli G, Gualdi G. CT and MR enterography in evaluating small bowel diseases: when to use which modality? *Abdom Imaging* 38: 249–259, 2013.

98. Rimola J, Ordás I, Rodríguez S, Panés J. Colonic Crohn's disease: value of magnetic resonance colonography for detection and quantification of disease activity. *Abdom Imaging* 35: 422–427, 2010.

99. Rimola J, Ordás I, Rodriguez S, et al. Magnetic resonance imaging for evaluation of Crohn's disease: validation of parameters of severity and quantitative index of activity. *Inflamm Bowel Dis* 17: 1759–1768, 2011.

100. Rimola J, Rodriguez S, García-Bosch O, et al. Magnetic resonance for assessment of disease activity and severity in ileocolonic Crohn's disease. *Gut* 58: 1113–1120, 2009.

101. Rimola J, Ordás I, Rodríguez S, et al. Imaging indexes of activity and severity for Crohn's disease: current status and future trends. *Abdom Imaging* 37: 958–966, 2012.

102. Tomei E, Semelka RC, Braga L, et al. Adult celiac disease: what is the role of MRI? *J Magn Reson Imaging* 24(3): 625–629, 2006.

103. Feeny PC, Stevenson GW. *Margulis*. 5th ed. St Louis, MO: Mosby, 1994; pp. 678–679.

104. Deutsch AA, McLeod RS, Cullen J, et al. Results of the pelvic-pouch procedure in patients with Crohn's disease. *Dis Colon Rectum* 34(6): 475–477, 1991.

105. Leonardou P, Kierans AS, Elazzazi M, et al. MR imaging findings of small bowel hemorrhage: two cases of mural involvement and one of perimural. *J Magn Reson Imaging* 29(5): 1185–1189, 2009.

106. Guingrich JA, Kuhlman JE. Colonic wall thickening in patients with cirrhosis: CT findings and clinical implications. *AJR Am J Roentgenol* 172(4): 919–924, 1999.

107. Warshauer DM, Lee JK. Adult intussusception detected at CT or MR imaging: clinical-imaging correlation. *Radiology* 212(3): 853–860, 1999.

108. Kaur H, Choi H, You YN, et al. MR imaging for preoperative evaluation of primary rectal cancer: practical considerations. *Radiographics* 32: 389–409, 2012.

109. Ajaj W, Pelster G, Treichel U, et al. Dark lumen magnetic resonance colonography: comparison with conventional colonoscopy for the detection of colorectal pathology. *Gut* 52(12): 1738–1743, 2003.

110. Ajaj W, Lauenstein TC, Pelster G, et al. MR colonography: how does air compare to water for colonic distention? *J Magn Reson Imaging* 19(2): 216–221, 2004.

111. Martin DR, Yang M, Thomasson D, et al. MR colonography: development of optimized method with ex vivo and in vivo systems. *Radiology* 225(2): 597–602, 2002.

112. Sato Y, Pringle KC, Bergman RA, et al. Congenital anorectal anomalies: MR imaging. *Radiology* 168(1): 157–162, 1988.

113. Chandrasoma P. *Gastrointestinal Pathology*. Stamford, CT: Appleton & Lange, 1999; p. 333.

114. Eisenberg RL. Multiple filling defects in the colon. In: Eisenberg RL (ed.), *Gastrointestinal Radiology*. Philadelphia, PA: Lippincott, 1983; p. 711.

115. Younathan CM, Ros PR, Burton SS. MR imaging of colonic lipoma. *J Comput Assist Tomogr* 15(3): 492–494, 1991.

116. Kuhry E, Schwenk WF, Gaupset R, et al. Long-term results of laparoscopic colorectal cancer resection. *Cochrane Database Syst Rev* 2: CD003432, 2008.

117. Kee F, Wilson RH, Gilliland R, et al. Changing site distribution of colorectal cancer. *BMJ* 305(6846): 158, 1992.

118. Galler AS, Petrelli NJ, Shakamuri SP. Rectal cancer surgery: a brief history. *Surg Oncol* 20: 223–230, 2011.

119. Enker WE. Total mesorectal excision—the new golden standard of sur-

gery for rectal cancer. *Ann Med* 29: 127–133, 1997.

120. Gowdra Halappa V, Corona Villalobos CP, Bonekamp S, et al. Rectal imaging: part 1, high-resolution MRI of carcinoma of the rectum at 3 T. *AJR Am J Roentgenol* 199(1): W35–W42, 2012.

121. Brown G. Staging rectal cancer: endoscopic ultrasound and pelvic MRI. *Cancer Imaging* 8 Spec No A: S43–S45, 2008.

122. Costa-Silva L, Brown G. Magnetic resonance imaging of rectal cancer. *Magn Reson Imaging Clin N Am* 21: 385–408, 2013.

123. Beets-Tan RG, Lambregts DM, Maas M, et al. Magnetic resonance imaging for the clinical management of rectal cancer patients: recommendations from the 2012 European Society of Gastrointestinal and Abdominal Radiology (ESGAR) consensus meeting. *Eur Radiol* 23: 2522–2531, 2013.

124. Taylor FG, Swift RI, Blomqvist L, et al. A systematic approach to the interpretation of preoperative staging MRI for rectal cancer. *AJR Am J Roentgenol* 191: 1827–1835, 2008.

125. Kaur H, Choi H, You YN, et al. MR imaging for preoperative evaluation of primary rectal cancer: practical considerations. *Radiographics* 32(2): 389–409, 2012.

126. Shihab OC, Moran BJ, Heald RJ, et al. MRI staging of low rectal cancer. *Eur Radiol* 19: 643–650, 2009.

127. Wale A, Brown G. A practical review of the performance and interpretation of staging magnetic resonance imaging for rectal cancer. *Top Magn Reson Imaging* 23(4): 213–223, 2014.

128. Al-Sukhni E, Milot L, Fruitman M, et al. Diagnostic accuracy of MRI for assessment of T category, lymph node metastases, and circumferential resection margin involvement in patients with rectal cancer: a systematic review and meta-analysis. *Ann Surg Oncol* 19: 2212–2223, 2012.

129. Bipat S, Glas AS, Slors FJ, et al. Rectal cancer: local staging and assessment of lymph node involvement with endoluminal US, CT, and MR imaging—a meta-analysis. *Radiology* 232: 773–783, 2004.

130. Saklani AP, Bae SU, Clayton A, Kim NK. Magnetic resonance imaging in rectal cancer: a surgeon's perspective. *World J Gastroenterol* 20(8): 2030–2041, 2014.

131. Merkel S, Mansmann U, Siassi M, et al. The prognostic inhomogeneity in pT3 rectal carcinomas. *Int J Colorectal Dis* 16: 298–304, 2001.

132. MERCURY Study Group. Extramural depth of tumor invasion at thin-section MR in patients with rectal cancer: results of the MERCURY study. *Radiology* 243: 132–139, 2007.

133. Hoeffel C, Mulé S, Laurent V, et al. Current imaging of rectal cancer. *Clin Res Hepatol Gastroenterol* 39: 168–173, 2015.

134. Beets-Tan RG, Beets GL, Vliegen RF, et al. Accuracy of magnetic resonance imaging in prediction of tumour-free resection margin in rectal cancer surgery. *Lancet* 357(9255): 497–504, 2001.

135. Brown G, Richards CJ, Bourne MW, et al. Morphologic predictors of lymph node status in rectal cancer with use of high-spatial-resolution MR imaging with histopathologic comparison. *Radiology* 227(2): 371–377, 2003.

136. Tudyka V, Blomqvist L, Beets-Tan RG, et al. EURECCA consensus conference highlights about colon & rectal cancer multidisciplinary management: the radiology experts review. *Eur J Surg Oncol* 40: 469–475, 2014.

137. Simunovic M, Smith AJ, Heald RJ. Rectal cancer surgery and regional lymph nodes. *J Surg Oncol* 99: 256–259, 2009.

138. Sprouse T, Jensen CT, Vicens R, et al. Local magnetic resonance imaging staging of rectal adenocarcinoma. *J Comput Assist Tomogr* 38(6): 885–889, 2014.

139. Patel UB, Taylor F, Blomqvist L, et al. Magnetic resonance imaging-detected tumor response for locally advanced rectal cancer predicts survival outcomes: MERCURY experience. *J Clin Oncol* 29: 3753–3760, 2011.

140. Ito K, Kato T, Tadokoro M, et al. Recurrent rectal cancer and scar: differ- entiation with PET and MR imaging. *Radiology* 182(2): 549–552, 1992.

141. Van der Paardt MP, Zagers MB, Beets-Tan RG, et al. Patients who undergo preoperative chemoradiotherapy for locally advanced rectal cancer restaged by using diagnostic MR imaging: a systematic review and meta-analysis. *Radiology* 269(1): 101–112, 2013.

142. Tapan U, Ozbayrak M, Tatlı S. MRI in local staging of rectal cancer: an update. *Diagn Interv Radiol* 20(5): 390–398, 2014.

143. Sugimura K, Carrington BM, Quivey JM, et al. Postirradiation changes in the pelvis: assessment with MR imaging. *Radiology* 175(3): 805–813, 1990.

144. Bartolo D, Goepel JR, Parsons MA. Rectal malignant lymphoma in chronic ulcerative colitis. *Gut* 23(2): 164–168, 1982.

145. Jetmore AB, Ray JE, Gathright JB, Jr, et al. Rectal carcinoids: the most frequent carcinoid tumor. *Dis Colon Rectum* 35(8): 717–725, 1992.

146. Pack GT, Oropeza R. A comparative study of melanoma and epidermoid carcinoma of the anal canal: a review of 20 melanomas and 29 epidermoid carcinomas (1930 to 1965). *Dis Colon Rectum* 10(3): 161–176, 1967.

147. Fenoglio-Preiser CM, Noffsinger AE, Stemmermann GN, et al. *Gastrointestinal Pathology: An Atlas and Text*. Philadelphia, PA: Lippincott, 2008; pp. 899–1037.

148. Bader TR, Semelka RC, Chiu VC, et al. MRI of carcinoid tumors: spectrum of appearances in the gastrointestinal tract and liver. *J Magn Reson Imaging* 14(3): 261–269, 2001.

149. Semelka RC, Lawrence PH, Shoenut JP, et al. Primary ovarian cancer: prospective comparison of contrast-enhanced CT and pre- and postcontrast, fat-suppressed MR imaging, with histologic correlation. *J Magn Reson Imaging* 3(1): 99–106, 1993.

150. Acheson ED. The distribution of ulcerative colitis and regional enteritis in United States veterans with particular reference to the Jewish religion. *Gut* 1: 291–293, 1960.

151. Heverhagen JT, Sitter H, Zielke A, Klose KJ. Prospective evaluation of the value of magnetic resonance imaging in suspected acute sigmoid diverticulitis. *Dis Colon Rectum* 51: 1810–1815, 2008.

152. Chung JJ, Semelka RC, Martin DR, et al. Colon diseases: MR evaluation using combined T2-weighted single-shot echo train spin-echo and gadolinium-enhanced spoiled gradient-echo sequences. *J Magn Reson Imaging* 12(2): 297–305, 2000.

153. Balthazar EJ, Megibow AJ, Siegel SE, et al. Appendicitis: prospective evaluation with high-resolution CT. *Radiology* 180(1): 21–24, 1991.

154. Keyzer C, Zalcman M, De Maertelaer V, et al. Comparison of US and unenhanced multi-detector row CT in patients suspected of having acute appendicitis. *Radiology* 236(2): 527–534, 2005.

155. Birchard KR, Brown MA, Hyslop WB, et al. MRI of acute abdominal and pelvic pain in pregnant patients. *AJR Am J Roentgenol* 184(2): 452–458, 2005.

156. Stoker J, van Randen A, Laméris W, Boermeester MA. Imaging patients with acute abdominal pain. *Radiology* 253: 31–46, 2009.

157. Noone TC, Semelka RC, Worawattanakul S, et al. Intraperitoneal abscesses: diagnostic accuracy of and appearances at MR imaging. *Radiology* 208(2): 525–528, 1998.

158. Semelka RC, John G, Kelekis NL, et al. Bowel-related abscesses: MR demonstration preliminary results. *Magn Reson Imaging* 16(8): 855–861, 1998.

159. George U, Sahota A, Rathore S. MRI in evaluation of perianal fistula. *J Med Imaging Radiat Oncol* 55(4): 391–400, 2011.

160. De Miguel Criado J, del Salto LG, Rivas PF, et al. MR imaging evaluation of perianal fistulas: spectrum of imaging features. *Radiographics* 32(1): 175–194, 2012.

161. Larson HE, Price AB, Honour P, et al. *Clostridium difficile* and the aetiology of pseudomembranous colitis. *Lancet* 311(8073): 1063–1066, 1978.

# 第七章　腹膜腔

## 正常解剖

　　腹膜为人体内分布最广泛，形成结构最复杂的浆膜。与被覆于心包和胸膜腔的浆膜一样，腹膜腔也被覆有特殊的上皮，即间皮。

　　可将腹膜描述为一中空，但具有复杂折叠的囊。壁层腹膜被覆腹壁并延续反折被覆于脏器表面，为脏层腹膜。腹膜的表面为平滑的上皮，由菲薄的浆液膜湿润。正常情况下，脏器可于腹壁下或相互之间无阻碍地自由滑动。如果没有了这层特殊的间皮表面，其下方的组织可出现粘连。一定情况下，间皮细胞可转化为纤维母细胞，间皮下结缔组织增生，导致大体上腹膜表面之间的粘连，阻碍小肠运动，甚至造成完全梗阻[1]。

　　一些腹部脏器完全由腹膜被覆，并由两层腹膜形成，内含有血管网的结缔组织薄膜悬吊于后腹壁。这些腹膜折叠称为肠系膜。腹膜形成的韧带为浆膜，常起着神经血管根的作用，延展于两结构之间。围裙样的大网膜自胃大弯，延伸垂帘样覆盖于小肠肠袢之上，再回返附着于横结肠，形成对腹腔各结构的保护性覆盖。大网膜可附着于感染区，可起到限制腹膜感染的作用。阑尾穿孔的患者，大网膜可将感染隔离形成脓肿，防止形成全腹膜炎症。小网膜，或肝胃韧带连接胃小弯与肝脏，内侧缘游离，称之为肝十二指肠韧带，将门静脉、肝动脉与胆总管包裹于内。横结肠系膜为一宽大的腹膜折叠，连接横结肠与后腹壁，自胰腺向前走向横结肠。

　　由于壁层胸膜与脏层腹膜总是很润滑，实际上最好将腹膜"腔"看作一个潜在的间隙。腹膜腔可分为两区：①主区，称为腹膜腔；②支囊，或小网膜囊，位于胃与小网膜之后。支囊的开口，网膜孔为腹膜腔与小网膜囊间的交通。

　　腹膜能够在对创伤或感染反应时渗出细胞与液体。正常时相互交通的一些潜在的腹膜间隙或隐窝，可粘连封闭，形成局部的异常积液。理解这一概念，即可将腹膜腔由横结肠系膜分为上部，即结肠系膜上间隙；下部，即结肠系膜下间隙。结肠系膜上间隙可再分为左、右腹膜间隙。右腹膜间隙包括右侧肝周间隙与小网膜囊，前侧由小网膜分界。这些间隙经由网膜孔交通，网膜孔前界为小网膜的肝十二指肠韧带。小网膜囊为一潜在间隙，一些疾病病程，尤其是胰腺炎时可扩张。右肝周围间隙由膈下间隙与肝下间隙组成，两间隙部分由右冠状韧带分隔。右肝下间隙于肝脏与肾脏之间封闭为一隐窝，称为肝肾隐窝（Morison囊）。病变累及胆囊、十二指肠降段、肝脏或升结肠时这一间隙常出现积液。恶性病变累及腹膜腔的同时常常累及小网膜囊；良性病变除胰腺炎外，主要累及腹膜腔[2,3]。

　　左腹膜间隙可分为肝周前与肝周后间隙及前膈下与后膈下间隙。累及肝左叶与胃的病变好累及肝周间隙，前膈下间隙可由结肠脾曲的病变累及；而最常累及后膈下间隙的病变为脾脏病变。

　　腹膜腔结肠系膜以下部分分为较小的右侧间隙与较大的结肠下间隙。远段小肠系膜与盲肠结合部为右侧间隙的下限，而左侧结肠下间隙引流进入盆腔。

　　结肠旁沟位于升结肠与降结肠腹膜附着部外侧。右结肠旁沟与右侧肝周间隙延续；然而左侧的膈结肠韧带则形成分隔，部分分隔结肠旁沟与左膈下间隙。无论是立位或卧位，盆腔为腹膜腔最低位的部分；因而良性与恶性液体均先积聚于此[4,5]。盆腔由外侧的膀胱旁间隙与位于中线的直肠子宫间隙（道格拉斯窝或cul-de-sac）（女性）或直肠膀胱间隙（男性）构成。

　　腹膜反折为腹腔内液体的流动管道，液体沿阻力最小的路径流动，尤其是沿右侧结肠旁沟无阻碍地流入盆腔。沿左侧结肠旁沟流动的阻力较大，而镰状韧带阻碍流动的液体跨越中线[6]。

## MRI技术

　　运动影响最小，空间分辨率与对比分辨率最大的技术均适于腹膜病变的成像。磁共振（MRI）多平面成像的能力也有助于诊断。我们的标准MRI参数包括屏气T1加权扰相梯度回波（SGE）与三维（3D）梯度回波（GE），T2加权单次激发（SS）回波链自旋回波（ETSE）与钆增强早期（肝动脉为主期）及延迟期（肝静脉期与间质期）3D-GE技术。T2加权SS-ETSE序列平扫采用脂肪抑制与非脂肪抑制技术。T1加权3D-GE序列平扫与钆增强后扫

描采用脂肪抑制技术。评估腹膜病变最重要的序列为钆增强后2～5min T1加权脂肪抑制3D-GE（图7.1）。

出现纤维化病变时，T1加权非脂肪抑制SGE技术可使高信号的腹腔内脂肪与低信号的病变组织的对比最大化，而炎症与肿瘤性病变时，钆增强T1加权脂肪3D-GE技术检出病变最为敏感。增强间质期（注射对比剂后

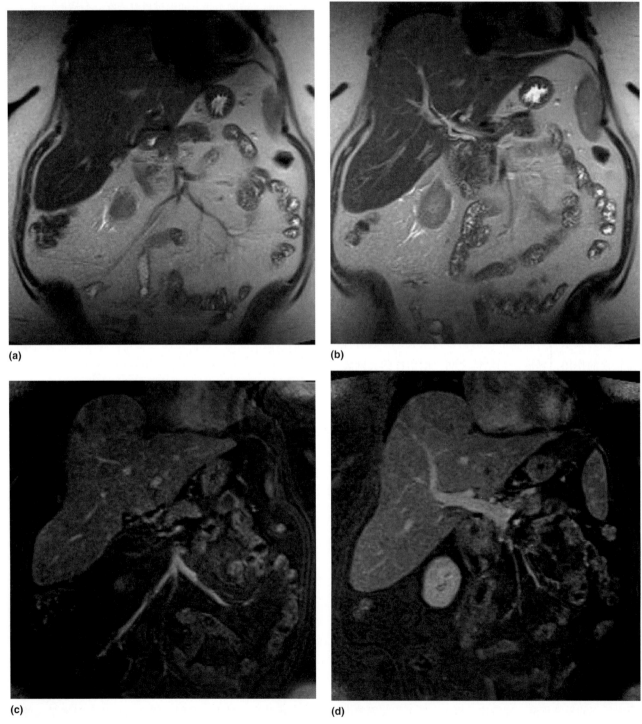

(a)　　　　　　　　　　　　　　　(b)

(c)　　　　　　　　　　　　　　　(d)

**图7.1　正常腹膜。**冠状T2加权SS-ETSE（a，b），冠状钆增强T1加权3D-GE（c，d），

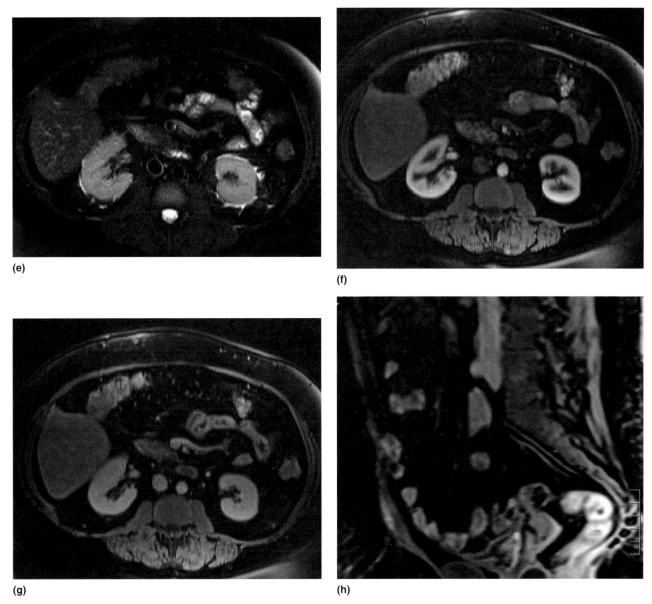

**(e)**

**(f)**

**(g)**

**(h)**

**图7.1（续前）** 横轴位T2加权SS-ETSE（e），T1加权脂肪抑制钆增强3D-GE（f, g），矢状T1加权钆增强3D-GE（h）影像，示腹膜腔，包括肠道，腹膜与血管。

2～5min）腹膜病变检查最好。这一时间方案可用于在毛细血管期动态扫描目标器官（如肝脏）并在间质期扫描腹膜观察腹膜。这在病变同时累及实性器官与腹膜，如卵巢癌、直结肠癌、胰腺癌与胃癌时尤其具有优势。

### 正常变异与先天性疾病

腹膜反折先天性变异罕见，通常与肠道旋转不良或妊娠期的异常相关[7]。大网膜与肠系膜淋巴管瘤为被覆有内皮的真性囊肿。囊性淋巴管瘤为儿童大网膜唯一最常见的肿瘤[8]，其可能的病因机制包括淋巴系统发育紊乱性

异常或引流梗阻继发淋巴管扩张。病变通常为多房性囊，含有血清或乳糜液，也可合并出血。影像表现反映了囊的内容物，含有高蛋白成分囊液的淋巴管瘤呈T1高信号[9]。

### 疝

#### Bochdalack疝（胸腹膜裂孔疝）

膈后外侧缺损为一常见的膈异常。胸膜–腹膜形成缺陷和（或）融合缺损造成腹部脏器疝入胸腔。缺损通常为单侧，多位于左侧，为膈后侧一大的缺口（即

Bockdalack孔）[10]。MRI多平面影像可见显示该处不连续的膈（图7.2）。

## 食管裂孔疝与内疝

经扩大的食管裂孔部分胃先天性疝罕见。大多数食管裂孔疝为获得性病变，发生于成人。食管裂孔疝分为两型：滑疝（轴向疝）与食管旁疝。疝入胸部的部分或全部胃位于没有移位的胃食管结合部左旁为食管旁疝的特征。相反，食管裂孔滑疝的特征为胃上部与胃食管结合部均向上疝入胸部。滑疝时膈食管膜薄弱或撕裂，造成食管胃结合部位于膈食管裂孔上方（图7.3）。

内疝定义为脏器，通常为小肠，通过腹膜腔内正常或异常孔隙形成的疝（图7.3）。内疝的发生率小于1%，然而可造成小肠梗阻，如果未及时治疗死亡率高[10]。内疝可继发于手术，外伤或炎症后改变；也可以是先天性的，发生于包括有正常裂隙的正常患者与患有腹内脏器异常旋转或粘连形成异常裂隙的患者。根据疝的部位，内疝可分为十二指肠旁疝、直肠周围疝、Winslow孔（小网膜囊口）疝、经肠系膜疝或经横结肠系膜疝、乙状结肠内疝与吻合口后疝。内疝的MRI表现包括异常部位疝

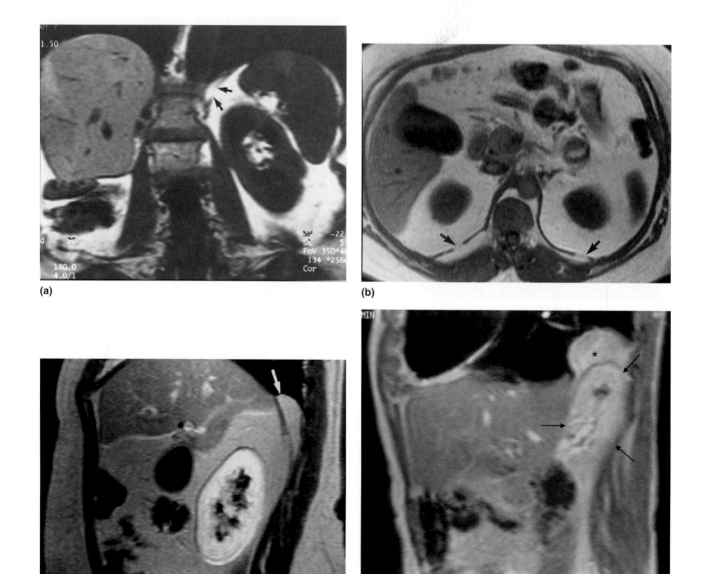

**(a)**    **(b)**    **(c)**    **(d)**

**图7.2 Bochdaleck疝。**冠状T1加权2D-GE影像（a）示后侧膈不连续（箭头）。脂肪和（或）脏器经膈上的裂隙向上移位进入胸部。第2例患者横轴位2D-GE（b）与矢状钆增强间质期T1加权2D-GE（c）影像显示膈的裂隙（箭头，b），脂肪疝入胸膜间隙（箭头，c）。第3例患者矢状钆增强T1加权2D-GE（d）影像示肾脏（箭头，d）与脂肪（星号，d）疝入胸部。

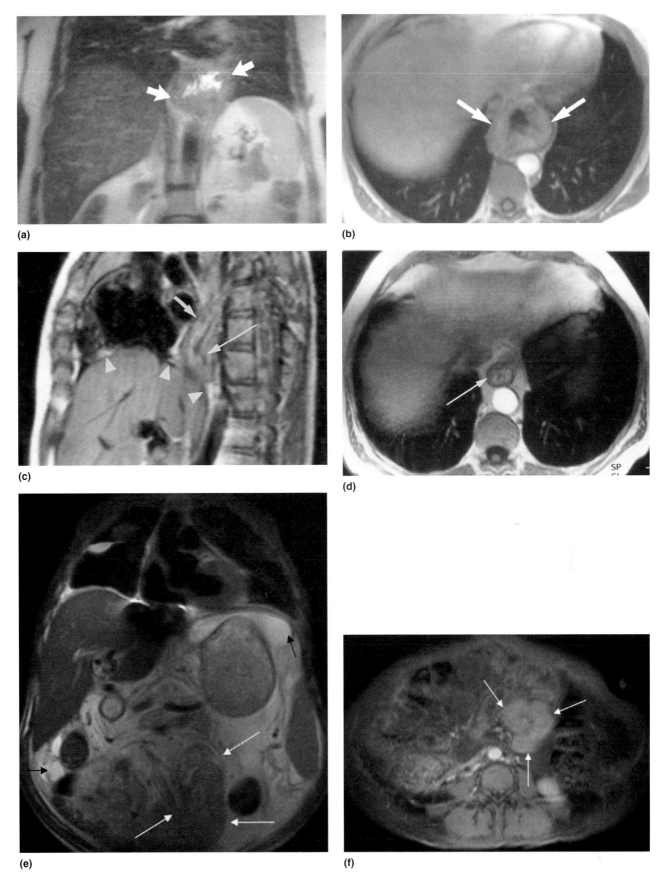

**图7.3** **食管裂孔疝与内疝**。冠状T2加权SS-ETSE（a）与横轴位钆增强动脉晚期T1加权2D-GE（b）影像。冠状T2WI显示胃位于膈上，扩张（箭头，a）。钆增强横轴位影像上。胃疝出部分（箭头，b）的胃壁强化程度与其余胃壁相当。另一患者，有胃烧灼感病史。矢状T1加权2D-GE影像（c），可见食管壁增厚（短箭头，c）符合反流性食管炎。第3例患者钆增强动脉晚期T1加权2D-GE（d）影像显示胃位于下纵隔（箭头，d）。在钆增强影像（d）上胃黏膜皱襞显示好。肝移植后患者冠状T2加权SS-ETSE（e）与钆增强间质期T1加权脂肪抑制3D-GE（f）影像可见内疝疝囊（白箭头），疝囊内可见陷入的小肠段。胃扩张，可见腹腔内游离液体（黑箭头，e）。

囊内陷入、拥挤并包裹扩张的小肠肠袢，节段性小肠梗阻伴近侧小肠扩张，肠系膜血管扭转与淤血，肠系膜条纹与疝囊内肠壁强化增高。

## 腹壁疝

屏气或SS技术采集的MR影像可以辨别腹壁疝，这对于体检困难的肥胖患者尤有帮助。SS-ETSE显示疝尤有效，而且磁敏感伪影极少，可改善扩张充气肠袢肠壁的显示。

### 腹股沟疝

腹股沟疝是由永存鞘状突造成的，鞘状突为腹膜的一部分，深入到腹股沟环内。出生时，开放的鞘状突与腹膜腔交通，正常时于婴儿期闭合。然而如果鞘状突保持开放，腹部脏器则可突入其中，形成腹股沟疝[11]（图7.4）。

### 半月线疝

此种前腹壁疝罕见，是由于腹横肌与腹直肌间腱膜的缺损造成的。腹膜疝囊穿过腱膜的裂隙位于前腹壁外侧（图7.5）。

### 脐旁疝与切口疝

脐旁疝起自脐的近旁，经白线凸出（图7.6）。虽然

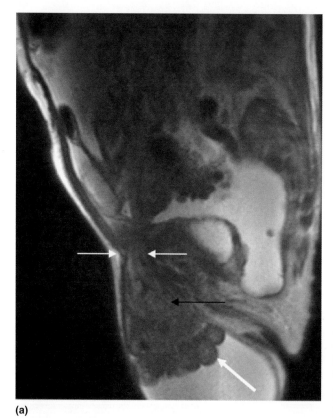
(a)

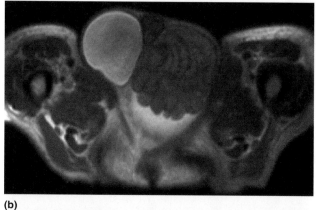
(b)

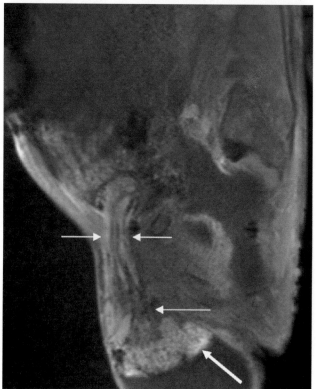
(c)

**图7.4 腹股沟疝。** 矢状T2加权SS-ETSE（a），横轴位T2加权SS-ETSE（b）与钆增强间质期矢状T1加权2D-GE（c）影像，示肠系膜（黑箭头，a）与小肠肠段（白箭头，a，c）通过扩大的腹股沟管（白细箭头，a，c）。腹腔与阴囊内可见游离液体。

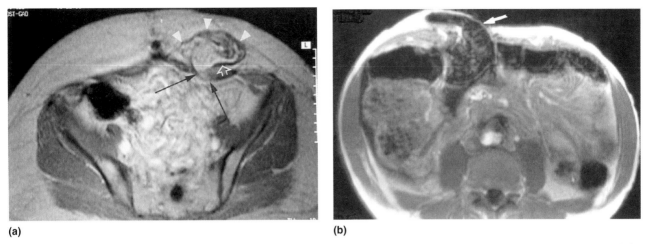

(a)

(b)

**图7.5　半月线疝。**半月线疝患者钆增强T1加权2D-GE（a）。可见一含肠袢的疝囊（三角，a）经位于腹横肌与腹直肌间腱膜的缺损（实箭头，a）凸出。疝囊外侧缘为完整的腹斜肌与筋膜（空箭头，a）。第2例患者钆增强动脉晚期横轴位T1加权2D-GE影像（b），可见右前腹壁半月线疝，含有肠袢的疝囊凸出。

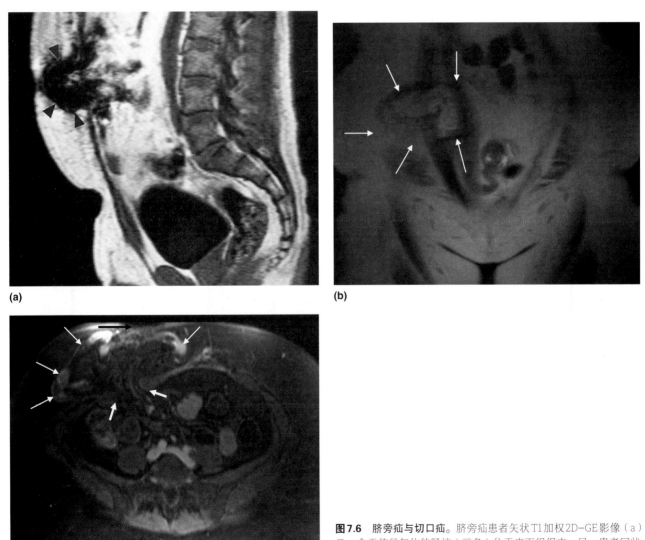

(a)

(b)

(c)

**图7.6　脐旁疝与切口疝。**脐旁疝患者矢状T1加权2D-GE影像（a）示一含无信号气体的肠袢（三角）位于皮下组织内。另一患者冠状T2加权SS-ETSE（b）与钆增强间质期T1加权脂肪抑制3D-GE（c）影像，显示经结肠造瘘（黑箭头，c）造成的缺损形成的小肠肠段与肠系膜疝（白箭头，b与c）。

可以是先天性的，但脐旁疝更常见于肥胖者与多次生产的妇女。腹直肌分离为疝的常见原因[11]。切口疝见于术后的腹壁。大多数为小肠肠段经薄弱的腹壁缺损突至腹腔外。小肠肠段经结肠造瘘造成的腹壁缺损疝出也是腹膜疝的特征（图7.6）。

## 肿块性病变

### 良性肿块

#### 囊肿

肠系膜囊肿最常发生于小肠系膜，其病因尚不完全清楚。虽然大部分肠系膜囊肿为偶然发现，但也可出现症状。如果合并囊肿破裂、出血、扭转或肠梗阻，则可有慢性或急性腹痛。囊肿多单发，壁薄，可有分隔。不同类型的肠系膜囊肿可内衬不同类型的细胞，包括内皮、间皮与输卵管样上皮。囊液可以是浆液，类似血浆，或乳糜液，呈白色乳状；有并发症时，主要为血性和（或）其他蛋白性液体[12, 13]。MRI表现反映了囊内容物。单纯性囊肿可呈圆形，界限清楚，T1低信号、T2高信号的占位（图7.7）。含有蛋白囊液或合并出血的囊肿T1信号可较高或呈T2不均匀信号。如果影像显示有囊壁与间隔，注射对比剂后可见强化（图7.7）。

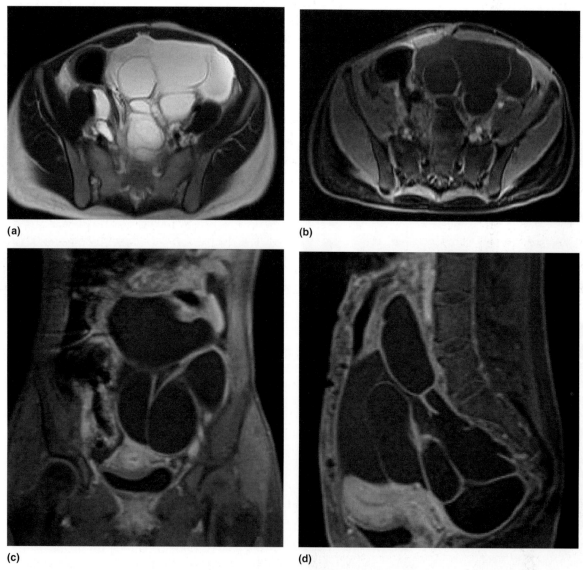

(a)　(b)

(c)　(d)

**图7.7** 位于腹膜腔内的囊性病变。腹膜包涵性囊肿。腹内手术病史患者，横轴位T2加权SS-ETSE（a），T1加权脂肪抑制3D-GE（b）与钆增强后冠状（c）及矢状（d）T1加权3D-GE脂肪抑制影像，示腹腔包涵性囊肿。

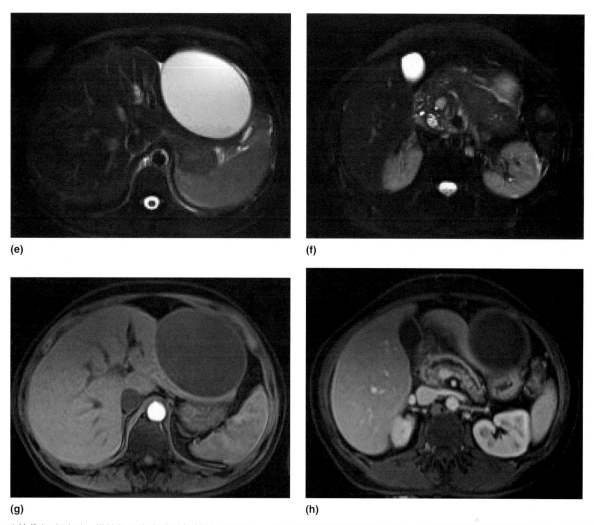

(e)　　　　　　　　　　　　　　　　　　　　(f)

(g)　　　　　　　　　　　　　　　　　　　　(h)

**图7.7（续前）** 假囊肿。横轴位T2加权脂肪抑制SS-ETSE（e，f），T1加权脂肪抑制3D-GE（g）与钆增强T1加权脂肪抑制3D-GE（h）影像，显示一大的假囊肿。注意胰腺周围的游离液体与胰腺导管轻度扩张，为急性胰腺炎相关改变。

　　腹膜腔内的假囊肿没有上皮或间皮内衬，为局限性积液，可继发于炎症，如溃疡性结肠炎穿孔或阑尾炎。假囊肿可为脑室-腹腔分流或腹腔留置导管罕见的并发症[14]。无并发症的囊肿呈T1低信号与T2极高信号。对比剂增强T1加权影像优于CT与超声，可显示被包裹的病变，以及囊内复杂的囊液与分隔，并且直接多平面成像可确定假囊肿与其他器官及组织的相互关系[15]。钆增强脂肪抑制影像上，这些表现更为明显。

**脂肪瘤与腹膜脂肪瘤病**

　　脂肪瘤为良性肿瘤，极少累及腹膜腔，其影像表现与身体其他部位的脂肪瘤一致，并与周围脂肪组织相当。非脂肪抑制T1WI脂肪瘤呈高信号；由于采用的序列不同，脂肪的T2信号可明显不一，评价病变的T2信号时应与相邻的脂肪作比较。与非脂肪抑制影像相比，T1加权脂肪抑制SGE影像上肿瘤信号丢失，从而可确定病变脂肪性质的特征。偶尔，肠系膜可发生广泛的良性脂肪浸润，对相邻结肠形成占位效应与恶性病变相似。这种良性病变可为特发性的，也可继发于皮质激素治疗、库欣综合征或肥胖[16, 17]。

　　断层影像有助于确定肠系膜脂肪弥漫性或局灶性增厚，排除非脂肪性软组织肿块。病变的信号特征与良性脂肪相似[16]。

**子宫内膜异位症**

　　子宫内膜异常症定义为位于子宫外异常部位的子宫

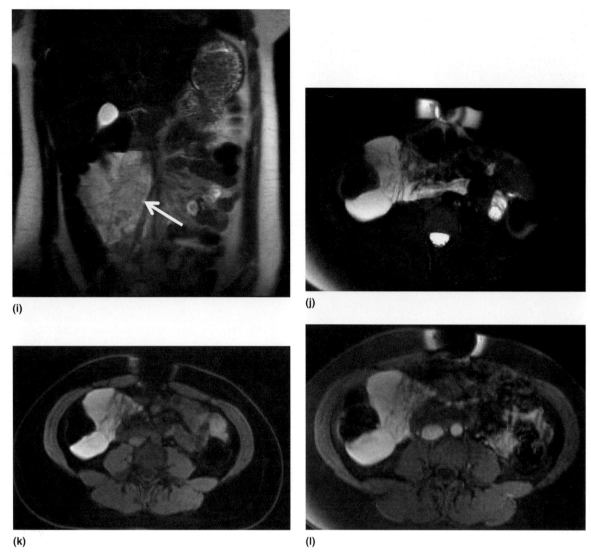

**(i)**

**(j)**

**(k)**

**(l)**

**图7.7（续前）** 淋巴管瘤。冠状T2加权SS-ETSE（i），横轴位T2加权脂肪抑制（j），T1加权脂肪抑制3D-GE（k）与钆增强后T1加权脂肪抑制3D-GE（l），显示一大的淋巴管瘤（箭头），呈T1与T2高信号。病变无强化。

内膜腺或基质。子宫内膜异位症的3个影像标志性表现为盆腔腹膜子宫内膜种植、卵巢子宫内膜瘤（子宫内膜异位性囊肿）与粘连。最常见的腹膜受累部位，由多至少排列为卵巢、子宫韧带、子宫直肠陷凹与子宫上的盆腔腹膜反折、输卵管、直肠乙状结肠区及膀胱。罕见的腹膜外部位包括肺与中枢神经系统[18]。子宫内膜异位症的病因仍有争论，可能与子宫内膜细胞诱导和（或）移植入腹膜腔相关[19]。子宫内膜瘤的信号不一，但通常呈T1高信号，T2不均匀高信号[20]。T2WI上，蛋白与血液分解产物多呈分层状信号，称为暗影[20]。T1加权脂肪抑制平扫影像确定子宫内膜瘤最为敏感（图7.8）[21]。遗憾的是，小的子宫内膜异位腹膜种植的诊断仍有

问题[22]，对比剂增强脂肪抑制影像病变诊断的研究结果不一致。

## 硬纤维瘤（侵袭性纤维瘤病）

硬纤维瘤为一罕见的胃肠道间质肿瘤，肿瘤的生物学行为介于旺盛的纤维增生与低级别纤维肉瘤之间。弥漫性肠系膜纤维瘤病可发生于腹部术后，或自发性发生[23]。硬纤维瘤为一局部侵袭性病变，不发生转移，但不完全手术切除后容易复发[24]。腹部的硬纤维瘤发生于肠系膜或盆壁，可散发，也可与Gardner综合征或家族性腺瘤样息肉病相关发生[25]。大体上，硬纤维瘤从1cm到15cm大小不等。一般来说，病变为单中心，浸润性病

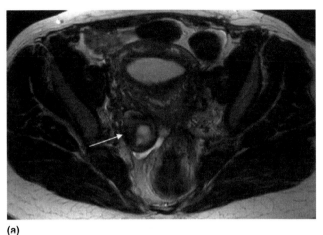

(a)

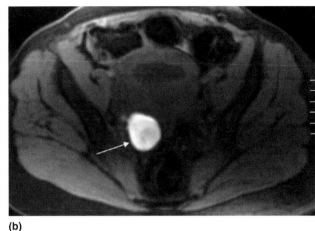

(b)

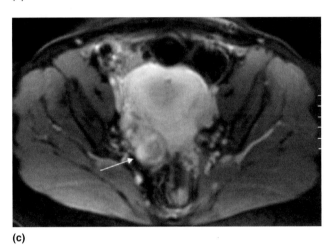

(c)

**图7.8** 子宫内膜异位症。另一例患者T2加权高分辨率FSE（a），T1加权脂肪抑制2D-GE（b）与钆增强间质期T1加权脂肪抑制3D-GE（c）影像，示一囊-实性成分与亚急性期出血产物构成的复杂结构（箭头）。病变无任何强化，位于子宫上方与右侧附件相邻。诊断符合子宫内膜异位症。子宫肌壁内也可见高信号的内膜腺，提示有子宫腺肌症。注意位于子宫内膜腔与盆腔内的游离液体。T1加权脂肪抑制成像技术为子宫内膜异位症血液分解产物标记沉积物检出最为敏感与特异的序列。

变，边界不清（图7.9），也可见散在多发、界限清楚的肿瘤（图7.9）。长期存在的肿瘤呈T1与T2低信号，静脉注射钆螯合物后仅有微弱强化（图7.9）。急性期，肿瘤可有T2高信号区，也显示有不均匀强化（图7.9）。

## 恶性肿瘤

### 弥漫性恶性间皮瘤

间皮瘤一词一般用于来自被覆于浆膜（即腹膜、胸膜）的间皮细胞的恶性肿瘤。

腹膜弥漫性恶性间皮瘤远较累及胸膜的同名肿瘤少见。严重暴露于石棉为重要的危险因素。也有作者认为腹膜弥漫性恶性间皮瘤为腹盆腔放射治疗与牵延性复发性腹膜炎的并发症[26]。病变初始期，腹膜表面散在分布肿瘤结节或斑块。随时间的流逝，这些病变相互融合，呈厚垫状包裹脏器与肠系膜。腹膜恶性间皮瘤沿浆膜表现播散，可侵犯下方的组织，特别是小肠肠壁与相邻器官，如肝脏（图7.10）。腹膜间皮瘤可伴有腹膜内致密纤维化粘连与肠系膜的短缩。血管与相邻肠道僵硬包裹提示肠系膜内的促结缔组织增生反应，这种反应可形成影像上的星状表现[27-29]。MRI上，间皮瘤显示为实性组织区，伴病变内囊性灶，以及腹膜孤立性弥漫增厚。低分级的间皮瘤边界相对清楚（图7.10）。高分级间皮瘤呈界限更模糊的浸润性方式生长（图7.10）。分布于全部肿瘤的囊状灶可以是间皮瘤特殊的征象，其他许多腹膜病变不常见这种表现（卵巢癌除外）。虽然可能同时发生的胸膜肿瘤有助于正确诊断，我们一般观察到的腹膜病变均不伴有胸膜病变。

### 原发性腹膜癌

原发性腹膜癌（PPC）为一罕见肿瘤，组织学与卵巢上皮癌（EOC）相同；大体上可广泛累及卵巢而镜下仅侵犯卵巢皮质的表现可与EOC相鉴别[30]。PPC常广泛分布于腹膜表面，组织病理上与卵巢乳头状浆液性癌不能区分。然而，PPC患者卵巢可能已不存在（即卵巢

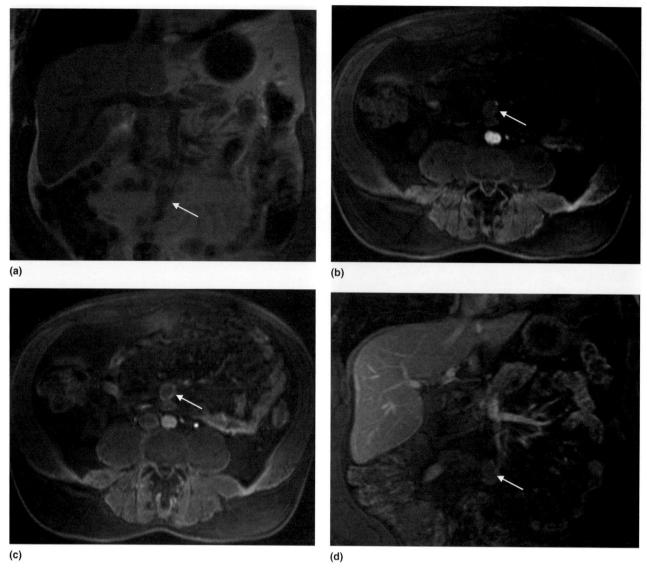

(a)

(b)

(c)

(d)

**图7.9** **硬纤维瘤。**冠状T1加权2D-GE（a），横轴位T1加权脂肪抑制3D-GE（b），钆增强动脉晚期横轴位T1加权脂肪抑制3D-GE（c）与间质期冠状T1加权脂肪抑制3D-GE（d）影像，示位于肠系膜一小的硬化性纤维瘤（箭头，a-d）。肿瘤强化微弱但周边强化明显。

切除术），可为正常表现，或可显示肿瘤仅累及表面很小范围。一组评价PPC初诊与复发病变CT与MRI表现的研究[30]结果表明，最常见的表现为腹水、腹膜增厚与强化、局限性或弥漫的腹膜结节，以及团块状肿瘤[30]；而且复发性病变与初诊病变表现相似。然而，这些影像征象并无特异性与观察到的腹膜转移性癌病、腹膜结核、淋巴瘤病及恶性间皮瘤表现相似[30]（图7.11）。

### 转移瘤

　　来自女性生殖道的转移瘤是累及腹膜最常见的转移

性肿瘤，其次为来自结肠，胃与胰腺的转移[31,32]。转移瘤的大体表现从单发，界限清楚的结节到弥漫性腹膜增厚。腹膜转移偶可表现为大的囊性肿块，伴多发分隔与呈沿分隔多阶梯状低信号蛋白性物质的分层。这种表现可为囊性转移瘤特征性表现，T2加权SS-ETSE影像上分隔显示清楚。

　　肿瘤播散可经多种路径：直接浸润、腹膜种植、血行播散与淋巴性播散[5,33]。

### 直接浸润

　　高度侵袭性的原发肿瘤可经直接浸润累及相邻器

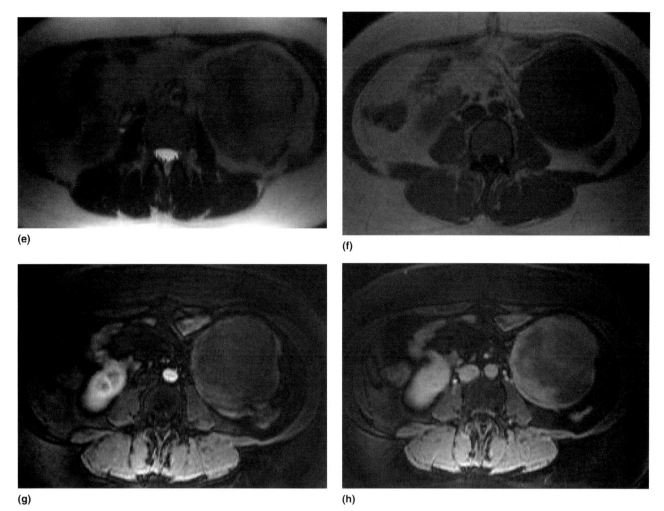

(e) (f) (g) (h)

**图7.9（续前）** 横轴位T2加权SS-ETSE（e），T1加权2D-GE（f），钆增强动脉为主期与静脉期T1加权脂肪抑制3D-GE（g，h）影像，示一大的硬化性纤维瘤位于肠系膜内。

官[31, 34, 35]。这种直接蔓延是借助于连接不同器官间的韧带进行的。

### 腹膜种植

只要恶性肿瘤侵犯自然腔隙并有进入"开放区域"的通道，即可发生体腔表面的种植。腹膜腔为这种经路播散最常受累部位[36]。

腹膜转移可表现为斑片状、小结节或大结节样病变，进展期病变时这些形式病变同时出现。MR尤其适于显示斑块状病变，且优于CT，因为肿瘤呈中度强化，钆增强T1加权脂肪抑制影像显示良好。小结节状转移瘤MRI显示较CT更为困难，因为MR不像CT那样口服对比剂，大结节性病变MRI显示与CT相当。图7.12举例显示了不同形式的腹膜病变。MR腹膜病变强化较CT更为明显，有利于病变的检出，特别是较薄的肿瘤[37, 38]。

腹膜最常见的受累区域为膀胱后/子宫后窝，乙状结肠系膜，右侧结肠旁沟与回盲瓣附近的小肠系膜[5, 37]。腹膜种植性转移常为卵巢癌的特征，腹膜表面可被覆明显的肿瘤层。其他常以此种方式播散的恶性肿瘤包括结肠、胃与胰腺癌。钆增强T1加权脂肪抑制影像对于显示腹膜腔内种植非常重要。腹膜受累的两种形式，局限性转移结节或腹膜表面融合性增厚，均表现为与抑制后低信号的腹膜内脂肪对比明显的高信号（图7.13、7.14、7.15、7.16、7.17、7.18、7.19、7.20、7.21、7.22、7.23、7.24、7.25和7.26）[31, 38]。

自由呼吸T2加权SS-ETSE成像常作为钆增强T1加权脂肪抑制序列的辅助序列检出腹膜转移（图7.21、7.22）。较大样本的研究表明，钆增强T1加权脂肪抑制SGE对腹膜病变的检出优于螺旋CT[39]，以证实较早的

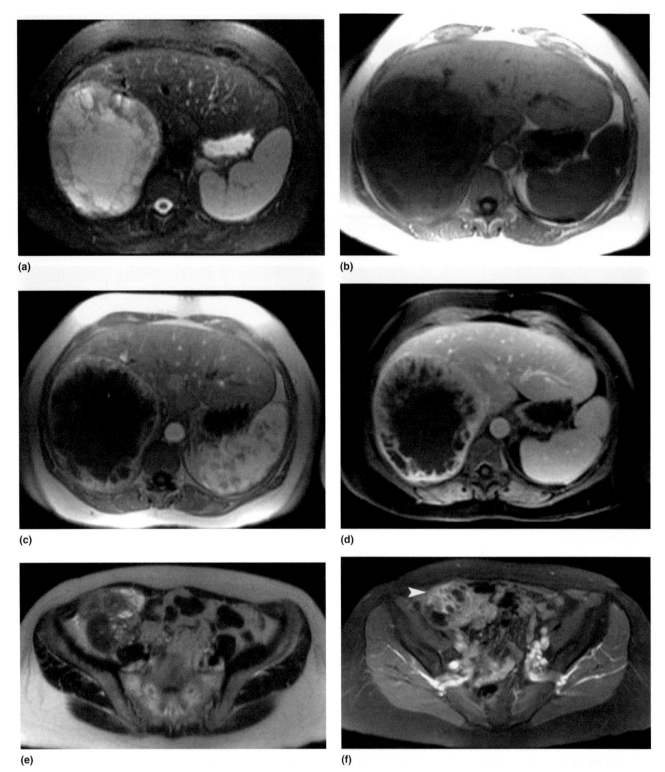

(a)

(b)

(c)

(d)

(e)

(f)

**图7.10 腹膜恶性间皮瘤。**T2加权脂肪抑制SS-ETSE（a），横轴位T1加权2D-GE平扫（b）与钆增强动脉晚期（c）与间质期（d）T1加权脂肪抑制2D-GE影像，显示一不均信号肿块起自肝脏被膜的腹膜层，界限清楚，可见分隔，可见病变中央无强化；影像表现符合低分级恶性间皮瘤。由于发生于肝被膜，肿瘤与原发于肝脏的病变相似。弥漫性恶性间皮瘤患者，盆腔T2加权SS-ETSE（e）与钆增强T1加权脂肪抑制2D-GE（f）影像，示腹膜广泛受累。可见盆腔内一复杂的囊性肿瘤（三角，f），符合高分级原发性腹膜间皮瘤。

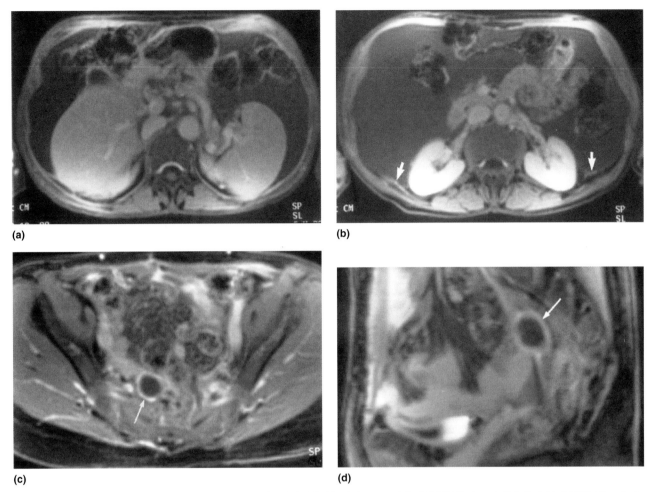

**图7.11** **腹膜原发性腹膜乳头状癌**。腹部钆增强间质期横轴位脂肪抑制T1加权SGE（a）与盆腔横轴位（b,c）及矢状（d）钆增强后5～6min延迟期脂肪抑制T1加权SGE影像。可见腹部结肠旁沟腹膜薄层弥漫性增厚，分层（箭头，b）。盆腔影像显示一2cm大小囊性结构（箭头，c）位于盆腔右侧。矢状影像显示病变外形于2个平面均显示为圆形与肠道应表现为至少一个平面呈管状不同，证实为囊性种植（箭头，d）。

检查所见。口服和（或）经直肠注入对比剂可改进肠道形态的显示[41,42]，已成功采用水或CT肠内对比剂充盈胃肠道。由于在GE序列上，磁敏感伪影可模糊正常与病变组织，1.5 T设备不采用腔内注气的方法。T2加权脂肪抑制ETSE影像也可很好地显示沿肝被膜分布的腹膜转移瘤，因为脂肪与肝脏均为相对低信号，致使中度高信号的腹膜转移更明显。由于盆部呼吸伪影影响轻微，T2加权ETSE影像也可很好地显示腹膜转移。矢状平面显示沿膀胱表面分布的种植转移尤其有效（图7.25）。

腹膜与浆膜的转移瘤须与放射性改变鉴别，特别是妇科恶性肿瘤的患者。任何原发部位的肿瘤，多灶性腹膜转移均表现为中度强化，瘤内强化轻度不均，没有肠道那种圆形、卵圆形或管状外形及肠壁的均匀强化，无相应肠腔内无强化的点或条纹。

腹膜转移的患者常同时有大网膜的转移。大网膜转移的影像表现可分为4种类型：圆形、饼状、界限模糊和星状斑块[28,43]；无论是何种外形，静脉注射钆对比剂后肿瘤均有强化（图7.26）。钆增强脂肪抑制SGE影像上，肿瘤不规则强化的软组织表现，可与肝硬化门静脉高压，静脉曲张引起的大网膜增生，伴大网膜内弧线形血管强化表现相鉴别。同时采用脂肪抑制可突出显示肿瘤界限不清的软组织与不伴软组织的静脉曲张，因为静脉曲张时厚块状的大网膜主要为脂肪，除弧线形的血管外，在脂肪抑制影像上呈极低信号（图7.27）。

### 血行播散

许多恶性肿瘤，包括乳腺癌与肺癌、黑色素瘤，可血行转移侵犯腹膜腔内的结构。肿瘤栓子经肠系膜动脉运行至肠道的肠系膜对侧缘。肠道的血行转移瘤表现为

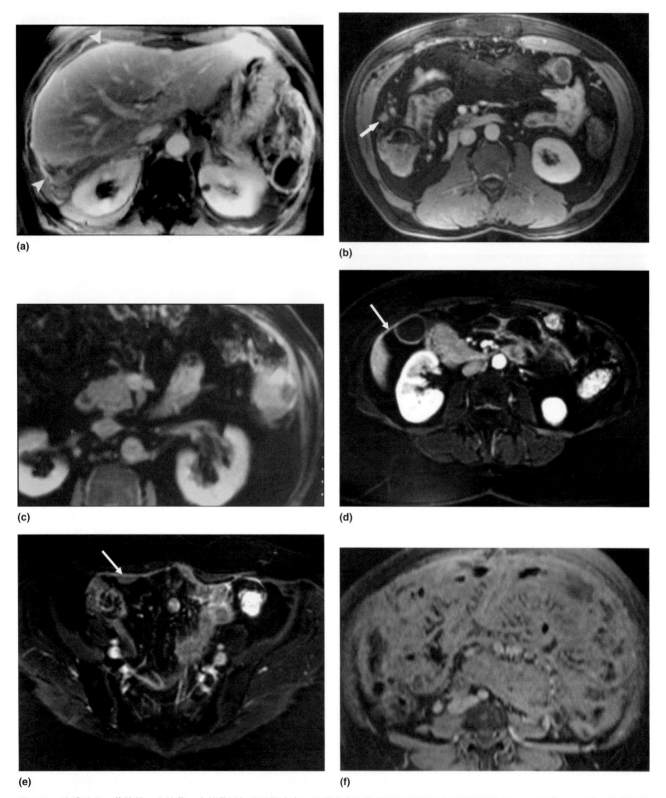

**图7.12 腹膜种植：薄片状，小结节，大结节型与进展期病变。**卵巢癌患者钆增强间质期T1加权脂肪抑制2D-GE影像（a）显示片状腹膜转移（三角，a）。第2例卵巢癌患者钆增强间质期T1加权脂肪抑制2D-GE影像示小结节型腹膜种植（箭头，b）。不同卵巢癌患者钆增强间质期T1加权脂肪抑制2D-GE影像显示大结节（c），符合腹膜种植。另一患者钆增强间质期T1加权脂肪抑制3D-GE影像（d，e）显示薄片状（箭头，d）与小结节（箭头，e）状腹膜转移。另一患者钆增强间质期T1加权脂肪抑制3D-GE影像（f）示进展期腹膜转移，被覆于腹壁与小肠的腹膜与肠系膜明显增厚与强化为其特征。

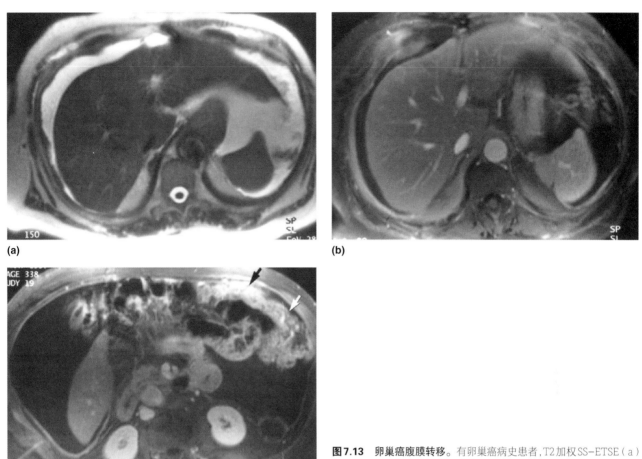

(a)

(b)

(c)

**图7.13** 卵巢癌腹膜转移。有卵巢癌病史患者,T2加权SS-ETSE(a)与钆增强间质期脂肪抑制T1加权2D-GE(b,c)影像,钆增强间质期影像上可见大量腹水伴相关腹膜表面弥漫性增厚与强化。也可见大网膜转移(箭头,c)。

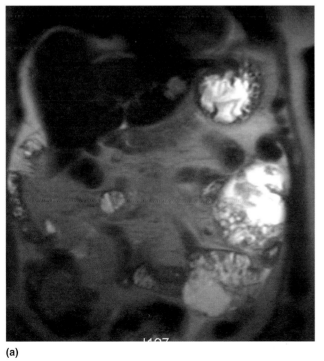

(a)

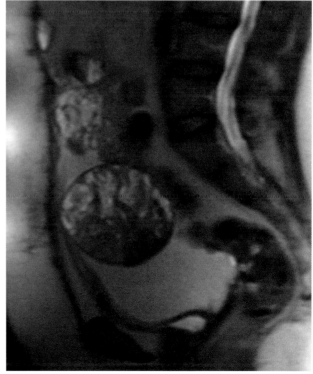

(b)

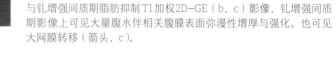

**图7.14** 卵巢癌转移。冠状(a)与矢状(b)T2加权SS-ETSE,

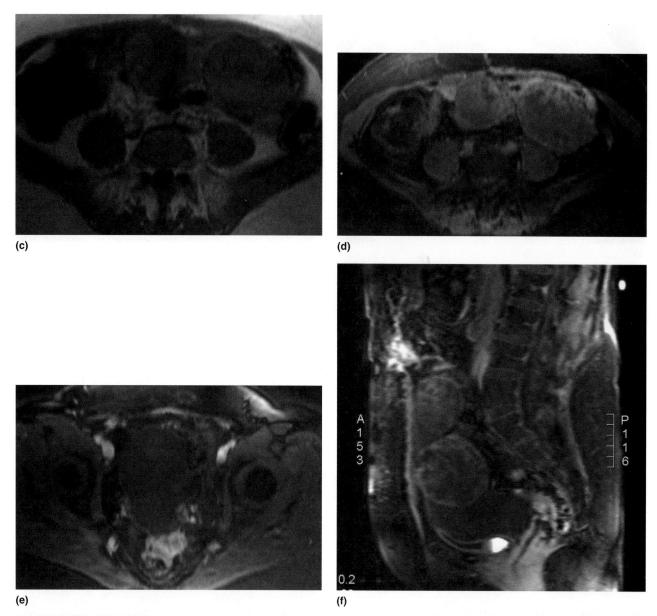

**(c)**

**(d)**

**(e)**

**(f)**

**图7.14（续前）** 横轴位 T1 加权 2D-GE（c），钆增强 T1 加权脂肪抑制 3D-GE（d，e）与矢状 T1 加权脂肪抑制 3D-GE（f）影像显示腹腔与盆腔多发复杂的囊实性转移瘤。

壁内结节[32]，钆增强 T1 加权脂肪抑制 SGE 或 3D-GE 影像上呈强化的小结节。

### 淋巴播散

虽然淋巴系统的渗透是癌肿最常见的初始播散路径，肉瘤也可经这一途径播散。与其他恶性肿瘤相比，非霍奇金淋巴瘤肠系膜转移更典型。受累淋巴结的形态不一。病变淋巴结可形成相互融合的大肿块包裹肠系膜血管，即所谓"三明治征"。另外，大量小的、正常大小或 1cm 的淋巴结也可很明显[44-47]。前者提示淋巴瘤的诊断，而后者的表现不特异。MRI 优于其他断层影像方法，T2WI 上肠系膜淋巴结的信号强度与强化程度可反映病变的生物学活动：T2 低信号及强化微弱提示有纤维化，而非肿瘤复发或持续存在。采用 T1 加权脂肪抑制技术有助于强化程度的评价。不同 MRI 技术可有效显示肠系膜淋巴结。显示淋巴结最恒定的技术为钆增强后 2～5min T1 加权脂肪抑制 GE 影像。T1 加权脂肪抑制平

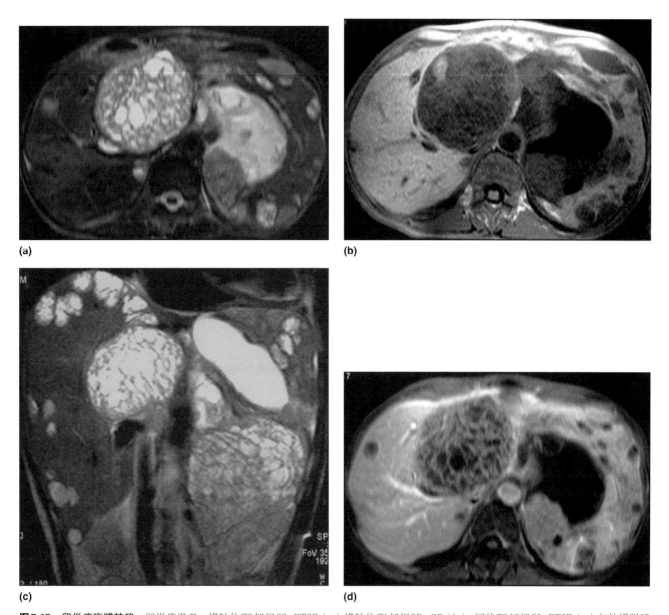

**(a)**　　　　　　　　　　　　　　　　　　**(b)**

**(c)**　　　　　　　　　　　　　　　　　　**(d)**

**图7.15　卵巢癌腹膜转移。**卵巢癌患者，横轴位T2加权SS-ETSE（a）横轴位T1加权2D-GE（b），冠状T2加权SS-ETSE（c）与钆增强延迟期T1加权脂肪抑制2D-GE(d)影像，示肝脏与腹膜多发转移瘤。最大的肿瘤显示有多发薄的间隔,SS T2WI上显示好,钆增强后可见强化。

扫鉴别淋巴结与胰腺最为清楚，淋巴结呈中等信号强度，而胰腺呈高信号（图7.28）。多平面影像，包括矢状和（或）冠状平面，有助于区分圆形的淋巴结与管状的肠袢（图7.28）。

**腹膜假性黏液瘤**

　　腹膜假性黏液瘤为一特殊的转移性病变，病变腹膜腔扩张，充满黏稠的黏液物质。原发肿瘤通常为阑尾、卵巢或胰腺的恶性肿瘤[47]。绝大多数病例假性黏液瘤的原发肿瘤部位为阑尾[48]。胶冻状物沉积被覆于腹膜表面，肝脏边缘呈特征的性扇贝样凹陷（图7.29）[49, 50]。甚至体积较厚的病变CT较MRI更难显示其强化（图7.29）。病变内常见分隔[31]。

**类癌瘤**

　　小肠类癌瘤可累及肠系膜，形成特殊表现[51]。

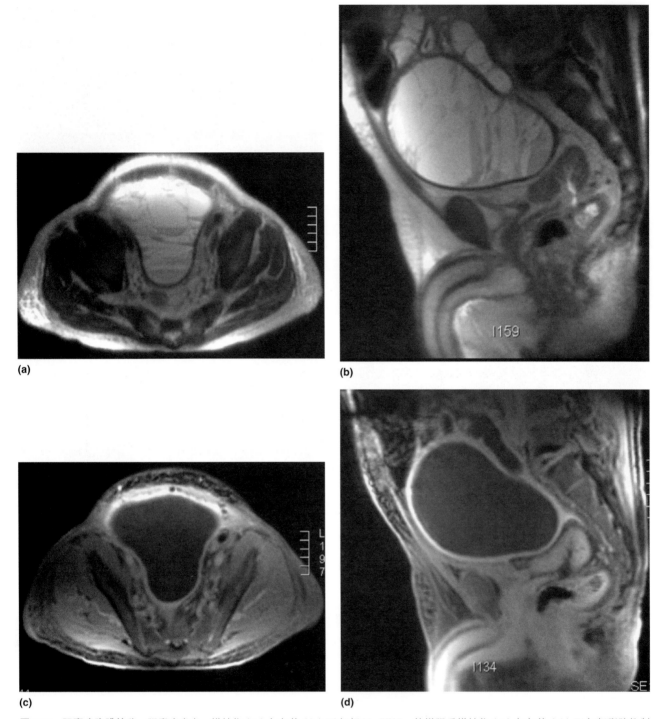

**(a)**

**(b)**

**(c)**

**(d)**

**图7.16 胆囊癌腹膜转移。**胆囊癌患者，横轴位（a）与矢状（b）T2加权SS-ETSE，钆增强后横轴位（c）与矢状（d）T1加权脂肪抑制2D-GE影像，显示腹腔内有分隔的囊性肿瘤。间隔与低信号物质液平T2WI显示良好（a，b），但T1WI不能显示（c，d）。

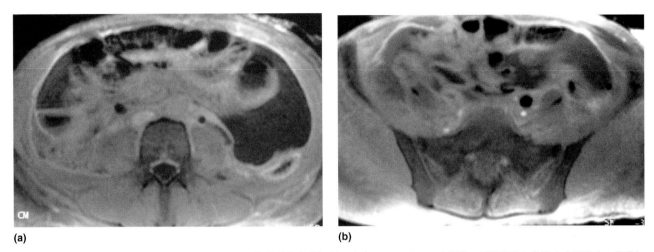

(a)　　　　　　　　　　　　　　　　　　　　　(b)

**图7.17** **阑尾癌腹膜转移**。阑尾癌患者，钆增强间质期横轴位脂肪抑制T1加权2D-GE（a，b）影像。可见腹腔与盆腔内大量腹水，浆膜与腹膜广泛强化，伴小肠肠袢相关增厚。

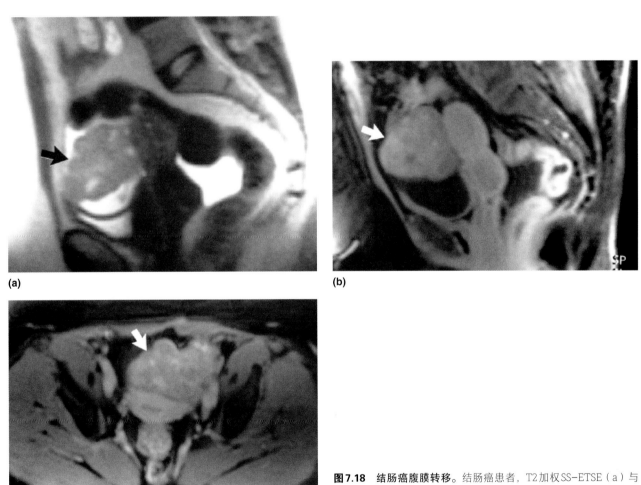

(a)　　　　　　　　　　　　　　　　　　　　　(b)

(c)

**图7.18** **结肠癌腹膜转移**。结肠癌患者，T2加权SS-ETSE（a）与矢状（b）及钆增强间质期横轴位（c）脂肪抑制T1加权2D-GE影像。可见盆腔内一不均信号大转移瘤（箭头，a-c），位于子宫前侧，膀胱上方，周围可见液体环绕。

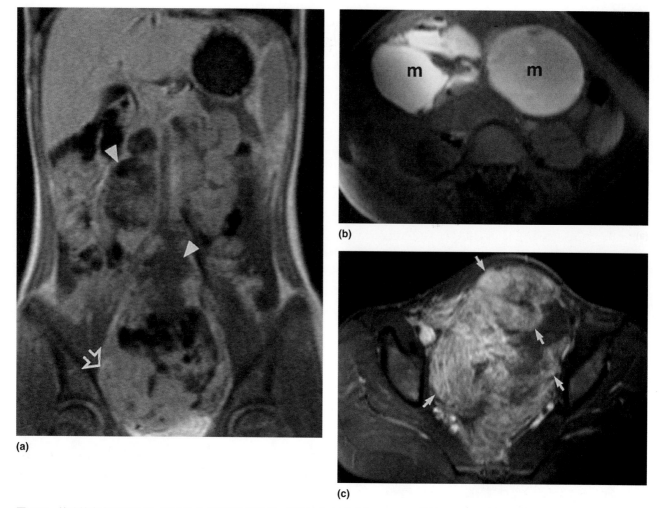

(a)

(b)

(c)

**图7.19　转移性未成熟畸胎瘤。**转移性未成熟畸胎瘤患者，冠状T1加权预磁化GE（a），横轴位T1加权脂肪抑制自旋回波（b）与钆增强间质其横轴位T1加权脂肪抑制2D-GE（c）影像。原发肿瘤（空箭头，a）起自卵巢，并播散至腹膜腔（三角，a）。脂肪抑制平扫影像明显显示非脂肪性转移瘤（m，b）。钆增强后，沿腹膜与浆膜表面广泛分布的转移瘤显示清楚（三角，c）。

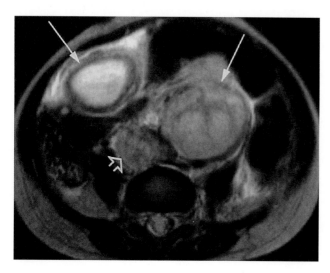

**图7.20　转移性卵黄囊瘤。**转移性卵黄囊瘤患者横轴位高分辨率T2加权ETSE影像。卵巢卵黄囊瘤播散到腹膜（实箭头），大网膜与腹膜后淋巴结（空箭头）。

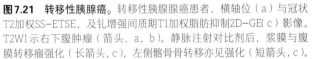

**图7.21　转移性胰腺癌。**转移性胰腺腺癌患者，横轴位（a）与冠状T2加权SS-ETSE，及钆增强间质期T1加权脂肪抑制2D-GE(c)影像。T2WI示右下腹肿瘤（箭头，a，b）。静脉注射对比剂后，浆膜与腹膜转移瘤强化（长箭头，c），左侧髂骨骨转移亦见强化（短箭头，c）。

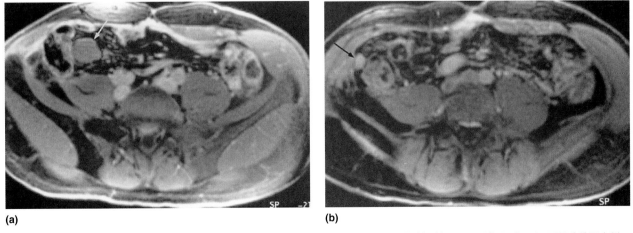

**图7.22　肉瘤腹膜转移。**滑膜肉瘤伴巨大肝转移（未展示）患者，钆增强间质期T1加权脂肪抑制2D-GE影像（a与b）。可见升结肠内侧一2cm大小腹膜转移瘤，呈中度均匀强化（箭头，a）。盆腔较高水平的断层影像上，清楚显示一6mm大小中度强化的转移瘤（箭头，b）。

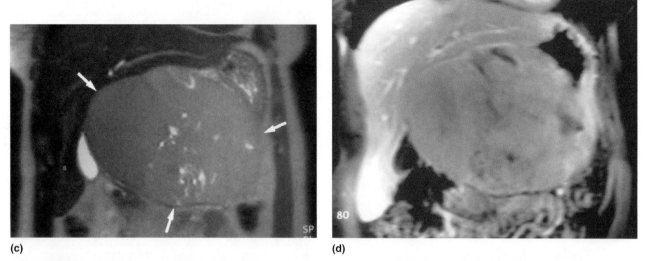

**(c)**　　　　　　　　　　　　　　　　　　　　　　　　　**(d)**

**图7.22（续前）**　第2例皮肤纤维肉瘤患者，冠状T2加权SS-ETSE（c）与钆增强间质期冠状脂肪抑制T1加权2D-GE（d）影像，可见一巨大，位于腹腔中央的软组织肿瘤（箭头，c），肝脏受压向上移位，胃受压向前、外侧移位。肿瘤呈T2轻度高信号伴小的T2高信号灶（c），钆增强后呈不均匀强化（d）。

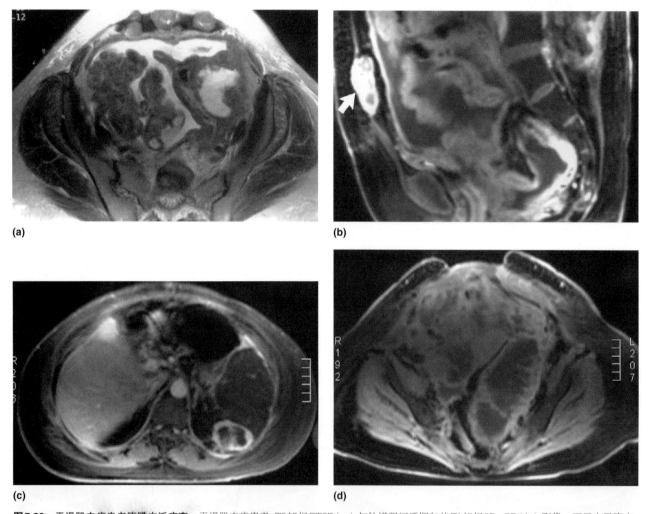

**(a)**　　　　　　　　　　　　　　　　　　　　　　　　　**(b)**

**(c)**　　　　　　　　　　　　　　　　　　　　　　　　　**(d)**

**图7.23**　**平滑肌肉瘤患者腹膜广泛病变。** 平滑肌肉瘤患者，T2加权ETSE（a）与钆增强间质期矢状T1加权2D-GE（b）影像，可见大量腹水，腹膜表面增厚，有强化，符合转移性病变。可见前腹壁多发转移瘤沉积（箭头，b）。另一平滑肌肉瘤患者，钆增强间质期T1加权2D-GE影像（c与d）显示全腹膜腔的腹膜与浆膜弥漫性强化，符合大量腹膜转移。实际上，腹膜内或肠系膜脂肪均有受累，表现为这一水平腹膜腔内所有结构均有明显强化。

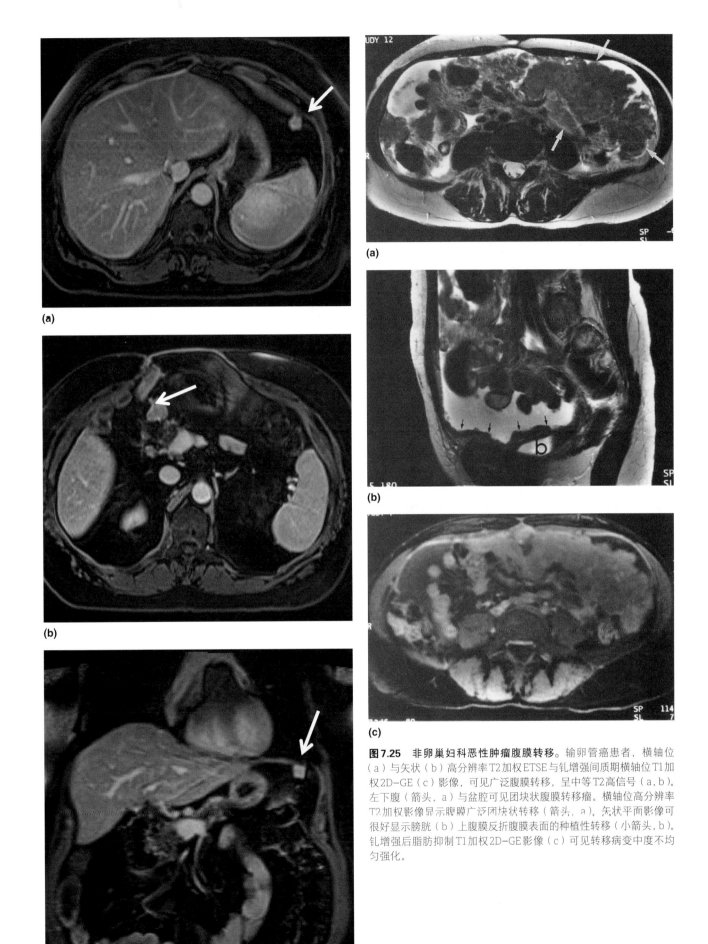

**图7.25** 非卵巢妇科恶性肿瘤腹膜转移。输卵管癌患者，横轴位（a）与矢状（b）高分辨率T2加权ETSE与钆增强间质期横轴位T1加权2D-GE（c）影像，可见广泛腹膜转移，呈中等T2高信号（a，b）。左下腹（箭头，a）与盆腔可见团块状腹膜转移瘤。横轴位高分辨率T2加权影像显示腹膜广泛团块状转移（箭头，a）。矢状平面影像可很好显示膀胱（b）上腹膜反折腹膜表面的种植性转移（小箭头，b）。钆增强后脂肪抑制T1加权2D-GE影像（c）可见转移病变中度不均匀强化。

**图7.24** 肝细胞癌转移。有肝细胞癌与肝脏移植病史患者，横轴位（a，b）与冠状（c）钆增强T1加权脂肪抑制3D-GE影像，显示腹膜小的种植性转移。注意脾脏内有强化的病变，为血管瘤。

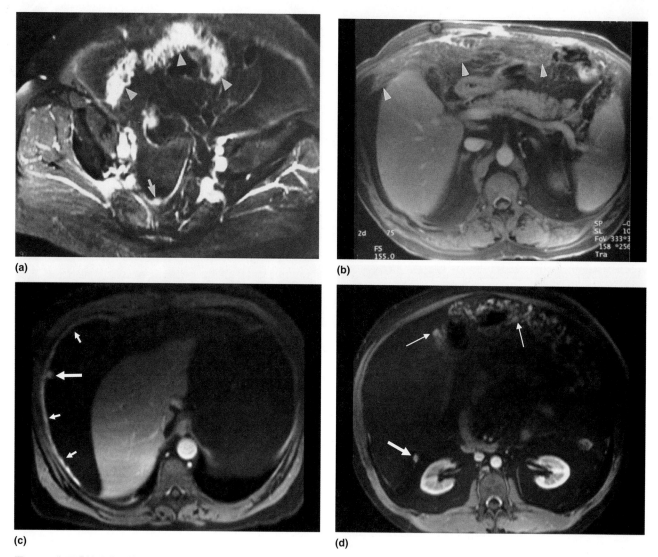

(a)

(b)

(c)

(d)

**图7.26 大网膜转移瘤。**转移性卵巢癌（a）与转移性平滑肌肉瘤（b）患者钆增强T1加权脂肪抑制自旋回波影像。可见"网膜饼"强化（三角，a，b），为转移性卵巢癌的特征，但也可见于其他恶性肿瘤。背景脂肪信号抑制后，腹膜肿瘤沉积的强化（箭头，a）显示非常明显。另一患者钆增强间质期T1加权脂肪抑制3D-GE影像（c，d）示多发大网膜转移（细箭头，d），以及薄片状（短箭头，c）与小结节状（粗箭头，c，d）腹膜转移。MRI检出小的腹膜转移病变优于CT。

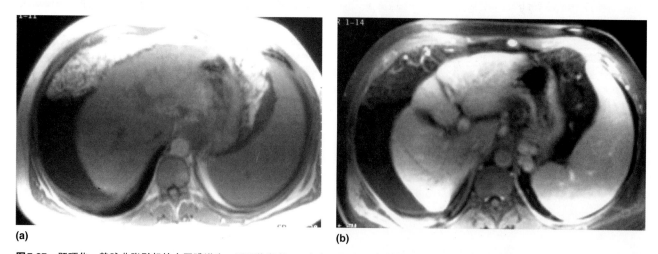

(a)

(b)

**图7.27 肝硬化，静脉曲张引起的大网膜增生。**肝硬化患者，T1加权SGE（a）与钆增强间质期脂肪抑制T1加权SGE（b）影像，可见门静脉高压时大网膜增生变大。钆增强脂肪抑制影像上呈信号抑制的大网膜与强化的细弧线状血管。注意肝硬化及其他门静脉高压的征象，如脾大与腹水。

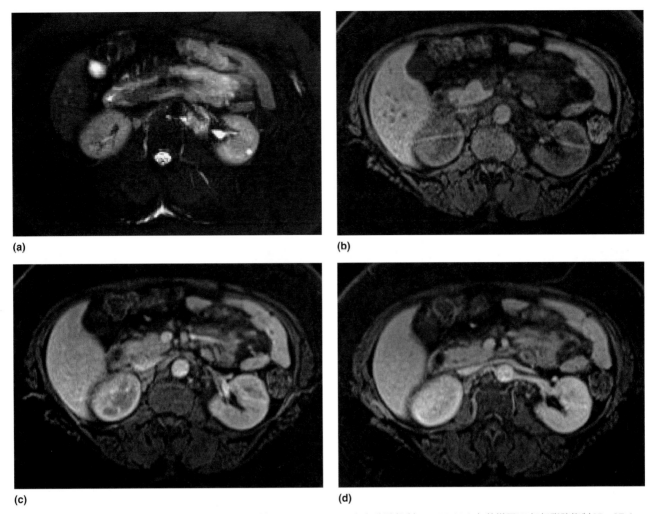

**图7.28　肠系膜滤泡性淋巴瘤。**横轴位T2加权脂肪抑制SS-ETSE（a），T1加权脂肪抑制3D-GE（b）与钆增强T1加权脂肪抑制3D-GE（c，d）影像，示滤泡性淋巴瘤引起的肠系膜多发淋巴结。

肿瘤细胞释放5羟色胺与血清素，刺激促结缔组织增生反应，其结果为肠系膜根形成不规则，坚硬的软组织肿块，伴相关放射状软组织条纹[52, 53]。高达70%的肿瘤可有钙化[54]。非脂肪抑制T1WI可有效显示这些肿瘤。肿瘤表现为高信号肠系膜脂肪背景上的低信号肿块（图7.30）。T2加权SS-ETSE序列也可显示高信号脂肪背景上的低信号组织（图7.30）。而脂肪抑制T1WI平扫影像上纤维化的肿瘤与脂肪间对比降低。钆增强后，肿瘤促结缔组织增生的性质使其强化微弱（图7.30）。

## 腹膜腔内液体

### 腹　水

　　腹水定义为腹膜腔内集聚过量的液体，可来自产生过多，吸收损害或有液体漏出。腹水为许多疾病的常见表现，如：肝硬化、胰腺炎、阻塞（静脉或淋巴管）、炎症、低白蛋白、恶性肿瘤与外伤。液体的信号强度具有反映其蛋白含量的功能，结合腹水的分布，可提示腹水的病因。单纯滤出性腹水T1加权序列影像上呈低信号，T2WI上为极高信号（图7.31），而渗出性、血性与肠内容液体T1信号可较高，T2信号更不一致[2, 55-57]（图7.32、7.33）。虽然常有例外，良性病变产生的腹水好聚积于较大腹膜间隙内，而恶性腹水更常成比例分布于较大与较小腹膜间隙内[2, 3]（图7.34）。单纯性腹水时，小肠与大肠多漂浮于前腹部中央（图7.35）。恶性或炎症性腹水时，病变分布不同，肠袢常黏附于不同部位。自由呼吸T2WI可有效评估不能合作患者与小儿腹水及其分布（图7.36）。多平面影像有助于观察腹水在不同腹腔部分的分

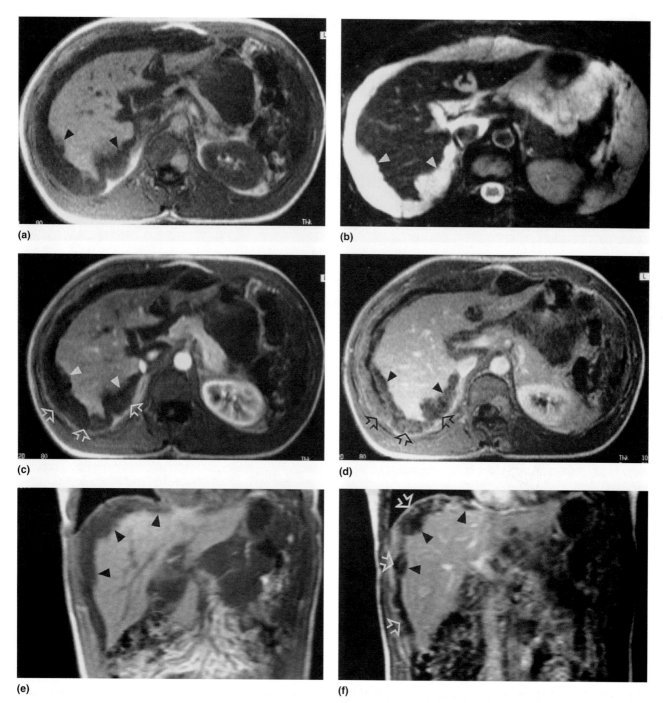

**图7.29　腹膜假性黏液瘤**。继发于阑尾黏液性囊腺癌破裂，腹膜假性黏液瘤患者，T1加权2D-GE（a），T2加权脂肪抑制ETSE（b），钆增强动脉晚期（c）与间质期（d）T1加权2D-GE，冠状T1加权2D-GE平扫（e）与钆增强后5min延迟期T1加权2D-GE（f）影像。在T1加权2D-GE平扫（a）与T2加权脂肪抑制ETSE（b）影像上，环绕肝脏的胶冻状物质信号与腹水相似。然而，肝脏外缘特征性的扇贝样凹陷（三角，a-f），伴充盈腹腔物质的边缘强化（空箭头，c、d、f），可帮助确立正确诊断。腹腔内游离液体不强化。冠状影像（e、f）可全面观察病变范围，并很好显示膈下的病变。

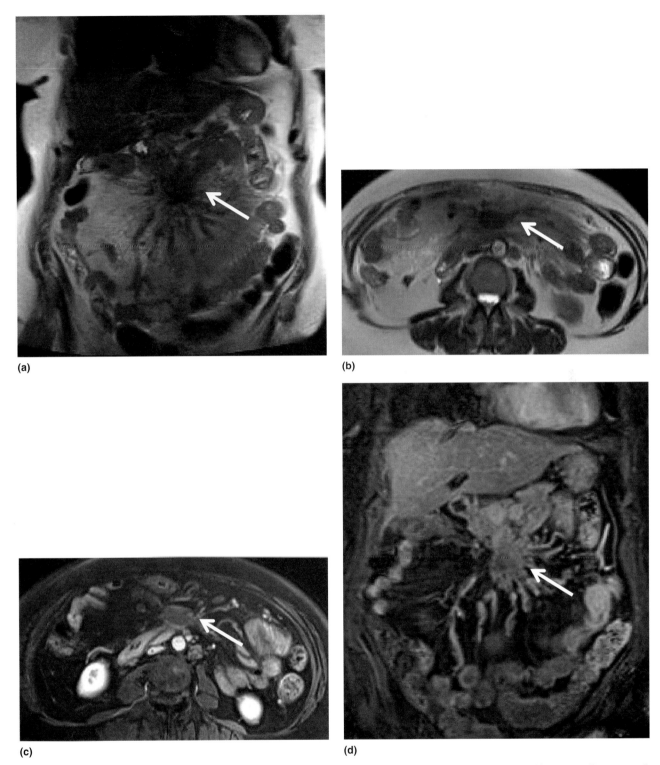

(a)

(b)

(c)

(d)

**图7.30　肠系膜类癌。**冠状（a）与横轴位（b）T2加权SS-ETSE，钆增强横轴位（c）与冠状（d）T1加权脂肪抑制3D-GE影像，示肠系膜肿瘤（箭头，a-d）伴相关促结缔组织增生反应。病变呈轻度渐进性强化。

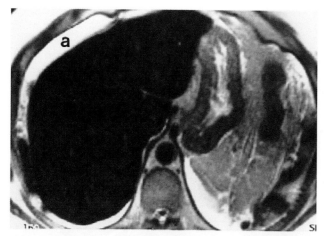

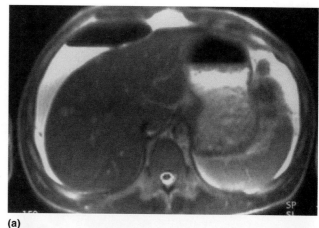

**图7.31** 腹水。单纯滤过性腹水患者，T2加权SS-ETSE影像，可见高信号腹水（a）包绕腹腔脏器。由于多次输血，肝脏实质铁沉积，呈低信号。

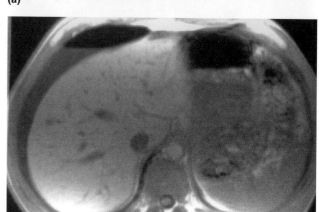

**(b)**

**图7.32** 术后腹腔内积气积液。有近期手术史的患者，横轴位T2加权SS-ETSE（a）与T1加权SGE（b）影像示气腹与腹水。注意气体总是位于结构最高位的表面旁。

布（图7.37）。腹水信号不均伪影并非少见，可能来自呼吸运动相关的信号失相位。

## 腹腔内的血液

腹腔内血液最常发生于外伤。MRI易于区分血液与腹水。进行性降解中血红蛋白的不同信号强度可确定出血的时间。Balci等[58]研究了急性腹腔内出血的MR特点。急性出血（＜48h）的血液成分主要为氧合血红蛋白，T1与T2WI上均呈低信号（图7.38）从48h到7天，高铁血红蛋白呈T1高信号，T2低或高信号。T2WI上，极低信号的去氧血红蛋白与细胞内的高铁血红蛋白显示非常清楚，观察到腹膜腔内T2极低信号物质时应提示临床急性或亚急性早期出血的可能。在T2WI上，此种血液产物的接近无信号可与气体的无信号鉴别，两者的T1信号不同，而且血液更好位于重力方向的部位，而气体则

见于非重力方向的部位。急性晚期的出血形成细胞外高铁血红蛋白，呈T1与T2高信号（图7.39）。脂肪抑制可使表现更明显。血肿也可信号不均与血红蛋白分解产物与血液混合物有关。T1WI上，亚急性血肿周边呈高信号环绕中心低信号的表现并非少见（图7.40）。T1加权平扫显示高信号环状结构为亚急性血肿的特征性表现，代表细胞外的高铁血红蛋白环绕回缩的血凝块[59]。随血肿的演变，血肿周围出现T1与T2均为低信号的环，为含铁血黄素和（或）纤维化。

## 腹腔内的胆汁

腹膜腔内的游离胆汁通常为手术造成的[60]，量少时，临床多无症状。然而，胆管损伤时，胆汁漏出可造成胆汁肿或胆汁性腹膜炎[60]（图7.41）。游离胆汁常聚集于右上腹，刺激局部出现炎症反应。如果胆汁由假囊

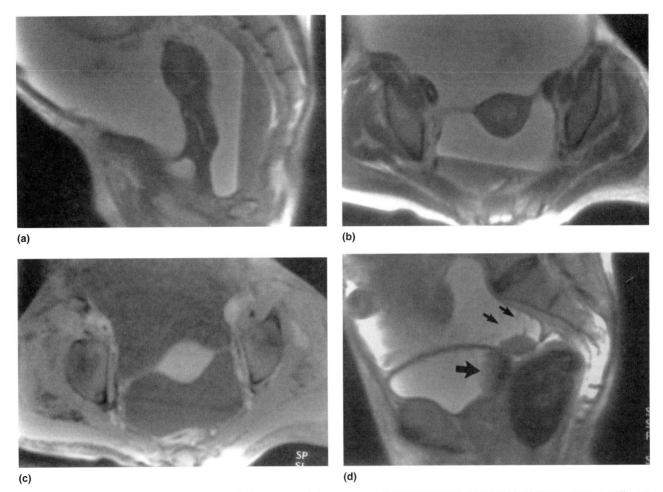

(a)　(b)

(c)　(d)

**图7.33**　**高蛋白含量腹水，粘连**。矢状（a）与横轴位（b）T2加权SS-ETSE，钆增强间质期横轴位脂肪抑制T1加权2D-GE（c）影像，可见大量腹水位于盆腔。T2WI示子宫直肠陷凹后部有液－液平面，重力方向的液体层为低信号，符合高含量的蛋白。第2例患者矢状T2加权SS-ETSE影像（d）显示盆腔大量腹水伴有多发薄分隔（小箭头，d）与膀胱直肠陷凹内蛋白性物质局部聚积。膀胱内重力方向部分的低信号（大箭头，d）代表钆剂。

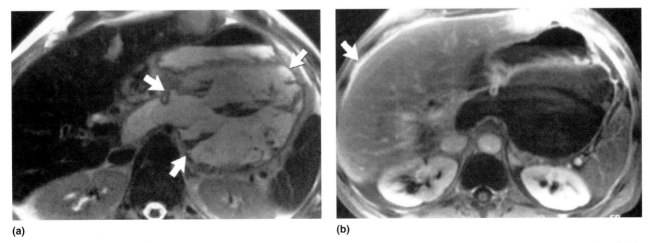

(a)　(b)

**图7.34**　**恶性病变小网膜囊受累**。T2加权SS-ETSE（a）与钆增强间质期脂肪抑制T1加权2D-GE（b）影像。T2WI（a）上可见小网膜囊为主的积液（箭头，a），含多发分隔与多发蛋白碎屑形成的液－液平面。相同解剖水平钆增强后影像（b）示小网膜囊积液，但未见积液内分隔。钆增强脂肪抑制影像上可见一薄层强化的腹膜病变（箭头，b），T2WI未见显示。

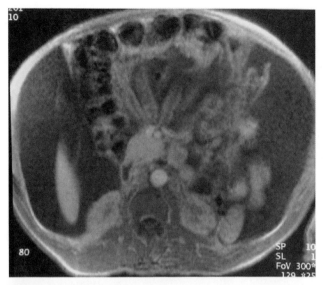

**图7.35 良性腹水。** T1加权2D-GE影像显示小肠与大肠向前漂浮，位于前腹部中央，提示为单纯性腹水，因为没有恶性或炎症性肠粘连引起的肠道粘附。

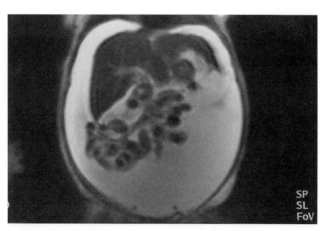

**图7.36 新生儿腹水。** 冠状SS-ETSE影像清晰显示肝脏与位于中央的肠道。中央位置的肠道反映了单纯性腹水的性质。

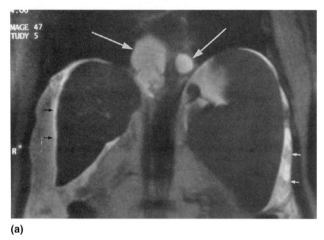

(a)

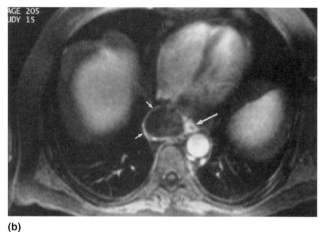

(b)

**图7.37 向纵隔蔓延的腹水。** 冠状SS-ETSE（a）与钆增强门静脉期横轴位脂肪抑制T1加权2D-GE（b）影像。冠状影像上，可见沿肝脏与增大的脾脏表面分布的腹水（小箭头，a）蔓延至纵隔内的液体显示明显（长箭头，a）。钆增强横轴位影示后纵隔内包裹性腹水（小箭头，b）与食管（长箭头，b）紧密相邻。

壁与粘连包裹隔离则形成胆汁肿。胆汁肿的MR信号不一与胆囊内的胆汁信号相似。胆汁肿可呈T1低信号、中等信号或高信号，T2高信号。钆增强T1WI上腹膜强化，代表胆汁漏出相关的炎症（图7.42）。

## 腹膜腔内尿液

膀胱破裂导致腹膜腔内积尿。游离尿液的位置具有提示膀胱顶部还是底部损伤的功能。如果是膀胱基底部损伤，积尿位于腹膜外，而如损伤在膀胱顶，则造成腹膜腔内积尿，也称为尿性腹水。平扫影像上，尿性腹水的信号强度无特异性。给予对比剂后，高信号的钆螯合物出现于漏入腹膜腔的尿液内，可确立诊断。

## 腹膜腔内异物

### 手术纱布滞留（纱布瘤）

纱布瘤（gossypiboma）一词是指体内含有滞留手术纱布与反应组织的肿块。这个词源于拉丁词 *gossipium* 与

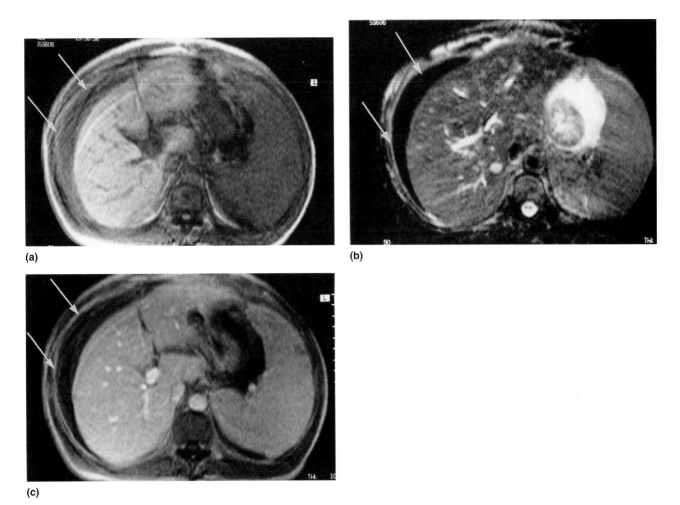

**图7.38** 腹膜腔内急性出血。经皮肝脏活检后患者，T1加权2D-GE（a），T2加权脂肪抑制自旋回波（b）与钆增强间质期T1加权2D-GE（c）影像，可见围绕肝脏的液体（箭头，a-c）呈急性出血（去氧血红蛋白）的特点：T1等或低信号，T2极低信号。

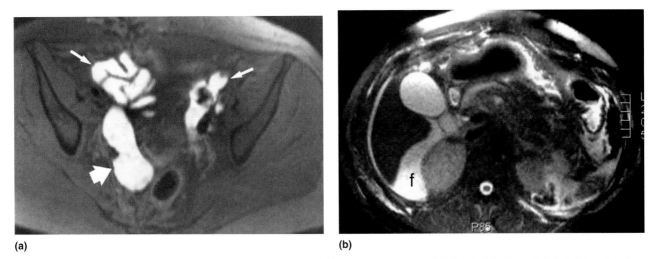

**图7.39** 腹膜腔内积血。女性，子宫切除术后1周，T1加权脂肪抑制自旋回波影像（a），可见盆腔右侧高信号积液，符合急性出血（大箭头）。T1加权脂肪抑制技术对发现出血尤其敏感，但高信号的细胞外高铁血红蛋白必须与高信号的蛋白性肠内容（小箭头）鉴别。另一例患者T2加权STIR（b），T1加权脂肪抑制2D-GE

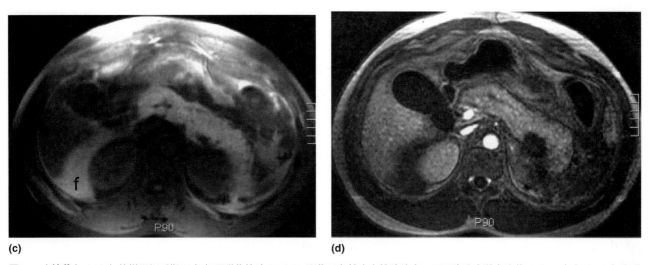

**(c)** **(d)**

**图7.39（续前）**（c）与钆增强间质期T1加权预磁化快速GE（d）影像示急性出血性胰腺炎。可见腹腔内游离液体（f）T2加权（b）与脂肪抑制T1加权影像（c）上均呈高信号，符合血性腹水。增大的胰腺显示为T2低信号（b），T1高信号（c），符合出血性胰腺炎。钆增强后呈相对均匀强化（d）。

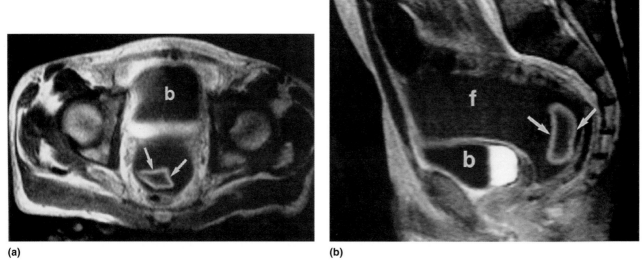

**(a)** **(b)**

**图7.40 盆腔血肿。**脾创伤后患者，横轴位（a）与矢状（b）钆增强间质期T1加权2D-GE影像。亚急性血肿在T1WI上通常呈低信号的核，周边环绕高信号环（箭头，a，b）。这些影像特点代表回缩的血凝块周围环绕细胞外高铁血红蛋白。b：膀胱；f：盆腔游离液体。

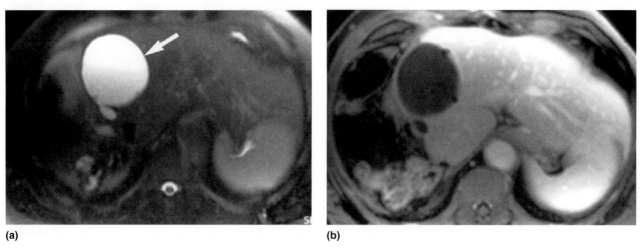

**(a)** **(b)**

**图7.41 胆汁肿。**肝右叶切除术后患者，T2加权脂肪抑制SS-ETSE（a）与钆增强间质期T2加权2D-GE（b）影像，可见位于肝左叶切缘旁的囊性肿块（箭头，a），符合胆汁肿。

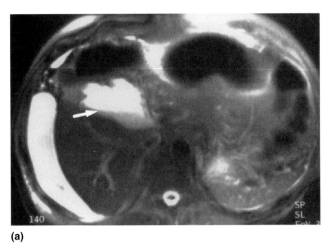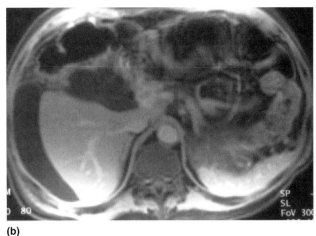

**(a)**　　　　　　　　　　　　　　　　　　　　　**(b)**

**图7.42　感染性胆汁肿。**T2加权脂肪抑制SS-ETSE（a）与钆增强间质期脂肪抑制T1加权2D-GE（b）影像。可见胆囊窝积液，呈一定程度的分房、复杂性，T2WI上可见液体-碎屑平面（箭头，a）。注意碎屑与液体界面呈不规则线状与高蛋白含量腹水锐利的线状液-液平面不同。同时可见肝脏周围中等量腹水，伴相关腹膜强化增高。患者近期接受了胆囊切除，这些影像表现符合感染性胆汁肿伴腹膜炎。

斯瓦西里语 *boma*，意思分别为"棉花"与"隐匿部位"。一组16年54例滞留性异物的综述表明，69%的滞留性物为手术纱布[61]。纱布为人体组织中无活性物质，不被分解。组织病理学上有2型异物反应：渗出反应，导致脓肿形成或积液；无菌性纤维反应，造成粘连，包裹，最终形成不同大小的纱布瘤。由于影像表现不一，常无特异性，纱布瘤的正常诊断可困难[61]。纱布瘤的CT表现包括特征性的波状、条纹状和（或）斑点状表现，界限清楚的圆形肿块伴厚壁，内部密度不均与偏心性高密度斑。手术纱布滞留CT检出优于MRI，因为纱布生产时浸泡的物质呈CT高密度，易于检出。迄今，生产商尚无MRI信号物质用于纱布生产，而这些病变的低信号MRI很难评价（图7.43）。

### 腹膜腔内导管

腹膜腔内导管多为高密度结构，CT显示好。在MRI上，导管一般呈无信号结构。确定导管位置最好做CT检查。导管内注入钆对比剂可改进导管与相关并发症的显示[62]。

### 腹　茧

腹膜腔内导管或插管（如脑脊液-腹膜分流或腹膜腔内滞留插管）周围可出现炎性碎屑局部聚集，形成假性包膜。这种病变称为腹茧（图7.44）。

### 血管疾病

钆增强后脂肪抑制SGE影像一般可很好地显示内脏

循环的异常（图7.45）。被覆腹膜内微静脉曲张与大网膜增生常见于肝硬化门静脉高压患者。腹膜微静脉曲张与腹膜炎症或肿瘤性病变鉴别困难。钆增强T1加权脂肪抑制SGE影像上微静脉曲张特征性表现包括：可见曲线状，小管状结构及一些曲线结构延伸到腹膜后脂肪内（图7.46）。与微静脉曲张相反，腹膜炎症或恶性病变均没有特征性的曲线管状结构及其向腹膜后脂肪延伸表现。

## 炎　症

### 肠系膜脂膜炎（肠系膜孤立性脂肪营养不良，退缩性肠系膜炎，硬化性肠系膜炎）

肠系膜脂膜炎为一罕见病变，大体病理特征为小肠和（或）大肠系膜弥漫性，局限性或多结节性纤维脂肪性增厚。这种异常可见于肠系膜内一系列病变，包括炎性渗出、脂肪坏死与纤维化[63-65]。肠系膜脂膜炎的病因尚不清楚，感染、外伤、缺血、自身免疫性异常与腹部手术均提示可能为致病因素[64,66,67]。肠系膜脂膜炎的诊断须排除胰腺炎（引起腹内脂肪坏死最常见的原因）和炎性肠病。肠系膜的病变可局限性，也可是弥漫性的。弥漫性病变时，T1低信号的条纹横贯肠系膜脂肪[67]（图7.47）。局限性病变时，可见不均匀结节状脂肪坏死团块。病变含有不同量的脂肪，液体，钙化与软组织[67,68]。不同恶性肿瘤，炎症或感染性病因可造成肠系膜炎症，可形成与肠系膜脂膜炎无法鉴别的影像表现。鉴别诊断包括淋巴瘤，硬纤维瘤，

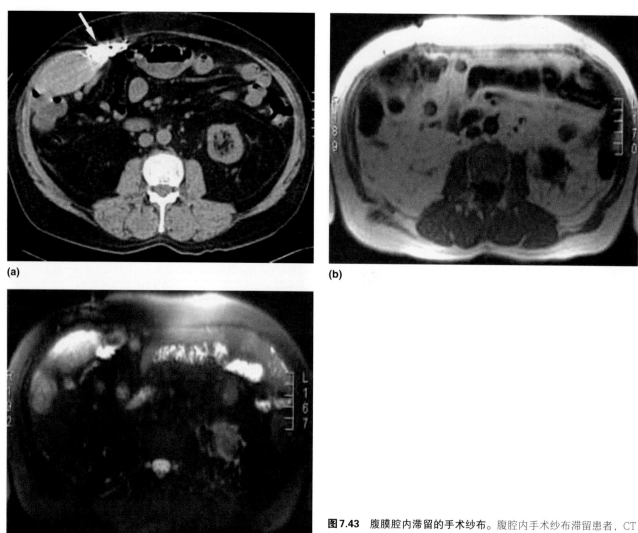

(a)

(b)

(c)

**图7.43 腹膜腔内滞留的手术纱布。** 腹腔内手术纱布滞留患者，CT平扫（a）示腹内钙化灶（箭头，a），T1加权2D-GE（b）与T2加权脂肪抑制SS-ETSE（c）影像很难评估。

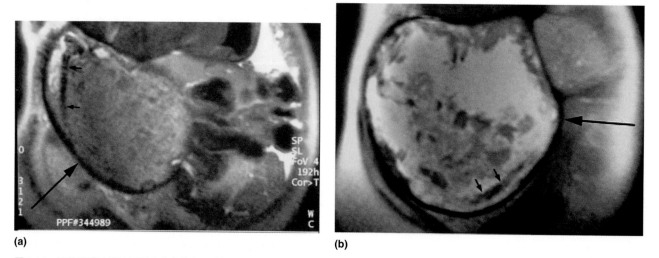

(a)

(b)

**图7.44 围绕腹膜导管的假囊肿（腹茧）。** 冠状T2加权SS-ETSE相信平面影像（a，b；b为更前侧平面）与钆增强间质期T1加权2D-GE（c）影像。可见中腹部—约14cm大小含有碎屑的包裹性假囊肿，紧邻肝脏下缘，低信号的假包膜环绕病变（长箭头，a，b）。腹膜导管位于腹茧内（小箭头，a，b）。可见大量微粒状碎屑（a-c），在横轴位T1加权2D-GE影像上显示为分层（c）。

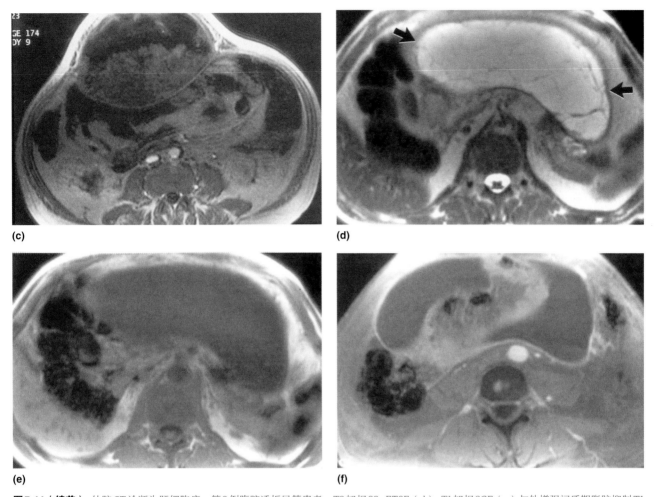

(c)　(d)　(e)　(f)

**图7.44（续前）** 外院CT诊断为肝细胞癌。第2例腹腔透析导管患者，T2加权SS-ETSE（d），T1加权SGE（e）与钆增强间质期脂肪抑制T1加权2D-GE（f）影像，显示一巨大，多分隔，不均匀包裹性积液，伴低信号假包膜（箭头，d）。钆增强影像可见积液外缘强化（c），并从胰腺水平向下延伸到盆腔上部。

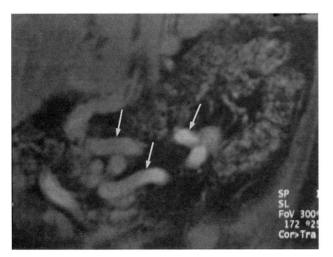

**图7.45 增宽的肠系膜上静脉侧支循环。** 冠状钆增强间质期脂肪抑制T1加权2D-GE影像，显示肠系膜上静脉—增宽扭曲的侧支循环血管（箭头）。

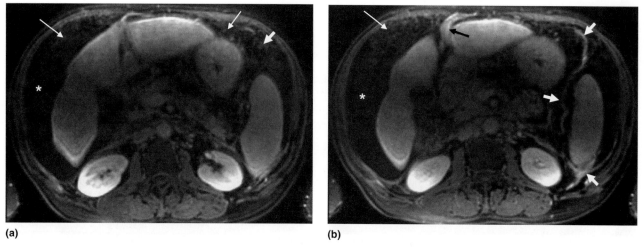

**(a)** **(b)**

**图7.46　大网膜增生与肠系膜静脉曲张。**肝硬化患者钆增强间质期T1加权脂肪抑制3D-GE影像（a，b），显示大网膜增生（白细箭头）。肠系膜-大网膜-肠系膜静脉曲张（白粗箭头）显示为小管状结构。同时可见脐静脉开放（黑箭头）与腹水（星号）。可见大网膜增生在非脂肪抑制影像呈高信号结构，在脂肪抑制T2加权影像（未展示）呈低信号，钆增强后无高强化。

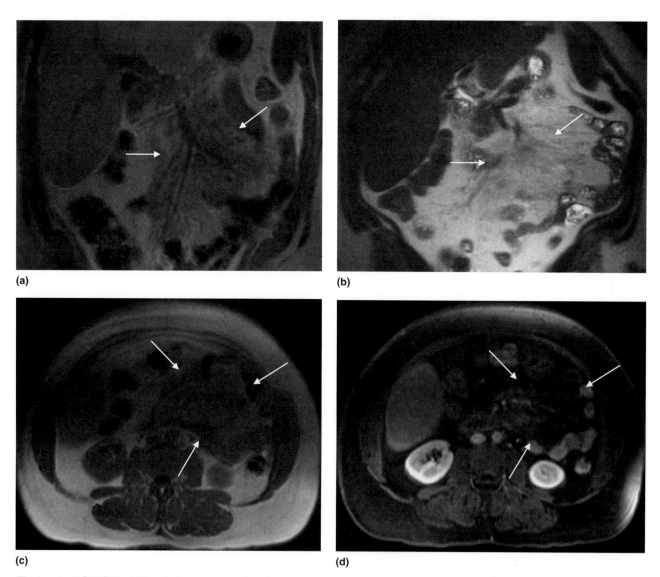

**(a)** **(b)**

**(c)** **(d)**

**图7.47　肠系膜脂膜炎。**冠状T1加权2D-GE（a）与T2加权SS-ETSE（b），横轴位T1加权2D-GE（c）与钆增强间质期横轴位T1加权脂肪抑制3D-GE(d)影像，示肠系膜脂膜炎（箭头,a-d）。可见沿肠系膜走行的条纹（箭头,a-d）呈T1与T2低信号，钆增强后轻度到中度强化。

癌病与类癌瘤[66]。

## 胰腺炎

急性胰腺炎是指胰腺的急性炎症过程，典型临床表现为腹痛与血、尿相关胰酶水平升高（特别是脂肪酶与淀粉酶）。

胰腺炎的患者通常有胰腺外积液，好发于小网膜囊[2]。富含酶的液体也可分离腹膜进入腹腔与腹膜后间隙。液体沿组织平面蔓延位于肝、脾被膜下的情况并不少见。增强后T1加权脂肪抑制SGE或3D-GE影像可有效显示出血性胰腺炎腹水内的血液（图7.39）。钆增强T1加权脂肪抑制影像可见典型的腹膜强化，是由含有有活性胰酶腹水的腐蚀性引起的。

## 腹膜炎

腹膜炎可由不同感染性或非感染性原因引起，多数腹膜炎与肠穿孔相关。外伤，手术并发症，炎性肠病与腹膜透析为腹膜炎的常见病因。腹膜炎表现为腹膜与肠系膜弥漫性强化，钆增强间质期脂肪抑制SGE或3D-GE影像显示最为清楚（图7.48、7.49和7.50）。

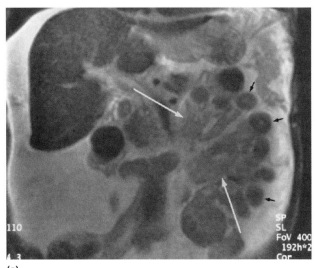

**(a)**

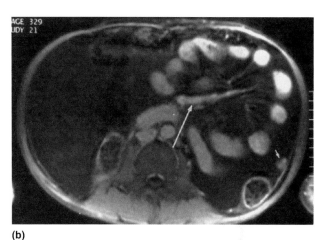

**(b)**

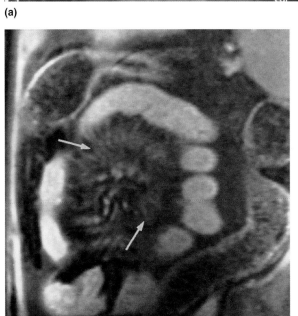

**(c)**

**图7.48 结核性腹膜炎。**结核性腹膜炎的患者，冠状T2加权SS-ETSE（a），横轴位（b）与矢状（c）钆增强间质期脂肪抑制T1加权SGE影像，可见大量腹水与多条增厚的小肠肠袢（短箭头，a）。肠系膜浸润，在T2WI上（a）呈中等信号强度（长箭头，a）。肠系膜血管呈束状（长箭头，b），反映了炎症造成的血管相互粘连。肠系膜血管终末分支（箭头，c）呈扇状分布于增强的小肠肠袢外，形成矢状影像上的轮辐状血管。同时可见腹膜轻度增厚与强化，伴基于腹膜的结节（小箭头，b）。影像表现为回缩性肠系膜炎，可由多种病因引起，包括结核。

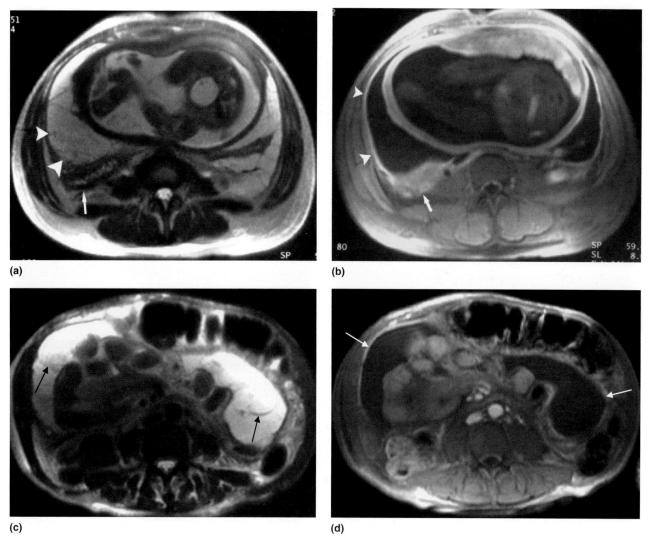

(a)

(b)

(c)

(d)

**图7.49  腹膜炎。**克罗恩病继发腹膜炎患者，横轴位T2加权SS-ETSE（a）与钆增强间质期脂肪抑制T1加权2D-GE（b）影像，T2加权SS-ETSE影像上清晰可见腹膜腔内炎症性碎屑（三角，a）；钆增强脂肪抑制T1加权2D-GE影像示腹膜强化增高（三角，b），可见肠壁增厚（箭头，a，b）。另一腹膜炎患者T2加权SS-ETSE（c）与钆增强间质期T1加权脂肪抑制2D-GE（d）影像，显示腹水内分隔（黑箭头，c）与腹膜弥漫性增厚与强化（白箭头，d）。

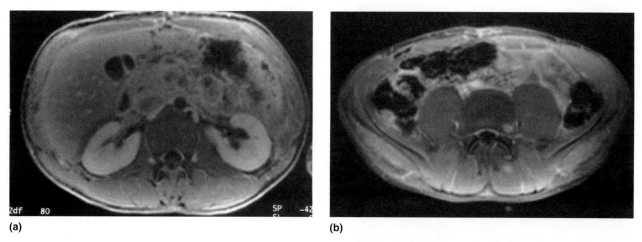

(a)

(b)

**图7.50  化学性腹膜炎。**腹腔内给予化疗药物后继发化学性腹膜炎患者，中腹部水平（a）与盆腔（b）钆增强间质期T1加权2D-GE影像，可见腹膜、肠系膜与浆膜表面弥漫性强化增高，造成肠袢相互粘连与肠系膜内线状强化条纹。由于炎症范围广泛，肠袢与肠系膜界限模糊。

腹膜炎可发生假囊肿，表现为包裹性积液。无并发症时，假囊肿呈 T1 低信号，T2 极高信号。复杂性积液特点为 T1 信号增高，T2 信号减低或不均匀。钆增强 T1 加权影像显示腹膜炎症性强化，偶有增厚，结合脂肪抑制表现更为明显。

## 脓 肿

腹腔内脓肿最常见于胃肠或胆系术后，憩室炎与克罗恩病[69]。影像发现局部积液伴边缘强化，参考临床病史及表现，可做出正确诊断。采用脂肪抑制，注射对比剂后 2~5min（间质期）扫描，脓肿壁与周围组织的强化显示明显（图 7.51、7.52 和 7.53）。T2WI 上，囊性病变内重力方向部位低信号的碎屑为脓肿的常见表现，反映出脓肿内高蛋白含量物质在重力方向上的沉积（图 7.54），为脓肿非常特殊的表现。积液内发现气体时，提示有活动性感染和（或）与肠道间形成瘘（图 7.55）。自由呼吸 T2 加权 ETSE，结合钆增强毛细血管期 T1 加权 GE，间质期脂肪抑制 GE 与多平面影像技术，使 MRI 检出腹腔内脓肿的正确率很高。患者肠道内有高密度钡对比剂、肾功能衰竭或碘过敏时，MRI 应成为首选影像检查方法。Noone 等[70] 报告腹腔内脓肿 MR 检出的正确率为 96%。多平面影像也可有效显示卵圆形积脓，易与管状的肠道鉴别[71]。矢状平面对于评价盆腔的脓肿很重要，因为可清楚观察脓肿与盆腔器官的关系及脓肿内 T2 低信号物质分层。

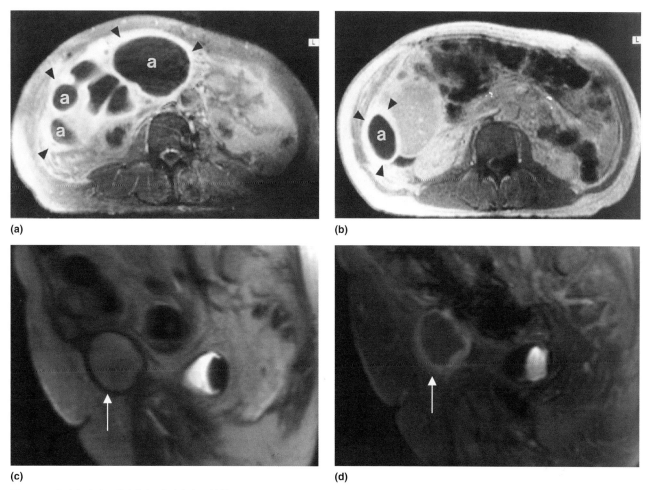

**(a)**        **(b)**

**(c)**        **(d)**

**图 7.51 腹腔内脓肿。**临床怀疑脓肿患者，钆增强间质期 T1 加权 SGE（a）与 T1 加权脂肪抑制自旋回波（b）影像。可见沿肝被膜与右中腹部分布多发局限性积脓（a，b）。边缘厚环形强化（三角，a，b）为脓肿相关反应性炎性包膜的特征。肝移植术后患者，矢状 T2 加权 SS-ETSE（c）与钆增强间质期矢状 T1 加权脂肪抑制 3D-GE（d）影像示腹腔内脓肿（箭头）。在 T2WI 上，脓肿周边呈低信号，脓肿内容呈相对均匀高信号（c），钆增强后呈周边明显强化（d）。

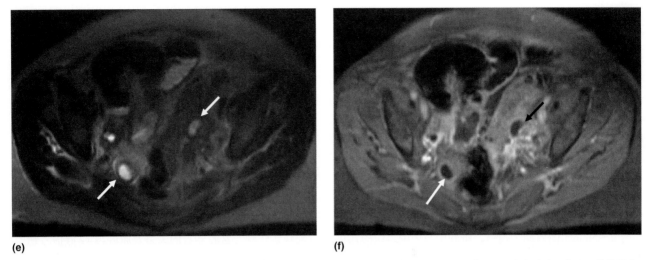

**(e)**　　　　　　　　　　　　　　　　　　　　　　　　**(f)**

**图7.51（续前）**　憩室炎患者T2加权SS-ETSE（e）与钆增强间质期T1加权脂肪抑制3D-GE（f）影像，示2个小脓肿，位于乙状结肠旁。脓肿呈T2高信号（e），钆增强后周边强化。

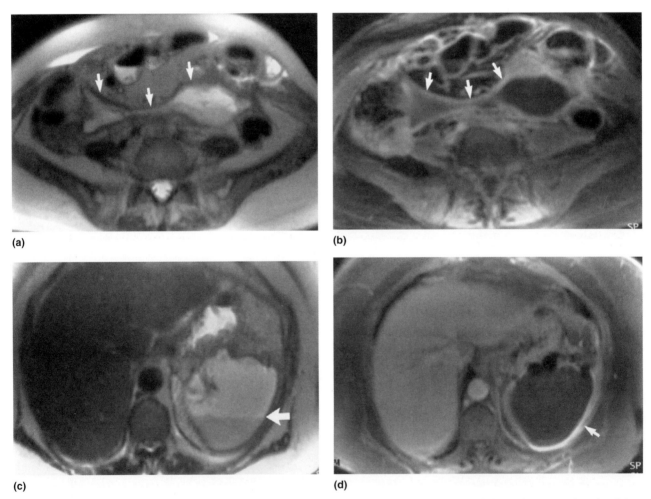

**(a)**　　　　　　　　　　　　　　　　　　　　　　　　**(b)**

**(c)**　　　　　　　　　　　　　　　　　　　　　　　　**(d)**

**图7.52　腹腔脓肿。**横轴位（a）T2加权SS-ETSE与钆增强间质期脂肪抑制T1加权2D-GE（b）影像。腹腔左侧半可见一巨大积液，从小网膜囊沿左侧肾前间隙向下延伸到盆腔（未展示）。在盆腔内，病变经一狭窄通道跨越中线与位于右下腹部的积液交通（箭头，a）。所有这些积液均可见有强化的厚壁（箭头，b），T2WI上可见碎屑分层（a），符合脓肿。第2例脾切除后脓肿患者，横轴位T2加权SS-ETSE（c）与钆增强间质期脂肪抑制T1加权2D-GE（d），可见胰尾旁一复杂性大的积液，T2WI上，积液内重力方向可见低信号的碎屑分层（箭头，c），钆增强脂肪抑制影像示病变边缘明显强化（箭头，d）。

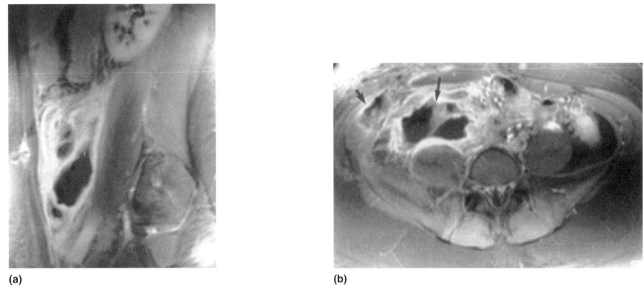

**图7.53** **阑尾脓肿**。阑尾切除术后患者，矢状（a）与横轴位（b）钆增强间质期脂肪抑制T1加权2D-GE影像，可见右下腹一较大多房状含液脓肿（箭头，b），周围组织可见明显相关性强化。

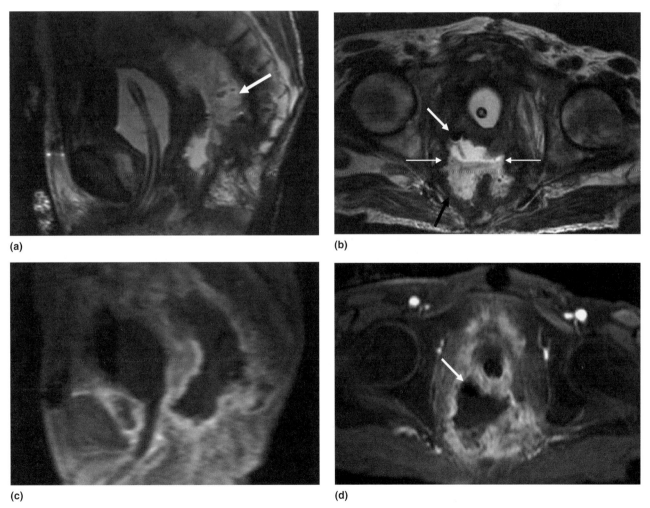

**图7.54** **盆腔脓肿**。矢状（a）与横轴位（b）T2加权SS-ETSE影像，示子宫直肠陷凹内积液，T2WI上可见低信号分层（箭头，a，b），符合脓肿。矢状（c）与横轴位（d）钆增强T1加权2D-GE影像示周边强化（箭头，d）。

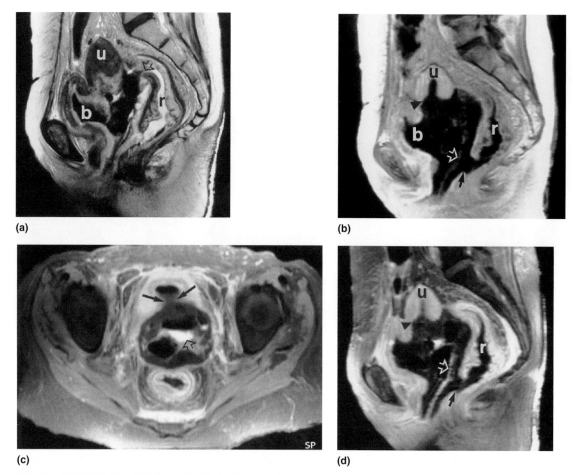

**图7.55 盆腔脓肿与瘘。**宫颈癌，高剂量放疗后患者，矢状T2加权ETSE（a），钆增强矢状2D-GE（b）与横轴位（c）与矢状（d）钆增强T1加权脂肪抑制自旋回波影像。放疗后并发肿瘤坏死，瘘与脓肿形成并非少见。可见盆腔一较大空腔与膀胱、子宫和直肠交通，矢状平面显示清楚（a，b，d）。直肠壁明显增厚，黏膜下水肿，呈T2高信号，T2WI显示清楚（a）。脓腔内无信号区代表气体，来自直肠上、直肠下瘘（分别示空箭头，a与实箭头，d），并合并有感染。可见脓肿与膀胱间宽大的交通。静脉注射钆对比剂后，高信号的对比剂（空箭头，c）自膀胱经大瘘道（黑箭头，c）进入脓肿池。部分子宫体与宫颈出现坏死，子宫底保留。矢状钆增强T1加权脂肪抑制自旋回波影像很好显示子宫颈与阴道后壁（空箭头，b，d）。r：直肠；u：子宫底；b：膀胱。

## 结束语

　　MRI评估累及腹膜病变的有效性逐年增高，反映了MRI可多平面成像，强大的扫描技术与静脉对比增强的敏感性的优势。采用钆增强脂肪抑制SGE与3D-GE序列与自由呼吸T2加权序列明显改进了MRI的诊断。近来，MRI已用于膈疝，囊肿，假囊肿，子宫内膜异位症，腹膜癌病与腹腔内积液的评估与定性。

（Mamdoh AlObaidy，Ersan Altun，Jorge Elias Jr，

和Richard C. Semelka）

## 参考文献

1. Williams PL, Bannister LH, Berry MM, et al. *Gray's Anatomy.* 38th edn. New York: Churchill Livingstone, 1995; pp. 1734–1746.
2. Cohen JM, Weinreb JC, Maravilla KR. Fluid collections in the intraperitoneal and extraperitoneal spaces: comparison of MR and CT. *Radiology* 155(3): 705–708, 1985.
3. Gore RM, Callen PW, Filly RA. Lesser sac fluid in predicting the etiology of ascites: CT findings. *AJR Am J Roentgenol* 139(1): 71–74, 1982.
4. Meyers MA. The spread and localization of acute intraperitoneal effusions. *Radiology* 95(3): 547–554, 1970.
5. Meyers MA. Distribution of intra-abdominal malignant seeding: dependency on dynamics of flow of ascitic fluid. *Am J Roentgenol Radium Ther Nucl Med* 119(1): 198–206, 1973.
6. Meyers MA. *Dynamic Radiology of the Abdomen: Normal and Pathologic Anatomy*, 2nd edn. New York: Springer-Verlag, 1982.
7. Ruess L, Frazier AA, Sivit CJ. CT of the mesentery, omentum, and peritoneum in children. *Radiographics* 15(1): 89–104, 1995.
8. Gonzalez-Crussi F, Sotelo-Avila C, deMello DE. Primary peritoneal,

omental, and mesenteric tumors in childhood. *Semin Diagn Pathol* 3(2): 122–137, 1986.

9. Stoupis C, Ros PR, Williams JL. Hemorrhagic lymphangioma mimicking hemoperitoneum: MR imaging diagnosis. *J Magn Reson Imaging* 3(3): 541–542, 1993.

10. Lee GH, Cohen AJ. CT imaging of abdominal hernias. *AJR Am J Roentgenol* 161(6): 1209–1213, 1993.

11. Berger PE. Hernias of the abdominal wall and peritoneal cavity. In: Franken EA, Jr, Smith WL, (eds), *Gastrointestinal Imaging in Pediatrics*. Philadelphia, PA: Harper & Row, 1982; pp. 446–456.

12. Vanek VW, Phillips AK. Retroperitoneal, mesenteric, and omental cysts. *Arch Surg* 119(7): 838–842, 1984.

13. Haney PJ, Whitley NO. CT of benign cystic abdominal masses in children. *AJR Am J Roentgenol* 142(6): 1279–1281, 1984.

14. Besson R, Hladky JP, Dhellemmes P, Debeugny P. Peritoneal pseudocyst–ventriculo-peritoneal shunt complications. *Eur J Pediatr Surg* 5(4): 195–197, 1995.

15. Kurachi H, Murakami T, Nakamura H, et al. Imaging of peritoneal pseudocysts: value of MR imaging compared with sonography and CT. *AJR Am J Roentgenol* 161(3): 589–591, 1993.

16. Lewis VL, Shaffer IIA, Jr, Williamson BR. Pseudotumoral lipomatosis of the abdomen. *J Comput Assist Tomogr* 6(1): 79–82, 1982.

17. Siskind BN, Weiner FR, Frank M, et al. Steroid-induced mesenteric lipomatosis. *Comput Radiol* 8(3): 175–177, 1984.

18. Gougoutas CA, Siegelman ES, Hunt J, Outwater EK. Pelvic endometriosis: various manifestations and MR imaging findings. *AJR Am J Roentgenol* 175(2): 353–358, 2000.

19. Olive DL, Schwartz LB. Endometriosis. *N Engl J Med* 328(24): 1759–1769, 1993.

20. Arrive L, Hricak H, Martin MC. Pelvic endometriosis: MR imaging. *Radiology* 171(3): 687–692, 1989.

21. Sugimura K, Okizuka H, Imaoka I, et al. Pelvic endometriosis: detection and diagnosis with chemical shift MR imaging. *Radiology* 188(2): 435–438, 1993.

22. Ascher SM, Agrawal R, Bis KG, et al. Endometriosis: appearance and detection with conventional and contrast-enhanced fat-suppressed spin-echo techniques. *J Magn Reson Imaging* 5(3): 251–257, 1995.

23. Reitamo JJ, Häyry P, Nykyri E, Saxén E. The desmoid tumor. I. Incidence, sex-, age- and anatomical distribution in the Finnish population. *Am J Clin Pathol* 77(6): 665–673, 1982.

24. Hayry P, Reitamo JJ, Tötterman S, et al. The desmoid tumor. II. Analysis of factors possibly contributing to the etiology and growth behavior. *Am J Clin Pathol* 77(6): 674–680, 1982.

25. Smith AJ, Lewis JJ, Merchant NB, et al. Surgical management of intraabdominal desmoid tumours. *Br J Surg* 87(5): 608–613, 2000.

26. Daya D, McCaughey WT. Pathology of the peritoneum: a review of selected topics. *Semin Diagn Pathol* 8(4): 277–289, 1991.

27. Smith TR. Malignant peritoneal mesothelioma: marked variability of CT findings. *Abdom Imaging* 19(1): 27–29, 1994.

28. Whitley NO, Bohlman ME, Baker LP. CT patterns of mesenteric disease. *J Comput Assist Tomogr* 6(3): 490–496, 1982.

29. Whitley NO, Brenner DE, Antman KH, et al. CT of peritoneal mesothelioma: analysis of eight cases. *AJR Am J Roentgenol* 138(3): 531–535, 1982.

30. Voultsinos V, Semelka RC, Elias J, Jr, et al. Primary peritoneal carcinoma: computed tomography and magnetic resonance findings. *J Comput Assist Tomogr* 32(4): 541–547, 2008.

31. Hamrick-Turner JE, Chiechi MV, Abbitt PL, Ros PR. Neoplastic and inflammatory processes of the peritoneum, omentum, and mesentery: diagnosis with CT. *Radiographics* 12(6): 1051–1068, 1992.

32. Meyers MA, McSweeney J. Secondary neoplasms of the bowel. *Radiology* 105(1): 1–11, 1972.

33. Daniel O. The differential diagnosis of malignant disease of the peritoneum. *Br J Surg* 39(154): 147–156, 1951.

34. Meyers MA, Oliphant M, Berne AS, Feldberg MA. The peritoneal ligaments and mesenteries: pathways of intraabdominal spread of disease. *Radiology* 163(3): 593–604, 1987.

35. Oliphant M, Berne AS. Computed tomography of the subperitoneal space: demonstration of direct spread of intraabdominal disease. *J Comput Assist Tomogr* 6(6): 1127–1137, 1982.

36. Cotran RS, Kumar V, Robbins SL. *Pathologic Basis of Disease*, 5th edn. Philadelphia PA: W.B. Saunders, 1994; p. 250.

37. Semelka RC, Lawrence PH, Shoenut JP, et al. Primary ovarian cancer: prospective comparison of contrast-enhanced CT and pre-and postcontrast, fat-suppressed MR imaging, with histologic correlation. *J Magn Reson Imaging* 3(1): 99–106, 1993.

38. Low RN, Semelka RC, Worawattanakul S, Alzate GD. Extrahepatic abdominal imaging in patients with malignancy: comparison of MR imaging and helical CT in 164 patients. *J Magn Reson Imaging* 12(2): 269–277, 2000.

39. Low RN, Semelka RC, Worawattanakul S, et al. Extrahepatic abdominal imaging in patients with malignancy: comparison of MR imaging and helical CT, with subsequent surgical correlation. *Radiology* 210(3): 625–632, 1999.

40. Low RN, Carter WD, Saleh F, Sigeti JS. Ovarian cancer: comparison of findings with perfluorocarbon-enhanced MR imaging, In-111-CYT-103 immunoscintigraphy, and CT. *Radiology* 195(2): 391–400, 1995.

41. Chou CK, Liu GC, Chen LT, Jaw TS. MRI manifestations of peritoneal carcinomatosis. *Gastrointest Radiol* 17(4): 336–338, 1992.

42. Chou CK, Liu GC, Su JH, et al. MRI demonstration of peritoneal implants. *Abdom Imaging* 19(2): 95–101, 1994.

43. Novetsky GJ, Berlin L, Epstein AJ, et al. Case report. Pseudomyxoma peritonei. *J Comput Assist Tomogr* 6(2): 398–399, 1982.

44. Levitt RG, Sagel SS, Stanley RJ. Detection of neoplastic involvement of the mesentery and omentum by computed tomography. *AJR Am J Roentgenol* 131(5): 835–838, 1978.

45. Mueller PR, Ferrucci JT, Jr, Harbin WP, et al. Appearance of lymphomatous involvement of the mesentery by ultrasonography and body computed tomography: the "sandwich sign". *Radiology* 134(2): 467–473, 1980.

46. Picus D, Glazer HS, Levitt RG, Husband JE. Computed tomography of abdominal carcinoid tumors. *AJR Am J Roentgenol* 143(3): 581–584, 1984.

47. Rosai J. *Ackerman's Surgical Pathology*, 8th edn. St Louis, MO: Mosby, 1996; p. 2149.

48. Young RH, Gilks CB, Scully RE. Mucinous tumors of the appendix associated with mucinous tumors of the ovary and pseudomyxoma peritonei. A clinicopathological analysis of 22 cases supporting an origin in the appendix. *Am J Surg Pathol* 15(5): 415–429, 1991.

49. Dachman AH, Lichtenstein JE, Friedman AC. Mucocele of the appendix and pseudomyxoma peritonei. *AJR Am J Roentgenol* 144(5): 923–929, 1985.

50. Goffinet DR, Castellino RA, Kim H, et al. Staging laparotomies in unselected previously untreated patients with non-Hodgkin's lymphomas. *Cancer* 32(3): 672–681, 1973.

51. Buetow PC, Buck JL, Carr NJ, Pantongrag-Brown L. From the archives of the AFIP. Colorectal adenocarcinoma: radiologic–pathologic correlation. *Radiographics* 15(1): 127–146, quiz 148–129, 1995.

52. Cockey BM, Fishman EK, Jones B, Siegelman SS. Computed tomography of abdominal carcinoid tumor. *J Comput Assist Tomogr* 9(1): 38–42, 1985.

53. Terrier F, Revel D, Pajannen H, et al. MR imaging of body fluid collections. *J Comput Assist Tomogr* 10(6): 953–962, 1986.

54. Pelage JP, Soyer P, Boudiaf M, et al. Carcinoid tumors of the abdomen: CT features. *Abdom Imaging* 24(3): 240–245, 1999.

55. Wall SD, Hricak H, Bailey GD, et al. MR imaging of pathologic abdominal fluid collections. *J Comput Assist Tomogr* 10(5): 746–750, 1986.

56. Dooms GC, Fisher MR, Hricak H, Higgins CB. MR imaging of intramuscular hemorrhage. *J Comput Assist Tomogr* 9(5): 908–913, 1985.

57. Unger EC, Glazer HS, Lee JK, Ling D. MRI of extracranial hematomas: preliminary observations. *AJR Am J Roentgenol* 146(2): 403–407, 1986.

58. Balci NC, Semelka RC, Noone TC, Ascher SM. Acute and subacute liver related hemorrhage: MRI findings. *Magn Reson Imaging* 17(2): 207–211, 1999.

59. Hahn PF, Saini S, Stark DD, et al. Intraabdominal hematoma: the concentric-ring sign in MR imaging. *AJR Am J Roentgenol* 148(1): 115–119, 1987.

60. Zeman RK, Burrell MI. Hepatobiliary trauma. In: Zeman RK, Burrell MI (eds), *Gallbladder and Bile Duct Imaging: A Clinical Radiologic Approach*. New York: Churchill Livingstone, 1987; pp. 677–704.

61. Wan YL, Ko SF, Ng KK, et al. Role of CT-guided core needle biopsy in the diagnosis of a gossypiboma: case report. *Abdom Imaging* 29(6): 713–715, 2004.

62. Prokesch RW, Schima W, Schober E, et al. Complications of continuous ambulatory peritoneal dialysis: findings on MR peritoneography. *AJR Am J Roentgenol* 174(4): 987–991, 2000.

63. Ogden WW, II, Bradburn DM, Rives JD. Mesenteric panniculitis: review of 27 cases. *Ann Surg* 161: 864–875, 1965.

64. Kronthal AJ, Kang YS, Fishman EK, et al. MR imaging in sclerosing mesenteritis. *AJR Am J Roentgenol* 156(3): 517–519, 1991.

65. Patel N, Saleeb SF, Teplick SK. General case of the day. Mesenteric panniculitis with extensive inflammatory involvement of the peritoneum

and intraperitoneal structures. *Radiographics* 19(4): 1083–1085, 1999.

66. Sabate JM, Torrubia S, Maideu J, et al. Sclerosing mesenteritis: imaging findings in 17 patients. *AJR Am J Roentgenol* 172(3): 625–629, 1999.

67. Katz ME, Heiken JP, Glazer HS, Lee JK. Intraabdominal panniculitis: clinical, radiographic, and CT features. *AJR Am J Roentgenol* 145(2): 293–296, 1985.

68. Haynes JW, Brewer WH, Walsh JW. Focal fat necrosis presenting as a palpable abdominal mass: CT evaluation. *J Comput Assist Tomogr* 9(3): 568–569, 1985.

69. Wang SM, Wilson SE. Subphrenic abscess. The new epidemiology. *Arch Surg* 112(8): 934–936, 1977.

70. Noone TC, Semelka RC, Worawattanakul S, Marcos HB. Intraperitoneal abscesses: diagnostic accuracy of and appearances at MR imaging. *Radiology* 208(2): 525–528, 1998.

71. Semelka RC, John G, Kelekis NL, et al. Bowel-related abscesses: MR demonstration preliminary results. *Magn Reson Imaging* 16(8): 855–861, 1998.

# 第八章 肾上腺

## 正常解剖

肾上腺为位于腹膜后、肾脏内上侧的一对器官。右侧肾上腺位于肝右叶内侧、右侧膈脚外侧、卜腔静脉（IVC）的后侧。左侧肾上腺位于脾静脉后侧，内侧为左侧膈脚。正常肾上腺重约5g，呈特征性的"Y""V"或"T"形。肾上腺由两个内分泌器官构成——皮质与髓质，皮质产生类固醇，而髓质生成儿茶酚胺。

## MRI技术

肾上腺检查采用的技术包括T2加权非脂肪抑制与脂肪抑制单次激发（SS）回波链自旋回波（ETSE），T1加权同相位（IP）与反相位（OP）2D扰相梯度回波（2D-SGE），3D梯度回波（GE）与SS 2D-预饱和（MP）GE，T1加权脂肪抑制3D-GE与钆增强系列3D-GE或放射采集3D-GE T1加权脂肪抑制序列[1-18]。在笔者所在的医院，我们的肾上腺检查参数通常为我们标准腹部磁共振成像（MRI）参数的部分，包括T2加权SS-ETSE序列、IP/OP 2D-SGE或3D-GE序列，以及钆增强动态脂肪抑制3D-GE T1WI。不能合作屏气的患者，我们常规采用IP/OP MP-GE与放射采集3D-GE平扫与钆增强后扫描，因为这一序列对运动的耐受性好。尽管近来扩散加权成像技术有了很大进展，但我们常规成像参数中不包括DWI。最近的文献提示扩散加权成像与表观扩散系数评价均对鉴别肾上腺腺瘤与转移瘤的帮助不大[19-21]。

## 正常肾上腺

正常肾上腺皮质含有大量脂质，但IP/OP MRI并不能恒定显示[16]。至于T2WI，高分辨率磁共振（MR）序列可显示正常腺体皮髓质的不同（图8.1），而T1加权序列通常不能显示[16]。

T1加权脂肪抑制影像可很好地显示正常肾上腺与小的肾上腺肿块（图8.2）[3]。T1加权脂肪抑制平扫或钆增强早期GE影像显示皮-髓质区别有助于鉴别肾上腺与肾肿瘤。MRI多平面成像也有助于评估肾上极区大肿瘤，利用冠状与矢状平面影像确定肿瘤是来自肾内还是肾外。我们更多采用矢状平面。

正常肾上腺组织的强化程度可不一致[3, 11, 22]。实际上，正常肾上腺常表现为毛细血管充盈强化。观察这种一过性强化的理想增强时间为肝脏增强的肝动脉为主期，此时对比剂主要位于门静脉内，肝静脉尚无对比剂[23]。毛细血管期可单纯反映较小毛细血管床的情况，肾上腺的毛细血管期持续时间较胰腺略短。

鉴别良恶性病变最可靠的方法可能为结合采用IP/OP GE技术（也称之为化学位移MRI）[4-11, 13-18]。化学位移技术鉴别恶性与良性病变具有高敏感性与特异性。良性腺瘤细胞浆内含有脂质，在OP影像上显示为信号丢失；而转移瘤 般无细胞浆内脂质，因而在OP影像上无信号丢失[4-11, 13-18]。这与CT平扫鉴别诊断采用的基本理论相同，但检测低水平的细胞浆内脂质，MRI的敏感性似乎更高[13, 24]。许多CT不能确定，CT值在10～30 亨氏单位（HU）的肾上腺病灶，化学位移MRI显示有信号丢失，可有把握地定性为腺瘤[13, 24]。重要的是在采用OP技术时不能同时采用脂肪抑制，因为脂肪抑制可造成信号丢失变得微弱[25]，最好采用2D-SGE或3D-GE[3, 18]技术做IP与OP影像。序列间唯一可改变的参数为回波时间（TE），1.5 T设备，IP成像TE为4.2～4.5ms，OP成像TE为2.2～2.7ms。OP影像的容积平均效应可能会人为减低信号强度，可能给肾上腺小病变，如醛固酮瘤的定性带来问题。因而，小肾上腺病变最好采用3D-GE双回波T1加权序列。

目前的MR系统以双回波（IP与OP）方法行该序列的采集，由于影像在确定水平同一时间采集，IP与OP影像可定位准确。采用较长的TE（如6～7ms）OP成像并不理想，因为可引入T2*信号衰减。目前现代MR系统的

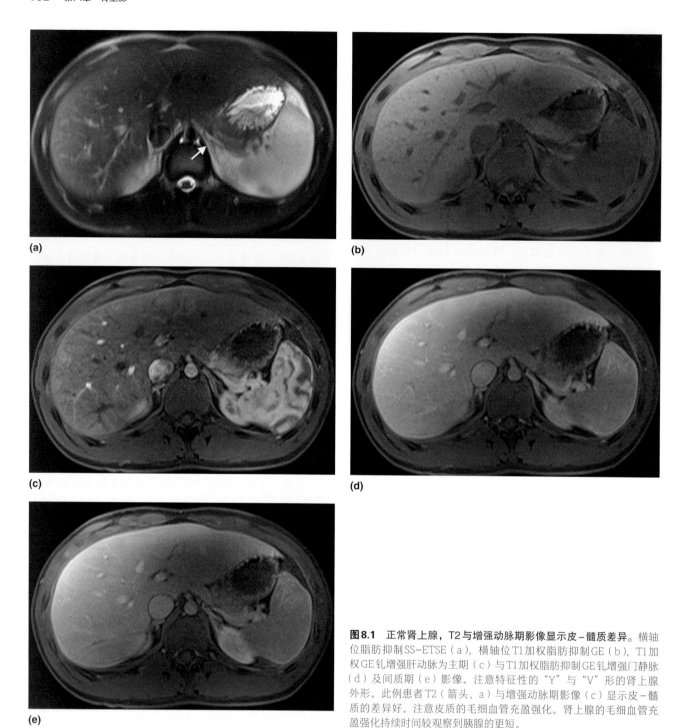

**图8.1　正常肾上腺，T2与增强动脉期影像显示皮－髓质差异。**横轴位脂肪抑制SS-ETSE（a），横轴位T1加权脂肪抑制GE（b），T1加权GE钆增强肝动脉为主期（c）与T1加权脂肪抑制GE钆增强门静脉（d）及间质期（e）影像。注意特征性的"Y"与"V"形的肾上腺外形。此例患者T2（箭头，a）与增强动脉期影像（c）显示皮－髓质的差异好。注意皮质的毛细血管充盈强化。肾上腺的毛细血管充盈强化持续时间较观察到胰腺的更短。

软件可将T1WI上围绕在肾上腺周围的脂肪信号均匀抑制，极好显示肾上腺细微形态的细节，特别是3 T设备，可采集更薄层厚的影像（2mm）同时保持很好的影像质量，更有助于细节的显示，可更好确定小病变的性质。目前与1.5T相比，3T MR OP影像信号丢失表现欠明显，因此，3T观察确定低脂质含量的腺瘤更具挑战性（图8.3）[26]。然而，3T在使用第1回波对（TE 1.1ms与2.3ms）时，化学位移MRI鉴别腺瘤与非腺瘤的正确性至少相同[27]。而以前3T设备不能应用IP与OP确切的TE时间，影响了肾上腺病变内含脂肪的检出，特别是小病灶。反转恢复MPGE技术可作为3 T观察检出脂肪的重要附加方法[18, 28]。

屏气3D双回波GE 2点Dixom法为另一脂肪含量定量的测量方法，可用于此序列。脂像可容易区分肾上腺腺瘤与非腺瘤，诊断正确率与OP/IP T1WI相当（图8.4）[29]。

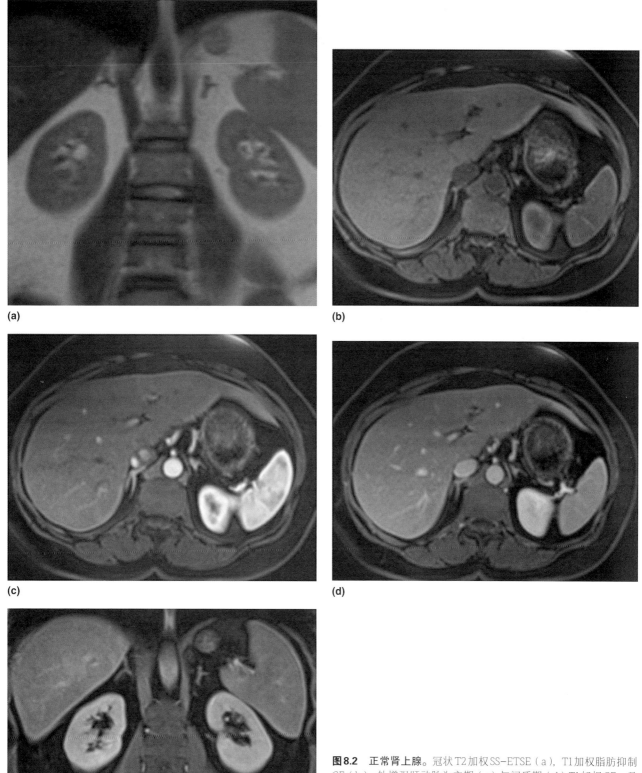

**图8.2 正常肾上腺。** 冠状T2加权SS-ETSE（a），T1加权脂肪抑制GE（b），钆增强肝动脉为主期（c）与间质期（d）T1加权GE，及间质期冠状（e）影像。相对于正常的肝脏，容易确定正常肾上腺，T1加权脂肪抑制影像上与肝脏等信号（b），T2影像亦呈等信号（a），钆增强后即刻扫描可见均匀强化（c），增强延迟期强化消退与肝脏等信号（d，e）。冠状采集有助于评价肾上腺。

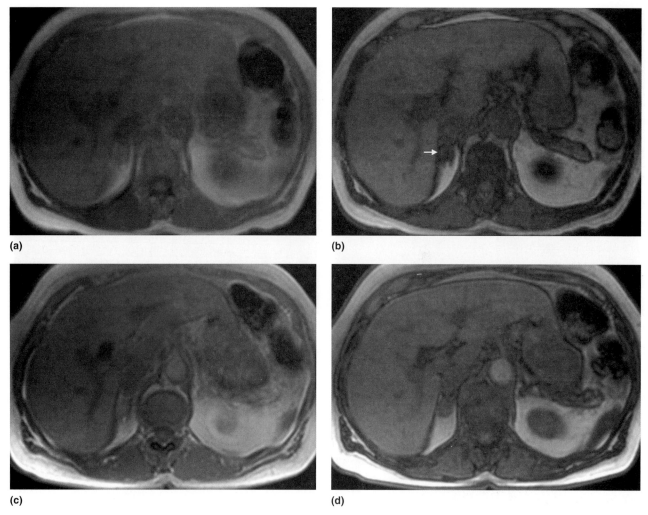

(a)

(b)

(c)

(d)

**图8.3** **肾上腺腺瘤：1.5T与3T对照。**1.5T MR T1加权GE（a），T1加权OP GE（b）与3T MR T1加权GE（c），T1加权OP GE，示同一患者右侧肾上腺腺瘤。1.5T MR与IP影像（a）相比，OP影像上清晰可见腺瘤信号减低（箭头，b）。然而，3T MR影像上与IP影像（c）相比，OP影像（d）的信号减低较1.5T MR影像不很明显。3T MRI不同的T1对比分辨率防碍了3T MRI对病变内脂肪的观察检出，特别是小的病变。

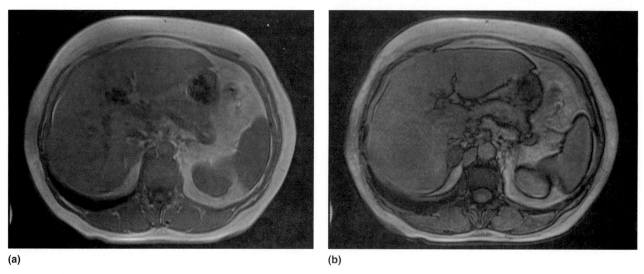

(a)

(b)

**图8.4** **3T MRI，肾上腺腺瘤。**3T MR T1加权IP 3D-GE（a），T1加权OP 3D-GE（b），

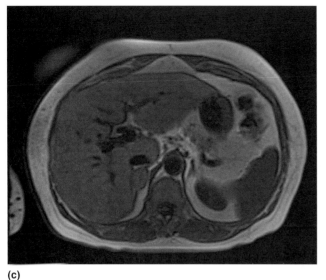

**(c)**

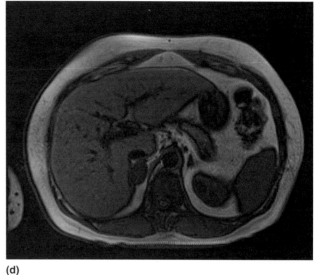

**(d)**

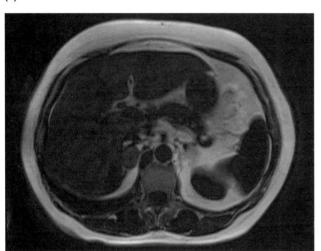

**(e)**

**图8.4（续前）** T1加权2D-MPGE（c），T1加权OP 2D-MPGE（d）与改良Dixon脂像（e）。OP影像上，肾上腺腺瘤信号较IP影像（a）轻度减低（b）。这种OP影像上的信号衰减在MPGE化学位移影像更为明显（c，d）。改良Dixon脂像上，病变并没有如脾脏或肾皮质那样完全变暗，显示含有脂肪成分（e）。另可见肝脏轻度脂肪浸润。

　　然而，IP与OP技术结合诊断，良性与恶性肿瘤影像表现仍有重叠[6-8, 10, 11]，因为并非所有良性肾上腺腺瘤均含有细胞浆内脂质，而且还有其他病因引起的良性肿块（如肉芽肿性病变）也不含脂质。一些良性肿瘤，如嗜铬细胞瘤也偶可含有细胞浆内脂质。另外，肾上腺也可发生原发性肾上腺皮质癌与含脂的肾上腺转移。肝细胞癌（HCC）[30, 31]与肾透明细胞癌[32]均含有细胞内脂质。这些原发恶性肿瘤的患者可出现肾上腺转移，转移瘤也可含有细胞内脂质，化学位移影像上出现信号丢失[33-35]。好在有此种表现的患者罕见，而且恶性肿瘤的临床病史多清楚。

　　一些研究表明，钆增强系列GE成像可提供更多鉴别良恶性肾上腺肿瘤的信息[24, 36]。许多肾上腺腺瘤，无论是否含有脂质，均可见增强即刻毛细血管充盈强化，并迅速消退[1, 37]与之相反，转移瘤（不包括来自肾细胞癌或HCC）多强化更不均，较良性腺瘤维持强化时间更长，或由于毛细血管漏出，强化缓慢廓清。然而转移瘤与腺瘤的强化特征也有重叠[6, 11, 37]。增强即刻期，腺瘤与转移瘤均可不均匀强化[37]，促结缔组织增生性转移瘤强化微弱[3]。

　　转移瘤的T2弛豫时间常更长，T2WI上较腺瘤更亮。但T2加权扫描良恶性肿瘤表现之间有很大重叠[6, 38, 39]。T2信号强度依肿瘤内液体含量（主要是位于间质内的液体）而不同。促结缔组织增生性肿瘤液体含量低，因而呈T2低信号，而一些良性肿瘤液体含量高，表现为T2高信号[6]。观察T2WI上的信号强度也有问题。大多数肾上腺肿瘤在脂肪抑制T2WI上至少呈中度高信号，因为脂肪的低信号造成了腹部器官信号强度的重新排序。在熟悉的信号强度排序上，因为背景为高信号的脂肪，大多数肾上腺肿块在T2加权SS-ETSE序列影像上呈中度低信号。

由于没有一种技术单独的诊断正确率超过90%，应采用化学位移影像结合其他技术以提高病变定性诊断的信心，再加上钆增强早期影像可获得腺瘤与转移瘤鉴别的最大诊断符合率[40]。

## 肿块性病变

肾上腺病变可见累及皮质或髓质。肾上腺皮质疾病可主要分为3类：①与功能亢进与类固醇过度分泌相关病变；②肾上腺类固醇分泌减低的病变；③无功能性病变。功能亢进性病变可见于肾上腺增生以及良性或恶性肿瘤。许多肿块性病变具有特征性MRI表现，包括T1，T2与钆增强早期与晚期影像表现（表8.1）。

**表8.1　影像表现：肾上腺**

| | T1 IP | T1 OP | T2 | 钆增强早期 | 钆增强晚期 | 其他征象 |
|---|---|---|---|---|---|---|
| 腺瘤 | ↓-↑ | ↓-↓↓ | Ø-↑ | 均匀明显强化 | 消退 | 80% OP 信号减低；70%毛细血管充盈均匀明显强化 |
| 转移瘤 | ↓-↑ | Ø | Ø-↑ | 不均匀，程度不一 | 不均匀，程度不一 | 病变越大强化越不均 |
| 嗜铬细胞瘤 | ↓-Ø | Ø | ↑-J | 强化不一，通常微弱 | 强化不一 | T2不均匀高信号，钆强化微弱 |
| 肾上腺皮质癌 | ↓-↑ | ↓(部分) | ↑ | #不均匀 | 消退 | 出血与坏死区；OP影像肿瘤信号可部分减低 |
| 淋巴瘤 | Ø | Ø | Ø | 轻度强化 | 消退 | 所有序列均轻度信号不均 |

K: 中度到明显减低；$: 轻度减低；Ø: 等信号；#: 轻度增高；J: 中度到明显增高。

## 良　性

### 增　生

大多数（70%）的库欣（Cushing）综合征的患者有继发于促肾上腺皮质激素（ACTH）垂体微腺瘤的肾上腺皮质增生（库欣病）。肾上腺增生也见于一些全身性疾病，肢端肥大症，甲状腺功能亢进，高血压，糖尿病，抑郁与恶性疾病。肾上腺皮质增生是由ACTH过度刺激肾上腺皮质造成的，原发性增生相对少见。

肾上腺增生通常造成双侧肾上腺增大，弥漫性或结节状，而肾上腺外形可大致不变（图8.5），然而也可发生单侧肾上腺增大。肾上腺也可呈正常大小。增生的肾上腺通常含有镜下结节，但也可见到肉眼可见的结节。原发性色素沉着性结节性肾上腺增生可见双侧肾上腺多发小（2~5mm）结节，不伴整体肾上腺的增大，肾上腺间组织正常。非ACTH性大结节性肾上腺增生的双侧肾上腺均可明显增大，含有较大结节[41]。肾上腺增生于所有MRI序列影像上的信号强度与正常肾上腺相似。

### 腺　瘤

腺瘤通常为小肿瘤，小于4cm，包膜完整为其特点。肾上腺腺瘤为最常见的肾上腺肿瘤，可分为两类：无功能性腺瘤与功能亢进性腺瘤。无功能性腺瘤较功能亢进性腺瘤更多见。许多肾上腺腺瘤为尸检时偶然发现，尸检发生率为2%~8%，或因其他原因行影像检查时发现。有文献报告老年、肥胖、高血压，或膀胱、肾与内分泌

系统原发性恶性肿瘤患者肾上腺腺瘤发生率高。肾上腺腺瘤可合并有髓脂瘤，但不常见[41, 42]。功能亢进性腺瘤直径通常大于2cm，常分泌皮质激素。大部分腺瘤相对于正常肾上腺呈T2均匀等或低信号（图8.6），而肾上腺转移瘤多为高信号[38, 39]。显示肿瘤为腺瘤正确率最高的方法，是显示肿瘤于OP影像上信号丢失（图8.6、8.7和8.8）[4-11, 13-18]。肿瘤信号丢失必须与相邻椎体骨髓信号丢失相一致。在以肝脏为参照器官，确定信号丢失时应小心，因为肝也可含有脂肪。以脾脏为参照时也有问题，因为脾脏可含铁，T2*效应可影响信号强度的改变，特别是较长TE（如6~7ms）的OP影像。肾皮质很少受到脂肪或铁沉积的影响，作为观察信号丢失的参照正确性更高。TE确定信号强度丢失大于20%具有腺瘤的诊断意义（图8.6、8.7和8.8），而10%~20%的信号减低则高度提示为腺瘤（图8.9、8.10），但仍需要随访。目前，对化学位移MRI不同方法鉴别肾上腺腺瘤与转移瘤进行了评价。信号强度（SI）指数的计算如下：

$$信号强度指数 = \frac{(同相位影像上信号强度) - (反相位影像上信号强度)}{反相位影像上信号强度} \times 100$$

与肾上腺/脾脏信号比、肾上腺/肌肉信号比和肾上腺/肝脏信号比相比，信号强度指数计算为正确率最高的方法，正确率为100%，并选择了适当的截止值（>16.5%）[17]。OP影像不均匀信号减低并非少见（图8.11），应小心。不要认为此种表现为恶性表现。近期的

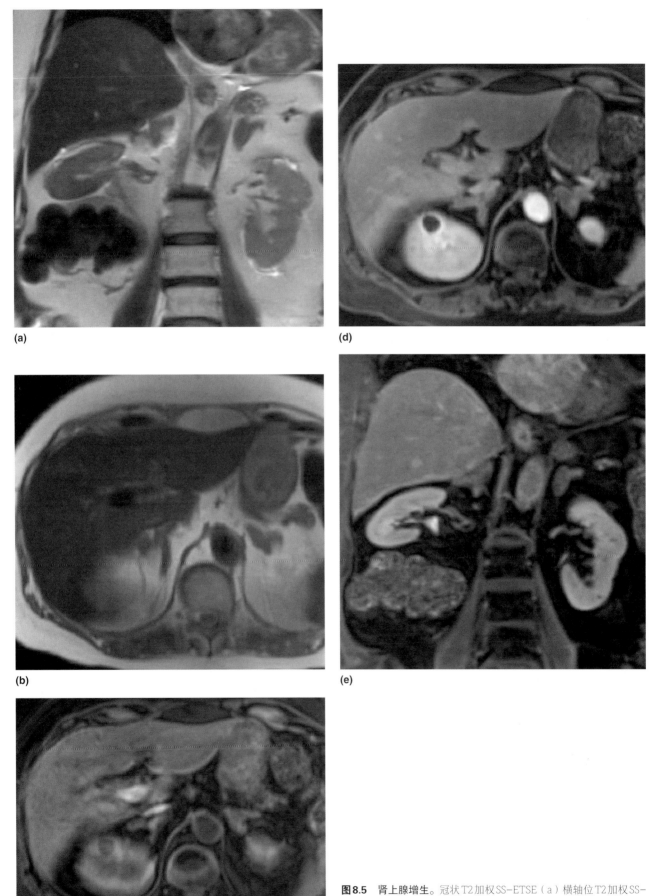

**图8.5**　肾上腺增生。冠状T2加权SS-ETSE（a）横轴位T2加权SS-ETSE（b），横轴位T1加权脂肪抑制（c）钆增强间质期（d）与冠状钆增强间质期（e）GE影像。两侧肾上腺均弥漫性增大，保持肾上腺样的外形。T1加权平扫肾上腺与肝脏等信号（c），T2信号略低（a，b）。双侧肾上腺均呈弥漫明显强化；影像表现诊断为肾上腺增生。

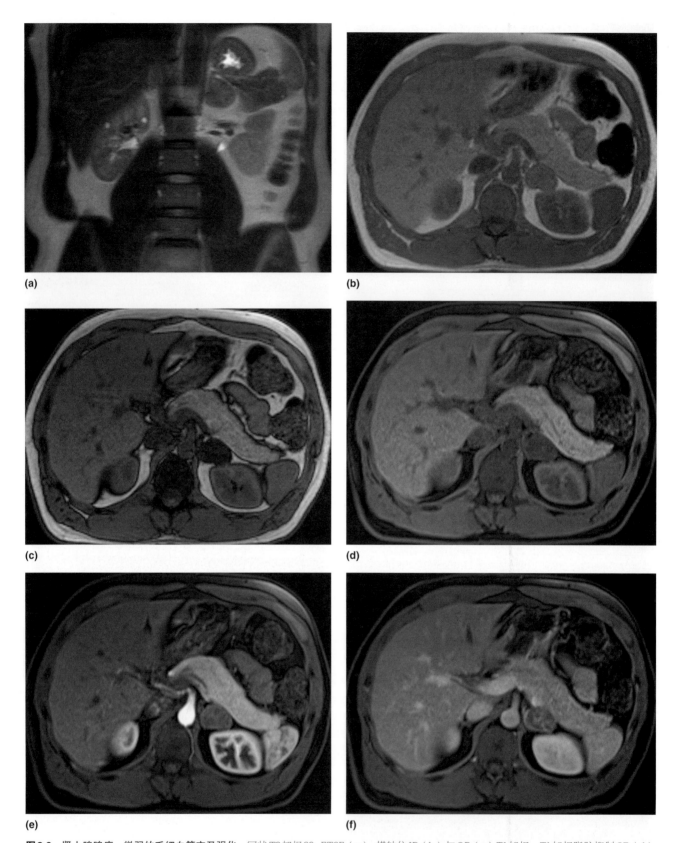

(a)

(b)

(c)

(d)

(e)

(f)

**图8.6** **肾上腺腺瘤：微弱的毛细血管充盈强化。**冠状T2加权SS-ETSE（a），横轴位IP（b）与OP（c）T1加权，T1加权脂肪抑制GE（d），T1加权GE钆增强肝动脉为主期（e）与间质期（f）影像。左侧肾上腺腺瘤呈T2微弱的高信号（a），OP影像可见信号减低，钆增强即刻扫描呈微弱的一过性毛细血管期强化。

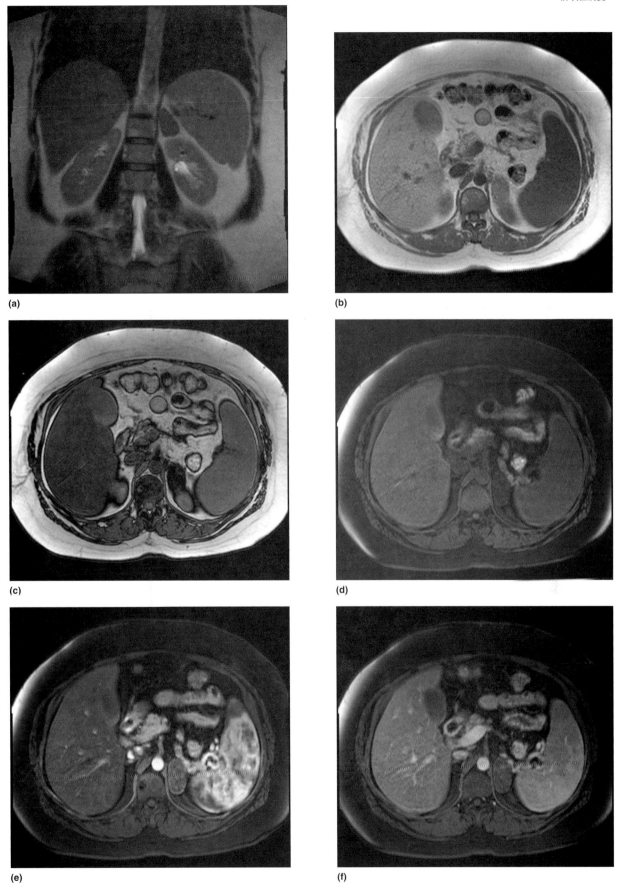

(a)

(b)

(c)

(d)

(e)

(f)

**图8.7**　**肾上腺腺瘤**。冠状T2加权SS-ETSE（a），横轴位T1加权IP（b）与OP GE（c），T1加权脂肪抑制GE（d）与T1加权钆增强肝动脉为主期（e）及间质期（f）GE影像。可见左侧肾上腺一3.5cm大小的肿块与IP影像（b）相比，OP影像显示信号减低（c）。信号减低程度符合细胞浆内富含脂质。增强后即刻期，腺瘤呈早期不均匀毛细血管充盈强化（e），延迟影像强化廓清（f）。由于肾上腺腺瘤脂肪含量相对高，而增强后影像一般采用脂肪抑制技术–OP的回波时间采集，脂肪抑制与化学位移造成的低信号使毛细血管充盈强化只显示为轻–中度。

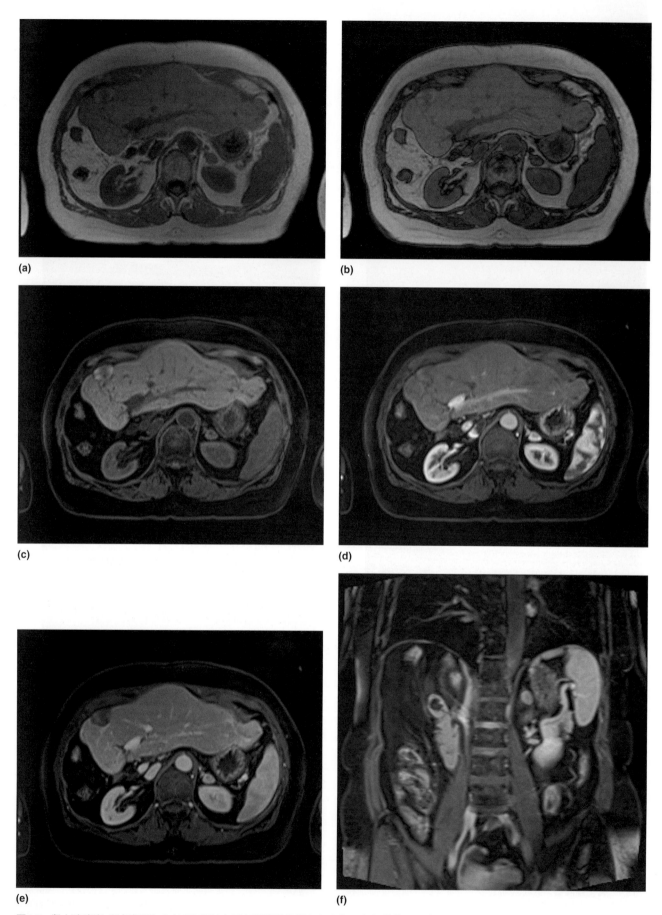

**图8.8 肾上腺腺瘤。**T1加权IP(a)与OP GE(b),T1加权脂肪抑制GE(c)与T1加权钆增强肝动脉为主期(d)及间质期(e)、冠状间质期(f)GE影像。可见左侧肾上腺一小腺瘤,从IP(a)到OP(b)影像可见轻度信号减低,钆增强后示明显均匀毛细血管充盈强化(d),延迟影像强化迅速廓清(e,f)。影像特点符合肾上腺腺瘤。

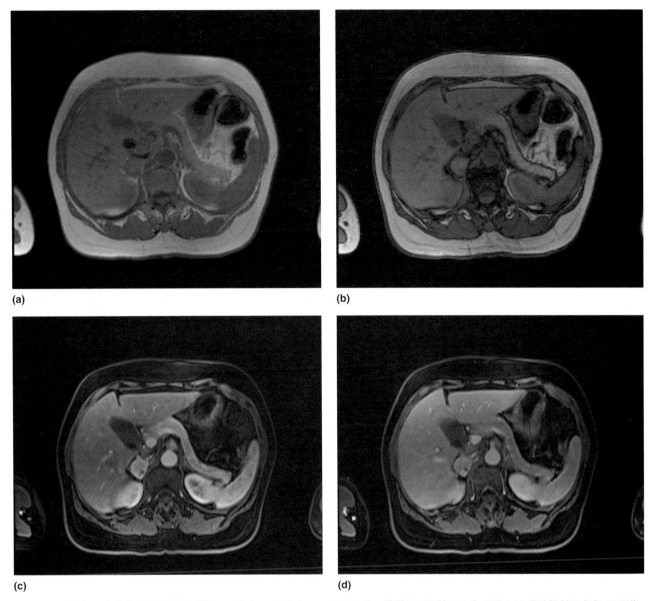

**(a)**　　　　　　　　　　　　　　　　　　　　　　　　**(b)**

**(c)**　　　　　　　　　　　　　　　　　　　　　　　　**(d)**

**图8.9　乏脂性肾上腺腺瘤：信号减低不明显。**T1加权IP（a）与OP GE（b）上，钆增强后即刻（c）与延迟（d）脂肪抑制T1加权GE影像。IP（a）到OP（b）影像，可见轻微信号丢失（肾上腺指数约为10%）。信号减低的程度符合极少的细胞浆内脂质含量。结节界限清楚，钆增强即刻期呈明显毛细血管充盈强化（c）。这些影像表现支持肾上腺腺瘤的诊断。6年随访肿瘤变化不明显。

研究显示，大多数这种表现的肿瘤为良性腺瘤[15]。信号不均匀减低也可见于其他良性病变，如平滑肌脂肪瘤；然而平滑肌脂肪瘤还显示有肉眼可见的脂肪成分，对照T1或T2加权序列与对应的脂肪抑制序列影像易于评估这些脂肪。

单次激发MPGE技术可在自由呼吸下采集到质量良好的IP与OP影像。这种SS技术可在1s时间内采集1层数据，尤其适用于不能屏气的患者。近期一项研究[18]显示，MPGE IP与OP技术可用于肾上腺病变的定性，结果与参考标准的2D-SGE序列相当，但2D-SGE技术常用的屏气采集重要与在MPGE技术中的应用价值不同（图8.12）。

不含细胞浆内脂质的良性病变在OP影像也可保持信号强度（图8.10、8.13）。乏脂性腺瘤是指CT值大于10HU的腺瘤，约占肾上腺腺瘤的20%~30%，由于MRI的脂质检出更正确，乏脂性腺瘤的真正发生率尚未确定，但估计在7%到10%之间。CT发现不能确定性质的肾上腺肿块时，MRI可以是确定这种肿瘤一个好的问题解决方法。一组13例CT平扫CT值大于10HU的肾上腺腺瘤中8例

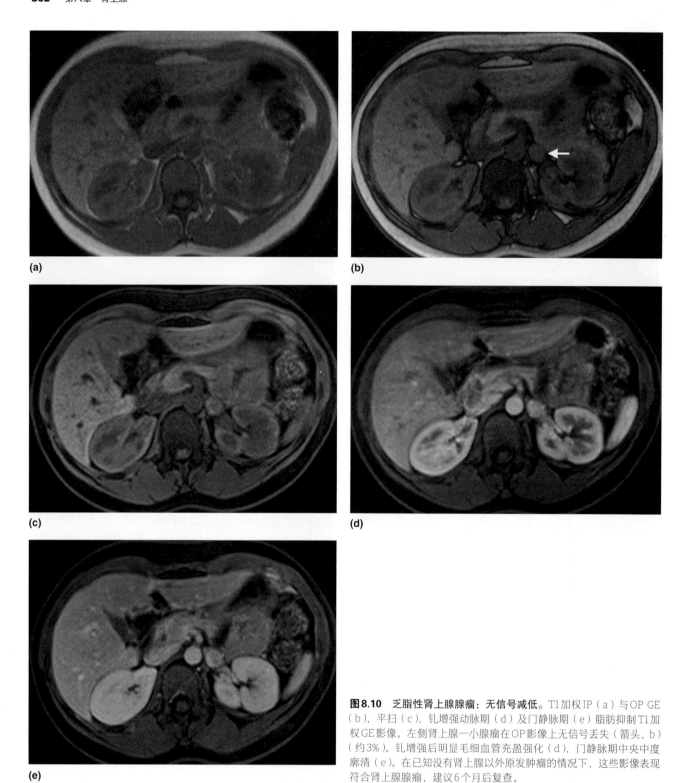

**图8.10 乏脂性肾上腺腺瘤：无信号减低。**T1加权IP（a）与OP GE（b），平扫（c），钆增强动脉期（d）及门静脉期（e）脂肪抑制T1加权GE影像。左侧肾上腺一小腺瘤在OP影像上无信号丢失（箭头，b）（约3%）。钆增强后明显毛细血管充盈强化（d），门静脉期中央中度廓清（e）。在已知没有肾上腺以外原发肿瘤的情况下，这些影像表现符合肾上腺腺瘤，建议6个月后复查。

（62%）化学位移MRI最终做出了定性诊断[24]。另一项研究[13]采用信号强度减低20%为阈值，高密度（>10HU）腺瘤MRI化学位移诊断的总体敏感性为67%。肿瘤密度为10～30HU肿瘤，化学位移MR腺瘤诊断敏感性为89%，密度为20～30HU肿瘤腺瘤诊断敏感性为75%，而MRI腺瘤诊断特异性为100%。

大腺瘤可有囊变或出血性退变，非脂肪抑制T2WI上表现为中度高信号，或T1加权和（或）T2加权影像上可见高信号灶（图8.14、8.15）[43]。

库欣综合征患者约20%有皮质过度分泌的功能性腺

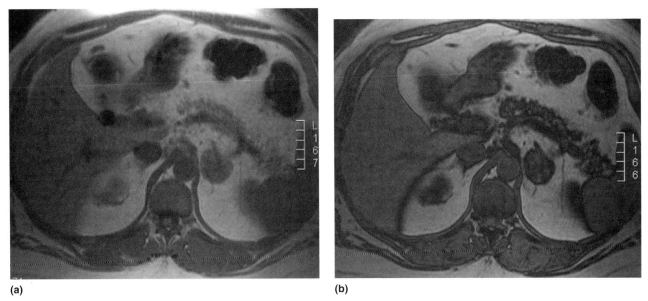

**(a)**      **(b)**

**图8.11**　肾上腺腺瘤：不均匀信号强度与信号丢失。T1加权GE（a）与T1加权OP GE（b）影像。IP（a）影像上可见左侧肾上腺腺瘤，信号不均匀，OP影像（b）上信号不均匀减低。信号不均匀表现不一定是恶性肿瘤的征象。

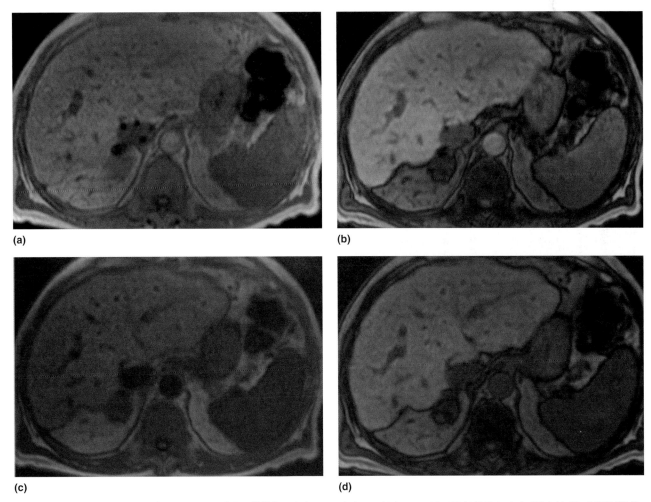

**(a)**      **(b)**

**(c)**      **(d)**

**图8.12**　肾上腺腺瘤：2D-SGE与2D-MPGE对照。横轴位T1加权IP（a）与OP（b）2D-SGE，T1加权IP（c）与OP（d）2D-MPGE影像。可见左侧肾上腺结节，OP影像上可见信号减低（b，d），符合富含脂质的腺瘤。MPGE技术采集影像质量高（c，d），甚至自由呼吸采集也保持高质量，可用于不能适当屏气的患者。2D-SGE影像为屏气采集（a）。

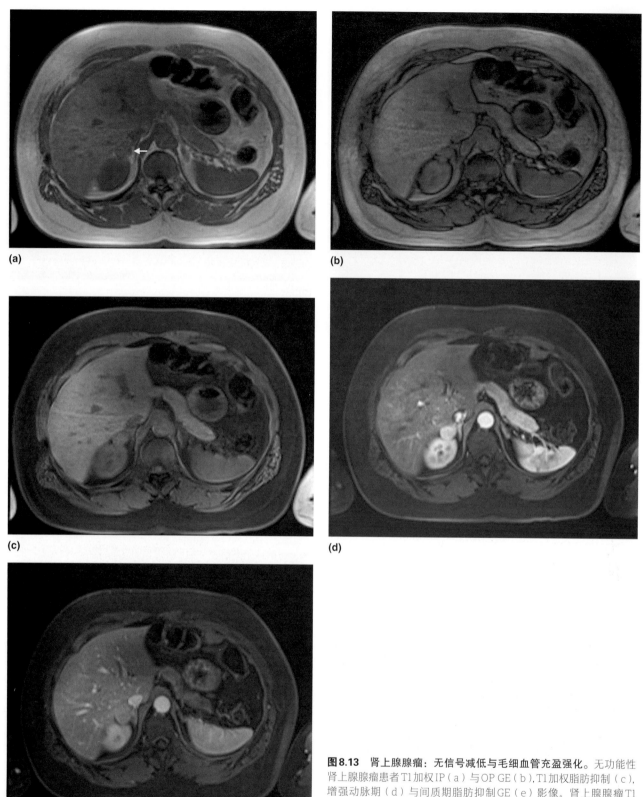

**图8.13　肾上腺腺瘤：无信号减低与毛细血管充盈强化。** 无功能性肾上腺腺瘤患者T1加权IP（a）与OP GE（b），T1加权脂肪抑制（c），增强动脉期（d）与间质期脂肪抑制GE（e）影像。肾上腺腺瘤T1与肝脏等信号（箭头，a），OP影像上（b）无信号丢失。给予钆剂后，可见肾上腺腺瘤毛细血管充盈强化（d），延迟期对比剂中度廓清（e）。无信号丢失反映了没有明显的细胞浆内脂质。

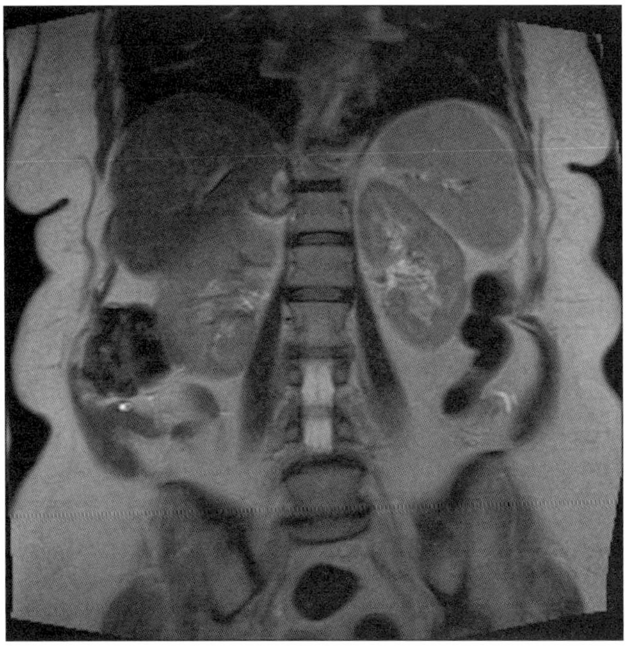

(a)

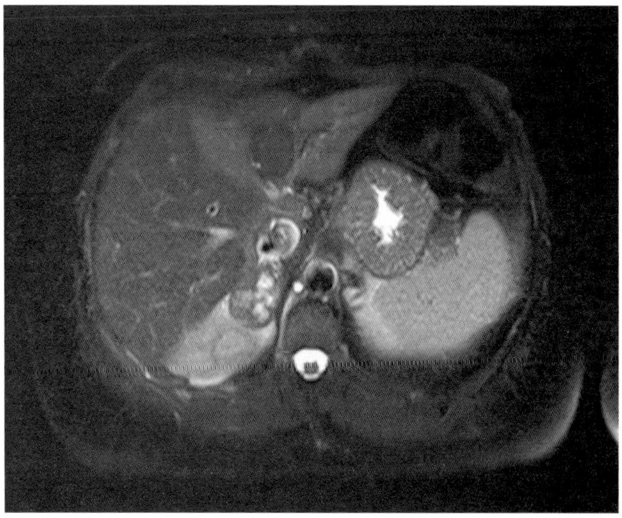

(b)

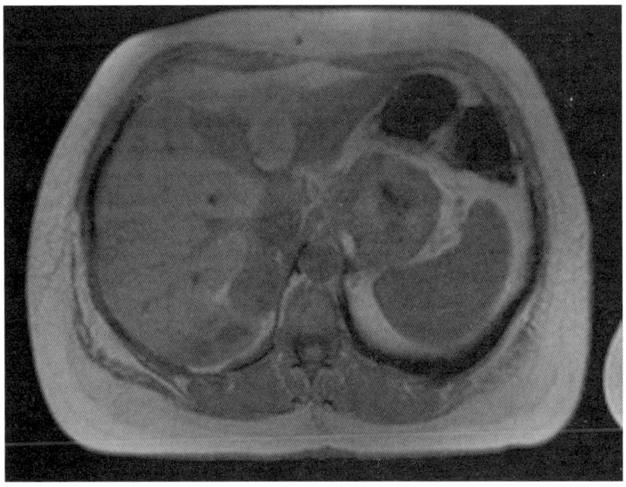

(c)

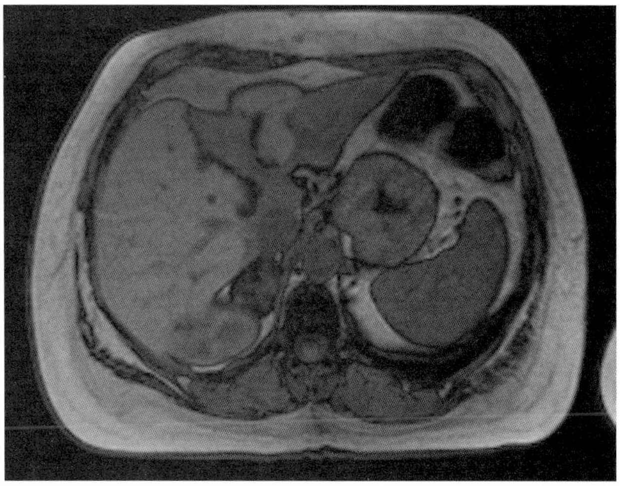

(d)

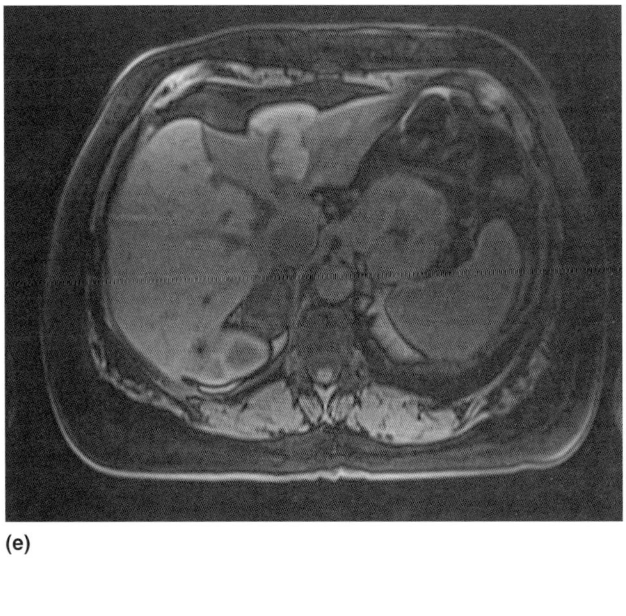

(e)

**图8.14**　信号不均匀肾上腺腺瘤伴信号减低。冠状T2加权SS-ETSE（a），横轴位脂肪抑制T2加权SS-ETSE（b），T1加权IP（c）与OP GE（d），T1加权脂肪抑制平扫（e），

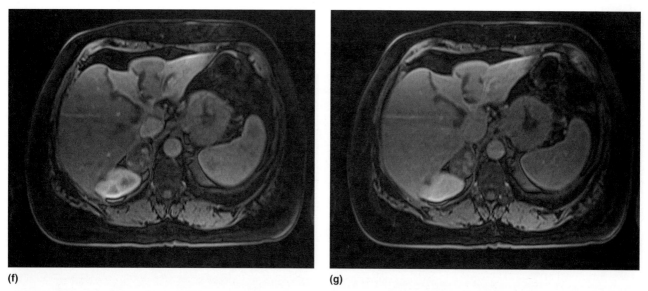

**(f)**  **(g)**

**图8.14（续前）** 钆增强即刻（f）与延迟期（g）GE影像。对照IP（c）与OP（d）GE影像，可见右侧肾上腺腺瘤明显信号丢失。肿瘤T2信号不均匀（a，b），含有多个小的高信号灶。钆增强即刻期GE影像上肿瘤中度强化（e），中央可见点状高信号灶（e，f）。4年随访肿瘤变化不明显。注意肝左叶萎缩，可见水肿。肝左叶可见消融区。

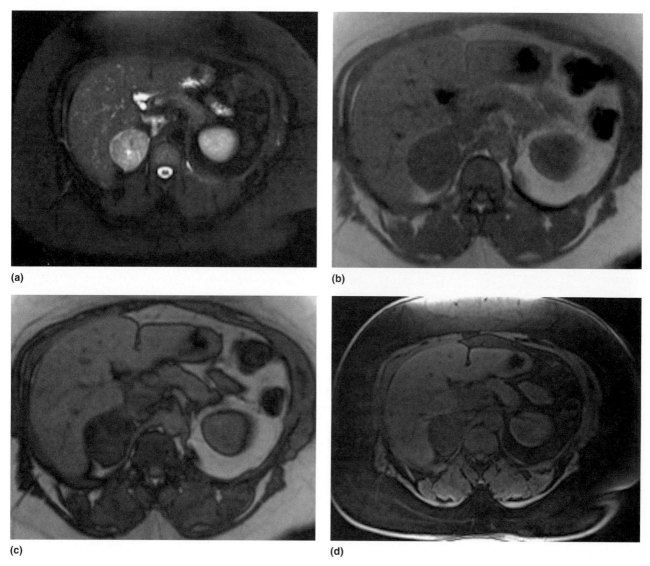

**(a)**  **(b)**

**(c)**  **(d)**

**图8.15** **不典型肾上腺大腺瘤。** 横轴位脂肪抑制T2加权SS-ETSE（a），T1加权IP（b）与OP GE（c），脂肪抑制平扫（d），

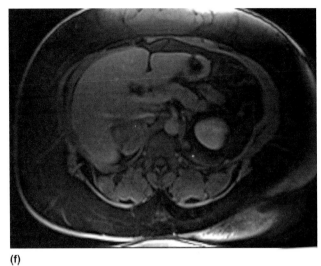

**图8.15（续前）** 钆增强即刻（e）与延迟（f）T1加权GE影像。可见右侧肾上腺一5cm大小肿瘤呈不均匀中度T2高信号与肝脏相比呈T1低信号（b），T1 OP影像上信号不均匀减低（c）。增强动脉期轻微强化（e）。延迟期强化中度增高并保持轻度高信号（f）。自2006年以来肿块变化不明显。

瘤。这种腺瘤大多数直径小于2cm，MR显示清楚。由于具有相同的形态与信号特点，包括因细胞浆内含脂质，OP影像上常有信号丢失，MR影像不能区分功能亢进性与非功能亢进性肾上腺腺瘤（图8.16）。有功能的腺瘤内含脂肪可不明显，因而在OP影像上无信号丢失，但这种情况少见。

分泌醛固酮的肾上腺腺瘤少见，约见于原发性醛固酮增多症（康恩综合征）患者的75%，25%的患者有肾上腺增生[44]。临床表现包括系统性高血压伴低血钾，血肾素活性减低与血醛固酮增高。典型肿瘤较小，直径小于3cm，左侧肾上腺较右侧略多见。MRI可很好检出这些肿瘤[45]。

鉴别肾上腺腺瘤与增生很重要，因为肾上腺腺瘤瘤可行手术切除，而肾上腺增生患者最好接受内科治疗。

T1加权脂肪抑制影像可清晰显示肾上腺并检出小肿瘤。醛固酮瘤含有细胞浆内脂质与其他腺瘤含量相似，因而在OP影像上有信号丢失（图8.17）。

钆增强后即刻扫描肿瘤强化不一，从微弱强化到中度强化[3,6,11]。钆增强即刻扫描，腺瘤常呈全病灶毛细血管充盈强化，文献报告见于55%到70%的腺瘤[37,40]，而其他病变少见。钆增强后系列扫描显示强化迅速廓清，可能为良性肿瘤，而非恶性肿瘤更典型的特征（图8.7）[1,2]；然而存在有各种差异（图8.10、8.13、8.16、8.17和8.18）[6,11]。在T1加权钆增强脂肪抑制影像上，肾上腺腺瘤常均匀强

化，边缘规则[3]。不同MR序列影像上，可见线状或圆形小的低或高信号灶，代表小的囊变，出血或不同血管含量区（图8.14、8.15）。这些征象也可见于肾上腺皮质癌；但恶性肿瘤一般可见更大的信号不均匀区[43]。富血管的腺瘤强化常有廓清，并有窄环状强化，钆增强间质期显示最好[46]。然而窄环状肾上腺组织也可见于小的转移瘤与此种表现相同。

观察评价早期钆增强动态系列MR影像，结合化学位移影像鉴别肾上腺良恶性病变正确性最高。最近，Rodacki等的一项研究[40]显示，观察评价早期钆增强动态系列MRI，结合化学位移影像的诊断正确性最高，可很好鉴别肾上腺良性与恶性病变，并可改进诊断困难病变的定性。两种影像结合分析的诊断敏感性为94%，特异性为98%，十分理想；结合诊断征象包括：OP影像上中度信号减低代表腺瘤，信号减低不明显代表非腺瘤，但如果强化方式为增强动脉期一过性强化，虽然OP影像信号减低不明显，则病变也可能为腺瘤；如果强化方式为周边、点状或片状强化，尽管OP影像有中度信号减低，病变也可能为非腺瘤。

### 其他良性肿瘤

#### 髓脂瘤

髓脂瘤为一少见良性肿瘤，由成熟的成人脂肪组织与造血细胞构成[47]。虽然通常为散发，但也有报告肿

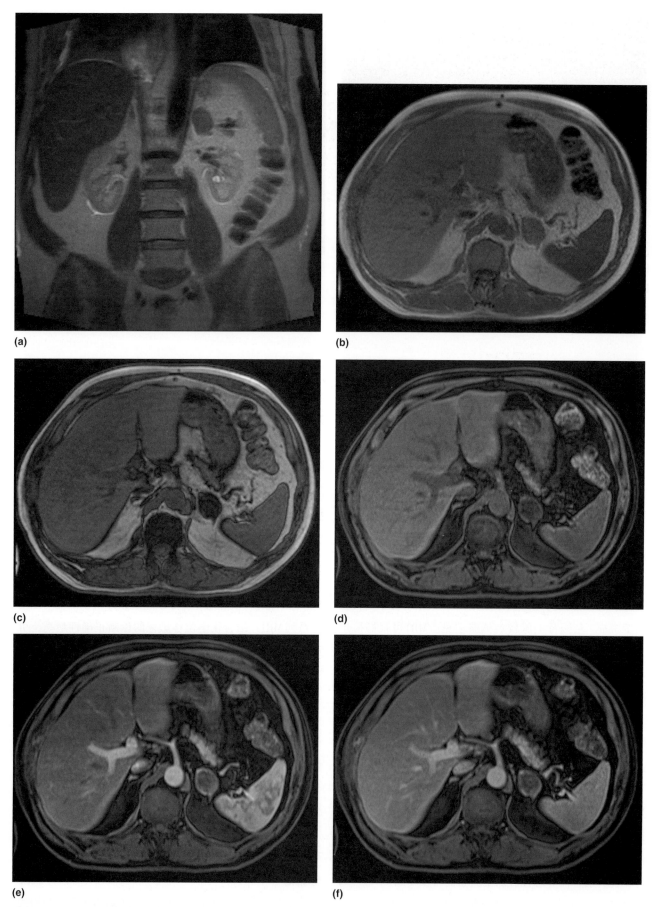

(a)

(b)

(c)

(d)

(e)

(f)

**图8.16  功能亢进性腺瘤。**冠状T2加权SS-ETSE（a），横轴位T1加权IP（b）与OP GE（c），T1加权脂肪抑制平扫（d），钆增强后即刻（e）、延迟横轴位（f），

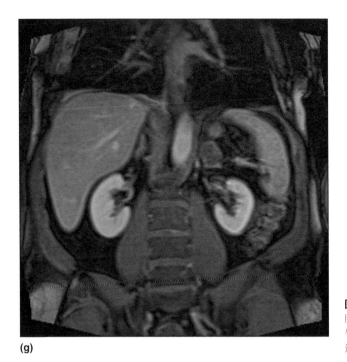

**(g)**

**图8.16（续前）** 与冠状（g）GE影像。可见左侧肾上腺一3 cm大小肿块，呈T2（a）及T1（b）与肝脏等信号。T1 OP影像可见明显信号丢失（c）符合腺瘤。增强动脉期肿瘤呈轻度不均匀强化（e），延迟期强化轻度廓清（f，g）。

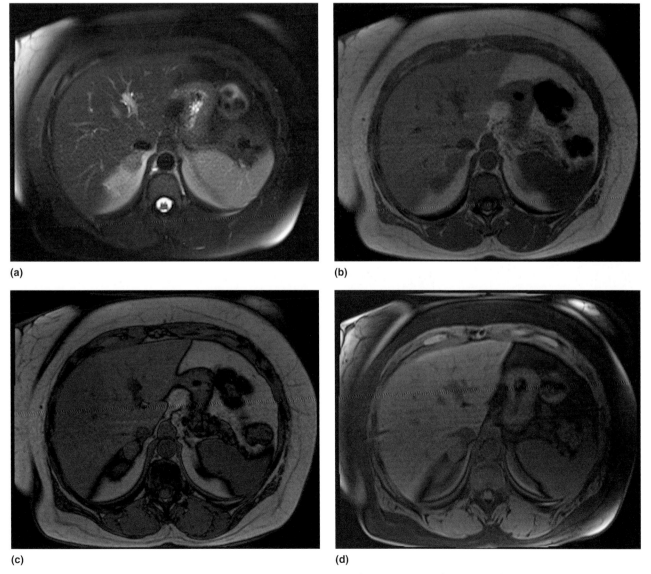

**(a)**

**(b)**

**(c)**

**(d)**

**图8.17** 醛固酮瘤。横轴位脂肪抑制T2加权SS-ETSE（a），T1加权IP（b）与OP GE（c），T1加权脂肪抑制平扫（d），

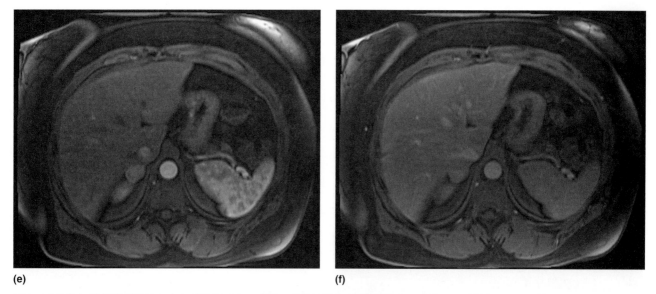

(e)　(f)

**图8.17（续前）** 钆增强后即刻（e）与延迟期（f）GE影像。肿瘤呈轻度T2高信号（a），从IP（b）到OP（c）可见信号丢失，代表肿瘤有细胞浆内脂质。钆增强后（e）肿瘤呈均匀强化。

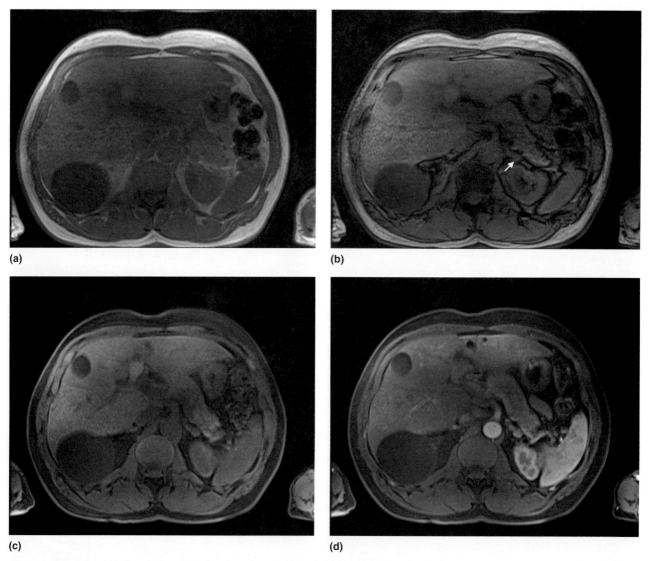

(a)　(b)

(c)　(d)

**图8.18　醛固酮瘤。** 横轴位T1加权IP（a）与OP GE（b），T1加权脂肪抑制平扫（c），钆增强后即刻（d）与延迟（e）GE影像。可见左侧肾上腺一小的醛固酮瘤，OP影像上信号轻微减低（箭头，b），增强后即刻扫描影像上呈明显均匀强化（d），

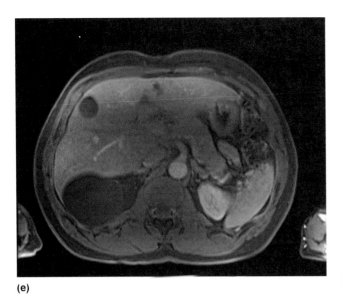

**(e)**

**图8.18（续前）** 间质期强化廓清（e）。醛固酮瘤的影像表现与其他肾上腺良性腺瘤相似。

瘤与地中海贫血或慢性溶血性贫血相关，提示促红细胞生成素水平升高可能通过刺激胚胎干细胞化生为骨髓样组织，在此种肿瘤的病因上起着一定作用。在MR影像上，可见肿瘤大体病理的脂肪成分，出血与不同的T2信号强度，从低信号到中度高信号[48, 49]。肿瘤通常小，单侧发生，具有典型的高脂含量，形成有特征性的MR表现（图8.19）。这种病变内的脂肪信号可不同。仅基于T1WI与出血性囊肿可鉴别困难。实际上，如果肿瘤呈T1高信号，脂肪抑制影像上信号减低可肯定诊断（图8.20）[50]。由于髓脂瘤可能为最常见含有脂肪的病变，OP影像上可没有信号丢失。而只有在体素内脂肪与水的比例

相似时，OP影像上才可发生信号丢失。如果髓脂瘤位于富含水的器官内，可表现有相位消除伪影形成的暗环，但往往肿瘤包绕于脂肪内，因而见不到暗环形相位消除伪影。是否含有脂肪可与腺瘤区别。腺瘤通常不含有足以在脂肪抑制影像上表现为可见信号丢失的脂肪。而髓脂瘤一般含有较大比例脂肪组织，OP影像不发生信号丢失，而脂肪抑制影像信号减低与脂肪相当。肉眼可见的脂肪成分与镜下脂质区可同时存在，OP影像可显示信号减低，但不常见（图8.20、8.21）。偶尔，在OP影像上肿瘤可显示信号减低，且并没有肉眼可见的脂肪成分与腺瘤表现相似。髓脂瘤偶可较大，此时直接矢状或冠状影

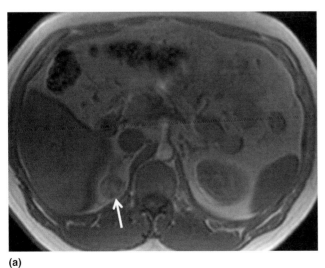

**(a)**

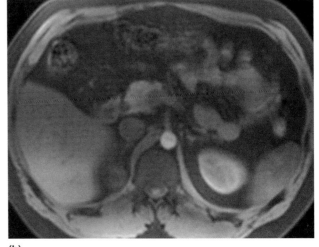

**(b)**

**图8.19** **肾上腺髓脂瘤。**3T MR T1加权IP GE（a），T1加权脂肪抑制平扫（b），

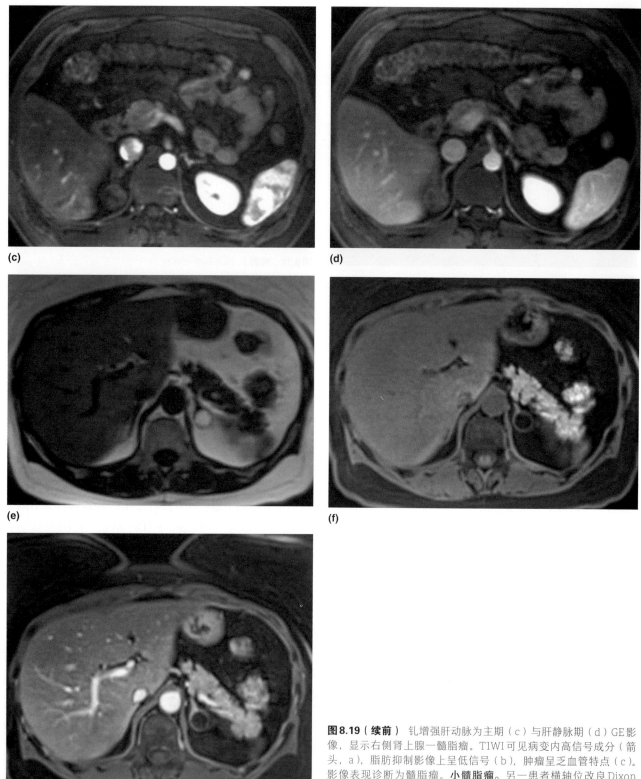

**图 8.19（续前）** 钆增强肝动脉为主期（c）与肝静脉期（d）GE 影像，显示右侧肾上腺—髓脂瘤。T1WI 可见病变内高信号成分（箭头，a），脂肪抑制影像上呈低信号（b），肿瘤呈乏血管特点（c）。影像表现诊断为髓脂瘤。**小髓脂瘤**。另一患者横轴位改良 Dixon 脂像（e），T1 加权脂肪抑制平扫（f）与钆增强（g）GE 影像。可见左侧肾上腺—信号均匀的小脂肪性病灶，脂像上显示为高信号（e），脂肪抑制影像上呈完全性脂肪饱和（f），强化微弱（g）。

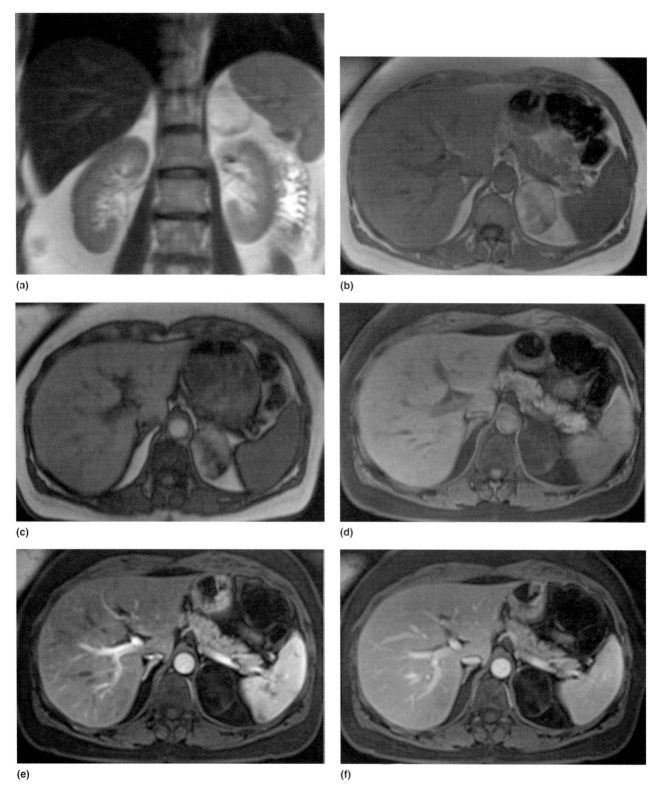

**图8.20** **肾上腺髓脂瘤。**冠状T2加权SS-ETSE(a),T1加权IP(b)与OP GE(c),T1加权脂肪抑制平扫(d),钆增强后即刻(e)与延迟(f)GE影像。可见左侧肾上腺髓脂瘤呈T2高信号(a),IP T1WI上亦呈高信号(d)在OP影像上,可见中央信号减低(c),而脂肪抑制T1加权影像呈整体信号减低(d),为髓脂瘤的特征。增强后即刻(e)与延迟(f)扫描强化不明显。肿瘤内占主要成分的脂肪在脂肪抑制影像上呈低信号。

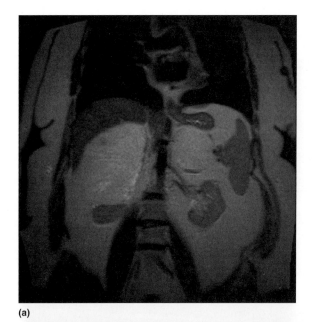

(a)

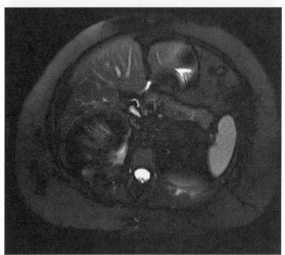

(b)

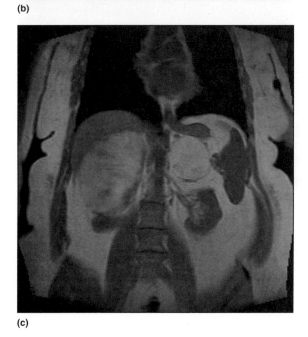

(c)

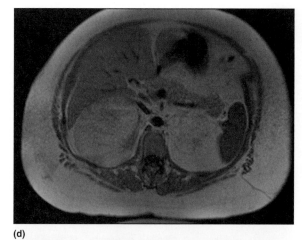

(d)

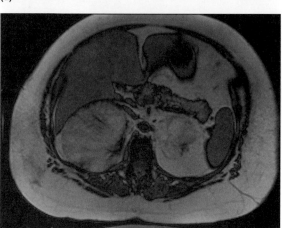

(e)

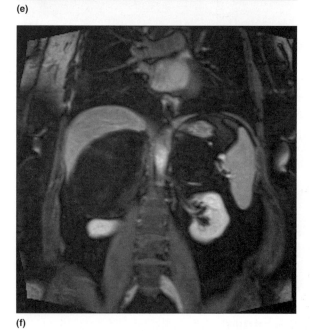

(f)

**图 8.21 双侧髓脂瘤。**冠状非脂肪抑制（a）与横轴位（b）脂肪抑制 T2 加权 SS-ETSE，冠状 T1 加权 IP GE（c），横轴位 IP（d）与 OP GE（e）与冠状 T1 加权脂肪抑制增强间质期 GE（f）影像。可见双侧肾上腺肿瘤在 T2WI（a）与 IP GE 影像（c，d）上呈高信号，这是因为肿瘤几乎全部由脂肪构成。OP 影像上信号减低微弱（e），反映出肿瘤同时含有极少的细胞浆内脂质，并且肿瘤内几乎完全没有游离水的质子。在脂肪抑制影像上，肿瘤几乎无信号（b，e），证实肿瘤主要由脂肪构成。

像有助于显示肿瘤起源于肾外[51]。有出血时，在脂肪抑制T1和（或）T2WI上可表现为很高的信号强度，但罕见。

### 肾上腺囊肿与假囊肿

肾上腺囊肿为一组少见，不同类型的病变，文献报告大多数病变为偶然发现。传统上将病变分为4类：内皮性，出血性（假囊肿），上皮性与寄生虫性囊肿。内皮性囊肿与出血性假囊肿最为常见。出血性假囊肿通常为单房性囊性占位，由纤维性包膜包裹，内含无形态的异常物质、血与纤维蛋白。镜下可见无数不规则，薄壁的血管管道。与之相反，内皮性囊肿通常为多房性，腔内充盈清亮的，乳汁样液体。组织学检查可见纤维性囊壁薄，内覆连续的内皮细胞层。

大多数肾上腺囊肿与假囊肿呈T1低信号，T2高信号，边缘锐利，钆增强MRI无强化。由于大多数假囊肿来自肾上腺出血，可观察到假囊肿内不同的T1与T2信号改变（图8.22）[52]。含有来自亚急性出血，大量浓聚的细胞外高铁血红蛋白的假囊肿，在钆增强影像上保持轻度高信号。钆增强早期与延迟期有助于确定病变不随时间而强化，像一些良性与恶性肿瘤，如嗜铬细胞瘤，转移瘤与癌那样，这些肿瘤可有囊性退变与肾上腺囊肿相似[6]。乏血管肿瘤在钆增强早期影像上可几乎无信号，但延迟期可有强化。假囊肿可很大，矢状平面有助于显示肿物的部位。文献报告肝移植后3～4周患者肾上腺出血，呈T2明显高信号伴低信号的包膜[53]。

### 血管瘤

肾上腺血管瘤为一罕见，由间叶细胞构成的血管性良性肿瘤。肿瘤多人（＞10cm），常有中央坏死与出血，形成T1高信号灶[54,55]。周边小结节样强化为此种肿瘤的特征性表现[54]，也有文献报告可见窄环形强化，无向心性强化的不典型表现[55]。由于坏死与出血，在T1与T2WI上肿瘤均呈中央高信号[55]。钆增强后周边明显结

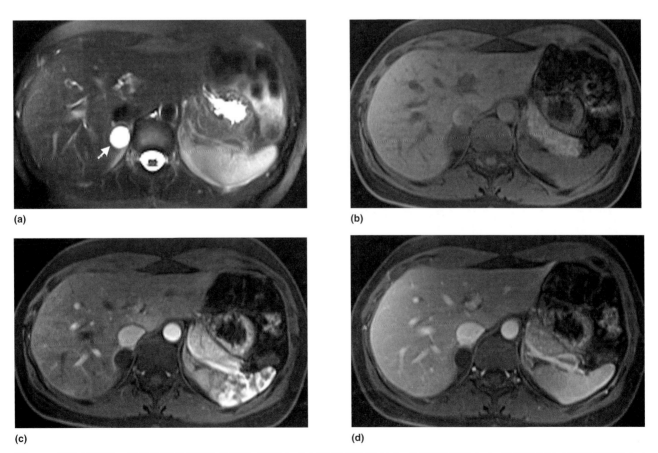

**(a)**　　　　　　　　　　　　　　　　　**(b)**

**(c)**　　　　　　　　　　　　　　　　　**(d)**

**图8.22　囊肿/假囊肿。**横轴位T2加权脂肪抑制SS-ETSE（a）与T1加权平扫（b），钆增强动脉期（c），间质期（d）与冠状间质期（e）GE影像。可见右侧肾上腺小结节（箭头，a）呈T2高信号（a），T1低信号（b）。钆增强早期（c）与延迟期（d，e）呈无信号。这些表现为囊肿的诊断征象。

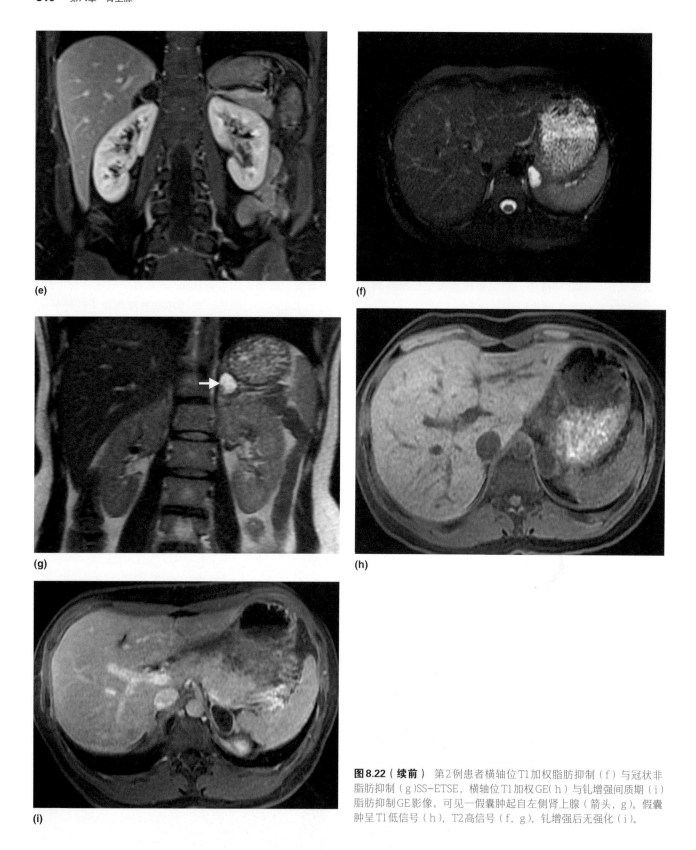

(e)

(f)

(g)

(h)

**图8.22（续前）**  第2例患者横轴位T1加权脂肪抑制（f）与冠状非脂肪抑制（g）SS-ETSE，横轴位T1加权GE（h）与钆增强间质期（i）脂肪抑制GE影像。可见一假囊肿起自左侧肾上腺（箭头，g）。假囊肿呈T1低信号（h），T2高信号（f，g），钆增强后无强化（i）。

(i)

节样强化，并且强化范围向心性增大，为肝血管瘤的特征性表现，而较少见于肾上腺血管瘤，因为肾上腺血管瘤常有明显的中央坏死（图8.23）[49]。由于坏死与出血，这些肿瘤可与肾上腺皮质癌相似。偶尔，肾上腺继发性受累可与肾上腺血管瘤相似，最终诊断须依据活检（图8.24）。

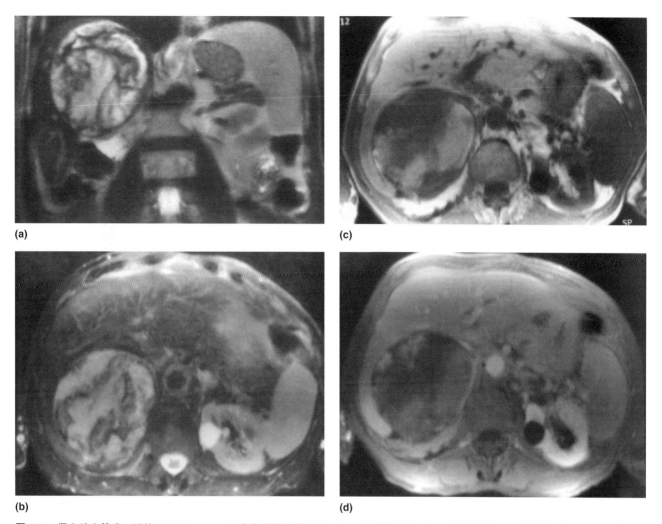

**(a)**

**(b)**

**(c)**

**(d)**

**图8.23** **肾上腺血管瘤。**冠状SS-ETSE（a），T2加权脂肪抑制ETSE（b），T1加权GE（c）与钆增强后2min脂肪抑制GE（d）。可见一10 cm大小肿块起自右侧肾上腺，T2（a，b）与T1加权（c）影像上呈混杂信号，符合出血。增强扫描可见周围基质小结节状强化（d）。肾上腺血管瘤极易出现出血，表现为出血性大肿瘤。

## 恶　性

### 转移瘤

转移瘤为累及肾上腺最常见的恶性病变。最常见的原发肿瘤为来自肺、乳腺、胃肠道、肾脏、皮肤（黑色素瘤）与甲状腺的恶性肿瘤[56]。

转移瘤大小不一，可从镜下水平受累到大的瘤块。转移瘤最常见为双侧，但也可以单侧发生。文献报告转移瘤呈中度T2高信号[38, 39]（图8.25）。但T2高信号不能做为可靠的诊断依据，许多转移瘤，特别是有明显促结缔组织增生的转移瘤可显示为低信号[38, 39]，而一些良性病变也可呈T2高信号。对照肾上腺肿瘤与原发肿瘤或其他部位转移瘤的信号强度可有助于确定病变是否是转移，因为位于不同部位的肿瘤灶信号强度常相似。转移瘤边缘常不规则，以不均匀方式强化，钆增强T1加权脂肪抑制影像可很好显示这些征象[8]。钆增强早期常可见轻度不均匀强化，延迟间质期或渐进性强化（图8.26）或轻微不均匀强化廓清。这种强化方式与腺瘤不同，腺瘤常表现为一过性毛细血管充盈强化。近来一项研究[40]发现，约半数的转移性肾上腺病变增强动脉期呈周边强化，肾上腺腺瘤此种强化方式相对罕见；另一方面，肾上腺腺瘤一过性毛细血管充盈强化非常常见，但肾上腺转移瘤罕见；少数例外为来自HCC与肾细胞癌的转移瘤（图8.27、8.28）。偶可见原发肿瘤直接蔓延累及肾上腺，最常见的原发肿瘤为胰腺或肾脏肿瘤。肾上腺的肿瘤也可侵犯相邻结构或器官。常见同时存在其他器官的转移（图8.29）。大的转移瘤坏死与出血并非少见，出血

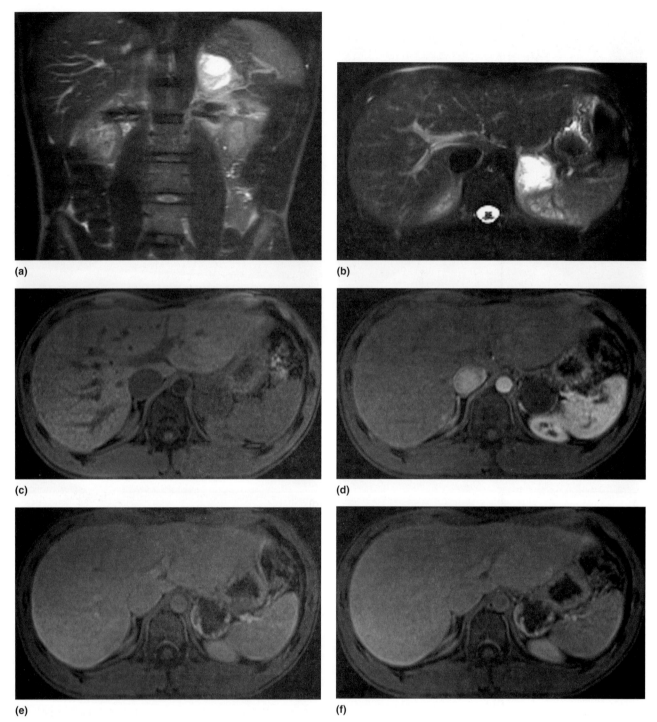

**图8.24 肾上腺血管瘤。** 冠状非脂肪抑制（a）与横轴位（b）脂肪抑制T2加权SS-ETSE与横轴位T1加权脂肪抑制平扫（c），增强动脉期（d），门静脉期（e）与间质期（f）GE影像。可见左侧肾上腺一T2高信号（a）与T1低信号（b）5 cm大小的病变，呈渐进性周围强化（d-f），中央呈低信号。病变的组织病理学检查结果符合血管瘤。

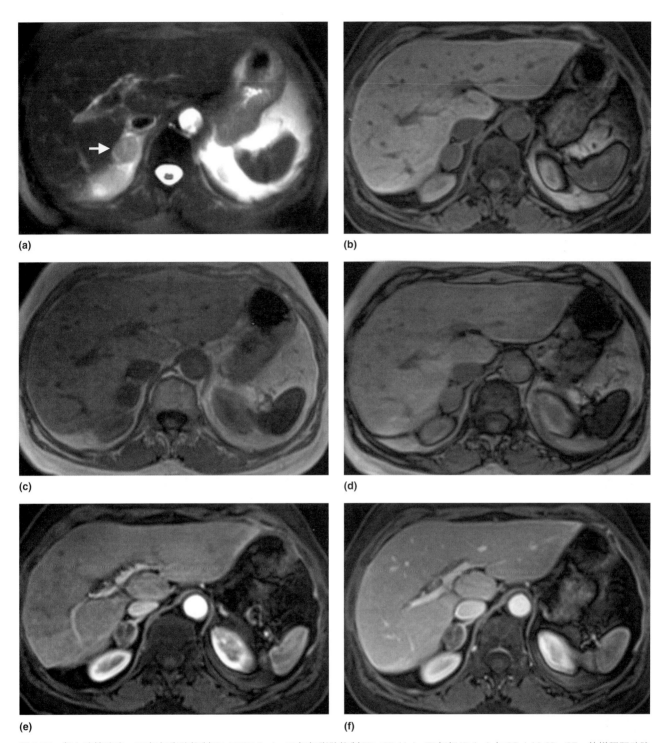

**图8.25　肾上腺转移瘤。** T2加权脂肪抑制SS-ETSE（a），T1加权脂肪抑制3D-GE（b），T1加权IP（c）与OP（d）3D-GE，钆增强肝动脉为主期（e）与肝静脉期（f）T1加权脂肪抑制3D-GE影像，显示右侧肾上腺转移瘤（箭头，a）。病变呈T2高信号（a），T1低信号（b，c）与IP影像（c）相比，在OP影像上（d）无任何程度的信号丢失。钆增强后可见肿瘤不均匀强化（e，f）。

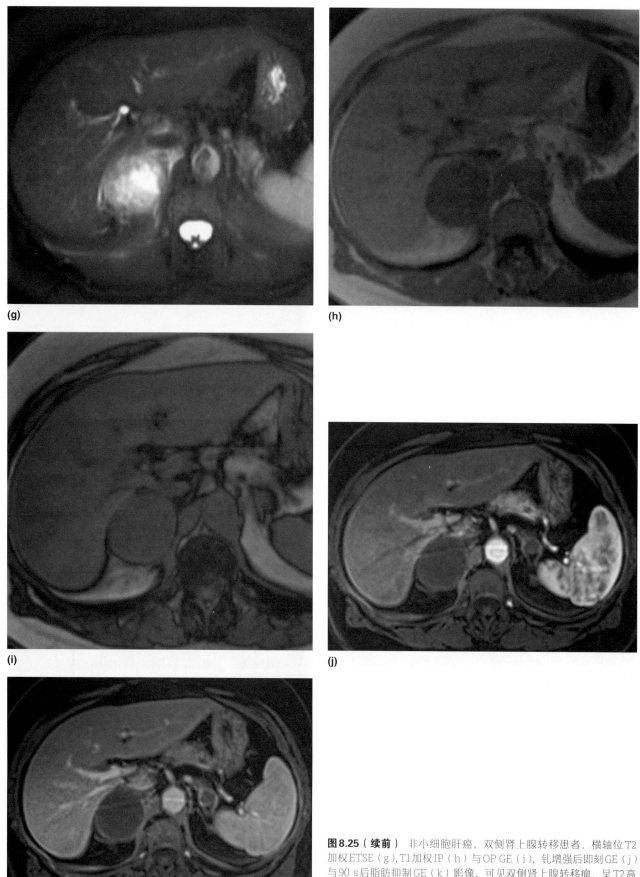

(g)

(h)

(i)

(j)

(k)

**图8.25（续前）** 非小细胞肝癌，双侧肾上腺转移患者，横轴位 T2 加权 ETSE（g），T1加权IP（h）与OP GE（i），钆增强后即刻 GE（j）与90 s后脂肪抑制 GE（k）影像，可见双侧肾上腺转移瘤，呈 T2 高信号（g），T1低信号（h）。最大的右侧转移瘤中央可见囊性退变区，OP 影像上无信号丢失（i）。注射对比剂后可见边缘强化，增强晚期更为明显（k）。

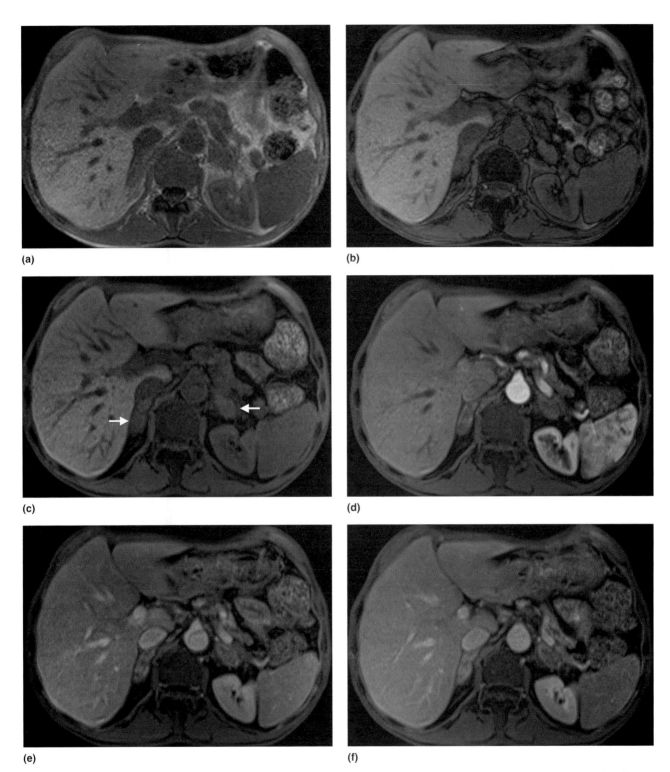

(a)

(b)

(c)

(d)

(e)

(f)

**图8.26** **肾上腺转移瘤的渐进性强化。** T1加权IP（a）与OP（b）GE，脂肪抑制3D-GE（c）与钆增强肝动脉为主期（d），肝静脉期（e）及间质期（f）T1加权脂肪抑制3D-GE影像。可见双侧肾上腺肿瘤（箭头，c），增强动脉期呈轻度不均匀强化（d），增强晚期渐进性强化（e，f）。这些肾上腺肿瘤来自肺癌。

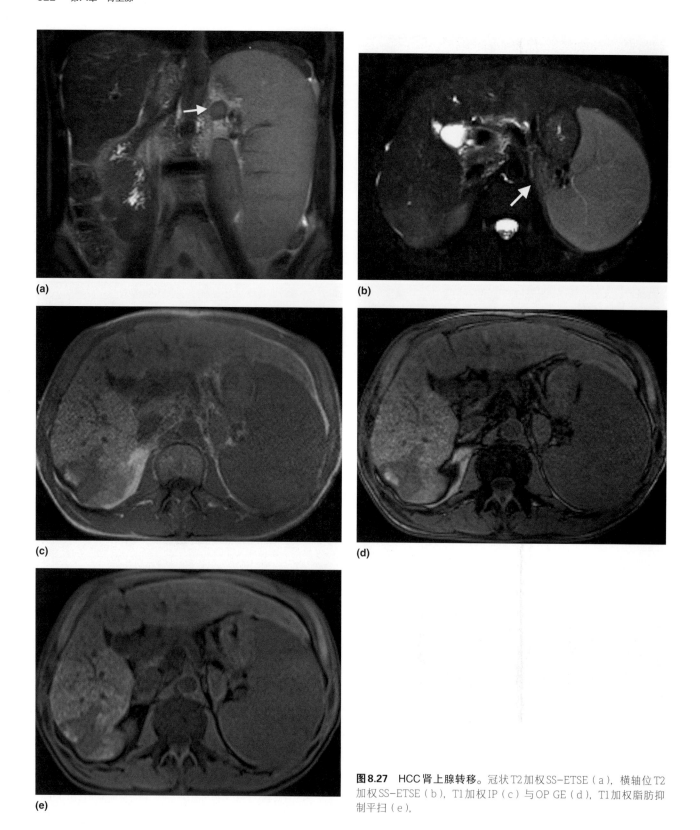

**图8.27** HCC肾上腺转移。冠状T2加权SS-ETSE（a），横轴位T2加权SS-ETSE（b），T1加权IP（c）与OP GE（d），T1加权脂肪抑制平扫（e），

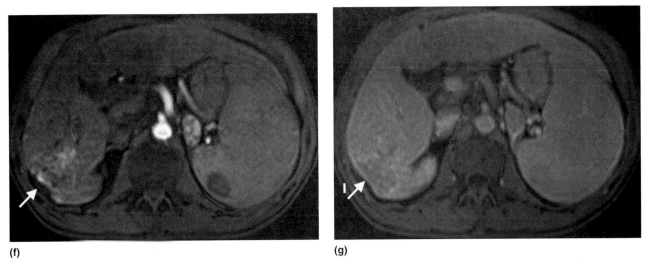

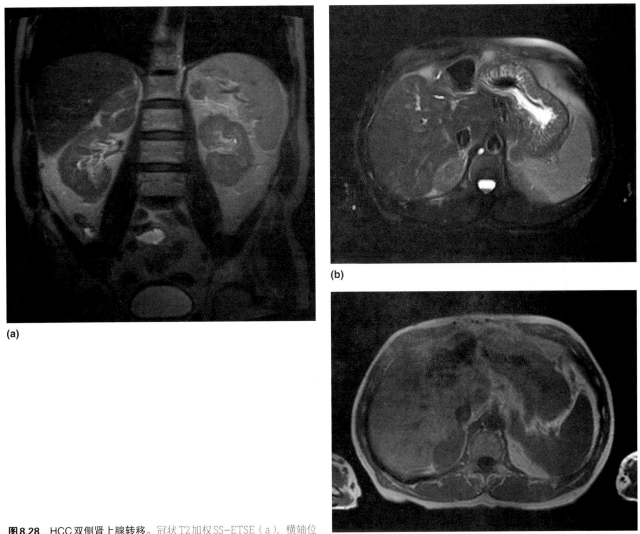

**(f)** **(g)**

**图8.27（续前）** 钆增强后即刻（f）与延迟期（g）T1加权GE影像。可见左侧肾上腺肿瘤（箭头，a，b），也表现为T2轻度高信号（a，b），OP影像上无信号丢失（d）。病变呈富血管表现（f），间质期强化廓清（g）。此种强化方式也见于肾上腺腺瘤。来自HCC的转移可呈这种强化。注意肝VI段侵袭性的HCC（箭头，f，g）。

**(a)**

**(b)**

**图8.28** HCC双侧肾上腺转移。冠状T2加权SS-ETSE（a），横轴位脂肪抑制T2加权SS-ETSE（b），T1加权IP（c）

**(c)**

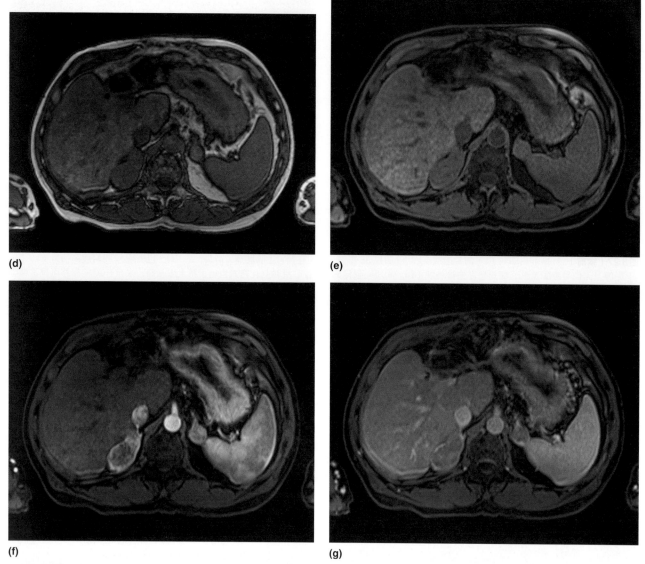

(d)

(e)

(f)

(g)

**图8.28（续前）** 与OP GE（d），T1加权脂肪抑制平扫（e），钆增强后即刻（f）与延迟期（g）T1加权GE影像。可见来自HCC的双侧肾上腺转移瘤，T2信号不均（a），OP影像上无信号丢失（d）。双侧病变均呈增强早期不均匀强化（f），间质期强化廓清（g）。原发性HCC的病史，T2信号不均匀与无镜下脂质为正确诊断的依据。

也是恶性肿瘤较良性肿瘤更为典型的征象，MR显示出血优于CT（图8.30）。

提示肾上腺肿瘤可能为转移瘤最为可靠的MRI征象，是显示病变在OP影像上无信号丢失（图8.26）[4, 5, 13, 14, 17]。在对已知有原发恶性肿瘤的患者进行评估时，此方法最为可靠。

在确定肾上腺肿瘤的良恶性时，化学位移成像定性诊断的正确性约为90%。如前所述，T2WI与钆增强后扫描提供的更多信息也很有帮助（图8.24、8.25）。CT引导下活检并不能取代所有的MRI检查。1.5T与3.0T MRI检查的结果相当[57]。一组293例肾上腺肿瘤的研究表明，增强动脉期影像结合化学位移影像鉴别诊断腺瘤与非腺瘤，可获得理想的94%的敏感性与98%的特异性[40]。而且并非所有不能确定诊断的肾上腺肿瘤均需要活检。肾上腺病变恶性的可能性，主要看是否有其他部位的恶性肿瘤。有恶性肿瘤病史患者，肾上腺病变为转移瘤的可能性为25%～72%[58-61]。而没有恶性肿瘤病史的患者，肾上腺病变为恶性肿瘤的可能性极低。一组1049例肾上腺肿瘤患者，973例无恶性肿瘤病史，无一例肾上腺瘤为恶性[62]。因而无已知恶性肿瘤患者可采取随访

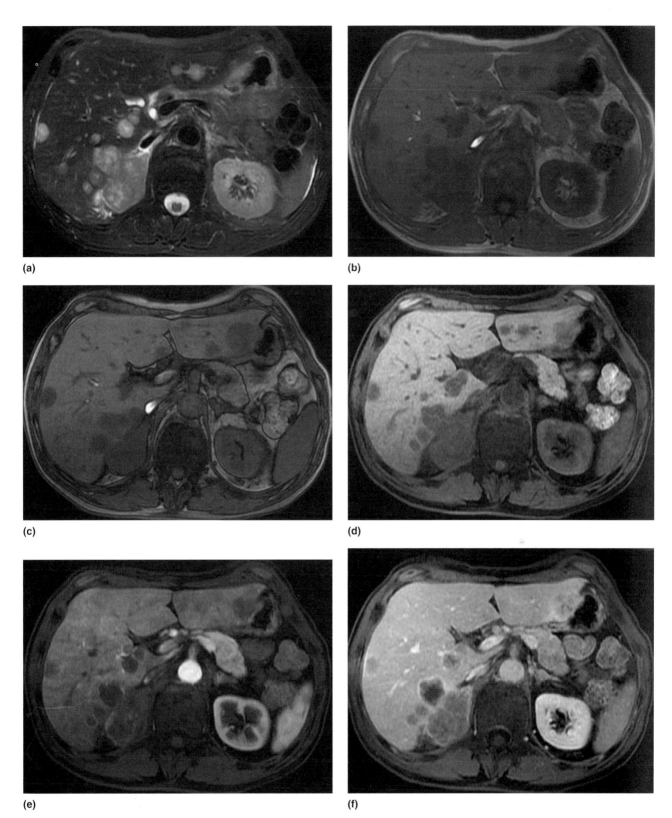

**图8.29** **肾上腺转移瘤伴同时存在的肝转移瘤。** 横轴位脂肪抑制T2加权SS-ETSE(a),T1加权IP(b)与OP GE(c),T1加权脂肪抑制平扫(d),钆增强后即刻(e)与延迟期(f)GE影像。可见右侧肾上腺转移瘤,显示轻度T2高信号(a),OP影像上无信号减低(c)。增强动脉期病变轻度强化(e),延迟期呈渐进性强化(f)。注意肝内可见多发转移瘤,显示与肾上腺病变相似的信号强度与强化特点。同时可见左侧肾上腺一有强化的小转移瘤。

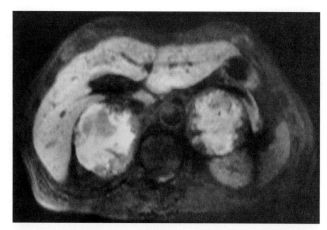

**图8.30　出血性肾上腺转移瘤。**T1加权脂肪抑制自旋回波影像，示双侧肾上腺转移瘤内高信号的亚急性性出血。转移瘤可出血与原发性肾上腺皮质癌相似。

观察，评价病变大小变化的处理方法。而有已知恶性肿瘤的患者，很重要的是尽可能找到以前的横断影像，确定病变有否增大，这往往可提示是该行随访检查，还是活检以确立诊断。随访检查常可见到肾上腺转移瘤有生长，增大，并可见其他部位的转移。此种方案效价比好，可减小患者与医务人保机构的不确定性

如果没有以前的断层影像检查，多数医院在3～6个月与1年后复查。随访复查仅做IP与OP GE影像采集即可满足复查要求，以减少检查时间与费用。

肾上腺碰撞瘤罕见，是指两种不同的肿瘤同时存在，相互毗邻，形成肾上腺单一的肿块。最常见的碰撞瘤为先前就存在的腺瘤伴随后发生而同时存在的转移瘤。这种肿瘤真正的发生率不清，虽然肾上腺的良性肿瘤与转移瘤的发生率均很高，但碰撞瘤发生率低。Schwartz 等报告一组 104 例已知原发肿瘤的患者，2% 的病例发现有碰撞瘤[63]。重要的是认识到肾上腺结节内的每一类型的病变，其影像特征均与其原发肿瘤相同。因而，大多数碰撞瘤，腺瘤部分在 OP 影像上应显示信号减低，而转移瘤灶通常保持不强化[64]（图8.31）。

**肾上腺皮质腺癌**

肾上腺皮质腺癌（ACC）为一非常少见，侵袭性肿瘤，可含有细胞浆内脂质或脂肪灶。肿瘤女性更多见，患者有 2 个发病高峰年龄：婴儿及 5 岁以下儿童和 40~60 岁成人[65]。约 50% 的肿瘤为功能亢进性，临床常有皮质醇增多症与男性化表现。所有亚型患者均有高血压。与肾上腺腺瘤相反，肾上腺皮质腺癌为有包膜的大肿瘤，约 70% 的 ACC 就诊时大于 6cm[66]。常见坏死与出血区（图8.32）。转移瘤常于就诊时发现，伴有局部与主动脉旁淋巴结转移，肺和肝脏（图8.33、8.34）为常见的转移部位。就诊时发现 IVC 内瘤栓并不少见（图8.32）。肿瘤

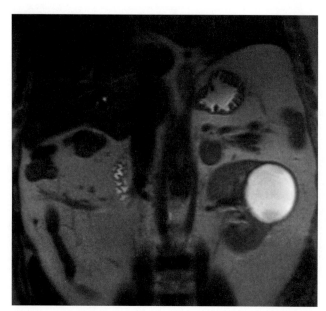

(a)

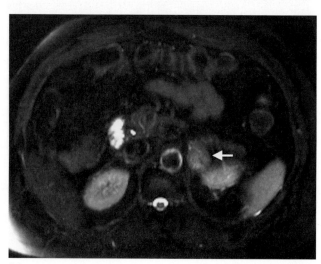

(b)

**图8.31　肾上腺碰撞瘤，由来自乳腺癌的肾上腺转移瘤与先前存在的腺瘤构成。**冠状 T2 加权 SS-ETSE（a），横轴位脂肪抑制 T2 加权 SS-ETSE（b），

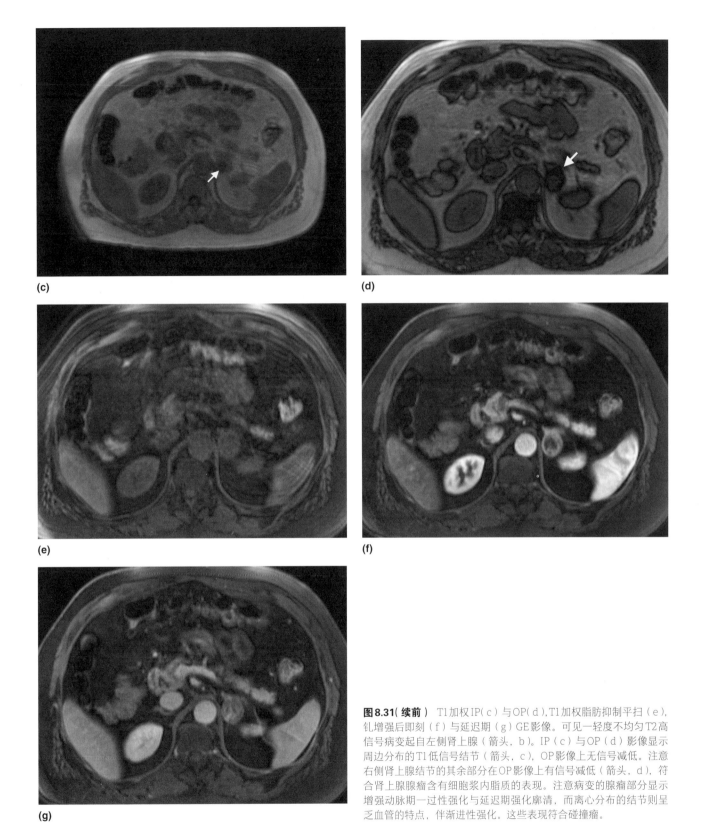

(c)

(d)

(e)

(f)

(g)

**图8.31( 续前 )** T1加权IP( c ) 与OP( d ),T1加权脂肪抑制平扫（e），钆增强后即刻（f）与延迟期（g）GE影像。可见一轻度不均匀T2高信号病变起自左侧肾上腺（箭头，b）。IP（c）与OP（d）影像显示周边分布的T1低信号结节（箭头，c），OP影像上无信号减低。注意右侧肾上腺结节的其余部分在OP影像上有信号减低（箭头，d），符合肾上腺腺瘤含有细胞浆内脂质的表现。注意病变的腺瘤部分显示增强动脉期一过性强化与延迟期强化廓清，而离心分布的结节则呈乏血管的特点，伴渐进性强化。这些表现符合碰撞瘤。

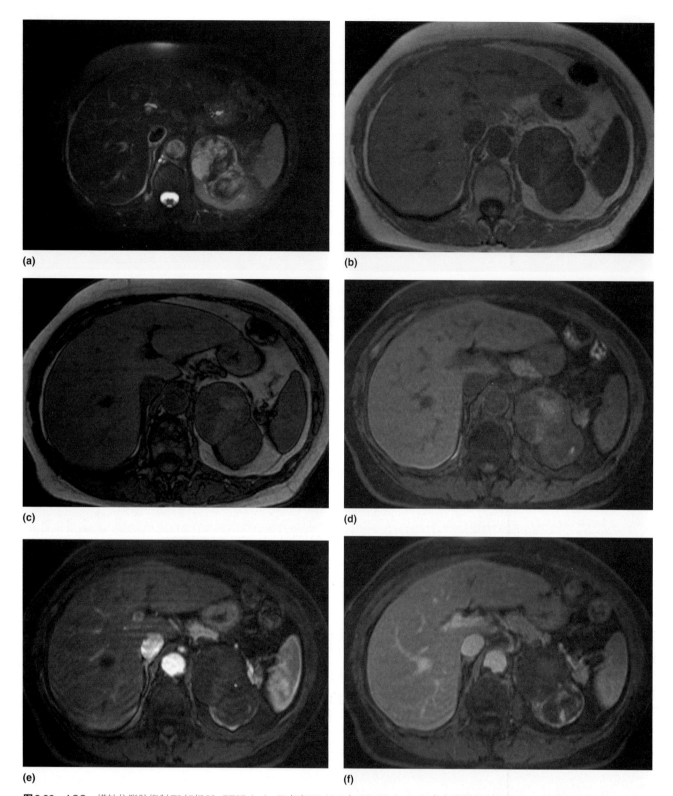

**图8.32** ACC。横轴位脂肪抑制T2加权SS-ETSE（a），T1加权IP（b）与OP GE（c），T1加权脂肪抑制平扫（d），钆增强动脉期（e），门静脉期（f），

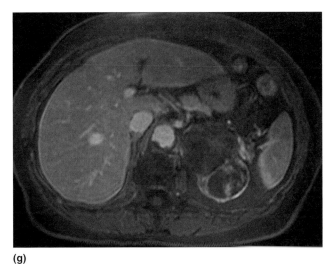

**(g)**

**图8.32（续前）** 与间质期（g）GE影像。可见左侧肾上腺一7cm大小肿瘤。T2WI上清晰显示坏死区（a），T1加权平扫可见高信号的出血（b-d）。注射对比剂后，肿瘤呈不均匀与渐进性强化方式，坏死区无强化（e-g）。

外形不规则，常有坏死与出血（图8.31、8.32和8.33）。

由于有出血和（或）坏死，ACC典型表现为信号不均[67]。肿瘤呈T1与T2不均匀高信号，反映出肿瘤中央坏死与出血。钆增强影像显示坏死较好，表现为无信号区，而出血则是T1加权常规或脂肪抑制平扫显示好，呈高信号区。虽然伴有中央出血与坏死的大肿瘤为肾上腺皮质癌的特征性表现，类似表现也可见于其他肿瘤，包括肾上腺血管瘤[54]与神经母细胞瘤[68]。

小肿瘤也多呈肿瘤周边强化，强化高于肿瘤中央部分，可能反映了肿瘤易于出现中央坏死[67]。脂肪抑制影像有助于显示大肿瘤与相邻胰腺与肾脏的分界。矢状平面也可帮助显示肿瘤并非起自肾脏。在T2WI上，肿瘤呈高信号，部分反映了肿瘤发生的中央坏死。由于这些肿瘤有功能，病变内可含有细胞浆内脂质区，造成OP影像上不规则信号丢失灶（图8.35）[67, 69]。OP影像上非

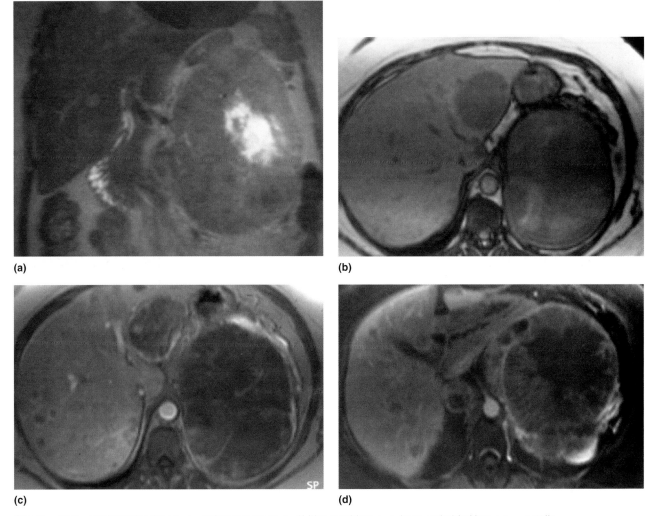

**(a)**

**(b)**

**(c)**

**(d)**

**图8.33** ACC。冠状T2加权ETSE（a），T1加权OP GE（b），钆增强后即刻GE（c）与90s后脂肪抑制GE（d，e）影像。

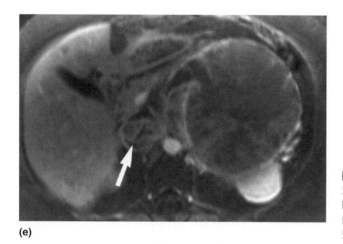

**(e)**

**图8.33（续前）** 左侧肾上腺巨大皮质癌，T2信号不均匀（a）。注射对比剂后，可见不规则环形强化伴明显结节状强化，并持续到增强晚期（c-e）。肿瘤中央区无强化，符合坏死。可见肝脏多发转移瘤。门静脉内瘤栓在钆增强脂肪抑制GE影像上呈有强化的栓塞，显示清楚（箭头，e）。

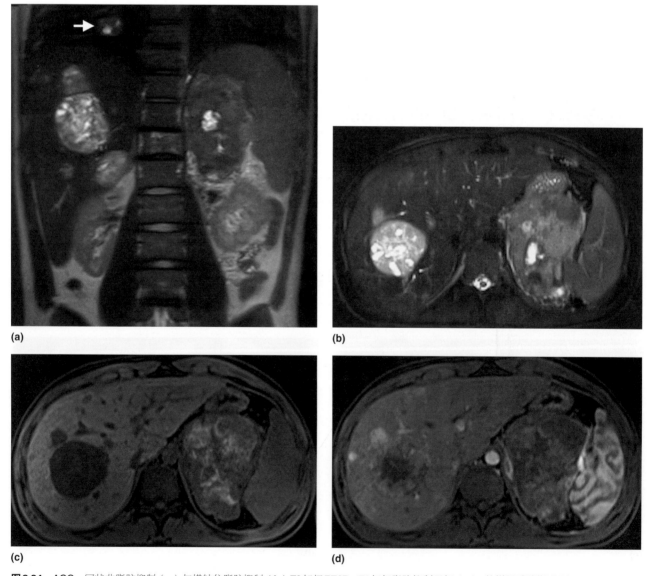

**(a)**    **(b)**

**(c)**    **(d)**

**图8.34** ACC。冠状非脂肪抑制（a）与横轴位脂肪抑制（b）T2加权ETSE，T1加权脂肪抑制平扫（c），钆增强动脉期（d），

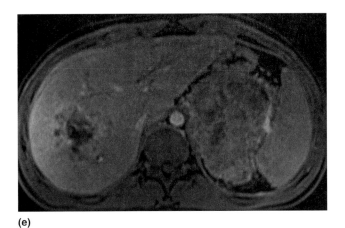

**(e)**

**图8.34（续前）** 与间质期（e）GE影像。可见左侧肾上腺一T2不均匀信号的肿块（a，b）。在T2WI上，肿瘤呈不均匀高信号，是因为肿瘤内有坏死与不同时长的血液分解产物（b）。出血在T1WI呈高信号区。可见肝脏内多发早期不均匀强化的肿瘤（d），影像特点与肾上腺原发肿瘤相似，符合转移瘤。增强晚期，这些肝脏病变的强化消退与背景肝脏呈等信号。右肺基底部可见一个结节（箭头，a），符合转移。

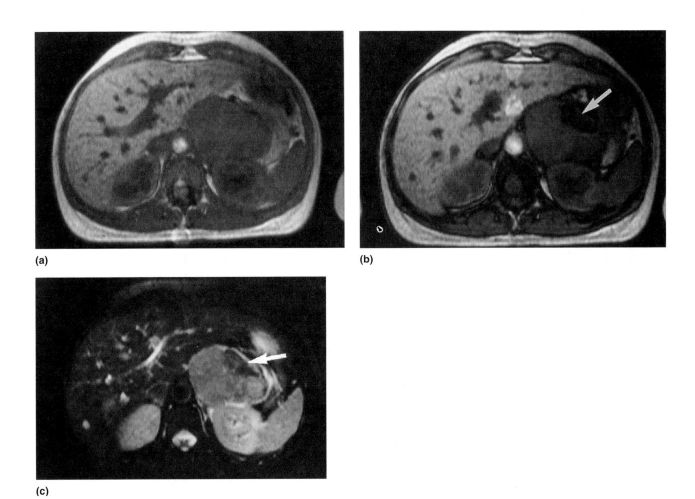

**(a)**　　　　　　　　　　　　　　　　　　　　**(b)**

**(c)**

**图8.35** ACC。女，37岁，T1加权GE（a），T1加权OP GE（b）与T2加权脂肪抑制自旋回波（c）影像。在OP影像上，可见一中等大小的肿瘤相对于IP影像（a）有信号丢失（箭头，b），符合脂肪组织。在脂肪抑制T2加权影像上（c），肿瘤呈高信号，并含有低信号区（箭头，c），代表脂肪与OP影像上的信号减低区相当（b）。（病例来自Schlund et al., 1995 [67]。经John Wiley & Sons允许采用）

均匀性信号减低，体积较大，外缘不规则及有出血或坏死等表现有助于与腺瘤鉴别。手术切除后，可发生局部复发，复发肿瘤呈相似的影像表现。

## 肾上腺髓质肿瘤

肾上腺髓质由来自神经嵴的神经内分泌细胞构成，因而是与广泛分布的所谓副神经节系统的一部分，细胞的组织学与胚胎学与副神经节系统相似。起自肾上腺髓质最有代表性的病变为来自肾上腺副节系统细胞的肿瘤。这些肿瘤包括嗜铬细胞瘤、神经母细胞瘤、神经节瘤与施万细胞瘤。

### 嗜铬细胞瘤

嗜铬细胞瘤可定义为肾上腺髓质的副神经节瘤，为产生儿茶酚胺的肿瘤。镜下，肿瘤细胞排列为界限清楚的细胞巢，周围环绕纤维血管基质。除发现转移外，此种肿瘤没有恶性的形态学标志。约90%的病例嗜铬细胞瘤起自肾上腺髓质，其余10%发生于沿交感链分布的副神经节，主动脉旁或腔静脉旁最为常见，包括祖克坎德耳器（organs of Zuckerkandl，主动脉旁体）（位于主动脉分叉或肠系膜下动脉起始部）。位于纵隔与膀胱壁的肿瘤约占所有嗜铬细胞瘤的2%。大多数肿瘤为单侧发生，发现时直径多大于3cm[70]。约10%的病例嗜铬细胞瘤双侧发生，恶性嗜铬细胞瘤约占10%，最常见的转移部位

为淋巴结、骨与肝脏。起源于肾上腺外的肿瘤恶性比例更高（40%）。嗜铬细胞瘤经典的症状与体征为持续性或发作性高血压，伴有发作性头痛，出汗与心悸三联征。四分之一嗜铬细胞瘤的患者可有肾上腺偶发瘤。大部分有症状的患者尿儿茶酚胺及其代谢产物水平增高，包括香草扁桃酸与甲基福林。ⅡA型或ⅡB型多发内分泌瘤（MEN），神经纤维瘤病，von Hippel-Lindau病与多发皮肤神经瘤患者嗜铬细胞瘤的发生率高。75% MEN Ⅱ型的患者有双侧肿瘤，并极少发生于肾上腺外[71]。可见囊性嗜铬细胞瘤与囊肿鉴别可困难[72]。

嗜铬细胞瘤间质液体间隙大，因而T1低信号，T2高信号为其影像特征（图8.36），可能部分反映了大体或镜下病理所见的坏死、出血或囊变区（图8.37）。虽然嗜铬细胞瘤在T2WI可很亮（称之为典型的"灯泡"征），大多数肿瘤信号不均，为中度高信号，偶尔也可见T2中等信号强度。背景脂肪的信号强度可有不同改变与采集的序列类型有关。嗜铬细胞瘤在非脂肪抑制T2WI多呈较低信号，而在脂肪抑制影像上则信号较高。这与信号强度重新标度作用有关，反映了背景脂肪的信号强度；当脂肪较暗时，肾上腺肿瘤的信号强度重新标度，表现得更亮些。MRI可为嗜铬细胞瘤检查的首选技术，因为虽然此种肿瘤的大小、位置不同，在T2WI上均常表现为高信号[73]。因而小的肾上腺外病变在T2WI上显示清楚明显，通常易与其他结构，如低信号的淋巴结及肠道鉴别。在T2WI上，

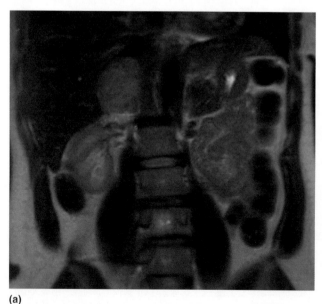

**(a)**

**(b)**

**图8.36　嗜铬细胞瘤。**冠状非脂肪抑制（a）与横轴位脂肪抑制（b）T2加权ETSE，

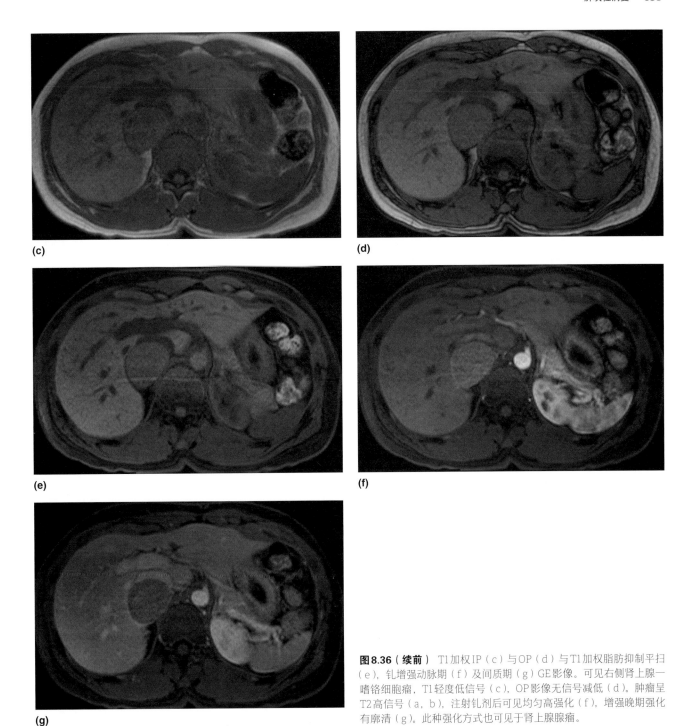

(c)

(d)

(e)

(f)

(g)

**图8.36（续前）** T1加权IP（c）与OP（d）与T1加权脂肪抑制平扫（e），钆增强动脉期（f）及间质期（g）GE影像。可见右侧肾上腺一嗜铬细胞瘤，T1轻度低信号（c），OP影像无信号减低（d）。肿瘤呈T2高信号（a，b），注射钆剂后可见均匀高强化（f），增强晚期强化有廓清（g）。此种强化方式也可见于肾上腺腺瘤。

囊性嗜铬细胞瘤表现为与脑脊液相同的高信号[74]。由于肾上腺嗜铬细胞瘤起自肾上腺髓质而非富含胆固醇的皮质，嗜铬细胞瘤在OP影像信号丢失罕见。因此，如果化学位移MR确定肾上腺病变内有脂质，便可十分有信心地除外嗜铬细胞瘤。嗜铬细胞瘤强化方式不一，但钆增强即刻期多呈高强化（图8.36、8.38），也可见到轻度到中度强化，伴较晚的间质期渐进性强化（图8.39）。肾上腺外嗜铬细胞瘤也可见到相似影像表现（图8.40、8.41）。

### 神经母细胞瘤、神经节胶质瘤、神经节神经母细胞瘤和神经鞘瘤

这组肿瘤由一系列不同病变构成，从一端的原发性神经母细胞瘤到另一端的分化良好，成熟的神经节瘤。细胞学中度成熟的肿瘤称之为节神经母细胞瘤。

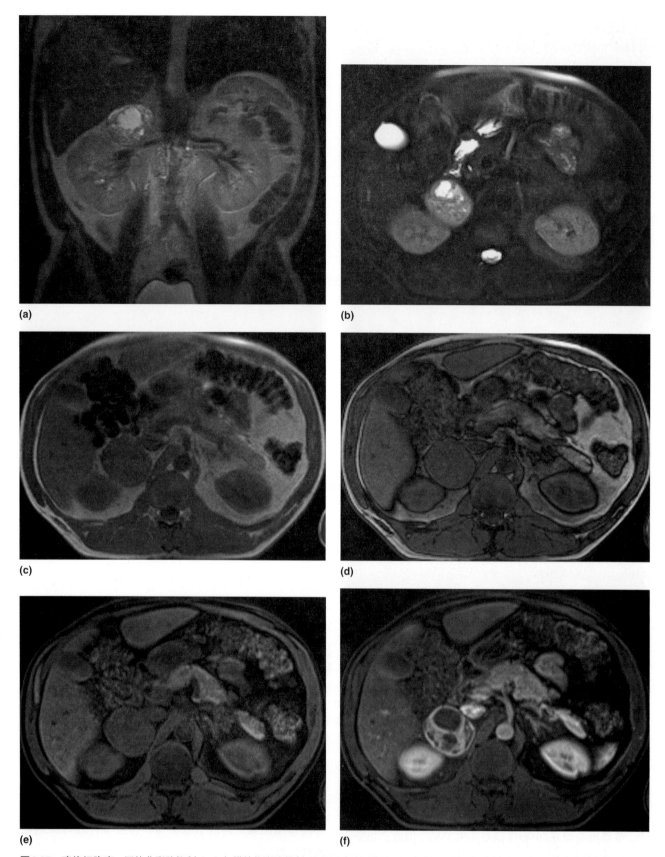

**图8.37　嗜铬细胞瘤。**冠状非脂肪抑制（a）与横轴位脂肪抑制（b）T2加权ETSE，T1加权IP（c）与OP（d），T1加权脂肪抑制平扫（e），钆增强动脉期（f）

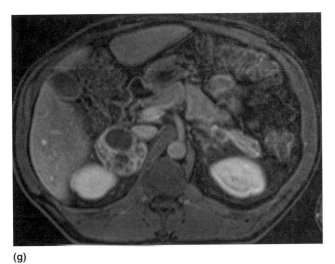

(g)

图8.37（**续前**）　与间质期（g）GE影像。可见右侧肾上腺一4cm大小嗜铬细胞瘤，呈T1低信号（c），OP影像上无信号减低（d）。在T2WI上肿瘤呈不均匀高信号，伴有囊变区（a，b）。注射对比剂后可见明显不规则环形强化（f），增强晚期强化轻度减低（g）。注意囊性退变区无强化。

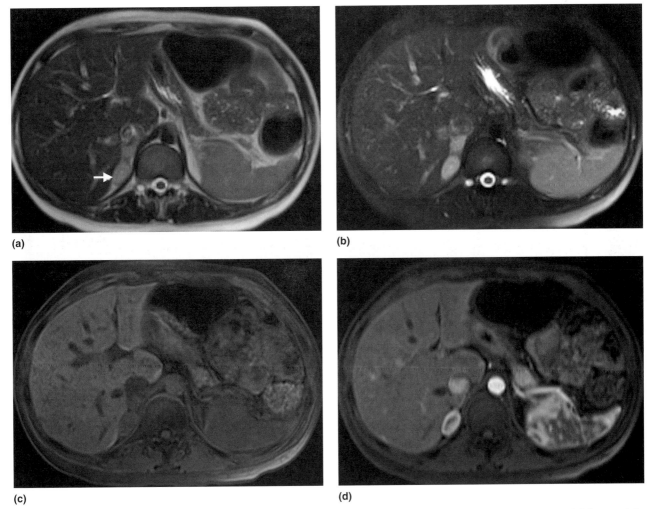

(a)　(b)

(c)　(d)

**图8.38**　**嗜铬细胞瘤**。横轴位非脂肪抑制（a）与横轴位脂肪抑制（b）T2加权ETSE，T1加权脂肪抑制平扫（c），钆增强动脉期（d）与间质期（e）GE影像。可见右侧肾上腺一2cm大小嗜铬细胞瘤（箭头，a），呈T2高信号（a，b），T1低信号（c）。增强早期肿瘤明显不规则环形强化（d）

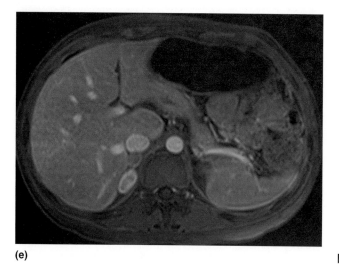

(e)

图8.38（续前） 增强晚期信号强度轻度减低（e）。

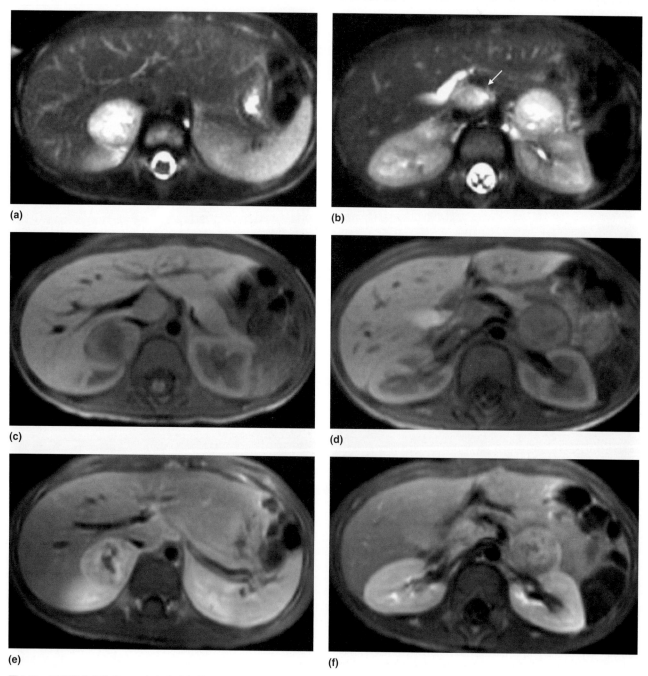

(a)

(b)

(c)

(d)

(e)

(f)

图8.39 双侧嗜铬细胞瘤。T2加权脂肪抑制SS-ETSE（a，b），T1加权GE（c，d），钆增强后即刻（e，f）

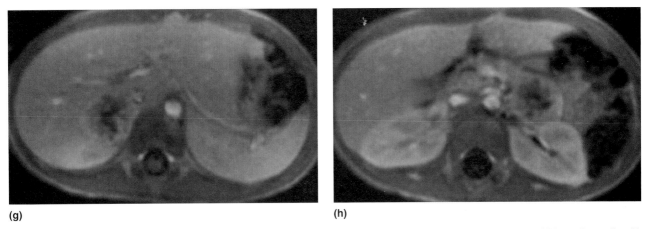

**(g)**　　　　　　　　　　　　　　　　　　**(h)**

**图 8.39（续前）** 与晚期（g，h）T1 加权脂肪抑制 GE 影像，显示双侧嗜铬细胞瘤。两病变均呈 T2 高信号（a，b），钆增强早期呈早期不均匀强化（e，f），增强晚期持续强化（g，h）。病变内可见中央坏死。注意另可见一肾上腺外嗜铬细胞瘤（箭头，b）。

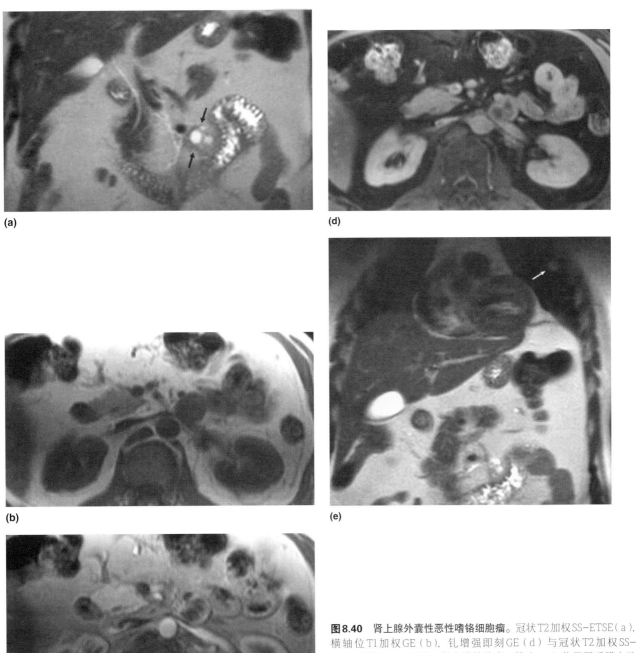

**(a)**　　　　　　　　　　　　　　　　　　**(d)**

**(b)**　　　　　　　　　　　　　　　　　　**(e)**

**(c)**

**图 8.40** **肾上腺外囊性恶性嗜铬细胞瘤。**冠状 T2 加权 SS-ETSE（a），横轴位 T1 加权 GE（b），钆增强即刻 GE（d）与冠状 T2 加权 SS-ETSE 影像（e）。可见一肾上腺外肿瘤（箭头，a）位于肠系膜上动脉与十二指肠空肠曲之间，边界清楚，SS-ETSE 影像上可见极高信号的 2 个囊变区（a，e）。肿瘤呈 T1 低信号（b），钆增强即刻期明显不均匀强化（c），钆增强间质期脂肪抑制 GE 影像可见强化持续（d）。冠状 T2 加权 SS-ETSE 影像上可见肺内一转移结节（箭头，e）。

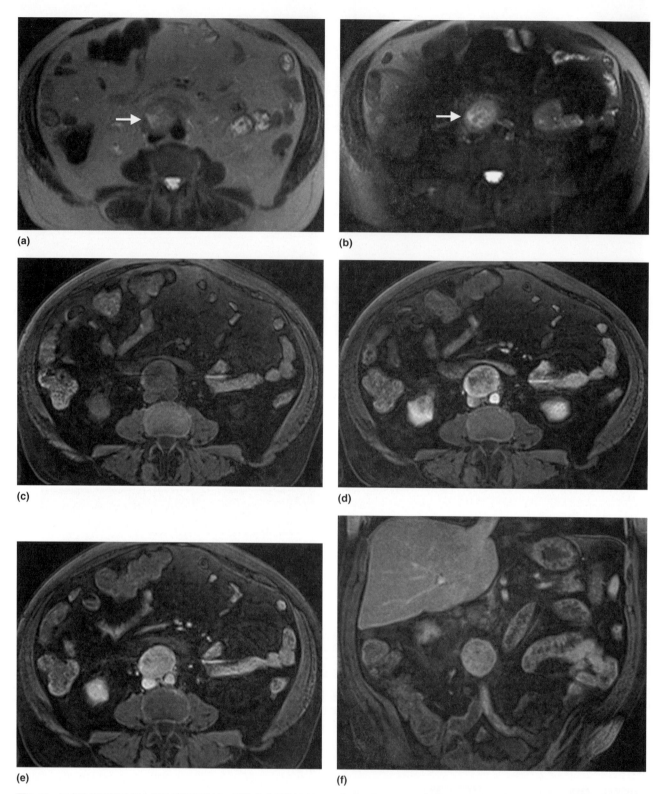

**图8.41** 祖克坎德耳器的肾上腺外嗜铬细胞瘤。横轴位非脂肪抑制（a）与脂肪抑制（b）T2加权ETSE，T1加权脂肪抑制平扫（c），钆增强动脉期（d），间质期（e）与冠状间质期（f）GE影像。可见一肾上腺外嗜铬细胞瘤（箭头，a，b）位于肠系膜下动脉的起始部，呈T2中度高信号（a，b），T1轻度低信号（c）。注射钆剂后可见不均匀高强化（d），增强延迟影像可见持续强化（e，f）。

神经母细胞瘤为5岁以下儿童最常见的实性肿瘤之一[75]。肿瘤来源于神经嵴细胞，最常起自肾上腺髓质或腹膜后组织旁细胞（图8.42、8.43）。年龄较大的患者，肾上腺外肿瘤的发生率增高[76]。由于神经母细胞瘤最常发生于婴儿，肿瘤位于肾上腺外时，虽然较肾上腺少

见，婴儿也相对常见（图8.44）。

肿瘤最常见的转移部位包括骨骼系统，肝（图8.44）与淋巴结。肿瘤一般呈T2高信号，钆增强后有强化。向神经管内扩展延伸为此种肿瘤的特点。进展期肿瘤常见包裹主动脉与下腔静脉（图8.45）。MRI评价这些主要为

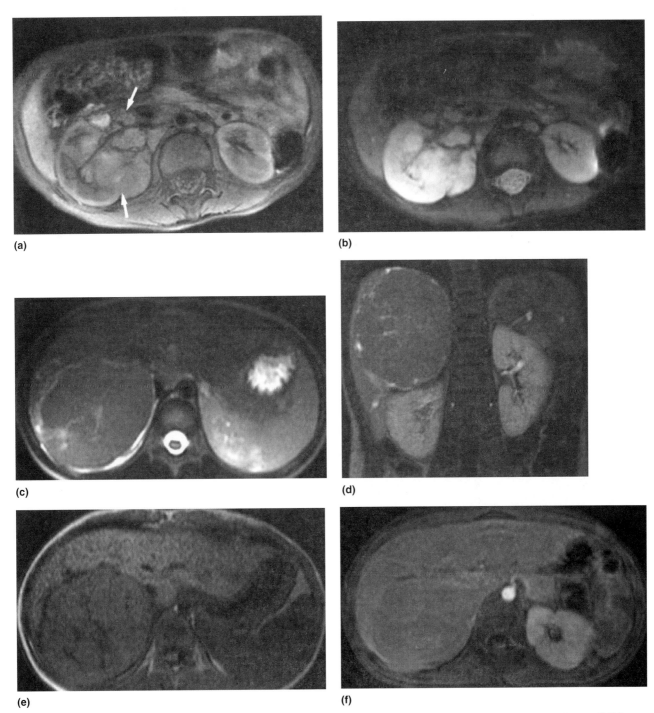

**图8.42　神经母细胞瘤。**T1加权GE（a）与T2加权脂肪抑制ETSE（b）影像。可见右侧肾上腺神经母细胞瘤，侵犯右肾（箭头，a）。横轴位（c）与冠状（d）T2加权SS-ETSE，横轴位MP快速GE（e）与横轴位T1加权增强间质期GE（f）影像，显示神经母细胞瘤起自右侧肾上腺。肿瘤呈T2中等信号（c，d）与T1低信号（e），钆增强后明显强化（f）。肿瘤压迫右肾。

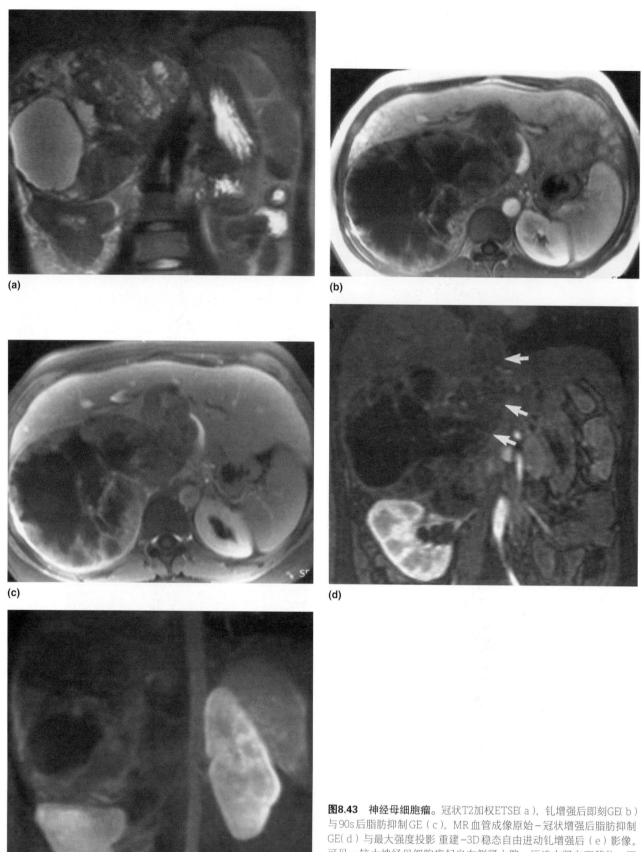

**图8.43** 神经母细胞瘤。冠状T2加权ETSE( a )，钆增强后即刻GE( b )与90s后脂肪抑制GE ( c )，MR血管成像原始－冠状增强后脂肪抑制GE( d ) 与最大强度投影 重建－3D稳态自由进动钆增强后（e）影像。可见一较大神经母细胞瘤起自右侧肾上腺，压迫右肾向下移位，压迫肝脏向前移位。肿瘤信号不均，伴T2高信号区（a）。注射钆剂后，可见不规则周边与内部分隔强化，伴中央无强化的坏死区（b，c）。出血、坏死与囊变区可使肿瘤体积增大。MR血管成像显示下腔静脉内瘤栓延伸至右心房（箭头，d）。

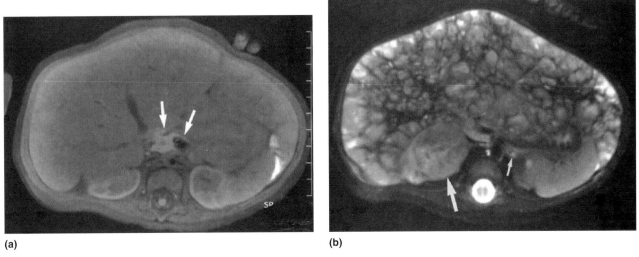

**(a)**                                                                        **(b)**

**图8.44　神经母细胞瘤肝转移。** T1加权脂肪抑制自旋回波（a）与T2加权脂肪抑制ETSE（b）影像。肝脏明显增大，压迫胰腺（箭头，a），可见肝内多发转移瘤，呈T1轻度低信号，T2明显高信号。原发肿瘤位于右侧肾上腺（大箭头，b）并累及对侧的左肾上腺（小箭头，b），信号强度相似。神经母细胞瘤好发局部浸润，淋巴结转移与肝脏、肺与骨的血行播散。

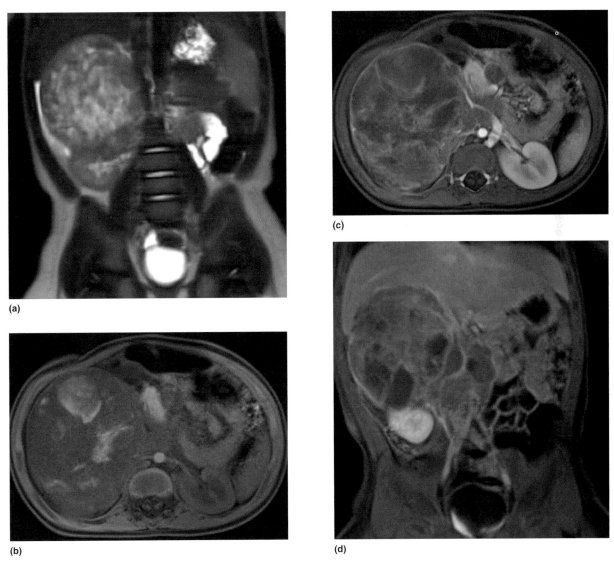

**(a)**

**(b)**                                                                        **(c)**

                                                                               **(d)**

**图8.45　巨大神经母细胞瘤。** 冠状T2加权ETSE（a），横轴位脂肪抑制平扫（b），钆增强后首过（c）与冠状第3过（d）T1加权放射采集3D-GE影像。可见右侧肾上腺一巨大肿块压迫右肾向下移位（a,d），包绕主动脉与IVC。肿瘤呈多分叶状，T2（a）与T1信号不均，伴出血区，钆增强影像上可见不规则强化（c，e）。

儿科患者的原发肿瘤与转移瘤特别有效，因为这些患者体脂极少，而MRI的软组织间对比分辨率高。直接多平面成像使MRI在显示肿瘤蔓延进入神经管，侵犯如肝脏等相邻器官与显示相对于膈的位置上优于CT[75]（图8.45、8.46）。T2加权脂肪抑制自旋回波与T1加权脂肪抑制自旋回波平扫与增强后扫描，横轴位与矢状平面可很好显示肿瘤。一般推荐采用脂肪抑制自旋回波影像而非脂肪抑制GE技术是因为患者往往很小，不能合作屏气，自旋回波影像信噪比较高，可改进小儿的影像质量。神经母细胞瘤的MRI表现可与成年患者的肾上腺皮质癌鉴别（图8.43、8.45）。

与神经母细胞瘤不清，节神经瘤典型发生于老年患者[77]。虽然所有肿瘤均可包裹血管[75]，神经节神经母细胞瘤与节神经瘤多较小，界限清楚（图8.47）。在MR影像上，肿瘤呈T1中等信号，T2轻度不均匀高信号。钆增强后肿瘤轻度不均匀中度强化。肾上腺神经鞘瘤（图8.48）也极为少见。

## 淋巴瘤

肾上腺原发淋巴瘤为一罕见的结外淋巴瘤，仅占结外淋巴瘤的3%[78]。播散性恶性淋巴瘤的患者有时可见肾上腺继发性受累。也有文献报告肾上腺周围性淋巴瘤

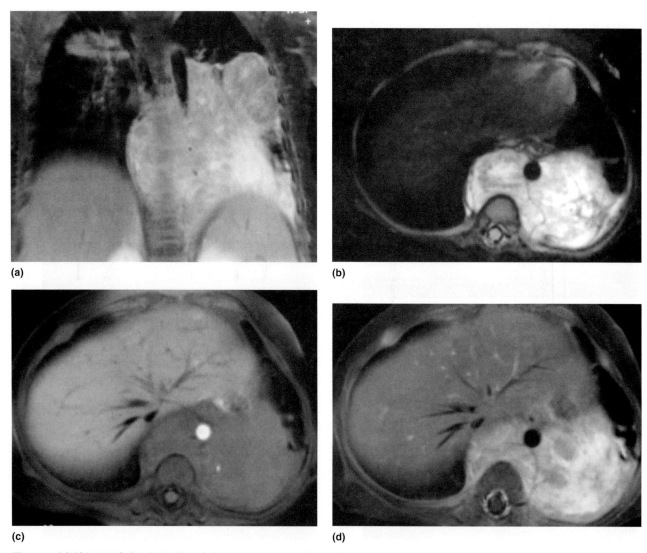

(a)　　(b)

(c)　　(d)

**图8.46　胸部神经母细胞瘤。**胸部冠状T2加权ETSE（a），T2加权脂肪抑制ETSE（b），T1加权GE（c）与钆增强后90s脂肪抑制自旋回波（d）影像。可见一巨大不均匀高信号肿块起自左半胸并向膈脚后间隙延伸，包裹降主动脉（b-d）。注射对比剂后间质期，肿瘤呈弥漫性轻度不均匀强化（d）。后纵隔为继肾上腺后神经母细胞瘤第二最常见的发生部位。

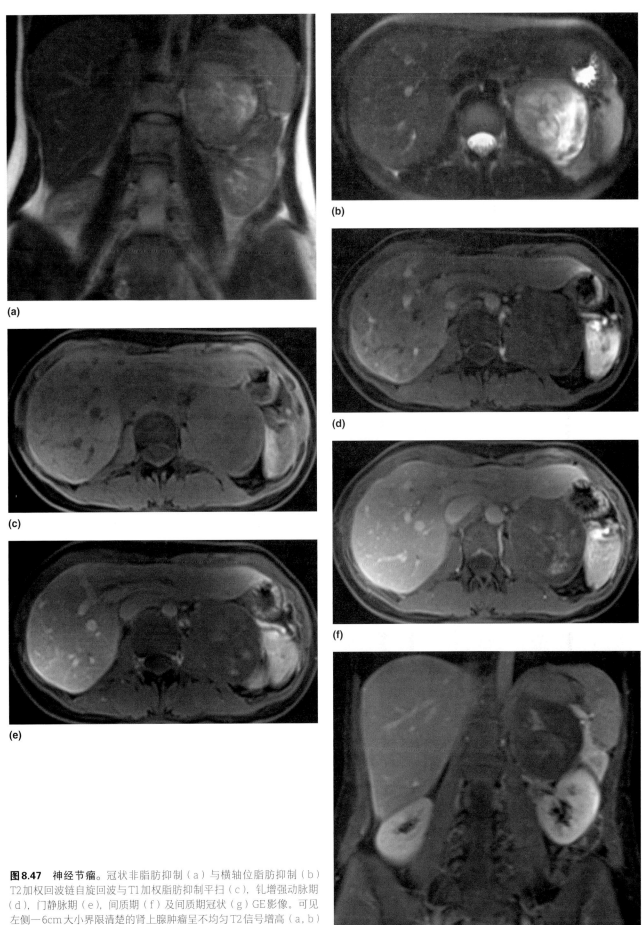

(a)

(b)

(c)

(d)

(e)

(f)

(g)

**图 8.47** **神经节瘤**。冠状非脂肪抑制（a）与横轴位脂肪抑制（b）T2加权回波链自旋回波与T1加权脂肪抑制平扫（c），钆增强动脉期（d），门静脉期（e），间质期（f）及间质期冠状（g）GE影像。可见左侧一6cm大小界限清楚的肾上腺肿瘤呈不均匀T2信号增高（a，b）与T1低信号。增强动脉期（d）肿瘤不均匀微弱强化，增强晚期呈渐进性中央强化（e-g）。

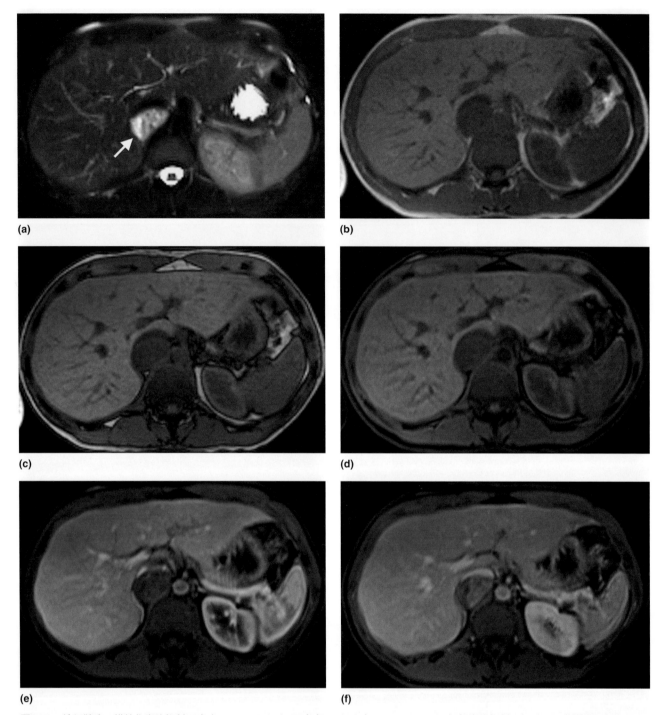

**图8.48　神经鞘瘤。** 横轴位脂肪抑制T2加权SS-ETSE（a），T1加权IP（b）与OP GE（c），T1加权脂肪抑制平扫（d），钆增强即刻（e）及延迟期（f）GE影像。可见右侧一不均信号肿块，呈T2高信号（箭头，a），OP影像上无信号减低（c）。钆增强早期肿瘤显示不均匀微弱强化（e），增强晚期可见渐进性强化（f）。组织病理诊断为神经鞘瘤。

与肾上腺皮质肿瘤相似[79]。肾上腺可单侧受累也可双侧受累，非霍奇金淋巴瘤为最常见的细胞类型[80]。腹膜后淋巴结肿大为常见的相关表现。原发性肾上腺淋巴瘤一般表现为巨大软组织肿块取代了肾上腺，诊断时常超过6cm大小[81]。尽管肿瘤体积巨大，影像常可见到正常肾上腺保持自然的三角形外形[78]。肿瘤呈T1中等信号强度，T2通常为中度高信号[78]。钆增强后表现不一，但增强后即刻扫描通常强化轻微，延迟期强化增高（图8.49），为淋巴瘤典型的强化方式。淋巴瘤一般强化均匀或仅有肿瘤基质轻度不均匀强化，反映了淋巴瘤，甚至

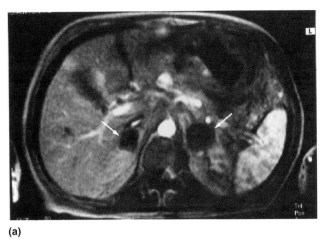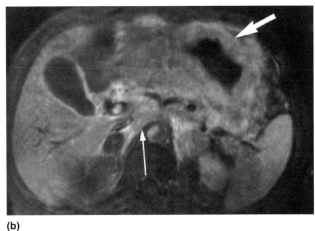

**(a)**　　　　　　　　　　　　　　　　　　　　　　　　**(b)**

**图8.49**　**肾上腺淋巴瘤**。钆增强后即刻GE（a）与4min脂肪抑制自旋回波（b）影像。可见累及双侧肾上腺的淋巴瘤在钆增强后即刻影像上显示强化微弱（箭头，a）。在较晚的增强间质期影像上，可见肿瘤轻度弥漫性不均匀强化（b）。仅观察钆增强后即刻扫描影像，由于肿瘤乏血管，肾上腺淋巴瘤可能与囊肿相混淆。可见弥漫性胃壁受累（大箭头，b）与腹膜后淋巴结肿大（细箭头，b）。

肿瘤较大时出血或坏死也相对罕见。这种特点有助于淋巴瘤与转移瘤及原发性肾上腺皮质癌鉴别，因为其他肿瘤有坏死时，可见T2高信号的坏死区，钆增强后无强化。

## 其他病变

### 炎性疾病

　　肉芽肿性疾病可累及肾上腺，最常见的疾病为结核，其次为组织胞浆菌病与芽生菌病，均无脓肿形成。双侧肾上腺弥漫性肿大为最常见的影像表现，偶尔可见肿块样增大。病变一般T1与T2信号轻度不均[82]，钆增强早期轻度不均匀强化，常见强化随时间增高。OP影像上无信号减低。

　　肾上腺脓肿罕见，最常见于新生儿与婴儿肾上腺出血合并感染，但也可见于肾上腺活检后。成人肾上腺脓肿更多见于免疫抑制的患者（图8.50）。感染的机制推测为全身性感染累及双侧肾上腺。肾上腺脓肿的表现不一，一般表现为厚壁，周边有强化的病变，伴T2高信号的中央脓腔。依据临床与MR表现通常可做出正确诊断。

### 肾上腺出血

　　肾上腺出血继发于出血体质，包括抗凝治疗，严重应激，失血继发低血压（手术，分娩或败血症）或外伤[83, 84]。应激包括近期手术，器官衰竭，败血症与妊娠。原发性

抗磷脂综合征患者可发生肾上腺梗死，伴或不伴有MR可发现的出血，出血可蔓延到肾周间隙[85]。由于肾上腺出血临床表现可无特异性，而双侧出血又可造成致命的急性肾上腺功能减退，断层影像及时发现出血至关重要。急性肾上腺出血可见一些征象，包括肾上腺周围渗出，活动性血管外及腹膜后出血与肾上腺保持大致正常的外形。出血常持续，直至肾上腺增大超出肾上腺正常外形，形成腺体圆形或卵圆形的血肿[83]。血肿的大小不一，可从数厘米至超过10 cm大小（图8.51）。肾上腺血肿MRI检出的敏感性非常高，优于CT检查。亚急性（>3天）与亚急性晚期（>7天）的血肿呈T1高信号，T1加权脂肪抑制影像上病变的高信号更为明显（图8.52）。随时间延长而病变体积减小，有助于证实肾上腺肿大的病因为血肿（图8.53）。肝移植后的患者可发生肾上腺血肿，可表现为肾上腺肿块。移植后3～4周，MRI可见病变呈明显T2高信号伴有低信号的包膜。

### 艾迪生病（Addison disease）

　　艾迪生病为肾上腺功能减退造成的。肾上腺断层影像表现可有助于诊断病变的原因。肾上腺萎缩提示可能为自身免疫性疾病或垂体功能减退。肾上腺出血MR T1WI显示双侧肾上腺增大，呈明显高信号，易于诊断；而肾上腺增大不伴有出血则提示肉芽肿性疾病。转移瘤很少引起肾上腺功能减退，而且肾上腺呈肿块状改变。

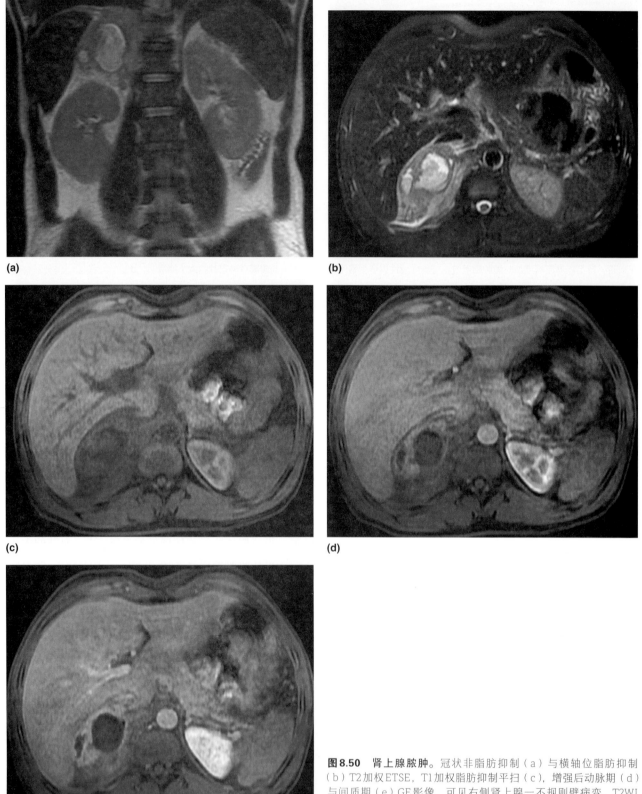

(a)

(b)

(c)

(d)

(e)

**图8.50　肾上腺脓肿。**冠状非脂肪抑制（a）与横轴位脂肪抑制（b）T2加权ETSE，T1加权脂肪抑制平扫（c），增强后动脉期（d）与间质期（e）GE影像。可见右侧肾上腺一不规则壁病变。T2WI可见病变的囊性改变（a，b），病变呈渐进性周边强化（d，e）。病变经手术切除，最终诊断为脓腔。临床表现与MRI所见通常可做出正确诊断。

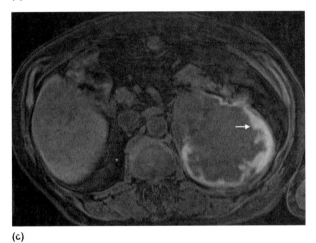

(a)

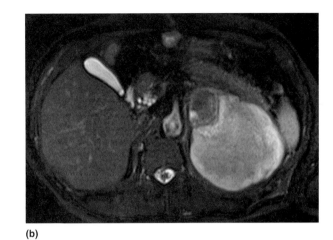

(b)

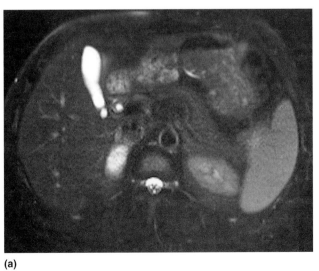

(c)

**图8.51　肾上腺巨大血肿。**冠状非脂肪抑制（a）与横轴位脂肪抑制（b）T2加权ETSE，T1加权脂肪抑制平扫（c）GE影像，可见左侧肾上腺T2不均匀高信号巨大肿块（a，b），T1加权平扫呈周边不规则环状高信号（箭头，c），代表亚急性晚期的出血。增强后影像显示病变无强化（未展示），符合肾上腺血肿。T1加权脂肪抑制平扫显示周边高信号环代表细胞外高铁血红蛋白，为亚急性血肿的病理特异性征象。

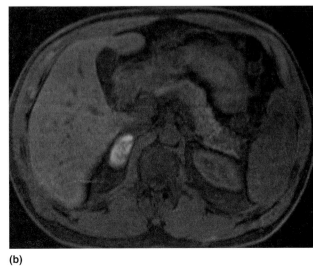

(a)　　　　　　　　　　　　　　　　　　　　　　　　(b)

**图8.52　肾上腺出血。**横轴位脂肪抑制（a）T2加权ETSE，T1加权脂肪抑制平扫（b），

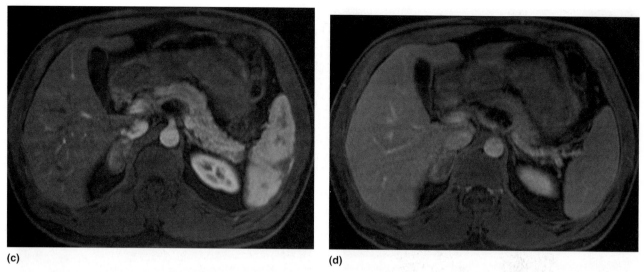

**(c)**　　　　　　　　　　　　　　　　**(d)**

**图8.52（续前）** 增强动脉期（c）与间质期（d）GE影像。起自右侧肾上腺的肿块呈T1高信号，T2不均匀高信号，代表亚急性晚期出血。增强后影像未见强化（c，d），符合肾上腺血肿。

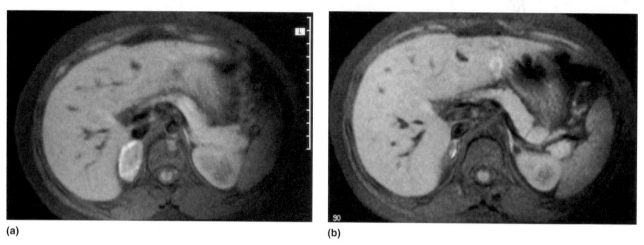

**(a)**　　　　　　　　　　　　　　　　**(b)**

**图8.53　肾上腺出血。** T1加权脂肪抑制自旋回波影像（a）与7周后T1加权脂肪抑制自旋回波影像（b）。腹部外伤后1周采集的T1加权脂肪抑制影像（a）显示右侧肾上腺肿块，伴周边高信号环，为亚急性血肿的典型表现。7周后，肿块变小并保持高信号，代表持续存在的细胞外高铁血红蛋白（b）。

# 展　望

　　采用相控阵线圈最新的MR设备可采集空间分辨率更高的MR影像。运动耐受序列的进展，如MPGE与放射采集3D-GE可在自由呼吸状态下扫描，对于不能保持静止的患者，特别是不能屏气患者的检查很有价值。将来，不断改进的扫描序列技术与运动耐受MRI结合，可改进不能合作患者肾上腺的MR评价，最终获得与合作患者常规MRI肾上腺检查相同的影像质量。

（Miguel Ramalho，António Matos，Ersan Altun
和 Richard C. Semelka）

# 参考文献

1. Krestin GP, Steinbrich W, Friedmann G. Adrenal masses: evaluation with fast gradient-echo MR imaging and Gd-DTPA-enhanced dynamic studies. *Radiology* 171(3): 675–680, 1989.
2. Krestin GP, Freidmann G, Fishbach R, et al. Evaluation of adrenal masses in oncologic patients: dynamic contrast-enhanced MR vs. CT. *J Comput Assist Tomogr* 15(1): 104–110, 1991.
3. Semelka RC, Shoenut JP, Lawrence PH, et al. Evaluation of adrenal masses with gadolinium enhancement and fat-suppressed MR imaging. *J Magn Reson Imaging* 3(2): 337–343, 1993.
4. Mitchell DG, Crovello M, Matteucci T, et al. Benign adrenocortical masses: diagnosis with chemical shift MR imaging. *Radiology* 185(2): 345–351, 1992.
5. Tsushima Y, Ishizaka H, Matsumoto M. Adrenal masses: differentiation with chemical shift, fast low-angle shot MR imaging. *Radiology* 186(3): 705–709, 1993.
6. Reinig JW, Stutley JE, Leonhardt CM, et al. Differentiation of adrenal

masses with MR imaging: comparison of techniques. *Radiology* 192(1): 41–46, 1994.

7. Bilbey JH, McLoughlin RF, Kurkjian PS, et al. MR imaging of adrenal masses: value of chemical-shift imaging for distinguishing adenomas from other tumors. *AJR Am J Roentgenol* 164(3): 637–642, 1995.

8. Outwater EK, Siegelman ES, Huang AB, Birnbaum BA. Adrenal masses: correlation between CT attenuation value and chemical shift ratio at MR imaging with in-phase and opposed-phase sequences. *Radiology* 200(3): 749–752, 1996.

9. Mayo-Smith WW, Lee MJ, McNicholas MM, et al. Characterization of adrenal masses (<5 cm) by use of chemical shift MR imaging: observer performance versus quantitative measures. *AJR Am J Roentgenol* 165(1): 91–95, 1995.

10. Outwater EK, Siegelman ES, Radecki PD, et al. Distinction between benign and malignant adrenal masses: value of T1-weighted chemical-shift MR imaging. *AJR Am J Roentgenol* 165(3): 579–583, 1995.

11. Korobkin M, Lombardi TJ, Aisen AM, et al. Characterization of adrenal masses with chemical shift and gadolinium-enhanced MR imaging. *Radiology* 197(2): 411–418, 1995.

12. Schwartz LH, Panicek DM, Koutcher JA, et al. Echoplanar MR imaging for characterization of adrenal masses in patients with malignant neoplasms: preliminary evaluation of calculated T2 relaxation values. *AJR Am J Roentgenol* 164(4): 911–915, 1995.

13. Haider MA, Ghai S, Jhaveri K, Lockwood G. Chemical shift MR imaging of hyperattenuating (>10 HU) adrenal masses: does it still have a role? *Radiology* 231(3): 711–716, 2004.

14. Namimoto T, Yamashita Y, Mitsuzaki K, et al. Adrenal masses: quantification of fat content with double-echo chemical shift in-phase and opposed-phase FLASH MR images for differentiation of adrenal adenomas. *Radiology* 218(3): 642–646, 2001.

15. Gabriel H, Pizzitola V, McComb EN, et al. Adrenal lesions with heterogeneous suppression on chemical shift imaging: clinical implications. *J Magn Reson Imaging* 19(3): 308–316, 2004.

16. Mitchell DG, Nascimento AB, Alam F, et al. Normal adrenal gland: in vivo observations, and high-resolution in vitro chemical shift MR imaging—histologic correlation. *Acad Radiol* 9(4): 430–436, 2002.

17. Fujiyoshi F, Nakajo M, Fukukura Y, Tsuchimochi S. Characterization of adrenal tumors by chemical shift fast low-angle shot MR imaging: comparison of four methods of quantitative evaluation. *AJR Am J Roentgenol* 180(6): 1649–1657, 2003.

18. Ramalho M, de Campos RO, Heredia V, et al. Characterization of adrenal lesions with 1.5-T MRI: preliminary observations on comparison of three in-phase and out-of-phase gradient-echo techniques. *AJR Am J Roentgenol* 197(2): 415–423, 2011.

19. Miller FH, Wang Y, McCarthy RJ, et al. Utility of diffusion-weighted MRI in characterization of adrenal lesions. *AJR Am J Roentgenol* 194. W179–W185, 2010.

20. Tsushima Y, Takahashi-Taketomi A, Endo K. Diagnostic utility of diffusion-weighted MR imaging and apparent diffusion coefficient value for the diagnosis of adrenal tumors. *J Magn Reson Imaging* 29: 112–117, 2009.

21. Sandrasegaran K, Patel AA, Ramaswamy R, et al. Characterization of adrenal masses with diffusion-weighted imaging. *AJR Am J Roentgenol* 197: 132–138, 2011.

22. Small WC, Bernardino ME. Gd-DTPA adrenal gland enhancement at 1.5 T. *Magn Reson Imaging* 9(3): 309–312, 1991.

23. Goncalves Neto JA, Altun E, Vaidean G, et al. Early contrast enhancement of the liver: exact description of subphases using MRI. *Magn Reson Imaging* 27(6): 792–800, 2009.

24. Israel GM, Korobkin M, Wang C, et al. Comparison of unenhanced CT and chemical shift MRI in evaluating lipid-rich adrenal adenomas. *AJR Am J Roentgenol* 183(1): 215–219, 2004.

25. Outwater EK, Mitchell DG. Differentiation of adrenal masses with chemical shift MR imaging. *Radiology* 193(3): 877–878, 1994.

26. Merkle EM, Schindera ST. MR imaging of the adrenal glands: 1.5 T versus 3 T. *Magn Reson Imaging Clin N Am* 15(3): 365–372, vii, 2007.

27. Nakamura S, Namimoto T, Morita K, et al. Characterization of adrenal lesions using chemical shift MRI: comparison between 1.5 tesla and two echo time pair selection at 3.0 tesla MRI. *J Magn Reson Imaging* 35(1): 95–102, 2012.

28. Ferreira, A., Ramalho, M., de Campos, RO., et al. Comparison of T1-weighted in- and out-of-phase single shot magnetization-prepared gradient-recalled-echo with three-dimensional gradient-recalled-echo at 3.0 tesla: Preliminary observations in abdominal studies. *J Magn Reson Imaging* 35(5): 1187–1195, 2011.

29. Marin D, Dale BM, Bashir MR, et al. Effectiveness of a three-dimension-al dual gradient echo two-point Dixon technique for the characterization of adrenal lesions at 3 tesla. *Eur Radiol* 22(1): 259–268, 2012.

30. Basaran C, Karcaaltincaba M, Akata D, et al. Fat-containing lesions of the liver: cross-sectional imaging findings with emphasis on MRI. *AJR Am J Roentgenol* 184: 1103–1110, 2005.

31. Martin J, Sentis M, Zidan A, et al. Fatty metamorphosis of hepatocellular carcinoma: detection with chemical shift gradient-echo MR imaging. *Radiology* 195: 125–130, 1995.

32. Outwater EK, Bhatia M, Siegelman ES, et al. Lipid in renal clear cell carcinoma: detection on opposed-phase gradient-echo MR images. *Radiology* 205: 103–107, 1997.

33. Sydow BD, Rosen MA, Siegelman ES. Intracellular lipid within metastatic hepatocellular carcinoma of the adrenal gland: a potential diagnostic pitfall of chemical shift imaging of the adrenal gland. *AJR Am J Roentgenol* 187: W550–W551, 2006.

34. Kreft B, Zhou H, Albers P. Adrenal gland metastasis of clear-cell renal cell carcinoma: a diagnostic problem in chemical-shift MRT imaging. *Rofo* 175: 1275–1277, 2003 (in German).

35. Shinozaki K, Yoshimitsu K, Honda H, et al. Metastatic adrenal tumor from clear-cell renal cell carcinoma: a pitfall of chemical shift MR imaging. *Abdom Imaging* 26: 439–442, 2001.

36. Mayo-Smith, WW, Boland GW, Noto RB, Lee MF. State-of-the-art adrenal imaging. *Radiographics* 21: 995–1012, 2001.

37. Chung JJ, Semelka RC, Martin DR. Adrenal adenomas: characteristic postgadolinium capillary blush on dynamic MR imaging. *J Magn Reson Imaging* 13(2): 242–248, 2001.

38. Baker ME, Blinder R, Spritzer C, et al. MR evaluation of adrenal masses at 1.5 T. *AJR Am J Roentgenol* 153(2): 307–312, 1989.

39. Kier R, McCarthy S. MR characterization of adrenal masses: field strength and pulse sequence considerations. *Radiology* 171(3): 671–674, 1989.

40. Rodacki K, Ramalho M, Dale BM, et al. Combined chemical shift imaging with early dynamic serial gadolinium-enhanced MRI in the characterization of adrenal lesions. *AJR Am J Roentgenol* 203(1), 99–106, 2014.

41. Rockall AG, Babar SA, Sohaib SA, et al. CT and MR imaging of the adrenal glands in ACTH-independent Cushing syndrome. *Radiographics* 24(2): 435–452, 2004.

42. Matsuda T, Abe H, Takase M, et al. Case of combined adrenal cortical adenoma and myelolipoma. *Pathol Int* 54(9): 725–729, 2004.

43. Newhouse JH, Heffess CS, Wagner BJ, et al. Large degenerated adrenal adenomas: radiologic–pathologic correlation. *Radiology* 210(2): 385–391, 1999.

44. Ikeda DM, Francis IR, Glazer GM, et al. The detection of adrenal tumors and hyperplasia in patients with primary aldosteronism: comparison of scintigraphy, CT, and MR imaging. *AJR Am J Roentgenol* 153(2): 301–306, 1989.

45. Lingam RK, Sohaib SA, Rockall AG, et al. Diagnostic performance of CT versus MR in detecting aldosterone-producing adenoma in primary hyperaldosteronism (Conn's syndrome). *Eur Radiol* 14(10): 1787–1792, 2004.

46. Ichikawa T, Ohtomo K, Uchiyama G, et al. Adrenal adenomas: characteristic hyperintense rim sign on fat-saturated spin-echo MR images. *Radiology* 193(1): 247–250, 1994.

47. Dieckmann KP, Hamm B, Pickartz H, et al. Adrenal myelolipoma: clinical, radiologic, and histologic features. *Urology* 29(1): 1–8, 1987.

48. Rao P, Kenney PJ, Wagner BJ, Davidson AJ. Imaging and pathologic features of myelolipoma. *Radiographics* 17(6): 1373–1385, 1997.

49. Otal P, Escourrou G, Mazerolles C, et al. Imaging features of uncommon adrenal masses with histopathologic correlation. *Radiographics* 19(3): 569–581, 1999.

50. Cyran KM, Kenney PJ, Memel DS, Yacoub I. Adrenal myelolipoma. *AJR Am J Roentgenol* 166(2): 395–400, 1996.

51. Casey LR, Cohen AJ, Wile AG, Dietrich RB. Giant adrenal myelolipomas: CT and MRI findings. *Abdom Imaging* 19(2): 165–167, 1994.

52. Aisen AM, Ohl DA, Chenevert TL, et al. MR of an adrenal pseudocyst. *Magn Reson Imaging* 10(6): 997–1000, 1992.

53. Prokesch RW, Schima W, Berlakovich G, Zacherl J. Adrenal hemorrhage after orthotopic liver transplantation: MR appearance. *Eur Radiol* 11(12): 2484–2487, 2001.

54. Hamrick-Turner JE, Cranston PE, Shipkey FH. Cavernous hemangioma of the adrenal gland: MR findings. *Magn Reson Imaging* 12(8): 1263–1267, 1994.

55. Yamada T, Ishibashi T, Saito H, et al. Two cases of adrenal hemangioma: CT and MRI findings with pathological correlations. *Radiat Med* 20(1): 51–56, 2002.

56. DeAtkine AB, Dunnick NR. The adrenal glands. *Semin Oncol* 18(2): 131–139, 1991.

57. Ream JM, Gaing B, Mussi TC, Rosenkrantz AB. Characterization of adrenal lesions at chemical shift MRI: a direct intraindividual comparison of in- and opposed-phase imaging at 1.5 T and 3.0 T. *Am J Roentgenol* 204: 536–541, 2015.

58. Blake MA, Kalra MK, Sweeney AT, et al. Distinguishing benign from malignant adrenal masses: multi-detector row CT protocol with 10-minute delay. *Radiology* 238: 578–585, 2006.

59. Francis IR, Smid A, Gross MD, et al. Adrenal masses in oncologic patients: functional and morphologic evaluation. *Radiology* 166: 353–356, 1988.

60. Yoo JY, McCoy KL, Carty SE, et al. Adrenal imaging features predict malignancy better than tumor size. *Ann Surg Oncol* in press, 2015.

61. Young WF, Jr. Clinical practice. The incidentally discovered adrenal mass. *N Engl J Med* 356: 601–610, 2007.

62. Song JH, Chaudhry FS, Mayo-Smith WW. The incidental adrenal mass on CT: prevalence of adrenal disease in 1,049 consecutive adrenal masses in patients with no known malignancy. *AJR Am J Roentgenol* 190: 1163–1168, 2008.

63. Schwartz LH, Macari M, Huvos AG, Panicek DM. Collision tumors of the adrenal gland: demonstration and characterization at MR imaging. *Radiology* 201: 757e60, 1996.

64. Schieda N, Al Dandan O, Kielar AZ, et al. Pitfalls of adrenal imaging with chemical shift MRI. *Clin Radiol* 69(11): 1186–1197, 2014.

65. Ng L, Libertino JM. Adrenocortical carcinoma: diagnosis, evaluation and treatment. *J Urol* 169: 5–11, 2003.

66. Fishman EK, Deutch BM, Hartman DS, et al. Primary adrenocortical carcinoma: CT evaluation with clinical correlation. *AJR Am J Roentgenol* 148: 531–535, 1987.

67. Schlund JF, Kenney PJ, Brown ED, et al. Adrenocortical carcinoma: MR imaging appearance with current techniques. *J Magn Reson Imaging* 5(2): 171–174, 1995.

68. Custodio CM, Semelka RC, Balci NC, et al. Adrenal neuroblastoma in an adult with tumor thrombus in the inferior vena cava. *J Magn Reson Imaging* 9(4): 621–623, 1999.

69. Bharwani N, Rockall AG, Sahdev A, et al. Adrenocortical carcinoma: the range of appearances on CT and MRI. *AJR Am J Roentgenol* 196(6): W706–W714, 2011.

70. Tisnado J, Amendola MA, Konerding KF, et al. Computed tomography versus angiography in the localization of pheochromocytoma. *J Comput Assist Tomogr* 4(6): 853–859, 1980.

71. Nguyen L, Niccoli-Sire P, Caron P, et al. Pheochromocytoma in multiple endocrine neoplasia type 2: a prospective study. *Eur J Endocrinol* 144(1): 37–44, 2001.

72. Bush WH, Elder JS, Crane RE, Wales LR. Cystic pheochromocytoma. *Urology* 25(3): 332–334, 1985.

73. Crecelius SA, Bellah R. Pheochromocytoma of the bladder in an adolescent: sonographic and MR imaging findings. *AJR Am J Roentgenol* 165(1): 101–103, 1995.

74. Belden CJ, Powers C, Ros PR. MR demonstration of a cystic pheochromocytoma. *J Magn Reson Imaging* 5(6): 778–780, 1995.

75. Westra SJ, Zaninovic AC, Hall TR, et al. Imaging of the adrenal gland in children. *Radiographics* 14(6): 1323–1340, 1994.

76. Tateishi U, Hasegawa T, Makimoto A, Moriyama N. Adult neuroblastoma: radiologic and clinicopathologic features. *J Comput Assist Tomogr* 27(3): 321–326, 2003.

77. Rha SE, Byun JY, Jung SE, et al. Neurogenic tumors in the abdomen: tumor types and imaging characteristics. *Radiographics* 23(1): 29–43, 2003.

78. Zhou L, Peng W, Wang C, et al. Primary adrenal lymphoma: radiological; pathological, clinical correlation. *Eur J Radiol* 81(3): 401–405, 2012.

79. Carnat T, Mai KT, Burns BF. Peri-adrenal malignant lymphoma masquerading as adrenal cortical neoplasm. *Pathology* 36(3): 278–279, 2004.

80. Paling MR, Williamson BR. Adrenal involvement in non-Hodgkin lymphoma. *AJR Am J Roentgenol* 141(2): 303–305, 1983.

81. Li Y, Sun H, Gao S, Bai R. Primary bilateral adrenal lymphoma: 2 case reports. *J Comput Assist Tomogr* 30:791–3, 2006.

82. Kumar N, Singh S, Govil S. Adrenal histoplasmosis: clinical presentation and imaging features in nine cases. *Abdom Imaging* 28(5): 703–708, 2003.

83. Jordan E, Poder L, Courtier J, et al. Imaging of nontraumatic adrenal hemorrhage. *AJR Am J Roentgenol* 199(1): W91–W98, 2012.

84. Kawashima A, Sandler CM, Ernst RD, et al. Imaging of nontraumatic hemorrhage of the adrenal gland. *Radiographics* 19(4): 949–963, 1999.

85. Riddell AM, Khalili K. Sequential adrenal infarction without MRI-detectable hemorrhage in primary antiphospholipid-antibody syndrome. *AJR Am J Roentgenol* 183(1): 220–222, 2004.

# 第九章　肾　脏

## 正常解剖

肾脏为位于腹膜后的一对器官，位于含有大量脂肪的肾周间隙内。肾脏与脂肪组织包裹于肾筋膜内，后侧称古氏筋膜（Gerota's fascia），前侧称祖氏筋膜（Zuckerland's fascia）。肾脏由纤维弹力包膜包裹，横断影像上通常不能显示。肾包膜与肾周筋膜经由穿越肾周脂肪的纤维小梁连接。肾前筋膜与肾后筋膜于肾脏外侧缘相互融合，形成侧椎筋膜；肾筋膜在上方融合，下方开放，形成肾前间隙与肾后间隙的潜在交通。肾前间隙位于前肾周筋膜与后壁层腹膜之间，而肾后间隙则位于肾后筋膜与腹横筋膜之间。

肾脏内侧表面可见肾门，含有血管、神经与输尿管肾盂结合部。肾门向内进入一个较大间隙，即肾窦，肾窦内含肾盏、血管与脂肪。肾实质包括外侧的皮质与内侧的髓质，皮质内含肾小球与卷曲的肾小管；髓质含有卷曲的肾小管，呈椎形结构。

肾皮质呈弓状覆于肾椎体的基底，并于肾椎体间向肾窦延伸，即Bertin肾柱。肾椎体的尖汇集于肾窦，凸入肾盏，形成肾乳头。

## MR技术

肾脏基本的磁共振成像（MRI）检查包括非脂肪抑制与脂肪抑制单次激发（SS）回波链自旋回波（ETSE）T2加权序列，平扫与钆增强后梯度回波（GE）T1加权影像，非脂肪抑制同相位与反相位采集与脂肪抑制序列。钆增强后第1组影像应包括钆增强后即刻肝动脉/肾皮质-髓质期采集。诊断常用的扫描参数如下：①冠状T2加权SS-ETSE；②横轴位非脂肪抑制与脂肪抑制T2加权SS-ETSE；③横轴位T1加权屏气同相位与反相位2D或3D GE平扫；④横轴位屏气T1加权脂肪抑制3D-GE平扫；⑤横轴位钆增强动态T1加权3D-GE；⑥冠状附加或不附加矢状钆增强间质期T1加权脂肪抑制3D-GE扫描（图9.1）[1]。

矢状与冠状平面平扫与增强扫描常有助于：①评价肾脏病变的上、下缘；②确定病变为囊性或实性；③显示病变位于肾内还是肾周以及病变范围。采用3D-GE技术的优点在于可在一个平面内（如冠状或横轴位）采集数据，而重建其他平面的影像。最新的MR系统应有3D-GE序列配制了。

磁共振血管成像（MRA）的影像质量已可满足诊断需要，能够显示主要肾动脉的病变，可重复性好（图9.2）[2,3]。

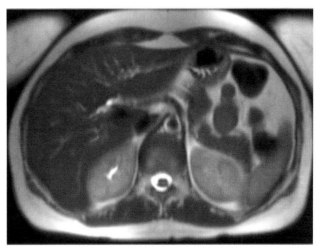

(a)

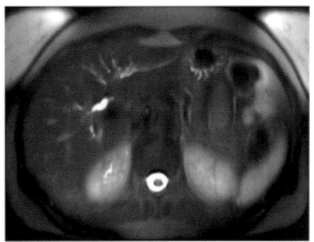

(b)

**图9.1　正常肾脏。**横轴位T2加权SS-ETSE连续层面（a，b）

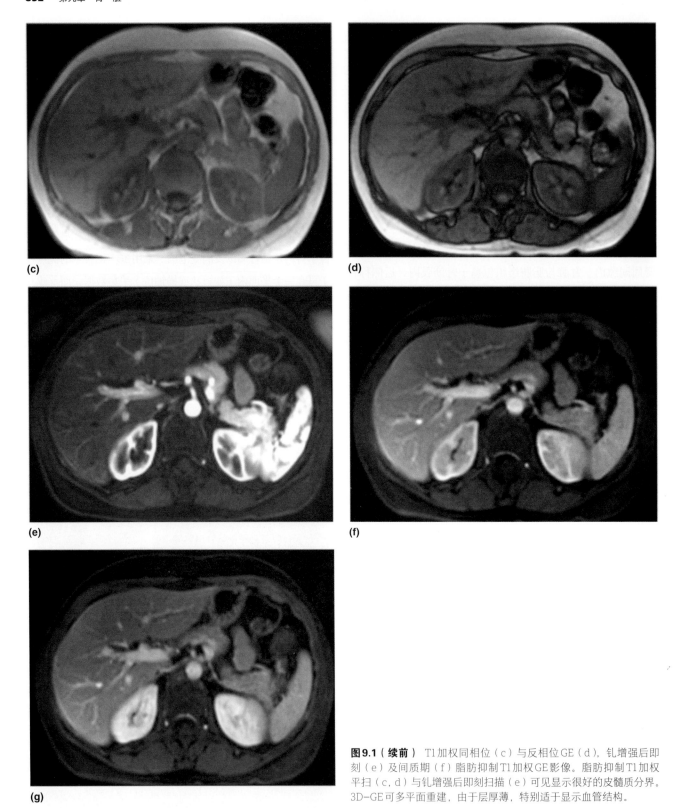

(c)

(d)

(e)

(f)

(g)

**图9.1（续前）** T1加权同相位（c）与反相位GE（d），钆增强后即刻（e）及间质期（f）脂肪抑制T1加权GE影像。脂肪抑制T1加权平扫（c，d）与钆增强后即刻扫描（e）可见显示很好的皮髓质分界。3D-GE可多平面重建，由于层厚薄，特别适于显示血管结构。

3D-GE序列也可用于MRA检查，但血管细节的评价还需要好的MRA技术（薄层3D-GE MRA序列）。目前尚不能可重复性显示肾实质内的小血管病变。

ETSE技术可调制采集，形成磁共振（MR）尿路成像的效果，早期报告表明这项技术可有效显示肾收集系统扩张的原因[4]。对比剂注射后肾皮质与髓质信号强度随时间的改变可提供肾功能的信息[5，6]。MRI可提供组织形态，肾血管，收集系统与肾功能的多种信息，已成为评估肾脏疾病广泛应用的诊断方法。钆增强后10～15min 3D-GE采集可获得尿路对比剂强化影像。

钆螯合物可自肾小球自由滤出，由肾小管排泌，不伴有再吸收或排泌[7]。此种排出经路使钆螯合物增强MR成为肾脏形态与功能理想的检查方法。钆的另一性质，是不同浓度造成信号强度的改变。稀释的钆剂可缩短T1弛豫时间，造成尿液的高信号；高浓度时，钆可引起磁敏感效应，使信号丢失，造成尿液呈低信号强度[5, 6]。钆增强MRI可评价肾脏的浓缩功能，而碘剂动态增强计算机体层（CT）成像不具备此种特性。

3T MR系统提高了影像的信噪比，改进了MRI的诊断能力。更高的信噪比可提高影像的空间与时间分辨率，而更高的空间与时间分辨率可使设备以更快的速度采集更薄与更大矩阵的影像。这些进展可有助于MRI与MRA检出更小的局灶性病变或轻微的弥漫性改变。

## 正常变异与先天性异常

在宫内的初始节段，肾脏位于盆腔内，但随着胚胎尾侧区的生长，肾脏"升"到腹腔。约10%的人出生时伴有尿路潜在有意义的畸形[8]。肾脏组织的发生复杂，有多种异常可影响尿路的形成。主要相关异常包括肾脏的位置（图9.3）、形态、肿块与数量。

### 永存Bertin柱

这种肾脏变异常见，其他影像方法与肾肿瘤鉴别可困难。平扫与增强后影像可见Bertin柱与肾皮质信号相延续。一个重要的影像表现是在钆增强后即刻期影像上，Bertin柱与肾皮质等强化，可见与皮质相连续，外缘平滑。增强晚期，Bertin柱仍与肾皮质等强化（图9.4）。

### 永存婴儿分叶状肾

永存婴儿分叶状肾为另一常见的正常变异。冠状影

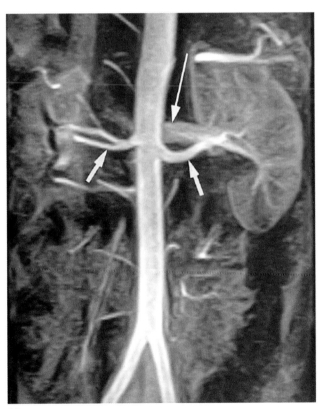

**(a)**

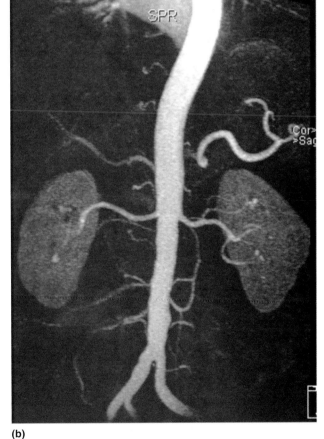

**(b)**

**图9.2 正常肾脏的MRA。**团状钆增强3D-GE冠状最大强度投影（MIP）影像（a）显示正常肾动脉，外缘锐利，可见细节（箭头，a）。左肾静脉亦见强化（长箭头，a）。第2例患者钆增强冠状3D MIP重建的原始影像（b）显示正常肾动脉，可见肾内分支。

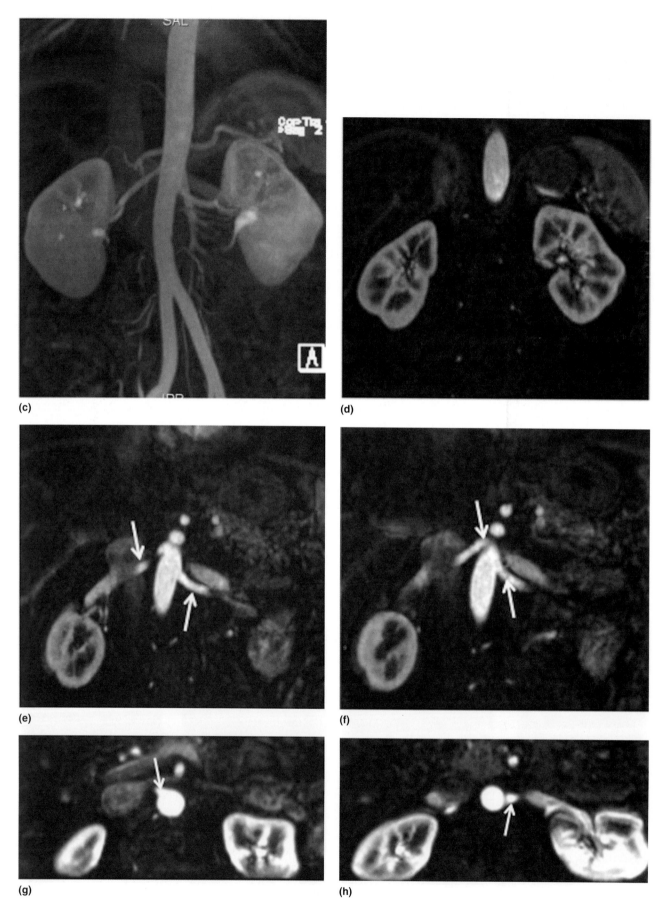

**图9.2（续前）** 另一患者3.0 T钆增强3D-GE冠状3D MIP重建MRA影像（c），冠状薄层3D-GE MRA原始影像（d-f）与横轴位薄层3D-GE重组MRA影像（g，h），显示双侧正常肾动脉（箭头，e）及其发出部位（箭头，f-h）。

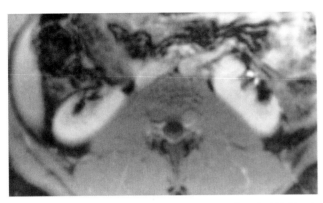

**图9.3　旋转不良**。T1加权脂肪抑制钆增强GE影像。肾脏旋转不良最常见的形式为肾盂朝向前侧。

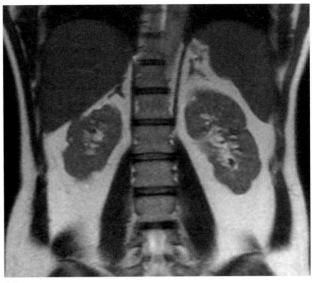

**(a)**

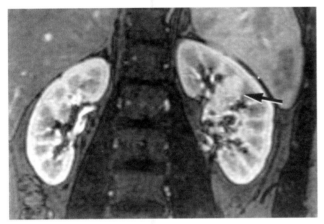

**图9.4　永存Bertin柱**。钆增强冠状T1加权GE影像。Bertin柱（箭头）与相邻肾外缘延续，并保持与肾皮质等信号。

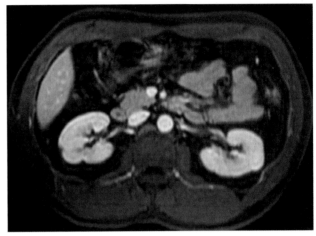

**(b)**

**图9.5　婴儿分叶状肾**。冠状T2加权SS-ETSE（a）与横轴位T1加权钆增强间质期脂肪抑制GE（b）影像。冠状SS-ETSE影像（a）显示左肾与右肾整体外缘呈波状。钆增强后GE影像（b）示肾皮质厚度均匀，可除外肿瘤。

像显示肾脏波形外缘。钆增强后即刻期影像可见肾皮质厚度均匀，可除外肿瘤（图9.5）。

### 异位肾

　　为一侧或双侧肾脏位置异常。盆腔内肾为最常见的异位肾，异位的肾脏常有畸形（图9.6）。显示肾皮质钆摄取明显，确定肾皮髓质结构可有把握地诊断为此种变异。

### 马蹄肾

　　发生率约为1/600，为肾融合畸形最常见的形式，定义为明确的双侧肾脏于中线相互融合，每侧肾均有自己的输尿管与肾盂。在断层影像上，这种异常表现为双肾下极跨越中线于椎体前侧相互融合（图9.7）。

### 交叉融合性异位

　　少见。交叉异位时，异位的肾脏位于其输尿管汇入膀胱三角区侧的对侧。约90%的病例异位肾与另一肾融合。MRI可显示肿块内的皮髓质结构，从而诊断交叉融合异位。直接冠状成像有助于显示融合的两半肾（图9.8）。高达25%的患者同时有肾外异常（生殖系统、骨骼与直肠肛管）[9]。盆腔融合肾为另一少见异常（图9.8）。一般每一肾脏具有自己的收集系统。

### 重复性肾收集系统

　　为相对常见的异常，横断影像有时检出困难（图9.9）。

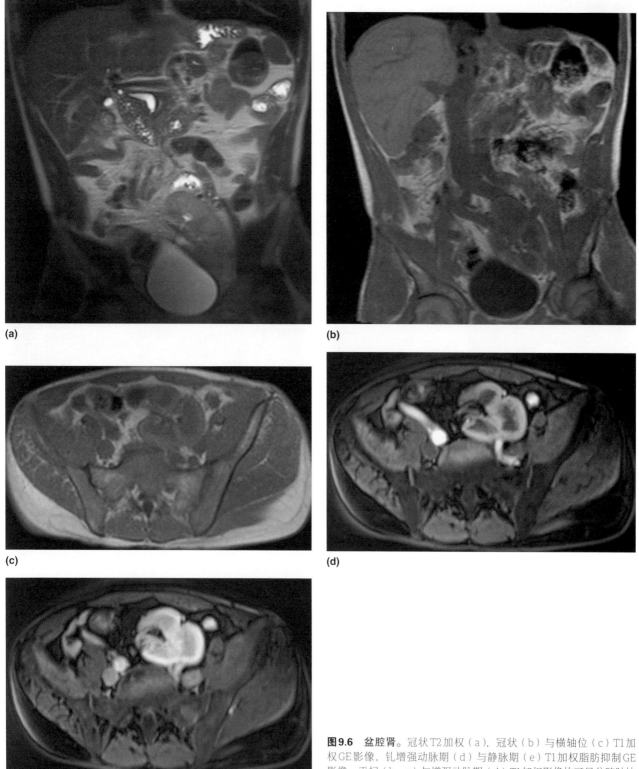

(a)

(b)

(c)

(d)

(e)

**图9.6** 盆腔肾。冠状T2加权（a），冠状（b）与横轴位（c）T1加权GE影像，钆增强动脉期（d）与静脉期（e）T1加权脂肪抑制GE影像。平扫（b，c）与增强动脉期（d）T1加权影像均可见盆腔肿块的皮髓质结构，确定为肾脏。注意盆腔肾正常的T2相对高信号。

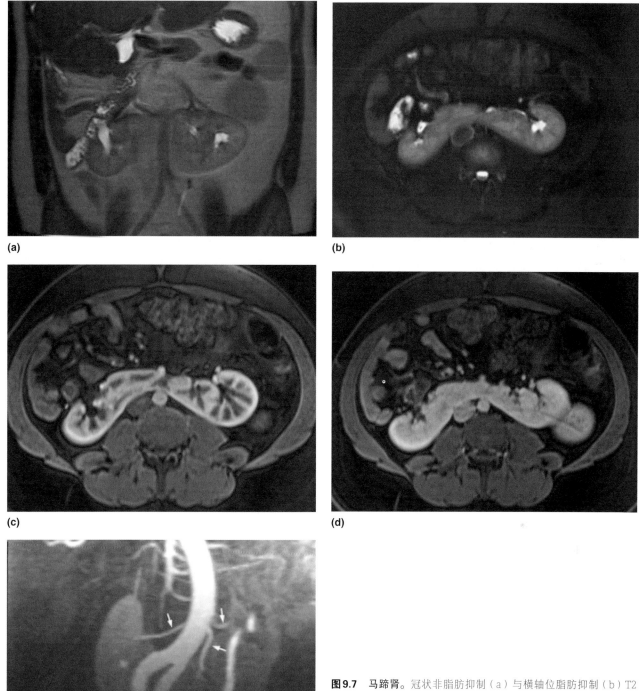

**(a)**

**(b)**

**(c)**

**(d)**

**(e)**

**图9.7**　马蹄肾。冠状非脂肪抑制（a）与横轴位脂肪抑制（b）T2加权SS-ETSE，钆增强动脉期（c）与90s后横轴位脂肪抑制T1加权3D-GE。增强后即刻扫描影像可见皮髓质结构（c）显示腹膜后肿块为马蹄肾，峡部含有功能的肾实质。增强晚期肾实质均匀强化（d）。T2WI显示肾实质呈正常高信号（a，b）。另一患者冠状钆增强3D稳态自由进动快速成像（FISP）（e）显示异常肾的马蹄状外形，肾动脉显示清楚（箭头，e）。

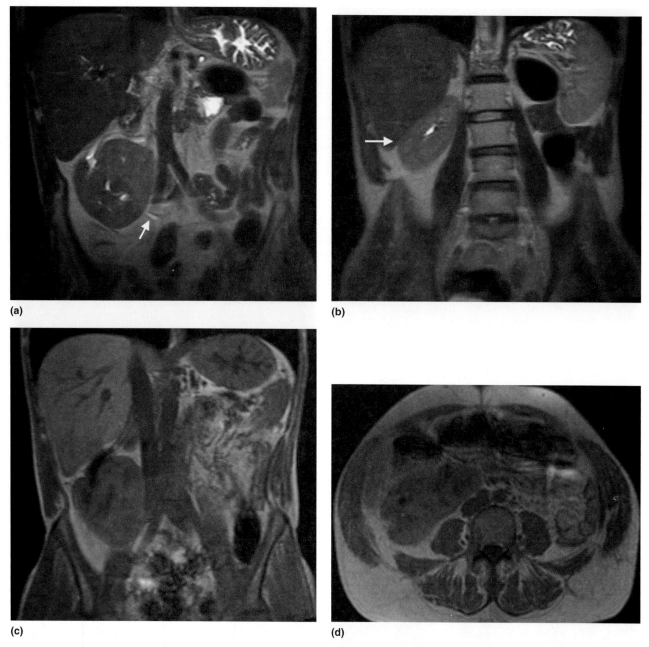

(a)

(b)

(c)

(d)

**图9.8** 交叉融合异位。冠状T2加权SS-ETSE（a，b），冠状T1加权GE平扫（c），横轴位T1加权GE平扫（d），

## 肾发育不全

肾发育不全定义为肾脏发育失败，肾脏未发育为正常大小。发育不全的肾脏为一先天性小肾（小于正常肾脏的50%），但除体积小之外，肾实质发育正常。小肾通常表现为肾叶明显减少。正常成人的肾脏至少有10个肾叶，每一肾叶均由髓质构成的肾椎体与皮质帽组成。发育不全的肾仅有1~5个肾叶，但有完整的收集系统与正常强化的肾皮质。然而肾动脉细小，提示胎儿宫内由于一些原因造成了血管的损害。儿童期肾脏的损害，如手术、放射或反流也可造成小而光滑的肾脏与真性发育不全的肾脏相似（图9.10）。

## 肥大（增生）肾

肾脏增生造成肾脏增大，见于长期对侧肾脏损害或对侧肾缺如。如果儿童时期有肾脏增大的刺激因素，则肾增生最为明显。一般来说，影像表现为肾脏整体增大，

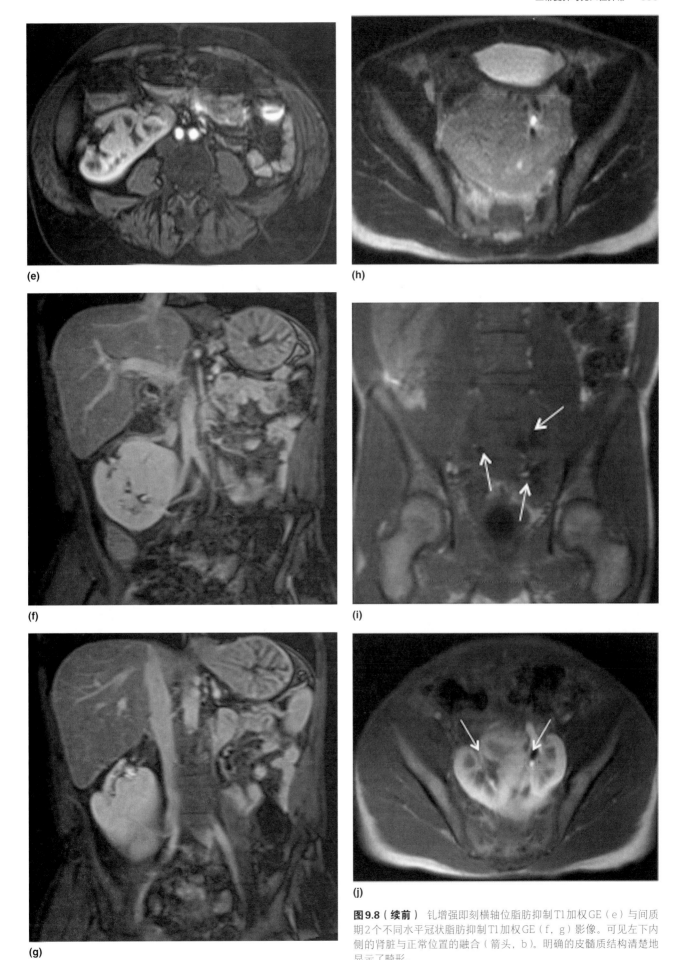

**(e)**

**(f)**

**(g)**

**(h)**

**(i)**

**(j)**

**图9.8（续前）** 钆增强即刻横轴位脂肪抑制T1加权GE（e）与间质期2个不同水平冠状脂肪抑制T1加权GE（f，g）影像。可见左下内侧的肾脏与正常位置的融合（箭头，b）。明确的皮髓质结构清楚地显示了畸形。

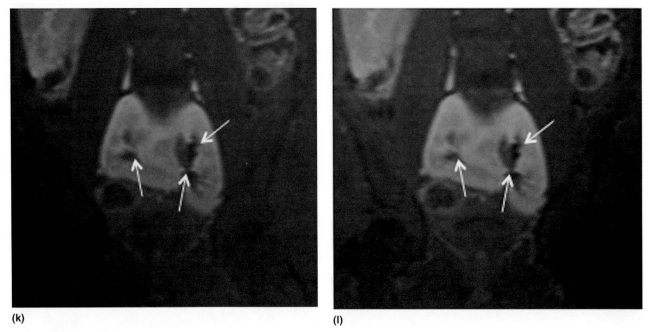

**(k)**                                                        **(l)**

**图9.8（续前）**  正常位置右肾的收集系统大小正常，轻度旋转不良，而交叉融合的左肾位于前下方，输尿管跨越中线（箭头，a）。肾盂融合肾。另一例患者，横轴位T2加权SS-ETSE（h），钆增强静脉期冠状T1加权GE（i），横轴位T1加权GE（j）与间质期冠状T1加权3D-GE（k）影像，显示融合的肾盂。每个肾均有自己的收集系统（箭头，i-k）。

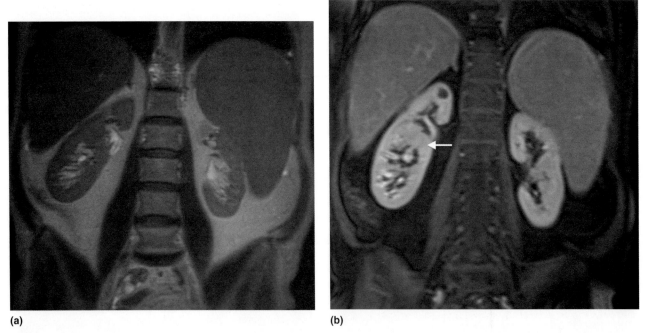

**(a)**                                                        **(b)**

**图9.9**  **收集系统重复。**冠状T2加权SS-ETSE（a）与钆增强排泌期T1加权脂肪抑制GE（b，c）影像，示患者右肾收集系统重复。注意肥大的Bertin柱将2个肾盂分离（箭头，b）。

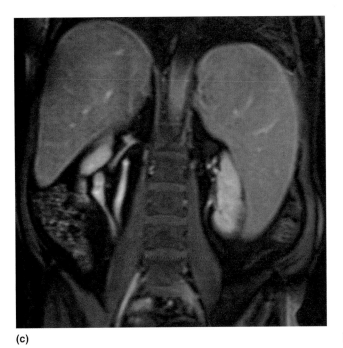

**(c)**

图9.9（续前）

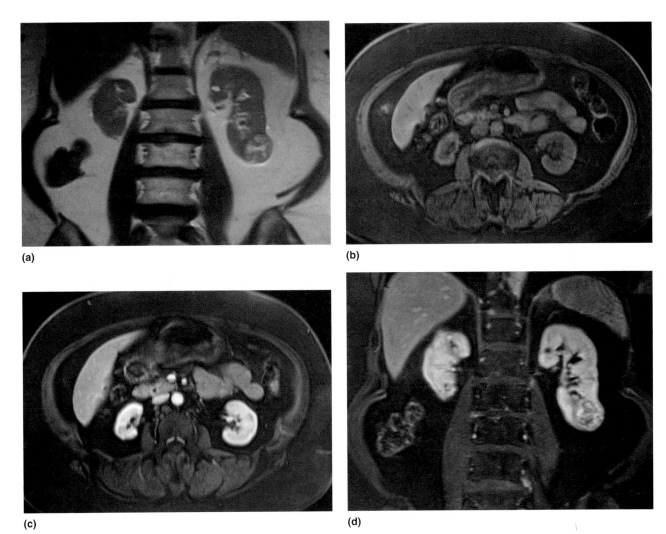

**(a)**

**(b)**

**(c)**

**(d)**

**图9.10**　**肾发育不全**。冠状T2加权SS-ETSE（a），横轴位T1加权脂肪抑制平扫（b），钆增强静脉期横轴位（c）与间质期（d）冠状GE影像。右肾小，外缘光滑，皮质厚度均匀（a-d）。肾皮质厚度匀一与正常的左肾同等强化。注意左肾下极可见一肾细胞癌（RCC）。

肾皮质增厚，钆增强后即刻GE影像尤为明显（图9.11）。

## 肾实质疾病

### 肿块性病变

　　MRI表现各不相同的肾脏肿物有数种，T2加权、T1加权，钆增强早期及晚期影像可显示其影像特征（表9.1）。

#### 良性肿物

**囊　肿**

　　肾脏良性囊性病变为一组不同疾病，包括遗传性与获得性病变。这些病变的临床意义重要，原因如下。

　　①常见，有时可成为临床医生，放射科医生及病理医生诊断的一个挑战。

　　②如成人多囊性疾病等类型为肾功能衰竭的重要原因。

　　③囊肿偶可与恶性肿瘤相混淆。

　　**1. 单纯性囊肿**　单纯性肾囊肿为成人最常见的肾脏病变。囊肿的数量与大小随年龄的增高常增多、增大[10]。单纯性囊肿为肾皮质内单发，有时多发，充满液体的卵圆形结构。囊肿内含清亮到琥珀色浆液，成分与尿液相同时为单纯性囊肿。在MRI上，单纯性囊肿呈T2高信号，T1无信号，增强后无强化。囊肿与相邻肾实质分界锐利，凸于肾皮质外时，囊壁极薄但清晰（图9.12）[1,11]。在钆增强后影像上，单纯性囊肿可几乎无信号，甚至直径3～4mm的囊肿也是如此。矢状或冠状影像可直接观察囊肿的上、下缘。

　　**2. 复杂性囊肿**　囊肿内有出血，蛋白性物质，分隔，钙化或囊壁厚时为复杂性囊肿。兴趣区测量平扫与增强后的T1WI有助于确定平扫与增强均为高信号的囊肿是否无强化[12]。确定复杂性肾病变基质是否有强化的另一个很好的方法是采用减影（图9.13）。减影为一后处理技术，为从增强后的影像中"剪去"平扫影像，形成囊性肾病变对比增强成分为主的影像，特别是病变内出血或含高蛋白囊液，平扫影像呈高信号时，从而确定诊断困难病变有否强化[13]。减影最好采用3D GE影像，因为层厚更薄，并且数据配准更为正确。

　　一组病例[14]研究对照了复杂性肾囊肿与囊性肿瘤的MRI表现，结果表明，肾囊性病变囊壁不规则加上囊壁明显强化强烈提示为恶性病变（$P = 0.0002$）。相反，

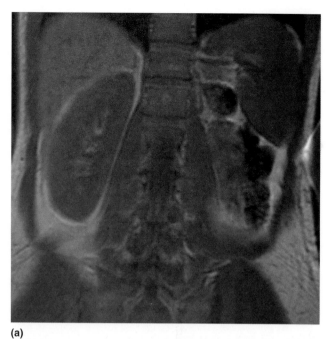

(a)

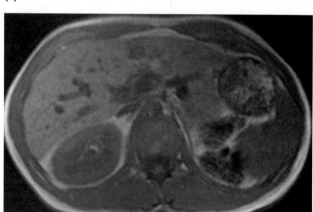

(b)

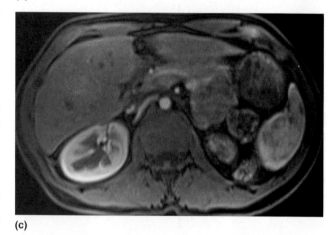

(c)

**图9.11**　**肾增生。**冠状（a）与横轴位（b）T1加权GE平扫及钆增强即刻（c）脂肪抑制GE影像，显示右肾普遍增大，肾皮质厚度匀一。此成年患者左肾已切除。

**表9.1**　常见肾病变T1、T2与增强早期及晚期的影像表现形式

| | T1 | T2 | 增强早期 | 增强晚期 | 其他征象 |
|---|---|---|---|---|---|
| 单纯囊肿 | ↓↓ | ↑↑ | O | O | 无确定囊壁 |
| 复杂囊肿 | | ↓-↑ | O | O | 囊壁可有强化 |
| 血管平滑肌脂肪瘤 | ↑↑ | Ø | O-↑ | O-↑ | 在反相位T1WI上AML呈暗环状相位消除效应，T1加权脂肪抑制T1WI上病变信号减低 |
| 肾细胞癌 | ↓-↑ | Ø-↑ | ↑ | ↓ | 大多数富血管。增强延迟期大多数相对肾实质强化廓清 |
| 淋巴瘤 | Ø-↑ | Ø-↑ | 轻微强化 | 轻微强化 | 淋巴瘤极少中央坏死。肿瘤常有向腹膜后延伸的较大肾外部分 |

↓↓：中度到明显减低；↓：轻度减低；Ø：等信号；↑：轻度增高；↑↑：中度到明显增高；O：无

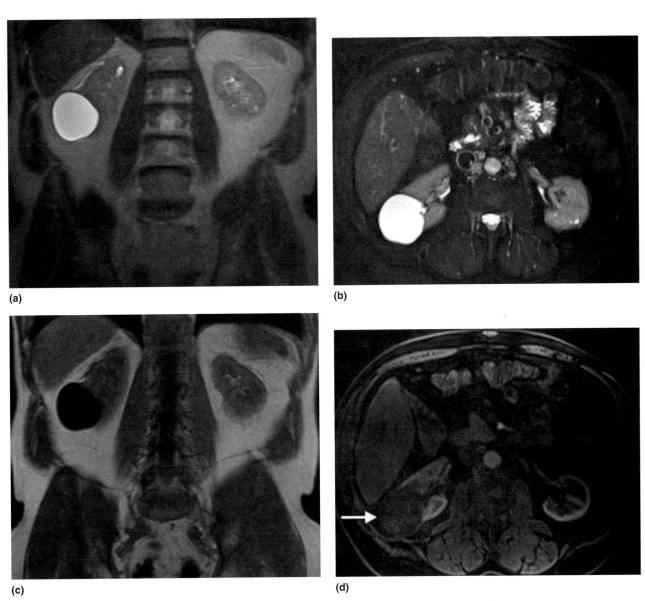

**图9.12**　**肾囊肿**。冠状（a）与横轴位（b）T2加权SS-ETSE，冠状T1加权平扫（c）与T1加权钆增强即刻（d）

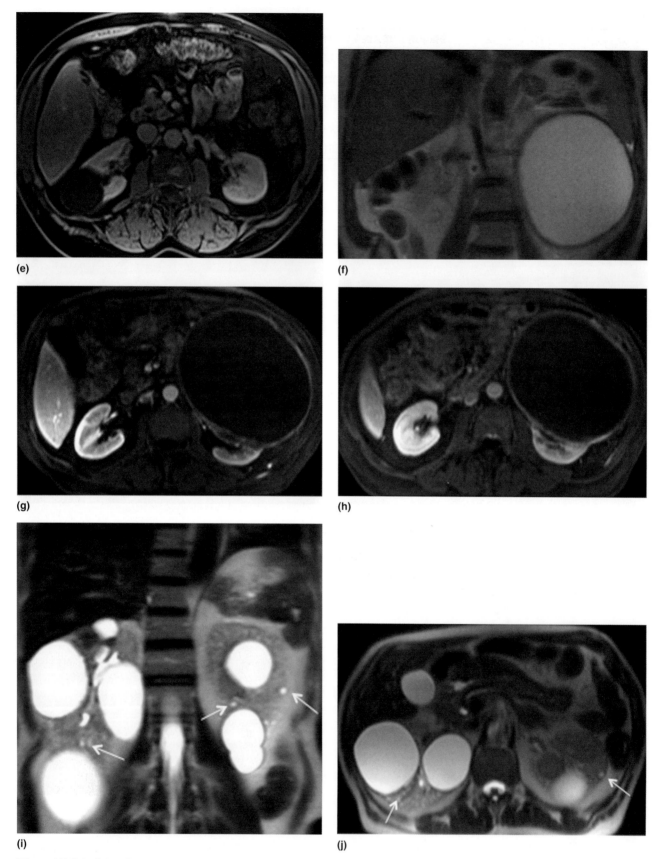

**图9.12（续前）** 与间质期（e）脂肪抑制GE影像，可见右囊肿。囊肿边缘锐利，呈T2高信号（a，b），T1无信号（c），钆增强即刻扫描未见明确囊壁（d）。增强延迟期囊肿表现无改变（e）。另一患者冠状T2加权SS-ETSE（f），横轴位T1加权脂肪抑制增强肝动脉为主期（g）与间质期（h）3D-GE影像，显示一巨大单纯性囊肿，囊内结构匀一，囊壁相对薄。单纯囊肿巨大，肾脏后部受压。另一患者，冠状（i）与横轴位（j）T2加权SS-ETSE，

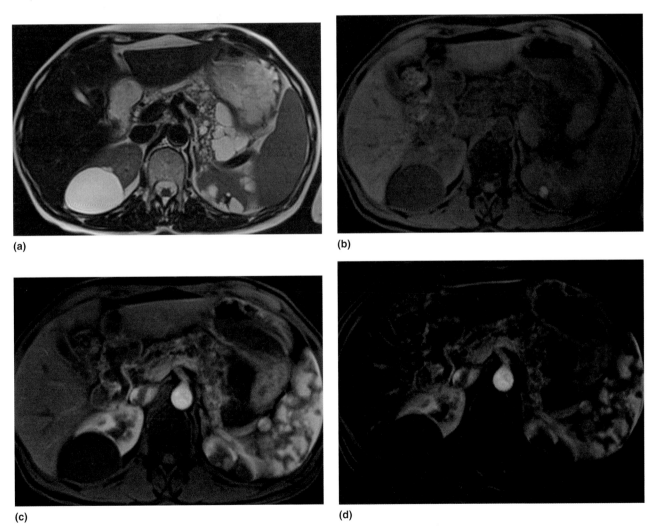

**(k)**

**(l)**

**图9.12（续前）** T1加权预磁化快速GE（MPRAGE）（k），T1加权钆增强间质期MPRAGE（l）影像，显示继发锂中毒多发肾囊肿。虽然数毫米的小囊肿（箭头，i,j）为锂中毒的典型征象，也可见如此例患者显示的大囊肿。这些位于双肾的单纯囊肿内部结构匀一，壁薄，无强化。注意可见一急性-亚急性其的出血性囊肿（箭头，k），呈T2低信号（j），T1不均匀信号（k）。

**(a)**

**(b)**

**(c)**

**(d)**

**图9.13** von Hipple-Lindau病患者复杂性肾囊肿，减影影像。横轴位SS-ETSE（a），脂肪抑制T1加权GE平扫（b），钆增强即刻脂肪抑制T1加权GE（c）与增强后影像减去平扫影像后的减影影像（d）。可见右肾上1/3后侧一质地不均匀的病变（a），T1WI平扫呈轻度T1高信号（b），增强后信号不均（c）。减影影像清楚显示病变无强化，除外了癌肿。复杂性囊肿，减影影像。

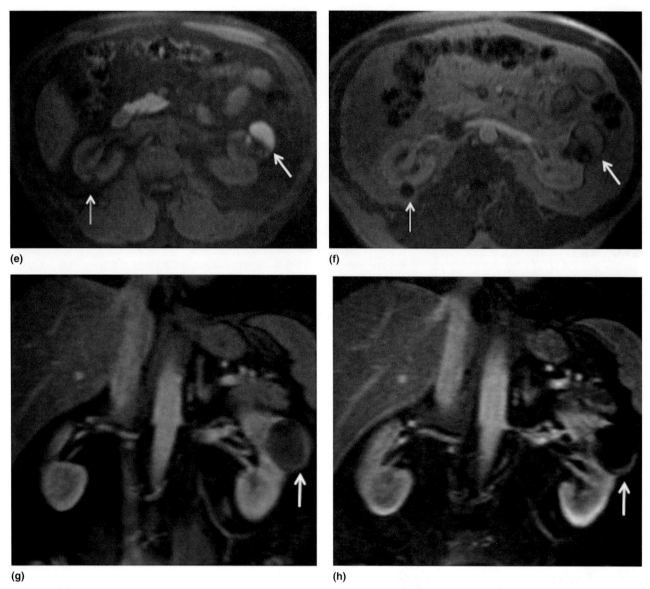

**图9.13（续前）** 另一患者横轴位T1加权GE影像（d），钆增强真肝动脉晚期横轴位T1加权GE（f），间质期冠状T1加权脂肪抑制3D-GE影像（g）与其相应的减影影像（h），示左肾一复杂性囊肿（粗箭头，e-h）。复杂性囊肿呈T1不均匀高信号，提示囊内亚急性出血或高蛋白含量囊液。复杂性囊肿壁薄（e，f），囊内可见分隔（e，f），并可见呈低信号的实性成分，提示有慢性出血或钙化（e，f）。减影影像未见复杂性囊肿基质有任何强化。注意右肾有一单纯性小囊肿（细箭头，e，f）。

显示囊壁厚有强化的良性囊肿壁厚更均匀。偶尔，良性囊肿可有囊壁结节，应怀疑可能为肾癌（图9.14）。

　　MRI检出囊内分隔，显示分隔数量、厚度与外形优于CT，并且可依据强化方式为病变定性。MR影像观察的另一功效，是可改变Bosniak分类。Bosniak分类最初为基于CT影像表现的分类，可影响一些肾囊性病变的处理[15]。

**出血性/高蛋白性囊肿**

　　MR检查常可见到出血性或高蛋白性囊肿。许多此类囊肿CT检查不能确定为出血性/高蛋白性囊肿，反映了MRI检出血与蛋白的敏感性更高。大多数出血性囊肿在T2WI与T1WI均呈高信号，这是因为影像检查时多为为出血后1～4周的亚急性期，（图9.15）。出血性囊肿呈T2与T1高信号，反映了长时间含有细胞外高铁血红蛋白的囊内血液。出血性囊肿呈T2与T1均匀高信号，或可见囊内液–液平面，囊壁薄而光滑时多诊断为良性（图9.16）。许多T1加权平扫影像上呈高信号的囊肿，增强扫描呈低

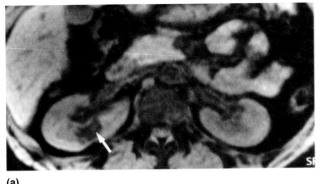
(a)

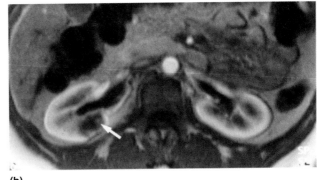
(b)

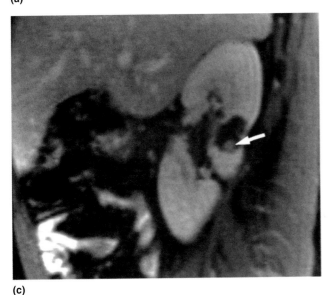
(c)

**图9.14**　良性囊肿伴结节。横轴位T1加权平扫（a）与钆增强即刻（b）GE与2min后脂肪抑制GE影像（c）。可见右肾后侧一小结节（箭头，a）位于囊内，增强后结节中度强化（箭头，b，c）。组织病理诊断为良性结节。

信号，是因为增强后腹部组织强化，信号改变，影像灰阶重置形成的（图9.17）。偶尔机化性血肿含有纤维条索，可与实性肿瘤鉴别困难。

含有细胞内去氧血红蛋白或细胞内高铁血红蛋白的急性或亚急性早期出血可造成诊断问题。在T2WI，这类囊肿可呈低信号与实性肿瘤表现相似（图9.18）。高蛋白性囊肿具有相似表现。大多数囊肿呈T1高信号，T2低信号时可能为高蛋白性囊肿。这种情况常见，因为高蛋白性囊肿在一个长时期内可保持T2低信号，而急性出血性囊肿由于血液分解产生细胞外高铁血红蛋白，最终应表现为T2高信号。由于偶可发生囊内相对急性的出血或蛋白，在观察T2加权影像信息确定病变为囊性或实性时应谨慎。钆对比剂注射后长达5min采集的系列影像显示病变无强化，边缘锐利，不伴病变内改变为确定囊肿重要的影像表现（图9.18）。也可能需要临床病史与3~6个月的随访。

**有分隔的囊肿**

不同原因可造成囊内分隔，包括出血或炎症后的纤维条索或紧密并列分布的2个或多个囊肿。显示分隔薄（≤2mm）而均匀，无有强化的结节成分有助于确定分隔并非恶性（图9.19）。

**囊肿钙化**

在MRI上钙化一般无信号。虽然MRI评价钙化困难，钙化的无信号却可清楚显示其周围组织与内部形态[11]。因而可容易确定是否有肿瘤组织。MRI评价钙化性囊肿优于CT与超声的一个优势，是钙化对评价相邻软组织不形成干扰。因而MRI为评价钙化性囊肿的适当方法（图9.20）。

**厚壁囊肿**

一些囊肿的壁较厚，在MRI上通常厚度与外形规则，但偶可不规则。由于有蛋白或亚急性出血，囊内容偶可呈T1中度高信号（图9.20）。较厚的囊壁可有中度强化（图9.21）。此类复杂性囊肿组织病理检查可见整体囊壁

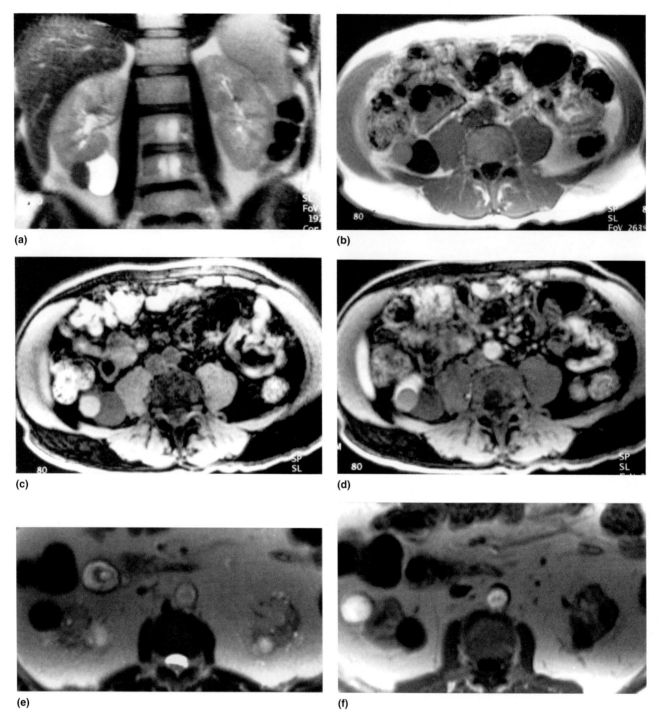

(a)

(b)

(c)

(d)

(e)

(f)

**图9.15** 单纯性与出血性囊肿。冠状T2加权SS-ETSE（a），横轴位T1加权平扫（b）与脂肪抑制T1加权平扫（c），钆增强后90s脂肪抑制GE影像（d）。可见右肾下极外生单纯性囊肿与出血性囊肿并排分布。出血性囊肿呈T2低信号（a），T1加权平扫影像上呈高信号（b，c），而单纯性囊肿的信号表现相反。第2例患者T2加权SS-ETSE（e）与钆增强即刻GE（f）影像示双侧单纯性囊肿，在同一断层水平上，可见起自右肾外侧的另一囊肿，呈T2低信号（e），T1信号增高（f），符合高蛋白含量或出血。

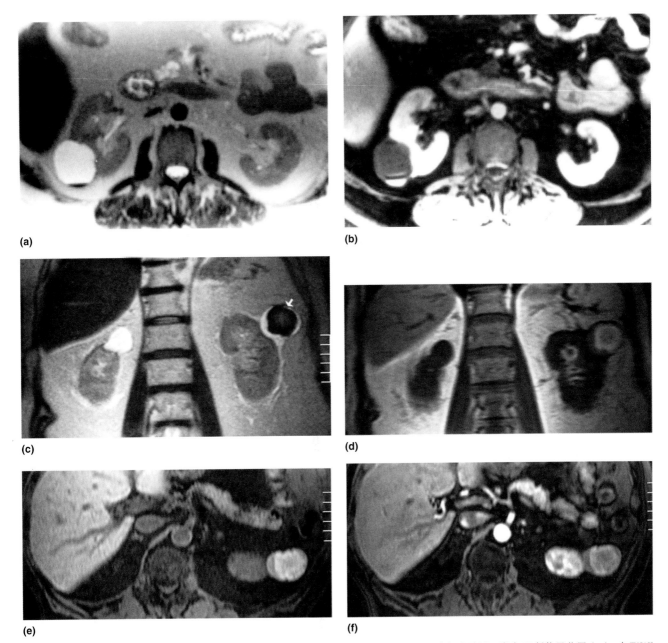

(a)　　(b)

(c)　　(d)

(e)　　(f)

**图9.16**　**出血性囊肿**。T2加权SS-ETSE（a）与T1加权脂肪抑制平扫GE（b）影像。可见右肾囊肿显示囊内T2低信号分层（a），在T1WI上呈高信号（b），符合出血。第2例双侧肾囊肿患者冠状T2加权SS-ETSE（c）与T1加权GE（d），横轴位T1加权脂肪抑制3D-GE（e）与钆增强即刻T1加权脂肪抑制3D-GE（f）影像。位于左肾的囊肿呈T2低信号（c）与T1高信号（d，e），增强早期影像显示无强化（f），符合急性出血。相反，右肾的囊肿呈T2高信号（d），增强后无强化（未展示），符合单纯性囊肿。

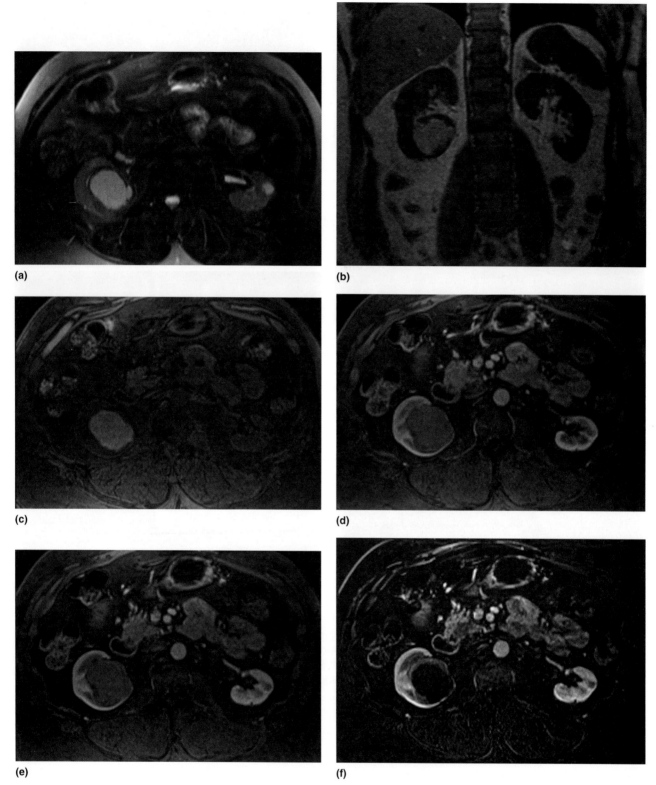

(a)　　　　　　　　　　　　　　　　　　　　(b)

(c)　　　　　　　　　　　　　　　　　　　　(d)

(e)　　　　　　　　　　　　　　　　　　　　(f)

**图9.17** **出血性肾囊肿。** 横轴位脂肪抑制SS-ETSE（a），冠状T1加权GE（b），横轴位脂肪抑制T1加权GE（c），钆增强即刻（d）与静脉期（e）脂肪抑制T1加权GE，及增强静脉期影像减去平扫影像的减影（f）。一复杂性囊肿呈T1高信号（b），显示明显。T1加权脂肪抑制（c）影像显示病变保持高信号，因而病变不含脂肪。脂肪抑制使囊肿的高信号显示更突出。囊肿边缘不规则，除外强化困难，而减影清楚显示病变无强化，可除外癌肿。

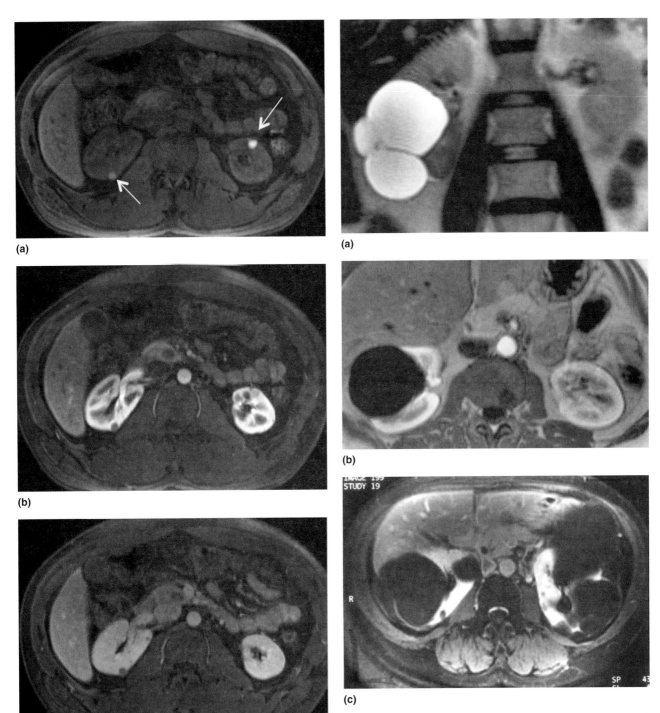

**(a)**

**(b)**

**(c)**

**图9.18　有分隔的肾囊肿。**冠状T2加权SS-ETSE（a），横轴位钆增强即刻（b）与90s后脂肪抑制T1加权（c）GE影像。可见双肾紧密相邻的多发囊肿团，形成多囊性肿块样表现（a）。肾实质正常强化（b），钆增强后系列影像上囊肿大小、外形无改变（b，c），囊内无强化。

**(a)**

**(b)**

**(c)**

**图9.19　有分隔的肾囊肿。**冠状T2加权SS-ETSE（a），横轴位钆增强即刻（b）与90s后脂肪抑制T1加权（c）GE影像。可见双肾紧密相邻的多发囊肿团，形成多囊性肿块样表现（a）。肾实质正常强化（b），钆增强后系列影像上囊肿大小、外形无改变（b，c），囊内无强化。

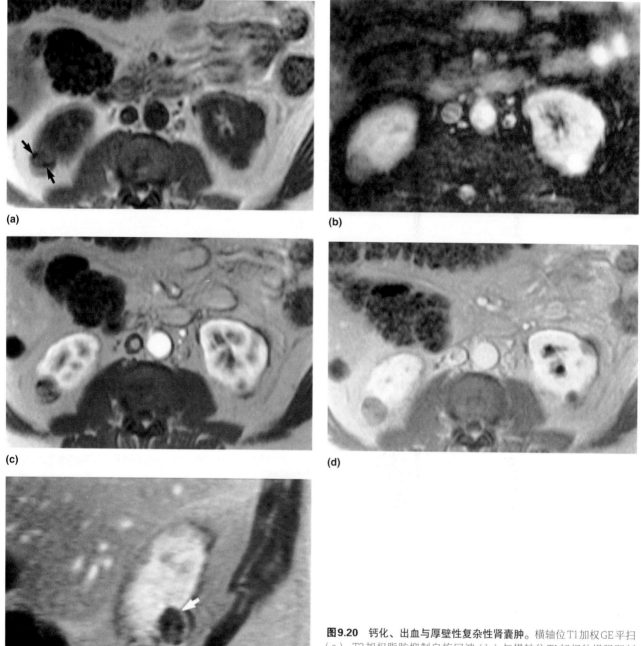

(a)

(b)

(c)

(d)

(e)

**图9.20　钙化、出血与厚壁性复杂性肾囊肿。**横轴位T1加权GE平扫（a），T2加权脂肪抑制自旋回波（b）与横轴位T1加权钆增强即刻（c），8min后（d）与8.5min后矢状（e）GE影像。可见右肾后侧病变，平扫影像病变呈混杂信号强度，并含无信号的钙化（箭头，a）。病变显示为轻度T2低信号（b）与实性肿瘤相似。在增强后影像上，复杂性囊肿保持中等信号强度，但与相邻肾皮质分界锐利，增强早期（c）与晚期（d，e）之间病变大小与外形无改变。矢状影像可很好确定囊肿的上缘（箭头，e）。

或相邻肾实质内明显的反应性巨噬细胞渗出[14]。这些囊肿偶有明显的肾周炎性组织成分与典型见于囊性肾癌的病变相比范围更大。然而这些复杂性囊肿可能无法与囊性肾部鉴别，因而部分病变无法避免手术切除。如果不手术，应推荐密切影像随访。

### 肾盂旁囊肿（肾窦周囊肿）

所谓肾盂旁与肾盂周囊肿一般指围绕肾盂或肾窦的囊肿，这两组囊肿常被统称为肾盂旁囊肿。肾盂旁囊肿临床并不少见。这些囊肿并非真性肾囊肿，而可能起源于淋巴管，或来自胚胎的残留组织。与可能为尿外漏形成的肾周囊肿不同，肾盂旁囊肿不与收集系统交通，因而增强MRI排泄期没有对比剂充盈。肾盂旁囊肿可单发，或为更多见的双侧多发。肾盂旁囊肿造成肾盂输尿管系统外压性梗阻少见。MRI检查，病变表现为囊肿，最常

位于肾窦内，呈T2高信号、T1低信号，增强后无强化。有时这些病变与扩张的肾收集系统鉴别困难，钆增强后10～20min采集的影像可显示肾窦内的囊性结构为肾周假囊肿而非扩张的收集系统（图9.22）。增强晚期，钆已充分稀释，使尿液呈高信号，从而可区分充盈含稀释钆，高信号尿液的收集系统与含低信号液体的肾周假囊肿。MR尿路成像也可显示这些卵圆形的囊性病变不与肾收集系统交通。

### 常染色体显性遗传多囊肾病

常染色体显性遗传多囊肾（ADPKD）的特征，是双肾多发不同大小的囊肿，并随时间进展；通常成年患者变得更为明显，因而也称之为成人发病的多囊性肾病。患者就诊时多为晚期，出现腹部肿块与高血压，或外伤后出现这些症状。肾衰为晚期表现。虽然有报告可单侧

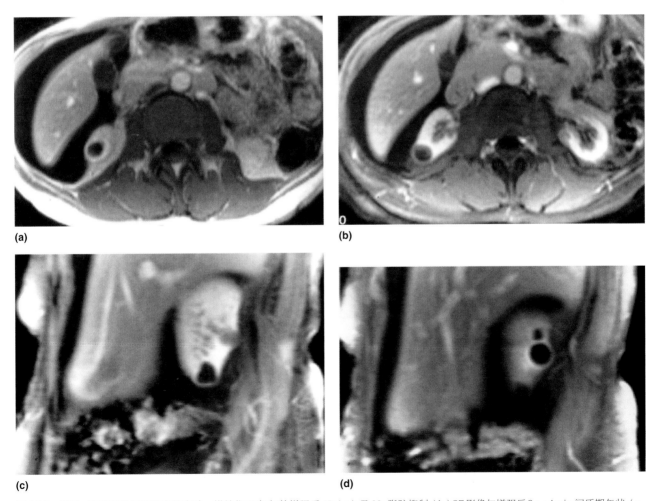

(a)　(b)　(c)　(d)

**图9.21**　**厚壁，有反应性细胞渗出的囊肿**。横轴位T1加权钆增强后45s（a）及90s脂肪抑制（b）GE影像与增强后3～4min间质期矢状（c，d）GE影像。注意右肾的3个囊肿，壁厚有强化，但无不规则表现。

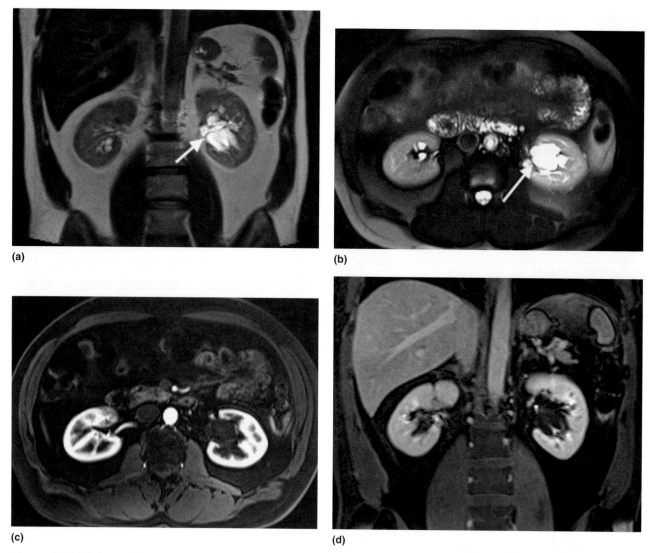

**(a)**

**(b)**

**(c)**

**(d)**

**图9.22** **肾盂旁囊肿。**T2加权冠状SS-ETSE（a）与横轴位脂肪抑制自旋回波（b）及T1加权钆增强即刻（c）与冠状间质期（d）脂肪抑制GE影像。可见左侧肾窦内界限清楚的肾盂旁囊肿与收集系统分离（箭头，a，b）。肾盂旁囊肿呈T2高信号（a，b），钆增强后影像上无信号（c，d）。间质期影像（d）显示肾脏开始排泄钆，可见收集系统与囊性结构无交通，诊断为肾盂旁囊肿。

发病，患者病变几乎均为双侧。其他器官常常也有囊肿，包括肝脏，脾与胰腺。患者发生Willis环囊状动脉瘤破裂，蛛网膜下腔出血的危险性高[16]。

ADPKD的典型MR表现为双侧肾脏增大，伴多发不同大小的肾囊肿，累及肾实质的所有部分，正常肾脏外形与结构扭曲。疾病早期，囊肿小（图9.23），随时间的流逝，肾脏明显增大。囊肿的特点是具有不同的信号强度，这是因为囊内有不同时长的血液分解产物（图9.24、9.25）。肾细胞癌可与ADPKD相关发生，表现为以不均匀方式强化的肿块。由于有多发复杂性囊肿，减影可能对确定是否有强化区域特别重要（图9.24）。肝脏是肾外

囊肿最常见的发生器官。肝囊肿数量不一，从单发到大量囊肿。即使是肝脏广泛受累，囊肿也极少扭曲肝脏结构，并且直径通常＜2cm[17]。偶尔，肝囊肿可较大，和（或）分布广泛占据整个肝脏（见第2章）。

### 常染色体隐性遗传性多囊性肾病

常染色体隐性遗传性多囊性肾病（ARPKD）为一遗传性，但表现型不一的疾病，特征为肾收集系统非梗阻性扩张，肝胆管扩张与畸形，以及肾脏与肝脏纤维化。肝脏病理改变为先天性肝纤维化，常见于ARPKD。

双肾通常增大，伴数量不等的囊肿分布于全肾，囊肿通常＜1cm。由于肾功能衰竭，患者多于婴儿期死亡。

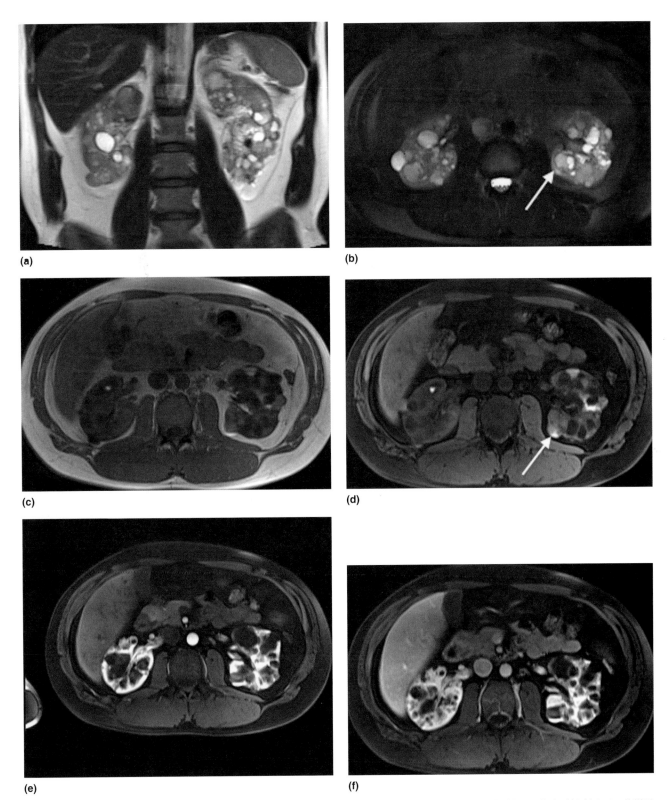

**图9.23** **ADPKD进展早期**。冠状（a）与横轴位（b）T2加权脂肪抑制SS-ETSE，横轴位T1加权非脂肪抑制（c）与脂肪抑制（d），钆增强动脉期（e），静脉期（f）与冠状间质期（g）脂肪抑制GE T1加权影像。可见双侧肾多发小囊肿。T2WI（a，b）示肾脏此时并无明显增大，囊肿的信号不一。增强后（c）可见一些囊肿呈高信号，脂肪抑制影像这些囊肿信号无抑制（d），增强扫描无强化（e-g），符合含蛋白或出血性囊肿。

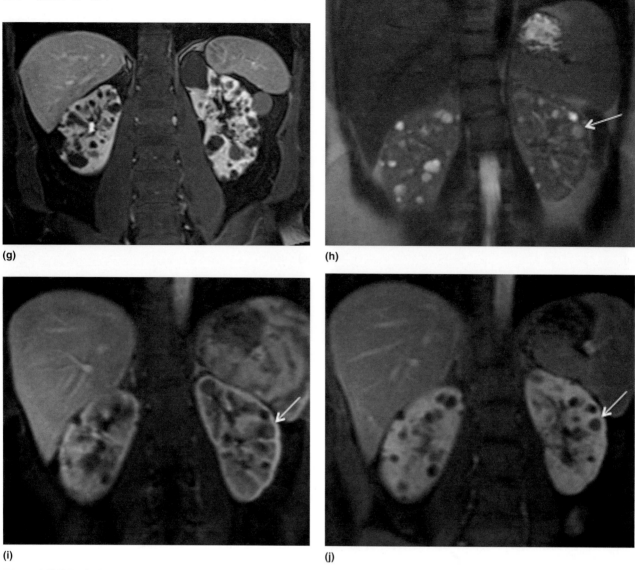

(g)

(h)

(i)

(j)

**图9.23（续前）** 囊肿的不同信号反映了出血后不同时期的血管分解产物或不同浓度的蛋白物。大多数囊肿直径<1cm，肾实质厚度正常，无明显扭曲。这些表现符合ADPKD的早期改变。其中一个囊肿T2WI（箭头，b）与T1WI（箭头，d）上均呈中等信号。第2例患者横轴位T2加权脂肪抑制SS-ETSE（f），钆增强后90s冠状T1加权GE（g）影像，显示多发<2cm的囊肿分布于全肾实质，符合ADPKD早期。注意此时肾脏无明显增大。另一患者冠状T2加权SS-ETSE（h）与冠状T1加权钆增强肝静脉期（i）及间质期（j）脂肪抑制3D-GE影像，显示进展早期的ADPKD。可见双肾多发T2与T1不同信号强度的囊肿。囊肿的不同信号强度反映了出血后不同时期的血液分解产物或蛋白性物质。箭头示其中一个囊肿T2WI与T1WI均呈中等信号（h-j）。

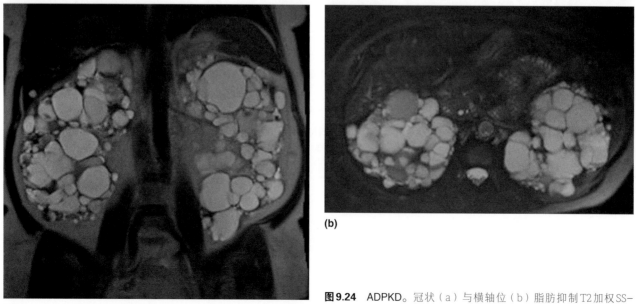

(a)

(b)

**图9.24** ADPKD。冠状（a）与横轴位（b）脂肪抑制T2加权SS-ETSE，

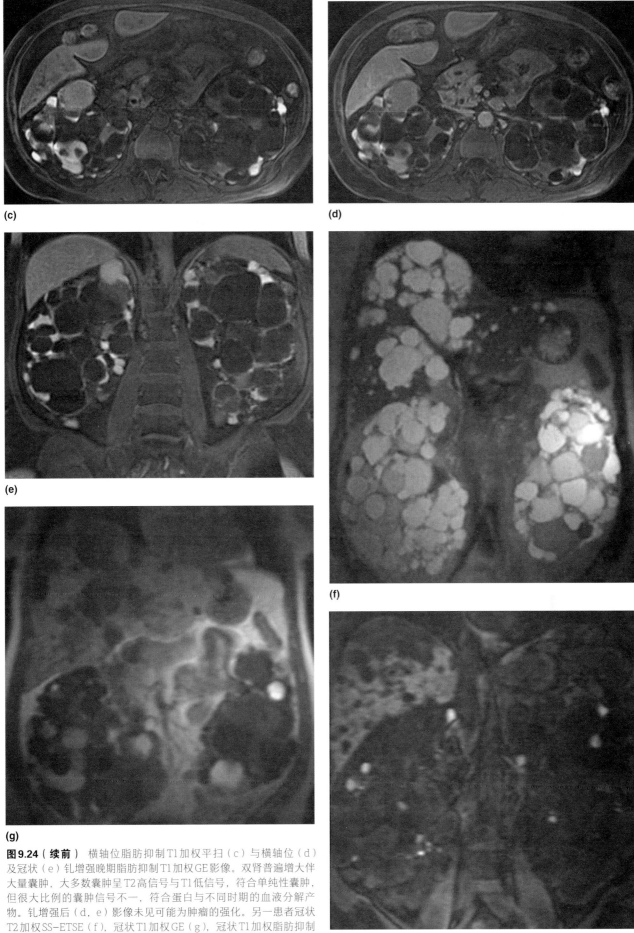

**图9.24（续前）** 横轴位脂肪抑制T1加权平扫（c）与横轴位（d）及冠状（e）钆增强晚期脂肪抑制T1加权GE影像。双肾普遍增大伴大量囊肿，大多数囊肿呈T2高信号与T1低信号，符合单纯性囊肿，但很大比例的囊肿信号不一，符合蛋白与不同时期的血液分解产物。钆增强后（d，e）影像未见可能为肿瘤的强化。另一患者冠状T2加权SS-ETSE（f），冠状T1加权GE（g），冠状T1加权脂肪抑制3D-GE（h）

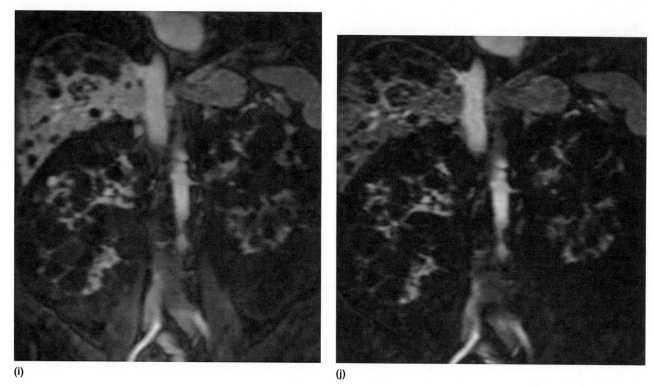

**(i)**                                     **(j)**

**图9.24（续前）** 与钆增强静脉期冠状 T1 加权脂肪抑制 3D-GE 影像（i）和相应减影影像（j）显示 ADPKD。双侧肾脏增大，大部分肾实质由多发囊肿所取代。注意肝内亦可见多个囊肿，为疾病的组成部分。囊肿 T2（f）与 T1（g）信号不一，提示有不同期的血液分解产物或蛋白性物质。高信号的囊肿可干扰钆增强 T1WI 对肾细胞癌的检出，因此，自钆增强影像（i）剪去 T1 加权平扫影像（h）的减影（j）就特别有助于肾细胞癌的检出。但影像采集平面与层面位置要求确切一致，以便获得可靠的结果。减影（j）显示残留肾实质的强化，但无任何局部实性肿块。

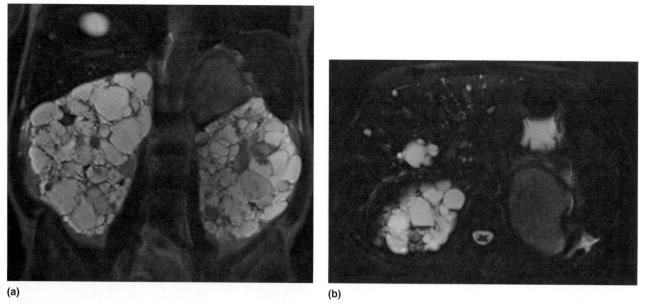

**(a)**                                     **(b)**

**图9.25** ADPKD。冠状（a）与横轴位（b，c）

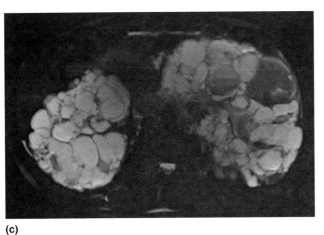

(c)

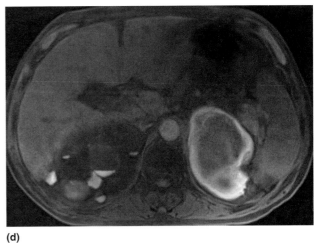

(d)

(e)

**图9.25（续前）** 脂肪抑制T2加权SS-ETSE与横轴位脂肪抑制T1加权平扫（d，e）放射采集GE影像。双肾明显增大，伴多发不同大小囊肿分布于全肾实质，肾结构扭曲。脂肪抑制平扫（d，e）影像上一些囊肿呈高信号。出血性囊肿的T2信号不一（a–c），符合不同期的血液分解产物。

肾脏病变严重程度较小的患者，进行性肝脏疾病多造成患者死于10岁以前。在MR检查钆增强后的影像上，可见肾实质多发直径＜1cm的囊肿。

### 多发囊性肾发育不良

多发囊性肾发育不良为后肾与输尿管芽先天性融合失败造成的，形成无功能的囊性肾块，典型伴输尿管闭锁。多囊性肾发育不良典型多见于婴幼儿，如未治疗，则随时间逐渐萎缩。萎缩过程中囊壁常有钙化。多囊性肾发育不良可在儿童阶段诊断，表现为一多囊性大肿块，无收集系统发育，亦无正常的肾实质（图9.26）。采用自由呼吸T2加权SS-ETSE影像也可于宫内诊断病变（图9.27）。大而多囊性发育不良的肾脏偶可见于青春期或成年患者。

### 髓质囊性疾病（肾痨－尿毒症髓质囊性疾病症候群）

髓质囊性疾病的典型患者为青春期患者，患有盐洗肾病与肾衰。影像检查可见肾髓质由1～2cm大小的囊肿广泛取代（图9.28）[18]。随肾衰竭病情进展，出现平滑的肾皮质萎缩。

### 髓质海绵肾

髓质海绵肾（MSK）的特征为肾乳头集合管多发囊样扩张。病变通常为双侧，但也可为单侧或节段性。患者有结石，梗阻，感染或血尿。囊性空腔内常见结石。

肾集合管扩张认为是MSK的预期征象。静脉尿路造影检查可见扩张的小管呈充盈对比剂的管状结构，放射状自肾盏延伸至肾乳头。钆增强MR间质期可见类似影像表现–肾乳头内放射状明显强化的小管结构（图9.29）。

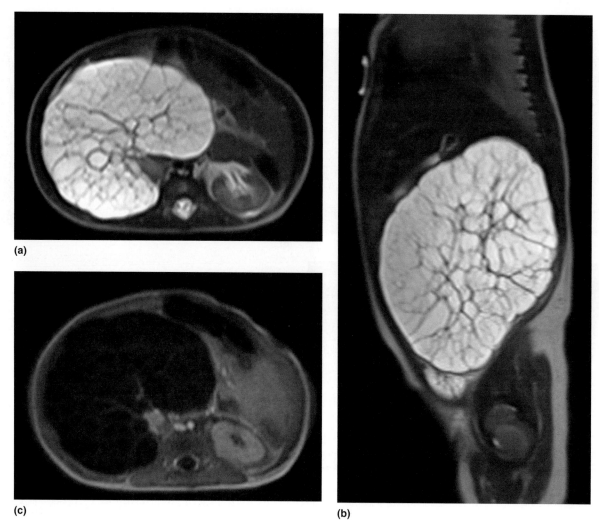

**图9.26 多囊性肾发育不良。** 横轴位（a）与矢状（b）T2加权SS-ETSE影像，横轴位T1加权GE影像（c），可见右侧肾床内一多囊性发育不良的肾，呈葡萄串状，未见肾收集系统结构，无肾实质。

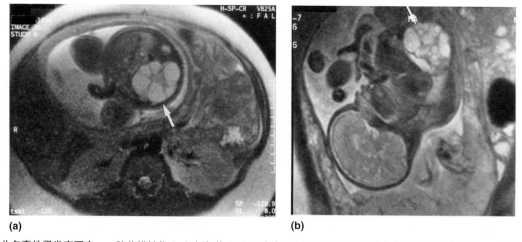

**图9.27 胎儿多囊性肾发育不良。** 一胎儿横轴位（a）与矢状（b）T2加权SS-ETSE显示左肾床内多囊性肿块（箭头，a，b），未见肾收集系统形成。

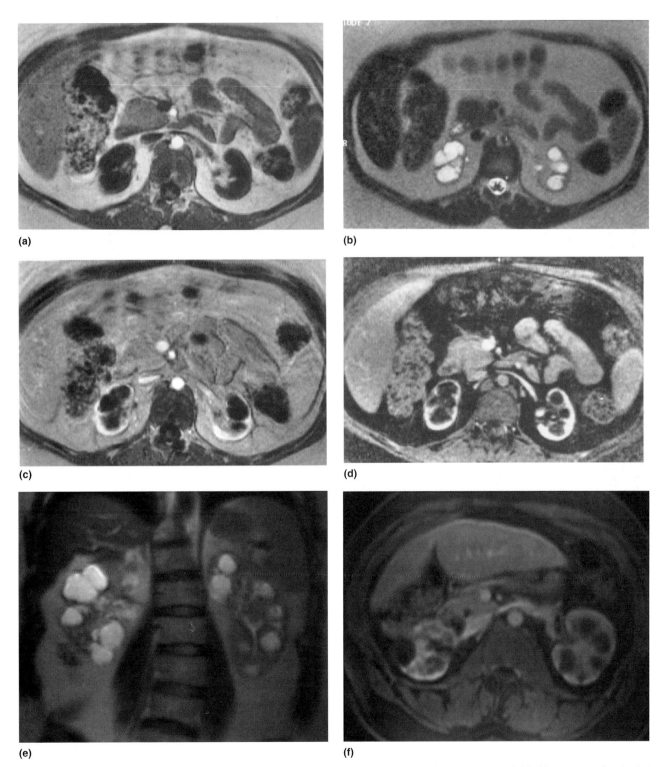

**图9.28** **肾髓质囊性疾病**。T1加权GE平扫（a），T2加权SS-ETSE（b）与T1加权钆增强即刻（c）及90s后脂肪抑制（d）GE影像。肾髓质内可见多发<2cm的囊。患者患有慢性肾功能衰竭，平扫影像（a）表现与皮髓质结构（CMD）相似。囊肿呈T2均匀高信号（b）。注射钆对比剂后，肾髓质囊肿无强化，几近无信号（c，d）。另一患者冠状T2加权SS-ETSE（e）与横轴位T1加权钆增强间质期3D-GE（f）影像显示髓质囊性疾病，可见双肾多发囊肿，主要位于肾髓质。囊肿内部结构均一，呈T2高信号（e），T1加权钆增强影像显示无强化（f）。

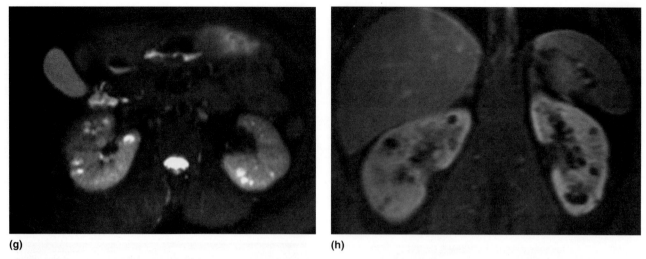

**(g)**　　　　　　　　　　　　　　　　　　　　　　**(h)**

**图9.28（续前）** 另一髓质囊性疾病患者横轴位T2加权脂肪抑制SS-ETSE（g）与钆增强间质期T1加权脂肪抑制3D-GE（h）影像显示多发髓质囊肿。

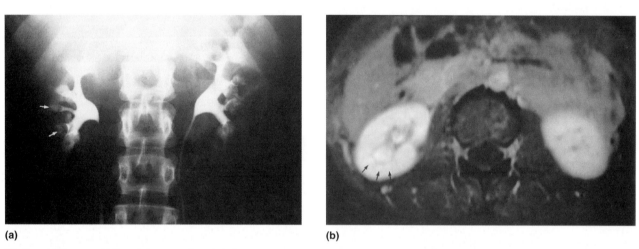

**(a)**　　　　　　　　　　　　　　　　　　　　　　**(b)**

**图9.29** MSK。5min静脉尿路造影（a）与T1加权钆增强后90s脂肪抑制自旋回波（b）影像。静脉尿路造影集合管扩张表现明显（箭头,a），钆增强后90s影像亦见肾乳头明显强化（箭头，b）。

### 透析性获得性囊性肾病

约50%长期血液透析患者出现多发肾囊肿[19]。病因不清，但可能与缺血或纤维化有关。囊肿好发于肾皮质的表浅部位，常使肾脏明显增大。这一点与ADPDK相反，ADPKD的囊肿遍布于全肾实质，肾脏体积通常巨大。囊肿一般较ADPKD较小，直径＜2cm。囊肿也可＞2cm和（或）分布于全肾实质，但少见。慢性肾功能衰竭的患者囊内常见有出血。

在MR影像上，可见双肾多发小囊肿，主要位于肾皮质表面（图9.30、9.31）。由于囊内有亚急性出血，T1加权平扫囊肿常呈高信号。

MRI适于检出肾癌，鉴别无强化的肾囊肿与有强化的癌肿。囊肿无强化，增强后系列扫描外形无改变，而癌与肾实质则显示有明显强化。

### 锂相关性多囊性肾病

长期锂剂治疗与慢性局限性间质性肾炎与不可复性进行性尿浓缩功能损害相关，可进展为慢性肾病[20]。锂相关性肾病典型表现为多发微小囊肿（＞60的病例），直径大多为1～2mm，同等分布于肾髓质与皮质（图9.32）[21, 22]。结合临床病史与实验室检查结果，锂相关肾病诊断通常不

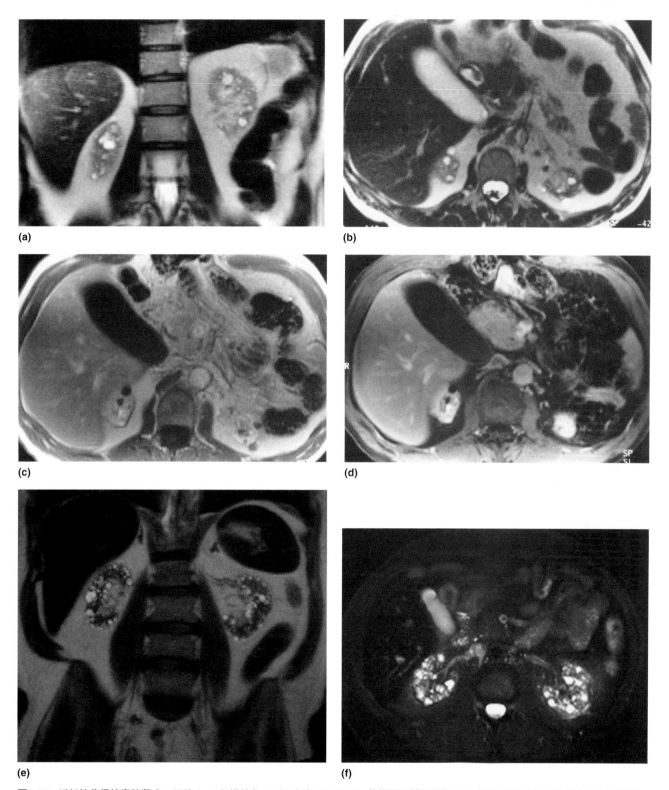

(a)

(b)

(c)

(d)

(e)

(f)

**图9.30  透析性获得性囊性肾病**。冠状（a）与横轴位（b）T2加权SS-ETSE，钆增强即刻T1加权（c）与90s后脂肪抑制T1加权（d）GE影像。可见双肾多发直径<2cm的囊肿主要位于肾皮质表面。增强毛细血管期（c）显示肾实质强化微弱，未见CMD。钆增强T1加权脂肪抑制自旋回波影像上（c），中度强化萎缩的肾实质组织背景上，多发肾囊肿显示清晰。第2例慢性血液透析患者，冠状非脂肪抑制（e）与横轴位脂肪抑制（f）T2加权SS-ETSE（e），

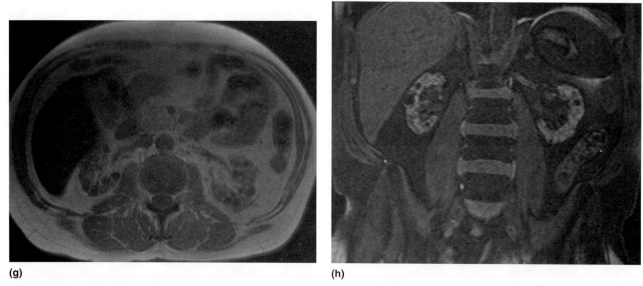

(g)　　　　　　　　　　　　　　　　(h)

**图9.30（续前）**　横轴位非脂肪抑制（g）与冠状脂肪抑制T1加权GE平扫（h）影像，可见多发小囊肿分布于全肾。注意由于血透相关含铁血黄素沉积而呈低信号的肝脏与脾脏（e，f）。

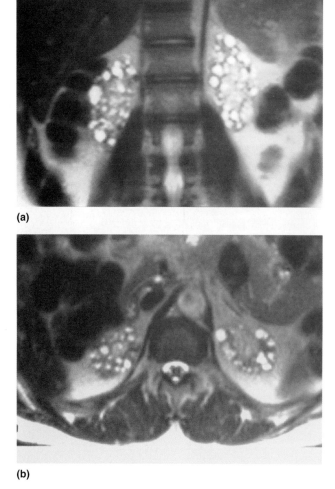

(a)

(b)

(c)

**图9.31　透析性获得性囊性肾病。**冠状（a）与横轴位（b）T2加权SS-ETSE与矢状T1加权钆增强晚期脂肪抑制GE（c）影像。可见双侧自然肾萎缩，广泛分布多发肾囊肿，呈T2高信号（a，b）与T1低信号（c）。同时注意盆腔右侧的移植肾（c）。

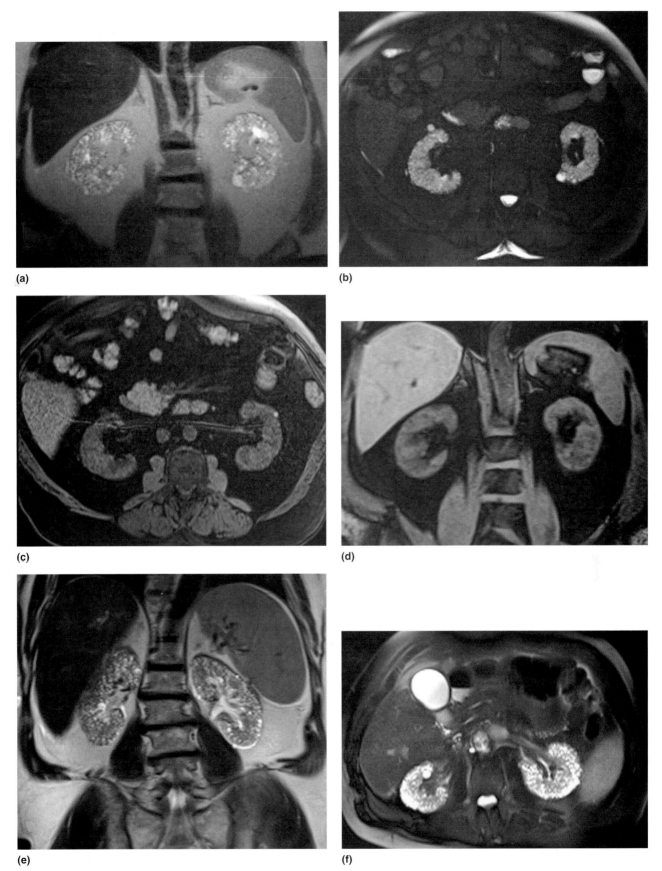

**图9.32** **锂相关多囊性肾病。** 冠状非脂肪抑制（a）与横轴位脂肪抑制（b）T2加权SS-ETSE与横轴位（c）及冠状（d）脂肪抑制T1加权
GE平扫。可见多发微小囊肿（1~2mm）分布于双侧肾脏皮质与髓质内，呈T2高信号区（a,b）。肾实质厚保持正常，但CMD显示不清（c,
d）。MR表现符合锂相关多囊性肾病。冠状脂肪抑制（e）与横轴位脂肪抑制（f）T2加权SS-ETSE，

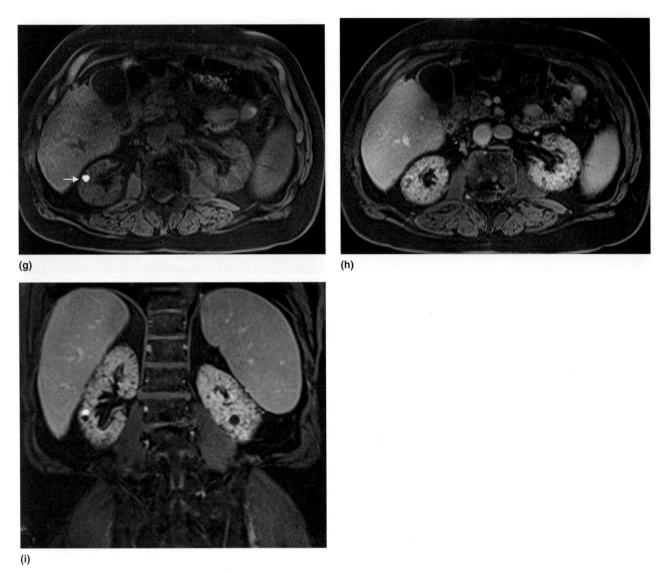

(g)

(h)

(i)

**图9.32（续前）** 横轴位平扫（g）与钆增强静脉期（h）与冠状间质期（i）脂肪抑制T1加权GE影像。双肾大小正常，可见大量微小（1～2mm）与中等大小（>3 mm）囊性病变对称分布于全肾实质。囊多呈T2高信号（e,f）,T1WI上肾脏的皮髓质差异（CMD）消失（g），符合慢性肾病。这些影像表现为锂相关多囊性肾病的特点。注意右肾一T1高信号病变（g），为蛋白性/出血性囊肿。

是主要问题，可提示锂剂应减量。早期诊断十分重要，以避免病变进展为终末期肾病。这种影像表现可见于无实验室检查与临床怀疑为肾脏病变的患者，提示MR可显示早期肾损害，可能检出药物的肾毒性作用[22]。

**多房性囊性肾瘤（囊性肾瘤）**

多房性囊性肾瘤为一少见良性病变，通常单侧，单发与周围未受累肾组织分界锐利。囊性肾瘤由众多无交通的囊构成，由纤维基质分隔。病变典型见于30岁以上的患者，女性好发[23]。MRI多房性囊性肾瘤的诊断需显示多囊性肾肿瘤，凸入肾盂，可造成肾积水与出血（图9.33）[24,25]。多房性肿瘤的包膜与分隔较厚（2～4mm），相对均一，含纤维成分，呈T2低信号。分隔界限清晰，钆增强后有强化[24]。病变的囊通常呈T1低信号，但T1高信号的囊也并非少见，可能代表囊液内含有蛋白或血液[24,25]。除横轴位影像外，应加做矢状或冠状影像以显示肿瘤凸入肾盂。

**血管平滑肌脂肪瘤**

血管平滑肌脂肪瘤（AML）为一良性肿瘤，由不同量的3种成分构成：①厚壁的血管；②平滑肌；③成熟的脂肪。脂肪含量通常丰富，CT与常规T1加权（同相

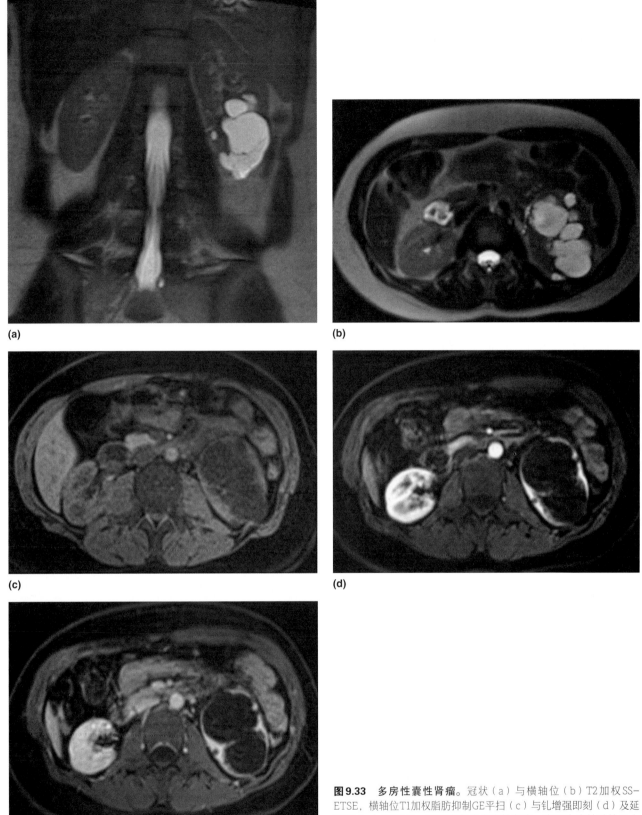

(a)

(b)

(c)

(d)

(e)

**图9.33 多房性囊性肾瘤。**冠状（a）与横轴位（b）T2加权SS-ETSE，横轴位T1加权脂肪抑制GE平扫（c）与钆增强即刻（d）及延迟期（e）GE影像。可见左肾多房囊性肾瘤，表现为囊性肿块凸入肾盂，瘤内间隔可见强化。

位）结合脂肪抑制影像，或同相位T1结合反相位T1加权GE影像易于定性[26]。虽然是良性肿瘤，AML可随时间流逝有增大，较大肿瘤更好发出血[27, 28]。多发AML体积随时间增大较单发AML更为多见[27, 28]。由于肿瘤内脂肪在T1WI呈高信号，脂肪抑制影像上信号减低的特异表现，甚至直径<1cm的肿瘤MRI也可检出与定性（图9.34）。除肾脏常规扫描参数之外，反相位影像也有助于确定肾肿瘤是否为AML（图9.35、9.36），可见AML与相邻肾实质间脂-水相位消除形成的无信号分界[29]。AML非常小时（<1cm），相位消除可占据整个病变，使肿瘤显示为无信号（图9.34）[29]。少数肿瘤的肌肉与血

管成分为主，采用反相位与同相位影像鉴别这种微脂型AML与透明细胞RCC困难。微脂型AML强化明显与透明细胞癌亚型或嗜酸细胞腺瘤表现相似。相对于肾实质呈T2低信号[30, 31]与体积小可提示为微脂型AML，而肿瘤内坏死与体积大提示透明细胞RCC[32]。脂肪抑制T2WI较T2WI更有助于鉴别微脂型AML与非AML肿瘤（图9.37）[33]。根据影像表现肯定诊断，肿瘤<4cm且无症状，采用影像随访是适当的[34]。有报告肾细胞癌也可含有少量脂肪[35]。但与AML内脂肪通常均匀、明显不同，没有报告肾细胞癌含有均匀分布的高纯度脂肪。质地不均匀，含有脂灶的肿瘤应认定为不能定性的病变。

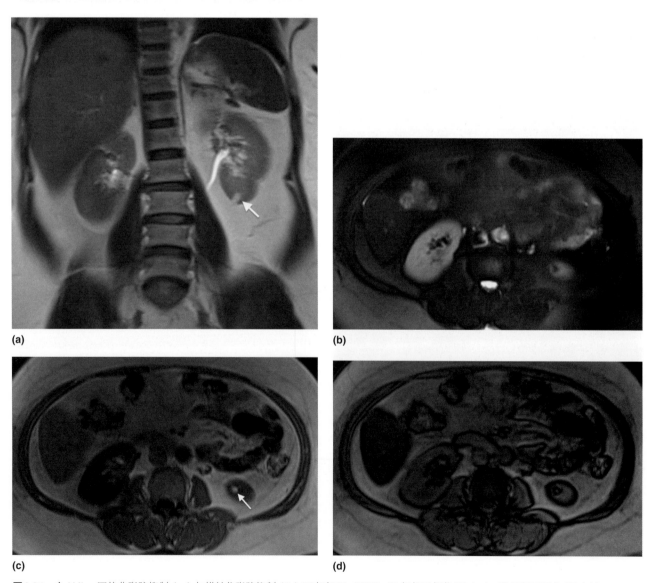

(a)　　　　　(b)

(c)　　　　　(d)

**图9.34　小AML。**冠状非脂肪抑制（a）与横轴位脂肪抑制（b）T2加权SS-ETSE，T1加权同相位GE（c），T1加权反相位GE（d），

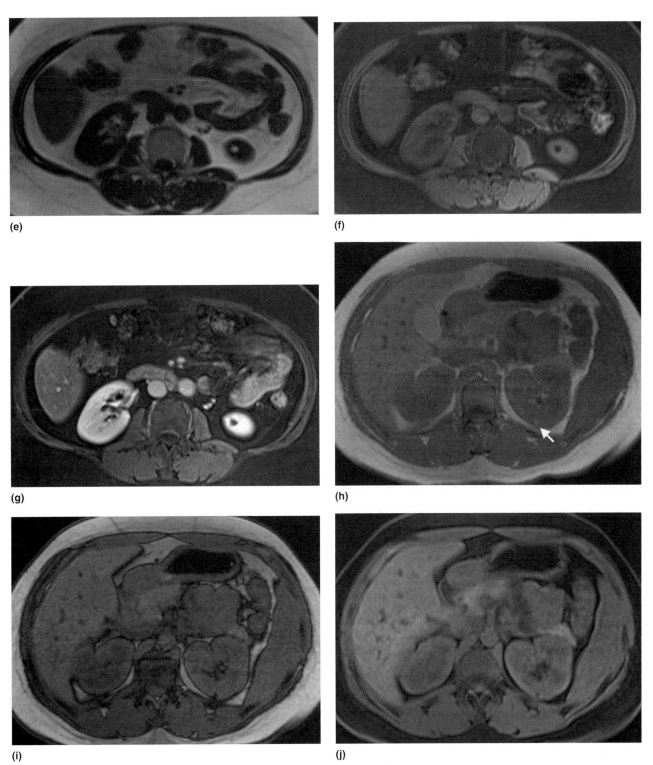

**(e)**

**(f)**

**(g)**

**(h)**

**(i)**

**(j)**

**图9.34（续前）** 改良Dixon脂像（e），脂肪抑制T1加权GE平扫（f）与增强后脂肪抑制T1加权GE（g）影像。可见一T2与T1均为高信号的病变起自左肾下极（箭头，a，c）。反相位影像可见病变周边无信号（d），是病变内成熟脂肪与肾实质液体成分之间相位消除作用造成的。脂肪抑制影像病变信号减低（b，f）。这些均为AML特征性表现。注意在水脂分离脂像上病变很亮，提示有肉眼可见的脂肪（e）病变强化不明显（g）。第2例患者T1加权同相位平扫（h）与反相位（i）GE、脂肪抑制GE（j）影像，显示左肾中部一5mm大小肿瘤，同相位影像上呈高信号（箭头，h），反相位影像上变为无信号（i），为相位消除伪影所致。脂肪抑制影像（j）上病变信号极低，为1cm以下小AML特征性表现。

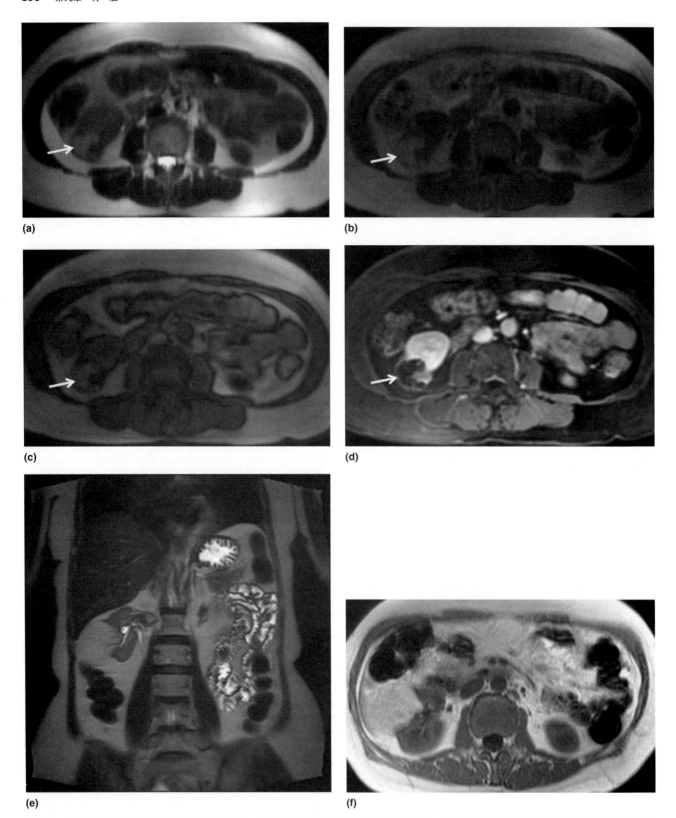

(a)

(b)

(c)

(d)

(e)

(f)

**图9.35** **肾AML。**3 T MR横轴位T2加权SS-ETSE（a），T1加权同相位（b）与反相位（c）GE，钆增强间质期T1加权脂肪抑制3D-GE（d）影像，显示一AML（箭头，a-d）。由于AML的主要成分为纯脂肪，在T2WI与T1WI同相位及反相位影像纯脂肪成分均显示为高信号，由于脂肪抑制，钆增强后3D-GE影像上呈低信号。然而与同相位影像相比，AML的其余部分于反相位影像上信号减低，**因其部分含脂所致**。注意由于血管及肌肉成分，病变显示有强化。冠状非脂肪抑制（e）T2加权SS-ETSE，T1加权同相位GE（f），T1加权反相位GE（g），

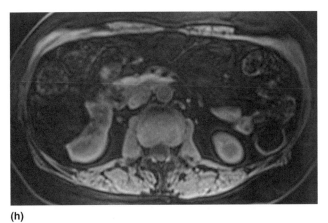

(g)

(h)

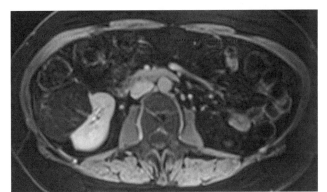

**图9.35（续前）** 脂肪抑制T1加权GE平扫（h）与增强后脂肪抑制T1加权GE（i）影像。可见右肾一外生性脂肪性肿瘤，呈AML信号特征，病变内血管轻度强化。

(i)

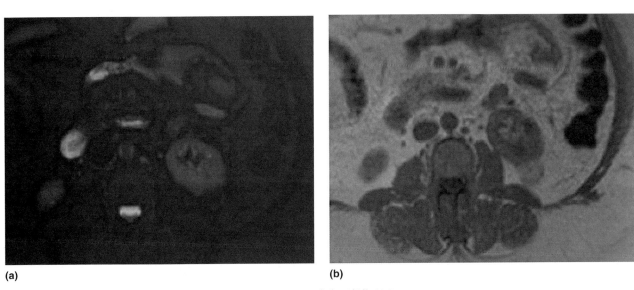

(a)

(b)

**图9.36** 肾AML。3T MR 横轴位T2加权脂肪抑制SS-ETSE（a），T1加权同相位（b）

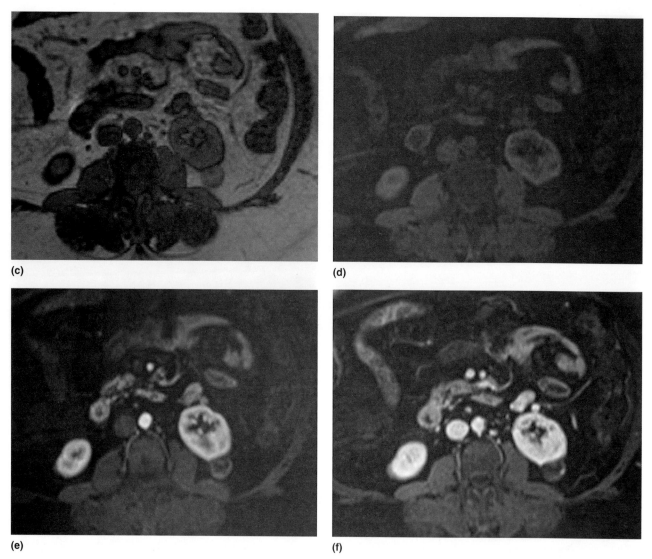

(c)

(d)

(e)

(f)

**图9.36（续前）** 与反相位（c）GE，T1加权平扫（d）与钆增强即刻（e）及延迟期（f）脂肪抑制3D-GE影像。可见左肾中部一2cm大小外生性病变，病变大部呈T1高信号（b），反相位影像上可见相位消除区（c），脂肪抑制平扫可见信号减低（d），提示病变内脂肪，诊断AML。病变强化不明显。

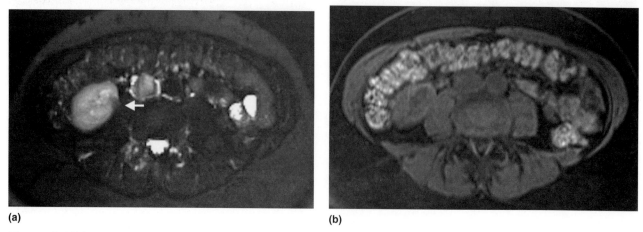

(a)

(b)

**图9.37** 少脂性肾AML。横轴位T2加权脂肪抑制SS-ETSE（a），T1加权平扫（b）

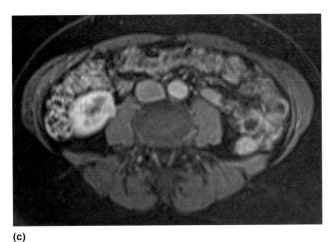
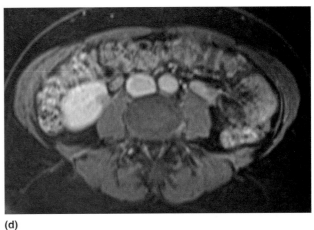

**(c)**　　　　　　　　　　　　　　　　　　　　　　　**(d)**

**图9.37（续前）** 钆增强即刻（c）与延迟期（d）脂肪抑制3D-GE影像。右侧肾脏可见一相对于肾实质T2低信号小结节（箭头，a）。脂肪抑制T1加权影像上结节呈等信号（b），可除外肉眼可见的脂肪成分。结节富含血管（c），增强间质期强化中度廓清（d）。T2低信号，体积小与信号均匀提示病变为少脂性AML。

### 结节性硬化（Bouneville 病）

结节性硬化为一种神经皮肤综合征，属于斑痣性错构瘤病的大分类，虽然约50%起源于自发性突变，但结节性硬化为常染色体显性遗传。这种异常的特点包括智力发育落后，癫痫与皮肤病变[36]。

结节性硬化的患者肾囊肿与AML的发生率高。囊性病变范围很不一致，通常为多发、双侧[36-38]。肾脏结构扭曲并非少见。囊性病变可以非常广泛，甚至与ADPKD相似（图9.38）；AML的发生率为70%～95%（图9.38）[36,39]。结节性硬化患者的AML更常随时间增大，合并出血的危险性更高[27,36,39]。合并RCC的发生率是否增高尚不清楚[39]。高达13%的结节性硬化患者同时可见肝内的AML[40]。

### von Hipple-Lindau 病

von Hipple-Lindau病为一神经皮肤综合征，属于斑痣性错构瘤病的大分类，常染色体显性遗传。von Hipple-Lindau病患者肾囊肿，腺瘤与肾细胞癌的发生率高[41,42]。RCC好发于双侧、多发，影像表现为实性乏血管性肿块或复杂性囊性病变，伴增厚的分隔与壁结节[42]。钆增强T1加权脂肪抑制影像对多发肿瘤的检出与定性最为敏感，这些肿瘤直径多为1cm（图9.39）[41,42]。

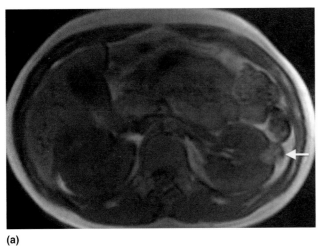
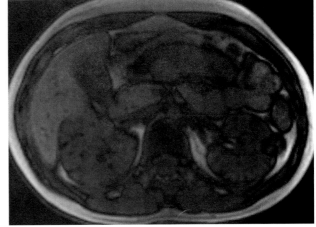

**(a)**　　　　　　　　　　　　　　　　　　　　　　　**(b)**

**图9.38** 结节性硬化。T1加权平扫同相位（a）与反相位（b）

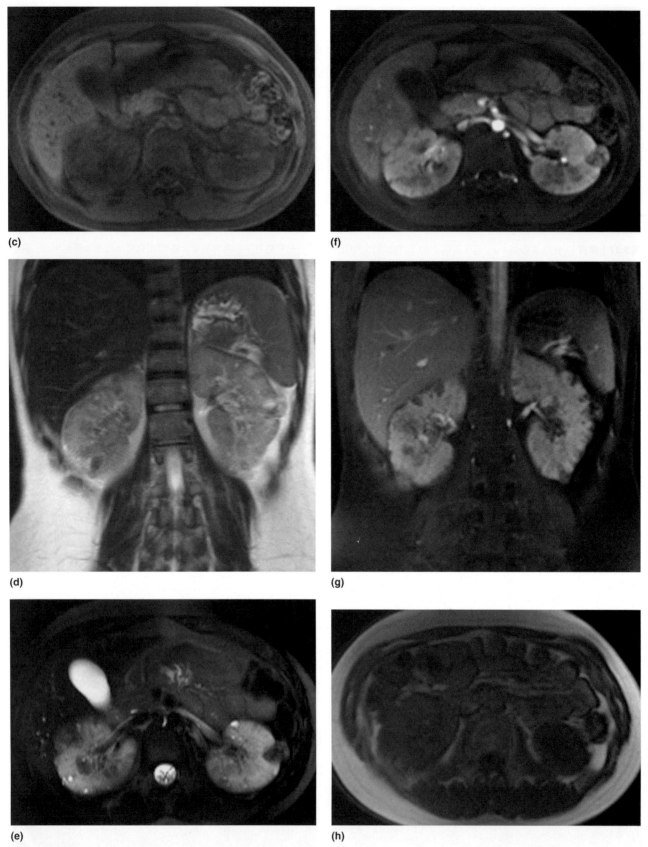

(c)

(f)

(d)

(g)

(e)

(h)

**图9.38（续前）** GE影像，脂肪抑制平扫GE（c），冠状（d）与横轴位脂肪抑制（e）T2加权SS-ETSE，增强后90s横轴位（f）与冠状（g）T1加权脂肪抑制GE影像。可见多个不同大小的AML遍布于双侧肾脏，反相位影像显示清楚（b）包括左肾的外生性大AML，由于肿瘤内含脂肪，病变呈T1高信号。同时还可见多发肾囊肿，T2影像显示好（脂肪抑制影像上显示更为清晰）（e）。注射钆剂后，可见双肾大部分由AML及囊肿所取代（e，d）。同一患者T1加权平扫同相位（h）

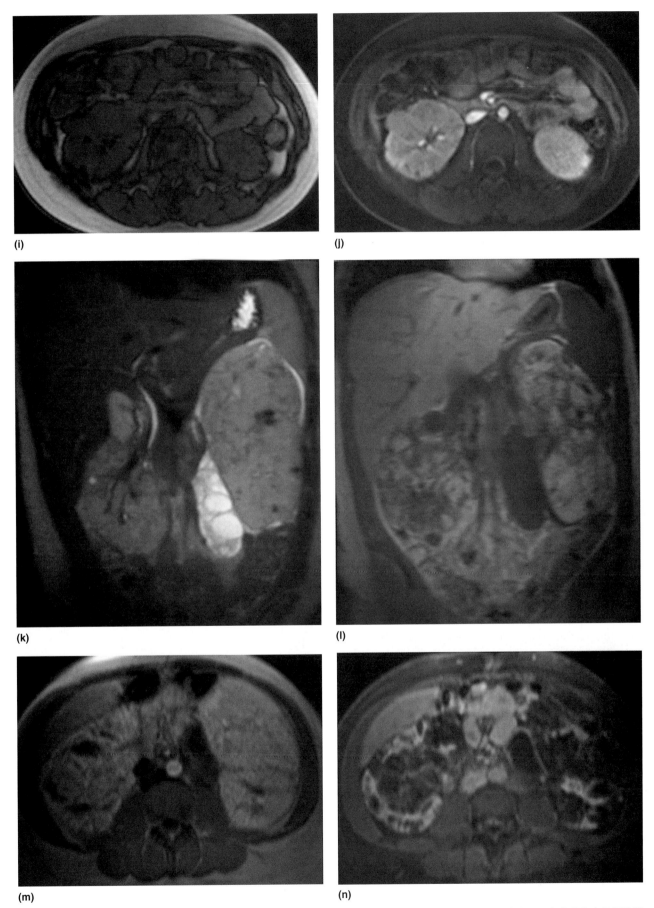

**图9.38（续前）** 与反相位（i）GE影像，增强后90s横轴位T1加权脂肪抑制GE影像（j），显示结节状实性病变，反相位影像上无相位消除伪影，符合含脂肪成分的AML。另一结节性硬化患者，冠状T2加权SS-ETSE（k），冠状T1加权GE（l），横轴位T1加权钆增强动脉期GE（m）与间质期3D-GE（n）影像，显示多发AML。双肾增大，肾实质基本已由多发AML所取代。在T2加权（k）与非脂肪抑制T1加权影像（l,m）上AML呈高信号，但脂肪抑制钆增强影像上（n）肿瘤呈低信号，为脂肪信号抑制所致。注意AML体积大，呈外生性生长，占据了腹腔大部。另外还可见一多房性囊性病变（k-n），位于左肾与主动脉内侧。

### 嗜酸粒细胞腺瘤

嗜酸粒细胞腺瘤为良性上皮肿瘤，一般单发，有完整包膜，常见中央星状纤维瘢痕[43]。文献报告嗜酸粒细胞腺瘤的发生率占肾原发肿瘤的2%～15%[44, 45]。MRI显示为圆形肿瘤，信号相对均匀，增强毛细血管期中央明显强化（图9.40）[44]。肿瘤早期强化特点为"轮辐状"强化，但并非常能观察到。相反，肾癌常常显示为更明显的周边强化。嗜酸粒细胞腺瘤的强化方式与中央瘢痕的特异性均不足以与RCC鉴别。多时相定量对比剂增强MRI对鉴别透明细胞癌与嗜酸粒细胞腺瘤也没有帮助[46]。另一方面，ADC值的评估可能有助于鉴别嗜酸粒细胞腺瘤与恶性肿瘤，可能会减少不必要的肾切除术。近期的一项基于764例患者17个研究的meta分析[47]显示，RCC的ADC值低于嗜酸粒细胞腺瘤，差异有显著性

$[(1.61 \pm 0.08) \times 10^{-3}\text{mm}^2/\text{s versus}(2.00 \pm 0.08) \times 10^{-3}\text{mm}^2/\text{s}; P < 0.0001]$。

### 骨髓纤维化伴髓外造血

骨髓纤维化分类属于慢性骨髓增生性疾病，骨髓结缔组织增生与出现髓外造血（EMH）为其特点[48]。

EMH定义为骨髓外出现异位的血细胞形成与发育。EMH并非总与骨髓纤维化相关，EMH与骨髓纤维化均可不伴有血液疾病。肝脏与脾为最学受累脏器，造成肝脾肿大[49]。文献报导中肾脏受累罕见（图9.41）[48]。

病程为慢性，临床出现与贫血及脾大相关的典型症状，诊断前症状存在可长达数年。EMH累及肾脏后，可引起输尿管梗阻或肾实质广泛受累，造成肾衰[48]。认识EMH可成为为肾衰的原因非常重要，因为这种病变放射治疗可有疗效[50]。

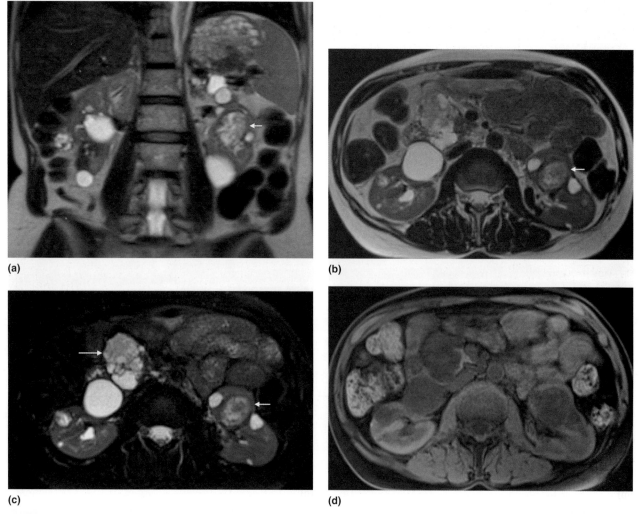

**(a)**　**(b)**　**(c)**　**(d)**

**图9.39**　Von Hipple-Lindau病。冠状（a）与横轴位非脂肪抑制（b）及脂肪抑制（c）T2加权SS-ETSE，T1加权GE平扫（d），

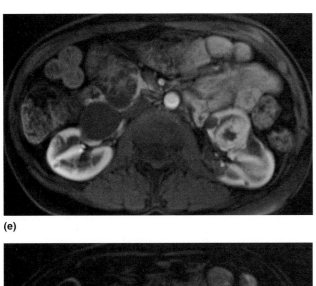

**(e)**

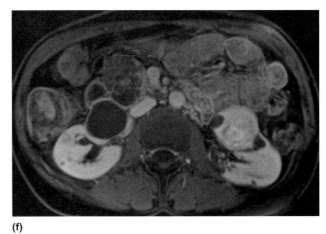

**(f)**

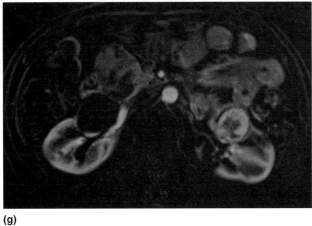

**(g)**

**图9.39（续前）** 与增强后即刻（e）及延迟期（f）脂肪抑制T1加权GE和减影（g）影像。可见多发胰腺与肾囊肿（a–c），左肾中部可见一不均信号结节（箭头，a，b；短箭头，c），呈富血管式强化（e），晚期廓清轻微（f）。减影（g）证实左肾的RCC。患者右肾另有2个RCC（未展示）。注意位于胰头内的微囊型囊腺瘤（长箭头，c）。

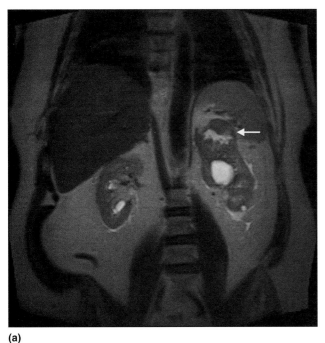

**(a)**

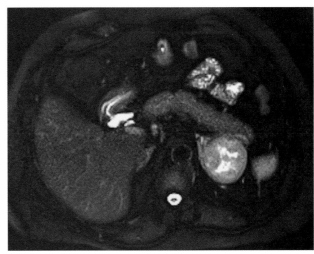

**(b)**

**图9.40** 肾嗜酸粒细胞腺瘤。冠状（a）与横轴位脂肪抑制（b）T2加权SS-ETSE，

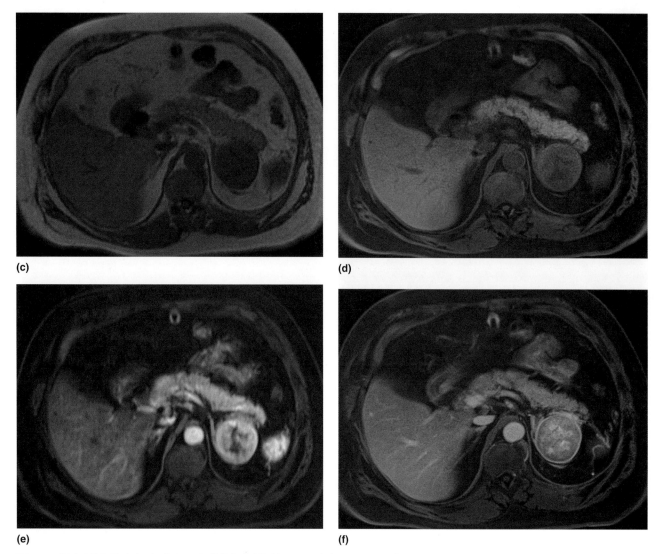

**图9.40** **肾嗜酸粒细胞腺瘤。**冠状（a）与横轴位脂肪抑制（b）T2加权SS-ETSE，非脂肪抑制平扫（c）与脂肪抑制（d）T1加权GE，增强后即刻（e）与延迟（f）脂肪抑制T1加权GE影像。可见左肾上极一外生性肿瘤，界限清楚（箭头，a）。肿瘤中央可见T2高信号区（a，b），动脉期强化明显（e），延迟期强化廓清，伴有包膜强化（f）。中央放射状强化区与纤维瘢痕相关，而非肿瘤坏死。此例为肾嗜酸粒细胞腺瘤的典型例子。

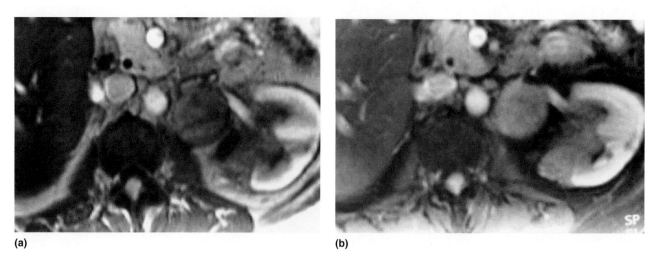

**图9.41** **EMH。**骨髓纤维化患者增强后即刻T1加权（a）与90s后T1加权脂肪抑制（b）GE影像，可见左肾一浸润生长的软组织肿瘤累及肾门并蔓延至肾实质内。主动脉左侧旁区可见一个大淋巴结。

**表9.2**　肾细胞癌的Robson分期系统

| 分期 | 描述 |
|---|---|
| 1 | 肿瘤位于肾包膜内 |
|  | 　小肿瘤（<2.5cm） |
|  | 　大肿瘤（>2.5cm） |
| 2 | 肿瘤扩展到肾周脂肪 |
| 3a | 静脉瘤栓 |
|  | 　仅有肾静脉瘤栓 |
|  | 　膈以下腔静脉瘤栓 |
|  | 　膈以上瘤栓 |
| 3b | 局部淋巴结转移 |
| 3c | 静脉瘤栓与局部淋巴结转移 |
| 4a | 直接侵犯肾筋膜外相邻器官 |
| 4b | 远隔转移 |

**表9.3**　肾癌的TNM分期

| 原发肿瘤（T） | |
|---|---|
| TX | 原发肿瘤不能评价 |
| T0 | 无原发肿瘤证据 |
| T1 | 肿瘤≤7cm，限于肾内 |
| T1a | 肿瘤≤4cm，限于肾内 |
| T1b | 肿瘤4～7cm，限于肾内 |
| T2 | 肿瘤>7cm，限于肾内 |
| T2a | 肿瘤最大径7–10cm |
| T2b | 肿瘤>10cm，限于肾内 |
| T3 | 肿瘤蔓延到大静脉或肾周组织但未累及同侧肾上腺，未达肾筋膜外 |
| T3a | 肿瘤大体蔓延到肾静脉或其（有肌层的）分支内，或肿瘤侵犯肾周和（或）肾窦脂肪但未达肾筋膜外 |
| T3b | 肿瘤大体蔓延到膈以下腔静脉内 |
| T3c | 肿瘤大体蔓延到膈以上腔静脉内或侵犯腔静脉壁 |
| **局部淋巴结（N）** | |
| NX | 局部淋巴结不能评价 |
| N0 | 无局部淋巴结转移 |
| N1 | 局部淋巴结转移 |
| **远隔转移（M）** | |
| M0 | 无远隔转移 |
| M1 | 远隔转移 |

一般来说，包裹肾盂肿瘤的鉴别诊断包括移行细胞癌（TCC），淋巴瘤，脂肪沉积症与RCC[50]。出现相应临床症状时，EMH也应包括于鉴别诊断的病变内。在MR影像上，钆增强早期与晚期多显示为轻度、相对均匀的强化（图9.41）。

## 恶性肿瘤

### 肾细胞癌

2014年美国新诊断的肾脏肿瘤为63 000例以上，死亡13 860例[51]。RCC为为主要组织类型（80%～85%）[52]。发病高峰年龄为50～60岁，男女比例为2∶1。肿瘤通常单发，约5%的患者可见多发肿瘤。因为小肿瘤缺少症状，患者就诊时肿瘤多已晚期，肿瘤较大，已为进展期。RCC可有不同临床表现，包括副肿瘤综合征。

RCC的分期可采用Robson（表9.2）或国际抗癌联合会（International Union Against Cancer）的TNM分期[53]（表9.3）[53]。

Robson分期涉及与肾筋膜的关系，肾静脉受累与局部淋巴结（见下文）。MRI能够检出直径＞1cm的RCC。虽然常规MRI序列可用于评估大的肾肿瘤是否伴有瘤栓或是否扩展到相邻器官[54]，但恒定显示小肿瘤，鉴别囊肿与肿瘤及可靠评估瘤栓及转移则需要静脉钆增强检查。采用钆增强屏气脂肪抑制3D-GE或脂肪抑制和（或）非脂肪抑制GE序列，MRI鉴别囊肿与实性肿瘤优于CT，因为MRI对钆的敏感度较CT对碘对比剂的敏感度更高[1, 11, 55]。

RCC的Robson分期如下：

·**1期**　肾癌限于肾包膜内（图9.42、9.43）。

·**2期**　癌肿蔓延到肾包膜外（肾周脂肪）但限于肾筋膜内（图9.44）。癌肿完全位于肾实质内为1期肾癌。

基于影像表现不能可靠鉴别延至肾皮质边缘外的1期与2期肾癌。大的外生性肿瘤可为1期，而肾外部分小的肿瘤也可是2期。1期与2期肿瘤的手术处理相同，因而影像鉴别并不重要。1期与2期RCC均可完全切除，存活率高。

·**3期**

**3a期**　肾癌定义为肿瘤蔓延至肾静脉内。瘤栓常延伸至下腔静脉（IVC）内并沿血流方向向上生长，进展期可达右心房内。瘤栓直接引起的症状罕见，甚至IVC全部阻塞症状也不明显，因为可出现经奇静脉与腰静脉的侧支循环。因此，IVC内的瘤栓常常由放射影像检查偶然发现（图9.45）[56]。

确定有否栓塞与栓塞向上蔓延的范围，以及确定栓塞是血栓还是瘤栓MRI优于CT，然而，肾癌患者栓塞的检出两种方法同等重要。

直接冠状或矢状平面影像对于显示栓塞向上蔓延的范围很重要，其信息有助于制订取栓的手术方案。高于肝静脉范围的栓塞需要胸腹联合手术经路，而非腹部经路，后者适于范围低于肝静脉的栓塞。

钆增强一般用于评价栓塞的构成，因为瘤栓实际上总是有强化的。尽管鉴别瘤栓与纯血管可能不会改变手术治疗，但这种区分非常重要，因为瘤栓的肿瘤血管床可与血管壁附着，而单纯肿瘤血凝块则无附着[56]，并且区分两种栓塞可影响患者的预后和有无肺转移的可能。有文

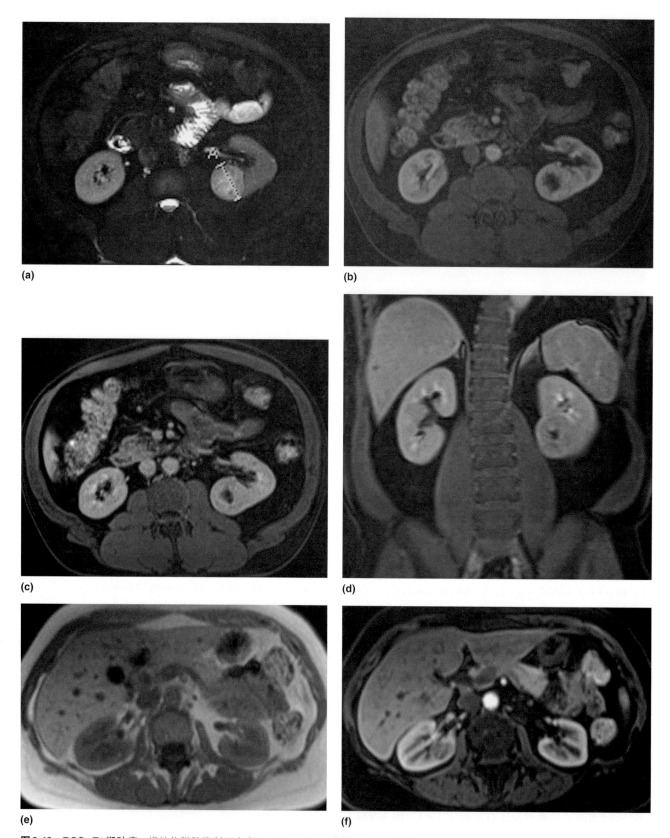

**图9.42** RCC：T1期肿瘤。横轴位脂肪抑制T2加权SS-ETSE（a），钆增强动脉期横轴位（b），静脉期（c）与间质期冠状（d）GE影像。可见一3cm大小RCC起自左肾中1/3。肿瘤呈T2高信号（a），增强后即刻扫描明显强化（b）延迟期强化减低（c，d），符合透明细胞亚型。另一患者横轴位T1加权GE（e），横轴位T1加权脂肪抑制肝动脉为主期（f）

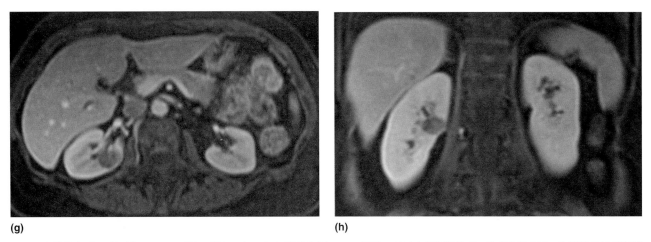

(g)　　　　　　　　　　　　　　　　　　　　　(h)

**图9.42（续前）** 与肝静脉期（g）、冠状间质期（h）T1加权脂肪抑制3D-GE影像，显示右肾肾细胞癌。肿瘤为乏血管，钆增强后呈轻度渐进性强化，符合RCC，乳头状亚型。

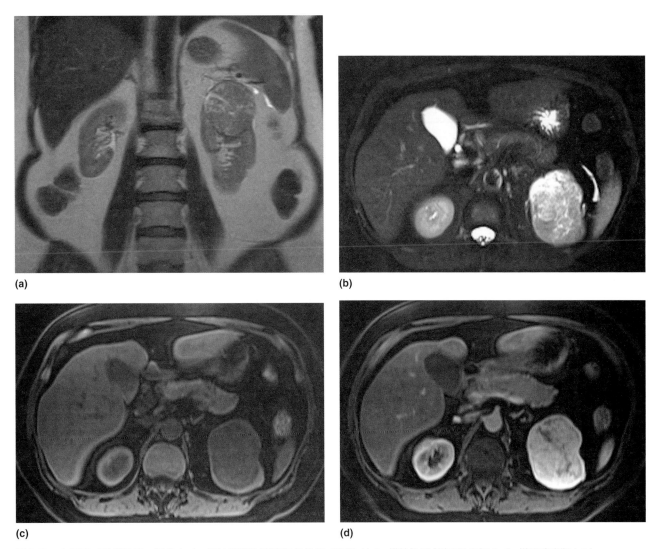

(a)　　　　　　　　　　　　　　　　　　　　　(b)

(c)　　　　　　　　　　　　　　　　　　　　　(d)

**图9.43** **大RCC：T1期肿瘤。** 冠状（a），横轴位脂肪抑制T2加权SS-ETSE（b），横轴位T1加权GE平扫（c），增强动脉期（d），

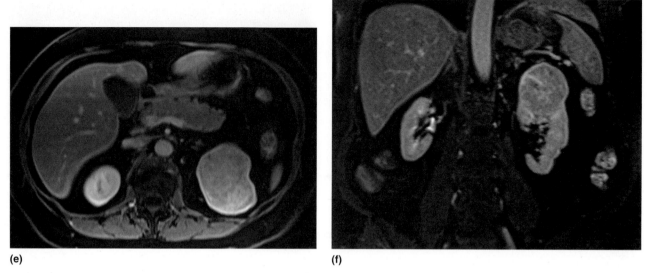

**(e)**

**(f)**

**图9.43（续前）** 间质期（e）与冠状间质期（f）脂肪抑制GE影像。可见左肾上极一包膜完整的大肿瘤，呈T2明显不均匀高信号。增强动脉期肿瘤明显强化（d），延迟期强化廓清（f）。尽管肿瘤较大，但仍为T1期肾癌。

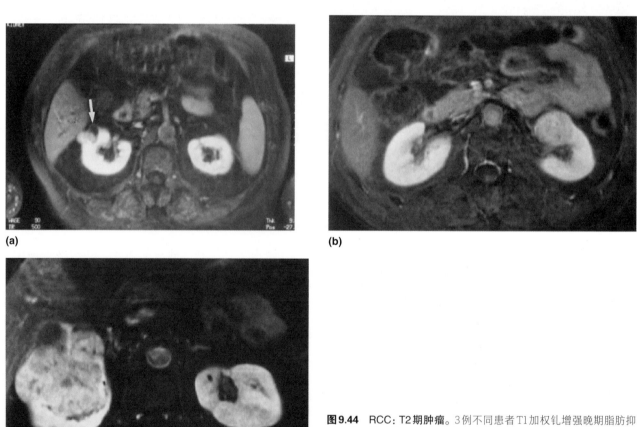

**(a)**

**(b)**

**(c)**

**图9.44** RCC：T2期肿瘤。3例不同患者T1加权钆增强晚期脂肪抑制自旋回波影像（a-c）。2期肾癌大小不一，可从小肿瘤（a）到大肿瘤（c）。增强间质期肿瘤较相邻肾皮质呈不均匀较低信号。大的癌肿易出现坏死区，在增强影像上表现为近乎于无信号（c）。可见第1例患者肾癌旁可见一单纯肾囊肿（箭头，a）。

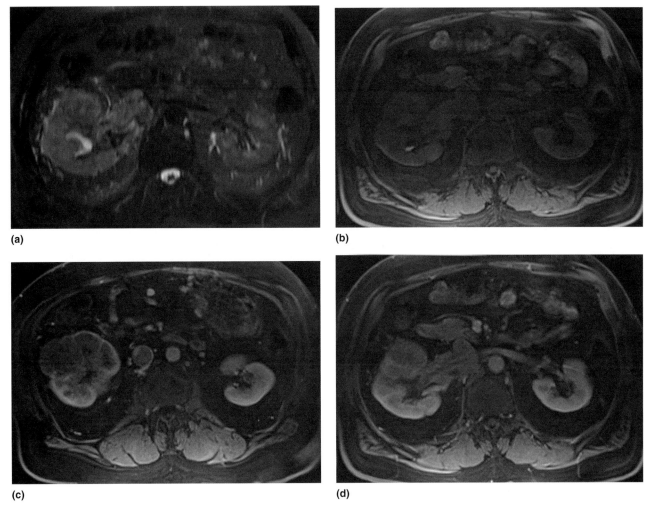

**(a)**　　　　　　　　　　　　　　**(b)**

**(c)**　　　　　　　　　　　　　　**(d)**

**图9.45**　　**肾细胞癌：T3a期肿瘤**。横轴位脂肪抑制T2加权SS-ETSE（a），横轴位T1加权平扫（b），钆增强动脉期（c）与静脉期（d），

献提出可对流动血液信号重聚的GE技术（如稳态或true-FISP的梯度恢复采集）做为评价瘤栓的另一方法[57]。在这些影像上，瘤栓呈中等信号强度（即软组织信号强度），而由于含有血液分解产物，血栓显示为低信号。因肾脏评估时应常规做对比剂增强扫描，而且流动敏感的GE可快速应用，评价栓塞时两种方法均应采用以加强定性诊断的信心。

　　**3b期**　肾细胞癌定义为伴有恶性淋巴结。MRI偶可检测到淋巴结内的坏死，表现为中央不规则低信号，而CT影像可表现不明显（图9.46）。原发肿瘤有坏死时，淋巴结坏死对诊断淋巴结受累可具有特异性。有淋巴结肿大并非是3b期或3c期肿瘤诊断的必要条件，因为淋巴结肿大也可能为良性。Studer等[58]报告RCC患者中58%（94/163）有增生性淋巴结肿大。

　　**3c期**　肿瘤蔓延到肾静脉内，并有淋巴结受累（3a+3b）。

　　**・4期**

　　**4a期**　肿瘤直接侵犯相邻脏器（图9.47）。

　　**4b期**　有远隔转移。即使肾癌很大与相邻器官（如肝脏）间接触界面很长，直接肿瘤侵犯也相对少见。直接多平面成像可容易确认接触界面平滑，提示无侵犯；而不规则边缘界面则符合有侵犯。矢状平面对评价肝脏的界面尤其有效。肾癌可转移至肺、肾上腺、纵隔、中轴骨与肝脏（图9.48），肺为最常见的转移部位。1.5T MR钆增强3D-GE可以可靠检出直径4mm的转移瘤，而3mm大小的转移瘤可由3T MR采用相同技术检出。此种序列的优点在于心脏后方的相位编码伪影微小，肺血管强化好及影像质量恒定[59]。

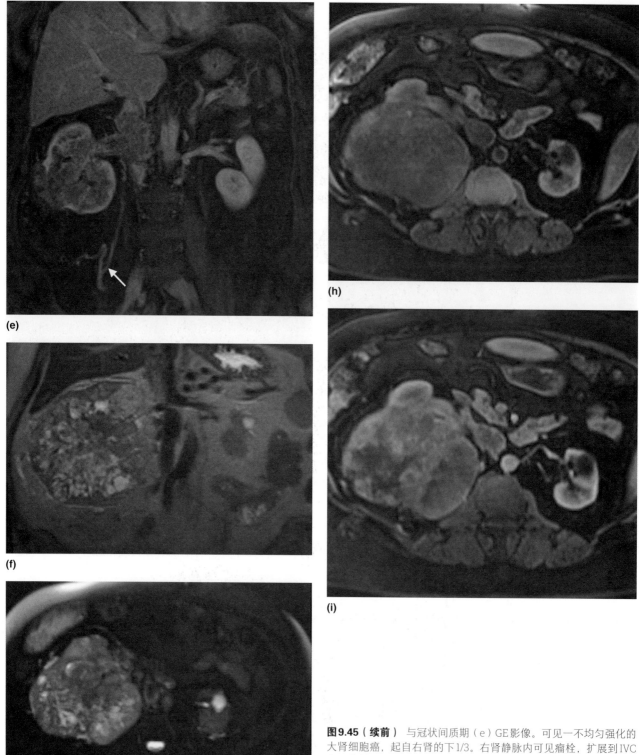

(e)

(f)

(g)

(h)

(i)

**图9.45（续前）** 与冠状间质期（e）GE影像。可见一不均匀强化的大肾细胞癌，起自右肾的下1/3。右肾静脉内可见瘤栓，扩展到IVC内。钆增强冠状影像（e）可评价瘤栓的头侧范围。可见扩张的侧支循环静脉（箭头，e）。横轴位脂肪抑制（f）与冠状（g）T2加权SS-ETSE，横轴位脂肪抑制T1加权GE平扫（h）与钆增强动脉期（i）及冠状静脉期脂肪抑制T1加权GE影像（j）。可见右肾一巨大肾细胞癌，经肾静脉与膈下的IVC向包膜外蔓延侵犯（箭头，j）。

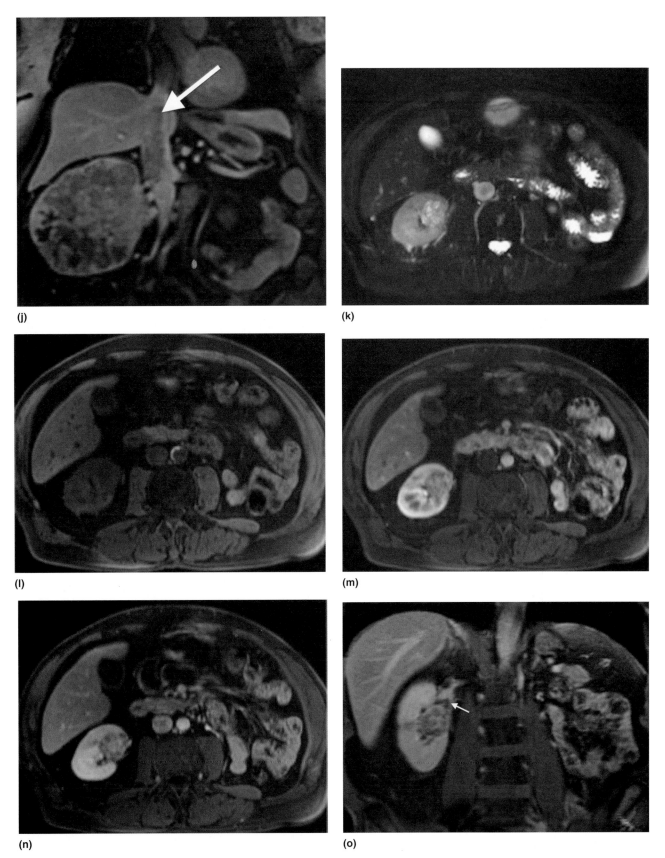

(j)

(k)

(l)

(m)

(n)

(o)

**图9.45（续前）** 脂肪抑制T2加权SS-ETSE（k），脂肪抑制T1加权GE平扫（l），增强后即刻（m）与延迟（n）及冠状（o）间质期脂肪抑制T1加权GE影像。可见一2.5cm大小肿瘤位于右肾内侧。肿瘤呈富血管的强化特征（m）伴延迟期微弱廓清（n）。病变累及肾窦并可见蔓延进入近侧肾静脉（箭头，o），表现符合RCC侵犯肾盂与肾静脉。

RCC的典型表现为不规则肿块，边界模糊。肿瘤一般呈T2轻度到中度高信号（透明细胞癌与嫌色细胞亚型）或T2略低信号（乳头状亚型），相对肾皮质呈T1略低信号[54]。由于与肾皮质间信号差异微弱，T1平扫影像上肿瘤显示差。RCC多为富血管性（透明细胞与嫌色细胞亚型），增强即刻扫描显示明显强化，通常为不均匀强化，周边强化更明显。不均匀的强化方式可能是由于有中央坏死，大（＞5cm）而富血管的肿瘤常见。增强间质期富血管肿瘤的强化多有廓清，由于对比剂滞留于肾小管内，肾皮质保持高信号（图9.51）[1, 11, 54, 55, 60]。均匀强化典型见于小、低分级的肾癌[55]。在增强后即刻期影像上，均匀强化的小肿瘤可与肾皮质区分困难。因此，重要的是肾MRI不能仅有钆增强即刻毛细血管期影像，还应包括更晚的间质期影像（图9.42、9.43和9.48）。

约20%的肾癌为乏血管性。这种MRI表现通常与RCC的亚型，所谓乳头状肾细胞癌（约占所有病例的15%）相关。这些肿瘤多为实性，界限清楚的乏血管病变，呈缓慢生长[46]。乏血管肾癌增强毛细血管期强化弱，间质期相对于肾皮质保持低信号。肿瘤边界可锐利，在增强CT影像上可与囊肿相似。乏血管肾癌的诊断需要

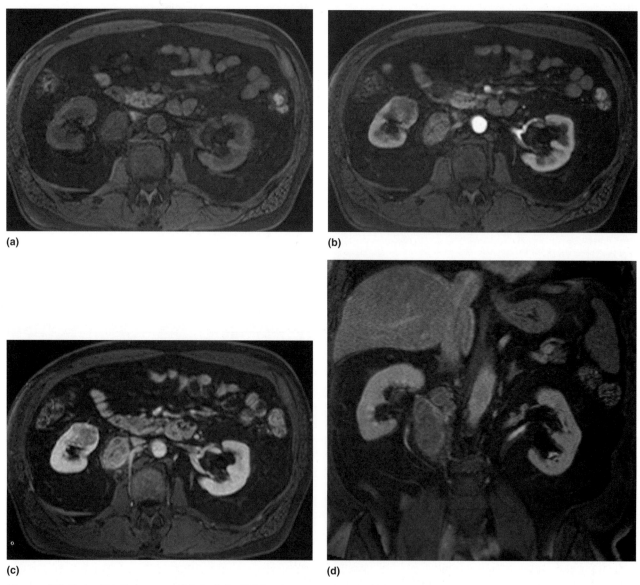

(a)

(b)

(c)

(d)

**图9.46** **肾细胞癌：肾细胞癌：T1N1肿瘤（3期）。** 横轴位平扫（a），钆增强动脉期（b），静脉期（c）与冠状间质期（d）脂肪抑制T1加权影像。可见右肾中部前侧一3cm大小肿瘤，腔静脉旁淋巴结肿大。在T1加权脂肪抑制平扫影像上，结节不均匀强化与原发肿瘤表现相似（b，c）。冠状钆增强影像有助于确认增大的腹膜后淋巴结。

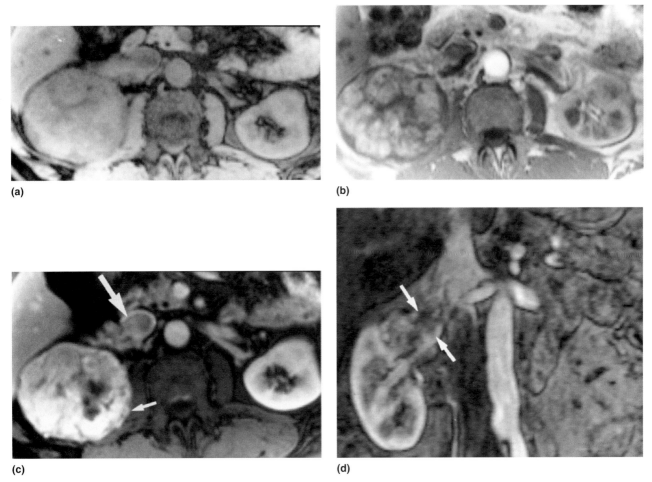

(a)

(b)

(c)

(d)

**图9.47　肾细胞癌：T4期肿瘤。**T1加权脂肪抑制平扫（a）与钆增强即刻（b）及2min后脂肪抑制（c）GE影像，冠状MRA原始影像（d）。可见起自右肾的大癌肿，在钆增强后即刻影像上呈明显不均匀强化（b），可见中央坏死灶（c），瘤栓（长箭头，c；箭头，d）与右侧腰大肌侵犯（短箭头，c）。

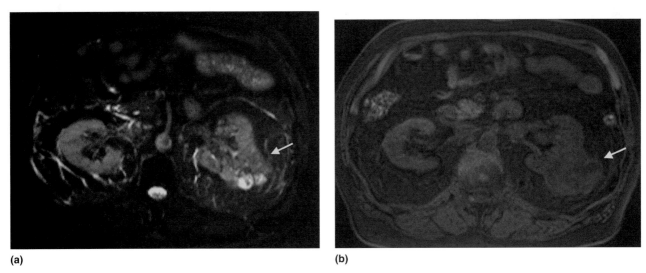

(a)

(b)

**图9.48　肾细胞癌：T4M1期肿瘤（4期）。**横轴位脂肪抑制T2加权SS-ETSE（a），横轴位T1加权平扫（b，c），

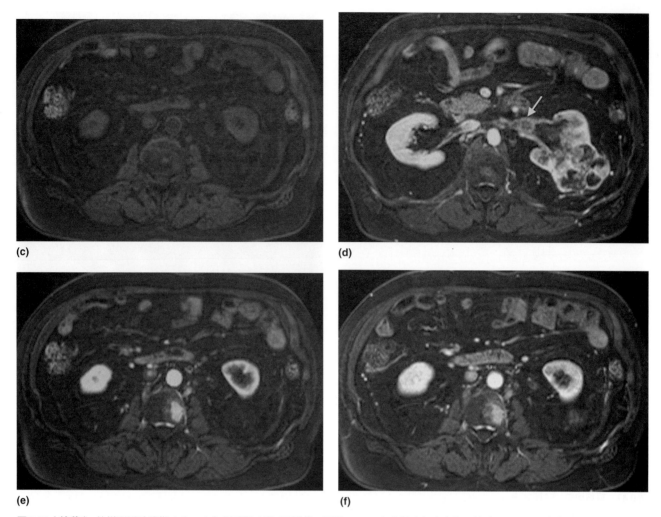

(c)                                         (d)

(e)                                         (f)

**图9.48（续前）** 钆增强后动脉期（d，e）与间质期（f）GE影像。可见一6cm大小肾癌起自左肾（箭头，a，b）。肿瘤显示明显富血管特征（d），为透明细胞RCC的典型表现。肾静脉内可见瘤栓（箭头，d）。注意椎体有一富血管性骨转移（L2）。肾癌骨转移通常为富血管性。

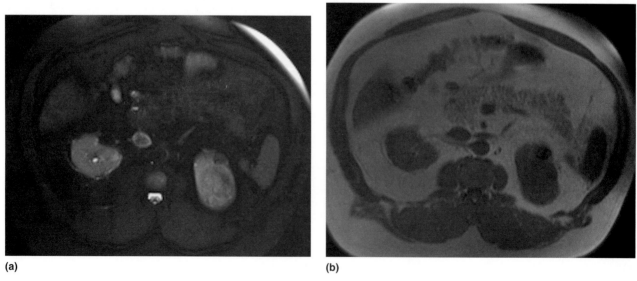

(a)                                         (b)

**图9.49** 乏血管性T1期肾细胞癌。横轴位脂肪抑制T2加权SS-ETSE（a），T1加权GE（b），

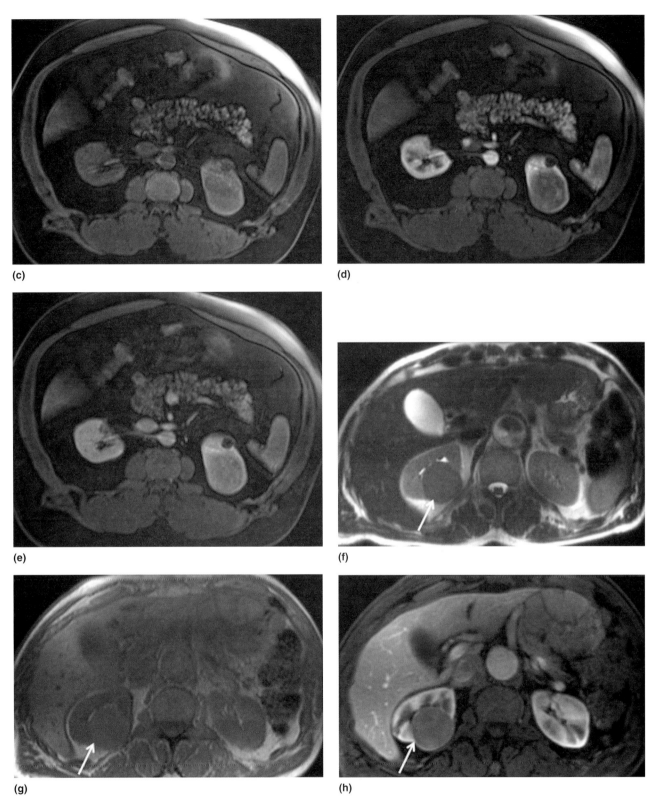

**图9.49（续前）** 脂肪抑制T1加权GE平扫（c），增强后即刻（d）与延迟（e）脂肪抑制T1加权GE影像。可见左肾一近乎等信号的肿瘤，增强后呈微弱强化（d）。增强间质期脂肪抑制影像显示肿瘤内有一些对比剂滞留（e）。绝大部分乏血管性肾细胞癌为乳头状亚型。另一患者3T MR 横轴位T2加权SS-ETSE（f），横轴位T1加权GE（g），横轴位钆增强后肝静脉期脂肪抑制3D-GE（h）与冠状T1加权间质期脂肪抑制3G-GE（i）影像，显示右肾一乏血管肾细胞癌（箭头，f-i）。T2加权（f）与T1加权（g）影像上肿瘤均呈低信号，增强后肿瘤显示轻度渐进性强化（h，i），反映了肿瘤乏血管的性质。注意主动脉有扩张。

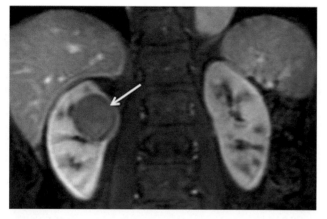

**(i)**

图9.49（续前）

在钆增强后的影像上确定有小、短弧线样强化结构，而平扫为等信号，不能观察到。增强间质期脂肪抑制影像显示这些强化结构最为可靠，钆增强后影像减去平扫3D-GE影像的减影尤其有助于发现强化（图9.49）。应谨慎细致地观察MR序列影像上的这些不均匀信号，因其可能提示病变的实性成分。

肾功能正常的患者偶可发生肿瘤内出血。相反，慢性肾衰竭患者的肿瘤出血相对常见（见后文）。T1加权平扫影像上出血表现为高信号。

肿瘤大小诊断肾癌并不可靠[61, 62]。偶可见1年多以后大小无改变的RCC[62]。任何非脂肪性肾脏实性肿瘤均应考虑有RCC的可能，至少应做影像系列随访。

近期一项152个肾肿瘤的研究显示，多时相（动脉期，门静脉期与间质期）定量对比剂增强MRI为一些肾皮质恶性肿瘤组织学亚型定性的可重复性方法[46]。嫌色、乳头状与未能分类的癌肿增强3个时相强化明显低于透明细胞癌。然而这一方法对鉴别透明细胞癌与嗜酸颗粒细胞腺瘤没有帮助。扩散加权成像也可用于肾脏病变的定性；然而其正确性较对比剂增强多时相MRI较差[63]。

偶尔，MRI可见RCC呈大部分或完全的囊性病变（图9.50）。这种影像表现可与RCC的另一亚型，所谓多房囊性RCC的组织病理学表现相关性极好。这种RCC的罕见类型具有特征性的大体病理表现。与众多RCC主要为实性肿块伴局灶性囊变不同，多房性囊性RCC主要为囊，仅有极少的实性成分。囊壁常常为致密纤维组织，伴有局部钙化。镜下，肿瘤细胞一般呈低分级细胞学特性。

多房性囊性RCC似乎为RCC的极低分级类型，如能早期治疗可以治愈[64]。这种RCC可表现为多个分离的囊与多房性囊性肾瘤的MRI表现相似，但较多房性囊性肾瘤的分隔更厚些，更不规则些，而且出血更为常见（图9.51）。

肾癌的囊性改变常见（图9.52）。偶尔病变可与囊肿表现相同，囊壁内仅有薄层的肿瘤细胞。我们观察到多灶性或双侧肾癌时好出现囊性肿瘤。

肾癌可能出现的其他特征包括肾周间隙内大量出血，见于血管极丰富、脆弱、体积大的肿瘤（图9.53）。虽然肾癌通常呈基于肾皮质局灶性生长的肿瘤，分化差的肿瘤可呈肾实质内广泛、界限模糊的浸润性生长与TCC、淋巴瘤或来自低分化肿瘤的转移相似（图9.54）。

近期一项研究报告，反相位影像信号强度减低为透明细胞RCC（64%～73%）与AML（80%）更多见的表现，而嗜酸颗粒细胞腺瘤（12%～29%）、乳头状（17%～29%）与嫌色RCC（9%～13%）较少见，差异有统计学意义[65]。因而反相位化学位移影像上信号减低并非透明细胞癌或AML的特异性征象也可见于嗜酸粒细胞腺瘤与乳头状及嫌色细胞RCC。排除AML后，信号强度减低定量超过25%时，一般诊断为透明细胞RCC[65]。

**热消融治疗**

非手术切除肾癌适应证的患者，采用冷冻消融与射频消融（RFA）作为去除肿瘤的方法。治疗后可见出血（图9.55）。影像发现持续存在或又发生有强化的组织，则符合癌肿残留或复发。然而应注意的是，冷冻消融后

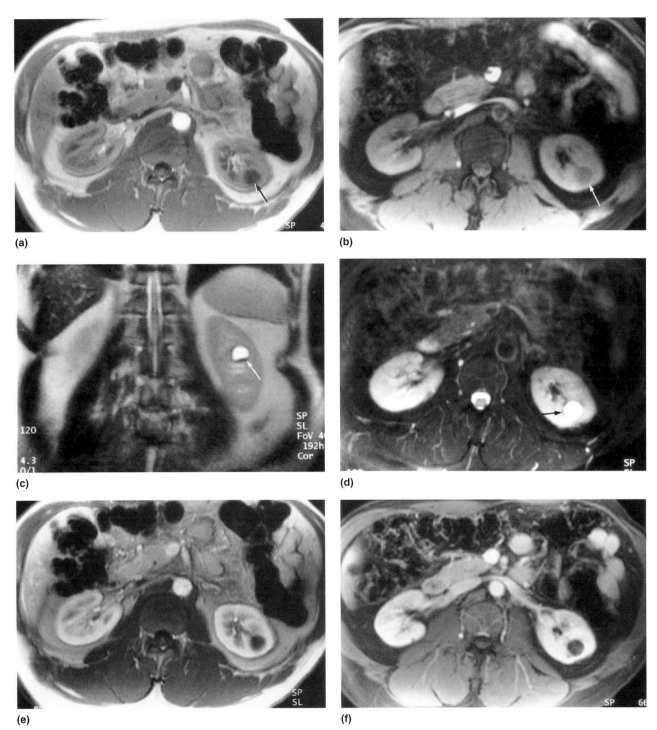

**图 9.50　纯囊性肾细胞癌。** T1加权平扫（a）与脂肪抑制平扫（b）GE影像，冠状T2加权SS-ETSE（c）与横轴位T2加权ETSE（d），钆增强即刻（e）与间质期脂肪抑制（f）T1加权GE影像。CT显示一界限清楚的囊性病变，伴壁钙化（未展示）。在T1WI上病变界限清楚，呈低信号（箭头，a，b），T2WI上呈高信号（未展示）。注射钆剂后无强化（e，f）。T2WI上可见囊壁呈低信号边（箭头，c，d）与CT显示的钙化相对应。术中认为病变为囊肿，但组织检查可见部分囊壁有薄的肿瘤细胞层。

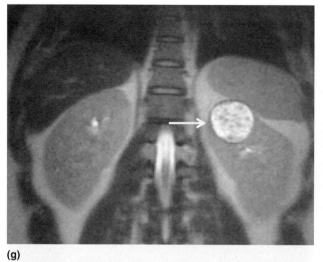

(g)

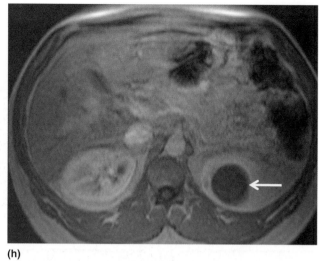

(h)

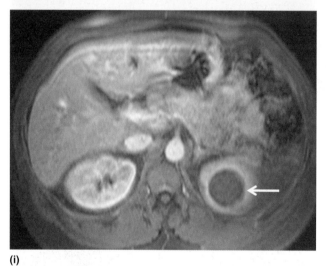

(i)

**图9.50（续前）** 另一患者冠状T2加权SS-ETSE（g），T1加权钆增强肝动脉为主期GE（h）与静脉期脂肪抑制3D-GE（i）影像，显示左肾一囊性肾细胞癌（箭头，g-i）。囊性肿瘤呈T2不均匀信号（g），为其复杂性多房结构所致。肿瘤壁薄，钆增强后呈中度强化（h，i）。增强后影像未检出有强化的基质（h，i）。

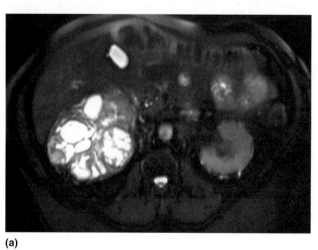

(a)

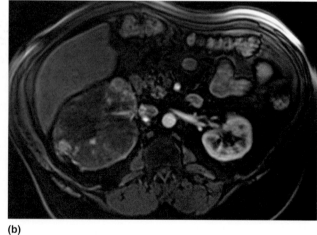

(b)

**图9.51** 多囊性肾细胞癌。横轴位脂肪抑制T2加权SS-ETSE（a），增强动脉期（b），

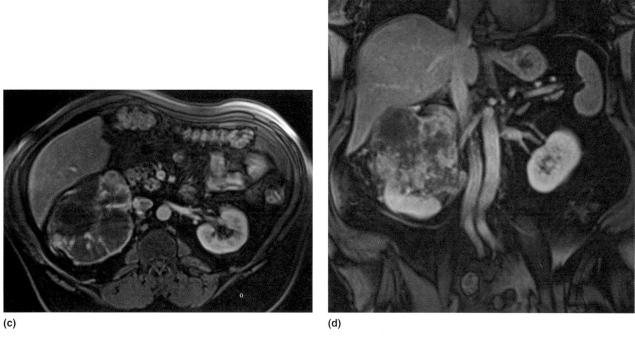

(c)

(d)

**图9.51（续前）** 静脉期（c）与冠状间质期（d）脂肪抑制T1加权GE影像。一8cm大小肿瘤起自右肾，内含多个囊状区（a），强化不均匀（b，c）。可见肾盂与肾周脂肪浸润。肾静脉通畅（d）。

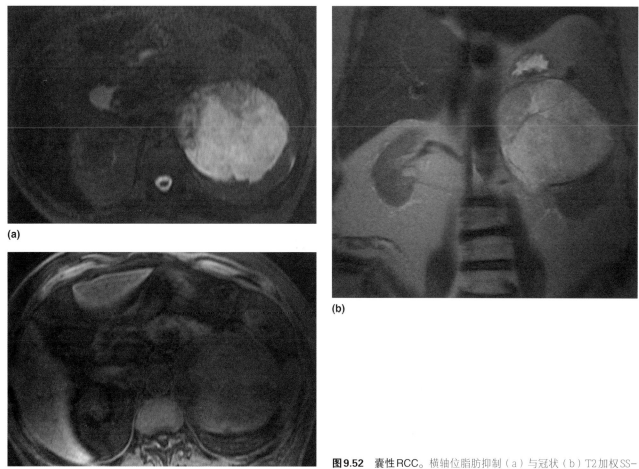

(a)

(b)

(c)

**图9.52** **囊性**RCC。横轴位脂肪抑制（a）与冠状（b）T2加权SS-ETSE与横轴位平扫（c），

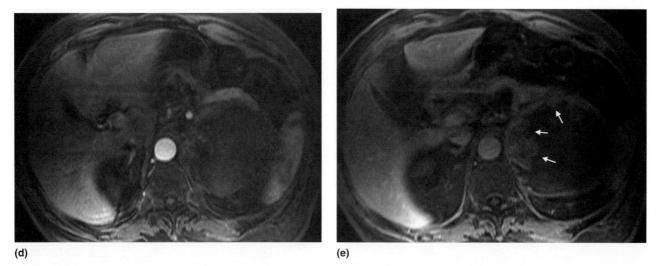

**(d)**                                                    **(e)**

**图9.51（续前）** 钆增强动脉期（d）及间质期（e）影像，可见患者左肾一巨大，不均质的囊性病变，显示边缘实性结节（箭头，e），增强扫描病变呈渐进性强化（d，e）。

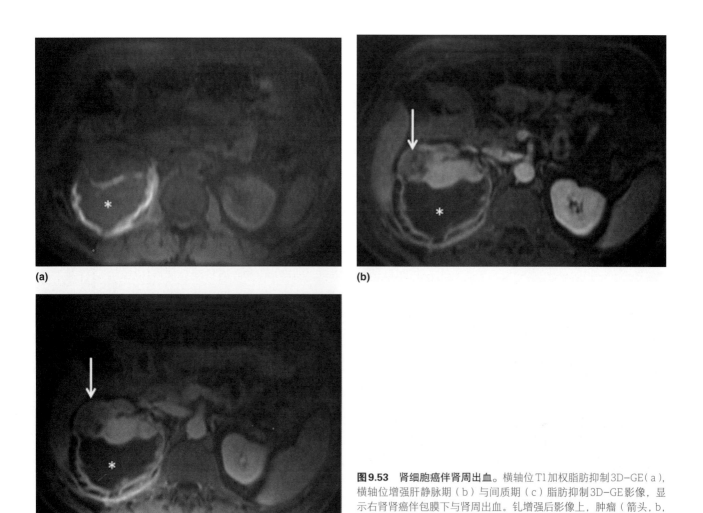

**(a)**                                                    **(b)**

**(c)**

**图9.53**  **肾细胞癌伴肾周出血。** 横轴位T1加权脂肪抑制3D-GE（a），横轴位增强肝静脉期（b）与间质期（c）脂肪抑制3D-GE影像，显示右肾肾癌伴包膜下与肾周出血。钆增强后影像上，肿瘤（箭头，b，c）呈不均匀渐进性强化，可见包膜下血肿（星号，a-c）伴肾周蔓延。肾周血肿的高信号强度反映了血肿处于亚急性期。

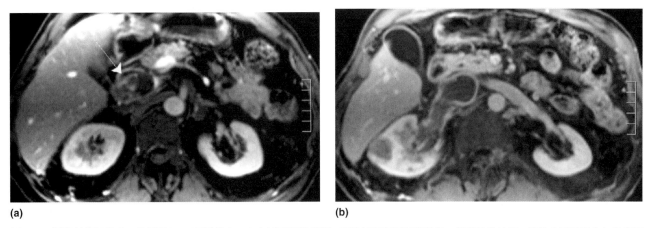

(a)
(b)

**图9.54　浸润性肾细胞癌**。钆增强3D-GE影像（a，b）显示界限模糊，不均质组织浸润肾髓质，伴肾静脉扩张，静脉内可见不均匀轻度强化的组织（箭头，a）。浸润性生长为肾癌少见的表现，符合组织学分化差的肿瘤。

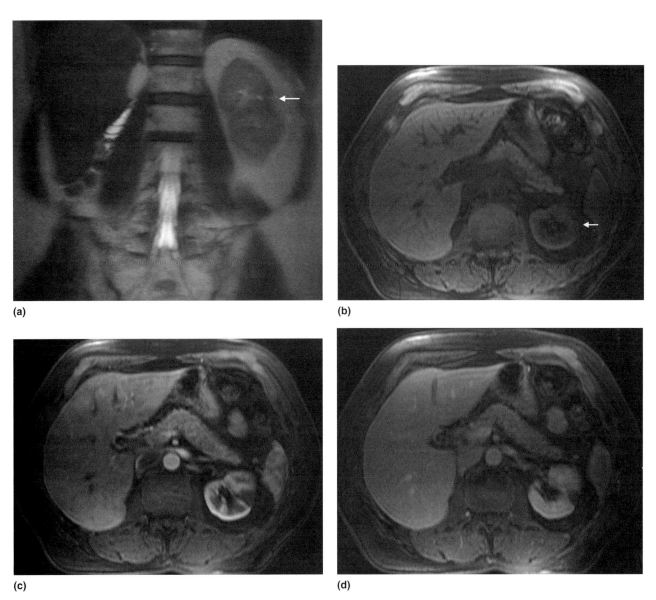

(a)
(b)
(c)
(d)

**图9.55　肾肿瘤热消融后**。T2加权SS-ETSE（a），T1加权脂肪抑制GE（b）与钆增强动脉期（c）

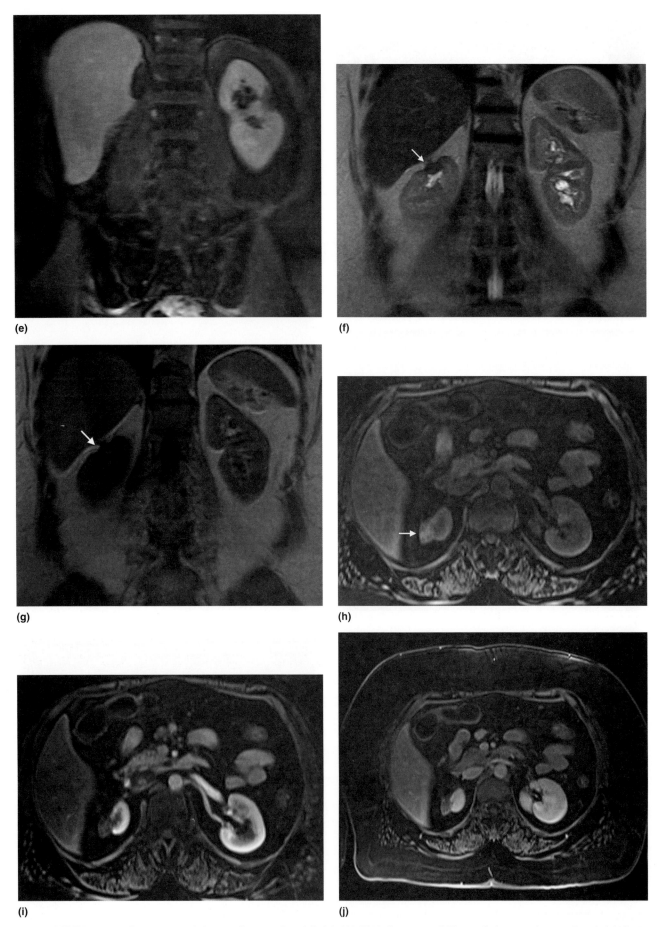

(e)

(f)

(g)

(h)

(i)

(j)

**图9.55（续前）** 及间质期（d、e）T1加权GE影像。可见位于左肾上极外侧的消融区，呈T2低信号（箭头，a），在T1WI上呈中央低信号，周边高信号（箭头，b），钆增强后无强化（c-e），符合成功的RFA。另一患者冠状T2加权SS-ETSE（f），冠状T1加权GE（g），横轴位脂肪抑制3D-GE（h），横轴位T1加权钆增强肝动脉为主期GE（i）

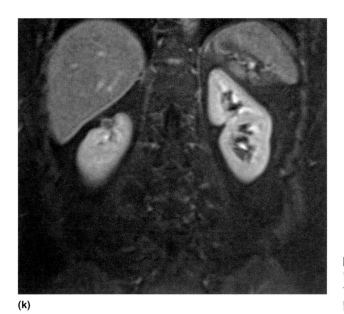

**(k)**

图9.55（续前） 与间质期3D-GE（j，k）影像示右肾冷冻消融后的肾细胞癌。右肾上极冷冻消融部位呈不均匀T1高信号（箭头，g，h），T2低（箭头，f）信号，周边微弱强化，未见肾脏肿瘤。钆增强后的影像未见肿瘤残留或复发（i-k）。

3个月内，大部分病变可见强化。2010年的一项研究[66]显示冷冻消融治疗后6个月病变的强化消退，提示肾冷冻消融技术成功后6个月再行对比剂增强MRI检查是合理的。

### 复发性肾癌

肾癌复发最常发生于肾癌切除后的肾床内。与切除后肾床的纤维化鉴别容易，纤维化多表现为线状，组织体积小，呈T2低信号，强化微弱，而肿瘤复发则表现为更像结节或肿瘤，呈T2相对高信号，明显不规则强化，可显示复发的肿瘤累及相邻脏器。肿瘤复发也可表现为累及远侧部位（图9.56）。

### 慢性肾衰竭的肾癌

慢性肾衰竭患者发生RCC的危险明显增高，文献报告发生率约为7%[26]。慢性肾衰竭患者的肿瘤较正常肾功能患者的肿瘤更多为乏血管性。慢性肾衰竭患者常发生乏血管癌，并且肾实质强化常不满意，因而慢性肾衰竭患者增强CT评价肾脏常困难。相反，MRI可显示肿瘤轻微不均匀强化与肾实质背景中度强化的差异，改进慢性肾衰竭患者癌肿的检出（图9.57、9.58）。肾功能减退患者的肾癌更易发生出血[67]，出血量可较大，肿瘤可与出血性囊肿相似；因而在诊断慢性肾衰竭患者肾脏不均匀出血性病变为囊肿时应谨慎。肾癌也可发生于有其他肾脏疾病，如多囊性肾病的患者。

### 肾癌：MRI的应用

MRI对肾癌的检出，定性与分期略优于动态增强CT[1，11，55]。肾肿瘤的多排探测器CT常规检查与MRI略有不同，选用MRI检查有着明确的指征，包括：①对碘对比剂过敏；②不能确定病变性质，特别是钙化性肾肿瘤；③不能确定的复杂性囊性肿瘤。增强MRI检查肾衰竭患者肾实质有更明显的强化及应用对比剂的量更小均对肾衰患者有利[68-70]。然而，肾衰竭患者应用稳定的钆螯合物应谨慎，因为可能引起肾源性系统性纤维化（见第十九章，"对比剂"）。血液透析的患者，钆螯合物也可经透析排出[71]。可能没有肾肿瘤患者仅做CT平扫检查的指征。MRI评价瘤栓与肝转移也更优。肾癌的早期检出对于提高患者的生存率至关重要[61，72]。由于MRI能够检出直径<1cm的肿瘤，采用MRI检出肾肿瘤并定性对于双侧肾肿瘤或准备做保肾手术的患者越来越重要，因为CT和超声至少要漏掉50%<1cm的肿瘤[73]。由于保肾手术应用会越来越广泛[74]，这一点将来可能会带来更大的冲击。

### Wilms瘤（肾母细胞瘤）

Wilms瘤为儿童最常见的原发性肾肿瘤，最多见于2~5岁的儿童。肿瘤的大体病理特征为大而质地均匀、界限清楚、多单发的肿瘤。10%的病例可双侧发生或多发。有时可见出血，囊变与坏死。镜下通常可确认典型的三种构成细胞类型；称之为胚基性（"小圆蓝细胞"），上皮性与基质细胞。仅5%的病例可见肾母细胞瘤钙化与

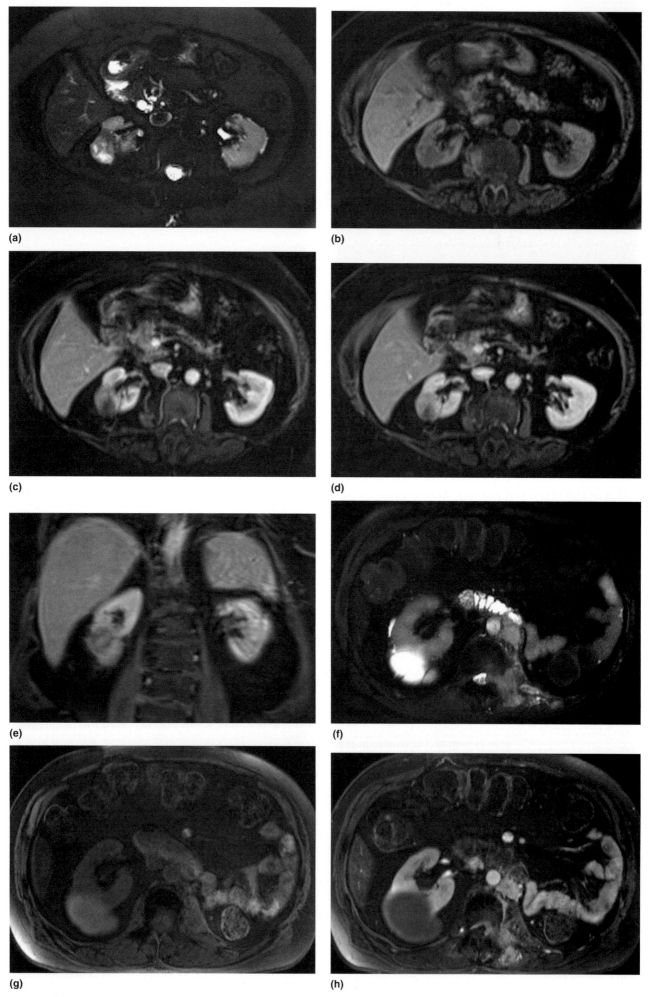

**图9.56** **复发性肾细胞癌。**横轴位脂肪抑制T2加权SS-ETSE（a），横轴位脂肪抑制T1加权GE平扫（b）与钆增强动脉期（c）及间质期（d），冠状脂肪抑制T1加权GE（e）影像。右肾RCC冷冻消融治疗后患者，83岁，显示右肾肿瘤T2不均匀信号（a），钆增强后有强化（c-e），符合肿瘤复发。横轴位脂肪抑制T2加权SS-ETSE（f），横轴位脂肪抑制T1加权GE平扫（g），钆增强动脉期（h）

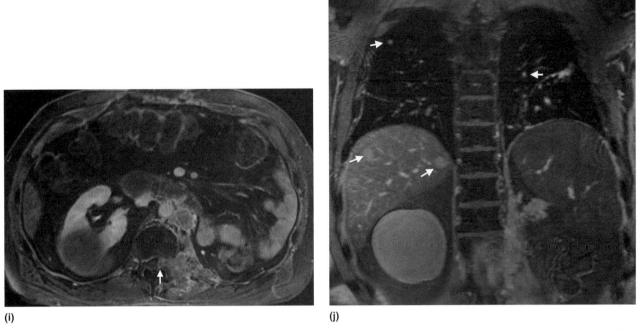

**(i)**　　　　　　　　　　　　　　　　　　　　　　**(j)**

**图9.56（续前）** 与间质期（i）及冠状脂肪抑制T1加权GE（j）影像。此另一例因透明细胞RCC左肾切除的患者可见局部复发。注意左肾床内T2高信号病变累及左侧腰大肌和椎旁肌（f）。复发肿瘤保持与原发肿瘤相同的强化方式，显示为富血管型强化与增强晚期的廓清（h，i）；可见椎间神经孔受侵（箭头，i）。冠状影像还可见到肺与肝脏多发转移（箭头，j）。

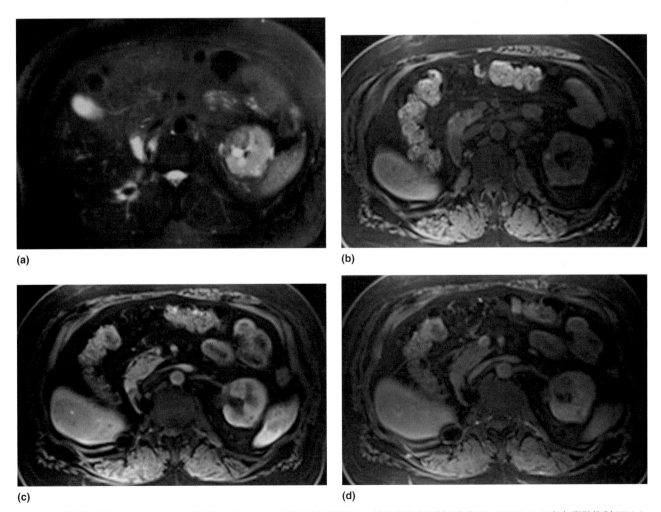

**(a)**　　　　　　　　　　　　　　　　　　　　　　**(b)**

**(c)**　　　　　　　　　　　　　　　　　　　　　　**(d)**

**图9.57** **慢性肾衰竭患者的RCC，1/4剂量的MultiHance（莫迪司）增强MR。** 横轴位脂肪抑制T2加权SS-ETSE（a），T1加权脂肪抑制GE（b），钆增强动脉期（c）与间质期（d）T1加权GE影像。可见一2cm大小肿瘤起自左肾中部。肿瘤呈T2不均匀信号（a）与乏血管的增强特点（c），伴增强晚期强化廓清（d），符合RCC（可能为透明细胞亚型）。示肾周脂肪浸润表现。

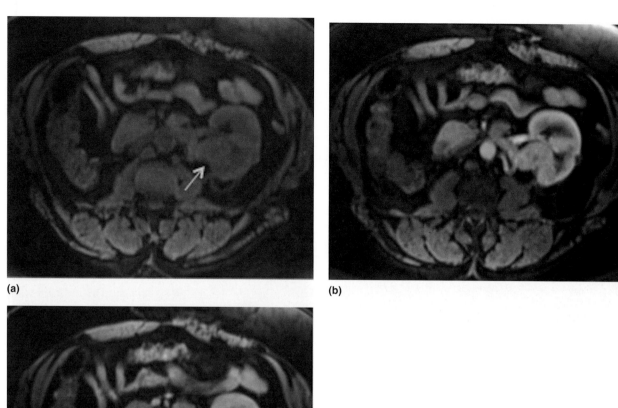

(a)

(b)

(c)

**图9.58** 慢性肾衰患者的RCC，1/4剂量的莫迪司®增强MR。横轴位T1加权脂肪抑GE（a），钆增强动脉期（b）与间质期（c）T1加权GE影像。一3.5cm大小肾肿瘤起自左肾中部背侧。肿瘤强化程度与肾皮质相同，间质期廓清轻微，符合肾癌。注射0.025mmol/kg的莫迪斯的影像质量可满足诊断要求与肾肿瘤的诊断信心。

钙化发生率50%的神经母细胞瘤相反。单侧肾母细胞瘤与肾源性残留相关的发生率为41%，而多灶性肾母细胞瘤肾源性残留的发生率达99%[75]。已知至少3组与肾母细胞瘤病（有肾源性残留）相关的先天性综合征罹患肾母细胞瘤的危险性增高。第1组，或WAGR综合征，无虹膜，生殖器异常，智力发育迟滞为其特征，发生肾母细胞瘤的危险性高。第2组为Denys-Drash综合征，由性腺发育不全，（男性假两性畸形）与导致肾衰竭的肾病构成。第3组由儿童Beckwith-Wiedemann综合征组成，病变包括体部脏器增大，偏身肥大，肾髓质囊肿与肾上腺皮质内异常细胞。目前肾母细胞瘤采用5期分期系统：1期肿瘤限于肾内，可完全切除。40%～45%的肾

母细胞瘤为1期。2期肿瘤局部扩展至肾外，亦可完全切除。约20%的肾母细胞瘤为2期。3期为肿瘤术后残留，限于腹部，无血行播散。4期为肿瘤伴有血行播散，全部肾母细胞瘤的约10%为4期。5期为双肾受累，5期肿瘤约占所有肾母细胞瘤约5%[76]。肺、肝与淋巴结可出现转移。偶尔，肾母细胞瘤可高度囊变。起自肾脏的肿瘤表现有时不能与肾细胞癌鉴别。因而年龄为提示诊断的重要依据，因为儿科患者最常见的肾恶性肿瘤病变即为肾母细胞瘤，这种情况在青少年出现转变，在那以后肾细胞癌成为最常见的肾肿瘤。提示为肾母细胞瘤的征象为跨越中线的大肿瘤与RCC相比，大肾母细胞瘤少见坏死与瘤栓，但不能做为可靠的鉴

别依据。肾母细胞瘤常有中央出血。

肾母细胞瘤呈T2轻度高信号，T1轻度低信号；大肿瘤信号常不均匀，伴有出血形成的T1高信号区（图9.59）。钆增强后肿瘤不均匀强化，但与肾细胞癌相比，增强早期多强化较低，更均匀些。典型肾源性残留＜2cm，钆增强后强化轻微（图9.60）[75]。与肾癌相同，

钆增强MRI可很好显示肾母细胞瘤瘤栓与CT相比可更好确定病变[77]。

### 淋巴瘤

累及肾脏的淋巴瘤一般发生于全身广泛播散性病变。然而也可发生单发局灶性肾脏病变[78-80]。非霍奇金淋巴瘤较霍奇金淋巴瘤更常累及肾脏，B细胞型最为常见[78]。

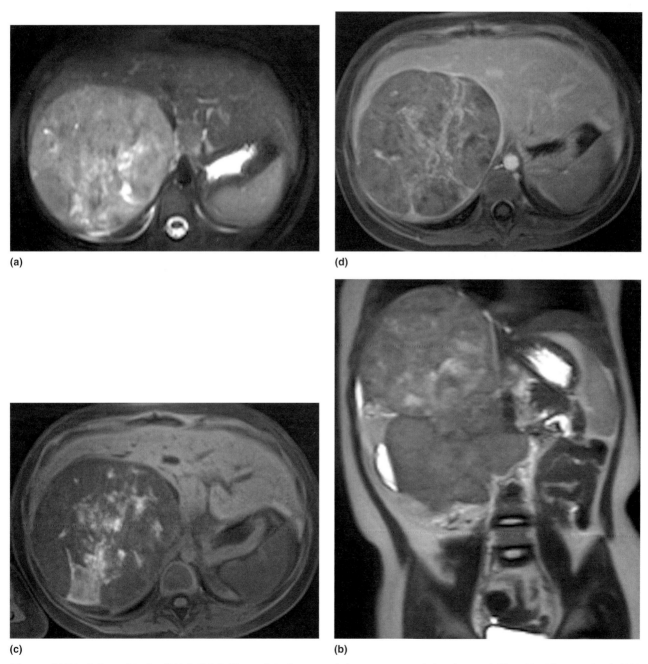

(a)

(d)

(c)

(b)

**图9.59** **肾母细胞瘤**。5岁男孩，横轴位脂肪抑制（a）与冠状（b）T2加权SS-ETSE，T1加权平扫（c）与增强后间质期（d）脂肪抑制放射采集GE影像。可见起自右肾的大肿瘤，肿瘤中央可见线状T1高信号（c）、T2高信号（a，b）区，符合出血。尽管肿瘤很大，增强后影像上未见明显的中央坏死，而是呈不均匀强化。注意肿瘤侵犯右肾使肾脏正常形态消失（b）。

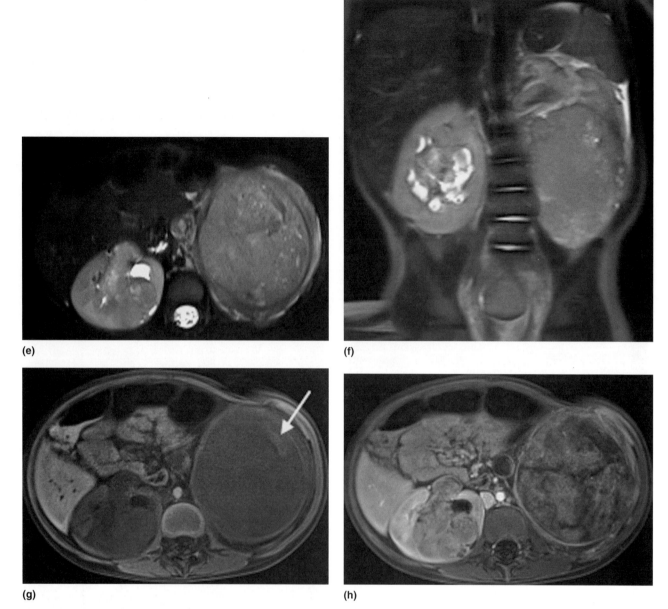

(e)

(f)

(g)

(h)

**图9.59（续前）**　第2例患者横轴位脂肪抑制（e）与冠状（f）T2加权SS-ETSE与T1加权平扫（g）及增强后间质期（h）脂肪抑制放射采集GE影像，可见起自双肾的双侧肾母细胞瘤，左侧肿瘤较大，T1WI上可见高信号区，符合出血（箭头，g）。注意右肾肾盂侵犯，造成排泄系统梗阻。

主要累及方式有3种：①相邻病变直接侵犯，最常表现为腹膜后大肿块（图9.61）；②局部单发；③多发（图9.62）弥漫浸润性肿块（图9.63）[79, 80]。淋巴瘤一般沿肾被膜下扩展蔓延，尤其见于相邻病变的侵犯。肾实质缺乏淋巴组织，因而原发肾淋巴瘤通常起自肾窦内的淋巴组织。腹膜后大淋巴结肿块直接侵犯为肾淋巴瘤最常见的形式，常见于初诊患者。

淋巴瘤一般呈T2不均匀轻度低或等信号，相对于肾皮质呈T1轻度低信号。钆增强早期大多数淋巴瘤呈不均匀轻微强化，延迟期维持轻微强化[80]。一般见不到肿瘤中央坏死，甚至很大的肿瘤亦是如此。

淋巴瘤常浸润肾髓质。腹膜后淋巴瘤侵犯肾脏通常经由肾窦进入肾髓质（图9.63）。肾脏弥漫性浸润主要累及髓质，肾皮质相对无病变（图9.63）[77]。局灶性肿瘤可起自肾髓质或皮质（图9.62）。发生于皮质的肿瘤常较其他累及肾脏淋巴瘤的类型强化更明显，可能反映出肾

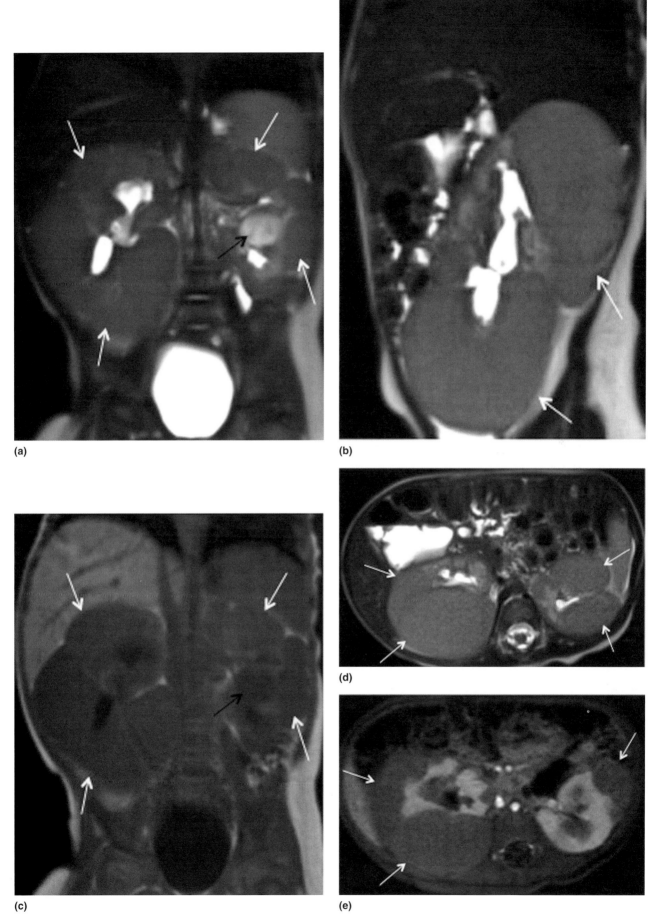

**图9.60** **肾母细胞瘤病**。冠状（a）与矢状（b）T2加权SS-ETSE，冠状T1加权MPRAGE（c），横轴位T2加权SS-ETSE（d）与横轴位T1加权钆增强后水激发MPRAGE（e）影像，显示双侧肾母细胞瘤病。肾脏增大，由于小叶周围有肾源性残留，外缘呈分叶状。肾源性残留（白箭头，a-e）呈T2（a,b,d）与T1（c）等或轻度低信号，钆增强后较正常肾实质强化较低（e）。注意左肾可见增生性或肿瘤性结节（黑箭头，a，c）。双侧收集系统中度扩张。

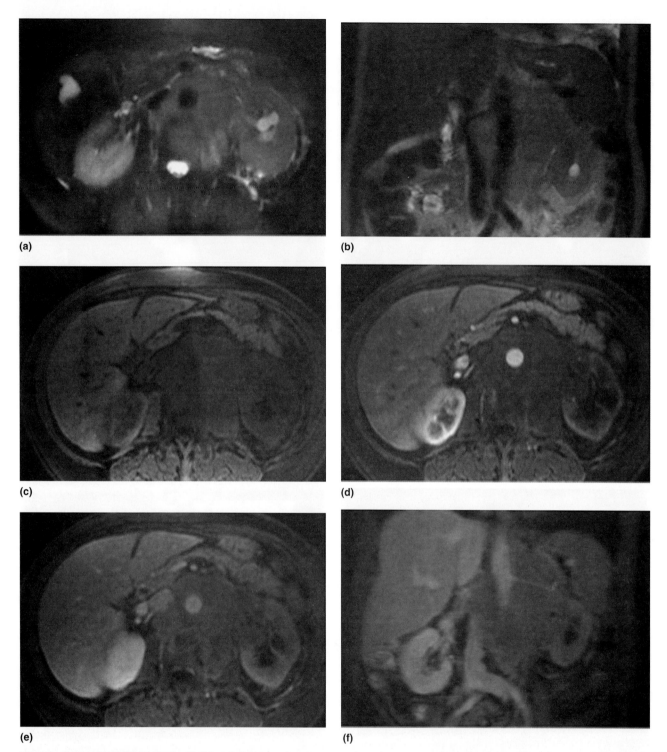

**图9.61** 腹膜后大淋巴瘤侵犯肾脏。横轴位脂肪抑制（a）与冠状（b）T2加权SS-ETSE，横轴位脂肪抑制T1加权平扫（c），钆增强动脉期（d）与间质期（e），以及冠状（f）脂肪抑制T1加权GE影像。可见一腹膜后大肿瘤，呈T1与T2均匀软组织信号。增强动脉期（d）与间质期（e）病变强化轻微。在增强后影像上，淋巴瘤呈中度不均匀强化，坏死不明显。最外侧肾皮质没有病变，肾脏受压向前外侧移位。肿瘤经肾盂侵犯肾髓质。肾动脉通畅，但被淋巴瘤肿块包裹。

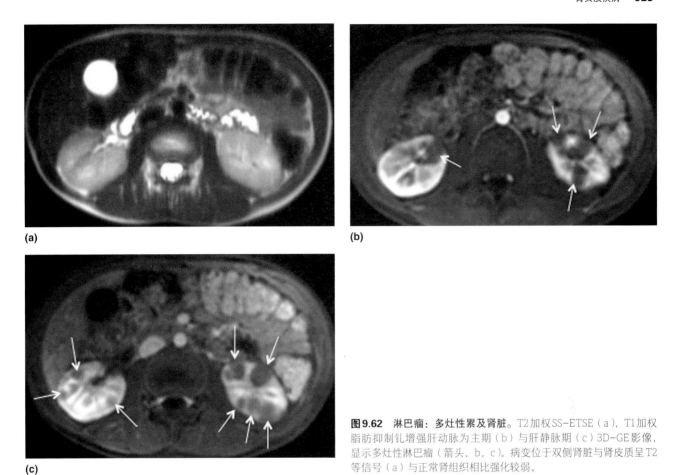

**(a)**

**(b)**

**(c)**

**图9.62** **淋巴瘤：多灶性累及肾脏**。T2加权SS-ETSE（a），T1加权脂肪抑制钆增强肝动脉为主期（b）与肝静脉期（c）3D-GE影像，显示多灶性淋巴瘤（箭头，b，c）。病变位于双侧肾脏与肾皮质呈T2等信号（a）与正常肾组织相比强化较弱。

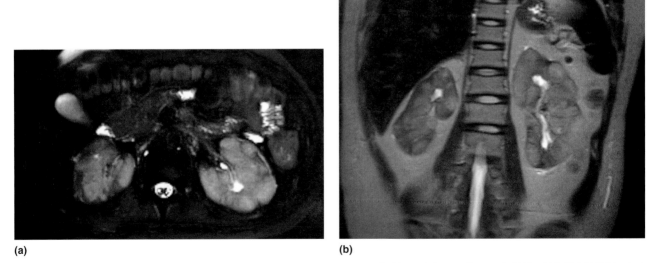

**(a)**

**(b)**

**图9.63** **弥漫性肾淋巴瘤**。横轴位脂肪抑制（a）与冠状（b）T2加权SS-ETSE，横轴位 T1加权GE平扫（c）与钆增强静脉期脂肪抑制GE(d)影像。可见此例16岁患者双侧弥漫性继发性肾淋巴瘤。注意双肾T2信号不均（a，b），双肾增大（左肾更为明显）。注意T1WI上肾皮髓质信号差异消失（c），增强后呈整体不均匀强化（d）。

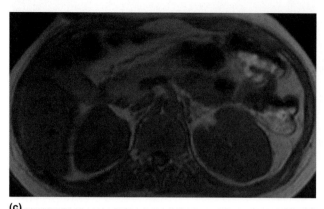

(c)

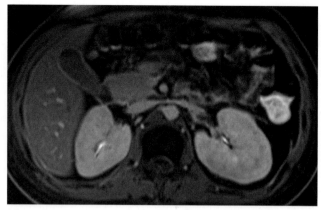

(d)

**图9.63（续前）**

皮质的血供更丰富[80, 81]。由于大多数类型的淋巴瘤累及肾髓质，肾淋巴瘤可与起自肾皮质的肾癌相鉴别。其他有鉴别意义的征象包括：①富血管程度（淋巴瘤显示为轻度弥漫性不均匀强化，而肾癌呈早期明显不均匀强化）；②有坏死（淋巴瘤坏死少见，甚至是大肿瘤，而大肾癌则中央坏死非常常见）；③可有瘤栓（淋巴瘤极少造成瘤栓，而大肾癌瘤栓常见）；④肿瘤中心的位置（淋巴瘤的中心多位于肾轮廓外，而肾癌的中心在肾皮质）；⑤有肾动脉包裹伴增强毛细血管期全肾强化减低（腹膜后大肿瘤与弥漫浸润型淋巴瘤常包裹肾动脉，造成肾脏强化普遍减低，而肾癌此种情况罕见）[80]；⑥肿瘤直接蔓延累及腰大肌（淋巴瘤常见，而肾癌罕见）。然而淋巴瘤单发局灶性累及肾皮质时可与肾癌相似。局部肿瘤通常见于病变复发，已知淋巴瘤病史的情况下，因而根据临床病史可作出诊断。

### 类　癌

一些非常罕见的肿瘤可发生于肾脏，类癌便是其中之一（图9.64）。这种恶性肿瘤十分罕见，目前其MR表现尚未确定，仅在切除后做出回顾性诊断。这种罕见肿瘤确实存在的事实并不影响通常的肾肿瘤诊断；绝大部分起于肾皮质的肿瘤为RCC，而较小、较少侵袭性表现与2年以上随访变化不明显起自肾皮质的肿瘤可能为肾腺瘤。

### 小细胞癌

肾细胞癌为罕见的肾脏原发性恶性肿瘤，最常发生于老年女性。

在MR影像上，肿瘤呈T2轻度高信号，T1轻度低信号，钆增强后显示弥漫性不均匀强化[82]。>5cm的小细胞癌

中央坏死不很明显，而中央坏死却是肾细胞癌的典型表现，这一点可做为提示诊断的线索。肿瘤好累及肾髓质，肾皮质相对少有病变，这也有助于与肾细胞癌鉴别。

### 转移瘤

肾转移瘤为进展期原发肿瘤的晚期表现。大样本尸检报告肾脏转移瘤最常见的原发肿瘤为肺癌（病例的19.8%～23.3%），乳腺癌（病例的12.3%）与胃癌，但也可发生于许多其他恶性肿瘤（图9.65）[83]。转移瘤通常表现为双肾多发肿瘤，但也可为单发。分化差的腺癌肾转移可呈肾脏弥漫性浸润与淋巴瘤的表现相似（图9.66）。

## 肾实质弥漫性病变

肾实质弥漫性病变常见，不同疾病均可造成肾实质的病变，可分为以下4种主要类型：肾小球疾病；急性与慢性肾小管间质疾病；糖尿病性肾病与肾硬化，以及其他形式的小血管疾病，主肾动脉病变引起的缺血性肾病；阻塞性肾病与感染性肾脏疾病[84]。

MRI评价肾实质弥漫性病变的作用有限。屏气脂肪抑制GE影像固有的高软组织对比与钆增强后即刻GE扫描影像显示清楚的肾皮质形态，的确可提供评估与这些疾病相关的形态学改变。钆增强后即刻GE影像显示肾皮质最为清楚，皮质厚度、是否规则与强化时相的改变可提供与病生理学相关的信息[84]。一项对121例肾脏疾病，肾实质弥漫性病变MRI表现的研究[84]表明，CMD（皮髓质差异）是否可见与血清肌酐（sCr）呈明显负相关。正常与肾小球疾病的平均肾皮质厚度分别为8.4mm与7.8mm，明显厚于小血管疾病（5.2mm）、抗肿瘤化疗继发肾小管

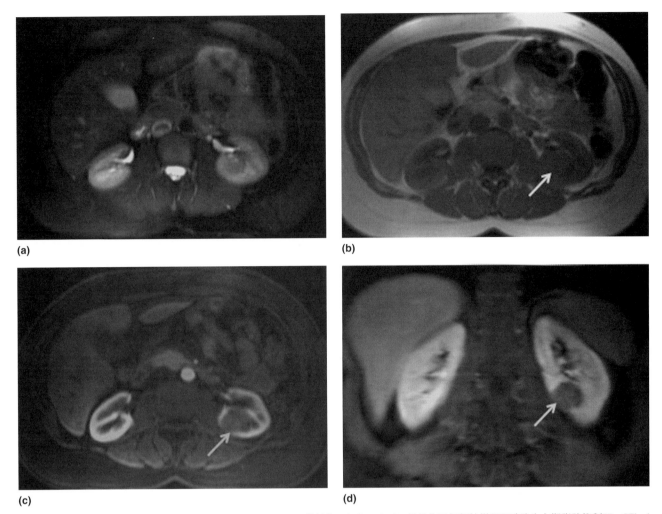

(a)

(b)

(c)

(d)

**图9.64　原发性肾类癌。**横轴位T2加权脂肪抑制SS-ETSE（a），横轴位T1加权GE（b），横轴位T1加权钆增强肝动脉为主期脂肪抑制3D-GE（c）与冠状T1加权钆增强间质期脂肪抑制3D-GE（d）影像示原发性肾类癌（箭头，b-d）。肿瘤呈T2低信号（a），T1等信号（b），钆增强后相对于正常肾实质呈较低，但渐进性强化（c，d）。

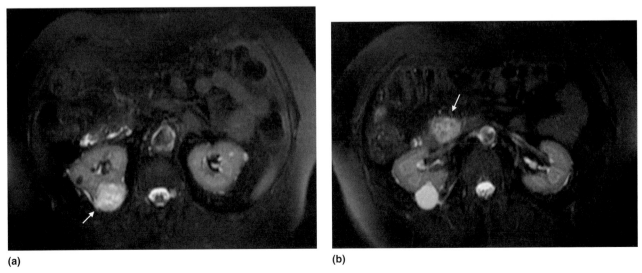

(a)

(b)

**图9.65　胰腺类癌肾转移。**横轴位脂肪抑制T2加权SS-ETSE（a，b），

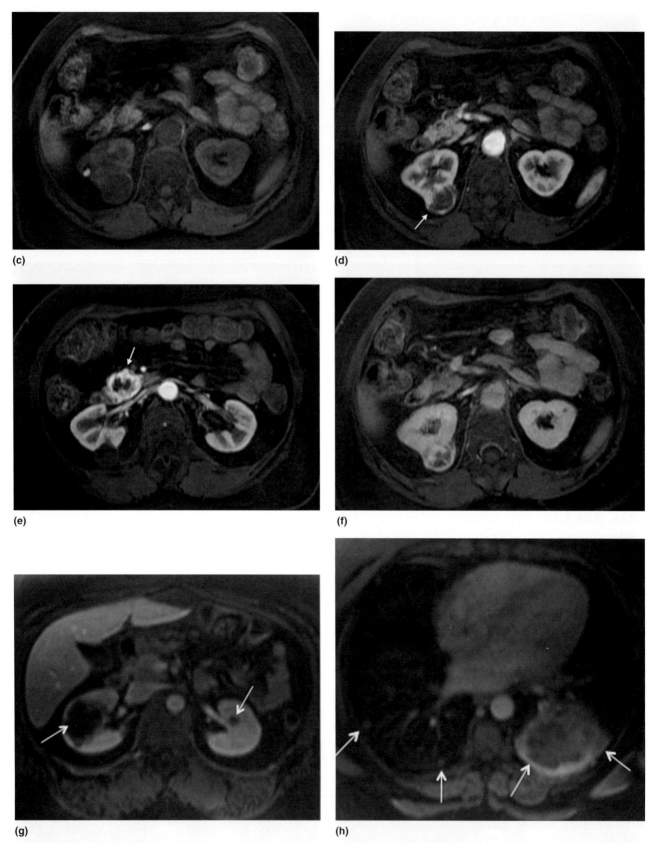

**图9.65（续前）**  横轴位平扫（c），钆增强动脉期（d，e）与间质期（f）脂肪抑制T1加权影像。可见右肾中部背侧病变，呈T2中度高信号（箭头，a）。胰腺钩突另可见一肿瘤，信号与肾脏病变T2信号相似（箭头，b），诊断为胰腺原发类癌。两肿瘤均呈明显周边强化（箭头，d，e）。肾脏肿瘤的病理检查符合类癌转移。另一患者横轴位钆增强间质期脂肪抑制3D-GE影像（g，h）显示绒毛膜癌的肾脏与肺转移瘤。双侧肾脏的转移瘤（箭头，g）呈不规则低信号肿块。小的肺转移瘤（箭头，h）位于右肺，左肺可见一附着于胸膜的大转移瘤（箭头，h）。右肾上极可见一2.7cm×2.4cm类圆形肿块，显示有强化。这些肿块T1平扫呈低信号，T2亦呈低信号，未见周围淋巴结肿大或血管包裹。

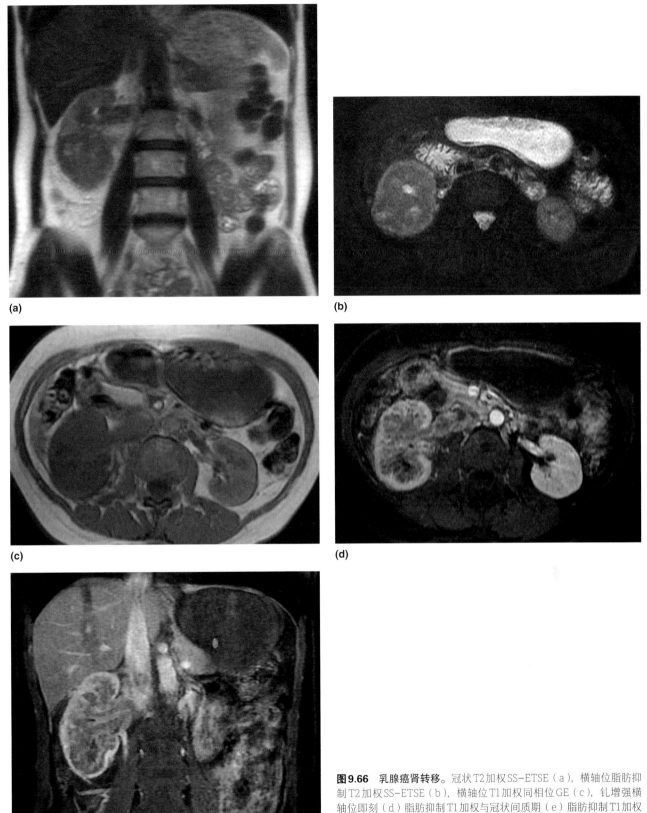

**图9.66**　**乳腺癌肾转移。**冠状T2加权SS-ETSE（a），横轴位脂肪抑制T2加权SS-ETSE（b），横轴位T1加权同相位GE（c），钆增强横轴位即刻（d）脂肪抑制T1加权与冠状间质期（e）脂肪抑制T1加权影像。可见右肾广泛浸润性病变，主要累及髓质，伴瘤栓自右肾静脉蔓延到IVC（a-e）。钆增强影像良好显示肾髓质广泛浸润伴皮质相对无病变（d，e）。这种肾髓质受累的大体表现与淋巴瘤相似；然而肾淋巴瘤几乎不发生肾静脉瘤栓。

间质疾病（5.6mm）、缺血性肾病（5.5mm）与阻塞性肾病（4.3mm）。肾皮质不规则常见于小血管疾病（60.9%）、感染性肾脏疾病（62.5%）、阻塞性肾病（55.6%）与非化疗性肾小管间质疾病（53.8%），而化疗引起的肾小管间质疾病（5.9%）、肾小球疾病（3.8%）出现率较低，正常肾为0%。增强延迟期影像显示全肾髓质弥漫性高信号见于20.7%弥漫性肾病的患者，而肾脏正常的患者为0%。这些信息结合其他影像表现，如阻塞性肾病肾收集系统扩张，或缺血性肾病与小血管疾病的主动脉粥样硬化，可推测弥漫性肾实质疾病可能的病变类型。有文献报告了正常肾脏、阻塞性肾病与肾结石体外冲击波碎石后的肾皮质与髓质一过性强化的动态改变[5, 68]。而其他原因引起的弥漫性肾实质疾病一过性强化改变尚待研究。

### 肾功能减退

　　sCr增高患者T1WI上CMD消失的现象已有文献报告[85]。此非特异性表现实际上可见于所有可造成肾功能减退的疾病。T1加权脂肪抑制影像显示CMD最佳。脂肪抑制GE可优于脂肪抑制自旋回波影像，因为屏气扫描可使影像更加锐利。一项研究[85]分析了采用T1加权脂肪抑制自旋回波平扫与钆增强后即刻GE影像显示的CMD与sCr水平的相关性：所有sCr > 3.0mg/dl的患者平扫影像显示CMD消失（图9.67）。sCr 1.5～2.9mg/dl的患者约半数出现CMD消失；而sCr超过8.5mg/dl钆增强即刻GE影像才显示CMD消失。肾皮质与髓质水含量的改变可能是平扫影像改变的原因，可能反映了肾皮质液体减少同时肾髓质液体增多。钆增强后即刻影像上CMD的改变可能

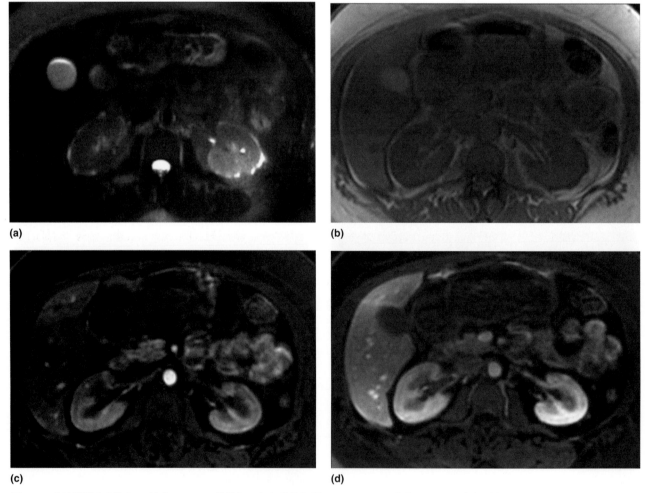

**(a)** **(b)** **(c)** **(d)**

**图9.67　血清肌酐升高伴CMD消失。**3T MR 横轴位 T2加权脂肪抑制 SS-ETSE（a），T1加权 GE（b），T1加权钆增强脂肪抑制肝动脉为主期（c）与肝静脉期（d）3D-GE影像，显示肌酐水平升高患者的CMD消失。T1加权平扫影像上皮髓质信号差异（CMD）消失（d），反映了肾功能减低。然而，钆增强影像仍可见皮髓质强化保持差异（c，d）。进展期肾衰伴sCr水平升高（>8.5mg/dL）。

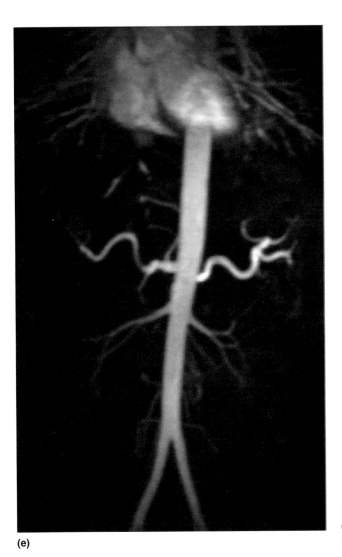

**(e)**

**图 9.67（续前）** 另一患者冠状钆增强 3D MIP 3D-GE MRA 影像（e），显示肾动脉正常（箭头，e），由于为进展期肾衰竭，双侧肾脏没有强化。

与肾脏血流分布的自动调节有关，肾病进展期这种调节可能消失，可能反映了肾实质不可逆的损伤。

并非所有 sCr 升高的患者均显示 CMD 消失。平扫 T1WI 上 CMD 消失可能在某一段时间内出现。急性肾衰患者发病 1 周内影像可显示 CMD 存在[86]。一项评价急性肾衰竭患者（定义为发病 2 周内 MRI 检查）CMD 表现的研究[86] 显示，21 例急性肾衰患者 T1 加权平扫影像显示 CMD 保留。研究结论认为，在根据 CMD 表现判断急性肾衰竭患者肾功能时应谨慎，因为严重损伤肾脏的 CMD 可能保持存在。与慢性肾衰时 CMD 是否存在与肾功能相关的情况不同，急性肾衰发作头 2 周内不存在这种相关性。

### 肾小球疾病

肾小球疾病的临床表现不一，从无症状性尿检异常到急性肾炎、肾病综合征与慢性肾衰竭。肾病综合征的患者大部分为膜性肾病，MRI 表现一般轻微（图 9.68）[84]。在钆增强延迟期影像，可能观察到肾脏弥漫性强化增高形成高信号的肾髓质。慢性病变时，皮质变薄，外形光滑规则，髓质萎缩可明显（图 9.69）。肾病综合征可相关合并肾静脉血栓，多种 MRI 技术可很好显示肾静脉血栓[55, 57, 84, 87]。钆增强后 45~120s GE 采集影像为显示肾静脉血栓的有效技术（图 9.70）。True-FISP 为不用对比剂显示患者高信号血管的一项有效技术。检出血栓很重要，因为可用溶栓药物治疗，而且成功治疗可有利于改善病情。

### 肾小管间质疾病

一些不同的病因可造成肾小管间质疾病，其中药物

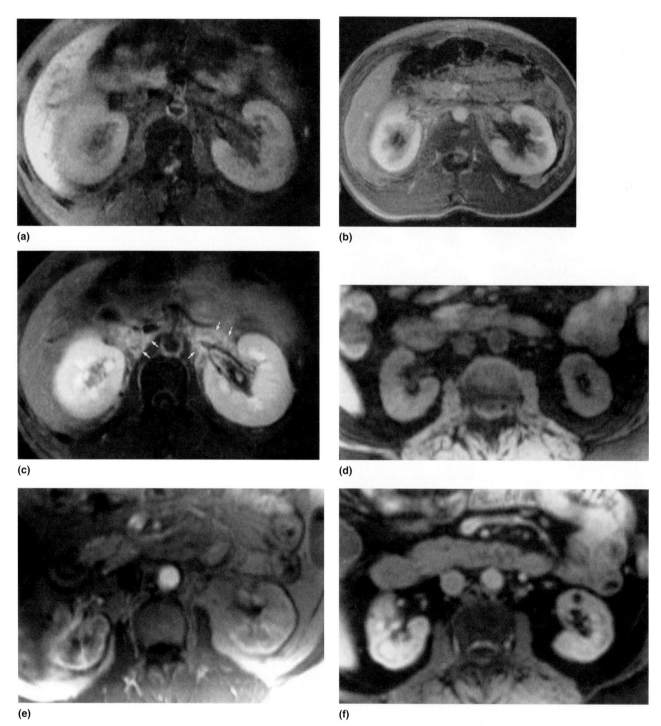

**图9.68 近期发作的膜性肾病。**T1加权脂肪抑制自旋回波平扫（a），增强后即刻（b）与延迟期脂肪抑制（c）自旋回波影像。平扫影像上CMD消失（a）。钆增强后即刻扫描影像上可见肾皮质厚度正常、均匀（b），增强间质期肾髓质强化增高（c）。可见腹膜后板层样强化组织延伸至左侧肾门（箭头，c），代表急性腹膜后良性纤维化。第2例慢性肾衰竭患者T1加权脂肪抑制平扫（d），钆增强即刻（e）与90s后脂肪抑制（f）GE影像，可见在脂肪抑制平扫影像上CMD减低（d），增强间质期髓质强化增高（f）。同时注意左肾有一小囊肿。

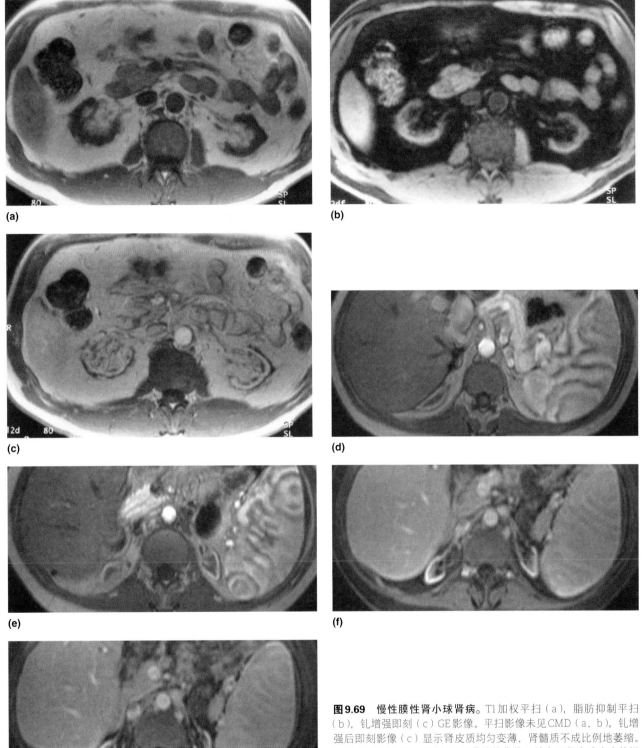

**图9.69　慢性膜性肾小球肾病。**T1加权平扫（a），脂肪抑制平扫（b），钆增强即刻（c）GE影像。平扫影像未见CMD（a，b）。钆增强后即刻影像（c）显示肾皮质均匀变薄，肾髓质不成比例地萎缩。肾窦内脂肪增多，是对肾髓质萎缩的代偿。继发于肾小球疾病的慢性肾衰。另一患者T1加权钆增强肝动脉为主期GE（d，e），T1加权钆增强肝静脉期脂肪抑制3D-GE（f，g）影像，显示肾小球疾病继发双肾萎缩。

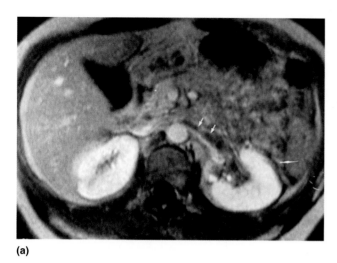
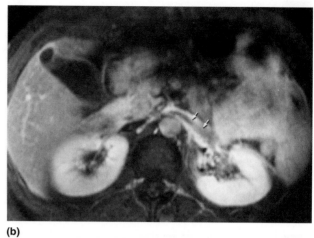

**(a)**　　　　　　　　　　　　　　　　　　　　　　　　**(b)**

**图9.70　肾病综合征肾静脉血栓。**T1加权钆增强后90s GE（a）与延迟期脂肪抑制自旋回波（b）影像。可见左肾静脉内低信号的血栓（箭头，a，b）。增强影像上静脉内环绕血栓的血流呈高信号。由于可能形成干扰的脂肪信号受到抑制，脂肪抑制影像上通畅的周围静脉内钆对比剂显示更明显（b）。

相关性病变最为常见。止痛药物过量可造成肾皮质不规则变薄（图9.71）[84]。这种不规则可能反映出间断性肾损伤的特性，因为药物的摄入是不连续的。而抗肿瘤化疗引起的肾小管间质疾病造成的肾皮质变薄更为均匀（图9.72）[84]，可能是化疗时给药更为规律，肾皮质的损伤更持续的结果。

### 急性肾小管坏死

大多数急性肾小管坏死是代谢性或中毒性病因造成的。起病1周内，尽管sCr明显升高，CMD可保持可见（图9.73），反映了CMD消失的过程可能需要1周的时间。

### 肾小管阻塞

一些致病因素可造成肾小管阻塞。大部分肾小管由不同物质阻塞可造成肾衰竭。典型例子是多发骨髓瘤时本周蛋白尿弥漫性肾小管阻塞（图9.74）。

肾小管损伤的另一例子是尿色素水平增高（肌红蛋白尿），出现肾灌注减低与缺血[88]。许多出现肌红蛋白尿的病变是由广泛严重应激或横纹肌过劳造成的（图9.74）[89]。

### 其他肾实质疾病

#### 铁质沉积

肾皮质内铁质沉积见于血管内溶血，血红蛋白聚积于肾小球内。镰状细胞病为造成这种情况最常见的病因[90]。常见表现为由于铁缩短T2*作用造成的肾皮质低信号。GE或T2WI上显示最好（图9.75）。在钆增强即刻GE影像上，钆的缩短T1作用通常会超过肾皮质内铁的T2缩短作用，造成肾皮质高信号强化。在增强间质期，对比剂进入肾小管，肾髓质的强化造成信号反转，变为肾皮质信号低于髓质。有时肾小球内浓度稀释的铁可造成T1加权平扫影像上肾皮质呈高信号，但少见。镰状细胞病患者的脾亦受到铁沉积的影响，并可见脾梗死。

阵发性睡眠性血红蛋白尿也造成肾皮质内的铁沉积。相对于较长TE同相位序列，短回波时间（TE）的反相位序列显示肾皮质信号变得更高，通过显示磁敏感性证实肾皮质内有铁沉积（图9.76）。肝脏与脾内的铁沉积程度不一与输血或门静脉高压相关[91]。

#### 梗阻引起的肾实质改变

MRI可很好地显示急性与慢性梗阻改变。急性梗阻时，肾脏增大，对比剂于肾实质内滞留时间延长，造成延长的肾显影期。位于收集系统内的钆浓度通常被稀释，造成高信号（图9.77）。这是由急性重度梗阻时排泌的稀释尿液与扩张的收集系统内大量尿液对钆的稀释效应引起的。钆增强后即刻期影像上CMD显示不清[5]。慢性梗阻时，发病初期增大的肾脏随时间体积逐渐减小，出现肾功能减退（图9.78）[5]与肾皮质变薄，单纯梗阻时，变薄的肾皮质通常均匀。肾皮质不规则变薄可能反映出肾脏不同部位的组织内压力不同，而肾皮质均匀变薄可

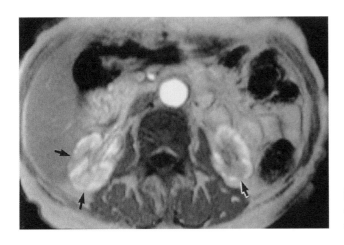

**图9.71 滥用止痛药继发小管间质疾病。**T1加权钆增强即刻GE影像显示肾皮质不规则变薄，皮质厚1到4mm。可见肾皮质极薄区（箭头）。（经允许病例来自Kettritz U, et al., 1996 [84]）

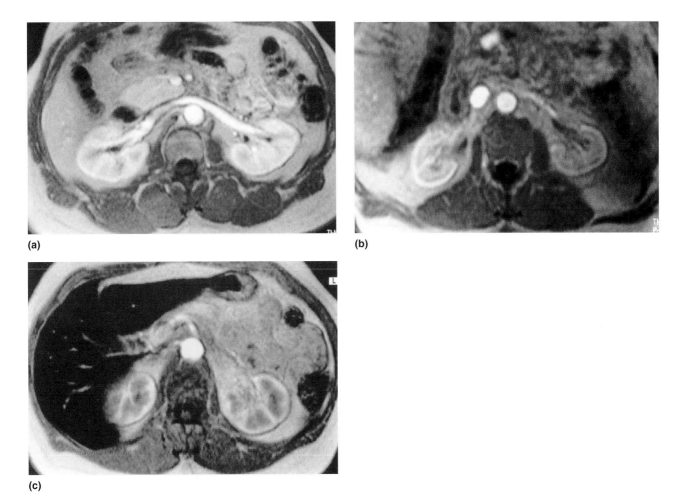

**(a)**

**(b)**

**(c)**

**图9.72 化疗继发肾小管间质疾病。**3例有远期抗肿瘤化疗病史患者T1加权钆增强后即刻扫描影像（a–c）。所有3例患者均可见肾皮质规则变薄。注意第3例患者肝脏的低信号（c），为输血性含铁血黄素沉积所致。

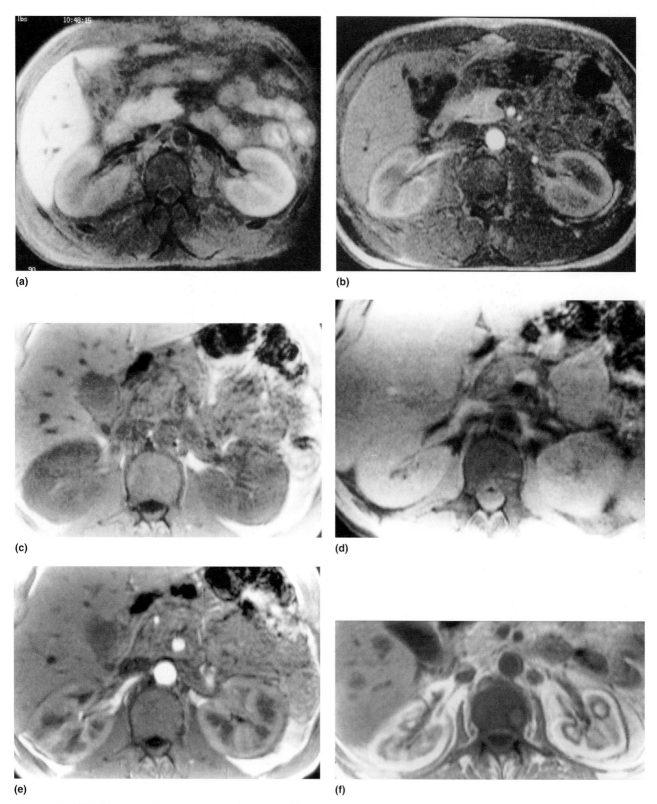

**图9.73** **急性肾小管坏死。**T1加权脂肪抑制SE平扫（a）与钆增强后即刻GE（b）影像。急性肾小管坏死患者，血清肌酐为6.3mg/dL，平扫（a）与增强后即刻（b）影像均可见CMD。急性肾小管坏死发生于MRI检查前的1周内，平扫影像显示有CMD可能与损伤的急性性质相关。第2例急性肾小管坏死患者1周内T1加权平扫（c）与增强脂肪抑制（d）与钆增强即刻GE（e）影像。平扫影像显示球形肾脏，CMD减弱（c，d）。第3例患者T1加权GE平扫影像（f），可见双肾髓质呈高信号，提示血液或蛋白渗出。

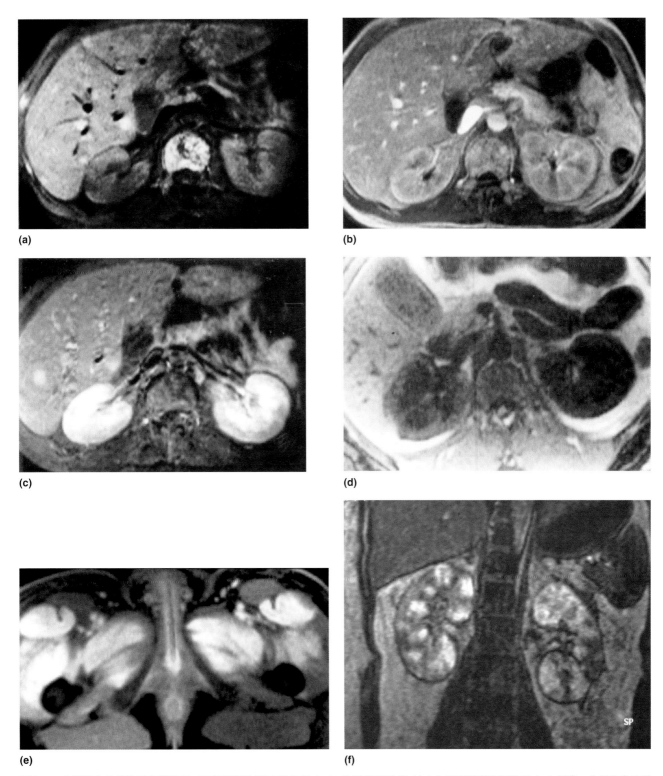

**图 9.74　本周蛋白尿继发肾小管阻塞。**T1加权脂肪抑制SE平扫（a），钆增强即刻GE（b）与延迟期脂肪抑制SE（c）影像。此例多发骨髓瘤患者MR平扫骨髓与肝脏内可见高信号病变，CMD消失（a）。在钆增强即刻扫描影像上（b）可见CMD，但皮质强化不明显。在增强间质期影像上（c），肾髓质呈弥漫性高信号，提示有钆自肾小管漏出。肌溶解症继发肾小管阻塞。T1加权平扫（d）与脂肪抑制GE平扫（e）影像。肾脏增大，平扫影像上CMD显示不清。大腿上部肌肉呈广泛高信号（e），平扫影像显示高信号代表弥漫性出血改变。

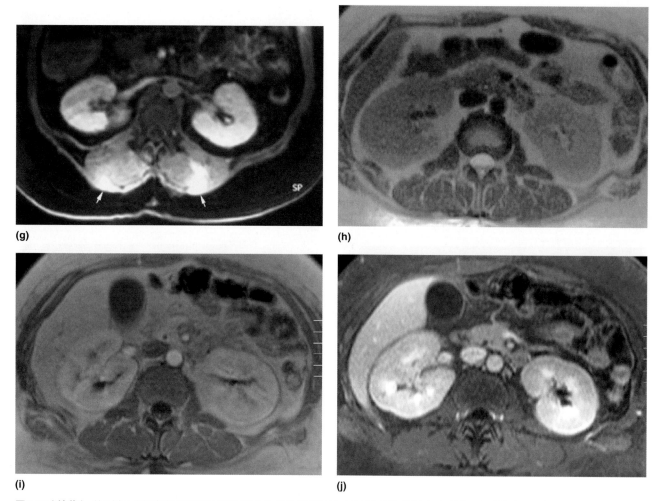

(g)　(h)

(i)　(j)

**图9.74（续前）** 第2例肌溶解症患者冠状T1加权GE（f）与钆增强后90s T1加权脂肪抑制（g）影像。肾脏增大，T1加权平扫影像上呈不均匀高信号，肾髓质更明显，为蛋白聚集的表现。注意腰部脊柱旁肌肉的异常强化（箭头，g）。肾小管阻塞。另一患者T2加权SS-ETSE（h），T1加权钆增强肝动脉为主期GE（i）与间质期脂肪抑制3D-GE（j）影像，显示肾小管阻塞。双肾呈球形，增强肝动脉为主期可见皮－髓质强化差异（i）。增强间质期（j）肾髓质内可见局灶性高信号，提示有钆自肾小管漏出。

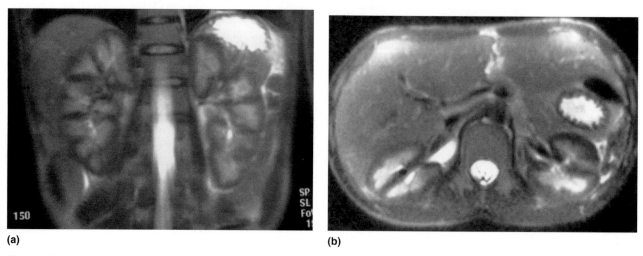

(a)　(b)

**图9.75** 镰状细胞病。冠状（a）与横轴位（b）T2加权SS-ETSE与

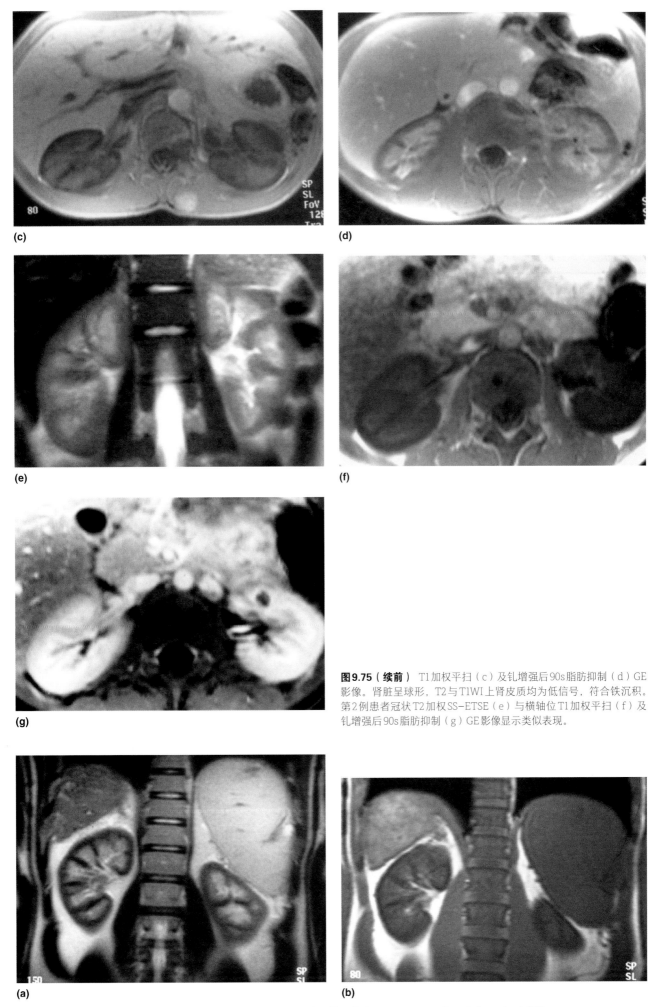

(c)

(d)

(e)

(f)

(g)

**图9.75（续前）** T1加权平扫（c）及钆增强后90s脂肪抑制（d）GE影像。肾脏呈球形，T2与T1WI上肾皮质均为低信号，符合铁沉积。第2例患者冠状T2加权SS-ETSE（e）与横轴位T1加权平扫（f）及钆增强后90s脂肪抑制（g）GE影像显示类似表现。

(a)

(b)

**图9.76** 阵发性睡眠性血红蛋白尿。阵发性睡眠性血红蛋白尿患者冠状T2加权SS-ETSE（a）与T1加权GE（b）影像。

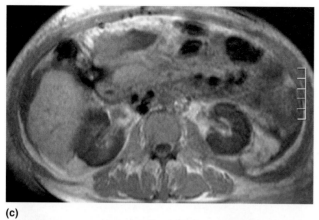

(c)

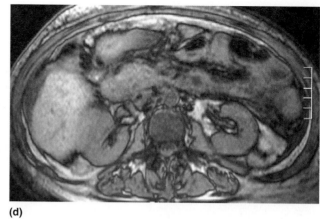

(d)

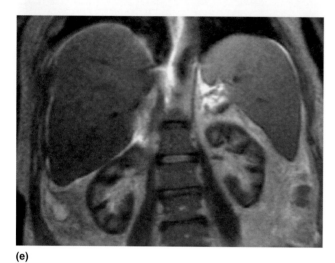

(e)

**图9.76（续前）** 肾皮质T1与T2WI均呈低信号，为铁沉积所致；铁的短T2\*效应可引起这种表现。另一患者T1加权同相位（c）与反相位（d）GE，冠状T2加权SS-ETSE（e）影像，显示阵发性睡眠性血红蛋白尿继发肾皮质的铁沉积。双侧肾皮质在T1加权同相位影像上显示信号减低（c），反相位影像上相对于同相位（c）呈较高信号（d）。注意双侧肾皮质呈T2低信号（e）。影像表现符合肾皮质铁沉积。

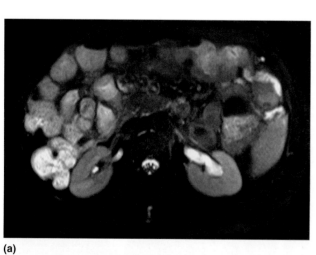

(a)

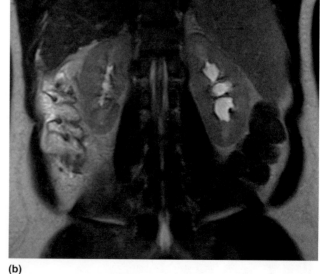

(b)

**图9.77　急性梗阻。** 横轴位脂肪抑制（a）与冠状（b）T2加权SS-ETSE，

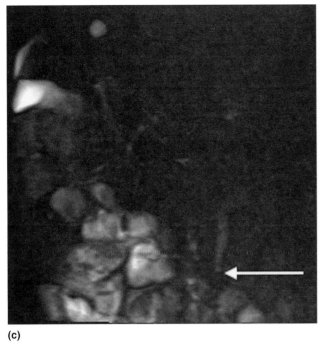

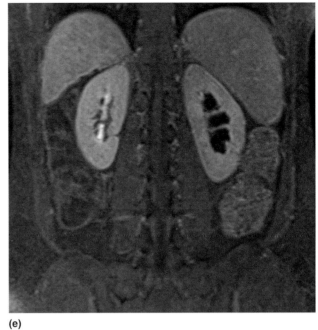

**(c)**

**(e)**

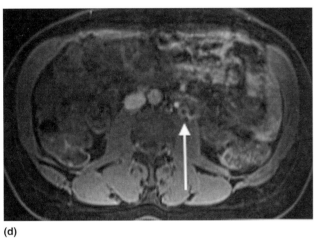

**(d)**

**图9.77（续前）** 冠状厚块SS快速自旋回波（FSE）T2加权（长TE）（c）与钆增强后横轴位（d）及冠状（e）T1加权GE影像。左肾球形增大，肾实质厚度保持正常，反映了梗阻为急性。注意左肾排泌期肾实质强化延迟（e）。可见达输尿管中段的肾盂输尿管积水，积水输尿管远端可见杯口征（箭头，c），符合结石梗阻，梗阻水平输尿管显示强化（箭头，d），符合炎症。

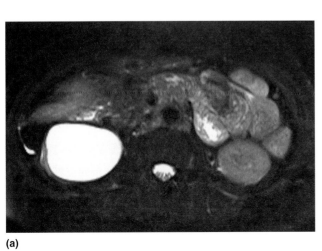

**(a)**

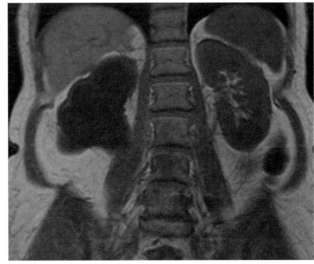

**(b)**

**图9.78** **慢性肾梗阻。** 横轴位脂肪抑制（a）与冠状（b）T2加权SS-ETSE，

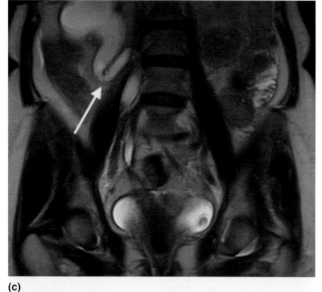

(c)

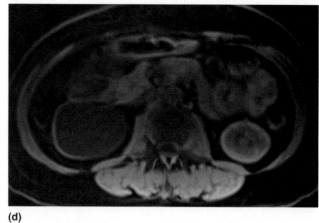

(d)

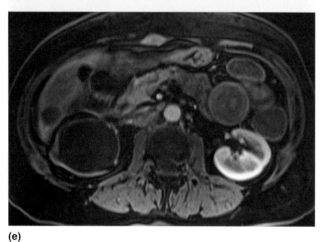

(e)

**图9.78（续前）** 冠状T1加权（c）与横轴位平扫（d）及增强动脉期（e）T1加权GE脂肪抑制影像。右侧慢性肾梗阻，可见重度肾盂输尿管积水。注意相对于左肾右肾实质明显变薄，强化减低（a，b，d，e），输尿管明显扩张，并呈"Z"形折曲（箭头，c）。这些表现提示梗阻的持续时间与严重程度。所有表现均反映了梗阻为慢性。

能反映全肾压力增高均匀。肾皮质不规则变薄可与不同肾盏扩张及压力改变相关。一些情况下合并反流也是肾皮质不规则变薄的因素。肾脏萎缩时，肾收集系统一般维持扩张，可与收集系统没有扩张的慢性缺血鉴别。

**反流性肾病与慢性肾盂肾炎**

反流性肾病是指尿液反流进入肾收集系统继发肾实质的改变。反流性肾病的改变最常见于肾脏的上、下极与肾上、下极复合型肾乳头或融合的肾髓质椎体尖部有关。由于多个肾乳头融合，乳头的尖部变平坦或凹陷。正常时，大的终末集合管开口于肾乳头区的肾盏。而复合型肾乳头的集合管较宽，呈开口状，持续开放，膀胱输尿管反流时不能压迫闭合。这种情况导致尿液通过开张的收集系统开口进入肾小管系统。单一（无融合）的肾乳头内的集合管呈狭缝状开口于尖锐隆凸的肾乳头尖部。这种形态利于在肾盂压力升高时闭合集合管——为一保护机制，以防止向肾内反流。

肾脏瘢痕为反流性肾病的继发改变，发生于扩张的肾盏浅侧（图9.79）。肾皮质变薄，通常十分不规则[84]。慢性肾盂肾炎的标志为粗大、散在分布的皮髓质瘢痕，位于扩张、圆钝或变形的肾盏上方。大多数瘢痕位于肾脏上极或下极与这些部位有复合型肾乳头，并造成肾反流的情况相符合[92]。

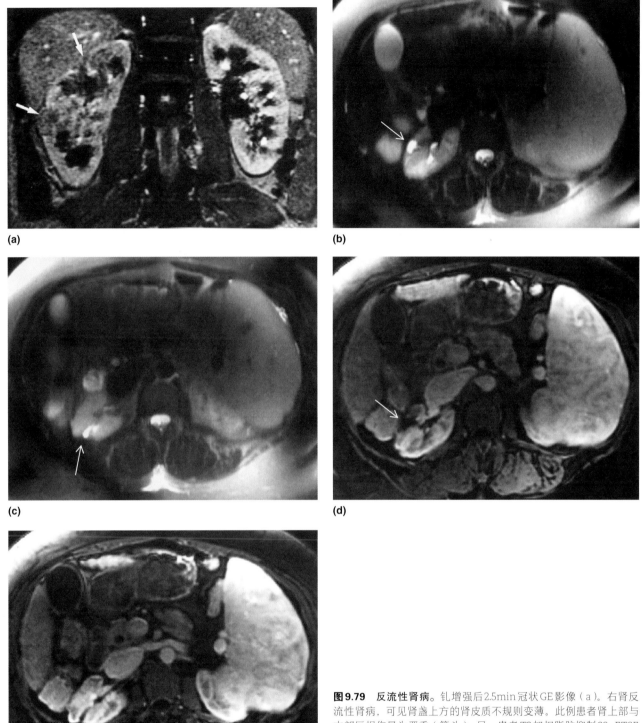

(a)

(b)

(c)

(d)

(e)

**图9.79　反流性肾病。**钆增强后2.5min冠状GE影像（a）。右肾反流性肾病，可见肾盏上方的肾皮质不规则变薄。此例患者肾上部与中部区损伤最为严重（箭头）。另一患者T2加权脂肪抑制SS-ETSE（b，c）与钆增强肝动脉为主期T1加权脂肪抑制3D-GE影像（d，e）显示右肾反流性肾病继发肾实质与肾盏的改变。肾盏（箭头，b-e）扩张，相邻肾皮质可见瘢痕，外形不规则（箭头，b-e），为反流性肾病所致。

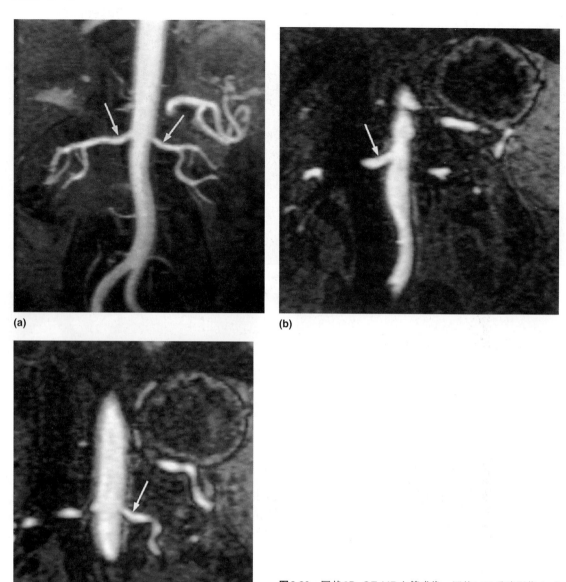

**图9.80　冠状3D-GE MR血管成像。** 冠状MIP重建影像（a）与右侧（b）及左侧（c）肾动脉起始部单层2mm薄层3D-GE原始影像。MIP重建影像显示正常主动脉与肾动脉（箭头,a）。然而在重建影像上狭窄区可能被遮盖了。右侧（箭头,b）与左侧（箭头,c）肾动脉的单层原始影像显示肾动脉正常。

## 肾动脉疾病

肾动脉系统疾病可以是血栓性/动脉壁病变或栓塞性病变。血栓/动脉壁病变可进一步分为大血管、中等血管与小血管疾病。

缺血性肾病是由主要肾动脉粥样硬化病变造成的。实际上，腹主动脉粥样硬化性病变往往同时存在。MR检查可调制用以显示肾动脉病变的解剖改变与肾动脉灌注及对比剂排泌的功能变化。MR血管成像序列可显示肾动脉疾病的解剖改变。显示主要动脉改变可重复性最好的技术为钆增强3D-GE MRA[2, 3]。十分重要的是，除

3D重建影像外，应观察原始影像以确定正常动脉（图9.80），动脉的数量与是否有狭窄（图9.81）。冠状与横轴位平面重建影像均对诊断有帮助。一项研究[93]表明，钆增强MRA是正确诊断肾动脉狭窄的方法，敏感性与特异性分别为97%到98%，90%到100%。计算仅2级狭窄与狭窄性或闭塞性病变（即狭窄＞50%，包括管腔闭塞）检出的敏感性与特异性。另一项研究[94]以常规血管造影为金标准，评估了钆动态增强MRI显示肾动脉狭窄与肾动脉内支架通畅的能力。重度肾动脉狭窄正确分级的敏感性为98%，特异性100%，正确性为98%。肾动脉内

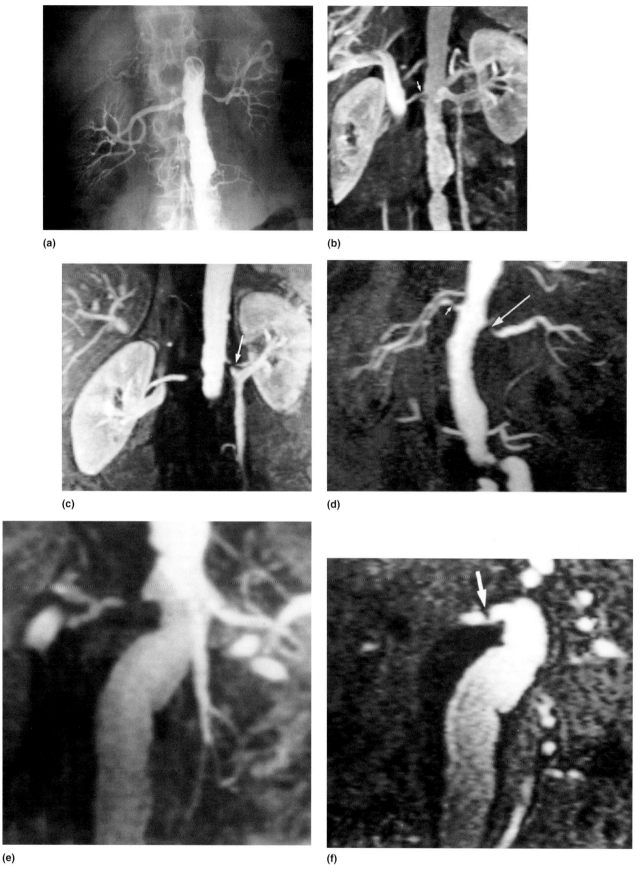

**图9.81** **肾动脉狭窄**。血管造影（a）与钆增强3D FISP序列交互式感兴趣区值选择编辑后3D MIP投影（b，c）。血管造影显示右肾动脉轻度狭窄，左肾动脉重度狭窄。编辑后右肾动脉MIP影像显示动脉轻微狭窄（箭头，b）。左肾动脉编辑后MIP影像示左肾动脉重度狭窄（箭头，c）。第2例患者冠状3D MIP钆增强3D-GE（d）显示2条右肾动脉，其中足侧动脉中度狭窄（短箭头，d），左肾单一动脉呈中、重度狭窄（长箭头，d）。屏气钆增强MRA可有效显示主肾动脉与肾副动脉，这对于制订手术计划十分重要（如手术修补腹主动脉粥样硬化性动脉瘤）。重建MRA MIP投影（e）与冠状3D薄层原始（f）影像。在MIP重建影像上，右肾动脉局部较短的一段未见显示，不清楚是代表动脉狭窄亦或是梗阻。原始影像显示病变为动脉很短一段高度狭窄（箭头，f）。

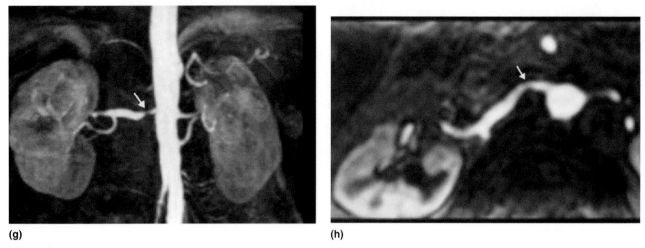

(g)　　　　　　　　　　　　　　　　　　　(h)

**图9.81（续前）** 第3例患者钆增强原始影像冠状3D MIP重建（g）与原始横轴位3D-GE影像（h），显示右肾动脉起始部轻度狭窄（箭头，g，h）。

支架通畅显示的正确性为100%。采用脂肪抑制MRA序列，去除高信号的脂肪干扰，肾动脉显示更为清楚，而且强化的小血管也显示更明显。3D序列采集影像层厚可薄达1～2mm，明显改善狭窄的检出。

慢性缺血性肾病的肾脏典型表现为变小，外缘光滑，钆增强即刻期强化微弱，CMD出现晚并呈持续性显示（图9.82）[84,94]。肾皮质均匀变薄，常光滑，反映了缺血性损伤全肾受累与慢性的性质（图9.83）。

主动脉夹层可造成肾动脉假腔供血，肾动脉血流减少[95]。肾动脉由内膜瓣或假腔闭塞/血栓形成，或由假腔供血的肾动脉血流减少均可造成肾缺血。一侧肾脏由

真腔供血，另一侧肾脏由假腔供血时，钆增强毛细血管期可有效显示两侧肾脏强化的不同（图9.84）[96]。

肾动脉假性动脉瘤并非罕见。常由于破裂或对其他结构的压迫而引起临床关注。MRA为评价假性动脉瘤大小、位置与表现的有效技术（图9.85）。

外伤或手术造成的肾动脉损伤可引起缺血性肾病改变（图9.86）。依据发病时间，可形成急性或慢性缺血性病变。肾动脉损伤的程度与肾实质改变的范围相关。通常有相关肾周出血。

肌纤维发育不良为一种可累及肾大动脉的疾病。血管壁的任何受累层出现纤维性或纤维肌性增厚为该病的

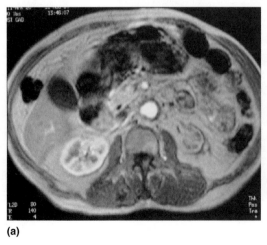

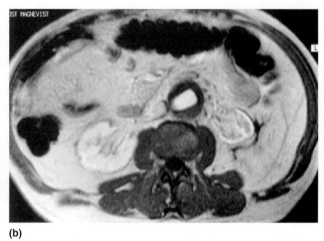

(a)　　　　　　　　　　　　　　　　　　　(b)

**图9.82 缺血性肾病。** 两例患者钆增强即刻（a）与2min后（b）T1加权GE影像。可见2例患者主动脉粥样硬化性病变，受累左肾变小、光滑，肾皮质均匀变薄。钆增强即刻期病变的左肾相对于正常的右肾强化微弱（a）。CMD出现较晚，并于增强延迟期影像上显示持续时间延长（b）。肾收集系统大小正常，是除外梗阻性肾病的重要表现。

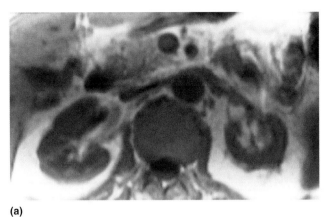

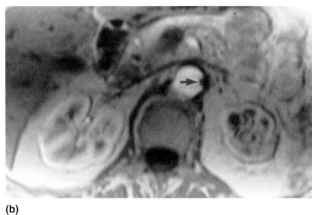

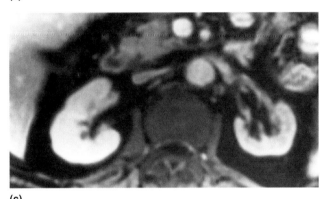

**图9.83** **缺血性肾病。**T1加权平扫（a），钆增强后即刻（b）与90s后脂肪抑制（c）GE影像。左肾均匀变小，增强后影像可见肾皮质均匀变薄（b，c）。钆增强即刻期影像上，缺血的肾脏皮质强化弱（b），但增强90s后，肾皮质呈持续强化而且强化增高，而对侧肾脏的CMD已消退。注意沿主动脉左侧壁的低信号灶，代表左肾动脉起始部的粥样斑块（箭头，b）。

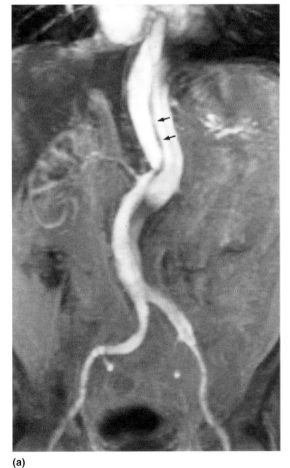

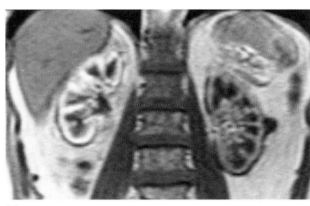

**图9.84** **主动脉夹层伴双侧肾脏不同灌注。**冠状MIP重建投影2D-GE影像（a）与钆增强即刻冠状2D GE原始影像（b）。钆增强GE MIP重建影像（a）显示主动脉夹层（箭头，a）。在冠状GE原始单一影像上（b），可见左肾皮质强化减弱，提示左肾由假腔供血，血液缓慢，左肾灌注减低。

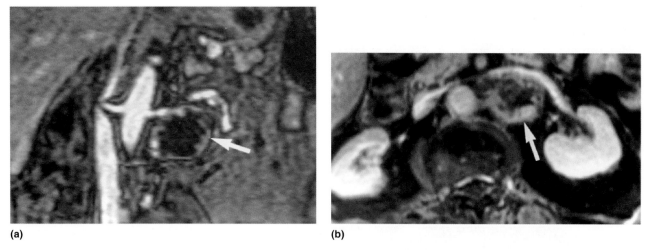

**图9.85　左肾动脉假性动脉瘤血栓形成。**冠状3D原始（a）与横轴位钆增强后3min脂肪抑制GE（b）影像。可见一假性动脉瘤自左肾动脉凸向后下侧（箭头，a，b）。增强早期与晚期假性动脉瘤均未充盈对比剂，符合血栓形成。

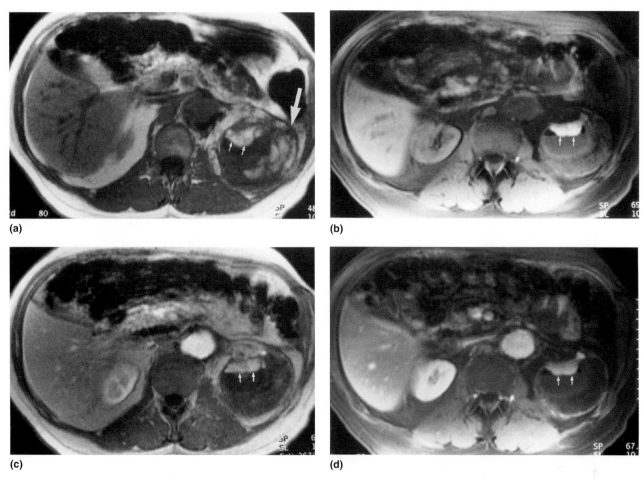

**图9.86　腹主动脉动脉瘤修补术继发肾动脉损伤。**T1加权平扫（a），脂肪抑制平扫（b）与钆增强即刻（c）及90s后脂肪抑制（d）GE影像。1年前行腹主动脉手术，左肾动脉损伤。左肾萎缩，呈T1高信号（小箭头，a，b），代表肾实质内出血。可见相关被膜下积液与高信号的肾周液体（大箭头，a）。增强后影像上肾脏信号未见改变（箭头，c，d）。

特征。肌纤维发育不良造成的狭窄常可与粥样硬化性狭窄鉴别，前者狭窄呈节段性，呈血管腔狭窄与扩张部分交替（图9.87）。钆增强3D MRA可能为显示该病变最为正确的方法；然而缺乏与常规血管造影的对照比较。应小心不要将阶梯状重建伪影误为肌纤维发育不良。目前，MRA尚不能足以恒定显示肌纤维发育不良的细微改变，不能取代血管造影诊断肌纤维发育不良。

　　中等大小血管病变常合并有大或小血管病变。例如粥样硬化可造成所有3种血管的病变（图9.88）。不同的免疫性血管炎，如Takayasu动脉炎、韦格纳肉芽肿或结节性多发动脉炎，均累及中、小血管（图9.89）。

　　小血管疾病是引起肾血管病最常见的原因。高血压和（或）糖尿病性血管病引起的肾硬化为最常见疾病，但血管炎也可造成此种类型的肾血管病。抗磷脂酶不足最近才被认识到是严重小血管病变原因。钆增强后即刻GE影像显示小血管病变的改变最好，表现为局部不规则区域皮质变薄或局部灌注缺损[84]。由于糖尿病与高血压病程多为慢性与渐进性，不可逆的瘢痕使肾皮质变得不规则。钆增强后系列MR影像上，肾皮质变薄区表现为固定的不规则改变，增强毛细血管期到间质期无变化（图9.90）。血管炎可继发于多个病因，最常见的病因为药物作用或胶元血管病。血管病变的典型发病较糖尿病与高血压更急。血管炎的早期，钆增强即刻期MRI可显示多发一过性强化缺损，增强较晚期影像强化缺损消

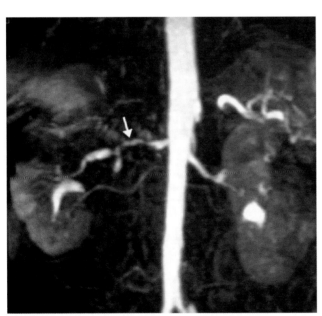

**(a)**

**(b)**

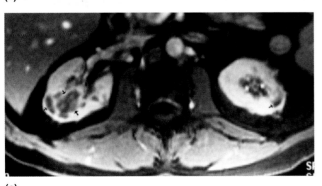

**(c)**

**图9.87　肌纤维发育不良伴双侧肾梗死。**有肌纤维发育不良病史患者，冠状MIP重建影像（a），右肾动脉起始部薄层3D-GE原始影像（b）与钆增强后90s脂肪抑制T1加权GE影像（c）。肾动脉不规则，呈串珠样表现，可见多发狭窄区，右侧为著（箭头，a）。增强晚期影像可见双肾楔形低强化区，符合梗死（箭头，c）。（感谢德国汉堡萨尔大学医院放射科Günther Schneider, MD, PhD.提供病例）

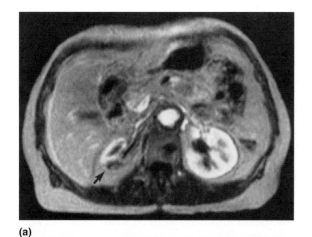

(a)

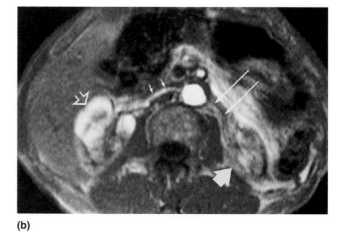

(b)

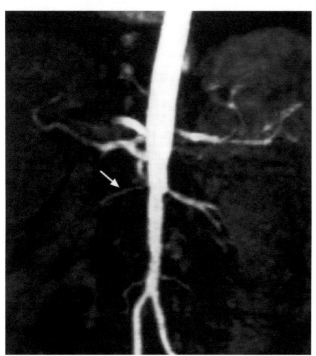

(c)

**图9.88** **混合性大、中、小血管疾病。**钆增强即刻T1加权GE影像（a）显示单侧肾血管疾病。可见右肾体积整体变小，皮质变薄。肾后侧皮质变薄更明显（箭头，a），伴更明显的强化减低。第2例患者钆增强即刻（b）与晚期（c）T1加权脂肪抑制自旋回波影像，显示双侧肾血管疾病。可见左肾全肾强化明显减低与非对称性右肾肾血管病变。右肾后部病变严重，表现为肾皮质明显变薄，强化弱（b）。右侧主肾动脉全长的大部分直径正常（小箭头，b），符合中、小血管病变为主的疾病。左侧主肾动脉直径变小（长箭头，b），加之左肾全肾强化减弱（大箭头，b），提示主肾动脉病变严重。可见右肾前部皮质增生（空箭头，b），为肾后部肾血管病变的代偿。钆增强后即刻期影像显示右肾前部皮质均匀增厚，可见CMD，提示改变为增生而非肿瘤。该患者较晚的钆增强间质期T1加权脂肪抑制影像（c）显示肾增生区的强化相对均匀（箭头，c），表现与肿瘤相似。两例患者均可见主动脉粥样硬化病变。

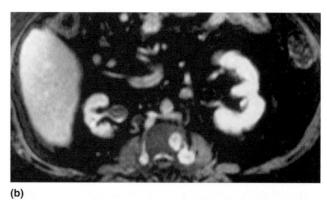

(a)

(b)

**图9.89** **Takayasu大动脉炎继发缺血性肾病。**Takayasu动脉炎患者，冠状MIP重建影像（a）与钆增强间质期T1加权脂肪抑制影像（b），右肾体积减小，外形不规则。右肾动脉直径明显变小（箭头，a）。

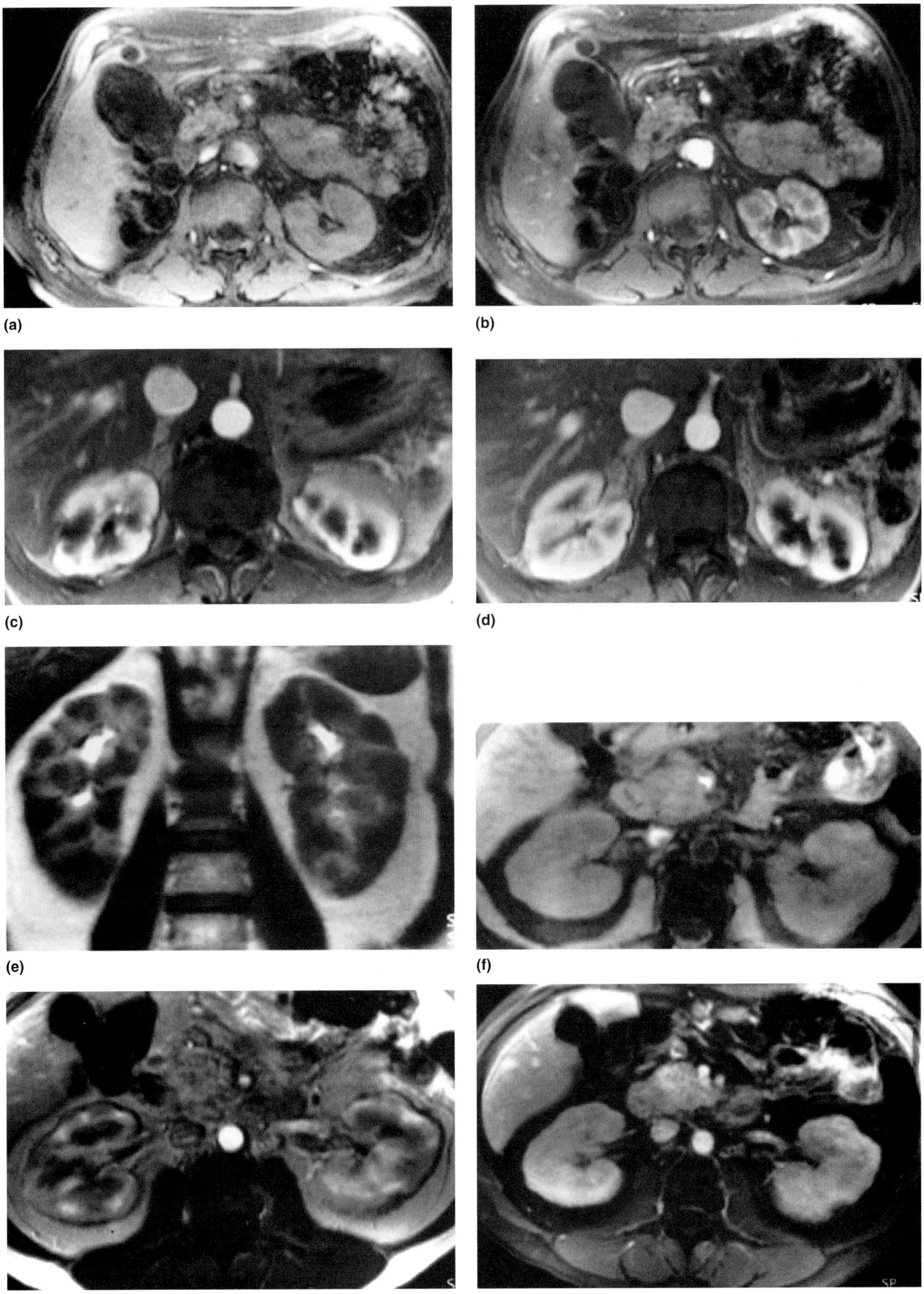

(a)

(b)

(c)

(d)

(e)

(f)

(g)

(h)

**图9.90**　**小血管病变**。T1加权平扫（a）与钆增强即刻（b）脂肪抑制GE影像。平扫影像（a）可见左肾CMD消失，符合肾功能减低。在钆增强后即刻影像上（b），可见由于小血管病变引起的皮质多发小缺损。第2例患者T1加权钆增强即刻GE影像（c，d）显示双肾皮质小而不规则的缺损。这些改变代表该糖尿病患者有小血管病变。第3例小血管病变患者，冠状T2加权SS-ETSE e），T1加权脂肪抑制（f），钆增强后即刻（g）与90s后脂肪抑制（h）GE影像。该患者肾衰竭，平扫影像显示CMD消失。在钆增强即刻影像（g）上可见局灶性强化减低的斑片，其中大部分增强后90s显示有强化（h）。

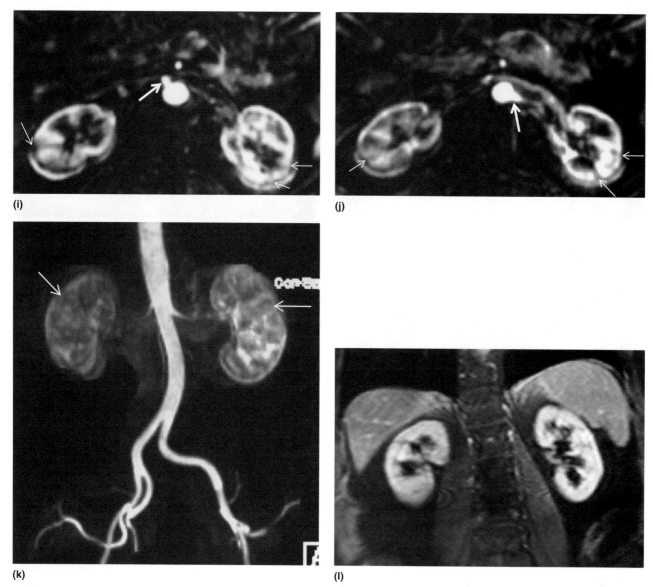

**图9.90（续前）** 这种强化方式代表缺血性改变。另一患者，3.0T MR横轴位薄层3D-GE MRA影像（i，j）与冠状3D MIP 3D-GE MRA影像（k）及冠状T1加权钆增强间质期脂肪抑制3D-GE（l）影像，显示小血管病变。双肾皮质较正常强化减低，可见双侧肾皮质多发小缺损（细箭头，i-k）。注意双侧肾动脉开口正常（粗箭头，i，j）。增强间质期未见肾皮质小缺损（l）。

失（图9.91），代表缺血性改变。弥漫性小血管病迅速发病可造成急性肾皮质坏死（图9.92）。

　　主动脉粥样硬化为肾栓塞最常见的原因[9]。肾栓塞次常见的病因为心房纤颤或曾有心肌梗死患者心肌壁血栓脱落。栓塞性病变常累及肾动脉，因为约20%的心脏输出血流进入肾脏。栓塞性肾梗死好发于肾盏之间，呈肾外缘界限清楚的楔形强化缺损。可见病变边缘窄边样强化，为肾包膜小血管强化所致（图9.93）[95]。

**肾静脉血栓**

　　肾静脉栓塞可为纯血栓或瘤栓（见"肾细胞癌"一节）。纯血栓可呈急性或慢性发生过程。急性肾静脉血栓可见于不同高凝状态的疾病。急性肾静脉血栓时，由于血液流出道梗阻，组织水肿，肾脏增大；可见肾脏渐进性并持续性强化显影（图9.94）。慢性肾静脉血栓时，肾脏大小多正常，可见相关膜性肾小球肾炎（见"肾小球疾病"一节）。

**肾静脉瘤**

　　肾静脉瘤为一罕见病变。钆增强3D-GE或MRA技术可很好显示病变，可见静脉瘤通畅部分与肾静脉强化方式相同。

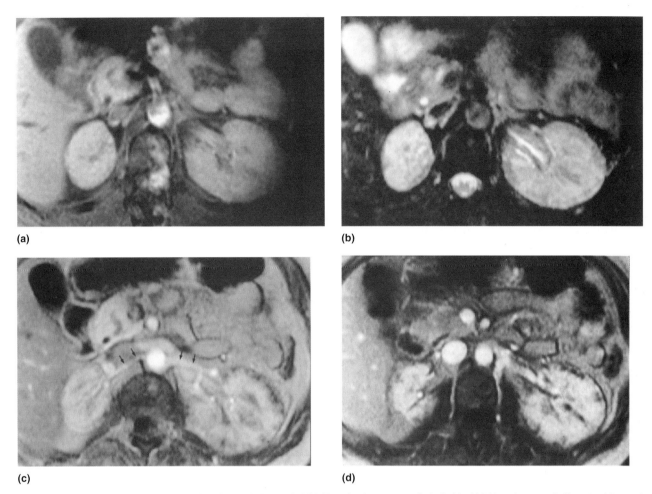

(a)　　(b)

(c)　　(d)

**图9.91　血栓性微血管病变造成的小血管病变。**T1加权脂肪抑制自旋回波平扫（a），T2加权脂肪抑制自旋回波（b），钆增强后即刻（c）与90s（d）GE影像。平扫影像未见CMD（a）。在T2WI上（b）可见大量5mm大小的皮质缺损。多发肾皮质缺损于钆增强后即刻期影像显示清楚（c）。另外，可见主肾动脉显示正常（箭头，c）。在更延迟的增强影像（d）上，一些缺损消退，但许多缺损持续存在，符合坏死。组织病理检查显示血栓性微血管病伴急性肾小管坏死与肾皮质坏死。

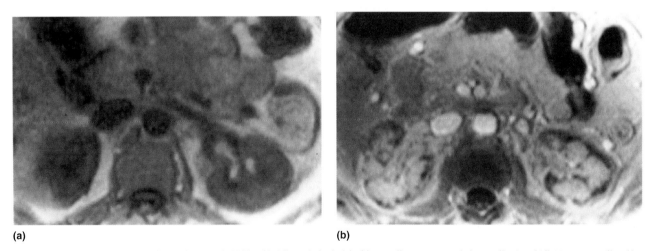

(a)　　(b)

**图9.92　肾皮质梗死。**脂肪抑制T2加权（a）与钆增强静脉期T1加权脂肪抑制GE影像（b）。可见左肾周围楔形T2低信号区，无强化。第2例患者脂肪抑制T2加权（c）与钆增强静脉期T1加权脂肪抑制GE（d）显示右肾几乎无信号的楔形强化缺损。楔形强化缺损周边可见线样强化（箭头，d），为肾包膜血管强化所致，是肾栓塞的典型征象。

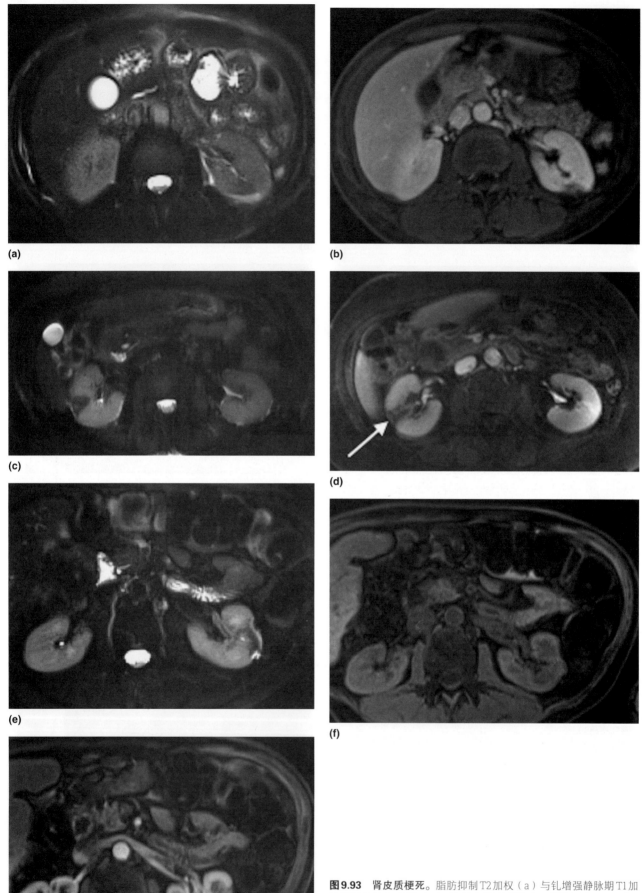

**图9.93 肾皮质梗死。**脂肪抑制T2加权（a）与钆增强静脉期T1加权脂肪抑制GE影像（b）。可见左肾周围楔形T2低信号区，无强化。第2例患者脂肪抑制T2加权（c）与钆增强静脉期T1加权脂肪抑制GE（d）显示右肾几乎无信号的楔形强化缺损。楔形强化缺损周边可见线样强化（箭头，d）为肾包膜血管强化所致，为肾栓塞的典型征象。第3例患者，脂肪抑制T2加权（e）与T1加权脂肪抑制平扫（f）及钆增强动脉期（g）GE影像，可见左肾外伤后梗死。

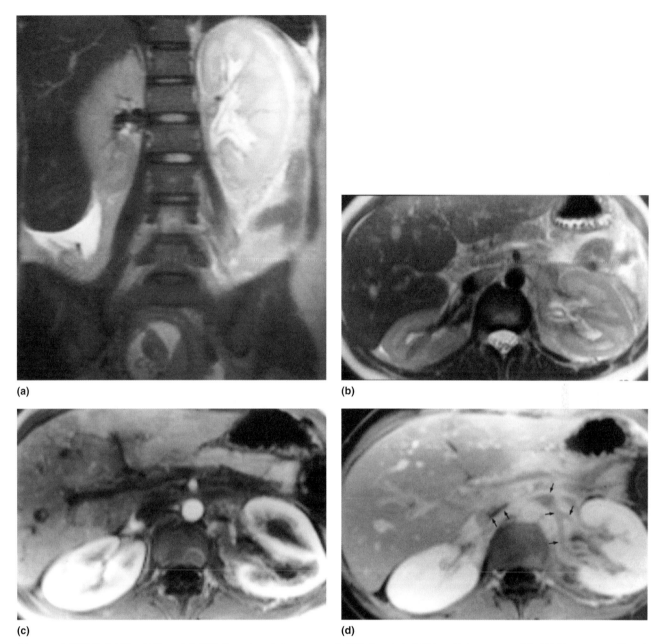

**(a)**　**(b)**　**(c)**　**(d)**

**图9.94**　**急性肾静脉血栓**。冠状（a）与横轴位（b）T2加权SS-ETSE与横轴位T1加权钆增强即刻（c）及90s后脂肪抑制（d）GE影像。该妊娠患者有左侧腹部严重疼痛。左肾增大，收集系统周围可见液体，符合水肿。左肾静脉腔内可见血块，延伸进入IVC（箭头，d）。

### 肾脏瘢痕

　　肾脏瘢痕是由肾实质不可逆性损伤造成的，瘢痕局部肾皮质缺损。瘢痕由肾脏大动脉损害造成，包括血管与收集系统的病变。钆增强影像可很好地显示瘢痕造成的肾实质缺损，钆增强后即刻梯度回波影像可清晰确定肾皮质缺损的范围（图9.95、9.96）。

### 终末期肾脏

　　终末期肾脏表现为肾萎缩变小，反映了肾动脉供血丧失继发肾血管严重减少。不同弥漫性肾实质疾病可形成终末期肾脏，高血压肾病为最常见的病因。MR影像上肾脏可明显萎缩，强化方式与瘢痕组织相同，增强毛细血管期强化不明显，较晚期可见渐进性微弱强化（图9.97）。

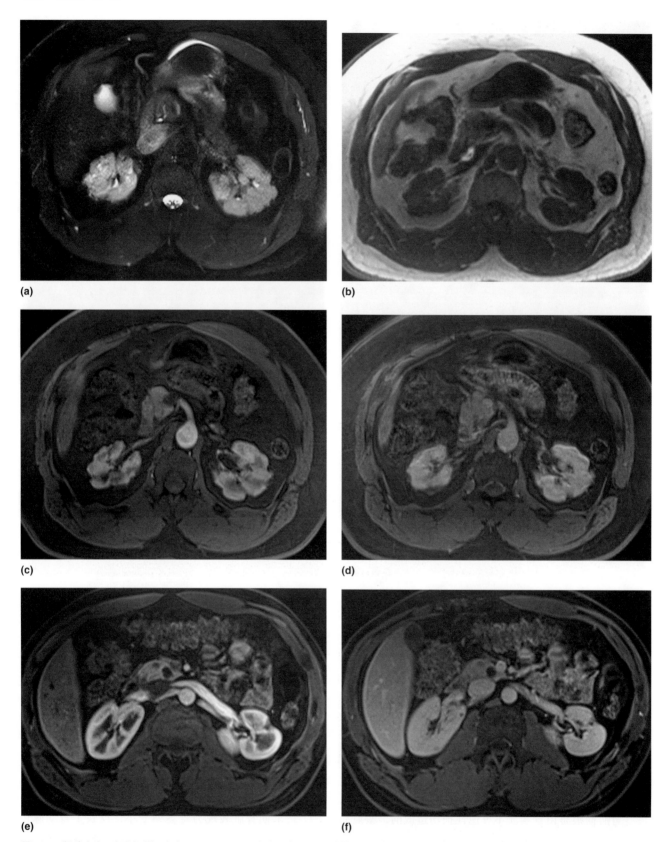

**图9.95** **肾脏瘢痕**。脂肪抑制T2加权SS-ETSE(a),T1加权平扫（b），钆增强后即刻（c）与间质期（d）脂肪抑制T1加权GE影像。双肾变小，外形不规则，符合慢性血管损伤。第2例患者钆增强即刻（e）与间质期（f）脂肪抑制T1加权GE影像，显示右肾皮质缺损，符合瘢痕。

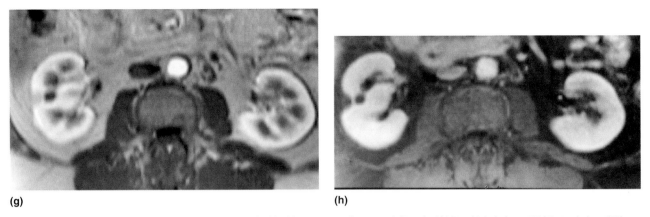

**(g)**　　　　　　　　　　　　　　**(h)**

**图9.95（续前）** 第3例患者钆增强即刻（g）与90s后脂肪抑制（h）GE影像，显示右肾一皮质缺损，符合瘢痕，可见梗死下方有一囊肿。

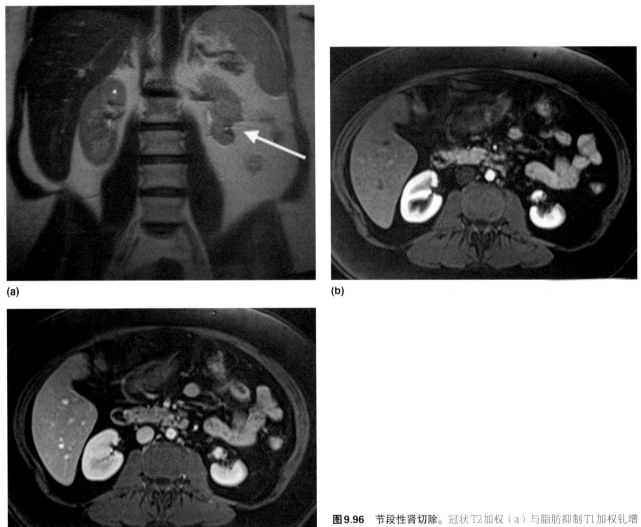

**(a)**

**(b)**

**(c)**

**图9.96　节段性肾切除。** 冠状T2加权（a）与脂肪抑制T1加权钆增强后动脉期（b）及静脉期（c）GE影像。可见左肾下极术后缺损，已由肾周脂肪填充（箭头，a）。

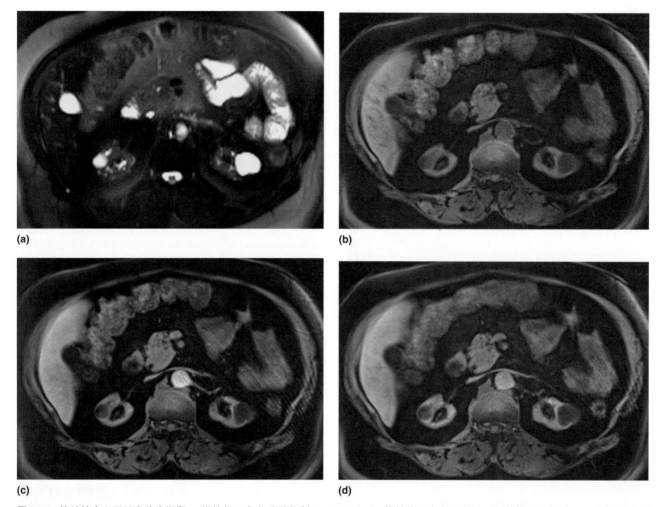

**图9.97 持续性高血压继发终末期肾。** 横轴位T2加权脂肪抑制SS-ETSE（a），横轴位T1加权平扫（b），钆增强后首过（c）与次过（d）脂肪抑制放射采集3D-GE影像。平扫影像可见双肾萎缩变小，伴皮质单纯性囊肿（a，b）。增强更晚期可见肾皮质强化增高（d）。这种强化方式见于纤维化的组织。另外，双肾无对比剂排泄，符合终末期肾脏。

## 感 染

### 急性感染

急性肾盂肾炎定义为由细菌感染引起的肾脏急性化脓性炎症，通常造成感染的肾脏增大[96]。革兰氏阴性杆菌为自下尿路上行急性感染最常见的病原菌。可见肾周积液，钆增强影像显示最好（图9.98）。肾小管内的蛋白物质偶可于T1加权脂肪抑制平扫影像上显示为肾髓质高信号物质（图9.98）。急性肾盂肾炎的MR表现包括肾脏条纹状强化，呈放射状自肾髓质延向皮质，全肾增大与肾周积液（图9.99）。

### 脓 肿

肾脓肿通常为上行性尿路感染的合并症，但也可发生于血行感染[97]。血行感染可继发于结核播散感染，或静脉吸毒继发感染。在MR影像上，肾脓肿表现为不规则肿块病变，伴中央无信号区（图9.100）[98]。肾周条纹常明显[98]。肾脓肿的肾周线样信号改变代表了炎性组织，较坏死性肾癌更为明显。然而，仅依据影像表现并非总能鉴别脓肿与癌肿，需要随访检查以确定治疗后病变是否消退[99]。多发或弥漫性肾脓肿患者血清肌酐常增高。超声与CT平扫对肾脓肿的检出较差，因而最好做MRI检查[98]。然而，如果需要增强时，考虑到此组患者的肾源性系统性纤维化，稳定性很好的钆螯合物应谨慎应用（见第19章"对比剂"）。

### 黄色肉芽肿性肾盂肾炎

黄色肉芽肿性肾盂肾炎（XGPB）为一种慢性肾盂肾炎的少见类型，为继发于慢性尿路梗阻伴反复发作化

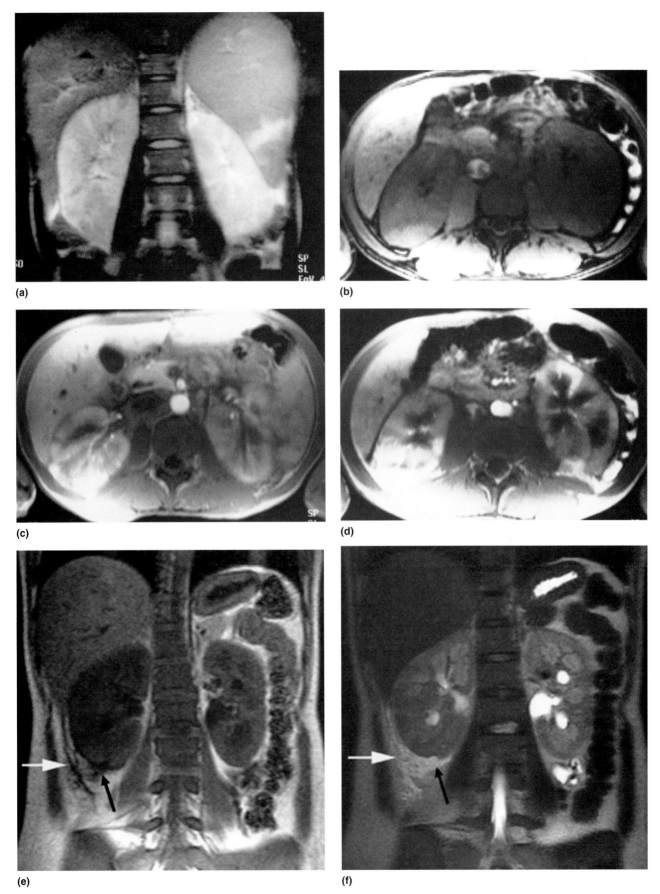

**图9.98 重型双侧急性肾盂肾炎。** 冠状T2加权SS-ETSE（a），横轴位T1加权平扫（b）与钆增强后即刻（c，d）GE影像。肾脏增大，在T2与T1加权影像上显示信号不均匀，钆增强后呈不均匀强化。注意不均匀强化呈条纹状，为可见于急性肾盂肾炎的征象。另一急性肾盂肾炎患者冠状T1加权GE与T2加权SS-ETSE影像，显示右肾增大，肾下极旁可见游离液体（箭头，e，f）与相邻脂肪内的条纹（箭头，e，f）。根据平扫影像可以诊断妊娠患者的急性肾盂肾炎，如果增强检查并非十分重要，妊娠患者不应使用钆螯合物对比剂。

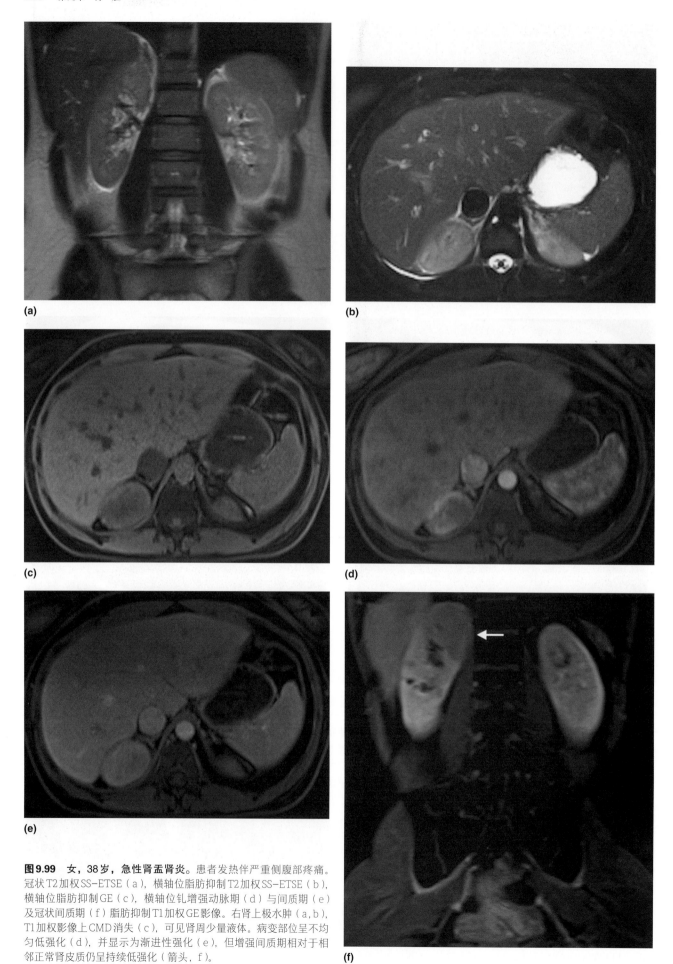

(a)

(b)

(c)

(d)

(e)

(f)

**图9.99 女，38岁，急性肾盂肾炎。**患者发热伴严重侧腹部疼痛。冠状T2加权SS-ETSE（a），横轴位脂肪抑制T2加权SS-ETSE（b），横轴位脂肪抑制GE（c），横轴位钆增强动脉期（d）与间质期（e）及冠状间质期（f）脂肪抑制T1加权GE影像。右肾上极水肿（a,b），T1加权影像上CMD消失（c），可见肾周少量液体。病变部位呈不均匀低强化（d），并显示为渐进性强化（e），但增强间质期相对于相邻正常肾皮质仍呈持续低强化（箭头，f）。

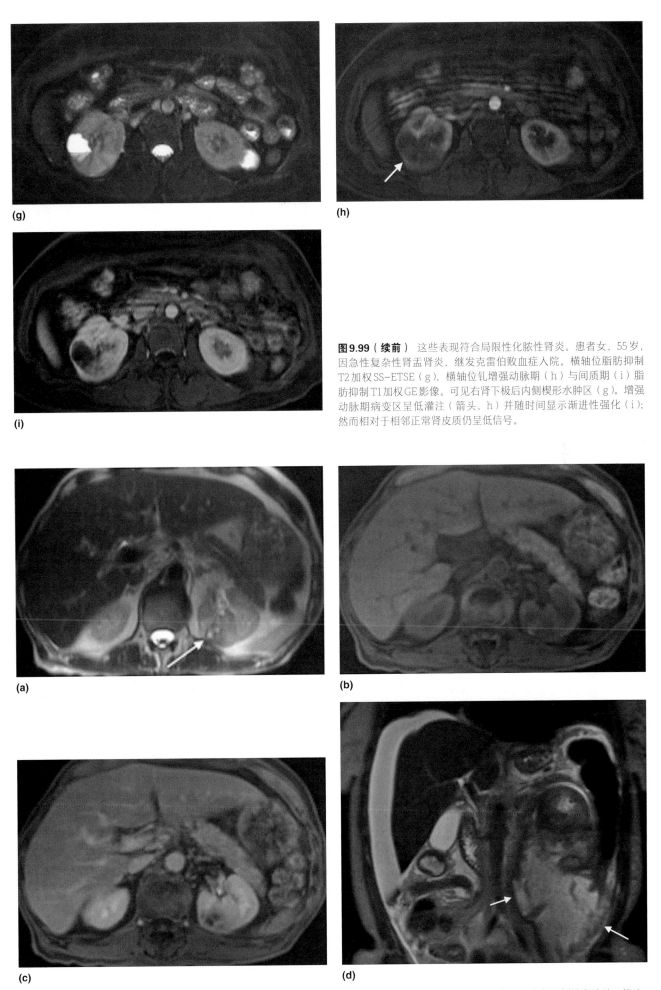

**图9.99（续前）** 这些表现符合局限性化脓性肾炎。患者女，55岁，因急性复杂性肾盂肾炎，继发克雷伯败血症入院。横轴位脂肪抑制T2加权SS-ETSE（g），横轴位钆增强动脉期（h）与间质期（i）脂肪抑制T1加权GE影像。可见右肾下极后内侧楔形水肿区（g）。增强动脉期病变区呈低灌注（箭头，h）并随时间显示渐进性强化（i）；然而相对于相邻正常肾皮质仍呈低信号。

**图9.100** **单发肾脓肿 HIV 阳性患者。** T2加权（a），脂肪抑制T1加权GE平扫（b）与钆增强间质期（c）影像可见左肾后侧单发脓肿（箭头，a），注意T2WI上病变的高信号与局部皮髓质差异消失。在钆增强影像上，脓肿壁的内侧不规则。第2例患者冠状T2加权（d）横轴位脂肪抑制T1加权GE平扫（e），钆增强动脉期（f）

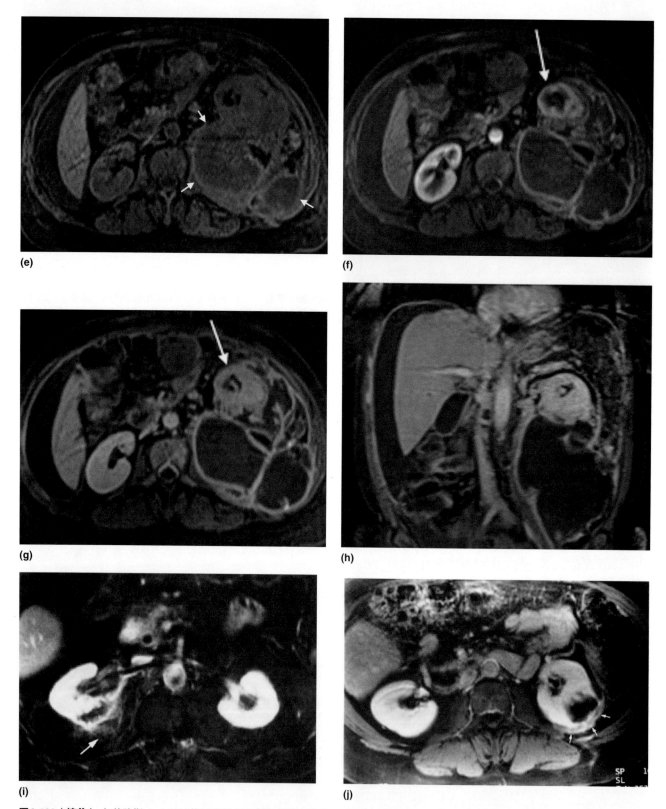

(e)

(f)

(g)

(h)

(i)

(j)

**图9.100（续前）** 与静脉期（g）及冠状间质期（h）脂肪抑制T1加权GE影像。患者患有糖尿病，可见左侧肾周后侧一大脓肿（箭头，d，e），呈T2高信号，T1低信号，周围可见强化（f-h）。注意左肾向前移位，强化减弱（箭头，f，g）。右肾后侧单发脓肿患者，钆增强晚期脂肪抑制自旋回波（i）影像。平扫影像可见肾周条纹，但脓肿显示不清（未展示）。平扫影像可见肾周条纹，但脓肿显示不清。在钆增强脂肪抑制影像上可见肾实质内无信号的肾脓肿。脓肿壁的内缘不规则。肾周明显的条纹（箭头，i）为肾脓肿的重要征象。另一患糖尿病的患者钆增强后3min脂肪抑制T1加权GE影像（j），可见左肾脓肿，呈低信号囊性病变，壁不规则，相邻肾筋膜增厚，强化增高（小箭头，j）。

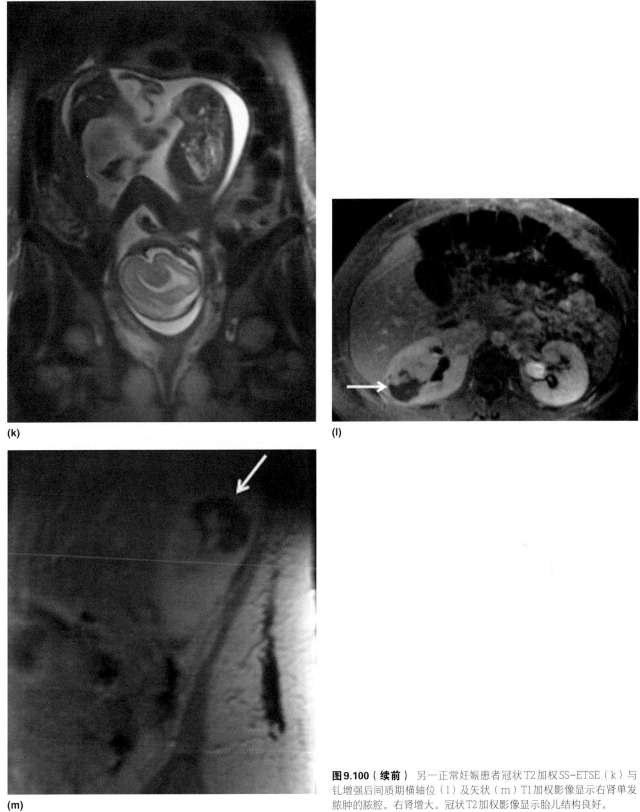

(k)

(l)

(m)

**图9.100（续前）** 另一正常妊娠患者冠状T2加权SS-ETSE（k）与钆增强后间质期横轴位（l）及矢状（m）T1加权影像显示右肾单发脓肿的脓腔。右肾增大。冠状T2加权影像显示胎儿结构良好。

脓性肾感染的炎症。病变特征性病理改变为泡沫样巨嗜细胞，"黄色瘤细胞"，急性与慢性炎性细胞与多核巨细胞聚集。60%的病例与变形杆菌感染相关，虽然局灶性XGPN也有报告，但病变通常累及全肾[100]。

在MR影像上，肾脏通常增大，注射钆对比剂后，毛细血管期强化弱，间质期呈渐进性明显强化（图9.101）。这种强化方式反映了肾灌注不良（早期强化弱）伴炎症改变引起的明显毛细血管漏出（延迟强化增高）。肾周炎症改变明显，常见感染波及到腰大肌。肾收集系统几乎无一例外地有扩张，可见无信号的结石。无钆对比剂排泌到收集系统。

## 念珠菌病

肾念珠菌病发生于肝脾念珠菌病。典型病变很小（5mm），界限清楚。钆增强间质期T1加权脂肪抑制影像

显示病变最好[101]。

收集系统内也可发生霉菌球。糖尿患者易罹患真菌感染。

## 肾积脓

肾积脓可合并于急性肾盂肾炎，见于尿路完全或几乎完全梗阻，脓性分泌物不能引流，因而充满肾盂肾盏。肾积脓的MRI征象包括梗阻的肾盂内碎屑形成的分层，T2加权SS-ETSE显示最清楚，呈重力方向低信号的液平，钆增强影像上肾盂壁中度强化（图9.102）。

## 出 血

肾/肾周出血可发生于出血性疾病，外伤与肿瘤。肾周大血肿可见于肾碎石术或肾活检后的患者。确定积液内是否有出血，MRI较CT更为敏感。肾实质内或包膜下

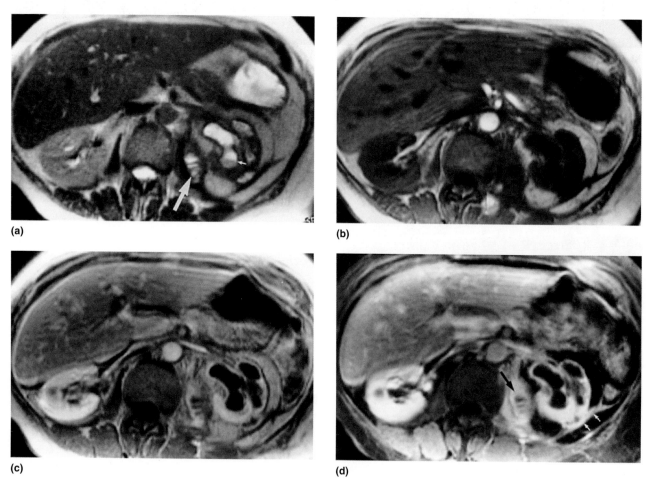

(a)  (b)  (c)  (d)

**图9.101** XGPN。T2加权SS-ETSE（a）与T1加权平扫（b）及90s（c）与4min后脂肪抑制（d）GE影像。可见左肾收集系统扩张（a~d），腰大肌内可见肾外部分较大的感染（大箭头，a，d）。T2WI上，肾盏内可见低信号物质分层（小箭头，a）。钆增强后4min影像上，未见受累肾脏有钆对比剂排泌。钆增强脂肪抑制影像上，肾筋膜与侧椎筋膜（小箭头，d）的炎症改变与腰大肌脓肿界限清楚。收集系统扩张，无对比剂排泌与明显的肾外炎症改变为XGPN的特征性征象。

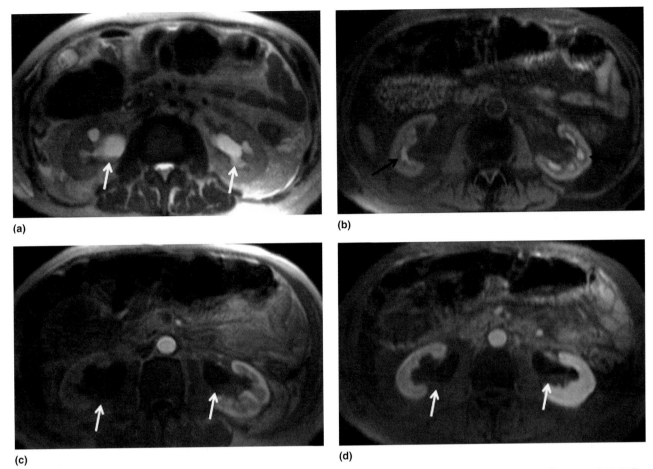

**(a)**　　　　　　　　　　　　　　　　　　**(b)**

**(c)**　　　　　　　　　　　　　　　　　　**(d)**

**图9.102**　**肾积脓。**T2加权SS-ETSE（a），T1加权脂肪抑制GE（b），T1加权钆增强动脉期GE（c）与脂肪抑制间质期3D-GE（d）影像，显示肾收集系统扩张与积脓。由于输尿管远侧梗阻，双肾收集系统扩张，可见低信号的碎屑（白箭头，a，c，d）位于扩张的收集系统重力方向部分，提示有肾积脓。可见双侧肾髓质内蛋白物质呈T1高信号（黑箭头，b），为梗阻性肾实质病变所致。注意增强动脉期右肾强化低于左肾，反映出梗阻性肾实质病变对肾功能造成的影响。

出血表现为T2与T1均为高信号或混合高信号的液体（图9.103）。肾周出血常可见不寻常的多分层表现，代表沿肾周脂肪内横行的纤维桥隔分布的血管外出血。

## 肾收集系统：肾盂与输尿管疾病

### 占位性病变

#### 原发肿瘤

输尿管或肾盂的原发肿瘤不常见，总体约为膀胱原发肿瘤的十分之一。

#### 尿路上皮癌（移行细胞癌）

大多数原发性尿路上皮肿瘤为恶性。尿路上皮癌以前被称为移行细胞癌（TCC），为尿路上皮最常见的恶性肿瘤，占所有尿路上皮肿瘤的90%以上。鳞状细胞癌占

8%，腺癌不足1%。TCC占全部肾脏肿瘤的8%，极少发生于30岁以下的患者[102]。上尿路TCC的流行病学与膀胱TCC相似。男性多见，男女比约为3：1。危险因素包括滥用镇痛药、吸烟、咖啡因、慢性感染与尿路结石。美国癌症联合会提出的TNM分期用于确定肾盂与输尿管癌的分期（表9.4）[103]。

TCC的解剖分期/预后分组如下：Ⅰ期（T1，N0，M0）；Ⅱ期（T2，N0，M0）；Ⅲ期（T3，N0，M0）；与Ⅳ期，包括有T4，或N1，或M1的任何其他分类。

肿瘤通常表现为肾盂内偏心性充盈缺损（图9.104）。偶尔，肿瘤可引起同心性肾盂壁增厚[102, 104]。肿瘤通常表浅播散（图9.105），但也可呈局灶性大肿块，但罕见。TCC好侵犯肾实质，但这种侵犯检出困难。肿瘤可侵犯IVC或沿IVC蔓延，MR影像可很好显示（图9.106）[104, 105]。在T1与T2WI上，TCC多显示与肾实质等信号（图9.105）。虽

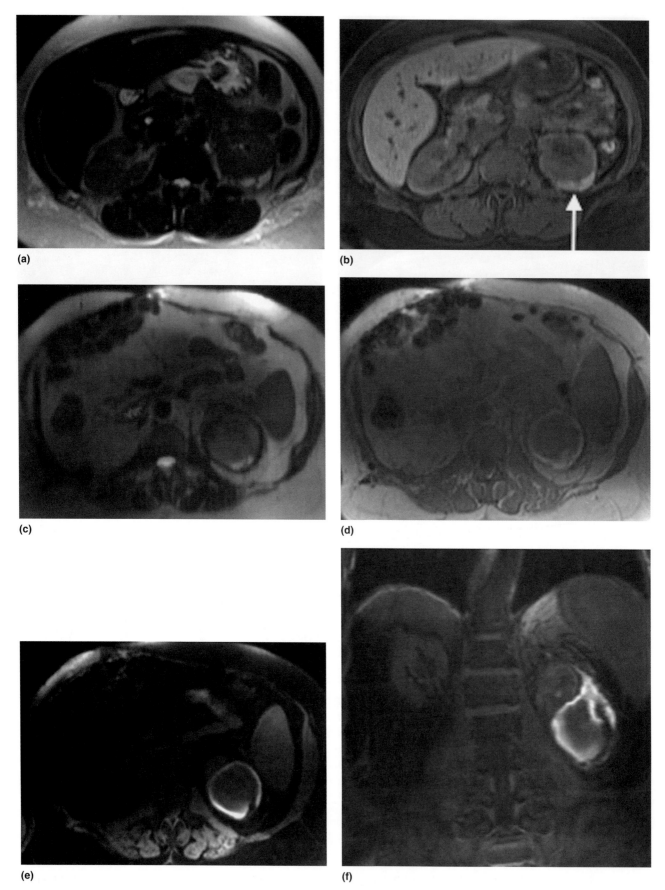

**图9.103** 肾周血肿。T2加权SS-ETSE（a）与脂肪抑制T1加权GE平扫（b）显示一肾周小血肿围绕左肾下极（箭头），所有序列均呈高信号，符合急性出血。另一患者3T MR 横轴位T2加权SS-ETSE（c），横轴位GE（d），横轴位（e）与冠状（f）T1加权脂肪抑制3D-GE影像显示亚急性血肿。病变周边呈T2低信号（c），T1高信号（d-f）反映了血液分解产物的亚急性性质。

**表9.4　肾盂与输尿管癌的TNM分期**

| 原发肿瘤（T） | |
|---|---|
| TX | 原发肿瘤不能评价 |
| T0 | 无原发肿瘤证据 |
| Ta | 乳头状非侵袭性癌 |
| Tis | 原位癌 |
| T1 | 肿瘤侵犯上皮下结缔组织 |
| T2 | 肿瘤侵犯固有肌层 |
| T3 | 仅发生于肾盂：肿瘤浸润超过固有肌层达肾盂周组织或肾实质 |
|  | 仅发生于输尿管：肿瘤浸润超过固有肌层达输尿管周围脂肪 |
| T4 | 肿瘤浸润相邻器官，或穿过肾脏达肾周脂肪 |
| **局部淋巴结（N）** | |
| NX | 局部淋巴结不能评价 |
| N0 | 无局部淋巴结转移 |
| N1 | 局部单个淋巴结转移，直径≤2cm |
| N2 | 局部单个淋巴结转移，直径>2cm，但≤5cm，或多发淋巴结，最大直径≤5cm者 |
| N3 | 淋巴结转移，最大径>5cm |
| **远处转移（M）** | |
| M0 | 无远处转移 |
| M1 | 远处转移 |

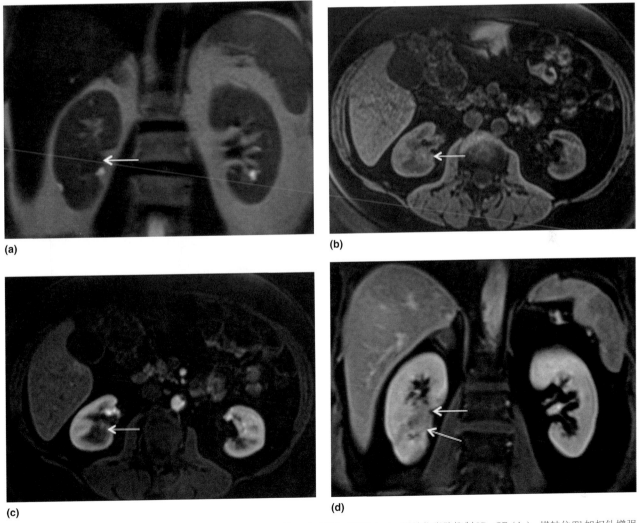

(a)　(b)　(c)　(d)

**图9.104　移行细胞癌（TCC）：T2期肿瘤，局限肿块型**。冠状T2加权SS-ETSE（a），横轴位脂肪抑制3D-GE（b），横轴位T1加权钆增强肝动脉为主期（c）与间质期脂肪抑制3D-GE（d）影像，示右肾TCC（箭头，a-d）。肿瘤位于收集系统中下部，呈不规则圆形。钆增强影像上肿瘤呈渐进性强化，未见肾实质侵犯。注意右侧肾上腺增大（d）。

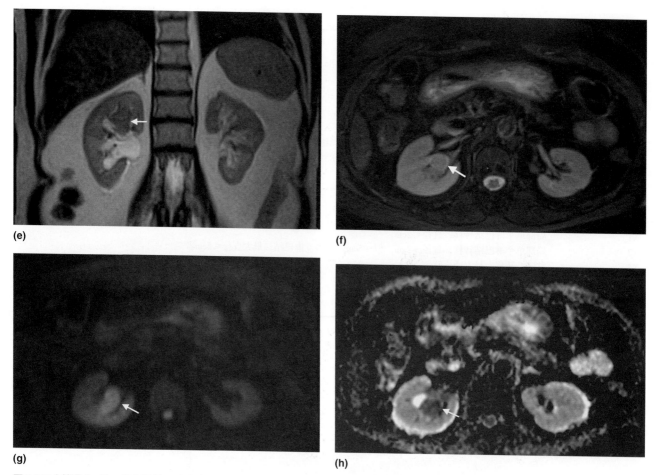

(e)

(f)

(g)

(h)

**图9.104（续前）** 另一患者冠状T2加权SS-ETSE（e），横轴位T2加权脂肪抑制FSE（f），横轴位扩散加权成像（DWI）（b 400）（g）与表观扩散系数（ADC）图（h），示右肾TCC。肿瘤位于收集系统上部，呈中等T2信号（箭头，e，f）与肾实质几乎等信号。此例TCC说明DWI是如何帮助区分肿瘤与其他充盈缺损，如血凝块的。高b值DWI显示为高信号（箭头，g）而ADC图呈低信号（箭头，h）表明扩散受限，因此符合肿瘤。肿瘤未侵犯肾实质。

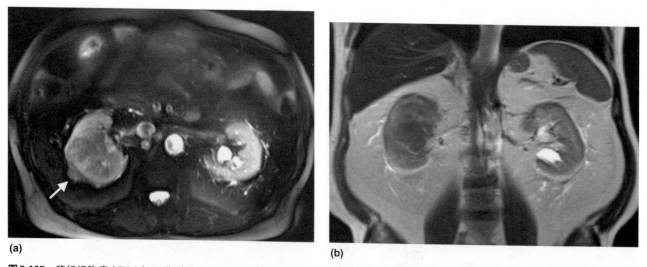

(a)

(b)

**图9.105　移行细胞癌（TCC）：T3期肿瘤。** 横轴位脂肪抑制（a）与冠状（b）T2加权SS-ETSE，横轴位脂肪抑制T1加权GE平扫（c），钆增强动脉期（d），静脉期（e）与冠状间质期（f）脂肪抑制T1加权GE影像。

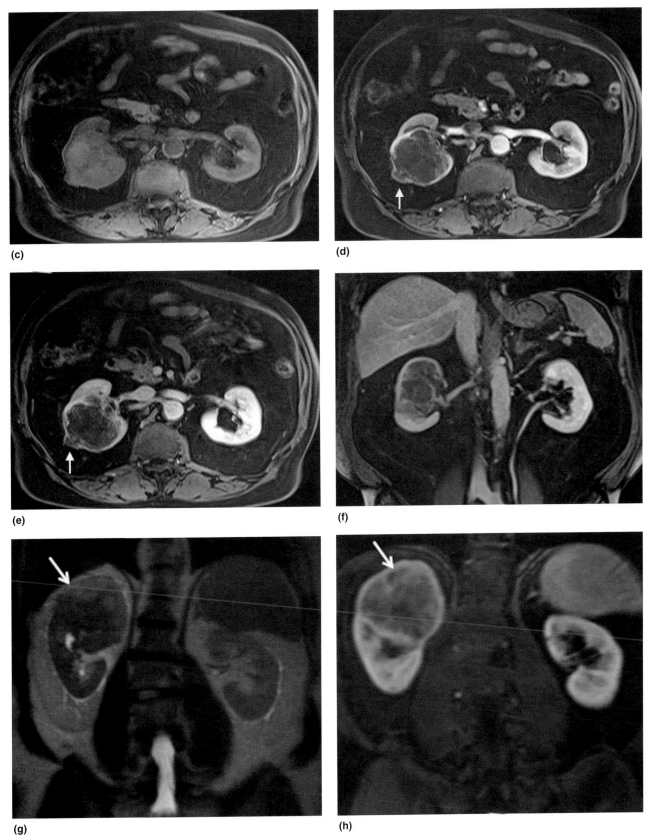

(c)

(d)

(e)

(f)

(g)

(h)

**图9.105（续前）** 可见右肾一大TCC侵犯肾皮质，显示局部区域性肾包膜中断（箭头，a，d，e）。此征象确定肿瘤为Ⅳ期TCC。另一患者冠状T2加权SS-ETSE（g），冠状T1加权钆增强肝静脉期脂肪抑制3D-GE（h，i）与冠状T2加权扰相自旋回波（j）影像，显示多病灶性TCC。其中一大TCC（箭头，g-j）侵犯肾实质，可见右肾显示不均匀强化；然而看上去病变尚位于肾包膜内。

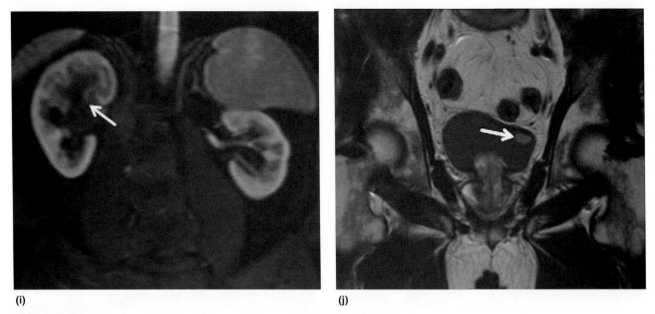

(i)    (j)

**图9.105（续前）** 另可见一小的TCC灶（箭头，j）位于膀胱上壁凸向膀胱腔。

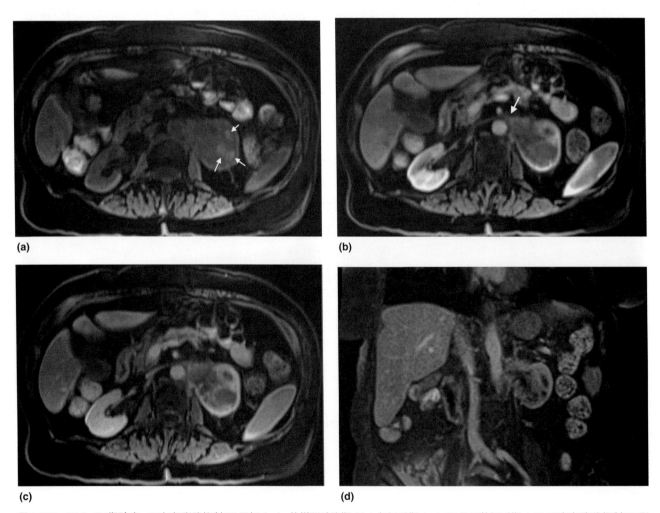

(a)    (b)

(c)    (d)

**图9.106** TCC：T4期肿瘤。T1加权脂肪抑制GE平扫（a），钆增强动脉期（b）与间质期（c）GE及冠状间质期（d）T1加权脂肪抑制GE影像。可见低信号肿瘤累及左肾盂并浸润肾皮质，向内蔓延至腹主动脉（a-d）。平扫影像上可见出血（箭头，a）。钆增强后即刻影像上（b），肿瘤呈乏血管，可见侵犯肾髓质与皮质，增强晚期呈不均匀强化，较肾实质强化低。肿瘤延伸至左肾静脉（箭头，b）。冠状影像很好显示了肿瘤的范围（d）。

然此种肿瘤为乏血管病变，但在钆增强间质期脂肪抑制影像上，肿瘤可呈中度高信号，可能为对比剂自间质间隙内清除缓慢所致[104]。肿瘤多局部侵犯伴相邻淋巴结播散（图9.107）。肿瘤极易多发，30%～50%的病例为多发肿瘤（图9.106），而且15%～25%为双侧发生。目前MR尿路成像检查的应用方法尚未确立。TCC的肝转移瘤多乏血管。偶见组织学分化差的TCC，表现为局部侵袭性恶性肿瘤。

### 鳞状细胞癌

通常有鳞状细胞癌的易感病因。50%～60%的病例有结石，慢性感染，黏膜白斑与慢性药物过量使用（如非那西汀）也与此种恶性肿瘤有关[102]。仅凭影像表现不能鉴别鳞状细胞癌与TCC。早期肿瘤多表浅播散。随肿瘤增大，可出现边缘不规则，这在TCC相对少见[102]。

### 继发肿瘤

#### 淋巴瘤

淋巴瘤为侵犯尿路上皮最常见的继发性肿瘤。MRI直接冠状影像可显示病变的范围[84]。

#### 来自其他原发肿瘤的转移瘤

转移到输尿管的肿瘤罕见。原发于乳腺、胃肠道、前列腺、子宫颈与肾脏的恶性肿瘤为转移到输尿管最为常见肿瘤[102]。钆增强脂肪抑制影像上可见有强化的小结节。

## 收集系统充盈缺损

结石为造成肾收集系统充盈缺损最常见的原因。北美最常见的结石为草酸钙结石，占全部病例的约65%（图

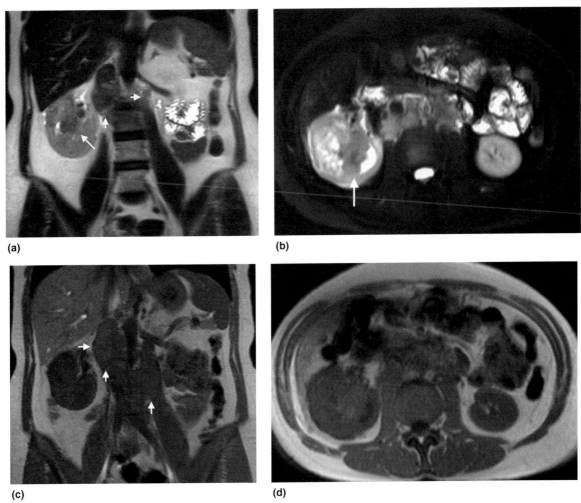

**(a)**　**(b)**　**(c)**　**(d)**

**图9.107**　**TCC伴淋巴结转移**。冠状非脂肪抑制（a）与横轴位（b）脂肪抑制T2加权SS-ETSE，冠状（c）与横轴位（d）非脂肪抑制T1加权GE影像。可见右肾中央不均信号肿块，符合TCC（长箭头，a，b）。可见腹膜后淋巴结肿大，主动脉-腔静脉区更为明显（短箭头，a，c）。冠状影像对腹膜后淋巴结的检出尤有帮助。

9.108)[106]。由于结石相对缺少质子与CT相比,MRI检出尿路结石的敏感性有限;但MRI可很好地显示梗阻性尿路结石的继发性改变,包括尿路扩张、尿路壁增厚与水肿。无论是何种成分的肾结石在MR影像上均呈无信号。尿液呈高信号的T2加权序列影像显示无信号结石最为清楚。MRI诊断肾结石的文献极少,检出的敏感性随结石的增大而增高,但仍然要看结石周围尿液的量,肾积水时结石周围的尿量增多。

因为T2加权SS-ETSE影像的时间分辨率小于1s,MRI评价梗阻性结石可非常省时,效价比也最好。脂肪抑制可使输尿管周围水肿更加明显。平衡稳态自由进动(SSFP)序列也可采用SS技术采集,同样对呼吸运动不敏感,平面内空间分辨率极好。SSFP序列可形成含液结构,如肾盂、输尿管与膀胱的高信号[107]。而且T2加权SS-ETSE序列可生成尿路影像,可重建为与常规静

脉尿路造影相似的影像[4,108]。由于扩张的输尿管内高信号的尿液与造成梗阻的低信号结石间信号对比明显,MR尿路成像可有效显示输尿管结石(图9.109)。注射钆对比剂后,钆在尿液中有效稀释,尿液呈高信号,易于检出结石;这需要患者很好水化,并于注射对比剂后5～10min延迟采集。在高信号尿液的背景下,可检出直径小至1～2mm的无信号结石(图9.110)。薄层3D-GE影像冠状平面采集可用于重建MIP影像,形成排泌期MR尿路成像。结石梗阻造成肾实质强化与对比剂在肾内通过的改变,MR可很好显示这些变化。由于大多数病例肾结石均为高密度结石,甚至是微小结石且不伴有尿路梗阻CT平扫均可很好显示,因而CT为评价肾结石的首选方法。然而MRI可做为有电离辐射CT技术的替代检查方法,对于年轻、妊娠患者与需要多次随访患者(图9.111、9.112)尤其重要[107]。

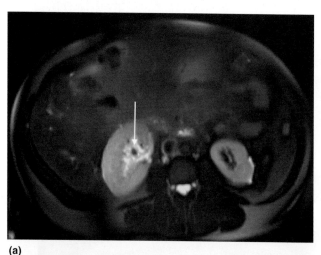

(a)

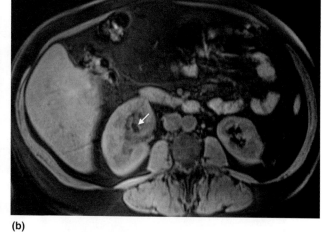

(b)

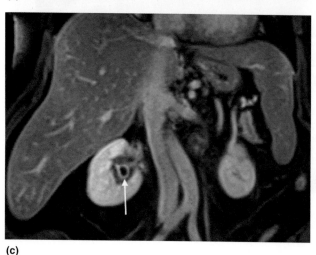

(c)

图9.108　肾结石。横轴位脂肪抑制T2加权SS-ETSE(a),横轴位脂肪抑制T1加权GE平扫(b)与增强间质期冠状抑制T1加权GE影像(c)。在T2加权序列影像上,右肾收集系统中部可见一无信号结节(箭头,a)。肾结石于T2加权影像上最为明显,表现为高信号尿液充盈的肾收集系统内无信号充盈缺损(箭头,a),但在尿液内尚无钆剂的T1WI上明显程度较低(箭头,b),而钆增强晚期影像上显示好(箭头,c),因为含稀释钆剂的尿液呈高信号。

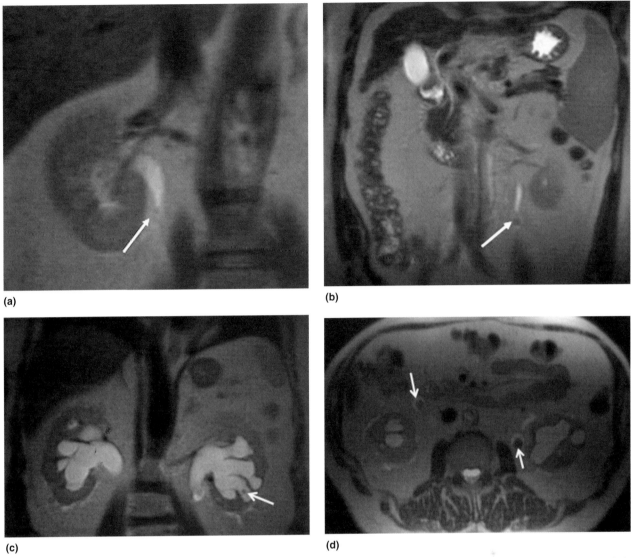

(a)

(b)

(c)

(d)

**图9.109　肾梗阻的全面评估。** 冠状T2加权SS-ETSE影像（a, b）显示输尿管内小结石（箭头，a, b）与双侧输尿管轻度扩张。另一患者冠状（c）与横轴位（d）T2加权SS-ETSE影像显示双侧肾积水，为输尿管结石（箭头，d）所致。另可见左肾结石（箭头，c）。

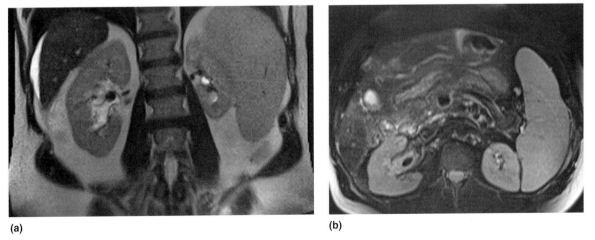

(a)

(b)

**图9.110　肾结石。** 冠状非脂肪抑制（a）与横轴位脂肪抑制T2加权SS-ETSE（b），

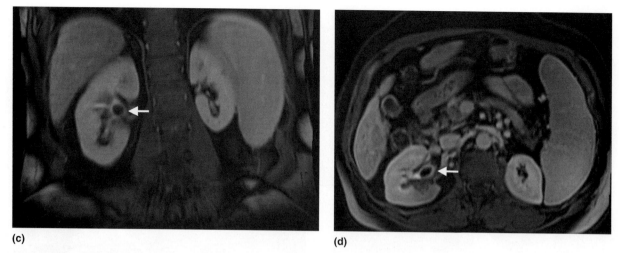

**(c)**                                                                                   **(d)**

**图9.110（续前）** 与钆增强间质期横轴位（c）及冠状（d）脂肪抑制T1加权GE影像。可见右侧肾盂内一非梗阻性肾结石，在T2WI（a，b）与增强影像稀释钆剂的高信号背景上（箭头，c，d）结石显示为无信号。

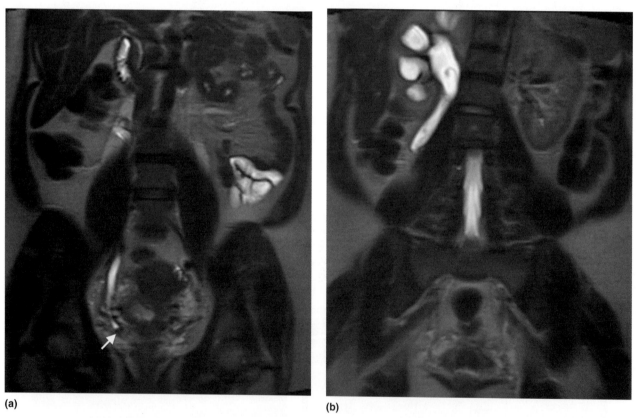

**(a)**                                                                                   **(b)**

**图9.111** 妊娠女患者急性尿路梗阻。冠状T2加权SS-ETSE（a，b），

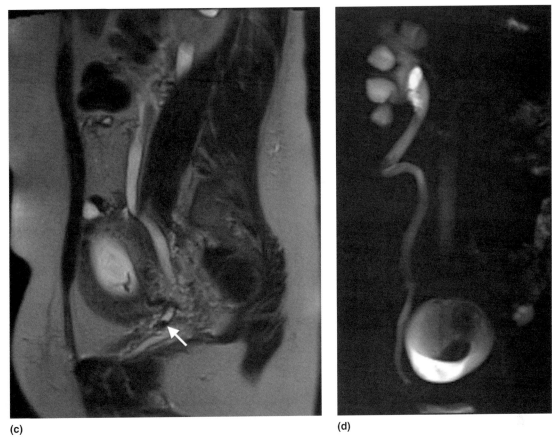

**(c)**　　　　　　　　　　　　　　　　　　　　**(d)**

**图9.111（续前）**　矢状 T2 加权 SS-ETSE（c）与冠状厚块 T2 加权 SS-ETSE（长 TE）（d）。可见右侧中等严重程度的肾积水与输尿管积水，向下达膀胱水平。输尿管膀胱结合部（UVJ）水平输尿管远段腔内可见低信号结石（箭头，a，c）。在厚块 T2 加权 SS-ETSE 影像上能够观察全输尿管与肾盂。可见妊娠的子宫。

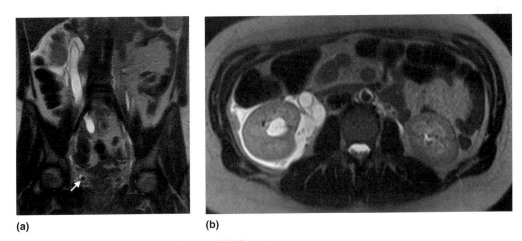

**(a)**　　　　　　　　　　　　　　　　　　　　**(b)**

**图9.112**　19岁妊娠患者右侧输尿管远段结石。冠状（a）、横轴位（b），

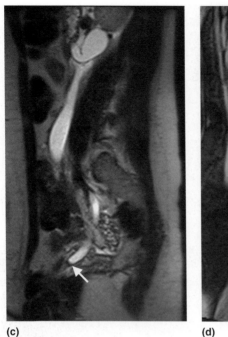
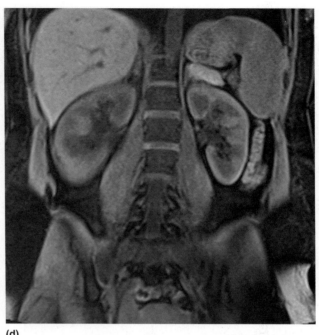

**(c)**　　　　　　　　　　　　　　　　　　　**(d)**

**图9.112（续前）** 矢状T2加权SS-ETSE（c）与冠状脂肪抑制T1加权GE（d）影像。右肾与右输尿管明显积水，向远侧达右侧UVJ。右侧UVJ内一小的低信号灶代表梗阻性小结石（箭头，a，c）。可见右侧肾周与输尿管周围液体（b），为肾盏穹窿破裂所致。冠状T1加权影像（d）示右肾肿胀，肾实质呈相对低信号，符合水肿。

其他充盈缺损的原因，如血凝块或真菌球也表现为T2高信号尿液内的低信号团块病变，钆增强延迟期GE影像上，也呈充盈高信号对比剂的收集系统内无强化的团块。收集系统内的局灶性气体形成的缺损周围有磁敏感伪影，且位于重力相反的部位，可与多位于重力方向位置上的实性病变鉴别（图9.113）。

## 收集系统扩张

肾收集系统扩张可以是正常变异（图9.114）、先天性异常、尿路梗阻、反流或梗阻后改变。MR尿路成像可充分显示收集系统扩张的严重程度与梗阻的水平（图9.115）。MR尿路成像结合组织影像序列评价肾皮质与增强后动脉系列影像评估肾功能可提供收集系统扩张肾脏的形态学与功能的全面信息（图9.116）。与静脉肾盂造影和CT扫描相同，钆增强GE影像也可显示对比剂延迟排泌（图9.117）。

## 肾盏憩室

MR尿路成像结合钆增强延迟期影像可显示肾盏憩室。MR尿路成像显示憩室为充盈液体的结构，但憩室与收集系统的交通则需要增强延迟扫描，显示有稀释的钆对比剂而呈高信号的液体位于憩室内（图9.118）。肾盏憩室常含有结石，尿液呈高信号的序列可显示清楚。憩室偶可扩展达肾皮质表面。

## 肾旁病变

肿瘤、出血、脓肿与尿漏均可发生于肾旁。尿外漏最为常见，可发生于外伤或继发于收集系统内压力增高引起的肾盏破裂。虽然肾结石引起的急性梗阻为肾盏破裂最常见的原因，肾盏破裂也可见于其他原因造成的尿路梗阻（图9.119）。

## 外 伤

腹部创伤常发生肾脏损伤。横断影像为评价损伤严重程度最为正确的方法，一般分为轻度（挫伤）、中度（撕裂伤累及收集系统）与重度（肾蒂断裂或全肾破裂）损伤。T2加权影像，特别是运动不敏感的SS-ETSE序列可极好评估肾脏的形态。T1加权平扫，特别是采用脂肪抑制技术对出血敏感。钆增强动态影像显示肾蒂血管通畅，表现为高信号，并可评价血管的完整性。钆增强影像可很好显示挫伤、出血或低强化区，以评价肾损伤的程度。对

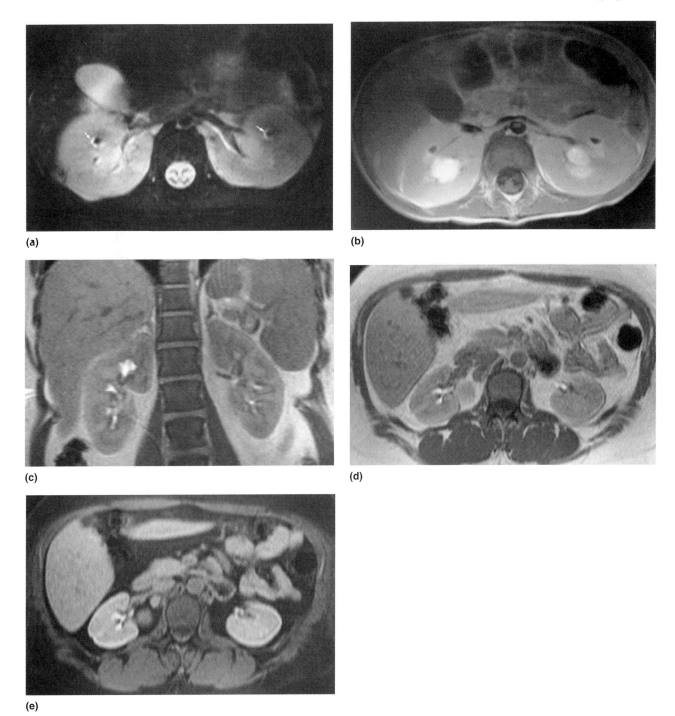

(a)

(b)

(c)

(d)

(e)

**图9.113 收集系统内气体。** T2加权脂肪抑制SE（a），钆增强T1加权自旋回波（b）影像。肾收集系统非重力方向部分可见多个病灶，T2加权（a）与钆增强T1加权（b）影像上均无信号。在T2WI上，病灶外有一亮环，为气–液磁敏感伪影（箭头，a）。收集系统内血液。冠状T1加权GE（c）与横轴位非脂肪抑制（d）及脂肪抑制（e）3D-GE影像，显示双侧肾收集系统充盈高信号物质，提示有出血。

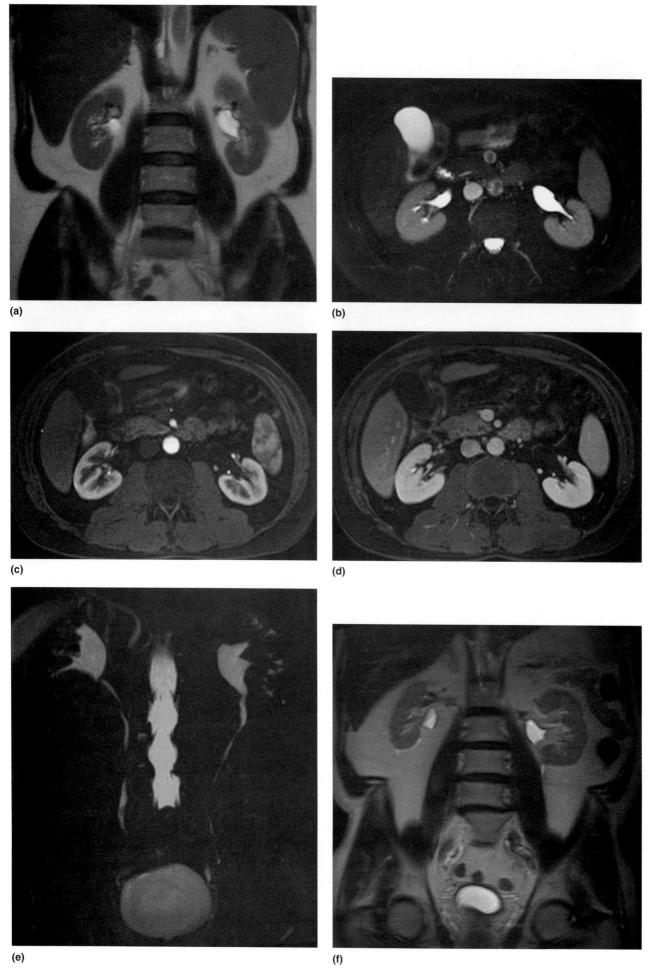

**图9.114** **肾外肾盂**。冠状T2加权SS-ETSE（a），横轴位脂肪抑制T2加权SS-ETSE（b），横轴位脂肪抑制钆增强动脉期（c）与间质期（d）T1加权GE影像。可见双侧肾外肾盂、肾盏大小正常，提示无尿路梗阻。肾皮质强化正常、对称，可确立肾外肾盂的诊断。另一患者冠状MIP重建MR尿路成像（e），冠状T2加权SS-ETSE（f），

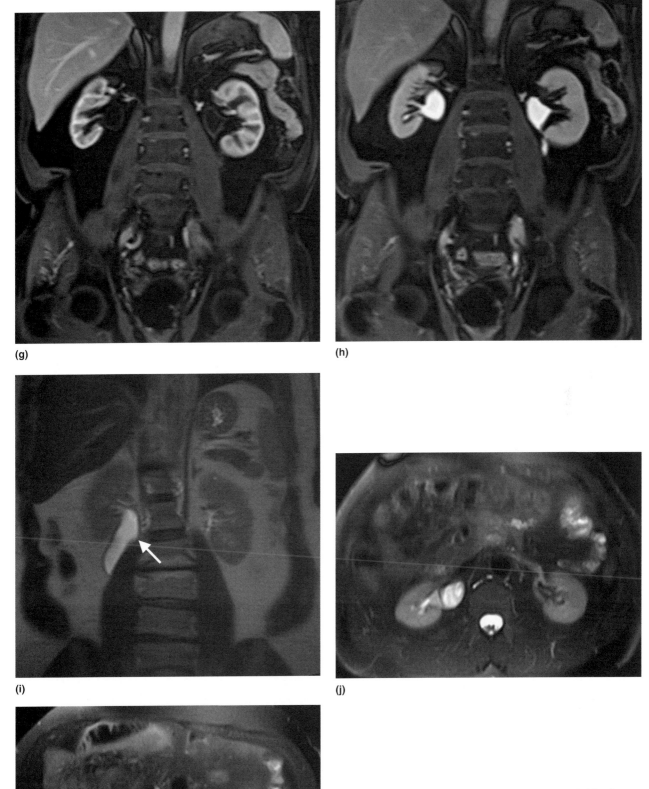

(g)

(h)

(i)

(j)

(k)

**图9.114（续前）** 冠状脂肪抑制钆增强动脉期（g）与排泌期（h）T1加权GE影像，显示双侧肾外肾盂、肾盏无扩张。肾皮质强化正常、对称（g），对比剂排泌时间适当（h）。腔静脉后输尿管。另一腔静脉后输尿管患者冠状非脂肪抑制（i）与横轴位脂肪抑制（j，k）T2加权SS-ETSE影像。可见右侧肾盂与近侧输尿管轻度积水（箭头，i）。横轴位T2加权影像（j，k）示近侧右输尿管走行于IVC后内侧（箭头，k）。腔静脉后输尿管是由位于输尿管腹侧的异常永存右下主静脉造成的，右下主静脉最终形成IVC。畸形可有右侧输尿管梗阻的相关症状。

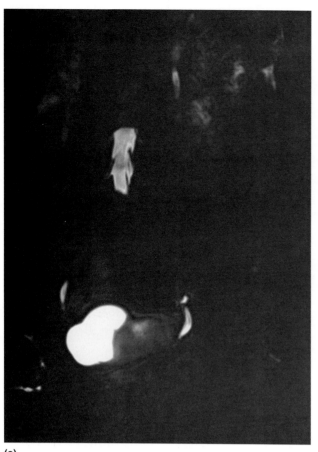

(a)

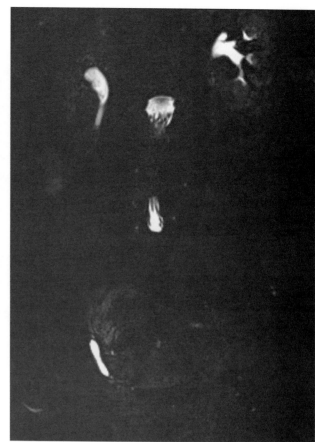

(b)

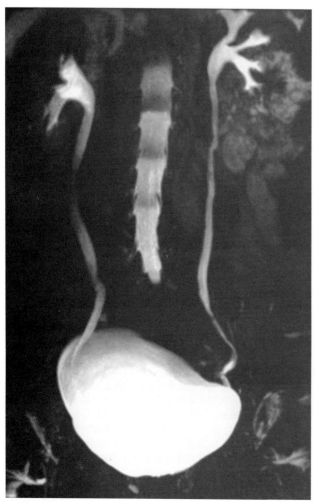

(c)

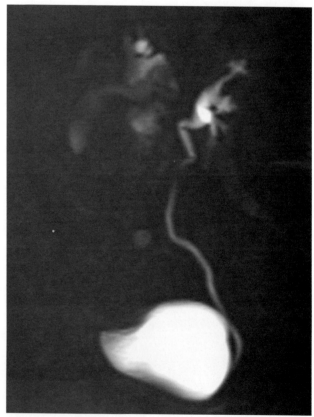

(d)

**图9.115** MR尿路成像。冠状T2 3D-SPACE（采用不同翻转角评估完美采样优化对比）原始影像（a，b），冠状3D-MIP重建T2-SPACE（c），冠状重T2加权厚块ETSE（d），

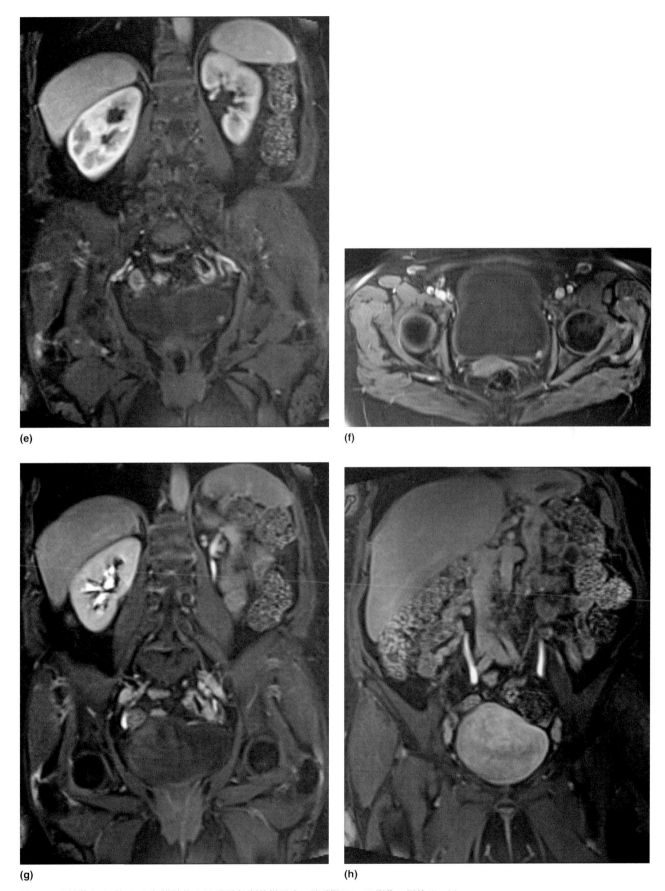

(e)

(f)

(g)

(h)

**图9.115（续前）** 冠状（e）与横轴位（f）脂肪抑制钆增强皮－髓质期3D-GE影像，冠状（g-i）

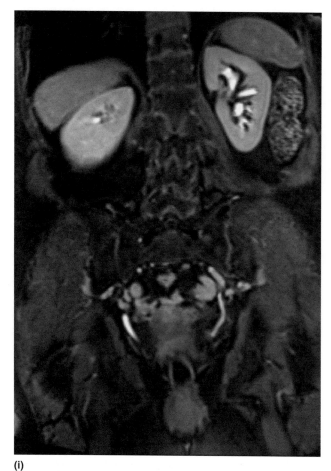

(i)

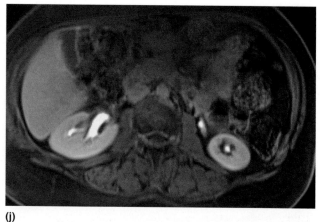

(j)

**图9.115（续前）** 与横轴位（j）脂肪抑制钆增强排泌期3D-GE影像，显示MR尿路成像检查。T2加权影像为无对比剂采集。注意膀胱左后外侧壁小息肉样强化结节（f），符合TCC。

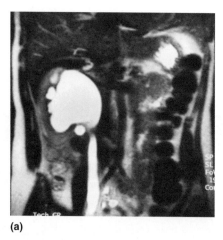

(a)

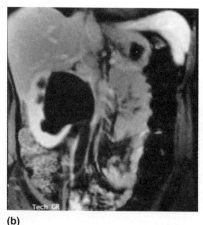

(b)

**图9.116** **肾梗阻的全面评价。**妇科恶性肿瘤继发输尿管远段梗阻患者，冠状T2加权SS-ETSE（a）与钆增强后3min冠状脂肪抑制GE影像（b）。冠状T2WI（a）显示肾收集系统与输尿管重度扩张，钆增强影像（b）显示输尿管与肾盂内无信号的尿液和肾实质强化。

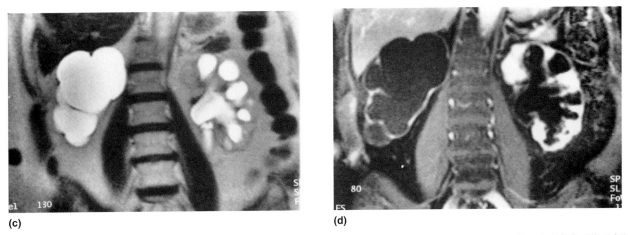

**(c)** **(d)**

**图9.116（续前）** 第2例双侧输尿管梗阻患者，冠状T2加权SS-ETSE（c）与钆增强后2min脂肪抑制GE（d）影像。右肾收集系统重度积水，左肾收集系统明显扩张（c）注射钆剂后（d），可见右肾实质大部消失，而左肾实质中－重度变薄。

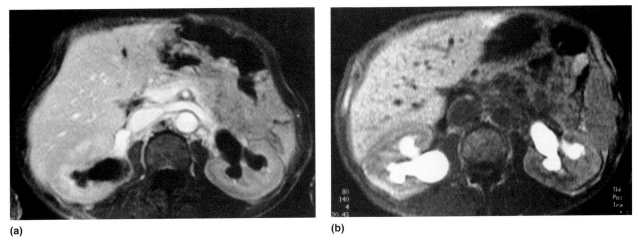

**(a)** **(b)**

**图9.117 高度梗阻的排泌延迟。** 钆增强后2min T1加权脂肪抑制GE影像（a）显示膀胱癌继发肾收集系统重度扩张。24h后GE影像（b）可见钆对比剂延迟排泌。

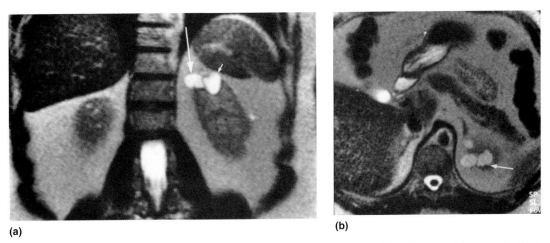

**(a)** **(b)**

**图9.118 肾盏憩室。** 冠状（a）与横轴位（b）T2加权SS-ETSE影像。冠状影像显示一肾盏憩室（小箭头，a）位于肾囊肿（长箭头，a）旁。肾盏憩室延伸到肾脏表面，含有低信号的钙乳，肾钙乳常见于这种病变内。横轴位影像（b）上，可见憩室内低信号的微小结石位于重力方向部位（箭头，b）。憩室上方的肾皮质萎缩。

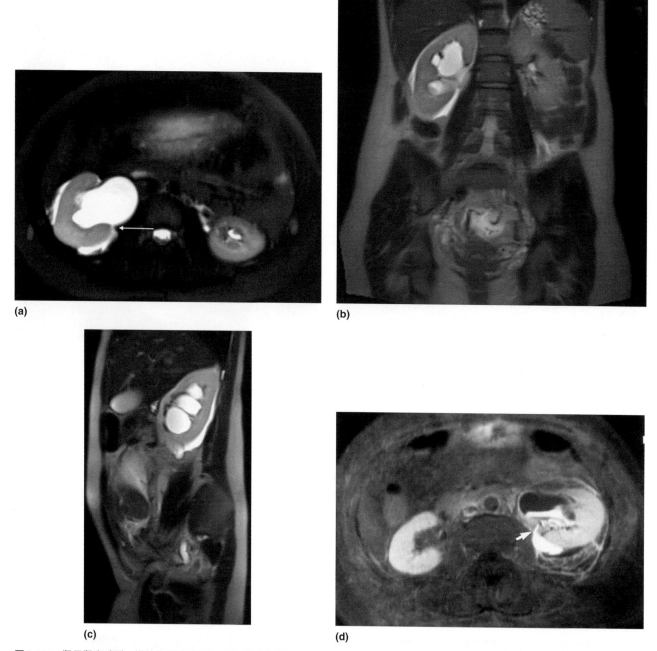

(a)

(b)

(c)

(d)

**图9.119**　**肾盂肾窦破裂**。横轴位T2加权SS-ETSE脂肪抑制钆增强自旋回波（a），冠状（b）与矢状（c）T2加权SS-ETSE影像。患者肾盂肾窦破裂（箭头，a），可见肾脏周围高信号液体（b，c）自破裂的收集系统漏出。输尿管肾盂积水为UVJ结石所致（未展示）。另一患者增强晚期T1加权脂肪抑制GE影像（d）显示稀释的、高信号的钆自梗阻性扩张的左侧肾收集系统漏出。

比剂肾周早期漏出符合血管损伤，而增强后＞2min的漏出则提示为收集系统损伤[108]。有CT检查或碘对比剂使用禁忌，如妊娠患者，MRI可用于评估可能的肾脏损伤（图9.120）。

## 肾功能

　　钆增强后肾脏动态系列扫描可显示因团注对比剂的位置不同，呈现出的明确不同强化期相。强化期相可分为：①毛细血管期；②肾小管早期；③集合管期；④排泌期[5]。通过观察肾组织内钆浓度不同造成的肾实质

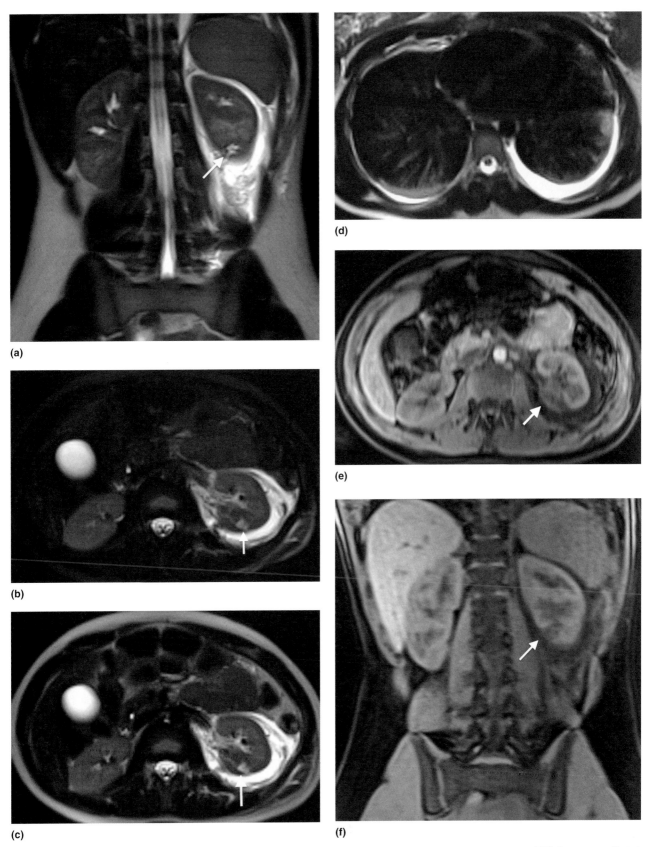

**图9.120　妊娠患者肾外伤。**冠状T2加权SS-ETSE（a），横轴位脂肪抑制（b）与非脂肪抑制T2加权SS-ETSE（c,d），横轴位（e）及冠状（f）脂肪抑制T1加权GE影像。可见左侧少量胸腔积液，伴左肺下叶外侧界限不清的结节样实变，符合肺挫伤（d）。左侧膈周液体与条纹呈T2高信号。液体呈T1中到低信号，T2不均匀信号增高，符合超急性血肿。左肾下极内可见一线状缺损，呈T1中到低信号（箭头，e，f）。

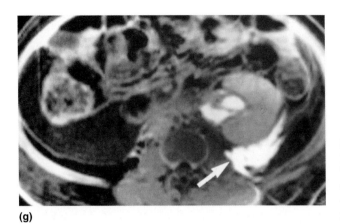

**(g)**

**图9.120（续前）** 病变范围内可见局灶性T2不均信号区，伴不足1cm的T2高信号区（箭头，a-c），肾下极内侧其余部分显示T2与T1低信号为主。这些表现符合肾撕裂伤伴周围肾挫伤。第2例有外伤史的患者钆增强后3min T1加权脂肪抑制GE影像（g），可见高信号液体漏入肾周间隙（箭头，g），同时肾收集系统内可见高信号液体。

强化程度变化，可评价肾脏的浓缩功能（图9.121）。在稀释后，钆造成组织呈高信号，而钆浓缩后使组织呈无信号。评估增强不同期相的强化，可区分正常肾脏、非梗阻性收集系统扩张与急性及慢性梗阻。患者必须轻度脱水以便使生理状况适于肾的浓缩，可采用禁食5h以达轻度脱水目的。扩张，非梗阻性的肾脏有一过性信号改变与正常肾脏相似，因为肾脏血流通过没有异常（图9.122）。急性梗阻性肾脏增大，肾通过时间延长，是为肾强化高信号时间延长与对比剂位于肾集合管及收集系统内表现延迟的原因（图9.123）。慢性梗阻肾皮质强化弱，通过时间延长（图9.124）。

肾皮质与髓质强化的功能性改变也可见于肾皮质缺血[109]。

采用钆螯合物静脉注射相关技术序列与肾脏自由呼吸高速3D-GE评价钆螯合物首过灌注方法可评估肾血流[110]。MRI灌注技术有助于评价肾实质组织内微血管水平的血流率，并且可同时采集双肾的数据。虽然这种技术可定量评价每侧肾的灌注，即所谓每单位时间每单位肾容积的血容量，其肾脏应用尚待确定。

## 肾移植

在美国，每年有11 000例肾移植手术[111]。MRI用于可能的供肾者，可能的受肾者评估与受肾者移植后的随访。

对供肾者评价时，移植前可能供肾者的肾血管解剖评估可提供辅助信息。肾动脉的变异发生率为40%，包括肾动脉过早分支，多条肾动脉（迷走肾动脉或肾副动脉）与多条肾静脉[111]。血管造影为评价肾血管解剖的主要方法；但根据近来的文献报导，钆增强3D MRA评估肾副动脉表现出极好的敏感性与正确性[112, 113]。一项研究[112]显示，钆增强3D MRA，MR尿路成像结合MR肾脏造影可正确显示供肾肾脏的动脉供血，收集系统与肾实质。然而根据我们的经验，显示小的异常肾动脉，特别是起自少见部位（如腹主动脉远侧段、髂总动脉）的肾动脉，目前MRA技术有可能漏掉，但血管造影可清楚显示。最新的MR系统，MRA序列采用精细的多接收线圈，影像空间分辨率可能满足显示绝大部分小的异常肾动脉。

对于可能为受肾者来说，MRI可用于评价自然肾的病程（如是否发生肾癌）与髂总动脉的表现，有否管壁病变或管腔狭窄，尤其是有移植失败的历史的患者。

受肾者移植术后MR随访评价时，功能正常的移植肾T1加权脂肪抑制平扫与增强后即刻GE影像显示CMD正常（图9.125）。

一些术后近期并发症可能与手术困难有关，包括肾动脉血栓或狭窄，肾静脉血栓，尿漏或淋巴肿。其他并发症包括排异，环孢素毒性，急性肾小管坏死，感染（图9.126、9.127），及移植相关恶性肿瘤，如移植后淋巴增生病变（PTLD）和淋巴瘤[111, 114-116]。移植肾也可发生肾癌。

术后近期并发症中，2%～10%的病例为移植肾动脉狭窄，最早可发生于术后2天，最迟可出现于术后数年[116]。钆增强3D MRA技术评价肾动脉并发症正确、可重复性好[2, 3, 111, 113]。正常移植肾动脉与与静脉可清晰辨识（图9.128）。此技术同样可显示动脉或静脉的狭

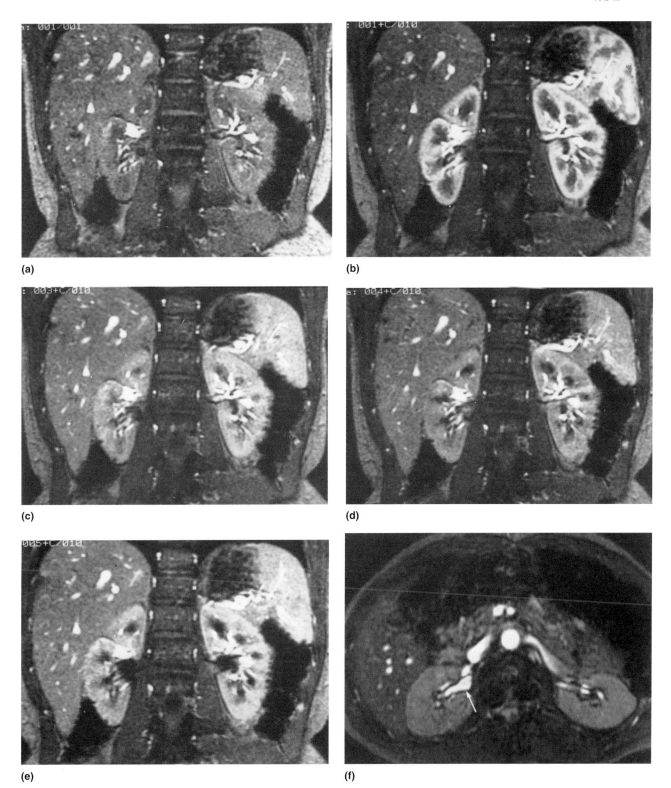

(a)

(b)

(c)

(d)

(e)

(f)

**图9.121 正常肾功能。**平扫影像（a）。可见轻度CMD。增强肾皮质期（毛细血管期）影像（b）肾皮质信号强度增高17%；CMD明显，为皮、髓质血流不同，到达肾皮质的钆增多所致。肾小管早期（c），肾髓质一过性信号增高，而肾皮质信号强度变化不明显。集合管期（d），因为远曲小管与集合管内钆剂浓缩，肾髓质信号降低（较血管期降低6%），而肾皮质信号轻微减低（2%）。内侧肾髓质信号减低明显，主要反映了集合管内浓缩的钆剂。排泌期（e），可见肾收集系统内含浓缩钆剂的尿液呈无信号的液体。注射对比剂后15min排泌期影像（f），CMD未见显示，可见含稀释钆的尿液（高信号）（箭头，f），为钆从体内清除迅速所致。（病例来自Semelka et al., 1990 [5]。经北美放射学会同意采用）。

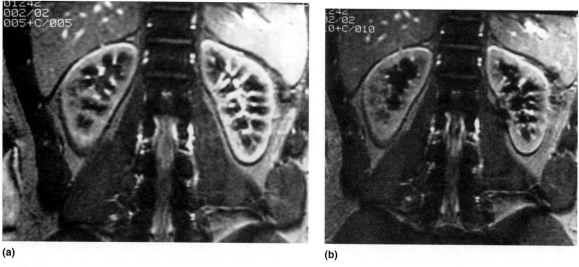

**(a)**　　　　　　　　　　　　　　　　　　　　　　　　**(b)**

**图9.122**　**肾非梗阻性扩张**。右肾非梗阻性扩张的GE影像。集合管期影像（a），非梗阻性扩张的右肾与正常的左肾肾髓质呈低信号。在排泌期影像（b）上，排泌的含有浓缩钆剂的尿液双侧对称。磁敏感引起的肾收集系统影像扭曲为高浓缩的钆所致。（病例来自Semelka et al.，1990 [5]。经北美放射学会同意采用）

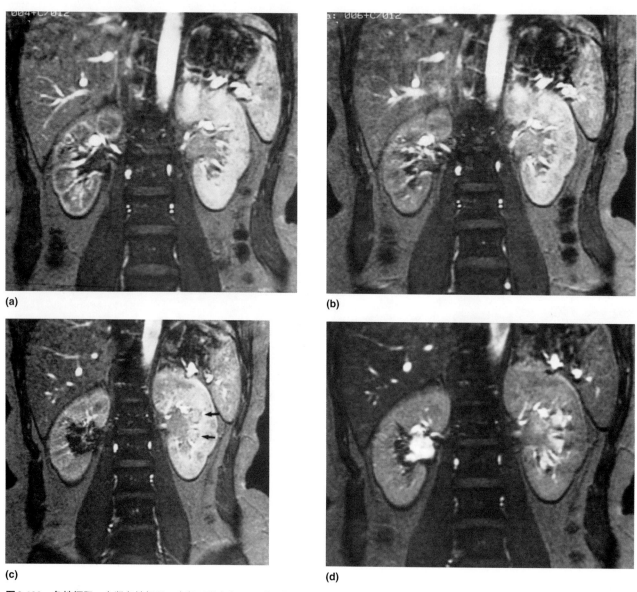

**(a)**　　　　　　　　　　　　　　　　　　　　　　　　**(b)**

**(c)**　　　　　　　　　　　　　　　　　　　　　　　　**(d)**

**图9.123**　**急性梗阻**。左肾急性梗阻，右肾正常患者GE影像。增强肾皮质（毛细血管）期影像（a）。急性梗阻的左肾较右肾增大，水肿。静脉引流梗阻造成梗阻肾脏异常的强化方式。肾实质的信号增高，CMD减弱。集合管期影像（b），正常右肾小管内对比剂浓缩明显，但梗阻的左肾不明显。梗阻侧肾皮质持续性强化与静脉肾盂造影肾实质持续显影类似。排泌期影像（c），延迟影像于增强后3.5min采集，显示稀释的尿液（高信号强度）位于扩张的左肾肾盏内（箭头，c）。浓缩的尿液（低信号强度）自右肾实质排泌。增强后15min的排泌期影像（d），稀释的尿液由正常的右肾排泌。可见扩张的左肾收集系统内进一步的排泌。（病例来自Semelka et al.，1990 [5]。经北美放射学会同意采用）

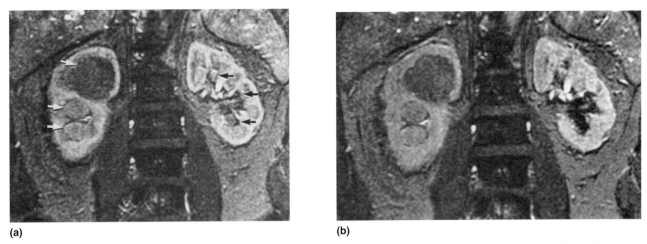

**(a)**      **(b)**

**图9.124** **慢性梗阻。**右肾慢性梗阻，左肾非梗阻性扩张患者GE影像。冠状增强毛细血管期影像（a），可见左肾皮质强化，皮髓质区别明显。慢性梗阻的右肾皮质强化低，未见明确的CMD。双侧收集系统内可见无钆的低信号尿液（箭头，a）。在排泄期影像（b）上，非梗阻性扩张的左肾可见浓缩尿液排泌，而慢性梗阻的右肾未见排泌，CMD亦无出现，肾实质信号较皮质强化期变化不明显。（病例来自Semelka et al.，1990[5]。经北美放射学会同意采用）

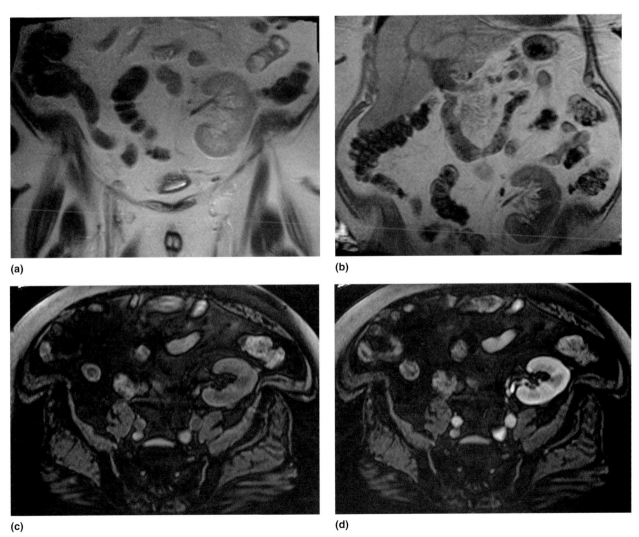

**(a)**      **(b)**

**(c)**      **(d)**

**图9.125** **正常移植肾。**冠状T2加权非脂肪抑制SS-ETSE（a），冠状T1加权GE平扫（b），有功能移植肾的T1加权脂肪抑制GE平扫（c）与钆增强后即刻T1加权GE（d）。GE平扫影像可见正常的CMD（b），脂肪抑制GE平扫影像显示清楚（c）。钆增强即刻期影像上（d），CMD表现符合正常肾血流的强化方式。

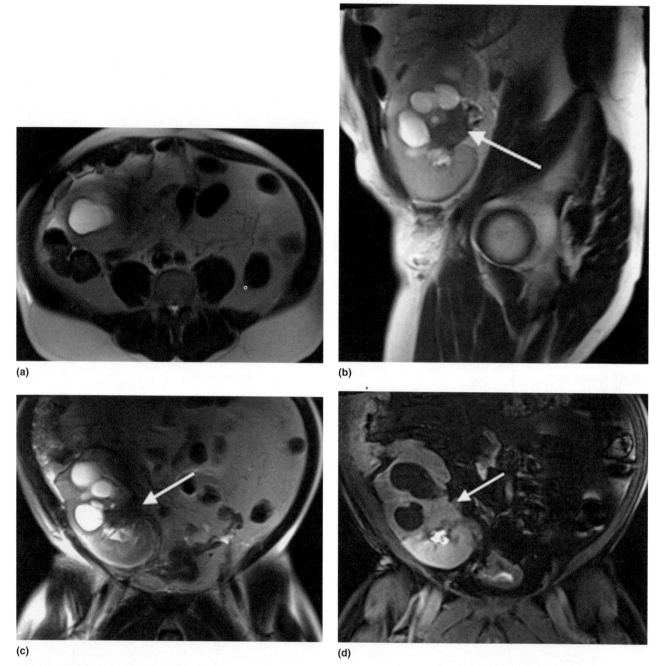

**图9.126　移植肾部分性肾积水。**横轴位（a），矢状（b）与冠状（c）T2加权SS-ETSE，钆增强间质期冠状脂肪抑制T1加权GE影像（d）。可见位于移植肾中央的肿瘤，起自肾盂，造成收集系统上部中到重度积水，符合TCC（箭头，b-d）。注意移植肾上极无钆剂的排泌，为梗阻所致。

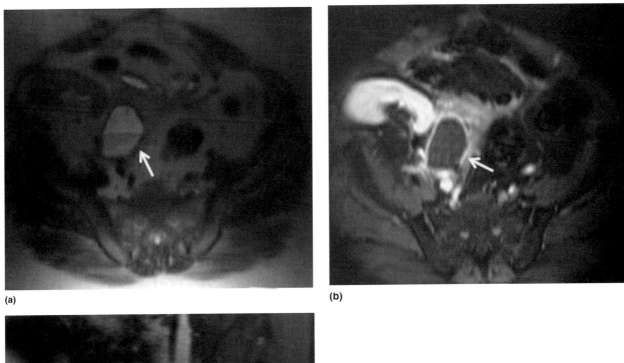

(a)

(b)

(c)

**图9.127 移植肾脓肿。** 横轴位T2加权SS-ETSE（a），T1加权钆增强间质期脂肪抑制横轴位GE（b）与矢状3D-GE（c）影像，显示肾移植患者的脓肿（箭头，a-c）。脓肿腔内可见液–液平面。脓肿的壁及相邻炎症组织呈明显强化。

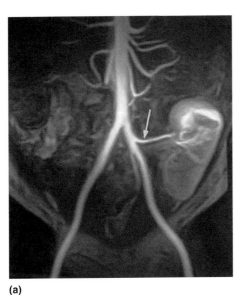

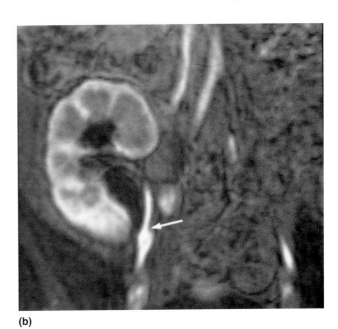

(a)

(b)

**图9.128 移植肾的正常肾动脉。** 冠状3D原始影像（a）。动脉通畅，在原始影像上清晰可见与左侧髂总动脉的吻合（箭头，a）。第2例患者冠状3D原始影像（b）与MIP重建（c）影像显示直径正常的肾动脉（箭头，b）。除重建影像外，观察原始影像是十分重要的。

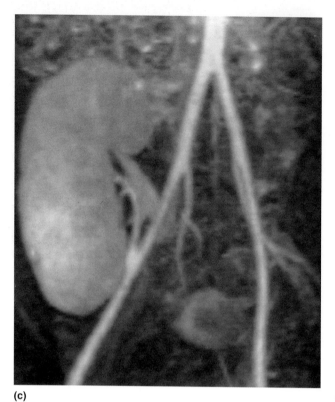

(c)

图9.128（续前）

窄或血栓，可重复性好（图9.129）。

　　肾移植的患者可见淋巴肿，病理为淋巴液（即非血性或脓性积液）集聚于肾周间隙（图9.130）。液体来自肾淋巴管，这些淋巴管未与受肾者的淋巴管吻合。临床鉴别诊断包括尿漏，血肿与罕见的PTLD[117]。移植后淋巴肿为移植肾周积液最常见的来源，发生率高达18%。淋巴肿可发生于术后第1个月，为手术所致，也可较晚出现，则为排异征象[111]。淋巴肿呈T2高信号，T1低信号。尿肿为自肾盂输尿管吻合口漏出的尿液形成，形成一囊肿样充盈液体的结构，最常发生于移植后5周内[111]。肾移植肾盂输尿管吻合一般有两种技术，将供肾者的输尿管植入受肾者的膀胱，或将供肾者的肾盂与受肾者的输尿管吻合（肾盂输尿管吻合术）。尿漏更常见于第二种方法。这种并发症的发生率为3%到10%不等[118]。尿肿的MR信号表现无特异性，呈T2高信号、T1低信号。血清肿与淋巴肿及尿肿的信号表现相似。

　　至于排异，T1WI上CMD消失可见于有排异的移植肾[119-121]。一项移植性排异MRI，定量γ照像与超声正确检出的对照研究显示，这些方法的敏感性分别为97%、80%与70%[120]。然而，CMD消失无特异性，也可见于环孢素毒性及其他浸润性或弥漫性肾实质疾病

（图9.131）[84, 122]。急性排异可造成肾脏肿大，CMD消失，可有相关出血改变（图9.132）。慢性排异造成动态增强GE影像上CMD消失与排异的严重程度相关。长期严重排异可导致肾脏形态的改变（图9.133、9.134）。

　　移植性可发生恶性肿瘤。移植后淋巴增生病变（PTLD）常表现为肿块，主要位于肾门部位。在MRI上，病变在T1与T2WI上均呈低信号，增强后轻度强化[115]。PTLD发生可早至移植后6个月。虽然罕见，RCC也可发生于移植肾。与PTLD不同，肾癌通常在移植更长时间后发生。RCC更多起自衰竭的自然肾脏。

## MR尿路成像

　　MR尿路成像多做为一种辅助方法评价尿路的异常[123-126]。这项技术可采用钆增强延迟T1加权3D-GE，或重T2加权数据采集方法成像。在采用延迟3D-GE影像时，增强后5～10min通常为适合的延迟时间[127]；但在尿路高度梗阻时可需要更长的延迟时间。推荐采用冠状平面成像，因为影像与常规静脉肾盂造影相似，也可薄层采集后重建其他平面影像。采用重T2脉冲技术可使固态的器官与流动的液体呈极低信号，而静态液体，包括

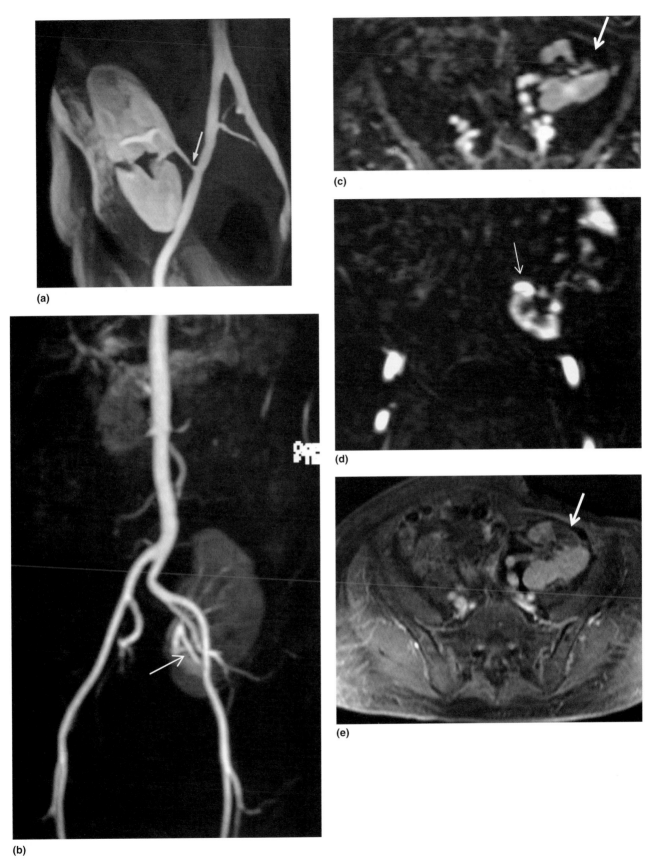

**图9.129**　**移植肾肾动脉狭窄**。冠状MRA MIP重建（a）影像显示肾动脉距肾动脉－髂内动脉吻合口约2cm处狭窄。（感谢乔治敦大学医学中心放射科Susan M. Ascher MD提供病例）肾副动脉血栓伴相关移植肾的梗死。冠状3D MIP 3D-GE MRA（b），横轴位（c）与冠状（d）薄层3D-GE MRA，横轴位钆增强间质期T1加权脂肪抑制3D-GE（e）影像，显示肾梗死（粗箭头；c、e），为肾副动脉血管所致。

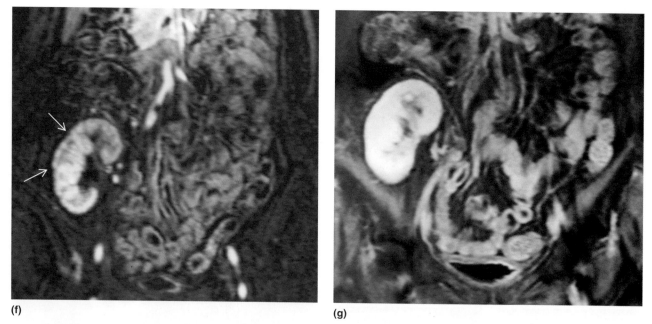

**(f)**　　　　　　　　　　　　　　　　　　　　　　　**(g)**

**图9.129（续前）** 由于血栓，肾动脉未见显示。MRA影像（b，d）可见主肾动脉（箭头，b，d）。移植肾的小血管病变。冠状薄层3D-GE MRA（f）与冠状T1加权增强间质期脂肪抑制3D-GE影像显示移植肾的小血管病变。MRA影像上可见肾皮质多发小强化缺损（箭头，f），符合小血管病变。增强间质期影像上未见这些皮质强化缺损（g）。

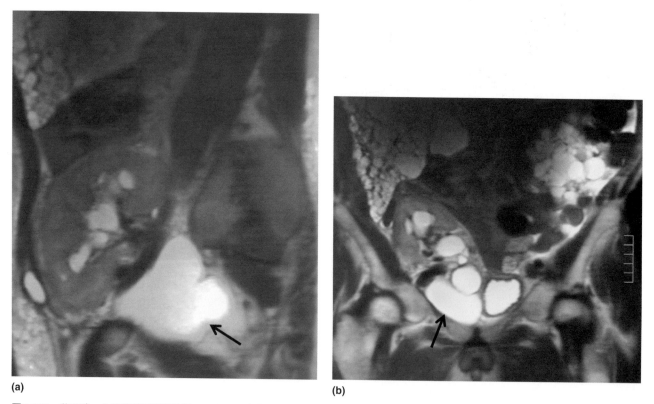

**(a)**　　　　　　　　　　　　　　　　　　　　　　　**(b)**

**图9.130** 淋巴肿。右下腹部可见移植肾，可见显示清楚的积液自肾门凸向下侧，积液壁薄，有强化（箭头，a-c），代表淋巴肿。矢状（a），冠状（b），

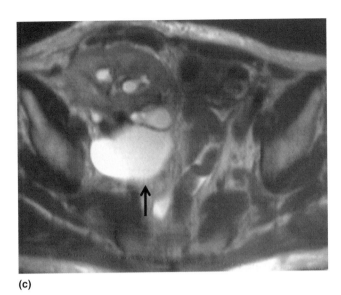

**(c)**

**图9.130（续前）** 与横轴位（c）SS-ETSE影像，显示移植肾旁淋巴肿（箭头，a-c）伴收集系统中度扩张。

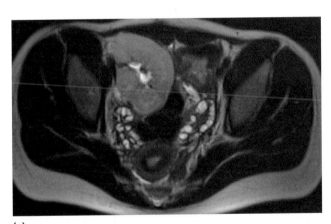

**(a)**

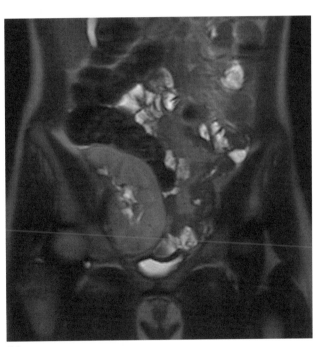

**(b)**

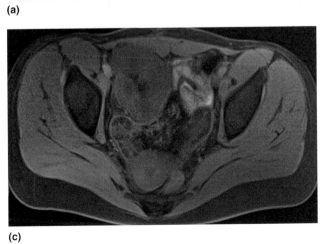

**(c)**

**图9.131** 肾移植患者sCr增高。横轴位（a）与冠状（b）T2加权SS-ETSE，脂肪抑制GE平扫（c）。右髂窝内的移植肾呈球状肿胀（a,b),T1WI上CMD消失（c）。这些表现并非慢性排异的特异性征象。

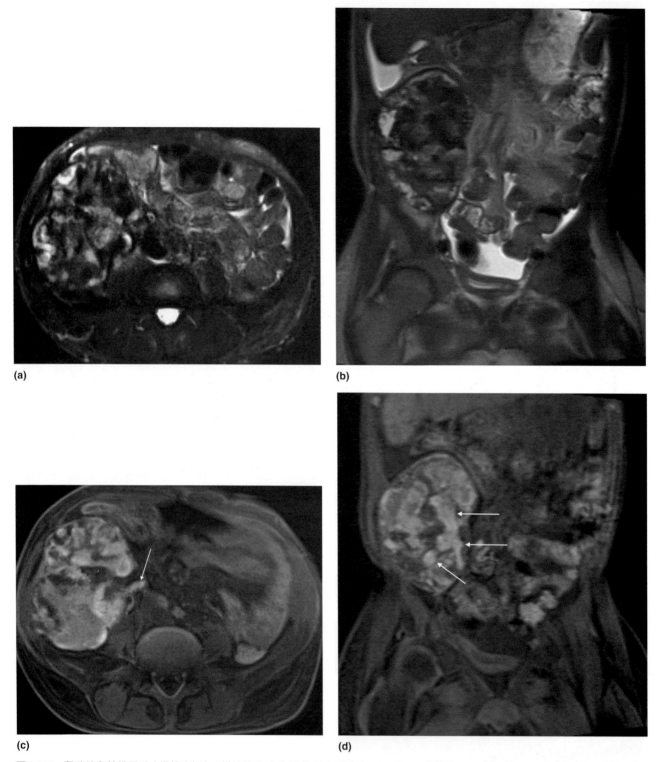

**(a)**

**(b)**

**(c)**

**(d)**

**图9.132** **肾移植急性排异后（慢性衰竭）。** 横轴位（a）与冠状（b）T2加权SS-ETSE，横轴位（c）与冠状（d）脂肪抑制GE平扫影像，可见移植肾皮髓质结构完全消失，体积增大，伴不同时期的出血区，表现符合移植肾慢性衰竭。可见肾静脉血栓（箭头，c）。注意收集系统内充满血液分解产物（箭头，d）。

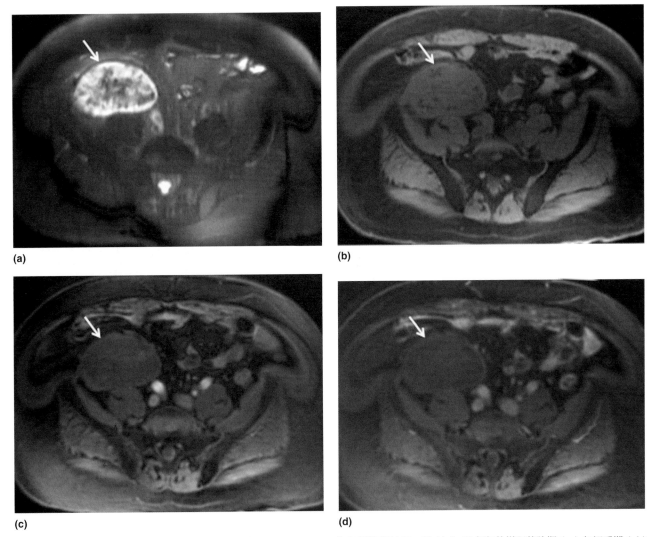

**图9.133　重度慢性排异**。3.0T MR T2加权脂肪抑制SS-ETSE（a），T1加权脂肪抑制3D-GE（b），T1加权钆增强静脉期（c）与间质期（d）脂肪抑制3D-GE影像，显示移植肾重度慢性排异（箭头，a-d）。慢性排异的肾脏呈不均匀T2高信号（a），正常结构消失（a-d）。钆增强后未见强化（c，d）。

胆汁、尿液、脑脊液与肠液呈高信号。对于选择性病例行MIP影像后处理，形成可旋转的3D影像，显示怀疑病变的区域而无其他解剖结构重叠。这种方法显示收集系统的形态，但不能提供肾功能的信息。

研究证实MR尿路成像可有效显示尿路梗阻的水平，并可分析梗阻的类型。MR尿路成像评估梗阻的正确性与CT尿路成像相似，而MRI的优势在于能够检出梗阻的继发征象——肾周水肿。其主要劣势是不能显示结石，特别是无梗阻的小结石。

钆增强晚期3D-GE技术MR尿路成像也可显示收集系统内高信号的钆。这项技术的优势包括相邻高信号液体干扰（如T2WI所见）问题较轻，并可提供肾功能的信息。另外，此项技术还可提供收集系统是否完整的信息

（如肾盂肾窦破裂、尿路损伤），而重T2技术不能显示这些信息。静脉注射呋塞米后可行利尿剂引导钆增强MR尿路成像。利尿剂引导MR尿路成像可使成像更早，并改进钆充盈肾收集系统的显示。注射利尿剂后可使输尿管大部或全长恒定显示。然而，患者估计肾小球滤过率增高时应谨慎，因为利尿剂潜在的肾毒性作用可造成急性肾衰，因而形成利于肾源性系统性纤维化发生的环境[128]。

## 扩散加权成像

DWI利用细胞外与细胞内液体及血管液体内水分子随机运动（布朗运动，扩散）的差异，形成影像对比。这种技术可提供分子水平上组织细胞密集程度与细胞膜

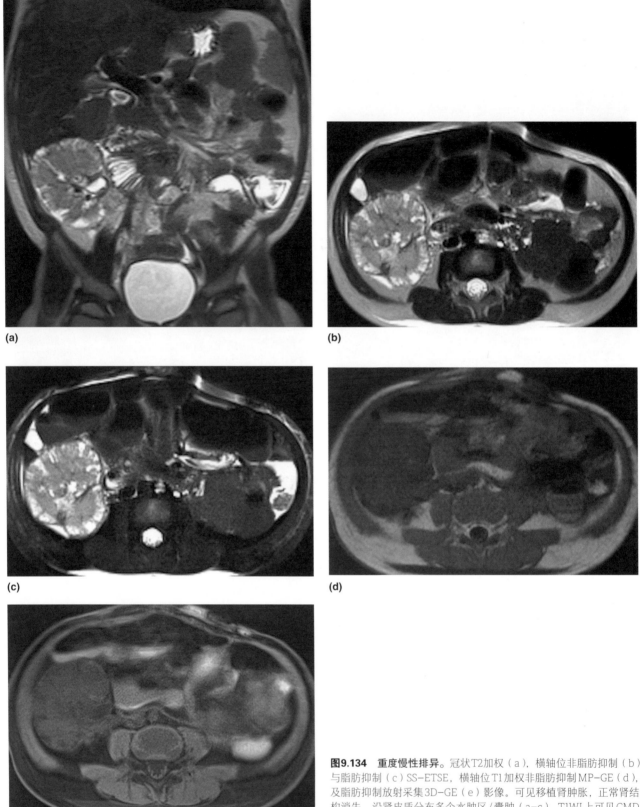

(a)

(b)

(c)

(d)

(e)

**图9.134 重度慢性排异。**冠状T2加权（a），横轴位非脂肪抑制（b）与脂肪抑制（c）SS-ETSE，横轴位T1加权非脂肪抑制MP-GE（d），及脂肪抑制放射采集3D-GE（e）影像。可见移植肾肿胀，正常肾结构消失，沿肾皮质分布多个水肿区/囊肿（a-c）。T1WI上可见CMD消失（d，e），符合重度慢性排异（a-d）。

完整性的定性与定量信息。一种DWI简单的方法，是在T2加权序列自旋回波回聚脉冲前后施加相对与平衡的磁场梯度对（但持续时间与幅度不同）。采用扩散加权的程度由b值提示（单位为每平方毫米秒）。近10年来的研究发现DWI可用于弥漫性及局灶性肾脏疾病，包括肾恶性肿瘤的诊断与肾癌亚型及细胞分级的评估[63, 129-131]。不能接受钆对比剂的患者DWI可能更具有实用意义。

## 展　望

　　目前应用的影像技术与相控阵线圈成像可正确显示肾脏解剖。虽然钆增强3D MRA为可重复性最好的技术，非对比剂增强MRA技术仍在不断改进[132, 133]。非对比剂增强MRA对供肾者评估的正确性是否可满足要求仍有待确定。进一步了解肾脏功能与不同肾脏疾病引起的肾功能与形态的改变目前仍处于研究之中。目前，MRI可通过确定一些不需要治疗的病变来帮助临床处理肾肿瘤的患者，提供安全的随访方法，并提出手术途径的建议。

（Miguel Ramalho，António Matos，Ersan Altun，Larissa Braga 和

Richard C. Semelka）

## 参考文献

1. Semelka RC, Shoenut JP, Kroeker MA, et al. Renal lesions: controlled comparison between CT and 1.5-T MR imaging with nonenhanced and gadolinium-enhanced fat-suppressed spin-echo and breath-hold FLASH techniques. *Radiology* 182(2): 425–430, 1992.
2. Prince MR, Narasimham DL, Stanley JC, et al. Breath-hold gadolinium-enhanced MR angiography of the abdominal aorta and its major branches. *Radiology* 197(3): 785–792, 1995.
3. Snidow JJ, Johnson MS, Harris VJ, et al. Three-dimensional gadolinium-enhanced MR angiography for aortoiliac inflow assessment plus renal artery screening in a single breath hold. *Radiology* 198(3): 725–732, 1996.
4. Rothpearl A, Frager D, Subramanian A, et al. MR urography: technique and application. *Radiology* 194(1): 125–130, 1995.
5. Semelka RC, Hricak H, Tomei E, et al. Obstructive nephropathy: evaluation with dynamic Gd-DTPA-enhanced MR imaging. *Radiology* 175(3): 797–803, 1990.
6. Choyke PL, Frank JA, Girton ME, et al. Dynamic Gd-DTPA-enhanced MR imaging of the kidney: experimental results. *Radiology* 170(3 Pt 1): 713–720, 1989.
7. Barnhart JL, Kuhnert N, Bakan DA, Berk RN. Biodistribution of GdCl$_3$ and Gd-DTPA and their influence on proton magnetic relaxation in rat tissues. *Magn Reson Imaging* 5(3): 221–231, 1987.
8. Jennete JC, Olson JL, Schwartz MM, Silva FG (eds). *Hepinstall's Pathology of the Kidney*, 5th edn. Philadelphia, PA: Lippincott-Raven, 1998; p. 1149.
9. Bostwick DG, Eble JN. *Urologic Surgical Pathology*, 1st edn. London: Mosby, 1997; p.14.
10. Nascimento AB, Mitchell DG, Zhang XM, et al. Rapid MR imaging detection of renal cysts: age-based standards. *Radiology* 221(3): 628–632, 2001.
11. Semelka RC, Hricak H, Stevens SK, et al. Combined gadolinium-enhanced and fat-saturation MR imaging of renal masses. *Radiology* 178(3): 803–809, 1991.
12. Ho VB, Allen SF, Hood MN, Choyke PL. Renal masses: quantitative assessment of enhancement with dynamic MR imaging. *Radiology* 224(3): 695–700, 2002.
13. Pedrosa I, Sun MR, Spencer M, et al. MR imaging of renal masses: correlation with findings at surgery and pathologic analysis. *Radiographics* 28(4): 985–1003, 2008.
14. Balci NC, Semelka RC, Patt RH, et al. Complex renal cysts: findings on MR imaging. *AJR Am J Roentgenol* 172(6): 1495–1500, 1999.
15. Israel GM, Hindman N, Bosniak MA. Evaluation of cystic renal masses: comparison of CT and MR imaging by using the Bosniak classification system. *Radiology* 231(2): 365–371, 2004.
16. Gabow PA. Autosomal dominant polycystic kidney disease. *N Engl J Med* 329(5): 332–342, 1993.
17. Mosetti MA, Leonardou P, Motohara T, et al. Autosomal dominant polycystic kidney disease: MR imaging evaluation using current techniques. *J Magn Reson Imaging* 18(2): 210–215, 2003.
18. Wise SW, Hartman DS, Hardesty LA, Mosher TJ. Renal medullary cystic disease: assessment by MRI. *Abdom Imaging* 23(6): 649–651, 1998.
19. Ishikawa I. Uremic acquired cystic disease of kidney. *Urology* 26(2): 101–108, 1985.
20. Grunfeld JP, Rossier BC. Lithium nephrotoxicity revisited. *Nat Rev Nephrol* 5: 270–276, 2009.
21. Farres MT, Ronco P, Saadoun D, et al. Chronic lithium nephropathy: MR imaging for diagnosis. *Radiology* 229: 570–574, 2003.
22. Roque A, Herédia V, Ramalho M, et al. MR findings of lithium-related kidney disease: preliminary observations in four patients. *Abdom Imaging* 37(1): 140–146, 2012.
23. Katabathina VS, Garg D, Prasad SR, Vikram R. Cystic renal neoplasms and renal neoplasms associated with cystic renal diseases in adults: cross-sectional imaging findings. *J Comput Assist Tomogr* 36(6): 659–668, 2012.
24. Kettritz U, Semelka RC, Siegelman ES, et al. Multilocular cystic nephroma: MR imaging appearance with current techniques, including gadolinium enhancement. *J Magn Reson Imaging* 6(1): 145–148, 1996.
25. Dikengil A, Benson M, Sanders L, Newhouse JH. MRI of multilocular cystic nephroma. *Urol Radiol* 10(2): 95–99, 1988.
26. Israel GM, Hindman N, Hecht E, Krinsky G. The use of opposed-phase chemical shift MRI in the diagnosis of renal angiomyolipomas. *AJR Am J Roentgenol* 184(6): 1868–1872, 2005.
27. Lemaitre L, Robert Y, Dubrulle F, et al. Renal angiomyolipoma: growth followed up with CT and/or US. *Radiology* 197(3): 598–602, 1995.
28. Wills JS. Management of small renal neoplasms and angiomyolipoma: a growing problem. *Radiology* 197(3): 583–586, 1995.
29. Burdeny DA, Semelka RC, Kelekis NL, et al. Small (<1.5cm) angiomyolipomas of the kidney: characterization by the combined use of in-phase and fat-attenuated MR techniques. *Magn Reson Imaging* 15(2): 141–145, 1997.
30. Choi HJ, Kim JK, Ahn H, et al. Value of T2-weighted MR imaging in differentiating low-fat renal angiomyolipomas from other renal tumors. *Acta Radiol* 52(3): 349–353, 2011.
31. Sasiwimonphan K, Takahashi N, Leibovich BC, et al. Small (<4cm) renal mass: differentiation of angiomyolipoma without visible fat from renal cell carcinoma utilizing MR imaging. *Radiology* 263(1): 160–168, 2012.
32. Hindman N, Ngo L, Genega EM, et al. Angiomyolipoma with minimal fat: can it be differentiated from clear cell renal cell carcinoma by using standard MR techniques? *Radiology* 265(2): 468–477, 2012.
33. Chung MS, Choi HJ, Kim MH, Cho KS. Comparison of T2-weighted MRI with and without fat suppression for differentiating renal angiomyolipomas without visible fat from other renal tumors. *AJR Am J Roentgenol* 202(4): 765–771, 2014.
34. Oesterling JE, Fishman EK, Goldman SM, Marshall FF. The management of renal angiomyolipoma. *J Urol* 135(6): 1121–1124, 1986.
35. Strotzer M, Lehner KB, Becker K. Detection of fat in a renal cell carcinoma mimicking angiomyolipoma. *Radiology* 188(2): 427–428, 1993.
36. Van Baal JG, Smits NJ, Keeman JN, et al. The evolution of renal angiomyolipomas in patients with tuberous sclerosis. *J Urol* 152(1): 35–38, 1994.
37. Mitnick JS, Bosniak MA, Hilton S, et al. Cystic renal disease in tuberous sclerosis. *Radiology* 147(1): 85–87, 1983.
38. Casper KA, Donnelly LF, Chen B, Bissler JJ. Tuberous sclerosis complex: renal imaging findings. *Radiology* 225(2): 451–456, 2002.
39. Reichard EA, Roubidoux MA, Dunnick NR. Renal neoplasms in patients with renal cystic diseases. *Abdom Imaging* 23(3): 237–248, 1998.
40. Fricke BL, Donnelly LF, Casper KA, Bissler JJ. Frequency and imaging appearance of hepatic angiomyolipomas in pediatric and adult patients with tuberous sclerosis. *AJR Am J Roentgenol* 182(4): 1027–1030, 2004.

41. Choyke PL, Glenn GM, Walther MM, et al. Von Hippel–Lindau disease: genetic, clinical, and imaging features. *Radiology* 194(3): 629–642, 1995.

42. Taouli B, Ghouadni M, Correas JM, et al. Spectrum of abdominal imaging findings in von Hippel–Lindau disease. *AJR Am J Roentgenol* 181(4): 1049–1054, 2003.

43. Jennete JC, Olson JL, Schwartz MM, Silva FG (eds). *Hepinstall's Pathology of the Kidney*, 5th edn. Philadelphia, PA: Lippincott-Raven, 1998; p. 1548.

44. Newhouse JH, Wagner BJ. Renal oncocytomas. *Abdom Imaging* 23(3): 249–255, 1998.

45. Dechet CB, Bostwick DG, Blute ML, et al. Renal oncocytoma: multifocality, bilateralism, metachronous tumor development and coexistent renal cell carcinoma. *J Urol* 162(1): 40–42, 1999.

46. Vargas HA, Chaim J, Lefkowitz RA, et al. Renal cortical tumors: use of multiphasic contrast-enhanced MR imaging to differentiate benign and malignant histologic subtypes. *Radiology* 264(3): 779–788, 2012.

47. Lassel EA, Rao R, Schwenke C, et al. Diffusion-weighted imaging of focal renal lesions: a meta-analysis. *Eur Radiol* 24(1): 241–249, 2014.

48. Schnuelle P, Waldherr R, Lehmann KJ, et al. Idiopathic myelofibrosis with extramedullary hematopoiesis in the kidneys. *Clin Nephrol* 52(4): 256–262, 1999.

49. Tefferi A. Myelofibrosis with myeloid metaplasia. *N Engl J Med* 342(17): 1255–1265, 2000.

50. Gryspeerdt S, Oyen R, Van Hoe L, et al. Extramedullary hematopoiesis encasing the pelvicalyceal system: CT findings. *Ann Hematol* 71(1): 53–56, 1995.

51. National Cancer Institute at the National Institutes of HealthSEER stat fact sheets: kidney and renal pelvis cancer. http://seer.cancer.gov/statfacts/html/kidrp.html (accessed August 1, 2015).

52. Marshall FF, Stewart AK, Menck HR. The National Cancer Data Base: report on kidney cancers. The American College of Surgeons Commission on Cancer and the American Cancer Society. *Cancer* 80(11): 2167–2174, 1997.

53. Ergen FB, Hussain HK, Caoili EM, et al. MRI for preoperative staging of renal cell carcinoma using the 1997 TNM classification: comparison with surgical and pathologic staging. *AJR Am J Roentgenol* 182(1): 217–225, 2004.

54. Hricak H, Thoeni RF, Carroll PR, et al. Detection and staging of renal neoplasms: a reassessment of MR imaging. *Radiology* 166(3): 643–649, 1988.

55. Semelka RC, Shoenut JP, Magro CM, et al. Renal cancer staging: comparison of contrast-enhanced CT and gadolinium-enhanced fat-suppressed spin-echo and gradient-echo MR imaging. *J Magn Reson Imaging* 3(4): 597–602, 1993.

56. Oto A, Herts BR, Remer EM, Novick AC. Inferior vena cava tumor thrombus in renal cell carcinoma: staging by MR imaging and impact on surgical treatment. *AJR Am J Roentgenol* 171(6): 1619–1624, 1998.

57. Roubidoux MA, Dunnick NR, Sostman HD, Leder RA. Renal carcinoma: detection of venous extension with gradient-echo MR imaging. *Radiology* 182(1): 269–272, 1992.

58. Studer UE, Scherz S, Scheidegger J, et al. Enlargement of regional lymph nodes in renal cell carcinoma is often not due to metastases. *J Urol* 144(2 Pt 1): 243–245, 1990.

59. Bader TR, Semelka RC, Pedro MS, et al. Magnetic resonance imaging of pulmonary parenchymal disease using a modified breath-hold 3D gradient-echo technique: initial observations. *J Magn Reson Imaging* 15(1): 31–38, 2002.

60. Rominger MB, Kenney PJ, Morgan DE, et al. Gadolinium-enhanced MR imaging of renal masses. *Radiographics* 12(6): 1097–1116; discussion 1117–1118, 1992.

61. Bosniak MA. The small (less than or equal to 3.0cm) renal parenchymal tumor: detection, diagnosis, and controversies. *Radiology* 179(2): 307–317, 1991.

62. Curry NS. Small renal masses (lesions smaller than 3cm): imaging evaluation and management. *AJR Am J Roentgenol* 164(2): 355–362, 1995.

63. Taouli B, Thakur RK, Mannelli L, et al. Renal lesions: characterization with diffusion-weighted imaging versus contrast-enhanced MR imaging. *Radiology* 251(2), 398–407, 2009.

64. Murad T, Komaiko W, Oyasu R, Bauer K Multilocular cystic renal cell carcinoma. *Am J Clin Pathol* 95(5): 633–637, 1991.

65. Karlo CA, Donati OF, Burger IA, et al. MR imaging of renal cortical tumours: qualitative and quantitative chemical shift imaging parameters. *Eur Radiol* 23(6): 1738–1744, 2013.

66. Porter CA, IV, Woodrum DA, Callstrom MR, et al. MRI after technically successful renal cryoablation: early contrast enhancement as a common finding. *AJR Am J Roentgenol* 194(3): 790–793, 2010.

67. John G, Semelka RC, Burdeny DA, et al. Renal cell cancer: incidence of hemorrhage on MR images in patients with chronic renal insufficiency. *J Magn Reson Imaging* 7(1): 157–160, 1997.

68. Terens WL, Gluck R, Golimbu M, Rofsky NM. Use of gadolinium-DTPA-enhanced MRI to characterize renal mass in patient with renal insufficiency. *Urology* 40(2): 152–154, 1992.

69. Rofsky NM, Weinreb JC, Bosniak MA, et al. Renal lesion characterization with gadolinium-enhanced MR imaging: efficacy and safety in patients with renal insufficiency. *Radiology* 180(1): 85–89, 1991.

70. Haustein J, Niendorf HP, Krestin G, et al. Renal tolerance of gadolinium-DTPA/dimeglumine in patients with chronic renal failure. *Invest Radiol* 27(2): 153–156, 1992.

71. Choyke PL, Girton ME, Vaughan EM, et al. Clearance of gadolinium chelates by hemodialysis: an in vitro study. *J Magn Reson Imaging* 5(4): 470–472, 1995.

72. Thompson IM, Peek M. Improvement in survival of patients with renal cell carcinoma—the role of the serendipitously detected tumor. *J Urol* 140(3): 487–490, 1988.

73. Jamis-Dow CA, Choyke PL, Jennings SB, et al. Small(£3-cm) renal masses: detection with CT versus US and pathologic correlation. *Radiology* 198(3): 785–788, 1996.

74. Butler BP, Novick AC, Miller DP, et al. Management of small unilateral renal cell carcinomas: radical versus nephron-sparing surgery. *Urology* 45(1): 34–40, discussion 40–31, 1995.

75. Gylys-Morin V, Hoffer FA, Kozakewich H, Shamberger RC. Wilms tumor and nephroblastomatosis: imaging characteristics at gadolinium-enhanced MR imaging. *Radiology* 188(2): 517–521, 1993.

76. Cohen MD. Staging of Wilms' tumour. *Clin Radiol* 47(2): 77–81, 1993.

77. Weese DL, Applebaum H, Taber P. Mapping intravascular extension of Wilms' tumor with magnetic resonance imaging. *J Pediatr Surg* 26(1): 64–67, 1991.

78. Richards MA, Mootoosamy I, Reznek RH, et al. Renal involvement in patients with non-Hodgkin's lymphoma: clinical and pathological features in 23 cases. *Hematol Oncol* 8(2): 105–110, 1990.

79. Heiken JP, Gold RP, Schnur MJ, et al. Computed tomography of renal lymphoma with ultrasound correlation. *J Comput Assist Tomogr* 7(2): 245–250, 1983.

80. Semelka RC, Kelekis NL, Burdeny DA, et al. Renal lymphoma: demonstration by MR imaging. *AJR Am J Roentgenol* 166(4): 823–827, 1996.

81. Hauser M, Krestin GP, Hagspiel KD. Bilateral solid multifocal intrarenal and perirenal lesions: differentiation with ultrasonography, computed tomography and magnetic resonance imaging. *Clin Radiol* 50(5): 288–294, 1995.

82. Karadeniz-Bilgili MY, Semelka RC, Hyslop WB, et al. MRI findings of primary small-cell carcinoma of kidney. *Magn Reson Imaging* 23(3): 515–517, 2005.

83. Bailey JE, Roubidoux MA, Dunnick NR. Secondary renal neoplasms. *Abdom Imaging* 23(3): 266–274, 1998.

84. Kettritz U, Semelka RC, Brown ED, et al. MR findings in diffuse renal parenchymal disease. *J Magn Reson Imaging* 6(1): 136–144, 1996.

85. Semelka RC, Corrigan K, Ascher SM, et al. Renal corticomedullary differentiation: observation in patients with differing serum creatinine levels. *Radiology* 190(1): 149–152, 1994.

86. Chung JJ, Semelka RC, Martin DR. Acute renal failure: common occurrence of preservation of corticomedullary differentiation on MR images. *Magn Reson Imaging* 19(6): 789–793, 2001.

87. Tempany CM, Morton RA, Marshall FF. MRI of the renal veins: assessment of nonneoplastic venous thrombosis. *J Comput Assist Tomogr* 16(6): 929–934, 1992.

88. Wyngaarden JB, Smith LH, Bennett JC (eds). *Cecil Textbook of Medicine*, 19th edn. Philadelphia, PA: W.B. Saunders, 1992; p. 2263.

89. Engel AG, Franzini-Armstrong C. Myoglubinuria. *Myology*, 2nd edn. New York: McGraw-Hill, 1994; p. 1691.

90. Siegelman ES, Outwater E, Hanau CA, et al. Abdominal iron distribution in sickle cell disease: MR findings in transfusion and nontransfusion dependent patients. *J Comput Assist Tomogr* 18(1): 63–67, 1994.

91. Roubidoux MA. MR of the kidneys, liver, and spleen in paroxysmal nocturnal hemoglobinuria. *Abdom Imaging* 19(2): 168–173, 1994.

92. Cotran RS, Kumar V, Robbins SL. *Robbins' Pathologic Basis of Disease*, 5th edn. Philadelphia: Saunders, 1994; p. 1056.

93. Bakker J, Beek FJ, Beutler JJ, et al. Renal artery stenosis and accessory renal arteries: accuracy of detection and visualization with gadolinium-enhanced breath-hold MR angiography. *Radiology* 207(2): 497–504, 1998.

94. Tello R, Thomson KR, Witte D, et al. Standard dose Gd-DTPA dynamic MR of renal arteries. *J Magn Reson Imaging* 8(2): 421–426, 1998.

95. Saunders HS, Dyer RB, Shifrin RY, et al. The CT nephrogram: implications for evaluation of urinary tract disease. *Radiographics* 15(5): 1069–1085, discussion 1086–1088, 1995.

96. Goldman SM, Fishman EK. Upper urinary tract infection: the current role of CT, ultrasound, and MRI. *Semin Ultrasound CT MR* 12(4): 335–360, 1991.

97. Fowler JE, Jr, Perkins T. Presentation, diagnosis and treatment of renal abscesses: 1972–1988. *J Urol* 151(4): 847–851, 1994.

98. Brown ED, Brown JJ, Kettritz U, et al. Renal abscesses: appearance on gadolinium-enhanced magnetic resonance images. *Abdom Imaging* 21(2): 172–176, 1996.

99. Bova JG, Potter JL, Arevalos E, et al. Renal and perirenal infection: the role of computerized tomography. *J Urol* 133(3): 375–378, 1985.

100. Mulopulos GP, Patel SK, Pessis D. MR imaging of xanthogranulomatous pyelonephritis. *J Comput Assist Tomogr* 10(1): 154–156, 1986.

101. Semelka RC, Shoenut JP, Greenberg HM, Bow EJ. Detection of acute and treated lesions of hepatosplenic candidiasis: comparison of dynamic contrast-enhanced CT and MR imaging. *J Magn Reson Imaging* 2(3): 341–345, 1992.

102. Winalski CS, Lipman JC, Tumeh SS. Ureteral neoplasms. *Radiographics* 10(2): 271–283, 1990.

103. Edge SB, Byrd DR, Compton CC, et al. (eds), *AJCC Cancer Staging Manual*, 7th edn. New York: Springer, 2010; Renal pelvis and ureter, p. 493.

104. Weeks SM, Brown ED, Brown JJ, et al. Transitional cell carcinoma of the upper urinary tract: staging by MRI. *Abdom Imaging* 20(4): 365–367, 1995.

105. Leo ME, Petrou SP, Barrett DM. Transitional cell carcinoma of the kidney with vena caval involvement: report of 3 cases and a review of the literature. *J Urol* 148(2 Pt 1): 398–400, 1992.

106. Coe FL, Parks JH, Asplin JR. The pathogenesis and treatment of kidney stones. *N Engl J Med* 327(16): 1141–1152, 1992.

107. Kalb B, Sharma P, Salman K, et al. Acute abdominal pain: Is there a potential role for MRI in the setting of the emergency department in a patient with renal calculi? *J Magn Reson Imaging* 32(5), 1012–1023, 2010.

108. Marcos HB, Noone TC, Semelka RC. MRI evaluation of acute renal trauma. *J Magn Reson Imaging* 8(4): 989–990, 1998.

109. Laissy JP, Faraggi M, Lebtahi R, et al. Functional evaluation of normal and ischemic kidney by means of gadolinium-DOTA enhanced Turbo-FLASH MR imaging: a preliminary comparison with 99Tc-MAG3 dynamic scintigraphy. *Magn Reson Imaging* 12(3): 413–419, 1994.

110. Martin DR, Sharma P, Salman K, et al. Individual kidney blood flow measured with contrast-enhanced first-pass perfusion MR imaging. *Radiology* 246(1): 241–248, 2008.

111. Neimatallah MA, Dong Q, Schoenberg SO, et al. Magnetic resonance imaging in renal transplantation. *J Magn Reson Imaging* 10(3): 357–368, 1999.

112. Low RN, Martinez AG, Steinberg SM, et al. Potential renal transplant donors: evaluation with gadolinium-enhanced MR angiography and MR urography. *Radiology* 207(1): 165–172, 1998.

113. Hohenwalter MD, Skowlund CJ, Erickson SJ, et al. Renal transplant evaluation with MR angiography and MR imaging. *Radiographics* 21(6): 1505–1517, 2001.

114. Kalb B, Martin DR, Salman K, et al. Kidney transplantation: structural and functional evaluation using MR nephro-urography. *J Magn Reson Imaging* 28(4): 805–822, 2008.

115. Ali MG, Coakley FV, Hricak H, Bretan PN. Complex posttransplantation abnormalities of renal allografts: evaluation with MR imaging. *Radiology* 211(1): 95–100, 1999.

116. Kew CE, II, Lopez-Ben R, Smith JK, et al. Posttransplant lymphoproliferative disorder localized near the allograft in renal transplantation. *Transplantation* 69(5): 809–814, 2000.

117. Jennete JC, Olson JL, Schwartz MM, Silva FG (eds). *Hepinstall's Pathology of the Kidney*, 5th edn. Philadelphia, PA: Lippincott-Raven, 1998; p. 1497.

118. Jennete JC, Olson JL, Schwartz MM, Siva FG (eds). *Hepinstall's Pathology of the Kidney*, 5th edn. Philadelphia, PA: Lippincott-Raven, 1998; p. 1412.

119. McCreath GT, McMillan N, Patterson J, et al. Magnetic resonance imaging of renal transplants: initial experience. *Br J Radiol* 61(722): 113–117, 1988.

120. Hricak H, Terrier F, Marotti M, et al. Posttransplant renal rejection: comparison of quantitative scintigraphy, US, and MR imaging. *Radiology* 162(3): 685–688, 1987.

121. Hanna S, Helenon O, Legendre C, et al. MR imaging of renal transplant rejection. *Acta Radiol* 32(1): 42–46, 1991.

122. Liou JT, Lee JK, Heiken JP, et al. Renal transplants: can acute rejection and acute tubular necrosis be differentiated with MR imaging? *Radiology* 179(1): 61–65, 1991.

123. Kalb B, Votaw JR, Salman K, et al. Magnetic resonance nephrourography: current and developing techniques. *Radiol Clin North Am* 46(1): 11–24, v, 2008.

124. Blandino A, Gaeta M, Minutoli F, et al. MR urography of the ureter. *AJR Am J Roentgenol* 179(5): 1307–1314, 2002.

125. Rohrschneider WK, Haufe S, Wiesel M, et al. Functional and morphologic evaluation of congenital urinary tract dilatation by using combined static-dynamic MR urography: findings in kidneys with a single collecting system. *Radiology* 224(3): 683–694, 2002.

126. Riccabona M, Ruppert-Kohlmayr A, Ring E, et al. Potential impact of pediatric MR urography on the imaging algorithm in patients with a functional single kidney. *AJR Am J Roentgenol* 183(3): 795–800, 2004.

127. Kawashima A, Glockner JF, King BF, Jr. CT urography and MR urography. *Radiol Clin North Am* 41: 945–961, 2003.

128. Ergen FB, Hussain HK, Carlos RC, et al. 3D excretory MR urography: improved image quality with intravenous saline and diuretic administration. *J Magn Reson Imaging* 25(4): 783–789, 2007.

129. Paudyal B, Paudyal P, Tsushima Y, et al. The role of the ADC value in the characterisation of renal carcinoma by diffusion-weighted MRI. *Br J Radiol* 83(988): 336–343, 2010.

130. Hilton S, Jones L. Recent advances in imaging cancer of the kidney and urinary tract. *Surg Oncol Clin N Am* 23(4): 863–910, 2014.

131. Morani AC, Elsayes KM, Liu PS, et al. Abdominal applications of diffusion-weighted magnetic resonance imaging: Where do we stand. *World J Radiol* 5(3): 68–80, 2013.

132. Yucel EK, Kaufman JA, Prince M, et al. Time of flight renal MR angiography: utility in patients with renal insufficiency. *Magn Reson Imaging* 11(7): 925–930, 1993.

133. Kelekis NL, Semelka RC, Worawattanakul S, et al. Magnetic resonance imaging of the abdominal aorta and iliac vessels using combined 3-D gadolinium-enhanced MRA and gadolinium-enhanced fat-suppressed spoiled gradient echo sequences. *Magn Reson Imaging* 17(5): 641–651, 1999.

# 第十章　腹膜后与腹壁

## 正常解剖

腹膜后的前界为腹膜壁层，后界为腹横筋膜，自膈水平延伸至盆腔入口，分为肾周间隙、肾前间隙与肾后间隙。位于腹膜后间隙另两个潜在间隙为：肠系膜后平面间隙，由前侧的肠系膜后融合平面与后侧的肾前（Gerota）筋膜形成，肾后平面间隙，由肠系膜后融合平面与肾后（Zuckerkandl）筋膜形成。这些潜在的间隙可形成通道，腹膜后间隙快速聚集的积液可通过这个通道进入盆腔[1]。

肾脏、肾上腺与胰腺为腹膜后结构，分别在各自的章节中讨论。

腹膜后间隙内的其他结构包括淋巴结与淋巴管，脂肪与神经。大血管包括主动脉与下腔静脉（IVC），主要骨骼肌有腰大肌。肿瘤性、感染性、炎性、原发性与出血性病变均可发生于或累及这些特殊的腹膜后结构，将在本章内讨论。

## MRI技术

磁共振（MRI）可对腹膜后做出可靠评估。采用的扫描参数应：①使可疑病变与背景组织的信号强度差最大化；②直接显示全部病变的范围；③确定病变与相邻器官的界限。屏气结合自由呼吸序列采集至少2个不同平面影像可达此目的而不明显延长检查时间。为分析异常的腹膜后组织，采集参数应包括同相位与反相位扰相梯度回波（SGE），脂肪抑制三维（3D）梯度回波（GE），脂肪抑制与非脂肪抑制T2加权与钆增强脂肪抑制3D-GE影像。评估腹膜后出血时应做脂肪抑制3D-GE平扫，因为该序列对亚急性出血的敏感性最高。静脉注射钆螯合剂增强后脂肪抑制3D-GE影像，对于确定腹膜后淋巴结，其他肿瘤，炎症或感染与纤维化的范围及定性非常重要[2]。增强后脂肪抑制SGE或3D-GE影像也可很好显示血管结构。采集两个相互垂直平面的影像可直接评估腹膜后病变的范围。

一些病例也可利用口服对比剂使肠道显示更清晰，帮助区分肠道与腹膜后组织。水作为阳性对比剂，检查前饮水可使肠腔在短T2加权，回波链自旋回波（ETSE）（如半傅里叶单次激发扰相自旋回波（HASTE））序列上呈充分充盈的高信号，而在屏气T1加权（如SGE与3D-GE）序列上肠腔内的水则为阴性对比剂。应强调要参考临床病史，要检查的其他器官及设备的性能来选择扫描序列。

磁共振（MR）血管成像技术，特别是屏气3D-GE MR血管成像（MRA）序列对于腹主动脉及其分支的影像检查有着重要作用。3D-GE MRA结合组织成像序列可提供血管管腔，血管壁与周围器官的信息。

## 腹膜后血管

### 磁共振血管成像

利用目前可用于临床的技术，MRA可很好评价主动脉及其分支。一般，MR血管成像技术可分为黑血（流动的血液表现为信号流空）或白血（流动的血液呈高信号）技术。常规T1与T2加权自旋回波影像一般可显示主动脉管腔，呈信号流空区（黑血技术），是由于脉冲激励的血液在激励脉冲与回波采集之间的时间内离开了采集层面所致。尽管采用于预饱和脉冲与长回波时间，缓慢的血流，如可见于心舒张期下腔静脉内的血流，在T1加权自旋回波影像上也呈高信号，可与血栓的表现相似。心电门控可用于降低搏动运动伪影，并可通过自下而上的自旋回波影像采集减低心舒张期的慢流效应，在心缩期获取肾以下的主动脉影像。

亮血技术包括梯度脉冲回聚血液信号序列或钆增强GE序列扫描。回聚血液信号序列包括电影GE，时间飞跃MRA与相位对比MRA。时间飞跃MRA技术[3-9]是让预饱和的自旋流入采集层面（二维，2D）或采集容积（3D）内。虽然已应用于头颈部检查，由于呼吸及蠕动运动，并由于检查的组织与血管容量大，这些技术在腹部并未获得可重复性好的影像质量。因为这些技术的大多数为非屏气采集，不能合作的患者，如常见于疾病严重的患者那样，影像质量的可重复性有限。而且，主动脉动脉瘤内缓慢或紊乱的血流与狭窄后的紊流（如主动脉阻塞性疾病或肾动脉狭窄）造成失相位，导致信号丢失，减损血管的显示[6, 9-11]。相位对比技术可用于采集血流速度与方向的信息（图10.1）。这项技术需要心电触发，采集时间相对较长，主要用于评价主动脉严重狭窄或评价心脏瓣膜病。

　　时间飞跃技术的缺点包括低速血流与紊流状态的信号丢失与层面内血流的饱和。为克服这些缺点，采用钆增强后2D或3D快速GE采集可获得良好的、可重复性的结果[10-16]。3D钆增强GE MRA技术并非依赖时间飞跃效应，而是利用钆对T1弛豫时间的缩短[17]。与2D技术相比，其优点包括高信噪比，获得几乎是各向同性的分辨率（典型有效层厚为2mm），所有层面的中央相位编码时段均在同一时间点，从而避免层面配准错误[11]。MRI近期的进展包括采用相控阵线圈以增加信噪比与加快升高梯度的时间，从而可以实施屏气快速3D-GE采集[17, 18]。使用标准0.1mmol/kg体重钆剂，考虑到肾源性系统性纤维化（NSF）的可能，应避免使用高剂量钆剂，包括0.2mmol/

kg体重或更高剂量并尽量应用高T1弛豫药剂，特别是MRA检查时，采用双筒压力注射器，以2～3ml/s的速度注入上肢静脉，随后注入15ml生理盐水以冲洗管线与静脉。肾动脉检查时，可采用高速团注技术，因为自肾脏的静脉回流很快，常规注射技术很难控制肾静脉的重叠。较小和（或）远侧的血管成像时，如同时检查主-髂动脉与下肢动脉，可采用较慢的注射速度。

　　需要根据所检查的血管、患者的心输出量及3D梯度MRA序列的整体采集时间，以及中央相位编码时段采集时血管内钆的浓度确定注射的时间[13, 17]。中央编码时段决定了生成的影像对比。为简化注射时间的计算，3D-GE MRA序列设计了相位编码时段的重新排序，于采集开始获取影像对比信息。这种技术包括螺旋、螺旋中央或椭圆形中央3D梯度MRA序列。主动脉检查时，对比剂开始注射到开始序列扫描的时间间隔可由团状注射定时技术确定。将矢状GE平面中心置于降主动脉，于2ml或3ml钆注射开始后每2s扫描一幅图像；也可采用自动系统，由控制软件测量置于主动脉腔内兴趣区信号强度升高。静脉团注全部剂量的钆，系统检测到主动脉腔内信号增高后，触发计划好的3D梯度MRA采集。

　　目前已应用于临床的团注跟踪技术为自动技术的进展与传统透视血管造影的概念相似。此项技术可做高达3个连续扫描野的扫描计划，有3个各自的中心点，扫描范围可从主动脉弓到双下肢与足血管（图10.2）。每一个扫描野与相邻扫描野轻度重叠2cm，各野典型长度为34～40cm。由定时团注或自动准备技术确定上野的开始采集时间，随后的中野与下野按预先计划扫描，检查床载患者自动移动到适合的新中心点。这种扫描方式可跟踪动脉内团状钆对比剂进入下肢。随后可以相反的顺序从足到IVC跟踪静脉的对比剂充盈。虽然对比剂开始注射到第1站开始采集之间的时间间隔可由对比剂团状预注射测定或自动团状注射信号增高检测确定，随后下方第2与第3站的时间却是由经验决定的。为包括主动脉、双侧髂动脉与双侧下肢血管，应采用冠状3D容积采集。将踝部抬高以保证腓动脉位于同一水平的层面内。更新更快的影像采集序列，如真自由引导稳态进动（如true-FISP或FIESTA）序列，结合钆增强，可获得高空间分辨率，高对比与高时间分辨率，更高质量的团注跟踪影像。例如，现在单次对比剂团注可分别获取对比剂经右心、肺动脉与静脉、左心及进入主动脉的首过影像（图10.3）。一般，随着时间分辨率的改进，最佳影像时间变

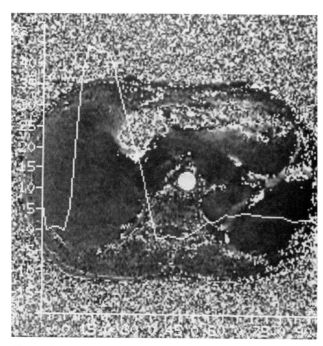

**图10.1　正常主动脉的相位图。** 在此心收缩期正向血流的相位图上，腹主动脉（圈线）呈高信号。相位图上叠加的是获取的心动周期血流流速追踪曲线，显示腹主动脉内血液正常流速。（病例来自：Semelka等，1993[101]，经Raven杂志社同意复制）

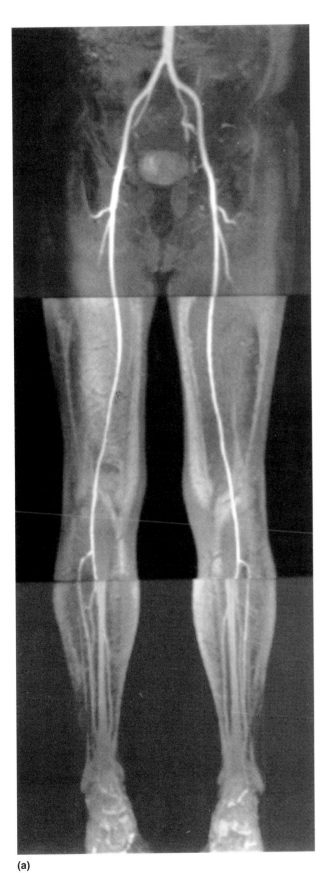

(a)

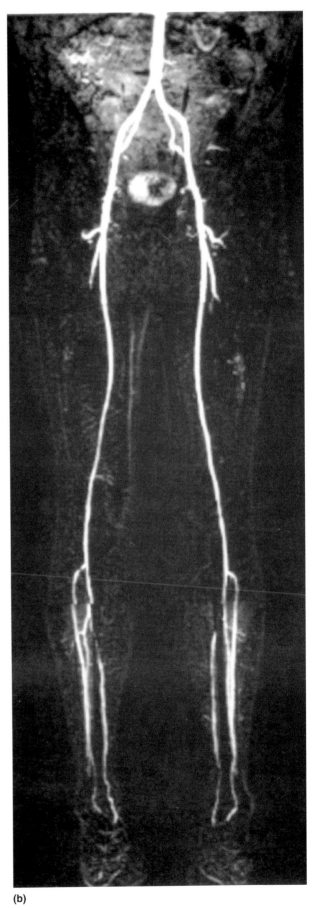

(b)

**图10.2** 大范围覆盖MRA。主动脉流出3站式钆增强动脉早期T1加权脂肪抑制3D-GE MRA影像，示正常（a，b），

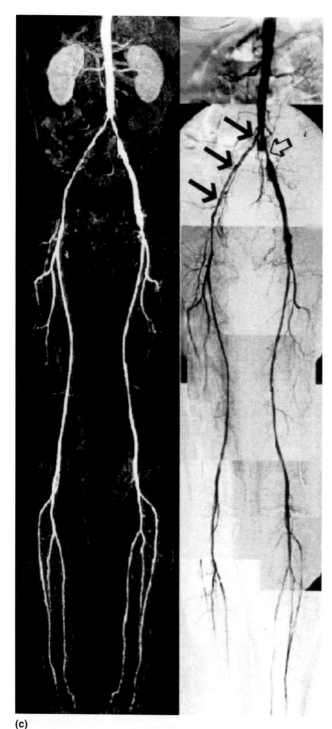

(c)

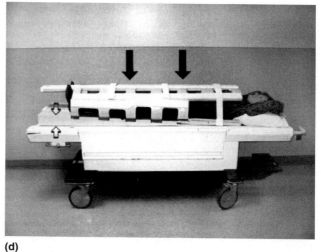

(d)

**图10.2（续前）** 异常（c，右侧）与传统透视数字减影血管造影（c，左侧）。正常患者采用周围血管3站相控阵线圈扫描（d），上部与中部影像之间有2cm重叠（结合中位于股浅动脉中部），中部与下部影像结合部位于股动脉分支腓动脉与胫后动脉的分叉部。数据由最大强度投影（MIP）软件处理、分析，以非背景减影的软组织窗宽窗位（a）和背景减影的高对比窗宽与窗位（b）显示，以消除软组织影像。尽管去除软组织后血管细节可更容易评价（b），但制订手术计划常需要观察软组织做为定位参考（a）。影像（c）对照了图（a）与（b）的MRA流出检查影像，显示较长的右侧髂总与髂外动脉段与较短的左侧髂总动脉近中段粥样硬化不规则狭窄。同一患者使用碘对比剂的传统透视血管造影显示几乎是相同的结果，显示右侧（箭头，右侧髂总与髂外动脉）与左侧（空箭头，左侧髂总动脉近侧）的血管病变。

得容易掌握，动静脉形态显示更好，所需对比剂的剂量减低；与1.5T相比，3.0T MRI的空间与时间分辨率更高，可采集更高质量的影像。以前，主动脉流出影像需要2或3站结合采集，每一站扫描均为独立采集，总共需要2倍或3倍剂量的钆，每次均为0.1mmol/kg的典型剂量。目前，采用高剂量钆对比剂做MRA检查时应谨慎。许多NSF病

例报告均为反复检查多次使用同一剂量对比剂蓄积，或使用大剂量检查，如MRA后发生的[19]。目前，我们推荐钆对比剂的使用不要超过单次应用剂量（即0.1mmol/kg）。MRA检查最好选用高T1弛豫时间对比剂-钆贝葡胺（莫迪斯®），钆塞酸（普美显®），钆磷维塞三钠（Vasovist®），使用常规剂量（即0.1mmol/kg）即可获取高质量影像，或

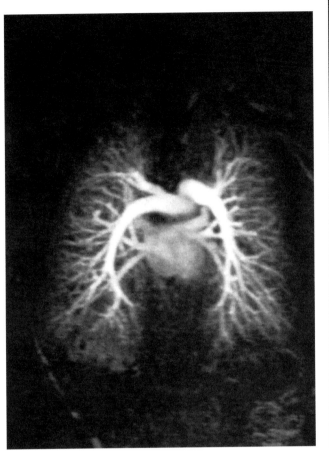

**(a)**

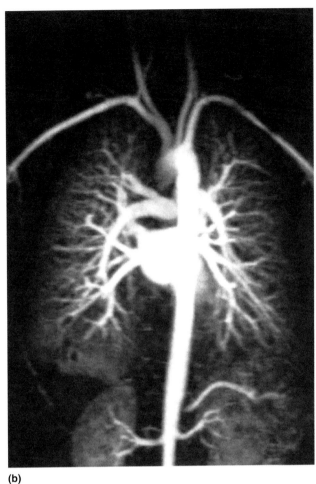

**(b)**

**图 10.3** **正常肺动脉 MRA。**冠状钆增强后即刻 T1 加权脂肪抑制 3D-GE 影像（a，b）。影像数据采集于快速注射小剂量钆对比剂后短时间内完成，时间分辨率更好，获取对比剂主要位于肺动脉内，肺静脉与左心房内刚刚开始充盈对比对比剂时的影像（a）。肺动脉显影后即刻采集的影像（b）示对比剂位于肺静脉、左心房、主动脉与主动脉弓主要分支血管内，肾动脉开始充盈对比对。

使用较低剂量（即小于 0.1mmol/kg）获取与其他钆对比剂标准 T1 弛豫时间影像质量相似的影像。因而这些对比剂的特殊优点在于能减少 NSF 的危险，因为 NSF 高危的患者可采用较低剂量。而且钆对比剂钆磷维塞三钠（Vasovist）的弛豫更高与人类血浆蛋白的可逆性结合更明显，从而在血管内滞留的时间更长，这些特点均为使用时应考虑的因素。但需要更多的应用经验与其稳定性的更多数据，才能申明该对比剂应为 MRA 检查的首选对比剂。

主动脉流出检查连续多扫描野成像的另一进展，为专门针对周围血管的相控阵线圈，可覆盖胸部到足的范围（图 10.2）。如果没有此种设计，单一相控阵体部线圈则需要再次放置，或更简单地使用嵌入性线圈。然而，使用表面线圈才能明显改进影像的信噪比。

采集的数据可行多平面重建或行 MIP 算法 3D 重建等后处理。薄层影像可在任意水平·做重建与 3D MIP 投影而不损

失影像质量。MIP 影像可快速观察血管全貌，有助于观察走行扭曲，不在同一平面内的大血管（如肾副动脉）（图 10.4）。然而诊断通常要依据观察所有原始层面影像，病变评估不能仅靠观察 MIP 影像。原始影像显示血管壁，附壁血栓，肾动脉开口与主动脉夹层时的内膜瓣优于 MIP 重建影像[4]。影像存档的计算机系统对于海量 MRA 数据的浏览与诊断至关重要，这种浏览工作站配有可堆栈与滚动（即自一个层面影像到下一层面影像的快速翻页）影像的软件。

一种有用的扫描方案，特别是对于不能合作患者的检查，为单次激发（SS）ETSE 技术（如 HASTE）结合预反转脉冲（黑血技术）：在回波链开始前施加一非层面选择 180° 反转脉冲，接续一层面选择 180° 反转脉冲。前一脉冲反转全体部的纵向磁化，而后一脉冲选择性恢复检查层面的纵向磁化。前一反转脉冲的延迟时长选择为在中央相位编码采集时，血液恰好到达无激发点，形成血

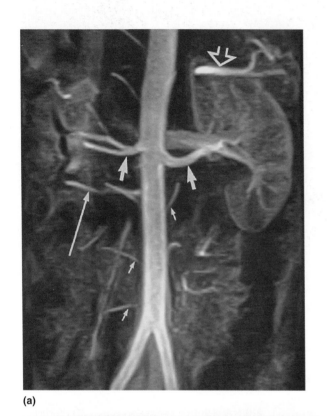

(a)

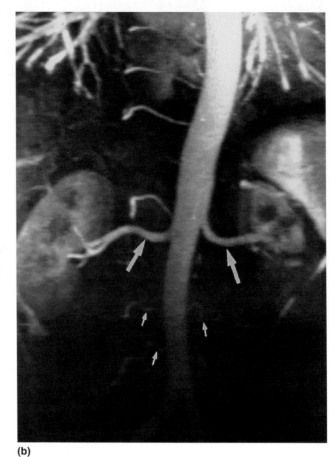

(b)

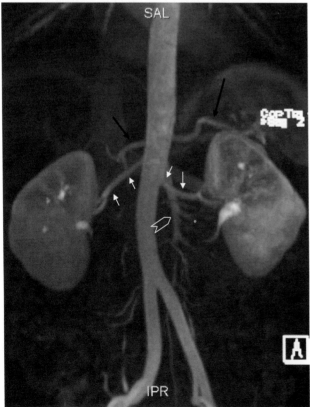

(c)

**图10.4 正常腹主动脉与髂血管。**冠状屏气钆增强后动脉早期T1加权脂肪抑制3D-GE 2mm层厚MIP重建前后位投影（a）。可见腹主动脉，左侧与右侧肾动脉（中箭头，a）与右肾下极肾副动脉（长箭头，a），髂总动脉与腰动脉（小箭头，a），管腔强化好，外缘光滑。腹腔干与肠系膜上动脉（SMA）未见显示，是因为血管走行于较薄的（4cm）冠状采集块之外。可见一段脾动脉（空箭头，a），为脾动脉在向脾门走行中再次进入采集块内。第2例患者冠状屏气钆增强动脉早期T1加权脂肪抑制3D-GE 2mm MRA原始影像MIP重建前后位投影（b），很好地显示正常主动脉，肾动脉（大箭头，b）与腰动脉（小箭头，b）。一组屏气

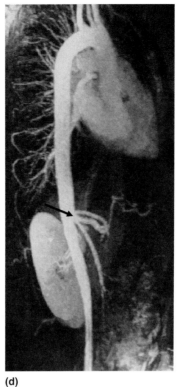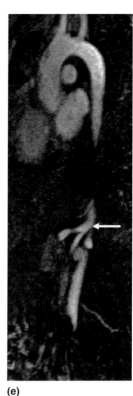

**(d)** **(e)**

**图10.4（续前）** 钆增强动脉早期冠状T1加权脂肪抑制3D-GE MRA MIP重建影像（d）与钆增强动脉早期矢状T1加权脂肪抑制3D-GE MRA原始影像（e）显示腹腔动脉-肠系膜动脉共干（箭头，d，e）。腹腔-肠系膜动脉共干为一罕见变异，发生率不足人口的1%。MRA也可有效显示血管的解剖变异。注意肺动脉血管也可显示。

液内无信号采集[22]。

对于临床检查来说，获取亮血与黑血技术影像可对主动脉的诊断有价值[5, 23]。MRI的一项特性是其可沿主动脉长轴成像，这对评价主动脉病变，如主动脉瘤的长度范围尤其有意义。

评估主动脉病变时，钆增强早期（早至注射后2s）影像可用于腹部实性器官疾病诊断，这种快速、可重复性好的技术应编入腹部常规MRI参数内[24]。钆增强早期SGE或3D-GE影像也可显示毛细血管血流的信息，有助于了解血管解剖异常对器官灌注的影响。如果没有血管成像序列，钆增强早期冠状3D-GE断层（3.5mm）影像MIP重建前后位投影也可形成血管造影样影像。3.0T设备采集更薄的层面（2mm或3mm）也可改善3D-GE软组织影像序列对血管的评价[24]。

## 腹膜后肿物

### 良性肿物

#### 腹膜后纤维化

腹膜后纤维化多为原发性病变[2]。良性腹膜后纤维化也可继发于一些药物（典型如美西麦角），炎性腹主动脉瘤，腹膜后出血，感染，手术或放射治疗[25]。原发性腹膜后纤维化认为是更广泛的系统性纤维化病变的一部分与纵隔纤维化，硬化性胆囊炎，慢性纤维性甲状腺炎，眶与鼻旁窦炎性假瘤[26, 27]，和肺透明变性性肉芽肿相关[28, 29]。

最为重要的鉴别诊断是鉴别原发性良性与恶性腹膜后纤维化，特别是恶性肿瘤可同时存在有良性腹膜后纤维化[30]。腹膜后纤维化最常见表现为卵圆形组织包裹主动脉。病变范围不一，从局限区域的纤维化到腹膜后致密浸润，包裹主动脉与输尿管。急性期病变可表现为髂总血管区的单侧局灶性肿块。随时间流逝，纤维化沿大血管于腹膜后向上扩展。偶尔可见髂静脉[31]与门静脉[32]内血栓。大多数病例的纤维组织位于肾血管水平以下，围绕腹主动脉。鉴别腹膜后纤维化与腹膜后恶性淋巴结肿大或淋巴瘤的一个征象，是纤维组织包裹主动脉、IVC与输尿管，但主动脉无明显向前移位。淋巴结呈外形圆，结节状的腹膜后肿块，而腹膜后纤维化更呈板状，曲线样外形。

早期文献推测MRI可能鉴别良性与恶性的腹膜后纤维化[25, 33]。但急性良性的腹膜后纤维化与恶性腹膜后纤维化可表现相似，因为两者均有明显强化，均呈T2高信号（图 10.5）[34-36]。这种强化方式为急性良性肉芽组织内广泛的毛细血管网所致与脊柱术后改变相当[37]。形态学上，急性良性腹膜后纤维化边缘浸润性表现明显，腹膜后受累范围可广泛。随时间流逝，良性腹膜后纤维化的边缘变得更清楚并且围绕主动脉，IVC 与输尿管回缩。在发病约 1 年后肉芽组织最终转变为胶元纤维。在成熟过程中，病变的 T2 信号减低，钆增强早期 SGE 影像上强化减弱，强化方式呈延迟渐进性强化（图 10.6）。约 1 年后，肉芽组织在 T2WI 一般呈低信号。发病约 1.5 年后，在钆增强间质期脂肪抑制 SGE 或 3D-GE 影像可见纤维组织强化。成熟的慢性腹膜后纤维化呈 T2 低信号，强化不明显，易与恶性病变鉴别。边界清楚，外缘光整，随访检查体积减小和（或）边缘逐渐变光整等影像表现支持良性纤维化的诊断。

### 腹膜后良性肿瘤

腹膜后良性肿瘤罕见[38]，因而发现任何腹膜后肿瘤初诊均应考虑为恶性。腹膜后神经鞘瘤的 T2 高信号为其特点[39]；而腹膜后丛状神经纤维瘤通常为双侧[40]，T1 信号略高于肌肉，T2 信号高[41-43]（图 10.7）。其他少见肿瘤包括副神经节瘤，血管瘤 / 淋巴血管瘤与脂肪瘤[38]。Suckerkandl 器官（主动脉旁体 - 译者）的副神经节瘤可分泌激素。建议术后影像随访，因为 30% 的肿瘤为恶性，可见较晚的远隔转移[44]。炎性假瘤为一罕见的良性肿块，呈 T1 略低信号，T2 不均匀中度高信号，在钆增强早期 SGE 或 3D-GE 影像上显示中度弥漫性不均匀高强化（图 10.8），表现与恶性肿瘤相似。

### 良性淋巴结肿大

良性淋巴结肿大可继发于炎症或感染性疾病。适于淋巴结检出的序列包括 T1 加权 SE 或 SGE 平扫，脂肪抑制 T2 加权自旋回波或 ETSE 与钆增强脂肪抑制 SGE 技术（图 10.9）。在每一项技术影像上，淋巴结与背景组织的信号对比均很明显。增大的淋巴结于 SGE 平扫上呈高信号脂肪背景上的低信号结节，在脂肪抑制 T2 加权与脂肪抑制钆增强 T1 加权影像呈中度高信号，而背景为信号抑制的脂肪。脂肪抑制 T2WI 对淋巴结的检出十分敏感，优于 CT，特别是儿科患者或腹膜后脂肪极少的患者（图 10.10）。免疫抑制患者细胞内禽分枝杆菌感染并非少见，可表现为淋巴结肿大与肝脏受累（图 10.10）。腹膜后广泛淋巴结肿大，表现与淋巴瘤相似，可能为结节病的少见表现（图 10.11）；钆增强后淋巴结有强化，T2WI 可见散在斑点状

表现[45, 46]。与恶性病变相似的良性淋巴结明显肿大还可见于 Castleman 病（图 10.12），也称之为巨大淋巴结增生症。在 MR 影像，淋巴结信号不均，可见相邻脂肪血管增多[47]。Kawasaki 病（川崎病 - 译者）常见腹膜后淋巴结肿大，病变淋巴结有出血，呈特征性的 T1 高信号（图 10.13）。

### 其他病变

遗传性溶血性贫血患者更常见髓外造血性肿块，特别是重型地中海贫血，也可见于慢性白血病，红细胞增多症与广泛骨髓浸润性疾病[48]。腹膜后常见病变部位为膈脚后与骶前间隙。偶见病变有侵袭性表现，可造成骨破坏[48]。肿块呈 T1 中等信号、T2 中度高信号，钆增强后中度强化（图 10.14）。

腹膜后血肿可发生于凝血功能异常或血友病患者，也可见于肾活检后（图 10.15）。

## 恶性肿块

### 恶性腹膜后纤维化

恶性腹膜后纤维化最常相关发生于宫颈、肠道、乳腺、前列腺、肺与肾癌[25, 49]。肿瘤由腹膜后恶性细胞浸润构成，伴相关促结缔组织增生反应并包裹主动脉，IVC 与输尿管。肿块边缘无分叶，据此可鉴别恶性腹膜后纤维化与淋巴结肿大；病变可呈浸润性，外形不规则（图 10.16），提示为恶性而非良性腹膜后纤维化。常见输尿管梗阻伴双侧肾积水。恶性腹膜后纤维化通常呈 T2 高信号，钆增强后显示中等强化[25, 33, 34]，钆增强早期通常呈中等强化。MRI 可鉴别慢性良性与恶性腹膜后纤维化，但常不能鉴别急性期的良性腹膜后纤维化。倾向于恶性的表现包括病变外缘更不规则，随访病变范围更大，更不规则。急性良性腹膜后纤维化呈稀疏的浸润方式与恶性病变更实性，更不规则不同。临床病史也对诊断有帮助，急性良性腹膜后纤维化常见于更年轻的患者（20～40 岁），无恶性肿瘤病史；而恶性腹膜后纤维化更常见于老年患者（＞40 岁）。不能定性的患者，对界限较清，呈 T2 高信号，钆增强早期 SGE 或 3D-GE 影像上强化增高等病变表现评价时应谨慎。应行多部位活检，因为已知良性腹膜后纤维化可同时存在恶性肿瘤，引发恶性腹膜后纤维化[30]。

### 淋巴瘤

淋巴瘤是最常见的腹膜后恶性肿瘤，霍奇金与非霍

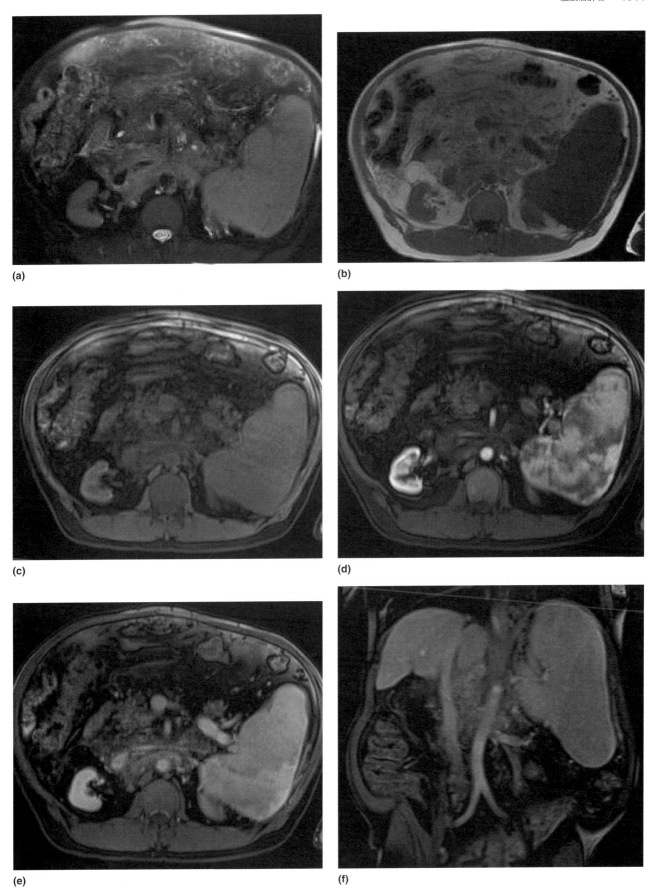

(a)

(b)

(c)

(d)

(e)

(f)

**图10.5**　**良性腹膜后纤维化。** 肝硬化门静脉高压患者,T2加权脂肪抑制SS-ETSE(a),T1加权2D-GE同相位（b）,T1加权脂肪抑制3D-GE(c),T1加权钆增强肝动脉为主期（d）,肝静脉期（e）与间质期（f）3D-GE影像，显示良性腹膜后纤维化。可见腹膜后浸润性软组织包裹大血管。软组织呈轻度T2高信号与渐进性延迟强化，为纤维组织的特征。

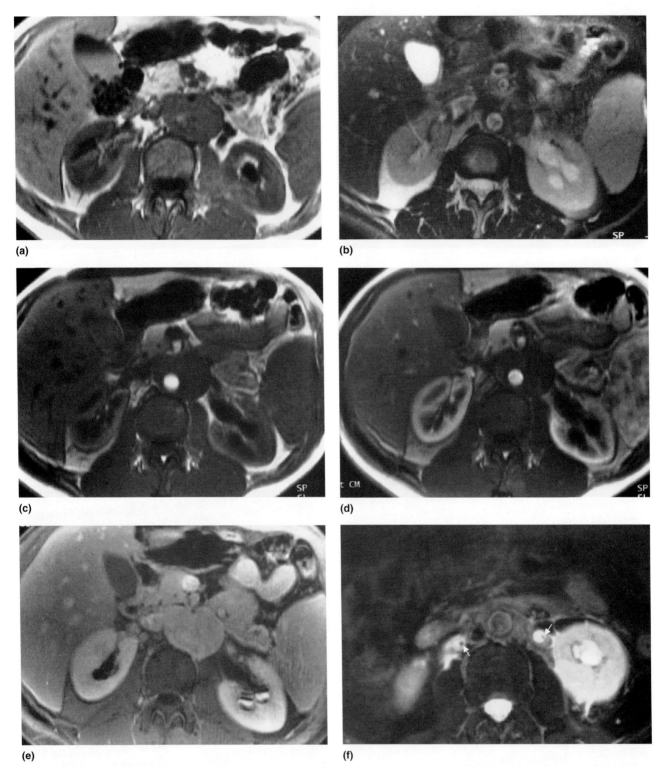

**图 10.6** 慢性良性腹膜后纤维化。T1 加权 SGE（a），T2 加权 ETSE（b），钆增强动脉早期（c），动脉晚期（d）与间质期（e）脂肪抑制 T1 加权 SGE 影像。纤维组织呈卵圆形，界限清楚，包裹主动脉。注意，尽管病变较大，主动脉并无明显向前移位。纤维组织呈 T1 低信号（a），T2 不均匀低信号伴局限性高信号区（b），在钆增强动脉早期（c）与动脉晚期（d）T1 加权 SGE 影像上，病变显示强化微弱，而在更延迟的脂肪抑制 T1 加权 SGE 影像（e）上呈中度强化。延迟强化为相对成熟纤维组织的特点。第 2 例患者 T2 加权 ETSE（f），

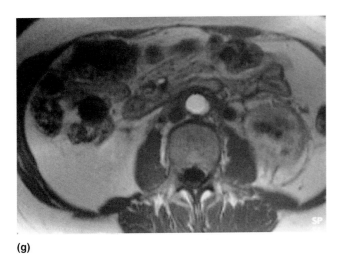

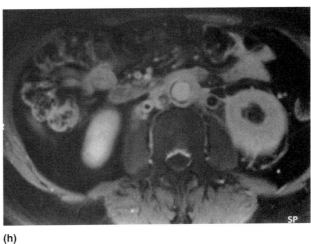

**(g)**　　　　　　　　　　　　　　　　　　**(h)**

**图10.6（续前）** 钆增强动脉晚期（g）与间质期（h）脂肪抑制T1加权SGE影像。可再次看到界限相对清楚的卵圆形组织包裹主动脉、IVC与双侧输尿管。纤维组织呈T2不均匀低信号（f），在钆增强后即刻扫描T1加权SGE影像上显示微弱强化（g），钆增强间质期病变渐进为中度强化（h），提示为成熟的纤维组织。可见双侧输尿管梗阻伴肾盂积水，T2WI（f）显示双侧输尿管内无信号的输尿管支架（箭头）。大部分纤维组织位于主动脉与IVC的前侧，血管无明显前移。第2例患者纤维组织更明显的强化提示与前一患者相比，病变处于自急性到慢性纤维化转变过程中的更活跃期。左肾肾盂肾盏系统扩张为同时存在的输尿管梗阻所致。

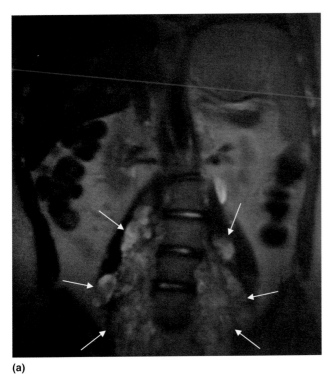

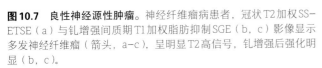

**(a)**

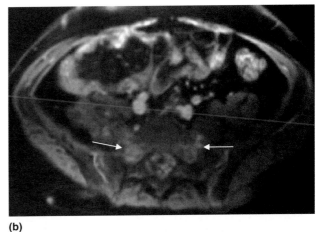

**(b)**

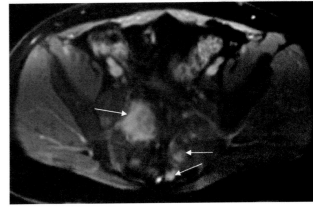

**(c)**

**图10.7　良性神经源性肿瘤。** 神经纤维瘤病患者，冠状T2加权SS-ETSE（a）与钆增强间质期T1加权脂肪抑制SGE（b，c）影像显示多发神经纤维瘤（箭头，a-c），呈明显T2高信号，钆增强后强化明显（b，c）。

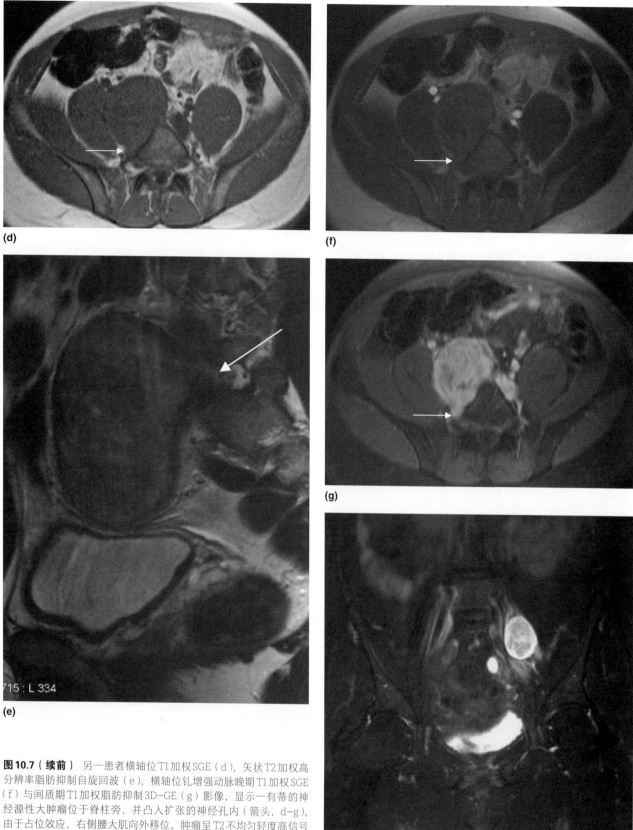

**图10.7（续前）** 另一患者横轴位 T1 加权 SGE（d），矢状 T2 加权高分辨率脂肪抑制自旋回波（e），横轴位钆增强动脉晚期 T1 加权 SGE（f）与间质期 T1 加权脂肪抑制 3D-GE（g）影像，显示一有蒂的神经源性大肿瘤位于脊柱旁，并凸入扩张的神经孔内（箭头，d-g）。由于占位效应，右侧腰大肌向外移位。肿瘤呈 T2 不均匀轻度高信号（e），钆增强间质期明显强化（g）。腹膜后神经鞘瘤。冠状（h）

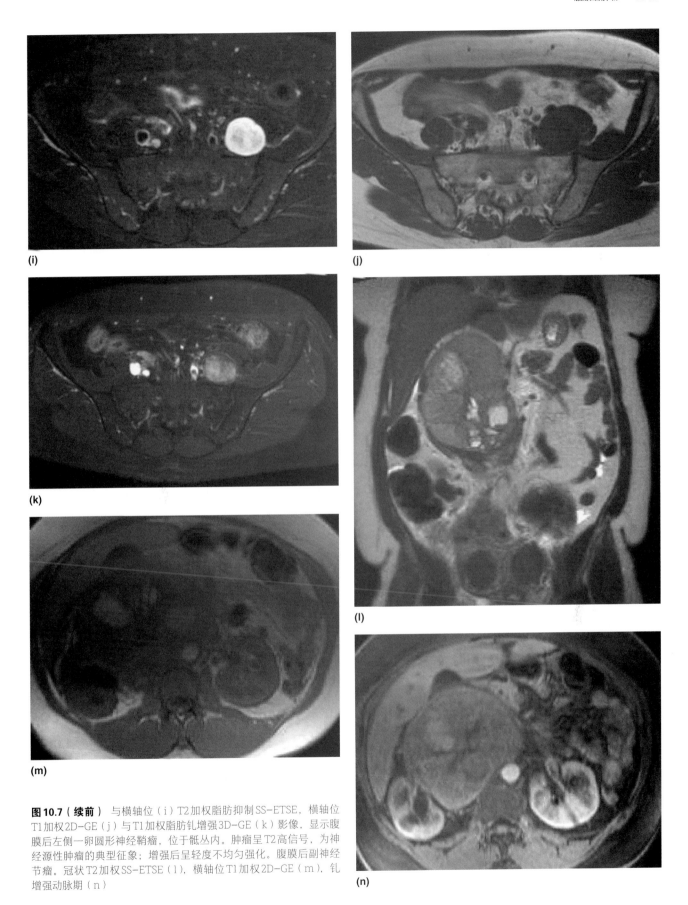

(i)

(j)

(k)

(l)

(m)

**图 10.7（续前）**　与横轴位（i）T2加权脂肪抑制SS-ETSE，横轴位T1加权2D-GE（j）与T1加权脂肪钆增强3D-GE（k）影像，显示腹膜后左侧一卵圆形神经鞘瘤，位于骶丛内。肿瘤呈T2高信号，为神经源性肿瘤的典型征象；增强后呈轻度不均匀强化。腹膜后副神经节瘤。冠状T2加权SS-ETSE（l），横轴位T1加权2D-GE（m），钆增强动脉期（n）

(n)

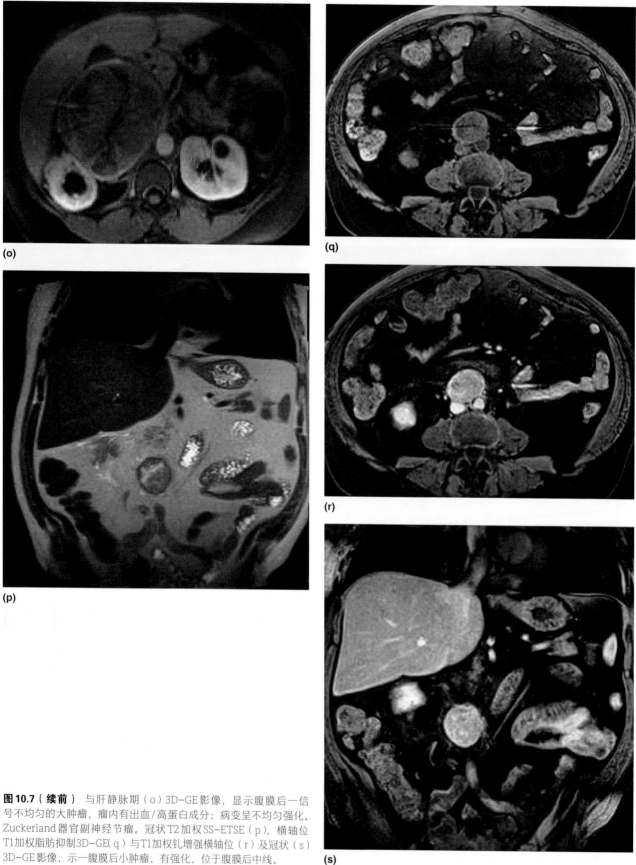

**(o)**

**(p)**

**(q)**

**(r)**

**(s)**

**图 10.7（续前）** 与肝静脉期（o）3D-GE影像，显示腹膜后一信号不均匀的大肿瘤，瘤内有出血/高蛋白成分；病变呈不均匀强化。Zuckerland器官副神经节瘤。冠状T2加权SS-ETSE（p），横轴位T1加权脂肪抑制3D-GE（q）与T1加权钆增强横轴位（r）及冠状（s）3D-GE影像，示一腹膜后小肿瘤，有强化，位于腹膜后中线。

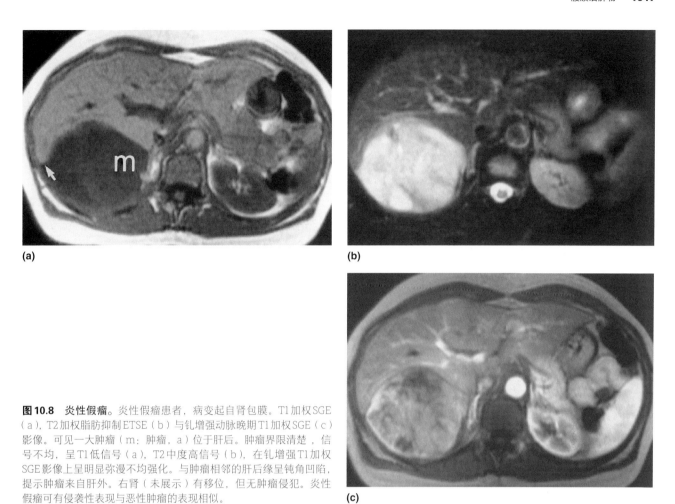

(a)

(b)

(c)

**图10.8　炎性假瘤。** 炎性假瘤患者，病变起自肾包膜。T1加权SGE（a），T2加权脂肪抑制ETSE（b）与钆增强动脉晚期T1加权SGE（c）影像。可见一大肿瘤（m：肿瘤，a）位于肝后。肿瘤界限清楚，信号不均，呈T1低信号（a），T2中度高信号（b），在钆增强T1加权SGE影像上呈明显弥漫不均强化。与肿瘤相邻的肝后缘呈钝角凹陷，提示肿瘤来自肝外。右肾（未展示）有移位，但无肿瘤侵犯。炎性假瘤可有侵袭性表现与恶性肿瘤的表现相似。

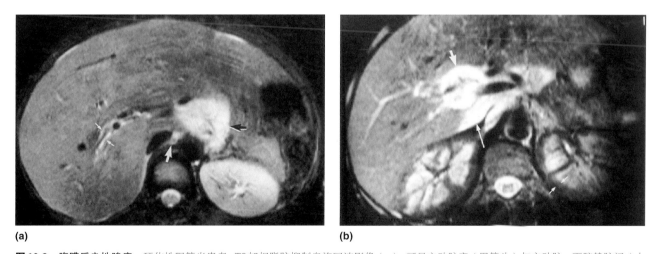

(a)

(b)

**图10.9　腹膜后良性腺瘤。** 硬化性胆管炎患者，T2加权脂肪抑制自旋回波影像（a），可见主动脉旁（黑箭头）与主动脉－下腔静脉间（大白箭头）淋巴结肿大。肿大的淋巴结在暗背景下易于辨认。另可见门静脉周围呈高信号（小白箭头）。第2例患者T2加权脂肪抑制影像（b）示门静脉（中箭头）与门－腔静脉间（长箭头）的炎性淋巴结，呈高信号结构。同时注意该镰形细胞贫血患者的肾皮质由于铁沉积呈低信号。

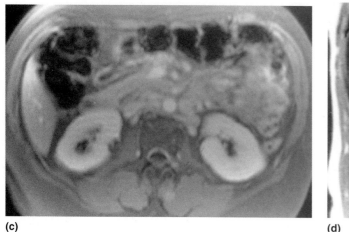

**(c)**

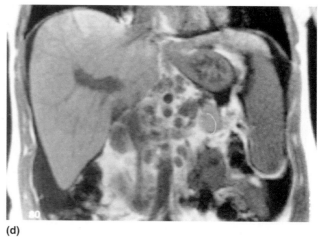

**(d)**

**图10.9（续前）** 第3例患者钆增强间质期T1加权脂肪抑制SGE（c），显示腹膜后广泛淋巴结肿大。这两个序列显示低信号的背景组织与中等信号的淋巴结对比好，易于辨认。第4例患者冠状T1加权SGE（d）影像示多发腹膜后淋巴结肿大，相对背景脂肪呈低信号。冠状平面清楚显示圆形的腹膜后淋巴结，可与管状的血管鉴别。

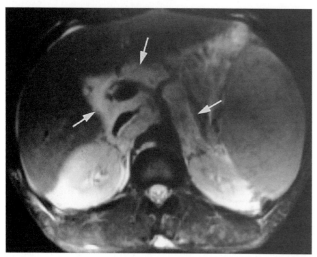

**图10.10** 13岁女患者，细胞内禽分枝杆菌感染，腹膜后淋巴结肿大。T2加权脂肪抑制ETSE影像示主动脉旁，主动脉下腔静脉间，腔静脉旁，门腔静脉间与腹腔干广泛淋巴结肿大（箭头）。在T2加权脂肪抑制影像上，腹膜后淋巴结呈高信号，显示明显，有利于检出小的淋巴结，腹膜后脂肪少的消瘦或儿科患者，这种小淋巴结呈中等信号强度。

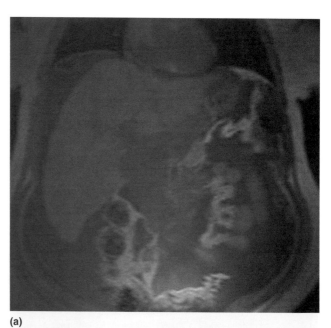

**(a)**

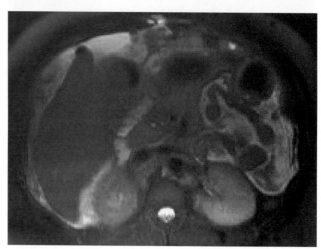

**图10.11** 结节病。冠状T1加权2D-GE（a），横轴位T2加权脂肪抑制SS-ETSE（b），

**(b)**

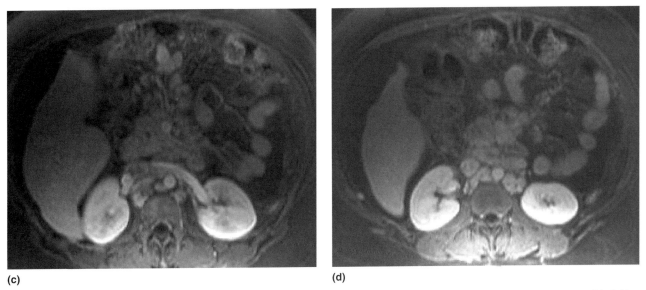

**(c)**　　　　　　　　　　　　　　　　　　　　　　　**(d)**

**图 10.11（续前）**　与 T1 加权钆增强肝静脉期（c）及间质期（d）脂肪抑制 3D-GE 影像显示结节病引起的膈脚后，腹膜后与肠系膜多发淋巴结肿大。注意患者有肝硬化与腹腔积液。

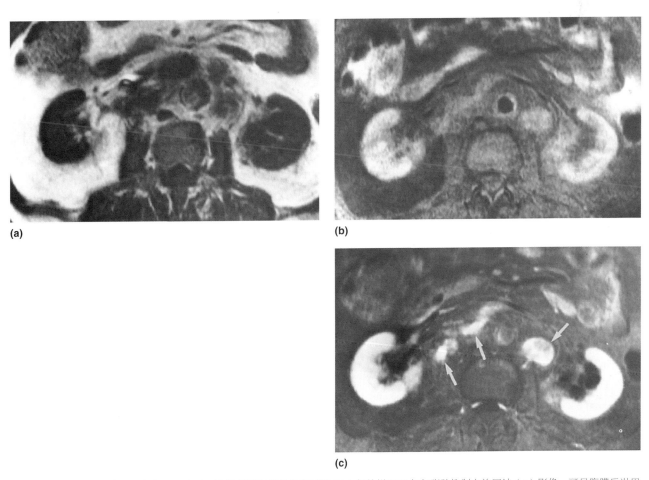

**(a)**　　　　　　　　　　　　　　　　　　　　　**(b)**

**(c)**

**图 10.12**　Castleman 病。T1 加权 SGE（a），T1 加权脂肪抑制自旋回波（b）与钆增强 T1 加权脂肪抑制自旋回波（c）影像。可见腹膜后淋巴结肿大。T1 加权 SGE 影像上，淋巴结呈低信号（a），于 T1 加权脂肪抑制自旋回波影像上呈轻-中度到中度信号强度（b），其中一些淋巴结强化明显（箭头，c）。同时可见腹膜后界限模糊的条纹（a）。（病例来自 Semelka 等，1993 [101]。经 Raven 出版社允许复制）

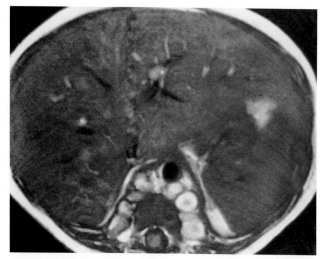

**图10.13**　川崎病，出血性淋巴结。T1-SE影像示多发腹膜后淋巴结呈高信号，为有亚急性出血所致。（病例来自Semelka等，1993 [101]。经Lippencott，Williams & Wilkins出版社允许复制）

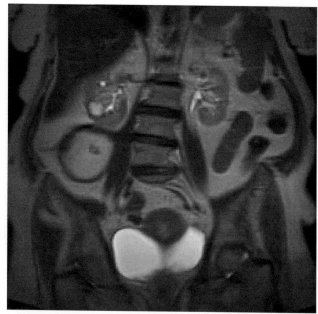

(a)

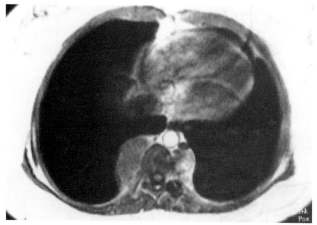

(a)

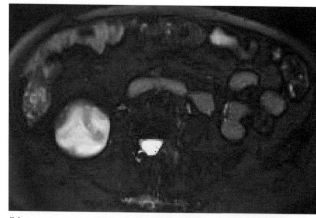

(b)

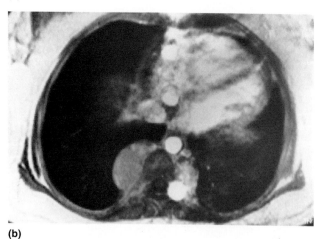

(b)

**图10.14**　重度地中海贫血患者髓外造血。T1加权SGE（a）与钆增强动脉晚期T1加权SGE（b）影像，可见下胸部与腹部脊柱旁软组织肿物。在T1加权SGE影像上造血性肿物呈低信号（a），钆增强T1加权SGE影像上可见中度强化（b）。（病例来自Semelka等，1993 [101]。经Lippencott，Williams & Wilkins出版社允许复制）

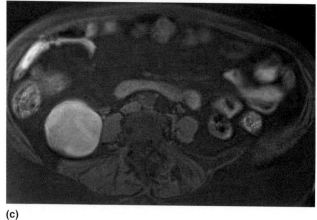

(c)

**图10.15**　腹膜后血肿。冠状T2加权SS-ETSE（a），横轴位T2加权脂肪抑制SS-ETSE（b），T1加权3D-GE平扫（c），

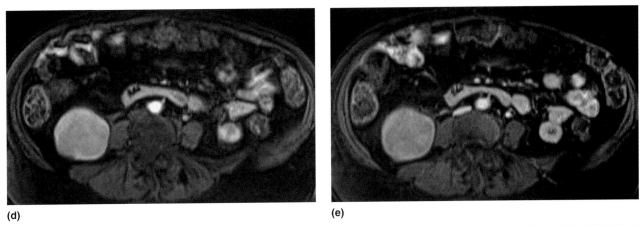

**(d)**      **(e)**

**图 10.15（续前）** T1 加权钆,增强肝动脉为主期（d）与肝静脉期（e）3D-GE 影像，示右侧腹膜后血肿。血肿呈周边 T2 低信号 /T1 高信号，中央 T2 高信号 /T1 中等信号，符合亚急性血肿。

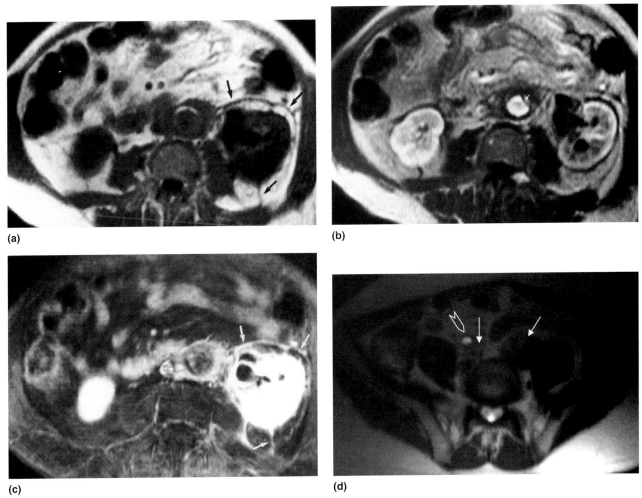

**(a)**      **(b)**

**(c)**      **(d)**

**图 10.16　恶性腹膜后纤维化。** 恶性腹膜后纤维化患者，T1 加权 SGE（a），钆增强动脉晚期 T1 加权 SGE（b）与间质期 T1 加权脂肪抑制自旋回波（c）影像，可见一卵圆形肿物包裹主动脉。T1 加权 SGE 影像上肿物呈低信号（a），钆增强即刻影像上肿物呈不均匀中度强化（b），在钆增强 T1 加权脂肪抑制自旋回波影像上可见强化呈渐进性（c）。肿物边缘呈侵袭性浸润（箭头，c）。左侧肾周筋膜与肾周桥隔增厚（箭头，d），并可见强化（c）。同时注意累及腹主动脉的主动脉夹层，内膜瓣显示清楚（小箭头，b）。另一恶性腹膜后纤维化患者，T2 加权 SS-ETSE（d）

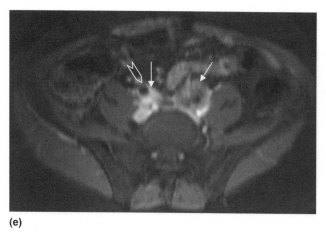 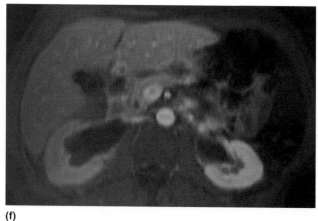

**(e)** **(f)**

**图10.16（续前）** 与T1加权钆增强间质期脂肪抑制3D-GE（e，f）影像，示腹膜后浸润性组织，范围从肾门水平达骨盆入口。浸润性组织（箭头，d与e）呈T2中等信号，钆增强后明显强化（e）。纤维化造成右侧输尿管（空箭头，d，e）扩张。肾脏水平也可见浸润性恶性组织（f），纤维化造成双肾的收集系统扩张。

奇金淋巴瘤均可累及腹膜后[50-54]。非霍奇金淋巴瘤更多累及不同的淋巴结组（特别是肠系膜淋巴结，>50%的病例有受累）与节外部位[51]。腹内霍奇金淋巴瘤多限于脾脏与腹膜后，向相邻淋巴结播散[50]。

MRI可很好显示肿大的淋巴结（图10.17、10.18和10.19）[54-56]，对上腹部主动脉旁与肝门区及消瘦患者的评估优于CT[54]。短τ反转恢复（STIR），T2加权脂肪抑制自旋回波与ETSE技术可形成信号抑制背景上中等高信号的淋巴结影像，病变极为明显。脂肪抑制SS-ETSE序列可用于不能合作的患者或儿科患者，一般可获得满意结果。治疗后持续存在的组织为病变复发还是纤维化，MRI也可更好定性[50, 52, 57]。治疗后约1年，纤维组织呈T2低信号与T2高信号或混杂高信号的病变复发不同。钆增强后慢性纤维化组织强化微弱，而持续存在或复发的病变则为中度或明显强化，强化不均匀。一些罕见病例的淋巴瘤可表现为腹膜后的实性大肿块（图10.18）与原发腹膜后恶性肿瘤相似。

**恶性转移性淋巴结肿大**

伴有腹膜后淋巴结转移肿大的癌包括肾、结肠、胰腺、肺、乳腺癌与黑色素瘤[58, 59]。肿大的淋巴结通常呈T2中等信号，高于相邻腰大肌（图10.20）。T2加权脂肪抑制自旋回波或ETSE影像显示消瘦患者的淋巴结尤其有效。采用脂肪抑制技术重要，特别是使用ETSE序列扫描时，因为脂肪在ETSE影像上呈高信号（图10.20）。无

论是良性还是恶性的肿大淋巴结，在增强SGE或3D-GE影像上均有强化。倾向于恶性的征象为原发肿瘤有坏死的患者淋巴结也有坏死（图10.21）。MRI与CT诊断淋巴结病理性增大的标准，为淋巴结最小径大于1.5cm。但这一测量标准的敏感性与特异性均不高，恶性肿瘤旁的良性反应性肿大淋巴结直径也可超过2cm，而胃肠道癌，胰腺癌与胆管癌累及淋巴结时通常不引起淋巴结增大。组织特异性对比剂可能会提高MRI对腹膜后淋巴结肿大定性的正确性。氧化铁微粒淋巴结成像技术的动物模型T2WI研究显示，该方法可区分有强化，低信号的良性淋巴结与无强化，中度不均匀信号的恶性淋巴结[60]。然而，该技术评价恶性病变的方法尚未明确确立。

**睾丸癌**

睾丸癌可起自位于腹膜后未下降的睾丸[61]，或起自纵隔或腹膜后而不伴有原发睾丸肿瘤[38]，或原发于睾丸，沿睾丸动静脉淋巴通路转移到肾门水平的主动脉旁与腔静脉旁淋巴结（图10.22）。睾丸癌为15~34岁男性患者最常见的实性癌肿，其中95%为生殖细胞来源肿瘤，精原细胞瘤（40%）或非精源细胞肿瘤（胚细胞瘤，恶性畸胎瘤，畸胎瘤，绒癌与混合组织学肿瘤）。其余5%为基质来源肿瘤［Sertoli细胞癌（睾丸支持细胞癌）］，Leydig细胞瘤（睾丸间质细胞瘤）或间叶细胞癌。睾丸癌相关淋巴结肿大可发生于睾丸肿瘤的原发部位，MRI的检出与CT相当。T2加权脂肪抑制影像上，未降睾

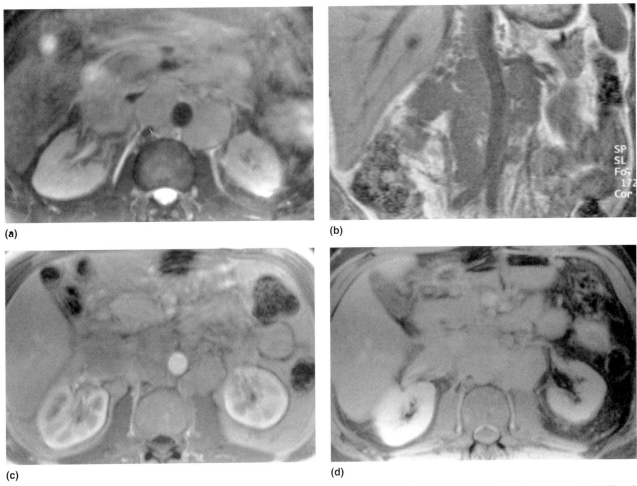

**图10.17** 霍奇金淋巴瘤腹膜后淋巴结肿大。 霍奇金淋巴瘤患者，横轴位T2加权脂肪抑制SS-ETSE（a），冠状T1加权SGE（b），钆增厚动脉晚期T1加权SGE（c）与间质期T1加权脂肪抑制SGE（d）影像，显示广泛腹膜后淋巴结肿大。

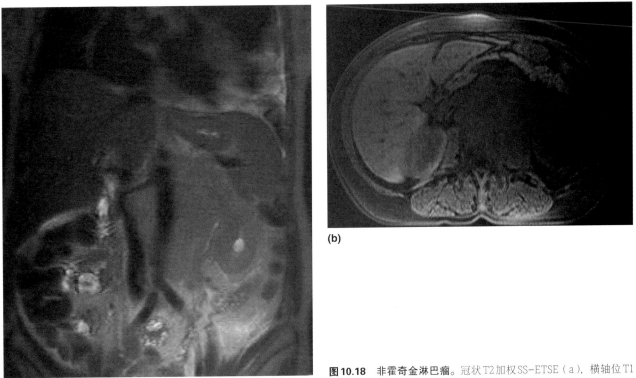

**图10.18** 非霍奇金淋巴瘤。冠状T2加权SS-ETSE（a），横轴位T1加权脂肪抑制3D-GE（b），

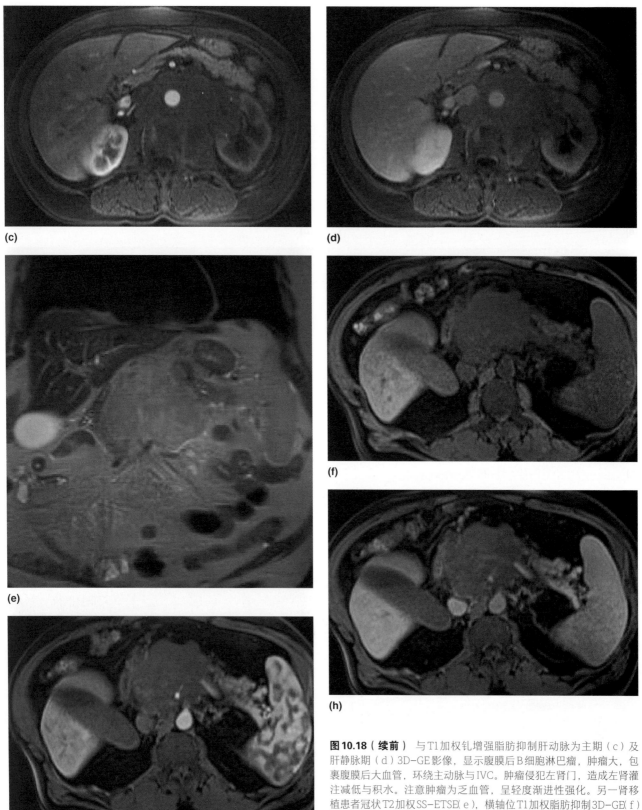

(c)

(d)

(e)

(f)

(g)

(h)

**图10.18（续前）** 与T1加权钆增强脂肪抑制肝动脉为主期（c）及肝静脉期（d）3D-GE影像，显示腹膜后B细胞淋巴瘤，肿瘤大，包裹腹膜后大血管，环绕主动脉与IVC。肿瘤侵犯左肾门，造成左肾灌注减低与积水。注意肿瘤为乏血管，呈轻度渐进性强化。另一肾移植患者冠状T2加权SS-ETSE（e），横轴位T1加权脂肪抑制3D-GE（f）与T1加权钆增强肝动脉为主期（g）及肝静脉期（h）3D-GE影像，显示一较大腹膜后B细胞淋巴瘤。肿瘤包裹腹膜后血管。

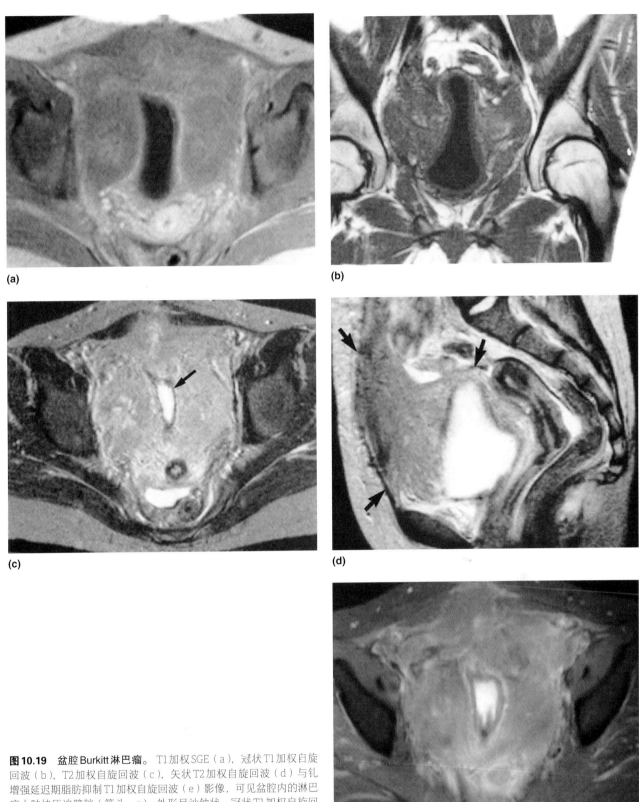

**图10.19** 盆腔Burkitt淋巴瘤。T1加权SGE（a），冠状T1加权自旋回波（b），T2加权自旋回波（c），矢状T2加权自旋回波（d）与钆增强延迟期脂肪抑制T1加权自旋回波（e）影像，可见盆腔内的淋巴瘤大肿块压迫膀胱（箭头，c），外形呈沙钟状，冠状T1加权自旋回波影像显示好。矢状T2-SE影像显示巨大淋巴瘤肿块（箭头，d）沿膀胱顶壁扩展至膀胱子宫陷凹内。肿块T1与T2均呈不均匀信号，钆增强后强化轻微（e）。

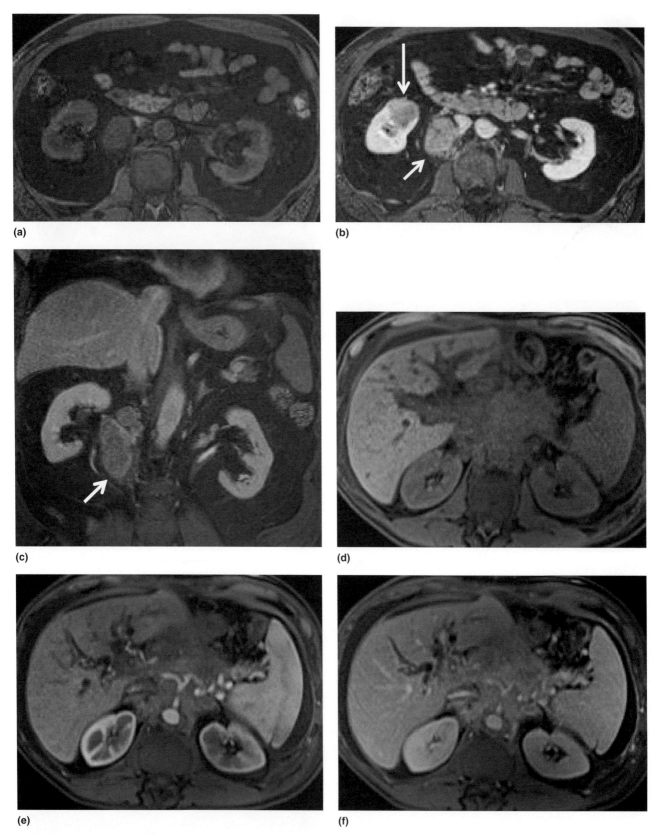

**图10.20** 恶性腹膜后淋巴结转移。横轴位T1加权脂肪抑制3D-GE（a），钆增强横轴位（b）与冠状（c）T1加权脂肪抑制3D-GE影像，显示右肾细胞癌（长箭头，b）腔静脉旁区腹膜后淋巴结转移（短箭头，b，c）。横轴位T1加权脂肪抑制3D-GE（d），钆增强肝动脉为主期（e）与肝静脉期（f）3D-GE影像，示继发于食管癌的腹膜后与肠系膜肿大淋巴结。注意淋巴结包裹大血管，但未见明显环绕主动脉。

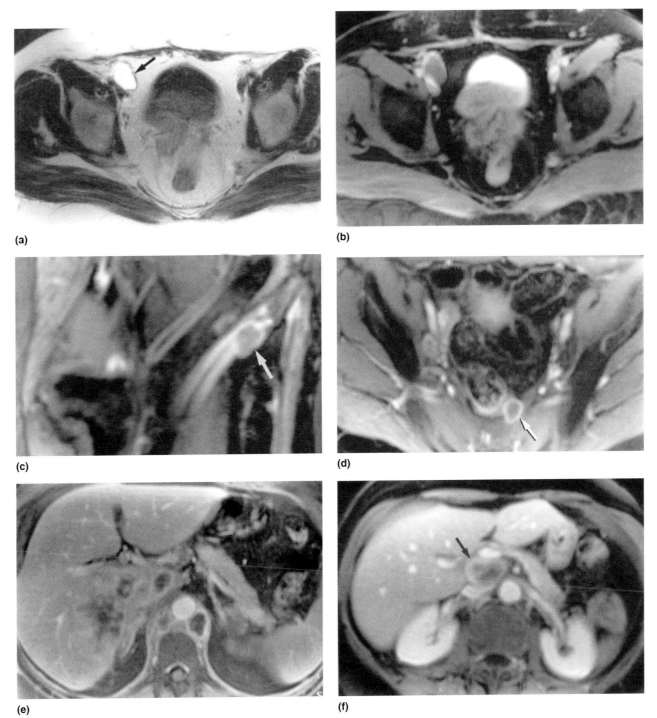

(a)

(b)

(c)

(d)

(e)

(f)

**图 10.21** **坏死性恶性淋巴结。** 卵巢癌患者 T2 加权 ETSE（a）与钆增强间质期 T1 加权脂肪抑制（b）影像，可见一肿大右侧髂外淋巴结（箭头，a）呈 T2 高信号（a），中央几乎无信号，钆增强后边缘强化（b）。第 2 例宫颈癌患者矢状（c）与横轴位（d）钆增强间质期脂肪抑制 T1 加权 SGE 影像，示左侧直肠旁淋巴结，呈低信号伴边缘窄环形强化（箭头，c 与 d）。结合矢状与冠状平面影像观察，可确定肿物的圆形外形。第 3 例原发部位不清的腺癌患者，钆增强间质期 T1 加权脂肪抑制 SGE 影像（e），可见多发坏死转移性淋巴结伴相关肝脏转移性病变。第 4 例卵巢癌患者钆增强间质期 T1 加权脂肪抑制 SGE 影像，显示肝门坏死性淋巴结（箭头，f）。

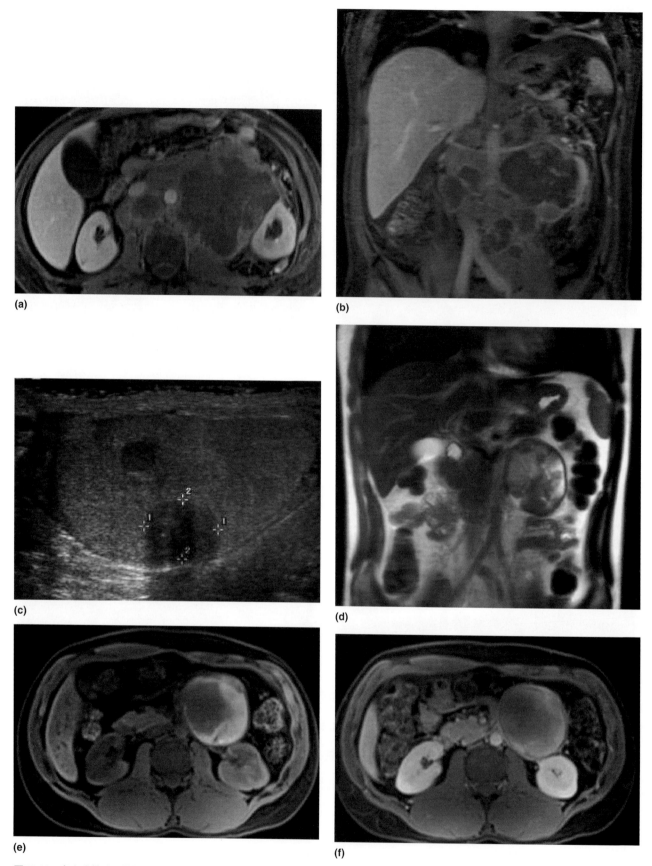

**图10.22 睾丸癌转移。**横轴位（a）与冠状（b）钆增强脂肪抑制3D-GE影像显示睾丸精源细胞瘤继发腹膜后巨大融合性坏死性淋巴结转移。睾丸长轴超声影像示睾丸内低回声肿块（c）。同一患者冠状T2加权SS-ETSE（d），横轴位T1加权脂肪抑制3D-GE（e）与钆增强脂肪抑制3D-GE（f）影像显示腹膜后继发于非精源细胞肿瘤的巨大出血性淋巴结转移。

可表现为中度到高信号结构，位于输精管的解剖经路上。发生于未降睾丸的肿瘤 MRI 定性可优于 CT。

### 腹膜后原发肿瘤

大部分腹膜后原发肿瘤（70%～90%）为恶性（图 10.23、10.24、10.25、10.26 和 10.27）[63-66]，最常见的组织类型为脂肪肉瘤，其次为平滑肌肉瘤与恶性纤维组织细胞瘤（最新 WHO 分类改称为多形性未分化肉瘤）[38, 65-67]。脂肪肉瘤与恶性纤维组织细胞瘤好发于男性，而平滑肌肉瘤更多见于女性[38, 67]。肿瘤临床症状多不明显，诊断时多已较大（图 10.23、10.24）。临床表现包括腹部肿块、疼痛、体重减轻与恶心呕吐[67]。一项腹膜后与 IVC 平滑肌肉瘤的回顾性研究将不伴大血管受累的平滑肌肉瘤分类为 1 型，占全部病例的 62%[67]。在 MR 影像上，肿瘤一般呈混合性低到中度 T1 信号，混合性中度到高 T2 信号[66, 67]。肿瘤强化不均匀，尤其是平滑肌肉瘤，富含血管，呈明显强化（图 10.24）。肿瘤内可见坏死区，多见于平滑肌肉瘤[38, 67]，显示为 T1 低信号，T2 高信号区，钆增强后无强化。液化坏死区内偶可发生出血，表现为 T1 混杂高信号与 T2 低、高混杂信号，偶尔可见 T2WI 上重力方向的低信号液平[67]。不同组织类型的肿瘤 MRI 表现相似，鉴别可困难。脂肪肉瘤偶可分化好（脂肪生成性脂肪肉瘤），含有成熟脂肪，在 T1 与 T2 加权 ETSE 影像上呈高信号，T2 加权自旋回波影像上呈中等信号，脂肪抑制影像上信号抑制（图 10.25）。这些病例的 MRI 可见脂肪肿块内有软组织条纹，钆增强后瘤结节可强化。MRI 可很好评估这些肿瘤，提供肿瘤横向与头尾方向范围的直接影像。

神经母细胞瘤（图 10.27）与神经节母细胞瘤于第 8 章"肾上腺"中讨论。随年龄增长肾上腺外受累增多[68]。采用相控阵线圈，T2 加权脂肪抑制 ETSE 与钆增强 T1 加权脂肪抑制 MR 影像可极好显示形态细节与肿瘤/背景间的对比。MRI 诊断可优于 CT，因为肿瘤患者主要为儿科患者，身体小，缺乏腹膜后脂肪，CT 可能无法检出小肿瘤或受累淋巴结。T2 加权 SS-ETSE 序列应成为影像检查的组成部分，因为该序列可较好抵抗呼吸引起的运动伪影。这对可能在采集时活动的儿科患者与有问题的区域，如腹膜后膈下脊柱旁的检查非常重要。MRI 的另外优势包括没有电离辐射与软组织对比好，而且是脊椎影像检查与累及神经及神经周围结构肿瘤检查的首选

方法。

## 腰大肌

累及腰大肌的疾病更多起源于相邻结构，通过直接扩展累及腰大肌，包括脊柱、肾、肠道、胰腺，以及腹膜后淋巴结恶性与感染性病变[69, 70]。肌神经疾病也可发生腰大肌萎缩。腰大肌内也可发生自发性出血，常见于抗凝治疗或血友病的患者。腰大肌原发性肿瘤罕见，但腰大肌可以是肿瘤的转移部位。

MRI 可很好地评估腰大肌。正常肌肉呈 T2 低信号。由于大多数病变呈 T2 高信号（图 10.28），MR 通常可清楚显示病变[69, 70]。在冠状或矢状平面影像上可评价腰大肌头尾方向全部范围的形态。矢状 SGE 平扫可很好评价腹膜后脂肪背景上的淋巴结，但淋巴结与腰大肌呈等信号。在 T2WI 上，淋巴结易与腰大肌鉴别，因为肌肉呈低信号，而淋巴结呈中等信号[69, 70]。转移到髂腰肌内的肿瘤呈 T2 中到高信号，钆增强脂肪抑制 T1 加权 SGE 影像上显示有明显强化（图 10.29、10.30）。MR 脂肪抑制 T2 加权影像上，感染呈高信号区，钆增强脂肪抑制 SGE 或 3D-GE 影像上强化明显（图 10.31）。病变扩展累及间盘间隙时常见相邻椎体破坏。间盘间隙受累更典型见于感染而非恶性肿瘤。钆增强后，脓肿显示为膨胀性病变，中央无信号，周边明显强化，脓肿周围组织有强化（图 10.31）。

MRI 可很好显示出血，亚急性出血血液呈 T1 高信号[71-73]。T1 加权脂肪抑制平扫影像上周边呈高信号的液体结构实际上病理为亚急性血肿。采用脂肪抑制可检出甚至是小量的出血，在不同平面的影像上可直接评估血肿的径线与范围（图 10.32）。

## 腹 壁

### 肿 瘤

#### 良性肿瘤

硬纤维瘤（图 10.33）与囊肿（图 10.34）为两种常见的腹壁良性肿瘤[74]。硬纤维瘤可见于 Gardner 综合征，相对乏血管，呈局部侵袭性肿块，易复发，多见于中年女性[75]。肿瘤最常发生于腹直肌鞘，偶可巨大与腹内肿瘤相似[75]。T1WI 容易发现肿瘤，表现为高信号的脂

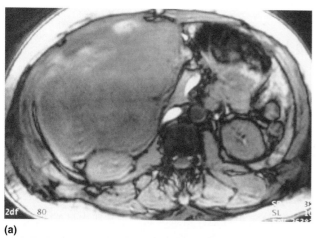

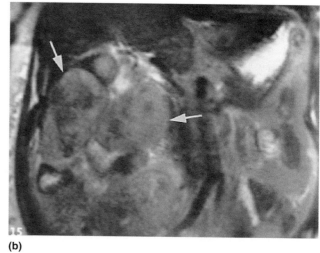

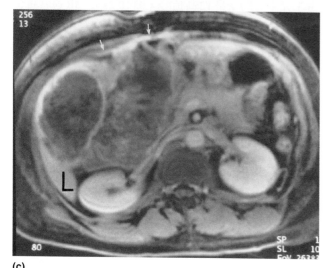

**图 10.23** 腹膜后癌肿。T1加权反相位GE（a），冠状T2加权SS-ETSE（b）与钆增强间质期T1加权脂肪抑制SGE（c）影像。可见右腹部一巨大，分叶状，不均匀信号的肿瘤。肿瘤T1（a）与T2（箭头，b）信号均不均匀，肿瘤压迫主动脉与IVC内移，右肾后移。T2WI（b）上高信号区代表坏死区。钆增强间质期T1加权脂肪抑制SGE影像上（c），肿瘤显示周边与斑片状不均匀强化。肝右叶受侵犯（L，c）显示清楚。肿瘤紧贴前腹壁，可见前腹膜强化（小箭头，c），为近期开腹手术，后因肿瘤过大而中止的继发性改变。

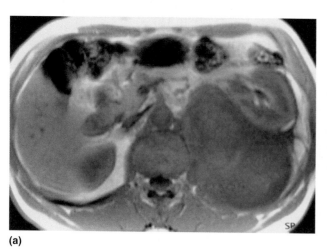

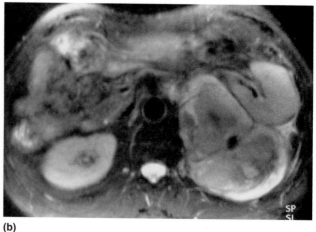

**图 10.24** 腹膜后肉瘤。多形性横纹肌肉瘤患者，T1加权SGE（a）与T2加权脂肪抑制SS-ETSE（b），

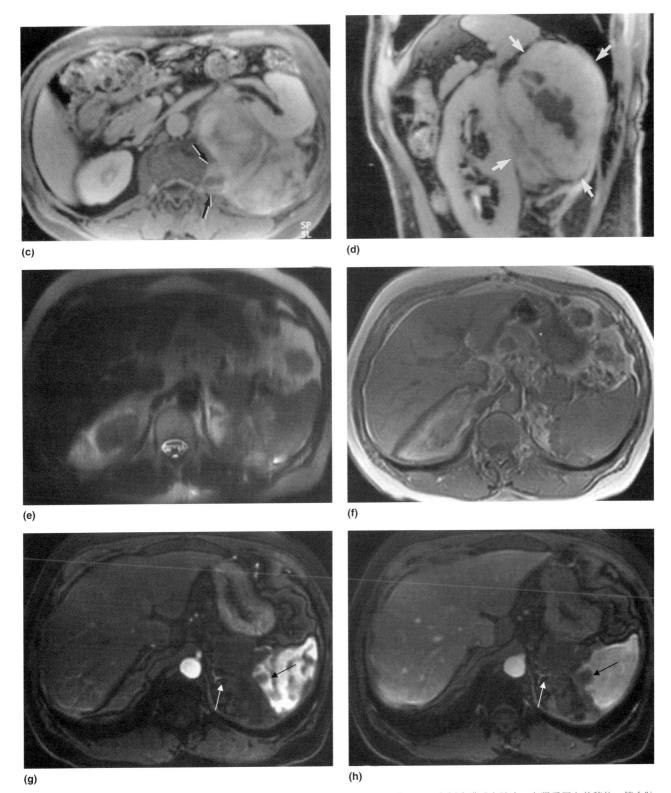

**图10.24（续前）** 横轴位（c）与矢状（d）钆增强间质期T1加权脂肪抑制SGE影像。可见左侧腹膜后大肿瘤，左肾受压向前移位，符合肿瘤起源于腹膜后。T1加权SGE影像上（a）肿瘤呈不均匀低信号，在T2WI呈不均匀混合高信号（b）。钆增强间质期T1加权SGE影像上，可见肿瘤呈渐进性中度不均匀强化（c，d）。钆增强间质期脂肪抑制T1加权SGE影像清楚显示左侧腰大肌受侵（箭头，d）与肾脏前移。肿瘤中央坏死表现为中央无强化区。另一腹膜后肉瘤患者T2加权SS-ETSE（e），T1加权SGE（f），钆增强动脉期（g）与间质期（h）T1加权脂肪抑制3D-GE影像，可见肿瘤侵犯脾脏（黑箭头，g，h）与左肾上腺外侧肢（白箭头，g，h），钆增强影像显示病变渐进性强化。肿瘤侵犯膈，增强间质期脂肪抑制影像显示最为清楚（h）。

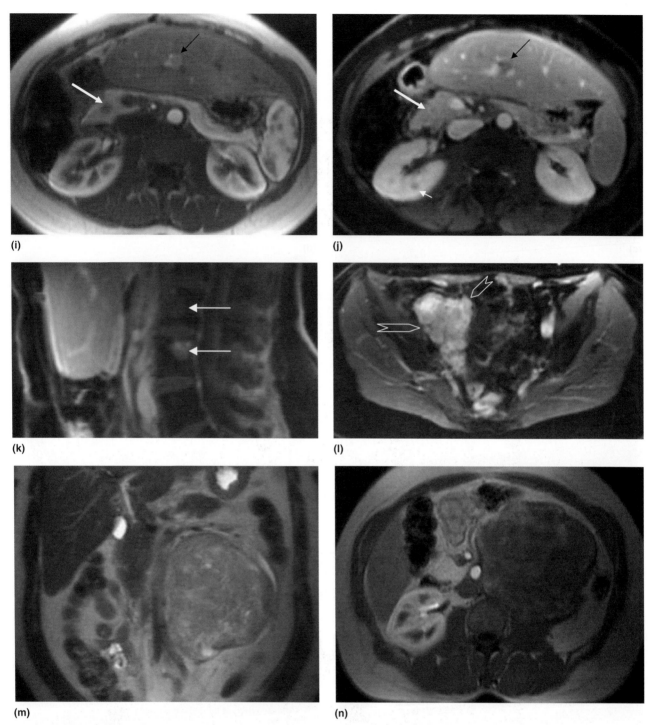

**图 10.24（续前）** 复发性腹膜后肉瘤（箭头，l）患者，伴胰腺（白长箭头，i 与 j），肝脏（黑箭头，i 与 j），肾（白短箭头，j）与骨（箭头，k）转移，轴位钆增强动脉晚期 T1 加权 SGE（i），横轴位门静脉 T1 加权脂肪抑制 SGE（j），矢状间质期 T1 加权脂肪抑制 SGE（k）与横轴位间质期 T1 加权脂肪抑制 SGE 影像。肝转移瘤富含血管，增强动脉晚期强化明显，肝静脉期廓清。胰腺转移瘤在钆增强影像上显示周边渐进性强化。肾转移瘤表现为增强间质期影像上的低信号灶。矢状平面有助于显示脊椎转移，增强间质期呈明显强化。注意由于输血，骨髓信号低。冠状 T2 加权 SS-ETSE（m），横轴位 T1 加权增强动脉晚期（n）与间质期 3D-GE（o）显示左侧腹膜后巨大肉瘤。

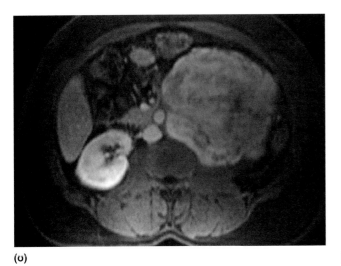

**(b)**

**图10.24**（续前）

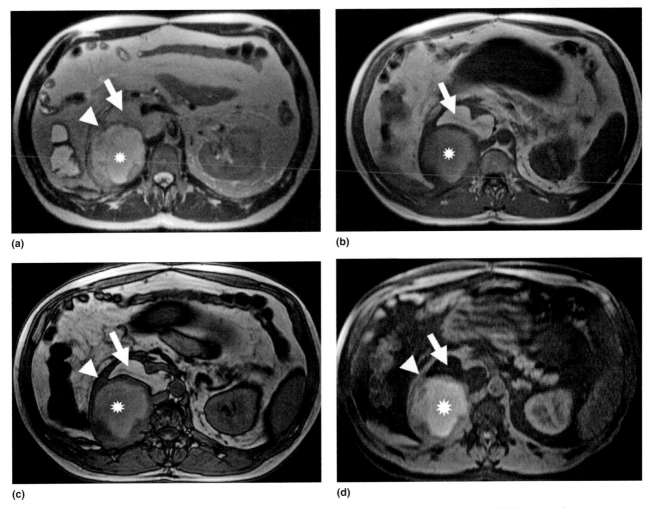

**(a)**

**(b)**

**(c)**

**(d)**

**图10.25** 腹膜后脂肪肉瘤。SS-ETSE（a），T1加权同相位SGE（b），T1加权反相位GE（c），T1加权脂肪抑制3D-GE平扫（d），

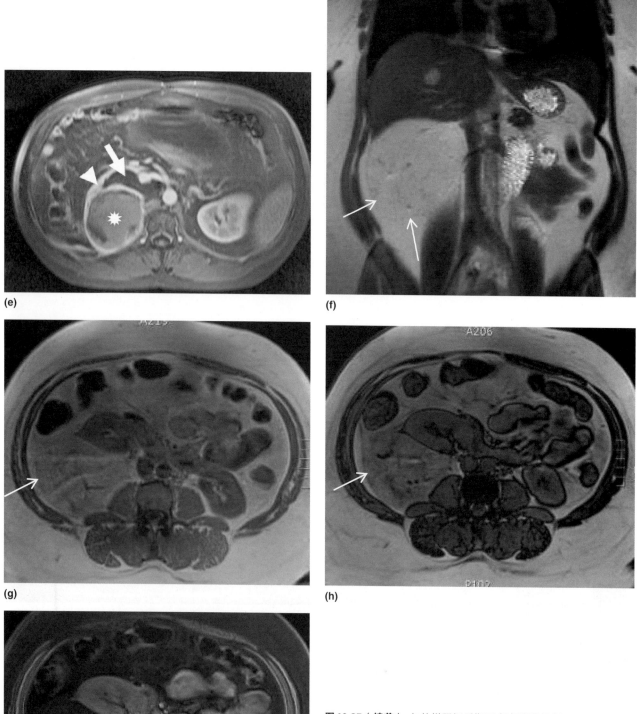

(e)

(f)

(g)

(h)

(i)

**图10.25（续前）** 与钆增强间质期T1加权脂肪抑制SGE（e）。可见一腹膜后肿瘤位于右侧肾后间隙，呈多种成分，伴中央区坏死，坏死内含蛋白的或出血性液体，呈T2高信号（星号，a），T1加权平扫（星号，b-d）与钆增强后（星号，e）影像上呈低信号。肿瘤显示有侵袭性特征，伴周围不规则软组织厚边，有强化（三角，a，c-e）。肿瘤有脂肪细胞成分（箭头，a-e），对照同相位（箭头，b）与反相位影像（箭头，c），可见反相位影像上周边的消除效应，在脂肪抑制影像上表现为信号减低（箭头，d），为脂肪肉瘤的定性诊断依据。腹膜后分化良好的脂肪肉瘤。冠状T2加权SS-ETSE（f），横轴位T1加权同相位（g）与反相位（h）2D-GE,T1加权脂肪抑制3D-GE（i），

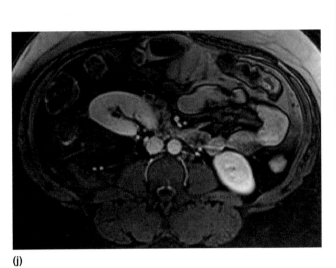

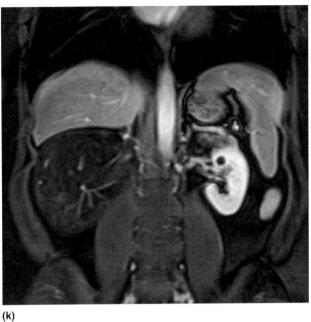

**(j)**　　　　　　　　　　　　　　　　　　　　　　　**(k)**

**图 10.25（续前）** 钆增强横轴位（j）与冠状（k）脂肪抑制 3D-GE 影像，示腹膜后分化良好的大脂肪肉瘤。在 T1 与 T2 加权与脂肪抑制 T1 加权影像上，肿瘤显示不均匀脂肪信号。但肿瘤内也可见有强化的薄分隔，提示可能为脂肪肉瘤或不典型脂肪瘤。此例患者组织病理诊断为分化良好的脂肪肉瘤。

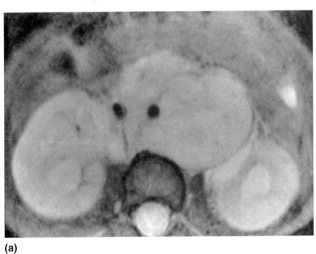

**(a)**

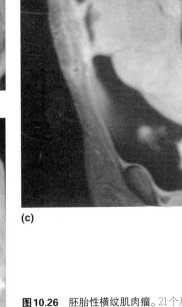

**(c)**

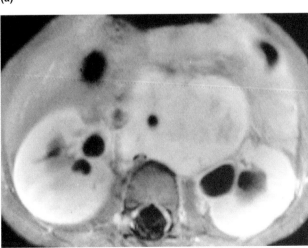

**(b)**

**图 10.26** **胚胎性横纹肌肉瘤。** 21 个月大小胚胎性横纹肌肉瘤的患者，T2 加权脂肪抑制 SS-ETSE（a）与横轴位（b）及矢状（c）钆增强间质期 T1 加权脂肪抑制自旋回波影像。可见一巨大腹膜后淋巴结肿大包裹主动脉，髂血管与 IVC，并使这些血管前移。淋巴结呈 T2 中等高信号（a），钆增强影像上呈中度强化，强化轻度不均匀（b，c）。

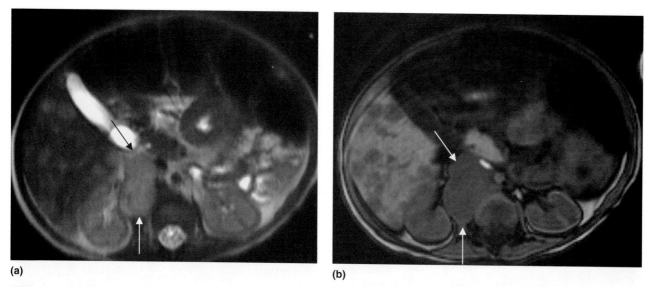

(a)  (b)

**图10.27 神经母细胞瘤。**患神经母细胞瘤的婴儿患者,T2加权SS-ETSE(a)与T1加权反相位GE(b)影像,显示腹膜后大肿瘤伴多发肝转移。肿瘤压迫胰头,胰头向前移位,IVC向前内侧移位。

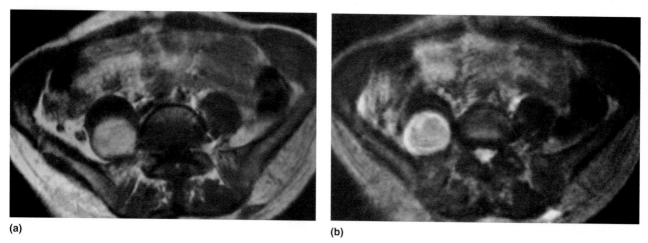

(a)  (b)

**图10.28 腰大肌神经源性肿瘤。**T1加权自旋回波(a)与T2加权自旋回波(b)影像。可见一界限清楚的圆形肿瘤位于右侧腰大肌内。肿瘤呈T1中等信号,T2高信号。T2高信号为神经源性肿瘤的常见特征。

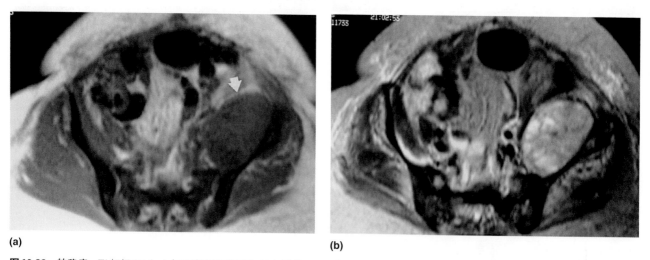

(a)  (b)

**图10.29 转移瘤。**T1加权GE(a)与T2加权自旋回波(b)影像。一不均质肿瘤(箭头,a)位于左侧腰大肌内,符合乳腺癌转移瘤。转移瘤呈T1低信号(a)与T2自旋回波影像上的高信号(b)。

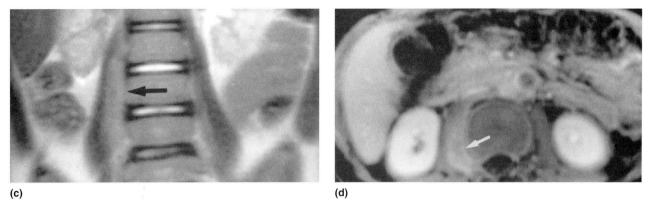

(c)　　　　　　　　　　　　　　　　　　　　　　(d)

**图 10.29（续前）** 第 2 例患者，有神经母细胞瘤病史。冠状 T2 加权 SS–ETSE（c）与横轴位钆增强间质期 T1 加权脂肪抑制 SGE（d）影像，可见右侧腰大肌内侧肌内一 T2 高信号区（箭头，c），增强后呈周边强化（箭头，d），代表转移瘤。

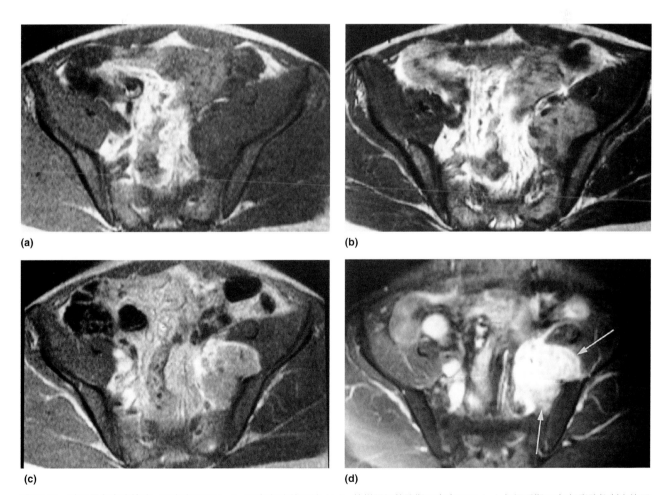

(a)　　　　　　　　　　　　　　　　　　　　　　(b)

(c)　　　　　　　　　　　　　　　　　　　　　　(d)

**图 10.30　髂肌黑色素瘤转移。** T1 加权 SGE（a），T2 加权自旋回波（b），钆增强门静脉期 T1 加权 SGE（c）与间质期 T1 加权脂肪抑制自旋回波（d）影像，可见左侧髂肌后部肌内肿瘤；T1 加权 SGE 影像与肌肉等信号（a），T2WI 上呈不均匀高信号（b）注射钆剂后不均匀强化（c,d）。钆增强 T1 加权脂肪抑制自旋回波影像显示肿瘤的界限与强化程度最佳（箭头，d）。

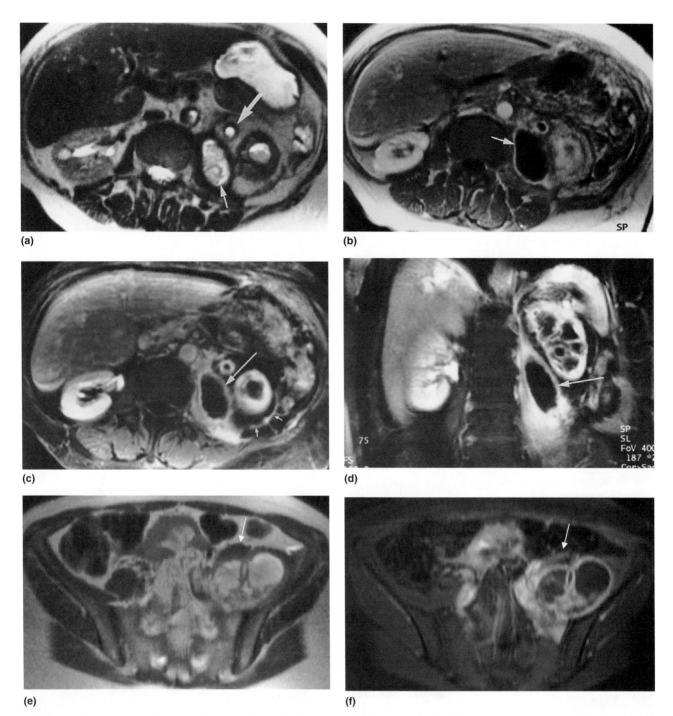

**图10.31 腰大肌脓肿。** T2加权SS-ETSE（a），钆增强门静脉期T1加权SGE（b）与间质期横轴位（c）及冠状（d）T1加权脂肪抑制SGE影像。可见肿大的左侧腰大肌内混杂信号的积液。积液呈T2不均匀高信号（小箭头，a）并含有低信号的坏死碎屑。左侧输尿管（大箭头，a）扩张，壁增厚。钆增强门静脉期SGE影像（b）可见脓肿（箭头，b）与输尿管的壁强化，增强间质期（c，d）含脓肿的腰大肌（长箭头，c，d）与输尿管壁渐进为明显强化。病变边界不清伴线状强化条纹反映了炎症扩展到了肾旁与肾周脂肪内，同时可见左侧肾周筋膜增厚强化（小箭头，c）。钆增强影像上脓肿的内容物无信号（b-d）。在冠状平面影像（d）上可直接观察脓肿的头-尾侧范围。右侧腰大肌无受累，钆增强影像上保持低信号。左肾的收集系统扩张，在钆增强间质期T1加权脂肪抑制SGE影像上呈低信号，为黄色肉芽肿肾盂肾炎无对比剂排泌所致。另一患者T2加权SS-ETSE（e）与钆增强间质期T1加权脂肪抑制SGE（f）影像，显示左侧腰大肌脓肿。脓腔内可见分隔。腰大肌部分未受累肌肉（箭头，e，f）位于脓腔前侧。

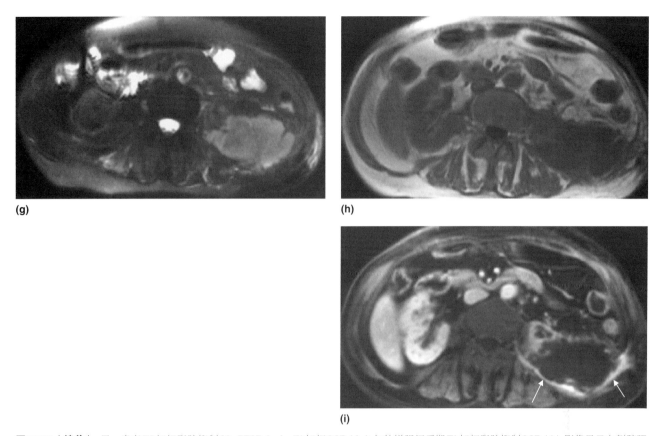

(g)　(h)

(i)

**图10.31（续前）** 另一患者T2加权脂肪抑制SS-ETSE（g），T1加权SGE（h）与钆增强间质期T1加权脂肪抑制SGE（i）影像显示左侧髂腰肌脓肿。脓腔内也可见分隔。在钆增强影像上，左侧腰大肌呈明显炎性强化，腹横筋膜（箭头，i）也显示明显强化。注意与脓腔相邻的左侧皮下区也有炎症。

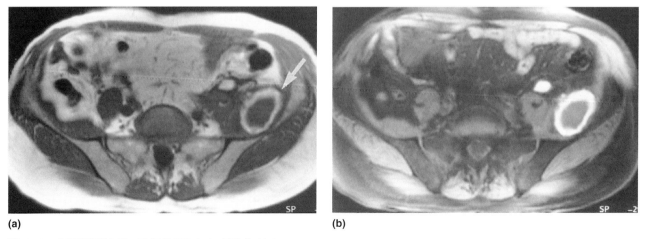

(a)　(b)

**图10.32**　左侧髂腰肌血肿。T1加权SGE（a），横轴位（b）

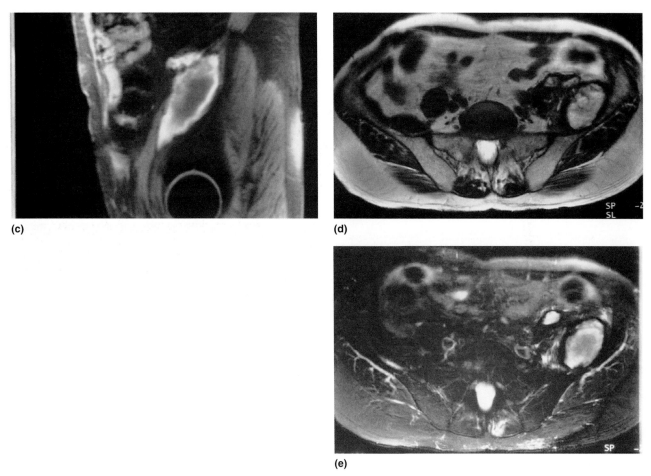

**(c)**

**(d)**

**(e)**

**图10.32（续前）** 与矢状（c）脂肪抑制SGE，T2加权ETSE（d），T2加权脂肪抑制ETSE（e）影像。左侧髂肌肿大，肌内可见混杂信号积液，在T1WH上（a-c）病变中央呈低信号，周边为高信号（箭头，a），在T2WI病变呈不均匀高信号（d，e）。T1加权脂肪抑制影像上病变周边高信号更为明显。矢状T1加权脂肪抑制SGE影像（c）显示血肿的头－尾侧范围。血肿的混杂信号强度代表不同时段的血液分解产物。

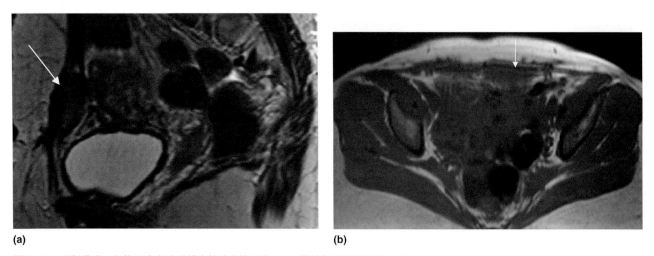

**(a)**

**(b)**

**图10.33** 硬纤维瘤。矢状T2加权高分辨率快速自旋回波（a），横轴位T1加权SGE（b），

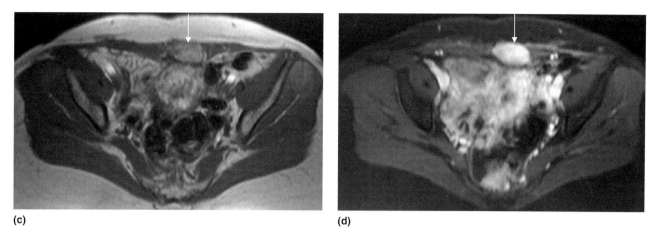

**(c)**　　　　　　　　　　　　　　　　　　　　**(d)**

**图10.33（续前）**　横轴位钆增强动脉晚期T1加权SGE（c）与间质期T1加权脂肪抑制3D-GE（d）影像，显示一硬纤维瘤（箭头，a-d）位于腹直肌内。肿瘤呈T2低信号，反映了肿瘤的纤维性质，钆增强后呈渐进性强化。

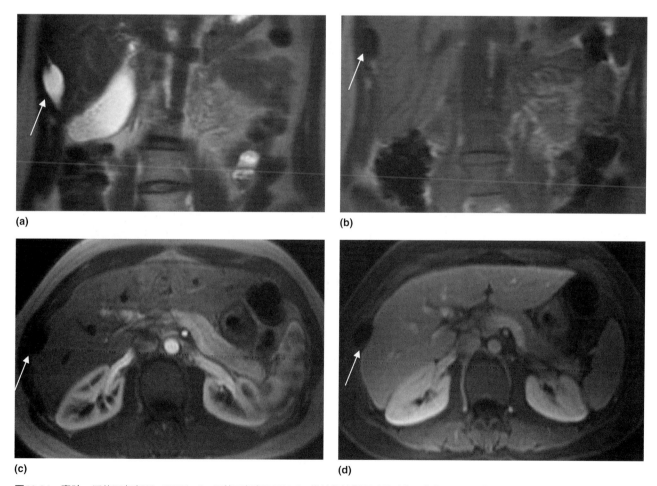

**(a)**　　　　　　　　　　　　　　　　　　　　**(b)**

**(c)**　　　　　　　　　　　　　　　　　　　　**(d)**

**图10.34**　**囊肿**。冠状T2加权SS-ETSE（a），冠状T1加权SGE（b），横轴位钆增强动脉晚期T1加权SGE（c）与间质期T1加权脂肪抑制3D-GE（d）影像显示一腹壁囊肿（箭头，a-d）。囊肿的结构匀一，呈T2高信号，T1平扫呈低信号。钆增强后囊肿无强化。注意在冠状平扫影像上囊肿的位置不同，为呼吸运动所致。

肪背景内低信号的肿块。成熟性硬纤维瘤瘤内丰富的纤维造成T2WI上的低信号[75]。

子宫内膜异位症也可累及腹壁，几乎无一例外地发生于原手术后的瘢痕旁（图10.35）。子宫内膜异位一般于T1加权脂肪抑制平扫SGE或3D-GE平扫影像上显示更好，呈高信号灶。脂肪瘤（图10.36）也是常见病变，肿瘤特异性的MR表现使其容易诊断。

### 恶性肿瘤

肿瘤直接侵犯，血行转移（图10.37、10.38），肉瘤（图10.39、10.40和10.41）与淋巴瘤均可累及腹壁。在T1加权SE或SGE影像上，肿瘤呈中等信号肿块，在高信号皮下脂肪的背景内界限清楚。钆增强脂肪抑制T1加权影像上，肿瘤呈中等高信号，而背景为低信号的脂肪。矢状平面影像可直接观察肿瘤的范围，以及其与腹壁肌

肉的关系。

起自或累及腹部与盆腔骨结构的肿瘤，T1WI，T2加权脂肪抑制影像，结合钆增强脂肪抑制SGE或3D-GE影像显示良好（图10.42、10.43、10.44和10.45）。

### 其他病变

疝、血肿、感染（图10.46），动静脉畸形与静脉曲张（图10.47）可累及腹壁。（疝于第7章"腹腔腔"中讨论）SGE与钆增强脂肪抑制SGE影像可很好地显示恶性或血管性病变。在SGE影像上，血管结构显示为低信号结构，注射钆剂后有强化。在脂肪抑制钆增强影像上病变更加明显。血管瘤/淋巴管瘤等肿瘤累及腹壁并非少见，也可为较大肿瘤的一部分，通常为先天性病变。MRI显示为多发卵圆形及管状结构，浸润皮下组织与腹壁肌肉（图10.48）。血管瘤样成分由小血管间隙构成，

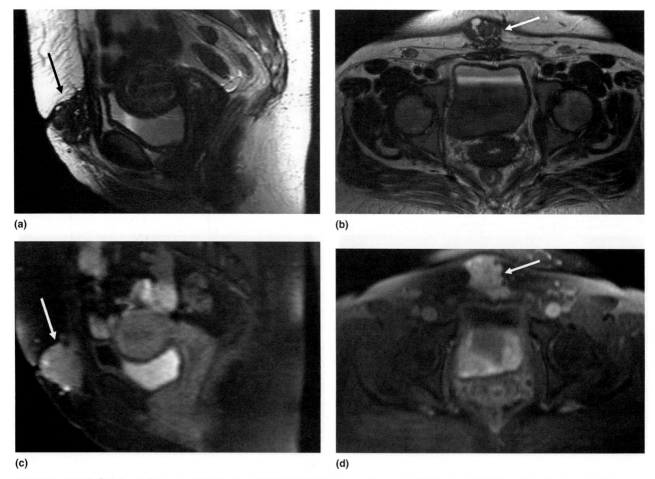

(a)

(b)

(c)

(d)

**图10.35** **子宫内膜异位。**矢状（a）与横轴位（b）T2加权高分辨率FSE，矢状（c）与横轴位（d）钆增强间质期T1加权脂肪抑制3D-GE影像，显示子宫内膜异位（箭头，a-d）位于前腹壁皮下瘢痕旁。子宫内膜异位呈不均匀T2低信号，钆增强后明显强化。注意子宫增大，子宫结合带增宽，符合腺肌症。

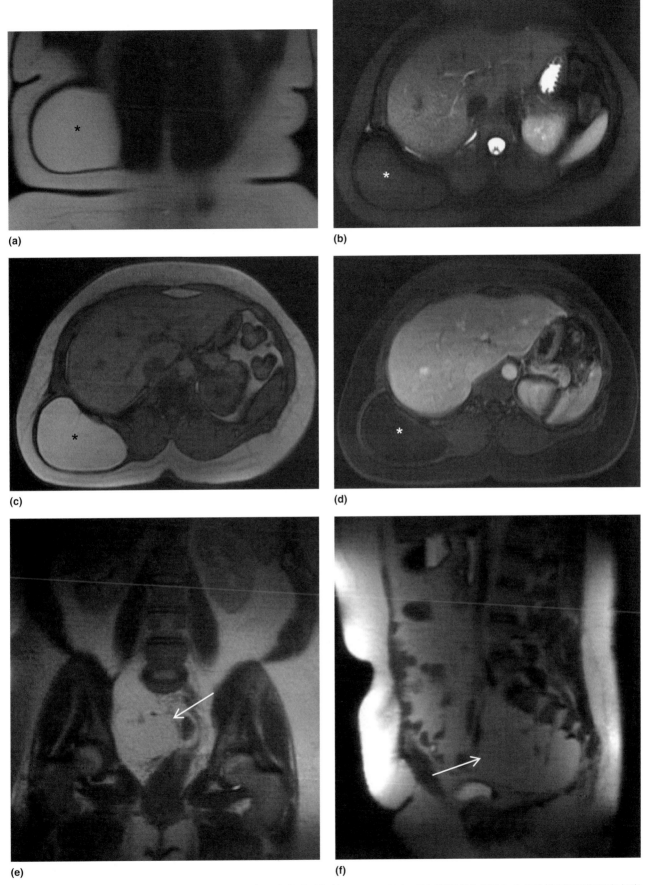

**图 10.36** **脂肪瘤。**冠状 T2 加权 SS-ETSE（a），横轴位 T2 加权脂肪抑制 SS-ETSE（b），T1 加权反相位 SGE（c）与钆增强间质期 T1 加权脂肪抑制 3D-GE（d）影像，显示一较大脂肪瘤（*）位于右后腹壁。在 T2（a）与 T1 加权反相位（c）影像上脂肪瘤呈高信号，脂肪抑制 T2（b）与 T1 脂肪抑制（d）影像上呈低信号。注意反相位影像上（c）可见脂肪瘤周边相位消除伪影。这些表现显示肿瘤内含的脂肪。冠状（e），矢状（f）

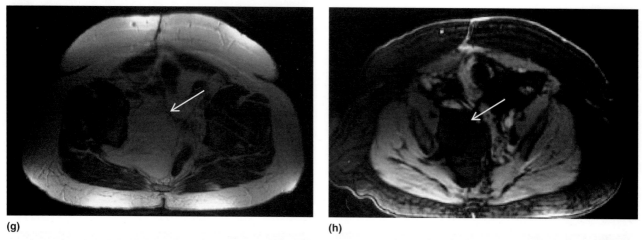

**(g)**                                            **(h)**

**图10.36(续前)** 与横轴位（g）T2加权SS-ETSE, T1加权钆增强脂肪抑制（h）3D-GE影像示盆腔腹膜脂肪瘤病，盆腔脂肪组织增多为其特征。

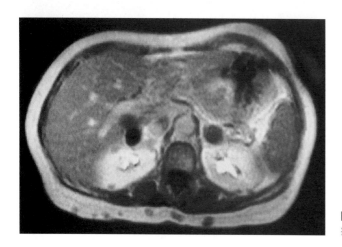

**图10.37 皮下转移瘤。**钆增强间质期T1加权SGE影像，显示乳腺癌多发皮下转移瘤。

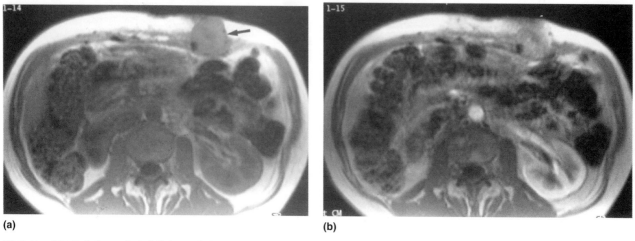

**(a)**                                            **(b)**

**图10.38 肝细胞癌（HCC）腹壁转移。**T1加权SGE（a），钆增强动脉晚期T1加权SGE（b），

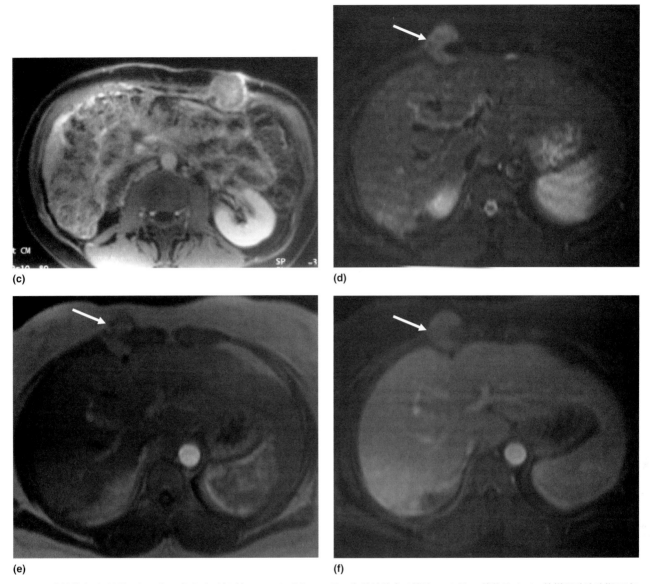

(c)

(d)

(e)

(f)

**图 10.38（续前）** 与钆增强间质期 T1 加权脂肪抑制 SGE（c）影像。可见一腹壁转移瘤（箭头，a）呈 T1 等信号（a），钆增强动脉晚期 T1 加权 SGE 影像上呈中度强化，强化轻度不均匀（b），在延迟期脂肪抑制影像上呈不均匀强化（c）。肿瘤与背景对比良好的序列影像，如 T1 加权 SGE 与钆增强 T1 加权脂肪抑制 SGE 影像上肿瘤显示良好。另一患者，T2 加权 STIR（d），钆增强动脉晚期 T1 加权 SGE（e）与钆增强间质期 T1 加权脂肪抑制 3D-GE（f）影像显示前腹壁转移瘤（箭头，d-f），转移来自 HCC 活检经路的种植。

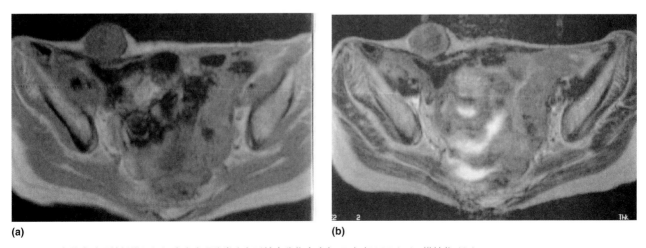

(a)

(b)

**图 10.39**　右前腹壁恶性纤维组织细胞瘤（现分类为多形性未分化肉瘤）。T1 加权 SGE（a），横轴位（b）

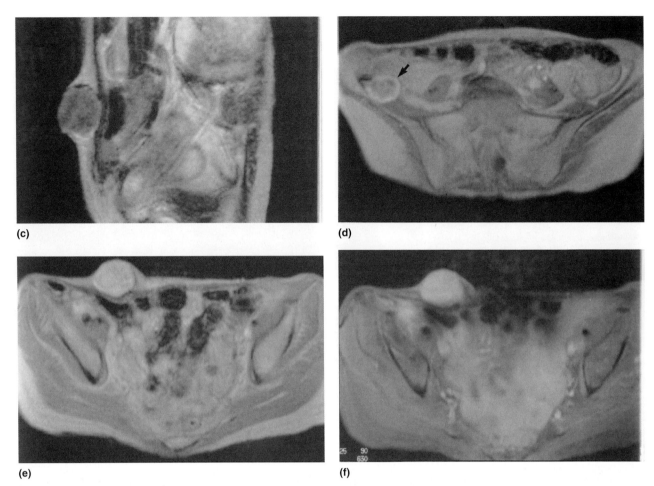

**(c)**

**(d)**

**(e)**

**(f)**

**图10.39（续前）** 与矢状（c）T2加权ETSE，钆增强间质期T1加权SGE较高（d）与较低（e）水平断层与钆增强间质期T1加权脂肪抑制自旋回波（f）影像。在T1WI上，高信号皮下脂肪背景上呈低信号，界限清楚的肿瘤易于确定（a），而在T2WI上呈不均匀低到中等信号（b，c）。右侧腹直肌受肿瘤压迫移位，矢状T2WI显示清楚（c）。钆增强T1加权SGE影像（e）上肿瘤轻度不均匀强化。较高断层水平（d）可见右侧髂肌内转移结节（箭头，d），呈周边为主的不均匀强化。钆增强更延迟期脂肪抑制自旋回波影像（f）上，肿瘤强化更均匀，反映了肿瘤纤维成分的强化。脂肪抑制技术使肿瘤的异常强化更为明显。

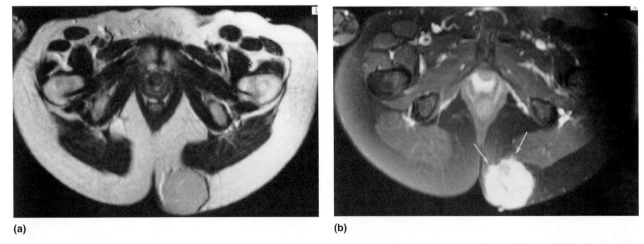

**(a)**

**(b)**

**图10.40** 分化良好的皮下纤维肉瘤。T2加权自旋回波（a）与钆增强T1加权脂肪抑制自旋回波（b）影像。肿瘤位于左侧臀部皮下组织内，呈T2中等信号强度（a），在钆增强脂肪抑制影像上肿瘤强化明显（b）。肿瘤前缘不规则（箭头，b），紧靠相邻的臀大肌。注意T2WI上肿瘤外缘的化学位移伪影（a）。

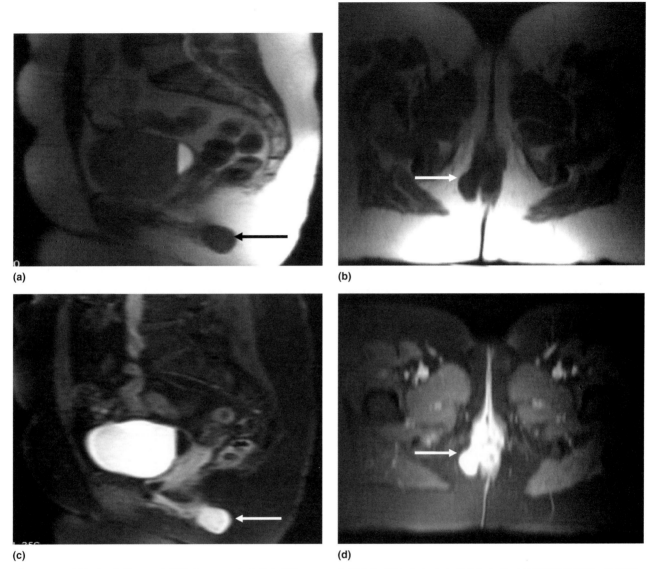

**(a)**　　　　　　　　　　　　　　**(b)**

**(c)**　　　　　　　　　　　　　　**(d)**

**图10.41**　**肛周肉瘤**。矢状（a）与横轴位（b）T2加权单次激发ETSE，钆增强间质期矢状（c）与横轴位（d）T1加权脂肪抑制3D-GE影像，显示肛周肉瘤。增强后病变呈明显强化。

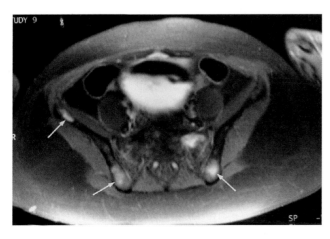

**图10.42**　**白血病骨浸润**。白血病患者钆增强T1加权脂肪抑制自旋回波影像，示双侧髂骨骨髓内有强化的局灶性白血病病变（箭头）。含脂肪的正常骨髓呈低信号，有强化的肿瘤显示明显。

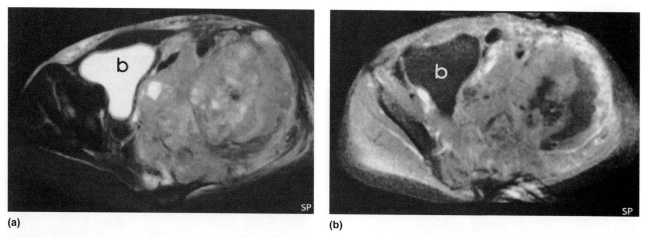

**(a)**

**(b)**

**图 10.43** 骨盆广泛性尤因（Ewing）肉瘤。T2加权脂肪抑制ETSE（a）与钆增强延迟期T1加权脂肪抑制SGE（b）影像，可见一不均质肿瘤起自左侧髂骨。肿瘤侵犯右侧骨盆的所有肌肉，压迫膀胱（b，a与b）向右侧移位。肿瘤呈T2不均匀信号伴混杂高信号区（a），钆增强后显示不均匀强化（b）。

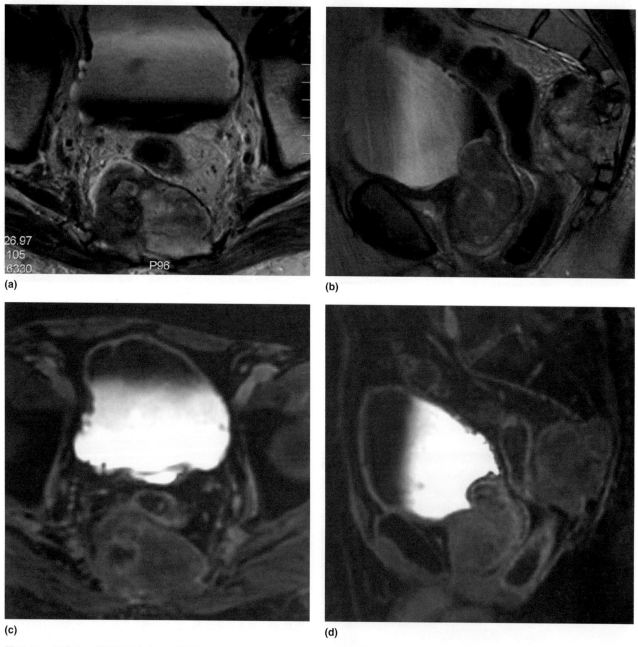

**(a)**

**(b)**

**(c)**

**(d)**

**图 10.44** 脊索瘤。前列腺肥大患者，横轴位（a）与矢状（b）T2加权高分辨率FSE，钆增强延迟期横轴位（c）与矢状（d）T1加权脂肪抑制3D-GE影像，示脊索瘤起自骶骨。脊索瘤呈T2不均匀高信号，中等程度强化。脊索瘤为低度恶性肿瘤，是骶骨最常见的原发肿瘤。注意膀胱壁可见不规则的假小梁，为膀胱出口梗阻所致。

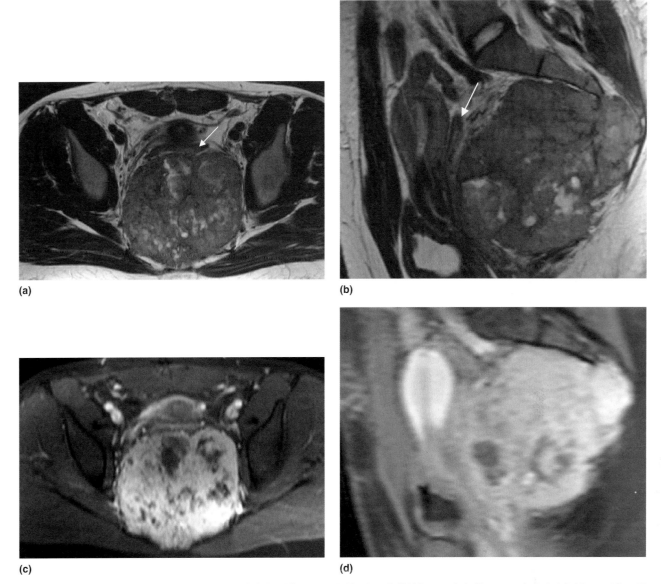

(a)

(b)

(c)

(d)

**图 10.45　巨细胞瘤。**横轴位（a）与矢状（b）T2加权高分辨率 FSE，钆增强间质期横轴位（c）与矢状（d）T1加权脂肪抑制 SGE 影像示骶骨巨细胞瘤。肿瘤巨大，信号极不均匀，呈 T2 中等信号，增强后不均匀强化。肿瘤内可见散在分布中央坏死区。肿瘤位于骶前间隙，起自骶尾骨。子宫与直肠（箭头，a 与 b）受压向前移位。虽然骶骨巨细胞瘤是良性肿瘤，但可有恶变，为脊索瘤之外次常见的骶骨原发性肿瘤。

钆增强后可强化，而淋巴管血管瘤部分一般为囊性，较大，T1 呈高信号，于 T2WI 上可见重力方向上的低信号液平（图 10.48）。MRI 多平面影像可显示异常的范围与肌肉及腹部结构的浸润程度。重 T2 加权 ETSE 影像用于全身淋巴管瘤病的检查，因为充盈液体的囊性间隙在这些影像呈高信号，也可用于鉴别血管瘤样畸形或混合性畸形的血管瘤样成分，因为血管性血管瘤间隙在影像上呈较低信号[76]。蜂窝织炎可与脓肿鉴别，脓肿 MRI 可见中央无信号区。在钆增强脂肪抑制 SGE 影像上，炎症或感染呈高信号的强化组织，可很好确定病变范围。

# 腹膜后大血管病变

## 主动脉

### 主动脉动脉瘤

　　主动脉动脉瘤（AAA）为北美常见病变，发生率为每 10 万人口中 21.1 例，男性患病人数为女性的 5 倍，病

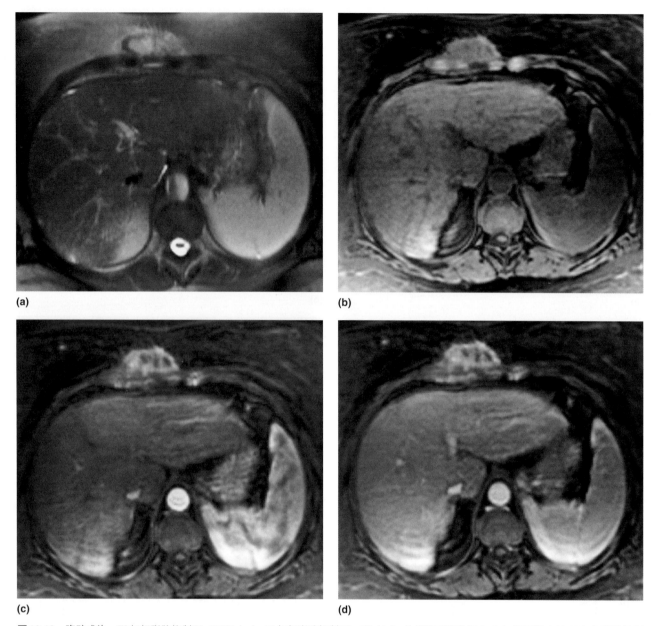

(a)

(b)

(c)

(d)

**图 10.46** 腹壁感染。T2 加权脂肪抑制 SS-ETSE（a），T1 加权脂肪抑制 3D-GE（b），钆增强动脉晚期（c）与间质期（d）T1 加权脂肪抑制 3D-GE 影像，显示肉芽肿性感染累及肋骨软骨结合部与前腹壁。病变外形极不规则，呈明显不均匀强化。病变周围可见毛刺与条纹。病变表现与肉瘤相似。

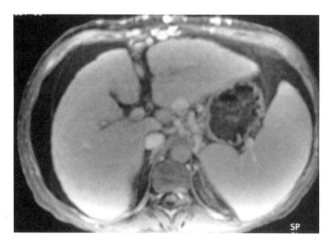

**图 10.47** 肝硬化患者皮下静脉曲张。钆增强早期脂肪抑制 T1 加权 SGE 影像，显示大量有强化的迂曲血管位于前腹壁，符合血管曲张。食管－胃结合部也可见多发静脉曲张。

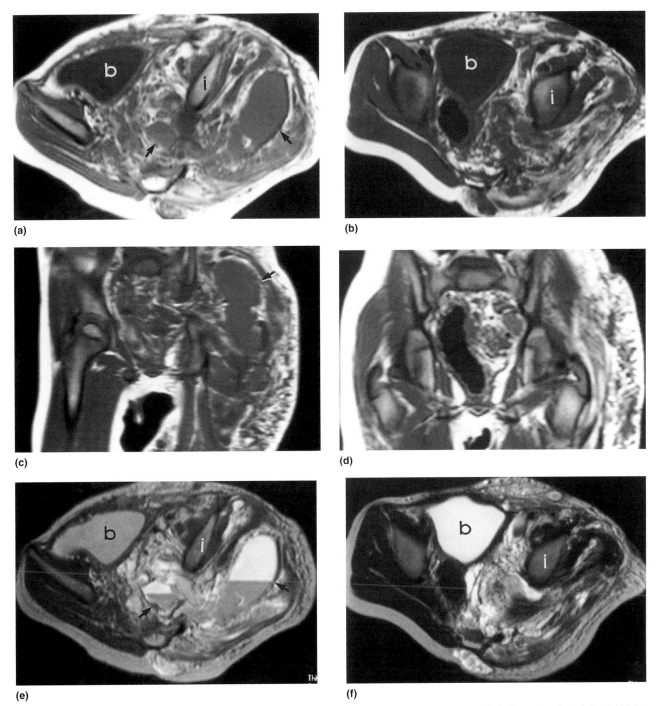

**图10.48** 盆腔淋巴管瘤–血管瘤。横轴位（a，b）及冠状（c，d）T1加权自旋回波，横轴位（e，f）与矢状（g）T2加权自旋回波影像。盆腔中央–左侧可见一广泛不均信号肿物，浸润整个左半盆腔的皮下组织、臀大肌、臀中肌与臀小肌，并扩展到真骨盆，膀胱受压明显变形移位（b；a，b，e-g），左侧髂骨（i；a，b，e，f）向前右侧移位。肿物含有大量管状与卵圆形T2高信号结构，代表肿物内含液体。在T2WI上，较大充盈液体的囊性间隙内（箭头，a，c，e）可见液–液平面（e），重力方向为较低信号液平，代表高蛋白含量液体。大的充液间隙为淋巴管血管瘤，而非血管瘤样畸形的征象。冠状影像（c，d）显示骨盆的畸形与畸形血管侵犯左侧大腿肌肉与皮下组织的范围与右侧相比，左侧大腿肌肉与皮下组织增厚。

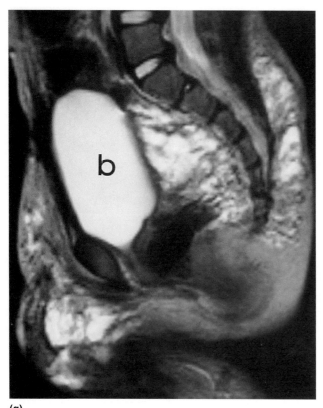

**(g)**
**图10.48（续前）**

变诊断年龄中位数，男性为69岁，女性为78岁[77]。涉及患者干预的重要诊断信息包括动脉瘤的直径、纵向长度与肾脏、髂总及股动脉的关系。直径6cm或大于6cm的动脉瘤常合并自发性破裂，但小于5cm的动脉瘤自发破裂相对少见[78, 79]。黑血与亮血技术MR影像可成功显示动脉瘤[5, 16, 23, 80-84]。钆增强3D-GE MRA（即3D FISP）可显示动脉瘤的整体范围及其与肾动脉、腹腔干及SMA的关系（图10.49）。在动脉粥样硬化患者，可同时存在肾动脉狭窄，钆增强3D FISP影像也可很好显示。SMA的狭窄也能可靠诊断，有肾动脉头侧主动脉动脉瘤时这一点十分重要，因为动脉瘤修补术后可并发肠道缺血[84]。钆增强SGE或3D-GE，或脂肪抑制SGE，或3D采集后3D-GE影像可完成对动脉瘤壁、附壁血栓与腹部脏器的评估（图10.50、10.51）。

　　假性动脉瘤为血液聚积于内膜层外造成的动脉增大，典型积血位于浆膜内或动脉壁外层内。病因可能与粥样斑块破裂，夹层或外伤相关（图10.52）。

　　炎症性主动脉炎，也称之为炎性主动脉动脉瘤，少见，主动脉瘤周围出现炎症反应[85]。一些研究者推测其致病因素包括对粥样斑块内生成的蜡样脂的免疫反应[82]，而其他研究者发现炎症性主动脉动脉瘤患者有累及主动脉壁的血管炎，因而推测腹膜后纤维化，血管炎与主动脉瘤同为一种确定的疾病[85]。钆增强脂肪抑制SGE或3D-GE影像显示主动脉动脉瘤周围组织有浸润性强化（图10.53）。

### 主动脉夹层

　　主动脉夹层通常起自胸主动脉。MRI结合MRA可正确检出主动脉夹层[84, 86, 87]。无创性及无电离辐射为MR的重要性质。MRI的优势包括可显示内膜瓣与假腔入口部位[11]，检查主动脉全长，并偶可显示所谓"主动脉蛛网"，为夹层形成时形成的弹力纤维带，自假腔壁凸向腔内[88]。由于只存在于假腔，发现弹力纤维带有助于区分假腔与真腔。在自旋回波影像上，真腔内的血流通常呈流空信号，而假腔内的血流流速不同，可以为流空信号，也可呈高信号（图10.54）。在自旋回波影像上，夹层假腔内的缓慢血流与血栓鉴别可有困难。

　　常规自旋回波影像的应用有限，因为钆增强3D-GE MRA（即3D FISP）与钆增强脂肪抑制GE（2D或3D）影像均为快速，正确与可重复性好的技术用于显示夹层。钆增强SGE或3D-GE与3D-GE MRA技术能可靠区分影像上呈高信号的慢血流与低到中等信号强度的血栓（图10.54）。屏气钆增强3D-GE MRA影像可显示夹层的全部范围、入口部位、内膜瓣的位置、器官动脉与真腔及假腔的关系，细节清晰（图10.55）。入口部位、内膜瓣与分支血管的起源在单个层面上的显示优于3D-GE重建影像。采集两组数据可获得动态血流信息，常显示为假腔的延迟强化，血流慢的病例更为明显。屏气增强早期SGE或3D-GE影像也可提供这一信息。钆增强非脂肪抑制与脂肪抑制SGE或3D-GE影像可显示内膜瓣，主动脉分支开口，并可评估夹层累及器官血管的情况（图10.56）。横轴位影像较矢状或冠状影像可更好评价夹层的扩展范围。偶尔，仅在T1WI发现动脉壁增厚伴或不伴有高信号灶[89, 90]。T1WI上的高信号灶代表动脉壁内的血肿。此种形式的病变血管造影可能漏诊，有作者推测为夹层的早期，病变来自血管壁滋养血管的出血，导致主动脉壁薄弱，可继发内膜破裂[89, 90]。有报告2例随访患者，从上述表现进展为有内膜瓣与假腔内血流的典型夹层[90]。

### 主动脉穿透性溃疡与壁内夹层性血肿

　　主动脉穿透性溃疡来自溃疡性粥样斑块，溃疡穿透

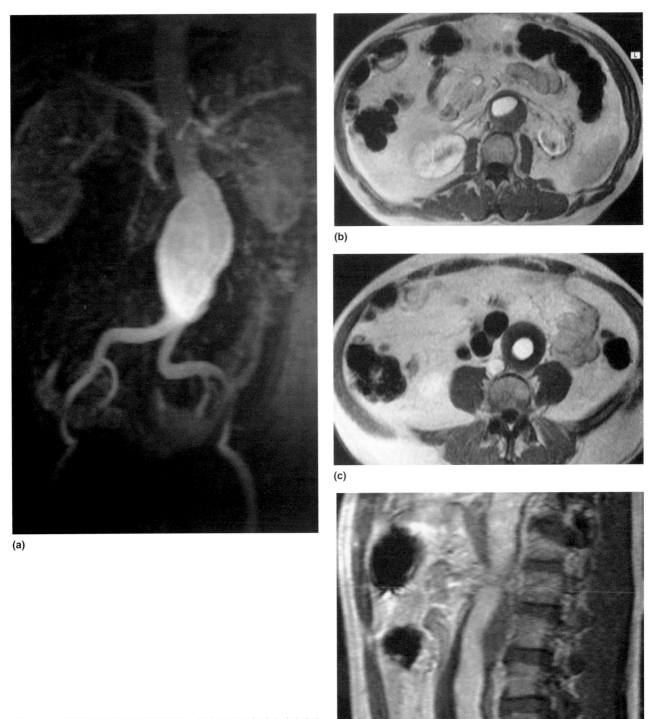

**图10.49　粥样硬化性腹主动脉动脉瘤**。肾水平以下主动脉动脉瘤患者，钆增强冠状T1加权3D-GE 2mm薄层影像冠状MIP重建（a），显示肾水平以下较大梭形主动脉动脉瘤。可见动脉瘤向下累及髂总动脉。第2例患者横轴位钆增强门静脉期（b）与间质期T1加权SGE（c），矢状钆增强间质期T1加权SGE（d）影像。钆增强门静脉期T1加权SGE影像上（b），明显可见腹主动脉动脉瘤腔内含钆强化高信号的血流与低信号的血栓。左肾小，均匀变薄的皮质呈延迟强化，影像表现符合左肾动脉狭窄。注意在此增强肾小管期影像上，右肾皮质与髓质呈等信号。钆增强早期T1加权SGE影像上，通畅的管腔与附壁血栓显示清晰（b, c），

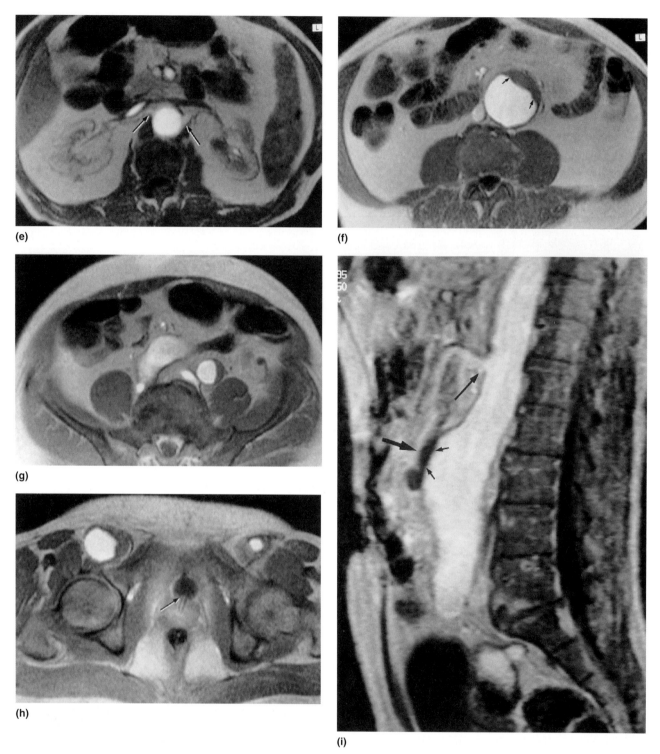

(e)

(f)

(g)

(h)

(i)

**图10.49（续前）** 同时矢状平面影像显示了病变的纵向范围。第3例患者横轴位钆增强动脉期（e，f，g，h）与矢状间质期T1加权SGE（i）影像，肾动脉发出水平腹主动脉直径正常（箭头，e）；更低水平横断影像（f-h）上，主动脉管腔增大，可见边缘锐利通畅的高信号管腔与低信号的附壁血栓（箭头，f）；肾水平以下主动脉（f），髂总动脉（g）与股动脉主干受累。膀胱内可见球囊导管置入（箭头，h）。矢状增强间质期影像可直接观察病变的最大前后径（粗箭头，i）与主动脉前壁低信号的血栓（小箭头，i）。SMA开口（细箭头，i）也可显示。

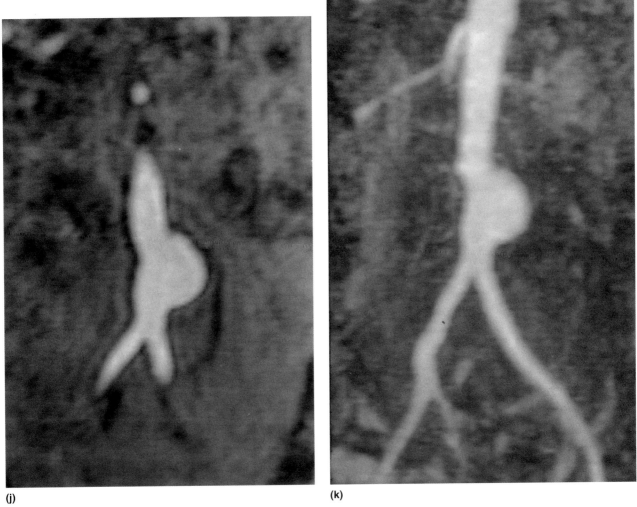

**(j)** **(k)**

**图10.49（续前）** 第4例患者，冠状钆增强T1加权3D-GE原始影像（j）与2mm层厚3D-GE影像MIP重建（k）。原始影像（j）显示血管异常最为清楚，而MIP重建断层影像可显示病变的全貌（k）。这例患者的肾水平以下主动脉囊状动脉瘤显示清晰。

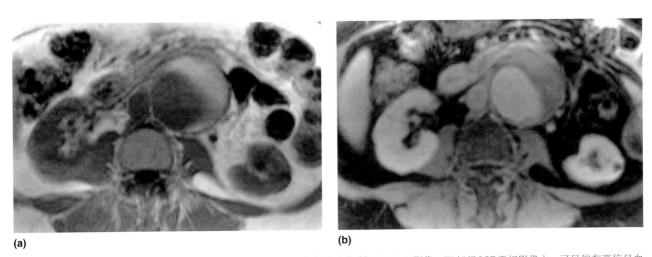

**(a)** **(b)**

**图10.50** **高信号附壁血栓。** T1加权SGE平扫（a）与钆增强T1加权脂肪抑制SGE（b）影像。T1加权SGE平扫影像上，可见伴有高信号血管的AAA（箭头，a）。钆增强后，血管管腔强化变亮，血栓呈相对低信号（b）。

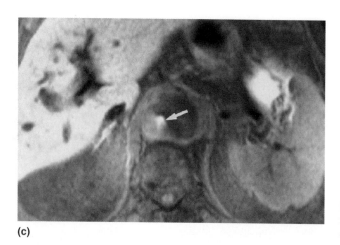

**(c)**

**图10.50（续前）** 第2例主动脉动脉瘤患者T1加权脂肪抑制自旋回波影像（c），显示主动脉动脉瘤伴右后壁粥样斑块，斑块内可见高信号灶（箭头，c），代表更新形成的凝血块。

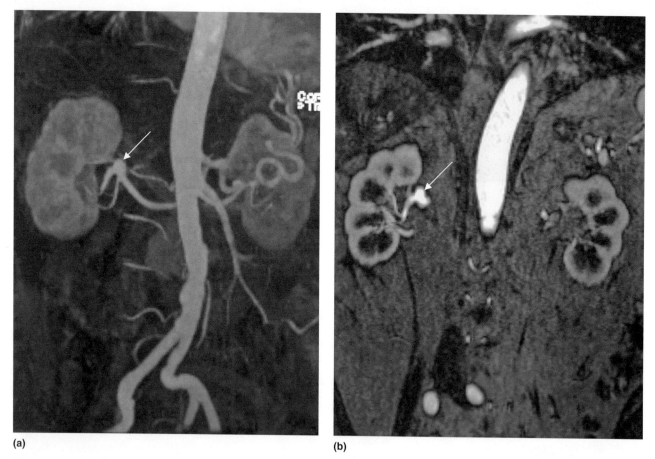

**(a)**　　　　　　　　　　　　　　　　　　　　　　　　**(b)**

**图10.51** **肾动脉动脉瘤。**一组冠状屏气钆增强动脉早期3D-GE MRA断层影像MIP重建（a）与冠状3D-GE MRA原始影像（b），显示肾动脉小动脉瘤（箭头，a，b）。

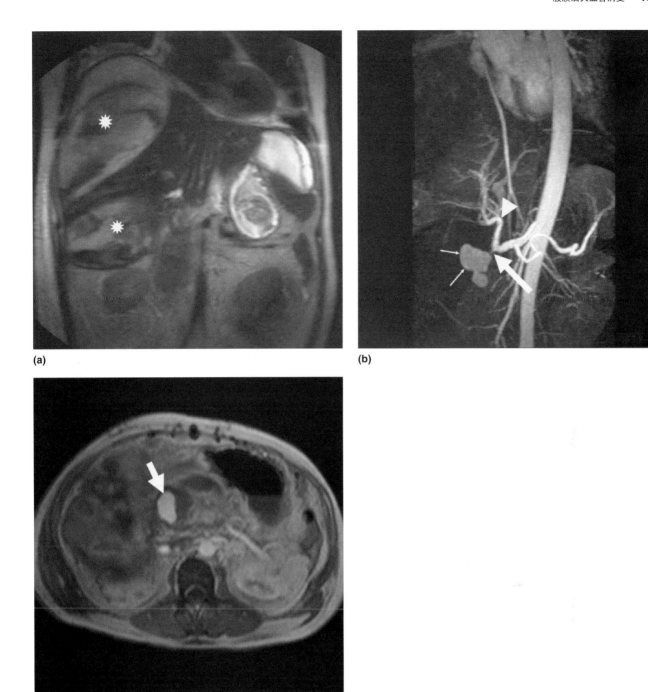

**(a)**

**(b)**

**(c)**

**图10.52　胃十二指肠假性动脉瘤**。部分胰腺切除术后患者上腹痛，肾功能减退，遂行MR血管成像检查，包括MR平扫，冠状T2加权SS回波链影像可见肝被膜下大量积血（星号，a），并沿肝门蔓延。行团状注射跟踪触发钆增强动脉早期（b）与随后的延迟期3D-GE影像采集以观察积血与血管及周围软组织的关系（c）。所示单一MRA影像（b）选自多角度投影重建影像系列，显示肝固有动脉（三角，b），胃十二指肠动脉开口（大箭头，b）与起自胃十二指肠动脉的假性动脉瘤（小箭头，b）。横轴位3D-GE影像也显示假性动脉瘤（箭头，c）。MRA检查后，患者做了血管造影引导下介入治疗，置入弹簧圈，成功对假性动脉瘤进行了栓塞。由于采用了MRA辅助引导插管，介入治疗仅用了10 mL碘对比剂，为不用MRA辅助时所需对比剂总量的很小比例，明显降低了发生急性肾功能损害的危险。

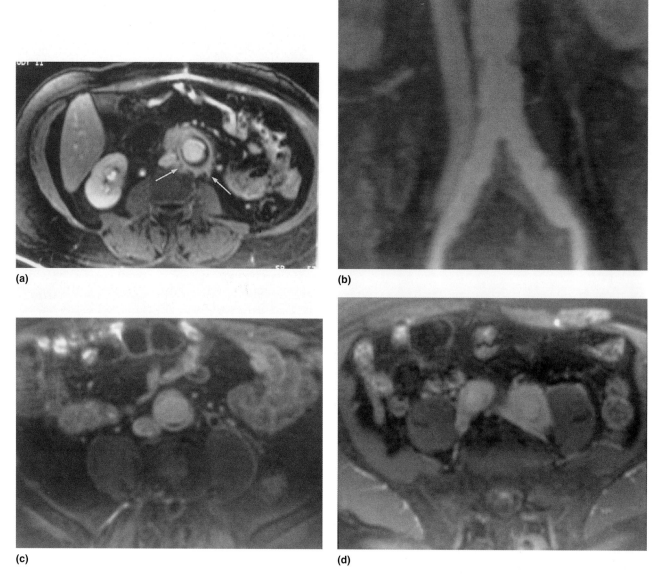

**图 10.53** **炎性主动脉炎**。钆增强间质期 T1 加权脂肪抑制 SGE 影像（a）。可见主动脉动脉瘤，伴壁弥漫性增厚，界限模糊的组织浸润至动脉瘤周围腹膜后脂肪内，强化明显（箭头），同时可见强化的管腔与几乎无信号的附壁血栓。第 2 例患者冠状 3D MIP 重建（b）与横轴位钆增强间质期 T1 加权脂肪抑制 SGE（c 与 d）影像显示肾水平以下主动脉与双侧髂总动脉扩张。注意血管周围环绕有强化均匀的组织，符合动脉瘤周围炎症。

血管壁的内弹力层，并可在主动脉壁中膜形成血肿、假性动脉瘤，最终造成主动脉壁透壁性破裂。病变更多位于胸部的降主动脉或上腹部主动脉（图 10.57）[91]。出现壁内夹层性血肿时，内膜瓣厚而不规则，常不易见到。壁内血肿极少充盈对比剂，而且常可见自位于粥样斑块穿透性溃疡的入口向头、尾两侧扩展。主动脉常有广泛粥样硬化改变[91]。穿透性溃疡与主动脉夹层鉴别十分重要，因为两者处理方法不同。MRI 可显示壁内血肿，粥样斑块溃疡与假性动脉瘤[91, 92]，显示壁内血栓优于

血管造影。MRI 鉴别急性血肿与粥样硬化斑块及慢性血栓与 CT 相似或优于 CT[92]。在 T1 与 T2WI 上，壁内血肿均呈高信号，可与低信号的慢性附壁血栓鉴别[92]。钆增强 3D-GE MRA 显示主动脉管腔，结合钆增强脂肪抑制 SGE 或 3D-GE 影像确定主动脉深溃疡的壁厚，可为评价主动脉穿透性溃疡最为有效的方法（图 10.57）。

**主动脉-髂动脉粥样硬化：血栓**

钆增强 SGE 或脂肪抑制 SGE 与 3D-GE 影像可显示主

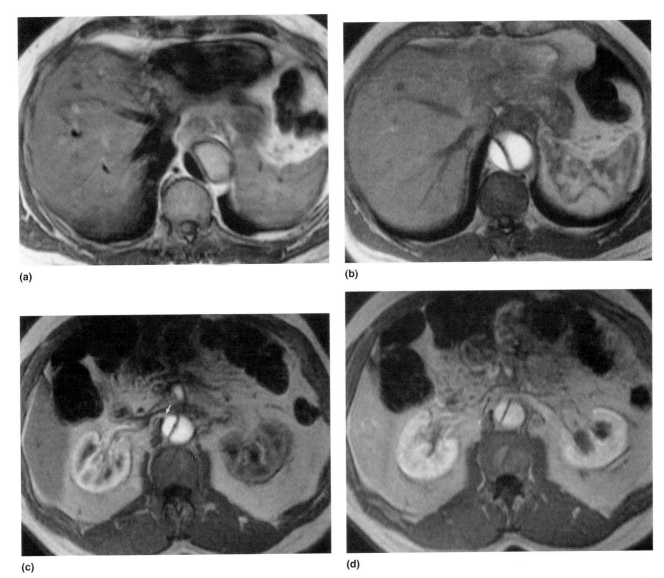

(a)

(b)

(c)

(d)

**图 10.54**　**主动脉夹层伴双肾灌注不一致。**T1加权自旋回波（a）与钆增强动脉晚期（b，c）及间质期（d）T1加权SGE影像。T1加权自旋回波影像（a）示腹主动脉增粗，腔内可见内膜瓣与真、假腔。假腔呈高信号，是血流缓慢所致。注意由于血压力较高，真腔呈双凸形。同一断层水平采集钆增强即刻T1加权SGE影像显示双腔均有强化，内膜瓣边缘锐利。钆增强动脉晚期较低断层水平SGE影像上（c），因为假腔内血流缓慢，到达对比剂少，假腔强化明显低于真腔。可见右肾动脉（箭头，c）起自真腔。右肾皮质强化明显、左肾皮质强化微弱的表现突出，提示左肾动脉起自假腔。注意在钆增强间质期T1加权SGE（d）影像上，动脉管腔与肾脏强化程度一致。第2例主动脉夹层患者T1加权自旋回波（e）与钆增强动脉晚期T1加权SGE（f）影像。T1加权自旋回波影像显示主动脉动脉瘤伴内膜瓣（箭头，e），影像上显示双腔均呈信号流空，反映出假腔内血流速度较第1例患者更高。右侧管腔呈双凸形，符合真腔。钆增强早期T1加权SGE影像上两腔强化相同，也反映出两腔内血流速高。开口于真腔的右肾动脉（箭头，f）显示好。主动脉夹层患者钆增强动脉早期T1加权SGE影像可提供血动力学的信息，有助于确定真腔与假腔及腹部器官的动脉灌注。

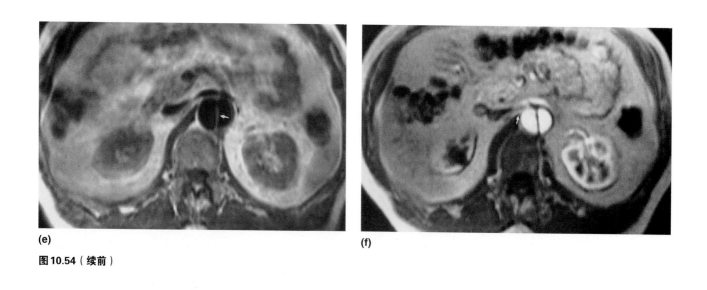

(e)

(f)

**图10.54**（续前）

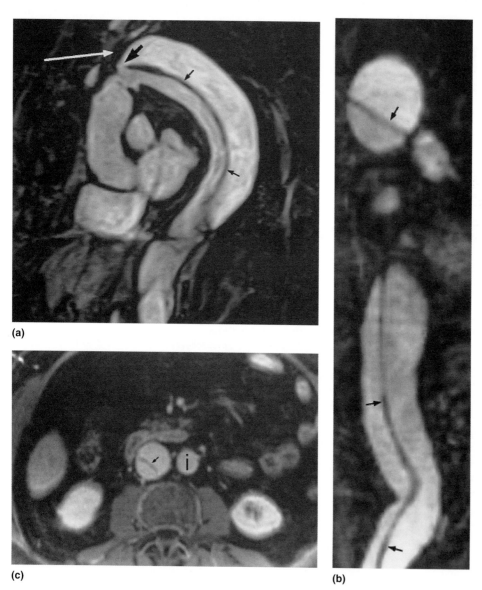

(a)

(c)

(b)

**图10.55　主动脉夹层。**B型主动脉夹层患者，经主动脉弓中心的斜冠状平面，钆增强动脉早期T1加权脂肪抑制3D-GE MRA 2mm薄层影像（a），钆增强动脉早期T1加权脂肪抑制3D-GE MRA 2mm薄层斜矢状影像组冠状多平面重建（b）与间质期横轴位脂肪抑制T1加权SGE影像（c）。钆增强斜矢状3D-GE影像（a）显示主动脉夹层起自胸主动脉。内膜瓣（小箭头，a-c）呈低信号弧线状结构，易于辨认。可见夹层入口（大黑箭头，a）紧邻左锁骨下动脉开口（长箭头，a）远侧。多平面重建（b）影像显示了夹层与内膜瓣（小箭头，b）自胸主动脉到腹主动脉的走行。钆增强间质期影像上内膜瓣显示好。

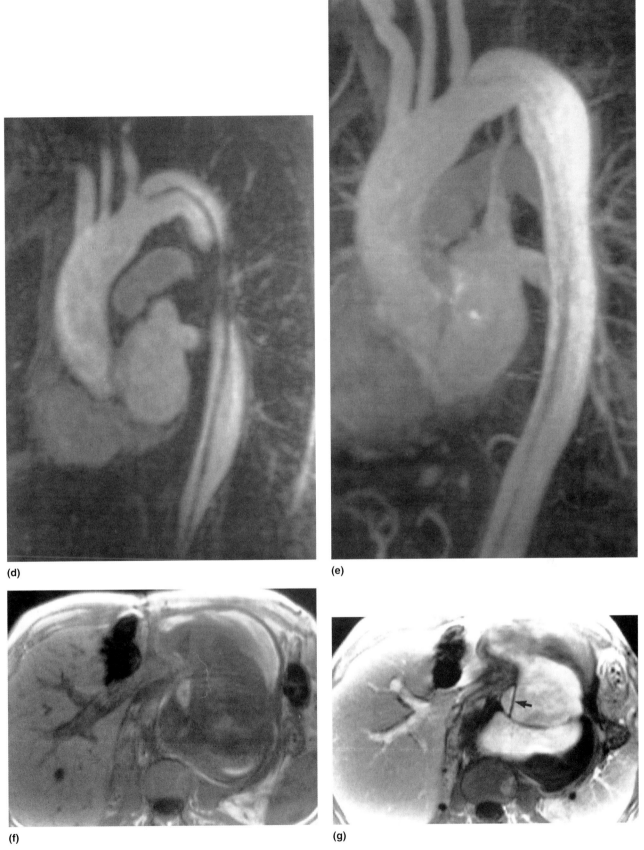

(d)

(e)

(f)

(g)

**图10.55（续前）** 腹主动脉水平T1加权脂肪抑制SGE影像（c）。偶然发现左侧IVC（i，c）。第2例患者冠状钆增强3D-GE 2mm薄层原始影像（d）与2mm 3D-GE MRA影像MIP重建（e），显示类似表现的主动脉夹层。第3例患者横轴位T1加权SGE（f）与钆增强动脉早期T1加权SGE（g）影像。可见一巨大复杂性腹主动脉囊状动脉瘤，伴相关血栓和夹层。注射对比剂后内膜瓣显示清晰（箭头，g）。

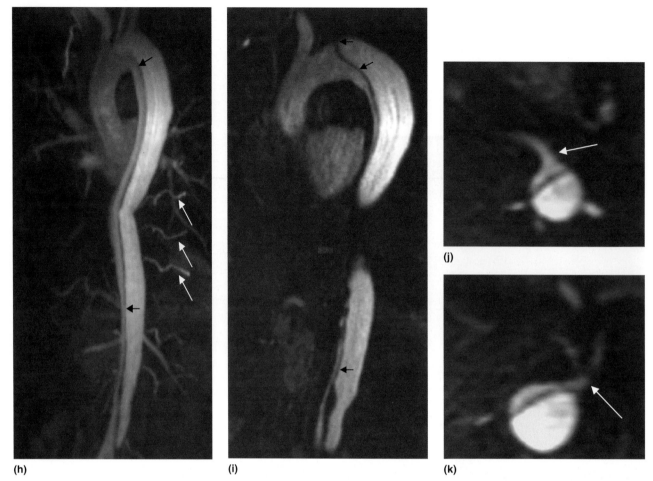

(h)　　　　　　　　　　　　　　　(i)　　　　　　　　　　　　(k)

**图 10.55（续前）**　另一患者一组矢状钆增强动脉早期屏气3D-GE MRA断层影像MIP重建（h），矢状3D-GE MR血管成像原始影像（i）与横轴位3D-GE MRA重组影像（j，k）显示B型夹层。夹层内膜瓣（黑箭头，h，i）起自左锁骨下动脉远侧。腹腔干（箭头，j）与SMA（箭头，k）起自小的真腔。注意支气管动脉（白箭头，h）起自降主动脉。

动脉与髂动脉粥样硬化的大体改变。钆增强 3D-GE MRA 影像能可靠评估主动脉（图 10.58）与髂动脉（图 10.59、10.60）的粥样硬化改变及狭窄，并可显示管腔的狭窄段与狭窄后区（图 10.59），因为影像不会如时间飞跃技术那样受到去相位，反流或层面内饱和现象的干扰。

　　进展期血栓性疾病或夹层可发生腹主动脉及其分支梗阻。钆增强 SGE 或 3D-GE 影像可清楚显示高信号的通畅管腔与低信号血栓闭塞的管腔（图 10.61）。冠状或矢状影像有助于确定梗阻的水平（图 10.61、10.62）。

### 主动脉移植的术后评估

　　腹主动脉移植手术的术后并发病包括阻塞，出血伴假性动脉瘤形成，感染与主动脉肠瘘形成。MR 可很好显示这些并发症[23, 93]。虽然这些并发症实际上可发生于术后，但一般认为术后4～6周不应做MRI检查，使

内皮得以修复并避免手术夹脱落损伤的危险。然而，非铁磁性 MR 相容性支架可血管内应用，从而 MR 检查可更早些。术后3个月内移植血管周围常有积液（图 10.63）。T1 与 T2WI 上，3个月后移植血管周围积液或3个月后积液量增多提示感染[23, 94, 95]。钆增强脂肪抑制影像也是评价主动脉移植物感染炎性改变的理想技术（图 10.64）。钆增强脂肪抑制 SGE 或 3D-GE 影像更优于钆增强 T1 加权脂肪抑制自旋回波影像，因为 SGE 与 3D-GE 序列更容易显示移植血管的通畅情况。通畅的管腔呈高信号，而管腔内血栓则为低到中等信号强度。炎性组织呈明显强化，而积液/脓肿则显示为中央低信号。

　　腔内置入主动脉移植物为流行的治疗方法，因为与开放式手术置入移植物相比，这种方法的危险性更低。MRI 可用于确定移植物的位置是否恰当（图 10.65、10.66）及检查有否并发症。

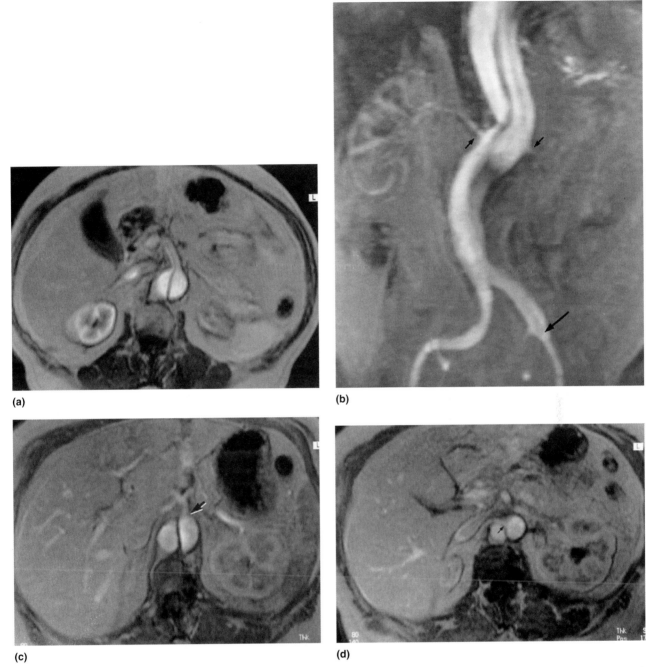

**(a)**

**(b)**

**(c)**

**(d)**

**图10.56 主动脉夹层扩展至SMA。**钆增强动脉早期T1加权SGE影像（a）与随访检查钆增强动脉早期冠状T1加权SGE影像组3D MIP重建冠状投影（b）影像。SMA开口水平钆增强动脉早期T1加权SGE影像（a）示主动脉腔内含钆强化的真腔（右）与假腔（左），可见内膜瓣延伸到SMA内。3D MIP重建冠状投影显示腹主动脉与髂动脉，可见内膜瓣延伸进入到髂外动脉内（大箭头，b）。双肾动脉开口显示清楚（小箭头，b），而左肾动脉与左肾未见显示，是由于假腔内血流缓慢，强化低所致。第2例患者两个不同断层水平钆增强动脉早期T1加权SGE影像（c，d），清楚可见钆增强后高信号的主动脉，内膜瓣显示清晰，腹腔干（箭头，c）与右肾动脉（箭头，d）起自真腔。

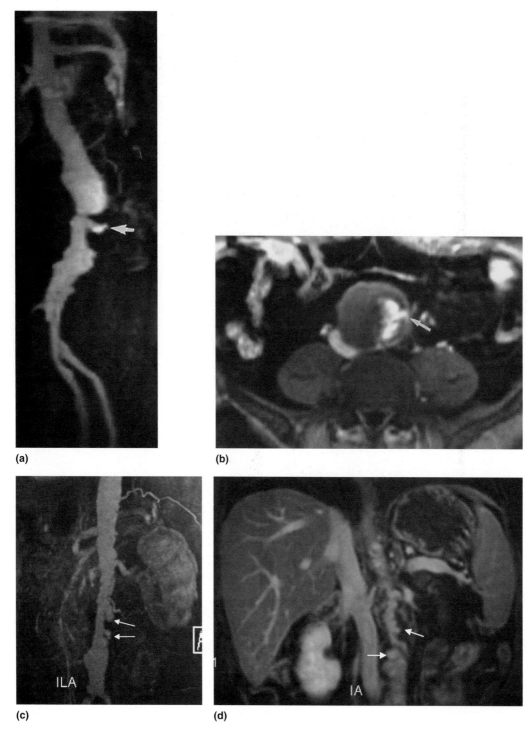

**(a)**

**(b)**

**(c)**

**(d)**

**图 10.57** **主动脉透壁性溃疡。**冠状钆增强T1加权脂肪抑制3D-GE 2mm薄层侧位MIP重建（a）与横轴位钆增强间质期脂肪抑制T1加权SGE影像（b），可见肾下水平腹主动脉粥样硬化性动脉瘤。侧位MIP影像显示粥样斑块溃疡（箭头，a，b）。在钆增强间质期脂肪抑制T1加权SGE影像上（b），可很好地评估主动脉动脉瘤的直径与附壁血栓，溃疡的深度及其与主动脉壁外缘的关系显示清楚。钆增强间质期T1加权脂肪抑制SGE影像提供的主动脉壁与其周围组织的信息MRA不能提供。另一患者3.0 T MR钆增强动脉早期屏气冠状3D-GE MRA薄层MIP重建影像（c）与钆增强门静脉期T1加权脂肪抑制3D-GE影像（d）显示腹主动脉粥样硬化改变，两幅影像均可见穿透性溃疡（箭头，c与d）。注意患者也有动脉瘤，位于主动脉分叉近侧。

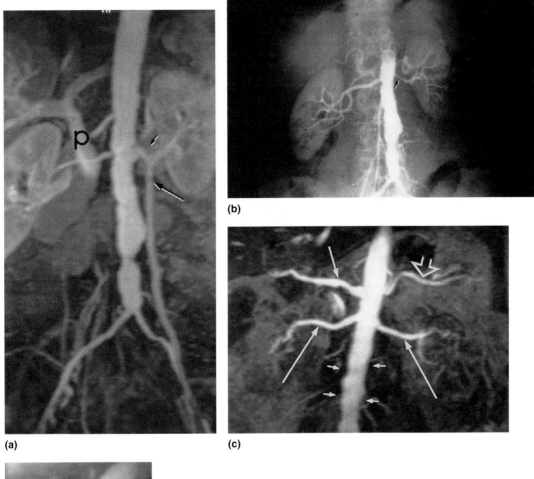

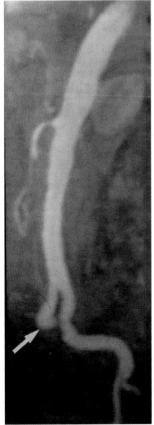

**图10.58** 腹主动脉粥样硬化性病变。钆增强动脉早期T1加权脂肪抑制2mm薄层原始影像冠状MIP重建（a）与前后位常规血管造影影像（b）。MIP影像可见腹主动脉弥漫性粥样硬化病变，外形不规则伴局部狭窄与节段性扩张（a）。MRI表现与动脉内插管血管造影影像（b）表现一致。此例患者影像采集时间轻度延迟，3D-GE影像采集于增强毛细血管期而非动脉期，明显可见门静脉（p，a）与右肾静脉强化，特别是左肾静脉的强化掩盖了左肾动脉的狭窄（小箭头，a，b）。定位于左肾动脉的MIP重建显示了这一狭窄。注意左侧卵巢静脉（大箭头，a）的早期逆行充盈。第2例患者钆增强动脉早期T1加权脂肪抑制2mm原始MRA影像MIP重建，示主动脉弥漫性粥样硬化改变，外形不规则（小箭头，c）。注意双侧肾动脉正常（长箭头，c）。肝总动脉（中箭头，c）与脾动脉（空箭头，c）也可显示。第3例患者钆增强动脉早期T1加权脂肪抑制2mm原始MRA影像冠状重建（d）显示腹主动脉轻度不规则，伴腹腔干与SMA狭窄，右侧髂总动脉闭塞（箭头）。

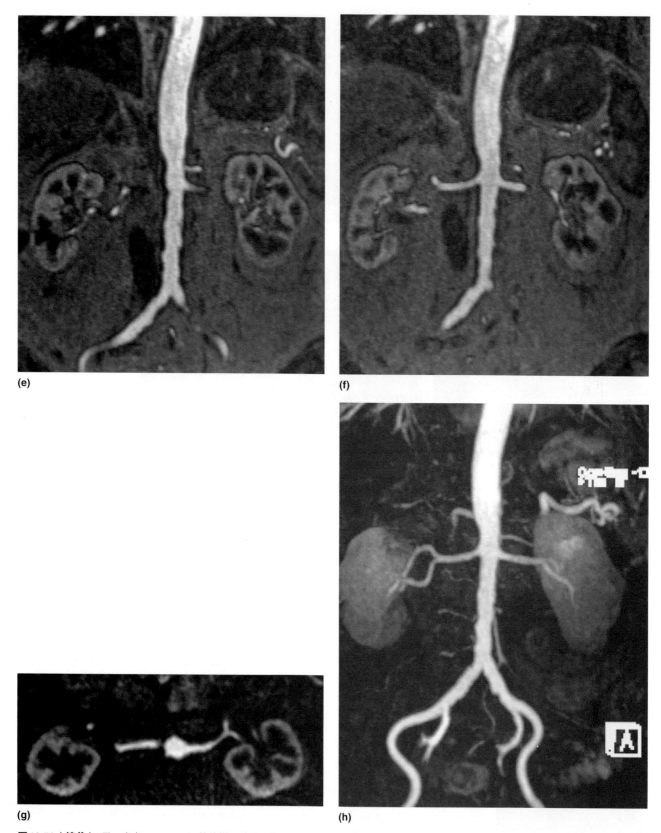

(e)

(f)

(g)

(h)

**图10.58（续前）** 另一患者3.0 T MR冠状钆增强动脉早期T1加权脂肪抑制屏气3D-GE MRA原始影像（e，f），横轴位重组MRA（g）与冠状钆增强动脉早期T1加权脂肪抑制原始影像MIP重建（h），腹主动脉粥样硬化，动脉壁外形弥漫性不规则。注意双肾动脉通畅。

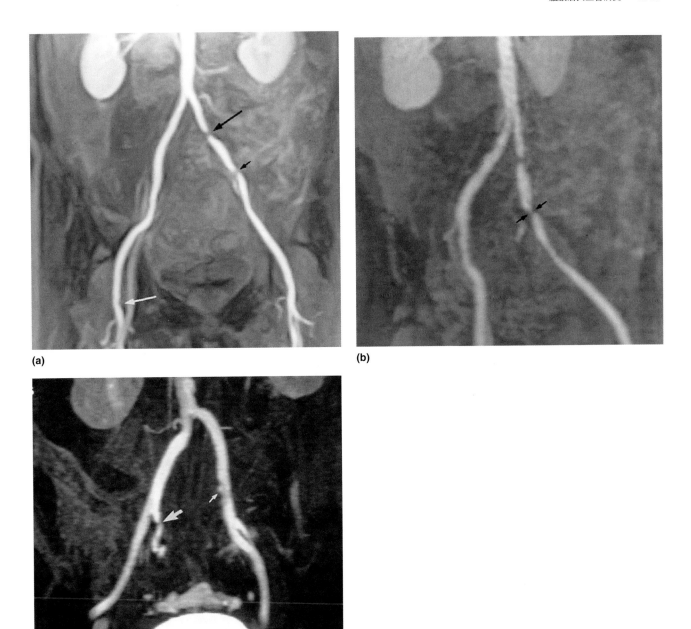

(a)

(b)

(c)

**图10.59** **左侧髂总动脉与髂外动脉狭窄。** 钆增强动脉早期T1加权脂肪抑制 2mm MRA原始影像冠状（a）与右前斜位（b）MIP重建，可见左侧髂总（长黑箭头，a）与左髂外（小黑箭头，a）动脉高度狭窄。同时可见弥漫性粥样硬化造成的血管外形不规则与明显的右侧股动脉干偏心性斑块（白箭头，a）。斜位影像上（b），高度狭窄远侧的血管腔与狭窄段的管腔（小箭头）显示好，说明去相位造成的信号丢失可忽略不计，这是因为序列的回波时间很短，加之钆增强T1弛豫时间缩短所致。由于位于3D厚块之外，髂内动脉未见充分显示。第2例糖尿病，近期出现阳萎的患者，钆增强动脉早期T1加权脂肪抑制2mm MRA原始图象冠状MIP重建（c）影像，可见右侧髂内动脉距起始端1cm有一高度狭窄（大箭头，c）。紧邻狭窄远侧的血管管腔内尽管有紊流，但去相位极弱，因而显示良好。另可见左侧髂总动脉内一溃疡性粥样硬化斑块（小箭头，c）。髂内动脉周围段走行于采集的3D厚块外，因而未能显示。

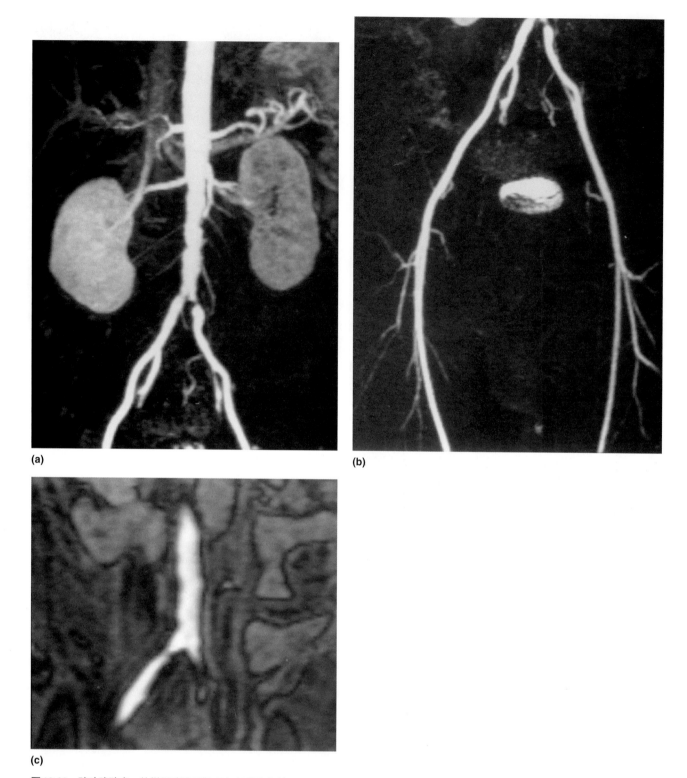

(a)

(b)

(c)

**图 10.60　髂动脉狭窄。**钆增强动脉早期 T1 加权脂肪抑制 3D-GE 2mm 薄层 MRA 原始影像冠状 MIP 重建，腹部（a）与盆腔（b）采集影像，示左侧髂总动脉与髂内动脉狭窄。注意肾水平以下腹主动脉粥样硬化病变造成的不规则。第 2 例患者冠状钆增强动脉早期 T1 加权脂肪抑制 3D-GE 2mm 薄层 MRA 原始影像（c）

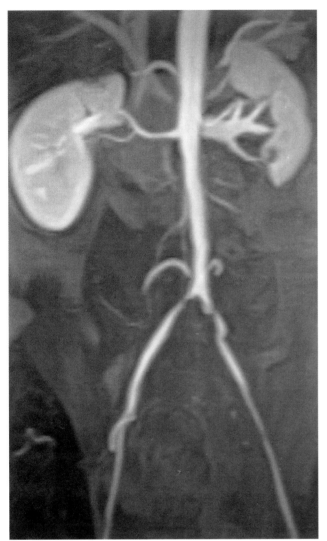

**(d)**

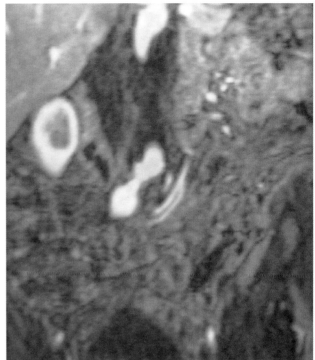

**(e)**

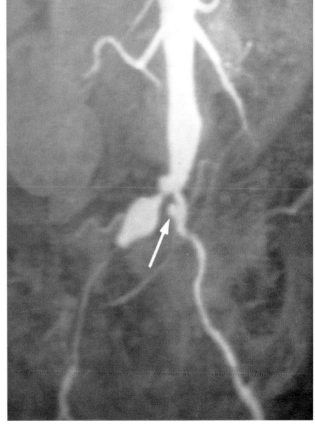

**(f)**

**图 10.60（续前）** 与 3D-GE 影像 MIP 重建（d）影像。可见双侧髂总动脉狭窄，左侧更为严重。原始影像可明确确定狭窄程度。第 3 例患者冠状钆增强动脉早期 T1 加权脂肪抑制 3D-GE 2mm MRA 原始影像（e）与 3D-GE 影像 MIP 重建（f），示腹主动脉分叉部中度狭窄，伴右侧髂总动脉起始部重度狭窄。可见紧邻狭窄远侧的右侧髂总动脉梭形扩张，伴有更远侧的另一狭窄段。左侧髂总动脉起始部也可见中度狭窄，伴一囊状小动脉瘤（箭头，f）。原始影像（e）可确定狭窄的真实范围。

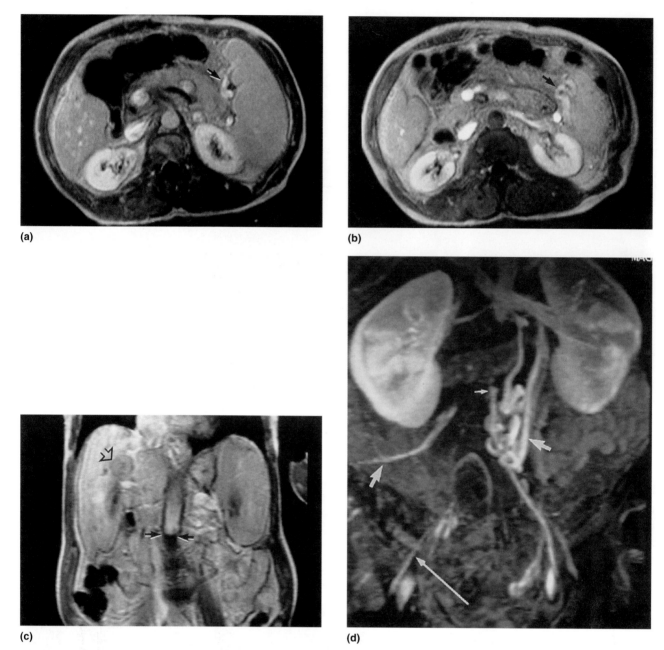

(a)

(b)

(c)

(d)

**图10.61** **肾下主动脉血栓性闭塞**。横轴位（a,b）与冠状（c）钆增强间质期T1加权SGE影像。腹腔干开口水平腹主动脉管腔强化正常（a）。较低断层水平T1加权SGE影像（b）可见主动脉管腔无强化，代表血栓性闭塞。冠状影像显示有强化通畅的管腔与低信号血栓性闭塞的管腔过渡截然（箭头，c）。患者因多灶性HCC来做检查，可见肝右叶内瘤结节（空箭头，c）。患者患酒精性肝硬化，门静脉高压，可见脾大，伴静脉曲张（箭头，a，b）。第2例肾水平以下主动脉闭塞患者，钆增强动脉早期T1加权脂肪抑制3D-GE 2mm薄层MRA原始影像冠状MIP重建（d），

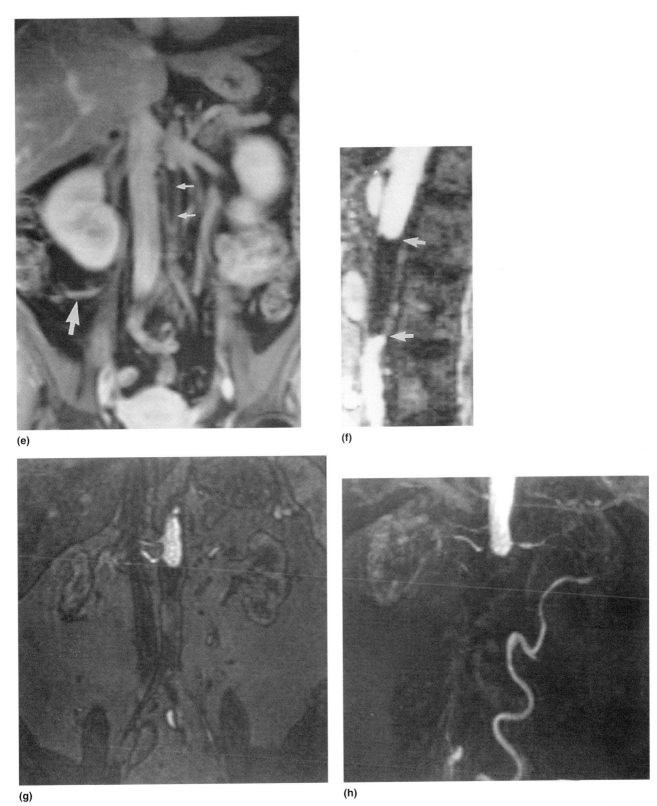

**(e)**

**(f)**

**(g)**

**(h)**

**图10.61（续前）**　冠状钆增强间质期T1加权脂肪抑制SGE影像（e）与钆增强动脉早期T1加权脂肪抑制3D-GE 2mm薄层MRA原始影像矢状多平面重建（f），冠状MIP影像（d）显示肾动脉水平以下1cm主动脉完全性闭塞。主动脉远侧管腔经众多腹膜后侧支血管（中箭头，d）重建循环。左侧髂总动脉通畅，而右侧髂总动脉起始部闭塞，于远侧髂外动脉水平重建循环（长箭头，d）。第3例患者钆增强间质期T1加权脂肪抑制SGE影像（e）示肾水平以下主动脉血栓（小箭头）与腹膜后大的侧支循环血管（大箭头）。经主动脉管腔中心的矢状2mm薄层重建影像（f）可见通畅的管腔内钆增强后呈均匀高信号血液背景上，几乎无信号血栓的上、下边界（箭头，f）显示清楚。容积数据采集薄层影像分辨率极好，有利于影像多平面重建。第4例患者冠状钆增强动脉早期T1加权脂肪抑制3D-GE 2mm薄层MRA原始影像（g），3D-GE MRA原始影像MIP重建（h），

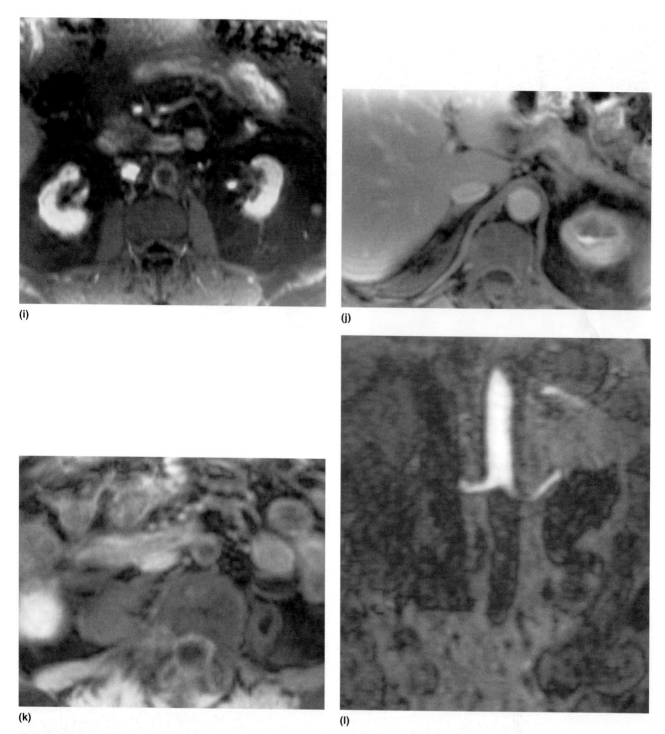

(i)

(j)

(k)

(l)

**图 10.61（续前）**　与横轴位钆增强间质期 T1 加权脂肪抑制 SGE（i）影像也显示主动脉完全闭塞。注意远侧的腹主动脉无强化（i）。MRA 影像显示双肾动脉通畅，有两条右肾动脉，双侧肾动脉中度狭窄。第 5 例患者横轴位钆增强间质期 T1 加权脂肪抑制 SGE（j，k）与冠状钆增强动脉早期 T1 加权脂肪抑制 3D-GE 2mm 薄层 MRA 原始影像（i），注意横轴位影像上主动脉管腔从有强化（j）到无强化（k）的过渡，冠状平面上显示清楚（l）。

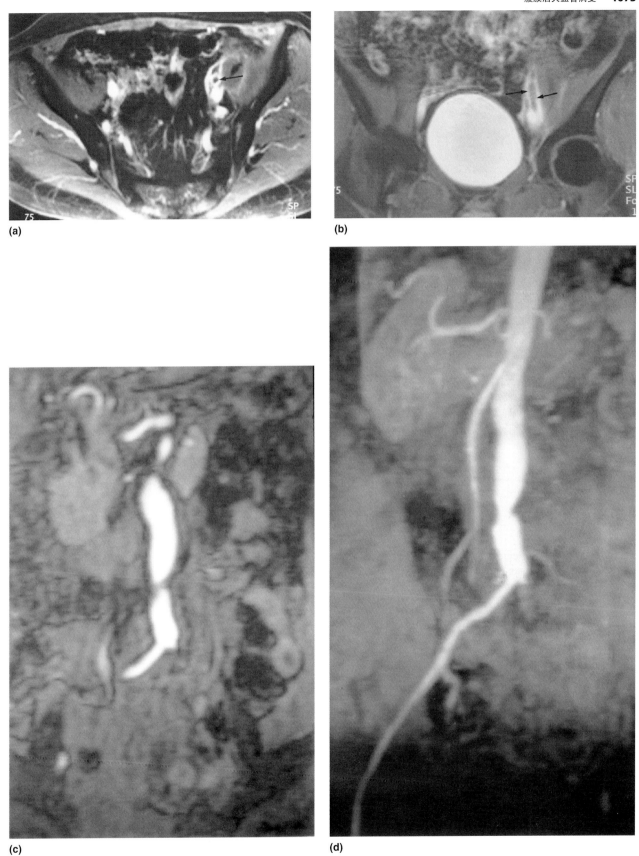

(a)

(b)

(c)

(d)

**图10.62 髂动脉血栓。**横轴位（a）与冠状（b）钆增强间质期T1加权脂肪抑制SGE影像。横轴位影像上可确认腰大肌前的髂外动脉（a），动脉内含低信号的血栓（箭头，a）。冠状影像进一步证实有腔内血管（箭头，b）。钆增强后2min延迟期T1加权SGE影像为腹部盆腔常规MRI检查参数的一部分，为评价大、中动脉与静脉管腔通畅的一项可重复性好的技术。第2例患者冠状钆增强动脉早期T1加权脂肪抑制3D-GE 2mm薄层MRA原始影像（c）与3D-GE MRA原始影像MIP重建（d）显示腹主动脉远段狭窄，左侧髂总动脉闭塞。仔细观察原始影像（c）发现闭塞远侧血管无强化。

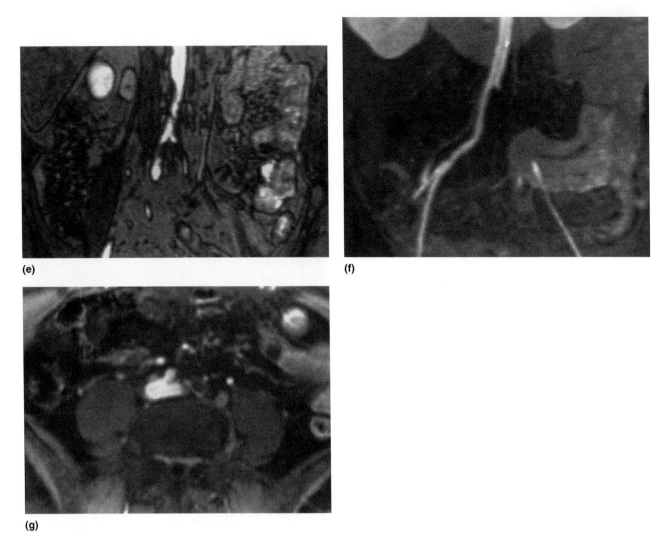

**图10.62（续前）** 第3例患者冠状钆增强动脉早期T1加权脂肪抑制3D-GE 2mm薄层MRA原始影像（e），3D-GE MRA原始影像MIP重建（f）与横轴位钆增强间质期T1加权脂肪抑制SGE（g）影像，示左侧髂总动脉梗阻。

## 下腔静脉

　　与主动脉一样，IVC也可采用亮血与黑血技术检查[96,97]。IVC MR检查可用于血栓的检出，鉴别血栓与瘤栓，评价偶可遇到的IVC原发肿瘤。包括SGE平扫，脂肪抑制3D-GE与钆增强SGE与脂肪抑制SGE或3D-GE序列的腹部MR检查参数可充分满足绝大多数患者IVC的评价。至少应有一个序列，如钆增强SGE，或更多采用的脂肪抑制SGE或3D-GE序列，采集矢状或冠状平面影像，因为可直接观察IVC的纵向范围，利于血栓或瘤栓的检查。屏气时间飞跃技术显示慢速血流的效力不如钆增强SGE与3D-GE技术。IVC钆增强MRA应用少，因为显示周围静脉强化需要预饱和脉冲抑制动脉的信号，但常不能有效克服钆对T1弛豫时间的极度缩短。因而在需要做类似3D静脉

造影样MRA以回答复杂的临床问题时，可在双下肢周围静脉注射钆对比剂同时行钆增强早期屏气3D-GE MRA序列（即屏气冠状3D FISP采集）扫描。该技术可形成薄层（2mm）分辨率，但常规临床却应用不多。理论上也有深静脉血栓脱落，导致肺栓塞的危险，特别是不能行走的卧床患者。

## 先天性异常

　　IVC及相关静脉的先天性异常常见[96-100]。左肾静脉先天性异常为最常见的静脉先天性异常。主动脉后左肾静脉最为常见（图10.67）[98-100]，其他异常，如环形左肾静脉（图10.68）较为少见。黑血技术（如T1加权自旋回波或SGE附加下部预饱和脉冲）结合亮血技术（动

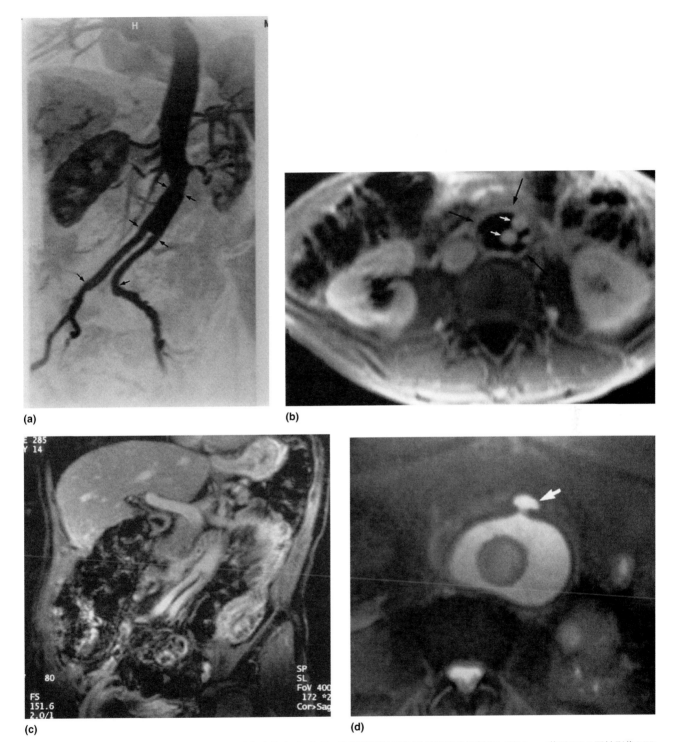

**(a)**

**(b)**

**(c)**

**(d)**

**图10.63　主动脉双股动脉移植物术后。**马方综合征患者术后1个月，钆增强动脉早期T1加权脂肪抑制3D-GE 2mm薄层MRA原始影像MIP重建（a）与横轴位（b）及冠状（c）钆增强间质期T1加权脂肪抑制SGE影像。MIP影像（a）显示腹主动脉动脉瘤，左肾上极水平动脉瘤最大径为4.5cm。较远侧腹主动脉腔内可见主-髂动脉移植物（箭头，a）。移植物远侧可见粥样硬化病变造成的管腔外形不规则。横轴位钆增强间质期T1加权脂肪抑制SGE影像示移植物分支内腔通畅（白箭头，b），周围可见低信号的术后积液，位于自然主动脉壁的内侧（黑箭头，b）。冠状钆增强间质期T1加权脂肪抑制SGE影像亦可显示移植物通畅（c）。第2例患者，有近期主动脉-双股动脉移植物手术病史，T2加权脂肪抑制SS-ETSE（d），

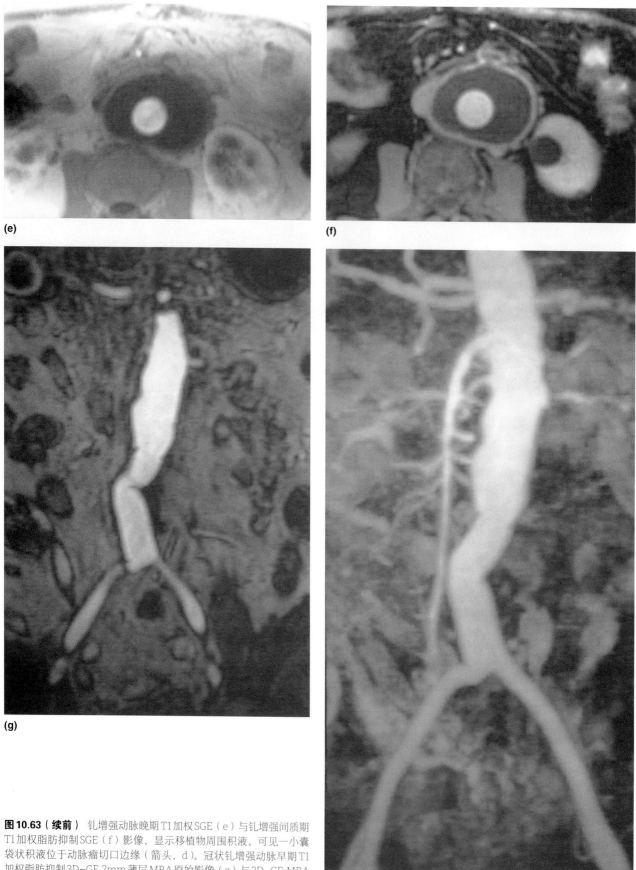

(e)

(f)

(g)

(h)

**图10.63（续前）** 钆增强动脉晚期T1加权SGE（e）与钆增强间质期T1加权脂肪抑制SGE（f）影像，显示移植物周围积液。可见一小囊袋状积液位于动脉瘤切口边缘（箭头，d）。冠状钆增强动脉早期T1加权脂肪抑制3D-GE 2mm薄层MRA原始影像（g）与3D-GE MRA原始影像MIP重建（h）显示血管移植物表现正常。

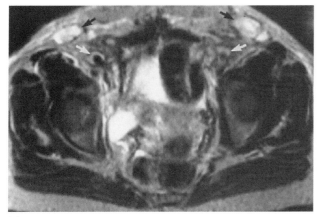

**(a)**

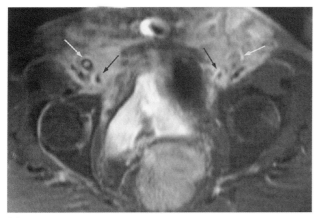

**(b)**

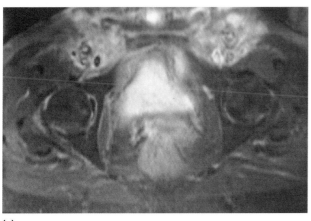

**(c)**

**图 10.64 主动脉 – 双股动脉移植物感染。**T2 加权自旋回波（a）与钆增强 T1 加权脂肪抑制自旋回波（b，c）影像。T2WI（a）显示移植物感染，周围环绕高信号积液（白箭头，a）。腹股沟与前腹壁皮下脂肪呈不均匀高信号，代表有炎症，双侧腹股沟淋巴结肿大（黑箭头，a）。钆增强 T1 加权脂肪抑制自旋回波影像显示移植物的壁（黑箭头，b）与周围软组织，以及股静脉干血管壁（白箭头，b）强化明显，反映了重度炎症性改变。

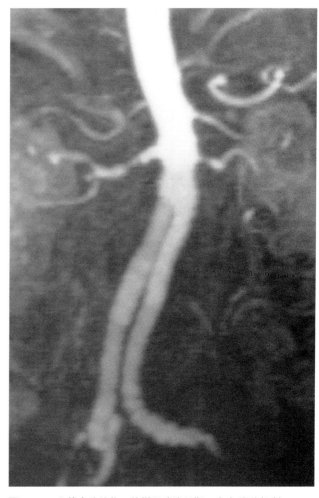

**图 10.65 血管内移植物。**钆增强动脉早期 T1 加权脂肪抑制 3D-GE 2mm 薄层 MRA 原始影像冠状 MIP 重建，显示腹主动脉动脉瘤与血管内支架移植物，移植物管腔通畅。

半奇静脉延续等畸形并非少见，MRI 显示好。钆增强有利于诊断，因为双 IVC，左侧 IVC 血栓性静脉炎与腹膜后侧支循环血管 MR 平扫时均与腹膜后淋巴结肿大相似[102]。

**静脉血栓**

MRI 可很好评价 IVC 血栓[103, 104] 及鉴别肿瘤与血栓，常用钆增强 SGE 或脂肪抑制 SGE 或 3D-GE 影像进行评价。瘤栓有强化，而血栓（常称之为纯血栓）增强扫描不强化（图 10.71、10.72）[105]。由于亚急性血栓或对抗凝有反应的血栓 MR 平扫可呈高信号，常需要测量平扫与增强后血栓的信号强度。增强后影像上信号强度无增加则提示血栓的血液性质。小翻转角（30°～45°）流动敏感性 GE 技术可鉴别肿瘤与血栓：瘤栓为中等（软组织）信号，而血栓一般呈很低信号[106]。血栓常存在于瘤栓的尾部（图 10.73），钆增强 SGE 与脂肪抑制 SGE 或

态钆增强 SGE 或更多采用的脂肪抑制 SGE 或 3D-GE 采集）有利于确定腹膜后圆形或管状结构为血管[101]。左下腔静脉（图 10.69），双下腔静脉（图 10.70）与 IVC 中断伴奇 /

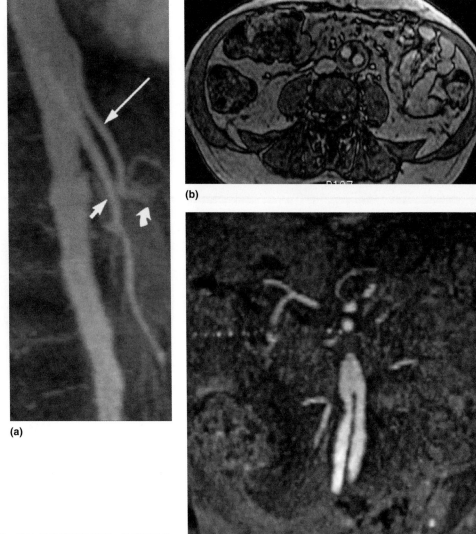

**(a)**

**(b)**

**(c)**

**图10.66 分支血管内的移植物。**胸主动脉移植物患者，钆增强动脉早期T1加权脂肪抑制3D-GE 2mm薄层MRA原始影像矢状MIP重建，显示一个移植物达腹腔干（长箭头），另一个到达SMA（短直箭头）。移植物远侧的SMA通畅。腹腔干移植物远侧的脾动脉血栓形成（弯箭头，a）。另一腹主动脉动脉瘤患者横轴位T1加权反相位2D-GE影像（b）与3D-GE MRA原始影像冠状3D重建（c）显示血管内主动脉支架移植物下达髂总动脉内。

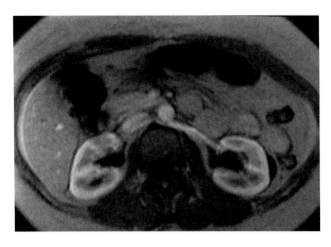

**图10.67 主动脉后左肾静脉。**钆增强动脉晚期T1加权SGE影像显示主动脉后左肾静脉汇入IVC。

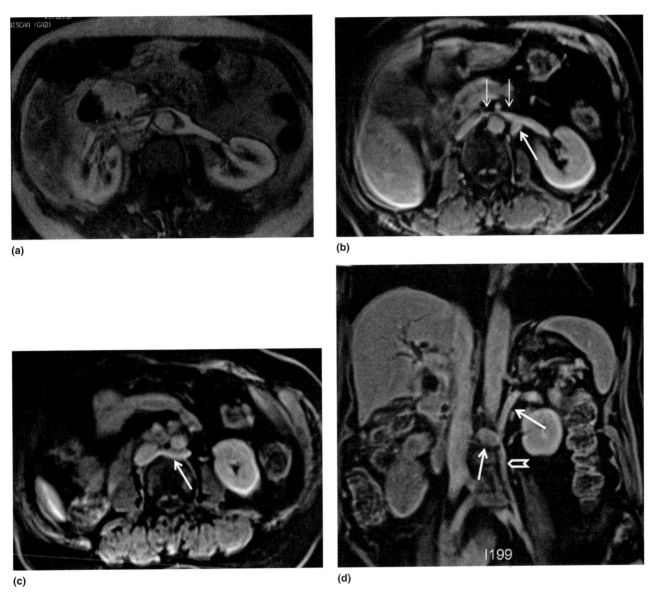

**(a)**

**(b)**

**(c)**

**(d)**

**图10.68 环形左肾静脉。**钆增强动脉晚期T1加权SGE清楚显示环形左肾静脉的前、后两肢汇入IVC（a）。另一患者钆增强间质期横轴位（b，c）与冠状T1加权脂肪抑制3D-GE影像显示环形左肾静脉。左肾静脉分叉，其后肢（白粗箭头；b-d）走行于下侧，右行汇入IVC；前肢（白细箭头，b）水平走行直接引流到IVC。左侧生殖静脉（空箭头，d）也引流进入左肾静脉后肢。环形左肾静脉的两肢更多于不同水平引流进入IVC。

3D-GE影像可区分这两部分。评价IVC的扩张程度也有助于诊断，管腔扩张明显为瘤栓的特征，而不是血栓的典型表现。由于软组织对比更好，确定是否有瘤栓及其范围MRI要优于CT。达到膈上进入右心房的瘤栓，MRI检出也胜于CT。这对于制订手术计划十分重要，因为膈上瘤栓手术需要胸腹联合切口，而向上扩展的瘤栓末端低于第2肝门时可仅需要经腹手术。

慢性静脉血栓时，如果血栓机化，静脉明显收缩，受累血管可能显示不清。这时，仔细观察可发现应有静脉的部位该静脉消失，伴有侧支血管网（图10.74）。SGE

或3D-GE影像上可见到IVC滤网形成的对称分布的磁敏感伪影（图10.75）。

与IVC评价方式类似，MRI也可有效显示肾静脉与生殖静脉，以及静脉血栓时腹膜后的侧支循环血管（图10.76）[97]。主动脉与SMA之间的左肾静脉受压，形成"胡桃夹综合征"，在出现压力梯度时，偶可出现精索静脉、卵巢静脉或输尿管周围静脉曲张，血尿与腰背疼痛[107]。有血栓形成，增大的腹膜后侧支静脉在影像上可与淋巴结肿大相似[102]。此时仔细观察横轴位上这些结构的走行可辩认出是血管结构[102]。直接冠状或矢状

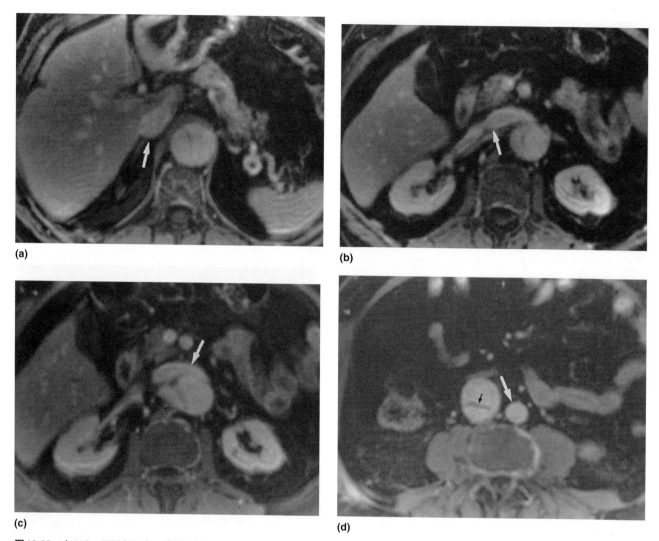

**图 10.69** 左 IVC。不同断层水平横轴位钆增强间质期 T1 加权脂肪抑制 SGE 影像（a~d）。最头侧的影像上可见右侧 IVC（箭头，a）。在肾静脉水平，IVC（箭头，b）跨越主动脉到左侧，肾下段 IVC（白箭头，c，d）位于左侧（c）。对比增强的主动脉腔内可见主动脉夹层，黑箭头（d）示内膜瓣。

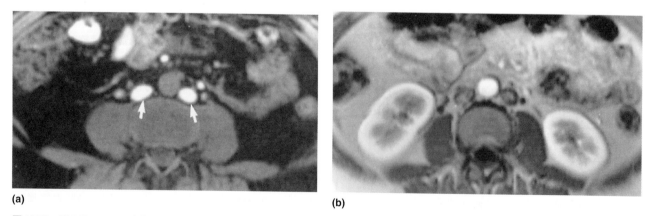

**图 10.70** 双 IVC。双 IVC 患者，T1 加权脂肪抑制 SGE 平扫（a），钆增强动脉晚期（b）与间质期（c）T1 加权 SGE（c）影像。T1 加权平扫影像示数据采集下方层面静脉结构内高信号的时间飞跃效应，清晰可见双 IVC（箭头，a）。毛细血管期（b）

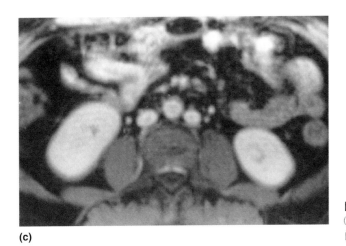

**(c)**

**图10.70（续前）** 显示增强早期IVC尚未强化，间质期出现强化（c）。结合形态学与平扫及钆增强后系列T1加权SGE影像提供的时间动态血流信息，可对先天性血管变异与畸形做出诊断。

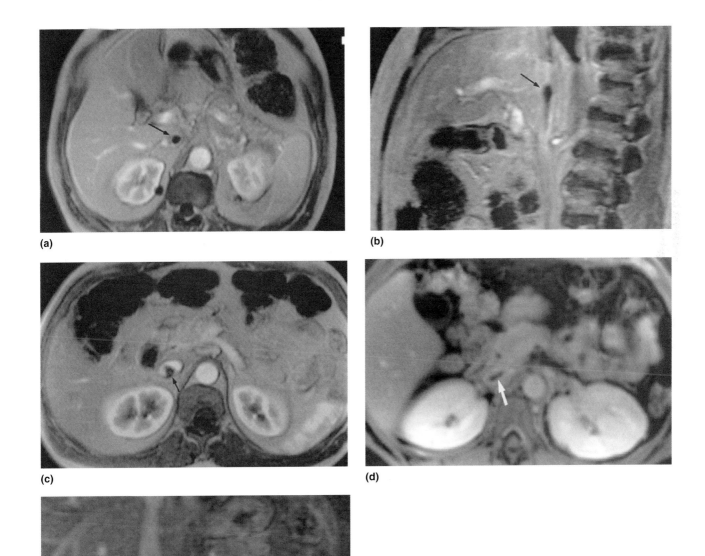

**(a)**

**(b)**

**(c)**

**(d)**

**(e)**

**图10.71** IVC血栓。钆增强动脉晚期横轴位（a）与间质期矢状（b）T1加权SGE影像。钆增强T1加权影像上，纯血栓（箭头，a，b）表现为几乎无信号。第2例患者钆增强动脉晚期T1加权SGE影像（c）可见低到中等信号强度的血栓（箭头，c）附着于IVC的后壁。结合IVC明显强化的钆增强T1加权SGE影像与多平面扫描影像，MRI可作为评价静脉血栓几乎无创的极好方法。第3例患者钆增强T1加权SGE（d，e）影像示膈下段IVC腔内非阻塞性低信号结构（箭头，d，e），符合血栓。两个平面的影像有利于确定血管的通畅性与血栓。

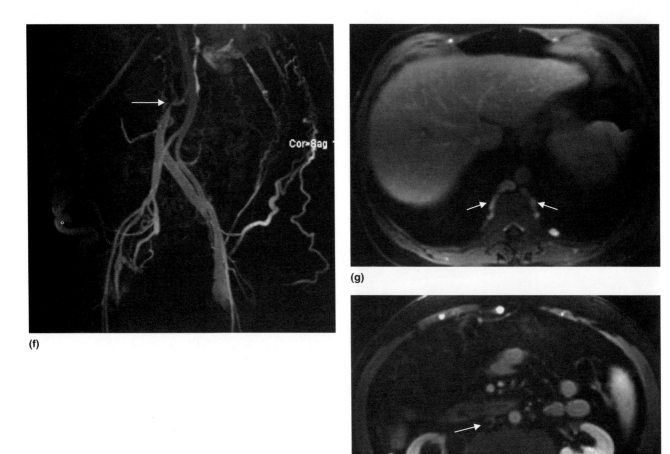

**图10.71（续前）** 另一慢性IVC血栓患者钆增强静脉期T1加权脂肪抑制屏气3D-GE MRA一组原始影像MIP重建（f）示IVC分叉近侧突然截断（箭头，f）。可见明显的侧支静脉血管与IVC管腔再通，提示为慢性IVC血栓。另一慢性静脉血栓患者钆增强脂肪抑制T1加权SGE影像（g，h）显示IVC肝内段缺如（箭头，h），伴扩张的奇静脉与半奇静脉及位于腹壁和脊柱旁的侧支循环静脉（箭头，g，h）。

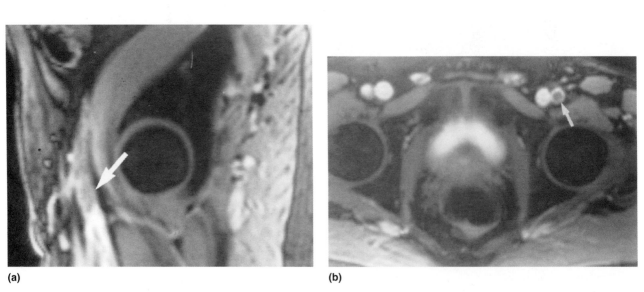

**图10.72　静脉血栓。** 矢状（a）与横轴位（b）钆增强间质期T1加权脂肪抑制SGE影像，示左侧髂外静脉腔内无强化，极低信号的组织（箭头，a，b），符合静脉内血栓。

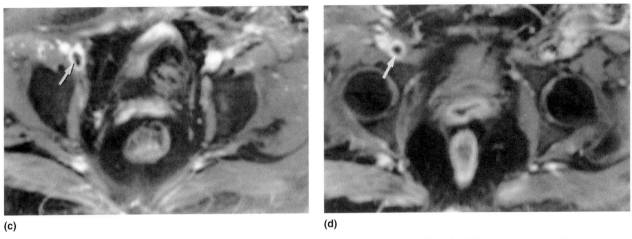

(c)　　　　　　　　　　　　　　　　　　　　(d)

**图10.72（续前）**　第2例患者横轴位钆增强间质期脂肪抑制T1加权SGE影像（c，d）示右侧髂静脉内类似表现（箭头，c，d）。

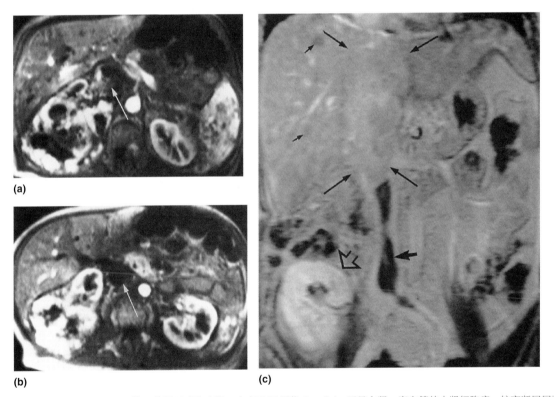

(a)

(b)　　　　　　　　　　　　　(c)

**图10.73**　**静脉瘤栓与纯血栓**。钆增强动脉晚期T1加权SGE影像（a，b）。可见右肾一富血管的大肾细胞癌。较高断层层面（a）可见瘤栓扩展到IVC内（箭头，a），呈不均匀强化。T1加权SGE较低的断层层面影像显示血栓（箭头，b），几乎无信号。钆增强T1加权SGE MRI影像能可靠鉴别瘤栓与血栓。第2例患者钆增强间质期T1加权SGE（c）示肾细胞癌伴有强化的瘤栓（长箭头，c）与无信号的血栓（粗箭头，c），向远侧延伸至左侧髂总静脉。同时可见多发肝转移瘤（小箭头，c）与移植肾（空箭头，c）。

影像可显示这些血管的管状外形，有助于诊断。钆增强脂肪抑制SGE或3D-GE影像诊断明确，因为栓塞的血管显示无强化，而淋巴结呈中度强化。静脉曲张时，男性精索内静脉，女性卵巢静脉丛可增宽（图10.77）。钆增强早期SGE与3D-GE影像或动脉期团注增强3D-GE MRA影像可见增宽和（或）扭曲的精索内静脉对比剂早期逆行性充盈（图10.77）。明显增宽的卵巢静脉常见于妊娠，为妊娠的子宫压迫IVC与静脉血流增加所致（图10.78）。卵巢静脉血栓可为产后感染的并发症，钆增强脂肪抑制SGE或3D-GE影像易于检出。先天性淋巴管异常，如乳糜池扩张相对少见（图10.79）。术后并发淋巴管梗阻或淋巴肿并非少见，但常不是术后长期的并发症。

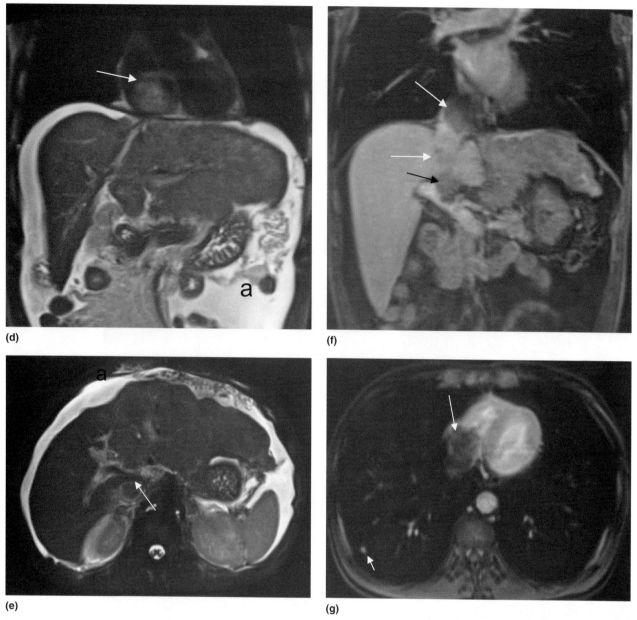

(d)

(f)

(e)

(g)

**图10.73（续前）** 另一患者冠状3.0T MR T2加权SS-ETSE（d），横轴位T2加权脂肪抑制SS-ETSE（e）与冠状（f）及横轴位（g）T1加权钆增强间质期脂肪抑制3D-GE影像示弥漫性HCC。弥漫性HCC主要累及肝左叶。肝左叶不规则增大，呈不均匀强化（f）。肿瘤造成IVC血栓扩展至右心房（白箭头，d-g）。血栓内含有瘤组织，可见强化。可见肿瘤侵犯门静脉（黑箭头，f）。右肺内有来自HCC的小转移瘤（短箭头，g）；注意腹腔内腹水（a，d，e）。

## 原发性恶性肿瘤

　　IVC原发恶性肿瘤罕见，最为常见的组织类型为平滑肌肉瘤，其次为血管肉瘤[108]。一项对腹膜后与IVC平滑肌肉瘤的复习显示，平滑肌肉瘤分为3型。2型：累及IVC的肿瘤完全位于血管腔内，占所有病例的5%。3型：肿瘤同时累及血管腔内与腔外，占全部肿瘤的33%[16]。1型没有累及IVC的成分，于"原发性腹膜后肿瘤"一节中讨论。诊断时这些肿瘤多较大（图10.80），但腔内部分常较全部腔外部分发现更早，因为症状与IVC的梗阻相关。这些肿瘤多呈T1中度低信号，T2混杂中到高信号。肿瘤与血栓内混杂有T1高信号区，脂肪抑制T1WI上表现更为明显（图10.81）。这些肿瘤通常富含血管，钆增强影像上呈明显不均匀强化[109]。亮血MRI技术可用于显示IVC是否通畅及肿瘤的范围[109]。钆增强3D MRA

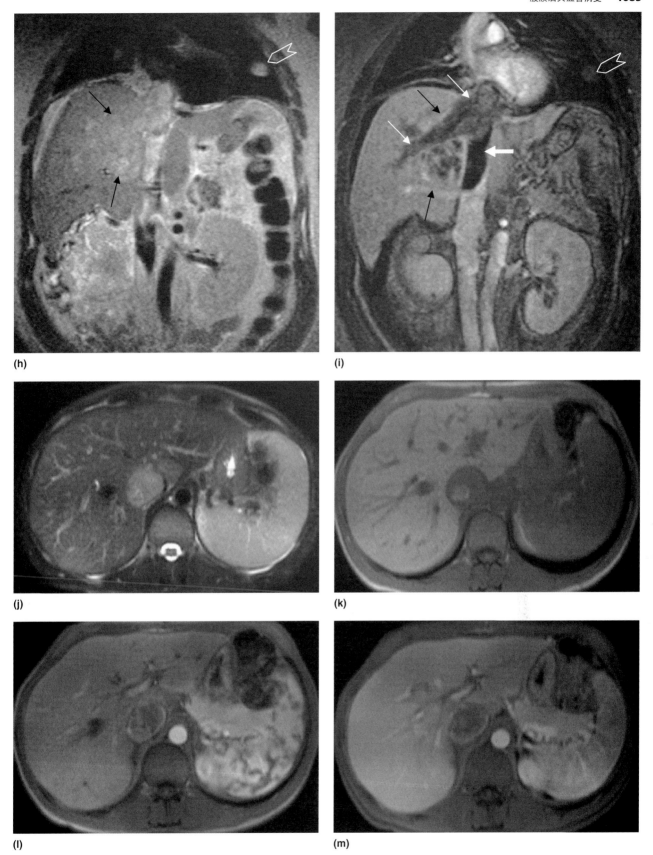

**图 10.73（续前）** 另一例患者冠状 T2 加权 SS-ETSE（h）与冠状钆增强预饱和快速 GE（i）影像，显示弥漫性 HCC（黑箭头，h，i）。弥漫性 HCC 造成瘤栓（白细箭头，i）与纯血栓（白粗箭头，i）。瘤栓扩展到右心房与右侧肝静脉，可见强化。纯血栓未显示任何强化。注意左肺 HCC 的肺转移瘤（空箭头，h，i）。另一例患者 T2 加权脂肪抑制 ETSE（j），T1 加权同相位 SGE（k），钆增强动脉晚期 T1 加权 SGE（l）与门静脉期 T1 加权脂肪抑制 3D-GE（m）影像，显示继发于肾上腺皮质癌的 IVC 瘤栓。平扫瘤栓信号不均匀（j，k），钆增强影像显示不均匀强化（l，m）。

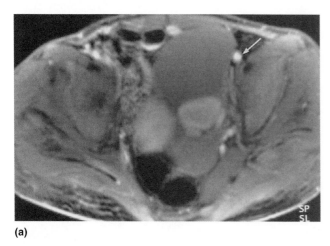

**(a)**

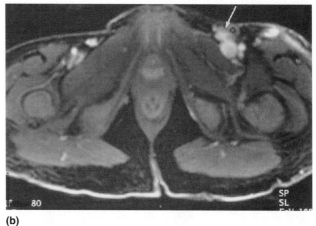

**(b)**

**图10.74 慢性静脉血栓。**钆增强间质期T1加权脂肪抑制SGE，较高层面（a）与较低层面（b）断层影像。盆腔中部水平仅可见左侧髂外动脉（箭头，a），而慢性血栓栓塞的髂外静脉呈线样无强化组织，紧邻动脉后侧。可见侧支循环血管，有强化（箭头，b），较低断层水平影像上可见左侧股静脉干再通（b）。钆增强动脉晚期与延迟期T1加权SGE可提供明显均匀强化的正常静脉影像，可重复性好，甚至中、小血管内血栓检出的敏感性也较高。动脉早期影像静脉内常常尚无对比剂，可对动脉进行评估。

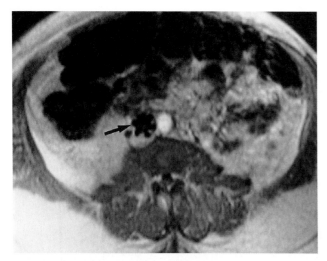

**图10.75** IVC滤网。钆增强门静脉期T1加权SGE影像显示IVC内Gianturco 腔静脉滤网（箭头）。磁敏感效应及对称性的滤网足使滤网易于辨认。

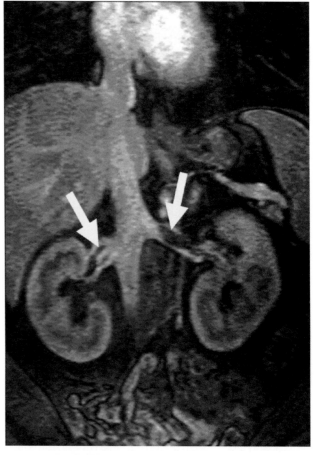

**图10.76 双侧肾静脉部分性血栓栓塞。**冠状钆增强门静脉期T1加权脂肪抑制3D-GE影像示双侧肾静脉充盈缺损，管腔部分阻塞，可见对比剂环绕缺损通过，符合非梗阻性血栓。

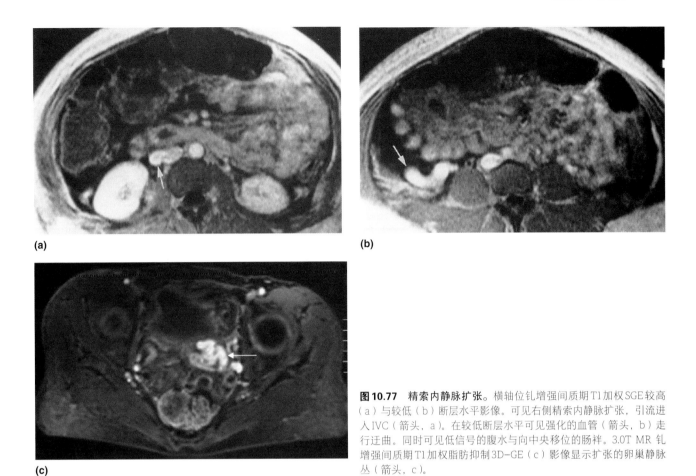

(a)

(b)

(c)

**图 10.77  精索内静脉扩张。** 横轴位钆增强间质期T1加权SGE较高
（a）与较低（b）断层水平影像。可见右侧精索内静脉扩张，引流进
入IVC（箭头，a）。在较低断层水平可见强化的血管（箭头，b）走
行迂曲。同时可见低信号的腹水与向中央移位的肠袢。3.0T MR 钆
增强间质期T1加权脂肪抑制3D-GE（c）影像显示扩张的卵巢静脉
丛（箭头，c）。

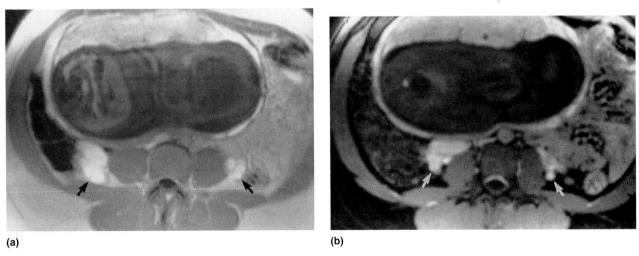

(a)

(b)

**图 10.78  妊娠，卵巢静脉扩张。** 妊娠女患者钆增强间质期非脂肪抑制（a）与脂肪抑制（b）T1加权SGE影像，可见妊娠的子宫压迫IVC，
卵巢静脉（箭头，a，b）增宽，右侧更为明显。患者因为右腰背部疼痛行MR检查，其疼痛来自静脉淤血。

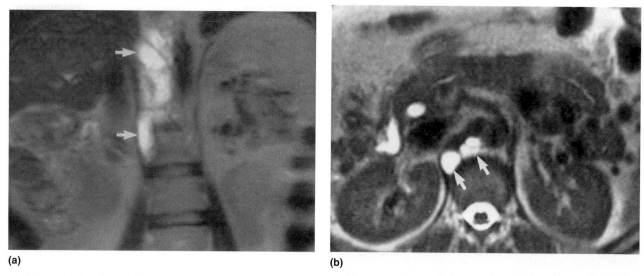

**(a)**　　　　　　　　　　　　　　　　　　　　　**(b)**

**图 10.79**　**乳糜池扩大。**冠状（a）与横轴位（b）SS-ETSE 影像显示多发迂曲扩张的管状结构（箭头，a,b）位于乳糜池，不符合动脉或静脉。

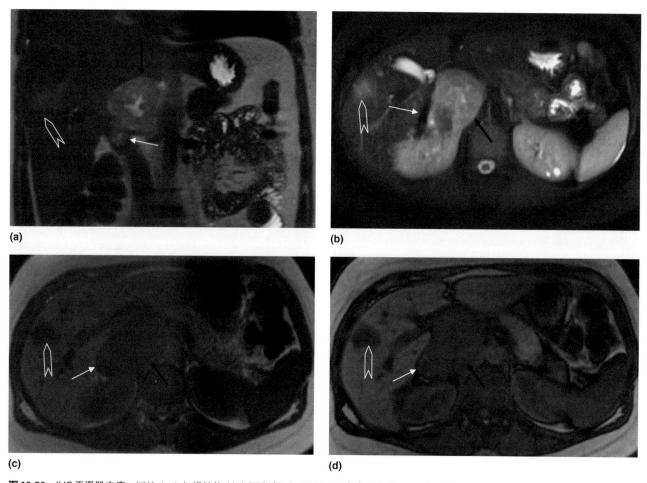

**(a)**　　　　　　　　　　　　　　　　　　　　　**(b)**

**(c)**　　　　　　　　　　　　　　　　　　　　　**(d)**

**图 10.80**　**IVC 平滑肌肉瘤。**冠状（a）与横轴位（b）T2 加权 SS-ETSE，T1 加权同相位（c）与反相位（d）

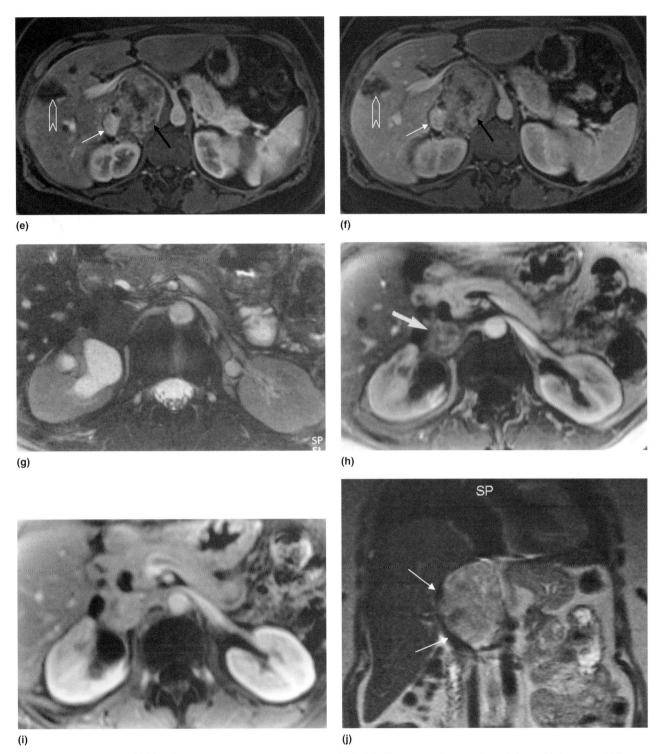

**图 10.80（续前）** SGE，钆增强动脉晚期（e）与门静脉期（f）T1加权脂肪抑制3D-GE影像显示平滑肌肉瘤（黑箭头，a-f）起自IVC。IVC（白箭头，a-f）受压向外侧移位。肿瘤起自IVC的内侧，扩展到血管腔内（白箭头，a，c-f）。门静脉主干亦受肿瘤压迫向前移位。T2WI上可见肿瘤中央高信号的坏死区。肿瘤呈T2高信号，T1低信号，不均匀渐进性强化。注意肝内转移瘤（空箭头，a-f）呈不均匀强化。第2例患者T2加权脂肪抑制SS-ETSE（g），钆增强晚期（h）与间质期（i）T1加权脂肪抑制SGE影像，IVC增宽，可见T2低信号肿瘤（g）增强早期（箭头，h）与晚期（i）呈不均匀强化。注意肿瘤累及右侧输尿管继发右肾积水。另一例患者冠状T2加权SS-ETSE（j），

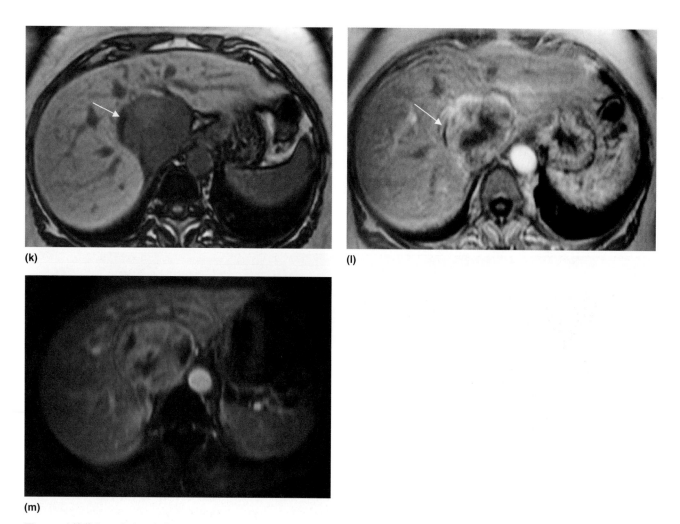

**(k)**

**(l)**

**(m)**

**图10.80（续前）** T1加权反相位SGE（k），钆增强动脉晚期（l）与门静脉期（m）T1加权脂肪抑制3D-GE影像，示平滑肌肉瘤起自IVC，并压迫IVC向外侧移位（箭头，j-l）。肿瘤起自IVC的内侧，在平扫影像上，部分IVC管腔呈流空信号，然而IVC的外侧壁显示增厚，钆增强影像上呈明显强化，提示肿瘤侵犯（箭头，l）。

MIP重建可很好显示肿瘤范围。偶尔鉴别完全腔内生长的肿瘤与瘤栓困难，IVC增宽与钆增强SGE或3D-GE影像上有强化更多见于肿瘤而非瘤栓（原文为"更多为肿瘤与瘤栓的性质"，应有误——译者注），罕见的乏血管肿瘤［如恶性纤维组织细胞瘤（现分类为多形性未分化肉瘤——译者注）］可见IVC增宽，增强早期SGE或3D-GE影像显示有供血动脉，有助于与血栓鉴别（图10.81）[109]。偶尔，起自肾静脉的平滑肌肉瘤可于血管腔内扩展进入IVC，表现可与肾中部肿瘤伴肾静脉及IVC瘤栓相似[110]。

## 小　结

应将MRI作为评估诊断大多数累及腹膜后与腹壁良性与恶性病变的主要诊断方法。不断出现的动态钆增强GE与true-FISP序列技术改进，3.0 T MRI的常规应用与自动多站式相控阵表面线圈及走床系统的进展，使MRI在主动脉-髂动脉疾病的评估检查中的作用不断提高。

（Mamdoh AlObaidy，Ersan Altun和Richard C. Semelka）

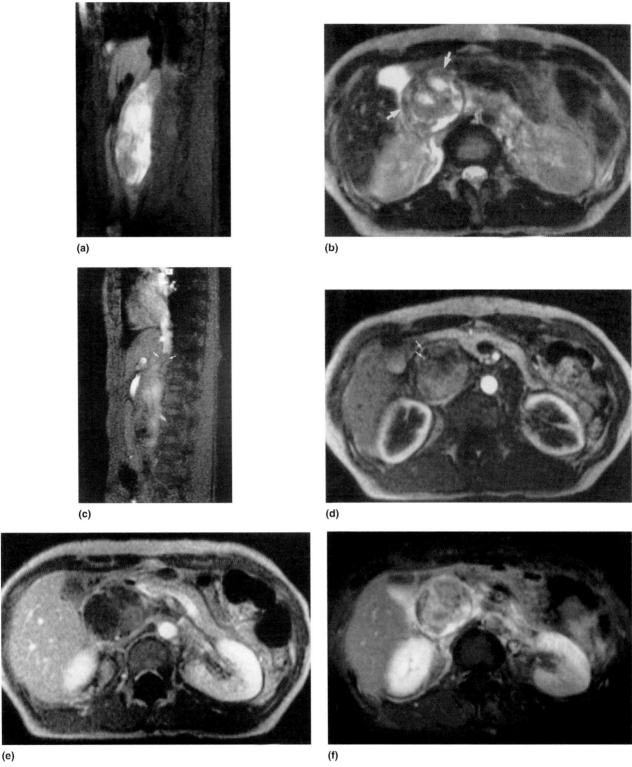

**图10.81** IVC原发性恶性纤维组织细胞瘤（现分类为多形性未分化肉瘤——译者注）。矢状T1加权脂肪抑制自旋回波（a），T2加权自旋回波（b），矢状梯度重聚（时间飞跃）SGE(c)，钆增强动脉晚期（d）与门静脉期（e)T1加权SGE，横轴位钆增强T1加权脂肪抑制自旋回波（f）影像。肿瘤（箭头，b）显示T1（a）与T2（b）不均信号，在T1加权脂肪抑制自旋回波影像（a）上可见肿瘤含有高信号区，代表病变内的亚急性高铁血红蛋白。肿瘤使IVC扩大，但位于血管腔内，符合原发于血管壁肿瘤。清晰可见位于肝内段IVC水平的肿瘤上界，在血流敏感梯度再重聚SGE影像上（c），IVC管腔通畅部分呈高信号。肿瘤内的供血小动脉（小箭头，d）于钆增强动脉晚期T2加权SGE影像上显示为有强化的小管状结构（d）。钆增强动脉晚期（d）与门静脉期（e）T1加权SGE影像上，肿瘤强化微弱，不均匀，反映了肿瘤乏血管的性质。在更晚期的T1加权脂肪抑制自旋回波影像（f）上，可见肿瘤渐进性强化，符合肿瘤纤维成分的延迟强化。IVC内肿瘤栓塞的上部范围对于制订手术计划非常重要，因为如显示肿瘤上部扩展到达膈以上，则需要胸腹联合手术入路。矢状影像显示肿瘤栓塞的头－尾范围与确定IVC内肿瘤的上界优于横轴位影像。

# 参考文献

1. Molmenti EP, Balfe DM, Kanterman RY, Bennett HF. Anatomy of the retroperitoneum: observations of the distribution of pathologic fluid collections. *Radiology* 200(1): 95–103, 1996.
2. Kottra JJ, Dunnick NR. Retroperitoneal fibrosis. *Radiol Clin North Am* 34(6): 1259–1275, 1996.
3. Swan JS, Grist TM, Weber DM, et al. MR angiography of the pelvis with variable velocity encoding and a phased-array coil. *Radiology* 190(2): 363–369, 1994.
4. Arlart IP, Guhl L, Hausmann R. The evaluation of 2D- and 3D-"time of flight" magnetic resonance angiography (MRA) in the diagnosis of renal artery stenoses. *Rofo* 157(1): 59–64, 1992 (in German).
5. Sallevelt PE, Barentsz JO, Ruijs SJ, et al. Role of MR imaging in the preoperative evaluation of atherosclerotic abdominal aortic aneurysms. *Radiographics* 14(1): 87–98, discussion 99, 1994.
6. Kim D, Edelman RR, Kent KC, et al. Abdominal aorta and renal artery stenosis: evaluation with MR angiography. *Radiology* 174(3 Pt 1): 727–731, 1990.
7. Mulligan SA, Doyle M, Matsuda T, et al. Aortoiliac disease: two-dimensional inflow MR angiography with lipid suppression. *J Magn Reson Imaging* 3(6): 829–834, 1993.
8. Ecklund K, Hartnell GG, Hughes LA, et al. MR angiography as the sole method in evaluating abdominal aortic aneurysms: correlation with conventional techniques and surgery. *Radiology* 192(2): 345–350, 1994.
9. Durham JR, Hackworth CA, Tober JC, et al. Magnetic resonance angiography in the preoperative evaluation of abdominal aortic aneurysms. *Am J Surg* 166(2): 173–177, discussion 177–178, 1993.
10. Kaufman JA, Geller SC, Petersen MJ, et al. MR imaging (including MR angiography) of abdominal aortic aneurysms: comparison with conventional angiography. *AJR Am J Roentgenol* 163(1): 203–210, 1994.
11. Prince MR, Narasimham DL, Jacoby WT, et al. Three-dimensional gadolinium-enhanced MR angiography of the thoracic aorta. *AJR Am J Roentgenol* 166(6): 1387–1397, 1996.
12. Douek PC, Revel D, Chazel S, et al. Fast MR angiography of the aortoiliac arteries and arteries of the lower extremity: value of bolus-enhanced, whole-volume subtraction technique. *AJR Am J Roentgenol* 165(2): 431–437, 1995.
13. Prince MR, Yucel EK, Kaufman JA, et al. Dynamic gadolinium-enhanced three-dimensional abdominal MR arteriography. *J Magn Reson Imaging* 3(6): 877–881, 1993.
14. Snidow JJ, Aisen AM, Harris VJ, et al. Iliac artery MR angiography: comparison of three-dimensional gadolinium-enhanced and two-dimensional time-of-flight techniques. *Radiology* 196(2): 371–378, 1995.
15. Sivananthan UM, Ridgway JP, Bann K, et al. Fast magnetic resonance angiography using turbo-FLASH sequences in advanced aortoiliac disease. *Br J Radiol* 66(792): 1103–1110, 1993.
16. Prince MR. Gadolinium-enhanced MR aortography. *Radiology* 191(1): 155–164, 1994.
17. Kelekis NL, Semelka RC, Worawattanakul S, et al. Magnetic resonance imaging of the abdominal aorta and iliac vessels using combined 3-D gadolinium-enhanced MRA and gadolinium-enhanced fat-suppressed spoiled gradient echo sequences. *Magn Reson Imaging* 17(5): 641–651, 1999.
18. Leung DA, McKinnon GC, Davis CP, et al. Breath-hold, contrast-enhanced, three-dimensional MR angiography. *Radiology* 200(2): 569–571, 1996.
19. Shellock FG, Spinazzi A. MRI safety update 2008: part 1, MRI contrast agents and nephrogenic systemic fibrosis. *AJR Am J Roentgenol* 191(4): 1129–1139, 2008.
20. Meaney JF, Goyen M. Recent advances in contrast-enhanced magnetic resonance angiography. *Eur Radiol* 17(Suppl 2): B2–B6, 2007.
21. Fink C, Goyen M, Lotz J. Magnetic resonance angiography with blood-pool contrast agents: future applications. *Eur Radiol* 17(Suppl 2): B38–B44, 2007.
22. Sinha S. Improved depiction of vascular lumen. *Proceedings of the International Society for Magnetic Resonance in Medicine* 1996(Suppl S1): 1265, 1996.
23. Thurnher S, Cejna M. Imaging of aortic stent-grafts and endoleaks. *Radiol Clin North Am* 40(4): 799–833, 2002.
24. Ramalho M, Altun E, Herédia V, et al. Liver MR imaging: 1.5T versus 3T. *Magn Reson Imaging Clin N Am* 15(3): 321–347, vi, 2007.
25. Arrivé L, Hricak H, Tavares NJ, Miller TR. Malignant versus nonmalignant retroperitoneal fibrosis: differentiation with MR imaging. *Radiol-ogy* 172(1): 139–143, 1989.
26. Comings DE, Skubi KB, Van Eyes J, Motulsky AG. Familial multifocal fibrosclerosis. Findings suggesting that retroperitoneal fibrosis, mediastinal fibrosis, sclerosing cholangitis, Riedel's thyroiditis, and pseudotumor of the orbit may be different manifestations of a single disease. *Ann Intern Med* 66(5): 884–892, 1967.
27. Van Hoe L, Oyen R, Gryspeerdt S, et al. Case report: pseudotumoral pelvic retroperitoneal fibrosis associated with orbital fibrosis. *Br J Radiol* 68(808): 421–423, 1995.
28. Dent RG, Godden DJ, Stovin PG, et al. Pulmonary hyalinising granuloma in association with retroperitoneal fibrosis. *Thorax* 38(12): 955–956, 1983.
29. Young AS, Binkovitz LA, Adler BH, et al. Pulmonary hyalinizing granuloma and retroperitoneal fibrosis in an adolescent. *Pediatr Radiol* 37(1): 91–95, 2007.
30. Connolly J, Eisner D, Goldman S, et al. Benign retroperitoneal fibrosis and renal cell carcinoma. *J Urol* 149(6): 1535–1537, 1993.
31. Rhee RY, Gloviczki P, Luthra HS, et al. Iliocaval complications of retroperitoneal fibrosis. *Am J Surg* 168(2): 179–183, 1994.
32. Gatanaga H, Ohnishi S, Miura H, et al. Retroperitoneal fibrosis leading to extrahepatic portal vein obstruction. *Intern Med* 33(6): 346–350, 1994.
33. Hricak H, Higgins CB, Williams RD. Nuclear magnetic resonance imaging in retroperitoneal fibrosis. *AJR Am J Roentgenol* 141(1): 35–38, 1983.
34. Mulligan SA, Holley HC, Koehler RE, et al. CT and MR imaging in the evaluation of retroperitoneal fibrosis. *J Comput Assist Tomogr* 13(2): 277–281, 1989.
35. Rubenstein WA, Gray G, Auh YH, et al. CT of fibrous tissues and tumors with sonographic correlation. *AJR Am J Roentgenol* 147(5): 1067–1074, 1986.
36. Cullenward MJ, Scanlan KA, Pozniak MA, Acher CA. Inflammatory aortic aneurysm (periaortic fibrosis): radiologic imaging. *Radiology* 159(1): 75–82, 1986.
37. Ross JS, Delamarter R, Hueftle MG, et al. Gadolinium-DTPA-enhanced MR imaging of the postoperative lumbar spine: time course and mechanism of enhancement. *AJR Am J Roentgenol* 152(4): 825–834, 1989.
38. Lane RH, Stephens DH, Reiman HM. Primary retroperitoneal neoplasms: CT findings in 90 cases with clinical and pathologic correlation. *AJR Am J Roentgenol* 152(1): 83–89, 1989.
39. Kim SH, Choi BI, Han MC, Kim YI. Retroperitoneal neurilemoma: CT and MR findings. *AJR Am J Roentgenol* 159(5): 1023–1026, 1992.
40. Bass JC, Korobkin M, Francis IR et al. Retroperitoneal plexiform neurofibromas: CT findings. *AJR Am J Roentgenol* 163(3): 617–620, 1994.
41. Ros PR, Eshaghi N. Plexiform neurofibroma of the pelvis: CT and MRI findings. *Magn Reson Imaging* 9(3): 463–465, 1991.
42. Bequet D, Labauge P, Larroque P, et al. Peripheral neurofibromatosis and involvement of lumbosacral nerves. Value of imaging. *Rev Neurol (Paris)* 146(12): 757–761, 1990 (in French).
43. Burk DL, Jr, Brunberg JA, Kanal E, et al. Spinal and paraspinal neurofibromatosis: surface coil MR imaging at 1.5 T. *Radiology* 162(3): 797–801, 1987.
44. Pagliano G, Michel P, la Fay T, et al. Paraganglioma of the organ of Zuckerkandl. *Chirurgie* 120(3): 128–133, 1994 (in French).
45. Kessler A, Mitchell DG, Israel HL, Goldberg BB. Hepatic and splenic sarcoidosis: ultrasound and MR imaging. *Abdom Imaging* 18(2): 159–163, 1993.
46. Warshauer DM, Semelka RC, Ascher SM. Nodular sarcoidosis of the liver and spleen: appearance on MR images. *J Magn Reson Imaging* 4(4): 553–557, 1994.
47. Johnson WK, Ros PR, Powers C, et al. Castleman disease mimicking an aggressive retroperitoneal neoplasm. *Abdom Imaging* 19(4): 342–344, 1994.
48. Vlahos L, Trakadas S, Gouliamos A, et al. Retrocrural masses of extramedullary hemopoiesis in beta-thalassemia. *Magn Reson Imaging* 11(8): 1227–1229, 1993.
49. Vivas I, Nicolás AI, Velázquez P, et al. Retroperitoneal fibrosis: typical and atypical manifestations. *Br J Radiol* 73(866): 214–222, 2000.
50. Gossmann A, Eich HT, Engert A, et al. CT and MR imaging in Hodgkin's disease—present and future. *Eur J Haematol Suppl* (66): 83–89, 2005.
51. Neumann CH, Robert NJ, Canellos G, Rosenthal D. Computed tomography of the abdomen and pelvis in non-Hodgkin lymphoma. *J Comput Assist Tomogr* 7(5): 846–850, 1983.
52. Rahmouni A, Tempany C, Jones R, et al. Lymphoma: monitoring tumor size and signal intensity with MR imaging. *Radiology* 188(2): 445–451, 1993.
53. Amparo EG, Hoddick WK, Hricak H, et al. Comparison of magnetic

resonance imaging and ultrasonography in the evaluation of abdominal aortic aneurysms. *Radiology* 154(2): 451–456, 1985.

54. Hanna SL, Fletcher BD, Boulden TF, et al. MR imaging of infradiaphragmatic lymphadenopathy in children and adolescents with Hodgkin disease: comparison with lymphography and CT. *J Magn Reson Imaging* 3(3): 461–470, 1993.

55. Lee JK, Heiken JP, Ling D, et al. Magnetic resonance imaging of abdominal and pelvic lymphadenopathy. *Radiology* 153(1): 181–188, 1984.

56. Dooms GC, Hricak H, Crooks LE, Higgins CB. Magnetic resonance imaging of the lymph nodes: comparison with CT. *Radiology* 153(3): 719–728, 1984.

57. Glazer HS, Lee JK, Levitt RG, et al. Radiation fibrosis: differentiation from recurrent tumor by MR imaging. *Radiology* 156(3): 721–726, 1985.

58. Hricak H, Demas BE, Williams RD, et al. Magnetic resonance imaging in the diagnosis and staging of renal and perirenal neoplasms. *Radiology* 154(3): 709–715, 1985.

59. Fein AB, Lee JK, Balfe DM, et al. Diagnosis and staging of renal cell carcinoma: a comparison of MR imaging and CT. *AJR Am J Roentgenol* 148(4): 749–753, 1987.

60. Anzai Y, Blackwell KE, Hirschowitz SL, et al. Initial clinical experience with dextran coated superparamagnetic iron oxide for detection of lymph node metastases in patients with head and neck cancer. *Radiology* 192(3): 709–715, 1994.

61. Williams WM, Kosovsky PA, Rafal RB, Markisz JA. Retroperitoneal germ cell neoplasm: MR and CT. *Magn Reson Imaging* 10(2): 325–331, 1992.

62. Ellis JH, Bies JR, Kopecky KK, et al. Comparison of NMR and CT imaging in the evaluation of metastatic retroperitoneal lymphadenopathy from testicular carcinoma. *J Comput Assist Tomogr* 8(4): 709–719, 1984.

63. Nishino M, Hayakawa K, Minami M, et al. Primary retroperitoneal neoplasms: CT and MR imaging findings with anatomic and pathologic diagnostic clues. *Radiographics* 23(1): 45–57, 2003.

64. Elsayes KM, Staveteig PT, Narra VR, et al. Retroperitoneal masses: magnetic resonance imaging findings with pathologic correlation. *Curr Probl Diagn Radiol* 36(3): 97–106, 2007.

65. Cohan RH, Baker ME, Cooper C, et al. Computed tomography of primary retroperitoneal malignancies. *J Comput Assist Tomogr* 12(5): 804–810, 1988.

66. Bretan PN, Jr, Williams RD, Hricak H. Preoperative assessment of retroperitoneal pathology by magnetic resonance imaging. Primary leiomyosarcoma of inferior vena cava. *Urology* 28(3): 251–255, 1986.

67. Hartman DS, Hayes WS, Choyke PL, Tibbetts GP. From the archives of the AFIP. Leiomyosarcoma of the retroperitoneum and inferior vena cava: radiologic–pathologic correlation. *Radiographics* 12(6): 1203–1220, 1992.

68. Feinstein RS, Gatewood OM, Fishman EK, et al. Computed tomography of adult neuroblastoma. *J Comput Assist Tomogr* 8(4): 720–726, 1984.

69. Lee JK, Glazer HS. Psoas muscle disorders: MR imaging. *Radiology* 160(3): 683–687, 1986.

70. Weinreb JC, Cohen JM, Maravilla KR. Iliopsoas muscles: MR study of normal anatomy and disease. *Radiology* 156(2): 435–440, 1985.

71. Hahn PF, Saini S, Stark DD, et al. Intraabdominal hematoma: the concentric-ring sign in MR imaging. *AJR Am J Roentgenol* 148(1): 115–119, 1987.

72. Rubin JI, Gomori JM, Grossman RI, et al. High-field MR imaging of extracranial hematomas. *AJR Am J Roentgenol* 148(4): 813–817, 1987.

73. Unger EC, Glazer HS, Lee JK, Ling D. MRI of extracranial hematomas: preliminary observations. *AJR Am J Roentgenol* 146(2): 403–407, 1986.

74. Brasfield RD, Das Gupta TK. Desmoid tumors of the anterior abdominal wall. *Surgery* 65(2): 241–246, 1969.

75. Ichikawa T, Koyama A, Fujimoto H, et al. Abdominal wall desmoid mimicking intra-abdominal mass: MR features. *Magn Reson Imaging* 12(3): 541–544, 1994.

76. Stöver B, Laubenberger J, Hennig J, et al. Value of RARE-MRI sequences in the diagnosis of lymphangiomatosis in children. *Magn Reson Imaging* 13(3): 481–488, 1995.

77. Wolf YG, Bernstein EF. A current perspective on the natural history of abdominal aortic aneurysms. *Cardiovasc Surg* 2(1): 16–22, 1994.

78. Sakalihasan N, Limet R, Defawe OD. Abdominal aortic aneurysm. *Lancet* 365(9470): 1577–1589, 2005.

79. Fisher ER, Stern EJ, Godwin JD, II, et al. Acute aortic dissection: typical and atypical imaging features. *Radiographics* 14(6): 1263–1271, 1994.

80. Yuan C, Kerwin WS. MRI of atherosclerosis. *J Magn Reson Imaging* 19(6): 710–719, 2004.

81. Grist TM. MRA of the abdominal aorta and lower extremities. *J Magn Reson Imaging* 11(1): 32–43, 2000.

82. Flak B, Li DK, Ho BY, et al. Magnetic resonance imaging of aneurysms of the abdominal aorta. *AJR Am J Roentgenol* 144(5): 991–996, 1985.

83. Vosshenrich R, Fischer U. Contrast-enhanced MR angiography of abdominal vessels: is there still a role for angiography? *Eur Radiol* 12(1): 218–230, 2002.

84. LaRoy LL, Cormier PJ, Matalon TA, et al. Imaging of abdominal aortic aneurysms. *AJR Am J Roentgenol* 152(4): 785–792, 1989.

85. Lindell OI, Sariola HV, Lehtonen TA. The occurrence of vasculitis in perianeurysmal fibrosis. *J Urol* 138(4): 727–729, 1987.

86. Roberts DA. Magnetic resonance imaging of thoracic aortic aneurysm and dissection. *Semin Roentgenol* 36(4): 295–308, 2001.

87. Geisinger MA, Risius B, O'Donnell JA, et al. Thoracic aortic dissections: magnetic resonance imaging. *Radiology* 155(2): 407–412, 1985.

88. Williams DM, Joshi A, Dake MD, et al. Aortic cobwebs: an anatomic marker identifying the false lumen in aortic dissection—imaging and pathologic correlation. *Radiology* 190(1): 167–174, 1994.

89. Yamada T, Tada S, Harada J. Aortic dissection without intimal rupture: diagnosis with MR imaging and CT. *Radiology* 168(2): 347–352, 1988.

90. Wolff KA, Herold CJ, Tempany CM, et al. Aortic dissection: atypical patterns seen at MR imaging. *Radiology* 181(2): 489–495, 1991.

91. Welch TJ, Stanson AW, Sheedy PF, II, et al. Radiologic evaluation of penetrating aortic atherosclerotic ulcer. *Radiographics* 10(4): 675–685, 1990.

92. Yucel EK, Steinberg FL, Egglin TK, et al. Penetrating aortic ulcers: diagnosis with MR imaging. *Radiology* 177(3): 779–781, 1990.

93. Schwope RB, Alper HJ, Talenfeld AD, et al. MR angiography for patient surveillance after endovascular repair of abdominal aortic aneurysms. *AJR Am J Roentgenol* 188(4): W334–340, 2007.

94. Justich E, Amparo EG, Hricak H, Higgins CB. Infected aortoiliofemoral grafts: magnetic resonance imaging. *Radiology* 154(1): 133–136, 1985.

95. Auffermann W, Olofsson PA, Rabahie GN, et al. Incorporation versus infection of retroperitoneal aortic grafts: MR imaging features. *Radiology* 172(2): 359–362, 1989.

96. Hricak H, Amparo E, Fisher MR, et al. Abdominal venous system: assessment using MR. *Radiology* 156(2): 415–422, 1985.

97. Colletti PM, Oide CT, Terk MR, Boswell WD, Jr. Magnetic resonance of the inferior vena cava. *Magn Reson Imaging* 10(2): 177–185, 1992.

98. Cory DA, Ellis JH, Bies JR, Olson EW. Retroaortic left renal vein demonstrated by nuclear magnetic resonance imaging. *J Comput Assist Tomogr* 8(2): 339–340, 1984.

99. Schultz CL, Morrison S, Bryan PJ. Azygos continuation of the inferior vena cava: demonstration by NMR imaging. *J Comput Assist Tomogr* 8(4): 774–776, 1984.

100. Fisher MR, Hricak H, Higgins CB. Magnetic resonance imaging of developmental venous anomalies. *AJR Am J Roentgenol* 145(4): 705–709, 1985.

101. Semelka RC, Shoenut JP, Kroeker MA. The retroperitoneum and the abdominal wall. In: Semelka RC, Shoenut JP (eds). *MRI of the Abdomen with CT correlation*. New York: Raven Press, 1993; pp. 13–41.

102. Silverman SG, Hillstrom MM, Doyle CJ, et al. Thrombophlebitic retroperitoneal collateral veins mimicking lymphadenopathy: MR and CT appearance. *Abdom Imaging* 20(5): 474–476, 1995.

103. Erdman WA, Weinreb JC, Cohen JM, et al. Venous thrombosis: clinical and experimental MR imaging. *Radiology* 161(1): 233–238, 1986.

104. Higgins CB, Goldberg H, Hricak H, et al. Nuclear magnetic resonance imaging of vasculature of abdominal viscera: normal and pathologic features. *AJR Am J Roentgenol* 140(6): 1217–1225, 1983.

105. Semelka RC, Shoenut JP, Magro CM, et al. Renal cancer staging: comparison of contrast-enhanced CT and gadolinium-enhanced fat-suppressed spin-echo and gradient-echo MR imaging. *J Magn Reson Imaging* 3(4): 597–602, 1993.

106. Roubidoux MA, Dunnick NR, Sostman HD, Leder RA. Renal carcinoma: detection of venous extension with gradient-echo MR imaging. *Radiology* 182(1): 269–272, 1992.

107. Wendel RG, Crawford ED, Hehman KN. The "nutcracker" phenomenon: an unusual cause for renal varicosities with hematuria. *J Urol* 123(5): 761–763, 1980.

108. Cyran KM, Kenney PJ. Leiomyosarcoma of abdominal veins: value of MRI with gadolinium DTPA. *Abdom Imaging* 19(4): 335–338, 1994.

109. Kelekis NL, Semelka RC, Hill ML, et al. Malignant fibrous histiocytoma of the inferior vena cava: appearances on contrast-enhanced spiral CT and MRI. *Abdom Imaging* 21(5): 461–463, 1996.

110. Lipton M, Sprayregen S, Kutcher R, Frost A. Venous invasion in renal vein leiomyosarcoma: case report and review of the literature. *Abdom Imaging* 20(1): 64–67, 1995.

# 第十一章　膀胱与生殖系以外的盆腔

## 正常解剖

膀胱位于耻骨联合，耻骨后脂肪垫与Retzius间隙（耻骨后间隙）后方，顶部向前指向耻骨联合上部。脐正中襞从膀胱顶向上走行到脐。这一腹膜皱襞是由脐正中韧带、脐尿管的残留遗迹形成的。

膀胱的上面有腹膜覆盖，向后倾斜形成直肠膀胱陷凹（男）或膀胱子宫陷凹（女）的前壁。闭孔内肌位于膀胱外侧，提肛肌位于膀胱下侧[1]。膀胱壁由4层结构构成：外侧的结缔组织外膜，无横纹的肌层（逼尿肌，由外侧与内侧的纵行纤维包裹中间的环形纤维构成），固有层（黏膜下结缔组织），以及内层的黏膜层构成。非充盈时黏膜折皱，随尿液充盈黏膜变得平滑，而三角区除外，三角区黏膜总是平整的[2]。充分充盈时，膀胱壁厚2mm。输尿管开口位于三角区的两角，通常呈裂隙状。尿道内口位于三角区的顶，为膀胱最低的部位。因而三角区，这一重要的解剖标志是由两个输尿管入口与尿道内口形成膀胱内一平整的三角区。

膀胱主要来自髂内动脉的分支，膀胱上动脉与膀胱下动脉供血。来自闭孔动脉与臀下动脉的分支，以及女性的子宫及阴道动脉的分支也参与膀胱供血。膀胱的静脉引流是通过下外侧面复杂的静脉丛完成的，最终引流到髂内静脉。膀胱的淋巴主要引流到髂内与髂总链[2]。

## MRI技术

多种不同磁共振（MRI）技术可用于膀胱检查。同其他器官系统相同，应联合采用显示组织不同对比的技术。采用显示高信号尿液（即T1加权影像与钆增强延迟期影像）序列结合显示低信号尿液（非增强T1加权影像伴或不伴脂肪抑制与钆增强即刻动态三维（3D）梯度回波（GE）影像）技术常用于膀胱检查。显示尿液与膀胱壁对比的影像对于膀胱壁与膀胱腔异常的诊断与评估十分重要。证明特别有助于膀胱病变诊断的技术包括二维

（2D）T1加权回波链自旋回波（ETSE），平扫与钆增强T1加权脂肪抑制3D-GE与钆增强即刻T1加权动态脂肪抑制3D-GE序列。T1WI可有效显示膀胱形态，但显示肿瘤侵犯深度不如上述技术有效。屏气3D-CE T1加权影像的空间分辨率与时间分辨率高。单次激发（SS）-ETSE可有效用于屏气或自由呼吸序列扫描。MRI的多平面成像功能可在检查时采用不同平面影像，在评价膀胱癌侵犯深度时最大限度减小部分容积效应[3]（即膀胱前、后壁与顶部病变时采用矢状影像，侧壁与顶部病变采用冠状影像）。

多平面成像，典型采用相互垂直的三平面影像，T2加权2D SS-ETSE技术为盆腔T2加权 MRI的标准扫描参数。近期MRI技术的进展使3D影像采集更容易[4]。完善采样应用优化对比采用不同翻转角评价（SPACE）为一种3D SS-ETSE序列，可克服一些标准3D自旋回波采集受限的问题[5]。三维T2加权序列可行任意方向的交互重建，达到影像各向同性，并可在检查后离线获得，提高了检查效率，成为一个很有用的解决方法。这也是一种节约采集时间的技术，因为采集单组影像数据即可，不需要做3个相互垂直平面的扫描计划并采集3组数据。文献报告采用3D T2WI采集可节约时间50%～60%[5]。配合稳定、有效、快速参数应用时，这些序列是十分有帮助的。

如果肿瘤最长径并非位于任何3个标准平面之内，肿瘤与膀胱壁的容积平均效应可能导致肿瘤的过度分期[3,6]。采用薄层或3D影像可减低这种缺陷。

无对比剂的MR尿路成像，包括肾、输尿管与膀胱可利用T2加权3D SPACE序列采集。对比剂增强MR尿路成像可采用3D-GE序列，于注射对比剂后5～10min排泄期采集冠状与横轴位平面影像。MR尿路成像应于标准T1平扫，T2WI与钆增强肝动脉为主期，肝静脉期与间质期3D-GE扫描后采集。

膀胱MRI重要的伪影包括运动、膀胱扩张的程度、化学位移与偶见的静脉内对比剂异常混合形成的伪影。不自主运动伪影包括呼吸运动、肠蠕动与膀胱的运动伪

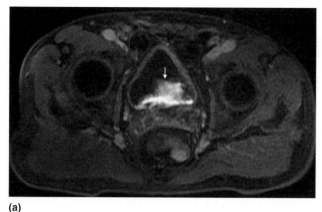

(a)

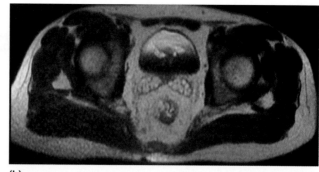

(b)

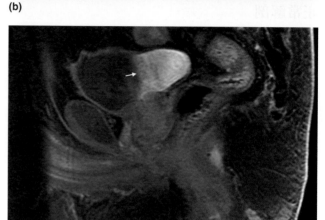

(c)

**图11.1　静脉内对比剂排泌形成的膀胱内伪影。** 3例不同患者横轴位钆增强脂肪抑制GE（a），横轴位T2加权SS-ETSE（b）与矢状T1加权钆增强脂肪抑制GE（c）影像，示膀胱内的对比剂呈旋涡状与有强化的肿瘤相似（箭头，a）。在T2WI上，对比剂显示为膀胱重力方向部位的低信号区（b）。如果对比剂与尿液混合均匀，可见清楚的液平面（箭头，c）。

影。使用收紧腹带的方法可减少呼吸运动，相控阵体部线圈也可获取相似的效果。检查前即刻肌内注射1mg胰高血糖素可使肠蠕动降到最弱。有嗜铬细胞瘤、胰岛素依赖性糖尿病、胰岛素瘤病史或以前有过敏史的患者不能使用胰高血糖素[3]。中度充盈膀胱很重要。如果膀胱未充盈，逼尿肌变厚与病理性增厚相似，确认小肿瘤变得困难。而如果膀胱过度扩张，患者会不适，而且由于肌层过度拉伸，可能漏掉扁平的肿瘤。推荐嘱患者在检查前2~3h排空膀胱后不再排尿或以相同时间夹闭Foley导尿管，可获得理想的膀胱充盈[7, 8]。化学位移伪影出现在水-脂界面，表现为一侧沿外侧壁分布的暗带，另一侧沿外侧壁分布的亮带与侵袭性膀胱癌表现相似或掩盖膀胱肿瘤。为校正这种伪影，可采用化学选择性脂肪抑制，或将频率编码梯度旋转到一选择方向，尽量减少对与肿瘤相邻膀胱壁的干扰[9]。静脉注射对比剂也可造成膀胱内的伪影，对比剂沉积时可造成线样分层效应，对比剂与尿液不均匀混合可形成类似肿瘤的伪影（图11.1）。后一伪影于输尿管入口处最为明显，这有助于确定异常信号是伪影。

使用表面线圈可明显改进盆腔结构的影像质量。文献报告双表面线圈可改进盆腔MRI的显示[9-11]。使用多

组相控阵线圈可获取更好的影像质量改进。

可使用直肠内线圈以获取高分辨率的膀胱影像。但通常对仅膀胱基底后壁的肿瘤成像最有帮助。

## 正常影像表现

在磁共振（MR）影像上，正常膀胱壁的厚度为2~8mm，在T1加权平扫影像上表现为低信号带，膀胱内尿液几乎无信号。在T2WI上，膀胱壁呈低信号带，代表全部肌层。近来，将这一低信号带分为2层，为内层的低信号带与外层的中等信号带，相对于紧密的内层与较疏松的外层平滑肌层[12]。

钆增强后即刻采集的影像上，正常膀胱壁无明显强化，这一点在肿瘤检查时十分重要。然而膀胱壁可有延迟强化，钆增强脂肪饱和影像上显示好[3, 13]。

## 正常变异与先天性疾病

膀胱先天性异常包括不育、发育不全、重复畸形、外翻、梨状腹综合征，憩室与脐尿管未闭。膀胱未育与

发育不全极为罕见。MRI 可显示膀胱重复畸形。分离两个膀胱腔的分隔 T1 与 T2 均为低信号。两个膀胱腔壁的厚度与信号强度相同。膀胱外翻为最常见的先天性膀胱病变，虽然为临床诊断，MRI 可提供膀胱外翻相关的骨骼、肌肉与腹膜异常，以及生殖器官位置的重要信息[14]。MR 同样有助于确定梨状腹综合征的相关异常。这种罕见综合征的膀胱常增大，但无小梁形成，可合并相关脐尿管未闭。膀胱壁增厚，是由于结缔组织取代了正常平滑肌所致[15]。

先天性膀胱憩室为膀胱黏膜经膀胱逼尿肌薄弱区的外疝。青年男性多见，最常发生于膀胱基底水平。当发生于输尿管口时，称之为 Hutch 憩室，可出现相关输尿管梗阻。在 MR 影像上，膀胱憩室表现为从自然膀胱向外囊袋样凸出（图 11.2）。憩室的壁薄，呈 T2 低信号。钆增强后采集的 T1 加权影像上，可见憩室充盈对比剂强化的尿液。憩室可并发尿潴瘤，导致慢性感染，炎症，发

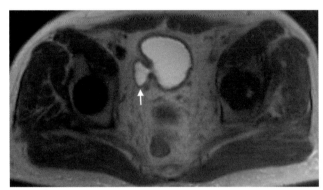

**(a)**

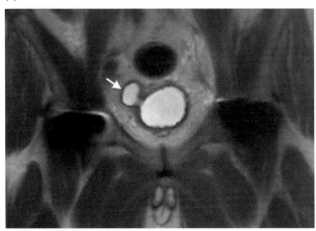

**(b)**

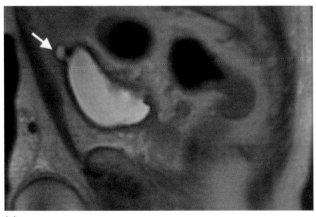

**(c)**

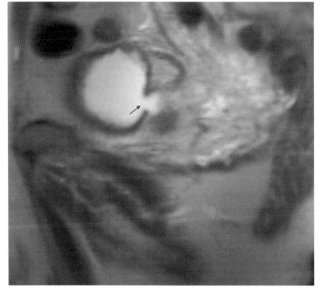

**(d)**

**(e)**

**图 11.2　膀胱憩室。**横轴位（a），冠状（b）与矢状（c）T2 加权 SS-ETSE 影像，显示膀胱局限性凸出，代表憩室（箭头，a，b）。注意同一患者可见另一较小憩室（箭头，c）。另一患者横轴位 T2 加权 3D SS-ETSE（SPACE）（d）与冠状 T2 加权 SS-ETSE（e）影像，显示另一膀胱右侧壁憩室（箭头，d，e）。

育不良，白斑与鳞状上皮化生。这些病变可成为憩室恶性肿瘤的前期病变。起自憩室的肿瘤罕见，发生率为膀胱憩室患者的2%～7%。最常见的细胞类型为移行细胞癌（78%），其次为鳞状细胞癌（17%）、移行细胞与鳞状细胞混合型癌（2%）和腺癌（2%）[16]。

　　脐尿管为残余结构，为胚胎的尿囊与泄殖腔的遗迹。成人的这一遗存为位于中线的肌纤维管，可自膀胱顶延伸到脐。不完全闭锁可形成持续存在的脐尿管未闭或脐尿管囊肿（图11.3），脐尿管窦或憩室[15]。脐尿管未闭可同时伴有后尿道瓣、梨状腹综合征或前腹壁缺损。脐

尿管癌罕见，在本章后面讨论。

## 肿瘤性病变

### 良性肿瘤

#### 乳头状瘤

　　移行细胞乳头状瘤占所有膀胱原发肿瘤的2%～3%，组织学为良性，但可复发或恶变。肿瘤含有纤维血管轴，被覆分化良好的尿路上皮层[17]。钆增强即刻期MR

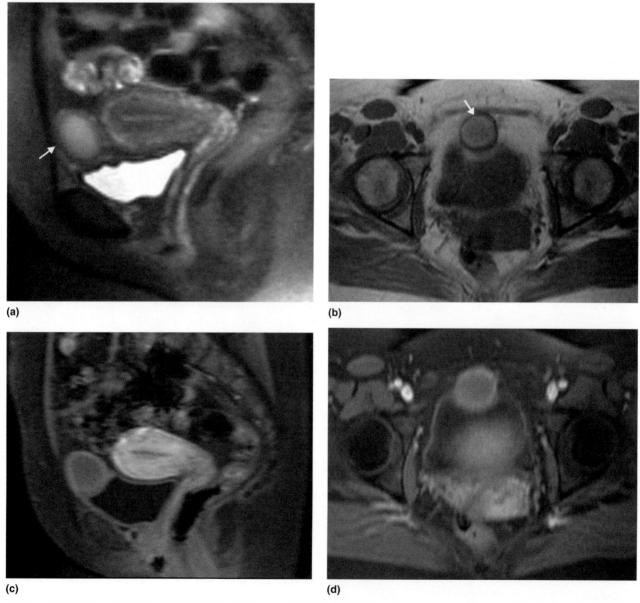

(a)　　　　　　　　　　　　　　　(b)

(c)　　　　　　　　　　　　　　　(d)

**图11.3　脐尿管囊肿。** 矢状T2加权脂肪抑制SS-ETSE（a）与横轴位T1加权扰相GE（SGE）（b），矢状（c）与横轴位（d）T1加权钆增强脂肪抑制SGE影像。可见膀胱前上侧一圆形病变，T1与T2信号增高，可能为囊内容含蛋白或黏液所致（箭头，a，b）。注射对比剂后病变内部无强化，但囊壁与膀胱壁强化相似（c，d）。

影像上，膀胱乳头状瘤显示最为清楚，表现为有强化的小肿瘤，起自强化较弱的膀胱壁。动态钆增强MR影像（15～45s）可有利于显示这些病变的表浅性质（图11.4）。

## 平滑肌瘤

平滑肌瘤为膀胱罕见良性肿瘤中最常见的肿瘤，见于30～55岁的女性患者。肿瘤最常起自膀胱三角区，但也见于膀胱侧壁与后壁。病变可位于膀胱内（60%），膀胱外（30%）或膀胱壁内（10%）（图11.5）。膀胱壁内与膀胱外肿瘤不引起症状，而膀胱内肿瘤可有血尿或排尿困难。有报告膀胱颈部的肿瘤造成膀胱出口梗阻。病变呈T1中等信号，在低信号尿液的背景上显示清楚。在

T2WI上，平滑肌瘤信号不一，从轻度低信号到中度高信号，信号常轻度不均匀，强化各异[18]。肿瘤在膀胱壁内的范围常可很好显示。退变的平滑肌瘤表现不一，包括T1中到高信号，T2不均匀混杂信号。这些表现认为是代表了肿瘤内出血，钙化或囊变[19]。MRI不能恒定鉴别平滑肌瘤与平滑肌肉瘤[3]。然而肿瘤大，信号不均及边缘不规则为提示恶性的征象。

## 嗜铬细胞瘤

嗜铬细胞瘤为分泌儿茶酚胺的肿瘤，起源于嗜铬细胞，可发生于自颈到骶的交感神经经路上的任何部位。10%～15%的肿瘤发生于肾上腺外，1%位于膀胱，好发

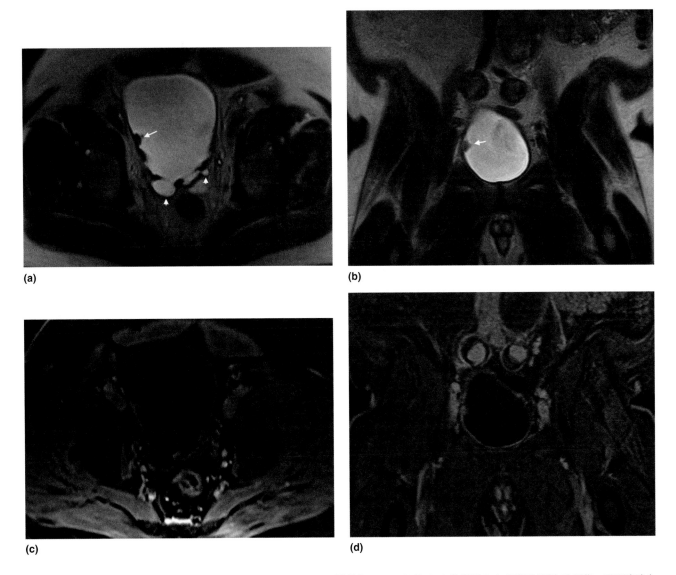

(a)  (b)  (c)  (d)

**图11.4 乳头状腺瘤。**横轴位（a）与冠状（b）T2加权SS-ETSE，横轴位（c）及冠状（d）钆增强T1加权脂肪抑制GE影像。可见膀胱右侧壁乳头状病变（箭头，a，b），呈T2低信号，增强后有强化（c，d）。同时注意膀胱憩室（三角，a）。

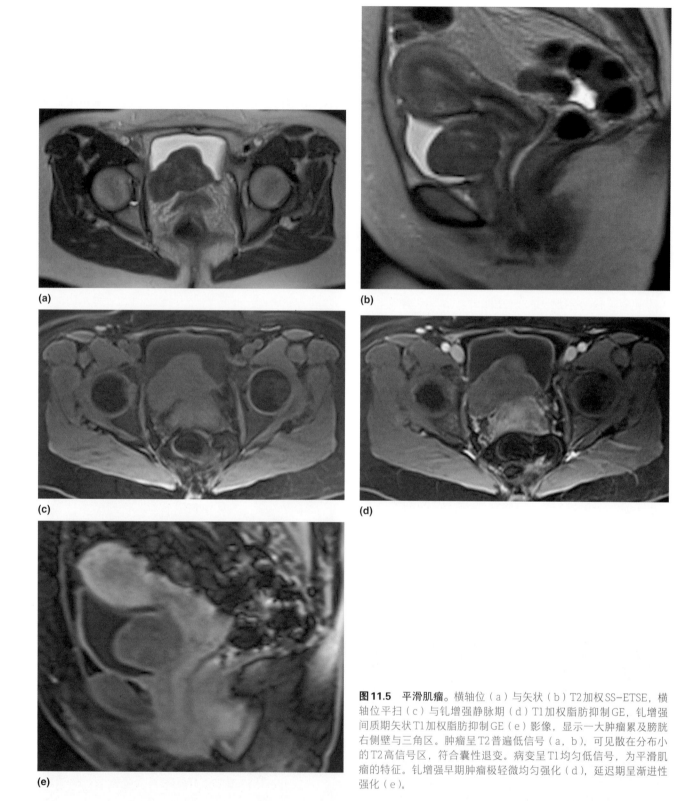

**(a)**

**(b)**

**(c)**

**(d)**

**(e)**

**图 11.5 平滑肌瘤。** 横轴位（a）与矢状（b）T2加权SS-ETSE，横轴位平扫（c）与钆增强静脉期（d）T1加权脂肪抑制GE，钆增强间质期矢状T1加权脂肪抑制GE（e）影像，显示一大肿瘤累及膀胱右侧壁与三角区。肿瘤呈T2普遍低信号（a，b），可见散在分布小的T2高信号区，符合囊性退变。病变呈T1均匀低信号，为平滑肌瘤的特征。钆增强早期肿瘤极轻微均匀强化（d），延迟期呈渐进性强化（e）。

于膀胱三角区，其次为输尿管入口附近的区域。膀胱顶与侧壁少见。7%的膀胱嗜铬细胞瘤为恶性[17]。男女性发病率相同，平均诊断年龄为41岁。约半数病例临床有高血压，间断性肉眼血尿与排尿诱发出汗、头痛与心悸

的三联征[20]。特异性MRI征象有助于与其他肿瘤，包括癌鉴别[20, 21]。这些肿瘤在T2加权自旋回波序列影像上典型表现为明显均匀高信号[22-24]。然而，T2信号也可不均匀增高[25]。肿瘤呈T1低信号或等信号[18, 19]，

注射钆对比剂后明显强化。

## 神经源性肿瘤

神经纤维瘤病，是最常见的斑痣性错构瘤病，牛奶巧克力斑，视神经胶质瘤，Lish结节（虹膜结节），明确的骨病变与神经纤维瘤为其特征。泌尿生殖道神经纤维瘤罕见，但膀胱是最常见的受累部位（图11.6）。梗阻性肾积水为最常见的并发症，可能为神经纤维瘤累及膀胱三角所致。盆腔侧壁肿瘤呈结节状，可扩展到闭孔。神经纤维瘤MRI表现清晰，可较CT更好确定肿瘤在膀胱，盆腔侧壁与周围软组织内的范围。1型神经纤维瘤病（von Recklinghausen病）MRI表现为病变T1信号略高于骨骼肌，T2信号明显高于周围组织。较大肿瘤可信号不均，T2明显高信号伴中央界限清楚的低信号区。注射钆对比剂后大多数肿瘤有强化（图11.6）[26]。丛状神经纤维瘤可发生恶变，但孤立性神经纤维瘤恶变罕见[18]。

神经节细胞瘤有着相似的表现，T1与骨骼肌等信号，T2高信号，钆增强后强化明显（图11.7）。

## 血管瘤

血管瘤为膀胱罕见的良性间叶性肿瘤，多见于儿童，但也可发生于任何年龄[18]。就诊时最常见的症状为无痛性肉眼血尿。文献报告肿瘤表现为T1低到中等信号强度，呈多房性；T2WI上呈很高信号强度[27]。

## 炎性肌纤维母细胞瘤

炎性肌纤维母细胞瘤（也称之为炎性假瘤）起自梭形细胞，为一罕见的间叶性良性膀胱肿瘤。肿瘤可发生于任何年龄，患者可有血尿、尿频、排尿困难或夜尿增多。病变通常为外生性，扩展到膀胱腔内，但也可发生于膀胱壁内，扩展到膀胱周围组织。文献报告病变呈T1低信号，不均匀T2高信号，不均匀强化伴坏死区[18]。

## 钙 化

膀胱结石可来自膀胱内异物巢，尿潴留或上尿路结石移行到膀胱，也可为原发性膀胱结石。异物包括导管，不可吸收性缝线，毛发或骨片。尿潴留可来自膀胱出口梗阻、憩室、膀胱膨出或术后。T2WI或钆增强晚期T1WI可很好显示结石。这些序列可显示高信号的尿液与无信号结石间的高度对比（图11.8）[28]。

大多数血吸虫病是由埃及血吸虫感染引起的。患者常有尿急、排尿困难、腰背部疼痛与血尿。特征性钙化呈线状，沿膀胱壁呈连续分布。钙化的膀胱壁在所有MRI序列影像上均呈无信号[29]。

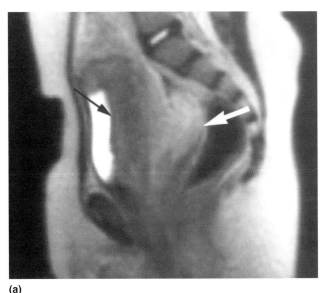

**(a)**

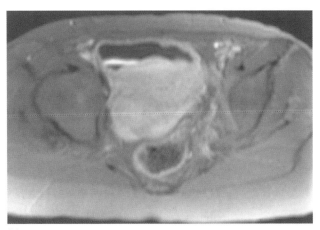

**(b)**

**图11.6　神经纤维瘤。**有神经纤维瘤病病史的患者，矢状T2加权SS-ETSE（a）与T1加权钆增强抑制自旋回波（b）影像，在T2WI上，可见一轻度不均匀低信号肿瘤（黑箭头，a）累及膀胱壁后侧与输尿管（白箭头，a），并压迫直肠向后移位。注射钆对比剂后，肿瘤呈中度轻微不均匀强化（b）。组织病理诊断为膀胱壁丛状神经纤维瘤。

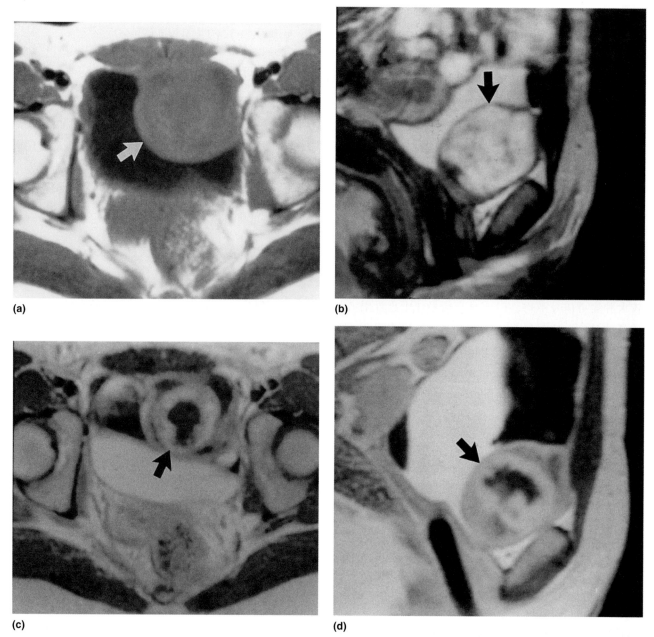

**图11.7** 神经节细胞瘤。T1加权自旋回波（a），矢状T2加权自旋回波（b）与钆增强横轴位（c）及矢状（d）T1加权自旋回波影像。可见一4cm大小神经节细胞瘤起自膀胱前下壁。肿瘤呈T1中等信号（箭头，a）、T2中度高信号（箭头，b），钆增强间质呈量明显强化（箭头，c，d）伴中央坏死。（感谢Hedvig Hricak，MD，PhD提供病例）

## 恶性肿瘤

膀胱癌为尿路最常见的癌肿，占所有新发恶性肿瘤的4.5%，美国全部因癌死亡的1.9%[30]。膀胱癌的发生率呈增高趋势，认为是多种环境致癌因素暴露引起的，包括吸烟、人工甜味剂、咖啡、环磷酰胺和各种芳香胺类。膀胱癌发病率随年龄而增高，多见于60～80岁人群。男性患膀胱癌为女性的3倍[14]。膀胱肿瘤有3个分类依据：细胞类型（尿路上皮、鳞状上皮或腺上皮），生长

方式（乳头状、非乳头状、非浸润性或浸润性）与分级（细胞分化程度）。非乳头状尿路上皮肿瘤包括侵袭性移行细胞癌、鳞状细胞癌、腺癌与腺鳞癌。

## 原发性尿路上皮肿瘤

### 移行细胞癌

移行细胞癌为最常见的原发性膀胱恶性肿瘤，约占全部膀胱恶性肿瘤的85%。非乳头状或无蒂的尿路上皮

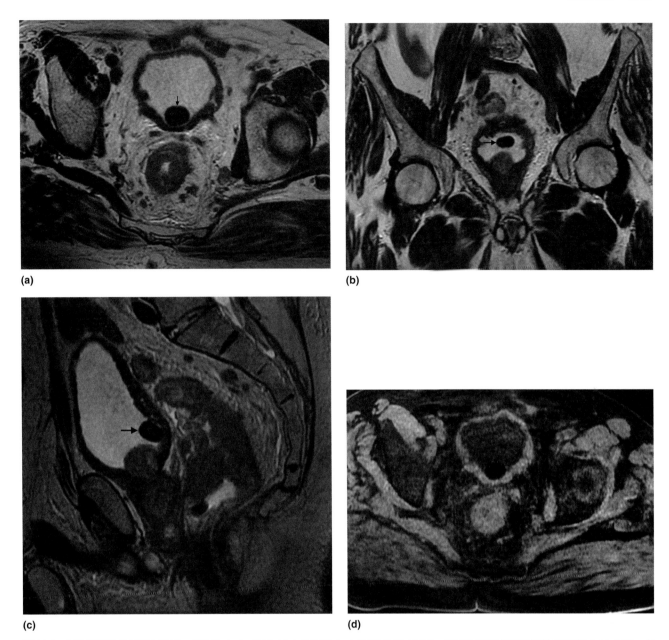

(a)

(b)

(c)

(d)

**图11.8　慢性梗阻患者的膀胱结石。**横轴位（a），冠状（b）与矢状（c）T2加权SS-ETSE，横轴位T1加权脂肪抑制GE平扫（d）影像。在T1与T2加权影像上可见一几乎无信号的卵圆形结构（箭头，a-c），代表膀胱内结石。注意其重力方向上的位置，提示为结石；与之相反，气体应位于非重力方向的位置。由于慢性出口梗阻，膀胱壁增厚（逼尿肌肥大），可见多发小憩室。

肿瘤为典型更具侵袭性肿瘤，较外生型肿瘤恶性分级更高。大多数患者先前有乳头状瘤的病史，起自乳头状瘤旁上皮的异常改变。侵袭性尿路上皮癌开始时经膀胱壁呈放射状扩展，后经膀胱肌层环形播散。随后肿瘤侵犯膀胱周围脂肪，依部位不同，肿瘤可侵犯前列腺，精囊或闭孔内肌。女性患者膀胱癌极少侵犯子宫或宫颈。在肿瘤起源于与子宫或宫颈邻近的膀胱壁时可侵犯这些结构[31]。移行细胞癌最常起自膀胱外侧壁，如果肿瘤围绕输尿管开口蔓延，可造成肾积水或输尿管积水[32]。

70%～80%的膀胱癌在早期得以诊断，相关5年生存率为81%。侵袭性肿瘤的患者病变进展的危险性高，尽管有明确的治疗，总体5年生存率约50%[14]。膀胱癌适当治疗的选择有赖于正常诊断与分期。表浅的肿瘤可经尿道切除并以化疗药物灌注、卡介苗治疗，或两者同时采用。肿瘤累及浅肌层的患者采用节段性膀胱切除。侵袭性肿瘤及膀胱周围脂肪局限性侵犯的患者需要根治性膀胱切除。肿瘤扩展到膀胱以外累及相邻盆腔结构时，需要术前化疗或姑息性放疗[3]。

膀胱肿瘤的TNM分期见表11.1与图11.9[33]。

T1与T2WI均有助于膀胱癌的分期[34-43]。在T1WI上，肿瘤呈中等信号与肌肉信号相似[32,44]。推荐采用T1加权序列确定是否有膀胱周围脂肪与相邻器官（除前列腺外）的侵犯与淋巴结及骨髓受累。在T2WI上，肿瘤与膀胱壁信号相似或信号略高于膀胱壁[32,44]。推荐利用T2WI评估肿瘤侵犯膀胱壁肌层与前列腺的范围[34-38,41,45]。

**表 11.1 膀胱肿瘤的TNM分期**

| | |
|---|---|
| T0 | 无原发肿瘤证据 |
| Ta | 非侵袭性乳头状癌 |
| Tis | 原位癌："扁平肿瘤" |
| T1 | 肿瘤侵犯上皮下结缔组织 |
| T2a | 肿瘤侵犯浅肌层（内侧半） |
| T2b | 肿瘤侵犯深肌层（外侧半） |
| T3a | 镜下可见肿瘤侵犯膀胱周围组织 |
| T3b | 肉眼可见肿瘤侵犯膀胱周围组织（膀胱外肿瘤） |
| T4a | 肿瘤侵犯前列腺，子宫或阴道 |
| T4b | 肿瘤侵犯盆壁或腹壁 |
| N0 | 无局部淋巴结转移 |
| N1 | 单一淋巴结转移，最大径≤2cm |
| N2 | 单一淋巴结转移，最大径>2cm但≤5cm，或多发淋巴结 |
| N3 | 单一淋巴结转移，最大径>5cm |
| M0 | 无远隔转移 |
| M1 | 远隔转移 |

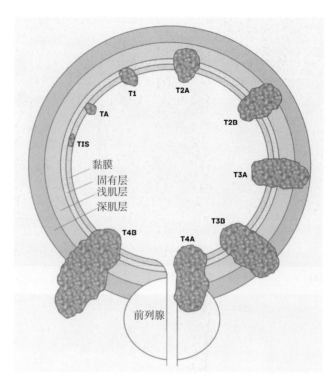

**图 11.9** 尿路上皮癌的T分期。

静脉内钆对比剂注射可改进膀胱癌的影像质量。钆可迅速分布于细胞外间隙而不通过完整的细胞膜[45]，使膀胱癌呈典型的明显强化[5,46-54]。由于富含肿瘤血管，对比剂注射后早期扫描膀胱癌强化多高于周围的膀胱壁。动脉强化后5～15s肿瘤显示最佳[50]。这种早期强化也可获得膀胱肿瘤与膀胱内无钆尿液的明显对比。由于移行细胞癌好发多发或多灶性发生，确认是否有一个以上的强化区十分重要[44]。快速动态MRI或许能够鉴别肿瘤与活检后的改变，因为肿瘤强化早于活检后的组织（6.5s对13.6s）[55]。增强延迟期（>5min）T1WI显示高信号的尿液，腔内部分的膀胱肿瘤通常界限清楚，但小肿瘤可能被掩盖。增强后2～5min脂肪抑制3D-GE影像显示淋巴结与骨髓转移最为可靠，恒定。

MRI较CT有一些优势，包括更高的对比分辨率和对对比剂更高的敏感性，膀胱顶、三角区，膀胱周围脂肪，前列腺与精囊的影像显示更佳。位于膀胱底或顶部的肿瘤及较小肿瘤[44]MRI分期更好。文献报告，总体上膀胱癌的MRI分期的正确性为69%～89%。采集斜面MR影像以显示肿瘤－膀胱壁在剖面上的分界，可有效评

价膀胱壁的侵犯深度，钆增强T1WI的总体分期正确性为78%，T2WI为60%。钆增强后即刻期影像改进了肿瘤，特别是小肿瘤的分期[49,51,52,54]。

钆增强后即刻期斜面3D-GE采集影像为显示剖面上肿瘤－膀胱壁的交界一种有效方法，特别有助于鉴别表浅肿瘤与伴有浅肌层侵犯的肿瘤[5]。采用更薄的层厚与更高的分辨率影像（如3D SS-ETSE）也可有助于鉴别表浅肿瘤与有浅肌层侵犯的肿瘤。

MRI能够区分膀胱壁表浅（T1期）（图11.10）与深部（T2b期）（图11.11）肌层侵犯的肿瘤，正确率高[46]。一般来说，如果低信号的膀胱壁显示清楚，T2影像上表现完整，肿瘤应分期为Tis，T1或T2a；而如果膀胱壁不连续，肿瘤应分期为T2b或更高。更高的对比分辨率极有助于区分肌层侵犯（T2b期）与膀胱周围脂肪侵犯（T3b期）[5,29-33,35]。对于深部浸润的肿瘤（T3b，T4a与T4b期），一般认为MRI为正确性最高的分期方法（图11.12）[46,56]，钆增强脂肪抑制影像最有帮助。MRI与CT分期最常见的错误为分期过度，而先前膀胱镜活检可能是过度分期最常见的原因[44,57]。因此，推荐在膀胱活检后至少3周再行MRI检查。

MRI与CT的淋巴结转移分期正确性相似，CT的正

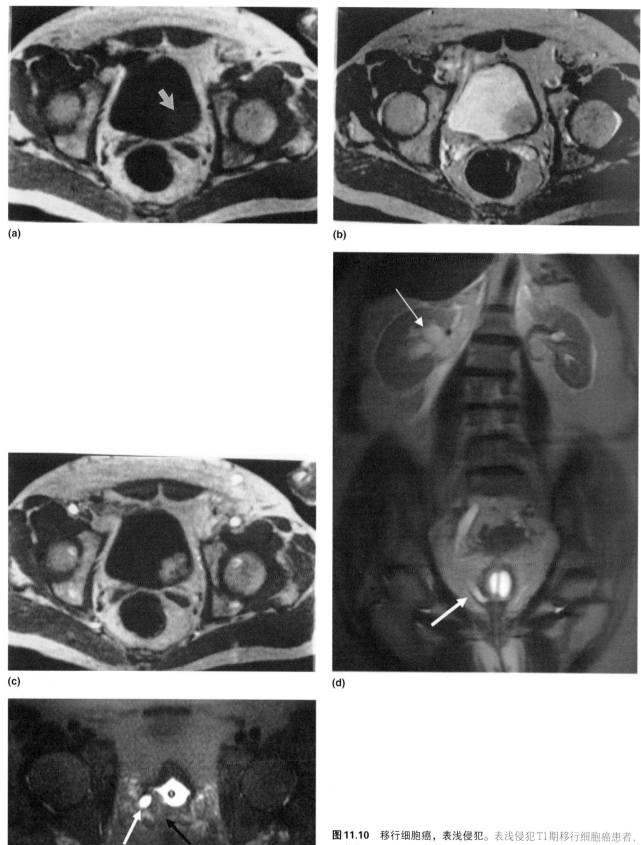

**图11.10  移行细胞癌，表浅侵犯。**表浅侵犯T1期移行细胞癌患者，T1加权SGE（a）、T2加权ETSE（b）与钆增强后即刻SGE（c）影像，可见肿瘤呈T1中等信号（箭头，a），T2中度高信号（b）。钆增强后肿瘤呈中等强度强化（c），未见膀胱壁侵犯。在T2WI（b）与钆增强即刻期SGE（c）影像上，可见肿瘤深侧的低信号肌壁完整。另一移行细胞癌患者，冠状与横轴位T2加权SS-ETSE（d，e），

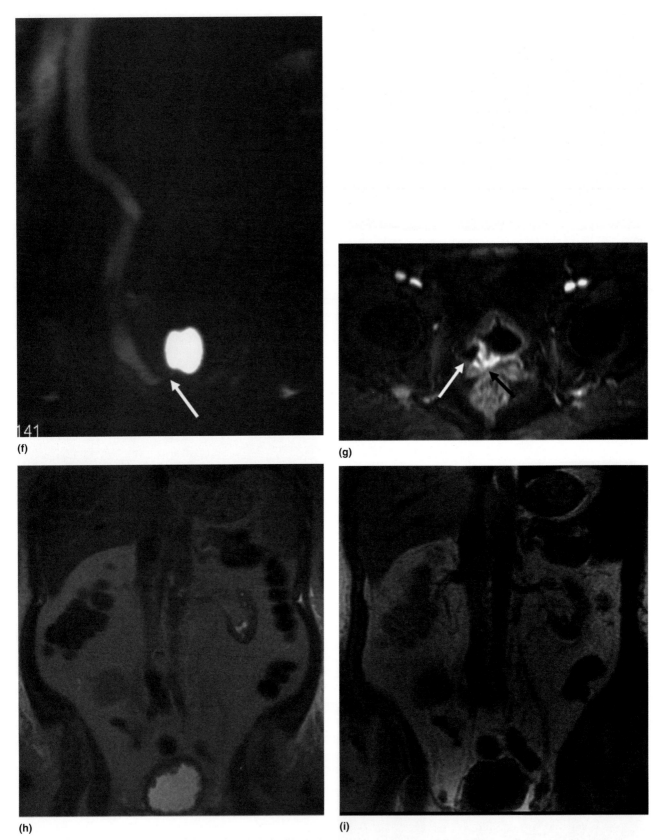

**图 11.10（续前）** MR尿路成像（f）与钆增强后45 s横轴位脂肪抑制GE（g）影像。T2加权SS-ETSE影像（d，e）示右侧输尿管（白粗箭头，d，e）扩张与右侧肾积水（白细箭头，d）。MR尿路成像（f）显示扩张的右侧输尿管于膀胱输尿管结合部突然截断（箭头，f）。可见一软组织肿瘤于膀胱输尿管结合部阻塞了右侧输尿管，在横轴位T2WI（e）上，肿瘤相对膀胱壁呈高信号（黑箭头，e）。钆增强影像（g）显示肿瘤强化明显（黑箭头，g）。肿瘤强化范围未超出膀胱壁。强化肿瘤深侧的膀胱壁完整。注意膀胱腔内的球囊导管。另一肾萎缩，右下腹肾移植患者，冠状T1加权SGE（i）

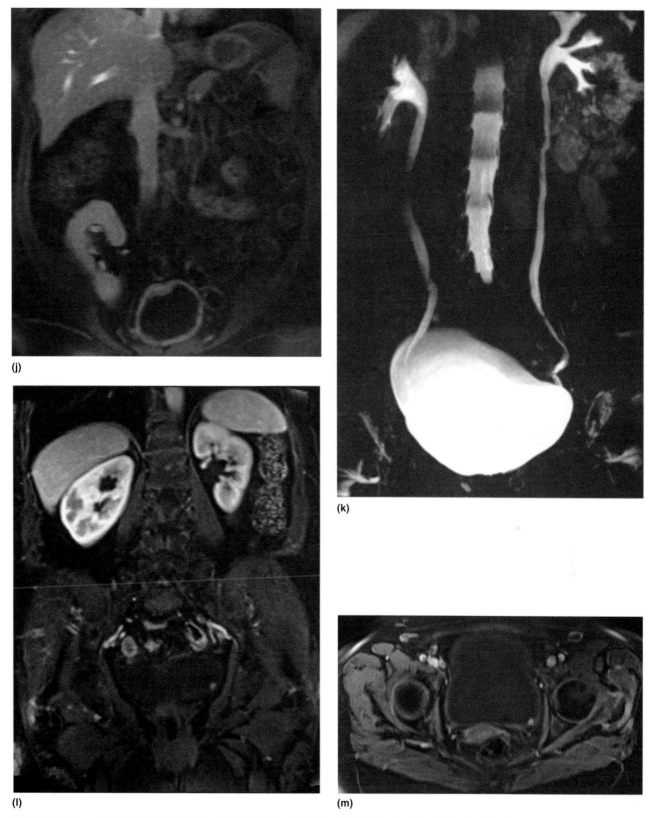

**图 11.10（续前）** T2 加权 SS-ETSE（h），钆增强后 90s 脂肪抑制 GE（j）影像示移行细胞癌。膀胱壁弥漫性增厚，可见多发息肉样突起凸向膀胱腔。钆增强影像显示增厚的膀胱壁与突起均匀强化（j）。肿瘤范围并未超载膀胱壁的限度。在 T2WI 上，可见肿瘤深侧的低信号肌壁完整。T2 加权最大强度投影 MR 尿路成像（k），冠状（l）与横轴位（m）钆增强。

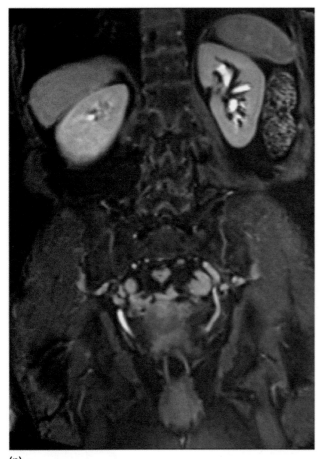

**(n)**

**图 11.10（续前）** T1加权肝静脉期3D-GE影像与冠状钆增强排泄期T1加权3D-GE（n）影像，示膀胱左后壁一细小表浅息肉样有强化的病变（l，m）。

确性为83%～97%，MRI为73%～98%。目前尚不能区分增生性淋巴结增大与恶性淋巴结增大，这可能造成肿瘤的过度分期。另外，由于盆腔淋巴结病理性增大的诊断标准为大于1cm，小的受累淋巴结则无法检出。膀胱癌播散可受累的淋巴结包括膀胱外侧与膀胱前淋巴结、骶前淋巴结、下腹部淋巴结、闭孔淋巴结与髂外淋巴结，其次为髂总与腹主动脉旁淋巴结[7]。膀胱癌患者在初诊时不常见腹膜后淋巴结受累；然而如果有受累，盆腔淋巴结则通常也有转移[40]。放射治疗后，可能见到腹膜后淋巴结复发而不伴有盆腔淋巴结肿大[40]。因此，治疗后的患者检查腹膜后与盆腔时诊断应谨慎。T1WI可用于淋巴结的影像检查，其信号强度低于周围脂肪组织[58,59]。钆增强脂肪饱和T1WI尤其有助于评价淋巴结肿大，低信号脂肪的背景上中等信号强度的增强淋巴结表现明显。三维影像可能不仅对淋巴结的大小，还包括淋巴结外形的判断有帮助[60]。

骨髓转移的MRI诊断优于CT[61]。T1WI可用于骨髓转移的检出，骨髓转移的T1信号特征与原发肿瘤相似（典型为中等信号强度），在高信号骨髓脂肪的对比下显示清楚[57]。骨髓转移瘤检出正确性最高的技术是钆增强T1加权脂肪抑制影像。在抑制后骨髓脂肪低信号的背景上，转移呈圆形或地图样强化区。由于除转移外，一些骨髓病变也呈T1低到中等信号，因而T1加权平扫的特异性相对较低，而钆增强脂肪抑制影像特异性更高，因

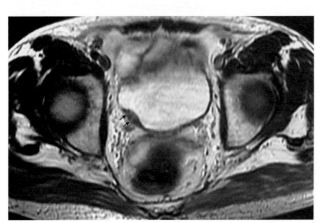

**(a)**

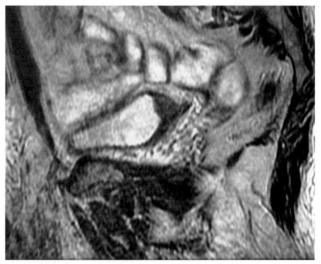

**(b)**

**图 11.11** 侵袭性移行细胞癌。横轴位（a）与矢状（b）T2加权SS-ETSE，

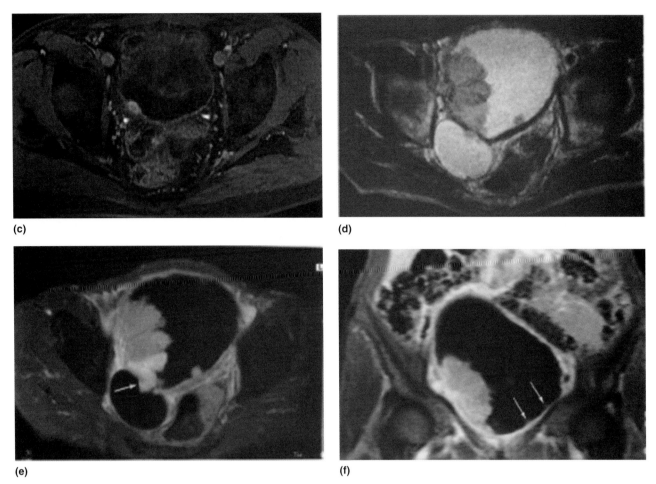

**(c)** **(d)**

**(e)** **(f)**

**图11.11（续前）** 与横轴位（c）T1加权钆增强脂肪抑制GE影像，可见膀胱右侧壁局灶性增厚（a-c），基本符合膀胱肿瘤。在T2WI上，肌层（低信号）局灶性中断（高信号）显示清楚（箭头，a）。注射钆对比剂后，肿瘤强化明显（c）。第2例患者T2加权ETSE（d），T1加权钆增强脂肪抑制自旋回波（e）与冠状钆增强间质期SGE（f）影像，可见一羊齿草叶样T3a期乳头状移行上皮癌起自膀胱右侧壁。注意病变扩展到憩室内（箭头，e）。在T2WI上，可见低信号的膀胱壁无肿瘤浸润（d）。同时可见多发小的乳头状瘤（箭头，f）。

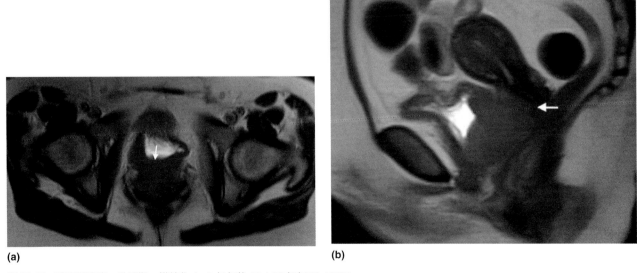

**(a)** **(b)**

**图11.12** **移行细胞癌，进展期。** 横轴位（a）与矢状（b）T2加权SS-ETSE，

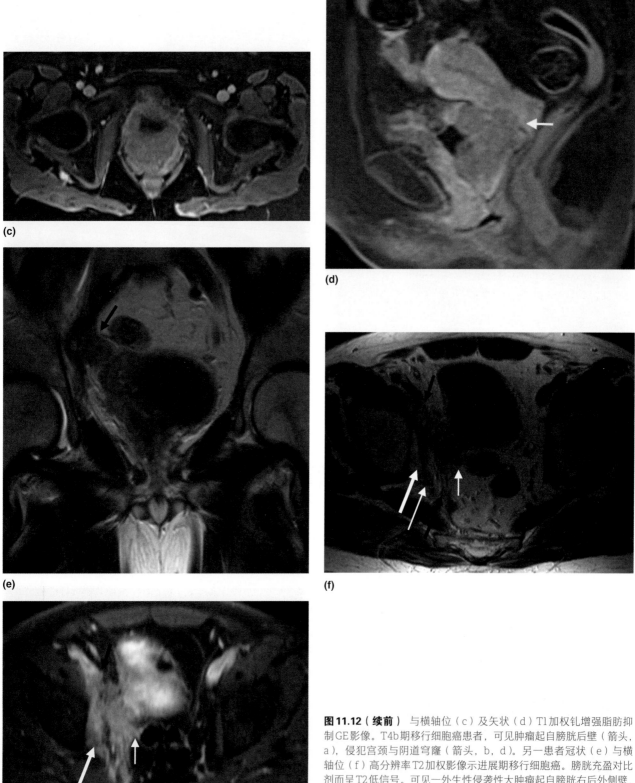

**(c)**

**(d)**

**(e)**

**(f)**

**(g)**

**图 11.12（续前）** 与横轴位（c）及矢状（d）T1加权钆增强脂肪抑制GE影像。T4b期移行细胞癌患者，可见肿瘤起自膀胱后壁（箭头，a），侵犯宫颈与阴道穹窿（箭头，b，d）。另一患者冠状（e）与横轴位（f）高分辨率T2加权影像示进展期移行细胞癌。膀胱充盈对比剂而呈T2低信号。可见一外生性侵袭性大肿瘤起自膀胱右后外侧壁，侵犯膀胱周围软组织，外侧的右侧闭孔内肌（白长粗箭头，f，g），后外侧的右侧骶结节韧带（白长细箭头，f）与后方的右侧坐骨直肠筋膜（长黑箭头，e-g），并扩展到右侧髂外血管（短黑箭头，e-g）及前外侧的右侧腰大肌（短黑箭头，f，g）、后内侧的直肠（白短细箭头，g）。肿瘤侵犯膀胱壁，明显强化。

为局灶性强化区更具转移瘤的特征。钆增强脂肪抑制影像的敏感性也更高，因为强化区较低信号区更为明显。

MRI也可用于区分晚期纤维化与癌肿复发。经尿道切除后1年，急性水肿消退后，T2WI可鉴别残余瘢痕与肿瘤复发[5, 41–43, 45, 47–54]。纤维化为低信号，而肿瘤复发呈不均匀中等信号强度。水肿消退前，鉴别肉芽组织与肿瘤复发会有问题[41, 49, 51, 52, 54]。观察病变表现为软组织与原发肿瘤强化相似（图11.13）也有助于肿瘤复发的诊断[44]。

MRI分期与临床分期可有互补作用，两种方法对膀胱肿瘤的分期最佳。由于鉴别急性水肿与肿瘤组织的能力有限，MRI术前分期最有帮助。

### 鳞状细胞癌

鳞状细胞癌为膀胱慢性炎症患者最常见的肿瘤类型[14]，在西方国家罕见，但为血吸虫病患者最常见的膀胱肿瘤（55%），并常与鳞状上皮化生相关。女性更多

见。组织学上，肿瘤形成鳞状珠，依不同程度的细胞分化与组织学表现分级[17]。肿瘤呈T1中等信号，钆增强后有强化（图11.14），影像表现通常不能与移行细胞癌鉴别。然而，鳞状细胞癌常常转移到骨、肺与肠道，而非局部淋巴结[62]。

### 腺　癌

膀胱腺癌罕见，为起自膀胱顶脐尿管残迹最常见的肿瘤（图11.15），但也可发生于膀胱任何部位（图11.16a）。膀胱腺癌也见于膀胱外翻与腺性膀胱炎的患者[62]。膀胱腺癌最常继发于相邻器官的蔓延（见后文讨论）。与鳞状细胞癌相同，膀胱腺癌预后差。

### 癌肉瘤

癌肉瘤，也称之为混合性中胚层/苗勒瘤或肉瘤样癌，为高度侵袭性肿瘤，含有恶性上皮与肉瘤成分。上皮成分最常为移行上皮癌；肉瘤部分由不同比例的软骨肉瘤、骨肉

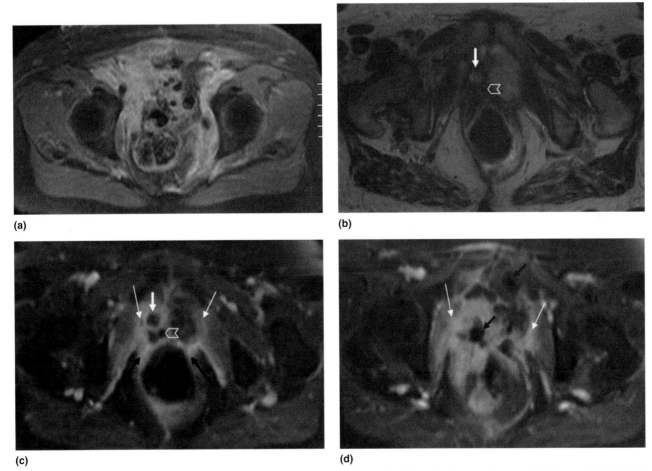

**(a)**　　**(b)**　　**(c)**　　**(d)**

**图11.13　肿瘤复发。**尿路上皮癌，膀胱前列腺根治性切除，回肠代膀胱及盆腔淋巴结切除术后14个月的患者，横轴位T1加权钆增强抑制GE影像（a）。可见大量软组织沿双侧盆腔侧壁与原淋巴结切除部位蔓延，明显强化，符合病变复发。膀胱癌，肿瘤复发患者，T2加权SS-ETSE（b），T1加权钆增强后90s脂肪抑制GE（c，d）影像，可见复发肿瘤位于会阴部，呈不规则软组织信号，钆增强后强化明显（c，d）。肿瘤侵犯阴道，双侧闭孔内肌（白长细箭头，c，d）与提肛肌（黑长箭头，c）（右侧为著），及直肠、阴道周围组织。阴道（三角）旁可见少量积液（白短粗箭头，b，c），另可见会阴部手术夹产生的磁敏感伪影（黑短箭头，d）。

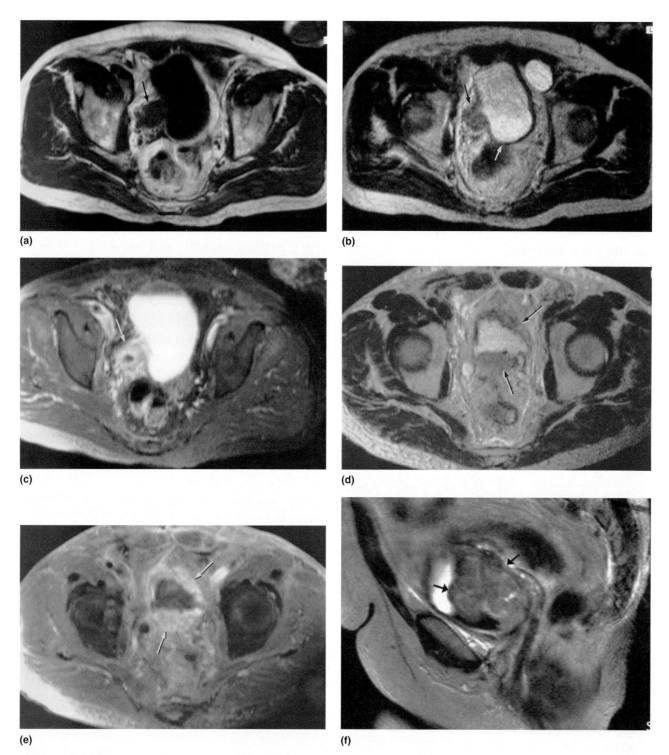

(a)

(b)

(c)

(d)

(e)

(f)

**图 11.14 鳞状细胞癌。** T1加权自旋回波（a），T2加权自旋回波（b），钆增强T1加权脂肪抑制自旋回波（c）影像。可见鳞状细胞癌侵犯右侧输尿管远段与相邻膀胱壁。肿瘤呈T1低到中等信号强度（箭头，a），T2轻度高信号（黑箭头，b）。注意呈中等信号的受累膀胱壁与低信号的正常膀胱壁间的过渡（白箭头，b）。注射对比剂后，肿瘤显示中度不均匀强化（箭头，c），肿瘤周围的脂肪层界限模糊，伴高信号网状条纹，符合膀胱周围脂肪浸润。第2例膀胱鳞状细胞癌患者，T2加权自旋回波（d）与钆增强T1加权脂肪抑制自旋回波（e）影像，可见肿瘤外形不规则，信号不均匀，T2加权自旋回波影像上呈轻度高信号（箭头，d）。注射钆对比剂后，肿瘤不均匀强化（箭头，e）。第3例患者矢状（f）

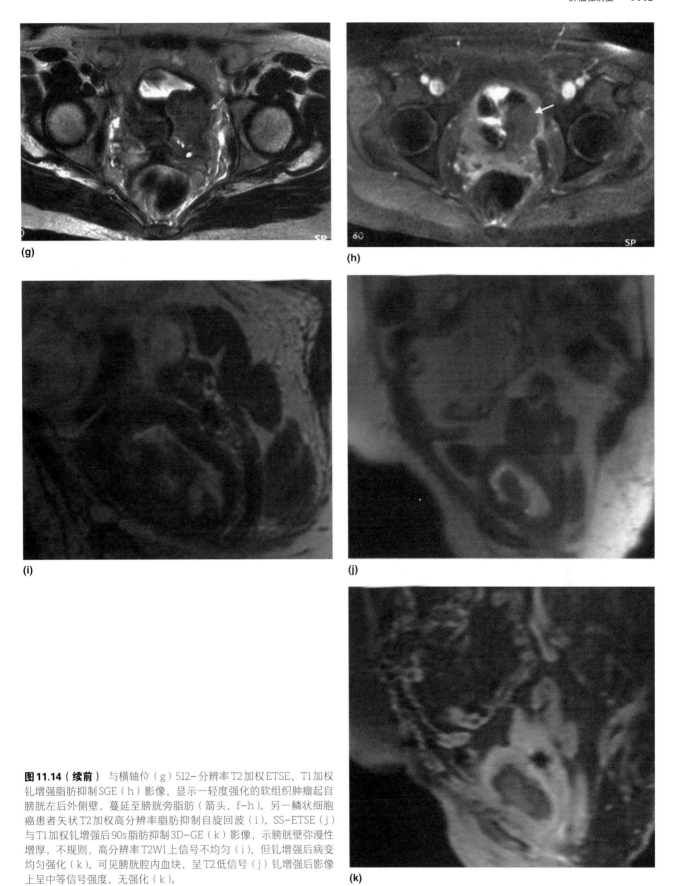

**图11.14（续前）** 与横轴位（g）512-分辨率T2加权ETSE，T1加权
钆增强脂肪抑制SGE（h）影像，显示一轻度强化的软组织肿瘤起自
膀胱左后外侧壁，蔓延至膀胱旁脂肪（箭头，f-h）。另一鳞状细胞
癌患者矢状T2加权高分辨率脂肪抑制自旋回波（i），SS-ETSE（j）
与T1加权钆增强后90s脂肪抑制3D-GE（k）影像，示膀胱壁弥漫性
增厚，不规则，高分辨率T2WI上信号不均匀（i），但钆增强后病变
均匀强化（k）。可见膀胱腔内血块，呈T2低信号（j）钆增强后影像
上呈中等信号强度，无强化（k）。

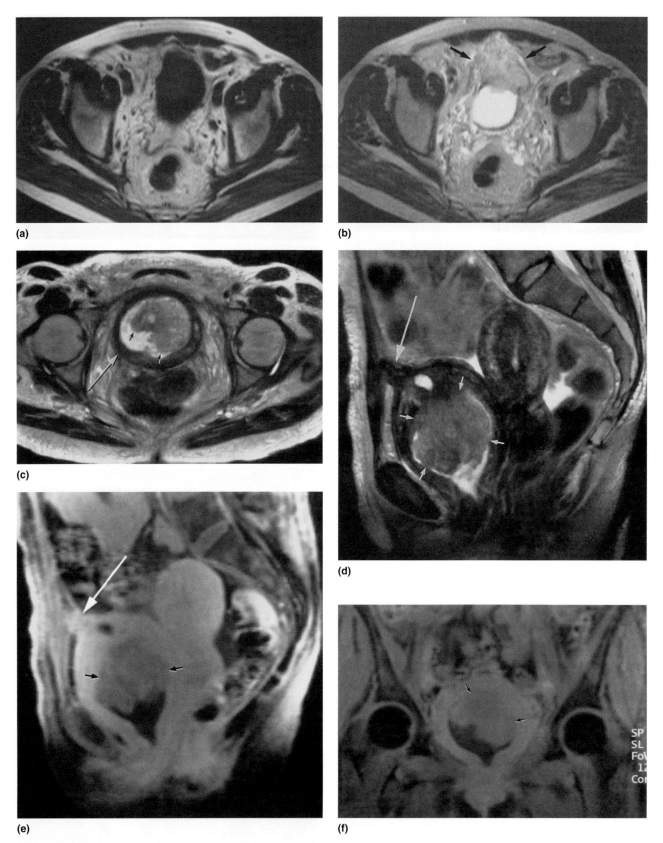

**图11.15** 腺癌。脐尿管未闭患者，T1加权自旋回波（a）与T2加权自旋回波（b）影像，可见一肿瘤起自膀胱，并向前沿脐尿管蔓延，呈 T1低信号（a），T2不均匀中度高信号（箭头，b）。第2例患者T2加权ETSE（c），矢状T2加权ETSE（d），钆增强矢状（e）与冠状（f）T1 加权脂肪抑制GE影像，可见一有蒂的大腺癌（短箭头，c-f）起自膀胱顶，

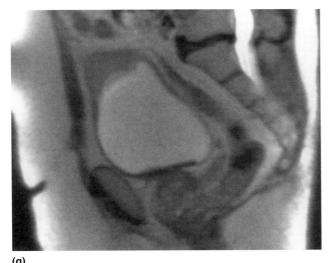
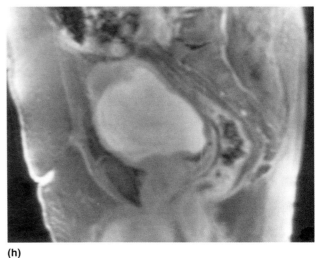

(g)                        (h)

**图11.15（续前）** 膀胱壁弥漫性增厚（长箭头，c）。膀胱壁T2信号不均匀反映了膀胱壁的深部侵犯。钆增强晚期影像上膀胱壁信号更不均匀。钆增强晚期影像上不易确定膀胱壁是否侵犯，因为膀胱壁与肿瘤呈等强化。矢状平面影像可见脐尿管残迹（长箭头，d，e）。第3例腺癌患者矢状T2加权SS-ETSE（g）与矢状T1加权钆增强脂肪抑制GE（h）影像，可见一不规则肿瘤起自膀胱前上壁，呈T2轻微高信号（g），钆增强后轻度强化（h）。

瘤、横纹肌肉瘤与梭形细胞（平滑肌肉瘤样）构成[63]。肉眼血尿为最常见的症状。大多数肿瘤表现为单一，巨大息肉样肿块，大小为1.5cm到12cm，通常位于膀胱底，其次为三角区与膀胱侧壁[64]；肿瘤呈大块状，无一例外地侵犯膀胱壁深层。在MRI上，肿瘤呈T1等信号，T2信号不均，强化不一。病变预后差，膀胱根治性切除后常有局部复发[17,64]。

### 非上皮性恶性肿瘤

非上皮性恶性肿瘤包括平滑肌肉瘤，横纹肌肉瘤与淋巴瘤，总共占所有膀胱原发肿瘤的不足10%[14]。膀胱与前列腺为儿童横纹肌肉瘤最常见的发生部位，文献报告横纹肌肉瘤MRI表现为T1等信号，T2高信号。由于肿瘤与高信号的尿液信号相近，在T2WI上膀胱腔内的肿瘤部分常常显示不清。一些病例，钆增强T1WI有助于检出如移行细胞及其他上皮肿瘤对膀胱壁的侵犯。钆增强早期影像很重要，因为增强晚期影像上尿液信号增高与分层效应可使肿瘤的膀胱内部分显示不清[65]。

### 淋巴瘤与绿色瘤

累及膀胱的淋巴瘤非霍奇金淋巴瘤较霍奇金淋巴瘤更多见。继发于更广泛的系统性病变的膀胱淋巴瘤较原发性膀胱淋巴瘤更常见。原发性膀胱淋巴瘤预后相对好，肿瘤可长时间保持局限于局部[66]。最终可发生肿瘤播散到局部淋巴结，继而扩展到全身。相反，继发性淋巴瘤发生于病变晚期，通常是相邻盆腔肿瘤直接侵犯膀胱[66]。膀胱淋巴瘤MRI表现为膀胱壁增厚，T1与T2WI上呈中等信号强度，钆增强早期与晚期轻度强化。继发性淋巴瘤的信号强度与局部受累淋巴结相同[66]。

绿色瘤或粒细胞肉瘤为一罕见的实性肿瘤，由白血细胞粒细胞系前体细胞构成。肿瘤常见于相关急性或慢性髓样白血病及其他骨髓增生性疾病。肿瘤累及膀胱罕见（图11.16）。

### 脐尿管癌

累及脐尿管残迹的肿瘤罕见，但可沿脐尿管走行向任何部位蔓延。脐尿管癌的年发生病例约为1到500万，主要发生于40～70岁的男性[67]。诊断时肿瘤通常已为进展期，预后差，总体5年生存率约为10%[67]。约90%的肿瘤起自脐尿管脐段，4%起自脐尿管脐端[68]。大多数脐尿管癌为腺癌，75%为产黏液性肿瘤，因而CT上可见相关钙化[67]。发现肿瘤位于膀胱上方中线，处于于Retzius间隙内与前腹壁相邻时，应考虑病变来自脐尿管。在MR影像上，脐尿管癌呈T1低信号，T2不均匀高信号[68]，但肿瘤信号表现不一，可能为不同黏液含量或坏死所致。

### 转移瘤

膀胱的肿瘤直接侵犯可继发于前列腺（图11.17），直肠乙状结肠，或子宫的腺癌（图11.18），而胃与乳腺的腺癌，以及恶性黑色素瘤（图11.19）可转移到膀胱[17]。膀胱最常见的远处转移瘤为黑色素瘤与胃癌，但来自盆腔肿瘤直接蔓的膀胱转移更为常见。一组病例研究显示，盆腔肿瘤侵犯膀胱黏膜MRI检出的正确性为81%[69]。研究中该组病例的肿瘤类型包括宫颈癌，结肠癌，子宫癌，阴道癌，外阴癌与淋巴样组织。假阴性来自有镜下肿瘤侵犯病灶的病例，而假阳性表现可来自肌层侵犯而无黏膜的侵犯。该组病例显示放疗后改变与明显水肿可与肿瘤鉴别[69]。多平面T1平扫与T2WI，以及增强后T1WI可有效确定肿瘤是否蔓延到膀胱（图11.17、11.18）。采用脂肪抑制结合钆增强扫描，矢状面影像显示直肠与妇科恶性肿瘤

特别有效。4a期宫颈癌极易侵犯膀胱黏膜，采用钆增强矢状面影像显示良好，利于做出正确诊断[70,71]。

## 其他病变

### 水  肿

急性膀胱疾病引起的膀胱水肿，T2弛豫时间更长，呈T2高信号，可与膀胱壁增生肥厚鉴别。

### 肥  厚

膀胱壁肌层肥厚可造成膀胱出口梗阻。可能的病因

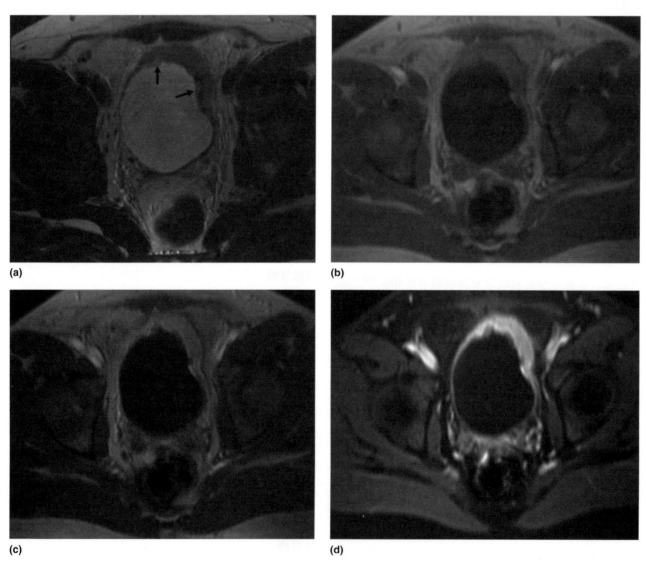

(a)

(b)

(c)

(d)

**图11.16 膀胱绿色瘤。** 急性白血病患者，T2加权高分辨率快速自旋回波（a），T1加权SGE（b），T1加权钆增强后45 s SGE（c）与90s脂肪抑制3D-GE（d）影像示膀胱绿色瘤。可见一外生性肿瘤起自膀胱左外侧壁前部，侵犯膀胱壁（箭头，a），T2信号高于正常膀胱壁（a），钆增强后肿瘤明显强化（c，d）。

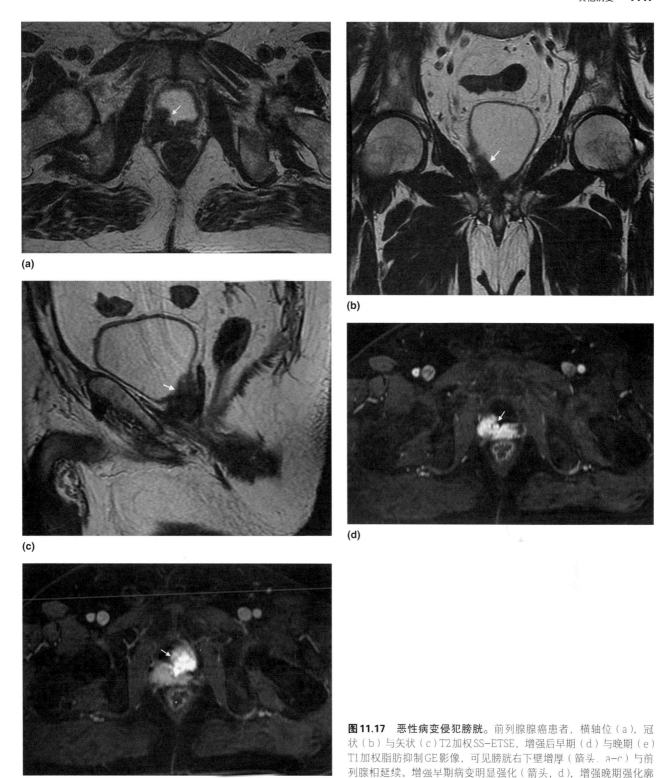

**图11.17 恶性病变侵犯膀胱。**前列腺腺癌患者，横轴位（a），冠状（b）与矢状（c）T2加权SS-ETSE，增强后早期（d）与晚期（e）T1加权脂肪抑制GE影像，可见膀胱右下壁增厚（箭头，a-c）与前列腺相延续。增强早期病变明显强化（箭头，d），增强晚期强化廓清（e）。注意排入膀胱内的对比剂分布不均匀（箭头，e）。

包括良性前列腺肥大（男性最常见的病因）、前列腺癌、盆腔大肿瘤、膀胱颈梗阻（功能性或解剖性）与阴道积水。

膀胱壁肥厚表现为膀胱壁增厚，呈T2低信号，钆

增强后强化不明显；MR信号表现与正常膀胱壁相似（图11.20）。膀胱出口梗阻引起的黏膜水肿通常位于尿道口周围，呈T2高信号。

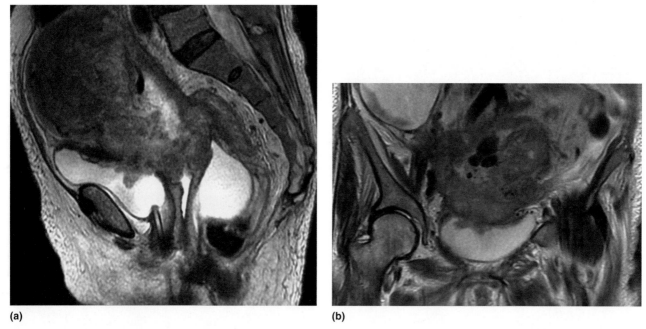

**图11.18** 恶性病变侵犯膀胱。矢状（a）与冠状（b）T2加权SS-ETSE影像。可见一巨大子宫内膜癌侵犯膀胱顶（a，b）。

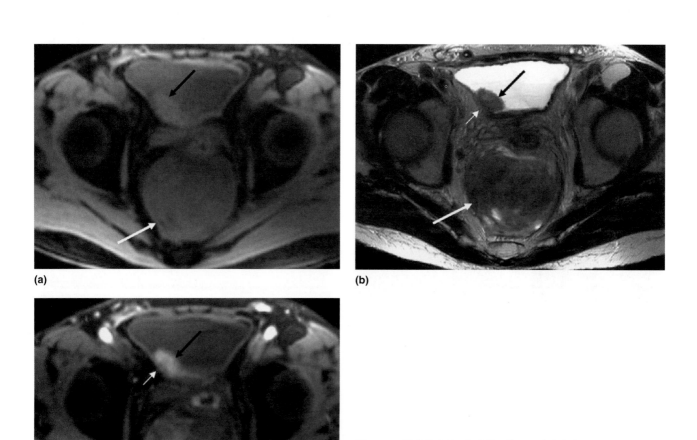

**图11.19** 膀胱转移瘤。转移性恶性黑色素瘤患者，T1加权脂肪抑制SGE（a），T2加权ETSE（b）与T1加权钆增强后即刻脂肪抑制GE（c）影像，可见一大肿瘤（白长箭头，a-c）位于直肠骶骨间隙，呈T1中度到较高信号（a），T2不均匀低信号（b），钆增强后不均匀强化。膀胱腔内另可见一瘤块（黑箭头，a-c）同时侵犯膀胱壁（白短箭头，b，c）；病变的信号与强化特点与位于直肠骶骨间隙内的大肿瘤团块相似。病变的中度到略高T1信号提示恶性黑色素瘤的诊断。

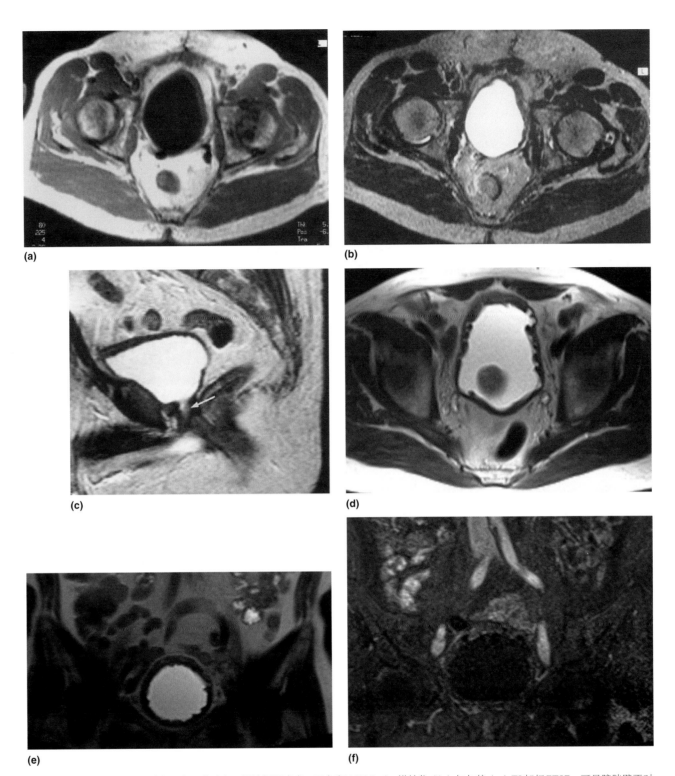

**图11.20** 膀胱壁肥厚。前列腺肥大，膀胱出口慢性梗阻患者，T1加权SGE（a），横轴位（b）与矢状（c）T2加权ETSE，可见膀胱壁不对称性增厚，呈T1与T2低信号。注意矢状影像上膀胱基底部经尿道前列腺切除术后形成的缺损（箭头，c）。另一患者横轴位（d）与冠状（e）T2加权SS-ETSE，增强后横轴位T1加权脂肪抑制GE（f）影像，示膀胱壁弥漫性增厚，呈T1与T2低信号，无强化。注意小的假性憩室，为膀胱出口梗阻的特征性表现。

## 膀胱炎

膀胱壁的炎症可由感染、膀胱内异物、腹膜炎、药物毒性或其他原因引起，表现为膀胱壁增厚，可以是局限性增厚或弥漫性增厚。在T2影像上可见有炎症的膀胱壁4层结构。最内则的低信号层与相邻外侧高信号层分别代表增厚的上皮与固有层。较外侧的低信号层与最外侧中等信号层分别代表内侧的致密肌层与外侧的疏松肌层[12]。钆增强后可见强化增高。强化范围反映了炎症的严重程度（图11.21）。

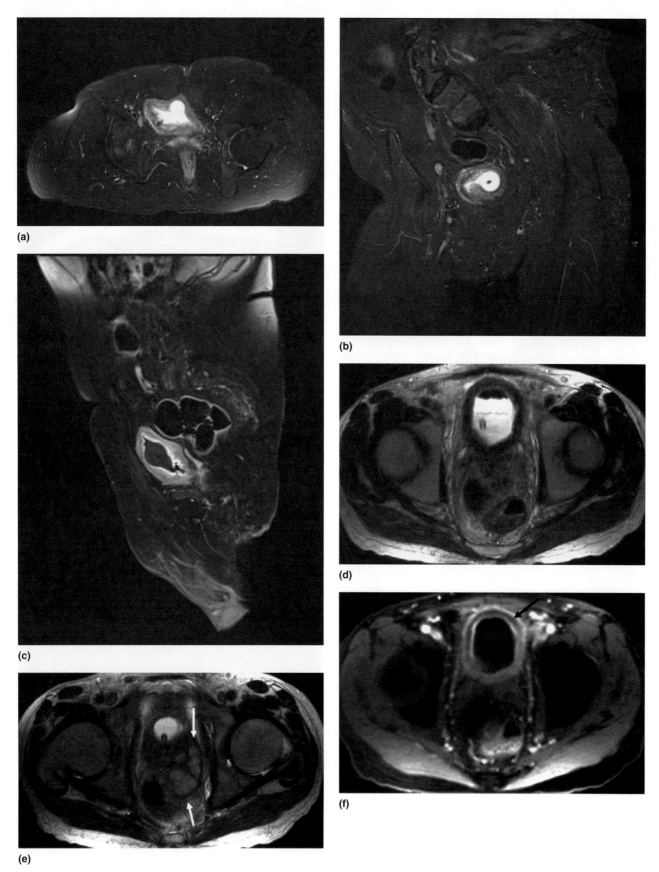

**图11.21 膀胱炎症。** 横轴位（a）与冠状（b）T2加权脂肪抑制SS-ETSE，增强后矢状T1加权脂肪抑制GE（c）。可见膀胱壁弥漫性增厚，呈T2高信号，代表水肿（a，b），在增强后影像上明显强化（c）。可见膀胱周围脂肪水肿。另一患者横轴位T2加权ETSE（d，e），

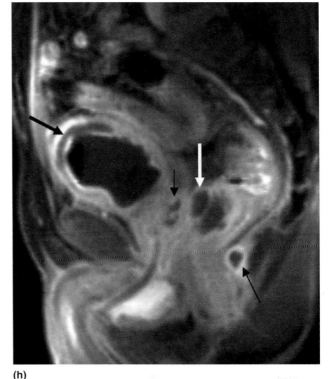

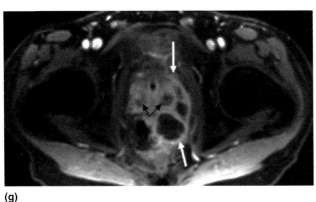

**(g)**　　　　　　　　　　　　　　　　　　　　　　　　　**(h)**

**图11.21（续前）** 横轴位T1加权钆增强后45s脂肪抑制GE（f，g）与矢状T1加权钆增强后90s脂肪抑制GE（h）影像示盆腔脓肿，炎症累及膀胱，前列腺与直肠。盆腔脓肿（白箭头，e，g，h）位于膀胱直肠陷凹内，以右侧为主。脓肿位于膀胱后壁后侧，前列腺的后外侧，直肠前侧，呈T2高信号，在钆增强影像上显示有明显周边强化。另外，前列腺周边带内可见2处积液（黑短箭头，e，g，h），膀胱前壁有1处积液（黑长箭头，f，h），直肠后1处积液（黑长细箭头，h）。增强后这些积液亦呈周边明显强化。脓肿相邻软组织，膀胱壁，前列腺及直肠壁也显示明显强化，为炎症所致。注意膀胱腔内可见球囊引流导管与游离气体。

## 出血性膀胱炎

出血性膀胱炎为重型膀胱炎，出血为其特征，可继发于盆腔放射治疗或感染，包括大肠埃希菌与病毒感染。

由于不同时长的血液分解产物T1与T2信号表现不同，出血性膀胱炎的MR表现复杂。活动性出血（氧合血红蛋白）顺磁性有限，呈长T1（T1WI上为低信号）、长T2（T2WI上呈高信号）表现与单纯液体相似。急性出血（细胞内去氧血红蛋白）具有长T1（T1WI上为低信号）、短T2（T2WI上呈低信号）表现。细胞内高铁血红蛋白为短T1（T1WI呈高信号）、短T2（T2WI为低信号）表现。细胞外高铁血红蛋白具有短T1（T1WI呈高信号）与长T2（T2WI上为高信号）特点，为典型的亚急性出血的表现。陈旧性血肿内的细胞内含铁血黄素具有中等T1（T1WI为中等信号）与短T2（T2WI低信号）表现[73]。这样，出血性膀胱炎不仅表现为膀胱壁增厚，而且有出血的复杂信号表现（图11.22）。

## 囊性膀胱炎

囊性膀胱炎为位于膀胱壁固有层的囊性病变。病变可为尸检时偶然发现，但更多见于与大肠埃希菌相关的慢性膀胱炎。病变大体可表现为多发大囊与卵石相似（图11.23）[17]。

## 腺性膀胱炎

腺性膀胱炎为一癌前病变与慢性或反复发作性感染有关，也见于盆腔脂肪增多症，可发展为腺癌。腺样结构表现为不规则黏膜病变与膀胱癌相似[13]。

## 肉芽肿性疾病

泌尿生殖系统结核患者常见膀胱受累。患者有尿频与排尿困难。病变早期表现为黏膜水肿与溃疡，主要位于输尿管开口周围，可造成梗阻。膀胱壁结核可较大与肿瘤相似[74]。局灶性肉芽肿性反应表现为膀胱内T2高

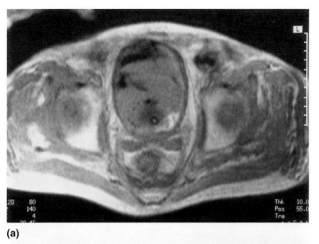

**(a)**

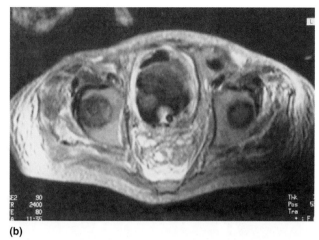

**(b)**

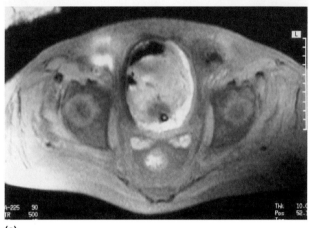

**(c)**

**图11.22 出血性膀胱炎。**出血性膀胱炎患者，T1加权SGE（a），T2加权自旋回波（b）与T1加权脂肪抑制自旋回波（c）影像。膀胱壁与膀胱腔内尿液呈不同信号强度，代表不同时相分解的血红蛋白。

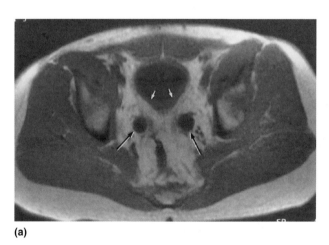

**(a)**

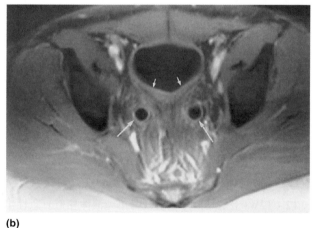

**(b)**

**图11.23 囊性膀胱炎。**T1加权SGE（a）与钆增强后90s脂肪抑制GE（b）影像。注意膀胱壁均匀增厚（短箭头），输尿管远段壁厚并明显扩张（长箭头）。

信号病变[28]。上皮样肉芽肿可发生于恶性膀胱病变接受免疫治疗的患者，MRI表现可与恶性肿瘤相似。虽然MRI可正确显示病变局限于膀胱壁，但病变表现可造成假阳性诊断[28]。

## 子宫内膜异位

子宫内膜异位累及尿路罕见，膀胱为最多发生部位。子宫内膜组织可侵犯膀胱肌肉并可凸入膀胱腔[13]。子宫内膜肿块典型表现为T1高信号，T2梯度回波影像呈相对低信号。卵巢的子宫内膜异位在第15章"附件"中介绍。

## 瘘

盆腔瘘可继发于产科操作、手术、外伤、放疗、感染、肠道炎症疾病或盆腔恶性肿瘤。患者可有典型的尿或便失禁，排尿时排出气体，粪尿或阴道排液。可采用膀胱镜、阴道镜、结肠镜、瘘道造影、胃肠道对比剂造影、超声、γ照像、CT或MR检查评估。

矢状平面显示膀胱宫颈瘘尤其有效，因为可显示瘘的剖面，（图11.24）。典型瘘道于低位进入膀胱，由于盆底肌肉结构的部分容积效应，横轴位影像不易显示。钆增强T1WI显示膀胱瘘最佳。钆增强早期，瘘道的壁呈高信号而瘘道呈低信号；增强晚期影像上，可见高信号的液体位于瘘道内[75]。采用脂肪抑制技术可使瘘道的强化在影像上更为明显（图11.25）。

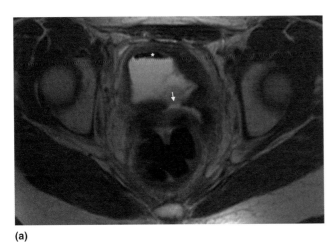

(a)

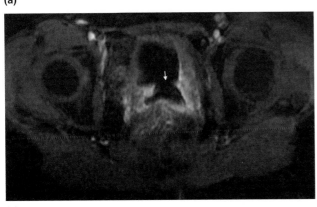

(c)

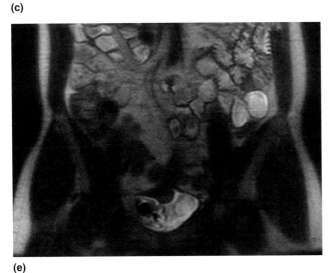

(e)

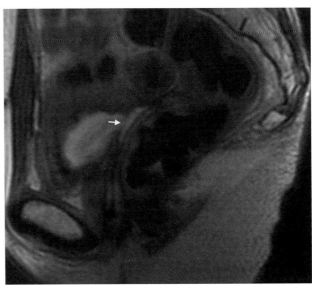

(b)

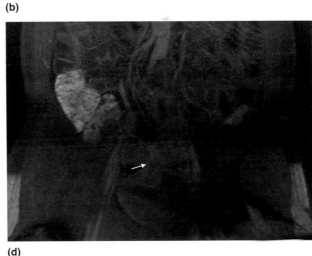

(d)

**图 11.24　膀胱瘘。**卵巢癌放疗后的患者，横轴位（a）与矢状（b）T2加权SS-ETSE，增强后横轴位T1加权脂肪抑制GE（c）影像，示阴道与膀胱壁增厚，膀胱与阴道间可见瘘（箭头，a-c）。注意T2WI上，膀胱腔内重力反方向部位的无信号气体（星号，a）。第2例克罗恩伴小肠-膀胱瘘患者冠状（d）T2加权SS-ETSE与冠状增强后T1加权脂肪抑制GE（e）影像，可见一瘘道位于膀胱顶（箭头，d）。注意膀胱顶部与相邻回肠肠襻壁增厚。

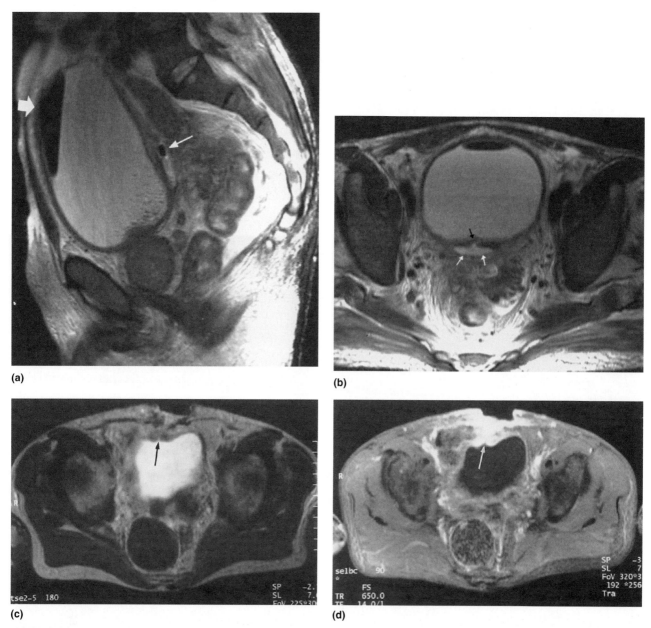

(a)

(b)

(c)

(d)

**图 11.25　膀胱瘘。**憩室炎患者矢状（a）与横轴位（b）T2加权ETSE影像，可见膀胱内尿液上方无信号的液平面，符合气体（大箭头，a）；另一较小空气灶位于膀胱壁后侧（小箭头，a）。膀胱后侧可见少量积液（白箭头，b），显示一细的瘘道与膀胱连接（黑箭头，b）。第2例膀胱皮肤瘘患者T2加权ETSE（c）与钆增强T1加权脂肪抑制自旋回波（d）影像，显示膀胱壁局灶性不规则增厚，上方皮肤有一缺损，可见一细瘘道呈T2高信号（箭头，c），钆增强影像上呈低信号（箭头，d）。在钆增强脂肪抑制影像上，围绕瘘的软组织与皮肤明显强化，符合炎症改变。

## 术后改变

　　所有方式的前列腺切除手术，术后前列腺尿道均有增宽。前列腺切除术后即刻检查，可见前列腺窝明显增宽，但数周后迅速恢复到正常形态。然而，前列腺切除后的残余缺损却数年内都可以看到。前列腺冷冻消蚀术后前列腺尿道增宽形态为瓶状与经尿道切除不同（图11.26）[76]。

## 膀胱重建

　　替代自然膀胱（如膀胱扩容术）或创建一个新的膀胱（如Indiana膀胱）有不同手术方法（图11.27）。MRI可用来评估重建的膀胱，发现手术并发症或评价肾脏的状况。

## 放射性改变

　　大疱性水肿为盆腔放射的继发改变，可发生于膀胱，

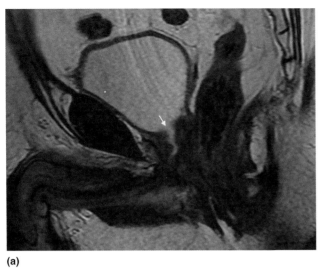

**(a)**

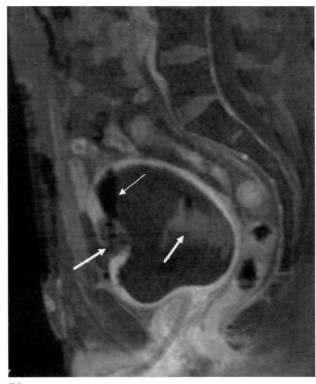

**(b)**

**图11.26 术后改变。**有膀胱破裂病史患者，矢状T2加权ETSE（a）显示经尿道前列腺切除术后，前列腺尿道典型增宽及缺损（箭头）。T1加权钆增强后90s脂肪抑制GE（b）示膀胱前壁破裂手术修补后改变。可见手术区的纤维组织，较正常膀胱壁强化较轻。另外，膀胱腔内可见游离气体与出血。注意前腹壁的术后改变。

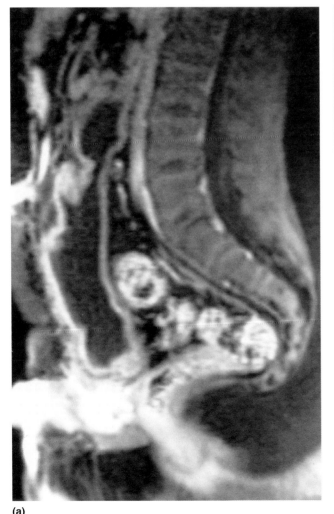

**(a)**

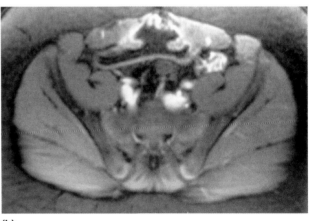

**(b)**

**图11.27 肠膀胱成型术。**原发性膀胱外翻，利用小肠扩容，肠膀胱成型术后患者，矢状（a）与横轴位钆增强T1加权脂肪抑制影像，扩容的膀胱（a，b）宽大，可见肠内黏膜折叠。

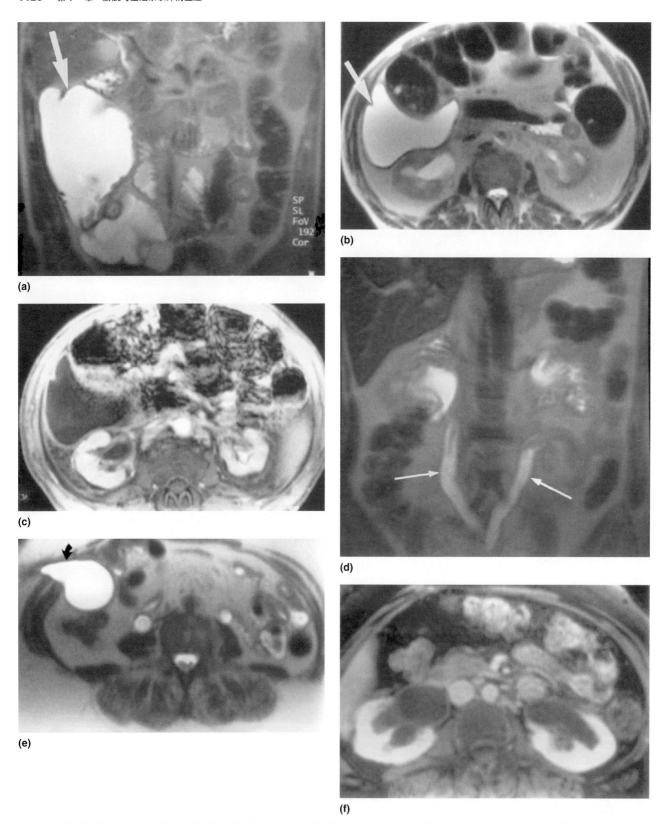

**图11.28 膀胱切除，Indiana膀胱。**原发性移行细胞癌，根治性膀胱切除，Indiana膀胱替代术后患者，冠状（a）与横轴位（b）T2加权SS-ETSE与T1加权钆增强脂肪抑制SGE（c）影像。Indiana膀胱充盈液体，位于腹腔右前侧（箭头，a，b）。注意双侧肾盂凸出伴左肾萎缩（b，c）。第2例Indiana膀胱术后患者冠状（d）与横轴位（e）T2加权SS-ETSE，钆增强T1加权脂肪抑制SGE（f）影像。T2WI提供了类似MR尿路成像的表现，示双侧输尿管中度扩张（箭头，d），可见Indiana膀胱位于右前腹（箭头，e）。钆增强影像（f）示肾收集系统扩张。5min延迟排泄期显示收集系统内见不到钆对比剂排入。

并可持续数月或数年。随时间的推移，患者可发生放射性膀胱炎伴纤维化，形成挛缩膀胱。

膀胱放射性改变随放射剂量的增加而加重。放射剂量超过4500 cGy时，放射引发的疾病变得常见。一项研究表明，放射剂量超过4500 cGy后，膀胱改变的发生率从8%提高到51%[77]。

症状中等或严重的患者，MRI可发现放射性改变。然而，MRI上有异常但患者可能没有症状。膀胱放射后改变的MRI表现与组织学改变的严重程度相关。最轻微的放射性改变可造成T2WI上膀胱黏膜呈高信号改变，而膀胱壁厚度保持正常。高信号改变的典型部位见于膀胱三角区，但可扩展累及全部黏膜，并可造成黏膜水肿。更严重的损伤，膀胱壁增厚（完全充盈时壁厚大于5mm），信号表现有两种，均匀高信号或内层呈低信号，周边呈高信号。钆增强扫描可见膀胱壁强化增高，有时不伴平扫时其他形态改变[78]。此种强化可于放疗后长达2.5年才出现[79]。极严重的放射性改变可有瘘或窦道形成。常见有其他放射性改变的表现（图11.29）。

## 其他非生殖相关的盆腔疾病

### 盆腔脂肪增多症

盆腔脂肪增多症主要见于25～55岁的黑人男性。一些患者有尿频、排尿困难、会阴部疼痛或耻骨联合上部不适。虽然病变为良性，但可有损伤性改变，包括肾衰竭与直肠压迫[75]。

MRI可有助于诊断盆腔脂肪增多症，特征性表现为盆腔内大量脂肪，呈T1高信号，包绕膀胱（图11.30）[76]。

### 盆腔炎性肌纤维母细胞瘤

炎性肌纤维母细胞瘤（IMT）认为是罕见的原发性肿瘤，组织学表现特征为平淡梭形细胞增生，伴明显，通常为慢性的炎性浸润（图11.31）。虽然更多见于肺与

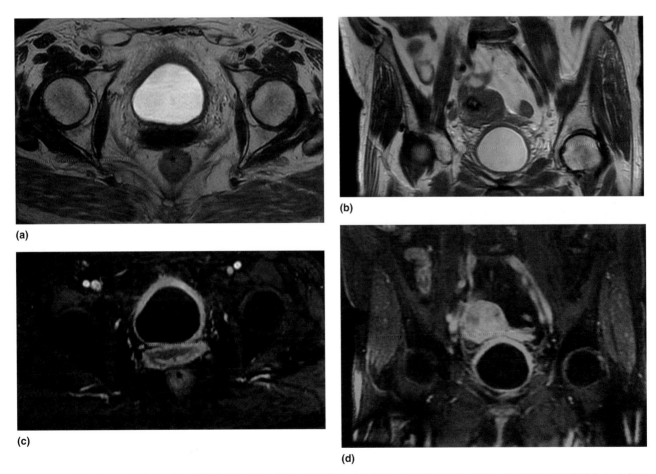

(a)

(b)

(c)

(d)

**图11.29　放射改变。**原发性宫颈癌，放射接受放射治疗患者，横轴位（a）与冠状（b）T2加权SS-ETSE，钆增强T1加权横轴位（c）与冠状（d）脂肪抑制GE影像，显示膀胱壁弥漫性增厚（a-d），注射钆对比剂后明显均匀强化（c，d）。

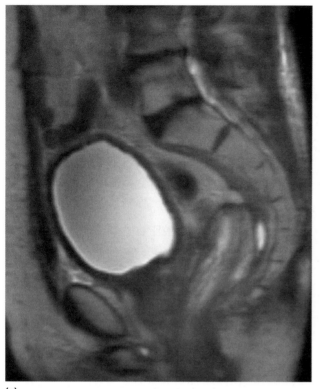

(e)

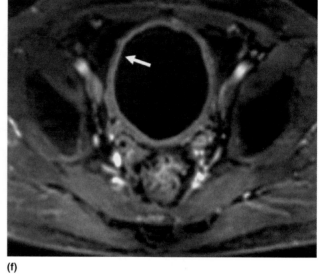

(f)

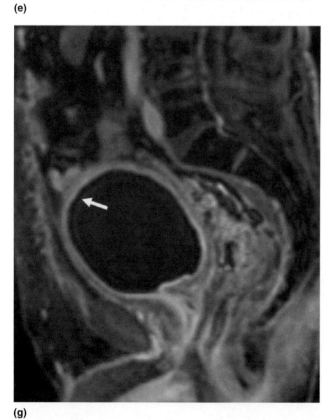

(g)

**图 11.29（续前）** 膀胱周围脂肪内与膀胱壁垂直的条纹及结直肠壁也有明显强化，为炎症所致。曾有盆腔放射治疗的患者，3.0 T MR 矢状 T2 加权快速自旋回波（e），横轴位 T1 加权钆增强后 45 s 脂肪抑制 GE（f）与 90s 脂肪抑制 GE（g）影像，显示膀胱壁弥漫性增厚与明显强化，尤其是黏膜（箭头，f，g）更为明显。表现符合放射性膀胱炎。

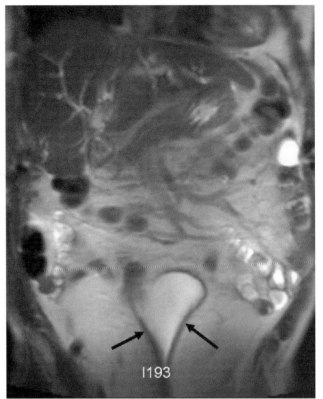

(a)

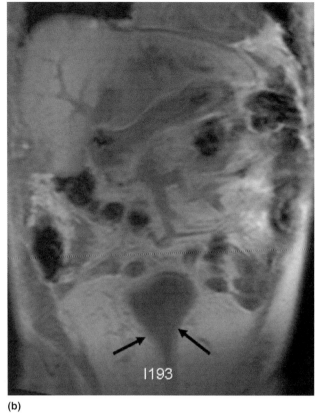

(b)

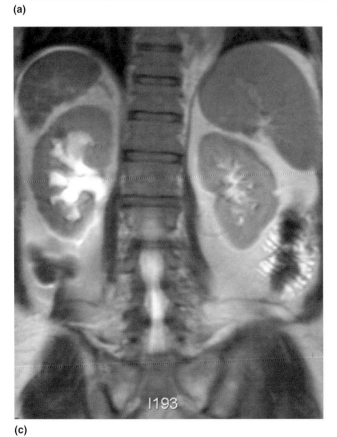

(c)

**图11.30　膀胱脂肪增多症**。盆腔脂肪增多症患者3.0T MR冠状T2加权SS-ETSE（a），冠状T1加权SGE（b）与冠状T2加权SS-ETSE（c）影像，示大量脂肪位于盆腔内，压迫膀胱。膀胱呈梨状（黑箭头，a，b），伴有右侧肾积水（c），为盆腔脂肪压迫作用所致。

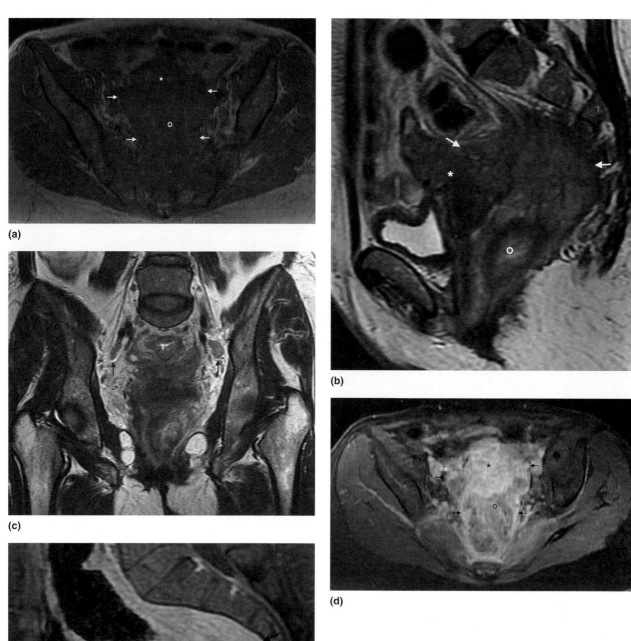

(a)

(b)

(c)

(d)

(e)

**图11.31** 盆腔炎性肌纤维母细胞瘤（IMT）。病理证实盆腔炎症肌纤维母细胞瘤的女性患者，横轴位T1加权自旋回波（a），矢状（b）与冠状（c）T2加权SS-ETSE，钆增强后横轴位（d）与矢状（e）T1加权脂肪抑制GE影像，可见盆腔内一广泛浸润性肿瘤（箭头，a，b，d，e），包裹盆腔大部分器官，包括直肠（圆环，a，b，d，e），阴道与子宫（星号，a，b，d，e）。病变于T1与T2加权序列上均呈低信号。钆增强后呈不均匀明显强化。注意增大的盆腔淋巴结（箭头，c）。

眶，炎性肌纤维母细胞瘤可见于体内几乎所有部位。此种肿瘤具有中间性生物学行为，考虑可局部复发但转移罕见，应鉴别继发于炎性假瘤的良性反应与伴有明显炎症部分的恶性肿瘤，如平滑肌肉瘤鉴别。特别是肿瘤为实性小肿块时，患者可无症状，或有局部占位效应主诉，如腹痛、呕吐或便秘。这些症状有时可伴有全身表现，如发热，体重减轻与乏力。在MR影像上，盆腔IMT通常T1与T2均为低信号，呈均匀或不均匀延迟强化，反映了病变的纤维化的性质[80, 81]。

## 小　结

　　MRI为评估膀胱与盆腔其他非生殖相关的所有疾病的有效技术。移行细胞癌分期为膀胱MRI检查最常见指征，屏气脂肪抑制3D-GE，3D T2加权SS-ETSE与钆增强即刻与延迟脂肪抑制3D-GE技术，结合多平面成像和目前应用的相控阵多线圈可很好对移行细胞癌进行分期。

　　电影MRI可提供膀胱排空的动态信息，评价膀胱功能[82]。淋巴结特异性对比剂也在研究之中，可能有助于鉴别恶性淋巴结肿大与增生性淋巴结肿大。如此，可改进膀胱癌的术前分期[83]。

（António Matos，Ersan Altun 和 Richard C. Semelka）

## 参考文献

1. Banson ML. Normal MR anatomy and techniques for imaging of the male pelvis. *Magn Reson Imaging Clin N Am* 4(3): 481–496, 1996.
2. Teeger S, Sica GT. MR imaging of bladder diseases. *Magn Reson Imaging Clin N Am* 4(3): 565–581, 1996.
3. Siegelman ES, Schnall MD. Contrast-enhanced MR imaging of the bladder and prostate. *Magn Reson Imaging Clin N Am* 4(1): 153–169, 1996.
4. Verma S, Rajesh A, Prasad SR, et al. Urinary bladder cancer: role of MR imaging. *RadioGraphics* 32(2): 371–387, 2012.
5. Lim KK, Noe G, Hornsey E, Lim RP. Clinical applications of 3D T2-weighted MRI in pelvic imaging. *Abdom Imaging* 39(5): 1052–1062, 2014.
6. Narumi Y, Kadota T, Inoue E, et al. Bladder tumors: staging with gadolinium-enhanced oblique MR imaging. *Radiology* 187(1): 145–150, 1993.
7. Barentsz JO, Ruijs SH, Strijk SP. The role of MR imaging in carcinoma of the urinary bladder. *AJR Am J Roentgenol* 160(5): 937–947, 1993.
8. Lawler LP. MR imaging of the bladder. *Radiol Clin North Am* 41(1): 161–177, 2003.
9. Piccoli CW, Rifkin MD. Magnetic resonance imaging of the prostate and bladder. *Top Magn Reson Imaging* 2(3): 51–66, 1990.
10. Barentsz JO, Lemmens JA, Ruijs SH, et al. Carcinoma of the urinary bladder: MR imaging with a double surface coil. *AJR Am J Roentgenol* 151(1): 107–112, 1988.
11. Reiman TH, Heiken JP, Totty WG, Lee JK. Clinical MR imaging with a Helmholtz-type surface coil. *Radiology* 169(2): 564–566, 1988.
12. Narumi Y, Kadota T, Inoue E, et al. Bladder wall morphology: in vitro MR imaging-histopathologic correlation. *Radiology* 187(1): 151–155, 1993.
13. Balci NC, Semelka RC, Siegelman ES. Tumors of the bladder and urethra. In: Bragg DG, Rubin P, Hricak H (eds), *Oncologic Imaging*. Phila-delphia, PA: W.B. Saunders, 2002; pp. 629–646.
14. Hricak H. The bladder and female urethra. In: Hricak H, Carrington BM (eds), *MRI of the Pelvis: A Text Atlas*. London: Martin Dunitz, 1991; pp. 417–461.
15. Berrocal T, López-Pereira P, Arjonilla A, Gutiérrez J. Anomalies of the distal ureter, bladder, and urethra in children: embryologic, radiologic, and pathologic features. *Radiographics* 22(5): 1139–1164, 2002.
16. Dondalski M, White EM, Ghahremani GG, Patel SK. Carcinoma arising in urinary bladder diverticula: imaging findings in six patients. *AJR Am J Roentgenol* 161(4): 817–820, 1993.
17. Hahn D. Neoplasms of the urinary bladder. In: Pollack HM (ed.), *Clinical Urography*. Philadelphia, PA: W.B. Saunders, 1990; pp. 1353–1377.
18. Chen M, Lipson SA, Hricak H. MR imaging evaluation of benign mesenchymal tumors of the urinary bladder. *AJR Am J Roentgenol* 168(2): 399–403, 1997.
19. Maya MM, Slywotzky C. Urinary bladder leiomyoma: magnetic resonance imaging findings. *Urol Radiol* 14(3): 197–199, 1992.
20. Wang H, Ye H, Guo A, et al. Bladder paraganglioma in adults: MR appearance in four patients. *Eur J Radiol* 80(3): e217–e220, 2011.
21. Heyman J, Cheung Y, Ghali V, Leiter E. Bladder pheochromocytoma: evaluation with magnetic resonance imaging. *J Urol* 141(6): 1124–1426, 1989.
22. Fink IJ, Reinig JW, Dwyer AJ, et al. MR imaging of pheochromocytomas. *J Comput Assist Tomogr* 9(3): 454–458, 1985.
23. Falke TH, te Strake L, Shaff MI, et al. MR imaging of the adrenals: correlation with computed tomography. *J Comput Assist Tomogr* 10(2): 242–253, 1986.
24. Quint LE, Glazer GM, Francis IR, et al. Pheochromocytoma and paraganglioma: comparison of MR imaging with CT and I-131 MIBG scintigraphy. *Radiology* 165(1): 89–93, 1987.
25. Hencey JF, Verness M, Norman J. Urinary bladder pheochromocytoma in a patient with familial pheochromocytoma: MR and CT features. *Int Med Image Registry* 1: 123–124, 1995.
26. Shonnard KM, Jelinek JS, Benedikt RA, Kransdorf MJ. CT and MR of neurofibromatosis of the bladder. *J Comput Assist Tomogr* 16(3): 433–438, 1992.
27. Amano T, Kunimi K, Hisazumi H, et al. Magnetic resonance imaging of bladder hemangioma. *Abdom Imaging* 18(1): 97–99, 1993.
28. Kalb B, Sharma P, Salman K, et al. Acute abdominal pain: Is there a potential role for MRI in the setting of the emergency department in a patient with renal calculi? *J Magn Reson Imaging* 32(5): 1012–1023, 2010.
29. Bryan PJ, Butler HE, Nelson AD, et al. Magnetic resonance imaging of the prostate. *AJR Am J Roentgenol* 146(3): 543–548, 1986.
30. Rozanski TA, Grossman HB. Recent developments in the pathophysiology of bladder cancer. *AJR Am J Roentgenol* 163(4): 789–792, 1994.
31. Heiken JP, Forman HP, Brown JJ. Neoplasms of the bladder, prostate, and testis. *Radiol Clin North Am* 32(1): 81–98, 1994.
32. Tekes A, Kamel IR, Imam K, et al. MR imaging features of transitional cell carcinoma of the urinary bladder. *AJR Am J Roentgenol* 180(3): 771–777, 2003.
33. Sobin LH, Wittekind CH. *TNM Classification of Malignant Tumors*, 5th edn. New York: John Wiley & Sons, Inc., 1997.
34. Fisher MR, Hricak H, Tanagho EA. Urinary bladder MR imaging. Part II. Neoplasm. *Radiology* 157(2): 471–477, 1985.
35. Amendola MA, Glazer GM, Grossman HB, et al. Staging of bladder carcinoma: MRI–CT–surgical correlation. *AJR Am J Roentgenol* 146(6): 1179–1183, 1986.
36. Bryan PJ, Butler HE, LiPuma JP, et al. CT and MR imaging in staging bladder neoplasms. *J Comput Assist Tomogr* 11(1): 96–101, 1987.
37. Rholl KS, Lee JK, Heiken JP, et al. Primary bladder carcinoma: evaluation with MR imaging. *Radiology* 163(1): 117–121, 1987.
38. Buy JN, Moss AA, Guinet C, et al. MR staging of bladder carcinoma: correlation with pathologic findings. *Radiology* 169(3): 695–700, 1988.
39. Koelbel G, Schmiedl U, Griebel J, et al. MR imaging of urinary bladder neoplasms. *J Comput Assist Tomogr* 12(1): 98–103, 1988.
40. Husband JE, Olliff JF, Williams MP, et al. Bladder cancer: staging with CT and MR imaging. *Radiology* 173(2): 435–440, 1989.
41. Barentsz JO, Debruyne FMJ, Ruijs SHJ. *Magnetic Resonance Imaging of Carcinoma of the Urinary Bladder*. Boston, MA: Kluwer, 1990.
42. Cheng D, Tempany CM. MR imaging of the prostate and bladder. *Semin Ultrasound CT MR* 19(1): 67–89, 1998.
43. Mallampati GK, Siegelman ES. MR imaging of the bladder. *Magn Reson Imaging Clin N Am* 12(3): 545–555, vii, 2004.
44. MacVicar AD. Bladder cancer staging. *BJU Int* 86(Suppl 1): 111–122, 2000.
45. Persad R, Kabala J, Gillatt D, et al. Magnetic resonance imaging in the

staging of bladder cancer. *Br J Urol* 71(5): 566–573, 1993.

46. Tekes A, Kamel I, Imam K, et al. Dynamic MRI of bladder cancer: evaluation of staging accuracy. *AJR Am J Roentgenol* 184(1): 121–127, 2005.

47. Ebner F, Kressel HY, Mintz MC, et al. Tumor recurrence versus fibrosis in the female pelvis: differentiation with MR imaging at 1.5 T. *Radiology* 166(2): 333–340, 1988.

48. Strich G, Hagan PL, Gerber KH, Slutsky RA. Tissue distribution and magnetic resonance spin lattice relaxation effects of gadolinium-DTPA. *Radiology* 154(3): 723–726, 1985.

49. Tachibana M, Baba S, Deguchi N, et al. Efficacy of gadolinium-diethylenetriaminepentaacetic acid-enhanced magnetic resonance imaging for differentiation between superficial and muscle-invasive tumor of the bladder: a comparative study with computerized tomography and transurethral ultrasonography. *J Urol* 145(6): 1169–1173, 1991.

50. Neuerburg JM, Bohndorf K, Sohn M, et al. Urinary bladder neoplasms: evaluation with contrast-enhanced MR imaging. *Radiology* 172(3): 739–743, 1989.

51. Neuerburg JM, Bohndorf K, Sohn M, et al. Staging of urinary bladder neoplasms with MR imaging: is Gd-DTPA helpful? *J Comput Assist Tomogr* 15(5): 780–786, 1991.

52. Sohn M, Neuerburg J, Teufl F, et al. Gadolinium-enhanced magnetic resonance imaging in the staging of urinary bladder neoplasms. *Urol Int* 45(3): 142–147, 1990.

53. Jager GJ, Ruijter ET, van de Kaa CA, et al. Dynamic TurboFLASH subtraction technique for contrast-enhanced MR imaging of the prostate: correlation with histopathologic results. *Radiology* 203(3): 645–652, 1997.

54. Sparenberg A, Hamm B, Hammerer P, et al. The diagnosis of bladder carcinomas by NMR tomography: an improvement with Gd-DTPA? *Rofo* 155(2): 117–122, 1991 (in German).

55. Barentsz JO, Jager GJ, van Vierzen PB, et al. Staging urinary bladder cancer after transurethral biopsy: value of fast dynamic contrast-enhanced MR imaging. *Radiology* 201(1): 185–193, 1996.

56. Newhouse JH. Clinical use of urinary tract magnetic resonance imaging. *Radiol Clin North Am* 29(3): 455–474, 1991.

57. Kim B, Semelka RC, Ascher SM, et al. Bladder tumor staging: comparison of contrast-enhanced CT, T1- and T2-weighted MR imaging, dynamic gadolinium-enhanced imaging, and late gadolinium-enhanced imaging. *Radiology* 193(1): 239–245, 1994.

58. Barentsz JO, Witjes JA, Ruijs JH. What is new in bladder cancer imaging. *Urol Clin North Am* 24(3): 583–602, 1997.

59. Barentsz JO, Engelbrecht M, Jager GJ, et al. Fast dynamic gadolinium-enhanced MR imaging of urinary bladder and prostate cancer. *J Magn Reson Imaging* 10(3): 295–304, 1999.

60. Barentsz JO, Jager G, Mugler JP, III, et al. Staging urinary bladder cancer: value of T1-weighted three-dimensional magnetization prepared-rapid gradient-echo and two-dimensional spin-echo sequences. *AJR Am J Roentgenol* 164(1): 109–115, 1995.

61. Algra PR, Bloem JL, Tissing H, et al. Detection of vertebral metastases: comparison between MR imaging and bone scintigraphy. *Radiographics* 11(2): 219–232, 1991.

62. Tekes A, Kamel IR, Chan TY, et al. MR imaging features of non-transitional cell carcinoma of the urinary bladder with pathologic correlation. *AJR Am J Roentgenol* 180(3): 779–784, 2003.

63. Perret L, Chaubert P, Hessler D, Guillou L. Primary heterologous carcinosarcoma (metaplastic carcinoma) of the urinary bladder: a clinico-pathologic, immunohistochemical, and ultrastructural analysis of eight cases and a review of the literature. *Cancer* 82(8): 1535–1549, 1998.

64. Tekes A, Kamel IR, Szarf G, et al. Carcinosarcoma of the urinary bladder: dynamic contrast-enhanced MR imaging with clinical and pathologic correlation. *AJR Am J Roentgenol* 181(1): 139–142, 2003.

65. Fletcher BD, Kaste SC. Magnetic resonance imaging for diagnosis and follow-up of genitourinary, pelvic, and perineal rhabdomyosarcoma. *Urol Radiol* 14(4): 263–272, 1992.

66. Yeoman LJ, Mason MD, Olliff JF. Non-Hodgkin's lymphoma of the bladder—CT and MRI appearances. *Clin Radiol* 44(6): 389–392, 1991.

67. Krysiewicz S. Diagnosis of urachal carcinoma by computed tomography and magnetic resonance imaging. *Clin Imaging* 14(3): 251–254, 1990.

68. Rafal RB, Markisz JA. Urachal carcinoma: the role of magnetic resonance imaging. *Urol Radiol* 12(4): 184–187, 1991.

69. Popovich MJ, Hricak H, Sugimura K, Stern JL. The role of MR imaging in determining surgical eligibility for pelvic exenteration. *AJR Am J Roentgenol* 160(3): 525–531, 1993.

70. Hricak H, Hamm B, Semelka RC, et al. Carcinoma of the uterus: use of gadopentetate dimeglumine in MR imaging. *Radiology* 181(1): 95–106, 1991.

71. Janus CL, Mendelson DS, Moore S, et al. Staging of cervical carcinoma: accuracy of magnetic resonance imaging and computed tomography. *Clin Imaging* 13(2): 114–116, 1989.

72. Rifkin MD, Piccoli CW. Male pelvis and bladder. In: Stark DD (ed.), *Magnetic Resonance Imaging*. Baltimore, MD: Mosby, 1992; pp. 2044–2057.

73. Bradley WG, Jr. Hemorrhage and brain iron. In: Stark DD, Bradley WG, Jr (eds), *Magnetic Resonance Imaging*. Baltimore, MD: Mosby, 1992. pp. 721–728.

74. Jung YY, Kim JK, Cho KS. Genitourinary tuberculosis: comprehensive cross-sectional imaging. *AJR Am J Roentgenol* 184(1): 143–150, 2005.

75. Semelka RC, Hricak H, Kim B, et al. Pelvic fistulas: appearances on MR images. *Abdom Imaging* 22(1): 91–95, 1997.

76. Mindell HJ, Quiogue T, Lebowitz RL. Postoperative uroradiological appearances. In: Pollack HM (ed.), *Clinical Urography: An Atlas and Text Book of Uro-Radiological Imaging*. Philadelphia, PA: W.B. Saunders, 1990; pp. 2510–2538.

77. Sugimura K, Carrington BM, Quivey JM, Hricak H. Postirradiation changes in the pelvis: assessment with MR imaging. *Radiology* 175(3): 805–813, 1990.

78. Hricak H. Magnetic resonance imaging evaluation of the irradiated female pelvis. *Semin Roentgenol* 29(1): 70–80, 1994.

79. Saxton HM. Pelvic lipomatosis. In: Pollack HM (ed.), *Clinical Urography: An Atlas and Text Book of Uro-Radiological Imaging*. Philadelphia, PA: W.B. Saunders, 1990; pp. 2458–2468.

80. Takayama Y, Yabuuchi H, Matsuo Y, et al. Computed tomographic and magnetic resonance features of inflammatory myofibroblastic tumor of the lung in children. *Radiat Med* 26(10): 613–7, 2009.

81. Patnana M, Sevrukov AB, Elsayes KM, et al. Inflammatory pseudotumor: the great mimicker. *Am J Roentgenol.* 198(3): W217–W227, 2012.

82. Gupta RK, Kapoor R, Poptani H, et al. Cine MR voiding cystourethrogram in adult normal males. *Magn Reson Imaging* 10(6): 881–885, 1992.

83. Guimaraes R, Clement O, Bittoun J, et al. MR lymphography with superparamagnetic iron nanoparticles in rats: pathologic basis for contrast enhancement. *AJR Am J Roentgenol* 162(1): 201–207, 1994.

# 第十二章 男性盆腔

## MRI技术

　　磁共振成像（MRI）目前已成为发生于男性盆腔不同疾病的诊断、局部分期与治疗后随访最好的影像方法。相控阵线圈的常规应用使影像可重复性更好，质量更高。一些报告强调直肠内线圈成像高空间分辨率的价值。直肠内线圈结合盆腔相控阵线圈成像为广泛接受的技术，认为是1.5T设备成像可接受的标准。与1.5T设备相比，3.0T影像的信噪比有明显改进。高信噪比可理解为更高的空间和（或）时间，和（或）频谱分辨率。各向同性的空间分辨率也可用于制订放疗计划。

　　标准的男性盆腔成像参数，包括高分辨率横轴位，冠状与矢状T2加权回波链自旋回波（ETSE），以及平扫与钆增强横轴位脂肪抑制三维（3D）梯度回波（GE）序列。应加做经盆腔的非脂肪抑制T1加权平扫以评价局部淋巴结肿大，出血与病变的含脂情况，以及对偶然发现的骨病变更好地定性。

　　扩散加权成像（DWI）已成为盆腔成像的标准组成部分，为前列腺检查的重要部分。DWI采用超快速回波平面影像序列典型以横轴位平面采集。$b$ 值范围为 $0\sim2000\text{s/mm}^2$。虽然有推荐采用更高 $b$ 值，如1500或 $2000\text{s/mm}^2$ 以提高总体正确性，前列腺成像最大 $b$ 值至少应为 $1000\text{s/mm}^2$[1-3]。

　　前列腺多参数磁共振（MR）为目前前列腺影像检查的标准。多参数MR参数包括T2加权与T1加权，3个DWI MR序列中的2个，磁共振波谱（MRS）与前列腺动态增强（DCE）MRI。DCE-MRI采集时，T1加权GE序列要覆盖全部前列腺，静脉注射对比剂前与注射后以规律时间间隔（每 $3\sim12\text{s}$）采集最少5min[4-6]。由于MRS采集时间长，其附加值尚存疑问，许多医院选择T2WI，DWI与DCE-MRI做为前列腺MRI多参数成像的扫描参数。认为直肠内线圈可做为1.5T设备的标准检查方法，而3T MR可仅做相控阵线圈成像。

## 前列腺与前列腺尿道

### 正常解剖

　　约70%的前列腺由腺体组织构成，余30%为非腺体组织。前列腺尿道与前侧的肌纤维带为非腺体组织的组成结构。前列腺解剖上分为中央带，移行带与周边带。中央带位于腺体基底部上侧，构成腺性前列腺的约25%，包绕射精管。移行带主要位于腺体中央部分，约占年轻人（<35岁）腺性组织的5%，随年龄增长移行带的体积增大。移行带环绕位于移行带后部上方的前列腺尿道。尿道周围腺体组织占腺性前列腺的不足1%。周边带构成前列腺的70%，前列腺尖部最大，形成腺体的主要部分；在腺体中部，周边带位于后侧与后外侧，在下侧包绕前列腺尿道。

　　前列腺在T1WI上表现为中等信号，信号均匀，不能显示解剖分带。T2WI可很好地显示前列腺解剖分带（图12.1、12.2）。在T2WI上，正常周边带显示为均匀高信号，伴纤细线状低信号结构，代表射精管，汇聚到精阜。年轻人的移行带典型呈T2低信号，但50岁以后由于良性前列腺增生（BPH）而显示有信号变化。囊性BPH结节呈T2高信号，而基质结节则为低信号。所谓中央腺体常用于合并描述前列腺中央带与移行带，以便易于在MRI上与周边带区分。近来已认识到大多数患者在MRI上可以区分中央带与移行带[7, 8]。中央带呈T2均匀低信号，表观扩散系数（ADC）图上呈极低信号，位于双侧精阜部位，呈双侧对称（图12.3）。中央带基底部较宽，呈三角形，尖部位于精阜。

　　前列腺前外侧由前肌纤维带遮盖，肌纤维带T1与T2均呈低信号，起着解剖标志作用，将前列腺与前列腺前间隙的组织分开。前列腺没有真正的包膜，然而T2WI上前列腺外缘可见一低信号带，广泛认为起着包膜的作用（图12.1）。精阜为中央一卵圆形低信号结构，位于前列腺中部水平尿道周边带，射精管与前列腺尿道结合部

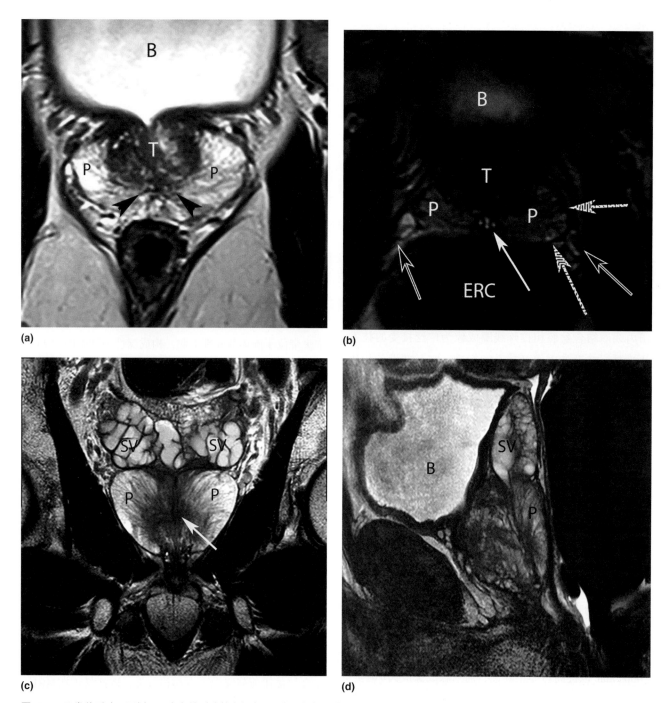

**图 12.1　正常前列腺。** 两例不同患者前列腺基底部水平，仅用相控阵体线圈采集（a）和直肠内线圈（ERC）采集（b）横轴位 T2 加权扰相自旋回波（TSE）影像；分别采集于两例患者的冠状（c）与矢状（d）T2 加权 TSE 影像。周边带（P）呈 T2 高信号，而移行带（T）与中央带（此影像界限显示欠清）呈不同程度的 T2 低信号。精囊（SV）位于前列腺后上侧。射精管（黑箭头，a）向中线聚拢，最终于中线精阜水平汇入尿道。横轴位与冠状影像可见尿道（白箭头，b，c）。矢状影像为中线旁水平。前列腺后、外侧可见前列腺包膜，表现为外周带外缘的低信号细线（白条纹箭头，b）。前列腺后外侧可见神经血管束，呈头-尾方向走行，周围由脂肪包绕（黑箭头，b）。B：膀胱。

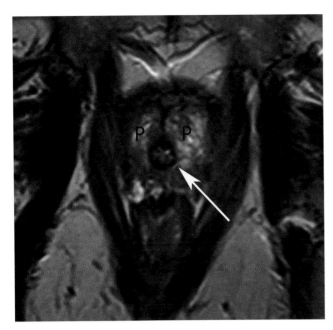

**图 12.2　正常前列腺尖部水平。**横轴位 TSE 影像。前列腺尖部水平影像显示前列腺主要由周边带（P）构成，呈 T2 高信号。尿道肌壁呈 T2 低信号，显示清楚（白箭头）。

（图 12.1）。神经血管束位于前列腺后外侧，横轴位平面 5 点与 7 点处（图 12.1）。

尿道的前列腺部与膜部构成后尿道。前列腺尿道远侧显示为前列腺尖部高信号的周边带内圆形低信号结构（图 12.2）。尿道膜部自前列腺尖部延伸至阴茎球部。尿道膜部的肌壁形成外括约肌，成对的 Cowper 腺包埋于尿道膜部的外膜内。

## 疾　病

### 先天性异常

囊肿为前列腺最常遇到的先天性异常。前列腺先天性囊肿一般呈 T2 高信号，T1 信号不一，依其是否有感染或出血而不同。囊肿的部位具有特征性，可位于前列腺中线、中线旁或外侧，发生于前列腺尿道与前侧的膀胱或后侧的直肠之间。

发生于中线的囊肿包括前列腺小囊与 Müllerian 管（苗勒管）囊肿。小囊囊肿起源于前列腺小囊扩张，发生于精阜。常与其他生殖系统异常相关，囊肿通常呈泪滴形与后尿道交通（图 12.4）。

相反，Müllerian 管囊肿不与后尿道交通，但通过蒂

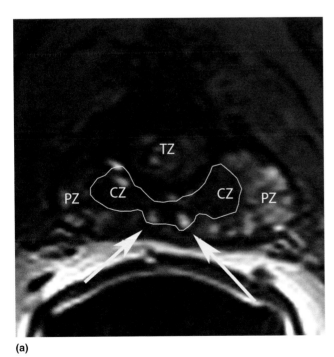

**(a)**　　　　　　　　　　　　　　　　　　　**(b)**

**图 12.3　中央带解剖。**前列腺基底水平直肠内线圈采集横轴位（a）与冠状（b）T2 加权 TSE 影像，示中央带（CZ，虚线范围内）的表现。中央带位于前列腺基底部到精阜水平的射精管周围及外侧。中央带 T2 信号较相邻周边带（PZ）低，在一些患者，但非所有患者，可根据部位与 T2 表现与移行带（TZ）区别。

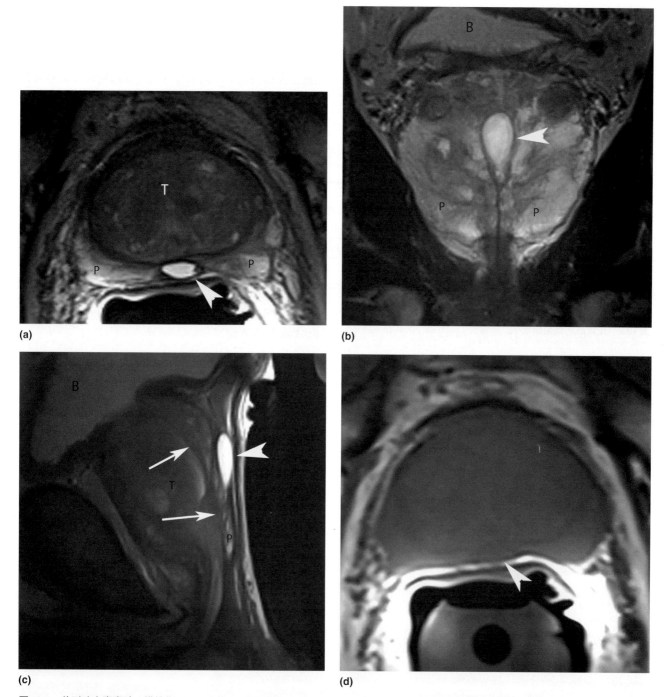

(a)

(b)

(c)

(d)

**图12.4 前列腺小囊囊肿。** 横轴位（a），冠状（b）与矢状（c）T2加权TSE影像。可见一位于中线的T2高信号泪滴状结构，代表小囊囊肿或Müllerian管囊肿（三角，a–c）。T1WI（d）显示中线囊性结构（三角，d）与周围前列腺组织等信号。B：膀胱；P：周边带（箭头，c）；T：移行带。

与精阜相连。一般位于精囊后部（图12.4），是Müllerian管系统的残留、罕见与肾发育不全相关连。患者可有尿潴留，感染或结石形成。可有相关鳞状细胞癌与腺癌发生率的增高。影像不能鉴别前列腺小囊与Müllerian管囊肿。

起自输精管或射精管的囊肿位于旁正中线。射精管囊肿可为先天性也可以是炎症后形成的，通常是由管道系统走行径路上的梗阻造成的。输精管囊肿虽然极罕见，但最常累及壶腹。病变较大时，这两种旁正中线囊性结构的表现可与小囊或Müllerian管囊肿区别。囊液吸引镜检可见精子，可与Müllerian管囊肿鉴别。囊肿呈T2高信号，钆增强影像上表现为无信号。伴有或不伴相关精囊发育不全或发育低下的前列腺发育不全或发育低下为很罕见的异常，常常伴有相关泌尿生殖道的其他异常。

### 肿块性病变

#### 良性肿块

移行带腺体增生或较少见的间质成分增生导致前列腺良性增生（BPH），见于45岁以上男性人口的约50%。

腺体增生常造成前列腺移行带增大。在T1WI上，BPH呈低信号，而在T2WI，BPH可表现为信号均匀或不均匀，中等信号到高信号强度。相邻周边带受压形成低信号带，即所谓外科性假包膜。腺瘤样改变可造成腺体局灶性结节样增大。T2信号表现不一（图12.5、12.6）。

腺管成分扩张形成的囊样扩张，造成MR影像上T2高信号。BPH偶可侵入周边带，给与癌肿鉴别带来问题。

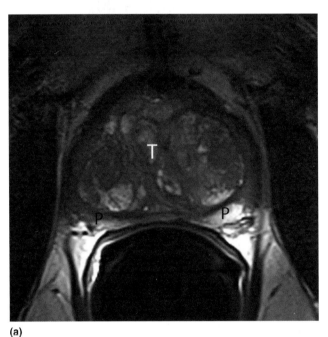

(a)

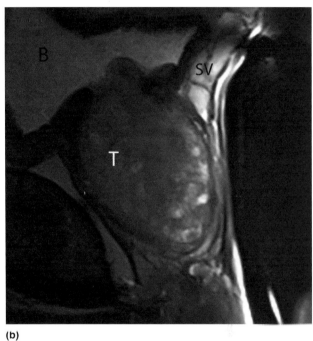

(b)

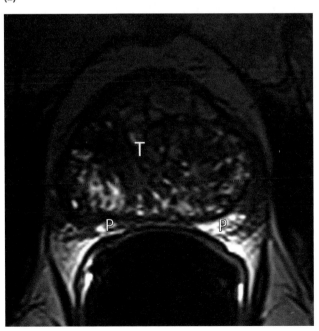

(c)

**图12.5**　BPH。横轴位（a）与矢状（b）T2加权TSE影像及T2 3D TSE（c）影像，BPH患者前列腺移行带增大，压迫膀胱。增大的移行带（T）由多个增大的小结节构成，信号不均，这种表现称之为"机化性混杂"。由于移行带增生的压迫，周边带（P）非常薄。注意膀胱壁增厚与小梁形成。

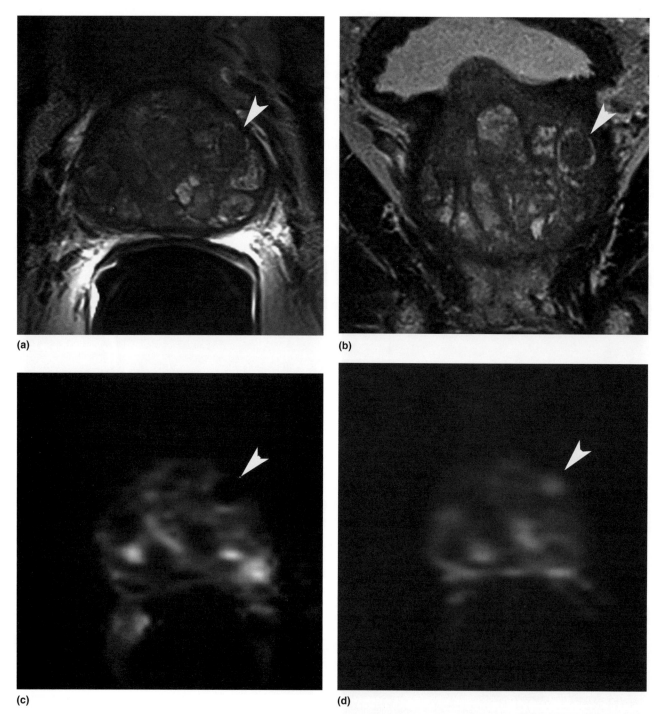

**图12.6 BPH结节。**横轴位（a）与冠状（b）T2加权TSE影像显示BPH移行带结节样增大。BPH结节可有不同表现，一些呈T2高信号，一些T2信号不一或呈低信号。显示T2均匀低信号的BPH结节与移行带肿瘤鉴别困难，边界清楚更多倾向于BPH结节。前列腺左侧前移行带结节呈T2低信号（三角，a，b），边缘呈T2高信号，界限清楚。ADC图（三角，c）显示相应病灶ADC值低，相应DWI影像上呈高信号（三角，d）。

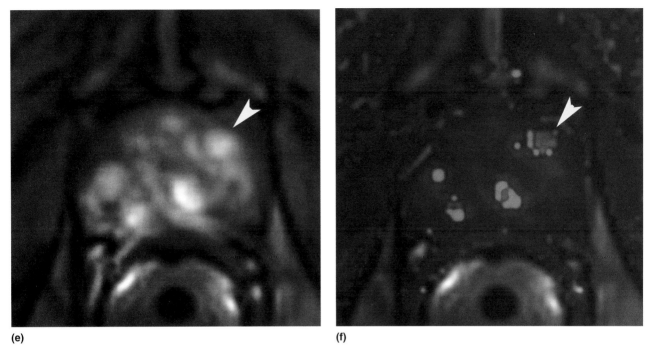

(e)　　　　　　　　　　　　　　　　　　　　　(f)

**图12.6（续前）**　DCE影像显示结节早期强化（三角，e），DCE图上相应可疑强化部位动态强化显示为红色（箭头，f）。在ADC与DCE表现不确定时，T2WI上边界清楚则成为确定结节良性性质的重要依据。靶向MR-超声（US）融合影像引导下活检病理显示为良性前列腺组织伴慢性炎症。本图（f）部分的彩色版请见彩页12.1。

前列腺中央部分进行性增大，凸入膀胱，导致膀胱出口部分梗阻（图12.5）。经尿道、经膀胱或耻骨后经路手术切除尿道周围组织后，相邻前列腺尿道扩大至精阜水平。残留的增生组织可呈T2低到中等信号强度（图12.7）。

多房性前列腺囊腺瘤为罕见的前列腺腺体肿瘤，组织学与免疫组化与良性组织相似，肿瘤可生长到体积很

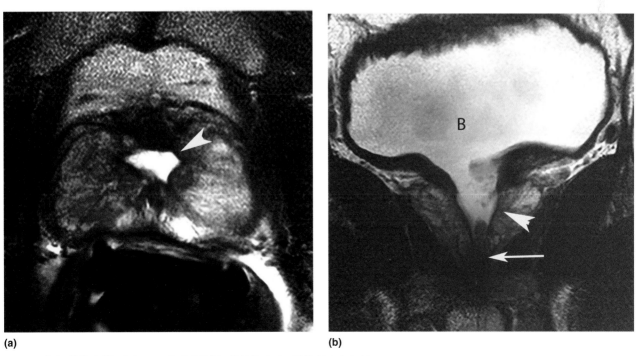

(a)　　　　　　　　　　　　　　　　　　　　　(b)

**图12.7**　经尿道前列腺切除（TURP）术后缺损。横轴位（a），冠状（b）与矢状

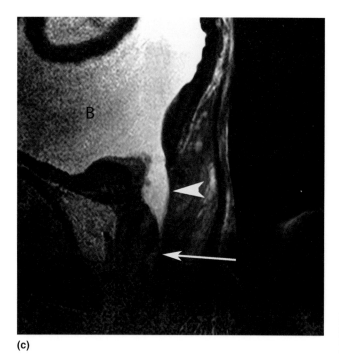

**(c)**

**图12.7（续前）**（c）T2加权TSE影像。可见TURP缺损位于前列腺基底部（三角，a，b）。基底部尿道扩大，向远侧逐渐变细直到接近正常管径（箭头，b，c）。B：膀胱。

大，压迫并附着于周围结构[9]（图12.8）。

**恶性肿瘤**

1.前列腺腺癌　约95%的前列腺恶性病变为腺癌。前列腺癌常发病隐袭。80岁或80岁以上男性发病率可高达80%，50岁或50岁以上的男性也多达50%。肿瘤的组织学分级/分期与肿瘤大小不同，其生物学行为亦不相同。因此，关于肿瘤的诊断与治疗选择一直争议不断。在美国，6个男性中约1个将发生前列腺癌，但因此死亡者34人中才只有1人[10]。因而，有临床意义癌肿的诊断及与惰性病变的鉴别至关重要。有临床意义癌肿

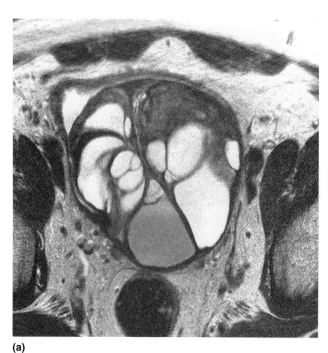

**(a)**

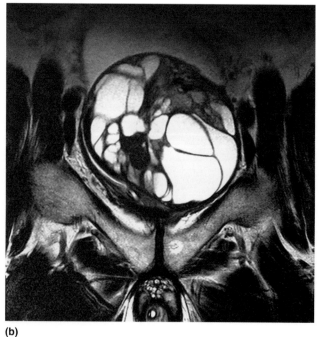

**(b)**

**图12.8　前列腺囊腺瘤。**横轴位（a）与冠状（b）T2加权TSE影像，显示一多房囊性大肿瘤起自前列腺。

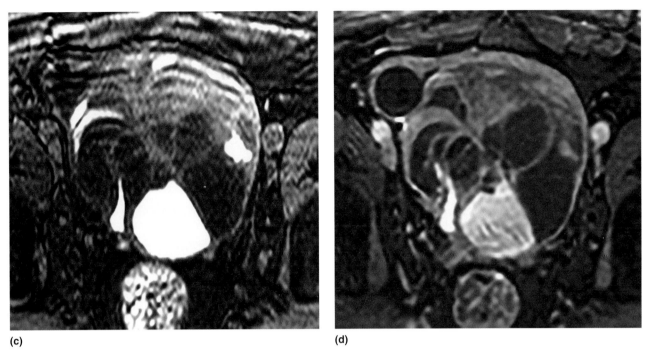

**(c)** **(d)**

**图12.8（续前）** 平扫（c）与动态增强（d）影像显示病变有强化的实性成分与多房性囊性成分，一些囊内含有出血性或蛋白性物质，平扫影像显示囊内呈T1高信号。

的定义尚无明确的共识，但一般认为肿瘤长径大于5mm，Gleason评分≥7为有临床意义的前列腺癌[11, 12]。

约70%的前列腺癌起自周边带，其余起自移行带与中央带。前列腺癌一般相对于周围组织呈T1等信号，

T2低信号（图12.9、12.10）。周边带内的前列腺癌表现为独立的，位于T2高信号的周边带背景内的低信号结节。线样或楔形病变为前列腺癌的可能性小。肿瘤也可呈等信号或高信号，但罕见。T2高信号的肿瘤常含有大

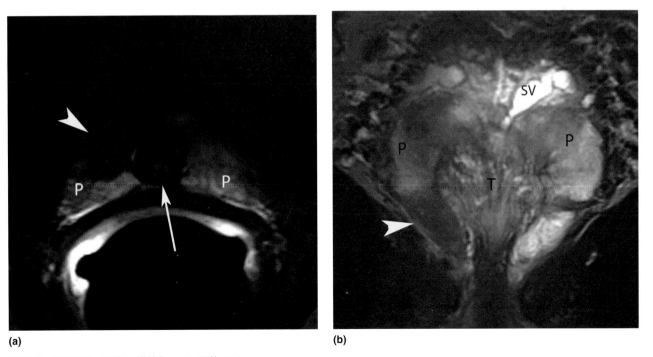

**(a)** **(b)**

**图12.9** 前列腺癌，T2期。横轴位（a），冠状（b）

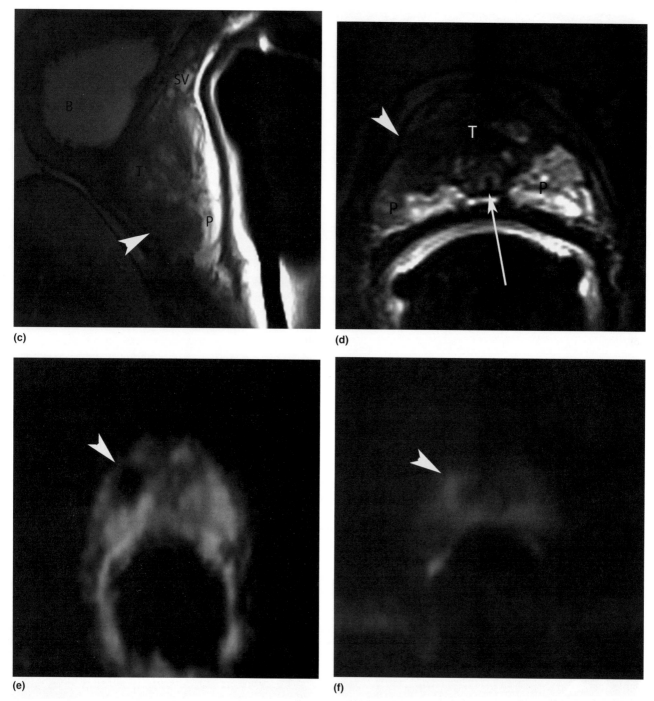

(c)

(d)

(e)

(f)

**图12.9（续前）** 与矢状（c）T2加权TSE直肠内影像。可见前列腺尖部右前角周边带（P）内一低信号灶（三角，a）。病变位于尿道（箭头，a）前侧。横轴位T2加权3D影像（d）也显示一同一病变（三角，d）。ADC图（e）显示相应部位扩散受限，ADC值低（三角，e），B值2000的DWI影像上病变信号略增高（三角，f）。

量黏液成分。肿瘤可稀疏混杂性浸润到正常前列腺组织内，MRI诊断困难。移行带内的前列腺癌与BPH结节信号强度可有相当程度的重叠，两者区分困难[13]。位于移行带内的癌呈均匀低信号（敏感性，76%～78%；特异性，78%～87%），边缘不规则（敏感性，76%～78%；

特异性，78%～89%）[13-15]，这种表现被描述为"炭笔画擦除征"（图12.11）。病变透镜（水滴）形外形对前列腺癌诊断的特异性更高（敏感性，48%～56%；特异性，85%～98%）[5, 14-16]。病变扩展到前肌纤维基质或周边带前角内，前列腺癌的可能性增高。

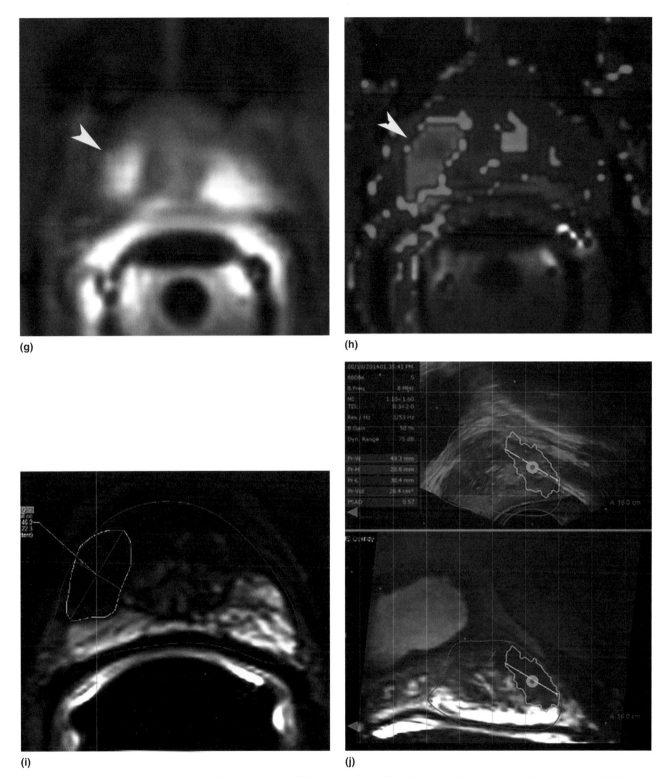

**(g)**

**(h)**

**(i)**

**(j)**

**图12.9（续前）**　DCE影像（g）显示病变早期高强化，动态增强图像显示相应可疑部位异常（三角，h）。于经直肠T2WI上画出兴趣区（i），以指导MRI-超声融合影像引导下病变活检（j）。活检发现为Gleason 9分的前列腺癌。B：膀胱；SV：精囊；T：移行带。请参阅彩页12.2本图部分（h）的彩色版。

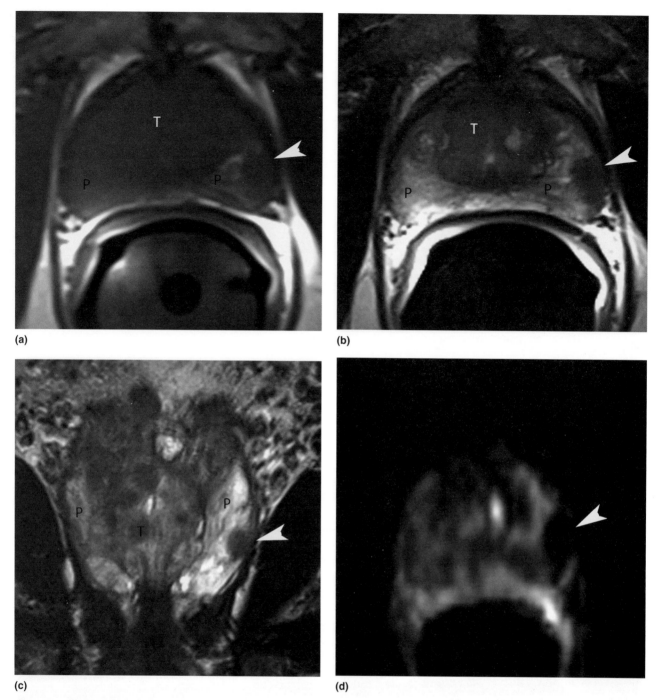

**图12..10** 前列腺癌伴出血排除征。横轴位T1加权TSE影像（a）显示周边带（P）内继发于出血形成的异常T1高信号，伴左侧外周带内局灶性T1低信号区（三角,a），符合出血排除征，提示前列腺癌。横轴位（b）与冠状T2加权TSE(c)，显示相应界限清楚的T2低信号病变（三角，b，c）。病变相应ADC值低（三角，d)，

　　前列腺癌显示有扩散受限，在确定周边带内的病变时这一点尤其有价值[17]，更高级别肿瘤更是如此，而低级别肿瘤或无肿瘤时可无扩散受限[18]。低ADC值为多参数分析中最好的单一改变[19, 20]。然而，移行带内一些BPH结节也可显示有扩散受限，表现可有重叠[13]。对于周边带内的病变来说，DWI认为是最有帮助的序列，

而T2加权序列认为对移行带内前列腺癌的诊断最有帮助。

　　在DCE-MR影像上，周边带内的前列腺癌呈典型的早期强化，早于正常周边带的强化（图12.9）。由于新生血管，血管通透性增高与间质间隙增大，肿瘤组织呈富血管强化方式与正常组织不同。极快速动态GE序列可显示这种强化方式，获取病变的灌注参数。DCE序列采集

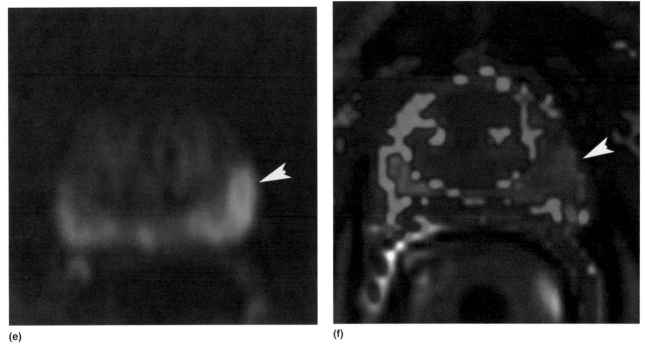

**(e)**　　　　　　　　　　　　　　　　　　**(f)**

**图 12.10（续前）**　在 B2000 DWI 影像上呈高信号（三角，e），以及不对称可疑动态强化（三角，f）进一步提高了前列腺癌的怀疑。病变靶向 MRI−超声融合影像引导下活检显示为前列腺癌，Gleason 评分 7 分。T：移行带。请参阅彩页 12.3 本图部分（f）的彩色版。

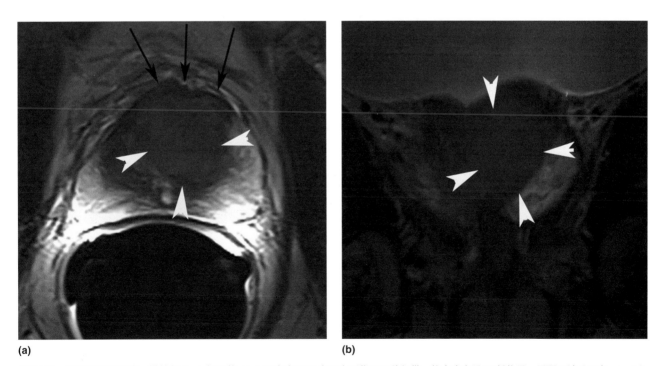

**(a)**　　　　　　　　　　　　　　　　　　**(b)**

**图 12.11**　　**移行带前列腺癌。**横轴位（a）与冠状（b）T2 加权 TSE 直肠内影像显示移行带一较大病变呈 T2 低信号，界限不清（三角，a，b）。这种表现称之为"炭笔画擦除征"。肿瘤紧邻前肌纤维基质（箭头，a）。

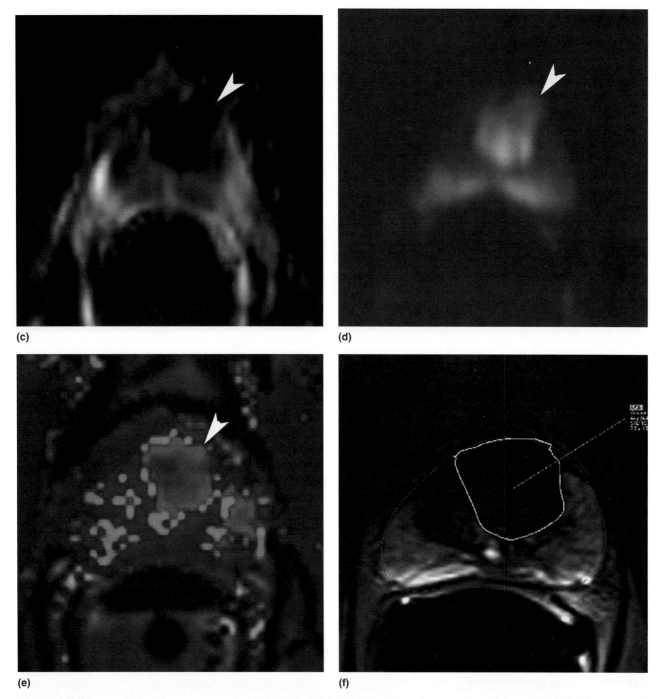

(c)

(d)

(e)

(f)

**图12.11（续前）** ADC图（c）与DWI B-2000（d）影像显示相应病变部位扩散受限（三角，c，d）。DCE图（e）显示相应部位可疑动态强化（三角，e）。在3D SPACE（完美采样采用不同翻转角评估优化对比）T2WI上绘出感兴趣区（f）以指导MRI-超声融合图像引导下活检。请参阅彩页12.4本图部分（e）的彩色版。

时推荐采用小于10s的时间分辨率。前列腺癌的强化特点与BPH结节十分相似，特别是基质结节。因此，移行带癌DCE-MRI诊断的附加值有限。一般认为DCE-MRI为继T2与DWI之后第3个对前列腺癌诊断最有帮助的序列。

直肠内线圈成像的信噪比更高，空间分辨率更高，定位无困难，使MR波谱成为前列腺癌检出的临床应用方法。由于增生的恶性组织磷脂细胞膜转换率高，胆碱水平增高。在波谱上，肌酸峰与胆碱峰很近，可能无法将两峰分开，因而使用胆碱与肌酸对枸橼酸的比值分析以达到临床实用目的。因为前列腺癌病变内枸橼酸生成转化为枸橼酸氧化代谢，肿瘤内的枸橼酸水平降低。由于对其他MR序列的附加价值尚不清楚，采集时间又长，

MRS并不常用于前列腺的影像检查。

　　对多参数MRI检查标准化的努力，催生了标准化结构性报告系统，即所谓PI-RADS（前列腺影像报告与数据系统）[5]。PI-RADS最新的版本于2014年发布，以5点分阶为病变评分，以反映病变为癌肿的可能性[21]。

　　肿瘤可穿过前列腺包膜（图12.12、12.13），蔓延到神经血管束或侵犯精囊（图12.12、12.13）。进展期前列腺癌常侵犯膀胱，侵犯可广泛。最常见的转移部位为骨髓与淋巴结。盆腔淋巴结浸润，特别是闭孔淋巴结、髂外与髂内淋巴链，通常早于骨及腹膜后出现远隔转移。髂骨骨髓转移常呈石纹状T1与T2信号，从而就诊时即可检出骨转移。在钆增强脂肪抑制影像上，转移表现为界

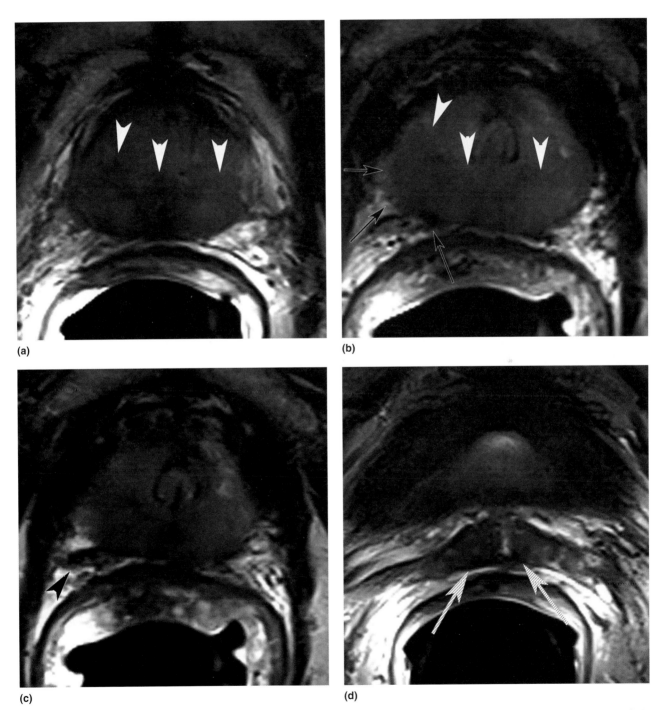

(a)　(b)

(c)　(d)

**图12.12　前列腺癌伴包膜外蔓延。** T2加权TSE直肠内影像（a-c）显示前列腺周边带内弥漫性低信号肿瘤（三角，a，b）。7点到9点位包膜界限消失，提示肿瘤包膜外蔓延（箭头，b）。神经血管束显示对称，右侧神经血管束增厚，提示有肿瘤包裹（三角，c）。精囊水平T2加权TSE直肠内影像（d）示前列腺基底部双侧精囊近交汇部腺体内T2低信号（箭头，d）提示肿瘤侵犯精囊。

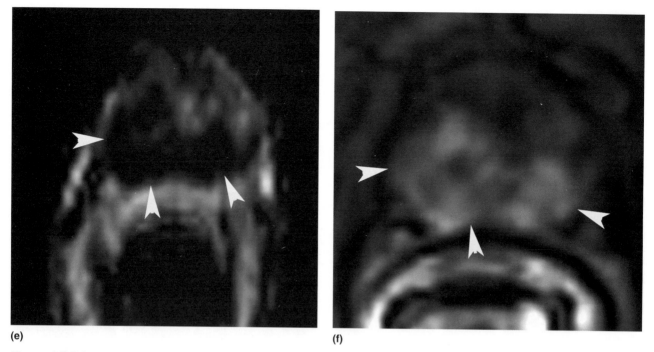

**(e)**                                  **(f)**

**图12.12（续前）** ADC图（e）显示周边带弥漫性扩散受限（三角，e）。DCE图（f）显示周边带弥漫性早期强化（三角，f）。前列腺切除病理显示弥漫性前列腺癌，Gleason评分4+3，伴包膜外蔓延与双侧精囊侵犯。

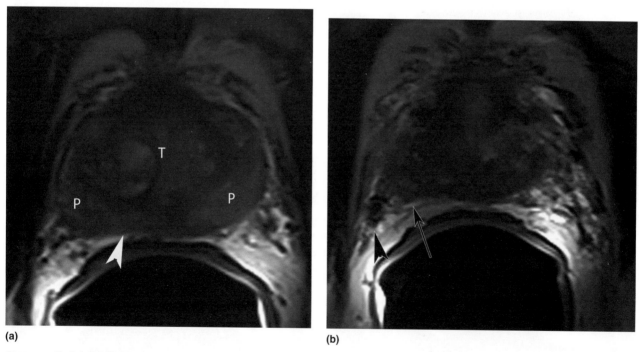

**(a)**                                  **(b)**

**图12.13** 前列腺癌位精囊侵犯。横轴位T2加权TSE直肠内影像（a-d），从下向上分别为前列腺基底水平（a），精囊汇入部（b，c）与精囊（d）水平。

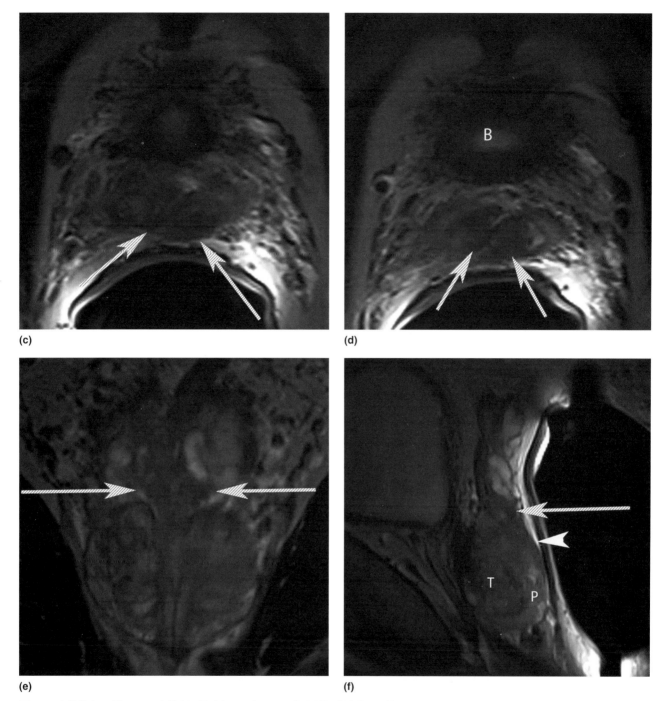

**图 12.13（续前）** 影像显示周边带弥漫性肿瘤（三角，a），伴右侧包膜外蔓延（箭头，b），右侧神经血管束包裹（三角，b）与双侧精囊侵犯（箭头，c，d）。冠状与矢状T2加权TSE直肠内影像（e，f）示精囊内低信号（箭头，e，f）病变与周边带肿瘤相延续（三角，f）。

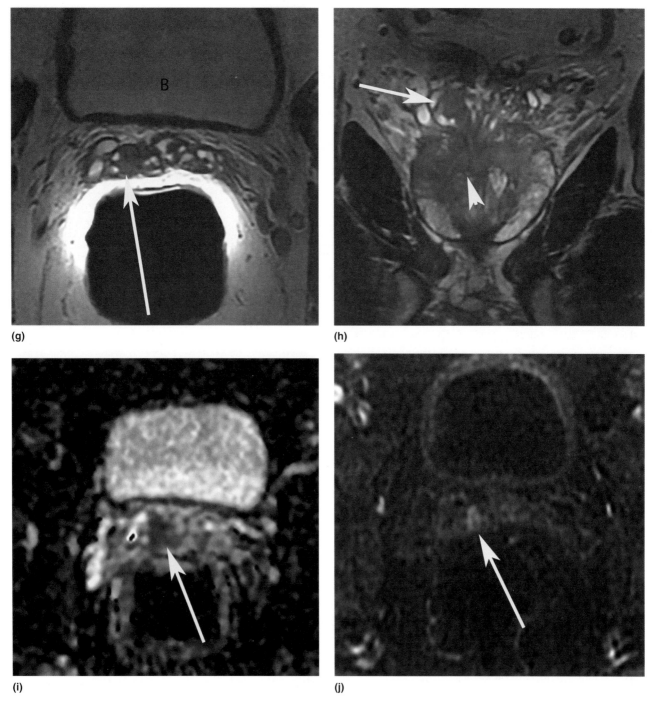

**图12.13（续前）** 前列腺切除病理显示弥漫性Gleason 4+3癌肿，伴包膜外生长与双侧精囊侵犯。另一不同患者横轴位（g）与冠状（h）T2 TSE影像显示右侧精囊侵犯（箭头，g，h）与前列腺基底部弥漫性大肿瘤（三角，g）。ADC图（i）与DCE影像（j）显示相应部位低ADC值灶（箭头，i）与高强化（三角，j）。B：膀胱；P：周边带；T：移行带。

限相对清楚的局灶性肿瘤性病变，或低信号骨髓脂肪或骨髓纤维化背景上弥漫性明显强化的骨浸润（图12.14）。为了评估可能出现转移的解剖部位：脊柱、盆腔与股骨，前列腺检查应包括数量有限能涵盖这些部位的序列。最适于骨转移检出的序列为T1加权钆增强脂肪抑制GE与

DWI序列。

表12.1列出了美国癌症联合委员会对前列腺癌的TNM分期。由Whitmore与Jewett牵头制订的美国泌尿协会的分期系统对肿瘤范围以字母（A到D）排序分期，大致与TNM系统原发肿瘤分期（T1到T4）相当[22]，分期

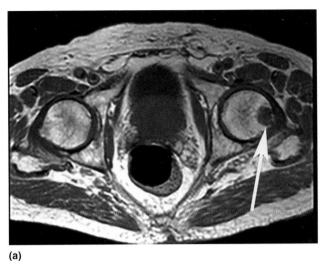

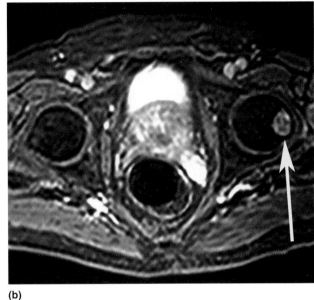

**图 12.14**　前列腺癌骨转移。横轴位 T1 TSE（a）显示左侧股骨头病变，呈 T1 低信号（箭头，a），低于骨骼肌的信号，符合转移瘤。横轴位 DCE 影像（b）显示病变高强化（箭头，b）。CT（c）显示相应部位溶骨性病变（箭头，c）。

| 表 12.1　美国癌症联合委员会前列腺癌分期 |
| --- |
| **原发肿瘤（T）** |
| T0　无原发肿瘤证据 |
| T1　临床无症状，影像未见肿瘤 |
| T2　肿瘤限于前列腺内（可累及包膜） |
| T3　肿瘤蔓延至包膜外（T3a，单侧或双侧包膜外蔓延/T3b，侵犯精囊） |
| T4　侵犯除精囊外的相邻结构（膀胱，直肠，提肛肌） |
| **局部淋巴结（N）** |
| N0　无局部淋巴结转移 |
| N1　局部淋巴结转移 |
| **远隔转移（M）** |
| M0　无远隔转移 |
| M1　远隔转移（局部淋巴结，骨，其他部位） |

| 表 12.2　美国泌尿协会前列腺癌分期 |   |
| --- | --- |
| A | 临床无症状 |
| B | 肿瘤局限于前列腺内 |
| C | 肿瘤蔓延至包膜外（可侵犯精囊） |
| D | 盆腔或远隔淋巴结，骨，软组织或器官转移 |

根治性前列腺切除与放射治疗，包括外照射与植入放射性核素粒子。根治性前列腺切除一般用于 T1 期或 T2 期的患者。T4 期肿瘤采用激素或放射姑息性治疗。临床评估与治疗方案的确定要根据影像分期，病理分级与前列腺特异性抗原（PSA）的水平，以及患者的年龄与一般健康状况。肿瘤的正确分期对临床制订适当治疗方案至关重要。局灶性前列腺癌局部治疗的相关文献不断涌现，正因为多参数 MRI 对前列腺癌检出与定位的改进才使这些治疗成为可能[23, 24]。研究中对早期癌的消融治疗技

见表 12.2。Gleason 评分汇总了肿瘤两个最主要腺体类型的评分以预测肿瘤的侵袭性。

　　目前大多数医院对 T1、T2 与 T3 期肿瘤的治疗包括

术包括激光消融、冷冻消融、光动力消融、电穿孔与高强度超声聚焦消融等。MRI可对靶肿瘤定位，引导消融设备，对消融进行热监测与显示消融的组织范围。

前列腺MRI检查一个广泛接受的指征，是检出包膜外肿瘤蔓延，以便对肿瘤进行术前分期与术前制订治疗方案。一些不同MRI征象用于描述肿瘤包膜外蔓延，包括前列腺包膜局部外形异常、直肠前列腺角消失、肿瘤体积大、前列腺尖的位置、前列腺包膜外缘增宽、前列腺周围脂肪浸润伴包膜中断及肿瘤外形不对称或包裹神经血管束。精囊侵犯表现为T2低信号，低信号的射精管扩大，肿瘤直接侵犯，以及前列腺–精囊角消失（图12.13）[25]。采用直肠内线圈MRI并参考PSA值可提高分期的正确性。

确定神经血管束侵犯可有重要的临床意义，因为根治性前列腺切除时保留一侧或双侧神经血管束可明显降低术后阳痿的发生。在横轴位T2WI上，确定肿瘤向后外侧直接蔓延到神经血管束，直肠前列腺角低信号消失与前列腺后外侧局部外形异常等征象，对神经血管束的侵犯有诊断价值。

前列腺癌的检出，特别是对于PSA升高而前列腺活检阴性的患者，多参数MRI起着重要作用[26,27]，尤其有助于发生于前侧与尖部肿瘤的检出，而经直肠超声（TRUS）引导下活检常常漏掉这些部位的肿瘤[26,28]。由于MRI可对肿瘤定位，也就促进了靶向活检与局部治疗的开展。MRI定位后重复TRUS引导下活检，含有可疑病变的超声扫描扇区可用于定靶与获取标本；经MRI指导的活检总体结果得以改进[29-32]。MR–TRUS融合影像引导下活检为一更新的技术与系统活检相比，这一技术提高了肿瘤的检出率[33,34]，越来越为临床所接受。MRI也可用于直接引导活检，特别是有过活检阴性的患者，其结果较重复TRUS亦有改进[35,36]。目前一些作者致力于活检前MRI检查，利用MRI结果为活检定靶。重要的是注意文献报告前列腺MRI的敏感性不一，远达不到完美，MRI检出的前列腺肿瘤与漏掉的前列腺肿瘤之间有着根本的差异[37]；即大小[38-40]与Gleason评分分值[38,40,41]。这与临床处理策略相关，因为肿瘤小，Gleason分值低于6，认为是有临床意义的病变，虽然MRI可能未能检出，但更适于临床与影像随访，而非积极治疗。

多参数MRI也有助于前列腺切除后局部复发的评价（图12.15）。局部复发MRI检出的敏感性要看病变的大小[22,42,43]并与PSA的水平相关[44]。复发最常见的部位是膀胱尿道吻合部位（67%～76%），其次为膀胱后区精囊床周围及输精管切除部位（22%～33%）[44,45]。DCE–MRI对前列腺切除后局部复发的评估十分有帮助

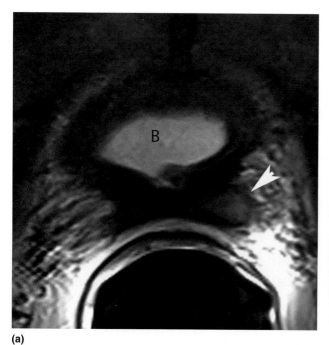

(a)

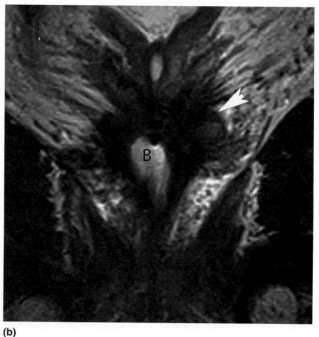

(b)

**图12.15　根治性前列腺切除后前列腺癌复发。**横轴位（a）与冠状（b）T2加权TSE影像。可见前列腺切除后前列腺床内低信号组织包绕膀胱（B）基底部，为手术部位纤维化与瘢痕的表现。术床内可见一不对称的组织，左侧部分组织突出（三角，a，b）呈T2中等信号。

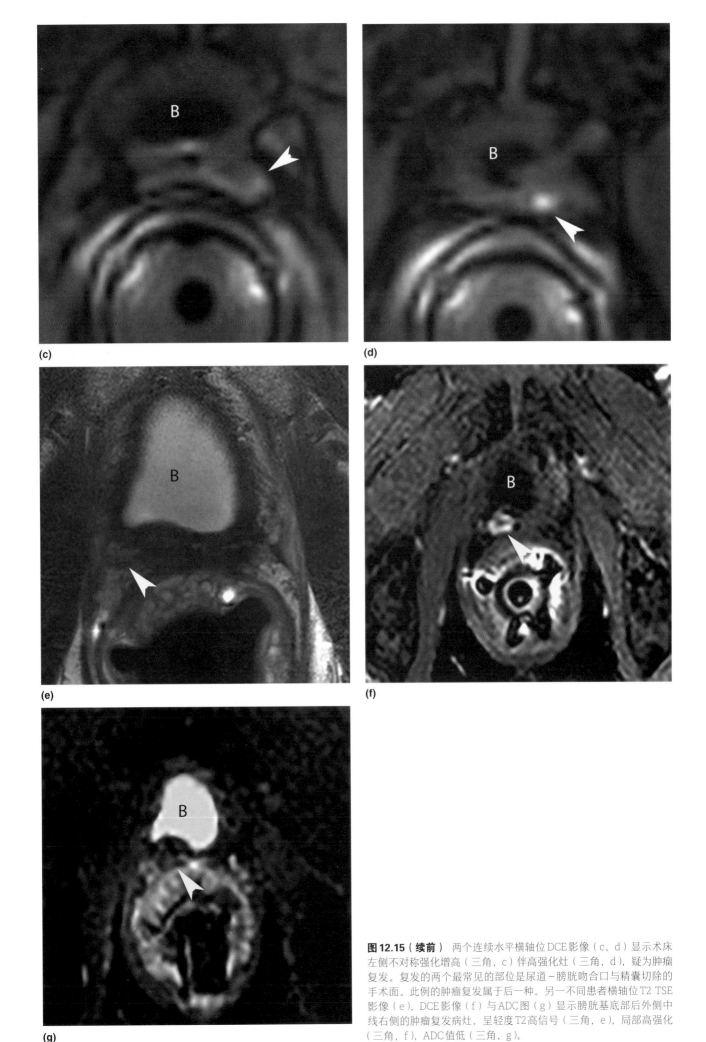

(c)

(d)

(e)

(f)

(g)

**图 12.15（续前）** 两个连续水平横轴位 DCE 影像（c，d）显示术床左侧不对称强化增高（三角，c）伴高强化灶（三角，d），疑为肿瘤复发。复发的两个最常见的部位是尿道－膀胱吻合口与精囊切除的手术面。此例的肿瘤复发属于后一种。另一不同患者横轴位 T2 TSE 影像（e），DCE 影像（f）与 ADC 图（g）显示膀胱基底部后外侧中线右侧的肿瘤复发病灶，呈轻度 T2 高信号（三角，e），局部高强化（三角，f），ADC 值低（三角，g）。

（图12.15）。体外放射与短距离放疗可改变周边带的信号特点，使MRI诊断更具挑战性。此种情况下，DCE-MRI与DWI则格外有帮助[46,47]。

　　激素（图12.16）与放射（图12.17）治疗可造成前列腺内的低信号。活检后改变也可掩盖前列腺癌。T1与T2WI上周边带（图12.18）或精囊（图12.19）内的高信号代表活检后出血，可掩盖出血部位的肿瘤[44,48]。由于近期活检或冷冻手术可妨碍与癌肿残留的鉴别，一般

应在介入6～8周后再行MRI检查[49]。

　　**2.罕见肿瘤**　累及前列腺的鳞状细胞癌，移行细胞癌与肉瘤罕见，占前列腺恶性肿瘤的不足5%（图12.20）。前列腺横纹肌肉瘤为儿科患者最常见起自膀胱区的肿瘤（图12.20）。

　　虽然罕见，一些不同肿瘤可转移到前列腺。前列腺转移瘤可与原发肿瘤表现相似（图12.21）。患者通常有其他原发部位恶性肿瘤的病史。

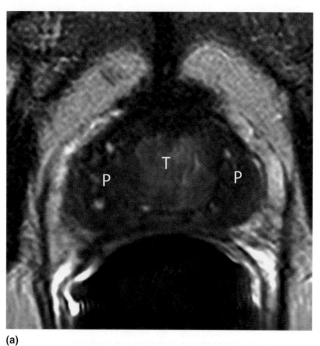

**(a)**

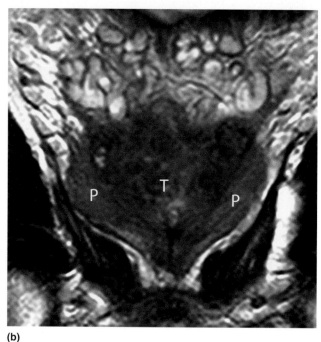

**(b)**

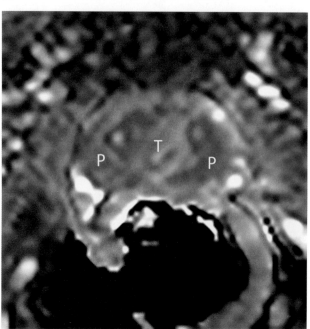

**(c)**

**图12.16　前列腺癌激素治疗后。**横轴位（a）与冠状（b）T2 TSE显示周边带（P）弥漫性T2低信号改变。在ADC图（c）上，正常周边带（P）的高ADC值消失，周边带与移行带（T）的分界不清。由于周边带的背景信号改变使肿瘤相对不明显，MRI未能检出此例患者周边带的前列腺癌。

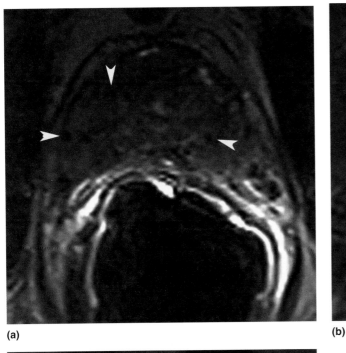

**(a)**

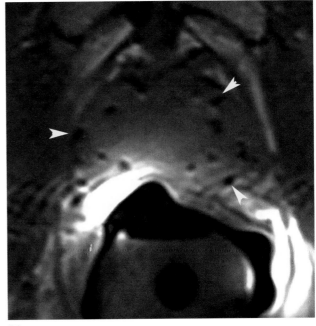

**(b)**

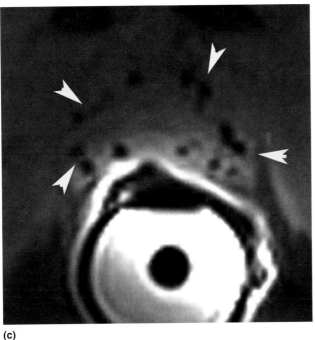

**(c)**

**图12.17** 短距离放疗改变。横轴位T2加权TSE(a),T1加权TSE(b)与T1 3D-GE影像(c)显示前列腺内呈低信号结构的短距离放疗粒子(三角,a-c)T1 TSE影像上显示明显,由于磁敏感增高,在T1 GE影像上更为明显。正常周边带的T2高信号消失,呈弥漫性不均匀T2低信号,周边带与移行带界限不清。

### 弥漫性疾病

#### 前列腺钙化

前列腺钙化可为原发性的也可以是继发性的。原发性前列腺钙化形成于前列腺导管与腺泡成分。获得性钙化包括发生于前列腺尿道的钙化或继发于其他病因,包括感染、梗阻、坏死及放射治疗的钙化。

钙化表现为T1与T2WI上无信号灶。典型的原发性前列腺钙化呈曲线样外形。继发性营养不良性钙化一般较大,外形更不规则。前列腺内一些年龄相关改变也可很好显示。20～30岁与80～90岁年龄相比,周边带增大约67%,移行带增大约175%。虽然前列腺分区解剖界限变得更加清楚,但老年患者前列腺周围静脉丛与前肌纤维基质则更不易确认了。

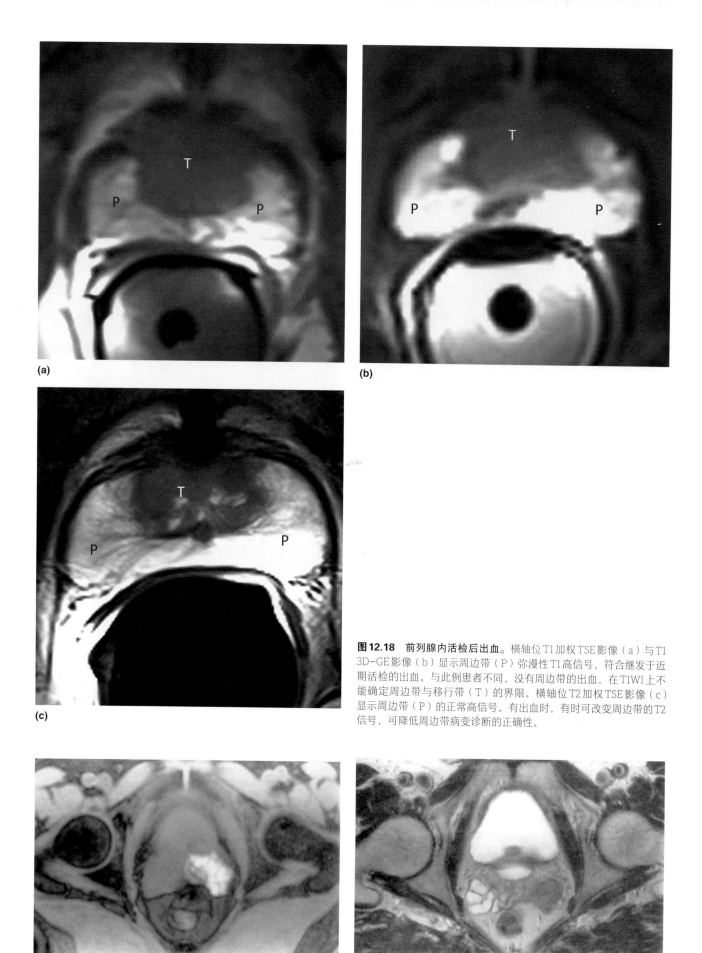

**图12.18** 前列腺内活检后出血。横轴位 T1 加权 TSE 影像（a）与 T1 3D-GE 影像（b）显示周边带（P）弥漫性 T1 高信号，符合继发于近期活检的出血。与此例患者不同，没有周边带的出血，在 T1WI 上不能确定周边带与移行带（T）的界限。横轴位 T2 加权 TSE 影像（c）显示周边带（P）的正常高信号。有出血时，有时可改变周边带的 T2 信号，可降低周边带病变诊断的正确性。

**图12.19** 前列腺癌伴活检后左侧精囊出血。脂肪抑制 T1 加权 GE（a）与 T2 加权回波链自旋回波（ETSE）（b）影像。T1WI（a）上可见左侧精囊弥漫性信号增高，T2WI 呈弥漫性低信号（b），符合活检改变相关的出血。

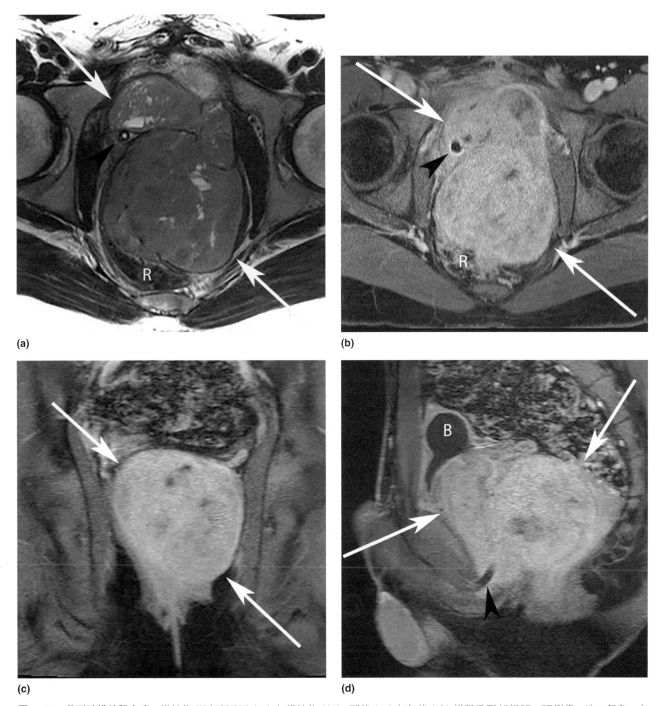

(a)　(b)　(c)　(d)

**图12.20　前列腺横纹肌肉瘤。** 横轴位 T2 加权 TSE（a）与横轴位（b），冠状（c）与矢状（d）增强后 T1 加权 3D-GE 影像。这一复杂、主要为实性的肿瘤（箭头，a-d）压迫膀胱，膀胱（B）向前移位。肿瘤也压迫直肠移位，并可能侵犯直肠（R）后壁。可见移位的前列腺尿道内的 Foley 管（三角，a，b，d）。

## 炎症与感染

前列腺炎症可依起源分类为细菌性或非细菌性炎症。Gram 阴性菌为 90%～95% 前列腺感染的病原菌。其中 80% 为大肠埃希菌感染，10%～15% 继发于克雷伯杆菌、

沙雷菌、变形菌、假单胞菌与肠杆菌感染。其余病例由革兰氏（Gram）阳性菌感染造成，包括肠球菌、链球菌与葡萄球菌。

急性前列腺炎，MRI 检查常可发现前列腺增大，伴周边带异常信号改变，常见 T1 低信号、T2 高信号。静

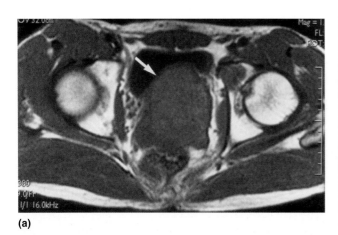

**(a)**

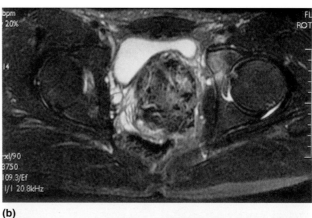

**(b)**

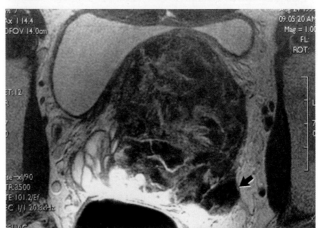

**(c)**

**图12.21 前列腺转移瘤。**结肠癌患者，T1加权自旋回波（a），T2加权ETSE（b）与直肠内线圈横轴位 T2加权ETSE（c）影像，可见前列腺内一较大转移瘤，呈T1等信号（箭头，a），T2不均匀轻度低信号（b，c）。左侧精囊也有广泛侵犯（箭头，c）。

脉注射钆对比剂后，感染区显示弥漫性信号增高。常可见相邻前列腺周围脂肪浸润与精囊受累。慢性前列腺炎的炎症改变较轻。周边带内低信号灶可能是由慢性肉芽肿性前列腺炎造成的与前列腺癌的MRI表现相似（图12.22、12.23）。

脓肿可造成前列腺界限模糊的局灶性增大，MRI T1与T2WI可显示病变。脓肿常表现为T2很高信号（图12.24），常伴有相关前列腺周围脂肪炎性改变。钆增强T1加权脂肪抑制影像显示脓肿壁与中央无信号区周围炎症组织强化。

## 外 伤

挤压伤或骨盆广泛骨折可合并前列腺尿道创伤（图12.24）。前列腺尿道膜部可完全断裂，造成勃起功能障碍与缩窄形成。影像检查显示上方前列腺移位对临床有帮助，因为手术入路可因此而改变。

影像显示尿道不连续伴T2低信号带，可确定前列腺尿道中断。缩窄伴有纤维化时在T1与T2WI上可见低信号组织。矢状T2WI可清楚显示前列腺尖部移位、抬高，高于耻骨联合，为耻骨上手术入路或耻骨切除的必要指征。

## 阴茎与前尿道

### 正常解剖

前尿道由阴茎悬吊韧带分为球部与阴茎部，由尿道海绵体包绕，而海绵体则由薄层的白膜封包。这些结构构成了阴茎的腹侧部分，背侧由一对阴茎海绵体组成。两部分由Buck筋膜分隔，Buck筋膜同时包裹包绕着腹侧部分的薄层白膜与包绕背侧部分较厚的白膜层[50]。

尿道海绵体后部膨大，形成阴茎的球部，附着于尿生殖膈。紧邻球部的内下侧与外侧为球海绵体肌。阴茎海绵体后部形成海绵体脚，附着于坐骨耻骨支与坐骨海绵体肌下内侧相邻[48]。

MRI检查应使用环形表面线圈或相控阵多组线圈以

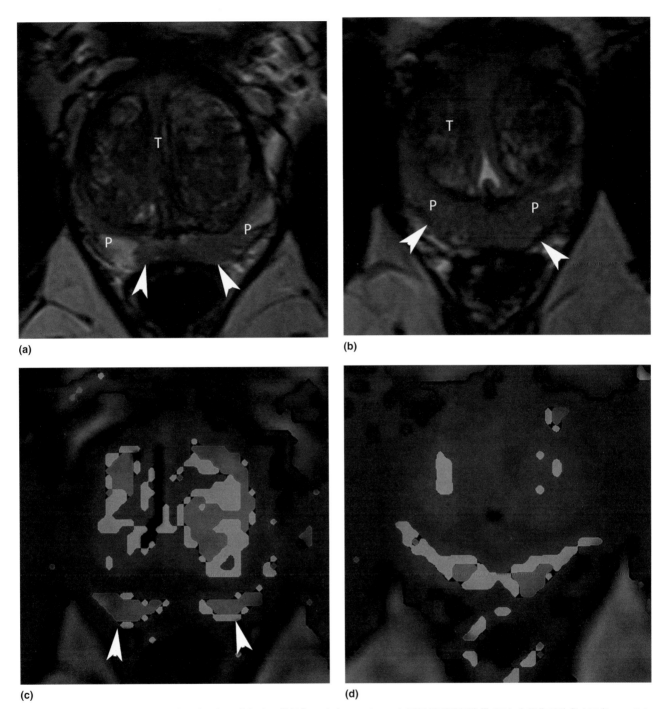

**图12.22　　慢性前列腺炎。**前列腺中部水平与近尖部水平横轴位T2加权TSE（a，b）可见前列腺周边带（P）内低信号改变（三角，a，b）。病变可与前列腺癌相似。DCE图（c，d）显示相应部位可疑动态强化，呈弥漫对称性改变（三角，c）。请参阅彩页12.5，本图（c）与（d）部分的彩色版。

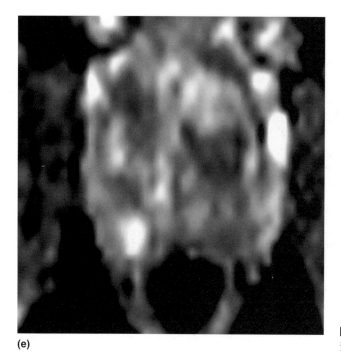

**(e)**

**图12.22（续前）** ADC图（e）显示周边带信号不均，没有局灶性病变。活检结果显示急性与慢性炎。T：移行带。

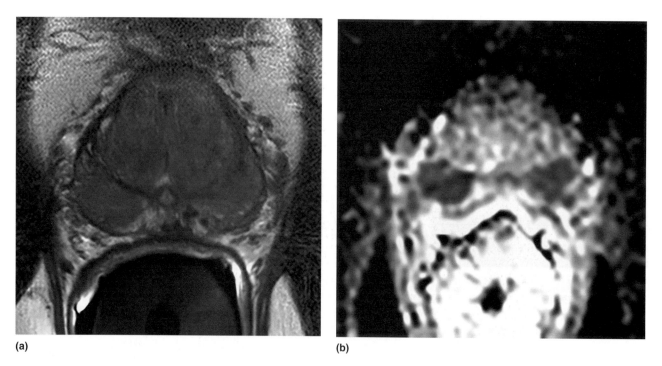

**(a)**

**(b)**

**图12.23** 卡介苗（BCG）前列腺炎。横轴位T2加权TSE（a），横轴位ADC图（b），

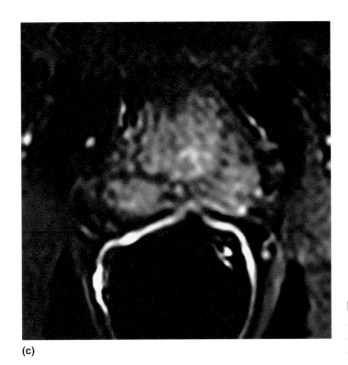

**(c)**

**图 12.23（续前）**　与扩散加权（c）影像显示注射 BCG 治疗膀胱尿路上皮癌后肉芽肿性前列腺炎。在 T2WI 上可见周边带呈双侧对称性明显 T2 低信号（a）；扩散受限，呈 ADC 图的低信号（b）与扩散加权成像上的信号增高（c）。

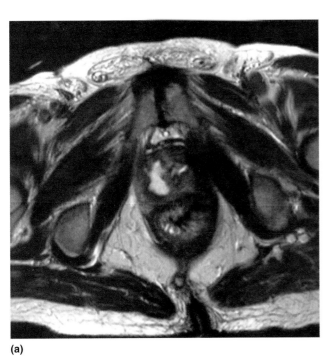

**(a)**

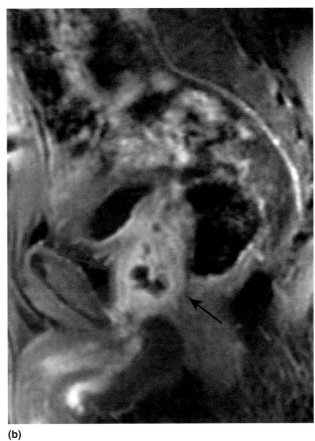

**(b)**

**图 12.24**　**前列腺脓肿。**横轴位 T2 加权 ETSE（a）与矢状钆增强脂肪抑制 T1 加权 GE（b）影像。前列腺内可见多发不规则充盈液体的间隙，可见病变边缘明显强化与病变周围强化（箭头，b）。

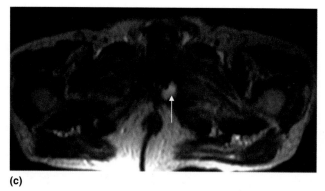

**(c)**

图12.24（**续前**） 尿道膜部破裂。另一例尿道膜部外伤性破裂的患者，横轴位 T2加权单次激发ETSE（c）与冠状钆增强间质期T1加权脂肪抑制3D-GE（d）影像。T2WI（c）发现尿道海绵体旁与左侧阴茎海绵体少量积液（箭头，c）。钆增强后影像（d）上可见尿道膜部旁对比剂漏出与积累（箭头）。钆增强影像（d）也显示左侧大腿内收肌因外伤造成的高信号。

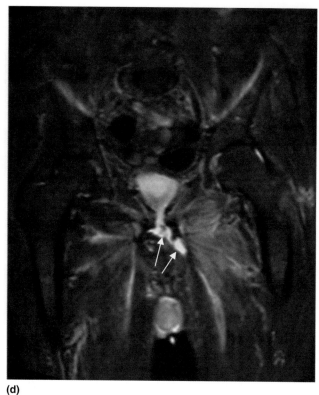

**(d)**

获得高信噪比与空间分辨率的影像。在T1WI上，尿道海绵体与阴茎海绵体均表现为均匀中等信号强度。尿道海绵体呈均匀T2高信号，而阴茎海绵体依灌注分布不同可显示为均匀或不均匀T2信号增高（图12.25）。阴茎球部为一有用的解剖标志，因为在T2WI上球部呈高信号。

尿道与海绵体动脉分别表现为尿道海绵体、阴茎海绵体内的低信号小管状结构。在T1与T2WI上，筋膜层均呈低信号。钆增强后尿道海绵体与阴茎海绵体信号均有增高，更易于与周围肌肉和筋膜区别（图12.26）。脂肪抑制技术可使前尿道与阴茎的解剖更为清晰。

## 疾 病

### 先天性异常

尿道上裂为一罕见的异常，远侧尿道背侧覆盖的组织缺失与尿道近侧开口异位为其特征，尿道可开口于沿阴茎全长的任何部位。该异常几乎都合并有膀胱外翻与伴发耻骨联合分离。MRI可见阴茎海绵体分离，在耻骨联合水平两侧阴茎海绵体的正常关系反转，因而尿道位

置似乎更偏头侧。MRI显示的解剖细节有利于制订详细的手术方案。

尿道下裂是一种先天缺陷，分布在正常尿道口至会阴部的连线上。会阴部尿道下裂常常伴有腹侧纤维化带，造成阴茎下弯畸形。可有尿道前侧缩短，伴尿道上裂或尿道下裂[51]。

一些罕见病例阴茎海绵体可有部分发育不全，可导致勃起功能障碍。患者常有其他泌尿生殖道的异常。海绵体长度和直径的不规则改变T2WI可很好显示（图12.27）。双阴茎为另一罕见异常，形成勃起体与尿道部分性或完全性重复。常有相关短会阴或阴茎海绵体与坐骨海绵体肌发育不对称。同样，MRI提供的解剖细节信息有助于制订手术计划。额外的阴茎与正常外形的阴茎MRI信号特点相同。

### 肿块性病变

#### 良性肿物

**阴茎假体** MRI可有助于阴茎假体的术后评价。假体表现为中央阴茎海绵体内的管状结构。实性的硅胶假

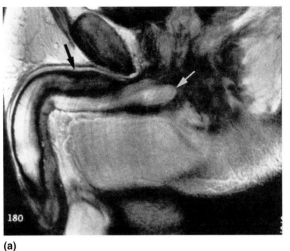

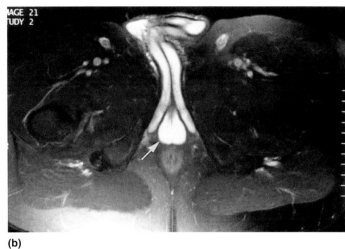

**(a)**                                              **(b)**

**图12.25** **正常阴茎。** 矢状T2加权ETSE（a）影像。阴茎海绵体呈T2高信号（黑箭头，a），其后方可见高信号的阴茎球部（白箭头，a）。第2例患者T2加权脂肪抑制ETSE影像（b），呈高信号结构的阴茎球部界限清楚（箭头，b）。

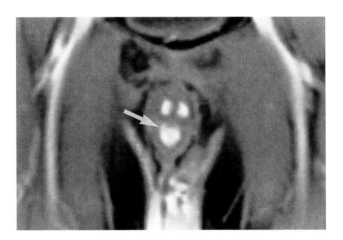

**图12.26** **阴茎正常的渐进性强化。** 钆增强后即刻冠状T1加权GE影像。尿道海绵体（箭头）与阴茎海绵的强化开始于近侧中心部分，如此钆增强即刻期影像所示。随后勃起体强化渐进性向外、向远侧进展。

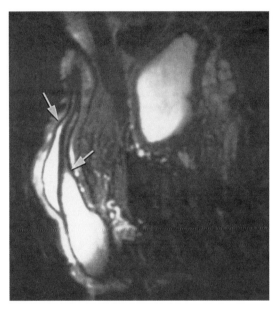

**图12.27** **阴茎海绵体与海绵窦部分发育不全。** 远侧勃起障碍患者，矢状T2加权ETSE影像。阴茎海绵体远侧与体部萎缩，可见其直径明显改变（箭头）。患者同时有其他泌尿生殖系统异常。

体于所有序列影像上均呈无信号。但可充胀假体的信号与假体内所含液体一致（图12.28）。阴茎海绵体的T2信号逐渐减低，可能反映了纤维化的进展。其他MRI发现的并发症包括感染与血肿形成[48, 49]。

**恶性肿瘤**

    **1. 转移瘤** 来自不同原发肿瘤的转移均可累及阴茎。阴茎的转移性病变也可来自相邻的前列腺、睾丸，膀胱、直肠（图12.29）与骨肿瘤的直接蔓延，以及白血病和淋巴瘤的播散[48, 49]。转移瘤一般与发生于阴茎体内的原发性阴茎肿瘤表现相似（图12.30）。盆腔肿瘤的直接侵犯可发生于阴茎海绵体与尿道海绵体，原发肿瘤的部位往往明确。转移性病变呈T1低或中等信号，但在T2WI上，病变可相对于阴茎海绵体呈低信号、等信号或高信号。依大小不同，病变可呈均匀或不均匀强化。

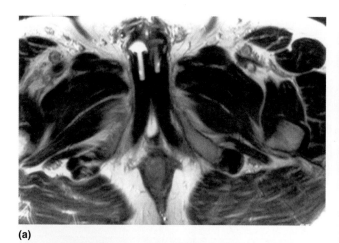

(a)

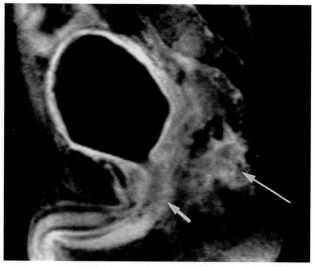

**图12.29** 直肠癌复发侵犯前列腺与尿道膜部。钆增强后90s矢状T1加权脂肪抑制GE影像。可见不均匀强化的复发性直肠癌位于骶前间隙（长箭头），侵犯前列腺与尿道膜部（短箭头）。注意膀胱壁强化增高，为放射性改变所致。

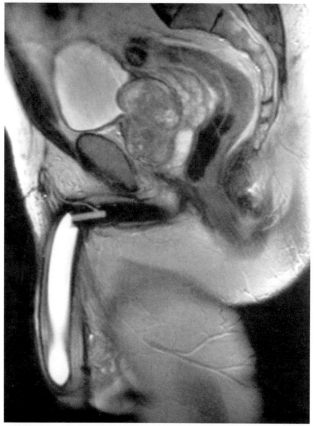

(b)

**图12.28** 阴茎假体。横轴位（a）与矢状（b）T2加权TESE影像。阴茎海绵体内可见一可充胀的阴茎假体。在矢状影像（b）上，可见前列腺增大，呈不对称的结节状，凸入到膀胱基底部。

2.原发肿瘤 尿道与阴茎癌极为罕见，占男性泌尿生殖系统癌的不足1%。组织学检查发现阴茎恶性肿瘤的95%以上为鳞状细胞癌。约78%的尿道癌为此组织学类型，而移行细胞癌只占肿瘤的约15%；腺癌占病例的6%，余下的为未分化癌[48, 52]。肉瘤占阴茎恶性肿瘤的

不足5%。

在T1与T2加权影像上，尿道与阴茎的原发肿瘤相对于周围阴茎海绵体呈等或低信号（图12.30），通常可见不均匀强化（图12.30）。无论起自哪一器官，MRI均有助于显示肿瘤播散的范围，检出肿瘤对阴茎海绵体与白膜的侵犯。

**弥漫性病变**

MRI可用于评价尿道海绵体与阴茎海绵体内的正常与异常血流现象。正常血管内血流进程为从中央海绵体动脉向外及远侧扩展，血流经过的改变可能提供勃起功能障碍的证据。血管异常可能为动脉供血，海绵体内窦样隙，或静脉引流网损伤所造成的[53]。

淀粉样变也可累及前尿道。虽然大多数有淀粉样变的患者继发于其他疾病，原发性尿道淀粉样变极其罕见，确诊需要免疫组化染色。病变可造成前尿道形成缩窄与钙化斑[54]。T2WI上低信号灶可代表淀粉样蛋白沉积。

**炎　症**

阴茎硬结症（induratio penis plastica）是由白膜与阴茎海绵体局灶性炎症造成的。炎症造成的纤维化与斑块形成导致疼痛，勃起偏曲。多种病因，包括外伤、糖尿病、痛风与激素失调均可与病变的发生有关。病

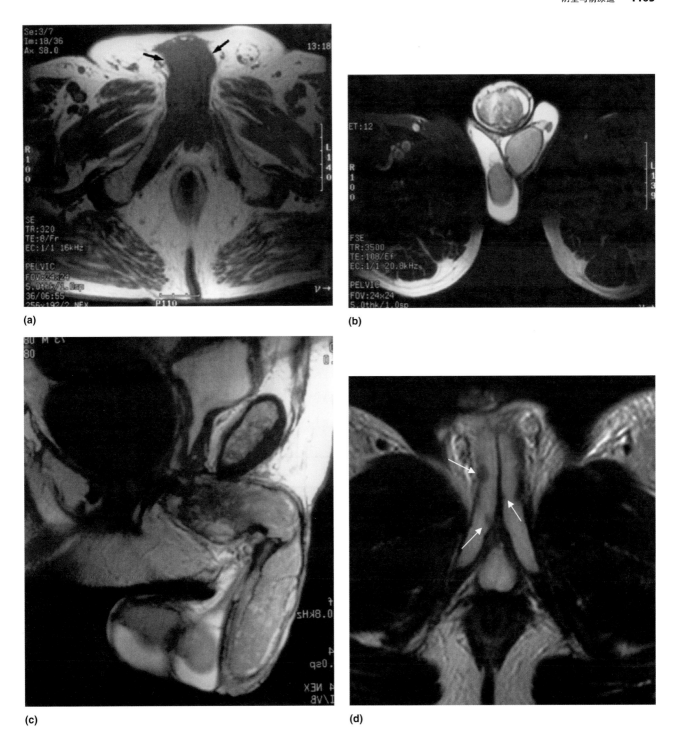

**图 12.30　阴茎转移瘤。** 膀胱移行细胞癌患者，T1 加权自旋回波（a）与横轴位（b）及矢状（c）表面线圈 T2 加权 ETSE 影像。T1WI 显示阴茎海绵体增大（箭头，a），可见一等信号肿瘤，相应组织层面消失。在 T2WI 上（b，c），阴茎海绵体增大，信号不均，无界限清楚的组织平面。阴茎转移瘤。另一例患者 T2 加权横轴位（d）

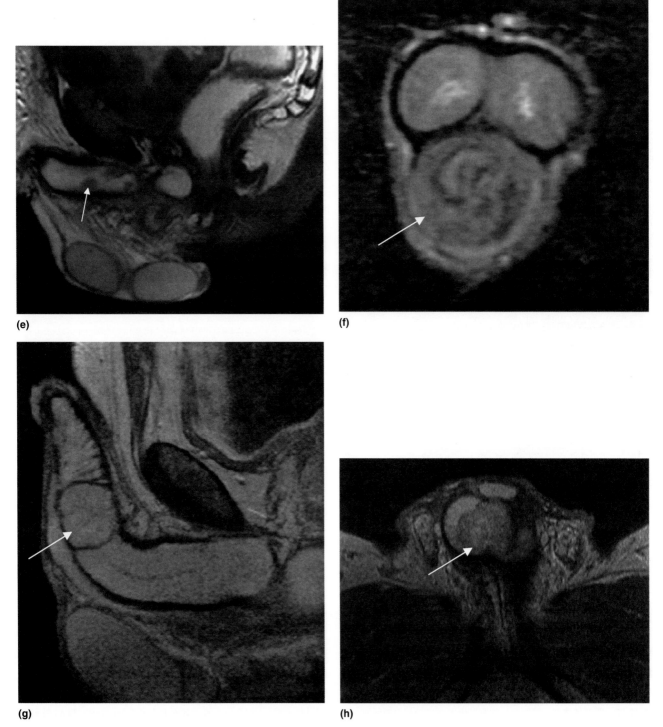

(e)

(f)

(g)

(h)

**图12.30（续前）** 与矢状（e）高分辨率脂肪抑制自旋回波影像显示尿道扁平细胞癌复发阴茎多发低信号转移（箭头，d，e）。患者有尿道扁平细胞癌阴茎切除术的病史。注意阴囊内睾丸正常。原发性阴茎癌。T2加权高分辨率快速自旋回波影像（f）显示肿瘤（箭头）位于尿道海绵体内。另一例患者T2加权高分辨率快速自旋回波矢状（g），横轴位（h）影像与矢状

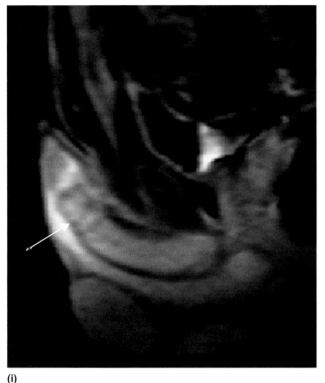

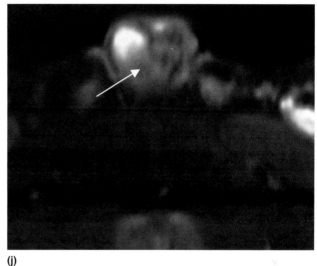

**图12.30（续前）**（i）及横轴位（j）脂肪抑制钆增强间质期3D-GE影像示阴茎平滑肌肉瘤（箭头，g-i）。肿瘤侵犯阴茎海绵体与尿道海绵体，钆增强后呈不均匀强化。

变最常见于30到60岁的患者，也有20岁以下病例的报告[55, 56]。

在T2WI上，可见阴茎海绵体信号不均，T1与T2WI上可见阴茎海绵体与白膜内低信号斑块[50, 55]。钆增强扫描可提高斑块的检出，伴有活动性炎症区的强化增高[55]。

纤维化偶可累及Buck筋膜，可见于早期阴茎硬结症的患者。病变也可由其他病因引起，包括外伤，持续性勃起与胶元血管病，显示为广泛的纤维化（图12.31）。

### 感　染

尿道炎可继发于淋病奈瑟菌、沙眼衣原体、尖锐湿疣或结核分枝杆菌感染。Littre尿道周围腺可变得扩张伴有细菌与白细胞渗出。炎症扩散到尿道周围组织可导致脓肿形成。侵袭性感染也可造成会阴或阴囊窦形成[57]。MRI有助于这些相关并发症的检出。

### 血　管

阴茎海绵体血栓已有文献报告。部分性异常勃起和（或）阴茎海绵体硬结为就诊时最常见的表现。受累阴茎海绵体扩大（图12.31）。受累段的信号强度与血栓龄期相关（图12.31），病变通常相对于正常阴茎海绵体呈T1高信号，T2低信号[58]。

## 外　伤

阴茎创伤通常来自直接钝器伤。白膜撕裂为最常见的表现，常见有相邻血肿。也可有阴茎海绵体耻骨附着的破裂或撕脱。

撕裂伤后，MRI T2WI显示白膜正常的低信号环不连续。阴茎海绵体与坐骨间不连续，可见局部T2低信号。相关血肿的信号特点反映出创伤的程度[48, 49]。文献报告因MRI检查而改变手术方案的病例高达26%（图12.32、12.33和12.34）。

# 精　囊

## 正常解剖

精囊为成对的辅助性腺体，位于前列腺上方。每一侧均由其上单一卷曲的管道构成。精囊由致密肌纤维膜包裹，向内侧变窄，形成排泌管汇入精阜，形成射

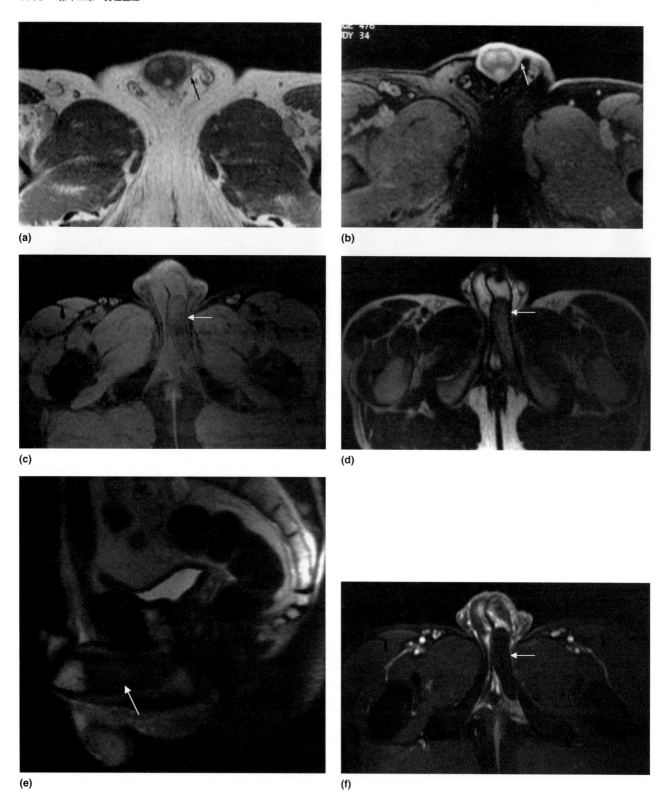

**图12.31** Buck筋膜纤维化。横轴位T1加权GE（a）与钆增强后90s脂肪抑制GE（b）影像。Buck筋膜左侧增厚（箭头，a）。注意相邻脂肪内线样低信号条纹（a）。钆增强后，增厚的筋膜弥漫性强化（箭头，b）。这些改变符合早期阴茎硬结症。海绵体部分血栓形成。另一患者横轴位T1加权脂肪抑制扰相GE（c），横轴位（d）与矢状（e）T2加权高分辨率快速自旋回波与横轴位钆增强后45s扰相GE（f）影像，示左侧阴茎海绵体部分血栓形成。左侧阴茎海绵体（箭头，c-f）增大，呈等到轻度T1高信号（箭头，c）与T2低信号（箭头，d，e），符合血栓形成后的血液分解产物。钆增强后（f），血栓（箭头）未显示任何强化。

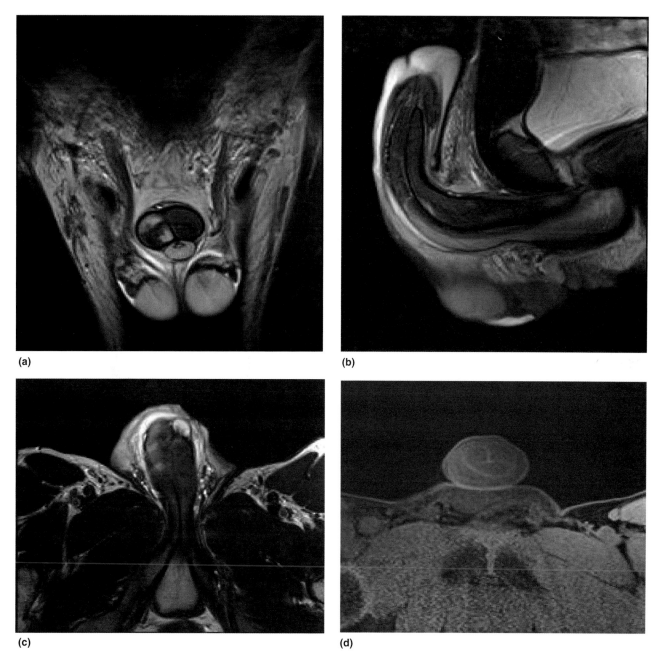

**图12.32 阴茎外伤：挫伤。** 冠状（a），矢状（b）与横轴位（c）T2加权高分辨率TSE及横轴位T1加权3D-GE平扫（d）影像，示双侧阴茎海绵体外伤后改变。阴茎海绵T2信号减低（a-c），左侧阴茎海绵体更明显。阴茎海绵体远侧信号也有减低，未见T1信号改变（d）。此外，可见阴茎皮下组织弥漫性水肿。白膜完整，呈环绕阴茎海绵体的低信号线；Buck筋膜也完整。这些表现符合海绵体内挫伤性急性血肿与表浅组织水肿。

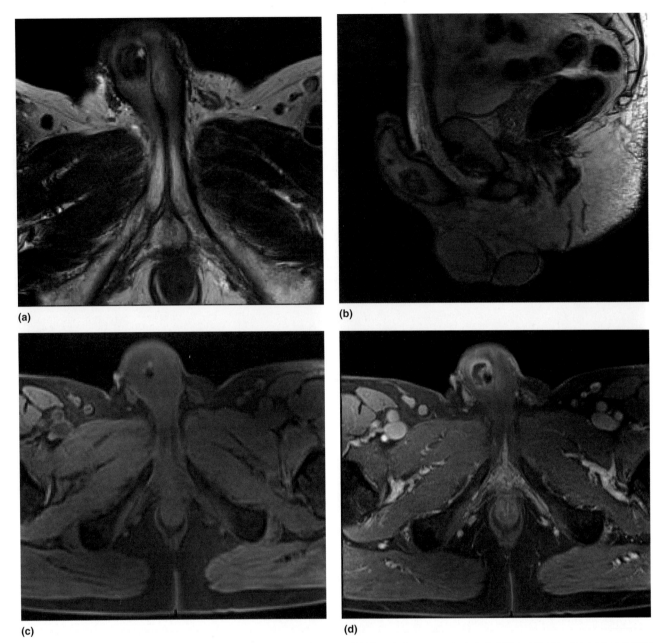

(a)

(b)

(c)

(d)

**图12.33** 阴茎外伤：局部血肿。横轴位（a）与矢状（b）T2加权TSE，横轴位T1加权3D-GE（c）与钆增强T1加权3D-GE（d）示炎症相关局部血肿。病变位于右侧阴茎海绵体，呈卵圆形，周边呈T2低信号为主（a，b），钆增强后显示周边主要为明显强化（d）。病变周边T2低信号为主提示慢性血肿，有强化提示有相关炎症。鉴别诊断也包括恶性肿瘤。

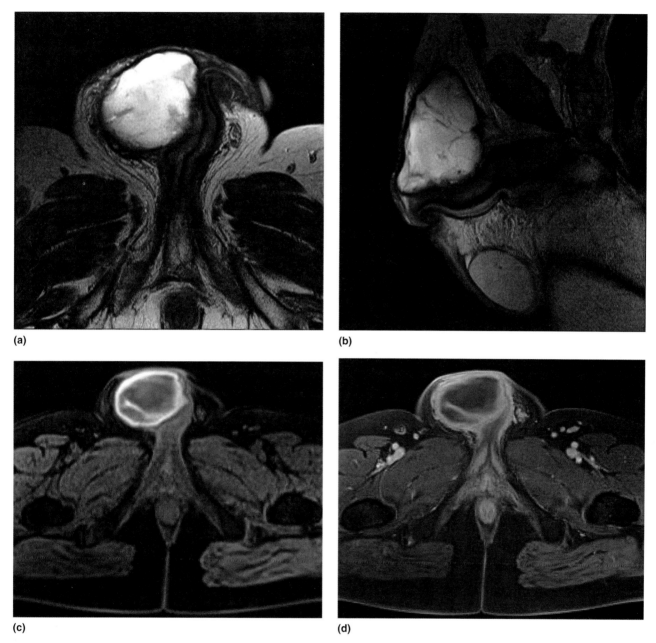

**图12.34** 阴茎外伤：局部血肿。横轴位（a）与矢状（b）高分辨率TSE,T1加权脂肪抑制3D-GE（c），钆增强T1加权脂肪抑制3D-GE（d）影像，示外伤后阴茎旁大血肿。血肿呈弥漫性T2高信号与周边T1高信号，提示为亚急性血肿。血肿可能来自白膜小的撕裂，压迫阴茎海绵体向左侧移位。无论如何，没有明显的阴茎破裂。

精管。

　　青春期后，精囊的宽度与液体含量均有增加，于50～70岁达到峰值。在T1WI上，精囊信号均匀与肌组织呈等信号。在T2WI上，依其所含液体量的不同而信号不一。60岁以上的正常男性，精囊富含液体，呈T2高信号"葡萄串状"结构（图12.35）。静脉注射钆对比剂后，卷曲的精囊壁强化。如同时采用脂肪抑制技术，精囊壁界限更为清晰，周围环绕的壁较液体信号更高（图12.35）。正常，未受累精囊高对比分辨率的表现，是前列腺癌MRI分期的重要依据（图12.36）。

　　60岁以后，液体含量减少，精囊T2信号逐渐减低。精囊正常的老年改变为双侧对称的低信号，并伴有体积变小。

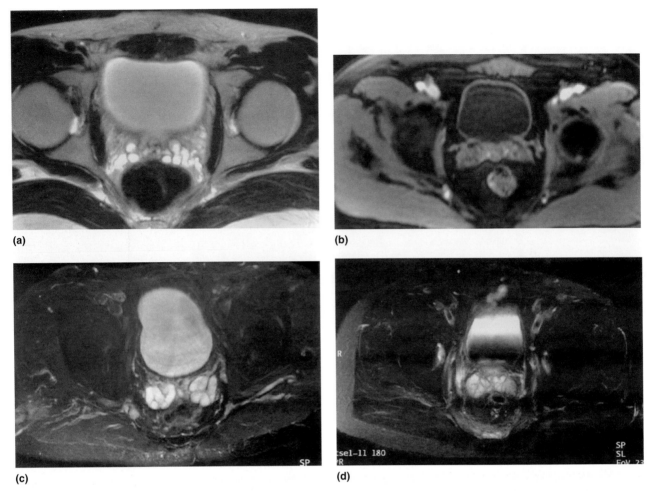

(a)

(b)

(c)

(d)

**图 12.35　正常精囊。**横轴位 T2 加权 ETSE（a）影像。可见正常充盈液体的精囊呈 T2 高信号（a）。第 2 例患者钆增强后即刻脂肪抑制 T1 加权 GE 影像，注意脂肪抑制是如何使卷曲的精囊壁更为明显的，精囊壁相对于精囊内液体有强化（b）。第 3 例患者 T2 加权脂肪抑制 ETSE（c）影像，可见正常，充盈液体的精囊呈高信号。低信号的小管壁使精囊呈葡萄串样外形。采用脂肪抑制后，外缘显示更为清楚。第 4 例患者横轴位 T2 加权脂肪抑制 ETSE（d）影像。在此高分辨率 T2WI 上，精囊呈高信号。膀胱内重力方向部分呈低信号，是注射钆对比剂后影像采集所致。

## 疾　病

### 先天异常

精囊的先天性异常包括异位，发育不良与未发育，常常与泌尿生殖道的其他异常相关。因此，发现精囊先天性异常后，一定要检查泌尿生殖道的其余部分。精囊先天性囊肿为最常见的异常（图 12.36）。其中约 80% 与同侧肾发育不全相关，8% 伴有收集系统重复。精囊囊肿常无症状，但可变得足够大，造成排尿困难，会阴部疼痛，尿频，或膀胱出口梗阻[59, 60]。MRI 易于鉴别精囊囊肿与苗勒管囊肿及小囊囊肿，因为精囊囊肿与前列腺不相连。囊肿 T1 信号不一，呈 T2 高信号。T1 不同信号反映了囊内有出血或含有高蛋白物质。

### 肿瘤性病变

#### 良性肿瘤

精囊肿瘤罕见，平滑肌瘤为良性肿瘤性病变中最为常见的组织学类型。肿瘤一般界限清楚，T1 中等信号，T2 高信号。脂肪瘤、纤维瘤、囊腺瘤与血管瘤偶可发生于精囊。

#### 恶性肿瘤

精囊的大部分恶性肿瘤来自前列腺，膀胱或直肠癌的局部直接侵犯。前列腺癌的侵犯造成精囊正常结构消失，T2 信号减低。精囊原发恶性肿瘤罕见，通常为腺癌。平滑肌肉瘤与纤维肉瘤也有报告。

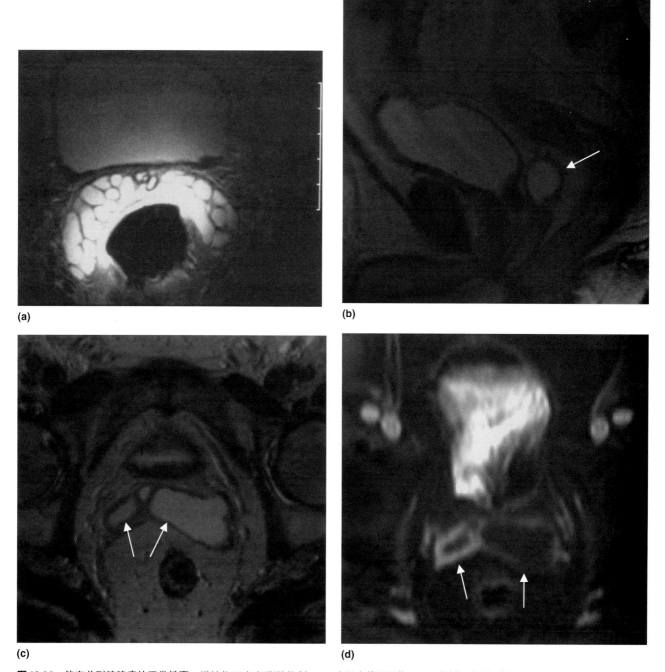

**图12.36** **伴有前列腺腺癌的正常精囊。**横轴位T2加权脂肪抑制ETSE直肠内线圈影像（a）。此例T2期前列腺腺癌患者可见精囊内的正常高信号。精囊囊肿。另一例患者矢状（b），横轴位（c）高分辨率T2加权影像与钆增强T1加权脂肪抑制3D-GE（d）影像示双侧精囊囊肿（箭头，b-d）。钆增强影像上（d）囊肿壁可见强化。

### 弥漫性病变

精囊内的钙化最常合并于糖尿病，继发于感染的精囊钙化较少见，包括结核与血吸虫病[60]。在T1与T2WI上，钙化均呈低信号（图12.37）。精囊异常T2低信号还可见于前列腺活检术后[61]。如果与肿瘤侵犯鉴别困难，这种表现可避免适应证患者的根治性前列腺切除。精囊

老年性淀粉样变为尸检常见表现，表现为T2低信号，也可与恶性肿瘤相似（图12.37）[62]。

### 感 染

精囊感染的诊断主要依据临床表现。患者通常有相关前列腺炎或附睾炎。偶尔，精囊单独感染可造成血精，为典型临床表现。因而，MR的信号表现反映了病变内是

否含有血液的分解产物。有活动性炎症的精囊也可表现为增大，较对侧信号减低。慢性感染可造成纤维化，同时伴有囊内液体消失，T1与T2WI上信号减低。脓肿形成可表现为界限模糊的T1低信号灶。

## 睾丸、附睾与阴囊

### 正常解剖

睾丸位于阴囊内，由内侧的提睾肌层与外侧的筋膜层，肉膜肌与皮肤构成。睾丸包膜为白膜，为一纤维包膜，于后部折叠进入睾丸形成睾丸纵隔。鞘突为腹膜的延续，突出于白膜与肉膜层之间。睾丸后部与睾丸纵隔无白膜覆盖，形成裸区，有血管结构与小管通过。400～600生精小管卷曲于每侧睾丸内，汇聚形成睾丸网，最终形成输出小管。输出小管随之汇合为单一卷曲的管道，形成附睾的体。附睾尾部变窄，最终延续为输精管。

### MRI技术

MRI检查应使用相控阵表面线圈或环形表面线圈置于睾丸外，将一折叠的毛巾置于大腿之间，将睾丸抬高。在T1与T2WI上，睾丸由低信号的白膜包绕，界限清楚。睾丸信号均匀，T1与肌肉等信号，T2呈高信号。在T2WI上，睾丸纵隔表现为睾丸后侧的低信号带。低

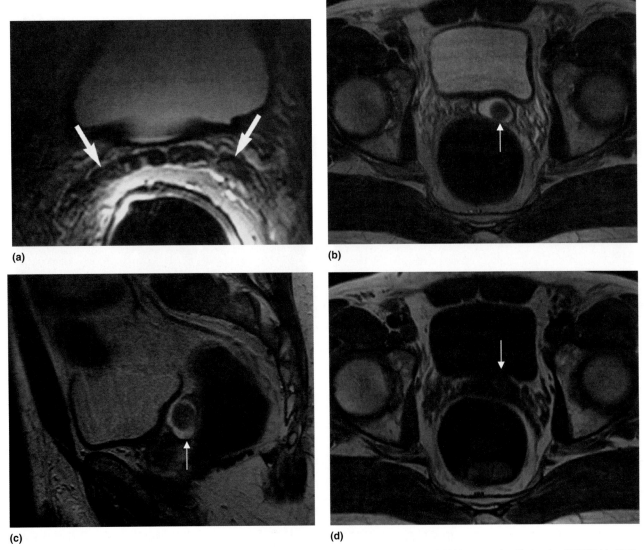

(a)

(b)

(c)

(d)

**图12.37 精囊淀粉样变。**横轴位T2加权ETSE直肠内缩线圈影像（a）。双侧精囊信号减低，为淀粉样沉积所致（箭头，a）。精囊囊肿与结石。另一患者横轴位（b）与矢状（c）高分辨率T2WI与T1加权快速自旋回波（d）影像示精囊囊肿（箭头，b-d）。囊肿内可见一T1与T2均呈低信号的结石。

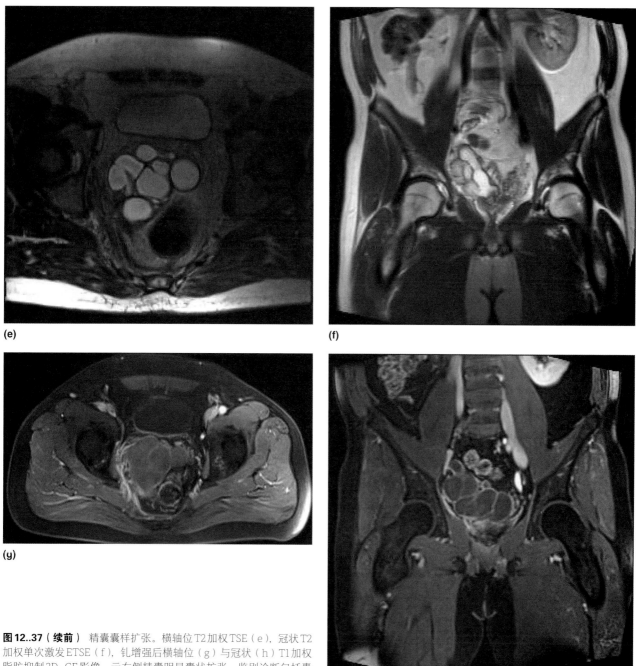

**图12..37（续前）** 精囊囊样扩张。横轴位T2加权TSE（e），冠状T2加权单次激发ETSE（f），钆增强后横轴位（g）与冠状（h）T1加权脂肪抑制3D-GE影像，示右侧精囊明显囊状扩张。鉴别诊断包括囊腺瘤；然而活检结果符合良性囊样扩张。

信号的纤维自睾丸纵隔向外周突出，为睾丸小隔，将睾丸分为小叶。T2WI上的睾丸引带表现为沿睾丸后下侧走行的低信号曲线外缘。附睾的信号轻度不均与睾丸等T1信号或T1信号低于睾丸；在T2WI，附睾信号低于睾丸与睾丸分界清楚。注射钆对比剂后，附睾强化高于睾丸[63]。

## 疾　病

### 先天异常

　　睾丸先天性异常包括单侧或双侧发育不全或未发育，以及重复畸形与隐睾（图12.38）。睾丸先天性重复畸形可根据其部位分为阴囊内、腹股沟管内或腹膜后型。阴囊

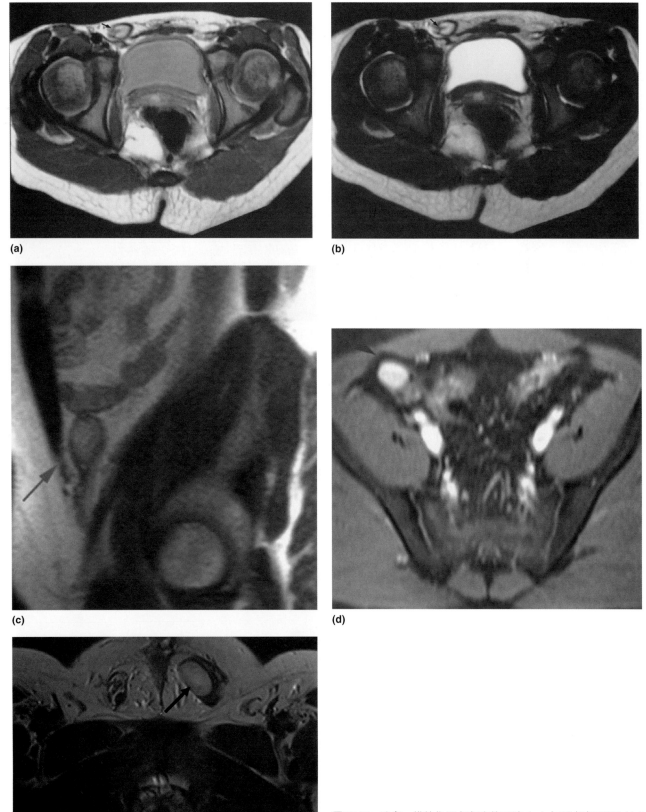

(a)

(b)

(c)

(d)

(e)

**图12.38** 隐睾。横轴位T1加权自旋回波（a）与T2加权ETSE（b）影像。未降睾丸位于右侧腹股沟管内，T1与T2WI上均呈高信号。睾丸纵隔显示为横行的低信号带（箭头，a，b）。第2例患者矢状T2加权ETSE（c）与横轴位T1加权钆增强后3min脂肪抑制GE影像（d），可见未降睾丸位于右侧腹股沟管内（箭头，c），呈T2中等到高信号，于钆增强影像上表现为均匀强化（箭头，d）。注意卵圆形的睾丸横径大于前后径，有助于与腹股沟内淋巴结鉴别。另一患者T2加权横轴位（e）

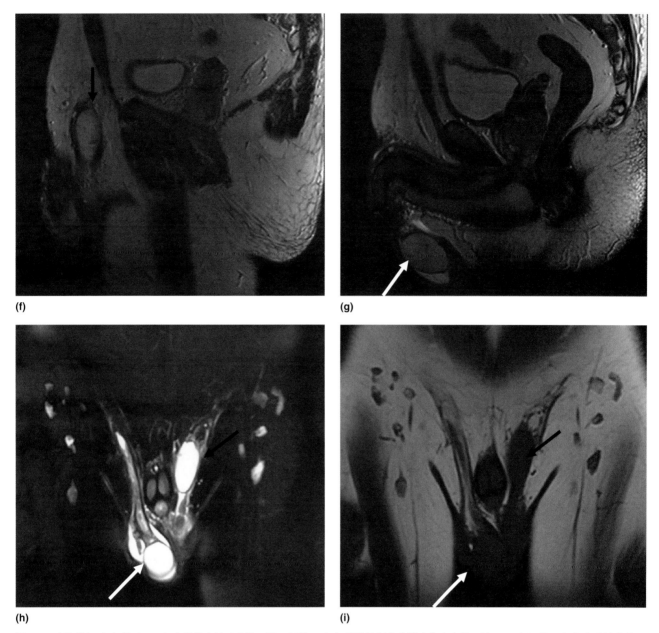

**(f)**

**(g)**

**(h)**

**(i)**

**图 12.38（续前）** 与矢状（f，g）高分辨率快速自旋回波，冠状 T2 加权脂肪抑制高分辨率快速自旋回波（h）与冠状 T1 加权高分辨率快速自旋回波（i）影像示隐睾。左侧睾丸（黑箭头，e，f，h，i）位于左侧腹股沟管内。右侧睾丸（白箭头，g-i）位于阴囊内。注意右侧睾丸与腹股沟淋巴结旁微量鞘膜积液。

内额外睾丸通常伴有相关输精管与附睾重复。可有相关同侧腹股沟疝。大部分腹股沟内睾丸患者有双重引流系统，也可有相关腹股沟疝。腹膜后睾丸常常发生于深部腹股沟环附近，同时伴有相关同侧腹股沟疝。可有或无分离的引流系统。隐睾睾丸恶性肿瘤的发生率增高[64]。

**隐　睾**

　　MRI 可用于为临床怀疑未降的睾丸定位。正常时，睾丸于孕第 8 个月降至阴囊内，此时早产隐睾的发生率增高。约 80% 的未降睾丸位于腹股沟管外环远侧[65]。

相当数量的隐睾于婴儿出生后 1 年内自动下降到阴囊内。2 岁以内未能手术矫正的未降睾丸内可见纤维化与精原细胞损伤。其结果便是不育与癌肿的发生率增高，因此推荐于生后 1 到 2 年内行睾丸固定术[66,67]。

　　未降睾丸呈 T1 低信号，T2 中等到高信号。T2 低信号可见于更多纤维化或萎缩的睾丸[67]。确认 T2 低信号的睾丸纵隔，并观察未降睾丸横径大于前后径有助于确定未降睾丸（图 12.38）。与之相对照的是，淋巴结的前后径通常大于横径。冠状影像上 T2 低信号的睾丸引带也是诊断有用的征象，因为睾丸常位于引带的内侧缘[67]。

## 肿块性病变

### 良性肿块

**1.睾丸假体** 睾丸假体通常含有硅胶。老式充液的硅胶假体于T1与T2WI上均呈低信号。更新的假体由实性的弹性体构成，MR信号与自然睾丸相似：T1中等信号，T2高信号。可见化学位移伪影，无精索或其他阴囊结构，有助于确定为假体[68]。

**2.囊性病变** 睾丸内囊肿可以是单发，也可为多发，高达10%的男性均可发生。边界清楚，多表现为单纯液体信号为其特点。

睾丸网区内输精管扩张可形成卵圆形病变与睾丸边缘相延续。这些囊性病变内含精子，约71%的病例为双侧，约92%伴有相关同侧精液囊肿（图12.39）。病变位于睾丸纵隔中部，沿睾丸裸区与相邻精液囊肿相邻。在T1WI上，输精管扩张较正常周围睾丸组织呈较低信号，而在T2WI上与周围睾丸组织等信号。推测单纯睾丸内囊肿起自输精小管的渐进性扩张[69]。囊肿偶可位于白膜[63]。

附睾囊肿可发生于附睾全长的任何部位，囊内含单纯液体，呈T1低信号，T2高信号。精液囊肿为小的囊性结构，最常发生于附睾头部，可以是单发，也可为多房囊性。病变MR信号不一与囊内是否含有精子、脂肪、淋巴细胞与细胞碎屑相关（图12.39）[70]。

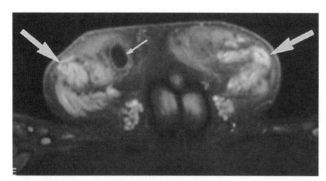

**(a)**

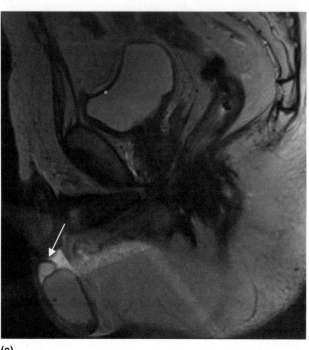

**(c)**

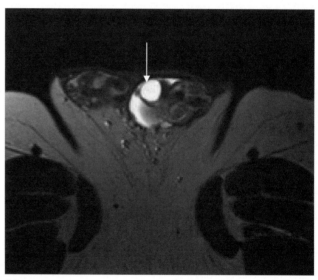

**(b)**

**图12.39 精液囊肿与双侧静脉曲张。** 横轴位钆增强T1加权脂肪抑制自旋回波影像（a）示一无强化、卵圆形结构位于右侧附睾头部，符合精液囊肿（小箭头，a）。同时可见双侧静脉曲张，有强化（大箭头）。附睾囊肿。另一患者横轴位（b）与矢状（c）T2加权高分辨率快速自旋回波影像显示一单纯囊肿（箭头，b，c）位于左侧附睾头部。左侧睾丸呈正常的T2高信号。

**3.良性肿瘤** 睾丸肿瘤仅有5%为良性。其中90%为非生殖细胞瘤，可起自睾丸 Leydig 细胞（睾丸间质细胞瘤），Sertoli 细胞（睾丸支持细胞癌）或结缔组织基质[70]。

最常见的睾丸外肿瘤为腺瘤样肿瘤，最常起自附睾，但也可位于精索或鞘膜。腺瘤样肿瘤可呈圆形，界限清楚（图12.40），或偶呈斑块状，界限较模糊[71, 72]。脂肪瘤也可起自精索内。肿瘤呈 T1 高信号，T2 信号与其他脂肪组织相同[73]。与其他脂肪性病变一样，脂肪抑制影像上信号消失为诊断依据。

睾丸旁组织也可发生良性，纤维增生性肿瘤，分类为纤维假瘤，为仅次于腺瘤样肿瘤第2位最常见睾丸外肿瘤。肿瘤可起自白膜或鞘膜，精索或附睾[74]，病因不清[75, 76]。

患者最常见的临床表现为无痛性肿块。略低于半数的纤维假瘤伴有相关鞘膜积水或鞘膜积血[74]。肿瘤常呈分叶状，呈羊齿叶样突出，但也可表现为特征性的白膜环形增厚。病变 T1 与 T2 均呈低信号，钆增强后强化不明显[73, 74]。

**4.其他阴囊良性病变** 液体可积聚于白膜的壁层与脏层之间，形成鞘膜积水，积脓或积血。鞘膜积水可继发于感染，肿瘤或外伤，呈典型的单纯液体信号特点：T1 低信号、T2 高信号，钆增强后影像上几乎无信号（图12.41）。鞘膜积脓可表现复杂，呈不均匀 T1 低信号，不均匀 T2 高信号。鞘膜积血可显示不同信号特点，依病变内血液分解产物的慢性程度而不同。

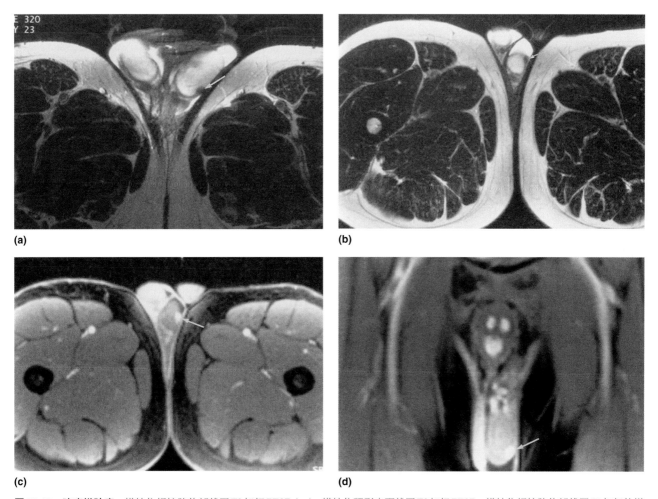

**(a)**　**(b)**　**(c)**　**(d)**

**图12.40　腺瘤样肿瘤。**横轴位相控阵体部线圈 T2 加权 ETSE（a），横轴位环形表面线圈 T2 加权 ETSE，横轴位相控阵体部线圈 T1 加权钆增强后即刻脂肪抑制梯度回波（c）与冠状相控阵线圈 T1 加权钆增强即刻脂肪抑制梯度回波（d）影像。肿瘤相对于周围正常睾丸组织呈 T2 低信号（箭头，a，b）。注射钆对比剂后，肿瘤相对于周围睾丸组织强化增高（箭头，c，d）。注意环形表面线圈影像信噪比更高与相控阵体部线圈影像（a）相比影像空间分辨率更高（b）。这对表浅结构，如睾丸成像有帮助。

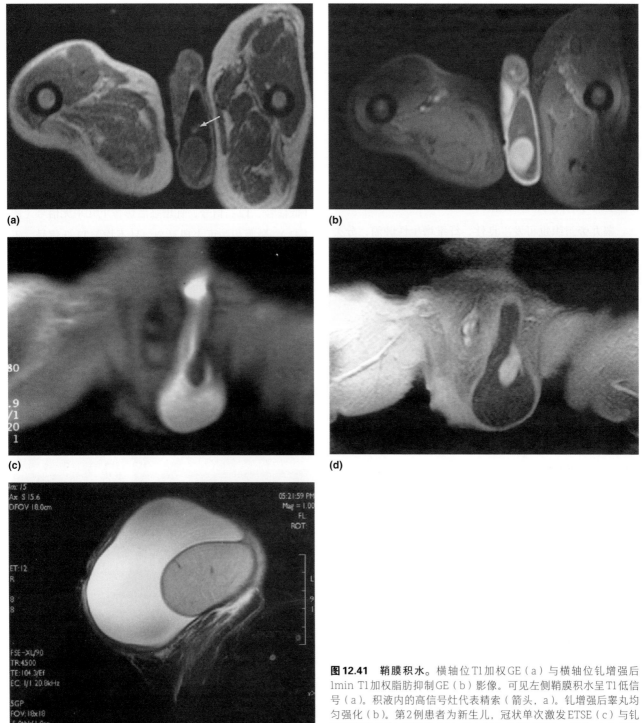

**图12.41** 鞘膜积水。横轴位T1加权GE（a）与横轴位钆增强后1min T1加权脂肪抑制GE（b）影像。可见左侧鞘膜积水呈T1低信号（a）。积液内的高信号灶代表精索（箭头，a）。钆增强后睾丸均匀强化（b）。第2例患者为新生儿，冠状单次激发ETSE（c）与钆增强脂肪抑制GE影像（d）示左侧大量鞘膜积水。睾丸呈T2低信号（c），但钆增强后呈中度强化（d）。第3例患者表面线圈T2加权ETSE影像（e）显示中等大小的鞘膜积水。

静脉曲张可继发于睾丸静脉系统级血栓或由于器官肿大或腹膜后肿瘤的外压，多见于左侧，因为左侧睾丸静脉引流进入左肾静脉，路径长，较右侧睾丸静脉更易受到压迫。MRI可见蔓状静脉丛，附睾头部与精索部位多发迂曲匍匐状结构，病变内血流速度不同MR信号不一。静脉曲张常表现为T1中等信号强度，T2较高信号[70, 73]。钆

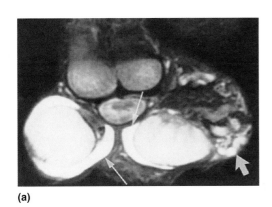

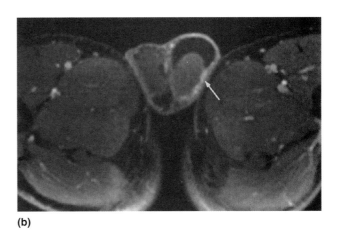

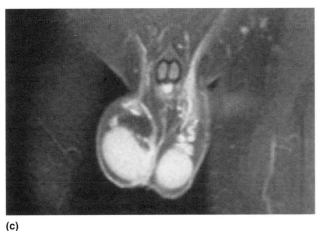

**图12.42** **静脉曲张位双侧鞘膜积水。** 冠状 T2 加权 ETSE 影像（a）示左侧阴囊内高信号迂曲匐行的结构，代表静脉曲张（粗箭头），同时有双侧鞘膜积水（细箭头，a）。第2例静脉曲张及双侧鞘膜积水患者，钆增强后90s横轴位脂肪抑制T1加权GE影像，高信号小管状结构代表静脉曲张（箭头，b）。第3例静脉曲张伴双侧鞘膜积水患者钆增强后3min冠状T1加权GE影像（c），可见与上例患者相似的表现。

增强早期 GE 影像上，静脉曲张呈高信号小管状结构，显示好（图12.42）。静脉曲张常伴有鞘膜积水（图12.42）。

阴囊疝大多根据临床表现即可诊断。MRI检查多用于诊断不清的病例，特别是相关疼痛明显或体检受限的患者。

疝的MRI表现依疝内容而不同。常可见扩大的腹股沟管内结构复杂的团块，阴囊内可见肠系膜脂肪，小肠肠袢与肠腔内的气体。半傅里叶单次激发扰相自旋回波（HASTE）与钆增强后即刻T1加权脂肪抑制GE序列可提供疝囊内小肠存活性的有用信息。

### 恶性肿瘤

虽然睾丸肿瘤占男性人群肿瘤的不足1%，但大部分肿瘤发生于40岁以前，而且95%为恶性肿瘤[77, 78]。早期发现与治疗至关重要，特别是精原细胞瘤，这种肿瘤对化疗及放疗敏感。

睾丸癌可分为生殖细胞瘤与非生殖细胞瘤2个亚型。约95%的恶性肿瘤为生殖细胞瘤[79]，包括精原细胞瘤（约40%）与非精原细胞肿瘤。非精原细胞肿瘤可再分为

胚胎癌（30%）、畸胎癌（25%）、畸胎瘤（10%）和绒毛膜癌（1%）。另30%为混合组织肿瘤[79, 80]。其余部分由Sertoli细胞、Leydig细胞或间叶细胞癌构成。白血病、淋巴瘤或偶而来自肺、黑色素瘤、泌尿生殖道或胃肠道恶性肿瘤也可累及睾丸[70, 80]。睾丸的淋巴引流与生殖内血管伴行到腹膜后。有附睾或精索侵犯时，淋巴引流也可扩大到盆腔淋巴结。肿瘤的TNM分期见表12.3[81]。

睾丸肿瘤的MRI检查可显示受累睾丸增大。肿瘤呈T2低信号，可见正常睾丸形态退变。正常睾丸内的小隔显示不清认为是恶性浸润的敏感指征[73]。

精原细胞瘤T1信号与正常组织呈相同，T2呈低信号。在T2WI上，肿瘤最常表现为均匀低信号（图12.43）[65, 73]。肿瘤可呈分叶状，偶见中央坏死[73, 78]。肿瘤强化略低于正常睾丸组织。因此，钆增强可使肿瘤更为明显，有助于发现肿瘤对周围白膜的侵犯[63, 73]。

非精原细胞肿瘤在T2WI上显示信号更不均匀，边界更模糊（图12.44）。T1与T2WI上高、低信号区分别相应于组织标本上的出血与坏死灶[65, 78]。这些征象为混合

**表12.3 美国癌症联合委员会睾丸癌分期**

**原发肿瘤（T）**

T0   无原发肿瘤证据

T1   肿瘤限于睾丸与附睾内，可侵犯白膜但无鞘膜侵犯

T2   肿瘤蔓延至白膜外，累及鞘膜

T3   肿瘤侵犯精索

T4   肿瘤侵犯阴囊

**局部淋巴结（N）**

N0   无局部淋巴结转移

N1   淋巴结转移性肿块或多发淋巴结转移，转移淋巴结≤2cm

N3   淋巴结转移性肿块大于5cm

**远隔转移（M）**

M0   无远隔转移

M1   远隔转移（M1a，无局部结节或肺转移/M1b，其他远隔转移）

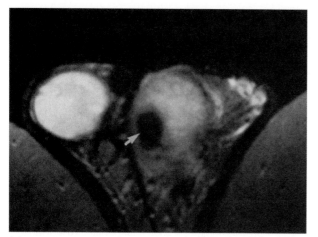

**(a)**

**(b)**

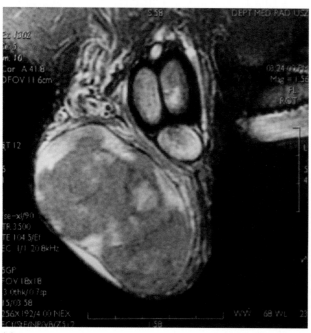

**(c)**

**图12.43 睾丸精源细胞瘤。** 表面线圈T2加权脂肪抑制ETSE影像（a）显示一界限清楚，均匀低信号的精源细胞瘤，约1cm大小（箭头，a），起自左侧睾丸（感谢宾夕法尼亚大学医院的Evan S. Siegelman，MD提供病例）。表面线圈横轴位（b）与冠状（c）T2加权ETSE影像，可见一不均匀低信号肿瘤蔓延浸润睾丸。未受累的残余睾丸呈高信号。

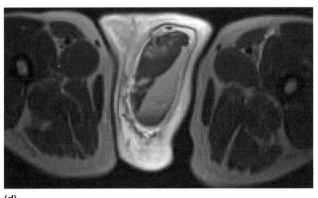

**(d)**

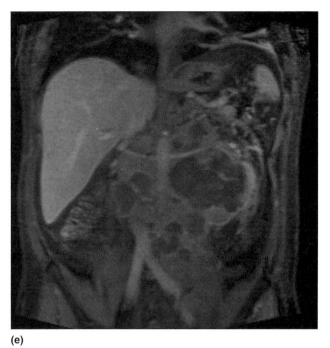

**(e)**

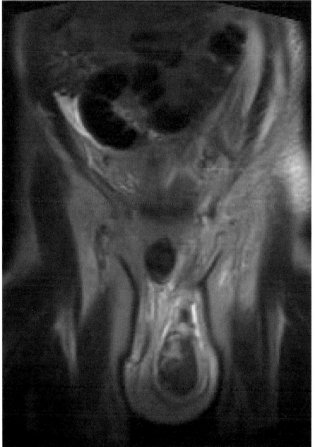

**(f)**

**图12.43（续前）** 精源细胞瘤睾丸切除后继发阴囊血肿。横轴位（d）与冠状（e）T2加权SS-ETSE与T1加权脂肪抑制钆增强3D-GE（f）影像示阴囊内血肿伴阴囊壁水肿。阴囊内可见信号复杂的血肿，伴有T2高、低信号分层。可见腹膜后弥漫性浸润性肿瘤，复杂不均匀强化，符合相互融合的转移性肿大淋巴结。

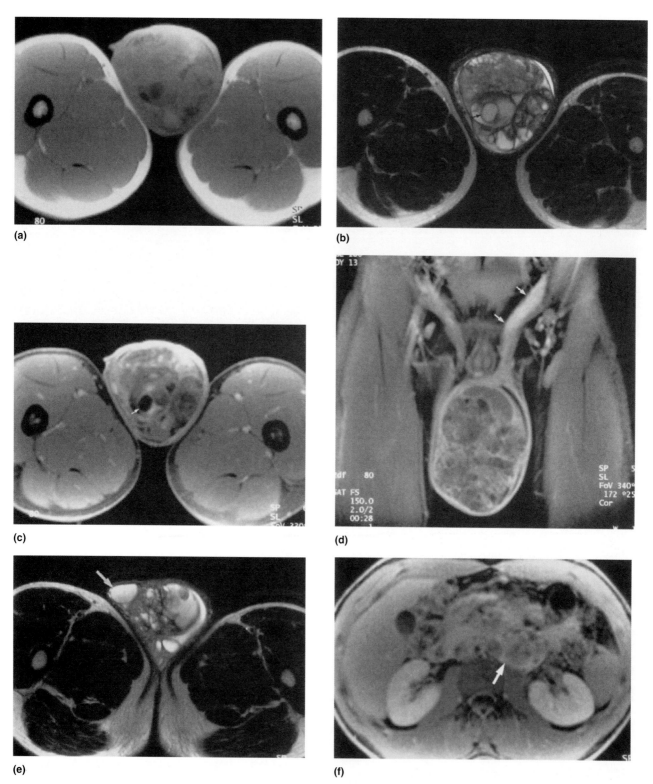

**(a)**

**(b)**

**(c)**

**(d)**

**(e)**

**(f)**

**图12.44 非精原细胞瘤性睾丸肿瘤。** T1加权GE( a ),T2加权 ETSE( b ),钆增强后45 s横轴位（c）与90s冠状（d）T1加权脂肪抑制GE影像。左侧睾丸明显增大，直径约5cm。肿瘤压迫睾丸移位，T1信号轻度不均（a），T2信号相当不均匀（b）。肿瘤含有多发囊性间隙，界限清晰，可见T2高信号灶（箭头，b），钆增强后无强化（箭头，c）。冠状影像显示肿瘤纵向大小，可见左侧腹股沟内的睾丸血管增宽（箭头，d）。更头侧的T2加权ETSE断层影像（e）示右侧睾丸呈正常的高信号（箭头）。钆增强后3min脂肪抑制T1加权GE影像上（f），可见一3cm大小左侧主动脉旁淋巴结（箭头），位于左侧肾门水平，呈不均匀信号与原发肿瘤相似。

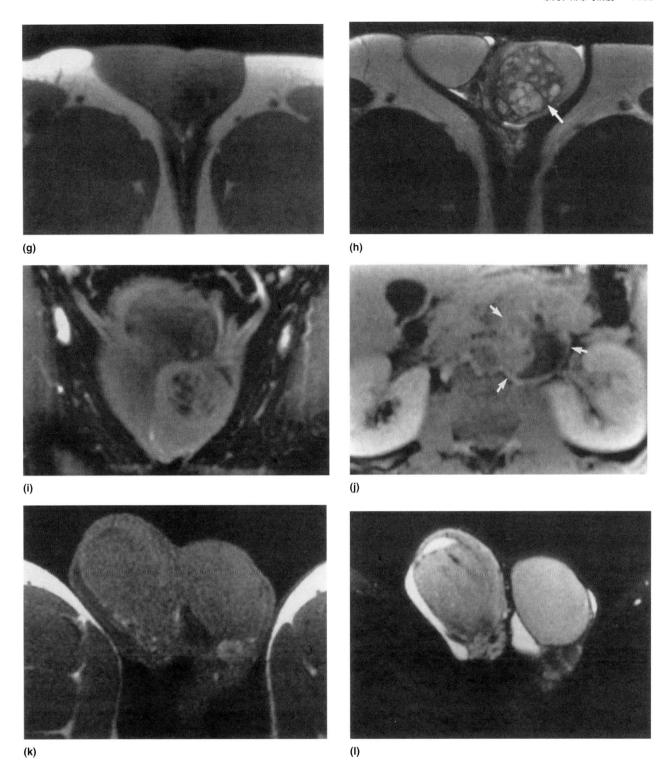

**(g)**

**(h)**

**(i)**

**(j)**

**(k)**

**(l)**

**图12.44（续前）**　第2例患者T1加权GE（g），T2加权ETSE（h），钆增强间质期冠状脂肪抑制T1加权GE（i）。左侧睾丸可见一约2.5cm肿瘤（箭头,h）。表现与前一例患者相似。特别注意T2WI上，肿瘤内界限清楚的高信号灶（h）。钆增强间质期脂肪抑制T1加权GE影像上（j），主动脉旁受累淋巴结信号不均，符合转移。第3例患者T1加权自旋回波（k），T2加权ETSE（l），

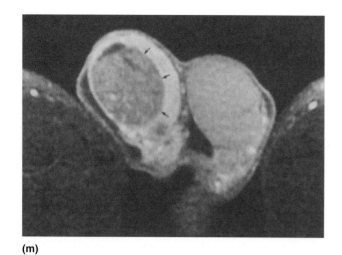

**(m)**

**图12.44（续前）** 与钆增强T1加权自旋回波（m）影像。此例患者肿瘤为胚胎癌－精原细胞瘤混合性肿瘤。肿瘤呈T2轻度低信号，信号相对均匀（l）。钆增强后肿瘤强化轻度不均匀（m），在睾丸背景上肿瘤边缘相对锐利（箭头，m）。

组织肿瘤内最有标志性的特征[73, 78]。淋巴结也可见特征性的多囊性表现。

淋巴瘤浸润可造成睾丸弥漫性肿大，T2相对低信号，并累及引流淋巴管。与其他肿瘤相比，淋巴瘤典型表现为信号更均匀（图12.45）。相关的淋巴结肿大信号同样均匀。这与非精原细胞肿瘤的表现不同，非精原细胞肿瘤更多呈多囊性表现。

转移瘤少见，通常见于有已知进展期恶性肿瘤的患者。最常见的原发肿瘤为前列腺、肺部肿瘤，恶性黑色素瘤，结肠（图12.45）与肾肿瘤[82]。

### 睾丸扭转

前列腺裸区不够宽大以固定睾丸，其支持结构位于原位，形成"钟锤"样畸形时，可发生急性睾丸扭转。

如果能在发病12h内诊断并手术矫正，仅不足30%的病例造成不可恢复的缺血。缺血后24h手术，成功率微乎其微，恢复率明显减低[83]。超声与核医学检查可及时诊断急性病变。然而，两种检查表现不明确时，亚急性期仍为双侧睾丸固定术的指征。亚急性扭转时，MRI可有助于鉴别扭转与睾丸附睾炎。

亚急性扭转常见MRI表现包括精索增大伴血流减小，睾丸信号弥漫性减低，睾丸体积减小与白膜及附睾轻度到中度增厚[83]。也可见到T1高信号灶，提示出血，可见睾丸附着根部呈钟锤样畸形，或相关鞘膜积血。确认旋转的精索与T2WI上最大扭转点相关低信号的扭结可作出定性诊断[78, 83]。^{31}P MRS动脉模型的初步研究显示其可提供急性期睾丸扭转的额外评价[84, 85]。

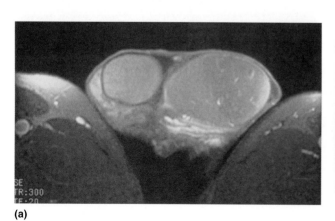

**(a)**

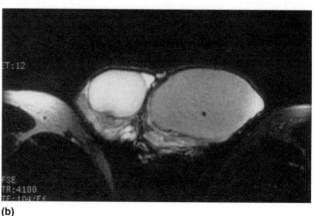

**(b)**

**图12.45** 睾丸淋巴瘤。T1加权SE（a）与T2加权ETSE（b）影像。左侧睾丸增大，肿瘤弥漫性浸润，呈T1等信号，T2轻度低信号，信号均匀。淋巴瘤较其他肿瘤信号更均匀，为其典型表现。

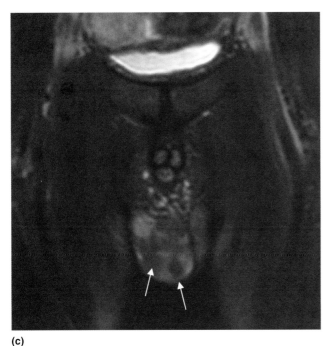

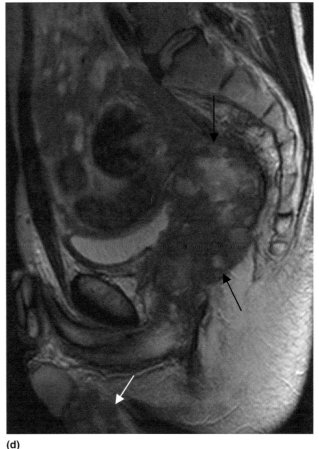

**(c)**

**(d)**

**图12.45（续前）** 睾丸转移瘤。另一直肠癌患者冠状（c）与矢状（d）T2加权高分辨率快速自旋回波影像示右侧睾丸多发低信号转移瘤（白箭头，c，d）。直肠大肿瘤（黑箭头，d）侵犯膀胱后壁，精索与前列腺。

## 感　染

　　大多数急性附睾炎为单发，但高达20%的患者可合并睾丸炎[70]。临床采用保守治疗，仅使用抗生素，同时合并广泛水肿造成的梗死或脓肿形成时需要手术[83]。而腮腺炎性睾丸炎时，睾丸单侧急性感染罕见。发生脓肿时，常常伴有肾积脓[70, 83]。在MR影像上，附睾炎最常表现为附睾弥漫性增大[63, 73]。受累的附睾可呈T1高信号，相对于对侧附睾T2信号不一[63, 70, 73]。注射钆对比剂后呈不均强化[63]。

　　睾丸炎也常常表现为睾丸普遍增大（图12.46）[63, 83]。受累睾丸常有T2信号减低[63, 70, 73]。睾丸小隔保持界限清楚，但有增厚与侵袭性肿瘤时常常见到的正常结构消失不同[73]。注射钆对比剂后，受累睾丸明显强化[63]。大多数患者睾丸脓肿合并有鞘膜积脓[83]。睾丸外积液与睾丸小隔间的感染性液体均呈T2不均匀高信号（图12.47）[73]。

　　急性炎症常造成精索增大水肿[63, 83]。与睾丸扭转时可见到的精索乏血管相反，精索感染时血管增多。在钆增强影像上，肿胀的结构与周围组织强化明显[63]。这些表现有助于诊断不清病例的鉴别。确认睾丸裸区也可最终排除钟锤样畸形及相应的睾丸扭转[83]。

## 创　伤

　　MRI检查可为睾丸创伤的临床处理提供重要信息。T1与T2WI可很好显示出血。睾丸内血肿可表现为T1高信号，T2信号不一[63, 73]，也可形成T1影像上高、低信号交替的带[73]。鞘膜层间的血液可形成鞘膜积血，积血信号符合不同期相的血液分解产物信号特点。

　　MRI也可检出无局部出血的挫伤。受累睾丸显示T2信号减低，钆增强后相对低强化[63]。

　　需要仔细观察白膜以发现可能存在的睾丸破裂。睾丸破裂可表现为T2WI上正常低信号的白膜不连续。发现睾丸破裂后常常需要手术干预。

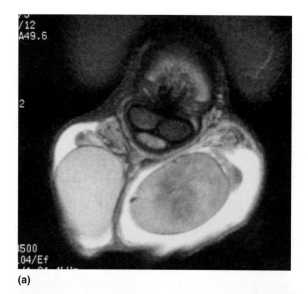

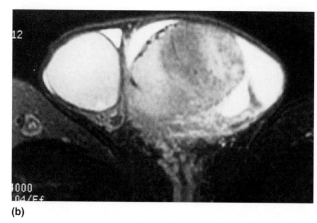

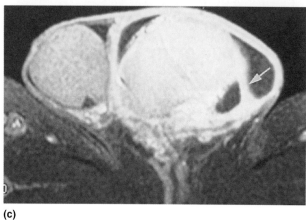

**图12.46　腮腺炎性睾丸炎。**冠状T2加权脂肪抑制自旋回波（a），横轴位T2加权脂肪抑制ETSE（b）与T1加权钆增强脂肪抑制自旋回波（c）影像，可见左侧睾丸相对于对侧增大（b，c）受累睾丸信号不均，呈T2低信号（a，b），钆增强后较未受累睾丸强化略高。注意阴囊内分隔强化、增厚（箭头，c）。可见双侧伴发鞘膜积水。

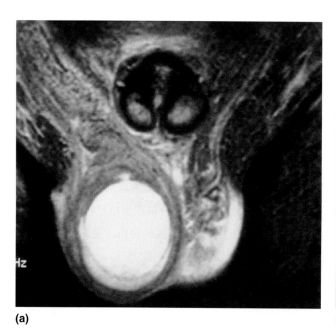

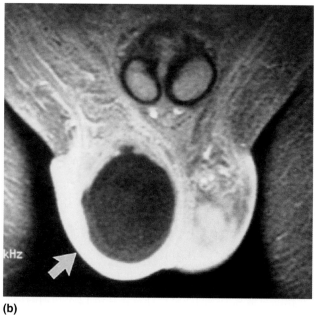

**图12.47　睾丸脓肿。**冠状T2加权ETSE（a）与钆增强T1加权自旋回波（b）影像。可见右侧睾丸复杂性积液，呈不均匀T2高信号（a），钆增强T1WI上呈不均匀低信号（b），符合脓肿，周围阴囊组织明显强化，为继发于相邻炎症的改变（箭头，b）。

# 小　结

　　MRI软组织间的对比分辨率好，空间分辨率高，可多平面成像，为累及男性盆腔所有病变的有效评价方法。虽然MRI可极好评价睾丸疾病，但其他影像方法花费更低，诊断正确性也可接受，进行MRI检查主要是为了解决诊断出现的问题。MRI最主要的应用是前列腺癌的分期。治疗干预后不同的诊断选择与患者结果的不确定性限制了在这种情况下MRI的广泛应用。MRS技术的不断改进可能使其最终能够对肿瘤患者做出综合影像评估。

（Joseph Yacoub，Aytekin Oto，Ersan Altun和Richard C. Semelka）

# 参考文献

1. Katahira K, Takahara T, Kwee T, et al. Ultra-high-b-value diffusion-weighted MR imaging for the detection of prostate cancer: evaluation in 201 cases with histopathological correlation. *Eur Radiol* 21(1): 188–196, 2011.
2. Metens T, Miranda D, Absil J, Matos C. What is the optimal b value in diffusion-weighted MR imaging to depict prostate cancer at 3T? *Eur Radiol* 22(3): 703–709, 2012.
3. Rosenkrantz AB, Hindman N, Lim RP, et al. Diffusion-weighted imaging of the prostate: comparison of b1000 and b2000 image sets for index lesion detection. *J Magn Reson Imaging* 38(3): 694–700, 2013.
4. Dickinson L, Ahmed HU, Allen C, et al. Magnetic resonance imaging for the detection, localisation, and characterisation of prostate cancer: recommendations from a European consensus meeting. *Eur Urol* 59(4): 477–494, 2011.
5. Barentsz, JO, Richenberg J, Clements R, et al. ESUR prostate MR guidelines 2012. *Eur Radiol* 22(4): 746–757, 2012.
6. Verma S, Turkbey B, Muradyan N, et al. Overview of dynamic contrast-enhanced MRI in prostate cancer diagnosis and management. *AJR Am J Roentgenol* 198(6): 1277–1288, 2012.
7. Vargas HA, Akin O, Franiel T, et al. Normal central zone of the prostate and central zone involvement by prostate cancer: clinical and MR imaging implications. *Radiology* 262(3): 894–902, 2012.
8. Hansford BG, Karademir I, Peng Y, et al. Dynamic contrast-enhanced MR imaging features of the normal central zone of the prostate. *Acad Radiol* 21(5): 569–577, 2014.
9. Chowdhury M, Abdulkarim J. Multilocular cystadenoma of the prostate presenting as a giant pelvic mass. *Br J Radiol* 82(982): e200–e201, 2009.
10. Siegel R, Ma J, Zou Z, Jemal A. Cancer statistics, 2014. *CA Cancer J Clin* 64(1): 9–29, 2014.
11. Stamey TA, Freiha FS, McNeal JE, et al. Localized prostate cancer. Relationship of tumor volume to clinical significance for treatment of prostate cancer. *Cancer* 71(3 Suppl): 933–938, 1993.
12. Thompson I, Thrasher JB, Aus G, et al. Guideline for the management of clinically localized prostate cancer: 2007 update. *J Urol* 177(6): 2106–2131, 2007.
13. Oto A, Kayhan A, Jiang Y, et al. Prostate cancer: differentiation of central gland cancer from benign prostatic hyperplasia by using diffusion-weighted and dynamic contrast-enhanced MR imaging. *Radiology* 257(3): 715–723, 2010.
14. Akin O, Sala E, Moskowitz CS, et al. Transition zone prostate cancers: features, detection, localization, and staging at endorectal MR imaging. *Radiology* 239(3): 784–792, 2006.
15. Li H, Sugimura K, Kaji Y, et al. Conventional MRI capabilities in the diagnosis of prostate cancer in the transition zone. *AJR Am J Roentgenol* 186(3): 729–742, 2006.
16. Hoeks CMA, Hambrock T, Yakar D, et al. Transition zone prostate cancer: detection and localization with 3-T multiparametric MR imaging. *Radiology* 266(1): 207–217, 2013.
17. Tan CH, Wei W, Johnson V, Kundra V. Diffusion-weighted MRI in the detection of prostate cancer: meta-analysis. *AJR Am J Roentgenol* 199(4): 822–829, 2012.
18. Doo K, Sung D, Park B, et al. Detectability of low and intermediate or high risk prostate cancer with combined T2-weighted and diffusion-weighted MRI. *Eur Radiol* 22(8): 1812–1819, 2012.
19. Delongchamps NB, Rouanne M, Flam T, et al. Multiparametric magnetic resonance imaging for the detection and localization of prostate cancer: combination of T2-weighted, dynamic contrast-enhanced and diffusion-weighted imaging. *BJU Int* 107(9): 1411–1418, 2011.
20. Isebaert S, Van den Bergh L, Haustermans K, et al. Multiparametric MRI for prostate cancer localization in correlation to whole-mount histopathology. *J Magn Reson Imaging* 37(6): 1392–1401, 2012.
21. Fedorov A, Tempany C. Prostate image reporting and data system (PI-RADS): summary and overview of the related works. http://www.ncigt.org/IGTWeb/images/8/85/PI-RADS.v1.pdf, 2014 (accessed August 2, 2015)
22. Cirillo S, Petracchini M, Scotti L, et al. Endorectal magnetic resonance imaging at 1.5 tesla to assess local recurrence following radical prostatectomy using T2-weighted and contrast-enhanced imaging. *Eur Radiol* 19(3): 761–769, 2009.
23. Donaldson IA, Alonzi R, Barratt D, et al. Focal therapy: patients, interventions, and outcomes—a report from a consensus meeting. *Eur Urol* 67(4): 771–777, 2015.
24. Valerio M, Ahmed HU, Emberton M, et al. The role of focal therapy in the management of localised prostate cancer: a systematic review. *Eur Urol* 66(4): 732–751, 2014.
25. Soylu FN, Peng Y, Jiang Y, et al. Seminal vesicle invasion in prostate cancer: evaluation by using multiparametric endorectal MR imaging. *Radiology*, 267(3): 797–806, 2013.
26. Heidenreich A, Bellmunt J, Bolla M, et al. EAU guidelines on prostate cancer. Part 1: screening, diagnosis, and treatment of clinically localised disease. *Eur Urol* 59(1): 61–71, 2011.
27. Eberhardt SC, Carter S, Casalino DD, et al. ACR appropriateness criteria prostate cancer—pretreatment detection, staging, and surveillance. *J Am Coll Radiol* 10(2): 83–92, 2013.
28. Nix JW, Turkbey B, Hoang A, et al. Very distal apical prostate tumours: identification on multiparametric MRI at 3 tesla. *BJU Int* 110(11b): E694–E700, 2012.
29. Kumar V, Jagannathan NR, Kumar R, et al. Transrectal ultrasound-guided biopsy of prostate voxels identified as suspicious of malignancy on three-dimensional $^1$H MR spectroscopic imaging in patients with abnormal digital rectal examination or raised prostate specific antigen level of 4–10 ng/ml. *NMR Biomed* 20(1): 11–20, 2007.
30. Cheikh AB, Girouin N, Colombel M, et al. Evaluation of T2-weighted and dynamic contrast-enhanced MRI in localizing prostate cancer before repeat biopsy. *Eur Radiol* 19(3): 770–778, 2009.
31. Lawrentschuk N, Fleshner N. The role of magnetic resonance imaging in targeting prostate cancer in patients with previous negative biopsies and elevated prostate-specific antigen levels. *BJU Int* 103(6): 730–733, 2009.
32. Watanabe Y, Nagayama M, Araki T, et al. Targeted biopsy based on ADC map in the detection and localization of prostate cancer: a feasibility study. *Journal of Magnetic Resonance Imaging* 37(5): 1168–1177, 2013.
33. Puech P, Rouvière O, Renard-Penna R, et al. Prostate cancer diagnosis: multiparametric MR-targeted biopsy with cognitive and transrectal US–MR fusion guidance versus systematic biopsy—prospective multicenter study. *Radiology* 268(2): 461–469, 2013.
34. Pinto PA, Chung PH, Rastinehad AR, et al. Magnetic resonance imaging/ultrasound fusion guided prostate biopsy improves cancer detection following transrectal ultrasound biopsy and correlates with multiparametric magnetic resonance imaging. *J Urol* 186(4): 1281–1285, 2011.
35. Hoeks CMA, Schouten MG, Bomers JGR, et al. Three-tesla magnetic resonance–guided prostate biopsy in men with increased prostate-specific antigen and repeated, negative, random, systematic, transrectal ultrasound biopsies: detection of clinically significant prostate cancers. *Eur Urol* 62(5): 902–909, 2012.
36. Roethke M, Anastasiadis AG, Lichy M, et al. MRI-guided prostate biopsy detects clinically significant cancer: analysis of a cohort of 100 patients after previous negative TRUS biopsy. *World J Urol* 30(2): 213–218, 2012.
37. Rosenkrantz AB, Mendrinos S, Babb JS, Taneja SS. Prostate cancer foci detected on multiparametric magnetic resonance imaging are histologically distinct from those not detected. *J Urol* 187(6): 2032–2038, 2012.
38. Kirkham APS, Emberton M, Allen C. How good is MRI at detecting and characterising cancer within the prostate? *Eur Urol* 50(6): 1163–1175, 2006.
39. Weinreb JC, Blume JD, Coakley FV, et al. Prostate cancer: sextant localization at MR imaging and MR spectroscopic imaging before prostatec-

tomy—results of ACRIN prospective multi-institutional clinicopathologic study. *Radiology* 251(1): 122–133, 2009.

40. Vargas HA, Wassberg C, Akin O, Hricak H. MR imaging of treated prostate cancer. *Radiology* 262(1): 26–42, 2012.

41. Doo K, Sung D, Park B, et al. Detectability of low and intermediate or high risk prostate cancer with combined T2-weighted and diffusion-weighted MRI. *Eur Radiol* 22(8): 1812–1819, 2012.

42. Sciarra A, Panebianco V, Salciccia S, Met al. Role of dynamic contrast-enhanced magnetic resonance (MR) imaging and proton MR spectroscopic imaging in the detection of local recurrence after radical prostatectomy for prostate cancer. *Eur Urol* 54(3): 589–600, 2008.

43. Panebianco V, Barchetti F, Sciarra A, et al. Prostate cancer recurrence after radical prostatectomy: the role of 3-T diffusion imaging in multiparametric magnetic resonance imaging. *Eur Radiol* 23(6): 1745–1752, 2013.

44. Liauw SL, Pitroda SP, Eggener SE, et al. Evaluation of the prostate bed for local recurrence after radical prostatectomy using endorectal magnetic resonance imaging. *Int J Radiat Oncol Biol Phys* 85(2): 378–384, 2013.

45. Nguyen DP, Giannarini G, Seiler R, et al. Local recurrence after retropubic radical prostatectomy for prostate cancer does not exclusively occur at the anastomotic site. *BJU Int* 112(4): E243–E249, 2013.

46. Kara T, Akata D, Akyol F, et al. The value of dynamic contrast-enhanced MRI in the detection of recurrent prostate cancer after external beam radiotherapy: correlation with transrectal ultrasound and pathological findings. *Diagn Interv Radiol* 17(1): 38–43, 2011.

47. Donati OF, Jung SI, Vargas HA, et al. Multiparametric prostate MR imaging with T2-weighted, diffusion-weighted, and dynamic contrast-enhanced sequences: are all pulse sequences necessary to detect locally recurrent prostate cancer after radiation therapy? *Radiology* 268(2): 440–450, 2013.

48. Hricak H. The penis and male urethra. In: Hricak H, Carrington B (eds), *MRI of the Pelvis*. Norwalk, CT: Appleton & Lange, 1991; pp. 383–416.

49. Qayyum A, Coakley FV, Lu Y, et al. Organ-Confined prostate cancer: effect of prior transrectal radical on endorectal MRI and MR spectroscopic imaging. *AJR Am J Roentgenol* 183(4): 1079–1083, 2004.

50. Hricak H, Marotti M, Gilbert TJ, et al. Normal penile anatomy and abnormal penile conditions: evaluation with MR imaging. *Radiology* 169(3): 683–690, 1988.

51. Amis ES, Newhouse JH. *Essentials of Uroradiology*. Boston, MA: Little, Brown, & Company, 1991; p. 69.

52. McCollum RW. Ureteral neoplasms. In: Pollack H (ed.), *Clinical Urography*. Philadelphia, PA: W.B. Saunders, 1990; pp. 1406–1409.

53. Kaneko K, De Mouy EH, Lee BE. Sequential contrast-enhanced MR imaging of the penis. *Radiology* 191(1): 75–77, 1994.

54. Ichioka K, Utsunomiya N, Ueda N, et al. Primary localized amyloidosis of urethra: magnetic resonance imaging findings. *Urology* 64(2): 376–378, 2004.

55. Helweg G, Judmaier W, Buchberger W, et al. Peyronie's disease: MR findings in 28 patients. *AJR Am J Roentgenol* 158(6): 1261–1264, 1992.

56. Schneider HJ, Rugendorff EW, Rohrborn C. Pathogenesis, diagnosis and therapy of induratio penis plastica (IPP). *Int Urol Nephrol* 17(3): 235–244, 1985.

57. Di Santis D. Ureteral neoplasms. In: Pollack H (ed.), *Clinical Urography*. Philadelphia, PA: W.B. Saunders,1990; pp. 925–939.

58. Pretorius ES, Siegelman ES, Ramchandani P, Banner MP. MR imaging of the penis. *Radiographics* 21spec No: S283–S298, discussion S298–S299, 2001.

59. King BF, Hattery RR, Lieber MM, et al. Congenital cystic disease of the seminal vesicle. *Radiology* 178(1): 207–211, 1991.

60. King BF, Hattery RR, Lieber MM, et al. Seminal vesicle imaging. *Radiographics* 9(4): 653–676, 1989.

61. Mirowitz SA. Seminal vesicles: biopsy-related hemorrhage simulating tumor invasion at endorectal MR imaging. *Radiology* 185(2): 373–376,

1992.

62. Furuya S, Masumori N, Furuya R, et al. Characterization of localized seminal vesicle amyloidosis causing hemospermia: an analysis using immunohistochemistry and magnetic resonance imaging. *J Urol* 173(4): 1273–1277, 2005.

63. Muller-Leisse C, Bohndorf K, Stargardt A, et al. Gadolinium enhanced T1-weighted versus T2-weighted imaging of scrotal disorders: is there an indication for MR imaging? *J Magn Reson Imaging* 4(3): 389–395, 1994.

64. Hancock RA, Hodgins TE. Polyorchidism. *Urology* 24(4): 303–307, 1984.

65. Johnson JO, Mattrey RF, Phillipson J. Differentiation of seminomatous from nonseminomatous testicular tumors with MR imaging. *AJR Am J Roentgenol* 154(3): 539–543, 1990.

66. Giwercman A, Grindsted J, Hansen B, et al. Testicular cancer risk in boys with maldescended testis: a cohort study. *J Urol* 138(5): 1214–1216, 1987.

67. Kier R, McCarthy S, Rosenfield AT, et al. Nonpalpable testes in young boys: evaluation with MR imaging. *Radiology* 169(2): 429–433, 1988.

68. Semelka R, Anderson M, Hricak H. Prosthetic testicle: appearance at MR imaging. *Radiology* 173(2): 561–562, 1989.

69. Tartar VM, Trambert MA, Balsara ZN, Mattrey RF. Tubular ectasia of the testicle: sonographic and MR imaging appearance. *AJR Am J Roentgenol* 160(3): 539–542, 1993.

70. Hricak H. The testis. In: Hricak H, Carrington B (eds), *MRI of the Pelvis*. Norwalk, CT: Appleton & Lange, 1991; pp. 343–382.

71. Faysal MH, Strefling A, Kosek JC. Epididymal neoplasms: a case report and review. *J Urol* 129(4): 843–844, 1983.

72. Pavone-Macaluso M, Smith PH, Bagshaw MA. *Testicular Cancer and Other Tumors of the Genito-Urinary Tract*. New York, NY: Plenum Press, 1985.

73. Cramer BM, Schlegel EA, Thueroff JW. MR imaging in the differential diagnosis of scrotal and testicular disease. *Radiographics* 11(1): 9–21, 1991.

74. Grebenc ML, Gorman JD, Sumida FK. Fibrous pseudotumor of the tunica vaginalis testis: imaging appearance. *Abdom Imaging* 20(4): 379–380, 1995.

75. Sajjad SM, Azizi MR, Llamas L. Fibrous pseudotumor of testicular tunic. *Urology* 19(1): 86–88, 1982.

76. Parveen T, Fleischmann J, Petrelli M. Benign fibrous tumor of the tunica vaginalis testis. Report of a case with light, electron microscopic, and immunocytochemical study, and review of the literature. *Arch Pathol Lab Med* 116(3): 277–280, 1992.

77. Parker SL, Tong T, Bolden S, Wingo PA. Cancer statistics, 1996. *CA Cancer J Clin* 46(1): 5–27, 1996.

78. Buckley DL, Roberts C, Parker GJ, et al. Prostate cancer: evaluation of vascular characteristics with dynamic contrast-enhanced T1-weighted MR imaging—initial experience. *Radiology* 233(3): 709–715, 2004.

79. Richie JP. Detection and treatment of testicular cancer. *CA Cancer J Clin* 43(3): 151–175, 1993.

80. Mostofi FK. Proceedings: Testicular tumors. Epidemiologic, etiologic, and pathologic features. *Cancer* 32(5): 1186–1201, 1973.

81. Greene FL, Compton CC, Fritz AG, et al. (eds), *AJCC Cancer Staging Atlas*. New York: Springer, 2006; Testis, pp. 303–314.

82. Dogra VS, Gottlieb RH, Oka M, Rubens DJ. Sonography of the scrotum. *Radiology* 227(1): 18–36, 2003.

83. Trambert MA, Mattrey RF, Levine D, Berthoty DP. Subacute scrotal pain: evaluation of torsion versus epididymitis with MR imaging. *Radiology* 175(1): 53–56, 1990.

84. Tzika AA, Vigneron DB, Hricak H, et al. P-31 MR spectroscopy in assessing testicular torsion: rat model. *Radiology* 172(3): 753–757, 1989.

85. Chew WM, Hricak H. Phosphorus-31 MRS of human testicular function and viability. *Invest Radiol* 24(12): 997–1000, 1989.

# 第十三章　女性尿道与阴道

## 女性尿道

### 前　言

评价与诊断累及女性尿道的病变一直是一个挑战并很困难，因为临床症状没有特异性，而且缺乏适合的影像方法。由于能够多平面成像，软组织对比好，磁共振成像（MRI）已被证明为女性尿道良、恶性病变检出与分期最敏感的方法。

### 正常解剖

女性尿道起自膀胱三角，向前终止于阴道开口，为一薄壁的肌发生管道，长约4cm。尿道的下三分之二内衬复层鳞状上皮，而近侧约三分之一由移行细胞上皮覆盖与膀胱相同。尿道有三层解剖带，由内侧的黏膜层、富含血管的黏膜下层与外肌层构成。肌层由内侧的纵行平滑肌层与外侧的横纹环形肌层构成。盆内筋膜、尿道盆腔韧带与耻骨尿道韧带固定尿道，并辅助排尿节制。尿道的黏膜下层与横纹肌纤维也参与排尿节制。见不到尿道旁与尿道周围腺。

### MRI技术

尿道病变的常规MR影像检查应包括横轴位，高分辨率，小视野（FOV）静脉内注射对比剂前、后T1WI，特别是怀疑肿瘤的患者。加以脂肪抑制可使病变更为明显。正交横轴位与矢状高分辨率T2WI也为常规扫描程序[1]。

冠状高分辨率T2WI有助于一些选择性病例的诊断。直肠内与阴道内线圈成像解剖分辨率更优，有助于尿道解剖带的显示和确定病变的范围。然而，接近场强的信号强度与小视野可使这些技术的影像质量受限[1-3]。3T MR影像的空间分辨率高，但3 T设备成像存在一些挑战，如射频野不均匀可导致影像出现伪影，以及局部信号强度出现变化。

### 正常表现

在横轴位T2与增强T1WI上，女性尿道显示为"靶"样结构，由低信号外环，高信号中环与低信号的中央点构成（图13.1）[1]。暗的外环相当于外侧的环状横纹肌与内侧的纵行平滑肌层[1,4]。中部高信号环代表富血管的黏膜下层，而中央的暗点则代表黏膜层。这种靶样表现更常见于尿道中部而非近侧或远侧尿道。偶尔，在高分辨率T2WI上尿道中央可见一高信号小点，认为是腔内的尿液或黏液。在阴道内线圈影像上，可分辨出相互分离的尿道肌层。绝经后的女性尿道的解剖分区并非总是很明显，分区界限不清不应认为是异常。在增强T1WI

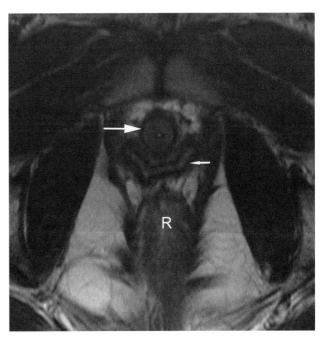

**图13.1　女性尿道与阴道的正常解剖。** 横轴位回波链自旋回波（ETSE）影像示正常尿道区的解剖（从中央向周围）：高信号的中央点，低信号的黏膜层，中等高信号的黏膜下层与低信号的肌层（大箭头）。阴道位于后侧，可见（从中央到周围）高信号的黏膜/分泌物与低信号的肌壁（小箭头）。直肠（R）见于后侧。

上，最常见的强化方式为中部黏膜下层明显强化，尿道其余部分强化微弱或无强化。

### 正常变异与先天性病变

#### 重复畸形

尿道重复是由尿生殖窦与苗勒低管融合延迟造成的，可单独性，也可为膀胱重复畸形或其他生殖器异常的组成部分。畸形通常于婴儿期发现，而畸形的成年患者也可有泌尿系统重复、尿失禁或反复发生尿路感染。副尿道通常引流到阴蒂。表面线圈与钆增强后T1加权脂肪抑制自旋梯度回波（GE）技术可用于怀疑有尿道重复畸形患者的检查。

#### 异位输尿管囊肿

输尿管异位为尿失禁的原因之一，异位的输尿管可引流到尿道阴道隔，尿道憩室或引流到尿道后壁[5]。输尿管异位常合并有相关输尿管重复畸形。

## 肿 瘤

### 良性肿瘤

#### 尿道平滑肌瘤

尿道平滑肌瘤为一少见良性肿瘤，起自尿道平滑肌层。临床症状包括排尿困难或可触及的肿块，可误为尿道憩室。与子宫平滑肌瘤相似，妊娠时这种肿瘤可长大。尿道平滑肌瘤通常表现为T1与T2中等信号，为肿瘤平滑肌成分的信号特点[1,6]。有症状的肿瘤常可经尿道切除。

#### 其他肿瘤

纤维性息肉与血管瘤为其他少见的尿道肿瘤。

### 恶性肿瘤

#### 原发性尿道癌

原发性尿道癌少见，见于中年或老年女性。大多数尿道癌起源于鳞状细胞，起自尿道远侧（前尿道）。移行细胞癌与腺癌最多发生于尿道近侧（后尿道）。后尿道肿瘤分级常更高，更具侵袭性[7]（表13.1）。尿道癌局部扩散至相邻部位，并可经淋巴道向远处播散。受累局部淋巴结与肿瘤起始部位相关。前尿道肿瘤通常累及腹股沟淋巴结，继而播散到盆腔淋巴结组。后尿道病变引流到髂，闭孔或主动脉旁淋巴结。由于临床症状不典型，发现病变困难，患者就诊时肿瘤多已为进展期。进展期肿

**表13.1 女性尿道癌的TNM分期[7]**

| 原发肿瘤（T） | |
| --- | --- |
| TX | 原发肿瘤不能评价 |
| T0 | 无原发肿瘤证据 |
| Ta | 非侵袭性乳头状，息肉样或疣状癌 |
| Tis | 原位癌 |
| T1 | 肿瘤侵犯上皮下结缔组织 |
| T2 | 肿瘤侵犯尿道周围肌肉 |
| T3 | 肿瘤侵犯阴道前壁，膀胱颈 |
| T4 | 肿瘤侵犯其他相邻器官 |
| 局部淋巴结（N） | |
| NX | 局部淋巴结不能评价 |
| N0 | 无局部淋巴结转移 |
| N1 | 单一淋巴结，最大径小于等于2cm |
| N2 | 单一淋巴结转移，最大径大于2cm，或多发淋巴结转移 |
| 远处转移（M） | |
| M0 | 无远处转移 |
| M1 | 远处转移 |

瘤的治疗包括前盆腔脏器切除，放疗或化疗。2a N0M0或更早期的病变可仅做手术切除。

T2WI结合钆增强前后T1WI获取的信息具有互补性（图13.2、13.3）。肿瘤典型表现为T1低信号，T2相对高信号。横轴位与矢状T2WI有助于显示肿瘤对膀胱，阴道与盆底的侵犯。另一方面，T1WI可显示肿瘤于尿道周围脂肪浸润的范围。文献报告MRI诊断肿瘤局部范围的正确性为90%[1]。虽然研究证实MR为尿道肿瘤诊断的敏感方法，但鉴别肿瘤与继发性炎症性改变仍有困难，可导致病变范围的过度诊断。

#### 继发性尿道恶性肿瘤

继发性尿道恶性肿瘤包括来自肾细胞癌或黑色素瘤的转移，以及膀胱、子宫、宫颈和阴道肿瘤的直接侵犯（图13.4）。MRI可用于显示病变的累及范围，帮助病变的分期与治疗。

## 其 他

### 尿道憩室

尿道憩室为尿道的囊状外翻，认为是尿道周围腺反复感染与梗阻的结果。扩张的腺体破裂，引流到尿道管腔内。憩室常不对称，可发生感染，形成结石，或引起排尿困难、尿淋漓或触及肿块，但较少见[8]。憩室典型起自尿道中部的后外侧壁。这些病变常诊断困难，因为症状不典型[9]。尿道憩室传统的检查方法包括排尿性膀胱尿道造影，双球囊尿道造影，和（或）尿道镜。这些

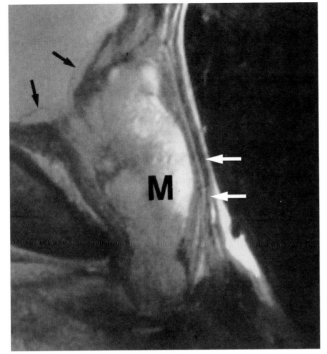

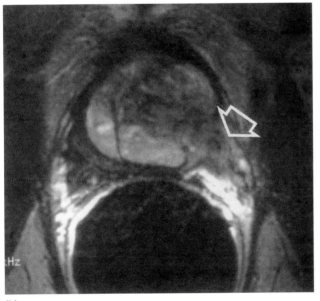

**图 13.2　尿道低分化腺癌侵犯阴道**。患者女，50岁，尿道可触及肿块。矢状（a）与横轴位（b）ETSE直肠内线圈影像。矢状影像（a）示不均匀高信号肿瘤（M），中心位于尿道后侧。肿瘤自增宽的膀胱颈部蔓延至全尿道凵。可见正常塌陷的高信号阴道黏膜位于肿瘤后侧。近段尿道水平横轴位影像（b）示增宽的膀胱颈部充满肿瘤，尿道左后侧肌层与阴道前壁变薄，界限模糊，可见肿瘤累及左侧阴道旁/尿道旁静脉丛（空箭头，b），代表肿瘤相邻结构直接侵犯。

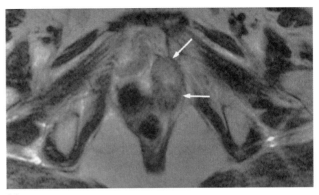

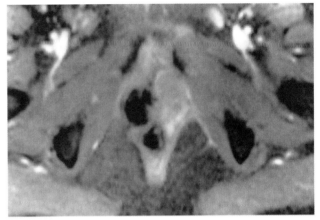

**图 13.3　尿道癌复发**。尿道癌前盆腔脏器切除术后患者，横轴位T2加权ETSE（a）与钆增强脂肪抑制扰相GE（SGE）（b）影像，示左侧一不规则肿瘤（箭头，a），不均匀强化（b），符合局部复发。

方法并不总是能够成功[10]。超声评价病变费用低，但可能无法鉴别憩室与阴道旁囊肿，也常不能确定憩室开口的部位。

　　MRI为有症状的尿道憩室评价的极好影像方法，正确性与敏感性均高于尿道造影与尿道镜；MRI额外的优点是可观察周围解剖，而且为无创检查。MRI表现包括尿道增宽，伴相当于憩室的局部T1低信号，T2高信号区。多平面T2WI有助于憩室的正确定位（图13.5）。钆增强T1加权脂肪抑制影像可有助于显示憩室的囊性性质，也可发现肉芽组织或癌肿（图13.6）[11]。起于憩室内的癌极为罕见，腺癌最为常见，反映了憩室起自尿道的事实。MRI可清楚显示憩室的解剖及其与膀胱颈的关系，这对于制订手术修补方案极有帮助[10, 12, 13]。

## 肉　阜

　　尿道肉阜为小的、常无症状的良性炎性肿块，典型

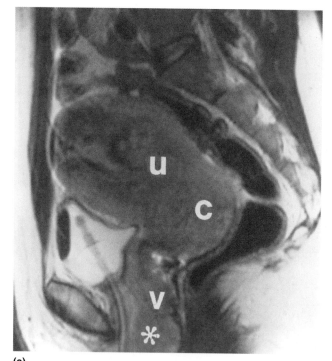

(a)

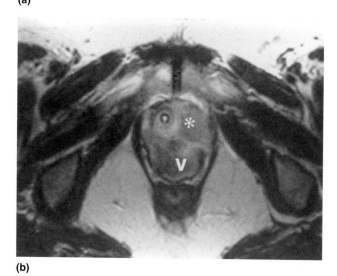

(b)

**图13.4　低分化宫颈癌伴阴道与尿道侵犯。**矢状（a）与横轴位（b）ETSE影像，显示一侵袭性肿瘤中心位于宫颈（c），近侧蔓延至子宫（u），伴经宫颈向下远隔播散至阴道前（v）及尿道周围组织（*）。可见尿道内的球囊导管。

发生于老年绝经后的女性，起自外尿道或外尿道旁。这些病变偶可引起疼痛或出血。组织学上，肉阜显示为鳞状上皮增生，伴黏膜下富含血管、纤维化与炎症。绝经后人群广泛应用替代性雌激素后，这种病变越来越少见了。MRI有助于确定病变相对于尿道的位置，除外提示为恶性肿瘤的淋巴结肿大[14]。

## 尿道外伤与狭窄

　　MRI可用于评价尿道与尿道周围组织的炎症，这些炎症常为感染或盆腔放射所引起的。尿道炎症通常表现为尿道增厚，呈T2中等信号，并有弥漫性强化[15]。

　　尿道阴道瘘最常并发于尿道憩室切除或阴道手术后。克罗恩病与白塞病为少见病因，而分娩创伤为发展中国家的常见原因[16]。Skene腺（尿道旁腺）感染可导致窦道或尿道周围脓肿形成，可与尿道憩室鉴别困难。直肠尿道瘘通常为发育性异常，常常伴有相关复杂的直肠肛管异常。脊髓损伤伴有褥疮的患者有发生尿道会阴瘘的危险。淋病或结核感染可造成尿道周围脓肿，脓肿可经皮破裂，也可形成尿道会阴瘘。横轴位与矢状T2WI上窦道显示清楚，而钆增强T1加权脂肪抑制影像可见窦道壁的强化。

## 盆底松弛

　　盆底松弛与盆腔脏器脱垂为一十分流行的疾病，使患者衰弱。脱垂的结构可有尿道、阴道、宫颈、子宫、膀胱、直肠、结肠和（或）小肠。常见症状包括尿失禁、排便困难、便秘、尿潴留、疼痛与压迫症状。体检为病变的初诊方法。病变的诊断主要依传统的透视排便造影。MRI无创、无电离辐射，能够很好地显示软组织结构与相关病变为其最大长处[17-19]。

　　有不同磁共振（MR）技术用于评价盆底。一般，多平面单次激发快速自旋回波序列用于静息与腹部用力状态下扫描。检查前可给予直肠内对比剂，如典型的超声凝胶。一些部位也可使用阴道标记物、直肠标记物，以及膀胱、尿道和（或）阴道对比剂[20-26]。

　　尿道运动过度MRI显示为正常垂直走行的尿道在应力时变为水平方向[21]。尿道运动过度可采用尿道悬吊手术，胶元注射或机械括约肌治疗。尿道周围胶元T2WI上显示清楚，呈高信号强度（图13.7）[27, 28]。机械括约肌的并发症，如瘘道形成、尿道周围脓肿与侵蚀等也可显示。矢状单次激发ETSE技术也可很好显示肠膨出与膀胱膨出，这些病变也与盆底松弛相关[21, 29]。

　　耻骨宫颈筋膜缺损可造成膀胱膨出，膀胱缺乏支持，可膨入阴道前壁并向下扩展。盆腔压迫，组织膨出的症状与沉重感可随排尿，长时间站立与用力时加重。膀胱膨出可手术修补，或使用子宫托控制症状[22, 30]。子宫、阴道和（或）子宫脱垂也可出现类似症状。严重的时候，

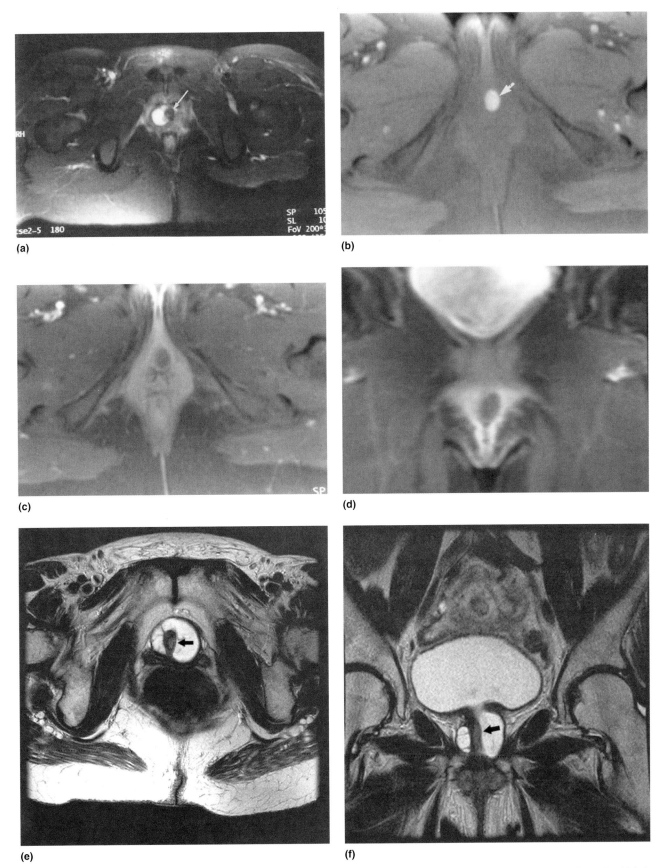

(a)

(b)

(c)

(d)

(e)

(f)

**图13.5　尿道憩室。**横轴位T2加权脂肪抑制TESE影像示高信号的憩室环绕于低信号的尿道周围（箭头，a），尿道向外侧移位。第2例患者横轴位T1加权脂肪抑制SGE（b），钆增强横轴位（c）与冠状（d）脂肪抑制SGE影像同样显示尿道憩室（箭头，b），在T1加权脂肪抑制平扫影像上呈高信号，反映了憩室含有黏液与其他蛋白性物质；增强T1WI上呈低信号。第3例患者横轴位（e）与冠状（f）ETSE影像，显示一有分隔，马搭裢状憩室，开口宽与膀胱底直接相连。两幅影像均可见憩室环绕尿道（箭头，e，f）。

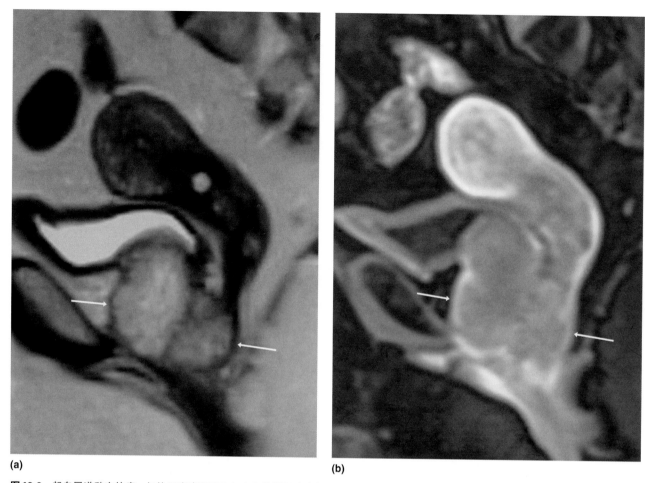

(a)                                                                                           (b)

**图 13.6　起自尿道憩室的癌。**矢状 T2 加权 ETSE（a）与钆增强脂肪抑制 SGE（b）影像示一大肿瘤中心位于尿道（箭头，a，b）。病变呈 T2 不均匀信号，钆增强后有强化，提示为肿瘤而非憩室内的碎屑。起自尿道憩室的癌中腺癌最为常见，其次是移行细胞癌，而鳞癌较少见。

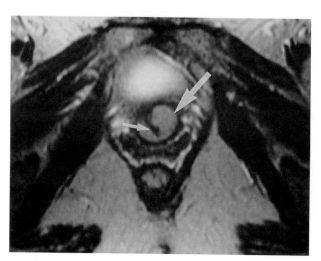

**图 13.7　尿失禁，尿道周围胶元注射治疗。**横轴位 T2 加权自旋回波影像，显示高信号的胶元（大箭头）环绕于低信号的尿道（小箭头）周围。

这些器官可经出口完全脱出。由于耻骨直肠肌悬吊减弱或缺损，常发生直肠膨出。多数患者无症状，但常有排便困难，有时需要通过阴道手工加压帮助排便。体检可见阴道后壁膨出，MRI 也可显示。

当腹部用力时直肠或膀胱膨出低于耻骨尾骨线，通常可诊断直肠膨出与膀胱膨出[22,31]（图 13.8）。这些异常常常需要手术。见于盆底影像的其他异常包括盆腔器官脱垂、小肠膨出、疝与盆底肌肉结构的膨出或缺损。

## 小　结

MRI 为评价尿道异常的理想影像方法，因为 MRI 对比分辨率高，无电离辐射，能够多平面成像与所使

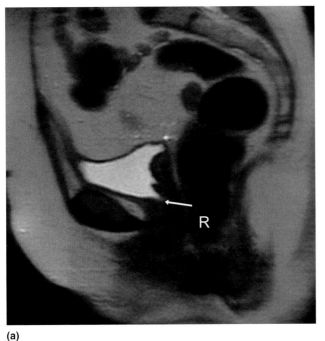
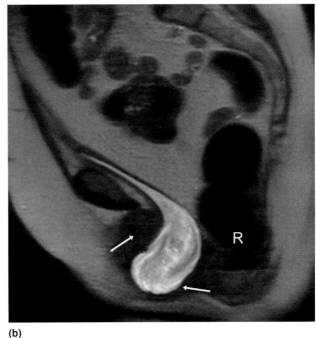

**(a)**　　　　　　　　　　　　　　　　　　　　　　　　　　**(b)**

**图13.8**　**膀胱尿道膨出与直肠膨出。**74岁的女患者，静息状态下矢状单次激发快速自旋回波影像（a）与腹部用力时采集的影像（b）。静息时膀胱基底位置正常（箭头，a）。腹部用力时，可见膀胱明显下降，尿道运动过度（箭头，b）。注意直肠也有膨出（R）。子宫缺失。

用的对比剂无肾毒性。最多见的检查指征包括尿失禁与盆底松弛的评估和反复感染患者尿道憩室的评价。MRI也可极好诊断尿道更少见的恶性病变与先天性异常。

## 阴　道

　　MRI高对比分辨率，能够采用小的或大的显示野（FOV）与可多平面成像的特点，使其在评价许多阴道良性与恶性病变方面优于计算机体层（CT）与超声。此外，由于无创及可观察腔外的解剖细节，在评价先天性异常时也更多选择MRI而非阴道造影[32]。

### 正常解剖

　　阴道为长7～9cm的纤维肌性管道，位于膀胱与直肠之间，上1/3来自苗勒管的融合，下2/3则来自尿生殖窦[33]。阴道壁由内侧的黏膜层、中间的黏膜下层与肌层、外侧的外膜层构成，含有阴道静脉丛。阴道的前穹窿、后穹窿与外穹窿环绕着宫颈，矢状与横轴位影像观察最为清晰。为描述方便，将阴道分为3段：上1/3位于外穹窿水平，中1/3位于膀胱基底部水平，下1/3位于尿

道水平。

### MRI技术

　　与一般的盆腔评价相同，T2WI非常重要，因为其最大优势是可区分阴道壁的不同层次。T1WI，特别是结合脂肪抑制与钆增强可补充诊断信息。需要脂肪抑制技术用以鉴别脂肪与蛋白性物质或出血[34]，以及发现腹膜或肿瘤的强化[35]。横轴位影像是评价阴道壁病变的理想平面，而矢状平面影像可显示膀胱与直肠的关系。冠状影像则易于显示提肛肌受累。最好采用薄层（≤5mm）采集。检查前应要求患者去除阴道栓以避免解剖细节不清。常规使用体部或盆腔的相控阵线圈可采集高分辨率、小视野的影像。在需要更小视野及更高分辨率的影像时，可采用阴道内或直肠内线圈[2]。如采用3 T MR行尿道影像检查那样，可能改进空间分辨率，但由于伪影，如磁场不均匀造成的伪影有时可影响影像质量。

### 正　常

　　黏膜层与腔内的任何液体与黏液均表现为T1低信号、T2高信号的中央区（图13.9）。腔内黏液的厚度显示与雌激素水平相关，月经周期增殖晚期与分泌早期变得

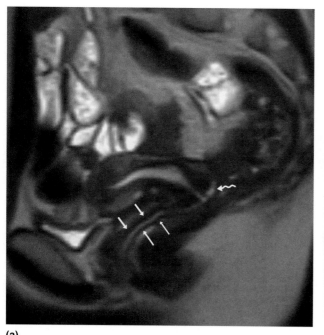

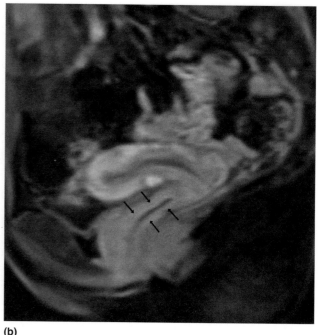

**(a)**      **(b)**

**图13.9　正常阴道。**矢状T2加权ETSE(a)与钆增强脂肪抑制SGE(b)影像。在T2WI上，可见阴道的低信号的肌壁与中央高信号的黏膜层。矢状T2WI（a）显示阴道（箭头，a）与阴道后穹窿（曲线箭头，a），可见与子宫和宫颈的关系。在钆增强后即刻脂肪抑制影像上（b），可见阴道黏膜明显强化（箭头，b）。

更为明显。妊娠患者黏液层、阴道壁与周围组织常呈中等到高信号。相反，初潮前与绝经后的女性阴道壁呈低信号，伴很薄的高信号黏液层。由黏膜下层与肌层组成的阴道中层T1与T2WI上均呈低信号。肌层由内侧的纵行平滑肌与外侧的环形平滑肌层构成。外层内的阴道静脉丛由于静脉血流缓慢，呈T2高信号。注射钆对比剂后，阴道壁有强化，偶尔可见中央有低信号线，可能代表阴道腔或内侧的上皮层。

## 正常变异与先天性异常

阴道先天性与发育性异常可分类4类：缺如或部分缺如，重复或部分重复，性腺分化异常与两性器官。MRI为一无创性影像方法，可确定子宫、宫颈、阴道、性腺与阴茎球部是否存在，因而极其适于评价这些异常[36, 37]。

## 阴道发育不全与部分发育不全

阴道发育不全或部分发育不全罕见，分类于苗勒管异常大类。文献报告所有女性苗勒管异常发生率为1%～15%。估计每4000～5000女性中有1例阴道发育不全[38]。这些患者典型具有正常的卵巢与外生殖器，但可有相关子宫、宫颈、上尿路与骨骼的异常（图13.10）。

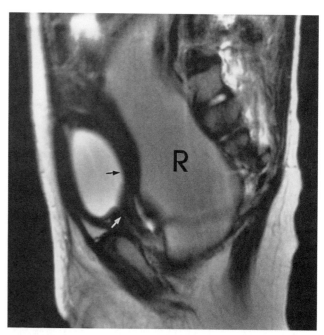

**图13.10　阴道发育不全患者永存泄殖腔修补术后。**矢状单次激发ETSE影像。未见阴道。尿道（白箭头）增大，位置上移。膀胱壁增厚（黑箭头）。重建的直肠（R）扩张。

如果没有有功能的子宫内膜，这些患者常表现为原发性闭经。然而如果有有功能的子宫内膜，患者则有初潮后疼痛与宫腔积血引起的占位效应（图13.11）。

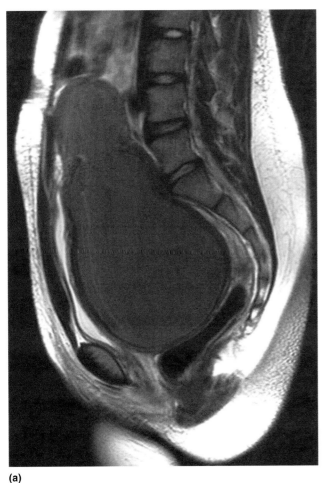

**(a)**

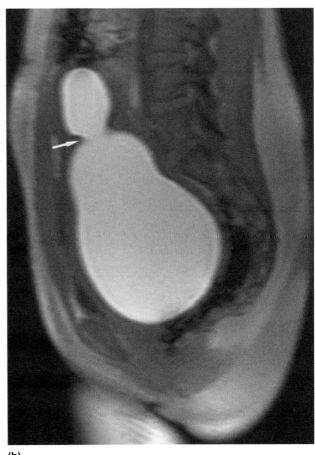

**(b)**

**图13.11** **阴道发育不全伴子宫积血。**矢状高分辨率512矩阵T2加权ETSE（a）与T1加权SGE（b）影像。上段阴道与子宫扩张，充满血液。子宫颈水平可见一狭窄结构，亦有血液充盈（箭头，b）。

　　这些患者是否需要手术取决于是否有有功能的子宫内膜与宫颈。完全性阴道发育不全，无有功能的子宫内膜，仅有小的子宫球时行阴道成型治疗。如果子宫球含有功能的子宫内膜，则需要阴道成型伴开放手术切除子宫残余，以避免子宫内膜异位症。而当子宫有内膜但无宫颈，伴完全性阴道发育不全，需要行子宫切除与阴道成型。如果患者为部分型阴道发育不全，子宫、宫颈发育正常，则仅需要做阴道外口重建，患者可能能够怀孕。

　　Mayer-Rokitansky-Küster-Hauser综合征是指苗勒管异常伴子宫发育不全，输卵管与卵巢正常，伴不同尿路异常的病变（图13.12）。约5000个女性新生儿中有1个这种异常，大多数患者核型正常。可有子宫和（或）阴道原基，文献报告这一点对于制订手术入路也很重要。阴道缺如、部分发育不全或局部异常时MRI影像显示最好。薄层T2加权横轴位影像可正确显示发育不全；部分性发育不全时，横轴位结合矢状影像可显示阴道长度，这对手术计划的制订很重要[36, 39-41]。MRI还可显

示是否有子宫、宫颈与肾脏。由于评价血液的敏感性高，MRI是确定有功能子宫内膜的理想方法。

**重复畸形与部分性重复畸形**

　　阴道重复畸形与部分性重复畸形典型可见相关双子宫异常。横轴位T2WI可很好观察此种异常。阴道重复畸形可形成阴道纵隔，造成性交困难。T2WI显示与高信号阴道分泌物和黏膜层相邻的低信号隔。阴道与子宫重复畸形也可合并阴道横隔，造成受累侧半阴道与相关子宫腔的梗阻[42]。由于有非梗阻的子宫角，患者青春期于正常年龄出现初潮，但可出现可触及的肿块。如不治疗，可发生子宫内膜异位。此种异常也可合并相关同侧肾发育不全。阴道横隔为向下生长的苗勒管与向上生长的尿生殖窦融合失败形成的。与处女膜未穿孔患者一样，阴道横隔患者出现青春期无月经伴周期性腹痛（图13.13）。阴道横隔的治疗包括横隔切除与阴道重建。更严重的病例，还可见宫颈发育不全，需要做子宫切除与阴道成

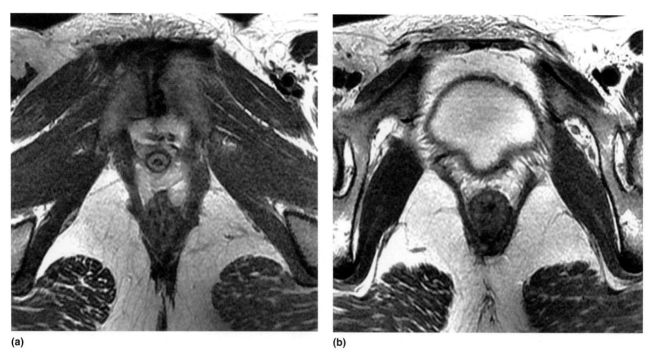

**(a)**              **(b)**

**图13.12** Mayer–Rokitansky–Küster–Hauser综合征。子宫与阴道发育不全患者横轴位T2加权影像（a，b）。尿道与直肠之间（a），膀胱与直肠之间（b）仅可见到脂肪。正常时这一部位可以见到阴道。

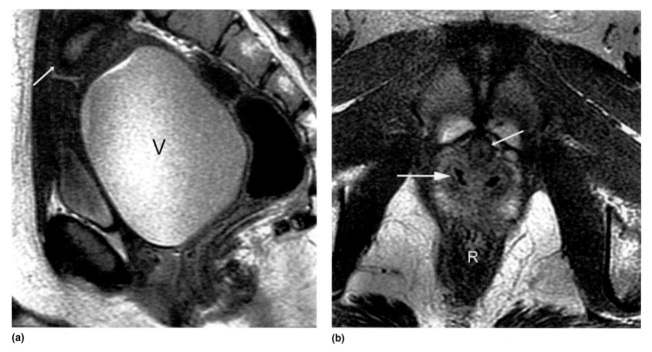

**(a)**              **(b)**

**图13.13** 阴道横隔与阴道积血。盆部疼痛的年轻女性，矢状T2WI（a）显示阴道扩张（V），充满信号复杂的液体。注意其上方的正常子宫（箭头，a）。横隔远侧水平横轴位T2WI（b）显示正常的阴道（大箭头，b）。MRI显示正常远侧阴道有助于与处女膜未穿孔或阴道闭锁鉴别（请与图13.11对照）。注意正常的尿道（小箭头，b）与直肠（R）。

形术。

### 生殖腺分化异常

　　生殖腺分化异常包括真两性畸形与性腺发育不全。真两性畸形同时具有卵巢与睾丸组织，可共同存在为卵睾畸形或相互分离为分离的生殖腺。虽然内生殖器不同，大部分患者有子宫。卵睾畸形与睾丸常位于腹内或为隐睾，而卵巢则典型位于腹内。内管的发育通常与同侧生殖腺相符。真两性畸形通常根据外生殖器确定性别，但外生殖器表现各异。MRI可帮助显示体内的解剖。横轴位影像可确定是否有阴道或前列腺，而矢状平面可很好地显示子宫、阴茎球部与前列腺[36, 43]。此种患者的生殖腺发生肿瘤的危险性高。

　　所谓"纯生殖腺发育不全"是指存在双侧条索状性腺，为纤维性，不含生殖细胞[43]。基础性缺陷为第2性染色体异常。大部分这种患者为XO表现型，即所谓Turner综合征。患者有婴儿样外生殖器、子宫与阴道，以及双侧条索状卵巢。他们常有其他异常，如颈蹼、身体矮小。其他有生殖腺发育不全的核型包括混合性性腺发育不全，患者有镶嵌性核型（XO/XY，XO/XYY）。这种患者有一个睾丸与一个条索状生殖腺。46 XY组合型也有睾丸发育异常，但与睾丸雌性化不同，后者通常有女性内管道与女性外生殖器。如果睾丸能够产生一些睾酮或苗勒管退化因子，雌性化可以不完全。性腺发育不全的患者，含Y染色体的生殖腺恶变的危险性高，应予切除。所以核型分析对于评估病情至关重要，但MRI可有助于显示内生殖器官的分化程度，以及确认条索状生殖腺，在T2WI上呈低信号。

#### 两性生殖器

　　正常核型但有两性生殖器的患者分类为假两性畸形。男性假两性畸形有睾丸，但同时具有内和（或）外两性生殖器。最常见的疾病为睾丸雌性化（图13.14），为X染色体连锁隐性异常，患者缺乏细胞浆睾酮受体。这种患者为女性核型，但阴道为盲端，因为睾丸可产生正常的苗勒管退化因子，患者无子宫或输卵管。由于发生恶性肿瘤的危险性高需要切除睾丸，T2加权MRI可帮助睾丸术前定位[43]。其他形式的男性假两性畸形包括不全睾丸雌性化伴部分男性化的生殖器，组织不能将睾酮转化为双氢睾酮，先天性睾酮合成错误与睾丸对下丘脑促性腺激素不反应。

　　女性假两性畸形患者46 XX核型正常，有正常的卵巢，由于胎儿宫内有雄激素的暴露，患者有男性化的外生殖

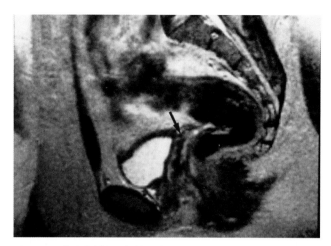

**图13.14**　**睾丸雌性化**。矢状T2加权ETSE影像。注意子宫缺如与盲端阴道（箭头）。

器[43]。最常见的病因为21-羟化酶缺乏，为先天性肾上腺增生的一种。这种酶的缺乏导致雄性性类固醇过多，如果在妊娠12周前暴露，可导致转为两性生殖器；如果暴露发生晚于12周，则可出现阴蒂肥大。由于男性内生殖器的发育需要雄性激素的局部暴露而非全身暴露，患者男性内生殖器不发育。女性假两性畸形其他较罕见的原因包括产生雄激素的卵巢或肾上腺肿瘤，母亲在妊娠头三个月内服用含有雄激素的药物等。手术和（或）激素治疗后，这些女性可正常受孕并有几乎正常的女性外观。MRI对于确认子宫、卵巢、阴道及阴茎球部（如果存在）有重要作用。

## 占位性病变

### 良性占位

#### Bartholin囊肿

　　Bartholin腺（前庭大腺）为分泌黏液的腺体。开口于阴道前庭的后外侧。该区域外伤或炎症认为可导致腺体内分泌物的滞留，形成囊肿。除非发生感染，囊肿通常不引起症状。淋球菌为最常见的感染细菌。除抗生素治疗外，也可采用吸引，切开与引流，激光气化与造口术治疗。在MRI上可见囊肿为充盈液体的结构，位于阴道的下1/3，依液体内蛋白含量的不同，呈T2高信号、T1中到高信号[32, 44]（图13.15）。注射钆对比剂后显示边缘强化提示囊肿有感染。

#### Gartner管囊肿

　　Gartner管囊肿（卵巢冠纵管囊肿）是由中肾管或

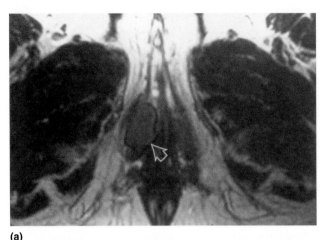

**(a)**

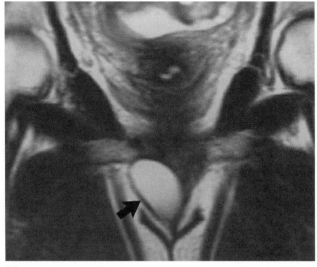

**(b)**

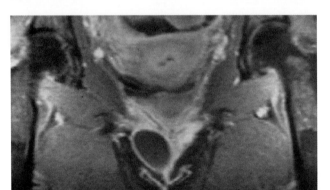

**(c)**

**图13.15** 无症状的Bartholin腺囊肿。横轴位T2加权ETSE（a）影像示一低信号肿块（箭头，a）位于远侧阴道入口旁外侧。由于病变内容物的性质，T2信号不一，而无合并症的囊肿应呈典型的高信号。第2例患者冠状T2加权ETSE（b）与钆增强脂肪抑制冠状SGE（c）影像。囊肿呈T2高信号（箭头，b），钆增强后，可见囊壁强化伴低信号的囊内容物（c）。

Wolffian管的残留形成的，为儿童最常见的良性外阴道病变。通常无症状，1%～2%的女性患者在盆腔MRI检查时偶然发现[32]。偶尔可见较大病变，可造成性交困难或阴道分娩困难。Gartner管囊肿起自近侧阴道的前外侧壁。病变有典型的囊肿信号特点，呈T1低信号、T2高信号。囊内含有蛋白性或出血性物质时，囊肿可呈T1高信号（图13.16）。边缘强化不是典型表现。Gartner管囊肿可与泌尿生殖系统异常相关，如Herlyn-Werner-Wunderlich综合征，出现相关同侧肾发育不全。

### 海绵状血管瘤

外阴或阴道海绵状血管瘤最常见于婴儿，儿童期与青春期多趋于稳定或消退。多无症状，但也可有出血，溃疡或经阴道分娩时出血[45, 46]。短反转时间反转恢复（STIR）与脂肪抑制T2加权影像显示组成肿瘤的葡萄状血管池呈高信号（图13.17）。

### 肿瘤性肿块

#### 原发性阴道肿瘤

阴道癌相对罕见，占所有妇科恶性肿瘤的不足3%。高达95%的原发阴道恶性肿瘤组织学为鳞状细胞癌，通常分化良好[47]。病变多见于老年患者，发病高峰年龄为60～70岁。人类乳头瘤病毒感染可能为该肿瘤发生的危险因素[48]。患者多无症状，但可有阴道排液增多或少量出血。TNM分期或国际妇产科联盟（FIGO）的分类方案均用于肿瘤分期[49, 50]（表13.2）。肿瘤典型起自阴道后上部，经阴道壁扩散侵犯相邻盆腔结构。阴道上1/3的病变转移到髂淋巴结，而下2/3的肿瘤则先累及腹股沟淋巴结。

透明细胞腺癌占原发性阴道恶性肿瘤的约3%与宫内雌激素乙底酚（DES）暴露有关。这些患者大多数出生于1951年到1953年。肿瘤最常起于阴道上1/3前部（图

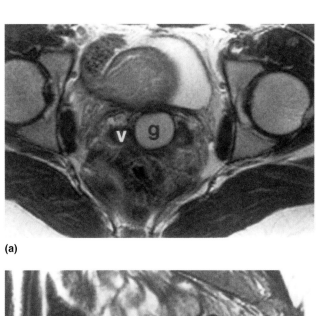

**(a)**

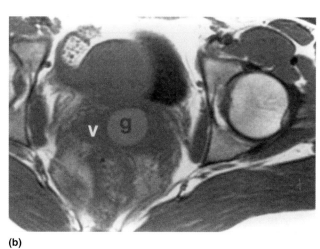

**(b)**

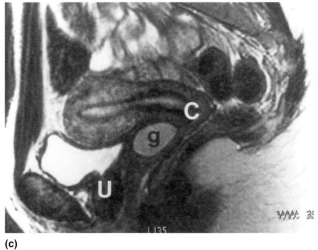

**(c)**

**图 13.16** **Gartner 管囊肿**。22 岁女患者，触及宫颈旁肿物，无症状。横轴位 T2 加权 ETSE（a），横轴位 T1 加权 ETSE（b）与矢状 T2 加权 ETSE（c）影像，可见一界限清楚的肿物，T1 与 T2WI 上均呈高信号（g，a–c），中心位于近段阴道左侧（v，a，b）。T1 高信号反映了囊内的蛋白质。矢状 T2WI（c）显示肿物位于尿道（U，c）上方，宫颈（C，c）下，近段阴道内。可见子宫的正常局部解剖。

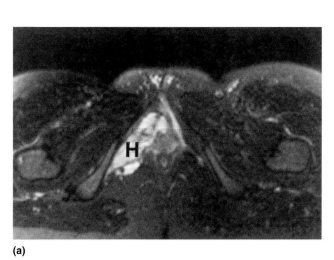

**(a)**

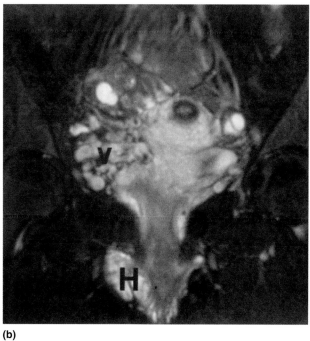

**(b)**

**图 13.17** **复发性外阴周围海绵状血管瘤**。26 岁女患者，12 年前曾行外阴周围血管瘤切除。横轴位（a）与冠状（b）T2 加权 ETSE 影像可见前坐骨直肠窝呈高信号（H，a），代表患者已知的血管畸形。冠状影像（b）显示分叶状畸形的纵向范围（H，b）。注意由于畸形静脉血流增加，更近中央的盆腔静脉双侧不对称（v，b）。

**表13.2** 阴道癌的FIGO分期[7]

| 分期 | 描述 |
| --- | --- |
| I | 肿瘤限于阴道壁 |
| II | 累及阴道下组织但未蔓延到盆壁 |
| III | 蔓延到盆壁 |
| IV | 蔓延到真骨盆外或累及膀胱或直肠黏膜 |
| IVa | 侵犯膀胱、直肠黏膜和（或）直接扩展到真骨盆外 |
| IVb | 远隔器官播散 |

13.18）。MRI对比分辨率高，为评价阴道肿瘤的首选方法。MRI可用于评价初诊时肿瘤的范围，也可用于肿瘤复发的检出[51]。阴道肿瘤呈T1中等信号，小肿瘤可能不显示；但T2WI很好显示肿瘤，显示为高信号病变[51]。注射钆对比剂后，阴道肿瘤强化不一（图13.19、13.20和13.21）。子宫切除后发现肿瘤复发为MRI的一项重要任

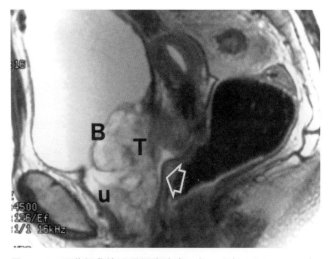

**图13.18** 阴道侵袭性透明细胞腺癌。女，68岁，无DES暴露史。矢状T2加权ETSE影像示近侧阴道前壁一不均匀中到高信号大肿瘤（T），可见明显侵犯膀胱后壁（B）与后尿道（u）。阴道后壁完整（白箭头）。

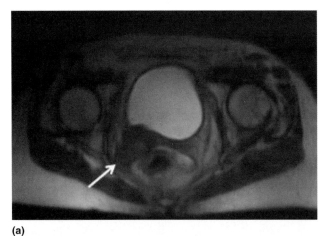

(a)

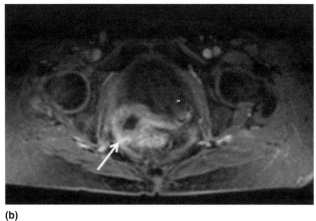

(b)

**图13.19** 阴道癌。横轴位T2自旋回波（a）与钆增强间质期脂肪抑制GE（b）影像示一不规则，有强化，部分坏死的阴道肿瘤（箭头）。

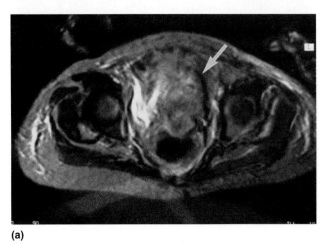

(a)

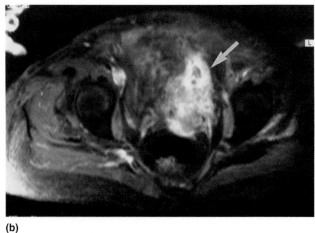

(b)

**图13.20** 阴道癌侵犯膀胱与直肠。横轴位T2加权自旋回波（a）与横轴位钆增强T1加权脂肪抑制自旋回波（b）影像。T2WI可见一信号不均匀的较大阴道癌（箭头，a）起自阴道前壁。盆腔内的放射后改变也呈不均匀信号，肿瘤边界不清。注射钆对比剂后，肿瘤不均匀明显强化（箭头，b），侵犯膀胱显示清楚。

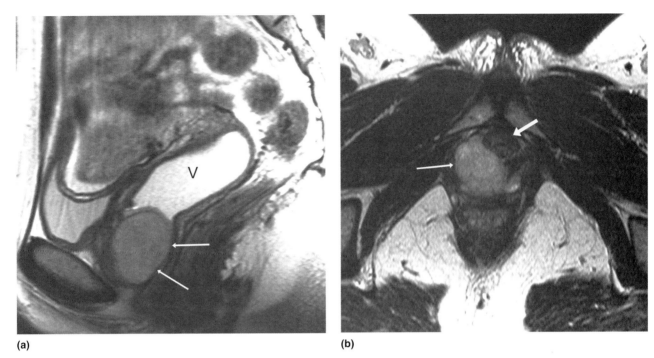

**(a)**　　　　　　　　　　　　　　　　　　　　　**(b)**

**图13.21**　33岁女患者阴道原发性平滑肌瘤。矢状（a）与横轴位（b）影像示一中等信号强度肿瘤起自远侧阴道前壁（细箭头，a，b），呈轻度不均匀强化（未展示）。阴道充填凝胶而扩张（V，a）。同时注意正常，略有移位的尿道（粗箭头，b）。子宫外平滑肌瘤可呈典型的T2低信号，也可如此例这样显示为中等信号。

务。由于术后的纤维化与肉芽组织，阴道袖外形可极不规则。肿瘤一般外形不规则，通常呈T2高信号，而纤维化与肉芽组织为T2低信号。在钆增强脂肪抑制影像上，肿瘤复发常常强化不均匀。放疗后9个月到1年内的炎症改变造成T2信号增高，可与肿瘤复发相似[52]。MRI密切随访可对一些病例有帮助。其他罕见的阴道原发性肿瘤包括成人平滑肌肉瘤，婴儿内胚窦瘤，儿童胚胎横纹肌肉瘤（葡萄状肉瘤）（图13.22）、黑色素瘤（图13.23）

和淋巴瘤（图13.24）。平滑肌肉瘤与内胚窦瘤恶性程度高，预后差。黑色素瘤可呈T1高信号。肿瘤内的出血或

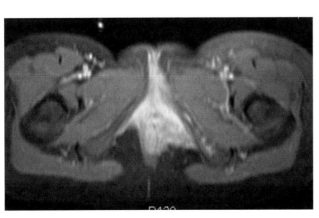

**图13.22**　女，14岁，阴道横纹肌肉瘤。横轴位T1加权脂肪抑制自旋回波影像示一不规则强化的肿瘤扩展至阴道外，累及外阴与会阴区。同时可见左侧耻骨下支骨转移，有强化。

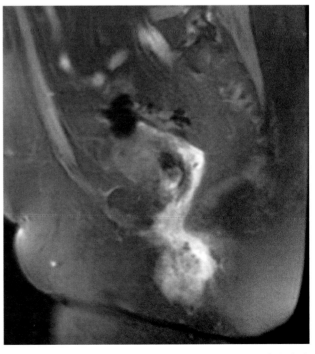

**图13.23**　女，68岁，阴道黑色素瘤复发。矢状钆增强T1加权脂肪抑制自旋回波影像，显示一不规则有强化的阴道肿瘤，侵犯前侧的软组织。

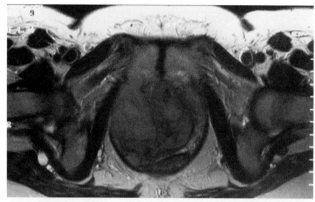

**(a)**

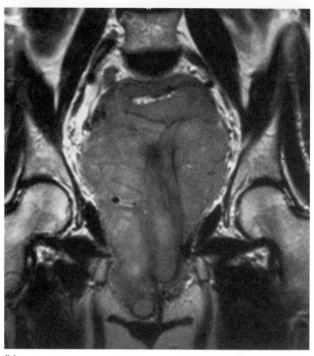

**(b)**

**图13.24** 范围广泛的阴道淋巴瘤。横轴位（a）与冠状（b）T1加权ETSE影像，显示一巨大，分叶状中等信号强度的肿瘤充满阴道，并经阴道入口扩展，子宫受压移位。

顺磁性黑色素，如与黑色素相关铁的缩短T1效应，使黑色素瘤呈高信号[53]。阴道原发性平滑肌瘤表现与子宫肌瘤相似。无退变的肿瘤呈T2均匀中等到低信号，为肿瘤内平滑肌信号特点（图13.21）[54]。

### 阴道转移瘤

继发性阴道恶性肿瘤占所有阴道肿瘤比例达80%[43]。宫颈癌与内膜癌的局部扩散占了报告病例的大部分（图13.25、13.26）[55]。

矢状与横轴位平面影像有助于显示肿瘤累及阴道的范围。T2加权快速自旋回波与钆增强T1加权脂肪抑制影

像可确定肿瘤的侵犯。

### 外阴与会阴癌

外阴癌少见，见于老年患者，肿瘤典型起自鳞状细胞。虽然疼痛、出血与触及肿块常为典型症状，大部分患者有外阴瘙痒。肿瘤分期采用TNM或FIGO系统[56,57]（表13.3）。现代治疗包括局部切除并腹股沟淋巴结清扫。已不做盆腔淋巴结切除，代之以术后辅助放疗[58,59]。MRI评价原发性或复发性外阴癌敏感性高（图13.27、13.28）。

其他更罕见累及外阴的恶性病变包括Bartholin腺癌、Paget病、黑色素瘤、基底细胞癌、横纹肌肉瘤与侵袭性血管黏液瘤[60]。

### Bartholin 腺癌

Bartholin腺癌极罕见，文献报告不足50例[61]。大多数为腺样囊性癌，生长缓慢，伴局部播散转移。治疗包括根治性外阴切除伴局部淋巴结清扫，如果不能完全切除则需要辅助性放疗。至少部分是由于肿瘤的生长缓慢，5年生存率通常可达80%以上。

## 其他病变

### 放射性改变

阴道放射后改变的表现依放射治疗与影像检查间隔时间长短而不同。治疗1年内的急性放射性改变反映了间质水肿与毛细血管漏出的组织学改变。阴道壁呈弥漫性增厚，

**表13.3** 外阴癌的FIGO分期[57]

| 分期 | 描述 |
|---|---|
| I | 肿瘤限于外阴 |
| I A | ≤2cm，限于外阴/会阴，基质侵犯≤1.0mm，无淋巴结转移 |
| I B | >2cm或基质侵犯>1.0 mmᵇ，限于外阴/会阴，淋巴结阴性 |
| II | 扩展到相邻会阴结构（下1/3尿道，下1/3阴道，肛管）淋巴结阴性 |
| III | ±扩展到相邻会阴结构（下1/3尿道，下1/3阴道，肛管），腹股沟-股淋巴结阳性 |
| III A | （i）伴单个淋巴结转移（≥5mm）<br>（ii）1-2个淋巴结转移（<5mm） |
| III B | （i）伴2个或更多淋巴结转移（≥5mm）<br>（ii）3个或更多淋巴结转移（<5mm） |
| III C | 阳性淋巴结伴包膜外扩展 |
| IV | 侵犯其他局部（尿道上2/3，阴道上2/3）或固定于骨盆骨 |
| IV A | （i）侵犯上尿道和（或）阴道，膀胱，或直肠黏膜，或固定于骨盆骨<br>（ii）腹股沟-股淋巴结固定或溃疡 |
| IV B | 任何远隔转移，包括盆腔淋巴结 |

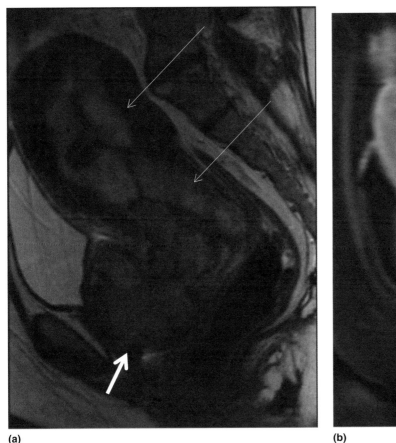

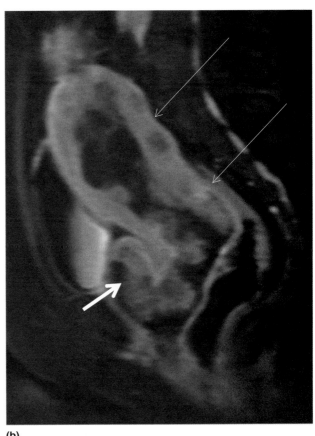

**(a)**　　　　　　　　　　　　　　　　　　　　　　　　　　　**(b)**

**图13.25**　　阴道侵犯。3 T MR 矢状 T2 加权 ETSE（a）与钆增强脂肪抑制 SGE（b）影像示宫颈癌扩展侵犯子宫（细箭头）与阴道（粗箭头）。

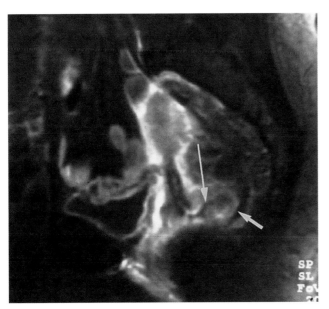

**图13.26**　　直肠癌侵犯阴道后穹窿。钆增强后即刻矢状脂肪抑制 SGE 影像。可见一分叶状中等信号强度肿瘤（短箭头）自直肠下段向前扩展累及阴道后穹窿（长箭头），后穹窿有扩张。

T2 信号增高，钆增强 T1WI 上可见强化（图13.29）。治疗 1 年以上的慢性改变是由纤维化，间质内液体减少与所含血

管减少造成的。阴道壁可萎缩，呈 T2 低信号，钆增强后强化减低。也可发生阴道壁坏死，继发瘘道形成[52, 62]。

### 瘘

阴道瘘最常发生于妇科恶性肿瘤放射治疗、子宫切除后与肠道炎症疾病，或这些情况同时发生时。T2 加权与钆增强 T1WI 对于提高病变的检出率十分重要（图13.30）。T1WI 采用脂肪抑制技术可使强化的窦道壁更为明显。阴道造影、对比剂灌肠与逆行性膀胱造影可诊断阴道瘘；然而 MRI 的额外优势在于可评价阴道周围的软组织结构，从而确定是良性病变还是恶性病变造成的瘘[63]。

## 小　结

MRI 为阴道病变评价的首选方法。检查的无创性、无电离辐射和可显示周围软组织结构，使 MRI 在评价先天性异常方面优于阴道造影。可多平面成像、软组织对比好、无肾毒性的对比剂使 MRI 成为评价良性与恶性肿

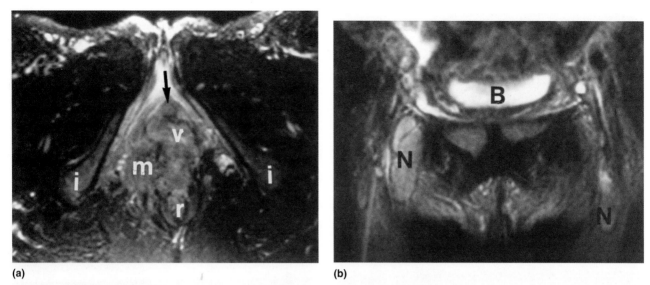

**(a)**

**(b)**

**图13.27　外阴侵袭性鳞状细胞癌。**女，37岁，有人类乳头瘤病毒感染感染与尖锐湿疣病史。横轴位（a）与冠状（b）T2加权脂肪抑制ETSE影像，可见一中度高信号不均质肿瘤（m，a）位于会阴部，应为正常低信号的直肠前壁（r，a）与阴道后壁（v，a）部位消失。尿道远段未受累（箭头，a）。冠状影像（b）显示双侧腹股沟淋巴结肿大（N，b）。仅凭影像表现不能确定为淋巴结转移。增强MR与CT影像上显示淋巴结中央坏死为盆腔鳞状细胞癌病变恶性淋巴结肿大特异性很高的征象（i：坐骨结节；B：膀胱）。

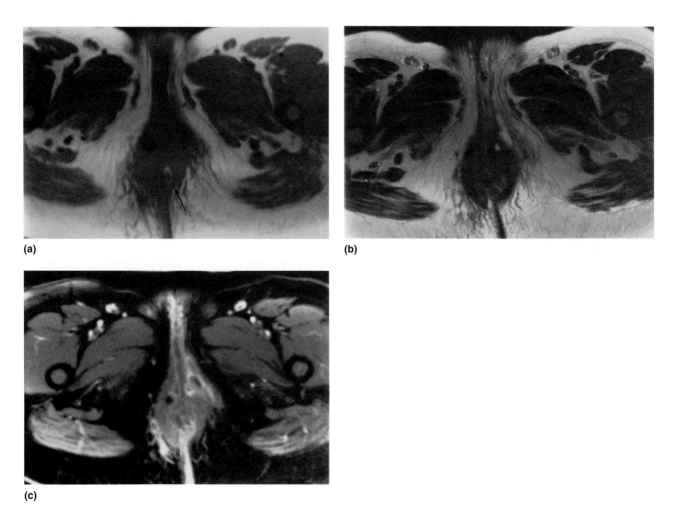

**(a)**

**(b)**

**(c)**

**图13.28　外阴癌。**横轴位SGE（a），512分辨率T1加权ETSE（b）与钆增强后90s脂肪抑制SGE（c）影像。T1WI（a）示一不规则低信号肿瘤起自外阴，向后扩展累及肛管（箭头，a）。在T2WI（b）上，肿瘤呈中等信号强度。这部分代表了ETSE序列上高信号的脂肪。钆增强后可见肿瘤不均匀强化（c）。

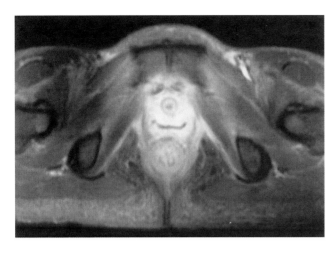

**图13.29　阴道癌治疗后的放射性改变。**横轴位钆增强T1加权脂肪抑制自旋回波影像，可见有强化的组织累及尿道，阴道与肛管，呈"笑脸猪"状。阴道壁可见增厚。急性放射性改变的强化不易与肿瘤鉴别，但对称性改变更趋于良性病变。

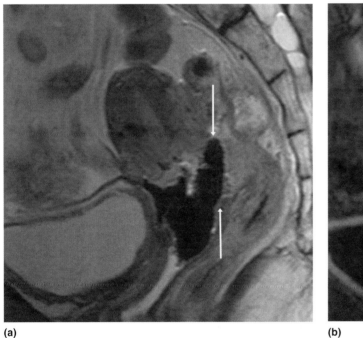

**(a)**

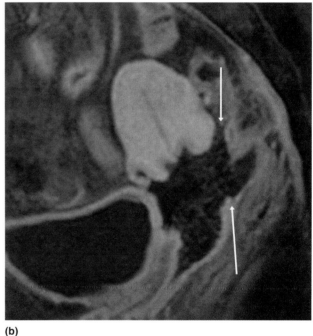

**(b)**

**图13.30　直肠阴道瘘。**宫颈癌治疗后的女患者，矢状T2加权ETSE（a）与钆增强后脂肪抑制SGE（b）影像，显示阴道与直肠间有一大的交通（箭头）。注意在T1加权SGE影像上可很好观察阴道穹窿内的粪便（b）。

瘤的首选检查。

（Michèle A. Brown，Lara B. Eisenberg 和 Richard C. Semelka）

# 参考文献

1. Siegelman ES, Banner MP, Ramchandani P, Schnall MD. Multicoil MR imaging of symptomatic female urethral and periurethral disease. *Radiographics* 17(2): 349–365, 1997.
2. Tan IL, Stoker J, Laméris JS. Magnetic resonance imaging of the female pelvic floor and urethra: body coil versus endovaginal coil. *Magma* 5(1): 59–63, 1997.
3. Nurenberg P, Zimmern PE. Role of MR imaging with transrectal coil in the evaluation of complex urethral abnormalities. *AJR Am J Roentgenol* 169(5): 1335–1338, 1997.
4. Strohbehn K, Quint LE, Prince MR, et al. Magnetic resonance imaging anatomy of the female urethra: a direct histologic comparison. *Obstet Gynecol* 88(5): 750–756, 1996.
5. Nino-Murcia M, Friedland GW, DeVries PA. Congenital anomalies of the papillae, calyces, renal pelvis, ureter, and ureteral orifice. In: Pollack HM, McClennan BL (eds), *Clinical Urography*, 2nd edn. Philadelphia, PA: W.B. Saunders, 2000; pp. 764–825.
6. Siegelman ES, Outwater EK. Tissue characterization in the female pelvis by means of MR imaging. *Radiology* 212(1): 5–18, 1999.
7. Edge SB, Byrd DR, Compton CC, et al. (eds). *AJCC Cancer Staging Manual*, 7th edn. New York, NY: Springer, 2010; Urethra, pp. 507–513.
8. Di Santis SJ. Inflammatory conditions of the urethra. In: Pollack HM, McClennan BL (eds), *Clinical Urography*, 2nd edn. Philadelphia, PA: W.B. Saunders, 2000; pp. 1041–1057.
9. Romanzi LJ, Groutz A, Blaivas JG. Urethral diverticulum in women: diverse presentations resulting in diagnostic delay and mismanagement. *J Urol* 164(2): 428–433, 2000.
10. Neitlich JD, Foster HE, Jr, Glickman MG, Smith RC. Detection of ure-

thral diverticula in women: comparison of a high resolution fast spin echo technique with double balloon urethrography. *J Urol* 159(2): 408–410, 1998.

11. Hickey N, Murphy J, Herschorn S. Carcinoma in a urethral diverticulum: magnetic resonance imaging and sonographic appearance. *Urology* 55(4): 588–589, 2000.

12. Blander DS, Broderick GA, Rovner ES. Images in clinical urology. Magnetic resonance imaging of a "saddle bag" urethral diverticulum. *Urology* 53(4): 818–819, 1999.

13. Daneshgari F, Zimmern PE, Jacomides L. Magnetic resonance imaging detection of symptomatic noncommunicating intraurethral wall diverticula in women. *J Urol* 161(4): 1259–1261, discussion 1261–1262, 1999.

14. Maubon AJ, Roux JO, Faix A, et al. Penile fracture: MRI demonstration of a urethral tear associated with a rupture of the corpus cavernosum. *Eur Radiol* 8(3): 469–470, 1998.

15. Ryu J, Kim B. MR imaging of the male and female urethra. *Radiographics* 21(5): 1169–1185, 2001.

16. Jafri SZH, Roberts JL, Berger BD. Fistulas of the genitourinary tract. In: Pollack HM, McClennan BL (eds), *Clinical Urography*, 2nd ed. Philadelphia, PA: W.B. Saunders, 2000; pp. 2992–3012.

17. Constantinou CE, Hvistendahl G, Ryhammer A, et al. Determining the displacement of the pelvic floor and pelvic organs during voluntary contractions using magnetic resonance imaging in younger and older women. *BJU Int* 90(4): 408–414, 2002.

18. DeSouza NM, Daniels OJ, Williams AD, et al. Female urinary genuine stress incontinence: anatomic considerations at MR imaging of the paravaginal fascia and urethra initial observations. *Radiology* 225(2): 433–439, 2002.

19. Kim JK, Kim YJ, Choo MS, Cho KS. The urethra and its supporting structures in women with stress urinary incontinence: MR imaging using an endovaginal coil. *AJR Am J Roentgenol* 180(4): 1037–1044, 2003.

20. Comiter CV, Vasavada SP, Barbaric ZL, et al. Grading pelvic prolapse and pelvic floor relaxation using dynamic magnetic resonance imaging. *Urology* 54(3): 454–457, 1999.

21. Pannu HK, Kaufman HS, Cundiff GW, et al. Dynamic MR imaging of pelvic organ prolapse: spectrum of abnormalities. *Radiographics* 20(6): 1567–1582, 2000.

22. Pannu HK. Dynamic MR imaging of female organ prolapse. *Radiol Clin North Am* 41(2): 409–423, 2003.

23. Fielding JR, Versi E, Mulkern RV, et al. MR imaging of the female pelvic floor in the supine and upright positions. *J Magn Reson Imaging* 6(6): 961–963, 1996.

24. Kelvin FM, Maglinte DD, Hale DS, Benson JT. Female pelvic organ prolapse: a comparison of triphasic dynamic MR imaging and triphasic fluoroscopic cystocolproctography. *AJR Am J Roentgenol* 174(1): 81–88, 2000.

25. Lienemann A, Anthuber C, Baron A, et al. Dynamic MR colpocystorectography assessing pelvic-floor descent. *Eur Radiol* 7(8): 1309–1317, 1997.

26. Healy JC, Halligan S, Reznek RH, et al. Magnetic resonance imaging of the pelvic floor in patients with obstructed defaecation. *Br J Surg* 84(11): 1555–1558, 1997.

27. McGuire EJ, English SF. Periurethral collagen injection for male and female sphincteric incontinence: indications, techniques, and result. *World J Urol* 15(5): 306–309, 1997.

28. Maki DD, Banner MP, Ramchandani P, et al. Injected periurethral collagen for postprostatectomy urinary incontinence: MR and CT appearance. *Abdom Imaging* 25(6): 658–662, 2000.

29. Fielding JR, Griffiths DJ, Versi E, et al. MR imaging of pelvic floor continence mechanisms in the supine and sitting positions. *AJR Am J Roentgenol* 171(6): 1607–1610, 1998.

30. Brubacker LT, Saclarides TJ (eds). *The Female Pelvic Floor: Disorders of Function and Support*. Philadelphia, PA: Davis, 1996.

31. Pannu HK. MRI of pelvic organ prolapse. *Eur Radiol* 14(8): 1456–1464, 2004.

32. Siegelman ES, Outwater EK, Banner MP, et al. High-resolution MR imaging of the vagina. *Radiographics* 17(5): 118–1203, 1997.

33. Hopkins KL, Nino-Murcia M, Friedland GW, et al. Miscellaneous congenital anomalies of the genitourinary tract. In: Pollack HM, McClennan BL (eds), *Clinical Urography*, 2nd edn. Philadelphia, PA: W.B. Saunders, 2000; pp. 892–911.

34. Gougoutas CA, Siegelman ES, Hunt J, et al. Pelvic endometriosis: various manifestations and MR imaging findings. *AJR Am J Roentgenol*

175(2): 353–358, 2000.

35. Low RN, Barone RM, Lacey C, et al. Peritoneal tumor: MR imaging with dilute oral barium and intravenous gadolinium-containing contrast agents compared with unenhanced MR imaging and CT. *Radiology* 204(2): 513–520, 1997.

36. Reinhold C, Hricak H, Forstner R, et al. Primary amenorrhea: evaluation with MR imaging. *Radiology* 203(2): 383–390, 1997.

37. Fielding JR. MR imaging of Müllerian anomalies: impact on therapy. *AJR Am J Roentgenol* 167(6): 1491–1495, 1996.

38. Laterza RM, De Gennaro M, Tubaro A, Koelbl H. Female pelvic congenital malformations. Part I: embryology, anatomy and surgical treatment. *Eur J Obstet Gynecol Reprod Biol* 159(1): 26–34, 2011.

39. Kara T, Acu B, Beyhan M, Gökçe E. MRI in the diagnosis of Mayer–Rokitansky–Kuster–Hauser syndrome. *Diagn Interv Radiol* 19(3): 227–232, 2013.

40. Letterie GS. Combined congenital absence of the vagina and cervix. Diagnosis with magnetic resonance imaging and surgical management. *Gynecol Obstet Invest* 46(1): 65–67, 1998.

41. Lang IM, Babyn P, Oliver GD. MR imaging of paediatric uterovaginal anomalies. *Pediatr Radiol* 29(3): 163–170, 1999.

42. Tanaka YO, Kurosaki Y, Kobayashi T, et al. Uterus didelphys associated with obstructed hemivagina and ipsilateral renal agenesis: MR findings in seven cases. *Abdom Imaging* 23(4): 437–441, 1998.

43. Gambino J, Caldwell B, Dietrich R, et al. Congenital disorders of sexual differentiation: MR findings. *AJR Am J Roentgenol* 158(2): 363–367, 1992.

44. Hosseinzadeh K, Heller MT, Houshmand G. Imaging of the female perineum in adults. *Radiographics* 32(4): E129–E168, 2012.

45. Haley JC, Mirowski GW, Hood AF. Benign vulvar tumors. *Semin Cutan Med Surg* 17(3): 196–204, 1998.

46. Lazarou G, Goldberg MI. Vulvar arteriovenous hemangioma. A case report. *J Reprod Med* 45(5): 439–441, 2000.

47. Piura B, Rabinovich A, Cohen Y, Glezerman M. Primary squamous cell carcinoma of the vagina: report of four cases and review of the literature. *Eur J Gynaecol Oncol* 19(1): 60–63, 1998.

48. Carter JS, Downs LS, Jr. Vulvar and vaginal cancer. *Obstet Gynecol Clin North Am* 39(2): 213–231, 2012.

49. FIGO Committee on Gynecologic Oncology. Current FIGO staging for cancer of the vagina, Fallopian tube, ovary, and gestational trophoblastic neoplasia. *Int J Gynaecol Obstet* 105(1): 3–4, 2009.

50. Edge SB, Byrd DR, Compton CC, et al. (eds). *AJCC Cancer Staging Manual*, 7th edn. New York, NY: Springer; 2010; Vagina, pp. 387–389.

51. Tsuda K, Murakami T, Kurachi H, et al. MR imaging of non-squamous vaginal tumors. *Eur Radiol* 9(6): 1214–1218, 1999.

52. Blomlie V, Rofstad EK, Tverå K, Lien HH. Noncritical soft tissues of the female pelvis: serial MR imaging before, during, and after radiation therapy. *Radiology* 199(2): 461–468, 1996.

53. Enochs WS, Petherick P, Bogdanova A, et al. Paramagnetic metal scavenging by melanin: MR imaging. *Radiology* 204(2): 417–423, 1997.

54. Murase E, Siegelman ES, Outwater EK, et al. Uterine leiomyomas: histopathologic features, MR imaging findings, differential diagnosis, and treatment. *Radiographics* 19(5): 1179–1197, 1999.

55. Outwater EK. CT and MRI of neoplasms metastatic to the genital tract. In: Andersen JC (ed.), *Gynecologic Imaging*. London: Churchill Livingstone, 1999; pp. 519–534.

56. Edge SB, Byrd DR, Compton CC, et al. (eds). *AJCC Cancer Staging Manual*, 7th edn. New York, NY: Springer, 2010; Vulva, pp. 379–381.

57. Pecorelli S. Revised FIGO staging for carcinoma of the vulva, cervix, and endometrium. *Int J Gynaecol Obstet* 105(2): 103–104, 2009.

58. Morgan MA, Mikuta JJ. Surgical management of vulvar cancer. *Semin Surg Oncol* 17(3): 168–172, 1999.

59. Hacker NF. Radical resection of vulvar malignancies: a paradigm shift in surgical approaches. *Curr Opin Obstet Gynecol* 11(1): 61–64, 1999.

60. Outwater EK, Marchetto BE, Wagner BJ, Siegelman ES. Aggressive angiomyxoma: findings on CT and MR imaging. *AJR Am J Roentgenol* 172(2): 435–438, 1999.

61. DePasquale SE, McGuinness TB, Mangan CE, et al. Adenoid cystic carcinoma of Bartholin's gland: a review of the literature and report of a patient. *Gynecol Oncol* 61(1): 122–125, 1996.

62. Blomlie V, Rofstad EK, Tropé C, Lien HH. Critical soft tissues of the female pelvis: serial MR imaging before, during, and after radiation therapy. *Radiology* 203(2): 391–397, 1997.

63. Semelka RC, Hricak H, Kim B, et al. Pelvic fistulas: appearances on MR images. *Abdom Imaging* 22(1): 91–95, 1997.

# 第十四章　子宫与宫颈

磁共振成像（MRI）已成为子宫先天性异常与良性获得性疾病的首选诊断方法。MRI可有效对子宫内膜癌与宫颈癌行术前定性与分期。由于MRI无电离辐射、极适于生育期妇女的影像检查。

## MRI技术

患者最好在禁食4h后排空膀胱。充盈扩张的膀胱可产生相位编码方向上的运动相关伪影，并使子宫底向上移位，肠蠕动的影响增大。而且，子宫受压可造成子宫与膀胱间正常可见的脂肪层模糊，而这一脂肪层为妇科癌肿分期时评价肿瘤侵犯的重要标志。可使用解痉药物，如胰高血糖素（肌注或静脉内注射1mg）来减少肠蠕动相关的运动伪影。一些医学中心采用阴道内充盈凝胶来扩张阴道穹窿[1]。影像检查时患者取仰卧位，除非是妊娠晚期；妊娠晚期患者可取侧卧位以减轻对下腔静脉的压迫。

有宫腔内节育器具的患者影像检查安全。T1与T2加权序列器具均呈无信号，并且引起的信号丢失不足以使检查受限。女性盆腔MRI检查应使用相控阵线圈，可有助于在前腹壁脂肪上设置饱和带，以减少非脂肪抑制矢状影像的伪影，横轴位影像采集时在前后方向上设置频率编码也有帮助。

女性盆腔影像检查有许多磁共振（MR）序列参数可供选择。适当的选择要考虑临床的特殊要求以及设备的条件与专业水平。下列推荐的一般参数为目前普遍可用的序列。首先获取大视野冠状与横轴位T2加权单次激发（SS）回波链自旋回波（ETSE）影像，如半傅里叶单次激发扰相自旋回波序列。随后行小视野（20～24cm）采集以获取最大空间分辨率。横轴位单次激发扰相回波链自旋回波影像平面可按子宫长轴方向倾角，因为子宫常常朝向左侧或右侧[2]。小视野包括横轴位与矢状T2加权ETSE与横轴位T1加权扰相梯度回波（SGE）同、反相位影像。扫描平面可依子宫或宫颈倾角以获取子宫与宫

颈真长轴与短轴影像。宫颈短轴伴T2WI对于宫颈癌的评价十分重要。与宫颈管垂直的斜面断层可形成宫颈短轴位影像，有利于正确评估宫颈区与宫颈癌的分期[3]。

欲采集斜面影像时，可先采集患者横轴位T2加权ETSE或T2/T1加权稳态自由进动影像，显示子宫内膜与宫颈管，用于预设与子宫内膜或宫颈管方向平行的斜矢状位T2WI采集计划。再从斜矢状影像上预设与子宫内膜或宫颈管垂直（短轴位）平面的斜轴位T2加权与双回波T1WI采集计划。一些时候，如子宫异常时，也可采集斜冠状T2WI（图14.1）。女性盆腔检查时，T2加权序列并不常规应用脂肪抑制技术，然而脂肪抑制T1加权影像有利于怀疑子宫内膜异位患者小内膜沉积病变的检出。三维T2加权采集有助于怀疑子宫异常患者所需平面采集困难时的扫描。采用快速影像，如SS-ETSE的电影影像，可显示子宫的蠕动与持续性收缩的发生与缓解[4-6]；每2～3s采集子宫正中矢状影像1～2min，形成20～60幅独立影像行电影回放。

良性病变的患者，仅采用屏气扫描序列即可满足诊断要求，并可缩短检查时间。而要评价癌肿则需要更长采集时间的高分辨率T2加权ETSE与钆增强后脂肪抑制T1加权影像。钆增强后屏气三维快速梯度回波系列扫描用于获取动态增强影像。扩散加权成像（DWI）可帮助检出肿瘤和（或）炎症。功能影像技术，如DWI在评价子宫疾病上的确切应用尚未确立。

## 3T MR成像

更多使用更高场强MR系统，要求有适于女性盆腔影像检查的技术。高场强MRI的主要优势为影像的信噪比（SNR）高，而影像SNR的大小主要依主磁场场强$B_0$而定。与1.5T设备相比，3T影像的SNR可能可提高2倍。而且相似的SNR影像采集速度更快。然而，3T MR影像检查也存在着一些挑战。更高的场强伴有相关特异性吸收率（SARs）增高，从而大部分屏气快速采集序列需要

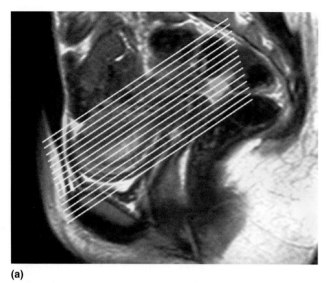

(a)

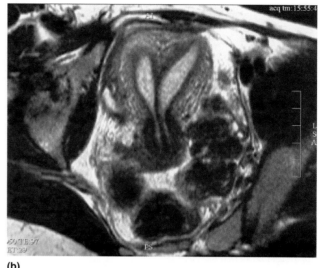

(b)

**图14.1** 矢状（a）与斜面（b）T2加权ETSE。在矢状层面上（a），展示了与子宫内膜平行的影像平面。按其计划扫描的子宫长轴影像（b）显示一肌纤维隔，伴正常隆起的宫底外形，有助于鉴别纵隔子宫与双角子宫。

调整。同样，由于磁敏感效应与化学位移效应的增大带来的外磁场与内磁场扭曲，对均场的挑战更严重，信号不均匀性增高。特别是女性盆腔检查，由于高场强内电解效应增高，信号遮蔽问题增大。有助于降低女性盆腔的局部信号丢失的一个装备为电解板，或射频垫，目前一些厂商可提供产品。这种板置于患者与表面线圈之间。

一些序列需要3T装备的作用，包括SS T2与平衡回波技术[7, 8]。其他序列在更高场强条件下影像更好，如三维梯度回波与ETSE。标准ETSE的重复时间（TR）相对长而回波链短，因而不受SAR效应的限制，于3T设备上可更充分利用高场强的优势，提高SNR。3T MR可优化三维梯度回波，在增加带宽时或获得更高的信号强度，减短回波时间（TE）与TR。更短的TE可降低磁敏感效应，而更短的TR则能够减少扫描时间。

特殊患者影像检查是选用3T还是1.5T MR，应考虑3T设备影像的优点与缺点。对成像参数的仔细优化可获得3T设备的高质量影像及适当的扫描时间与SAR值[6, 9, 10]。

## 正常解剖

### 子宫体

子宫可主要分为3段：底、体和颈。生育期的女性，子宫整体长为6～9cm。子宫体为4～6cm，宫颈为2.5～3.2cm。子宫厚约4cm，最大横径约6cm。在组织学上，子宫体分为3层：①浆膜，构成子宫的外膜；②肌层，由平滑肌构成；③内膜。

在T1WI上，全部子宫为中等信号强度与肌肉相似；解剖分层通常不能显示。在T2WI上，可见生育期年龄女性子宫的3个不同信号区：①中央内膜，呈高信号条索状；②结合区，呈低信号带，相当于组织学上子宫肌层的最内层；③外肌层，呈中等信号（图14.2、14.3）。可见低信号的结合带位于内膜条索下与内膜紧邻，代表子宫肌层的最内层。结合带厚度的差异相当大，从2mm厚到8mm厚。绝经后与口服避孕药的女性结合带可显示不清。

### 宫　颈

宫颈与子宫体的分界为宫颈内口，外形看上去略有缩窄，为子宫血管的入口。在高分辨率的T2加权序列上，宫颈显示为4个不同区域：①宫颈管内的中央高信号黏液；②由柱状上皮构成的高信号的宫颈内膜；③低信号的纤维基质；④中等信号的外层疏松基质（图14.2、14.4）。低信号的纤维基质含有高浓度的弹力纤维组织，可见与结合带相延续。平滑肌条索主要朝向外侧中等信号层内的宫颈周边区走行与子宫体的外肌层相延续。与子宫的解剖分层不同，不同激素水平状况下宫颈解剖分层的MRI表现变化不明显。在T1加权平扫影像上，宫颈的解剖分层通常不能显示。钆增强后，宫颈内黏膜迅速强化，而基质呈渐进性强化。

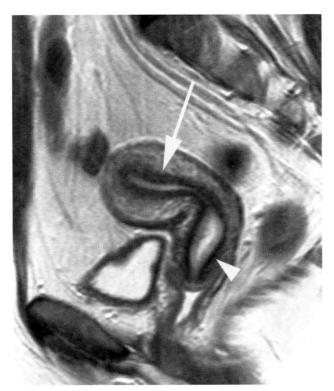

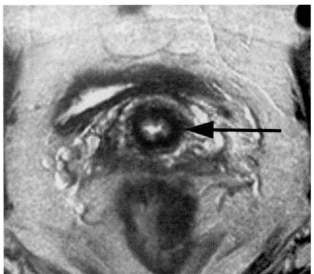

**图 14.4　宫颈短轴位影像。**与宫颈管垂直的 T2 加权 ETSE 影像示宫颈的解剖分层：中央高信号的黏液，高信号的黏膜，低信号的纤维基质（箭头）与外侧中等信号的疏松基质。

**图 14.2　子宫体与宫颈的解剖分层。**子宫体与宫颈的矢状 T2 加权 ETSE 影像。子宫体中央的高信号带代表子宫内膜。低信号带代表结合带（箭头），显示与宫颈的纤维基质（三角）相延续。子宫肌层的外层为中等信号强度。

子宫旁组织主要由疏松结缔组织构成，含有大量血管与淋巴管，因而通常呈 T1 中等信号、T2 等或高信号。对比剂增强后，常可见子宫旁组织明显强化。

## 月经周期改变

在月经周期期间，子宫内膜厚度可有 3～13mm 的变化（图 14.5），月经期最薄，增殖期迅速增厚，分泌期则缓慢持续增厚。结合带显示为子宫的收缩部位，可呈持续性或一过性收缩（子宫蠕动）。典型见于妊娠子宫的持续性收缩也可发生于非妊娠的女性与子宫肌瘤或腺肌症相似[4, 5, 11, 12]，但随检查过程的时间流逝趋于缓解，可与肌瘤或子宫腺肌症鉴别（图 14.6）。生育年龄的女性可持续出现子宫蠕动，而蠕动波的方向取决于月经周期的期相。MRI 快速 T2WI 可显示子宫蠕动，表现为结合带一过性增厚，根据月经周期的不同期向上或向下运动[11, 12]。子宫肌层的外层呈 T2 中等信号，分泌中期则信号强度增高。在月经周期内，子宫肌层的厚度轻度增加，于分泌期达到最厚。

随月经周期不同，子宫的强化不一。增殖期、子宫肌层最内侧很薄的内层可见早期强化（图 14.7）。外肌层强化略晚，而子宫内膜呈延迟强化方式[13]。在钆增强延迟期影像上，解剖分层表现与 T2WI 相同的相对信号强度，但解剖分层间的对比稍差。

绝经后的女性，子宫变小，解剖分层不清。子宫肌

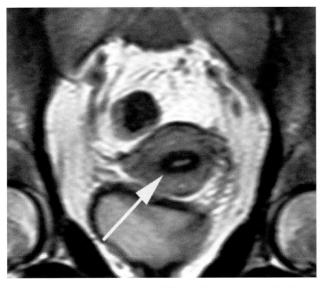

**图 14.3　子宫短轴位。**与子宫内膜管垂直的 T2 加权 ETSE 序列示子宫的解剖分层：中央高信号的子宫内膜，低信号的结合带（箭头）代表最内侧的肌层，以及外侧的中等信号强度的子宫肌层。

## 子宫旁组织

子宫旁组织位于子宫体与宫颈外侧缘旁的两层薄韧带之间。为病变，特别是宫颈癌肿瘤局部扩散的通路。

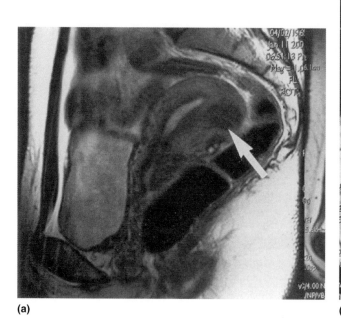

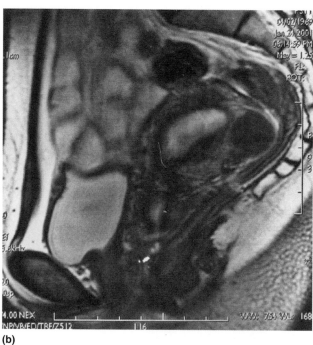

**(a)**                                                                        **(b)**

**图14.5　32岁女性，月经周期的生理性改变。**月经周期不同时期的矢状T2加权ETSE影像，可见后位子宫伴有一低信号的小平滑肌瘤（箭头，a）。在卵泡期（第5天）（a），高信号的子宫内膜带很薄。在分泌期（第18天）（b），子宫内膜带明显增宽，可见子宫内膜复合全与子宫肌层信号增高。

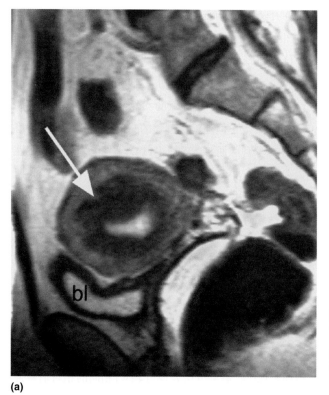

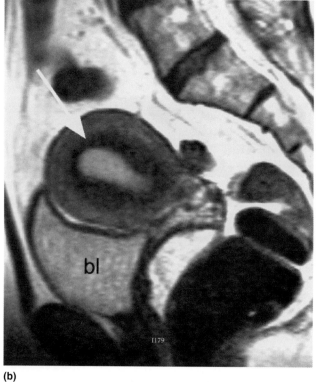

**(a)**                                                                        **(b)**

**图 14.6　子宫收缩。**矢状T2加权ETSE影像，间隔25min。较早影像（a）示结合带局部增厚，轻度压迫子宫内膜腔（箭头，a）。25min后（b），未再见到收缩，结合带显示正常（箭头，b）。同时注意子宫的运动伴有膀胱（bl）在间隔时间内充盈。

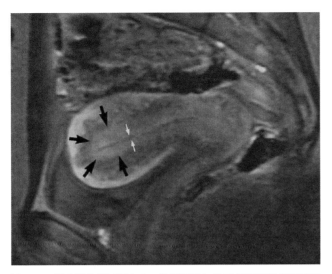

**图 14.7　子宫强化的不同方式。** 钆增强后矢状 T1 加权脂肪抑制梯度回波影像。月经期可见子宫内肌层早期强化。子宫内膜带薄，呈低信号（白箭头）。相对于子宫外肌层，结合带呈早期强化（黑箭头）。

层的 T2 信号减低，很少观察到结合带。在 T2 加权序列上，可见子宫内膜呈薄层高信号结构。长期口服避孕药的女性，可见子宫体积变小，子宫内膜平均厚度为 2mm，看不到随月经周期的变化。结合带不明显，子宫肌层的 T2 信号较无口服避孕药的女性增高[11, 14]。

### 激素治疗效应造成的子宫内膜改变

他莫昔芬为一口服非类固醇抗雌激素药，用于乳腺癌女性患者的辅助治疗。除在乳腺组织内抗雌激素的作用外，他莫昔芬在绝经后的子宫内膜内还起着微弱的雌激素激动剂的作用。文献报告了一系列接受他莫昔芬治疗患者的子宫内膜异常，包括囊性 / 增殖性改变，增生，息肉与癌肿[15]（图 14.8）。在一些病例与他莫昔芬相关的息肉很大，与肿瘤相似。服用他莫昔芬的绝经后女性更易发生肌瘤或腺肌症，特别是囊性病变[13, 15, 16]。目前，尚未建立明确的对他莫昔芬治疗患者的监测筛查指南，但阴道内超声结合子宫内膜活检为最常用的监测方法[13]。孕酮治疗可用于一些疾病，包括子宫内膜增生 / 肿瘤，可造成腺分泌改变与蜕膜反应[17]（图 14.8）。

## 子宫先天性异常

### 苗勒管（Müllerian duct）异常

生育年龄女性先天性苗勒管异常（MDA）发生率

约为 1%。这些先天性子宫异常是苗勒管未发育或未融合的结果。异常的不同分类具有相似的临床表现、预后与治疗选择（图 14.9）。成对的苗勒管发育失败造成不同程度的子宫、宫颈与阴道发育不全。双子宫或双角子宫分别是由子宫角未融合或融合不全造成的。如果融合未发生，继而苗勒管组分之间的隔缺如或不完全吸收，可造成分隔子宫。由于胚胎的苗勒管与 Wolffian 系统（中肾系统）相近，MDA 常常伴有相关尿路异常，特别是肾发育不全或异位。许多这种子宫异常完全没有症状。估计 MDA 的女性 25% 出现生育困难，而所有女性生育困难的发生率为 10%。MDA 不造成原发不育，但可出现相关反复流产、早产、难产、宫颈机能不全与宫内生长受限。

### MRI 的作用

经阴道超声与子宫输卵管造影为广泛应用的影像诊断方法，然而，两种诊断均有限度。子宫输卵管造影时，仅有与子宫内膜主腔交通的子宫角可显影，无法评价子宫的外形。目前 MRI 为首选影像方法。对怀疑为 MDA 的患者，应做子宫长轴方向的冠状影像评价子宫底的外形。偶尔解剖异常明显，子宫长轴平面采集困难，可采用 T2 加权三维采集，用于观察任意平面。即便是非常规应用，也应采集大视野冠状影像来评价肾脏发育不全或异位，除非 MRI 检查前已有过对肾脏的评价。不同子宫异常的治疗选择差异很大，而术前的正确诊断对于患者的恰当处理十分重要。

下一节介绍广泛应用的 Buttram 与 Gibbons 分类与相应 MRI 征象。尽管有这些分类，这种先天性异常还是很多，复杂的异常显示有多种分类的特点。如果是复杂异常，重要的是对每一部分进行描述，而不是将异常置于最相近的分类之中。

### MRI 表现

**I 型：节段性发育不全或发育不良。** 此种异常是由苗勒管异常发育造成的，可为先天性综合征的一部分或染色体缺陷的结果（图 14.10）。MRI 显示子宫缺如，或依受累节段不同，子宫、宫颈或阴道非常小。矢状 T2 加权序列观察子宫阴道发育不全最佳。结合型的 I 型 MDA 最常见，如见于 Mayer-Rokitansky-Küster-Hauser 综合征患者的异常那样。这种综合征的患者阴道发育不全或发育不良而卵巢与输卵管完整，伴有子宫、尿路与骨骼系

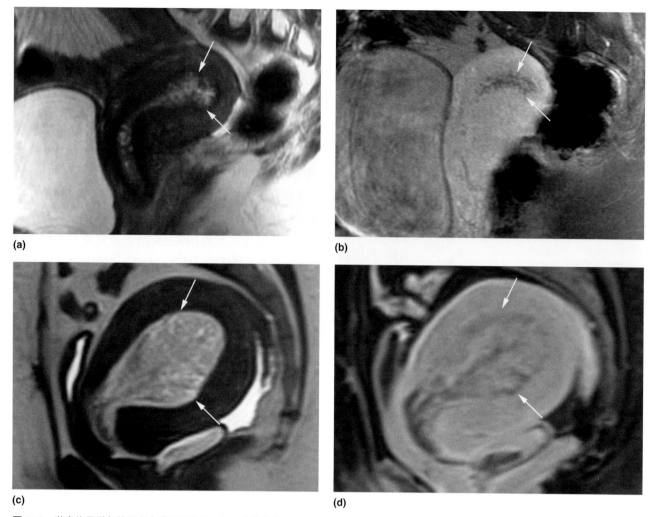

**图14.8** 激素作用引起的子宫内膜不同表现。服用他莫昔芬患者矢状T2加权ETSE（a）与钆增强后脂肪抑制T1加权（b），示子宫内膜囊样表现伴内膜下子宫肌层囊肿（箭头，a，b）。另一黄体酮治疗患者矢状T2加权ETSE（c）与钆增强脂肪抑制T1加权（d）影像示子宫内膜明显的蜕膜反应（箭头，c，d）。

统不同异常。原发闭经为患者的主要症状（图14.11）。

**II型：单角子宫**。此种异常为苗勒管未发育或发育不全所致。MRI显示子宫增大，解剖分层正常，但子宫总体容积减小（图14.12）。当次级苗勒管发育不全时，可见发育不全的子宫角，含有或不含子宫内膜。发育不全的子宫角含有子宫内膜时，多为手术切除的适应证。T2加权短轴位与长轴位，以及旁矢状层面可用于发育不全的子宫角成像。MRI可正确确定是否有高信号的子宫内膜带，以及其是否与子宫主腔的内膜相延续。所有MDA的患者单角子宫与肾异常相关度最高，最常见肾发育不全。

**III型：双子宫**。MRI显示2个分离的子宫与宫颈，常常分离较远。虽然任何MDA均可见到分隔阴道，但与双子宫相关发生最为常见（图14.13、14.14）。当阴道隔为横向时，可阻碍血液注入阴道，造成子宫阴道积血。MRI显示患者阴道与子宫角扩张，内容物呈血液的T1与T2信号特点。

**IV型：双角子宫**。MRI显示分叉状子宫角，由肌纤维隔分离，分离距离大于4cm。子宫隔相应子宫底可见切迹，深度大于1cm，提示为双角子宫，沿子宫方向的真冠状平面影像显示最好（图14.15）。双角子宫的隔终止于子宫内口水平（双角单颈子宫）或向下延伸至子宫外口（双角双颈子宫）。有时MRI鉴别双宫颈还是宫颈分隔困难。虽然双角子宫很少需要手术干预，但有症状的患者可做经腹子宫角融合术。

**V型：纵隔子宫**。这种异常是由于两个苗勒管间最后的纤维间隔吸收失败造成的，形成纵隔子宫，为最常

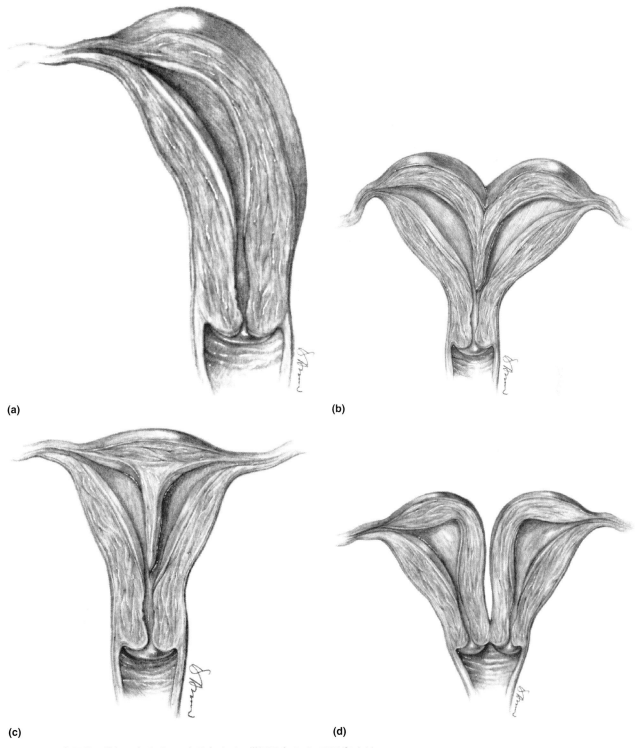

**图14.9** **子宫异常**。单角子宫（a），双角子宫（b），纵隔子宫（c），双子宫（d）。

见的 MDA，相关不孕发生率高。MRI 显示子宫底膨隆或轻微切迹（＜1cm）、纤维分隔与正常的子宫角间距（2～4cm）。采集子宫方向真冠状（长轴）影像有助于与双角子宫鉴别（图14.16、14.17）。腹腔镜为鉴别这些异常唯一可靠的传统方法，然而，MRI 已显示出能够正常鉴别纵隔子宫与双角子宫[18]。纵隔子宫的宫底可膨隆、平坦或轻微切迹，而双角子宫可见宫底较大的裂。正常区分纵隔子宫与双角子宫对于患者恰当处理十分重要。

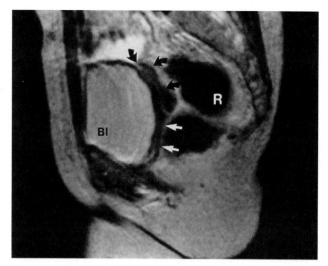

**图14.10** 性腺发育不全。Turner综合征患者，矢状T2加权自旋回波影像，可见子宫发育不良（黑箭头），子宫–宫颈比为1∶1，同时可见阴道发育不良（白箭头）。卵巢显示不清。Bl：膀胱；R：直肠。（经允许选自Reinhold et al., 1997 [Radiology 203(2): 383-390].）

分隔子宫生殖失败的发生率更高，约2/3的妊娠终止于流产。与双角子宫相反，宫腔镜可成功切除两个分离的子宫间隔，不需要经腹手术。

**Ⅵ型：弓形子宫。** 初期分类将弓形子宫分为轻型分隔子宫，也有些作者认为是正常变异，可能会引起不育。MRI显示短而宽的子宫分隔。

**Ⅶ型：己烯雌酚（DES）暴露。** DES为合成的雌激素药物，1970年以前妊娠妇女有阴道出血时，为预防流产常常服用。经过治疗的女性其女性后代可有一系列子宫异常，如发育不良、T形子宫、子宫挛缩、息肉样缺损、粘连与边缘不规则。这些患者发生阴道透明细胞癌的危险性也有增高。与子宫内膜平行的斜冠状影像显示"T"形子宫内膜最佳，而子宫收缩表现为结合带的局部增厚。可见宫颈与子宫腔发育不良，而正常的子宫解剖分层保留。

### 先天性性分化异常

先天性性分化异常分为4类：男性与女性假两性畸形，混合性性腺发育不全与真假两性畸形。这些患者的正确诊断与治疗通常需要多学科参与，包括激素分析、核型分析与解剖信息。MRI极好的软组织对比与多平面成像的能力使之成为有效无创性影像方法确定是否存在子宫与阴道，以及术前确定未降睾丸的位置（图14.18）。

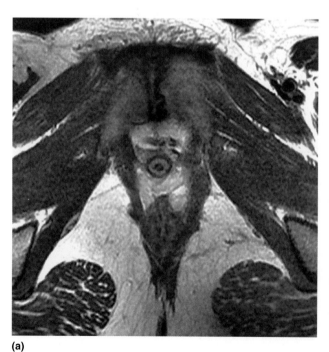

(a)

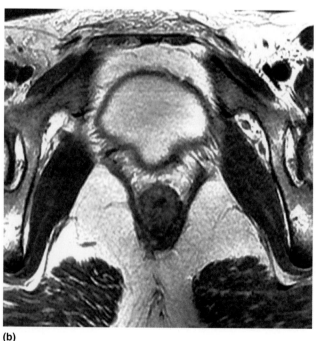

(b)

**图14.11** Mayer–Rokitansky–Küster–Hauser综合征。21岁患者横轴位ETSE影像，示阴道与子宫发育不全，尿道与直肠之间仅可见到脂肪（a）。两侧卵巢（箭头，c，d）位置前移，但正常；注意盆腔内的生理性积液（三角，c）。

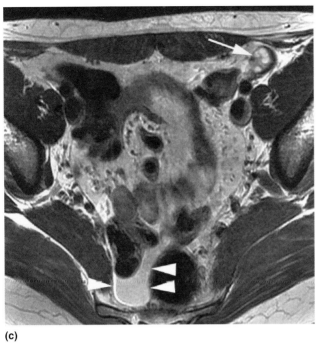

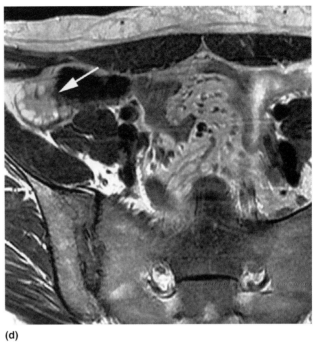

**(c)**

**图14.11**（续前）

**(d)**

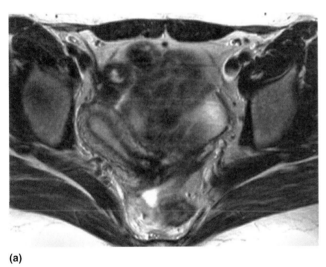

**(a)**

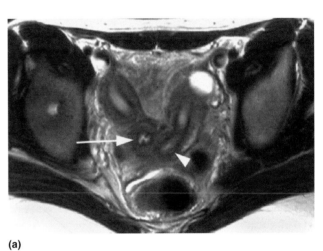

**(a)**

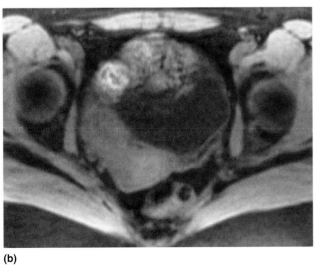

**(b)**

**图14.12** 单角子宫。横轴位T2加权ETSE（a）与脂肪抑制T1加权梯度回波（b）影像。子宫延长，向右侧延伸，解剖分层正常。未见子宫角的残迹。

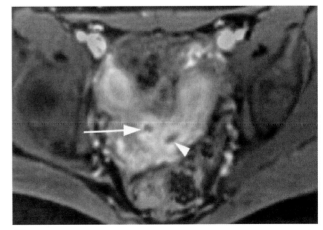

**(b)**

**图14.13** 双子宫。横轴位T2加权ETSE（a）与钆增强脂肪抑制T1加权梯度回波（b）影像，示双宫颈，短轴位子宫可见一宫颈（箭头），长轴位的子宫可见另一宫颈（三角），伴有两个分离的子宫，可见正常的解剖分层与强化。

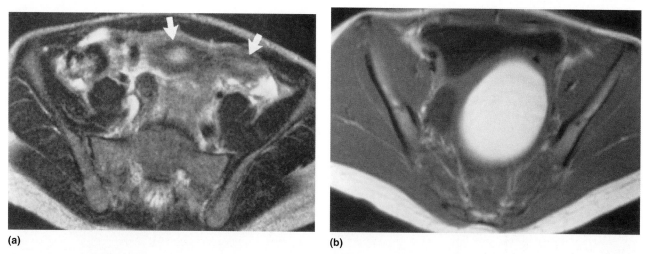

(a)

(b)

**图14.14 双子宫伴梗阻性阴道隔。** 横轴位T2加权ETSE（a）与T1加权梯度回波（b）影像，示两个分离的子宫（箭头，a）伴右侧的子宫内膜腔与阴道扩张，内容物呈T1高信号（b），符合阴道积血。

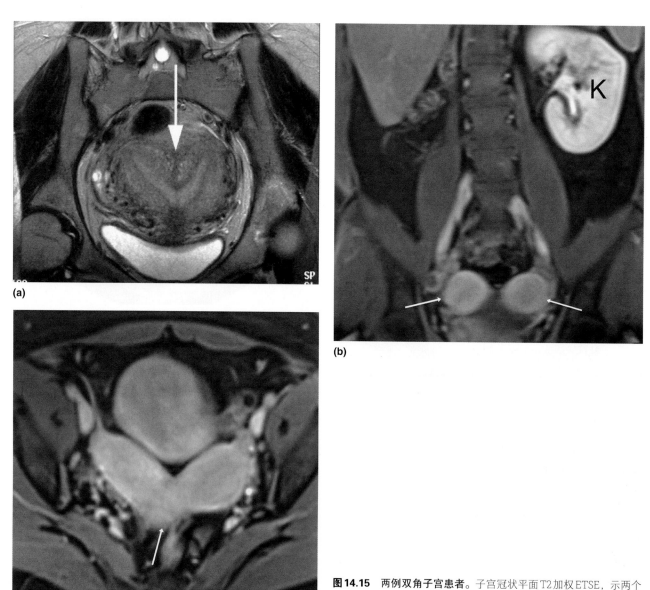

(a)

(b)

(c)

**图14.15 两例双角子宫患者。** 子宫冠状平面T2加权ETSE，示两个子宫角分离较宽，子宫底呈凹陷状（箭头，a）。另一患者冠状（b）与横轴位（c）钆增强T1加权梯度回波影像，显示分离的子宫角（箭头，b）与同侧的左肾（K，b）。横轴位影像示子宫腔与单一的宫颈交通（箭头，c），提示为双角，而非双子宫。

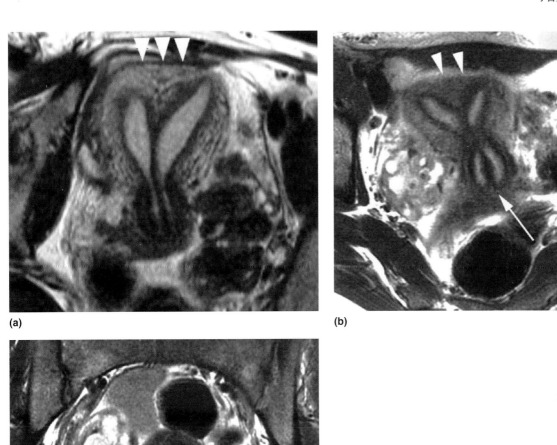

**图14.16**　纵隔子宫。子宫长轴平面T2加权ETSE（a）显示低信号的分隔延伸至宫颈，子宫底膨隆（三角）。纵隔子宫伴宫颈重复。另一不同患者子宫体（b）与宫颈（c）冠状面的斜位T2加权影像示纵隔子宫宫底的外缘（三角，b）与两个分离的宫颈（箭头，b）。可见每一宫颈的阴道部均凸入用凝胶充填的阴道（三角，c）。这种合并型异常可无法按通常分类表做单一分类；此种病例的报告应分别描述异常的每一组成部分。

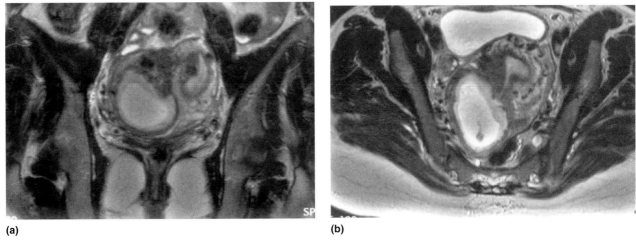

**图14.17**　纵隔子宫伴右侧子宫角妊娠。纵隔子宫伴3个月妊娠的患者，冠状（a）与横轴位（b）ETSE影像，可见子宫右角内有一胎囊。偶然发现左侧子宫角内多发小的平滑肌瘤（a）。

## 子宫体良性疾病

### 子宫内膜增生与内膜息肉

内膜增生典型见于绝经后的女性，有异常出血。绝经前患有多囊卵巢综合征的女性或雄性激素分泌性肿瘤的患者也可发生子宫内膜增生。

### MRI的作用

超声通常作为评价子宫内膜的初诊影像方法；然而，子宫内膜增厚的超声表现无特异性，恶性病变诊断一般需要组织活检。超声检查不能确定性质，或由于解剖扭曲、宫颈狭窄未能成功活检的患者MRI检查有帮助。

### MRI表现

子宫内膜增生通常表现为T2WI上内膜带的弥漫性增厚（图14.19）。子宫内膜带信号与正常子宫内膜相等或略低。然而影像征象无特异性，也可见于子宫内膜癌。全部子宫的10%可见内膜息肉，典型见于绝经后的女性。多数病例无症状，但也可引起不规则或持续性出血。不足1%的病例息肉可恶变为内膜癌[19]。

在T2WI上，内膜息肉最常表现为与正常内膜等信号或略低信号的肿物。但有时病变也可完全呈等信号，表现为内膜带的弥漫性或局限性增厚。大的息肉可造成子宫内膜腔扩大，常表现为信号不均。确定血管蒂或囊性区有利于诊断。根据病变的信号强度，MRI可与内膜下

平滑肌瘤鉴别，后者典型表现为T2低信号（图14.20）。在钆增强T1加权序列影像上，息肉呈早期明显强化，有助于与子宫内膜癌鉴别；子宫内膜癌典型表现为仅有轻度强化。然而，重要的是应认识到虽然MRI可根据形态特点帮助鉴别息肉与子宫内膜癌，但其正确性并不足以免除活检，部分是由于内膜癌与息肉常同时存在。

### 平滑肌瘤

平滑肌瘤（也称为纤维样肌瘤、纤维平滑肌瘤）为起自平滑肌细胞的良性肿瘤，是最常见的生殖道肿瘤。平滑肌瘤通常根据其发生部位分类：内膜下、肌壁间、浆膜下或宫颈平滑肌瘤（图14.21、14.22、14.23和14.24）。平滑肌瘤也可位于阔韧带（图14.25）或全部与子宫脱离由其他血管床寄生性供血，通常为大网膜，但少见。虽然大多数病例平滑肌瘤完全没有症状，但也可有不同相关症状——通常为异常出血。其他症状包括压迫效应、不育、妊娠3~6个月流产、难产或可触及盆-腹部肿块。扭转、感染与肉瘤样退变为罕见的并发症。疼痛通常是急性退变造成的，如妊娠时，或有蒂的浆膜下肌瘤扭转造成的平滑肌瘤出血性梗死。患者也可有内膜下平滑肌瘤脱垂（图14.26）[20]。有症状的平滑肌瘤的患者，治疗选择包括促性腺激素释放激素类似物的药物治疗、子宫切除或肌瘤切除手术治疗，或子宫动脉栓塞（UAE）。UAE的优势在于可避免手术风险，可能保留生育能力及缩短住院时间。MRI引导下聚焦超声为另一

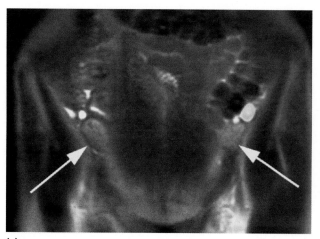

**(a)**

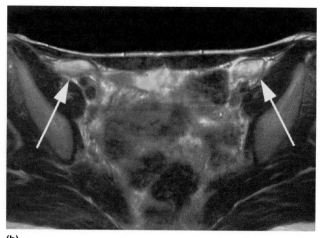

**(b)**

**图14.18** **睾丸雌性化。**完全性雄激素失敏患者，冠状T2加权SS-ETSE（a）与横轴位（b）T2加权ETSE影像，示子宫缺如，可见双侧圆形结构（箭头，a，b）位于腹股沟内环，无滤泡，代表睾丸。

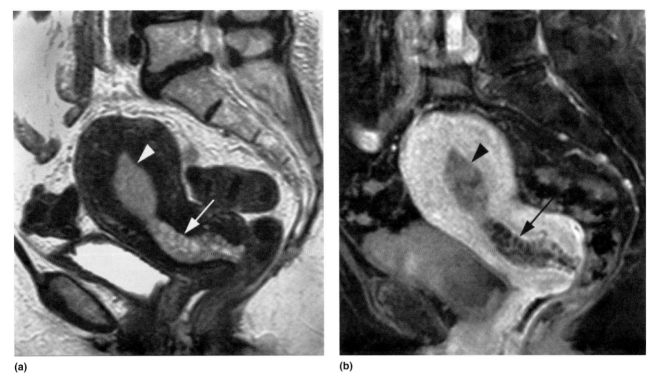

**(a)**　　　　　　　　　　　　　　　　　　**(b)**

**图14.19**　**子宫内膜增生与宫颈管簇。**矢状T2加权ETSE（a）与钆增强脂肪抑制T1加权（b）影像示子宫内膜带增厚（三角，a，b），钆增强后强化低于子宫肌层（b）。同时注意无数小囊性病变排列于宫颈管两侧（箭头）。子宫切除标本检查显示为子宫内膜增生与宫颈管簇，一种良性宫颈腺的病变与那氏腺囊肿相似，大体与组织学检查可略偏向腺癌（恶性腺瘤）。

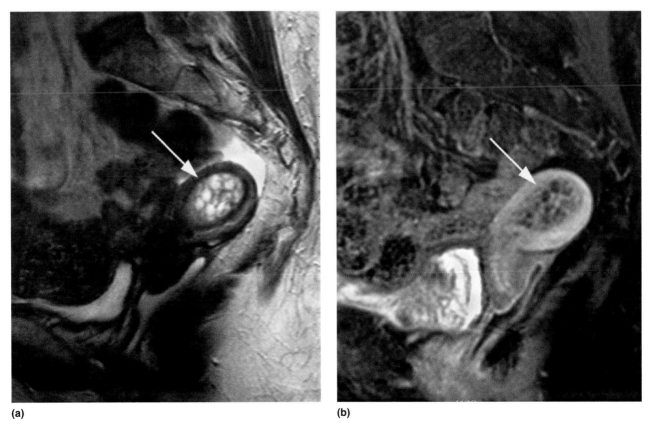

**(a)**　　　　　　　　　　　　　　　　　　**(b)**

**图14.20**　**子宫内膜息肉。**矢状T2加权ETSE（a）与钆增强脂肪抑制T1加权梯度回波（b）影像示子宫内膜肿块（箭头，a，b）。在T2WI上（a），可见息肉内高信号的囊性间隙。钆增强后（b），网状强化显示多发囊性病灶。

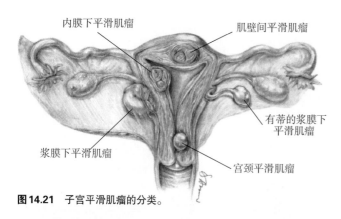

**图14.21** 子宫平滑肌瘤的分类。

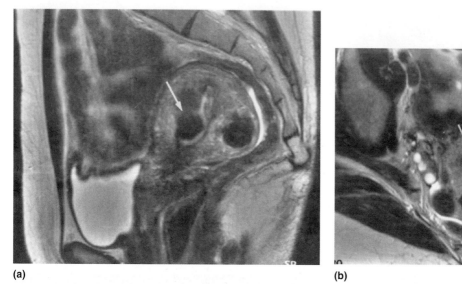

(a)　　　　　　　　　　　　　　　　　　　　　　(b)

**图14.22** **内膜下平滑肌瘤。**矢状（a）与横轴位（b）T2加权ETSE影像，显示多发、界清、低信号的子宫平滑肌瘤，包括一个起自子宫前壁的内膜下平滑肌瘤（箭头，a，b），宫腔受压偏移。

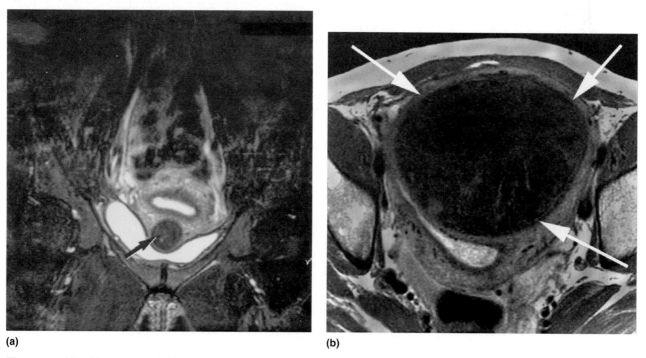

(a)　　　　　　　　　　　　　　　　　　　　　　(b)

**图14.23** **两例肌壁间平滑肌瘤。**冠状T2加权脂肪抑制ETSE影像（a）显示一小的、边缘锐利、低信号的肌壁间平滑肌瘤（箭头，a）。另一患者冠状T2加权脂肪抑制ETSE影像（b）显示一巨大、边缘锐利、低信号的肌壁间平滑肌瘤（箭头，b）。

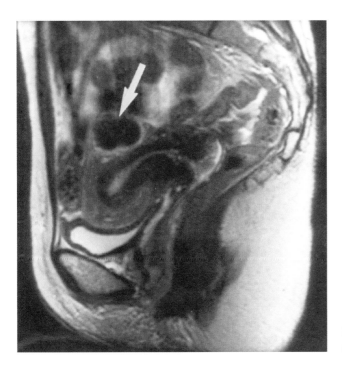

**图14.24**　**浆膜下平滑肌瘤**。矢状T2加权ETSE影像显示一浆膜下边缘锐利的低信号病变，边缘呈高信号（箭头）。

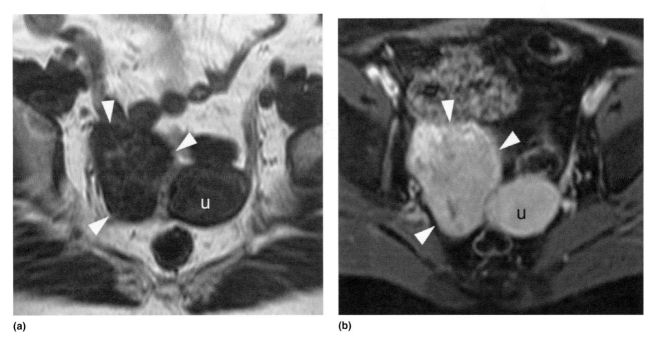

(a)　　　　　　　　　　　　　　　　　　　　(b)

**图14.25**　**阔韧带平滑肌瘤**。横轴位T2加权ETSE（a）与钆增强脂肪抑制T1加权梯度回波（b）影像，示右侧附件肿块（三角，a），呈T2低信号（a）钆增强后强化相当均匀（b）。

治疗方法[21, 22]。

## MRI的作用

　　怀疑在平滑肌瘤患者影像检查的作用包括发现病变、定性与定位。MRI用于选择性病例以解决诊断问题，包括区分有蒂的平滑肌瘤与实性卵巢肿瘤，保留子宫手术前显示病变确切的大小与部位（即起自浆膜下、肌壁间或内膜下），区别平滑肌瘤与腺肌症，或观察多发平滑肌瘤，超声未能确定诊断患者的子宫内膜。MRI在子宫肌瘤的发现与定位上优于超声，为鉴别平滑肌瘤与其他

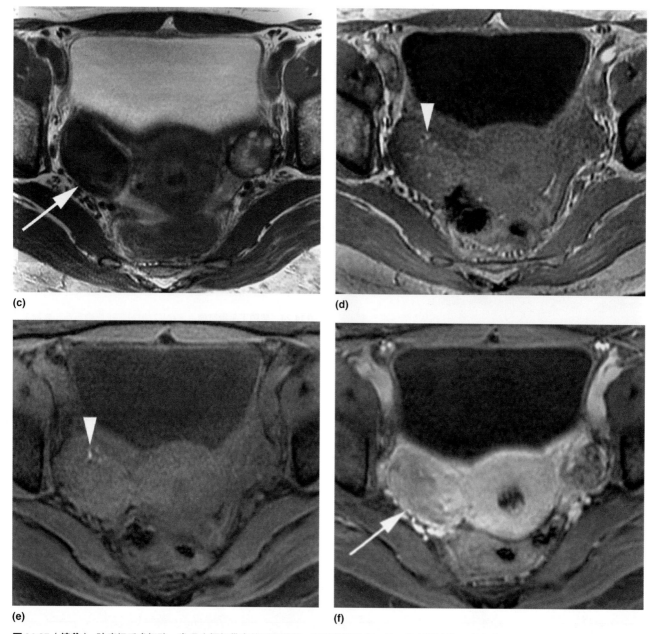

**图14.25（续前）** 肿瘤经手术切除，发现为阔韧带内的平滑肌瘤。阔韧带腺肌瘤。另一患者横轴位T2加权ETSE（c），T1加权梯度回波无脂肪抑制（d）与脂肪抑制（e）钆增强T1加权梯度回波（f）影像示右侧附件肿瘤（箭头，c，f），呈T2低信号（c），钆增强后强化相当均匀（d）。注意T1WI上病变内的高信号灶（三角，d，e）。肿瘤经手术切除，术中发现肿瘤位于子宫外阔韧带内。u：子宫。

病理改变的一项十分有用的辅助方法。平滑肌瘤术前正确定位对于制订肌瘤切除手术计划非常重要，因为内膜下肌瘤可用宫腔镜切除，而肌壁间或浆膜下平滑肌瘤则需要腹腔镜或经腹手术切除。MRI还可显示术后并发症，如血肿、脓肿、子宫破裂与腹膜包涵性囊肿。

MRI也可用于患者选择UAE治疗，并可显示平滑肌瘤缩小与强化减低的程度，以监测栓塞的效果[22-27]。研究显示接受UAE治疗的人群，栓塞前MRI确定平滑肌瘤的特点有助于预期治疗成功的可能性，并且可用于监

测治疗的结果[25-28]。研究显示强化不明显的平滑肌瘤对UAE治疗的反应差，可能因为肿瘤已有过梗死。MRI不仅可在栓塞前评估组织的强化特点，而且可显示动脉供血[29, 30]。MRI也能记载每一个平滑肿瘤大小的改变，定量监测内科治疗效果。

## MRI表现

子宫平滑肌瘤有典型的MRI表现。肿瘤显示为边缘锐利的病变，不仅呈T1低信号，T2WI上亦呈低信

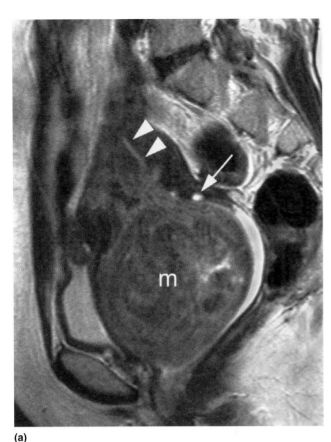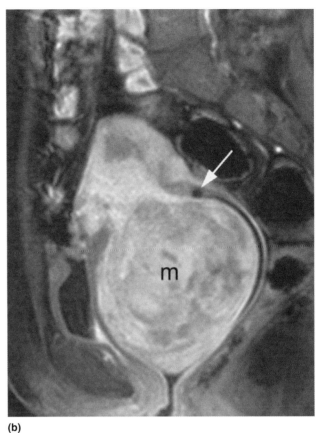

**(a)**　　　　　　　　　　　　　　　　　　　　**(b)**

**图14.26**　内膜下平滑肌瘤脱垂。矢状T2加权（a）与钆增强脂肪抑制T1加权（b）影像示一大肿瘤（m,a,b）起自子宫壁，内膜带前侧（三角,a）。肿瘤通过宫颈延伸到阴道内。术中发现子宫颈扩张达10cm以容纳平滑肌瘤。注意那氏腺囊肿，可确定扩张的宫颈后部（箭头,a,b）。

号。T2低信号表现可与恶性肿瘤鉴别（图14.21、14.22、14.23、14.24、14.25、14.26和14.27）。肿瘤周围有相邻组织压迫形成的假包膜环绕。可见由扩张的淋巴间隙，扩张的静脉与水肿形成的小的T2高信号边环绕平滑肌瘤（图14.23）。这些组织学改变相应于对比增强影像上病变周边强化。除标准的矢状与横轴位平面外，冠状或斜位影像可提示病变正确的位置，确定肿瘤于子宫肌层的发生部位。T1加权序列影像上可见脂肪层，则有助于鉴别有蒂的平滑肌瘤与附件的实性肿瘤。大部分平滑肌瘤的强化与周围子宫肌层相似，并且边缘保持清晰（图14.26、14.27）。

平滑肌瘤可见出现退行性改变，造成各种无特异性的MR表现，主要有T2信号不均，钆增强后T1加权序列对比强化不明显（图14.28）。有出血或红色退变的平滑肿瘤，可见病变内典型的T1高信号区，无强化（图14.29）。欲行UAE治疗的患者，MRI可帮助患者进行选择并监测平滑肌瘤大小的不同变化（图14.30、14.31）。

UAE造成出血梗死，表现为T1高信号，治疗成功的平滑肿瘤强化不明显。栓塞前肿瘤强化差为栓塞效果差的预期征象。富细胞性平滑肌瘤亚型组织成分均一，呈均匀T2高信号。这些平滑肌瘤典型表现为均匀强化，栓塞治疗反应好。除显示强化特点外，MRI还可评价动脉供血，从而预测或解释UAE治疗效果差的原因。平滑肌瘤可有其他来源的寄生性血供，如卵巢动脉，使其对UAE治疗的反应不明显（图14.32）。

约4%的平滑肌瘤可发生继发性钙化[29]。这些钙化X线检查表现特异，MRI可以或不能发现。尽管如此，经典的MRI是直接根据病变信号特点与位于子宫肌层来诊断的。脂肪平滑肌瘤为罕见的特殊类型的平滑肌瘤，含有大量脂肪，MRI所有序列影像均表现为脂肪信号特点[29]（图14.33）。

MRI有助于鉴别平滑肌瘤与其他盆腔实性肿瘤，通过显示子宫浆膜或肌层的延展确定肿瘤来源于子宫肌层，通常可做出平滑肌瘤有信心的诊断。观察病变的信号表

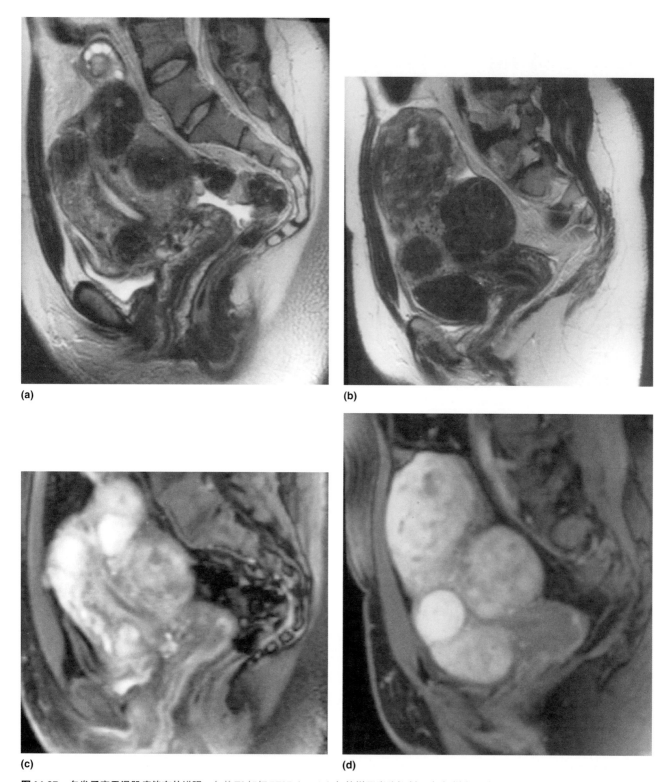

**图 14.27** 多发子宫平滑肌瘤伴有钆增强。矢状 T2 加权 ETSE（a，b）与钆增强脂肪抑制 T1 加权梯度回波（c，d）影像示多发界限清楚的 T2 低信号肿瘤，钆增强后明显强化。细胞成分不同，退变程度不同，平滑肌瘤的强化不同。

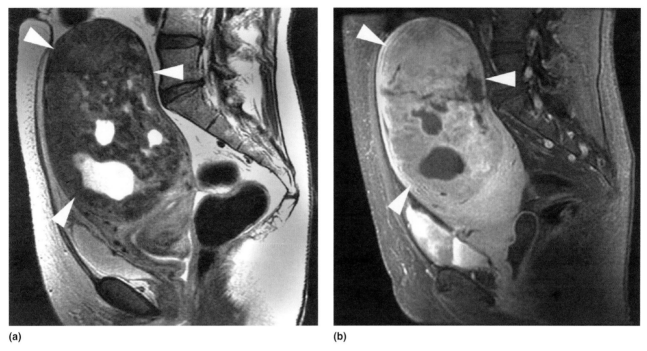

(a)　　　　　　　　　　　　　　　　　　　　　　　　　　(b)

**图 14.28　子宫平滑肌瘤退变。** 矢状 T2 加权 ETSE（a）与对比增强 T1 加权脂肪抑制梯度回波（b）影像显示一巨大浆膜下平滑肌瘤（三角,a, b），起自子宫前壁，含有 T2 高信号区，钆增强后无强化。

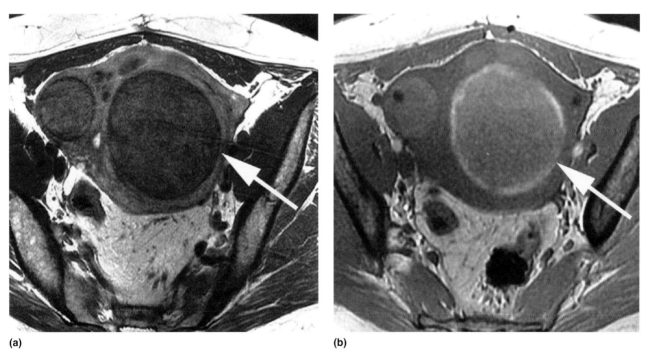

(a)　　　　　　　　　　　　　　　　　　　　　　　　　　(b)

**图 14.29　平滑肌瘤出血性退变。** T2 加权 ETSE（a），T1 加权梯度回波（b），

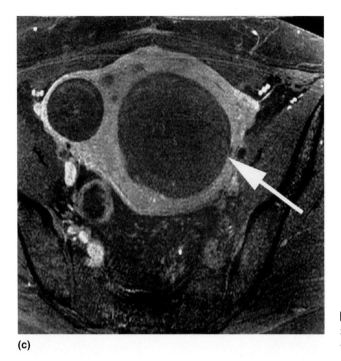

**(c)**

**图14.29（续前）** 以及钆增强脂肪抑制T1加权梯度回波（c）影像。
示多发子宫肌瘤，其中之一伴出血性退变（箭头，a–c），呈T1高信号（b）钆增强后强化不明显（c）。

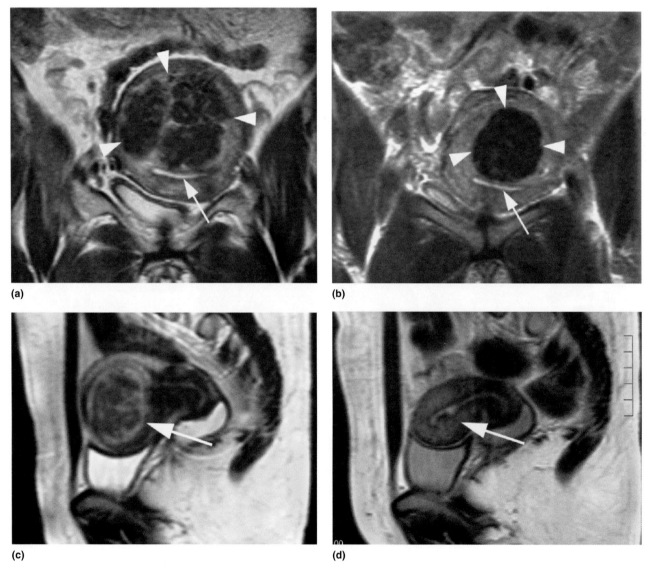

**(a)**

**(b)**

**(c)**

**(d)**

**图14.30** 两例平滑肌瘤患者UAE治疗前后。UAE治疗前（a）与治疗后（b）冠状T2加权ETSE影像示子宫后部平滑肌瘤（三角）压迫内膜带（箭头）移位。UAE前平滑肌瘤较大（a）而UAE后肿瘤变小（b）。第2例患者UAE治疗前（c）与治疗后（d）矢状T2加权ETSE，示UAE前一较大平滑肌瘤（箭头，c），UAE后明显变小（箭头，d）。

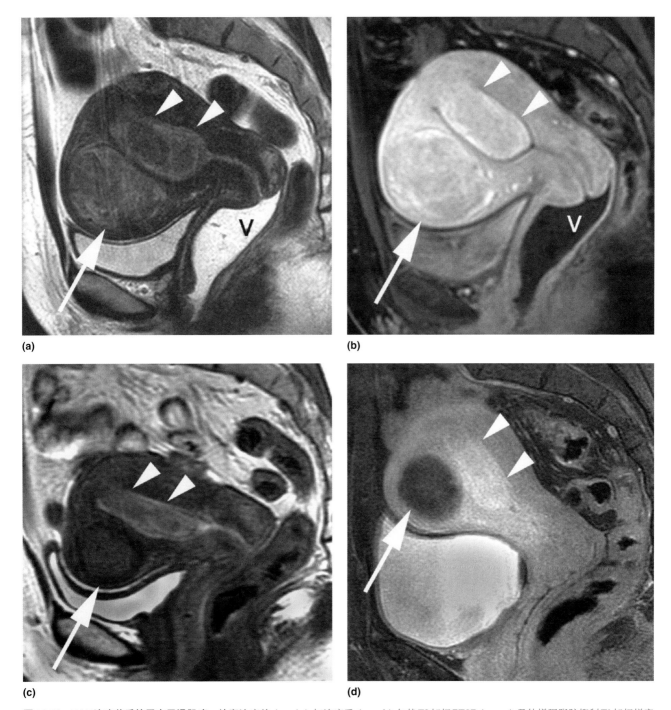

**图14.31** UAE治疗前后的子宫平滑肌瘤。栓塞治疗前（a，b）与治疗后（c，d）矢状T2加权ETSE（a，c）及钆增强脂肪抑制T1加权梯度回波（b，d）影像，示肌壁间肌瘤（箭头）出现了所期望的梗死，另可见子宫腔内内膜下肌瘤（三角）的持续性强化，内膜下肌瘤后经宫腔镜切除。栓塞前检查前采用凝胶充填阴道（V，a，b），而栓塞后MRI未使用凝胶。

现可获得额外的信息：如果肿瘤以低于子宫肌层的T2低信号为主，平滑肌瘤的诊断可能性大。平滑肌瘤的信号表现与卵巢纤维瘤与Brenner瘤可能没有区别。

　　根据显示病变起自子宫肌层，并呈T2低信号，内膜下平滑肌瘤可与其他内膜病变，如内膜息肉、增生或

内膜癌鉴别（图14.24）。但平滑肌瘤也可显示不同的信号强度与子宫内膜其他病变的信号表现重叠。子宫肌瘤切除术后的患者，可见术床T1与T2WI均呈高信号，提示子宫肌层肌瘤切除部位有亚急性出血（图14.34）。良性转移性平滑肌瘤为一少见变异，包括似乎来自数年前

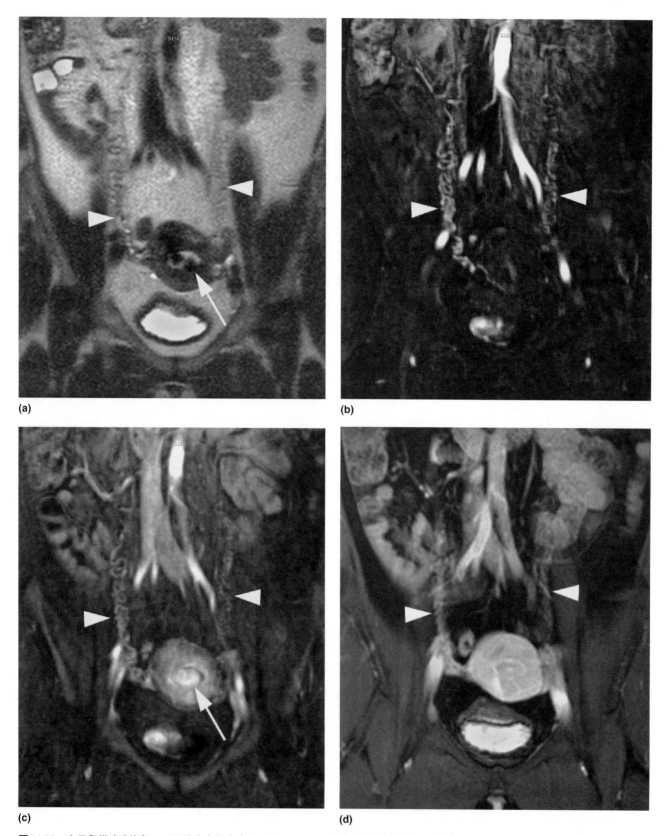

(a)

(b)

(c)

(d)

**图14.32** 由于卵巢动脉恢复，UAE治疗未能成功。UAE治疗后患者，症状无缓解。冠状T2加权SS-ETSE（a），钆增强动脉MR血管成像动脉早期（b）与动脉晚期（c），以及延迟期脂肪抑制T1加权梯度回波（d）影像。可见内膜下肌瘤呈T2高信号（箭头，a）增强动脉晚期明显强化（箭头，c）。可见卵巢动脉增宽，右侧为著（三角，a-d）。

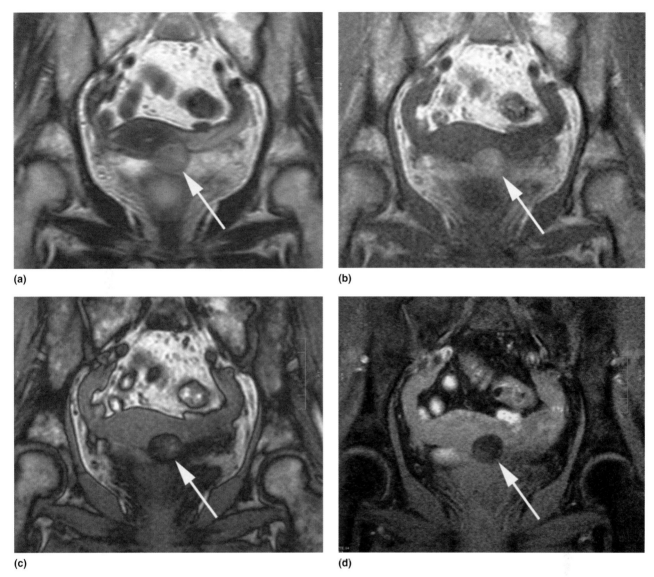

**图14.33** **脂肪平滑肌瘤**。冠状T2加权ETSE（a），T1加权梯度回波同相位（b），反相位（c）与脂肪抑制（d）影像。示一圆形肿瘤（箭头）起自子宫，病变内可见提示为脂肪的信号表现：反相位影像上的化学位移伪影（c）与化学选择性脂肪抑制影像上全病变的信号丢失（d）。

已切除子宫平滑肌瘤的肺、淋巴结或腹部平滑肌细胞肿瘤[29]。

平滑肌瘤恶性退变的发生率不足1%，而且平滑肌肉瘤也可为新发生的肿瘤。平滑肌瘤的MRI信号表现并非总能与平滑肌肉瘤鉴别。如果绝经后平滑肌瘤突然增大，或外形不规则并伴有界限不清，特别是发现转移病变时应考虑为恶性（图14.35、14.36）。

## 腺肌症

子宫腺肌症常见，见于生育期女性。症状与平滑肌瘤相似，包括痛经与月经过多。腺肌症定义为子宫肌层内出现异位的内膜基质与腺体。异位的子宫内膜几乎无一例外地有基底层，不受激素的刺激与见于子宫内膜异位症的表现不同。腺肌症常与子宫肌瘤相关出现。腺肌症可以是镜下的、局灶性的或弥漫性的病变。所谓腺肌瘤是指局灶性、结节型的腺肌症[30-34]。

子宫腺肌症可以完全没有症状，也可有盆腔疼痛、月经过多与子宫增大等症状。症状典型出现于40～60岁，多产女性的发生率高。但这些症状与体征没有特异性，也可见于其他常见的妇科疾病，如功能性子宫出血、平

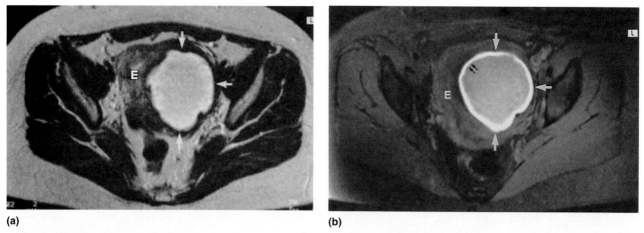

**图14.34** **肌瘤切除后血肿**。横轴位T2加权ETSE（a）与脂肪抑制T1加权梯度回波（b）影像，可见一边界清楚中度高信号的团块（箭头，a，b），符合术床内血肿。注意病变周边的高信号（小箭头，b），为典型的亚急性血肿表现。E：子宫内膜。

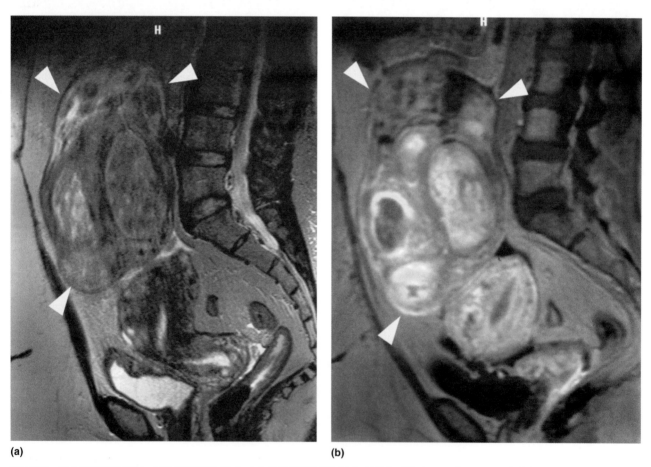

**图14.35** **低分级平滑肌肉瘤**。矢状T2加权ETSE（a）与钆增强脂肪抑制T1加权梯度回波（b）影像，示一巨大外生性浆膜下子宫肿瘤（三角），伴肿瘤内T2高信号区，病变不均匀强化；病理发现为低分级平滑肌肉瘤。

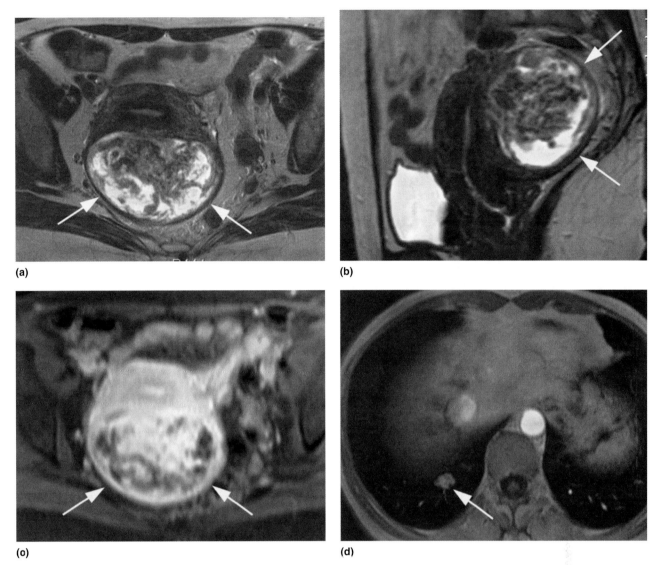

**图14.36** 转移性平滑肌肉瘤。横轴位（a）与矢状（b）T2加权ETSE，钆增强脂肪抑制横轴位T1加权梯度回波（c，d）影像，显示一不均质肿瘤（箭头，a，c）起自子宫后壁，右下肺可见转移（箭头，d）。

滑肌瘤与子宫内膜异位症。体检可见子宫增大，不像子宫肌瘤那样硬。

## MRI的作用

子宫腺肌症阴道内超声的表现可不明确。正确诊断十分重要，因为子宫肌瘤可能做保留子宫手术，而使患者虚弱的子宫腺肌症最为可靠的治疗方法为子宫切除。MRI可正确诊断，敏感性与特异性为86% ～ 100%[31, 32]，尤其有助于指导腺肌症与平滑肌瘤同时存在患者的治疗。

## MRI表现

MRI T2加权序列可对子宫腺肌症做出诊断；其典型表现为低信号的结合带病理性增厚达12mm以上（图14.37）。采用较低诊断正常值常会有问题，因为结合带厚度变化较大，并且可有一过性原因使之增厚，如子宫肌层收缩或与月经相关的生理性弥漫性增厚。虽然发表的文献数据有限，一些研究报告在月经周期第1 ～ 第2天时正常结合带厚度可超过12mm[32]。由于这一原因，在仅根据结合带厚度诊断腺肌症时应谨慎。在T2WI上，常常可以见到多发高信号灶、代表异位的子宫内膜岛、囊性扩张的内膜腺和（或）出血性积液（图14.38）[32]。T1WI上的高

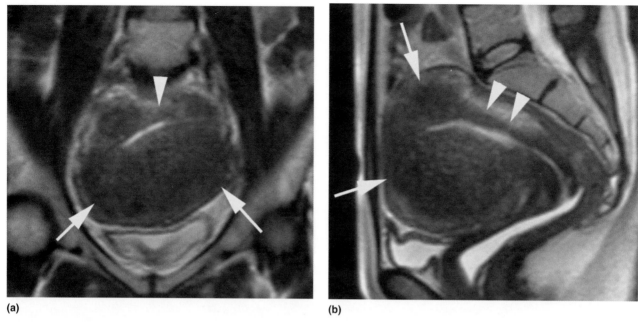

(a)　　　　　　　　　　　　　　　　　　(b)

**图 14.37　子宫弥漫性非对称性腺肌症。**冠状（a）与矢状（b）T2加权 ETSE 影像，显示结合带明显增厚，主要累及子宫前壁（箭头），子宫后壁小片未受累区的结合带基本正常（三角）。弥漫性子宫腺肌症常常不对称分布。注意遍布病变内的点状高信号灶。

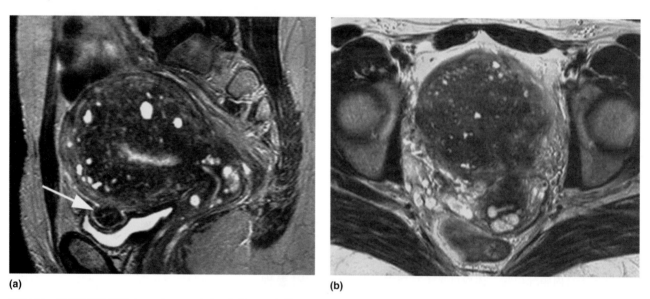

(a)　　　　　　　　　　　　　　　　　　(b)

**图 14.38　子宫弥漫性腺肌症：T2 与 T1WI 表现。**矢状（a）与横轴位（b）T2加权 ETSE，

信号灶较为少见，相当于出血区（图 14.39）。出血的确切机制尚不清楚，因为腺肌症仅累及内膜无功能的基底层。当出血广泛时，可造成囊性腺肌症，表现为子宫肌层内界限清楚的囊性病变，伴不同期相的出血性机化[32]。

　　弥漫性腺肌症累及全部子宫（图 14.37、14.38）。局灶型，所谓腺肌瘤，伴有明确外缘的结合带局限性增厚

为其特征（图 14.39）。对比剂增强后，病变可呈均匀强化与许多平滑肌瘤相似[31, 32]。一些病例扩张的内膜腺中心无强化，形成斑点状表现（图 14.38）。

　　局灶性腺肌症 MRI 的重要鉴别诊断为平滑肌瘤。虽然 MRI 显示出鉴别腺肌症与平滑肌瘤的正确性高，但两种病变的表现有重叠。倾向于腺肌症诊断的征象包括边

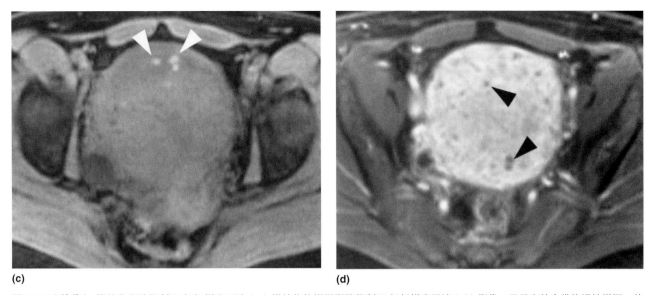

**(c)**　　　　　　　　　　　　　　　　　　　**(d)**

**图14.38（续前）** 横轴位脂肪抑制T1加权梯度回波（c）横轴位钆增强脂肪抑制T1加权梯度回波（d）影像。示子宫结合带弥漫性增厚，伴大量T2高信号灶（a，b），数个T1高信号灶（三角，c）。腺肌症的强化不一，然而可见无强化灶（三角，d）。同时注意一小的浆膜下平滑肌瘤（箭头，a）。

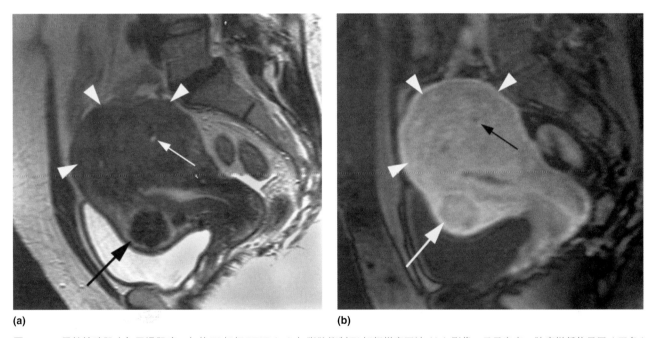

**(a)**　　　　　　　　　　　　　　　　　　　**(b)**

**图14.39** **局灶性腺肌症与平滑肌瘤。** 矢状T2加权ETSE（a）与脂肪抑制T1加权梯度回波（b）影像，示子宫底一肿瘤样低信号区（三角）与结合带相延续。肿块含有点状T2高信号灶（白箭头，a），钆增强影像上呈低信号（黑箭头，b）。同时注意如此大小的病变对子宫肌层的占位效应轻微，甚至轻于更小的平滑肌瘤（黑箭头，a；白箭头，b）。腺肌瘤一般为长形而非圆形，周边没有常见于平滑肌瘤的T2高信号环（黑箭头，a）。

界不清，外形长圆而非圆形，对子宫内膜的占位效应轻微，以及放射状线样条纹自内膜延伸至肌层[14]。子宫肌层收缩也可与腺肌症相似，但在检查过程中有典型的形态改变（图14.6）。

由于子宫切除为子宫腺肌症已成熟确立的唯一治疗方法，也有内膜消融，促性腺激素释放激素类似物药物治疗与UAE（图14.40）治疗成功的报告。文献提示腺肌症患者UAE治疗后症状有改善。然而一些患者症状有复发[33]。

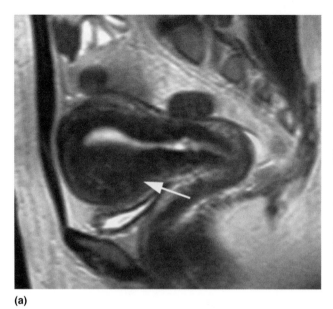
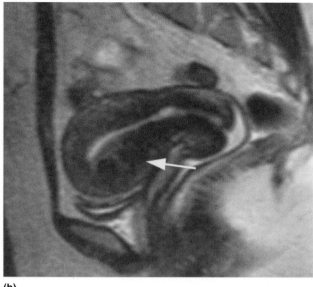

**(a)**            **(b)**

**图14.40 子宫腺肌症，UAE治疗前与治疗后。**UAE治疗前（a）与治疗后9个月（b）矢状T2加权ETSE显示一腺肌瘤（箭头，a），UAE治疗后体积减小（箭头，b）。尽管长期持续性疗效尚未确定，已有UAE成功治疗腺肌症的报告。（经允许，病例来自Claude Sirlin, MD, University of California, San Diego.）

## 子宫颈的良性疾病

### Nabothian 囊肿

Nabothian囊肿（那氏腺囊肿）是由宫颈内膜腺或裂隙黏液潴留形成的。囊肿可由炎症或鳞状上皮化生造成，常见，仅极个别患者有症状，极少需要治疗。然而囊肿直径也可高达4cm，而且多发囊肿可造成宫颈明显增大。

在MRI矢状与横轴位T2加权影像上，Nabothian囊肿显示清晰；囊肿T1信号不一，T2WI呈高信号（图14.41），注射对比剂后囊肿无强化。Nabothian囊肿边界清楚，T2极高信号，可与宫颈癌鉴别。但深部的Nabothian囊肿与其他宫颈良性腺体病变的影像与组织学

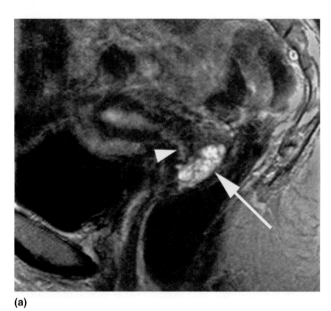
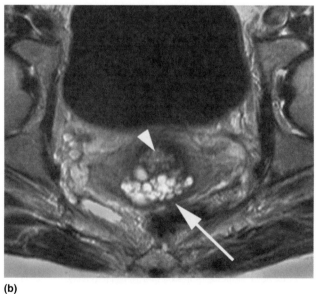

**(a)**            **(b)**

**图14.41 Nabothian 囊肿。**矢状（a）与横轴位（b）T2加权ETSE影像示高信号圆形病变，符合Nabothian囊肿（箭头，a，b）。此例患者的囊肿小，呈簇状分布，位于宫颈管后侧（三角，a，b）。Nabothian囊肿大小可不一，可发生于沿宫颈管的任何部位。

表现可与恶性病变相似。这些良性病变之一，所谓宫颈管簇，为宫颈内膜腺多发囊样扩张（图14.19），偶可与恶性腺瘤（微小偏移腺癌）表现相似。多发囊肿内或周围有实性成分应怀疑恶性病变。宫颈内息肉也是宫颈的良性肿块，常常引起异常出血；MRI可显示为宫颈内膜管或阴道内囊性或实性的息肉样肿块[34, 35]。

## 子宫体与宫颈的恶性疾病

### 子宫内膜癌

子宫内膜癌为女性生殖道最常见的恶性肿瘤，主要发生于绝经后的女性。病变早期常有绝经后出血。大多数患者就诊时为 I 期肿瘤，预后良好。腺癌占所有内膜癌的80%～90%，其余肿瘤包括腺鳞癌、乳头状浆液癌与透明细胞癌。乳头状与透明细胞亚型更具侵袭性，预后差；然而影像不能区分肿瘤的细胞类型。国际妇产科联盟（FIGO）分类用于肿瘤分期（表14.1）[36, 37]。子宫内膜癌一般侵犯子宫肌层，但极少经浆膜扩展到腹腔。约10%的病例诊断时宫颈有受累。子宫内膜癌经淋巴播散与血行播散的发生晚于宫颈癌，而且肌层的侵犯深度与有淋巴结转移阳性明显相关。约3%子宫肌层表浅侵犯（FIGO IA 期）的病例有相关淋巴结转移，而深部肌层侵犯（FIGO IB 期）的病例40%有相关淋巴结转移。子宫肌层的侵犯范围认为是 I 期肿瘤患者5年生存率极端改变最具影响的因子：从侵犯最广泛患者5年生存率40%～60%到侵犯范围极小或无侵犯患者的90%～100%。肿瘤的组织学分级（1～3）为另一重要的预后影响因子。腺癌与腺鳞癌根据组织分化分级，而透明细胞与乳头状

**表14.1　子宫内膜癌的FIGO分期**[36]

| 分期 | 描述 |
| --- | --- |
| I | 肿瘤局限于子宫体 |
| I A | 肌层侵犯小于50% |
| I B | 肌层侵犯大于50% |
| II | 侵犯宫颈基质但蔓延未超过宫颈 |
| III | 局限性或局部播散 |
| III A | 侵犯子宫体浆膜和（或）附件 |
| III B | 阴道和（或）子宫旁受累 |
| III C | 盆腔和（或）主动脉旁淋巴结转移 |
| III C1 | 盆腔淋巴结阳性 |
| III C2 | 主动脉旁淋巴结±盆腔淋巴结阳性 |
| IV | 侵犯膀胱和（或）肠黏膜，和（或）远隔转移 |
| IV A | 侵犯膀胱和（或）肠黏膜 |
| IV B | 远隔转移，包括腹腔内转移和（或）腹股沟淋巴结转移 |

浆液癌分级则依据其特征，特别是有侵袭性行为时，认定为高分级[36-40]。预后决定于组织学分级，是否侵犯宫颈基质与子宫肌层的侵犯深度，子宫肌层的侵犯深度可独立预测淋巴结受累、复发与5年生存率。

如果肿瘤经与卵巢血管伴行的淋巴管播散，主动脉旁淋巴结肿大可不伴有盆腔淋巴结受累。血行转移发生于肿瘤广泛播散的患者，肺是最常受累部位[37]。也可出现腹膜播散，最常见于乳头状亚型与透明细胞亚型肿瘤。

#### MRI 的作用

MRI为由证实的子宫内膜癌术前分期的首选影像方法。子宫深肌层侵犯与淋巴结受累具有很好的相关性，MRI可很好评价[38]。肿瘤组织学分级越高，子宫肌层侵犯的可能性就越大，这一点已用于确定患者是否需要淋巴结切除及是否需要专家指导。采用MRI术前评估子宫肌层已显示出可改进所有分级肿瘤患者术前确定是否需要淋巴结切除[39]。此外，在超声技术受限，侵袭性组织学亚型或宫颈活检发现腺癌但不能确定肿瘤是起源于子宫内膜还是宫颈时，MRI有助于这些患者确立内膜癌的诊断。MRI也可发现宫颈基质受累——另一重要的预后因子。由宫颈活检诊断腺癌的患者，MRI可帮助确定肿瘤是来自子宫内膜还是宫颈。

#### MRI 表现

T2加权序列可显示子宫解剖分层，对于确定子宫内膜癌及其分期十分重要。除标准的矢状与横轴位平面影像，子宫体短轴位影像更有助于评估肌层的侵犯。小的内膜肿瘤的T2信号强度与正常子宫内膜相似，MRI显示肿瘤有一定限度；而大肿瘤可造成子宫内膜腔增宽。高信号肿瘤部位结合带断裂提示有子宫肌层侵犯。然而问题在于绝经后的女性结合带并非总是可观察到，此时MRI判断困难。如果影像显示高信号的肿瘤位于子宫肌层的外侧半，提示有深肌层的侵犯。静脉注射钆对比剂后，癌肿强化不如周围组织明显，有助于内膜癌的MRI分期。对比剂增强序列扫描可进一步改善肌层侵犯的评估，帮助鉴别生物学活性肿瘤与肿瘤坏死、碎屑或子宫积血。平滑肌瘤与腺肌症强化也低于正常子宫肌层，应注意结合观察对比增强T1WI与T2WI。这些良性肌层病变可导致MRI与病理分期评估的正确性减低。

无肌层侵犯的子宫内膜癌MRI表现无特异性。子宫

可表现为完全正常或内膜癌部位的子宫内膜条纹增宽。一些病例可见不均质的肿瘤，表现为高低信号区伴子宫内膜腔扩张。由于这些改变也可见于内膜增生、内膜息肉或宫腔内血凝块，MRI不能做为筛查方法，需要组织学活检确立诊断。注射孔对比剂后，内膜癌典型强化低于相邻子宫肌层。无侵犯的肿瘤，患者的子宫结合带保持完整（图14.42），而肿瘤造成T2加权序列影像上结合带节段性或完全性破坏则见于有子宫肌层侵犯患者（表14.1、

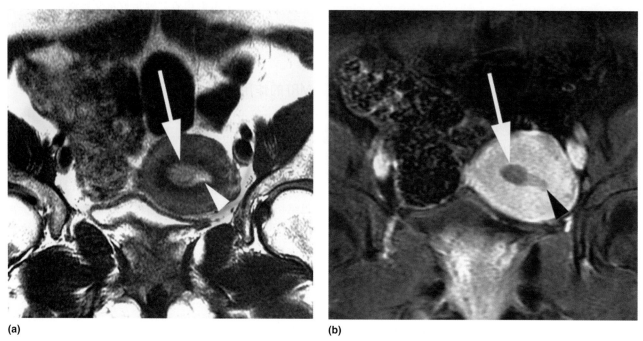

(a)　　　　　　　　　　　　　　　　　　　　　　(b)

**图14.42**　┃A期子宫内膜癌。T2加权ETSE（a）与钆增强脂肪抑制T1加权梯度回波（b）子宫体斜轴位平面示子宫内膜腔右侧不对称增宽，较正常内膜T2信号低，钆增强后强化低于正常子宫内膜（箭头）。结合带完整。可见正常的相邻子宫内膜（三角）。

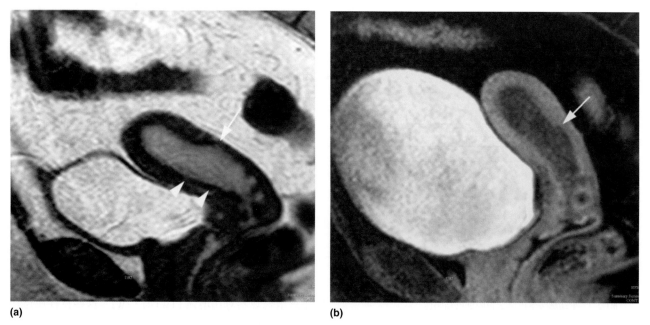

(a)　　　　　　　　　　　　　　　　　　　　　　(b)

**图14.43**　┃A期子宫内膜癌。矢状T2加权ETSE（a）与钆增强脂肪抑制T1加权梯度回波（b）影像示内膜增厚，结合带后部局部断裂（箭头），局部肌层肿瘤侵犯厚度<50%。前部结合带完整（三角，a）。钆增强影像尤其有助于显示结合带不清楚时的肿瘤侵犯。

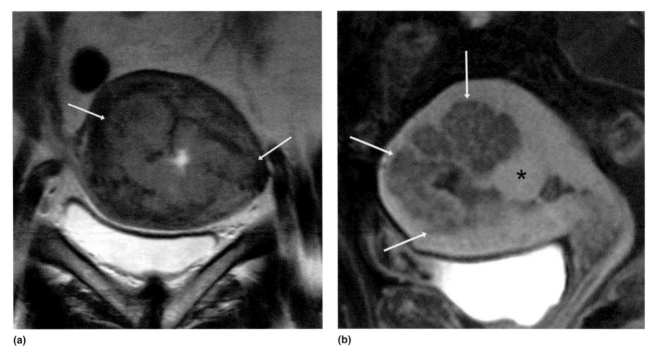

**(a)**          **(b)**

**图14.44** Ⅰ B期子宫内膜腺癌。冠状T2加权（a）与钆增强增强矢状脂肪抑制T1加权（b）影像，示一大的内膜肿瘤（箭头，a，b）侵犯深（>50%）肌层。可见一内膜下平滑肌瘤（*，b）。

14.43和14.44）。钆增强影像可提高诊断的正确性，特别是结合带常常显示不清的绝经后的女患者。Ⅰ A期病变可累及腺肌症的异位子宫内膜腺，而非真的子宫肌层侵侵犯（图14.45）。组织学上，如果肿瘤细胞与肌层之间可见内膜基质，则不认为内膜癌累及腺肌症为侵犯肌层[36]。

肿瘤扩展到宫颈基质内提示至少为Ⅱ期病变（图14.46），影像可表现为宫颈内管增宽，可见相对高信号

的肿瘤，相应低信号的宫颈基质断裂。宫颈短轴位有角度的平面有助于评价纤维基质。相邻肿瘤扩展或转移可累及卵巢；只要显示卵巢内有中等信号的肿瘤，便提示有卵巢的继发性受累（图14.46）。FIGO Ⅲ期与FIGO Ⅳ期肿瘤的特征为扩展到子宫以外（图14.46、14.47、14.48、14.49和14.50）。Ⅲ A期肿瘤可显示子宫肌层全层侵犯，伴子宫外形改变或可疑卵巢肿瘤。卵巢可经相邻

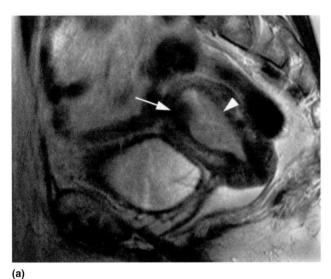 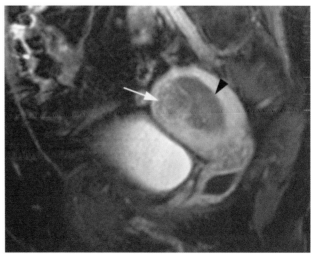

**(a)**          **(b)**

**图14.45** Ⅰ A期子宫内膜腺癌伴腺肌症受累。矢状T2加权ETSE（a），钆增强脂肪抑制T1加权梯度回波（b）

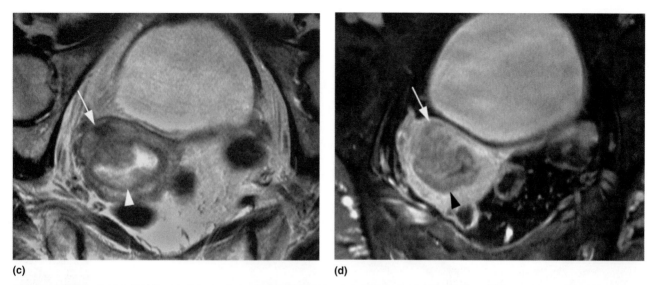

(c)

(d)

**图14.45（续前）** 与子宫短轴位 T2 加权 ETSE（c），钆增强脂肪抑制 T1 加权梯度回波（d）影像示内膜癌伴致使子宫内膜腔增宽（三角）。结合带基本完整，子宫体前部可见一局灶性肿瘤样区（箭头），呈 T2 低信号（a，c），钆增强后强化低于相邻子宫肌层（b，d）。病理诊断为内膜腔内与腺肌症内 IA 期肿瘤，无肌层侵犯的证据。

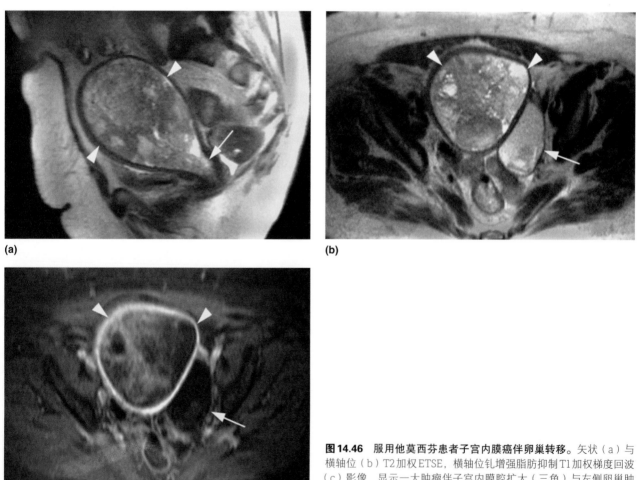

(a)

(b)

(c)

**图14.46** 服用他莫西芬患者子宫内膜癌伴卵巢转移。矢状（a）与横轴位（b）T2 加权 ETSE，横轴位钆增强脂肪抑制 T1 加权梯度回波（c）影像，显示一大肿瘤伴子宫内膜腔扩大（三角）与左侧卵巢肿块（箭头，b，c）。同时注意宫颈管增宽，提示肿瘤蔓延至宫颈（箭头，a）。他莫西芬与子宫内膜癌危险增高相关。

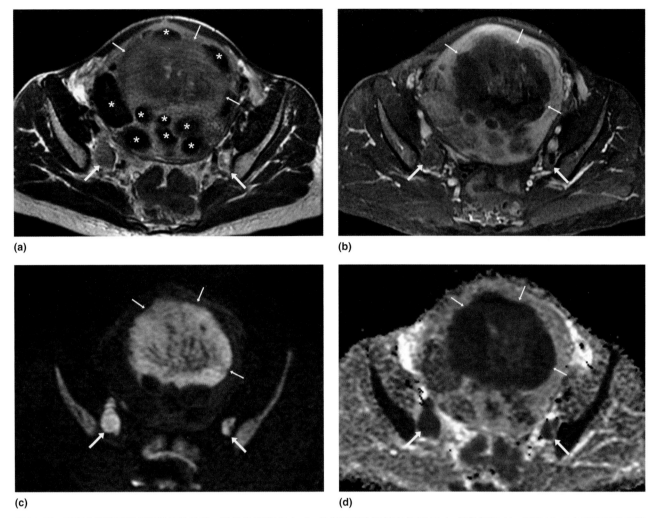

**图 14.47　子宫内膜腺癌伴盆腔淋巴结转移。**横轴位 T2 加权（a），钆增强脂肪抑制 T1 加权（b），扩散加权（b=1000）（c）与表面扩散系数图（d）影像，示一大的内膜肿瘤（细箭头，a–d）伴不均匀强化，扩散受限。可见双侧淋巴结转移（粗箭头，a–d），在 DWI 上尤其明显。同时注意遍布于子宫的多发平滑肌瘤，呈 T2 低信号，中度强化，扩散无受限；T2WI 显示最好（＊，a）。同时存在的肌层病变，如肌瘤或腺肌症可使评估肌层侵犯有困难。

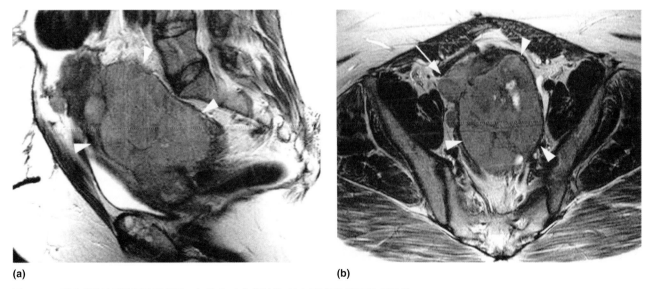

**图 14.48　乳头状浆液癌伴子宫旁扩展。**矢状（a）与横轴位（b）T2 加权 ETSE 与横轴位

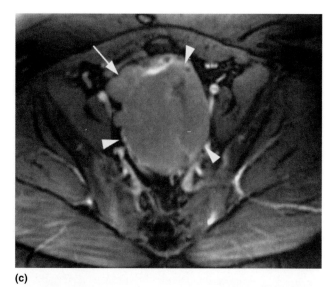

**(c)**

**图 14.48（续前）** 钆增强脂肪抑制 T1 加权梯度回波（c）影像，示一大肿瘤（三角）取代了子宫并扩展至子宫浆膜外（箭头，b，c）。乳头状浆液型与透明细胞型子宫内膜癌多较腺癌的侵袭性更明显。

肿瘤侵犯或转移受累，如果卵巢内可见中等信号的病变应怀疑有肿瘤侵犯。肿瘤侵犯阴道提示为ⅢB期，盆腔或主动脉旁淋巴结肿大则提示为ⅢC期病变。如果肿瘤扩展到膀胱或直肠黏膜，或出现远隔转移，包括腹部或腹股沟淋巴结，则病变为Ⅳ期。进展期肿瘤可有腹水。

在 T1WI，低到中等信号的淋巴结与高信号的周围脂肪软组织对比好，淋巴结显示清楚。MRI 主要根据大小来评价子宫内膜癌与宫颈癌患者的淋巴结转移，但淋巴结大小并无淋巴转移受累的特异性。短轴直径超过 1.0cm 认为有病变。DWI 可帮助诊断子宫外的病变。

### 子宫肉瘤

子宫肉瘤罕见，仅占所有子宫恶性肿瘤的 2%～3%。亚型包括癌肉瘤、平滑肌肉瘤与内膜间质肉瘤。癌肉瘤具有癌与肉瘤的特征，1/3 的病例与接受过的放射治疗相

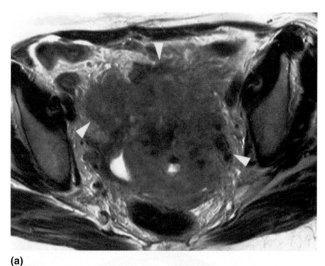

**(a)**

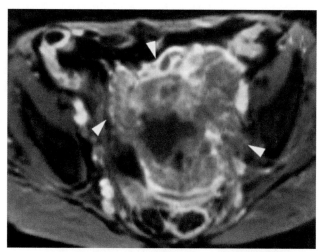

**(b)**

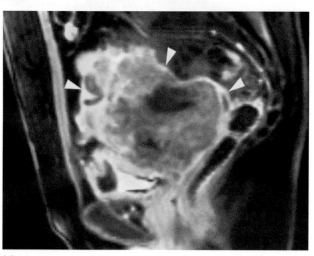

**(c)**

**图 14.49　低分化子宫内膜腺癌。** 横轴位 T2 加权 ETSE（a）与钆增强横轴位（b）及矢状（c）脂肪抑制 T1 加权梯度回波影像，显示一巨大不均质肿瘤（三角）伴子宫外蔓延。

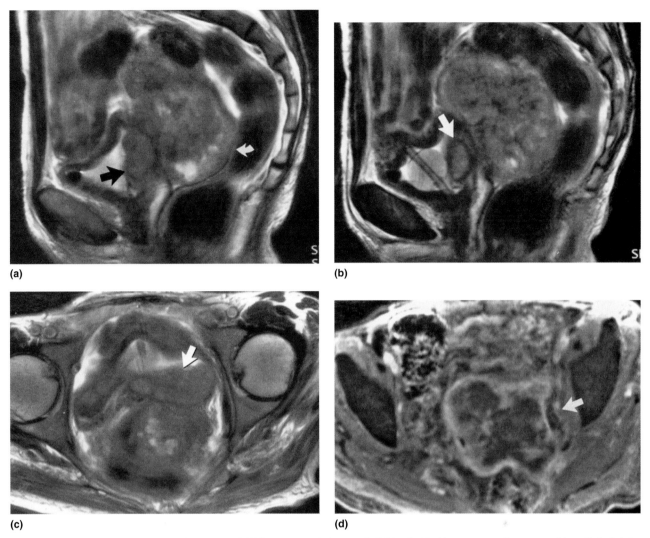

**图 14.50** 子宫内膜癌，病变广泛。矢状（a，b）与横轴位（c）T2加权 ETSE 与钆增强脂肪抑制 SGE（d）影像显示一巨大坏死性内膜肿瘤，侵犯膀胱后壁（箭头，a-c），并蔓延至左侧盆壁（箭头，d）。肿瘤蔓延至乙状结肠与直肠（弯箭头，a）。肝内也有转移瘤（未展示）。

关（图 14.51、14.52）。平滑肌肉瘤可来自良性平滑肌瘤的恶变或为新发病变（图 14.34、14.35）。内膜间质肉瘤为第三位最常见亚型（图 14.53、14.54）。

不同亚型子宫肉瘤的 FIGO 分期有所不同。子宫肉瘤一旦蔓延到子宫外，可侵犯血管，淋巴管与相邻盆腔结构。肺为最常见的远隔转移部位。MR 信号鉴别不同肉瘤并不可靠，鉴别子宫肉瘤与内膜腺瘤常有困难。倾向于肉瘤而非内膜癌的 MRI 征象包括肿瘤体积大，出血与坏死造成肿瘤信号不均，明显延迟强化区及诊断时即有肿瘤侵犯与转移[41, 42]。癌肉瘤与内膜间质瘤可呈息肉样。MRI 不能可靠区分平滑肌肉瘤与良性平滑肌瘤或不肯定潜在恶性，病理具有平滑肌瘤特征的肿瘤[41]。应考虑肉瘤可能的征象包括老年患者出现较大肿瘤，生长迅速及肿瘤界限

模糊[41, 42]。平滑肌肉瘤的其他征象包括：大于 50% 的肿瘤呈 T2 高信号，肿瘤内 T1 高信号灶与无强化区[42]。

## 子宫转移瘤

累及子宫的转移瘤不常见。

非子宫原发癌累及子宫通常为直接侵犯，偶见血行或淋巴播散累及子宫。患者已知有转移瘤，有子宫弥漫性增大时可考虑子宫转移瘤的诊断[43]。

## 宫颈癌

侵袭性宫颈癌为女性生殖道第 3 位最常见的恶性肿瘤，见于较年轻的女性，平均诊断年龄为 45 岁。宫颈上皮内瘤变 – 宫颈癌前期病变的常规宫颈 Papanicoulaou（Pap）涂

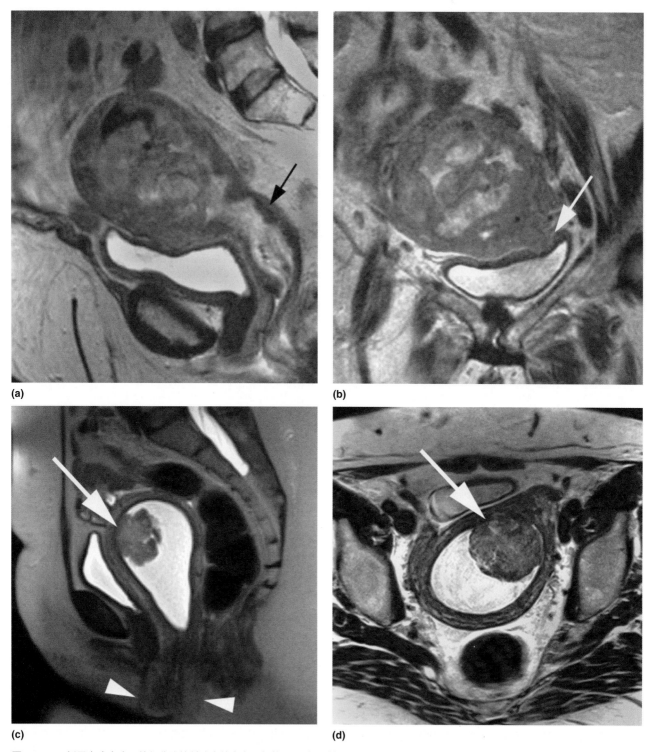

**图14.51** 2例子宫癌肉瘤。曾行盆腔放射治疗的患者，矢状（a）与冠状（b）T2加权ETSE，可见子宫大而不均质肿瘤延伸至宫颈内（箭头，a），伴有膀胱壁侵犯（箭头，b）。另一不同患者矢状T2加权SS-ETSE（c），横轴位T2加权ETSE（d），

片（巴氏涂片，宫颈脱落细胞涂片）早期细胞学检出，使宫颈癌的死亡率明显下降。约80%的新发病例发生在发展中国家。抗致癌性人类乳头状瘤病毒疫苗可进一步降低发生率，可能最终在世界范围内明显降低宫颈癌的死亡[44]。Pap涂片对鳞状细胞癌最为敏感，因而实施筛查项目的地

区腺癌的发生率相对增加，其总体预后更差。

有症状时，异常出血为最常见的症状。全部宫颈癌约85%为鳞状细胞癌。余下的15%为腺癌、腺鳞癌、未分化癌与肉瘤。预后不良的指征包括肿瘤细胞类型，患者就诊时已是进展期，淋巴结肿大，肿瘤直径大于4cm，

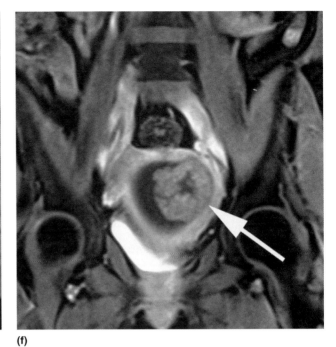

**(e)**　　　　　　　　　　　　　　　　　　　**(f)**

**图14.51（续前）**　与横轴位（e）及冠状（f）钆增强脂肪抑制T1加权梯度回波影像，示子宫不均匀信号肿瘤（箭头，c-f），凸入扩张的子宫内膜腔内，不伴有深肌层侵犯。同时注意明显的子宫脱垂，宫颈位于阴道入口（箭头，c）。

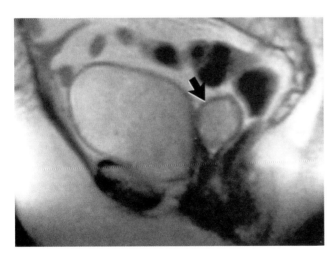

**图14.52**　**子宫癌肉瘤复发。**矢状T2加权ETSE影像显示一软组织肿瘤（箭头）位于阴道断端上方。

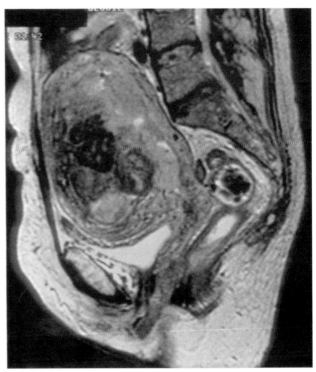

**图14.53**　**子宫内膜肉瘤。**矢状T2加权ETSE影像显示一信号不均匀的子宫大肿瘤，边界不清。

宫颈基质侵犯深度人于5mm与淋巴血管侵犯。

　　宫颈癌经直接侵犯与淋巴管播散。由于随年龄增长鳞状与柱状上皮结合部上移，肿瘤外生性生长典型见于更年轻的患者，而内生性生长则典型见于年龄较大的患者。髂外淋巴链为淋巴结受累最常见的部位，其次为闭孔，髂总与髂内淋巴链。肿瘤蔓延至盆腔侧壁或远侧阴道时，主动脉旁淋巴结常有受累。肿瘤蔓延到远侧阴道，腹股沟淋巴结可出现转移。血行播散罕见，仅发生于进展期肿瘤患者。肝脏与肺是血行转移最常见的部位。

　　宫颈癌依照FIGO分期系统行临床分期（表14.2）[36]。术前正确评估肿瘤的分期可影响预后与治疗选择。FIGO

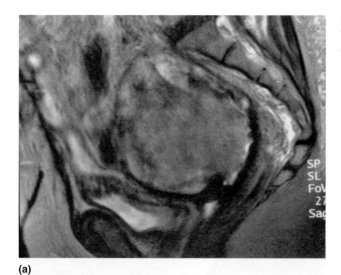

**(a)**

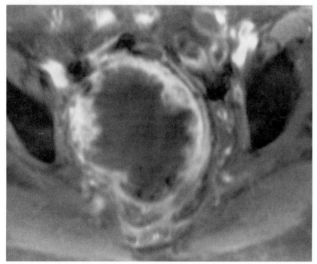

**(b)**

**(c)**

**图14.54**　子宫内膜肉瘤。矢状（a）与横轴位（b）T2加权ETSE及钆增强脂肪抑制T1加权（c）影像，显示一巨大、信号不均匀的子宫肿瘤，边界不清，伴有中央坏死与周边强化。

**表14.2**　宫颈癌的FIGO分期 [36]

| 分期 | 描述 |
| --- | --- |
| Ⅰ | 肿瘤局限于宫颈 |
| ⅠA | 侵袭性癌，侵犯深度≤5mm，最大范围≥7mm |
| ⅠA1 | 测量间质侵犯深度≤3.0mm，范围≤7.0mm |
| ⅠA2 | 测量间质侵犯深度>3.0mm且≤5.0mm，范围≤7.0mm |
| ⅠB | 临床可见病变局限于宫颈或大于IA期的临床前期肿瘤 |
| ⅠB1 | 临床可见肿瘤最大径≤4.0cm |
| ⅠB2 | 临床可见肿瘤最大径>4.0cm |
| Ⅱ | 侵犯宫颈外但未侵犯盆壁或阴道下1/3 |
| ⅡA | 无宫旁侵犯 |
| ⅡA1 | 临床可见肿瘤最大径≤4cm |
| ⅡA2 | 临床可见肿瘤最大径>4.0cm |
| ⅡB | 子宫旁侵犯 |
| Ⅲ | 蔓延至盆壁和（或）阴道下1/3和（或）造成肾积水 |
| ⅢA | 累及阴道下1/3，未蔓延至盆壁 |
| ⅢB | 蔓延至盆壁和（或）肾积水 |
| Ⅳ | 蔓延至真骨盆外、侵犯膀胱或直肠黏膜 |
| ⅣA | 蔓延至相邻器官 |
| ⅣB | 蔓延到远隔器官 |

Ⅰa期肿瘤的患者通常可选择单纯子宫切除或保留生育能力的手术，如宫颈切除 [45]，而患侵袭性癌（FIGOⅠb期）或肿瘤累及近侧阴道（FIGOⅡa期）的患者一般需要根治性子宫切除与切除盆腔淋巴结。更进展期肿瘤（瘤块>4cm或ⅡB期及以上）的患者治疗方法为放疗。

尽管已知FIGO分期系统有一定限度，临床分期仍为确定侵袭性宫颈癌患者治疗方法的标准。临床分期错误常见，特别是ⅠB期与Ⅱ期的肿瘤。虽然淋巴结肿大与肿瘤累及子宫体有重要的预后与治疗意义，但这些因素并未收集到FIGO分期系统内。

## MRI 的作用

宫颈癌影像术前评估的应用一直在增长。影像并非用于癌肿的检出，而是对细胞学证实的肿瘤进行分期。宫颈癌的MRI局部分期优于CT，评估宫颈基质侵犯深度与子宫旁侵犯的正确性高。

目前，并非所有宫颈癌的患者均有MRI检查的指征。肿瘤直径>2cm或完全位于宫颈管内的患者MRI检查获益最为明显。MRI也用于活检证实的腺癌，同时存在盆腔肿瘤与伴有宫颈癌的妊娠患者的评估。

## MRI 表现

MRI T2加权序列是宫颈病变分期最重要的序列，肿瘤与宫颈之间对比良好。常规采集横轴位与矢状影像。与宫颈内管垂直的斜轴位影像可进一步提高分期的正确性[3,45]。肿瘤相对于低信号的宫颈基质呈高信号。FIGO I期病变局限于宫颈内（图14.55、14.56和14.57）；ⅠA期肿瘤影像可不能显示，而IB期病变呈T2高信号的肿瘤周围环绕未受累宫颈基质的低信号边（图14.58）。IB1期肿瘤径线小于4cm，而ⅠB2期肿瘤直径大于4cm。

　　肿瘤侵犯超出子宫伴未侵犯盆腔侧壁或阴道的下1/3时分期为Ⅱ期，而Ⅳ期肿瘤则有膀胱或直肠黏膜的侵犯，或远隔转移（图14.59、14.60；表14.2）。MRI矢状T2加权影像评估阴道侵犯最佳，低信号的阴道壁断裂或阴道壁高信号增厚提示有肿瘤侵犯。是否有宫旁侵犯是临床处理的重要根据之一，提示为FIGO ⅡB期。MRI显示宫颈基质完全断裂，常常伴有宫旁脂肪不规则或条纹时诊断肿瘤有宫旁蔓延（图14.61）。宫颈基质显示为完整的低信号环时，除外宫旁侵犯具有高度正确性（图14.58）。

　　病变为FIGO ⅢA期时，可见肿瘤蔓延至阴道下1/3，矢状T2WI显示最好。远侧阴道侵犯时可见腹股沟淋巴结增大。

　　盆壁浸润或一侧或双侧输尿管梗阻则为ⅢB期肿瘤。在T2WI上，正常低信号的提肛肌，梨状肌或闭孔内肌断裂，提示有盆壁的侵犯。器官间正常的脂肪间隙闭塞，膀胱或直肠的肌壁断裂应怀疑有膀胱或直肠黏膜侵犯（ⅣA期肿瘤）；但确定诊断黏膜侵犯仍需内镜检查。可见壁结节样增厚或腔内肿块，偶可发生瘘道（图14.62、14.63）。

　　FIGO分期不包括淋巴结转移，但却影响预后与治疗方案的确定。如同子宫内膜癌，根据结节大小检出转移淋巴结的正确性差。Yang等研究显示淋巴结中央坏死为盆腔淋巴结转移的正确诊断依据[46]。其他作者报告毛刺或分叶状外形也可预测淋巴结转移[47]。怀疑有膀胱或直肠侵犯、肿瘤巨大且坏死明显或怀疑有瘘时，对比剂增强影像尤其有帮助，特别是放射治疗后的患者（图14.64）[48]。

　　宫颈癌可造成宫颈出口梗阻，高分级肿瘤可伴有子宫积血或积脓。在MRI上，宫腔内由不同信号的物质充填扩张，不同成分信号不一，如滞留的分泌物、血液或肿瘤。其他造成宫颈狭窄的原因包括子宫内膜癌或先天性，炎性，肿瘤性或医源性病因。

## 腺癌、未分化癌与肉瘤

　　腺癌、未分化癌与肉瘤占宫颈癌的15%，相对于鳞状细胞癌预后差。由于成功施行筛查计划，而筛查对鳞

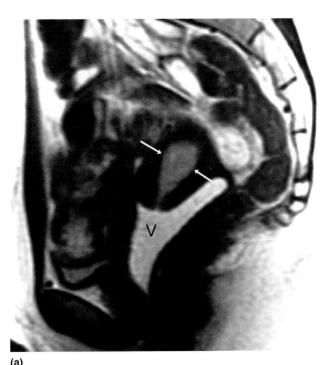

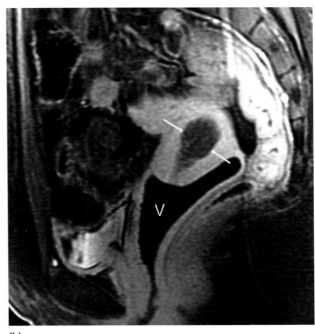

**(a)**　　　　　　　　　　　　　　　　　　　**(b)**

**图14.55**　**Ⅰ期宫颈癌。**矢状T2加权ETSE（a）与钆增强脂肪抑制梯度回波（b）影像，示宫颈内一小肿瘤（箭头）。阴道（V）由凝胶充盈扩张以优化对可能存在阴道侵犯的评价。此例患者未见宫颈外肿瘤蔓延。

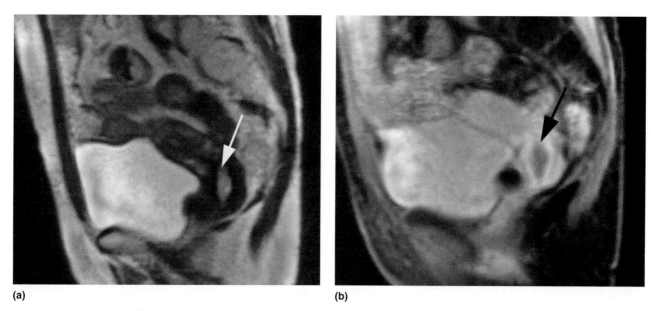

(a)                              (b)

**图14.56** Ⅰ**期宫颈癌**。矢状T2加权ETSE（a）与钆增强脂肪抑制T1加权梯度回波（b）影像，显示宫颈内小肿瘤（箭头），周围环绕未受累的纤维间质。肿瘤呈T2高信号（a）钆增强后强化低于子宫肌层（b）。

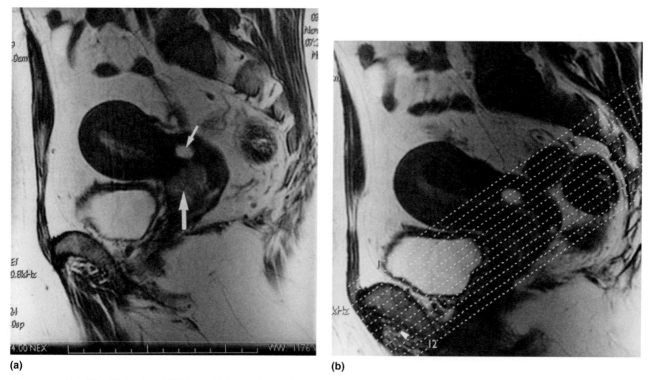

(a)                              (b)

**图14.57** 2例ⅠB期宫颈癌患者，斜轴位平面影像。矢状（a）与斜位（b）T2加权ETSE影像。在矢状影像上，图示斜位影像平面垂直于宫颈（b），

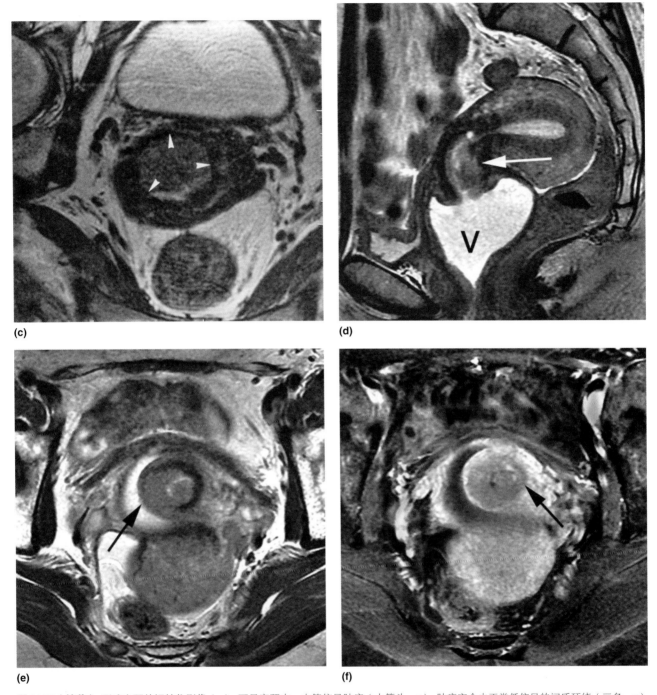

(c)

(d)

(e)

(f)

**图14.57（续前）** 形成宫颈的短轴位影像（c）。可见宫颈内一中等信号肿瘤（大箭头，a）。肿瘤完全由正常低信号的间质环绕（三角，c），可除外宫旁侵犯。另可见宫颈内一nabothian囊肿（小箭头，a）。另一不同患者矢状（d）与斜轴位（e）T2加权ETSE，斜轴位钆增强脂肪抑制T1加权梯度回波（f）影像，阴道腔由凝胶充填扩张（V，d）。T2WI上可见一肿瘤，呈中等T2信号强度，钆增强后信号低于周围宫颈基质（箭头，d，f）。肿瘤周围未见清楚的T2低信号宫颈基质环绕（e），而是包涵于宫颈内。纤维基质环明显断裂具有提示意义，但不能诊断宫颈外侵犯，而纤维环完整则可基本排除宫旁侵犯。

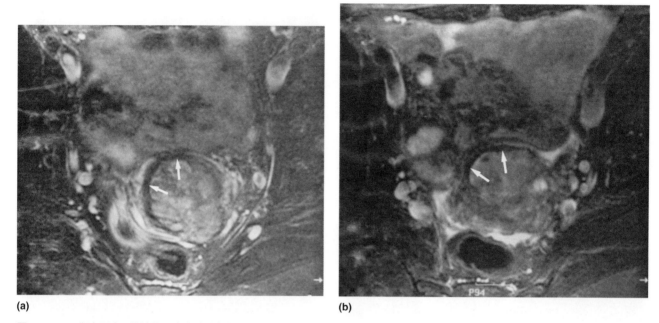

**(a)**      **(b)**

**图14.58** ⅡB期宫颈癌。横轴位T2加权脂肪抑制ETSE影像（a，b）示一不均匀高信号的宫颈大肿瘤。前部可见正常低信号的宫颈基质（箭头，a，b）伴后侧断裂。组织病理证实宫旁侵犯。

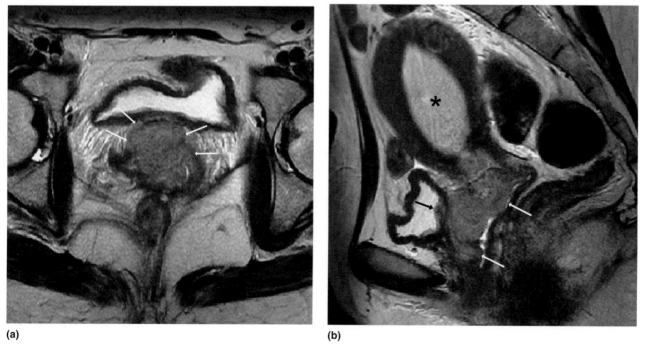

**(a)**      **(b)**

**图14.59** Ⅳ期宫颈癌。横轴位（a）与矢状（b）T2WI示宫颈肿瘤（白箭头，a,b），侵犯阴道下三分之一。肿瘤同时侵犯膀胱（黑箭头,b）。诊断Ⅳ期宫颈癌需要有肿瘤侵犯膀胱黏膜的依据，常需要膀胱镜证实。同时可见子宫内膜良性增厚（*，b）。

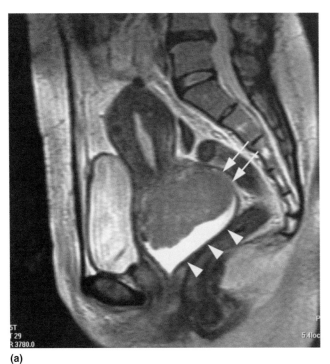

**(a)**

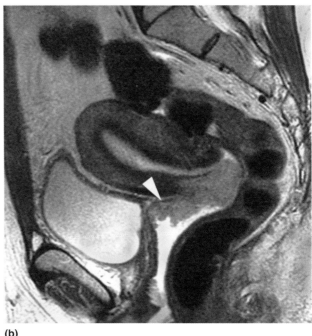

**(b)**

**图14.60**　期宫颈癌伴阴道蔓延：阴道内凝胶显示病变。矢状T2加权ETSE影像（a）示44岁女患者一较大外生性宫颈癌，阴道后穹窿局部低信号阴道壁断裂（箭头，a），前壁与其余后壁（三角，a）完整，显示清楚。另一42岁女患者矢状T2加权ETSE（b）示宫颈癌侵犯阴道前穹窿（三角，b）。

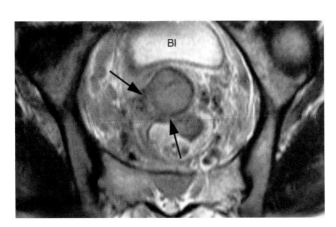

**图14.61**　宫颈癌伴子宫周围侵犯。斜轴位T2以ETSE，影像平面与宫颈管垂直（短轴位），示肿瘤子宫旁侵犯，低信号的纤维基质环中断（箭头）。宫颈短轴位可最大限度减小部分容积作用，提高分期的正确性。Bl：膀胱。

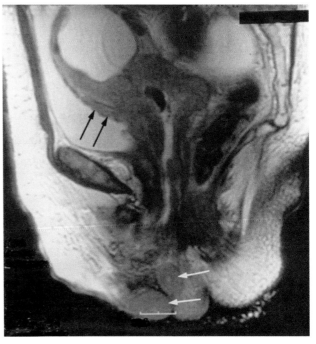

**图14.62**　宫颈癌，向周围蔓延。矢状T2加权ETSE示高信号宫颈癌，伴阴道，大阴唇（白箭头）与膀胱（黑箭头）蔓延。肿瘤造成宫颈梗阻，宫腔内积液。

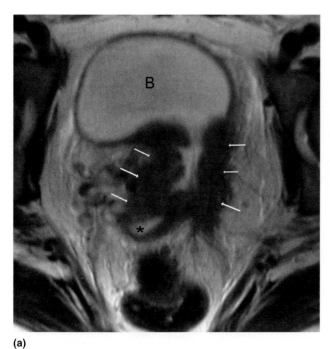

(a)

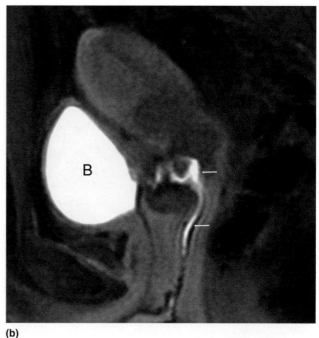

(b)

**图14.63** Ⅳ期宫颈癌伴肿瘤膀胱瘘。横轴位T2加权（a）与矢状位钆增强后T1加权（b）影像示一周围毛刺状的宫颈肿瘤（箭头，a）伴明显膀胱（B）侵犯（a）及瘘形成。可见阴道内的尿液（*，a）。同时可见小的淋巴结。钆增强延迟T1加权梯度回波影像可见膀胱内排泄的钆对比剂（B，b），经宫颈肿瘤引流到阴道内（箭头，b）。

状细胞癌的敏感性更高，腺癌的发生率一直在升高。腺癌的T2信号可更高，钆增强延迟T1WI上强化更弱；但MRI表现与鳞状细胞癌重叠。由于高达30%的宫颈腺癌有子宫内膜癌的成分与子宫内膜癌的病理鉴别可有困难[49]。宫颈活检诊断为腺癌的患者，MRI可显示肿瘤的发生部位并指导适当的处理。利于起源于子宫内膜的MRI征象包括子宫内膜增厚，或因肿瘤宫腔扩张，病变自内膜直接侵犯子宫肌层与合并有卵巢肿瘤。如果见到子宫肌层侵犯仅来自宫颈，病变原发部位极可能为宫颈（图14.65）。然而，一些肿瘤表现介于两者之间，根据MRI表现无法确定肿瘤的原发部位。腺鳞癌较鳞状细胞癌或腺癌预后更差[49, 50]。苗勒管腺肉瘤为一罕见的低分级恶性肿瘤，可发生于子宫内膜或宫颈。腺肉瘤可表现为复发性宫颈息肉[51]。

### 恶性腺瘤

恶性腺瘤（也称为微小异型性腺癌）为一罕见的黏液腺癌亚型，占宫颈腺癌的约3%与Peutz-Jeghers综合征（色素沉着-肠息肉综合征）具有相关性[49]，预后差，经典临床表现为无特异性的水泻。文献描述了恶性腺瘤的MRI表现：多囊性肿瘤自宫颈内扩展到宫颈基质（图14.66）。肿瘤具有典型的实性成分，有强化，有助于

与良性Nabothian囊肿鉴别，后者也可表现为多囊性肿块（图14.41）。恶性腺瘤可能无法与宫颈增生，息肉或其他良性囊性病变鉴别[49]。

### 宫颈转移瘤

宫颈与子宫体均不是转移瘤的常见发生部位，通常是由膀胱或直结肠癌的直接侵犯而受累（图14.67）。偶尔，血行或淋巴转移可播散到宫颈。

### 宫颈癌复发与治疗后改变

宫颈癌治疗后复发可发生于多个部位。大部分肿瘤复发发生于治疗后2年内，常位于盆腔。肝，骨或腹膜复发较少见。随访监测影像检查可发现肿瘤复发，肿瘤复发也可出现症状，由于淋巴道梗阻引起下肢水肿，或因神经压迫引起疼痛，或子宫梗阻。远隔复发MRI与CT的检出相当，然而MRI发现盆腔局部复发优于CT（图14.68、14.69）。

接受放射治疗患者的诊断具有挑战性。鉴别放射后改变与肿瘤可能有困难。对于这部分患者来说，MRI检查更有价值，优于CT[48]。绝经前的患者子宫照射造成子宫变小，内膜增厚，肌层信号减低，T2WI上子宫壁解剖分层消失。这些改变可能为子宫直接放射与卵巢功能

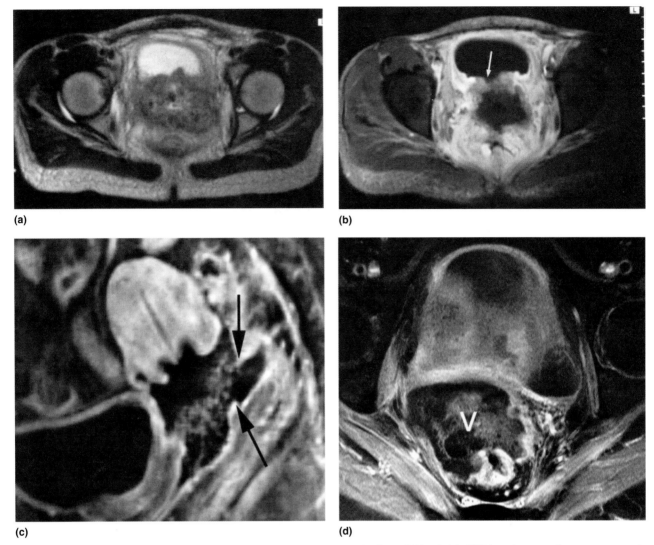

(a)

(b)

(c)

(d)

**图14.64** 巨大宫颈癌放射治疗后坏死与膀胱瘘。横轴位T2加权ETSE（a）与横轴位钆增强脂肪抑制梯度回波（b）影像。T2WI（a）示宫颈一巨大肿瘤。钆增强后（b）可见放射治疗继发广泛坏死和与膀胱间的瘘（箭头，b）。钆增强后影像显示膀胱瘘最佳，瘘道无强化，显示为低信号的线样结构，常有相关瘘道壁的强化。宫颈癌放射治疗后坏死与直肠瘘。另一不同患者矢状（c）与横轴位（d）钆增强脂肪抑制梯度回波影像，示继发于放疗的广泛坏死和与直肠间的宽大瘘道（箭头，c），以及大量粪便位于膀胱与直肠间扩张的阴道穹窿（V，d）内。

抑制，激素刺激丧失的结合作用造成的。

肿瘤复发相对于肌肉呈T2高信号，而放射治疗后12个月以上影像检查，放射性纤维化保持低信号。治疗后最初的6～12个月内，放射性纤维化区可有炎症，水肿与毛细血管增多，可显示为T2信号增高。肿瘤复发与放射性纤维化均呈T1低信号，但如果有确定的肿块性病变则更多为肿瘤复发。钆增强后宫颈强化增高没有特异性，可见于肿瘤复发，也见于放射后纤维化，炎症与放射性坏死；然而动态增强扫描早期强化提示为肿瘤。钆增强影像有助于显示子宫旁与盆腔侧壁的肿瘤复发。

根治性宫颈切除为早期宫颈癌保留生育功能的治疗方法，通常经阴道切除，结合腹腔镜切除淋巴结。手术包括切除宫颈，子宫体与阴道端端吻合，放置环扎缝合[52]（图14.70）。文献描述了术后MR表现与这些解剖改变[53]。一些病例的MR表现与放射后改变相似，形成非常小的宫颈，但宫颈切除的患者可见缝线明显的磁敏感伪影。

## 小 结

MRI评估子宫与宫颈的方法业已确立。发现良性病变与病变定性，如平滑肌瘤与腺肌症已成为许多医学中心的常规检查。病变术前分期与子宫恶性肿瘤的监测，MRI为一极好的工具。

（Michèle A. Brown，Caroline Reinhold和Richard C. Semelka）

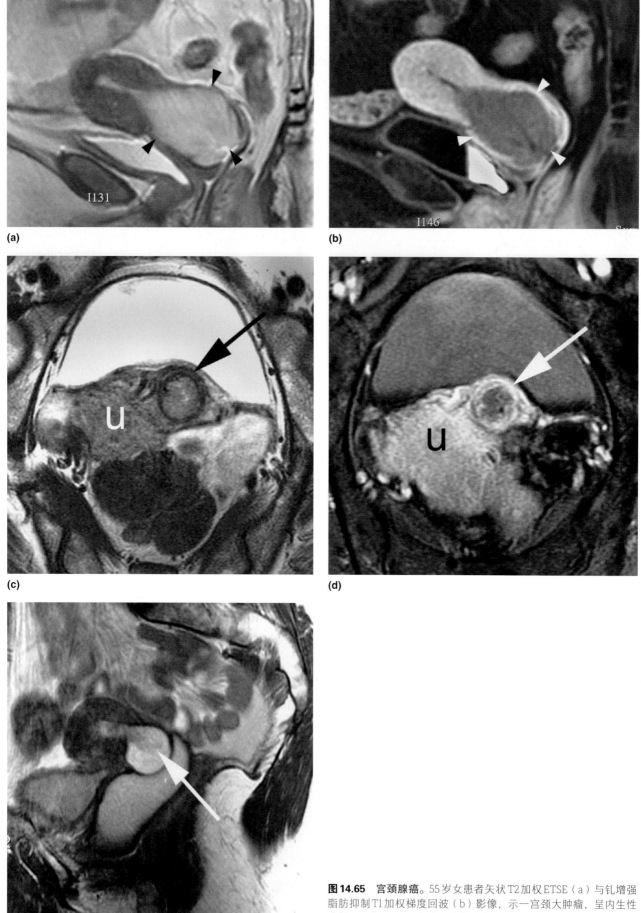

**图 14.65** 宫颈腺癌。55岁女患者矢状T2加权ETSE（a）与钆增强脂肪抑制T1加权梯度回波（b）影像，示一宫颈大肿瘤，呈内生性生长（三角）。MRI有助于确定确定活检证实的腺癌是起源于子宫内膜，还是起自宫颈。

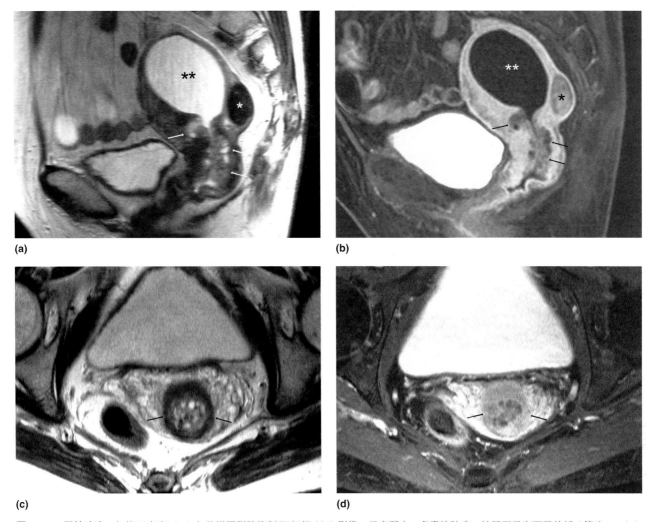

(a)

(b)

(c)

(d)

**图 14.66** **恶性腺瘤**。矢状T2加权（a）与钆增强脂肪抑制T1加权（b）影像，示宫颈内一多囊性肿瘤，扩展至子宫下段前部（箭头，a，b），伴梗阻，宫腔扩张（\*\*，a，b）。偶然发现子宫后壁肌层内一平滑肌瘤（\*，a，b）。横轴位T2加权（c）与钆增强脂肪抑制T1加权（d）影像示多囊性肿瘤（箭头，c，d）不伴有子宫旁蔓延。

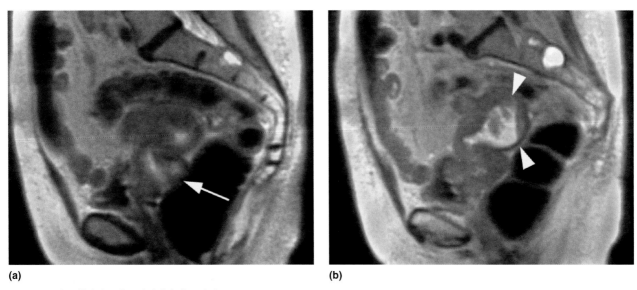

(a)

(b)

**图 14.67** **宫颈转移瘤**。结肠癌患者矢状T2加权ETSE（a，b）、

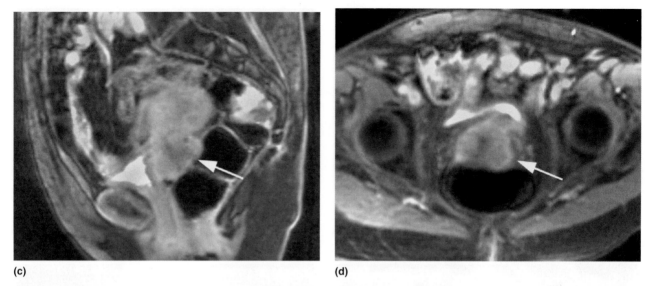

(c)

(d)

**图14.67（续前）** 与矢状（c）及横轴位（d）钆增强脂肪抑制T1加权梯度回波影像示—不规则宫颈肿瘤（箭头，a，c，d）造成子宫梗阻伴宫腔积血（三角，b）。

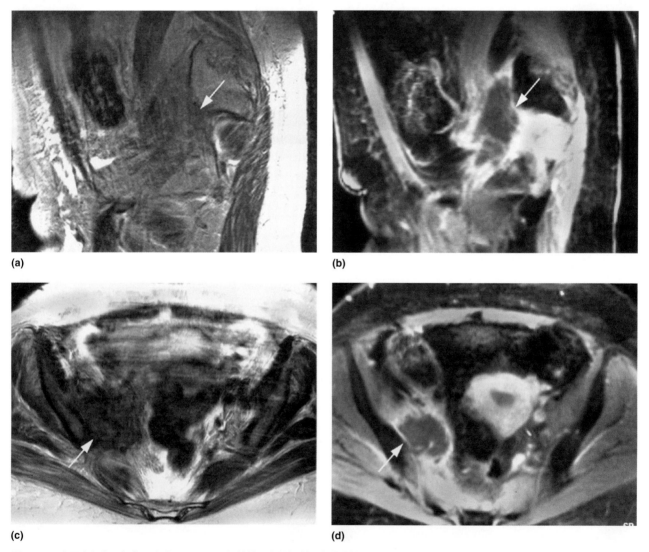

(a)

(b)

(c)

(d)

**图14.68** 宫颈癌复发。矢状T2加权ETSE（a）与钆增强脂肪抑制T1加权梯度回波（b），横轴位T2加权ETSE（c）与钆增强脂肪抑制T1加权梯度回波（d）影像，可见骨盆右侧壁肿瘤，呈T2低信号（箭头，a，c），钆增强后可见强化伴中央坏死（箭头，b，d）。

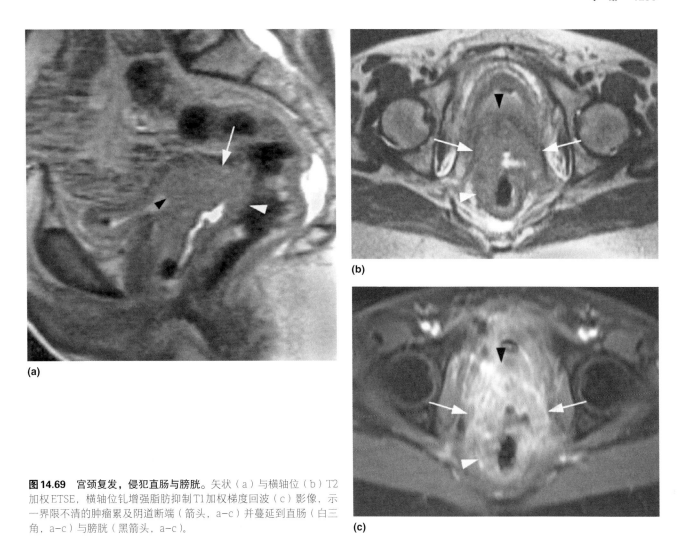

**图 14.69** 宫颈复发,侵犯直肠与膀胱。矢状(a)与横轴位(b)T2加权ETSE,横轴位钆增强脂肪抑制T1加权梯度回波(c)影像,示一界限不清的肿瘤累及阴道断端(箭头,a-c)并蔓延到直肠(白三角,a-c)与膀胱(黑箭头,a-c)。

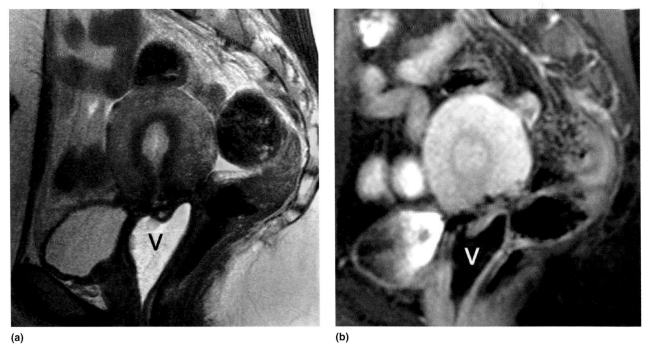

**图 14.70** 宫颈切除术后正常术后表现。矢状T2加权ETSE(a)与钆增强脂肪抑制T1加权梯度回波(b)影像,示宫颈癌保留生育功能术后宫颈缺失。阴道(V)内填充凝胶扩张。

# 参考文献

1. Brown MA, Mattrey RF, Stamato S, Sirlin CB. MRI of the female pelvic using vaginal gel. *AJR Am J Roentgenol* 185: 1221–1227, 2005.

2. DeSouza NM, Dina R, McIndoe GA, Soutter WP. Cervical cancer: value of an endovaginal coil magnetic resonance imaging technique in detecting small volume disease and assessing parametrial extension. *Gynecol Oncol* 102: 80–85, 2006.

3. Hauth EA, Jaeger HJ, Libera H, et al. MR imaging of the uterus and cervix in healthy women: determination of normal values. *Eur Radiol* 17: 734–742, 2006

4. Matsui T, Katayama M, Kobayashi S, et al. Changes in myometrial and junctional zone thickness and signal intensity: demonstration with kinematic T2-weighted MRI. *Radiology* 235: 124–131, 2001.

5. Nakai A, Togashi K, Yamaoka T, et al. Uterine peristalsis shown on cine MRI using ultrafast sequence. *J Magn Reson Imaging* 18: 726–733, 2003.

6. Kataoka M, Kido A, Koyama T, et al. MRI of the female pelvis at 3 T compared to 1.5 T: evaluation on high-resolution T2-weighted and HASTE images. *J Magn Reson Imaging* 25: 527–534, 2007.

7. Martin DR, Friel H, Danrad R, et al. Approach to abdominal imaging at 1.5 tesla and optimization at 3 tesla. *Magn Reson Imaging Clin N Am* 13: 241–254, 2005.

8. Hussain SM, van den Bos IC, Oliveto JM, Martin JR. MR imaging of the female pelvis at 3 T. *Magn Reson Imaging Clin N Am* 14: 537–544, 2006.

9. Merkle EM, Dale BM. Abdominal MRI at 3.0 T: the basics revisited. *AJR Am J Roentgenol* 186: 1524–1532, 2006.

10. Morakkabati-Spitz N, Schild HH, Kuhl CK, Lutterbey G, et al. Female pelvis: MR imaging at 3.0 T with sensitivity encoding and flip-angle sweep technique. *Radiology* 241: 538–545, 2006.

11. Togashi K, Nakai A, Sugimura K. Anatomy and physiology of the female pelvis: MR imaging revisited. *J Magn Reson Imaging* 13: 842–849, 2001.

12. Kataoka M, Togashi K, Kido A, Nakai A, et al. Dysmenorrhea: evaluation with cine-mode-display MR imaging--initial experience. *Radiology* 235: 124–131, 2005.

13. Chaudhry S, Reinhold C, Guermazi A, et al. Benign and malignant diseases of the endometrium. *Top Magn Reson Imaging* 14: 339–357, 2003.

14. Ascher SM, Jha RC, Reinhold C. Benign myometrial conditions: leiomyomas and adenomyosis. *Top Magn Reson Imaging* 14: 281–304, 2000.

15. Fong K, Causer P, Atri M, et al. Transvaginal US and hysterosonography in postmenopausal women with breast cancer receiving tamoxifen: correlation with hysteroscopy and pathologic study. *Radiographics* 23: 137–150, 2003.

16. McCluggage WG, Desai V, Manek S. Tamoxifen-associated postmenopausal adenomyosis exhibits stromal fibrosis, glandular dilatation and epithelial metaplasias. *Histopathology* 37: 340–346, 2000.

17. Randall TC, Kurman RJ. Progestin treatment of atypical hyperplasia and well differentiated carcinoma of the endometrium in women under age 40. *Obstet Gynecol* 90: 434–440, 1997.

18. Hamm B, Kubik-Huch RA, Fleige B. MR imaging and CT of the female pelvis: radiologic–pathologic correlation. *Eur Radiol* 9: 3–15, 1999.

19. Grasel RP, Outwater EK, Siegelman ES, et al. Endometrial polyps: MR imaging features and distinction from endometrial carcinoma. *Radiology* 214: 47–52, 2000.

20. Siskin GP, Shlansky-Goldberg RD, Goodwin SC, et al. A prospective multicenter comparative study between myomectomy and uterine artery embolization with polyvinyl alcohol microspheres: long-term clinical outcomes in patients with symptomatic uterine fibroids. *J Vasc Interv Radiol* 17: 1287–1295, 2006.

21. Hindley J, Gedroyc WM, Regan L, et al. MRI guidance of focused ultrasound therapy of uterine fibroids: early results. *AJR Am J Roentgenol* 183: 1713–1719, 2004.

22. Stewart EA, Rabinovici J, Tempany CM, et al. Clinical outcomes of focused ultrasound surgery for the treatment of uterine fibroids. *Fertil Steril* 85: 22–29, 2006.

23. Burn PR, McCall JM, Chinn RJ, et al. Uterine fibroleiomyoma: MR imaging appearances before and after embolization of uterine arteries. *Radiology* 214: 729–734, 2000.

24. Jha RC, Ascher SM, Imaoka I, Spies JB. Symptomatic fibroleiomyomata: MR imaging of the uterus before and after uterine arterial embolization. *Radiology* 217: 228–235, 2000.

25. Pelage JP, Guaou NG, Jha RC, et al. Uterine fibroid tumors: long-term MR imaging outcome after embolization. *Radiology* 30: 803–809, 2004.

26. Jha RC, Takahama J, Imaoka I, et al. Adenomyosis: MRI of the uterus treated with uterine artery embolization. *AJR Am J Roentgenol* 181: 851–856, 2003.

27. Spielmann AL, Keogh C, Forster BB, et al. Comparison of MRI and sonography in the preliminary evaluation for fibroid embolization. *AJR Am J Roentgenol* 187: 1499–1504, 2006.

28. Kroencke TJ, Scheurig C, Kluner C, et al. Uterine fibroids: contrast-enhanced MR angiography to predict ovarian artery supply—initial experience. *Radiology* 241: 181–189, 2006.

29. Ueda H, Togashi K, Konishi I, et al. Unusual appearances of uterine leiomyomas: MR imaging findings and their histopathologic backgrounds. *Radiographics* 19: 131–145, 1999.

30. Pelage JP, Jacob D, Fazel A, et al. Midterm Results of uterine artery embolization for symptomatic adenomyosis: initial experience. *Radiology* 234: 948–953, 2005.

31. Reinhold C, Tafazoli F, Mehio A, et al. Uterine adenomyosis: endovaginal US and MR imaging features with histopathologic correlation. *Radiographics* 19: 147–160, 1999.

32. Tamai K, Togashi K, Ito T, et al. MR imaging findings of adenomyosis: correlation with histopathologic features and diagnostic pitfalls. *Radiographics* 25: 21–40, 2005.

33. Kim MD, Kim S, Kim NK, et al. Long-term results of uterine artery embolization for symptomatic adenomyosis. *AJR Am J Roentgenol* 188: 176–181, 2007.

34. Okamoto Y, Tanaka YO, Nishida M, et al. MR imaging of the uterine cervix: imaging–pathologic correlation. *Radiographics* 23: 425–445, 2003.

35. Okamoto Y, Tanaka YO, Nishida M, et al. Pelvic imaging: multicystic uterine cervical lesions. Can magnetic resonance imaging differentiate benignancy from malignancy? *Acta Radiol* 45: 102–108, 2004.

36. Pecorelli S. Revised FIGO staging for carcinoma of the vulva, cervix, and endometrium. *Int J Gynaecol Obstet* 105 (2): 103–4, 2009.

37. Amant F, Moerman P, Neven P, et al. Endometrial cancer. *Lancet* 366: 491–505, 2005.

38. Kinkel K, Kaji Y, Yu KK, et al. Radiologic staging in patients with endometrial cancer: a meta-analysis. *Radiology* 212: 711–718, 1999.

39. Frei KA, Kinkel K, Bonél HM, et al. Prediction of deep myometrial invasion in patients with endometrial cancer: Clinical utility of contrast-enhanced MR imaging—a meta-analysis and Bayesian analysis. *Radiology* 216: 444–449, 2000.

40. Ohguri T, Aoki T, Watanabe H, et al. MRI findings including gadolinium-enhanced dynamic studies of malignant, mixed mesodermal tumors of the uterus: differentiation from endometrial carcinomas. *Eur Radiol* 12: 2737–2742, 2002.

41. Tanaka YO, Nishida M, Tsunoda H, et al. Smooth muscle tumors of uncertain malignant potential and leiomyosarcomas of the uterus: MR findings. *J Magn Reson Imaging* 20: 998–1007, 2004.

42. Rha SE, Byun JY, Jung SE, et al. CT and MRI of uterine sarcomas and their mimickers. *AJR Am J Roentgenol* 181: 1369–1374, 2003.

43. Metser U, Haider MA, Khalili K, Boerner S. MR imaging findings and patterns of spread in secondary tumor involvement of the uterine body and cervix. *AJR Am J Roentgenol* 180: 765–769, 2003.

44. Schiller JT, Lowy DR. Prospects for cervical cancer prevention by human papillomavirus vaccination. *Cancer Res* 66: 10229–10232, 2006.

45. Peppercorn PD, Jeyarajah AR, Woolas R, et al. Role of MR imaging in the selection of patients with early cervical carcinoma for fertility-preserving surgery: initial experience. *Radiology* 212: 395–399, 1999.

46. Yang WT, Lam WW, Yu MY, et al. Comparison of dynamic helical CT and dynamic MR imaging in the evaluation of pelvic lymph nodes in cervical carcinoma. *AJR Am J Roentgenol* 175: 759–766, 2000.

47. Choi HJ, Kim SH, Seo SS, et al. MRI for pretreatment lymph node staging in uterine cervical cancer. *AJR Am J Roentgenol* 187: W538–W543, 2006.

48. Semelka RC, Hricak H, Kim B, et al. Pelvic fistulas: appearances on MR images. *Abdom Imaging* 22: 91–95, 1997.

49. Oguri H, Maeda N, Izumiya C, et al. MRI of endocervical glandular disorders: three cases of a deep nabothian cyst and three cases of a minimal-deviation adenocarcinoma. *Magn Reson Imaging* 22: 1333–1337, 2004.

50. Farley JH, Hickey KW, Carlson JW, et al. Adenosquamous histology predicts a poor outcome for patients with advanced-stage, but not early-stage, cervical carcinoma. *Cancer* 97: 2196–2202, 2003.

51. Manoharan M, Noor Azma MA, Soosay G, et al. Müllerian adenosarcoma of the uterine cervix: report of three cases and review of the literature. *Gynecol Oncol* 105: 256–260, 2007.

52. Hertel H, Köhler C, Grund D, et al. Radical vaginal trachelectomy (RVT) combined with laparoscopic pelvic lymphadenectomy: prospective multicenter study of 100 patients with early cervical cancer. *Gynecol Oncol* 103: 506–511, 2006.

53. Sahdev A, Jones J, Shepherd JH, Reznek RH. MR imaging appearances of the female pelvis after trachelectomy. *Radiographics* 25: 41–52, 2005.

# 第十五章　附　件

对附件病变的评价，磁共振成像（MRI）起到的作用越来越重要。组织的正确定性常能够对其他影像方法不能确诊的病变做出确定诊断。MRI定性诊断可帮助预测病变恶性的可能性，以便指导适当处理与局限良性病变的手术干预。生育期的女性或已妊娠的患者，MRI可详尽评价附件的病变而没有电离辐射或其他对胎儿有害的作用。本章介绍了附件不同良性与恶性病变的MRI表现。

## MRI技术

肠道蠕动可造成盆腔影像质量明显减低。为减少此种伪影，患者应在扫描前禁食至少4h，或使用抗蠕动的药物，如胰高血糖素，检查前15～30min肌内注射1mg剂量可有效抑制肠蠕动。为减少流动相关伪影，饱和脉冲带可置于感兴趣部位的上方与下方。此外，检查前排空膀胱可使患者更舒适，减少运动伪影。

应常规使用相控阵线圈。由于线圈的近场敏感性，线圈下脂肪的高信号亮度与运动伪影可能带来问题。为修正这一效应，对技术进行了改良。非脂肪抑制矢状影像采集时，将饱和带置于前腹壁上，而横轴位影像采集时采用前后方向频率编码可有帮助。

用于附件检查的标准序列包括横轴位T1加权扰相梯度回波，横轴位T1加权脂肪抑制梯度回波，横轴位回波链自旋回波（ETSE），T2加权，矢状或冠状屏气或单次激发（SS）–ETSE与钆增强后脂肪抑制梯度回波。系列快速三维（3D）梯度回波序列用于钆增强动态成像。扩散加权成像（DWI）可有助于，例如发现卵巢恶性肿瘤的腹膜转移[1]。

## 3T影像检查

采用3T系统行女性盆腔，包括卵巢检查不断增多，带来的技术挑战及可能的解决方案与在第十四章讨论中子宫影像检查类似。请参考十四章的相关讨论中女性盆腔影像检查3 T影像技术优化的相关细节。

## 正常解剖

附件，adnexa，来自拉丁语 *adnectere*（意思为束缚于），为附属性或毗邻的解剖部分。附件为位于女性盆腔内子宫的附属物：卵巢，输卵管与韧带支持着子宫。

## 卵　巢

在生命的第1年，卵巢便移行进入真骨盆，位于卵巢窝–盆腔侧壁的一个凹陷内。卵巢窝前侧为髂外血管，后侧是子宫与髂内血管。虽然此为典型的卵巢部位，但由于多次生产，膀胱与子宫的大小变化与曾有过的手术，卵巢的位置也有变化。卵巢由前内侧的卵巢悬韧带（或骨盆漏斗韧带）、前下侧的阔韧带（卵巢固有韧带）与前侧的卵巢系膜固定位置。一般，卵巢位于子宫外侧、输卵管的下方。

卵巢的血供来自卵巢动脉与子宫动脉的卵巢支。血管之间的吻合形成约10支动脉分支构成的动脉弓，穿入卵巢。卵巢动脉与静脉经卵巢悬韧带穿行，左侧与右侧卵巢的静脉引流略有不同，左侧卵巢静脉引流进入左肾静脉，而右侧卵巢静脉于右肾静脉旁直接引流进入下腔静脉。卵巢的淋巴引流与静脉引流伴行，引流入主动脉旁淋巴结。

卵巢大小依年龄而不同，绝经前的女性，卵巢5～8g，排卵与妊娠期卵巢增大。30岁以后卵巢开始减小，停经后卵巢萎缩更为明显。使用激素替代治疗可影响卵巢的萎缩率。

组织学上，卵巢分为髓质（中央部）与皮质（周围部）区。髓质含有基质细胞、淋巴管、血管与神经。皮质由不同成熟度的卵泡构成，出生时数量最多，随后呈进行性减少，绝经后消失。在生育期年龄，每个月一个Graafian卵泡成熟，释放一个卵子并变为黄体。如果未妊娠，则黄体退化为白体，最终完全退化。口服避孕剂可干扰这一进程，抑制Graafian卵泡成熟与卵子的释放。

卵巢MRI表现特征的研究[2]显示，T2WI可见两种信号形式的卵巢解剖。第1种为卵巢皮质与基质为低信号，伴髓质的高信号，多见于绝经前的女性（图15.1）。第2种影像表现为皮质与髓质均为均匀低信号，这种表现形式更常见于绝经后的女性。在T1WI上，卵巢相对于子宫肌层呈均匀等信号。注射钆对比剂后，不同激素分泌状况下的卵巢强化不同。绝经前的女性，卵巢强化多低于子宫肌层的强化，而绝经后妇女的卵巢则与肌层等强化[3]。

易位的卵巢影像表现与正常卵巢相同（图15.2）。

卵巢功能性囊肿的T2信号非常高，T1为低到中等信号。这些信号包括卵泡，黄体与白体囊肿的信号。无论任何年龄与激素状态卵巢囊肿均很常见（图15.3）。囊壁一般为T2低信号，钆增强后囊壁的强化不同。黄体囊肿壁较厚，常不规则，增强后早期明显强化（图15.4）。黄体囊肿也可含有蛋白物质或血，呈不同的T1与T2信号表现（图15.5）。

## 输卵管

输卵管是由苗勒管发育第3期苗勒管未融合的近侧

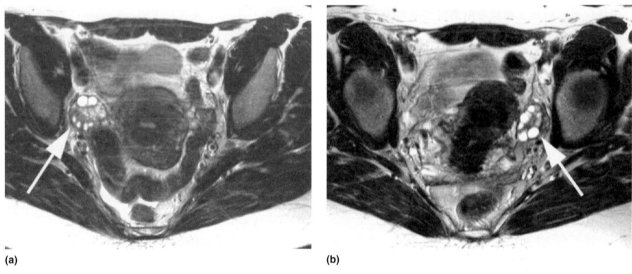

**(a)**　　　　　　　　　　　　　　　　　　　　　　　　　**(b)**

**图15.1　正常卵巢。**横轴位T2加权ETSE影像显示正常卵巢（箭头，a，b）伴有多发高信号的小卵泡。

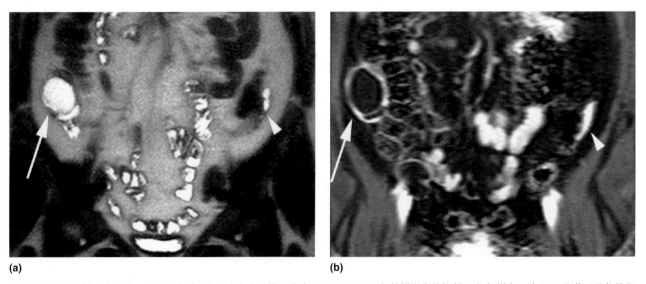

**(a)**　　　　　　　　　　　　　　　　　　　　　　　　　**(b)**

**图15.2　易位卵巢，右侧卵巢生理性囊肿。**宫颈癌患者冠状T2加权SS-ETSE（a）与钆增强脂肪抑制T1加权梯度回波（b）影像示易位的卵巢。右侧卵巢有一生理性囊肿（箭头，a，b）。可见部分左侧正常的卵巢（三角，a，b）。

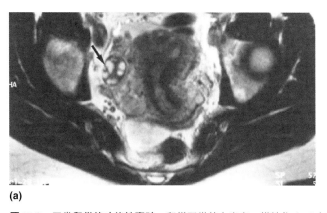

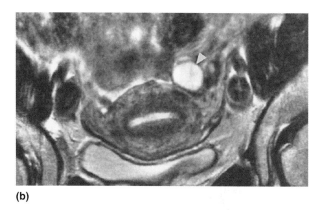

**(a)**　　　　　　　　　　　　　　　　　　　　　　　**(b)**

**图15.3　正常卵巢伴功能性囊肿。**卵巢正常的女患者，横轴位（a）与冠状（b）T2加权ETSE影像，可见卵泡位于右侧卵巢（箭头，a），左侧卵巢内一较大囊肿（三角，b）。含有卵泡的皮质信号低于髓质。增强后，卵巢实质强化，卵泡与囊肿边缘亦见强化（未展示）。卵巢内卵泡/囊肿边缘轻度平滑强化为典型表现。

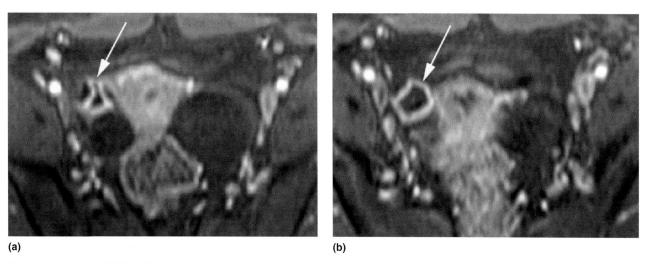

**(a)**　　　　　　　　　　　　　　　　　　　　　　　**(b)**

**图15.4　黄体囊肿。**横轴位钆增强动脉晚期脂肪抑制T1加权梯度回波影像显示一明显强化，外形不规则的囊肿（箭头，a，b）。早期明显强化，壁厚不规则为黄体囊肿的MR表现特征。

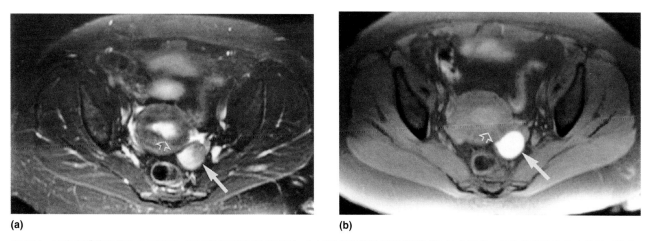

**(a)**　　　　　　　　　　　　　　　　　　　　　　　**(b)**

**图15.5　子宫内膜癌患者出血性囊肿。**T2加权脂肪抑制ETSE（a）与T1加权脂肪抑制梯度回波（b）影像。出血性囊肿呈T1高信号（箭头，b），T2不均匀高信号（箭头，a）与子宫内膜异位症相似。注意子宫内膜癌引起的内膜增厚，伴结合带局部变薄（空箭头，a，b）。

部分形成的[4]，包裹于上部阔韧带内，卵巢移行时应呈相对水平方向。正常的输卵管长约10cm，管腔直径1~4mm[5]。输卵管可分为4段（从内而外）：间质部、峡部、壶腹与漏斗或伞端。输卵管管壁较复杂，含有纵行皱襞与黏膜折叠，自输卵管内侧到外侧增多增大。黏膜表面有纤毛细胞，可帮助卵子通过，从卵巢运行到子宫腔。常规MRI上不能看到正常的输卵管。

## 先天性异常

卵巢的先天性异常包括完全性与混合型性腺发育不全，以及真性与假性两性畸形。MRI是显示内生殖器官非常重要的方法，可确定是否有正常的卵巢，条索状性腺，或卵睾体（卵巢与睾丸并存体）[6]，也可发现性腺母细胞瘤，这种肿瘤见于高达1/3的混合型性腺发育不全的患者。

苗勒管缺陷的Buttran分类包括输卵管的异常。Ⅰ类异常包括输卵管发育不全，为双侧发生[5]。Ⅱ类异常包括单角子宫，可伴有一侧输卵管发育不全。己烯雌酚相关异常包括输卵管短缩、卷曲、伞端萎缩、开口狭窄与子宫壁内段输卵管带状缩窄。

## 附件的良性疾病

良性附件疾病包括肿瘤性与非肿瘤性病变。良性肿瘤性病变主要为卵巢肿瘤，而良性输卵管肿瘤极为罕见。非肿瘤性病变，如感染与子宫内膜异位，可累及输卵管以及卵巢。特殊的良性肿块，如子宫内膜异位与成熟囊性畸胎瘤具有特异性MRI表现，发现后可作出有把握的诊断。应用前述一些MRI技术，可评价附件肿瘤恶性的可能性，这一点将在"附件恶性病变"一节中做更详尽的讨论。重要的是要领会良性与恶性卵巢肿瘤之间MRI表现有重叠，无特异性表现肿瘤的适当处理应包括系列影像检查，并常需要手术切除。

### 非肿瘤性疾病

#### 功能性卵巢囊肿

没有并发症时，功能性卵巢囊肿诊断并无问题。然而合并有出血时与子宫内膜异位症及肿瘤鉴别可能会有困难。系列影像检查显示囊肿消退时，分类诊断为功能

性囊肿容易。一项单一研究显示一些征象有助于鉴别。乳头样凸出为肿瘤性囊肿的重要征象（图15.6），而功能性囊肿没有此种表现（图15.7）[7]。子宫内膜异位症一般有明显的短T1效应造成的T1高信号，短T2效应造成的T2低信号。T2WI上低信号（暗影）为子宫内膜异位症的特征，而报告显示黄体囊肿少见。没有复杂改变或短T2暗影，确定诊断常有困难，影像随访可有帮助。

### 卵泡膜黄体化囊肿

人类绒毛膜促性腺激素（β-hCG）循环水平增高通常见于妊娠期滋养层病变的女性，由于多发卵泡膜黄体化囊肿，造成卵巢明显增大。可见大量囊肿，常呈多房状，直径高达4cm。卵巢一般为6~12cm，但可增大高达20cm。虽然通常无症状，但如果有囊肿破裂或出血，或卵巢扭转，患者可有疼痛。

卵泡膜黄体化囊肿的MRI表现可有不同，可呈低到高T1信号、T2高信号[8,9]。如果有相关富血管的内膜肿块，则可能为妊娠期滋养层病变（图15.8）。因不育行诱导排卵的患者可有相似的卵巢反应。伴有单纯或出血性腹水，结合相应临床病史，可提示有卵巢过度刺激综合征。此种情况下，也可有明显的宫内或异位妊娠（图15.9）。

### 卵巢旁与腹膜囊肿

几乎任何来源的良性与恶性卵巢囊肿均可起自卵巢旁阔韧带内或卵巢冠，总体上将这些囊肿称之为卵巢旁囊肿，可占附件占位性病变的10%~20%。这些囊肿的一个常见亚类为来自苗勒管残留的Morgagni囊肿，发生于输卵管伞端，一般没有症状。大的囊肿可出现扭转或发生出血。在MR影像上，无并发症的卵巢旁囊肿表现为单纯液体信号。复杂性与双侧囊肿也有报告。卵巢旁囊肿为圆形或椭圆形，除非可确认同侧与囊肿分离的正常卵巢，卵巢旁囊肿与卵巢囊肿可能无法鉴别。

腹膜包涵性囊肿，或腹膜假囊肿的形成需要两个条件：同侧有功能的卵巢与粘连。最常见于有腹盆腔手术史或子宫内膜异位症病史的女性。假囊肿没有真性囊壁，为内覆间皮的粘连形成的包裹性积液与周围结构相嵌合，因而常呈多边形或外形不规则，而非圆形。虽然有些包涵性囊肿可与其他附件囊肿表现相似，但MRI显示良好这种征象具有鉴别意义[10]。如果不予治疗，积液可持续增多，这些囊肿可趋于增大（图15.10）。

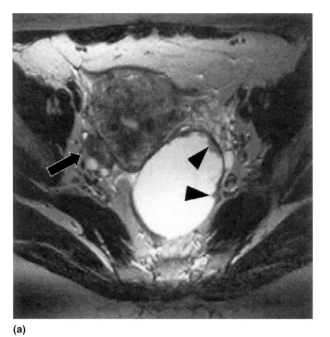

**(a)**

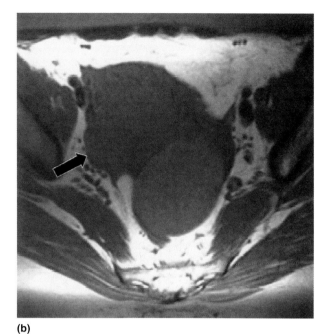

**(b)**

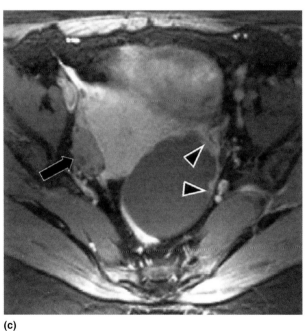

**(c)**

**图15.6 右侧正常卵巢与左侧卵巢浆液性囊腺瘤。**40岁女患者，左侧附件肿瘤。T2加权ETSE（a），T1加权SE（b）与钆增强T1加权脂肪抑制梯度回波（c）影像。右侧正常的卵巢（箭头，a~c）含有数个卵泡，增强后可见边缘强化。注意卵巢基质强化低于相邻子宫肌层。相反，左侧卵巢已由原发囊性肿瘤所取代。明显增厚的囊壁（三角，a）在钆增强影像上显示清楚，呈乳头状凸起（三角，c）。（经允许，图片a与c选自Outwater EK，Mitchell DG: 1996 [3]. ）

## 子宫内膜异位症

子宫内膜异位症一般为良性病变，见于生育期年龄的女性，多偶然发现，也可有疼痛或不育[11]。恶变的发生率不足1%，最常恶变为内膜癌，透明细胞癌与癌肉瘤[12]。妊娠期子宫内膜异位瘤增大，为激素环境改变造成的，不要认为是恶变[13]。严谨的病理数据表明，病变必需有异位的子宫内膜腺伴周围内膜基质；然而反复出血可造成内覆的内膜消失。按发生率递减排序，最常见的受累部位为卵巢，子宫直肠陷凹与子宫后壁，子宫骶骨韧带，子宫前壁与膀胱顶。其他可见受累的潜在部位为乙状结肠，输卵管与输尿管远段。推测病因包括三个主要机制。①转移：子宫内膜细胞经输卵管反流并种植于盆腔结构，或经血管，淋巴管，或手术播散；②化生：由于反复暴露于激素的刺激下，体腔细胞的转变；③诱导：未分化的间叶细胞由子宫内膜物质诱导形成[14]。转移性沉积为最广泛接受的理论，特别是月经

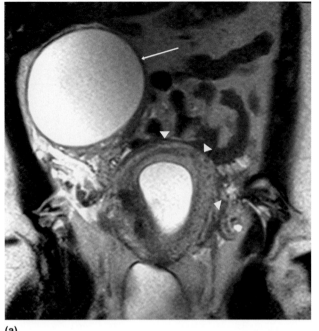

**(a)**

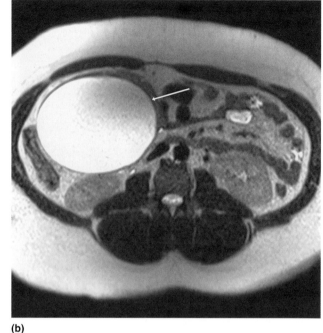

**(b)**

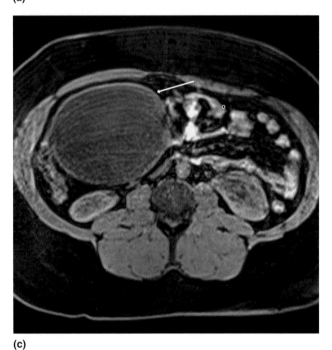

**(c)**

**图15.7 卵巢囊肿。**冠状（a）与横轴位（b）T2加权SS-ETSE影像，显示右侧卵巢一大、边界清楚的囊肿，未见囊壁不规则，囊液为单纯液体（箭头，a，b）。可见孕3个月的子宫（三角，a）。妊娠早期见到的囊肿大部分为黄体囊肿，约孕12周时消退。持续存在或有疑问的囊肿需要手术探查。

逆流说。月经逆流一直与子宫肌层收缩紊乱相关，在月经期间可扰乱血流方向。

　　在MR影像上，子宫内膜异位瘤典型表现为厚壁囊，伴周围广泛纤维化并粘连于相邻结构。影像检查最常发现子宫内膜瘤而非小的内膜种植，内膜种植很难发现。在T1WI上，子宫内膜异位瘤呈典型的高信号，采用脂肪抑制技术时，高信号更为明显；脂肪抑制T1WI可检出小于1cm的病灶（图15.11）。在T2WI上，子宫内膜异

位瘤典型表现为低信号（阴影），可能是由于反复出血，可缩短T2弛豫时间的血液分解产物聚集所致（图15.12、15.13）。功能性或出血性囊肿很少见这种明显的缩短T2效应[15]。在利用这些信号特点进行诊断时，MRI诊断子宫内膜异位症的正确性高。虽然也可见到实质病变，光滑的环状囊壁强化为子宫内膜异位症的特点。如果未观察所有序列影像，特征性的环状强化可与其他病变，如输卵管-卵巢脓肿或出血性囊肿相混淆。深部子宫内膜

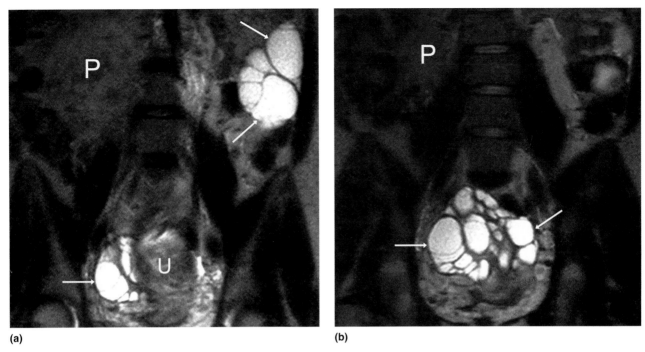

**(a)**　**(b)**

**图15.8** 卵泡膜黄体化囊肿。妊娠患者冠状 T2 加权影像（a，b）示增大的卵巢内多发囊肿（箭头，a，b）。注意由于子宫妊娠，左侧卵巢向上移位。可见后置胎盘的一部分（P，a，b）与妊娠子宫的下部（U，a）。卵泡膜黄体化囊肿与 β-hCG 循环水平升高相关。

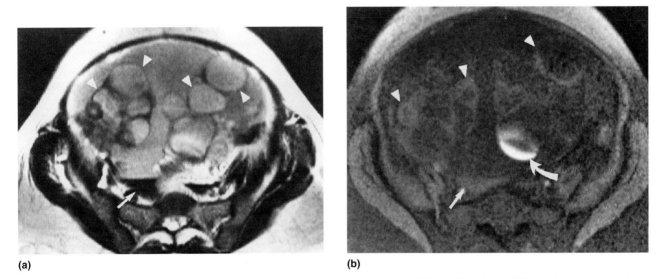

**(a)**　**(b)**

**图15.9** 卵巢过度刺激综合征患者的卵泡膜黄体化囊肿。接受诱导排卵治疗患者，出现急性腹痛与低血压。横轴位 T2 加权 ETSE（a）与 T1 加权脂肪抑制梯度回波（b）影像。可见双侧多房性卵巢囊肿（三角，a，b）伴妊娠的子宫（未展示）与明显的腹腔游离液体。一些囊肿合并出血，脂肪抑制 T1WI 显示最佳（弯箭头，b）。同时可见腹腔积血。注意重力方向的积液呈 T1 中等信号，T2 信号减低，符合细胞内正铁血红素（直箭头，a，b）。诊断为卵巢过度刺激综合征，伴不育诱导排卵治疗合并危及生命的并发症。

异位症病理定义为腹膜下侵犯深度大于 5mm，影像如果显示子宫直肠陷凹由于广泛粘连而消失则提示可能是本病（图15.13）[16]。子宫内膜异位症可累及腹壁手术瘢痕（图15.14）。腹壁子宫内膜异位症可不伴有盆腔子宫内膜异位症[17]。

小的子宫内膜种植更不容易诊断。高分辨率 MRI 可能发现种植，表现为 T1 高信号病变，脂肪抑制影像病变更明显。钆增强后，一些种植也显示有强化。也可见病变呈 T2 高信号，但典型种植由于周围纤维化呈 T2 低信号，也可发现有出血灶。但仍常常需要腹腔镜诊断，分

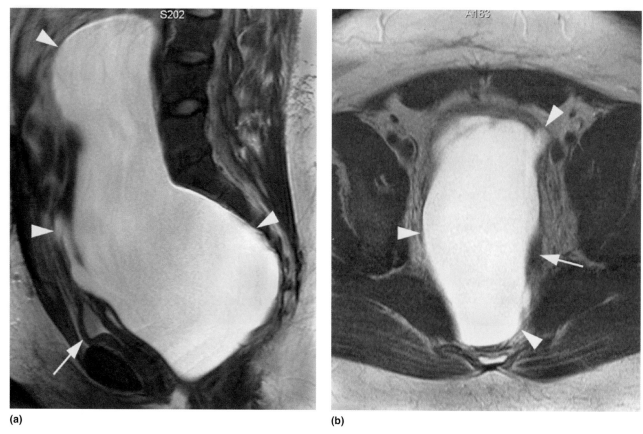

(a)　　　　　　　　　　　　　　　　　　　　　(b)

**图15.10** **腹膜包涵性囊肿。**有腹部手术史的女患者，矢状（a）与横轴位（b）T2加权ETSE，可见一巨大、外形不规则的囊性肿物（三角，a，b），压迫膀胱（箭头，a）与乙状结肠（箭头，b）移位。手术发现肿物为良性腹膜囊肿。

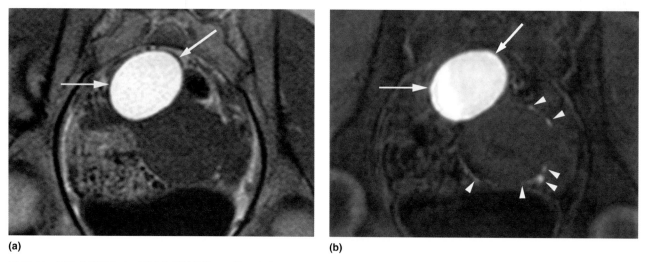

(a)　　　　　　　　　　　　　　　　　　　　　(b)

**图15.11** **子宫内膜异位症：脂肪抑制的益处。**冠状T1加权（a）与T1加权脂肪抑制（b）梯度回波影像，可见患者右侧附件的大肿物，肿物内容呈很高信号，提示为子宫内膜异位症或出血性囊肿。脂肪抑制影像示多个小的内膜种植分布于子宫浆膜（三角，b），因而可有把握地诊断此例患者为子宫内膜异位症。

期与治疗。MRI可能无法检出腹腔镜看到的很小的表浅病变，但MRI在发现深部盆腔子宫内膜异位症方面优于腹腔镜，而这种病变常有症状（图15.15）[16]。

## 多囊卵巢

多囊卵巢综合征（PCOS）为临床表现为多毛，不规则出血或不育的一组疾病。肥胖为相关特征，但不仅限

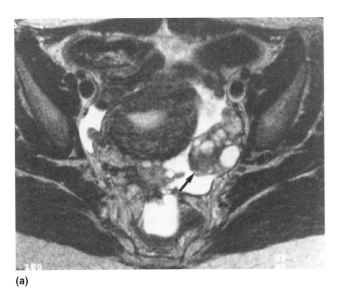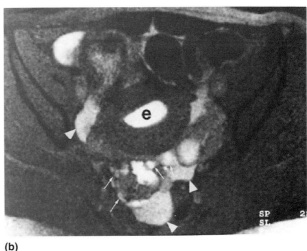

(a)　　　　　　　　　　　　　　　　　　　　　　　　(b)

**图15.12**　宫颈狭窄患者子宫内膜异位症。青春期女孩，无月经，盆部疼痛。横轴位T2加权ETSE（a）与T1加权脂肪抑制自旋回波（b）影像。左侧卵巢呈T1高信号，及相应特征性的T2低信号（箭头,a）。加用脂肪抑制后，非脂肪抑制不能确定的子宫内膜种植小结节变得更明显（箭头，b）。注意子宫内膜腔（a，b）与盆腔内的游离液体（三角，b）均较通常信号更高，符合子宫积血与腹腔积血。该患者患有宫颈闭锁与月经返流，可能为患者子宫内膜异位症的原因。手术证实了子宫内膜异位症与血性盆腔积液；切除的子宫标本显示宫颈闭锁。

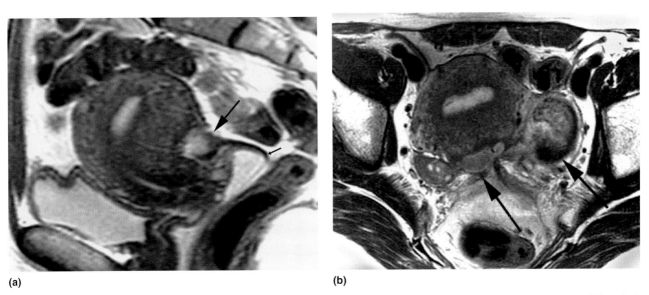

(a)　　　　　　　　　　　　　　　　　　　　　　　　(b)

**图15.13**　深部盆腔子宫内膜异位症。矢状（a）与横轴位（b）T2加权，T1加权（c）与脂肪抑制T1加权（d）影像，示左侧卵巢与子宫后肿物（大箭头，a；箭头，b-d）。病变呈T2低信号，在非脂肪抑制与脂肪抑制T1WI上，肿物内含成分均很亮。同时注意子宫向后翻转，将阴道后穹窿抬高（小箭头，a），子宫韧带增厚，及盆腔器官呈栓系状。这些均为深部盆腔子宫内膜异位性的特征性表现。影像诊断后，病理证实为深部子宫内膜异位症，浆膜面下侵犯>5mm。

于本病[18]。最常见的病因为激素失衡，导致卵巢刺激而无优势卵泡成熟。其结果是卵巢出现大量大小差不多的卵泡，一般位于卵巢周围部分。病变的卵巢由于基质组织增多而增大；也可有包膜增生[15]。在磁共振（MR）影像上，多囊卵巢为正常大小或增大，伴周围多发大小一致的小卵泡。T2WI可见一低信号的包膜与中央基质

[19]。与正常卵巢不同，小而均一的卵泡不会出血，一直呈T2高信号，T1低信号[19]。应注意正常卵巢与多囊卵巢的MRI表现有重叠，甚至典型的MR影像表现也不足以诊断PCOS，或不是诊断PCOS的必要依据。PCOS患者的治疗主要针对患者主诉不育，月经不规则或雄激素过量；然而治疗也有重要的潜在长期建康意义，包括糖

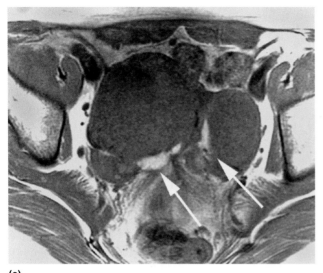

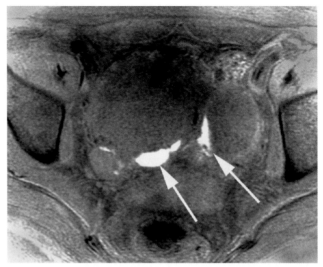

(c)

(d)

**图15.13（续前）**

尿病及其相关心血管病的风险。另外，由于无排卵患者的非对抗性雌激素，PCOS患者患子宫内膜癌的危险性高（图15.16）[18]。

### 卵巢扭转

卵巢扭转最常见于青春期前的女孩与妊娠期的女性。有卵巢肿物时易出现扭转。虽然大多数患者有急性盆部疼痛，一些患者的症状为间断疼痛，可能与间断卵巢扭转相关。病理与影像改变反映了血管损害的程度。扭转初期，仅有静脉血流受限，造成卵巢淤血，水肿与间质出血而增大。动脉血流受限后，卵巢及相关肿瘤出现坏死。

文献描述3种MRI表现，共同出现可正确诊断卵巢扭转：①与子宫相延续的附件突出或伴有淤血的血管隆起；②病变周围有增粗，直行的血管包绕；③完全没有强化。第1个征象，附件突出代表卵巢和（或）病变与子宫间联接的蒂，或供血血管。扭转结节一般表现为T1与T2低信号（图15.17），也可见到高信号区，代表有出血或充血。第2个征象，血管包裹，为扭转远侧的卵巢表面血管。第3个征象，无强化，提示动脉严重损害；当扭转仅累及静脉或不完全累及动脉时，仍可见卵巢有一定程度的强化。MR剪影可更好观察这种强化[20]。同时可见到卵巢多发周围小卵泡。在T1WI上，偶见环绕附件肿块的高信号边，反映病变内有出血，但这种表现可

见于任何亚急性血肿，无特异性[21, 22]。扩散成像也用于成功评价卵巢扭转[23]。

卵巢严重水肿的MRI表现也有报告，见于不伴有出血性梗死的血管蒂扭转，也没有卵巢肿瘤。最常见的表现为卵巢明显增大（可高达40cm），T2信号增高（图15.18）[24]。

### 盆腔炎性疾病/输卵管脓肿

盆腔炎症性疾病（PID）为生育期年龄女性的疾病，指不同的盆腔感染。感染经上升经路播散；子宫切除后的患者无盆腔感染的危险。多种微生物可引起盆腔感染，沙眼衣原体与淋病奈瑟菌最为常见。其他病原菌包括类杆菌与其他不同革兰氏阴性与阳性好氧菌与厌氧菌；混合性感染也很常见。宫内器具置入的患者为PID高危患者，这些女患者尤其多见放线菌感染[25]。PID的妇女有发热与腹部及盆部疼痛；体检时可见宫颈举痛与阴道排液。触及到相关附件肿块提示有输卵管-卵巢脓肿（TOA）或输卵管积脓。无并发症的PID（子宫肌炎，子宫内膜炎与卵巢炎）采用经典的抗生素保守治疗。TOA或输卵管积脓可能需要经皮或手术引流治疗。PID的长期转归包括不育，慢性盆腔疼痛与异位妊娠的危险增高

大多数PID/TOA的患者根据临床表现，体检与超声诊断。对一组怀疑PID到医院就诊的高度选择性患者的研究，证实MRI诊断PID较经阴道超声正确性更高[26]。

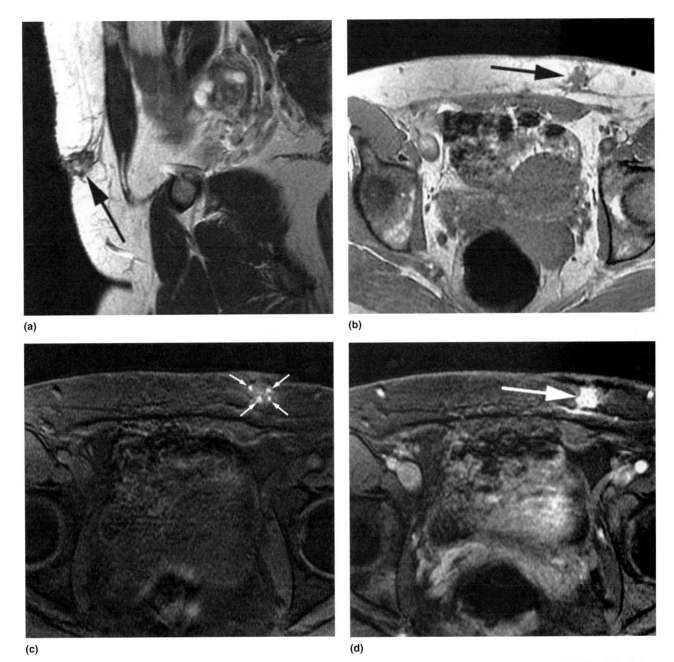

**图15.14** **腹壁子宫内膜异位症**。有剖腹产史，腹痛的患者，矢状T2加权ETSE（a），横轴位T1加权梯度回波（b），脂肪抑制T1加权梯度回波（c）与钆增强T1加权脂肪抑制梯度回波（d）影像。可见腹壁瘢痕左侧部一小肿物（箭头，a，b，d），呈T2低信号，钆增强后有强化。注意肿物内的出血灶（箭头，c）。子宫内膜腹壁种植常为实性，伴明显强化，可不伴有盆腔内的子宫内膜异位。由于不常见，肿物内的出血灶有助于确定诊断。

MR也有助于发现引起症状的其他原因。在脂肪抑制T2WI上，炎症范围表现为边界不清的高信号改变，钆增强T1WI上可见明显强化（图15.19）[25]。在常规T1WI上，这些区域也可表现为弧线状低信号。TOA可有不同表现，但通常呈附件区圆形或管状厚壁，充盈液体的肿物。脓肿最常表现为T1低信号，T2高信号或不均匀信号。钆增强后可见致密强化的边缘。TOA鉴别诊断包括子宫内膜异位瘤，卵巢肿瘤，感染性卵巢囊肿与其他来源的脓肿，如克罗恩病，阑尾炎或憩室炎。慢性PID/TOA造成相似但较轻的改变。输卵管炎的表现包括输卵管伞端梗阻造成的管腔增大。在MR影像上可见蛇行状的附件病变；管腔内容物不同呈不同的中央信号。积脓的T1与T2信号不

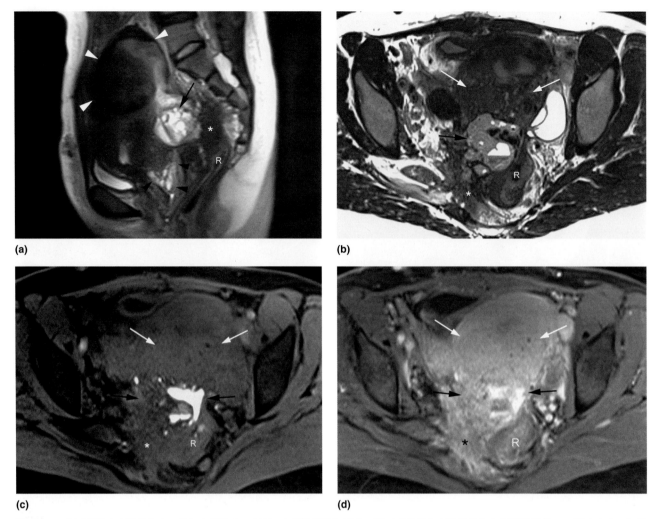

(a)　(b)

(c)　(d)

**图15.15　广泛性子宫内膜异位症，侵犯右侧盆壁，直肠，右侧输尿管与阴道。**同时可见子宫内膜异位与右侧卵巢扭转。40岁女患者，矢状T2加权（a）与横轴位T2加权（b），脂肪抑制T1加权（c）与钆增强脂肪抑制T1加权（d）影像。矢状影像显示一低信号大肿块位于子宫上方（白三角，a）。肿块无强化，病理证实为右侧卵巢扭转。子宫内膜异位症（黑三角，a）累及宫颈与阴道。子宫直肠陷凹内可见子宫内膜异位肿块（黑箭头，a-d），伴直肠栓系（R，a-d）。明显强化的实性部分蔓延至右侧（*，a-d），可见侵犯盆壁，直肠与输尿管。注意相关的子宫腺肌症（白箭头，b-d）。

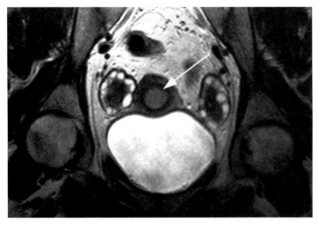

**图15.16　多囊卵巢与IA期子宫内膜癌。**斜位（子宫短轴位）T2加权ETSE影像，示低信号的卵巢中央基质与包膜，及大量周围小卵泡。子宫内膜增厚（箭头）。活检发现子宫内膜癌。

一，但可显示有液体－碎屑液平。钆增强后可见输卵管壁强化。

### 输卵管积水

　　输卵管伞端梗阻，未合并出血或感染而形引起输卵管扩张造成输卵管积水。如果合并出血，则称之为输卵管积血，而如果合并感染则称为输卵管积脓。输卵管梗阻的原因包括PID，子宫内膜异位症，相邻肿瘤及手术后粘连等。在MR影像上，扩张的输卵管表现为充盈液体的管状结构，折曲呈S形或C形（图15.20、15.21）[27]。MR多平面成像特别有助于显示该多囊性结构实际上是扩张的输卵管腔。积液的T1与T2信号可提示梗阻的原因。

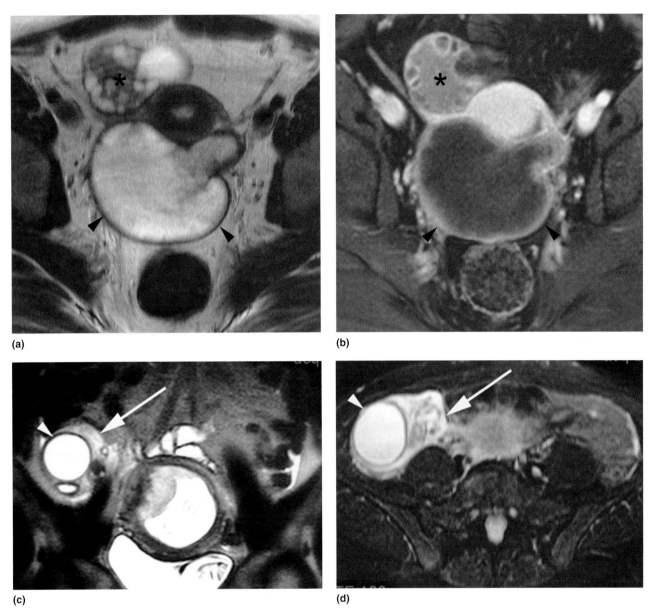

**图15.17** **卵巢扭转**。横轴位T2加权ETSE（a）与钆增强T1加权梯度回波（b）影像，示左侧附件肿块（三角，a，b）。肿块呈T2高信号伴边缘低信号。注射钆对比剂后，病变无强化，符合梗死。组织病理证实为卵巢梗死伴出血性坏死。同时可以见到右侧正常的卵巢（*，a，b），含有优势卵泡。妊娠伴卵巢扭转。另一不同患者冠状T2加权SS-ETSE（c）与横轴位T2加权脂肪抑制SS-ETSE（d），示右侧卵巢增大，伴基质水肿（箭头，c，d）与明显的囊肿（三角，c，d）。妊娠患者易发生卵巢扭转。

液体T1信号增高与子宫内膜异位症相关。

## 异位妊娠

　　子宫外妊娠最常见的部位为输卵管，其次为卵巢。由于使用促排卵药物增多，异位妊娠的发生率也在升高。大多数异位妊娠由经阴道超声检查得以证实，但文献也描述了异位妊娠的MRI表现[8, 9]。MRI的一个潜在优势是可以精确定位子宫角或宫颈异位妊娠的种植部位，这对于恰当处理非常重要。MRI征象包括输卵管血肿、输卵管壁强化、胎囊样结构、血性腹水与信号不均匀的附件肿块。血肿呈T1中等信号到高信号，而腹水在脂肪抑制T1WI上信号增高。

## 盆腔静脉曲张

　　盆腔静脉曲张与增大的卵巢静脉可因盆腔痛检查时发现，也可偶然发现[28, 29]。原发性盆腔静脉曲张与相关盆腔疼痛综合征（也称为盆腔淤血综合征）患者有慢性盆腔疼痛但病因不明显。盆腔淤血综合征一般见于生

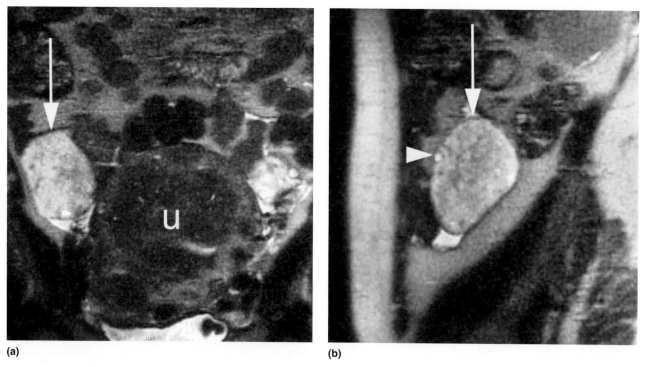

**图15.18** 卵巢重度水肿。冠状（a）与矢状（b）T2加权SS-ETSE影像示右侧卵巢增大（箭头,a,b）伴基质信号增高与数个周边小卵泡（三角,b）。注意子宫增大（u,a），为子宫腺肌症与平滑肌瘤所致。

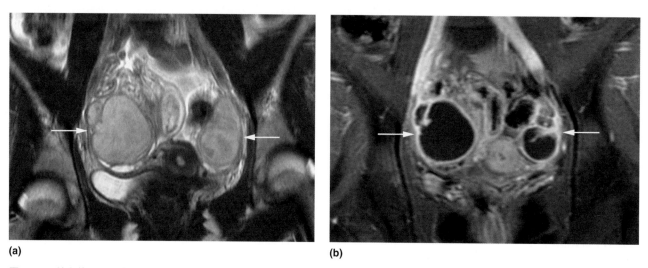

**图15.19** 输卵管-卵巢脓肿。盆腔疼痛伴发热患者，冠状T2加权（a）与扎增强脂肪抑制T1加权（b）影像示双侧附件积液伴边缘强化（箭头,a,b）。

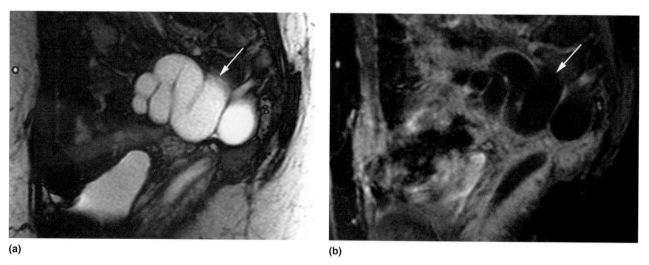

**图15.20** 输卵管积水。旁矢状T2/T1加权稳态梯度回波（a）与钆增强脂肪抑制T1加权（b）影像，示管状结构，内含单纯、无强化的液体，符合输卵管积液（箭头,a,b）。

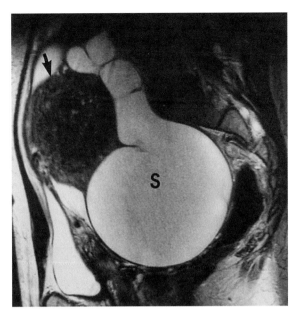

**图15.21** **输尿管积液。**矢状512-分辨率T2加权ETSE影像，示巨大输卵管积液（S）。患者同时有子宫腺肌症（箭头）。

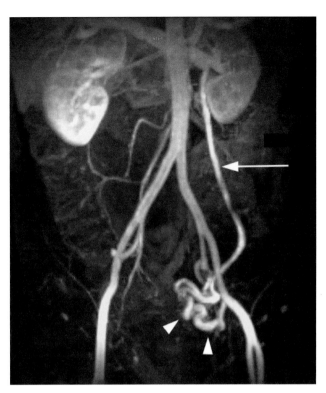

**图15.22** **盆腔静脉曲张。**慢性盆腔疼痛患者钆对比剂注射后约45s斜冠状最大强度投影MR血管成像，可见对比剂向下返流到一增大的左侧卵巢静脉（箭头），伴左侧盆腔静脉曲张充盈对比剂（三角）。

育期年龄的多产妇；患者主诉盆腔深部疼痛，活动或增加腹压的运动时疼痛加剧[29]。临床诊断具有挑战性；怀疑盆腔疼痛综合征的患者常行静脉造影检查，不但为有创检查，而且结果常为阴性。MRI提供了一个无创性静脉成像检查，并且常规序列可额外评价盆腔的解剖，有利于诊断引起疼痛的其他原因，如子宫腺肌症。在T1与T2WI上，可见匍行状的子宫旁与卵巢旁血管。钆增强动态扫描可见增大的性腺静脉向下返流，盆腔曲张的静脉明显强化（图15.22）。盆腔静脉曲张引起疼痛的患者可行静脉栓塞治疗，有报告显示治疗可明显改善疼痛[30]。继发性盆腔静脉曲张一般无相关疼痛，但却提示多种可能存在的异常，如下腔静脉梗阻、门静脉高压、盆腔血流增多或血管畸形[29]。

## 良性肿瘤

卵巢良性肿瘤根据细胞类型分类与其同名恶性肿瘤分类一致（表15.1）。

### 上皮来源性肿瘤

良性上皮性肿瘤可以是浆液性、黏液性或移行细胞瘤（Brenner瘤）。虽然有罕见的良性肿瘤，子宫内膜样与透明细胞上皮肿瘤通常为恶性。最常见的良性上皮肿瘤为囊腺瘤，通常是浆液性或黏液性囊腺瘤。有纤维基

质的肿瘤认为是囊腺纤维瘤或腺纤维瘤。浆液性与黏液性囊腺瘤各有特征性的MRI表现，然而有重叠。区分两种肿瘤常不可能，但也不重要，因为两者治疗方法相同。

浆液性囊腺瘤常见，占所有卵巢良性肿瘤约20%。浆液性囊腺瘤恶变好发于老年女性，良性囊腺瘤则见于20～50岁。约20%为双侧发生，而恶性囊腺瘤双侧发生更多见。最常见的表现为薄壁、单房的囊肿，虽然可有乳头样突起。观察到这些突起十分重要，因为这些突起为上皮肿瘤的标志，而且可能是恶性的预期征象[7]。病变为良性时，可行单纯切除或单侧卵巢剜除治疗。在MR影像上，无并发症的浆液性囊腺瘤所有序列均表现为水

**表15.1** **卵巢良性与恶性原发肿瘤**

| 上皮细胞（约70%） | 生殖细胞（约20%） | 性索间质（约10%） |
| --- | --- | --- |
| 浆液性肿瘤 | 成熟性囊性畸胎瘤 | 纤维瘤 |
| 黏液性肿瘤 | 未成熟畸胎瘤 | 卵泡膜颗粒细胞瘤 |
| 内皮样瘤 | 无性细胞瘤 | Sertoli-leydig细胞瘤 |
| 透明细胞瘤 | 内胚窦瘤 | 硬化性间质细胞瘤 |
| Brenner瘤 | 胚细胞瘤 | |
| 囊腺纤维瘤 | 绒毛膜癌 | |

样信号，呈T1低信号、T2高信号（图15.23）。如果合并出血，则T1与T2信号由于弛豫时间的缩短而改变。单房、薄壁病变可与单纯功能性囊肿相似，而多房性病变可类似于黏液性囊腺瘤或、更重要的是类似恶性肿瘤（图15.24）。乳头状突起可发生于良性上皮性肿瘤，但应该小心恶性的可能（图15.25）。

黏液性囊腺瘤也是上皮来源肿瘤，占卵巢良性肿瘤的另外20%，很少双侧发生（约5%），更多见于40岁以后的女性。病变更多为多房性，没有乳头样突起，这一点可有助于于与浆液性囊腺瘤鉴别。但可能无法区分两种囊腺瘤，然而区分可能不重要，因为治疗方法相同。黏液性囊腺瘤多较浆液性囊腺瘤更大。在MR影像上，黏液性囊腺瘤典型表现为多房性肿瘤，各房内容蛋白含量不同，呈不同T1与T2信号[31]。一个或更多的分房内可见出血，进一步造成不同T1与T2信号表现（图15.26）。黏液性囊腺瘤也可以是单房或仅有非常少的分

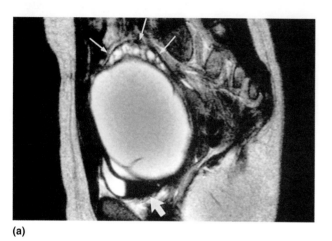

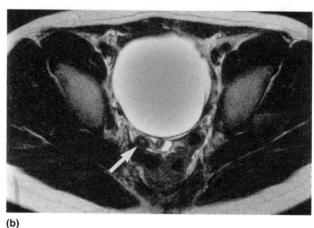

**(a)** **(b)**

**图15.23 浆液性囊腺瘤。**10岁女孩，性早熟。矢状（a）与横轴位（b）512分辨率T2加权ETSE影像，可见一有分隔的大肿瘤占据盆腔。注意青春期大小，含有卵泡的卵巢覆于肿瘤上（长箭头，a）。膀胱内重力方向无信号的部分代表浓缩钆的T2*效应（短箭头，a）。卵巢肿瘤压迫子宫体及宫颈移位（箭头，b）。手术切除一良性浆液性囊腺瘤。

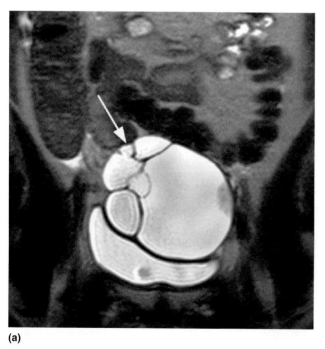

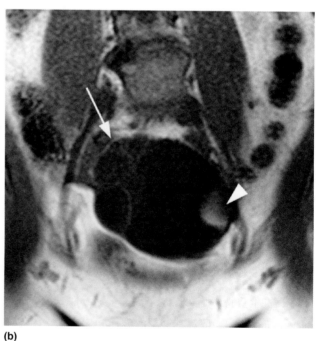

**(a)** **(b)**

**图15.24 黏液性囊腺瘤。**冠状T2加权SS-ETSE（a）与T1加权梯度回波（b）影像，显示一多房性肿瘤（箭头）。T1WI上高信号灶（三角，b）提示分房内的出血（感谢圣地亚哥加里弗尼亚大学放射科 Claude Sirlin，MD提供病例）。

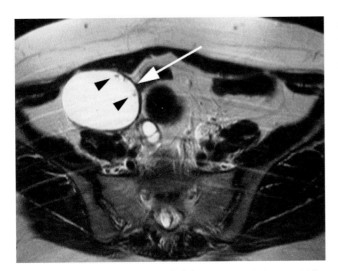

**图15.25** 伴乳头状突出的浆液性囊腺瘤。横轴位T2加权ETSE影像，示右侧附件单房囊性肿瘤（箭头）伴数个乳头状突起（三角）。良性浆液性肿瘤可有乳头状突起，但较见于典型恶性浆液性肿瘤的突起更少，更小。

隔（图15.27）。与浆液性囊腺瘤相同，乳头状突起提示恶性。

囊腺纤维瘤为囊性上皮肿瘤，除上皮细胞外，纤维基质为肿瘤的主要成分。腺纤维瘤甚至含有更多的纤维成分。与其他上皮肿瘤一样，囊性腺纤维瘤与腺纤维瘤可以是浆液性，黏液性或较少见的子宫内膜样或透明细胞性的

肿瘤。肿瘤通常为良性，然而，也有交界性与恶性肿瘤。文献报告肿瘤的MRI表现不一，可含有实性成分，呈T2较低信号，提示病变的纤维性质。但囊性腺纤维瘤MRI也可表现为几近完全囊性与囊腺瘤相似（图15.28）[32]。子宫内膜样肿瘤为典型的恶性肿瘤，但也可以良性腺纤维瘤的方式发生。内膜样与透明细胞肿瘤与子宫内膜异位症相关，可起自子宫内膜异位性囊肿（图15.29）。

腺纤维瘤的一种变异为Brenner瘤或移行细胞瘤，起自卵巢表面上皮，含有尿路上皮细胞巢[33]。这些肿瘤占所有卵巢肿瘤的2%~3%，大多数为良性，有合并有交界性或恶性肿瘤的合并报告。良性Brenner瘤与纤维瘤信号特点相似，T2信号均匀减低[34]。较大肿瘤可显示有囊性区[33]。Brenner瘤约30与其他卵巢肿瘤相关，通常位于同侧卵巢。

### 生殖细胞来源肿瘤

生殖细胞来源的唯一良性肿瘤为成熟性囊性畸胎瘤，为卵巢最常见的肿瘤。虽然任何年龄均可发现，发病高峰年龄为中年生育期。约90%为单侧发生，平均大小为6cm。患者通常无症状，如果有症状，多与肿瘤的占位效应或扭转相关，偶可发生感染或破裂。恶变发性率约为1%，最多见于绝经后的女性。

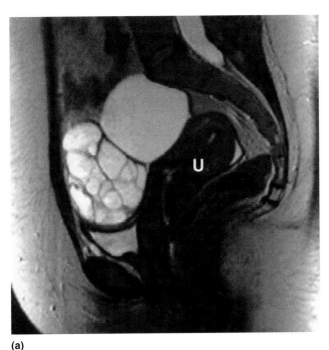

(a)

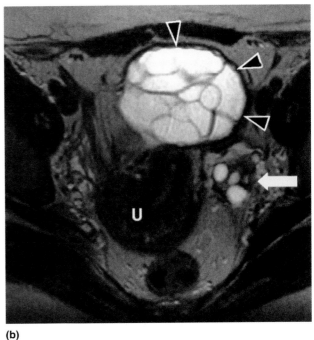

(b)

**图15.26** 黏液性囊腺瘤。矢状（a）与横轴位（b）T2加权影像。黏液性囊腺瘤内可见典型的多囊与分隔。可见肿瘤低信号的纤维性囊壁（三角，b）与相邻正常的左侧卵巢（箭头，b）。矢状影像（a）显示肿瘤压迫子宫（u）向后移位。

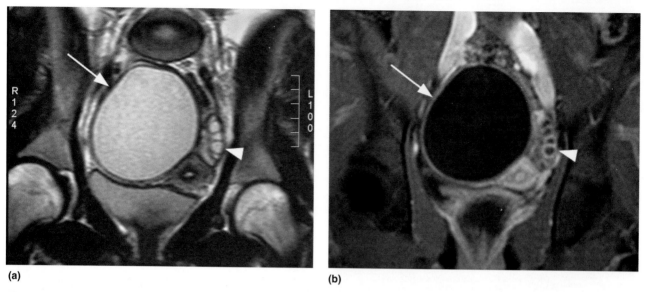

**图 15.27** 黏液性囊腺瘤。冠状 T2 加权 ETSE（a）与钆增强脂肪抑制 T1 加权梯度回波（b）影像，示右侧卵巢一单房囊性肿瘤（箭头），无壁结节与左侧含有多个卵泡的正常卵巢相邻（三角）。

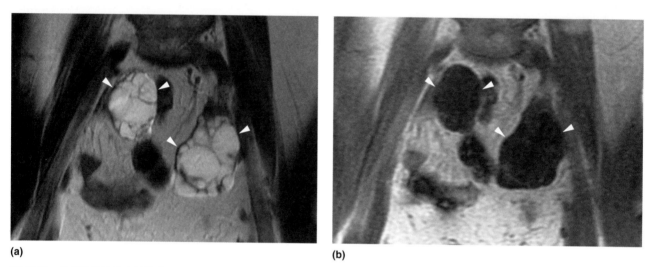

**图 15.28** 双侧浆液性囊腺纤维瘤。冠状 T2 加权 ETSE（a）与 T1 加权梯度回波（b）影像，示有分隔的肿瘤内含单纯液体（三角，a，b）。小的实性部分呈 T2 低信号，T1 等信号，可能反映了组织内含纤维成分。

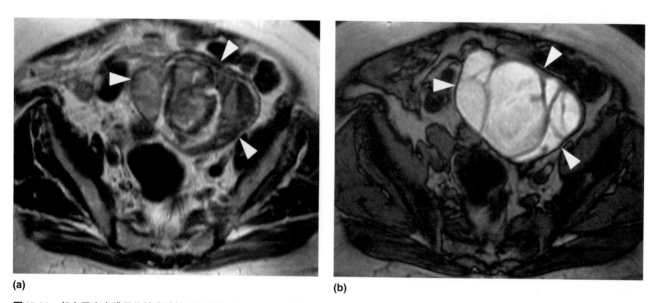

**图 15.29** 起自子宫内膜异位性囊肿的子宫内膜样腺纤维瘤。横轴位 T2 加权 ETSE（a）与反相位 T1 加权梯度回波（b）影像，显示一有分隔的肿瘤（三角，a，b），呈 T2 不均匀高信号与低信号（a），T1 轻度不均匀高信号（b），符合血液分解产物。切除后的肿瘤标本病理显示为子宫内膜异位囊肿内良性子宫内膜样腺纤维瘤。

　　成熟性囊性畸胎瘤由不同量的内胚层、中胚层及外胚层成分构成。骨、牙齿、毛发、软骨、皮肤、肌肉、脂肪、支气管、唾液腺、甲状腺、胰腺、神经组织与视网膜于肿瘤内均可发现。虽然可有分隔，肿瘤典型为单房。囊壁由外胚层被覆，含有角化物与皮脂，皮脂由皮质腺分泌。肿瘤处理方法包括保守性手术，根据肿瘤大小及保留生育能力的要求做囊肿切除，卵巢切除或输卵管-卵巢切除。恶变偶可性发生，通常为鳞状细胞癌。文献报告其他细胞类型包括腺癌、肉瘤、移行细胞癌与黑色素瘤[35]。肿瘤恶变的预后差，大部分患者存活时间不足1年。

　　特征性MRI表现为脂肪，约95%的成熟畸胎瘤可见脂肪（图15.30、15.31和15.32）。其他表现包括液-

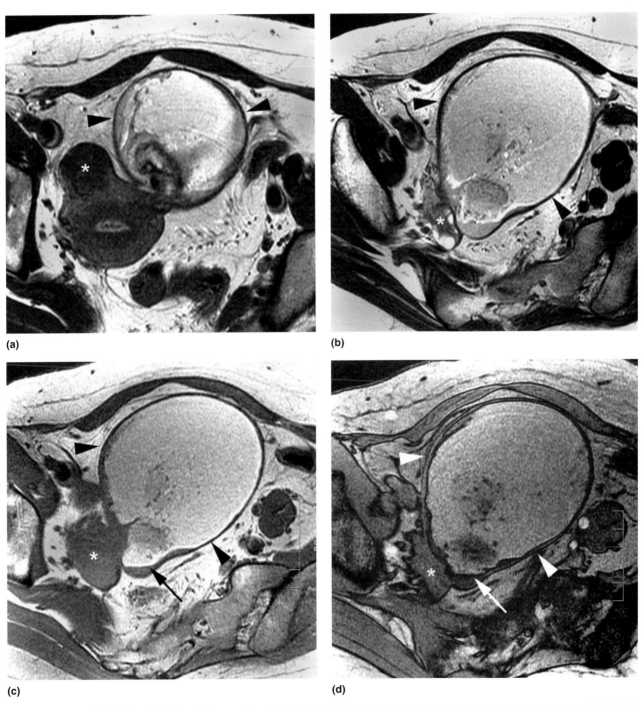

(a)　(b)

(c)　(d)

**图15.30　成熟性囊性畸胎瘤。**横轴位T2加权ETSE（a，b）与T1加权梯度回波同相位（c）与反相位（d）影像，示左侧卵巢一大的皮样囊肿（三角，a-d）。相邻子宫有一平滑肌瘤（*，a），可见右侧卵巢的一部分（*，b-d）。同、反相位T1WI显示肿瘤内第2种化学位移形成的伪影，证实有肉眼可见的脂肪，脂-液平面（三角，c，d）与中央的小灶，可能为毛发。同时注意明显的分隔配准伪影，为第1种化学位移所致，T2WI显示最好。

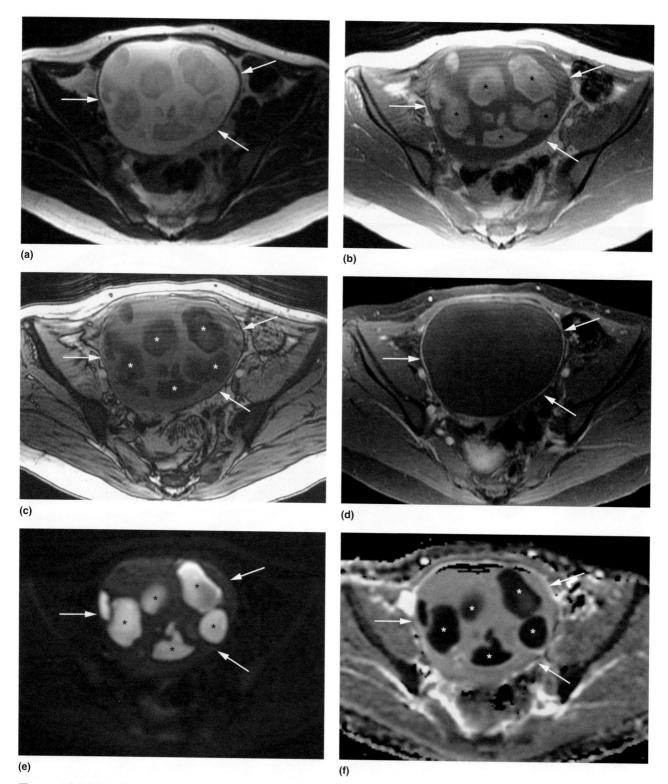

**图 15.31 成熟性囊性畸胎瘤。**横轴位 T2 加权 ETSE（a），双回波同相位梯度回波（b），反相位 T1 加权梯度回波（c），钆增强脂肪抑制 T1 加权梯度回波（d）与扩散加权（b = 1000）（e）影像与表观系数图（f），显示一大的附件肿瘤（箭头，a-f）。注意不规则悬浮状含脂肪换肿块（*，b，c，e，f），反相位与化学脂肪饱和 T1 加权影像上可见信号丢失。这些悬浮状的肿块同时显示有明显扩散受限（*，e，f）。

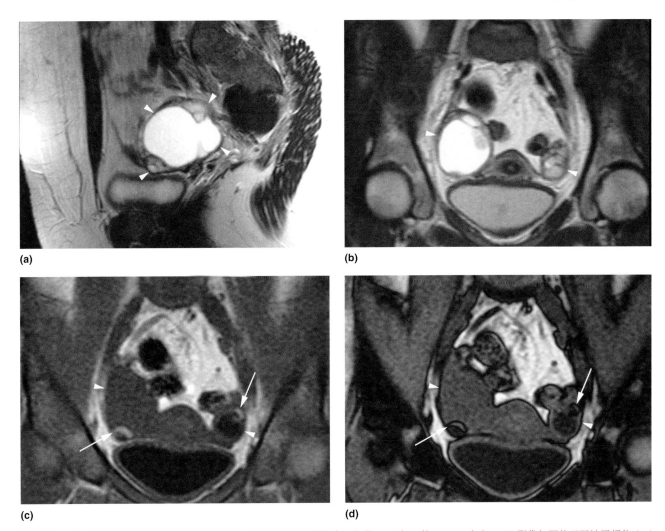

**图15.32**　含小量脂肪的双侧成熟性囊性畸胎瘤：化学位移影像的优点。矢状（a）与冠状（b）T2加权ETSE影像与冠状双回波同相位（c）与反相位（d）T1加权梯度回波影像，示双侧附件肿瘤（三角,a-d）。虽然可见小的T1高信号灶（箭头,c），病变影像表现无特异性（a-c）。反相位影像上可见印度墨水伪影（箭头，d），确定为脂肪，因而诊断此例40岁患者的病变为良性畸胎瘤。与分别采集的化学脂肪饱和序列不同，双回波化学位移影像对部分配准伪影不敏感，而对小脂肪灶的敏感性高。

液平面，碎屑沉积层，低信号的钙化（通常为牙齿）与Rokitansky结节（附着于囊壁的皮样斑块）[36]。病变内的脂肪在所有序列影像上均表现为肉眼可见脂肪的信号。病变内脂肪与水和（或）软组织间分界亦可见化学位移伪影。标准T1与T2WI序列支持畸胎瘤的诊断，然而，反相位T1WI或化学选择脂肪抑制技术可提高诊断信心。仅有少量脂肪的病变，反相位影像诊断具有特别的优势（图15.32、15.33）。

单一皮肤性畸胎瘤为畸胎瘤的一个亚型，仅由一种类型组织构成，如卵巢甲状腺囊肿与甲状腺肿类癌。大多数文献报告将卵巢甲状腺囊肿描述为伴有实性成分的复杂性多房囊性肿瘤[37]。由于黏液的粘稠度不同，不同囊的信号不同，常呈T1低到中等信号、T2很低信

号[38]。钆增强后实性部位呈明显强化与甲状腺组织相当（图15.34）[38]。也有报告无实性成分的病例[39]；然而可见到多房囊内相同的信号形式。

**性索间质来源肿瘤**

为最常见的卵巢实性良性肿瘤，起自卵巢基质成分，由纤维细胞，卵泡膜细胞，或两种细胞同时构成。如单纯由其中一种细胞构成，肿瘤则称为纤维瘤或卵泡膜细胞瘤。由于组织学表现可有重叠，所谓纤维卵泡膜细胞瘤的名称可更适于许多病例。含有卵泡膜细胞的肿瘤伴有相关雌激素增高。纯卵泡膜细胞瘤最常见于绝经期或绝经前后的妇女，并有相关子宫内膜增生与子宫内膜癌。已知有相关子宫内膜病变的患者，大部分肿瘤是在异常

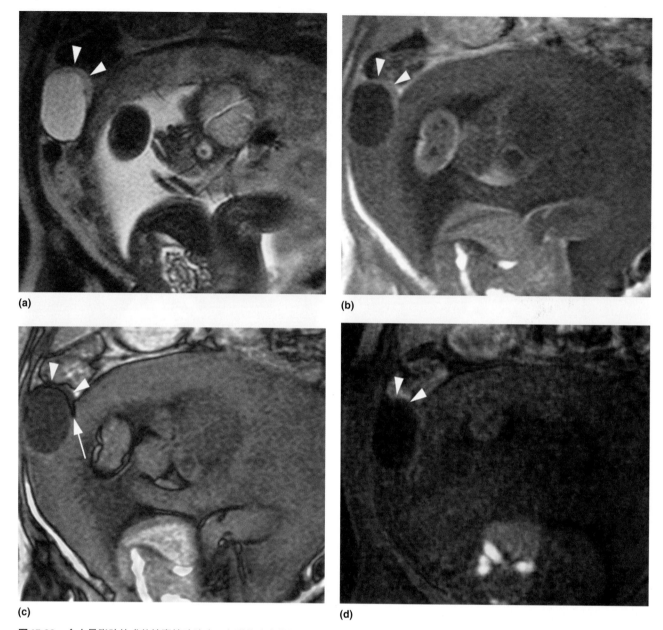

(a)

(b)

(c)

(d)

**图15.33 含小量脂肪的成熟性囊性畸胎瘤。**有附件肿瘤的妊娠患者，冠状T2加权ETSE（a），T1加权梯度回波同相位（b）与反相位（c）双回波影像与脂肪抑制T1加权梯度回波影像（d）。可见右侧附件一囊性肿瘤，前部小量组织表现为非单纯液体信号（三角）。反相位T1加权影像显示该组织与囊液间的界面信号丢失，提示为脂肪，病变诊断为良性畸胎瘤。脂肪抑制T1WI（d）未能确定有小量脂肪，是为部分配准误差与不均匀脂肪抑制所致。

出血检查时发现的。其他症状无特异性，包括盆腔疼痛或不适。纯纤维瘤更多诊断于50岁以下的女性，通常无症状，患者偶有腹水。如果同时有右侧胸腔积液，则表现符合Meig综合征，为纤维瘤的罕见表现。这些肿瘤的治疗为手术切除。

纤维瘤、卵泡膜细胞瘤与纤维卵泡膜细胞瘤的MR征象相似：T1与T2均为低信号（图15.35、15.36）。由于相似的信号特点，这些肿瘤与有蒂的平滑肌瘤鉴别可有

困难[40]。外生性平滑肌瘤常表现为所谓"桥血管征"，即可见弧线状扭曲的血管结构跨越子宫与盆腔肿瘤之间[41]。发现卵巢肿瘤周围压迫的卵巢组织也有助于鉴别。钆增强后，这些肿瘤的强化程度不一，文献报告强化可从不明显到明显强化[42]。也可见到由于肿瘤镜下明显的黏液瘤改变而呈不典型的T2高信号。文献报告合并腹水的发生率高[43]。

卵巢硬化性间质瘤为一较少见的良性性索间质瘤[44-48]。

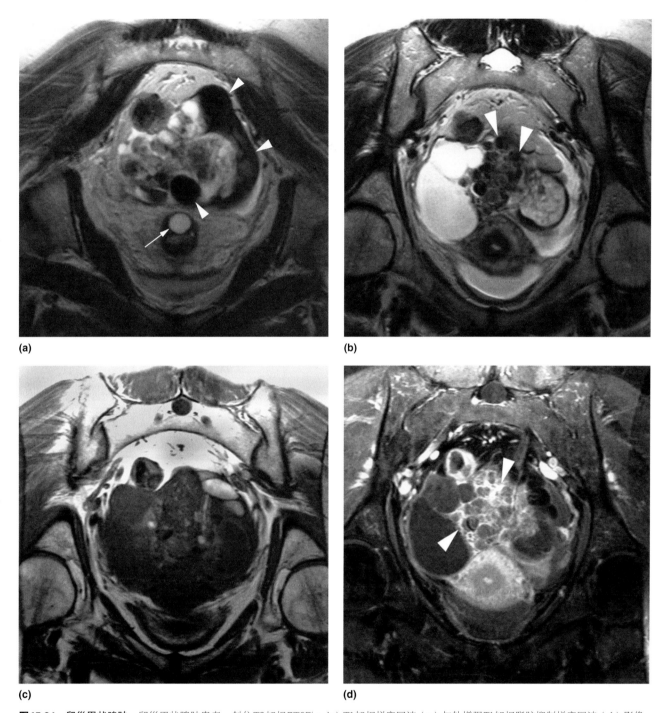

**图15.34　卵巢甲状腺肿。**卵巢甲状腺肿患者，斜位T2加权ETSE（a,b），T1加权梯度回波（c）与钆增强T1加权脂肪抑制梯度回波（d）影像。注意多房囊性肿瘤，多房囊呈特征性的T2低信号（三角，a，b），钆增强后可见实性部分呈花边样强化（三角，d）。可见宫颈—Mabothian囊肿（那氏腺囊肿）。

诊断年龄通常小于30岁，虽然仅有少数肿瘤有激素活性，临床有月经不规律。激素生成性硬化性间质瘤可分泌雌激素与雄激素，手术切除可治愈。文献描述肿瘤的MRI表现为假分叶状，这反映了肿瘤的组织病理学特征：T2影像上周边低信号的结节（假分叶）与高信号的基质形成对比[48]。这些肿瘤富含血管，文献报告呈早期强化，并呈向心性渐进性强化。

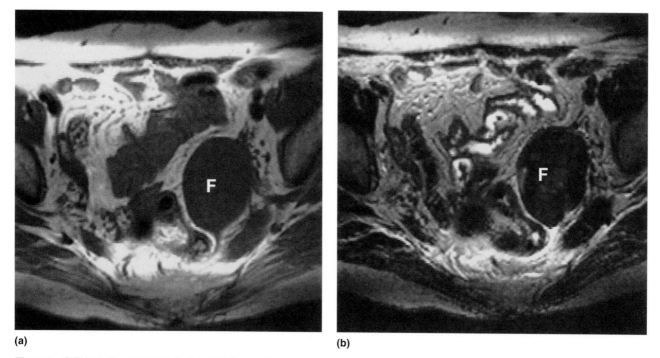

(a)　　　　　　　　　　　　　　　　　(b)

**图15.35** **卵巢纤维瘤。** T1加权SE（a）与横轴位T2加权ETSE（b）影像，示左侧卵巢纤维瘤（F）。肿瘤界限清楚，呈T1低信号（a），T2低信号（b）。纤维瘤旁可见少量盆腔积液。

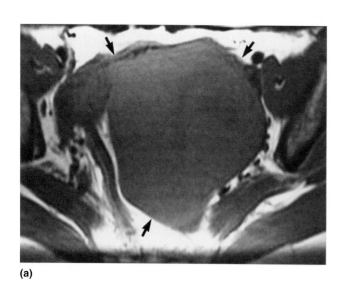

(a)

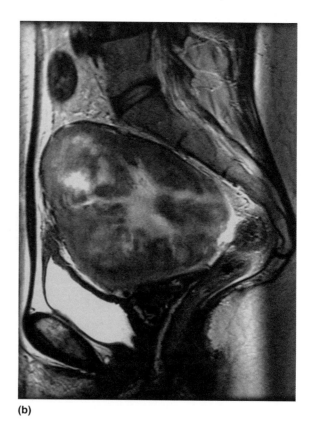

(b)

**图15.36** **巨大卵巢纤维瘤伴坏死。** T1加权SE（a），矢状512分辨率T2加权ETSE（b），

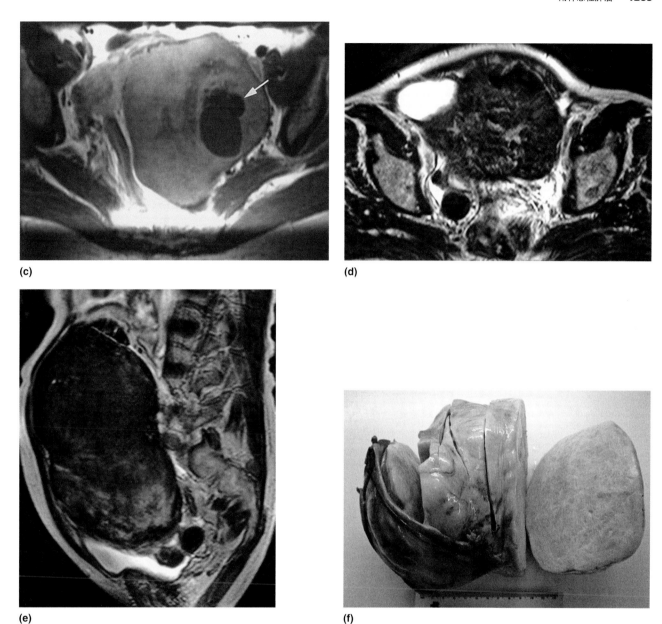

(c)

(d)

(e)

(f)

**图15.36（续前）** 与钆增强T1加权SE（c）影像，示卵巢纤维瘤。盆腔内可见一12cm大小肿瘤，T1信号均匀（箭头，a），T2信号不均（b），轻度不均匀强化，伴囊性区（箭头，c）。卵巢卵泡膜细胞瘤。横轴位（d）与矢状（e）T2加权ETSE影像，示一巨大低信号肿瘤。图f示切除的实性肿瘤标本。

## 附件恶性肿瘤

### 原发性卵巢癌

　　卵巢癌占所有女性癌肿的4%，为生殖道恶性病变致死原因之一。卵巢癌主要见于中年与老年女性，发病率随年龄增长而增高。诊断年龄中位数为61岁。卵巢癌相关危险因素包括初潮早、少产、大龄首孕、不育、绝经延迟和有家族史。口服避孕剂似乎有预防效果。也有怀疑有环境危险因素，但尚无得到最终证实[49]。存活率决定于诊断时的肿瘤分期。由于大多数患者诊断时已是进展期，总体5年生存率低。限于局部病变的女患者5年生存率为93%。伴有盆腔外播散患者的5年生存率降至25%[50]。迄今，筛查的努力尚未取得成功。

　　盆腔肿物MRI诊断的主要优势，是可正确确定盆腔肿物的来源，确定卵巢肿物为肿瘤的可能性，并可确定肿瘤为良性或恶性的可能性。研究报告MRI在上述诊断中正确率高[51-54]。文献中估计肿瘤为恶性的征象包括肿瘤较大（不同序列测量＞4～6cm），有实性与囊性成分，乳头状突起与坏死[53, 54]。恶性病变的卵巢外表现包括腹水，腹膜种植与淋巴结肿大[51, 53, 54]。一些研究显示钆增强可提高诊断正确性[53, 55]。DWI可有助于腹膜病变的检出[1]。除附件肿物定性外，MRI还可帮助患者化疗前评估与治疗后肿瘤复发的监测。

### 上皮来源的肿瘤

卵巢癌为最常见的卵巢上皮来源的肿瘤。卵巢上皮有4种主要细胞类型：浆液细胞、黏液细胞、透明细胞与内膜样细胞。起自这些类型细胞的肿瘤占所有卵巢肿瘤的60%，恶性肿瘤的85%[56]。起自这些类型细胞的良性肿瘤前文已有讨论。这些肿瘤的次级分类包括具有交界性质（图15.37、15.38）或潜在低度恶性的肿瘤。尽管与同名恶性肿瘤具有相同组织学特性，这些肿瘤的预后极好，没有破坏性生长（侵犯）的性质[49]。最后分类为完全恶性的肿瘤。

75%～85%的上皮肿瘤患者诊断时已有腹膜病变，即便是明显为局部肿瘤，腹膜冲洗或腹膜或膈活检也可发现转移[49]。肿瘤还可通过淋巴管播散到主动脉旁淋巴结。淋巴管播散还可沿阔韧带播散到盆腔淋巴结。大

多数患者就诊时症状没有特异性，如腹部不适、疼痛或腹胀等。腹胀可以是恶性腹水或巨大原发肿瘤引起的。传统肿瘤完全分期需要手术切除子宫，卵巢与输卵管，取主动脉旁与腹膜后淋巴结的标本，切除大网膜、腹膜与膈活检，以及腹膜冲洗评估。目前指定采用国际妇产科联盟（FIGO）的分类方案进行分期[57, 58]。许多研究都对提高无创性分期方法的价值做了努力。患者预后取决于肿瘤分期，初次手术后病变的残留与肿瘤的分级。高达80%的病例诊断时CA-125水平升高，可采用CA-125水平评价对治疗的反应。然而，检测值正常并不能除外肿瘤[59]。手术与化疗后，MRI可有助于发现病变残留。

原发上皮源性肿瘤的MR表现为不同比例的囊性与实性成分组合。注射钆对比剂有助于发现实性部分与坏死，以及腹膜种植。不同细胞类型肿瘤的表现有相当程度的重叠，但某些征象还是更具有一定细胞类型肿瘤的特异性的。

### 浆液性

起自浆液细胞类型的癌约占所有卵巢恶性肿瘤的一半。这些患者的半数病变为双侧。浆液癌主要为单房性囊性占位（图15.39）。随细胞分化程度的减低，出血，

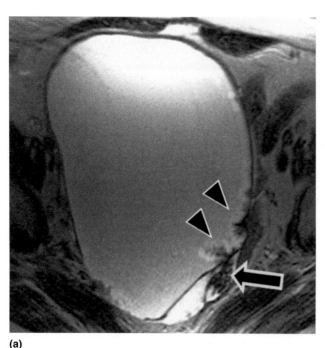
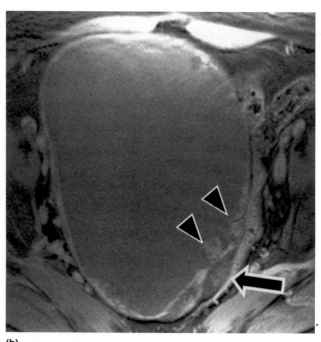

**(a)** **(b)**

**图15.37 交界性囊腺纤维瘤。** 交界性囊腺纤维瘤患者T2加权ETSE（a）与钆增强T1加权脂肪抑制梯度回波（b）影像。T2WI（a）示乳头状突起（三角，a），符合低信号的纤维核，几乎不能看到间质水肿。可见囊壁明显极低信号的纤维成分（箭头，a）。钆增强T1加权脂肪抑制梯度回波（b）影像示乳头状突起强化（三角，b），但纤维成分强化不明显（箭头，b）。

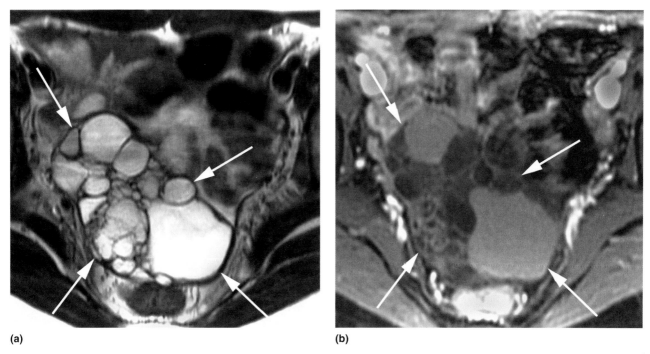

(a)　　　　　　　　　　　　　　　　　　　　　　(b)

**图15.38　交界性黏液性肿瘤。**横轴位（a）T2加权与钆增强后脂肪抑制T1加权（b）影像，示一多房性肿瘤（箭头，a，b），多房囊内信号各不相同为其特征。基于这一征象，将黏液性肿瘤描述为"染色玻璃"病变。

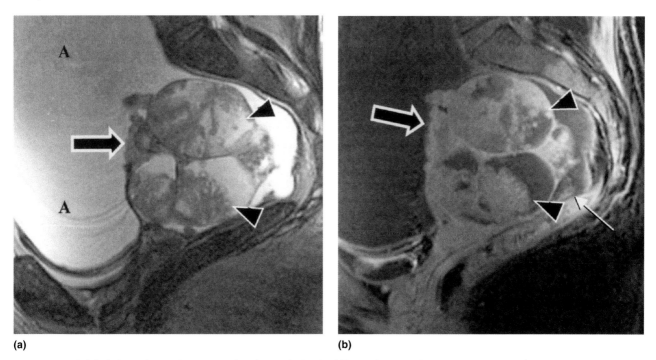

(a)　　　　　　　　　　　　　　　　　　　　　　(b)

**图15.39　浆液性囊腺癌。**矢状T2加权ETSE（a）与矢状T1加权脂肪抑制梯度回波（b）影像。T2WI示右侧卵巢肿瘤，伴不规则实性成分（箭头，a）与菜花状囊内乳头状突起（三角，a）。可见腹水（A），伴子宫直肠陷凹内种植。钆增强T1加权脂肪抑制梯度回波影像（b）显示乳头状突起（三角，b），实性成分（粗箭头，b）与种植转移（细箭头，b）强化。

实性成分与坏死的发生率增高。在MRI上，乳头状突起表现为囊性病变内中等信号强度的突起，钆增强后有强化，提示肿瘤为浆液细胞来源。乳头状突起表现提示有恶性可能，但不特异，也可见于一些良性的囊腺瘤。约30%的肿瘤含有砂粒体，但MRI显示不佳。诊断时许多患者已有腹膜种植（图15.40）。除钆增强T1加权梯度回波，有报告认为DWI尤其有助于发现腹膜病变。

**黏液性**

起自黏液细胞类型的癌典型更大，相对于浆液性肿瘤更多为单侧。在MR影像上，这些肿瘤较浆液性肿瘤更多表现为多房囊性，分隔厚度不一，钆增强后可见强化。由于黏液性肿瘤不同多房囊内容不同而呈不同信号强度，被称为"染色玻璃"病变。良性与恶性病变房间分隔均可强化；然而有出血，坏死区与实性成分时恶性的可能性更大（图15.41，图15.42，以及图15.43a、b、c）。其他可见有助于鉴别的征象为分房的数量，文献报告与良性黏液性囊腺瘤相比交界性黏液肿瘤与黏液性囊腺癌肿瘤分房

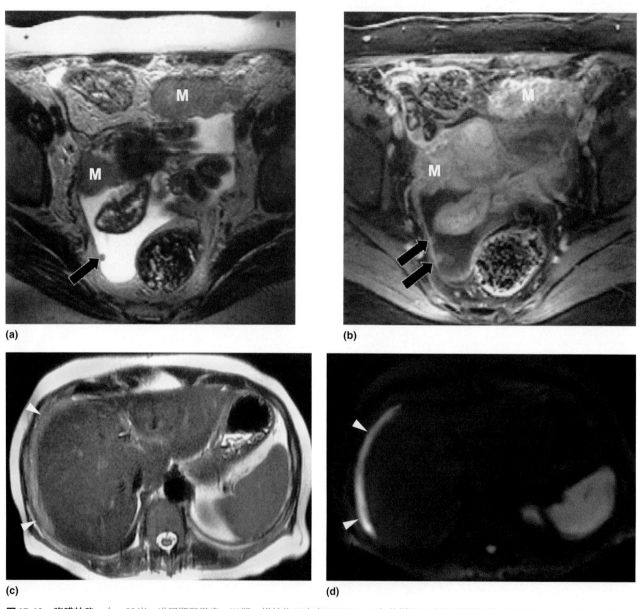

(a)

(b)

(c)

(d)

**图15.40** **腹膜转移**。女，69岁，进展期卵巢癌，III期。横轴位T2加权ETSE（a）与钆增强T1加权脂肪抑制自旋回波（b）影像。腹膜弥漫性增厚，附有多发小结节。在T2WI上，腹膜转移（箭头，a）在腹水的对比下及钆增强T1加权脂肪抑制影像上（箭头，b）显示更为清楚。注意较大转移分布于盆腔（M）。对比增强T1加权脂肪抑制技术可提高卵巢癌分期的正确性。腹膜转移：DWI。另一浆液性卵巢癌患者，横轴位T2加权ETSE（c）与扩散加权（b＝1000）（d）影像示肝脏旁腹膜转移性病变（三角，c，d），在扩散加权影像上极为明显（d）。

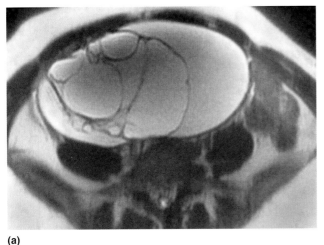
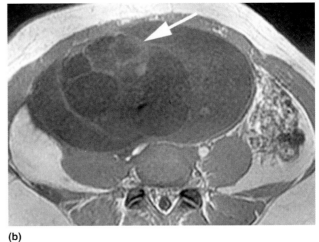

**(a)**　　　　　　　　　　　　　　　　　　　　**(b)**

**图15.41**　交界性黏液性肿瘤。患者横轴位T2加权ETSE（a）与T1加权梯度回波（b）影像显示一巨大多房性黏液性肿瘤，组织学检查显示有交界性特征。注意不同分房囊内的信号强度不同，T1WI观察最佳（箭头，b）。

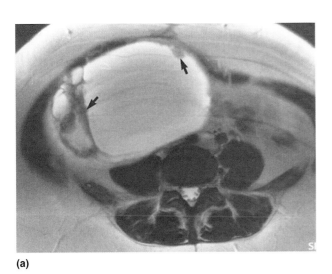
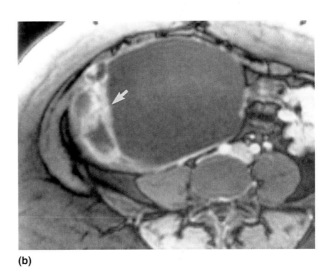

**(a)**　　　　　　　　　　　　　　　　　　　　**(b)**

**图15.42**　黏液性囊腺癌。进展期黏液性卵巢癌患者，横轴位512分辨率T2加权ETSE（a）与钆增强T1加权脂肪梯度回波（b）影像，可见一较大囊性肿瘤，伴分隔与囊壁结节（箭头，a）。增强后，清楚可见肿瘤实性部分强化（箭头，b）。

更多[60]。

### 内膜样的

　　起自子宫内膜细胞类型癌通常为恶性，而非良性。内膜样肿瘤占卵巢癌的15%，可起自卵巢内或子宫内膜异位灶内。高达百分之的病例这些肿瘤与子宫内膜增生或子宫内膜癌相关。尽管有如此相关性，子宫内膜样癌仍被认为是一独立的肿瘤而非转移瘤。与浆液性或黏液性肿瘤相比，子宫内膜样癌双侧发生少见（约25%），一般由囊性与实性成分混合形成（图15.43d、e、f）。偶尔

肿瘤呈完全实性。

### 透明细胞性

　　起自透明细胞类型的癌少见，占卵巢癌的5%。与子宫内膜样肿瘤类似，透明细胞癌几乎全部为恶性。与其他细胞类型癌不同，透明细胞癌更多为局灶性病变，总体预后较好。与其他上皮性癌相比，透明细胞癌较少双侧发生（约13%）（图15.44、15.45），一般为单房囊性肿瘤，伴囊壁结节，结节数量较少，可与浆液性肿瘤相似。良性与交界性透明细胞瘤罕见，几乎全部为腺纤

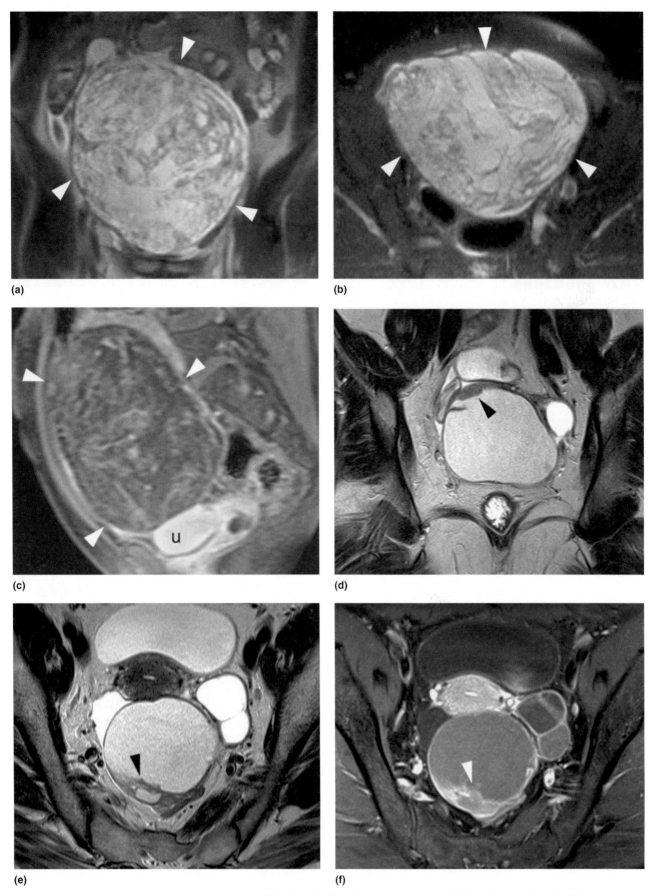

**图 15.43** **黏液性囊腺癌。**冠状 T1 加权 SS-ETSE（a），横轴位脂肪抑制 T2 加权 ETSE（b）与矢状钆增强脂肪抑制 T1 加权梯度回波（c）影像，示一巨大多分隔肿瘤（箭头）。钆增强后可见分隔强化（c）及对子宫的占位效应（u，c）。子宫内膜样腺癌。另一患者冠状（d）与横轴位（e）T2 加权 ETSE 与横轴位钆增强脂肪抑制 T1 加权梯度回波（f）影像示左侧卵巢肿瘤，主要为囊性，伴实性成分（三角，d-f）。

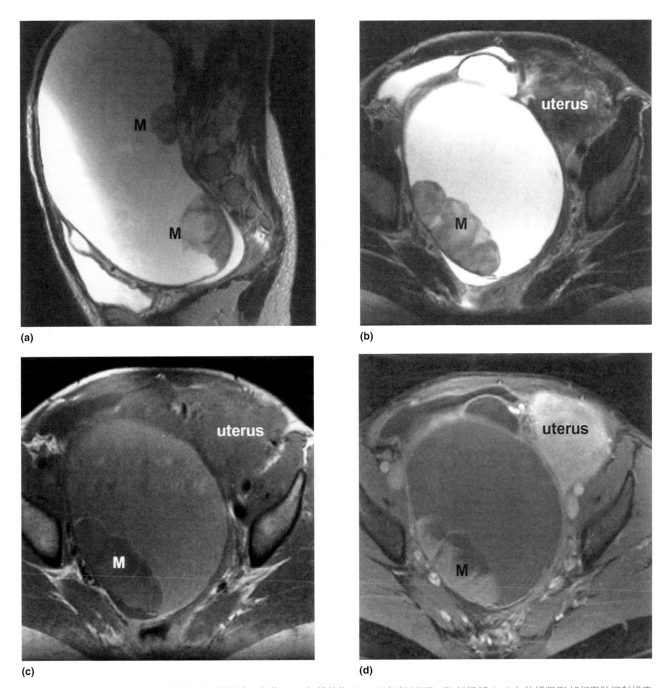

(a)

(b)

(c)

(d)

**图 15.44** **透明细胞癌**。51 岁女患者患有卵巢肿瘤。矢状（a）与横轴位（b）T2 加权 ETSE，T1 加权 SE（c）与钆增强 T1 加权脂肪抑制梯度回波（d）影像，可见起自盆腔的巨大，主要呈单房的囊性病变，伴边缘肿块（M，a-c），增强后可见肿块强化（M，d），为典型的透明细胞癌表现。

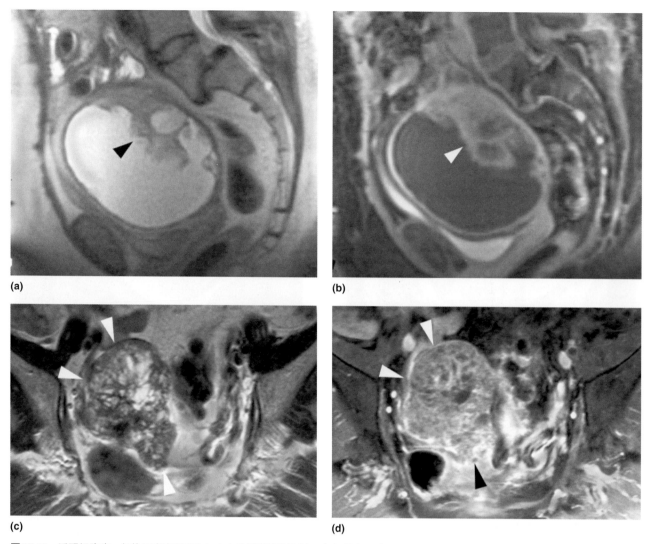

**图 15.45  透明细胞癌。**矢状 T2 加权 ETSE（a）与钆增强脂肪抑制 T1 加权梯度回波（b）影像示一囊性肿瘤，伴有强化的实性成分（三角）。交界性透明细胞腺纤维瘤。横轴位 T2 加权 ETSE（c）与钆增强脂肪抑制 T1 加权梯度回波（d）影像，显示一复杂的多囊性肿瘤伴有强化实性成分，呈海绵样表现。

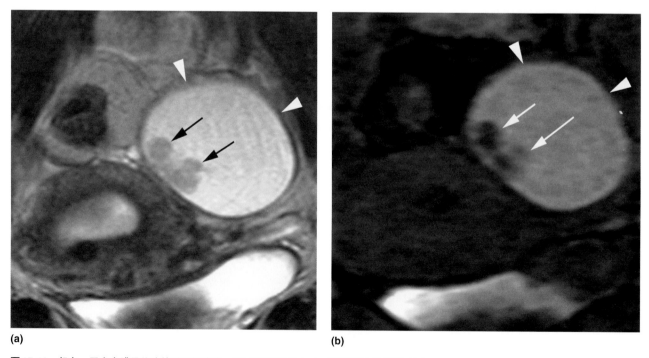

**图 15.46  起自一子宫内膜异位瘤的透明细胞癌。**斜冠状 T2 加权（a），脂肪抑制 T1 加权（b）

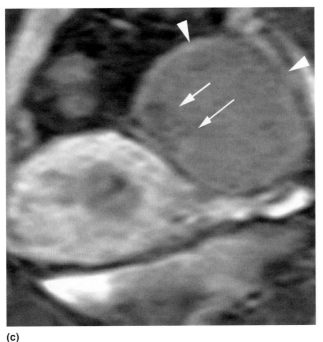

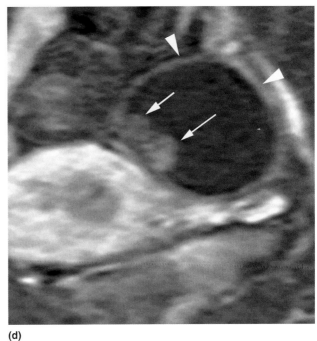

**(c)**　　　　　　　　　　　　　　　　　　**(d)**

**图15.46（续前）**　与钆增强脂肪抑制T1加权（c）及剪影（d）影像，显示左侧卵巢肿瘤，肿瘤内有血液分解产物（三角，a-d）。平扫影像可见壁结节（箭头，a，b）。由于病变内的高信号，钆增强后结构的强化显示不清（箭头，c）。平扫序列与增强后序列的剪影有助于显示壁结节的强化（箭头，d）。由于认为子宫内膜异位症恶变罕见，怀疑恶变的MRI表现包括壁结节强化，T2显示清楚，如见于此例患者的表现（a），大囊与患者年龄40岁以上。

维瘤亚型（图15.45c、d）。由于有蛋白性物或出血，可改变透明细胞癌的影像特征。与子宫内膜样肿瘤类似，透明细胞癌与子宫内膜异位症相关（图15.46）[61]。如果是T1WI很亮的出血性肿瘤，观察壁结节的强化会有困难，剪影影像可有帮助。

**未分化性**

未分化性上皮肿瘤为上皮性肿瘤的最后分类。肿瘤不符合4种细胞起源类型的任何一种。未分化癌预后最差，诊断时一般已有肿瘤广泛播散（图15.47）。

**生殖细胞来源的肿瘤**

无性细胞瘤为儿童及20岁以下年轻女性最常见的恶性生殖细胞肿瘤。大多数患者就诊时肿瘤为I期，高达15%为双侧肿瘤[62]。保守手术加化疗为保留生育功能的治疗选择，文献报告为成功的治疗方法。肿瘤一般较大，分叶状，实性。

内胚窦瘤为第2位最常见的恶性生殖细胞肿瘤，年龄分布与无性细胞瘤相同。文献报告肿瘤MRI表现为巨大的实性肿瘤，瘤内有囊变，坏死并富含血管；然而影像表现无特异性（图15.48、15.49）。肿瘤破裂与腹水并非少见[6]。患者可有血清胎儿甲种球蛋白水平升高，可做为治疗效果的监测指标。治疗包括手术与化疗。对化疗没有反应的患者预后差[53]。

未成熟畸胎瘤罕见，占生殖细胞肿瘤的约1%。组织学上，肿瘤由见于正常人类胚胎的组织构成。肿瘤好发于更年轻的患者并且通常巨大（平均为18cm），单侧。巨大，侵袭性卵巢肿瘤内确定有脂肪时可提示诊断（图15.50、15.51）。肿瘤好发腹膜种植性播散。腹膜种植病变可自发性成熟，成为良性组织，典型为胶质组织[62]。

其他更罕见的恶性生殖细胞瘤没有特异性影像征象，但同样多表现为年轻女性的侵袭性卵巢肿瘤，包括混合性恶性生殖细胞瘤，胚细胞瘤与原发性卵巢绒毛膜癌。

**性索间质来源的肿瘤**

起自特异性性腺间质的肿瘤约占所有卵巢肿瘤的5%[62]。根据肿瘤向卵泡、睾丸小管、Leydig细胞（睾丸间质细胞瘤）或肾上腺皮质细胞的分化分类[62]。颗粒细胞瘤为最常见的肿瘤类型，其次为纤维卵泡膜细胞

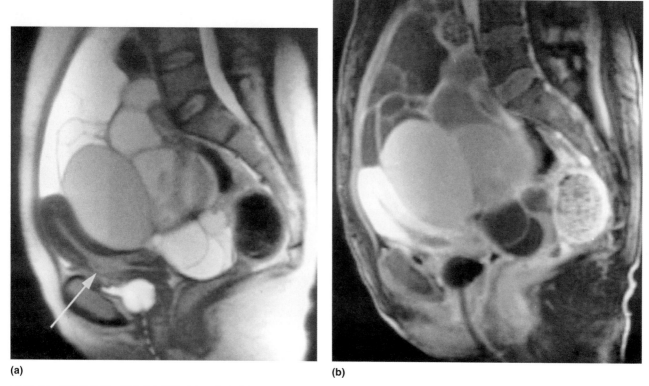

(a) (b)

**图15.47** **低分化腺癌。**低分化卵巢腺癌与子宫内膜癌患者，矢状T2加权ETSE（a）与钆增强T1加权脂肪抑制梯度回波（b）影像，可见盆腔内一巨大囊/实性肿瘤，为卵巢癌。子宫内膜腔下部另可见一高信号肿瘤（箭头，a），符合子宫内膜癌。

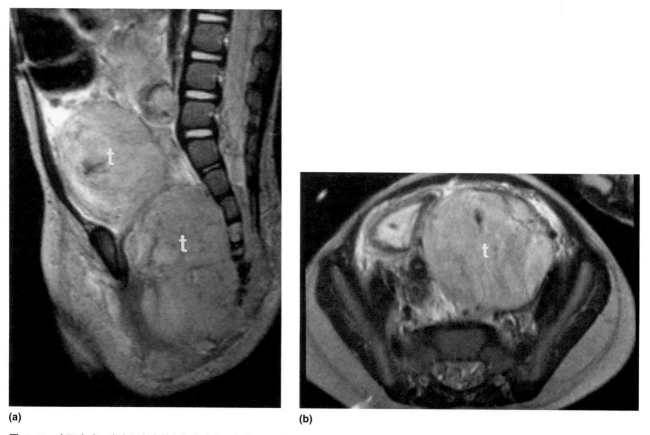

(a) (b)

**图15.48** **内胚窦瘤。**患内胚窦瘤的年轻女患者，矢状（a）与横轴位（b）T2加权ETSE影像，可见一较大肿瘤起自卵巢，播散到相邻腹部与脊柱（t，a，b）。此种肿瘤多为实性，侵袭性明显，生长迅速，预后差。

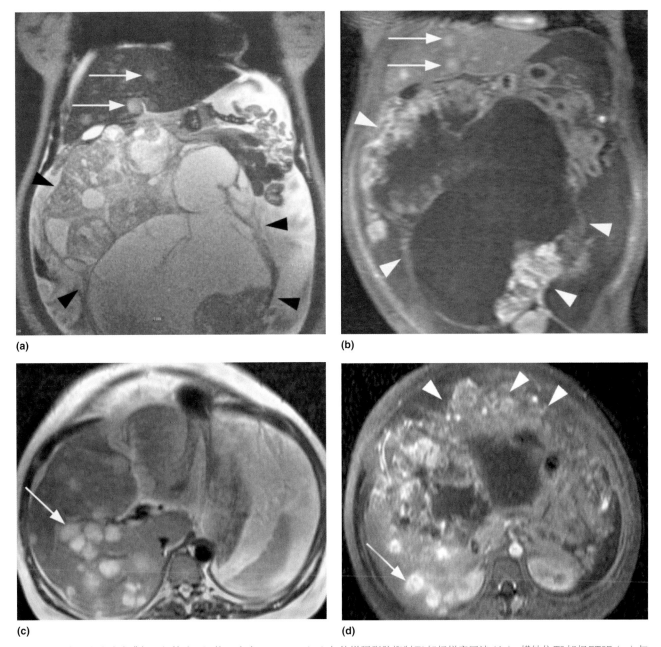

**图15.49** **内胚窦瘤伴腹膜与血行转移。**冠状T2加权SS-ETSE（a）与钆增强脂肪抑制T1加权梯度回波（b），横轴位T2加权ETSE（c）与钆增强脂肪抑制T1加权梯度回波（d）影像，显示起自盆腔的巨大肿瘤（三角，a，b），伴有囊性与实质成分。可见肝转移（箭头，a-d）与腹水，伴大网膜种植（三角，d）。

瘤/纤维瘤（良性肿瘤）与Sertoli-Leydig细胞瘤。颗粒细胞瘤分为成人型与幼稚型，均分泌雌激素，可造成儿童假性性早熟与成人的子宫出血。肿瘤伴有相关子宫内膜增生，息肉与内膜癌。可见不同的组织类型，大体病理表现也有不同，可呈主要为实性到单房囊性或多房囊性[63]。在MR影像上，颗粒细胞瘤典型表现为实性伴多少不同的囊变与瘤内出血（图15.52）。肿瘤呈T1中等信号、T2不均匀高信号。钆增强后，实性区强化而囊变

与出血区无强化。局部侵犯，特别是骶骨侵犯矢状影像显示好。矢状影像还可显示相关由于激素作用引起的子宫改变，包括子宫增大与内膜增厚，可见于大部分患者（图15.53）[46]。由于早期诊断，常采用治愈性手术；然而文献报告肿瘤可复发（图15.54）。

## 其他原发性卵巢肿瘤

几乎所有软组织肿瘤，包括良性的与恶性的，均有

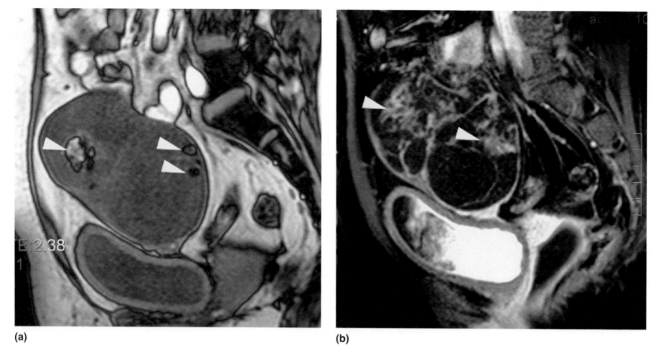

(a)　　　　　　　　　　　　　　　　　　　　(b)

**图15.50　未成熟畸胎瘤。**矢状反相位T1加权梯度回波（a）与钆增强T1加权脂肪抑制梯度回波（b）影像显示一复杂囊性肿瘤，肿瘤内可见小的脂肪灶（三角，a）与广泛强化（三角，b）与膀胱上壁相邻肿瘤边缘可疑不规则强化（b）。

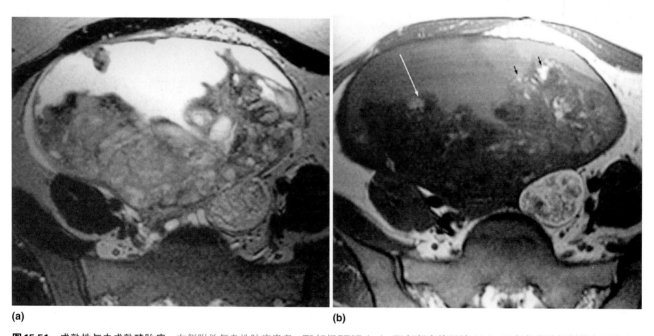

(a)　　　　　　　　　　　　　　　　　　　　(b)

**图15.51　成熟性与未成熟畸胎瘤。**右侧附件复杂性肿瘤患者，T2加权ETSE（a），T1加权自旋回波（b），T1加权脂肪抑制梯度回波（c）与钆增强T1加权脂肪抑制梯度回波（d）影像，可见两个肿瘤含有不同量的脂肪成分，常规T1加权自旋回波影像上呈高信号，脂肪抑制影像上信号减低（短箭头，b，c）。注意较大肿瘤内一些高信号灶于脂肪抑制影像上保持高信号，符合同时存在的出血（长箭头，b，c）。后侧较小的肿瘤于脂肪抑制影像上显示信号几乎完全丢失（三角，c）。增强后，较大肿瘤的实性组织可见弥漫性强化（空箭头，d）。较小肿瘤强化不明显，符合囊性结构（三角，d）。含脂肪的肿瘤内有大量实性成分为皮样囊肿的典型表现，应警惕未成熟畸胎瘤的可能。诊断得以手术证实，而后外侧的肿瘤则为成熟性畸胎瘤（皮样囊肿）。

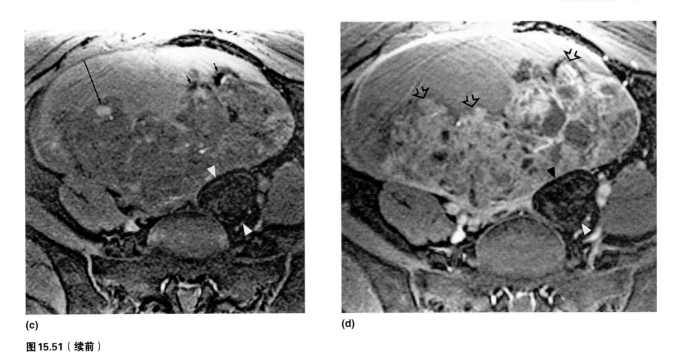

**(c)**　　　　　　　　　　　　**(d)**

**图 15.51**（续前）

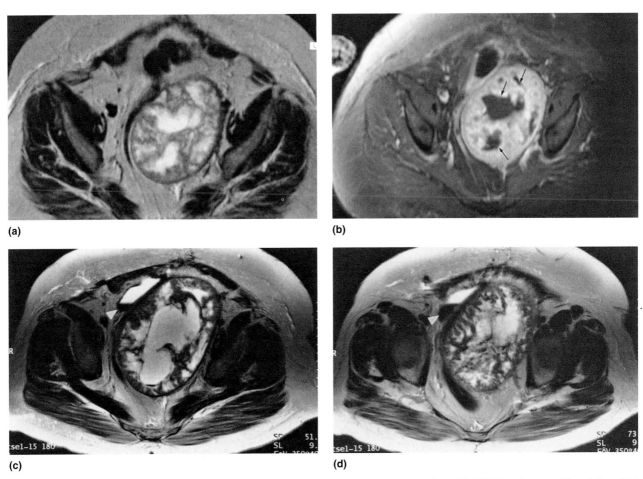

**(a)**　　　　　　　　　　　　**(b)**

**(c)**　　　　　　　　　　　　**(d)**

**图 15.52　颗粒细胞瘤。**卵巢颗粒细胞瘤的女患者。横轴位 T2 加权 ETSE（a）与钆增强 T1 加权脂肪抑制梯度回波（b）影像。肿瘤 T2 信号不均，增强后实性成分有强化。实性肿瘤内散在分布坏死灶为颗粒细胞瘤的常见征象（箭头，b）。9 个月后横轴位 512 分辨率 T2 加权 ETSE（c，d）影像示肿瘤有增长，坏死增多。注意肿瘤压迫膀胱向前外侧移位。膀胱内重力方向部位的低信号液平为排泌的钆对比剂（三角，c，d）。

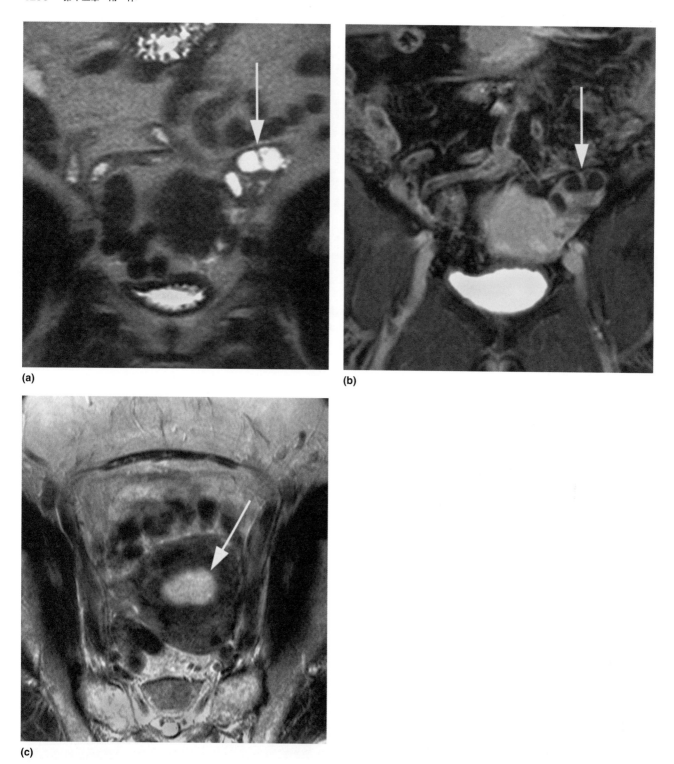

**图15.53** 颗粒细胞瘤与子宫内膜增生。绝经后出血患者，冠状T2加权SS-ETSE（a），钆增强脂肪抑制T1加权梯度回波（b）与斜位T2加权ETSE子宫短轴位（c）影像，示左侧卵巢肿瘤，含有实性和囊性成分（箭头，a，b），子宫内膜增厚（箭头，c）。

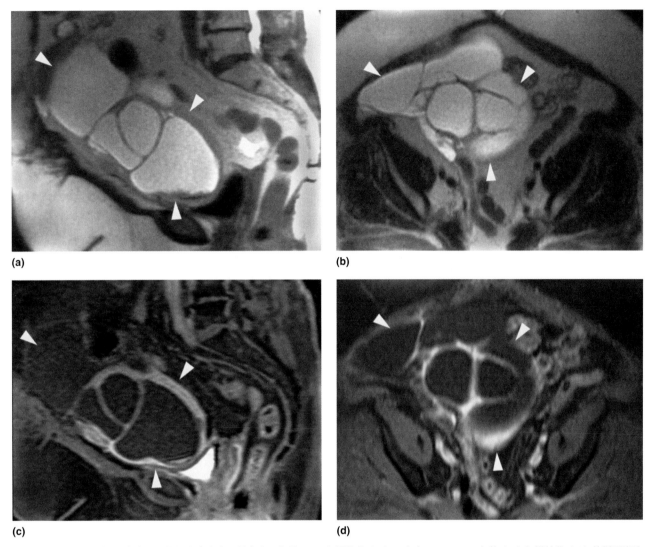

(a)

(b)

(c)

(d)

**图15.54　复发性颗粒细胞瘤。**颗粒细胞瘤治疗后的患者，矢状（a）与横轴位（b）T2加权SS-ETSE，矢状（c）与横轴位（d）钆增强脂肪抑制T1加权梯度回波影像，显示一较大，多分隔的肿瘤（三角）。钆增强影像上可见肿瘤分隔与实性部分强化（c，d）。

发生于卵巢的报告。肿瘤表现与发生于身体其他部位的同名肿瘤相似。最常见的间叶肿瘤为平滑肌来源的肿瘤，大多为良性平滑肌瘤。文献报告了良性平滑肌瘤恶变的MRI表现[64]。平滑肌肉瘤罕见。癌肉瘤（也称为恶性混合性苗勒管瘤）（图15.55）、脂肪平滑肌瘤、血管瘤、黏液瘤、纤维肉瘤、横纹肌肉瘤、神经鞘瘤、骨肉瘤、软骨肉瘤、纤维肉瘤、淋巴瘤与子宫内膜间质肉瘤也有报告。

### 继发性卵巢恶性肿瘤

#### 淋巴瘤

　　虽然治愈性卵巢切除的原发性卵巢淋巴瘤的文献报告极少，大部分淋巴瘤累及卵巢为广泛播散病变的一部分（图15.56）。累及卵巢淋巴瘤最常见的形式为儿童及青年女性的非霍奇金淋巴瘤与成人的典型大细胞型淋巴瘤。发现双侧卵巢淋巴瘤，呈T1均匀低信号、T2均匀稍高信号可考虑淋巴瘤的诊断。增强扫描肿瘤呈轻度强化，脂肪抑制影像显示清楚[65]；卵巢可保留有生理性卵泡[66]。

#### 转移瘤

　　转移瘤占手术切除肿瘤的10%，然而极少为原发卵巢肿瘤的转移。最常见的原发肿瘤为结肠、胃、乳腺与造血组织肿瘤。绝经前女性有功能，富含血管的卵巢较老年女性的卵巢更容易出现转移沉积。常见原发恶性肿瘤的患者，有卵巢受累患者的平均年龄较没有卵巢受

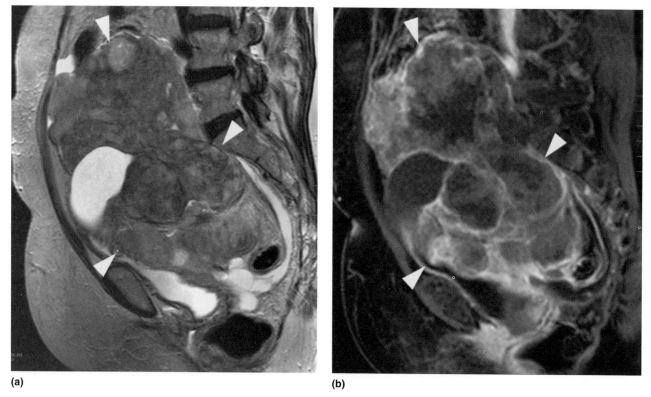

(a)　(b)

**图15.55** **卵巢癌肉瘤。**矢状T2加权ETSE（a）与钆增强脂肪抑制T1加权（b）影像，显示一巨大，主要为实性的肿瘤（三角），呈不均匀强化与坏死区。同时注意，做为混合性中胚层肿瘤，这种罕见侵袭性卵巢原发癌较浆液性囊腺癌对顺铂为主的化疗反应更差。

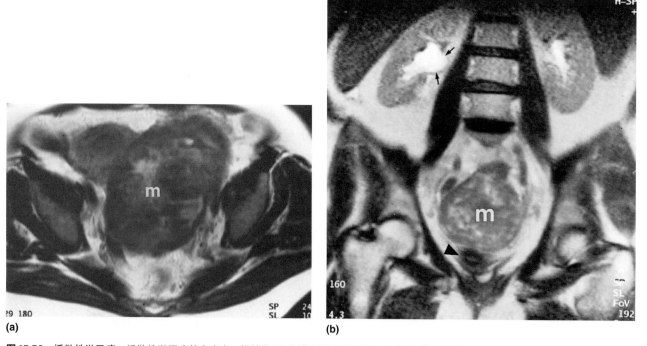

(a)　(b)

**图15.56** **播散性淋巴瘤。**播散性淋巴瘤的女患者，横轴位512分辨率T2加权ETSE（a），冠状T2加权SS-ETSE（b，c）与横轴位钆增强脂肪抑制T1加权梯度回波（d）影像。卵巢原发淋巴瘤罕见，淋巴瘤累及卵巢通常见于弥漫性淋巴瘤。可见一大肿瘤（m，a-d）占据了盆腔，右侧输尿管受累梗阻。相邻冠状SS-ETSE影像突出显示肾盂肾盏及近段输尿管扩张（箭头，b，c）。增强后，淋巴肿瘤呈轻度不均匀强化。子宫向下移位（三角，b）。

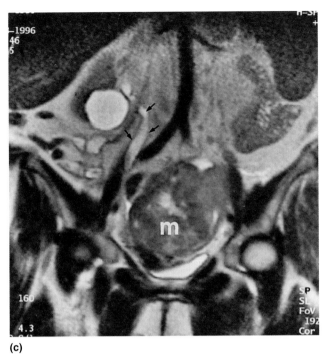

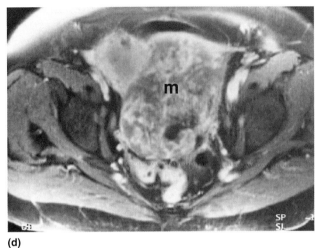

**(c)**　　　　　　　　　　　　　　　　　　　　　　**(d)**

**图 15.56（续前）** 各序列影像均不能确定分离的卵巢。术中发现播散性非霍奇金淋巴瘤伴附件侵犯。这种稍不均匀的轻度强化为淋巴瘤的典型强化方式，尽管肿瘤可很大，通常坏死不明显（相对于卵巢囊性癌）。

累患者明显更低。转移瘤的播散方式可以是相邻器官的直接侵犯、血行播散、淋巴转移或肿瘤脱落细胞腹膜腔内的种植。所谓 Kruckenberg 瘤（库肯勃瘤），特别指富含基质与血管的卵巢内恶性充盈黏液的印戒细胞瘤，Kruckenberg 瘤与原发于胃肿瘤相关，但起自乳腺、结肠与阑尾的肿瘤转移瘤也可有相同组织学特征。来自胆囊、胰腺、胆道、膀胱与宫颈的肿瘤少见这种类型的转移。

几乎所有 Kruckenberg 瘤的患者均于诊断后 1 年内死亡。

不同原发肿瘤及不同播散路径的卵巢转移瘤的大体表现不同。卵巢可保持正常外形但增大，也可由多发伴有实性成分的多囊性肿瘤所取代，或表现为卵巢表面多发肿瘤结节。卵巢可以是正常大小但有广泛淋巴受累。卵巢转移瘤的 MR 表现同样不一致（图 15.57、15.58 和 15.59）。虽然罕见，卵巢的转移性黑色素瘤可与有相应

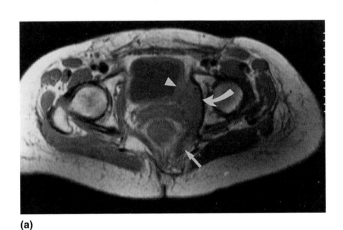

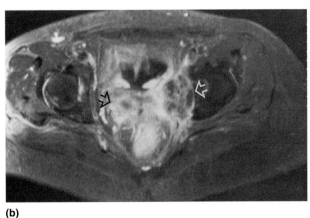

**(a)**　　　　　　　　　　　　　　　　　　　　　　**(b)**

**图 15.57　复发性苗勒管癌卵巢转移。** 复发性苗勒管癌的女患者，质子密度（a）与钆增强 T1 加权脂肪抑制自旋回波（b）影像。注意盆腔左侧肿瘤，侵犯闭孔外肌（弯箭头，a）。膀胱左侧壁（三角，a）与提肛肌（直箭头，a）相关性增厚，影像表现提示可能与以前的放射治疗有关。然而，增强后更高些水平的影像可见双侧附件肿瘤，呈不均匀强化，符合卵巢转移瘤（空箭头，b）。起自子宫的癌肿为卵巢转移最常见的原发肿瘤之一。

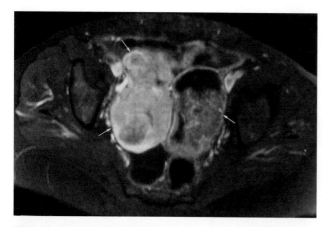

**图15.58** Kruckenberg瘤。原发结肠癌卵巢恶性印戒细胞肿瘤转移患者，钆增强T1加权脂肪抑制自旋回波影像。形成Kruckenberg瘤的恶性肿瘤包括胃、胰腺、乳腺、结肠与胆囊癌。通常累及双侧卵巢，受累卵巢增大但保持卵圆状外形（箭头）。虽然常见囊性部分，转移瘤主要为实性。钆增强T1加权脂肪抑制技术有助于显示卵巢受累以及同时存在的腹膜转移。

病史，如果有黑色素患者的其他肿瘤不同；这种病例的肿瘤周边可见T1高信号[67]。Kruckenberg肿瘤一般具有囊性与实性成分（图15.58）。囊性成分T1信号可不一，大致可反映囊内容是黏液或血液，两者均呈高信号。囊性区一般呈T2高信号，但同T1信号不一的原因一样，各

囊的T2信号也可不同，钆增强后囊性成分无强化。实性成分T1与T2均可呈低信号，相应于肿瘤致密胶元基质区（图15.59）。钆增强后实性成分可显示明显强化[68, 69]。

## 输卵管的恶性病变

### 原发性输卵管癌

原发性输卵管癌不常见，占所有妇科肿瘤的不足1%。最常见的组织类型为腺癌；肉瘤（平滑肌肉瘤，癌肉瘤与混合性苗勒管瘤）与绒癌罕见。典型平均发病年龄为55岁，临床症状无特异性，包括腹痛、异常阴道出血与阴道排液。输卵管恶性肿瘤预后差，主要缘于肿瘤诊断时就已为晚期，而非肿瘤特殊的侵袭性；患者平均5年生存率不足50%。就诊时大多数女患者已有广泛播散，肿瘤可经由输卵管伞端，穿过输尿管管壁，或经淋巴管直接播散到主动脉旁，髂与腰淋巴结，以及卵巢与其他盆腔器官或更远的部位。诊断时肿瘤的多少决定患者预后。治疗主要为手术切除，也可用辅助化疗。

文献报告了输卵管癌的MR表现，并且肿瘤得以术前诊断[70]。小的附件肿瘤典型表现为T1低信号、T2高信号，钆增强后可见强化（图15.60）。相关表现包括输

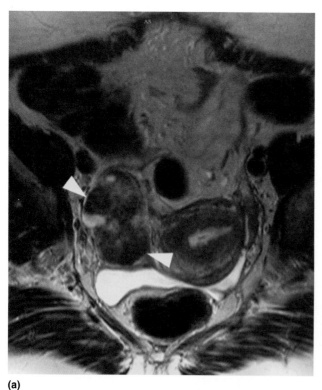

**(a)**

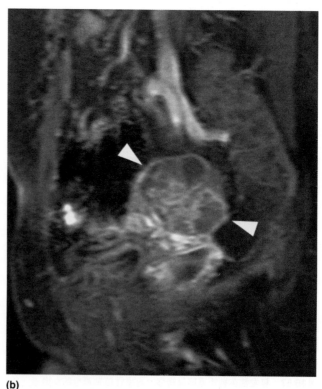

**(b)**

**图15.59** Kruckenberg瘤。结肠癌患者，横轴位ETSE（a）与矢状钆增强脂肪抑制T1加权梯度回波（b）影像，示右侧卵巢信号不均匀肿瘤（三角，a，b），伴T2低信号区（a），不均匀强化（b）。左侧卵巢可见一小的转移瘤（未展示）。

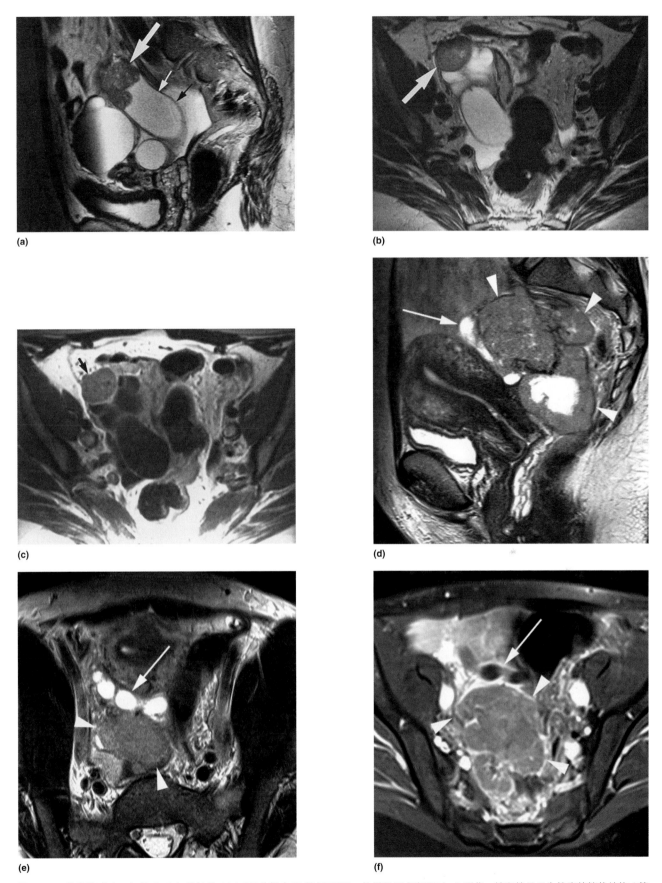

**图 15.60 输卵管腺癌。**矢状（a）与横轴位（b）512 分辨率 T2 加权 ETSE，钆增强 T1 加权 SE（c）影像。输卵管显示为扩张的管状结构（箭头，a），腔内可见实性肿瘤成分（大箭头，a，b）。注射钆对比剂后瘤结节不均匀强化（箭头，c）。输卵管乳头状浆液癌。另一患者矢状（d）与横轴位（e）T2 加权 ETSE 与横轴位钆增强脂肪抑制 T1 加权梯度回波

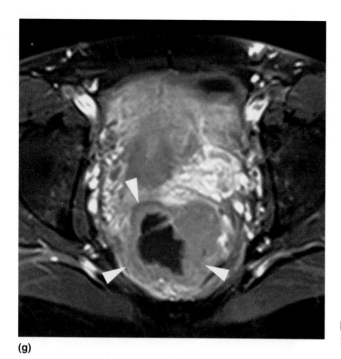

**(g)**

**图15.60（续前）**（f,g）影像，示一信号不均与坏死性盆腔肿瘤（三角，d-g）。可见扩张输卵管的一部分（箭头，d-f）。

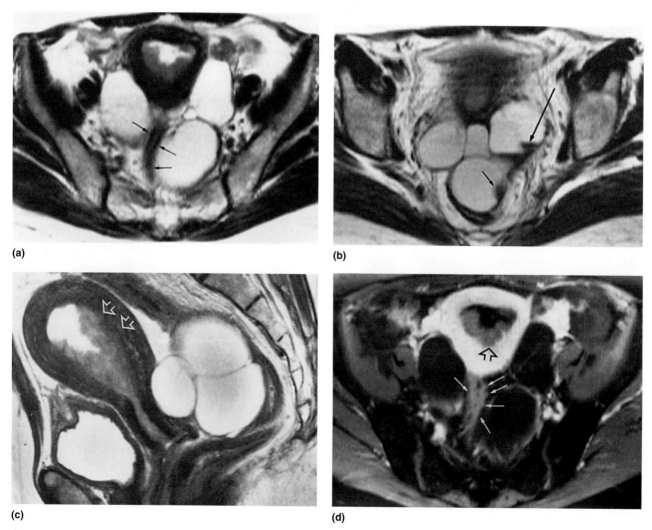

**(a)**

**(b)**

**(c)**

**(d)**

**图15.61** **子宫内膜癌输卵管转移**。转移性混合性乳头状浆液与透明细胞子宫内膜癌的女患者，主诉排便习惯改变。横轴位（a，b）与矢状（c）高分辨率T2加权ETSE，横轴位（d，e）与矢状（f）钆增强T1加权脂肪抑制梯度回波影像。子宫内膜增厚，内含T2中等与高信号成分（c）。

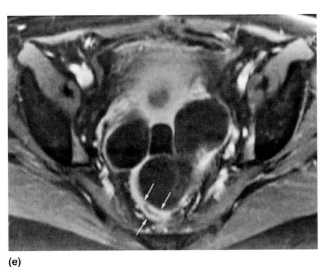
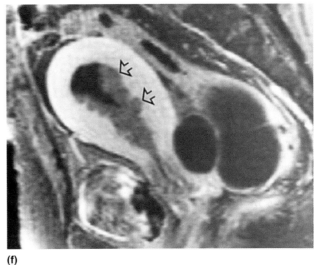

**(e)** **(f)**

**图15.61（续前）** 子宫结合带后侧受累（空箭头，c）。双侧附件肿瘤环绕压迫乙状结肠（箭头，a）。左侧输卵管内容物表现复杂；重力方向可见血液平面（输卵管积血）（长箭头，b），管壁可见结节（短箭头，b）。病变的输卵管压迫卵巢（未展示）向前上移位。增强后，可见子宫内膜肿瘤强化，子宫后壁肌层扇贝样凹陷（空箭头，d，f）。肠壁受压的乙状结肠栓系，并与扩张的输卵管粘连（实箭头，d，e）。

卵管积水，腹水与子宫内积液。

### 转移瘤

累及输卵管的转移瘤较原发癌更为多见，一般为卵巢癌，子宫内膜癌或宫颈癌的直接侵犯。可转移到输尿管，起源于生殖系统外的肿瘤包括乳腺与胃肠道癌。淋巴转移占累及卵巢转移瘤的大部分。输卵管转移瘤的表现与卵巢转移瘤相似（图15.61）。

## 小　结

附件病变MRI定性较其他方法有着明确的优势，不仅在于确定病变发生的器官，而且在于病变的定性。畸胎瘤，子宫内膜异位瘤，单纯性与出血性囊肿，纤维瘤与输卵管积水均可做出高度肯定性诊断。众多妇科疾病MRI诊断的特异性高，并可能减低医疗费用[71]。对于生育期年龄与妊娠的妇女，没有电离辐射及钆对比剂的安全性是十分重要的。怀疑或已知附件病变的患者，MRI可提供正确，安全，无创的诊断。

（Michèle A. Brown，Susan M. Ascher 和 Richard C. Semelka）

## 参考文献

1. Wakefield JC, Downey K, Kyriazi S, deSouza NM. New MR techniques in gynecologic cancer. *AJR Am J Roentgenol* 200: 249–260, 2013.
2. Outwater EK, Talerman A, Dunton C. Normal adnexa uteri specimens: anatomic basis of MR imaging features. *Radiology* 201: 751–755, 1996.
3. Outwater EK, Mitchell DG. Normal ovaries and functional cysts: MR appearance. *Radiology* 198: 397–402, 1996.
4. O'Neill MJ, Yoder IC, Connolly SA, Mueller PR. Imaging evaluation and classification of developmental anomalies of the female reproductive system with emphasis on MR imaging. *AJR Am J Roentgenol* 173: 407–416, 1999.
5. Rowling SE, Ramchandani P. Imaging of the fallopian tubes. *Semin Roentgen* 31: 299–311, 1996.
6. Choi HK, Cho KS, Lee HW, Kim KS. MR Imaging of intersexuality. *Radiographics* 18: 83–96, 1998.
7. Outwater EK, Huang AB, Dunton CJ, et al. Papillary projections in ovarian neoplasms: appearance on MRI. *J Magn Reson Imaging* 7: 689–695, 1997.
8. Kataoka ML, Togashi K, Kobayashi H, et al. Evaluation of ectopic pregnancy by magnetic resonance imaging. *Hum Reprod* 14: 2644–2650, 1999.
9. Nishino M, Hayakawa K, Kawamata K, et al. MRI of early unruptured ectopic pregnancy: detection of gestational sac. *J Comput Assist Tomogr* 26: 134–137, 2002.
10. Jain KA. Imaging of peritoneal inclusion cysts. *AJR Am J Roentgenol* 174: 1559–1563, 2000.
11. Falcone T, Lebovic DI. Clinical management of endometriosis. *Obstet Gynecol* 118(3): 691–705, 2011.
12. Takeuchi M, Matsuzaki K, Uehara H, Nishitani H. Malignant transformation of pelvic endometriosis: MR imaging findings and pathologic correlation. *Radiographics* 26(2): 407–417, 2006.
13. Miyakoshi K, Tanaka M, Gabionza D, et al. Decidualized ovarian endometriosis mimicking malignancy. *AJR Am J Roentgenol* 171: 1625–1626, 1998.
14. Woodward PJ, Sohaey R, Mezzetti TP, Jr. Endometriosis: radiologic–pathologic correlation. *Radiographics* 21: 193–216, 2001.
15. Franks S. Polycystic ovary syndrome. *N Engl J Med* 333: 853–861, 1995.
16. Bazot M, Darai E, Hourani R, et al. Deep pelvic endometriosis: MR imaging for diagnosis and prediction of extension of disease. *Radiology* 232: 379–389, 2004.

17. Hensen JH, Van Breda Vriesman AC, Puylaert JB. Abdominal wall endometriosis: clinical presentation and imaging features with emphasis on sonography. *AJR Am J Roentgenol* 186(3): 616–620, 2006.

18. Guzick DS. Polycystic ovary syndrome. *Obstet Gynecol* 103: 181–193, 2004.

19. Outwater EK, Schiebler ML. Magnetic resonance imaging of the ovary. *Radiol Clin North Am* 2: 245–274, 1994.

20. Dohke M, Watanabe Y, Okumura A, et al. Comprehensive MR imaging of acute gynecologic diseases. *Radiographics* 20: 1551–1556, 2000.

21. Ghossain MA, Hachem K, Buy JN, et al. Adnexal torsion: magnetic resonance findings in the viable adnexa with emphasis on stromal ovarian appearance. *J Magn Reson Imaging* 20: 451–462, 2004.

22. Rha SE, Byun JY, Jung SE, et al. CT and MR imaging features of adnexal torsion. *Radiographics* 22: 283–294, 2002.

23. Kilickesmez O, Tasdelen N, Yetimoglu B, Kayhan A, Cihangiroglu M, Gurman N. Diffusion-weighted imaging of adnexal torsion. *Emerg Radiol* 16: 399–401, 2008.

24. Umesaki N, Tanaka T, Miyana M, et al. Successful preoperative diagnosis of massive ovarian edema aided by comparative imaging study using magnetic resonance and ultrasound. *Eur J Obstet Gynecol Reprod Biol* 89: 97–99, 2000.

25. Dohke M, Watanabe Y, Okumura A, et al. Comprehensive MR imaging of acute gynecologic diseases. *Radiographics* 20: 1551–1566, 2000.

26. Tukeva TA, Aronen HJ, Karjalainen PT, et al. MR imaging in pelvic inflammatory disease: comparison with laparoscopy and US. *Radiology* 210: 209–216, 1999.

27. Outwater EK, Siegelman ES, Chiowanich P, et al. Dilated fallopian tubes: MR imaging characteristics. *Radiology* 208: 463–469, 1998.

28. Nascimento AB, Mitchell DG, Holland G. Ovarian veins: magnetic resonance imaging findings in an asymptomatic population. *J Magn Reson Imaging* 15: 551–556, 2002.

29. Coakley FV, Varghese SL, Hricak H. CT and MRI of pelvic varices in women. *J Comput Assist Tomogr* 23: 429–434, 1999.

30. Kim HS, Malhotra AD, Rowe PC, et al. Embolotherapy for pelvic congestion syndrome: long-term results. *J Vasc Interv Radiol* 17: 289–297, 2006.

31. Kinoshita T, Ishii K, Naganuma H, Higashiiwai H. MR findings of ovarian tumors with cystic components. *Br J Radiol* 73: 333–339, 2000.

32. Cho SM, Byun JY, Rha SE, et al. CT and MRI findings of cystadenofibromas of the ovary. *Eur Radiol* 14: 798–804, 2004.

33. Moon WJ, Koh BH, Kim SK, et al. Brenner tumor of the ovary: CT and MR findings. *J Comput Assist Tomogr* 24: 72–76, 2000.

34. Outwater EK, Siegelman ES, Kim B, et al. Ovarian Brenner tumors: MR imaging characteristics. *Magn Reson Imaging* 16: 1147–1153, 1998.

35. Isoda H, Setoh H, Oka A, et al. Squamous cell carcinoma arising in a mature teratoma with metastasis to the urinary bladder. *Comput Med Imaging Graph* 23: 223–225, 1999.

36. Kido A, Togashi K, Konishi I, et al. Dermoid cyst of the ovary with malignant transformation: MR appearance. *AJR Am J Roentgenol* 172: 445–449, 1999.

37. Joja I, Asakawa T, Shirakawa M. Uterus and ovary. *Jpn J Diag Imaging* 18: 291–299, 1998.

38. Matsuki M, Kaji Y, Matsuo M, Kobashi Y. Struma ovarii: MRI findings. *Br J Radiol* 73: 87–90, 2000.

39. Ojada S, Ohaki Y, Kawamura T, et al. Cystic struma ovarii: imaging findings. *J Comput Assist Tomogr* 24: 413–415, 2000.

40. Murase E, Siegelman ES, Outwater EK, et al. Uterine leiomyomas: histopathologic features, MR imaging findings, differential diagnosis, and treatment. *Radiographics* 19: 1179–1197, 1999.

41. Kim JC, Kim SS, Park YJ. "Bridging vascular sign" in the MR diagnosis of exophytic uterine leiomyoma. *J Comput Assist Tomogr* 24: 57–60, 2000.

42. Kitajima K, Kaji Y, Sugimura K. Usual and unusual MRI findings of ovarian fibroma: correlation with pathologic findings. *Magn Reson Med Sci* 7: 43–48, 2008.

43. Troiano RN, Lazzarini KM, Scoutt LM, et al. Fibroma and fibrothecoma of the ovary: MR imaging findings. *Radiology* 204: 795–798, 1997.

44. Yerli H, Agildere AM, Bilezikci B, Karadeli E. Sclerosing stromal tumor of the ovary with torsion. MRI features. *Acta Radiol* 44(6): 612–615, 2003.

45. Kim KA, Park CM, Lee JH, et al. Benign ovarian tumors with solid and cystic components that mimic malignancy. *AJR Am J Roentgenol* 182: 1259–1265, 2004.

46. Tanaka YO, Tsunoda H, Kitagawa Y, et al. Functioning ovarian tumors: direct and indirect findings at MR imaging. *Radiographics* 24(Suppl 1): S147–S166, 2004.

47. Torricelli P, Caruso Lombardi A, Boselli F, Rossi G. Sclerosing stromal tumor of the ovary: US, CT, and MRI findings. *Abdom Imaging* 27: 588–591, 2002.

48. Ihara N, Togashi K, Todo G, et al. Sclerosing stromal tumor of the ovary: MRI. *J Comput Assist Tomogr* 23: 555–557, 1999.

49. Ozols RF, Rubin SC, Thomas GM, Robboy S. Epithelial ovarian cancer. In: Hoskins WJ, Perez CA, Young RC (eds), *Principles and Practice of Gynecologic Oncology*. Philadelphia, PA: Lippincott, 2000; pp. 981–1058.

50. American Cancer Society. *Cancer Facts and Figures: 1998*. Atlanta, GA: American Cancer Society, 1998; p. 13.

51. Yamashita Y, Hatanaka Y, Torashima M, et al. Characterization of sonographically indeterminate ovarian tumors with MR imaging. A logistic regression analysis. *Acta Radiol* 38: 572–577, 1997.

52. Jain KA, Friedman DL, Pettinger TW, et al. Adnexal masses: comparison of the specificity of endovaginal US and pelvic MR imaging. *Radiology* 186: 697–704, 1993.

53. Hricak H, Chen M, Coakley FV, et al. Complex adnexal masses: detection and characterization with MR imaging—multivariate analysis. *Radiology* 214: 39–46, 2000.

54. Sohaib SA, Sahdev A, Van Trappen P, et al. Characterization of adnexal mass lesions on MR imaging. *AJR Am J Roentgenol* 18: 1297–1304, 2003.

55. Semelka RC, Lawrence PH, Shoenut JP, et al. Primary ovarian cancer: prospective comparison of contrast-enhanced CT and pre- and postcontrast fat-suppressed MR imaging with histologic correlation. *J Magn Imaging* 3: 99–106, 1993.

56. Jeong YY, Outwater EK, Kang HK. Imaging of ovarian masses. *Radiographics* 20: 1445–1470, 2000.

57. FIGO Committee on Gynecologic Oncology. Current FIGO staging for cancer of the vagina, fallopian tube, ovary, and gestational trophoblastic neoplasia. *Int J Gynaecol Obstet* 105(1): 3–4, 2009.

58. Edge SB, Byrd DR, Compton CC, et al. (eds), *AJCC Cancer Staging Manual*, 7th edn. New York: Springer, 2010; Ovary and primary peritoneal carcinoma, pp. 419–428.

59. Low RN, Saleh F, Song SYT, et al. Treated ovarian cancer: comparison of MR imaging with serum CA-125 level and physical examination—a longitudinal study. *Radiology* 211: 519–528, 1999.

60. Okamoto Y, Tanaka YO, Tsunoda H, et al. Malignant or borderline mucinous cystic neoplasms have a larger number of loculi than mucinous cystadenoma: a retrospective study with MR. *J Magn Reson Imaging* 26: 94–99, 2007.

61. Matsuoka Y, Ohtomo K, Araki T, et al. MR imaging of clear cell carcinoma of the ovary. *Eur Radiol* 11: 946–951, 2001.

62. Morrow CP, Curtin JP. Tumors of the ovary: sex cord stromal tumors and germ cell tumors. In: Morrow CP, Curtin JP (eds), *Synopsis of Gynecologic Oncology*. New York: Churchill Livingstone, 1998; pp. 281–306.

63. Ko SF, Wan YL, Ng SH, et al. Adult granulosa cell tumors: spectrum of sonographic and CT findings with pathologic correlation. *AJR Am J Roentgenol* 172: 1227–1233, 1999.

64. Kohno A, Yoshikawa W, Yunoki M, et al. MR findings in degenerated ovarian leiomyoma. *Br J Radiol* 72: 1213–1215, 1999.

65. Ferrozzi F, Tognini G, Bova D, Zuccoli G. Non-Hodgkin lymphomas of the ovaries: MR findings. *J Comput Assist Tomogr* 24: 416–420, 2000.

66. Mitsumori A, Joja I, Hiraki Y. MR appearance of non-Hodgkin's lymphoma of the ovary. *AJR Am J Roentgenol* 173: 245, 1999.

67. Moselhi M, Spencer J, Lane G. Malignant melanoma metastatic to the ovary: presentation and radiological characteristics. *Gynecol Oncol* 69: 165–168, 1998.

68. Kim SH, Kim WH, Park KJ, et al. CT and MR findings of Kruckenberg tumors. Comparison with primary ovarian tumors. *J Comput Assist Tomogr* 20: 393–398, 1996.

69. Cho JY, Seong CK, Kim SH. Kruckenberg tumor findings at color and power Doppler US; correlation with findings at CT, MR, and pathology. *Acta Radiol* 39: 27–329, 1998.

70. Takagi H, Matsunami K, Noda K, et al. Primary fallopian tube carcinoma: a case of successful preoperative evaluation with magnetic resonance imaging. *J Obstet Gynaecol* 23: 455–456, 2003.

71. Hardesty LA, Sumkin JH, Nath ME, et al. Use of preoperative MR imaging in the management of endometrial carcinoma: cost analysis. *Radiology* 215: 45–49, 2000.

# 第十六章　妊娠期的母体

妊娠患者影像诊断技术的选择受限于可能对胎儿带来的危害。由于低剂量的放射可增大儿童癌肿的可能性，因而妊娠期应避免使用可能有电离辐射的检查。由于磁共振成像（MRI）无电离辐射，而且迄今没有致畸或其他对胎儿不良作用的证据，对妊娠患者影像检查的应用持续增多。超声常规用于胎儿与妊娠女性的初查，因为超声安全，花费低，而且普及广泛。有经验的超声医生诊断妊娠相关母亲的并发症正确性高；然而，如果超声表现不清，或需要另外的诊断信息，MRI则可有帮助。得益于快速序列的进展，MRI评估胎儿的应用不断增多。快速MRI技术显示胎儿与母体解剖具有极好的分辨率，不需要使用镇静剂。众多研究均报告了对胎儿与母体病变MRI评估令人鼓舞的研究结果[1]。

## MRI的安全性

虽然个别研究显示长时间暴露或暴露于高水平电磁波可造成实验动物胚胎发生异常或畸形，但目前尚没有妊娠患者MRI检查致畸或其他对胎儿不良作用的实验证据。在一项对女性MRI工作者进行的调查中，未发现不良妊娠有明显增多[2]。对射频脉冲安全性的关注有提高，因为射频脉冲可造成能量积淀与潜在的组织升温，这种升温在体表最为明显，而身体核心部位为零。美国食品药品监督管理局（FDA）规定了MRI能量积淀的量，即特定吸收率（SAR）。应用常规序列时没有胎儿不良效应的记录。一些对胎儿时期做过MRI检查儿童的研究也未能发现胎儿磁共振（MR）的长期不良作用[3,4]。

一般认为在超声不能解决临床问题，而MRI检查获益远大于理论上的危险时采用MRI检查。2013 ACR MR安全实践指南的一项声明指出：在考虑到风险-获益比与患者检查的需要，由指定的2级放射主治医生确定，妊娠患者在任何妊娠期均可接受MR扫描[5]。可能的话，胎儿在前三个月应避免MRI检查，因为前三个月的胎儿小，活动度大，影响MR诊断的正确性。胎儿检查并不需要钆对比剂增强，但母体的病变可能需要增强[6]。重要的是应记住，延误诊断是导致妊娠期女性急腹症发作和死亡最重要的因素[7]。

研究显示给灵长类注射用于MRI的钆基对比剂（GBCA）可通过胎盘屏障，随后可由胎儿尿路排泌到羊膜腔内，并被胎儿吞入。钆螯合物分子滞留于羊水内的时间不确定，在这段时间内可发生解离，释放有毒性的钆离子进入羊水[8]。引起关注的是，钆可能整合到发育中的胎儿组织中，研究显示血管内给予GBCA后，游离钆可被啮齿类的肝脏与骨摄取，被人类的骨摄取[9]。这种摄取的作用尚不清楚[10]。美国放射学院推荐妊娠患者仅在"比发育中的胎儿长期暴露于游离钆离子不但理论上而且实际可能的危险有压倒性的潜在益处时"才可使用钆对比剂[11]。虽然对妊娠鼠腹膜腔内注射钆喷葡胺的研究未见显示任何的不良作用，但研究显示GBCA可使实验动物的骨骼畸形增多，因而FDA认定GBCA为妊娠C类药物[12]。

由于上述原因，在确定是否给予对比剂前，所有病例均应复习初次的MR平扫影像。如果看来使用钆基对比剂非常重要，强烈建议特别要避免使用线性非离子GBCA（如Omniscan®和Optimark®）。这种对比剂较其他GBCA的环境稳定性更低，因而更易解离，更易发现有游离的钆沉积于骨内[9,10]。大环对比剂的稳定性最高［ProHance®（钆特醇），Dotrem®（多特灵）与Gadovist®（钆布醇）］，认为可低剂量应用[13]。虽然尚无评价GBCA致癌可能性的长期动物研究，但迄今尚没有GBCA致癌的报告。需要对比剂增强检查时，建议签署知情同意书。

## 妊娠的MRI技术

虽然不需要特殊的患者准备，一些作者主张影像检查前禁食4h后排空膀胱。扩张充盈的膀胱可产生相位编码方向上的运动伪影；另一些作者提出部分充盈膀胱有利于评估膀胱的侵犯。除此之外，一些研究推荐检查前1h口服阴性对比剂，以便消除T1与T2WI上肠腔内的所有信号[7]。一般患者取仰卧位扫描，而妊娠晚期的患者可采用侧卧位以减轻对下腔静脉的压迫。应采用相控阵线圈。将饱和带置于前腹壁以减少非脂肪抑制矢状影像的伪影，横轴位影像选择前后方向频率编码也有助于保证影像质量。

评估胎儿异常与母亲腹痛时，使用多平面超快速序列，如T1加权单次激发（SS）快速自旋回波（FSE）与T2/T1加权平衡稳态自由进动（SSFP）梯度回波（GE）序列。同相位与反相位T1加权GE有助于评估出血，空气与金属。目前一些医学中心采用扩散加权成像（DWI）与MR频谱进一步评估胎儿的脑。DWI可在短时间内扫描完成，特别有助于缺氧/缺血损伤的诊断[14]，并有助于观察异常的阑尾。如果母亲腹痛，附加脂肪抑制T2加权影像可更好观察炎性积液。怀疑母亲有相应病变时，采用厚块T2加权FSE影像用于MR尿路成像以及MR胆管成像。

## 母体影像检查

### 腹　痛

MRI有助于妊娠期间母亲并发症的诊断。妊娠体检压迫妊娠的子宫有损伤性，可造成腹部与盆腔病变诊断的困难。虽然计算机体层（CT）已可对急性腹痛做出很好评估，但胎儿要受到电离辐射，应尽可能避免。超声成像一直是影像初诊方法；然而对于增大的子宫来说超声的价值受到限制，而且影像缺乏组织特性。MRI可极佳显示解剖细节而没有电离辐射，因而可帮助腹部与盆腔疾病定性，MRI还显示出有助于妊娠患者腹痛非产科的病因，包括胃肠道、胆系、泌尿生殖系统、妇科、外伤性、血管性、骨骼肌肉与肿瘤性病因，其中最常见的是阑尾炎与胆囊炎[15]（框16.1）。

### 胃肠道

阑尾炎是妊娠患者最常见的非产科性外科疾病[16, 17]。正确诊断很重要，因为非穿孔性阑尾炎中止妊娠的危险为1.5%，而穿孔性阑尾炎达20%～55%，并且文献报告妊娠患者阑尾炎穿孔的发生率增高[18, 19]。增

| 框16.1　妊娠患者腹部疾病的诊断考虑 |
| --- |
| 阑尾炎 |
| 小肠梗阻 |
| 炎性肠病 |
| 憩室炎 |
| 嵌顿性疝 |
| 胆囊炎/胆总管结石 |
| 胰腺炎 |
| 梗阻性输尿管结石 |
| 肾盂肾炎 |
| 外伤 |
| 子宫肌瘤退变 |
| 卵巢扭转 |
| 卵巢囊肿破裂/出血 |
| 异位妊娠 |
| 胎盘破裂 |
| 子宫破裂 |
| 肠系膜静脉血栓 |

大的子宫使体检与影像诊断困难，因为阑尾向头侧移位，造成疼痛位置不典型[7, 20]。阑尾炎的其他症状与体征，如恶心呕吐与白细胞增高可为妊娠的生理反应，而压痛，反跳痛与肌卫可因妊娠子宫掩盖而不明显 。按2013年ACR适当性数据的规定，在可能有阑尾炎的妊娠患者超声不能肯定诊断时，应优先选用MRI检查，因为MRI诊断的敏感性与特异性与CT相似而无电离辐射。一项Meta分析显示MRI诊断妊娠患者阑尾炎的敏感性为80%～91%，特异性为98%～99%[21, 22]。

显示没有阑尾周围炎症的正常阑尾有助于排除急性阑尾炎的诊断。正常阑尾MRI表现直径<6mm，壁厚<2mm，腔内容物呈T1与T2低信号。阑尾炎的MR表现包括阑尾增大，直径>7mm，壁厚>2mm，腔内容物呈T2高信号及可见阑尾周围T2高信号的积液或炎症。蜂窝织炎可表现为T2不均匀高信号，边界模糊的肿块，而脓肿形成则表现为界限清楚的积液（图16.1）。附加脂肪饱和的T2WI可使阑尾周围炎表现更为明显。稳态自由进动影像可帮助鉴别血管与阑尾，血管在SSFP影像上表现为高信号而正常阑尾呈低信号。有阑尾结石时，可见阑尾腔内低信号充盈缺损，也可见到阑尾周围盲肠壁增厚。最近的研究报告显示，可见强化的异常阑尾在DWI上显示有扩散受限。直径6～7mm，没有明确相关阑尾炎征象，不能确诊的病例，如果具有临床指征可行影像复查[19, 23]。

MRI还可发现引起妊娠期腹痛的其他胃肠道病变。确定可能需要立即干预的患者，如肠梗阻，脓肿，中毒性巨结肠或出血非常重要。MRI可很好显示肠梗阻，

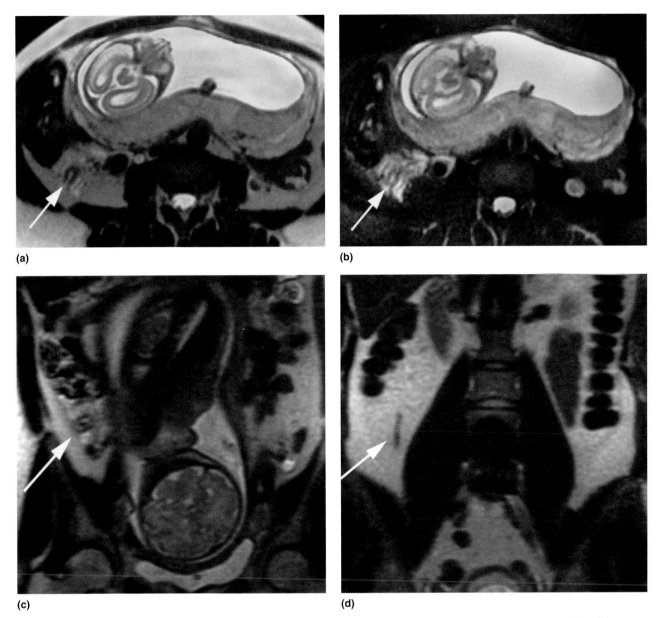

**图16.1　妊娠期急性阑尾炎。**妊娠患者右下腹部疼痛。横轴位SS-FSE（a）与脂肪抑制SS-FSE（b）影像示增大的阑尾（箭头）伴阑尾周围炎症。脂肪抑制T2加权序列（b）使炎症更为明显。（c）另一妊娠9个月的患者，冠状SS-FSE影像同样显示增大的阑尾（箭头）伴阑尾周围炎症。阑尾腔内可见一低信号的阑尾结石。（d）为妊娠期正常阑尾以做对照。冠状SS-FSE影像显示未扩张的阑尾（箭头），周围无炎症。

特别是SS-FSE序列，表现为充盈液体的扩张小肠肠祥（＞2.5cm）和（或）大肠肠祥（＞6cm；盲肠＞9cm），伴梗阻点下游肠道萎陷（图16.2）[24, 25]。梗阻的病因，是否有粘连，肠扭转，炎性肠病，肠套叠，疝或其他病变MRI均可明确显示。文献报告肠粘连占所有病因的58%，肠扭转为24%，肠套叠5%[7, 26]。发现横轴位影像靶征或肠内肠的表现可确定肠套叠的诊断（图16.2）。

炎症性肠病临床可与阑尾炎表现相似，80%累及末段回肠。受累肠道可显示肠壁向心性增厚与肠腔狭窄。

可见纤维脂肪浸润与肠系膜淋巴结肿大。病情急性恶化的病例，可见肠壁与肠系膜水肿，肠壁与肠系膜脂肪呈T2高信号（图16.3）。如果给予对比剂，急性恶化的病例可见肠壁早期强化伴有直小血管充血[27]。MRI可见缩窄，脓肿与瘘道等并发症。

腹壁疝可含有小肠或大网膜，可发生嵌顿，导致小肠梗阻或大网膜缺血与疼痛。嵌顿疝可见疝囊内疝入的脂肪或小肠旁积液（图16.4）。可见疝出的肠祥壁增厚，肠腔内积液，疝近侧的小肠扩张[28]。

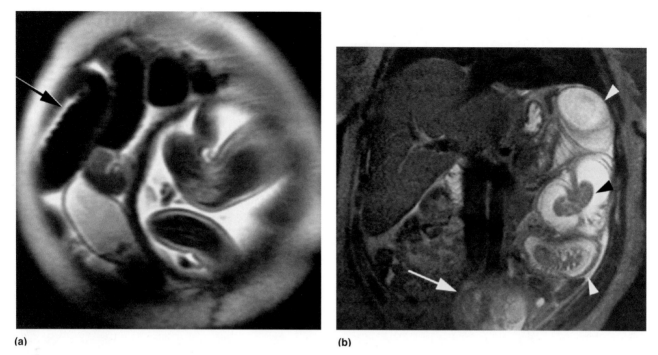

(a)

(b)

**图16.2 妊娠期肠梗阻。** 妊36周小肠梗阻的患者，(a) 冠状SS-FSE影像示妊娠的子宫右侧小肠多发肠袢扩张（箭头）。(b) 冠状SS-FSE影像显示小肠多发肠袢扩张（白三角）伴一不寻常的充盈缺损（黑三角）。手术发现为肠套叠。盆腔内可见妊娠子宫的一部分（箭头）。

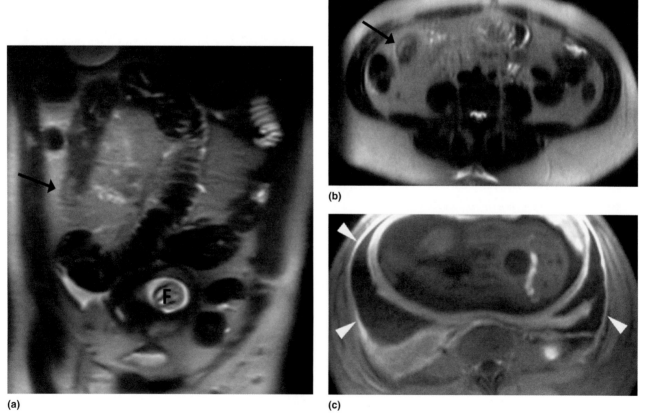

(a)

(b)

(c)

**图16.3 炎性肠病。** 冠状（a）与横轴位（b）T2加权影像示克罗恩病急性恶化伴小肠梗阻。可见右下腹远段回肠节段性狭窄，伴T2高信号的肠壁水肿（箭头，a，b），肠系膜水肿与少量游离液体。可见扩张的部分近侧小肠肠袢。F：胎儿。(c）第2例患者，已知患有克罗恩病，横轴位钆增强脂肪抑制T1加权GE影像，示游离液体伴腹膜弥漫性强化（三角），符合腹膜炎。

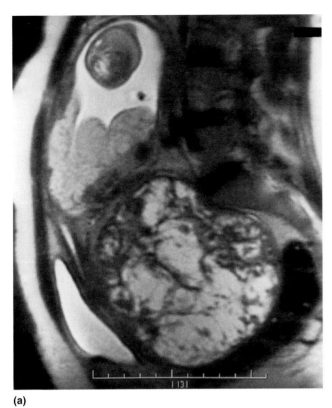
**(a)**

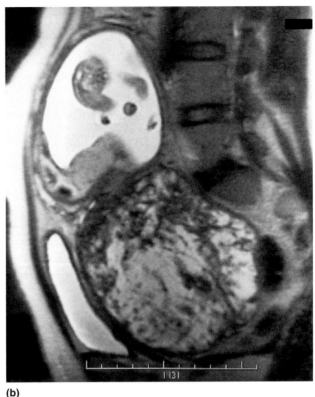
**(b)**

**图16.4** 嵌顿疝。妊9个月患者，横轴位T1加权（a）与横轴位脂肪抑制T2加权（b）影像，显示小的脐疝，伴脂肪嵌顿疝。横轴位脂肪抑制T2WI上清晰可见疝周围高信号相邻积液（经允许选自：Brown MA, Ojeda-Fournier H, Djilas D, El-Azzazi M, Semelka RC (2014). Women's Imaging: MRI with Multimodality Correlation (Current Clinical Imaging). Hoboken, NJ: John Wiley & Sons, Inc.)

憩室炎虽然多见于老年，也可见于妊娠患者，可见憩室伴周围肠壁增厚与T2高信号的周围炎性条纹或游离液体。并发症包括脓肿，穿孔或结肠膀胱瘘。

## 胰胆管

在妊娠期间，胆囊增大，结石与泥沙样结石的发生率增高[15, 26]。妊娠期血雌激素与孕激素水平增高导致胆系分泌胆固醇增多而胆酸分泌减少，胆囊收缩减弱，造成胆固醇结石形成[20, 26]。胆囊炎为最常见的妊娠期非产科性疼痛的病因之一，MRI显示胆囊结石，胆囊增厚水肿与胆囊周围积液时，可提示胆囊炎，文献报告敏感性与特异性分别为88%与89%。虽然水肿的胆囊壁可呈T2高信号，但显示不符合胆囊壁外形的高信号则诊断为胆囊周围积液（图16.5）[15, 20, 26]。如果不予治疗，可发生坏疽、穿孔、脓肿与瘘形成。虽然超声诊断胆囊结石容易，但胆管结石的诊断却更为困难。MR胰胆管成像（MRCP）为发现胆管内结石正确性很高的方法，文献报告其敏感性为90%，特异性93%～100%[15, 26]。胆管内结石于多个序列影像上均可呈低信号的充盈缺损（可与

见于单一序列上位于中央的流动相关伪影鉴别），伴新月征与上游胆管扩张[29]（图16.6）。

妊娠期胰腺炎更多发生于妊娠7～9个月与分娩后，67%～100%的患者继发于胆石症[20, 26]。妊娠期雌激素水平增高也可造成高甘油三酯血症，引起胰腺炎。虽然临床即可诊断胰腺炎，MRI可帮助确定有否并发症，如假囊肿、坏死与脓肿[7]。T1WI可有助于显示胰腺增大，伴不同信号改变；可见出血引起的T1信号增高。脂肪抑制T2WI可显示胰腺水肿与相邻积液[26]。MRCP可发现胆总管结石。

## 肾 脏

妊娠期肾积水常见，原因是孕激素水平增高而输尿管平滑肌松弛与妊娠子宫的外压[26, 30]；右侧多见，妊娠中-晚期出现增多，虽然有时有疼痛，但通常无症状，无需干预。这种病例需要除外梗阻性输尿管结石引起的肾积水，超声诊断可有困难。标准T2WI或MR尿路成像可显示生理性输尿管积水于骶岬水平呈锥形狭窄，盆腔输尿管萎陷（图16.7）。发现盆腔内扩张的输尿管应警惕

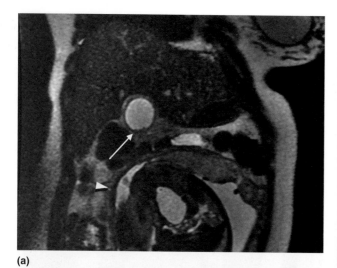

(a)

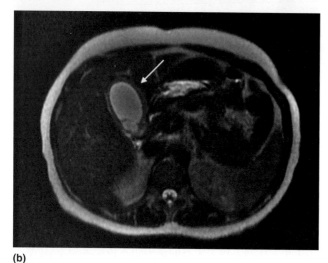

(b)

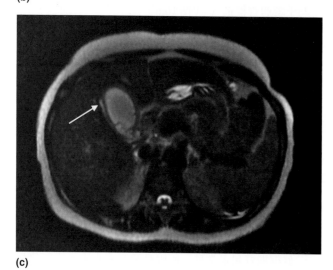

(c)

**图16.5** 急性胆囊炎。（a）斜冠状SS–FSE影像显示胆囊内多个小低信号充盈缺损，符合胆石（箭头）。下方可见一部分妊娠的子宫与3周的胎儿（三角）。（b，c）横轴位SS–FSE影像显示胆囊壁增厚，由于水肿，信号轻度增高（箭头，b）与裂隙状相邻高信号的胆囊周围积液（箭头，c）。

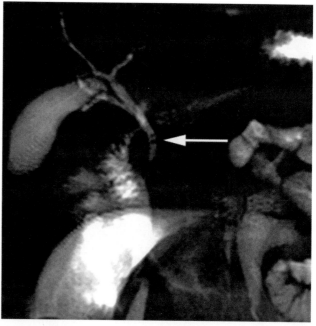

**图16.6** 胆总管结石。斜冠状厚块MRCP影像，示胆总管内2枚小结石（箭头）。注意子宫内的羊水与轻度肾积水。

可能有梗阻。梗阻性结石可呈凸隆的充盈缺损伴近侧输尿管扩张[26, 31]。将有症状的一侧置于侧卧位上侧以减缓子宫于骨盆入口对输尿管的压迫干扰，常有助于这种患者确定输尿管远段结石。肾周积水可见于尿路梗阻伴肾盏穹窿破裂。

因为尿潴留，妊娠期患肾盂肾炎较非妊娠期更常见（图16.8），通常根据临床资料诊断，MRI用于发现或除外需要干预的并发症，如肾周脓肿。T2WI可显示肾脏增大伴肾周积液。T2WI上可见水肿引起的肾实质低信号或不均信号区[32, 33]。T1WI可显示肾脏受累区域信号减低[26]。

## 妇科疾病

妊娠期由于子宫肌瘤生长迅速，占位效应，退变或扭转可引起疼痛。也可造成恶心呕吐、发热与腹膜刺激征[26]。平滑肌瘤越大，出现生长与疼痛的危险越高，直径＞5cm时则更易发生[34]。MRI有助于妊娠期子宫平滑肌瘤的定性[35]。妊娠期无合并症的平滑肌瘤的影像特征与非妊娠子宫的平滑肌瘤相同，表现为界限清楚，T2低信号的肿瘤由子宫浆膜包裹，子宫浆膜相对于子宫肌层呈低到中等T1信号强度。在妊娠期，平滑肌瘤可过度生长而血供相对不足，造成退变。退变的平滑肌瘤中央T2高信号为其特征。由于出血，中央坏死也可有T1高

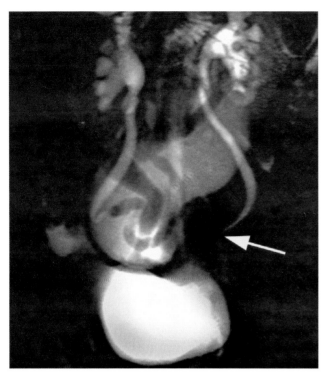

**图 16.7　妊娠患者生理性肾积水**。斜冠状 MR 尿路成像，示双侧肾积水，左侧输尿管于骨盆入口呈平滑椎形（箭头），盆段输尿管无扩张，符合生理性积水而非输尿管结石。

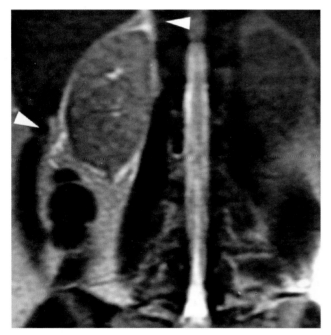

**图 16.8　肾盂肾炎**。妊 21 周患者，右上腹疼痛，发热。冠状 T2 加权 SS-FSE 发现右侧肾周积液（三角）符合临床诊断的肾盂肾炎。

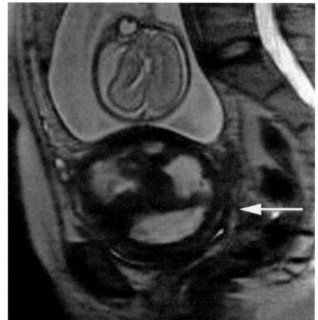

(a)

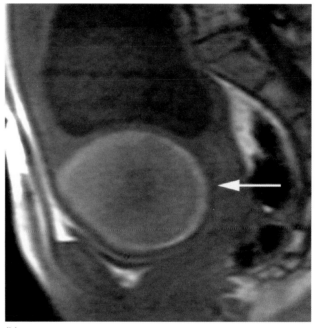

(b)

**图 16.9　妊娠期平滑肌瘤红色退变**。矢状 T2 加权 SS-FSE（a）与 T1 加权 GE（b）影像显示子宫下段一 11cm 大小浆膜下平滑肌瘤（箭头）。肿瘤呈 T2 混杂信号，弥漫性 T1 高信号，符合红色退变。可见部分妊娠的子宫与 23 周大小的胎儿。

信号。出血性梗死与坏死，所谓红色退变，可见继发于肌瘤周围静脉血栓或瘤内动脉破裂。这种病例的平滑肌瘤显示为周围或弥漫性 T1 高信号与不同的 T2 信号，伴或不伴周边 T2 高信号（图 16.9）。出血性梗死的较大平滑

肌瘤可导致明显疼痛与流产[36]。浆膜下肌瘤妊娠期间可出现扭转与退变（图 16.10）。中、晚期妊娠时超声观察平滑肌瘤变得越发困难。宫内妊娠妨碍了超声的正确诊断，即是 MRI 的检查指征。子宫下段有多发或较大平

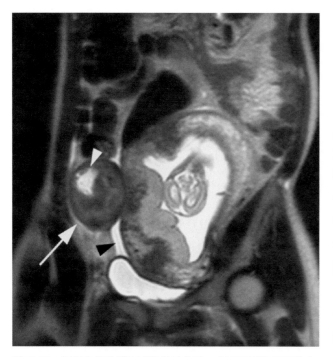

**图16.10 妊娠患者浆膜下平滑肌瘤扭转。**右下腹剧烈疼痛患者，T2加权SS-FSE影像，示一浆膜下肌瘤（箭头）伴退变表现（白三角）与肿瘤旁少量积液（黑三角）。术中发现一有蒂的平滑肌瘤扭转270°。

滑肌瘤时，应决定施行剖腹产（图16.11）。MRI还可确定怀疑来自附件的肿瘤为平滑肿瘤（图16.12）。显示子宫与肿瘤间的桥血管可确定是外生性平滑肌瘤而非附件肿瘤。

妊娠期附件肿瘤的诊断具有挑战性。妊娠患者最常见的附件肿瘤为黄体。黄体大小通常小于6cm，壁厚，妊娠期间无增大。MRI可区分单纯囊肿与更复杂的病变，确定肿瘤与妊娠子宫的关系（图16.13）。卵巢良性与恶性病变的鉴别依据见第15章。如以上讨论的，浆膜下肌瘤可误为附件肿瘤，MRI对鉴别有帮助。由于盆腔压力增高，附件肿瘤可受到外压，出现出血或扭转，导致强烈的腹痛[15]。

妊娠期卵巢扭转更为常见，可伴有或不伴有卵巢肿物[20]。症状与体征包括恶心呕吐、发热、下腹痛与压痛，以及白细胞升高[20, 26]。在MRI上，扭转的卵巢表现为增大与水肿，间质T2信号增高（图16.14）。也可有水肿增粗的血管蒂[15]。T1WI也可显示出血表现，呈高信号条纹或边缘环状高信号。也可以见到腹水与子宫向扭转方向移位[20, 26]。

妊娠期间也可遇到宫颈病变，包括肌瘤、子宫内膜

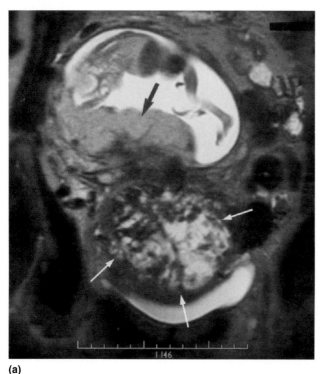

**(a)**　　　　　　　　　　　　　　　　**(b)**

**图16.11 妊娠患者较大子宫平滑肌瘤。**冠状（a，b）与矢状（c，d）T2加权SS-FSE影像，较大子宫平滑肌瘤（白箭头，a）内可见多发高信号灶，相应于退变区。同时注意正常妊娠与胎盘（黑箭头，a）。

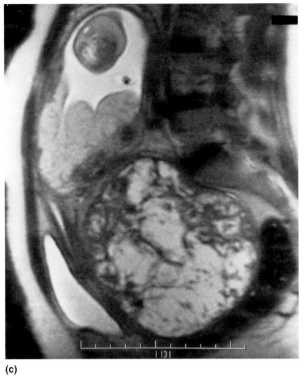

(c)

**图 16.11**（续前）

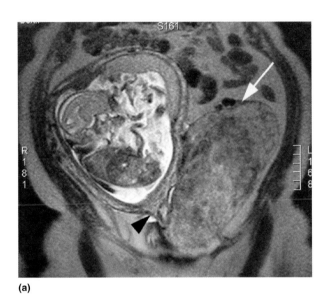

(a)

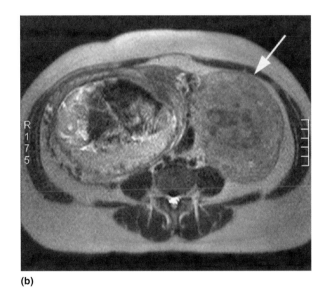

(b)

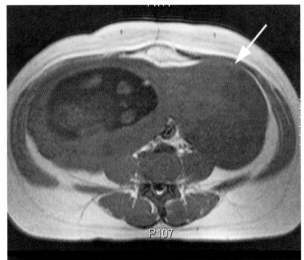

(c)

**图 16.12** 妊娠患者巨大浆膜下肌瘤，形似卵巢肿瘤。冠状（a）与横轴位（b）T2 加权 SS-FSE 与脂肪抑制 T2 加权 SS-FSE（c）影像，显示一大肿瘤起自子宫（箭头）。虽然病变 T2 信号高于典型的平滑肌瘤，但可见子宫肌层扩展包绕肿瘤，提示病变起自子宫。

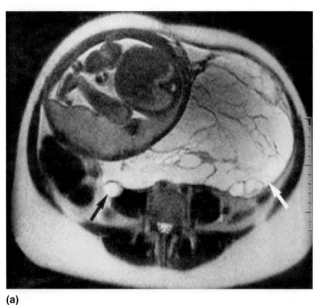

(a)

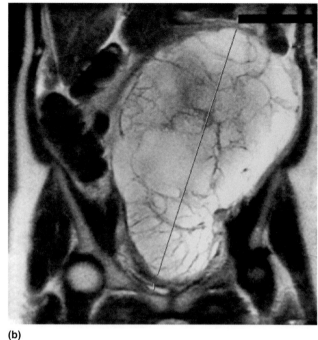

(b)

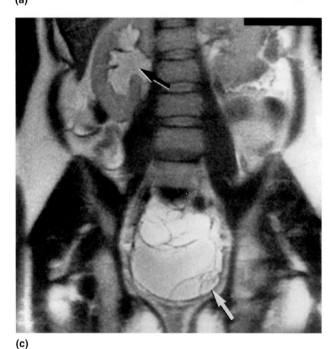

(c)

**图16.13** **妊娠患者的卵巢癌。**一位孕28周的母亲，横轴位（a）与冠状（b,c）T2加权SS-FSE影像。可见一巨大，主要为囊性的病变，最大径为27cm（白箭头，a），妊娠的子宫向右移位。冠状影像可见上腹部的腹水（b,c），可见母体右侧肾积水与输尿管扩张（黑箭头，a，c）。

异位与癌肿，阴道内注入凝胶后可见病变有强化[36]。妊娠合并宫颈癌罕见，发生率约为每1200～10 000妊娠女性中有一例。妊娠伴有宫颈癌的处理十分困难。MRI为目前妊娠患者宫颈癌最好的影像诊断方法（图16.15）。一项密切监测研究表明，适当延迟治疗以使胎儿成熟为早期宫颈癌患者的合理选择，因为妊娠没有对肿瘤性质与母亲存活的不良作用[37]。宫颈癌可表现为T2中等信号，取代正常低信号的宫颈基质。宫颈平滑肌瘤可表现为T2低信号的肿块（图16.16）。宫颈子宫内膜异位呈不同信号表现，但由于有出血，宫颈子宫内膜异位常表现为T1中等信号到高信号，T2低信号（图16.17）。

## 血 管

由于静脉淤滞与高凝状态，妊娠患者静脉血栓

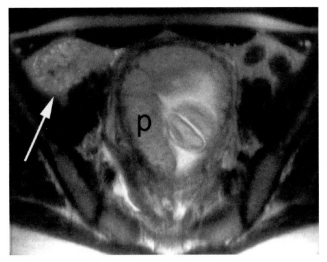

**图 16.14** **妊娠患者卵巢扭转**。横轴位 T2 加权 SS-FSE 示右侧卵巢增大，水肿（箭头）伴周边小卵泡（p：胎盘）。

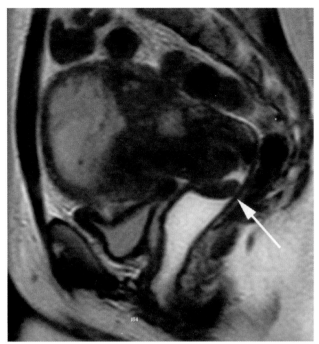

**(a)**

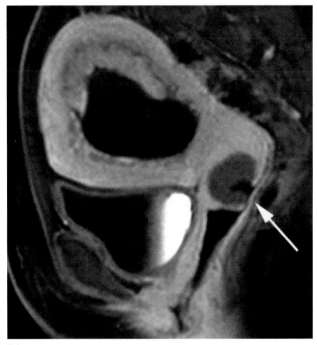

**(b)**

**图 16.15** **宫颈癌**。孕 12 周的妊娠患者，矢状 T2 加权 SS-FSE（a）与钆增强抑制 T1 加权 GE（b）影像，可见宫颈前侧一 3cm 大小肿瘤呈中等 T2 信号，强化略低于相邻宫颈与子宫肌层。在横轴位影像上未见明确的子宫旁蔓延的表现（未展示）。注意阴道凝胶（无菌外科润滑剂）填充使阴道扩张，改进了宫颈癌的显示。

的危险性高，可能与孕激素与增大子宫的压迫作用有关[23, 26]。妊娠期女性的下肢、盆腔与肠系膜易发生深静脉血栓，Budd-Chiari 综合征与卵巢静脉血栓形成的危险性增高。肠系膜静脉血栓可表现为非特异性腹痛、恶心呕吐与腹胀，并可导致肠梗死[23, 26]。疼痛的 MRI 检查、SSFP 影像可发现血凝块，血栓形成的血管应有的高信号消失，T2WI 可显示肠壁水肿[23, 26]。卵巢静脉血栓将于后文"分娩后影像"一节中讨论。

## 其他盆腔肿瘤

其他盆腔肿瘤 MRI 也可进一步定性（图 16.18）。妊娠期特别引起注意的是腹部纤维瘤病，为发生于妊娠期，产后第 1 年与服用口服避孕剂的女性的腹部硬纤维瘤亚型（图 16.19）。最常见部位为腹直肌与前腹壁的腹内斜肌。在 MRI 上，这些病变典型表现为信号不均，早期病变更富含细胞，呈 T2 高信号。随病变的进展，胶原含量增多，细胞外间隙减少，因而 T2 信号变得不那么明显了。大多数病例可见 T2 低信号带。治疗为广泛切除，不能手术的肿瘤可行放疗与化疗。肿瘤局部复发率高。也有报告肿瘤在绝经后或卵巢切除后自行退化[38, 39]。

# 产科并发症

## 子宫破裂

子宫破裂为极罕见的妊娠并发症（图 16.20）。子宫

破裂的危险因素包括曾有剖宫产、子宫手术、外伤、多产、子宫异常、梗阻性分娩、催产素刺激、胎盘植入与较少见的完整子宫自发破裂。所有子宫壁的分层均受累

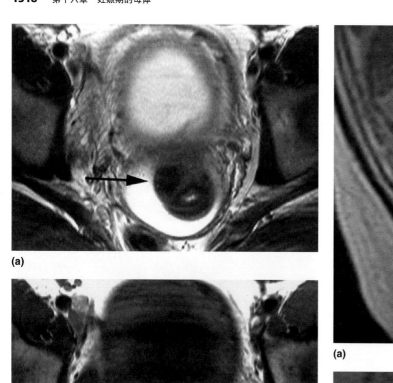

(a)

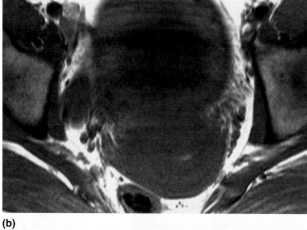

(b)

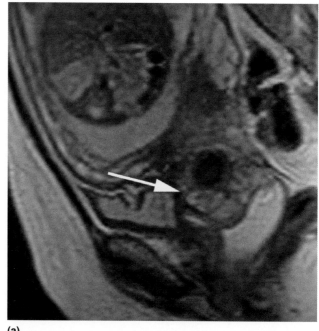

(a)

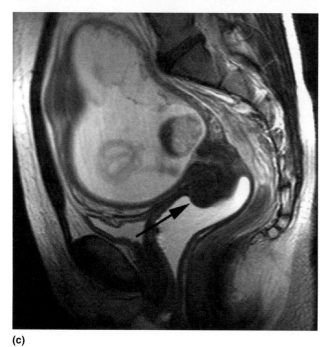

(c)

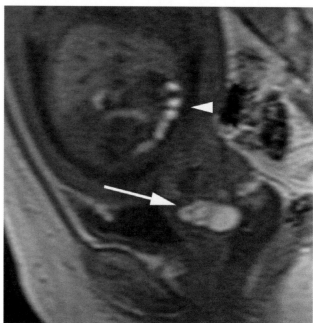

(b)

**图 16.17    宫颈子宫内膜异位。**孕 26 周的妊娠患者，阴道出血。宫颈矢状 T2 加权（a），矢状 T1 加权（b），横轴位 T2 加权（c）与横轴位 T1 加权（d）TSE 影像。体检发现一息肉样宫颈肿瘤。影像显示多分叶状肿瘤，中心位于宫颈后部右侧，扩展至后穹窿（箭头，a-d）。肿瘤主要呈 T2 高信号，伴 T1 高信号区。宫颈管内可见一些血液分解产物。同时注意胎儿肠道内 T1 高信号的胎粪（三角，b）。

**图 16.16    宫颈平滑肌瘤。**孕 14 周的妊娠患者，超声发现宫颈病变，行 MRI 检查。横轴位 T2 加权（a），横轴位 T1 加权（b）与矢状 T2 加权（c）SS-FSE 影像，可见一界限清楚，T2 轻度低信号，T1 等信号的肿瘤位于宫颈前部右侧（箭头，a，c），符合宫颈平滑肌瘤。

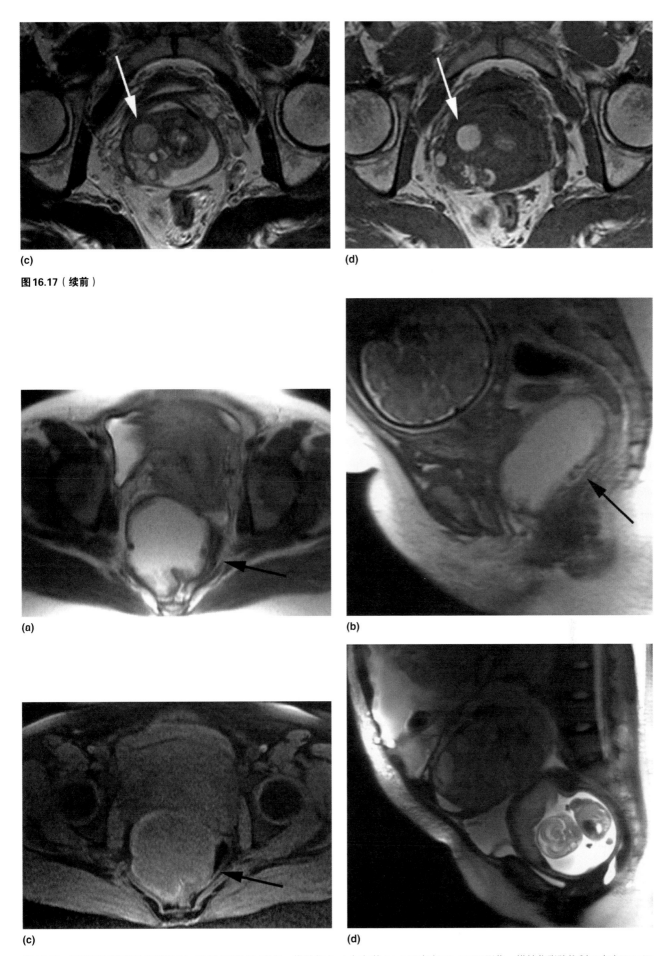

(c)

**图 16.17**（续前）

(d)

(a)

(b)

(c)

(d)

**图 16.18** 两例不同患者的盆腔肿瘤。孕37周的妊娠患者，横轴位（a）与矢状（b）T2加权SS-ETSE影像，横轴位脂肪抑制T1加权3D GE 影像（c），可见一不规则，10cm大小分叶状肿瘤位于阴道后侧，直肠前侧（箭头），延伸至右侧坐骨直肠窝，含有大量液体，壁厚。肿瘤周边T1信号增高。病理诊断为阴道周围骶尾部畸胎瘤。第2例妊娠中期患者矢状（d）与冠状

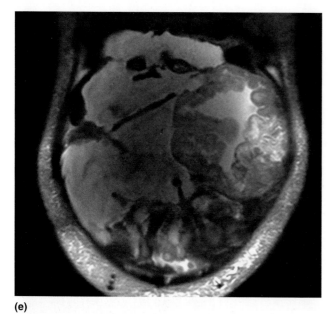

**(e)**

**图16.18（续前）** （e）T2加权MR影像示腹膜广泛增厚，沿腹腔与盆腔腹膜分布多发局灶性复杂的囊性肿瘤，最大肿瘤直径约15cm，为继发于腹部骨外骨肉瘤腹膜播散。

断裂，需要紧急诊断，因为腹腔大量出血可造成母亲与胎儿患病或死亡[40, 41]。MRI可发现子宫肌层缺损，伴子宫外积液与宫腔内的液体相延续。缺损内也可有血肿填充，伴相关腹腔积血。当看到胎儿或脐带部分位于腹腔内时可直接诊断子宫破裂。

## 异位妊娠

异位妊娠占所有妊娠的1%～2%，输卵管异位妊娠最为常见。危险因素包括辅助生殖、有异位妊娠史、输卵管手术史、盆腔炎症与使用宫内节育器。排卵诱导与体外受精时，同时存在宫内与异位妊娠的发生率为1%～3%[42, 43]。MRI有助于复杂病例的诊断与显示意外发现的异位妊娠（图16.21、16.22）。MR表现可包括显示异位胎囊，表现为厚壁的囊性结构。T2WI可见一不均匀信号的管状结构。T1WI可发现高信号的附件血肿、血性腹水或输卵管积血。如果给予对比剂，可能显示胎囊厚壁强化[26, 42]。输卵管间质部异位可表现为输卵管子宫壁内段不均匀信号的肿物，紧邻子宫角外侧[43]。子宫角异位妊娠时，可见肿物位于单角子宫的子宫角残余内。

剖宫产瘢痕妊娠（图16.23）为异位妊娠的罕见类型，可发生于剖宫产后，此时胎囊由子宫肌层与纤维瘢痕组织完全包绕，可能是由于受精卵经剖宫切口瘢痕与子宫内膜腔间的微管通道侵入子宫肌层造成的。这种情况具有子宫破裂与相关大出血的高度危险。严重的腹痛与阴道大量出血预示破裂，而血流动力学不稳或虚脱提示子宫破裂[44]。

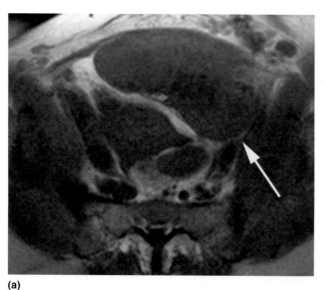

**(a)**

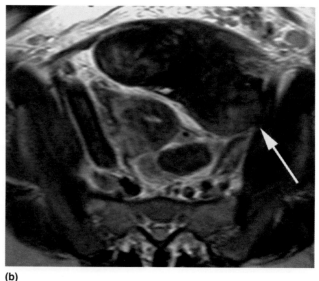

**(b)**

**图16.19** **腹部纤维瘤病。** 横轴位T1加权（a）与横轴位（b），冠状（c）及矢状（d）T2加权影像显示肿瘤起自前腹壁肌组织（箭头），T1与T2均以低信号为主。可见宫内的双胞胎的一部分（c）。

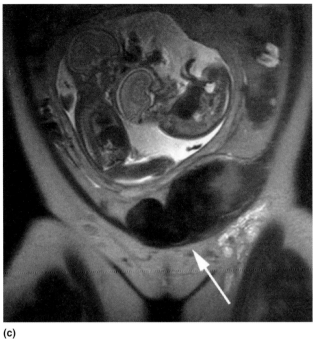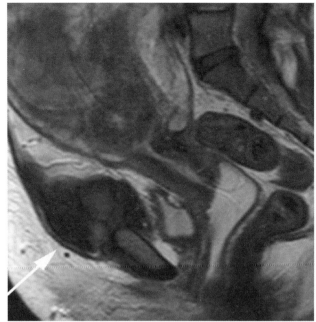

**(c)**　　　　　　　　　　　　　　　　　　　　　　　　　**(d)**

**图16.19**（续前）

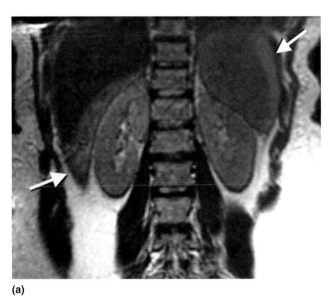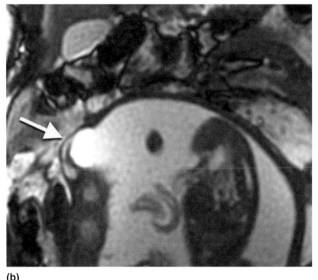

**(a)**　　　　　　　　　　　　　　　　　　　　　　　　　**(b)**

**图16.20**　双胞胎中期妊娠子宫破裂。（a）冠状T2加权影像显示肝脏与脾脏周围低信号积液，符合血腹（箭头）。冠状SSFP影像（b）显示子宫外形异常，子宫底右侧局部囊样凸出（箭头，b）。术中发现子宫底右侧局部破裂。

　　慢性异位妊娠（图16.24）与急性异位妊娠的表现有显著不同。慢性异位妊娠的人类绒毛膜促性腺激素（hCG）通常更低，较少出现疼痛，很少接受过人工受精治疗，破裂的危险也较低。一般认为慢性异位妊娠是输卵管妊娠反复小破裂造成的，形成血囊肿伴绒毛膜组织，周围有粘连与炎症环绕[45,46]。

## 宫颈功能不全

　　超声为评价妊娠期宫颈功能不全的主要方法；然而，MRI可很好地显示宫颈，可发现未估计到的宫颈功能不全（图16.25）。对于正常宫颈长度的评估发现，孕24周时测量长度为25mm，测量结果为这一长度或更短时，早

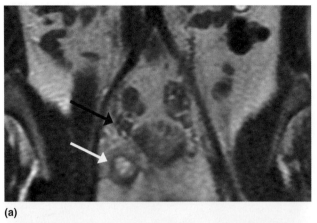

**(a)**

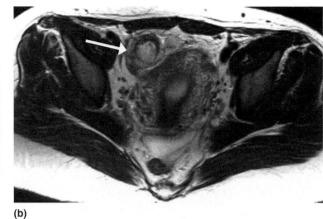

**(b)**

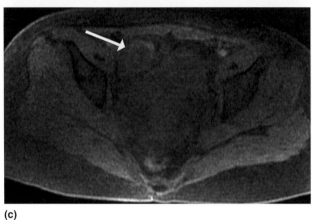

**(c)**

**图 16.21 超声未能发现的输卵管异位妊娠。**冠状 SS-FSE（a）与斜轴位 T2 加权 FSE（b）影像，示一厚壁囊性结构（白箭头）位于右侧卵巢下方与卵巢相邻（黑箭头，a）并压迫子宫。可见小的低信号边环绕病变囊性部分，相应于横轴位 T1 脂肪抑制影像上的 T1 略高信号区（箭头，c），提示为出血。

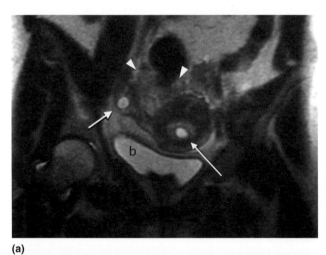

**(a)**

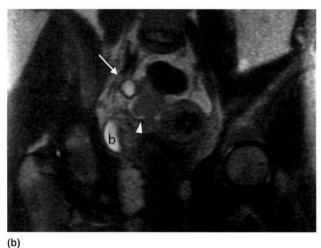

**(b)**

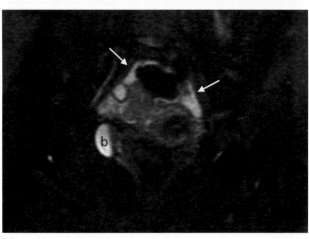

**(c)**

**图 16.22 辅助生殖后患者的异位妊娠。**孕 6 周患者，冠状 SS-FSE 影像（a，b）与冠状 SS-FSE 脂肪抑制影像（c）（b：膀胱）。（a）可见子宫内胎囊（长箭头），伴左侧卵巢囊肿，符合黄体囊肿（短箭头）。卵巢与子宫之间可见不均匀中等信号团块（三角）。（b）卵巢后侧可见另一囊性结构（箭头），位于中等信号团块（三角）的外侧，符合输卵管异位妊娠。（c）施加脂肪抑制的影像突出显示了相邻游离液体（箭头）。患者做了异位妊娠腹腔镜切除，保留宫内妊娠直至足月。

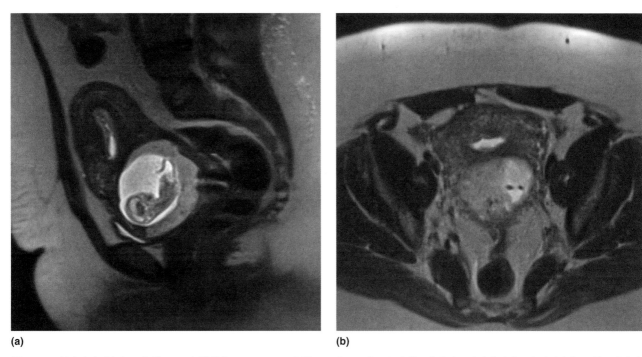

**图16.23** 剖宫产瘢痕妊娠。矢状（a）与横轴位（b）SS-FSE影像显示位于子宫下段内的异位胎囊及囊内的胎儿。如瘢痕妊娠那样，胎囊由子宫肌层与子宫瘢痕组织包绕，而非位于子宫内膜。

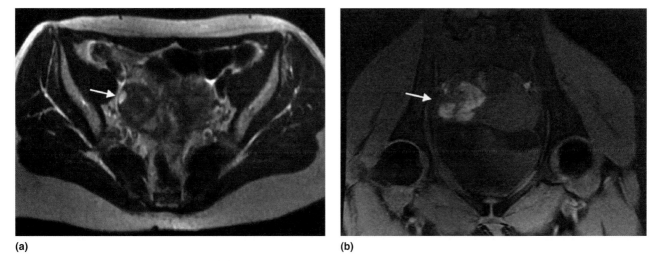

**图16.24** 非预期妊娠患者，慢性异位妊娠伴疼痛。横轴位T2WI（a）显示一复杂，中等信号的环样结构，中央呈低信号与小的高信号灶（箭头）。斜轴位脂肪抑制T1WI（b）可见T1高信号区（箭头），部分表现为管状外形，提示为病变内的输卵管积血。（经允许选自：Brown MA, Ojeda-Fournier H, Djilas D, El-Azzazi M, Semelka RC (2014). Women's Imaging: MRI with Multimodality Correlation (Current Clinical Imaging). Hoboken, NJ: John Wiley & Sons, Inc.)

产的可能为正常的6倍[47, 48]。漏斗样改变可伴宫颈内口扩张，羊水或羊膜可凸入宫颈管近段内，宫颈漏斗样改变也与早产相关[47, 49, 50]。多次妊娠的患者宫颈长度随妊娠年龄变得更短，有列线图以做对照。

## 绒毛膜下出血/早剥

胎盘出血可以位于胎盘后（胎盘后侧），绒毛膜下（绒毛膜与子宫内膜之间），或羊膜下（绒毛膜与羊膜之间）[51]（图16.26）。胎盘早剥是指胎盘于成熟前与子宫肌层分离。绒毛膜下出血与胎盘早剥可造成疼痛与阴道

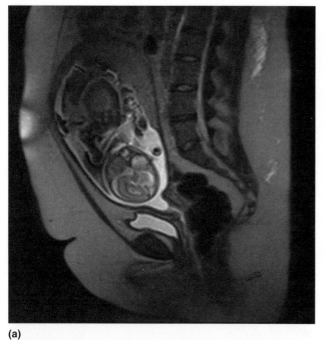

(a)

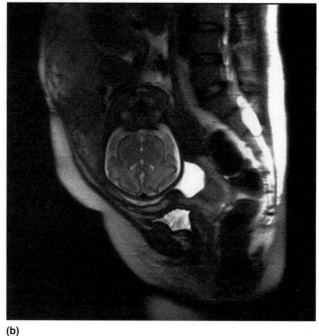

(b)

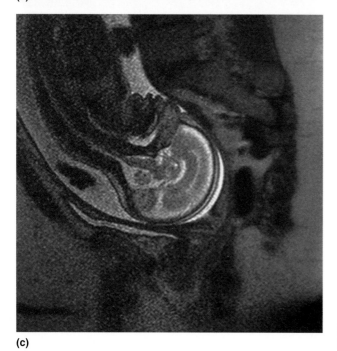

(c)

**图 16.25** 宫颈功能不全。3 例妊娠中期不同患者，矢状 SS-FSE 影像示宫颈短，(c) 最为明显，(a) 与 (b) 患者同时伴有宫颈呈漏斗状。

出血，或无症状[20,52]。胎盘早剥的危险因素包括外伤、高血压、吸食可卡因、吸烟及高龄妊娠[26]。T1WI 可见位于胎盘后高信号的出血[26,52]。DWI 可显示出血部位[52]。

## 胎盘的影像检查

MRI，因其可多平面成像，可确切评估胎盘的位置、大小与容积。由于可沿整个宫颈长轴成像，MRI 诊断胎盘前置的正确性高，并可由此做为超声不能肯定诊断病例的重要辅助诊断方法（图 16.27）。当胎盘覆盖了部分或全部宫颈内口时即可诊断前置胎盘，通常于晚期妊娠出现无痛性阴道出血。

## 胎盘病理性附着：胎盘植入

胎盘病理性附着为围产期急诊子宫切除的首要原因。胎盘病理性附着分为 3 种类型，常做为胎盘植入的总体

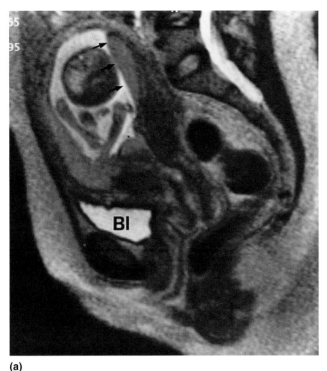
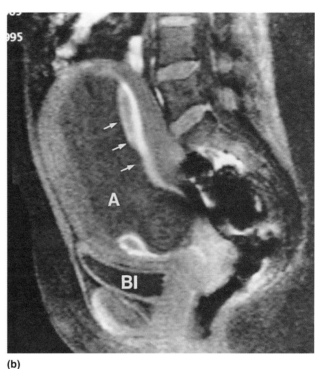

**(a)**　　　　　　　　　　　　　　　　　　　　　　**(b)**

**图16.26**　绒毛膜下出血。经母亲盆腔的矢状SS-FSE（a）与脂肪抑制扰相GE（SGE）（b）影像显示一双凸状T2低信号区（箭头，a），呈T1中等高信号（箭头，b），符合绒毛膜下血肿。注意SGE影像上病变周边的高信号，提示为亚急性出血。A：羊水；Bl：母体膀胱。

参考：真性胎盘植入（胎盘异常附着于子宫肌层）、植入性胎盘（侵入子宫肌层）与穿透性胎盘（侵及子宫浆膜）。胎盘植入是由于缺少底蜕膜造成的，正常时底蜕膜可防止绒毛侵入肌层。任何造成子宫瘢痕的原因，如剖宫产或肌瘤剔除均可导致胎盘的异常附着，而剖宫产为最常见的危险因素。子宫缺损可见于许多剖宫产后的女性。由于急诊子宫切除母亲的患病率与死亡率高，一直在努力提高胎盘植入的产前诊断。超声常可确定胎盘植入，但由于母体侧富含血管而出现假阳性，或由于后置胎盘或胎盘位于子宫底而出血假阴性。复杂性胎盘植入时，子宫外受累病变可广泛，而超声评估能力有限。MRI特别有助于确定胎盘侵犯的范围，而这对于术前制订治疗方案是至关重要的。在超声怀疑有胎盘植入时，MRI可增加诊断信心；而超声不能确定诊断时，MRI可确定或排除胎盘植入。这十分重要，因为诊断可改变处理方法。在妇科肿瘤学的辅助下，应在孕35周制订剖宫产计划。许多医学中心还采取髂内动脉球囊阻塞以控制出血，而正确诊断对于选择适当患者很重要。

　　MRI为可靠正确早期诊断胎盘植入的方法。主要根据多平面T2WI，采用SS-FSE采集的影像诊断。在T2WI上，胎盘呈中度高信号，可见胎盘内的细微结构。在T1WI上，正常胎盘呈中等信号，信号均匀。提示胎盘植入的MRI表现包括子宫肌层变薄、不规则或局部断裂。T2WI可见结构紊乱伴低信号的纤维条带。侵袭更明显时，可见局部外生性肿物；如果位于子宫前壁的胎盘侵犯膀胱，可见子宫浆膜-膀胱界面间隙变薄（图16.28、16.29和16.30）。

　　钆增强扫描并非常规使用方法；仅在一些情况下采用。正常胎盘钆动态增强影像表现已有记述，妊娠晚期的胎盘常呈早期强化，呈沿母体面分布的分叶状斑片状强化；而妊娠中期的胎盘强化更不均匀。这种分叶状强化的表现可能代表钆对比剂分布于胎盘的绒毛间隙内，为妊晚期绒毛小叶形成的结果[53]。钆增强动脉早期胎盘分叶状高强化可有助于显示胎盘的边界。因为没有明显的子宫肌层侵犯，胎盘真性植入的MRI表现可能很细微。

## 妊娠期滋养层疾病

　　所谓妊娠期滋养层疾病（GTD）指一组不同疾患，包括完全性或部分性葡萄胎，侵袭性葡萄胎，以及绒毛膜癌。临床上，葡萄胎的妊娠患者可有妊娠剧烈呕吐，

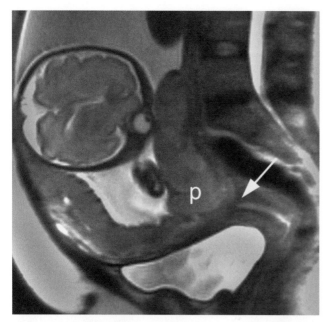

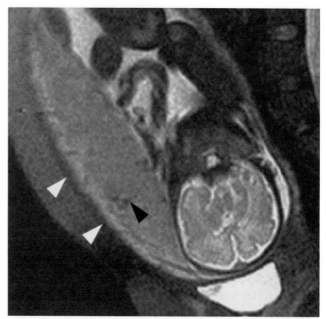

(a)

**图16.27    完全性前置胎盘。**经母体盆腔的矢状SS-FSE影像示胎盘（p）完全覆盖了宫颈内口（箭头）。

孕24周前严重子痫，子宫较正常孕期更大，或出现妊娠早期出血。实验室检查可发现具有诊断意义的血清hCG明显增高。完全性葡萄胎最常见的形式，是特征性的绒毛膜增生而没有胚胎发育。部分型葡萄胎为明确的不同病变，葡萄胎与胎儿均表现为三倍体染色体组型。而部分型葡萄胎患者极少发生侵袭性葡萄胎或绒毛膜癌。而因完全性葡萄胎接受治疗的患者，10%可见侵袭性葡萄胎，子宫肌层侵犯为其特征。约50%的绒毛膜癌发生于原有葡萄胎妊娠的患者，包括流产、异位或足月妊娠的患者。母体肺是绒毛膜癌最常见的转移部位。

　　这种患者影像检查的作用有限，因为GTD患者的诊断与随访的主要依据是hCG检查。MRI可用于原发性子宫疾病的评价，例如评估侵袭性葡萄胎或绒毛膜癌子宫肌层的侵犯深度（图16.13）。当hCG水平不能做出诊断时影像检查也可有帮助（图16.32）。葡萄胎MRI显示为不均匀信号的肿物，伴多囊状间隙，使子宫内膜腔扩张。子宫壁分层扭曲或消失，并可见肿瘤与子宫肌层间不规则分界。葡萄胎周边可见子宫肌层T2低信号边，可明确除外侵袭性葡萄胎。在T1WI上，可见相应于出血区的高信号灶。葡萄胎富含血管，因而钆增强后强化明显。部分型葡萄胎可见异常的胎儿组织。侵袭性葡萄胎可能与绒毛膜癌无法鉴别。T2WI上，绒毛膜癌可呈不均匀高信号肿瘤伴有较多流空的血管，增强后可见明显强化。子

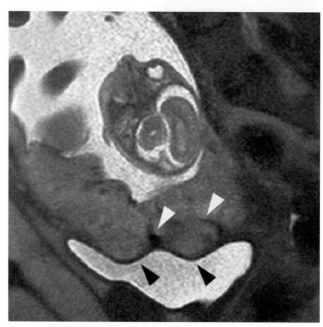

(b)

**图16.28    正常胎盘与病理性附着的胎盘，孕中期。**2例患者矢状SS-FSE影像，示正常胎盘（a）与病理性附着的胎盘（b）。正常胎盘（a）外缘光滑（白三角，a），呈均匀中等高信号。可见无信号的血管（黑三角，a）穿过胎盘。与之形成对照的是，侵袭性胎盘（b）信号更不均匀，外缘分叶状（黑三角，b），低信号带（白三角，b）不代表血管。术中发现胎盘植入。

宫周围可见局部播散，有强化[54-57]。

## 产后影像检查

　　产后第1周子宫体与宫颈大小回缩最为明显。产后6

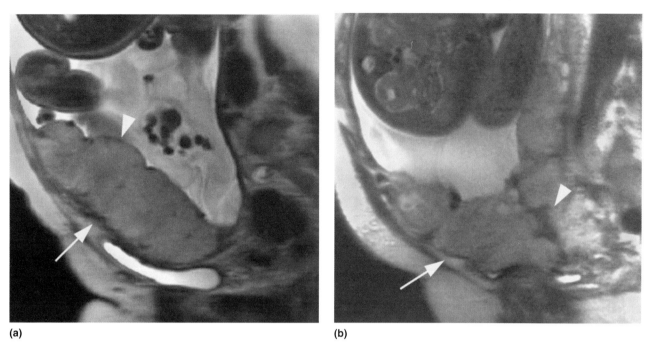

(a)　　　　　　　　　　　　　　　　　　　　　　　　　(b)

**图16.29　正常胎盘与病理性附着的胎盘，孕晚期。**2例患者矢状SS-FSE影像，示正常胎盘（a）与病理性附着的胎盘（b）。正常胎盘（a）呈中等高信号，孕晚期胎盘的内缘呈规则，机化性分叶，代表绒毛小叶（三角，a），同时外缘保持光滑（箭头，a）。相反，侵袭性胎盘（b）信号更不均匀，内部结构扭曲，可见非血管性暗带（三角，b）与分叶状外缘（箭头，b）。术中发现胎盘植入。

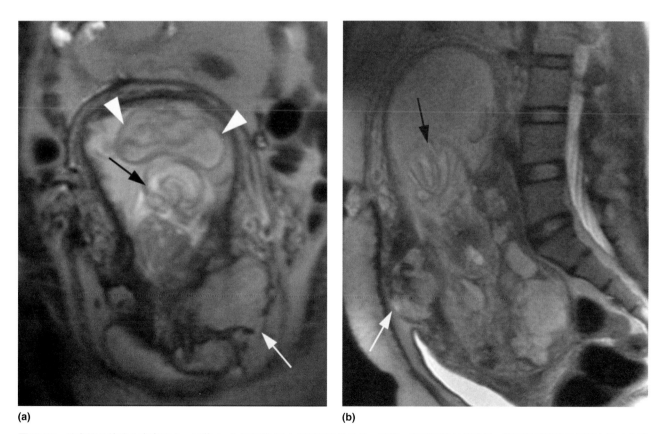

(a)　　　　　　　　　　　　　　　　　　　　　　　　　(b)

**图16.30　胎盘植入伴胎儿宫内死亡。**冠状（a）与矢状（b）SSFSE影像显示一异常，信号不均匀的胎盘，扩展到预期的子宫壁之外（白箭头）。子宫内可见胎儿（黑箭头）以及蜕落的羊膜（三角，a）。

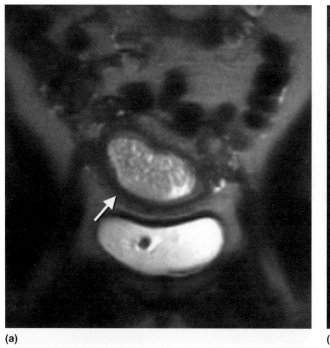

(a)

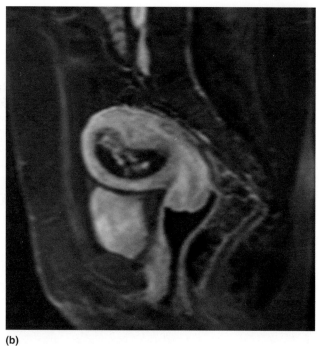

(b)

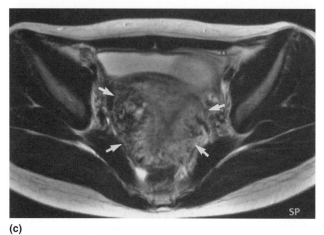

(c)

**图16.31** 葡萄胎妊娠与侵袭性葡萄胎。（a）葡萄胎妊娠患者，冠状T2WI示子宫内膜增厚，宫腔内可见中等信号强度的肿物伴高信号的小囊状灶。可见低信号的结合带，前侧完整（箭头）。（b）矢状脂肪抑制T1加权增强后影像示子宫内肿物明显强化。（c）另一侵袭性葡萄胎患者横轴位SS-FSE，示子宫内膜弥漫性不均匀高信号，符合病变侵袭（箭头）。

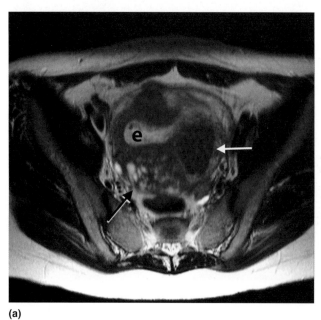

(a)

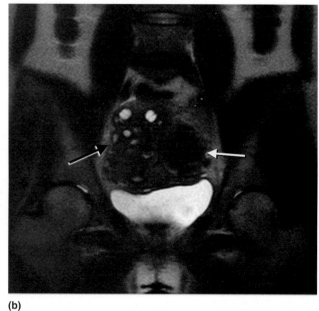

(b)

**图16.32** 妊早期局灶性腺肌瘤与葡萄胎相似。患者hCG中度水平，超声表现可疑，横轴位（a）与冠状（b）T2WI示子宫肌层局灶性病变，后部可见大量囊样灶（黑箭头）与一低信号的平滑肌瘤相邻（白箭头）。e：子宫内膜腔。

个月子宫恢复到正常大小（图16.33）。产后早期常有宫腔内急性或亚急性出血，通常在1周内消退，再有2周后可以见到结合带，而6个月后子宫重构完成。产后患者少量盆腔游离液体为正常表现。

剖宫产的女性，T1与T2加权序列上子宫切口均表现为典型的中度高信号区，虽然信号可有不同，但均提示子宫肌层内有亚急性血肿（图16.34）。剖宫术后的子宫可伴有膀胱瓣血肿（16.35）。

产后期可出现子宫于剖宫切口部位裂开（图16.36）。MRI可清楚显示子宫前壁切口部位透壁性的裂隙，可合并血肿或脓肿形成。与切口垂直的平面影像显示子宫肌壁裂隙最佳[58]。

MRI可明确判断子宫下段前壁突出的剖宫切口瘢痕（图16.37），伴局部子宫肌壁明显变薄，子宫下段前壁局部膨隆。瘢痕内可见指状液体，符合超声所见的剖宫瘢痕内的缺损[38,59]。剖宫瘢痕妊娠（图16.23）为罕见形式的异位妊娠，可发生于剖宫产后（见"异位妊娠"一节）。剖宫切口的另一并发症为腹壁瘢痕内子宫内膜异位

症（图16.38）。T1与T2加权序列影像上，子宫内膜异位均表现为与肌肉等或略高信号强度，伴有或不伴小的高信号灶。静脉注射对比剂后可见明显强化[60,61]。

卵巢静脉血栓为相对罕见的并发症，常与产后子宫内膜异位症相关。卵巢静脉血栓更多见于剖宫产后，发生率为1%～2%[62]。血栓更常见于右侧卵巢静脉。并发症包括肾静脉血栓、下腔静脉血栓与肺动脉栓塞[63]。超声诊断卵巢静脉血栓常有困难，MRI是替代CT的很好诊断方法，文献报告MRI诊断的正确率为92%[64]。MR表现包括卵巢静脉增大，T2WI没有应显示的流动相关伪影。血栓的分期不同其T1与T2信号强度不一，最常见表现为中到高T2信号伴周边低信号。增强可见充盈缺损，表现为卵巢静脉壁明显强化[62-64]。

超声常容易发现妊娠产物残留超，但超声检查受限或不能确定时，MRI可提供正确诊断（图16.39）。妊娠产物残留极富血管，可见与宫腔内血液分解产物同时存在。MRI可发现宫腔内不同T1与T2信号的肿物，子宫壁不同程度变薄与结合带消失。钆增强动态扫描显示不

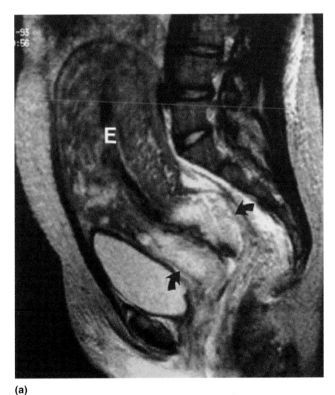

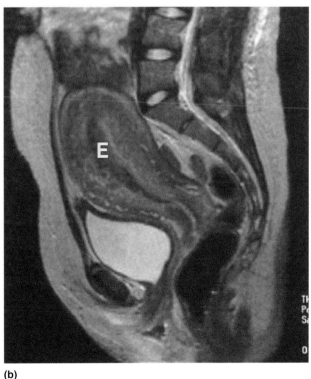

**(a)**　　　　　　　　　　　　　　　　　　　　　　　　**(b)**

**图16.33** **产后的子宫**。产后（a）24h，（b）1周，（c）1个月，（d）2个月与（e）6个月，矢状T2加权ETSE影像。产后1周宫腔（E）内可见急性和（或）亚急性出血（a，b）。产后30h内外侧宫颈基质或平滑肌层呈高信号（弯箭头，a）。然而内侧的纤维基质在整个产后期保持低信号（a-e）。产后早期子宫肌层呈不均匀中等信号强度（a-c）。6个月后，完全重构的结合带明显显示（e）。注意从（a）到（e）子宫容积逐渐减小。

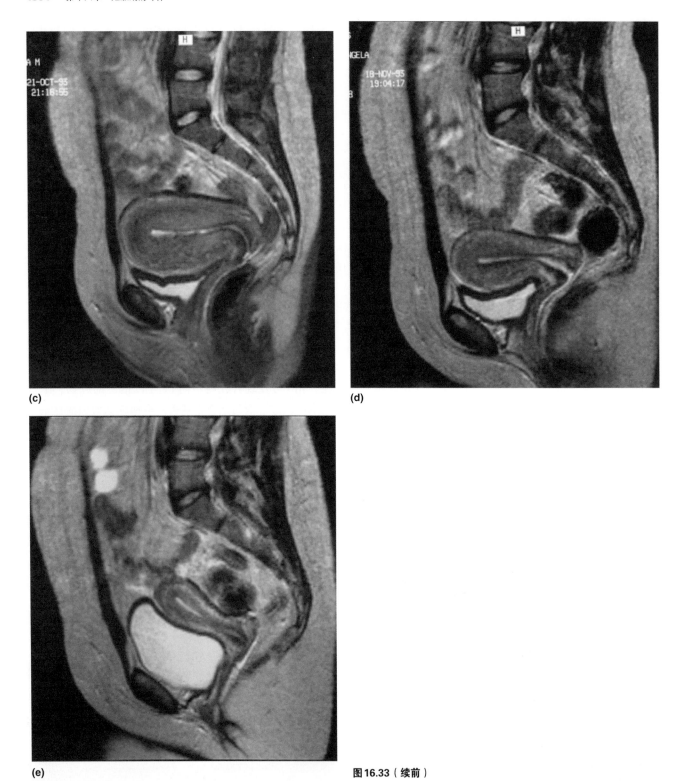

(c)

(d)

(e)

图16.33（续前）

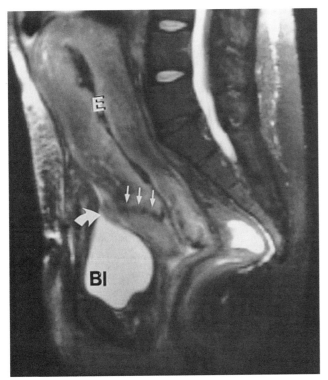

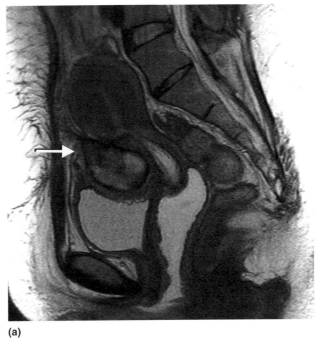

**(a)**

**图16.34** 剖宫产后的子宫。剖宫产后5天，矢状T2加权脂肪抑制ETSE序列。子宫下段可见一低信号瘢痕（小箭头），以及膀胱瓣（弯箭头）。子宫内膜腔（E）呈低信号为腔内急性和（或）亚急性出血所致。子宫壁分层显示不清为产后早期的正常表现。Bl：膀胱。

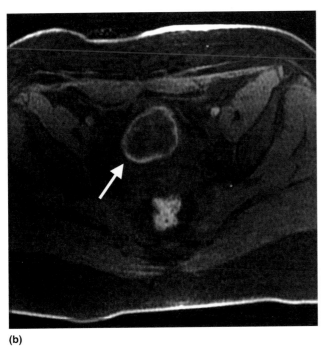

**(b)**

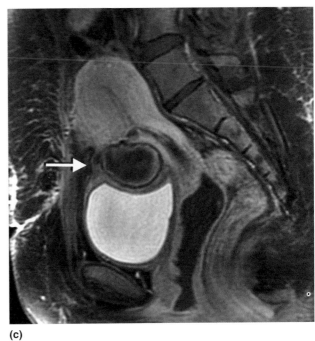

**(c)**

**图16.35** 膀胱瓣血肿。矢状T2加权（a）与横轴位脂肪抑制T1加权（b）及矢状增强后脂肪抑制T1加权（c）影像，示一轻度信号不均匀肿物，边缘呈T2低信号，T1高信号，无强化，符合血肿。肿物（箭头，a-c）中心位于子宫下段剖宫瘢痕前。瘢痕部位的子宫肌层变薄但表现完整（经允许选自：Brown MA，Ojeda-Fournier H，Djilas D，El-Azzazi M，Semelka RC (2014). Women's Imaging: MRI with Multimodality Correlation (Current Clinical Imaging). Hoboken，NJ：John Wiley & Sons，Inc.)

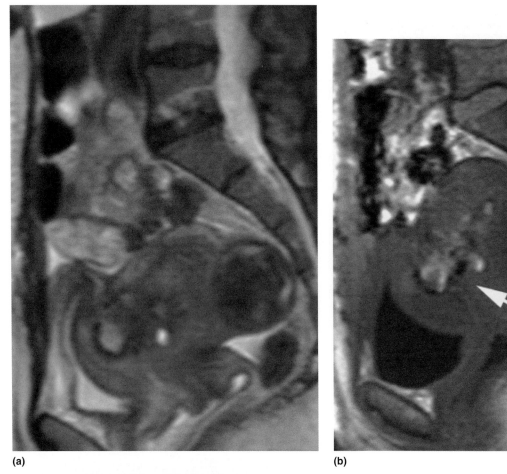

(a)

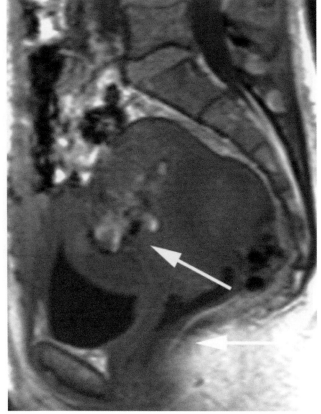

(b)

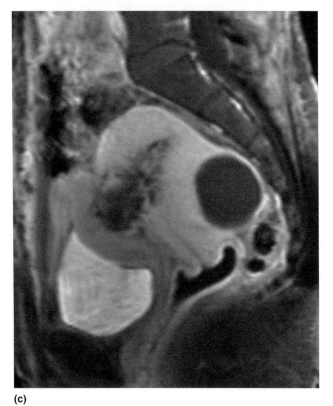

(c)

**图16.36** **子宫裂开**。剖宫产后患者出现腹痛、发热。矢状T2加权（a），T1加权平扫（b）与增强后延迟脂肪抑制T1加权（c）影像，可见子宫前壁先前剖宫切口部位较大缺损。T1加权平扫可见T1高信号的血液分解产物经缺损向外蔓延（箭头，b）。增强后子宫肌层强化，子宫肌层的裂隙显示清楚。偶然发现子宫后壁一没有强化的子宫肌瘤。

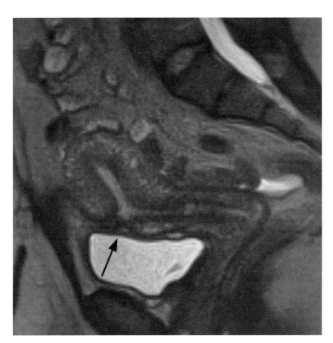

**图16.37** 剖宫瘢痕性子宫壁缺损。矢状SS-FSE影像,示子宫下段前壁明显变薄,先前剖宫切口部位可见瘢痕(箭头)。

同量的组织明显强化,是鉴别血液分解产物的关键[65]。GTD可有类似表现,但GTD可见血清hCG明显增高,容易做出鉴别。

另一罕见并发症为子宫动静脉畸形/瘘(图16.40)。虽然通过超声可发现病变,但MRI对不能明确诊断的患者有帮助。异常可以是先天性的或获得性的,文献报告病因包括扩张宫腔与刮宫,治疗性或自然流产,剖宫产手术与多次妊娠。诊断时不应忘记考虑到这种病变,特别是有较大血管时,因为子宫扩张与刮宫程度可更重,不仅只是子宫止血[66]。

## HELLP综合征

HELLP综合征以溶血、肝酶升高、低血小板(hemolysis, elevated liver enzymes, low plateles)为特点,是与妊娠相关的母体罕见多系统病变。目前对其所知不多,预后差。患者人数占所有妊娠约达0.85%,似乎与大龄多胎妊娠的晚期妊娠相关[67]。高达70%的病例于产前诊断,其中90%发生于孕27周以后,其余30%于产后诊断[67]。正如其名称所示,周围血涂片显示有溶血,血小板计数小于$100 \times 10^9$/L,血清天门冬氨酸转移酶水平大于70U/L,血清乳酸脱氢酶大于600U/L,或总胆红素大于1.2mg/dL[68]。HELLP综合征可见于严重的先兆

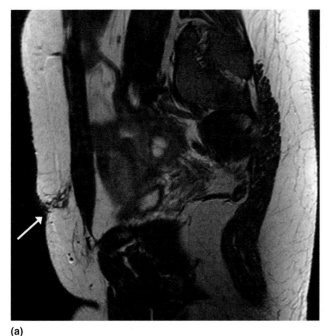

**(a)**

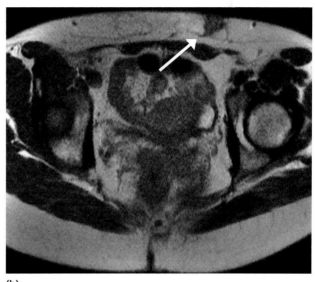

**(b)**

**图16.38** 腹壁瘢痕子宫内膜异位症。矢状(a)与横轴位(b)T2WI示一皮下病变,信号轻度高于肌肉,伴数个小囊性灶(箭头)。矢状影像显示病变位于下腹壁。另外的影像(未展示)显示病变位于先前剖宫切口瘢痕部位。横轴位脂肪抑制T1加权影像平扫(c)与增强扫描(d)显示病变呈T1高信号,并有明显强化。

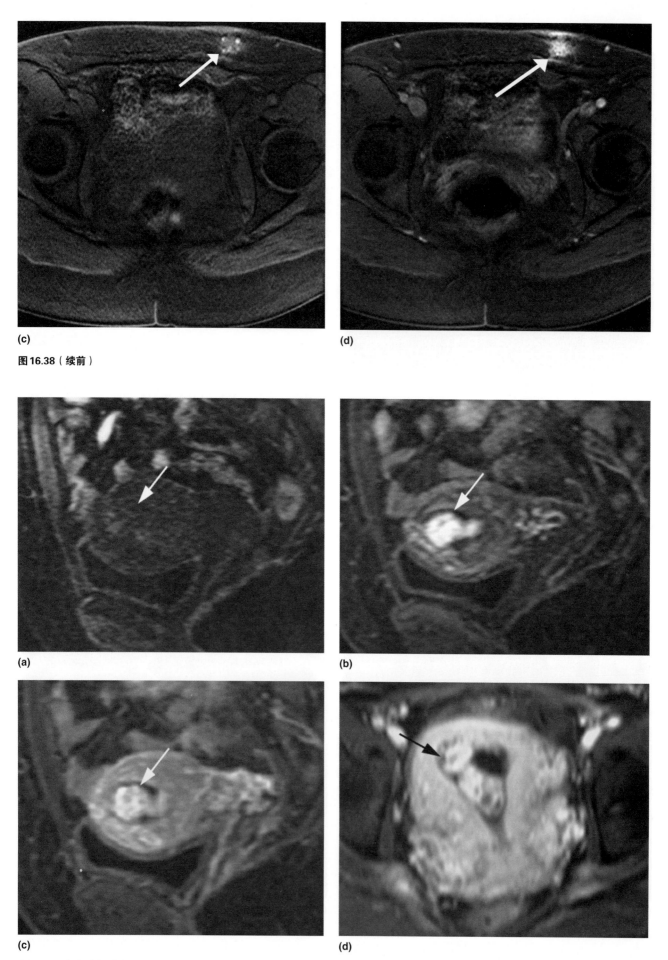

(c)

(d)

**图16.38**（续前）

(a)

(b)

(c)

(d)

**图16.39** 妊娠产物残留。阴道出血的产后患者。矢状脂肪抑制T1加权GE平扫（a）与增强后动脉期（b），静脉期（c）及横轴位延迟期脂肪抑制T1加权GE影像（d），可见宫腔内肿物，平扫呈低信号（箭头，a），早期明显强化（箭头，b），延迟期持续强化（箭头，c，d）。

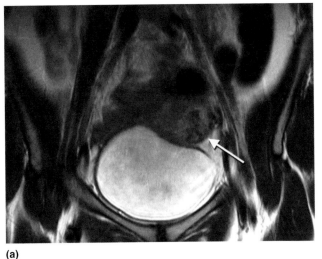
**(a)**

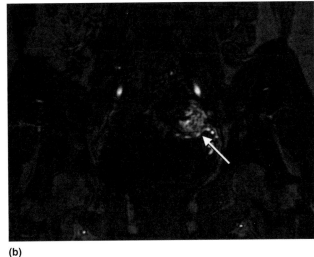
**(b)**

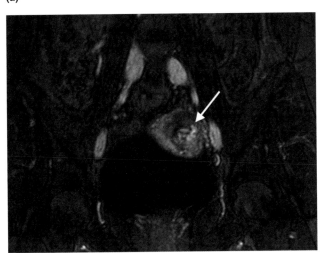
**(c)**

**图 16.40 子宫动静脉畸形/瘘。**斜冠状 T2WI（a）示子宫左侧壁肌层与内膜内多发流空（箭头，a）。增强后冠状 T1 加权脂肪抑制动脉期（b）与静脉期（c）MR 血管成像示蜿蜒的血管簇，增强动脉期与静脉期均可见强化（箭头）。

子痫，但也可孤立发生。由于患者可常有不明确的妊娠相关症状，如恶心呕吐，头痛与不适，HELLP 综合征的诊断常给临床带来问题[68]。一些患者还可有右上腹疼痛与病毒样症状[68]。由于患者症状不明确，许多患者可行影像检查以确定这些症状是否源自腹部，或如果临床或生化检查已诊断为 HELLP 综合征，行影像检查以评价其并发症。正是由于这些原因，放射医生必须熟悉HELLP，因为影像可能成为一线诊断方法或起到评估可能危及生命并发症的作用。

HELLP 综合征肝脏的组织病理学表现包括可造成肝窦阻塞的血管内纤维蛋白沉积，肝内血管淤血与肝内压力增高[69]。这些表现同时出现认为可导致肝坏死，并可转为致命的肝实质内与被膜下出血伴被膜破裂。超声与 CT 检查迅速，容易确定有危及生命可能的并发症。如

果诊断不清楚或需要短时间内多次复查时可采用 MRI 检查。肝脏梗死的 MRI 表现包括地图样 T2 高信号区，DWI呈低信号（图 16.41）。出血的 MRI 表现与血液分解产物期龄相关，但典型表现为肝实质内或被膜下信号不均匀的肿物或积液[69]。最后，HELLP 综合征的治疗为分娩胎儿中止妊娠，对任何相关并发症行支持治疗。如果娩出胎儿拖延超过 12h，母亲更易出现严重的并发症。肝脏出血应手术或动脉栓塞治疗[67, 70]。

## 小 结

由于没有电离辐射，在超声检查受限或不能做出结论，有复杂的异常，或需要观察更详尽的解剖细节时，MRI 则极适用于妊娠患者的检查。对胎儿的进一步评估于

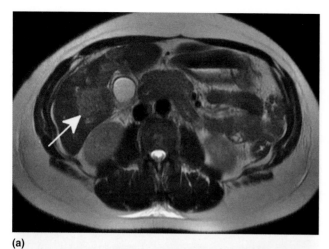
(a)

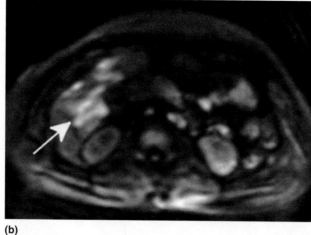
(b)

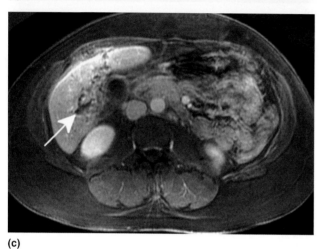
(c)

**图16.41** HELLP综合征与相关肝梗死。横轴位T2加权（a），扩散加权（b）与增强后T1加权（c）影像，示轻度T2高信号区（箭头，a），相关扩散受限（箭头，b）与周围正常肝实质相比呈低强化（箭头，c），符合肝梗死。

第十七章讨论。出于对安全性的考虑，钆对比剂仅在给胎儿带来的益处高于危险的可能时才予应用。

（Joy Liau，Shaun R. Best，Richard C. Semelka，Michèle A.
Brown 和 Lorene E. Romine）

## 参考文献

1. Kubik-Huch RA, Huisman TA, Wisser J, et al. Ultrafast MR imaging of the fetus. *AJR Am J Roentgenol* 174: 1599–1606, 2000.

2. Kanal E, Gillen J, Evans JA, et al. Survey of reproductive health among female MR workers. *Radiology* 187: 395–399, 1993.

3. Clements H, Duncan KR, Fielding K, et al. Infants exposed to MRI in utero have a normal paediatric assessment at 9 months of age. *Br J Radiol* 73: 190–194, 2000.

4. Kok RD, de Vries MM, Heerschap A, van den Berg PP. Absence of harmful effects of magnetic resonance exposure at 1.5 T in utero during the third trimester of pregnancy: a follow-up study. *Magn Reson Imaging* 22: 851–854, 2004.

5. Kanal E, Barkovich AJ, Bell C, et al. ACR guidance document on MR safe practices: 2013. *J Magn Reson Imaging* 37: 501–530, 2013.

6. O'Connor SC, Rooks VJ, Smith AB. Magnetic resonance imaging of the fetal central nervous system, head, neck, and chest. *Semin Ultrasound CT MR* 33: 86–101, 2012.

7. Brown MA, Birchard KR, Semelka RC. Magnetic resonance evaluation of pregnant patients with acute abdominal pain. *Semin Ultrasound CT MR* 26: 206–211, 2005.

8. Kanal E, Barkovich AJ, Bell C, et al. ACR guidance document for safe MR practices: 2007. *AJR Am J Roentgenol* 188: 1447–1474, 2007.

9. Tweedle MF, Wedeking P, Kumar K. Biodistribution of radiolabeled, formulated gadopentetate, gadoteridol, gadoterate, and gadodiamide in mice and rats. *Invest Radiol* 30: 372–380, 1995.

10. White GW, Gibby WA, Tweedle MF. Comparison of Gd(DTPA-BMA) (Omniscan) versus Gd(HP-DO3A) (ProHance) relative to gadolinium retention in human bone tissue by inductively coupled plasma mass spectroscopy. *Invest Radiol* 41: 272–278, 2006.

11. Rofsky NM, Pizzarello DJ, Weinreb JC, et al. Effect on fetal mouse development of exposure to MR imaging and gadopentetate dimeglumine. *J Magn Reson Imaging* 4: 805–807, 1994.

12. Omniscan package insert. Princeton, NJ: GE Healthcare, 2007.

13. Lin SP, Brown JJ. MR contrast agents: physical and pharmacologic basics. *J Magn Reson Imaging* 25: 884–899, 2007.

14. Brugger PC, Stuhr F, Lindner C, Prayer D. Methods of fetal MR: beyond T2-weighted imaging. *Eur J Radiol* 57: 172–181, 2006.

15. Wallace GW, Davis MA, Semelka RC, Fielding JR. Imaging the pregnant patient with abdominal pain. *Abdom Imaging* 37: 849–860, 2012.

16. Cappell MS, Friedel D. Abdominal pain during pregnancy. *Gastroenterol Clin North Am* 32: 1–58, 2003.

17. Stone K. Acute abdominal emergencies associated with pregnancy. *Clin Obstet Gynecol* 45: 553–561, 2002.

18. Fonseca AL, Schuster KM, Kaplan LJ, et al. The use of magnetic resonance imaging in the diagnosis of suspected appendicitis in pregnancy: shortened length of stay without increase in hospital charges. *JAMA Surg* 149: 687–693, 2014.

19. Dewhurst C, Beddy P, Pedrosa I. MRI evaluation of acute appendicitis in pregnancy. *J Magn Reson Imaging* 37: 566–575, 2013.

20. Oto A. MR imaging evaluation of acute abdominal pain during pregnancy. *Magn Reson Imaging Clin North Am* 14: 489–501, vi, 2006.

21. Smith MP, Katz DS, Lalani T, et al. ACR appropriateness Criteria* right lower quadrant pain—suspected appendicitis. *Ultrasound Q* 31(2): 85–91, 2015.

22. Long SS, Long C, Lai H, Macura KJ. Imaging strategies for right lower quadrant pain in pregnancy. *AJR Am J Roentgenol* 196: 4–12, 2011.

23. Spalluto LB, Woodfield CA, DeBenedectis CM, Lazarus E. MR imaging evaluation of abdominal pain during pregnancy: appendicitis and other nonobstetric causes. *Radiographics* 32: 317–334, 2012.

24. Silva AC, Pimenta M, Guimaraes LS. Small bowel obstruction: what to look for. *Radiographics* 29: 423–439, 2009.

25. Krajewski K, Siewert B, Eisenberg RL. Colonic dilation. *AJR Am J Roentgenol* 193: W363–W372, 2009.

26. Mkpolulu CA, Ghobrial PM, Catanzano TM. Nontraumatic abdominal pain in pregnancy: imaging considerations for a multiorgan system problem. *Semin Ultrasound CT MR* 33: 18–36, 2012.

27. Koh DM, Miao Y, Chinn RJ, et al. MR imaging evaluation of the activity of Crohn's disease. *AJR Am J Roentgenol* 177: 1325–1332, 2001.

28. Rettenbacher T, Hollerweger A, Macheiner P, et al. Abdominal wall hernias: cross-sectional imaging signs of incarceration determined with sonography. *AJR Am J Roentgenol* 177: 1061–1066, 2001.

29. Yeh BM, Liu PS, Soto JA, et al. MR imaging and CT of the biliary tract. *Radiographics* 29: 1669–1688, 2009.

30. Pedrosa I, Levine D, Eyvazzadeh AD, et al. MR imaging evaluation of acute appendicitis in pregnancy. *Radiology* 238: 891–899, 2006.

31. Spencer JA, Chahal R, Kelly A, et al. Evaluation of painful hydronephrosis in pregnancy: magnetic resonance urographic patterns in physiological dilatation versus calculus obstruction. *J Urol* 171: 256–260, 2004.

32. Stunell H, Buckley O, Feeney J, et al. Imaging of acute pyelonephritis in the adult. *Eur Radiol* 17: 1820–1828, 2007.

33. Fielding JR, Chin BM. Magnetic resonance imaging of abdominal pain during pregnancy. *Top Magn Reson Imaging* 17: 409–416, 2006.

34. Beddy P, Keogan MT, Sala E, Griffin N. Magnetic resonance imaging for the evaluation of acute abdominal pain in pregnancy. *Semin Ultrasound CT MR* 31: 433–441, 2010.

35. Sherer DM, Maitland CY, Levine NF, et al. Prenatal magnetic resonance imaging assisting in differentiating between large degenerating intramural leiomyoma and complex adnexal mass during pregnancy. *J Matern Fetal Med* 9: 186–189, 2000.

36. Coronado GD, Marshall LM, Schwartz SM. Complications in pregnancy, labor, and delivery with uterine leiomyomas: a population-based study. *Obstetr Gynecol* 95: 764–769, 2000.

37. Nguyen C, Montz FJ, Bristow RE. Management of stage I cervical cancer in pregnancy. *Obstet Gynecol Surv* 55: 633–643, 2000.

38. Dinauer PA, Brixey CJ, Moncur JT, et al. Pathologic and MR imaging features of benign fibrous soft-tissue tumors in adults. *Radiographics* 27: 173–187, 2007.

39. Durkin AJ, Korkolis DP, Al-Saif O, Zervos EE. Full-term gestation and transvaginal delivery after wide resection of an abdominal desmoid tumor during pregnancy. *J Surg Oncol* 89: 86–90, 2005.

40. Coldwell BJ, Steinkeler J, Warner MA. Ultrasound of the gravid uterus. *Ultrasound Q* 28: 87–95, 2012.

41. Sun HD, Su WH, Chang WH, et al. Rupture of a pregnant unscarred uterus in an early secondary trimester: a case report and brief review. *J Obstet Gynaecol Res* 38: 442–445, 2012.

42. Takahashi A, Takahama J, Marugami N, et al. Ectopic pregnancy: MRI findings and clinical utility. *Abdom Imaging* 38: 844–850, 2013.

43. Parker RA, III, Yano M, Tai AW, et al. MR imaging findings of ectopic pregnancy: a pictorial review. *Radiographics* 32: 1445–1460, discussion 1460–1462, 2012.

44. Ash A, Smith A, Maxwell D. Caesarean scar pregnancy. *BJOG* 114: 253–263, 2007.

45. Barnhart KT, Rinaudo P, Hummel A, et al. Acute and chronic presentation of ectopic pregnancy may be two clinical entities. *Fertil Steril* 80: 1345–1351, 2003.

46. Brennan DF, Kwatra S, Kelly M, Dunn M. Chronic ectopic pregnancy—two cases of acute rupture despite negative beta hCG. *J Emerg Med* 19: 249–254, 2000.

47. Doyle NM, Monga M. Role of ultrasound in screening patients at risk for preterm delivery. *Obstet Gynecol Clin North Am* 31: 125–139, 2004.

48. Wong G, Levine D. Sonographic assessment of the cervix in pregnancy. *Semin Ultrasound CT MR* 19: 370–380, 1998.

49. Rust OA, Atlas RO, Kimmel S, et al. Does the presence of a funnel increase the risk of adverse perinatal outcome in a patient with a short cervix? *Am J Obstet Gynecol* 192: 1060–1066, 2005.

50. Leitich H, Brunbauer M, Kaider A, et al. Cervical length and dilatation of the internal cervical os detected by vaginal ultrasonography as markers for preterm delivery: a systematic review. *Am J Obstet Gynecol* 181: 1465–1472, 1999.

51. Nguyen D, Nguyen C, Yacobozzi M, et al. Imaging of the placenta with pathologic correlation. *Semin Ultrasound CT MR* 33: 65–77, 2012.

52. Masselli G, Gualdi G. MR imaging of the placenta: what a radiologist should know. *Abdom Imaging* 38: 573–587, 2013.

53. Marcos HB, Semelka RC, Worawattanakul S. Normal placenta: gadolinium-enhanced dynamic MR imaging. *Radiology* 205: 493–496, 1997.

54. Hricak H, Demas BE, Braga CA, et al. Gestational trophoblastic neoplasm of the uterus: MR assessment. *Radiology* 161: 11–16, 1986.

55. Barton JW, McCarthy SM, Kohorn EI, et al. Pelvic MR imaging findings in gestational trophoblastic disease, incomplete abortion, and ectopic pregnancy: are they specific? *Radiology* 186: 163–168, 1993.

56. Powell MC, Buckley J, Worthington BS, Symonds EM. Magnetic resonance imaging and hydatidiform mole. *Br J Radiol* 59: 561–564, 1986.

57. Elsayes KM, Trout AT, Friedkin AM, et al. Imaging of the placenta: a multimodality pictorial review. *Radiographics* 29: 1371–1391, 2009.

58. Leyendecker JR, Gorengaut V, Brown JJ. MR imaging of maternal diseases of the abdomen and pelvis during pregnancy and the immediate postpartum period. *Radiographics* 24: 1301–1316, 2004.

59. Armstrong V, Hansen WF, Van Voorhis BJ, Syrop CH. Detection of cesarean scars by transvaginal ultrasound. *Obstet Gynecol* 101: 61–65, 2003.

60. Busard MP, Mijatovic V, van Kuijk C, et al. Appearance of abdominal wall endometriosis on MR imaging. *Eur Radiol* 20: 1267–1276, 2010.

61. Hensen JH, Van Breda Vriesman AC, Puylaert JB. Abdominal wall endometriosis: clinical presentation and imaging features with emphasis on sonography. *AJR Am J Roentgenol* 186: 616–620, 2006.

62. Sharma P, Abdi S. Ovarian vein thrombosis. *Clin Radiol* 67: 893–898, 2012.

63. Bilgin M, Sevket O, Yildiz S, et al. Imaging of postpartum ovarian vein thrombosis. *Case Rep Obstet Gynecol* 2012: 134603, 2012.

64. Royo P, Alonso-Burgos A, Garcia-Manero M, et al. Postpartum ovarian vein thrombosis after cesarean delivery: a case report. *J Med Case Rep* 2: 105, 2008.

65. Noonan JB, Coakley FV, Qayyum A, et al. MR imaging of retained products of conception. *AJR Am J Roentgenol* 181: 435–439, 2003.

66. Kido A, Togashi K, Koyama T, et al. Retained products of conception masquerading as acquired arteriovenous malformation. *J Comput Assist Tomogr* 27: 88–92, 2003.

67. Mihu D, Costin N, Mihu CM, et al. HELLP syndrome—a multisystemic disorder. *J Gastrointestin Liver Dis* 16: 419–424, 2007.

68. Sibai BM. Diagnosis, controversies, and management of the syndrome of hemolysis, elevated liver enzymes, and low platelet count. *Obstet Gynecol* 103: 981–991, 2004.

69. Weinstein L. Syndrome of hemolysis, elevated liver enzymes, and low platelet count: a severe consequence of hypertension in pregnancy. *Am J Obstet Gynecol* 142: 159–167, 1982.

70. Nunes JO, Turner MA, Fulcher AS. Abdominal imaging features of HELLP syndrome: a 10-year retrospective review. *AJR Am J Roentgenol* 185: 1205–1210, 2005.

# 第十七章　胎　儿

## 胎儿影像检查

目前，超声是花费低廉、普及广泛、实时的影像检查方法，为胎儿产前评价的首选影像技术。由于超快速序列的进展，胎儿磁共振（MRI）的应用在不断增多。MRI可显示胎儿的解剖细节。羊水过少、孕龄过长及母体过大而超声检查受限时MRI尤其有帮助。胎儿的主要发育结构，特别是中枢神经系统（CNS），肺与腹部主要器官，早到孕中早期MRI即可充分评价。研究显示对于选择病例与胎儿的复杂病变，MRI诊断的正确性优于超声[1, 2]。MRI尤其有助于CNS异常及较小程度上胸部异常的评估[2, 3]。其结果是产科MRI的临床检查大部分为胎儿脑的进一步评估或评估胎儿复杂的发育畸形与综合征。MRI还有助于制订宫内手术干预计划。

超快速T2加权序列（如单次激发快速自旋回波，SSFSE）与T2-/T1加权稳态自由进动（SSFP）影像是用于胎儿MRI检查的主要技术。不需要胎儿镇静。附加T1加权梯度回波影像有助于一些病例组织定性或发现出血。T2*加权梯度回波可帮助确定是否有出血[4]。扩散加权成像与磁共振（MR）波谱可用于胎儿脑的进一步评估。MR胎儿成像（用于MR胰胆管成像的重T2加权厚块采集）可用作定位序列，可获得胎儿外形，四肢与脊柱闭合不全的信息[5]。胎儿影像检查一般不推荐使用钆对比剂。其安全性于第十六章讨论。

## 正常解剖

### 中枢神经系统

胎儿脑的发育成熟过程有不同的时期，以可预期的方式发育，快速T2WI或SSFP影像能可靠地进行评估。孕12～23周时，胎儿脑表面显示光滑，但可见半球间裂（图17.1）。大脑皮质可见2～3个分层。孕24～26周，可区分未成熟的皮质，中线区与生发基质。从孕早期一直到晚期，生发基质均表现为环绕脑室的T2低信号/T1高信号带，逐渐退缩，直至足月时仅见于尾状核丘脑沟内。皮质板显示为脑周边T2低信号/T1高信号带，并可见含有3层结构，通常于孕第20～28周才能清楚辨识[4]。

孕18周前侧裂开始表现为平滑、弯曲、较宽的脑表面折皱，于23周进展为更明显的成角状（图17.1、17.2）。侧裂发育成熟延迟为发育异常的征象[4]，冠状与横轴位平面最易评估。孕22～23周可见顶枕裂，随后第24～25周可见距状裂与扣带沟，中央沟见于第27周[5]。30周以后可见全脑皮层的脑沟，而33周后才可见到脑皮质的折皱与脑盖形成（图17.2）。

虽然从孕15周到35周侧脑室前庭大小保持稳定，脑室的相对大小随孕龄增加而减小，形成孕早期大脑室的表现。超声于经丘脑轴位平面测量侧脑室脉络丛球部，侧脑室宽应小于10mm[4]。与超声相比，MR测量侧脑室前房（三角区），测量结果略小于超声，但在去除了两种测量方法的2个标准差后，>10mm的脑室扩大标准保持不变[6]。超声于轴位平面测量，正常第三脑室第3%到第97%的测量结果提示14周胎儿的正常宽度为1.0～1.2mm，足月为3.0～3.6mm[7]，但迄今尚无与MR测量的相关性研究。由于颅底颅骨的衰减作用，超声很难观察到足月胎儿的枕大池但MRI可很好观察孕中期到晚期胎儿的枕大池[6]。

覆盖于皮层凸面的蛛网膜下间隙于所有孕龄均表现略宽，孕21～26周最为明显[8]。

胼胝体于胚胎第8～20周发育。孕20周后MRI可见正常的胼胝体，呈T2略低信号（图17.3）。胼胝体的形成是从膝部到压部顺序进行的，最后形成胼胝体嘴。

小脑蚓于中线矢状与冠状平面显示最好，而小脑半球在横轴位或冠状影像上评价最佳[4]。孕17.5周时，应可见小脑蚓的原裂，以及呈锐角的顶点（图17.4）。21周可见椎前裂，21～22周可见顶前裂，24周可见次裂（椎后裂）。到27周，所有小脑蚓的小叶与裂均应可见。蚓的头尾长应于18～19周达到小脑半球的长度。蚓向尾侧

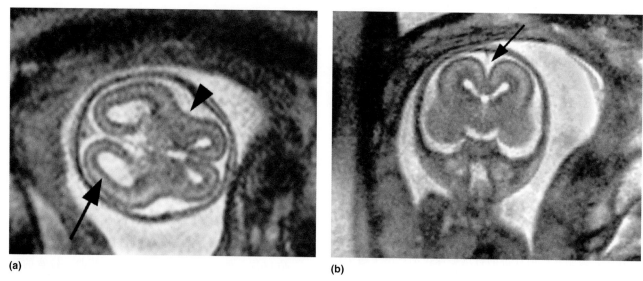

(a)

(b)

**图17.1 正常胎儿脑，胎龄18周。**经胎儿脑的横轴位（a）与冠状（b）SSFSE影像，示皮质的3个分层与光滑的脑皮层，和轻度凹陷的侧裂（三角，a）。可见明显的正常侧脑室（箭头，a），23周时减小。可见部分大脑镰（箭头，b）位于半球间裂内。

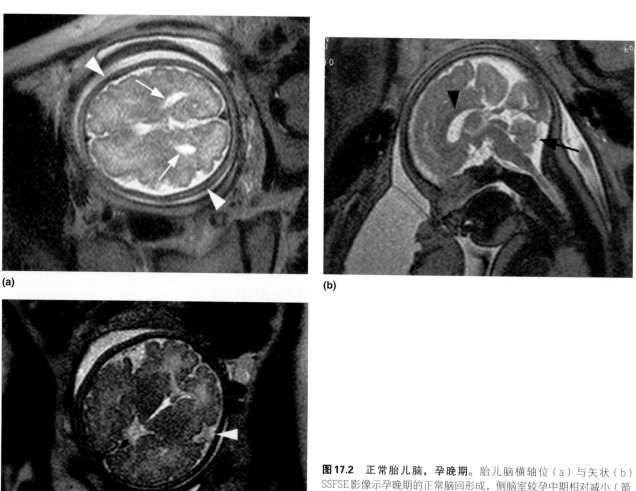

(a)

(b)

(c)

**图17.2 正常胎儿脑，孕晚期。**胎儿脑横轴位（a）与矢状（b）SSFSE影像示孕晚期的正常脑回形成。侧脑室较孕中期相对减小（箭头，a）。可见正常胎儿的颅骨（三角，a）。矢状影像（b）显示正常的胼胝体（三角）与正常的小脑蚓（箭头）。另一患者胎儿脑横轴位SSFSE影像（c）显示妊娠晚期正常成角的侧裂。请与图17.1a孕18周胎儿脑的宽大凹陷的侧裂对照。

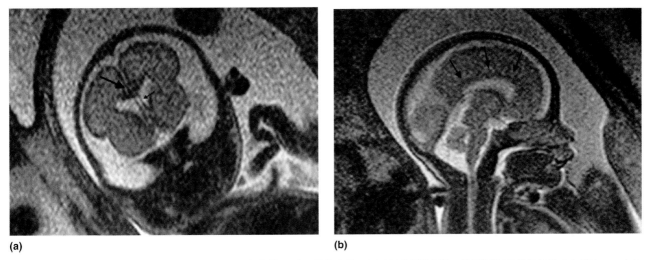

**(a)**                                                **(b)**

**图17.3** **正常胼胝体**。孕龄25周胎儿头颅冠状（a）与矢状（b）SSFSE影像，显示正常的胼胝体，呈纤细的T2低信号带（大箭头，a，b）。注意正常的透明隔腔（小箭头，a）。

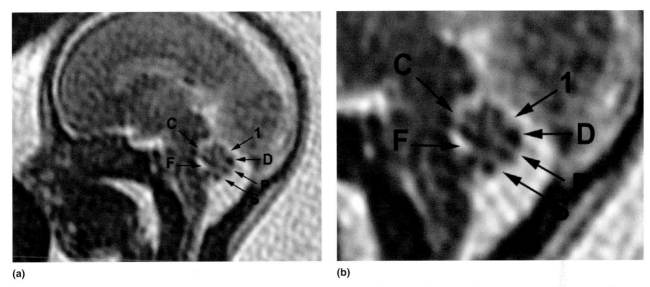

**(a)**                                                **(b)**

**图17.4** **正常的小脑蚓**。19周龄胎儿，小脑蚓矢状SSFSE影像（a）及局部放大影像以显示细节（b）。注意顶点（F），原裂（1）与山坡（D），还可见到椎前裂（P），顶前裂（C）与次裂（S）。

扩展覆盖第四脑室的顶，于22～24周覆盖完全。山坡为原裂后侧的第一个分叶，表现为T2低信号灶，为测量蚓头尾长度的重要标志[9]。

### 头与颈部

胎儿的鼻咽与口咽充满羊水，因而呈T2高信号、T1低信号[10]。在T2WI，正常腭板表现为一条纹，自上唇系带向后到后鼻孔，鼻咽与口咽于此相互交汇[11]（图17.5）。SSFSE序列影像上甲状腺与周围结构呈等信号，显示不清；但在T1WI显示为高信号结构[10]（图17.6）。

### 胸　部

胎儿胸部的肺与气管支气管树均充满羊水，呈T2高信号。正常的肺信号高于胸壁肌肉，低于羊水（图17.7）。胎儿膈水平矢状与冠状影像可清楚区分胸部与腹部结构。SSFSE影像上，胸腺表现为前纵隔内中等信号结构[10,12]（图17.8），可观察胸腺大小，妊娠晚期胸腺较大。

心脏、肺血管与胸部大血管在SSFSE影像呈低信号结构。胎儿心脏超声认为是评价心脏的金标准。虽然胎儿心脏MRI为一有前途的技术，但由于花费高，胎儿活

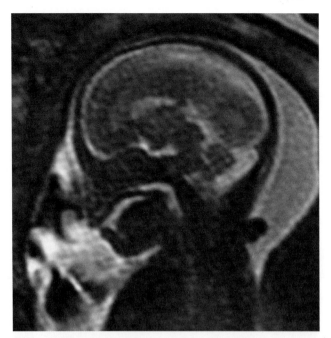

**图 17.5　正常腭板。**矢状 SSFSE 影像示正常腭板，自上唇韧带向后延伸，在正常充满液体的鼻咽与口咽的对比下，呈一连续性 T2 低信号弓形结构。腭向后延续到后鼻孔，鼻咽与口咽在此相会。

动与胎儿心脏小及心律快，应用仍受到限制。目前，胎儿心脏 MRI 仅用于胎儿心脏超声检查受限时，包括羊水过少、过期妊娠骨骼骨化、胎儿的不利体位、母亲腹壁手术瘢痕，以及更重要的母亲肥胖等[13-15]。近年来，采用平衡 SSFP 序列的胎儿心脏 MRI 取得了可喜的结果，心脏检查的平均时间为 5～30min[13]。在 SSFP 影像上，心脏呈低信号，而充盈液体的心腔与血管为高信号。大多数病例均可观察到 4 个心腔，可评价心脏大小与心轴方向，心室间隔与可能存在的心脏肿瘤与心包积液。右室流出道几乎可恒定显示，左室流出道、主动脉弓、肺动脉与肺静脉显示有赖于胎儿的活动情况。未来的进展，如无创性胎儿心电门控，可能使胎儿心脏 MRI 成为更重要的诊断工具[13-15]。

**腹部与盆腔**

　　胎儿的食管、胃与十二指肠充满吞咽进入的羊水，成为腔内 T2 高信号、T1 低信号的对比剂，而远段回肠与

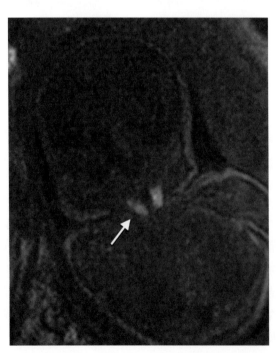

**图 17.6　正常甲状腺。**37 周孕龄胎儿，斜冠状脂肪抑制 T1 加权影像，示胎儿颈内正常甲状腺呈领结形高信号结构（箭头）。（经允许引自：Brown et al., 2014 [Women's Imaging: MRI with Multimodality Correlation. Hoboken, NJ: John Wiley & Sons, Inc.]）

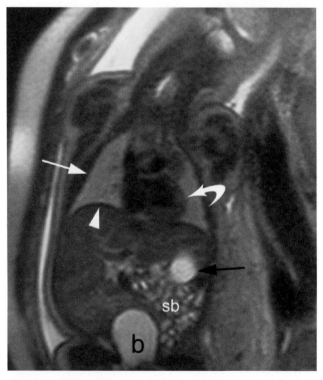

**图 17.7　正常胎儿的躯干。**妊晚期胎儿冠状 SSFSE 影像显示满含液体的肺呈高信号（直白箭头）。可见中等信号强度的心肌与循环血造成的信号流空（弯箭头）。肺-肝界面勾画出了膈（三角）。可见胎儿的胃（黑箭头），小肠（sb）与膀胱（b）。

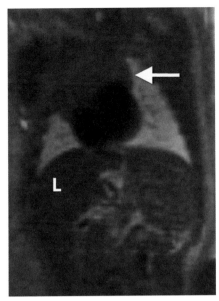

**图17.8** **正常胎儿的胸腺。** 妊晚期胎儿冠状 SSFSE 影像，示胸腺表现为中等信号结构，位于心脏上方（箭头）。可见肝脏（L）位于膈下。

结肠则充盈 T1 高信号、T2 低信号的胎粪[5]（图17.9）。在这两部分肠道之间，混合的两种液体造成信号强度逐渐变化。孕龄18周时，小肠与结肠内开始可以见到黏液[16]。随孕龄增加，远段肠道内胎粪的量逐渐增多；在孕晚期，仅在远段回肠与结肠内可见胎粪。信号表现方式有助于确定不同的肠道部分，从而估计出怀疑肠道闭锁的水平。另外，在 T1WI 上结肠相对于腹部器官的高信号，有助于

做结肠最大强度投影成像[17]。

胎儿胆囊也表现为充盈液体的结构，位于右上腹部[5]。胎儿肝脏为体内最大的器官，呈 T1 等到轻度高信号、T2 低到中等信号强度。发育早期，由于胎儿循环的分布，肝右叶与左叶大小相似，而孕晚期肝右叶相对于左叶增大[17]。脾脏的信号与肝脏相似，位于胃的外侧（图17.10）[18]。

正常胎儿肾脏界限清楚，呈 T2 中等信号，而收集系统呈高信号（图17.11）。随着胎儿的成熟，低信号的肾皮质与高信号的肾髓质变得越来越易于区分[18]。正常的膀胱也充盈液体，在 T2WI 易于辨识，可见两侧流空信号的脐动脉。偶尔，由于输尿管喷射可见膀胱内的信号流空[19]。肾上窝内可见胎儿肾上腺，呈相对 T2 低信号。

## 胎儿的异常

### 中枢神经系统

MRI 有助于超声发现或怀疑胎儿异常的进一步评估，研究显示尤其有助于胼胝体发育不全，后颅凹异常，神经元移行异常，透明隔缺如，脑室扩大，脊髓脑膨出与占位病变的诊断[3, 20, 21]。MRI 常用于有 CNS 异常或基因病妊娠史的家族，及处于有破坏性病变危险，以及超声发现更困难畸形患者的检查。单绒毛膜双胎-双胎输血综合征或孪生死胎也常需要 MRI 评估，因为神经发育异常的危险性高[22]。异常定性困难的病例，或由于母

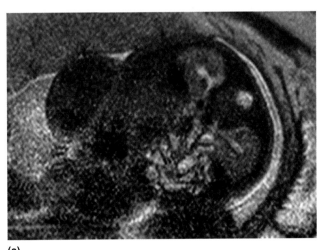

**(a)**

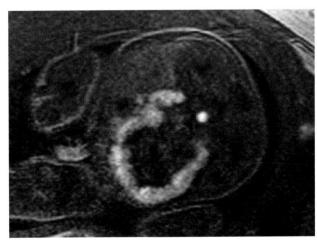

**(b)**

**图17.9** **正常肠道。** 30周龄胎儿，横轴位 SSFSE（a）与 T1 加权梯度回波（b）影像，显示正常表现的肠道，位于中央的小肠呈 T1 低信号，T2 高信号。更远侧，位于周围的肠道由于肠内有胎粪，显示为 T1 高信号，T2 低信号。

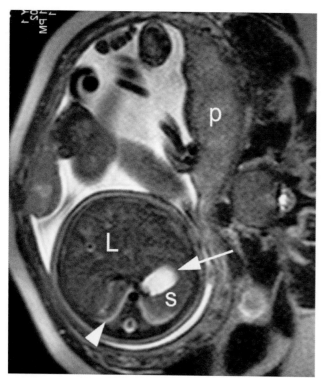

**图17.10 正常胎儿的腹部。**孕晚期胎儿横轴位SSFSE影像示低到中等信号强度的肝脏（L）、脾（s）与肾上腺（三角）。充满液体的胃（箭头）呈高信号。可见后位胎盘（p）。

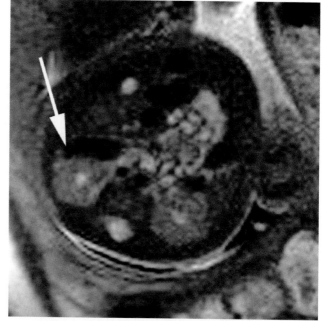

(a)

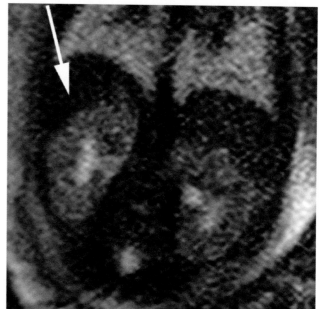

(b)

**图17.11 正常肾脏。**30周孕龄胎儿肾脏，横轴位（a）与冠状（b）SSFSE影像，示双侧正常中等信号强度的肾实质包绕着高信号的收集系统（箭头）。

体的阻碍，羊水过少或过期妊娠超声观察胎儿脑有困难时，MRI也有帮助。而且许多超声发现CNS异常的胎儿，MRI检查均改变了诊断与临床处理，文献报告高达32%的病例因MR检查而改变了诊断，50%产前咨询，19%做了产前关护[23]。

**脑室扩大的诊断**

脑室扩大为胎儿MRI检查的常见指征。MRI可发现相关异常和对病因进行进一步评估。脑室扩大可与脑脊液动力学异常，先天性畸形或梗阻性病变相关（框17.1）。高达80%的胎儿有相关异常，其中18%有染色体核型异常。有相关异常及脑室进行性增大的胎儿预后差[4,24]。相关CNS异常包括神经管缺陷、胼胝体发育不全、前脑无裂畸形、导水管狭窄、Dandy-Walker征候群、脑室周围结节状灰质异位、多微小脑回畸形、无脑回畸形，以及破坏性病变，如室管膜下与脑室内出血、脑室周围白质软化、多囊性脑软化及脑穿通畸形[4,25]。文献总结不同相关异常的死亡率高达60%～85%。文献报告有相关异常胎儿的84%出现发育延迟，37%伴有单发脑室扩大[4]。轻度脑室扩大的定义文献报告有所不同，横轴位超声测量侧脑室前房宽10～12mm或10～15mm，预后较好，但伴有相关异常胎儿，文献报告50%～56%出现发育延迟，而单发轻度脑室扩大的胎儿0%～36%可出现发育延迟[4,24]。因此，发现相关异常对于产前咨询是非常重要的。在这方面，MRI起着重要的评估作用，结果显示高达40%～50%脑室扩大的病例，CNS异常超声表现不明显[4]。脑室扩大的半数病例为导水管狭窄，Chiari Ⅱ型畸形或Dandy-Walker症候群所致[26]。Dandy-Walker症候群将在"后颅凹"一节中讨论。

　　侧脑室与第三脑室扩大而第四脑室正常为导水管狭窄的特征，典型表现为脑室明显、进行性扩大（图17.2）。在22.5%脑室扩大患者可见导水管狭窄。狭窄可以是先天性、X染色体连锁性异常，或较少见的常染色体隐性异常，或为宫内感染或出血后获得性狭窄，但大多数病

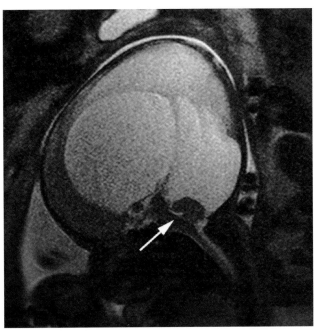

**(a)**

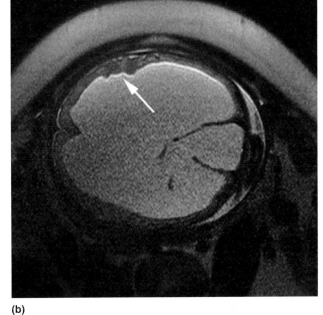

**(b)**

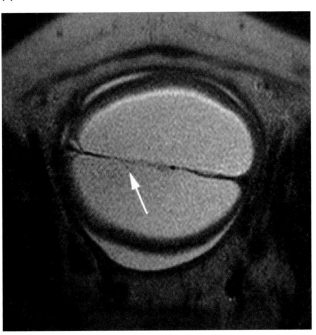

**(c)**

**图17.12** **导水管狭窄**。36周孕龄胎儿脑的矢状（a）与横轴位（b，c）影像。可见侧脑室与Ⅲ脑室明显积水，而Ⅳ脑室正常（箭头，a）。薄边状残留的脑组织（箭头，b）与完整的大脑镰支持导水管狭窄的诊断，而非积水性无脑畸形或前脑无裂畸形。

例可能为多因素所致，并无明确病因。导水管狭窄的预后不一，然而，病因为X染色体链锁时可有明显的智力发育落后。X染色体链锁性导水管狭窄有拇指内收，可提示诊断[26]。导水管狭窄的MR表现为扩大的侧脑室与第三脑室，而第四脑室正常。脑室进行性明显扩张为典型表现[26]。发现边缘受压的脑组织与完整的大脑镰有

助于与积水性无脑畸形及无叶性前脑无裂畸形鉴别。

Chiari Ⅱ型畸形临床见于所有不同程度的脊髓脊膜膨出患者，为一组畸形，其中后脑畸形最为突出（图17.13）。可见小脑扁桃体，蚓与尾侧脑干经扩大的枕大孔下疝。后颅凹小，小脑幕低位，小脑半球与上蚓部向头侧移位。第四脑室和导水管较小，第三脑室呈角状，

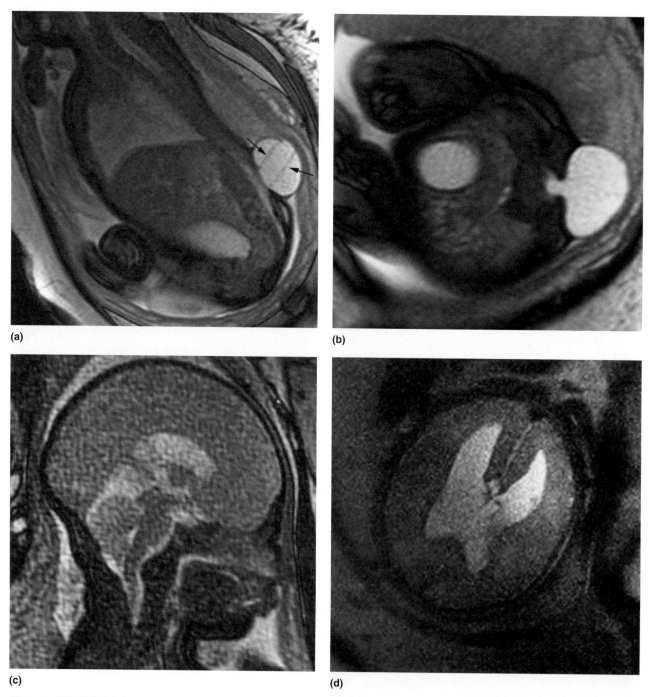

(a)

(b)

(c)

(d)

**图17.13** 脊髓脊膜膨出与Chiari Ⅱ型畸形。矢状（a）与横轴位（b）SSFP影像显示一3.7cm大小脊髓脊膜膨出自腰椎椎管凸出。在矢状平面影像上可见线状低信号结构符合神经根（箭头，a）。（c）脑矢状SSFP影像示Chiari Ⅱ型畸形，小脑扁桃体经扩大的枕大孔下疝，后颅凹小。（d）脑的横轴位SSFSE影像显示脑室扩大，侧脑室前房宽2cm。

侧脑室可正常或扭曲增大，中脑顶盖拉伸，形成"鸟喙状顶盖"。历史上，未做宫内手术时，1/3儿童于5岁时出现脑干压迫症状，其中1/3不能存活[27, 28]，但新的数据显示经宫内闭合手术后预后得以改进，一些后脑疝的病例也出现了逆转[29]。虽然Chiari Ⅱ型畸形与脊髓脊膜膨出通常由超声诊断，MRI可更好地确定疝的程度与脊膜膨出的类型。MRI可更好地确定可能存在的相关胼胝体异常，灰质异位与脊髓的异常，如脊髓纵裂与脊髓积水[22, 30, 31]。胎儿头颅与脊柱的矢状影像有助于评价小

脑扁桃体疝，胎儿皮肤缺损与脊髓脊膜膨出，膨出表现为脊柱后侧的囊性肿物。

MRI可显示正常与异常的胼胝体，应在孕20周后可以看到（图17.14），文献报告MRI显示胼胝体异常的敏感性与特异性明显高于超声[22]。胼胝体异常可为染色体核型异常、X连锁综合征如Aicardi综合征（点头癫痫－胼胝体发育不全－视网膜脉络膜色素缺失综合征）、代谢异常造成的，或是发育期间感染的结果[32, 33]。虽然可见到孤立发生的胼胝体发育不全，但高达85%的病例有

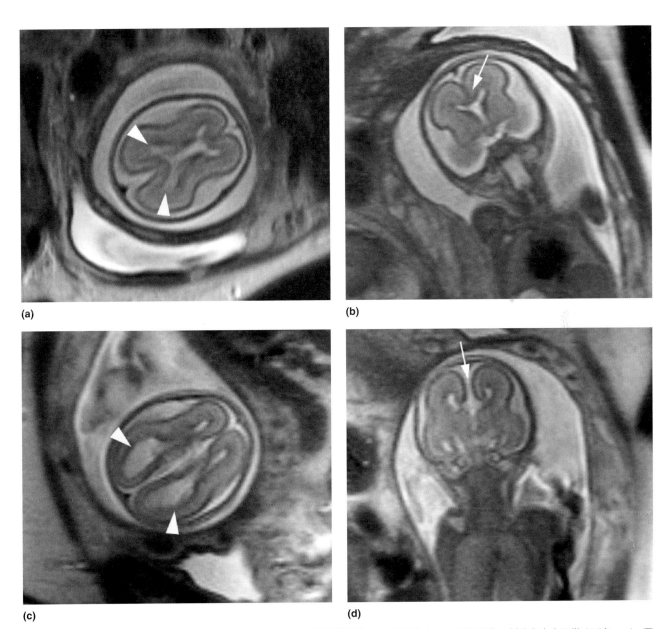

(a) (b) (c) (d)

**图17.14** 2例孕22周患者，正常胼胝体与胼胝体缺如。正常胎儿脑横轴位（a）与冠状（b）SSFSE影像，侧脑室大小正常（三角，a），两侧脑室间距亦正常，可见低信号的胼胝体（箭头，b）。另一胎儿脑的横轴位（c）与冠状（d）SSFSE影像示胼胝体发育不全。双侧侧脑室呈平行状伴枕角蝶翼状扩大畸形（三角，c），冠状影像示侧脑室前角上翻并外移（d）。

相关异常，因为不良预后的可能性增高，发现这种异常对于产前咨询很重要。研究显示，63%～93%MRI确定有异常的病例超声未发现异常，相反，超声怀疑有胼胝体发育不全的病例，20%MRI显示胼胝体正常[32]。MRI可显示相关的脂肪瘤与半球间裂囊肿（图17.15）。其他相关异常包括脑回异常、后颅凹异常、Chairi Ⅱ型畸形、前脑无裂畸形、灰质异位、脑裂畸形与脑膨出[25, 34, 35]。临床表现不一，从正常到发育迟缓与社会/行为问题等[26, 36]。在MR影像上，可直接观察到异常的胼胝体或胼胝体缺如，以及超声所见发育不全的间接表现，包括平行状侧脑室伴枕角蝶翼状扩大畸形，造成泪滴状侧脑室，

高位增大的第三脑室与透明隔缺如[37]。经侧脑室前角的冠状影像显示侧脑室前角向上翻转移位，伴胼胝体和透明隔缺如，造成双侧侧脑室外形改变，被描述为"阉牛角""德克萨斯长角""维京帽"或"三叉戟"状。

前脑无裂畸形按严重程度降序排列，经典再分为无脑叶型、半脑叶型与脑叶型。前脑无裂畸形有不同病因，包括染色体、基因异常与综合征，或不同损伤造成的单发异常。临床表现包括抽搐、窒息、痉挛、发育迟滞，行为波动，睡眠问题与脑干功能障碍。下丘脑与基底节受累导致手足舞蹈样徐动运动、内分泌病，特别是糖尿病与体温失调[38, 39]。超声可直接诊断无脑叶型前脑无

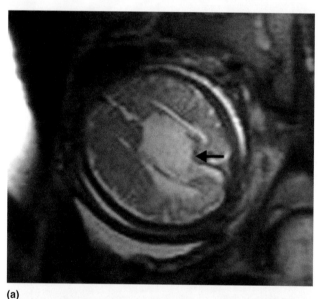

(a)

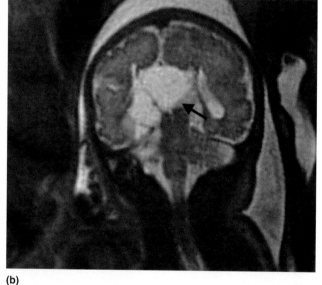

(b)

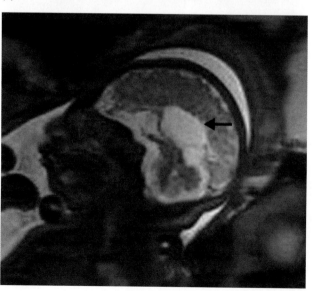

(c)

**图17.15 胼胝体发育不全位半球间裂囊肿。** 胎儿脑的横轴位（a），冠状（b）与矢状（c）SSFSE影像显示一分叶状半球间裂囊肿（箭头，a-c），不对称向右侧延伸，伴胼胝体发育不全。不能确认有完整的胼胝体，侧脑室呈平行状伴枕角蝶翼状扩大畸形（a）。

裂畸形，然而无脑叶型还是半脑叶型的诊断却很困难。无脑叶型前脑无裂畸形的特征为有单一脑室，透明隔、大脑镰、第三脑室、胼胝体及嗅球与嗅束缺如；深部灰质核团未分离及通常有背侧囊或囊肿（图17.16）。背侧囊或囊肿是由于未分离的丘脑使脑脊液流梗阻，造成单一脑室扩大形成的。大多数患者有相关面部畸形，可有管状鼻、独眼、两眼距离过近或过远、无鼻、唇腭裂、单鼻孔、扁平鼻与上颌骨门齿等。

半脑叶型前脑无裂畸形的特征为大脑半球后部部分分离，伴部分大脑镰与未分离、发育不全的额叶、单一脑室、透明隔缺如、深部灰质核团部分或完全未分离与胼胝体畸形。面部畸形较轻，背侧囊较少见。脑叶型前脑无裂畸形的特征为额叶下部与前部大脑镰发育不全伴额叶不全分离，透明隔缺如。与其他亚分类对比，脑叶型前脑无裂畸形的胼胝体，第三脑室与侧脑室前角的形成更好些，背侧囊不常见。无脑叶型前脑无裂畸形胎儿

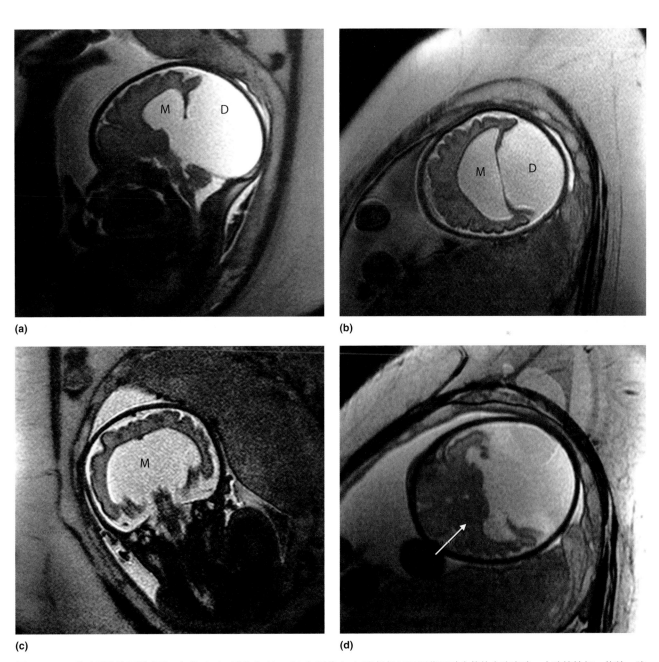

**图17.16**　无脑叶型前脑无裂畸形。矢状（a），横轴位（b，d）与冠状（c）T2加权MRI影像示融合状的大脑半球，大脑镰缺如，伴单一脑室（M，a-c），背侧囊（D，a，b）与相互融合的丘脑（箭头，d）。注意矢状影像上单一脑室与背侧囊的交通（a）。［经允许选自 Brown et al., 2014（Women's Imaging: MRI with Multimodality Correlation. Hoboken, NJ: John Wiley & Sons, Inc.）］

的存活期不一，依畸形的严重程度不同，胎儿可从生后即死亡到存活数月，偶可存活数年。半脑叶型与脑叶型可存活到成人[38-41]。

前脑无裂畸形的半球间中部变异（MIH）（图17.17），额叶后部与顶叶前部于中线融合，而前脑基底部、额叶前部与枕叶两侧分离；胼胝体膝部与压部相对完整，但体部缺如。丘脑融合较少见，因而背侧囊较无脑叶型前脑无裂畸形少见。深部灰质核团分离较远。无严重的相关颅面中线缺陷；但可见唇腭裂，单一中央切牙与眼距过远。这种畸形的儿童的临床表现远较典型的前脑无裂

畸形更好，特别是表达能力与肢体控制能力。见于MIH的缺陷与主要累及的动脉皮层相关，包括痉挛状态、肌张力失调、肌张力减退与口部运动缺陷，影响语言与感觉[38,42]。

**后颅凹**

MRI可对后颅凹进行评估。蚓部异常的确定尤其困难，文献推荐有许多小脑蚓的测量方法。矢状影像可观察小脑蚓发育与旋转不良，被盖－蚓角可用于评价小脑蚓的角度，定义为沿脑干背侧平行于被盖的直线与沿小脑蚓腹侧的第2条直线间的角度。正常角度接近0°，

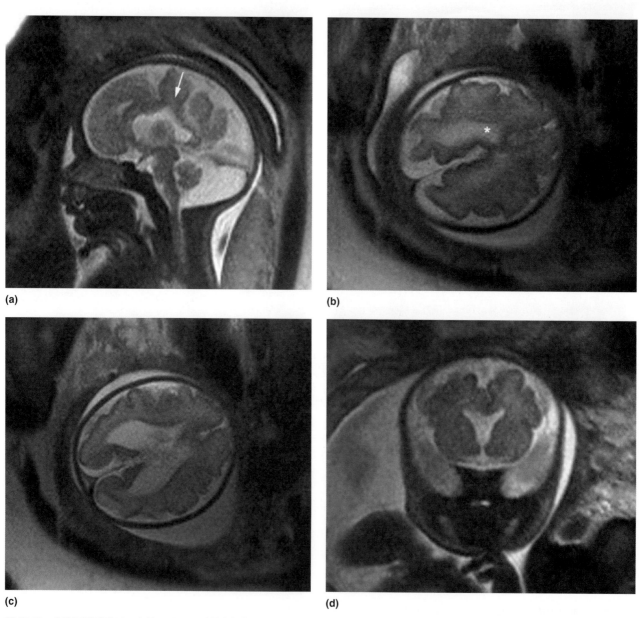

(a)　　　　(b)

(c)　　　　(d)

**图17.17　前脑无裂畸形MIH变异**。孕32周胎儿脑矢状（a），横轴位（b,c）与冠状（d）SSFSE影像显示额叶/顶叶异常融合，跨越中线（*，b），大脑半球前部与后部分离（c）。异常融合下方可见畸形的胼胝体体部（箭头，a），但其前部与后部完整。透明隔缺如（d）。

＞40°定义为角度抬高。角度异常常与蚓和小脑发育不良相关；但也可见于Blake囊肿导致的孤立性小脑蚓抬高与旋转，没有合并幕上异常或不能控制的或进展性脑积水时，预后良好[9, 43]。也有作者测量蚓的头尾侧范围并与发表的规范对照。测量线经过顶点与山坡（原裂后的第一个小叶，图17.4），在与测量线垂直的方向上测量蚓的头尾侧范围。上蚓部与下蚓部小叶的相对生长也可利用对照此线上方与下方蚓部的长度来评估，正常时应对称。一般，蚓的分叶程度与预后相关[9]。

Dandy-Walker畸形定义为小脑蚓完全或部分未发育，第四脑室囊样扩大与后颅凹增大伴相关小脑幕，窦汇与横窦升高（图17.18）。蚓部发育不良的程度与相关异常不同，畸形的结果很不一致。可有结构性，基因与染色体异常，包括胼胝体发育不良，多微小脑回畸形，神经元异位，枕部脑膨出，面部畸形，心脏缺陷，多指（趾）与并指（趾）与可能的不良预后。畸形可见于不同的综合征，包括Walker-Warburg综合征（先天性脑积水、眼小畸形、发育迟缓、多发脑畸形），Meckel-Gruber综合征（头颅异常和内脏囊肿），Aicardi综合征（点头癫痫-胼胝体发育不全-视网膜脉络膜色素缺失综合征）与Frazier综合征等[9, 22, 44]。

蚓发育不良，也称为下蚓部发育不全，常于孕中期过度诊断。病变包括蚓发育不良，窦汇位置正常与钥匙孔样第四脑室，横轴位影像上可见与枕大池交通（图17.19）。近来，有作者建议将蚓发育不良的称谓取代下蚓部发育不良，因为蚓发育不良的部分实际上可不在蚓的下部[45]。先前也认为这种异常为Dandy-Walker变异性畸形，指小脑蚓异常达不到Dandy-Walker畸形标准的畸形。显示有正常的小脑蚓可鉴别巨大枕大池与蚓发育不良。

巨大枕大池特征为位置正常的正常小脑伴扩大的枕大池，横轴位影像上枕大池＞10mm，对小脑没有占位效应。巨大枕大池通常为无症状的正常变异（图17.20）。相反，后颅凹的蛛网膜囊肿通常对正常的小脑形成占位效应，表现为枕大池扩大。虽然蛛网膜囊肿通常无症状，巨大囊肿可引起压迫与脑积水的相关症状[44, 46]。

Blake囊肿为正常发育结构——Blake囊的异常持续性存在。Blake囊与Lushka孔（第四脑室外侧孔）开窗不充分，造成进入枕大孔的脑脊液流动减少，第四脑室扩大。Blake囊扩大使小脑蚓抬高离开脑干并旋转，但保持正常大小与结构，可误为小脑蚓发育不良[45, 46]。50%的病例Blake囊肿开窗延迟到孕24～26周。虽然相关异常的发生率增高，特别是先天性心脏病及少数相关21三体综合征，文献报告超过90%的病例可正常发育[47]。

MRI也可发现其他后颅凹异常。可见Joubert综合征伴发育不全、发育不良或分裂的小脑蚓伴顶点扭曲，原

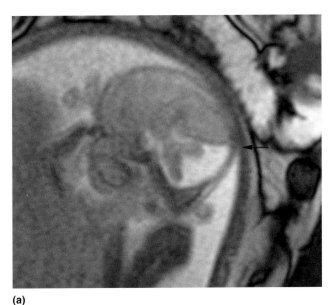

**(a)**

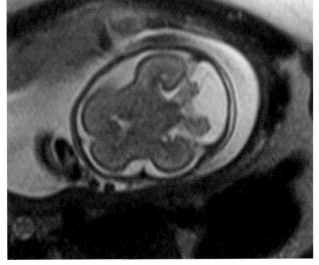

**(b)**

**图17.18**　Dandy-Walker畸形。孕龄23周胎儿矢状SSFP（a）与横轴位SSFSE（b）影像显示后颅凹增大，窦汇抬高（箭头，a）。小脑蚓重度发育不良，伴Ⅳ脑室与枕大池间宽大的交通。

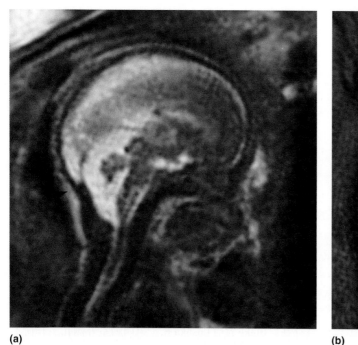

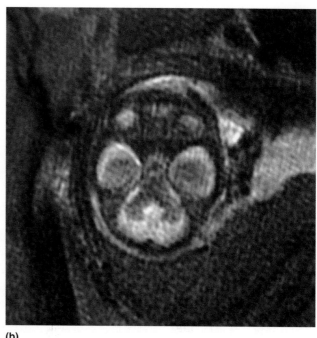

**(a)**　　　　　　　　　　　　　　　　　　　**(b)**

**图17.19** 小脑蚓发育不良。2例孕中期胎儿，矢状（a）与横轴位（b）SSFSE影像。横轴位影像上可见小脑蚓短，伴钥匙孔状第四脑室与枕大池（b）。后颅凹正常大小，窦汇位置正常（箭头，a）。

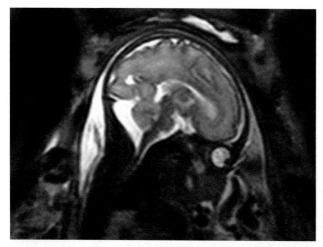

**图17.20** 巨大枕大池。31周孕龄胎儿脑的矢状SSFSE影像，示小脑蚓外形、位置正常，形成第四脑室上正常的顶。枕大池增大，但没有占位效应［经允许选自：Brown et al., 2014 (Women's Imaging: MRI with Multimodality Correlation. Hoboken, NJe: John Wiley & Sons, Inc.)）］

床表现包括中度智力发育落后、动眼异常、节律性突舌、共济失调、肌张力减低、运动迟缓与新生儿一过性喘息［9, 44］。

菱脑融合为小脑半球与缺如的或发育不良蚓的异常融合。可见小脑中脚、小脑齿状核与上丘及下丘的不同融合［44］。常有相关幕上异常。MRI可显示横行方向的小脑叶跨越中线与总体变小的小脑（图17.21）。横轴位影像显示蚓的正常中线切迹消失。临床可有与幕上异常相关的不同表现［9］。

小脑发育不良可累及蚓，或一侧或双侧小脑半球，可伴有相关非整倍性染色体，感染与代谢异常或综合征。严重桥脑小脑与蚓部发育不良可见于肌营养不良与小头畸形，两种疾病均预后不良［4, 9］。Walker–Warburg综合征（图17.22）为一常染色体隐性遗传性疾病，先天性肌营养不良与脑、眼异常，包括脑积水、Ⅱ型无脑回畸形、视网膜发育不良、小眼畸形、脑膨出与脑干小脑发育不良为其特征。MRI矢状影像可显示折曲的脑干、脑室扩大、无脑回、发育不良的脑干与小脑、脑膨出、眼的异常与相关异常的胼胝体［48, 49］。

蛛网膜囊肿（图17.23）为良性先天性占位性病变，囊内充满脑脊液，超声通常诊断容易。MRI有助于评估

裂缺如与脑干–中脑结合部异常。85%的患者可见由增厚、发育不良与水平的小脑上脚与脚间窝增深形成的"臼齿征"［44］。横轴位与冠状影像上可见"蝙蝠形"或"伞状"第四脑室，伴连接增大的第四脑室与枕大池的裂隙。临

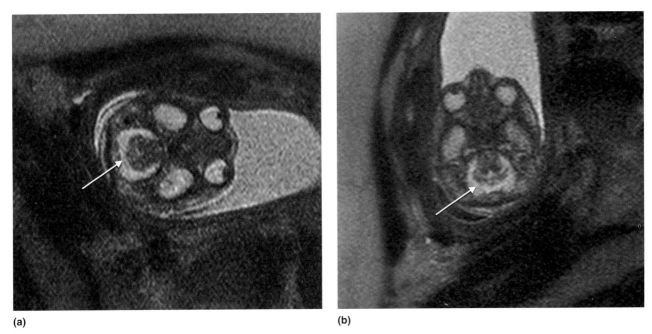

(a)　　　　　　　　　　　　　　　　　　　　　(b)

**图17.21　菱脑融合。**24周孕龄胎儿横轴位SSFSE影像示异常小而圆的小脑（箭头，a），未见正常位于中线的小脑蚓切迹。在更尾侧的影像上，可见小脑叶以横行方向跨越中线（箭头，b）。［经允许选自 Brown et al., 2014（Women's Imaging: MRI with Multimodality Correlation. Hoboken，NJ: John Wiley & Sons，Inc.］）］

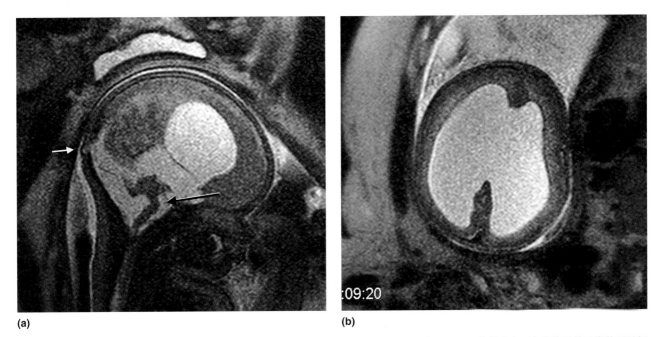

(a)　　　　　　　　　　　　　　　　　　　　　(b)

**图17.22　Walker-Warburg综合征。**34周孕龄胎儿矢状（a）与横轴位（b，c）SSFSE影像，可见原基样发育不良的脑干伴异常的延髓折曲（黑箭头，a）。小脑发育不良伴蚓部缺如（箭头，c）与小而平的后颅凹（a）。无可见的脑回，虽然由于脑积水的占位效应确定困难，还是怀疑为无脑回畸形（b）。另可见后部小的脑膨出（白箭头，a）。［经允许病例选自：Brown et al., 2014（Women's Imaging: MRI with Multimodality Correlation. Hoboken，New Jersey: John Wiley & Sons，Inc.）］

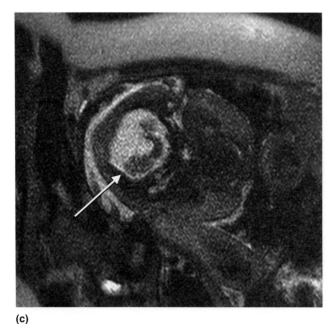

**(c)**

**图17.22**（续前）

囊肿的范围与相邻脑的压迫[20]。大多数囊肿位于大的脑裂表面。后颅凹的蛛网膜囊肿可压迫脑干或小脑，导致脑室扩大。胎儿蛛网膜囊肿也可与染色体异常或胼胝体发育不全相关[50]。

**其他发育异常**

　　透明隔腔缺如，超声不能明确病因的病例应行胎儿MRI检查。透明隔腔缺如可继发于前脑无裂畸形、视隔发育不良、胼胝体发育不全、脑裂畸形、脑膨出或继发于破坏性病变如重度脑积水、孔洞脑、积水性无脑畸形与丙戊酸胚胎病（框17.2）。也有孤立发生的透明隔腔缺如，超声与视隔发育不良鉴别尤其困难。这些孤立性病例可无神经系统表现，然而可能有MRI不能发现的脑皮质细胞结构异常，因而产前诊断一直有争论[51-53]。

　　透明隔腔缺如、发育不良，视神经发育不良，以及发育不全为视隔发育不良的特征（图17.24）。有两种亚型，一种亚型包括脑裂畸形，透明隔腔残迹与正常大小

| **框17.2　透明隔缺如的病因** |
| --- |
| ・胼胝体发育不全 |
| ・前脑无裂畸形 |
| ・视隔发育不良 |
| ・脑裂畸形 |
| ・脑膨出 |
| ・孤立性透明隔缺损 |
| ・继发于脑破坏 |
| 　—积水性无脑畸形 |
| 　—慢性重度脑积水 |
| 　—孔洞脑 |

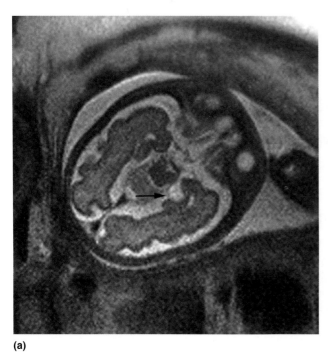

**(a)**

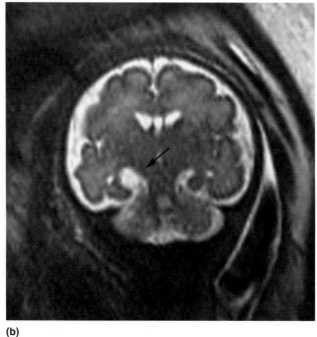

**(b)**

**图17.23　脉络裂蛛网膜囊肿。**34周孕龄胎儿脑的横轴位（a）与冠状（b）SSFSE影像，示右侧脉络裂内一界限清楚，脑外高信号的囊（箭头），符合蛛网膜囊肿。

的脑室。这种患者好发抽搐和（或）视力减退。第二种亚型没有相关脑裂畸形，但显示有弥漫性白质发育不良，透明隔腔完全缺如与脑室增大，具有下丘脑－垂体功能障碍的相关临床表现。有作者怀疑第二种亚型可能代表轻度脑叶型前脑无裂畸形。一般，多于半数的患者可见相关异常，包括皮质畸形，前脑无裂畸形与胼胝体缺如。

临床表现及其不一，也包括发育迟滞。MRI可显示透明隔腔缺如，侧脑室顶平坦伴前角指向下方，穹窿低位与视神经发育不良。虽然MRI可能于产前诊断，但视神经发育不良产前发现困难，估计仅有半数有病变的胎儿得以诊断[51-54]。

脑膨出为脑与脑膜经颅骨缺损疝出（图17.25）。在

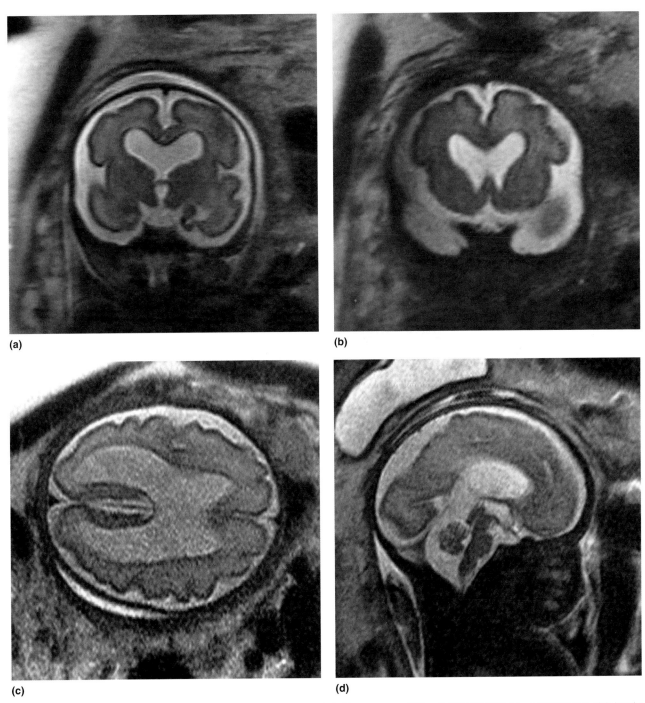

(a)

(b)

(c)

(d)

**图17.24**　**视隔发育不良。** 28周孕龄胎儿冠状（a，b），横轴位（c）与矢状（d）SSFSE影像，显示透明隔腔缺如，冠状影像可见侧脑室顶与前角下部平坦。矢状影像可见大脑穹窿低位（d），冠状（a）与矢状（d）影像可确定视神经发育不良。注意侧脑室有增大。

西方，枕部脑膨出最为常见。膨出可与以下综合征有关，如：Meckel-Gruber综合征（见"肾脏囊性病变"一节，图17.49）；羊膜带综合征；Walker-Warburg综合征（见"后颅凹"一节，图17.22）。可能伴相关染色体核型异常，特别是13与18三体。在东南亚，额部脑膨出更为常见。发现高达44%脑膨出的胎儿有染色体核型异常。孤立性脑膨出疝出的脑组织量为最重要的预后因素。可见继发于吞咽功能损害的羊水过多或继发于不同综合征相

关异常的羊水过少。MRI可有助于评估脑膨出，特别是对额部小的脑膨出定性。

**脑皮质发育畸形**

　　脑皮质发育畸形，如脑裂畸形、灰质异位、多微小脑回畸形与无脑回畸形，MRI较超声显示更好[22]。脑裂畸形患者可见边缘有灰质的裂隙自蛛网膜下腔延伸到侧脑室，50%的患者为双侧病变。脑裂畸形可分为闭唇型–异常脑裂的两唇相互接触与开唇型–异常脑裂的两唇

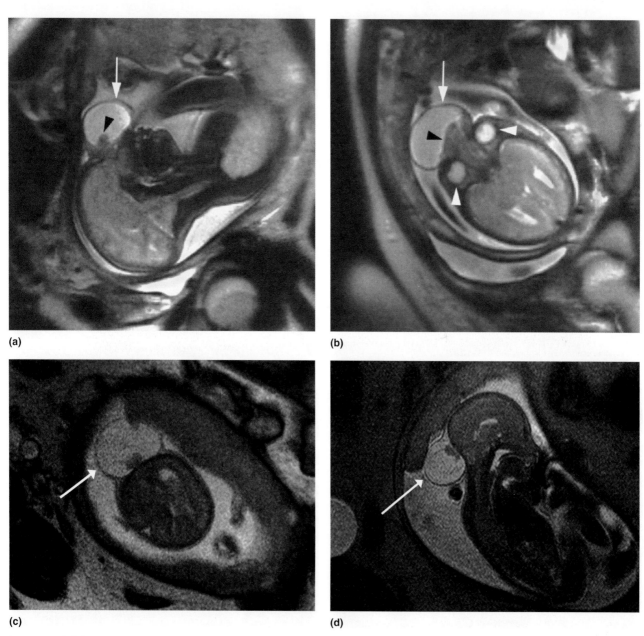

**图17.25　脑膨出。** 21周孕龄胎儿头部矢状（a）与横轴位（b）SSFSE影像，示额部脑膨出。可见一圆形充盈液体的结构（箭头，a，b）位于胎儿眶与面部前（白三角，b）。病变内中等信号结构（黑三角，a，b）与胎儿脑相延续，提示膨出内含脑组织。第2例21周孕龄胎儿横轴位SSFP（c）与矢状SSFSE（d）影像示一枕部脑膨出，后部可见疝出的液体与脑组织（箭头）。

分离[55, 56]。脑裂畸形的病因不清，可能代表了神经元移行异常或缺血，感染或毒性损害的结果[57]。畸形是否双侧及分型或脑裂范围不同而症状不一，一些偶然发现的单侧闭唇型畸形少有或无症状。双侧开唇型脑裂畸形病例通常有抽搐，瘫痪与严重发育迟滞伴脑功能不全[56]。MRI可清楚显示脑裂自蛛网膜下腔延伸到侧脑室，裂缘有灰质被覆，表现为T2低信号带，可与孔洞脑鉴别（图17.26）。2/3病例透明隔腔缺如，胼胝体局部变薄或缺如。也可有灰质异位，多微小脑回畸形与视隔发育不良[55]。

　　神经元由生发基质到脑皮质的移行中止可造成灰质异位。可有三型灰质异位：室管膜下、脑皮质下与条带

状灰质异位。症状的严重性与发作年龄与异位灰质的量及部位相关，典型表现有发育延迟与儿童期抽搐[58]。室管膜下或脑室周围结节状灰质异位为灰质异位最常见的类型，常常伴有其他脑的异常，如多微小脑回畸形、胼胝体发育不良/发育不全和脑室增大。MRI表现为脑室周围结节与生发基质等信号，T2低信号，可凸向侧脑室腔[4, 22, 59, 60]（图17.26）。异位结节与结节性硬化的室管膜下结节在T2WI上鉴别困难，因而发现结节性硬化的其他征象便十分重要。

　　结节性硬化为常染色体显性遗传性疾病，累及多系统器官，包括心脏、肾与脑的错构瘤为其特征。典型临

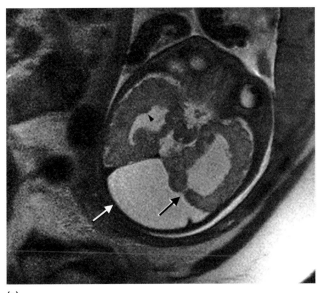
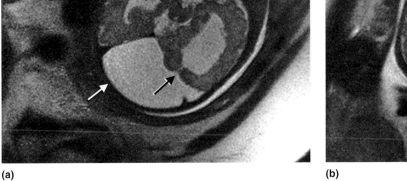

**(a)**

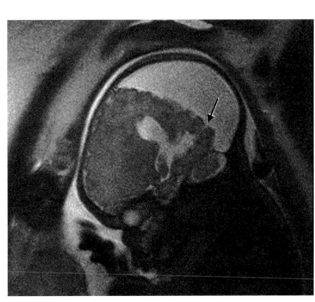

**(b)**

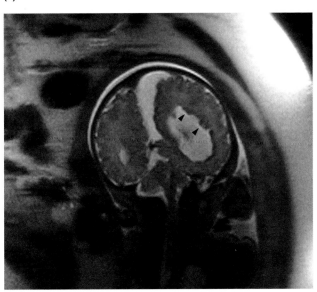

**(c)**

**图17.26　脑裂畸形伴脑室周围结节状灰质异位。**36周孕龄胎儿脑横轴位（a），矢状（b）与冠状（c）SSFSE影像，示一边缘有灰质被覆的裂隙（黑箭头，a，b）连接扩张的左侧脑室与积液的后颅凹（白箭头，a），符合脑裂畸形。可见双侧多发室管膜下低信号结节凸入侧脑室（三角，a，c），符合灰质异位。[经允许选自：Brown et al., 2014（Women's Imaging: MRI with Multimodality Correlation. Hoboken, NJ: John Wiley & Sons, Inc.）]

床表现包括皮质腺瘤，智力发育落后与抽搐。产前诊断结节性硬化提示不良预后，文献报告早到孕2周MRI即可诊断[61]。MRI可发现脑室周围，皮质下与皮质多发错构瘤表现为T2低信号与T1高信号灶[62,63]。

多发微小脑回畸形可为局限性或广泛性的，大脑皮质缺乏正常脑沟而代之以多发异常折叠为其特征。缺血、基因异常、感染及毒性因素为造成畸形的病因。可有相关萎缩与胶质增生。妊中期的多微小脑回畸形发现可有困难，在孕第8~9个月，MRI可显示锯齿状的微小脑回伴灰-白质结合部不规则。较早时的表现可细微，如在T1WI与扩散加权影像上脑皮质信号异常，脑皮质表面不规则或见到非孕龄所应有的脑沟[34,63]。

无脑回畸形为神经元移行损害的结果，伴脑回缺如或仅有少量脑回，呈"光滑脑"。有两种临床病理亚型：Ⅰ型或典型的无脑回畸形为异常增厚，仅有4层结构的皮质；Ⅱ型或卵石综合征是指紊乱的，不分层的皮质。Ⅰ型可孤立发生或为综合征的一部分，如Miller-Dieker综合征（缺脑回综合征）或Norman-Roberts综合征（无脑回畸形综合征）。临床表现不一与异常的严重程度相关，典型表现包括精神运动性阻抑、发育延迟、癫痫和发育停滞。严重受累的患儿可死于婴儿期或儿童早期[48]。MRI表现为侧裂浅，相应胎龄应有的脑沟缺如或减少，没有正常分层表现的脑[22]（图17.27）。

### 破坏性病变

MRI观察破坏性病变同样优于超声。脑缺血可继发于胎盘，胎儿或母体病变。母体病因包括血容量不足、贫血、缺氧、休克、腹部外伤、低血压、高血压和吸毒。胎儿感染、双胎-双胎输血综合征、宫内生长迟滞与罕见的遗传性代谢性疾病也可导致脑缺血与胎盘早剥性脑缺血相似[64,65]。母体外伤、吸毒或感染、胎儿伴凝血异常，积水及血管畸形相关的缺氧或缺血可造成出血区[22,25]。

单染色体双胎有双胎-双胎输血综合征或孪生死胎的危险。有双胎-双胎输血综合征时，胎盘血管于共享胎盘内吻合，导致血液分流，双胎的受血胎儿血供增多，供血胎儿血供减少，可造成受血胎儿羊水过多，供血胎儿羊水过少，两胎儿均有脑缺血与出血的危险。单染色体孪生死胎时，由于低灌注或血栓栓塞，也使尚存活的胎儿处于缺血与出血的危险中[34,66]。

缺血的影响与胎龄和缺血的严重程度相关。孕中期，损伤的脑实质可液化吸收，如见于孔洞脑、多囊性脑软化

与积水性无脑畸形的改变。更成熟的脑，可造成星形细胞或胶质增生；引起的出血可发生于任何部位。也可见缺血造成的小头畸形，伴有全脑萎缩与脑室扩大[64,65,67]。

早期急性脑损伤可呈T1与T2等信号，但扩散加权成像可发现扩散受限区。急性白质水肿可表现为T2高信号，病变可消退或进展为坏死，但白质中层缺如可为小龄胎儿的仅有表现[63,67,68]。缺血性损伤也可造成脑实质萎缩，伴小头、脑室扩张与蛛网膜下腔增宽。胶质增生的慢性改变可间接显示为MR影像上的脑室扩大，伴脑室壁增厚或不规则[65]。缺血的慢性改变还包括生发基质增厚或不规则，或生发基质囊性退变造成的室管膜囊肿。也可造成脑皮质畸形，如多微小脑回畸形或脑裂畸形[63,67]。脑皮质畸形、钙化与室管膜囊肿也可见于宫内感染[64,65]。

坏死于MRI上可表现为T2高信号区，界限清楚，伴容积减小。脑室周围白质软化是侧脑室相邻白质坏死灶，造成囊肿形成与脑室扩大。孔洞脑是指脑组织破坏形成空洞。MRI显示为液性区域，T1与T2信号与脑脊液相同，通常与脑室交通。大量脑穿通性囊肿可发展为脑内出血区[67]。孕晚期弥漫性缺血（或病毒感染）可造成多发囊性脑软化，囊性病变取代了大部分脑皮质（图17.28）。

积水性无脑畸形代表宫内双侧颈内动脉供血范围脑组织显著破坏，通常发生于孕中期，造成大部分大脑半球由脑脊液所取代，外缘被覆脑膜（图17.29）。一般认为双侧颈内动脉闭塞是常见原因，但也提示有可能是宫内感染。脑与脑室形成后损伤发生时，大脑镰依然存在，这有助于与严重的无脑叶型前脑无裂畸形鉴别。由于后循环未受影响，脉络丛、丘脑、基底节、中脑、小脑、脑干与部分枕叶可完整。在破坏期间，可见异常的组织块与出血。大多数积水性无脑畸形的孩子于婴儿期死亡，极少数可存活到成人。存活的病例有严重智力迟滞[26,67,69]。

外伤、血管畸形，巨细胞病毒感染，胎儿水肿，缺氧或缺血与胎儿凝血异常可造成胎儿颅内出血。MRI可鉴别颅内出血是脑内出血还是脑外出血（图17.30）。除上述病因，硬膜下血肿与硬膜静脉窦血栓也可继发于硬膜动静脉瘘/畸形[22]。虽然出血的分期不同，其信号强度不一，但脑实质内的出血可表现为T2低信号、T1高信号。可见脑室内出血伴发的脑室内碎屑或局灶性血肿，可造成脑积水（图17.31）[4,67]。室管膜下出血的信号强度与生发基质相同，常规影像可观察困难；然而T2*加权梯度回波影像可显示为相对生发基质局灶性低信号区[4]。硬膜窦血栓可呈窦汇肿块，向后上方上矢状窦内不

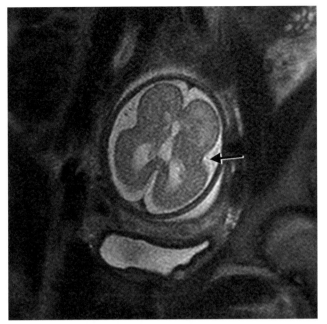

**(a)**

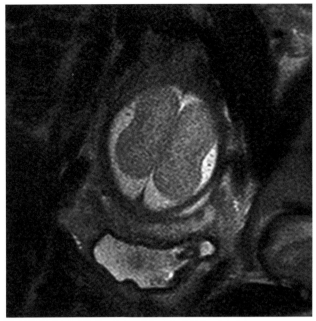

**(b)**

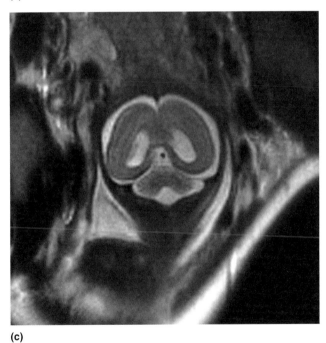

**(c)**

**图17.27** 无脑回畸形。29周孕龄胎儿横轴位（a，b）与冠状（c）SSFSE影像，示平滑的大脑，侧裂角度小于预期（箭头，a），无该胎龄应出现的脑回。[经允许选自：Brown et al., 2014（Women's Imaging: MRI with Multimodality Correlation. Hoboken, NJ: John Wiley & Sons, Inc.）]

同程度延伸（图17.32）[25, 64, 70]。

**肿　瘤**

　　虽然影像表现有相当多的重叠，影像可能无法鉴别，但MRI可对胎儿颅内肿瘤进一步定性。颅内畸胎瘤占胎儿颅内肿瘤的半数。其他胎儿颅内肿瘤，按发生率降序排列，包括星形细胞瘤、脂肪瘤、脉络丛乳头状瘤、颅咽管瘤与原发性神经外胚层肿瘤。大部分胎儿脑肿瘤位于幕上与儿童更多幕下肿瘤不同。除脂肪瘤与脉络丛乳头状瘤外，胎儿脑肿瘤的总体预后很差。这些肿瘤好发出血与阻塞脑室系统，可表现为脑积水。由于下丘脑功能障碍，胎儿吞咽减少，造成羊水过多[21, 71]。除脂肪瘤与脉络丛乳头状瘤外，胎儿脑肿瘤可生长十分迅速，而肿瘤原发部位可不清；然而大多数肿瘤起自松果腺，鞍上区或小脑半球。近14%伴有相关异常，其中最常见

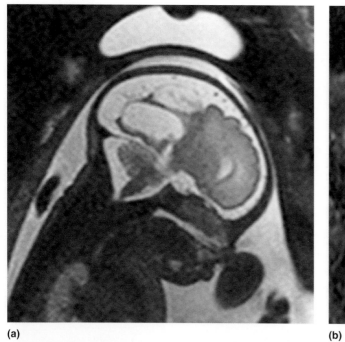

(a)

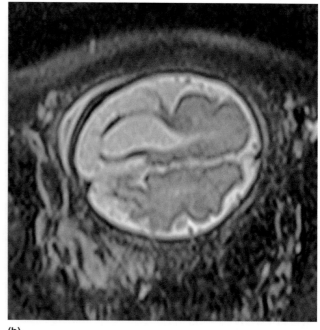

(b)

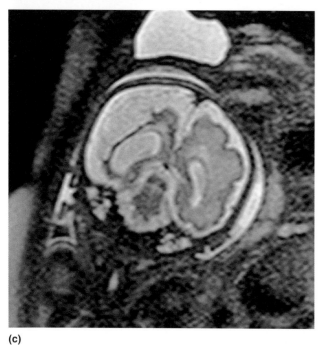

(c)

**图17.28 囊性脑软化。**32周胎龄胎儿脑矢状（a），横轴位（b）与冠状（c）SSFSE影像，示左侧大脑中动脉梗死造成的左侧顶叶较大囊性脑软化区。可见壁光滑的囊性空洞与脑脊液等信号并含有薄分隔，伴相关右侧脑室外部增大。扩散加权成像（未展示）正常。

异常为唇裂或腭裂。

畸胎瘤为复杂的囊实性肿瘤，常伴有钙化，通常位于中线，增大迅速（图17.33）。颅咽管瘤较少见，但MRI可表现相似，呈信号不均，复杂的鞍上肿瘤，常有钙化。大多数颅内畸胎瘤的患儿于宫内死亡或死于新生儿期。同样，神经外胚层肿瘤、颅咽管瘤与胶质母细胞瘤也几乎均为致命性病变。低分级星形细胞瘤与节细胞

瘤预后稍好[71]。

脉络丛乳头状瘤通常起自侧脑室。由于脑脊液生成过量和（或）再吸收减少，可见相关脑积水。MRI可显示增生的脉络丛。由于早期脑积水，婴儿通常有呕吐，嗜睡，抽搐与视乳头水肿[72]。

脂肪瘤为良性脂肪性肿瘤，通常无症状。脂肪瘤通常位于中线或侧脑室旁。位于中线的脂肪瘤通常伴有胼

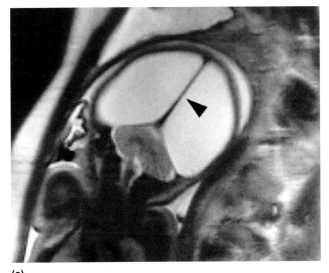

**(a)**

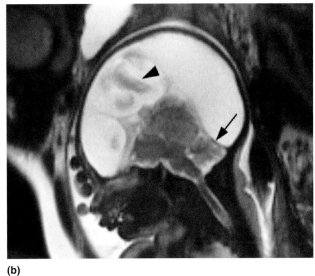

**(b)**

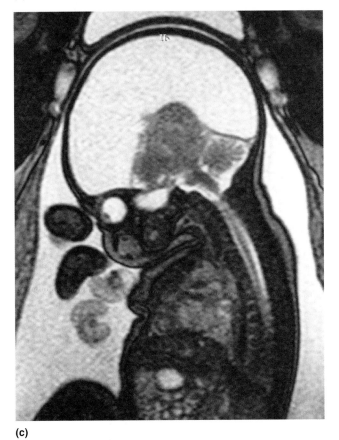

**(c)**

**图17.29** 积水性无脑畸形。胎儿脑冠状（a）与矢状（b）SSFSE与矢状SSFP（c）影像示大脑半球已由脑脊液所取代，没有脑皮质残留。可见大脑镰（三角，a），中脑与小脑保留，符合积水性无脑畸形。SSFSE影像上可见羊水与胎儿头内的流动相关去相位伪影（三角，b）。注意SSFP影像（c）可避免这种伪影。

胼胝体发育不全。MRI有助于确定病变的脂肪性质－呈T1高信号，并可评估胼胝体的情况[71]。

**头颈部**

　　MRI可评估累及胎儿头颈部的异常。鼻咽、口咽与颈部肿瘤可压迫气道，MRI可用于评估气道受损及是否需要制订分娩时EXIT（宫外分娩时治疗）治疗计划。一些肿瘤，如畸胎瘤与横纹肌肉瘤可扩展至颅内，MRI有助于制订手术计划时确定病变范围[73,74]。

　　淋巴管畸形为良性先天性病变，为通常位于颈部与面部的淋巴囊隔离所致。囊性水瘤便是指这种典型的淋巴管瘤，最常位于颈后三角与染色体异常相关，最常见

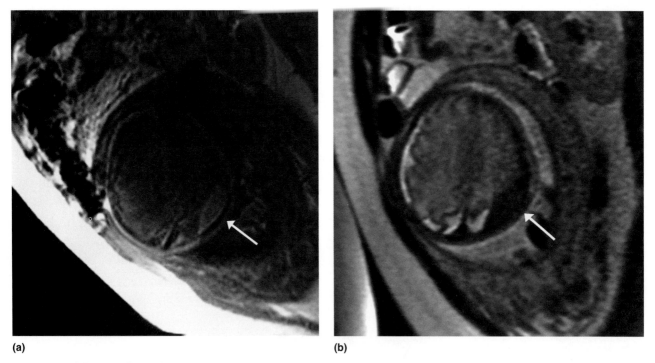

**图17.30 母亲车祸后硬膜外血肿。**33周孕龄胎儿横轴位T1加权（a）与SSFSE（b）影像示一透镜形脑外积液（箭头），呈T1高信号、T2低信号，符合亚急性硬膜外血肿，可见血肿对相邻右侧顶叶造成的占位效应。

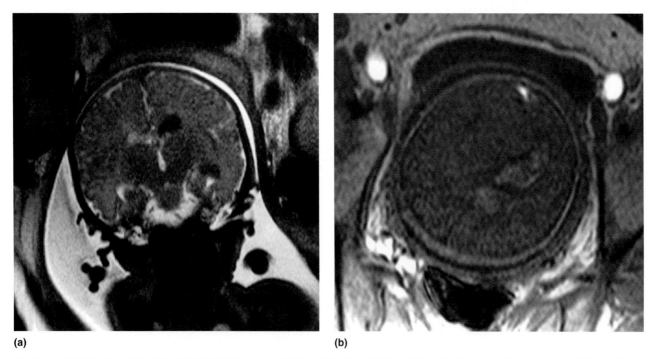

**图17.31 脑室内出血。**32周孕龄胎儿脑冠状SSFSE（a），横轴位T1加权（b）与横轴位梯度回波T2*（c）影像，可见左侧脑室不对称增大，显示T1信号增高，T2*信号明显降低，符合脑室内出血。右侧侧脑室额角内还可见少量积血，T2*尤其明显（c）。

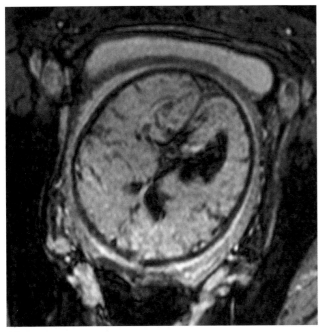

**(c)**

**图 17.31（续前）**

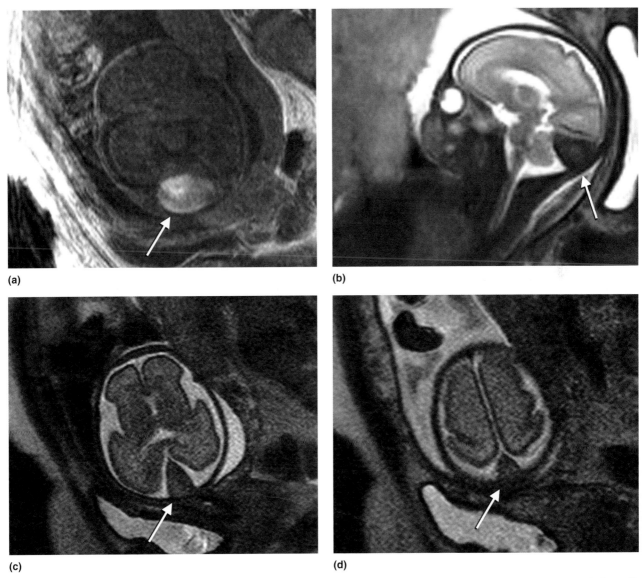

**(a)**

**(b)**

**(c)**

**(d)**

**图 17.32** **颅内出血：上矢状窦血栓。**28 周孕龄胎儿头部横轴位（a），矢状 SSFSE（b）与横轴位 SSFSE（c，d）影像，可见一 T1 高信号（箭头，a），T2 低信号（箭头，b）肿物于右侧小脑幕上，沿大脑镰后向上延伸（箭头，c，d）。表现符合出血，而病变位置提示为硬膜窦血栓。[经允许选自：Brown et al.，2014（Women's Imaging: MRI with Multimodality Correlation. Hoboken, NJ: John Wiley & Sons, Inc.]）]

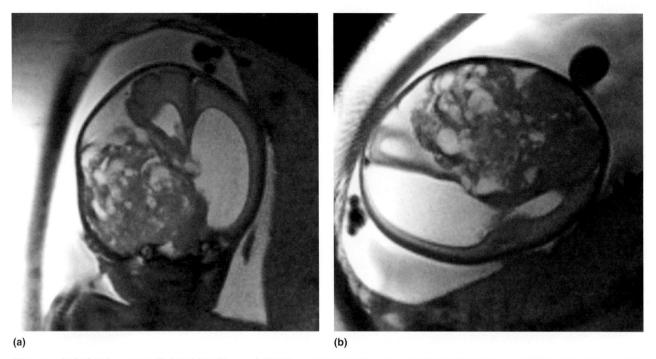

(a)　　　　　　　　　　　　　　　　　　　(b)

**图17.33　颅内畸胎瘤。**29周孕龄胎儿头部冠状（a）与横轴位（b）SSFSE影像，示一大而复杂的颅内肿物，含有囊性与实性成分，占据右侧大脑半球的大部分，造成中线移位与脑积水。

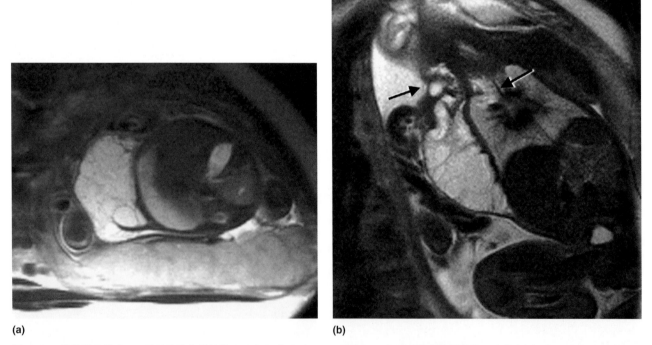

(a)　　　　　　　　　　　　　　　　　　　(b)

**图17.34　腋窝淋巴管瘤。**31周孕龄胎儿横轴位（a）与冠状（b）SSFSE影像示一多分隔的囊性肿物位于胎儿右侧，累及腋窝并向上延伸到颈部与纵隔（箭头，b），并沿整个右侧胸壁分布。冠状SSFP影像（c）更清楚地显示高信号肿物内的分隔。[经允许选自：Brown et al., 2014（Women's Imaging: MRI with Multimodality Correlation. Hoboken, NJ: John Wiley & Sons, Inc.）]

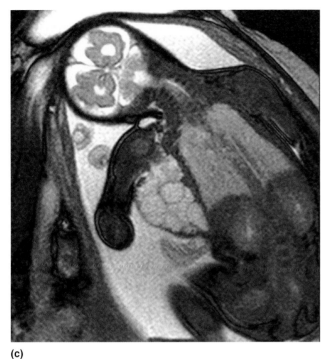

**(c)**

**图 17.34**（续前）

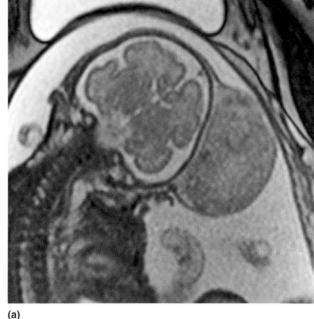

**(a)**

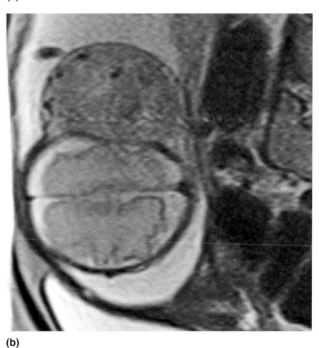

**(b)**

**图 17.35　先天性血管瘤。**27 周孕龄胎儿头颅冠状（a）与横轴位（b）SSFSE 影像示颅骨血管瘤。可见一界限清楚的颅外肿瘤起自颅骨的软组织。下方的顶骨与额 – 颞骨鳞部完整。肿瘤呈等 / 高信号伴低信号的假包膜，可见明显的周围信号流空。

于 Turner 综合征与 21 三体综合征。典型的囊性水瘤较大，呈位于后颈部 T2 高信号、T1 低信号，有分隔的囊性结构。颈 – 胸淋巴管瘤为多分隔的囊性结构，可累及腋窝与侧胸壁，可位于层间塑形生长，并可向胸内延伸（图 17.34）。颈血管受压可造成胎儿水肿。

　　血管瘤由大量增生的内皮构成，表现较淋巴管瘤更偏实性。先天性血管瘤于宫内期间发展与典型见于生后的婴儿血管瘤不同。先天性血管瘤可分为迅速退化型与非退化型。迅速退化型先天性血管瘤更为常见，尤其是颅骨与耳周围区域，典型表现为一隆起的肿瘤性病变（图 17.35）。这种病变典型于 14 个月时消退。在 T2WI 上，大部分病例呈明显或轻度高信号；但一些病例呈低信号。由于有流速快的血管，可见流空信号（图 17.36）。胎儿心衰，水肿与羊水过多的危险增高。可见血液分解产物形成的 T1 高信号、T2 低信号灶。MRI 有助于病变定性，病变位于头或颈部时也可除外脑膨出 [75-79]。

　　MRI 也有助于评估颈前部肿物，鉴别甲状腺肿与畸胎瘤或血管瘤。甲状腺肿可呈 T1 均匀低信号，而在 T2WI 上与见于典型畸胎瘤的不均信号肿物不能区分 [10]。畸胎瘤可起自鼻咽、腭或颈胸区，常为较大囊实性肿物（图 17.37）。约 50% 的病例可有钙化，发现钙化时可做出诊断。畸胎瘤可累及甲状腺或延伸到斜方肌，锁骨或纵隔。

肿瘤可造成胎儿颈部过伸，导致胎位异常与难产。起自口部的肿瘤即为上颌寄生畸胎，大多数起源于腭，典型病变可见自口中突出。上颌寄生畸胎可经蝶进入颅内。颈与口部畸胎瘤造成吞咽损害，因而常见羊水过多 [71]。

　　先天性牙龈瘤（图 17.38）罕见，为起自胎儿齿槽突

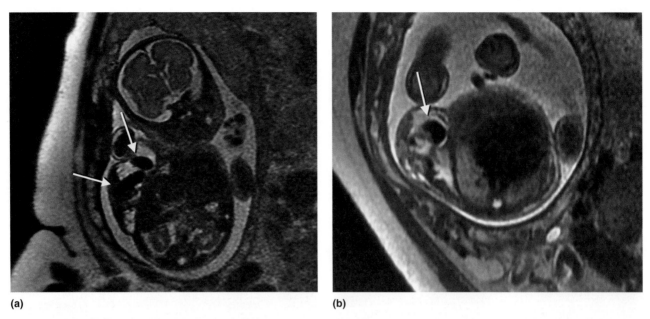

(a)                                                              (b)

**图 17.36 腋窝血管瘤。** 29 周孕龄胎儿冠状（a）与横轴位（b）SSFSE 影像示腋窝一大肿瘤，伴明显高信号区与较大信号流空（箭头，a，b），符合腋窝血管瘤。

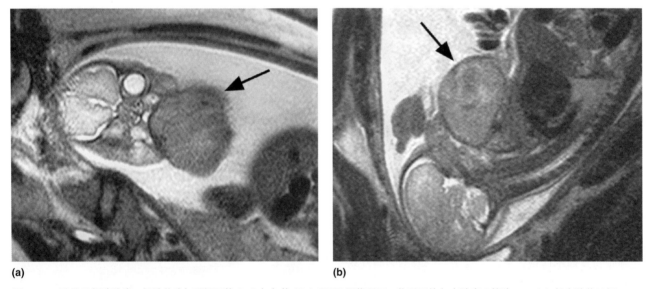

(a)                                                              (b)

**图 17.37 胎儿口部畸胎瘤。** 经胎儿头与颈部冠状（a）与矢状（b）SSFSE 影像显示一信号不均匀大肿瘤（箭头，a，b）起自胎儿口部。

缘黏膜的良性组织肿瘤，通常为孤立发生，好发于女性，男女发生率比为 1∶8。虽然此种病变起自上颌骨，肿瘤并不累及未萌出的牙齿。出生后肿瘤并不生长，有文献报告肿瘤于生后自行消退。MRI 可缩小鉴别诊断范围，包括畸胎瘤与血管瘤。先天性牙龈瘤界限清楚，通常有蒂，呈 T2 均匀低信号。产前发现肿瘤对于制订分娩计划很重要，因为较大肿瘤可阻塞气道，造成出生后呼吸并发症[80,81]。

唇腭裂超声检出的敏感度不一与操作者相关，相当程度上依赖于超声医生的经验与裂的类型。由于相邻面颅骨质与舌的伪影，孤立性腭裂超声尤其难以发现。原始腭位于切牙孔前，含齿槽突缘，次级腭位于切牙孔后，含大部分硬腭与软腭。标准超声更难发现次级腭裂。累及腭与唇的腭裂及累及次级腭的腭裂合并相关染色体核型异常的危险性高。面中裂与前脑无裂畸形相关。孤立性腭裂可为综合征的一部分或与综合征无关。此外与孤

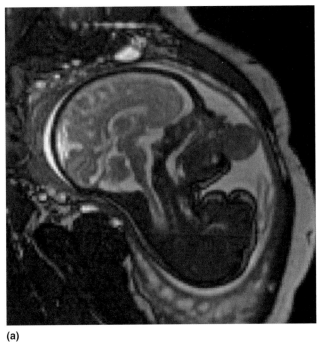

**(a)**

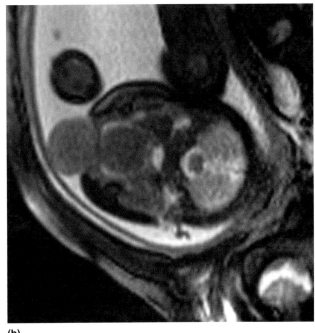

**(b)**

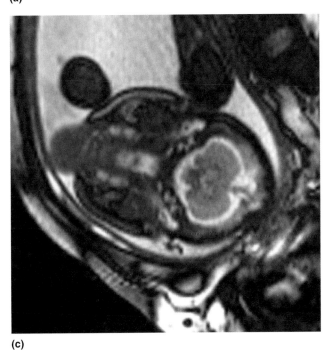

**(c)**

**图17.38　牙龈瘤/颗粒细胞瘤。**孕29周胎儿头部矢状（a）与横轴位（b，c）SSFSE影像显示一界限清楚的肿瘤，信号轻度不均；中央与肌肉相对等信号，周围可见高信号边缘。肿瘤起自腭中线上颌骨嵴，未突入鼻腔，腭或颅内。肿瘤的大小与位置造成上唇偏移。未萌出的上牙显示正常。

立性唇裂相反，腭裂的婴儿慢性中耳炎、失聪、语言异常与面中部回缩的危险性高。一般，裂的位置越偏后，腭受累的范围越大，手术修补就越复杂。MRI可观察唇与原始及次级腭[82, 83]。在T2WI上，正常腭表现为从上唇系带向后到后鼻孔，鼻咽与口咽交汇处的低信号条纹[11]（图17.5）。冠状与横轴位可很好观察到唇裂，而腭裂最好于横轴位与矢状平面评估（图17.39）。舌的位置异常抬高口咽与鼻咽的异常交通为次级腭裂的间接表现

[82]。常规MRI检查，胎儿的活动可使腭的显示受限，实时MRI可克服这一困难。在液体使口咽增宽时，中线矢状平面显示次级腭最佳，可行实时SSFP，每3～4s采集一次直至胎儿出现吞咽动作，使口咽扩张[83]。

　　泪囊突出为一良性囊肿，是产前近侧与远侧泪腺系统梗阻造成的（图17.40）。由于梗阻，泪囊扩张，囊内充盈黏液与羊水，而扩张的泪囊通常向鼻内延伸到鼻泪管，形成鼻内囊肿。可见囊肿扩张局限于远侧鼻泪管内，

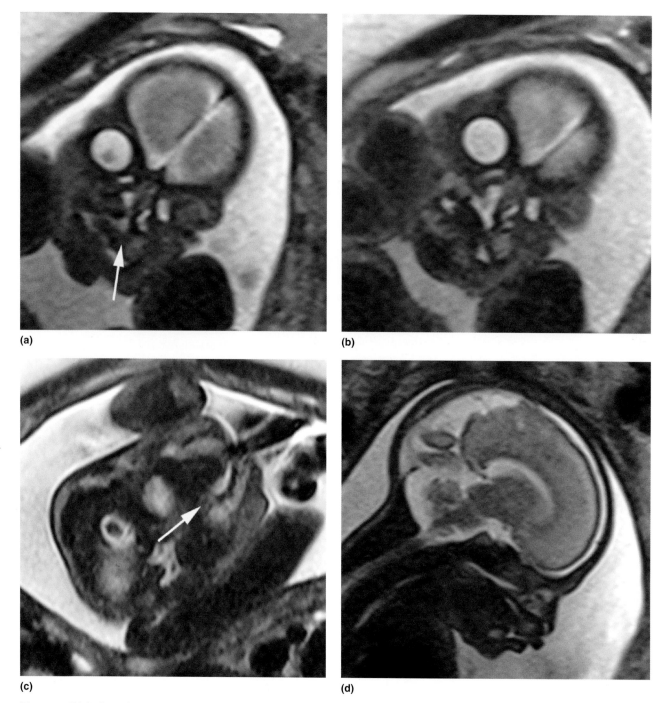

**图17.39　单侧唇与腭裂。**胎儿面部斜冠状（a，b），横轴位（c）与矢状（d）SSFSE影像，示右侧单侧唇腭裂。裂经上唇达鼻部，形成一充盈羊水的通道。

这种病例鼻泪管的上部与泪囊不受影响。虽然大多数病例在出生后第一个月囊可自行破裂，产前检出还是很重要的，因为双侧泪囊突出可能成为新生儿鼻梗阻的原因。单侧囊肿须与可能发生于这一部位的其他异常鉴别，如脑膨出、鼻胶质瘤、横纹肌肉瘤、皮样囊肿或血管瘤。泪囊突出可与不同综合征相关，也可单独发生。MRI可正确显示位于内眦区的T2高信号囊性肿物，增大的鼻泪管与鼻内的囊肿[84, 85]。

## 胸　部

MRI可用于评估先天性膈疝时发育不良的肺与纵隔囊肿时的脊柱[3]。MRI也有助于鉴别先天性膈疝与其他

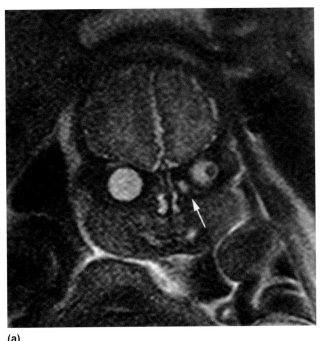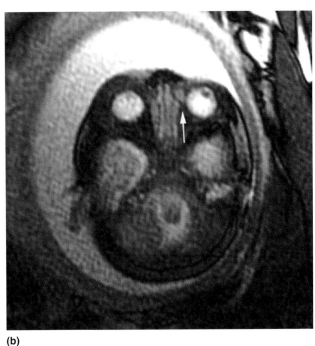

**(a)**　　　　　　　　　　　　　　　　　　　　　　　**(b)**

**图 17.40**　泪囊突出。孕龄 40 周胎儿面部的矢状（a）与横轴位（b）SSFSE 影像示一界限清楚，高信号的囊位于左眶的内中侧，符合泪囊突出，出生后得以证实。

较少见的先天性肺气道畸形（CPAM）时的肺病变，较超声更具优势。MRI 的优点在于可确定先天性膈疝时肝脏是否受累，而这对于超声来说十分困难。一项评价胸部不同异常的研究表明，38% 因 MRI 检查改变了诊断，8% 对处理方法有影响[86]（框 17.3）。

**先天性膈疝**

　　先天性膈疝更常见于膈的后外侧，左侧较右侧更多见。胃、小肠与结肠疝较肝脏、胆囊与脾更多见。与

---

**框 17.3　胎儿胸内肿物**

· 囊性肿物
　　—CPAM
　　—复合病变（CPAM＋支气管肺隔离症）
　　—先天性膈疝
　　—支气管源性囊肿
　　—气管或食道重复性囊肿
　　· 神经管原肠囊肿
　　—纵隔或心包畸胎瘤
· 实性肿物
　　—支气管肺隔离症
　　—CPAM
　　—先天性肺叶过度充气（原有先天性肺叶性肺气肿）
　　—纵隔或心包畸胎瘤
　　—先天性高位气道梗阻综合征
　　—气管闭锁

---

先天膈疝相关异常的发生率高，从而死亡率增高，但肺发育不良为患病率与死亡率的主要原因。肝脏膈疝也提示预后不良，MRI 已用于评估肝疝的程度与残肺的容积。在 MRI 上，肝脏、小肠与肺信号不同，可清楚区分，与超声相比，肝脏的位置易于评估（图 17.41）。在 T2WI 上，压缩的肺呈中等信号，较未压缩的肺信号低[87]。研究显示，MRI 确定的疝出肝脏容积越大，胎儿的预后越差[88,89]，近期的研究提示 MRI 测量肺与疝出肝脏的容积，可有助于预测胎儿死亡与是否需要体外膜式氧合[90]。

**肺畸形**

　　CPAM，先前被称为先天性囊性腺瘤样畸形，为错构瘤性肺畸形，含囊性与实性组织。病理分为 3 型，根据囊的容积从大到小为 I 到 III 型，最近也有作者建议将其扩展到 5 型。产前超声分为大囊型与微囊型，大囊型预后较好。MR 表现不一，从多发大囊伴不连续囊壁到病变表现为实性；但所有病变在液体敏感序列影像均表现为较正常肺明显的高信号（图 17.42）。妊娠期间，病变可增大或消退，可压迫肺，造成纵隔移位。如果发生水肿则预示预后不良，为胎儿干预的指征[87]。

　　支气管肺隔离症代表不与气管支气管树连接的肺组织。根据有（肺叶外型）或没有（肺叶内型）分离的胸膜包被，支气管肺隔离症分为两个亚型。肺叶内隔离肺由肺

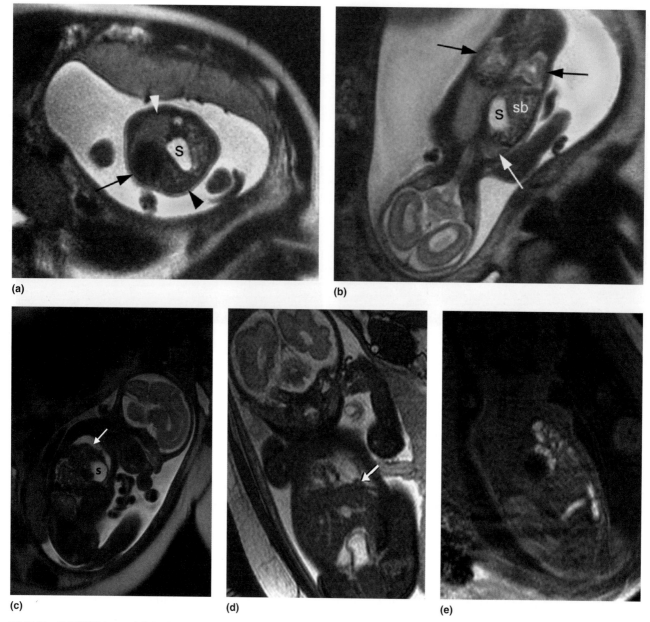

**图 17.41 先天性膈疝。** 孕中期经胎儿胸部横轴位（a）与冠状（b）SSFSE 影像示胃（s）与小肠（sb）位于胎儿左侧胸腔。可见小部分胎儿肺（白箭头，b）位于胸腔顶。心脏（黑箭头，a）向右侧移位。后部可见右肺（白三角，a）。注意正常孕中期的胎儿肾脏（黑箭头，b）。第 2 例孕 30 周患者胎儿胸部矢状（c）与冠状（d）SSFSE 影像示胃（s，c）与肠道（箭头，c）位于膈上，占据了胎儿的左侧胸腔。同时可见左侧半胸腔内的小部分肝脏（箭头，d）。（e）第 3 例孕 28 周患者胎儿胸部略斜冠状 T1 加权梯度回波影像，示肠道位于左侧半胸腔内，可见位于膈上扩张的肠腔内高信号的胎粪。

静脉引流，而肺叶外隔离肺的 75% 引流到体静脉。两型隔离肺均由体动脉供血，供血动脉通常来自主动脉发出的分支。两型隔离肺最常发生部位均为肺下叶。肺叶外型隔离肺 90% 位于左侧，90% 位于膈上。肺叶内型隔离肺很少于宫内诊断。隔离肺产前诊断预后良好；许多病变于宫内消退。可发生胸腔积液，并可进展为张力性胸水，造成胎儿水肿，为干预的指征。较大病变也可压迫食管或胸部静脉，导致胎儿水肿。复合性病变具有 CPAM 与肺段隔离症两者的表现。在 MRI 上，肺段隔离症呈 T2 高信号，界限清楚[87,91]。偶可显示供血的体动脉（图 17.43）。

其他肺的畸形也可见于胎儿 MRI。支气管闭锁造成远侧的支气管扩张，充满液体的受累肺表现为均匀 T2 高信号的团块[91,92]。也可显示由于气管或喉咽闭锁，狭窄或瓣膜形成的先天性高位气道梗阻。T2WI 显示为双

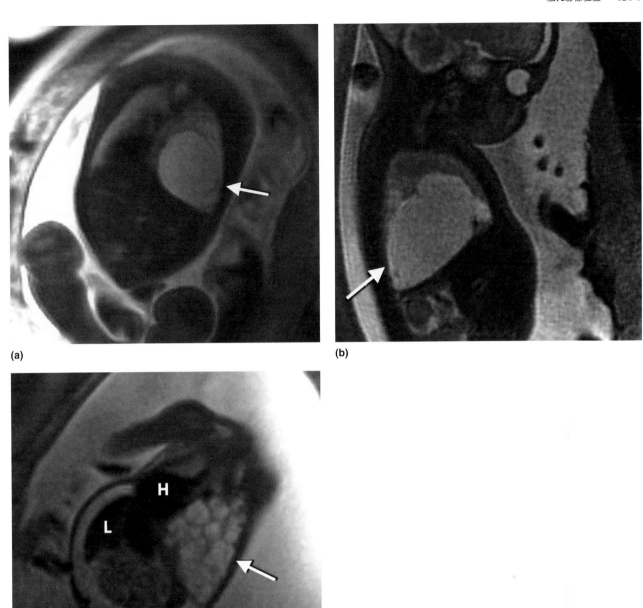

**(a)**

**(b)**

**(c)**

**图17.42** 先天性肺气道畸形。孕龄30周胎儿冠状（a）与矢状（b）SSFSE影像显示右侧半胸腔内一高信号的较大病变，呈大囊状（箭头）。（c）另一例孕龄23周胎儿胸部斜冠状SSFSE影像示中等信号强度的肺内多发高信号的囊性病灶。腹部扩张，伴高信号的腹水（A）包绕低信号的肝脏（L）与肠绊。H：心脏。

侧增大的肺，呈完全性均匀高信号，伴膈翻转与充盈液体呈高信号扩张的气管与支气管[91]。需要在分娩时行EXIT处理以保证新生儿存活。过度充气综合征或先天性肺叶过度充气，以前称为先天性肺叶气肿，为有单向活瓣作用支气管梗阻造成的肺叶进行性过度膨胀，梗阻可能为支气管软骨内部异常或气道压迫造成的。产前T1WI显示为高信号的肿块[92]。

**胸部囊肿**

纵隔肿瘤与前肠囊肿也偶可诊断。支气管源性囊肿为胎儿胸部最常见的单发囊肿，通常位于中纵隔气管隆突旁，但也可位于肺内，胸膜及膈。在T2WI上，囊肿表现为界限清楚的高信号囊，偶尔呈T1高信号，为囊内有出血或黏液所致（图17.44）。重复性囊肿通常位于中纵隔或后纵隔。神经管原肠囊肿呈T2高信号，位于后部

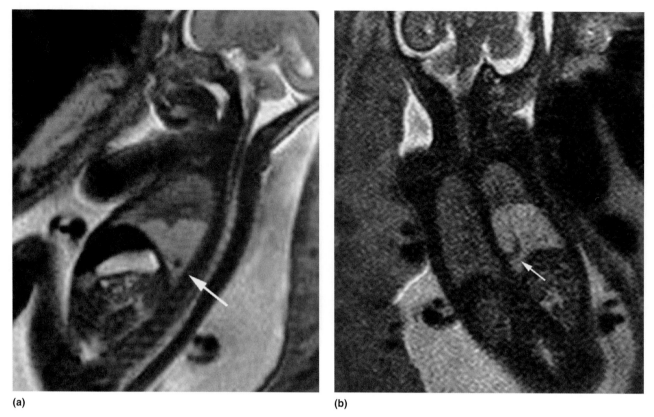

(a)                                                    (b)

**图17.43** 支气管肺隔离症。孕龄25周胎儿矢状（a）与冠状（b）T2WI显示一中等信号肿物位于左肺下叶。可见一流空血管自主动脉进入肺肿物内（箭头，a，b），提示为支气管肺隔离症由体动脉供血。

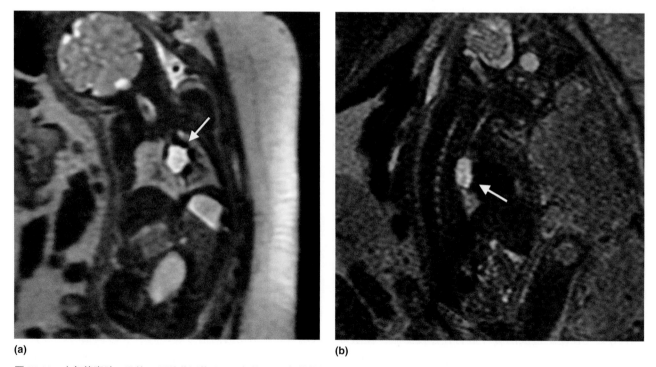

(a)                                                    (b)

**图17.44** 支气管囊肿。孕龄33周胎儿冠状（a），矢状（b）与横轴位（c）SSFSE影像示一单房囊性病变位于中纵隔支气管隆突旁，呈均匀T2高信号（箭头）。

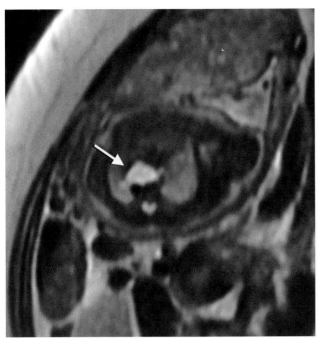

**(c)**

**图17.44**（续前）

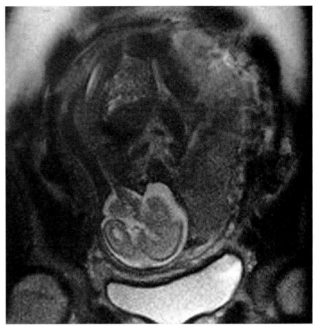

**图17.45**　肾发育不全继发无羊水。孕24周妊娠患者冠状SSFSE影像，示头位胎儿，无可见的羊水。未能发现胎儿肾脏。

与脊膜交通，可见相关骨缺损[87, 91, 92]。

### 肿　瘤

胸部畸胎瘤通常起自心包或纵隔，起源于肺的畸胎瘤罕见。肿瘤多为混杂性囊性与实性的病变，呈混杂信号。肿瘤可相当大，此时不易确定肿瘤的起源。病变内的钙化有助于畸胎瘤与肝肿瘤鉴别。心包内畸胎瘤可导致大量心包积液与心包填塞。典型的横纹肌瘤为较小的心内肿块，可表现为心肌内的结节状病变[13, 71]。

### 腹部与盆腔

#### 肾　脏

文献报告50%的羊水过少的胎儿需要对疑有的肾脏异常进行评估[93]。虽然超声常可很好显示肾脏异常，羊水过少或无羊水时超声诊断非常困难。宫内发现严重的胎儿肾脏异常对产前处理十分重要，造成肺发育不良时预后差。因此MRI在产前咨询中起着重要作用。一项对超声怀疑肾脏异常胎儿MRI评估作用的研究表明，31%～36%的病例MRI改变了诊断或缩窄了诊断范围[94, 95]。

肾发育不全可以是单侧，也可为双侧。当双侧异常时，最终可导致无羊水（图17.45）；单侧异常时，依对侧肾脏异常的程度，羊水的多少不一。MRI可确定肾床内肾脏缺如，并可显示异位的肾脏。确定双侧肾脏发育不全尤其重要，因为这种情况往往是致命的，早期发现对产前咨询与妊娠的处理极其重要。单侧肾发育不全时，MRI有助于评估对侧肾的结构与外形。肾发育不全伴相关VACTERL综合征时，应注意仔细评估其他胎儿异常[96]。

超声发现异位肾脏可具有挑战性；然而MRI T2WI或扩散加权成像易于显示异位肾[96]。横轴位T2WI可显示马蹄肾的肾组织横跨中线，位于脊柱前。

肾重复畸形是最常见的肾脏形态异常[97]。常见收集系统扩张，根据Weigert-Meyer法的记述，上半肾梗阻，并反流进入下半肾。此种情况下，MRI的额外优势在于可跟踪观察输尿管的路径，特别是输尿管膀胱入口，可显示可能存在的输尿管囊肿。

轻度肾盂扩张，或中央性肾盂扩张可以是胎儿的正常变异。提示肾积水的鉴别测量阈值见于超声文献。研究提示与中度到重度肾盂扩张不同，大部分轻度肾盂扩张的病例于生后1年内消退[97]。绝对值虽然重要，但肾盂扩张为一重要的诊断依据，一项研究显示，12%有肾盂扩张的病例需要行解除尿路梗阻的手术，而无肾盂扩张的患者这一数字为2%[98]。胎儿肾积水可有许多原因，最常见病因包括肾盂输尿管结合部（UPJ）梗阻，膀胱输尿管反流与后尿道瓣（框17.4）。其他较少见也可以导致上尿路扩张的病因包括输尿管膀胱结合部梗阻，输尿管囊肿、尿道闭锁、巨输尿管、巨膀胱-小结肠-肠蠕动迟缓综合征，以及与盆腔肿物相关的外压[96]。T2加权序列易于显示扩张，充盈液体的收集系统。

| 框17.4　胎儿肾积水的病因 |
| --- |
| · 肾盂输尿管结合部梗阻 |
| · 膀胱输尿管返流 |
| · 后尿道瓣 |
| · 输尿管膀胱梗阻 |
| · 输尿管囊肿 ± 双收集系统 |
| · 尿道闭锁 |
| · 巨输尿管 |
| · 巨膀胱-小结肠-肠蠕动迟缓综合征 |
| · 盆腔肿物相关外压 |

先天性UPJ梗阻时，肾盂明显扩张而肾盏扩张相对较轻，输尿管无扩张。随梗阻持续进展，可见囊性实质发育不良改变，主要为肾脏周围组织。

后尿道瓣，一种见于男性胎儿的病变，可造成后尿道气球样改变，依梗阻的严重程度不同，伴不同程度的输尿管-肾积水。超声可见典型的"钥匙孔"畸形，T2WI也可很好显示。

梅干腹综合征几乎仅发生于男性，腹壁松弛，膀胱与肾收集系统扩张及隐睾为其特征。扩张的肾收集系统与扩张的膀胱T2WI可很好显示。腹部呈扩张状，然而清楚评价腹壁与直肠肌肉超过了MR影像的分辨能力[96]。

巨膀胱-小结肠-肠蠕动迟缓（MMIH）综合征为一常染色体隐性遗传性疾病，主要见于女性，特征为膀胱明显扩张与尿收集系统的无梗阻性扩张，微小结肠与胃肠道蠕动减弱。MR影像上，见到增大的膀胱与非常细的结肠伴远段结肠内胎粪少或无胎粪，应怀疑可能有MMIH综合征。孕龄20周以后，T1高信号的胎粪应正常见于直肠内，从而可观察20周孕龄后远段结肠内胎粪是否减少[37, 96, 99, 100]。

### 囊性肾病

多囊性肾发育不良（MCDK）为一无功能肾脏，肾实质由不同大小、相互不交通的囊所取代，囊分布于全肾（图17.46）。超声诊断受限时，MRI可起到确定病变的作用。单侧MCDK伴有对侧肾的相关异常，尤其是

UPJ梗阻与膀胱输尿管反流。因双侧MCDK为致命性病变，诊断极为重要[101]。

梗阻可造成囊性肾发育不良，如后尿道瓣，尿道狭窄或尿道闭锁造成的梗阻。梗阻性肾发育不良形成主要为肾周围皮质的囊肿[102]。MRI T2WI可发现大囊或微囊性改变（图17.47）。输尿管常有扩张与扭曲。

常染色体隐性多囊肾病为一遗传性疾病，肾小管畸形伴肾集合管非梗阻性囊样扩张为其特征。肾脏变大，实质由无数细小囊所取代，T2WI上可不明显或呈T2高信号（图17.48）。肝纤维化也为本病的特征。肾脏与肝脏受累的严重程度极其不一致，因而预后也很不同，从肺发育不良与新生儿死亡到存活至成年，伴不同进展的肾衰与门静脉高压[103]。

Meckel-Gruber综合征（头颅异常与内脏囊肿）为一致命的，常染色体隐性异常，明显增大的多囊性肾脏，枕部脑膨出与轴后多趾三联征为其特征。可有许多其他综合征的相关异常，可累及脑、四肢、面部、心脏与生殖器等。有2个典型异常伴正常染色体核型时提示为本综合征（图17.49）。明显增大的肾脏在T2WI可显示有大

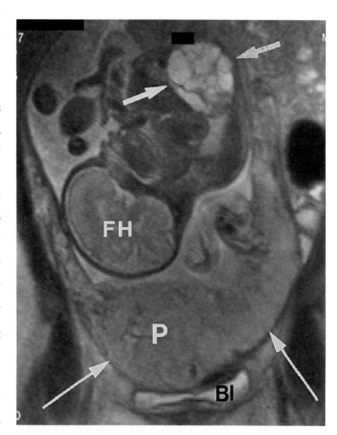

**图17.46** MCDK。胎儿斜矢状SSFSE影像示无数不同大小高信号的囊取代了肾实质（短箭头）。长箭头示胎盘外缘。FH: 胎头；P: 胎盘；Bl: 膀胱。

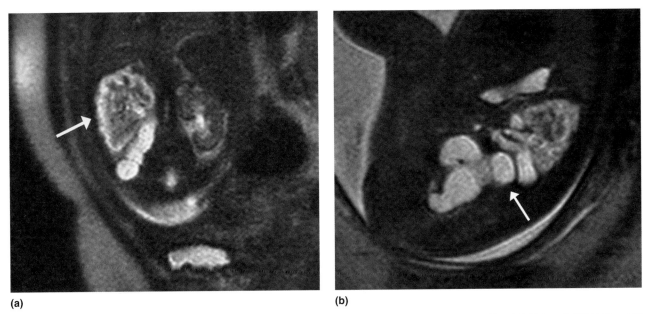

**图17.47**　**输尿管积水与囊性肾发育不良。**孕晚期胎儿冠状（a）与斜矢状（b）SSFSE影像示一侧肾脏较对侧正常肾增大，皮质信号增高（箭头，a）与输尿管扩张，扭曲（箭头，b）。

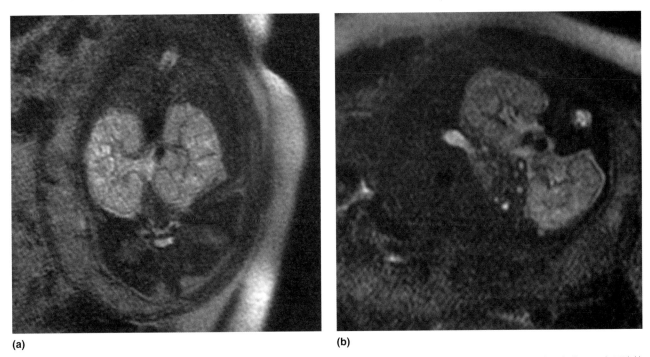

**图17.48**　**多囊性肾病。**孕29周胎儿腹部冠状（a）与横轴位（b）SSFSE影像显示双侧肾脏增大，长径为5.6cm，呈弥漫高信号，未见清楚的囊，符合多囊肾；可见相关的无羊水。

囊性或微囊性改变[104]。

### 永存泄殖腔

　　永存泄殖腔为一罕见异常，胚胎泄殖腔未分为两部分，而是于会阴部单一开口，成为生殖，泌尿与胃肠道的共同通路。畸形可有相关两性生殖器，尿路梗阻与肺发育不良。病变有明显的解剖变异，尿的迷走引流，如果发生经输卵管引流则导致腹水，而梗阻可形成盆腔的囊性结构，输尿管积水与羊水过少。结肠与阴道也可由于积尿而扩张。尿液与胎粪混合可形成腔内钙化性胎粪。心脏与脊柱异常和宫内生长受限可同时存在。妊中期早期诊断提示预后不良。存活到出生的胎儿接受恰当的手术干预有望获得良好结果。产前诊断对于产前咨询与分

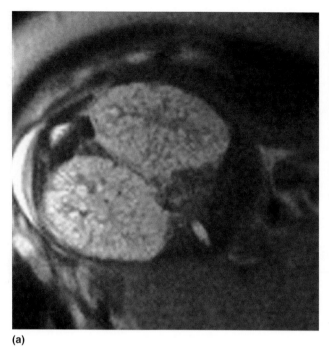

(a)

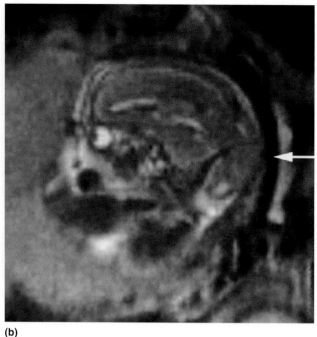

(b)

**图17.49** Meckel–Gruber综合征。孕20周胎儿冠状（a）与矢状（b）SSFSE影像示严重少羊水。经胎儿腹部冠状影像（a）示双肾呈高信号，明显增大，测量大小为5.7cm，伴无数小囊肿。胎儿头部矢状影像（b）显示头颅后部脑组织疝（箭头），符合枕部脑膨出。

娩计划很重要。患者的MRI检查可显示解剖及鉴别阴道积液为单发性还是与永存泄殖腔相关的异常[105-107]。

### 肾肿瘤

中胚叶肾瘤为最常见的胎儿肾肿瘤，为一良性，界限清楚的间质瘤，常累及至少半个肾脏。先天性中胚叶肾瘤与Beckwith-Wiedemann综合征（脐膨出、巨舌、巨体综合征），神经母细胞瘤，淋巴瘤与白血病相关伴发。70%可见羊水过多，常于妊晚期发现，表现为子宫底快速升高，胎儿有早产的危险。肿瘤常富含血管，也可能引起胎儿水肿。肿瘤切除后预后良好。中胚叶肾瘤典型为4～8cm大小，位于肾门旁，可扭曲肾收集系统与正常的肾实质。T2WI上肿瘤可表现为界限清楚的肿块与肾实质呈典型的等信号，可见伴发有囊性区。Wilms瘤（肾母细胞瘤）为恶性胚胎肿瘤，产前罕见。Wilms瘤可伴发相关其他异常，如泌尿生殖过度生长综合征与染色体异常。约5%的Wilms瘤为双侧发生。Wilms瘤于T2WI上呈高信号，由于出血或坏死可表现为复杂信号，并可侵犯下腔静脉。其他罕见的产前肾肿瘤包括肾母细胞瘤病、肾肉瘤和血管平滑肌脂肪瘤[71,108-110]。

### 胎儿胃肠道系统

可有多种病因可造成超声看不到胎儿的胃，包括食管闭锁，不同原因引起的吞咽困难与羊水量不足。胃的位置可异常，如先天性膈疝时位于胸腔内，或内脏异位时位于右侧。产前超声诊断受限时MRI可有帮助。食管闭锁最常伴发相关远侧支气管食管瘘，50%～80%的食管闭锁伴发有相关异常。MRI可见呈T2高信号囊袋状扩张的近段食管，胃缺如或极小与羊水过多[12]。食管裂孔疝产前罕见，伴胃经食管裂孔扩展（图17.50）。食管裂孔疝可伴发相关先天性短食管，由于短食管使胃还纳至腹部困难，手术修复复杂[111]。

### 闭 锁

十二指肠闭锁是由再通失败造成的或可能继发于环形胰腺或Ladd带（十二指肠旁索带）。约1/3十二指肠闭锁胎儿的染色体为21三体。MRI可显示胃与十二指肠近段扩张，形成轴位影像上典型的"双气泡"征，最终造成羊水过多[12]。空肠或回肠闭锁可继发于血管损害，回肠远段闭锁较近侧空肠闭锁更为多见。也可出现多部位闭锁。MRI可见梗阻近侧的小肠扩张，伴或不伴胃扩张。不同水平的闭锁，小肠T1与T2信号强度不同。近侧梗阻时可见小肠呈T2高信号、T1低信号，而更远侧的梗阻小肠呈T2低信号、T1高信号[12,16,17,37]。远段回肠闭锁时可见微小结肠；微小结肠也可见于回肠内胎粪，

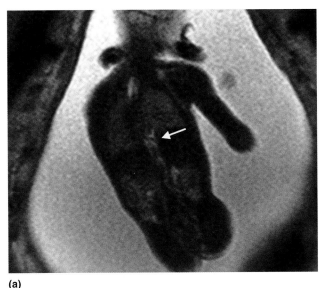
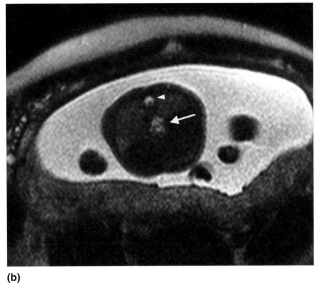

**(a)**　　　　　　　　　　　　　　　　　　　　　　　　**(b)**

**图17.50**　**裂孔疝**。孕21周胎儿冠状（a）与横轴位（b）影像。可见膈水平上方高信号结构伴低信号壁与提示为胃皱襞的波形低信号灶，经食道裂孔扩展（箭头，a，b）。可见该结构与膈下的肠道相邻，符合裂孔疝。三角（b）示胎儿脊柱。

MMIH与Hirschsprung病（先天性巨结肠）。发现近侧梗阻伴微小结肠时应怀疑多发闭锁。结肠与直肠肛管闭锁少见。结肠闭锁时可见闭锁旁近侧扩张的T1高信号肠道。高位肛管闭锁伴尿直肠瘘时，由于混有来自膀胱的尿液，正常直肠内的T1高信号消失。可见胎粪沉积钙化形成的肠结石[12,16]。

### 腹壁缺损

在中肠生理性疝后旋转到腹腔内时，腹壁关闭，这一过程于孕12周时完成[17]。腹壁异常包括脐膨出、腹裂、四肢–体壁综合征、羊膜带、Cantrell五联征与膀胱外翻（框17.5）。MRI容易显示疝内容[112]。

---

**框17.5　腹壁缺损**

脐疝
腹裂
四肢–体壁综合征
羊膜带
Cantrell五联征
膀胱外翻
脐疝，泄殖腔外翻，肛门闭锁，脊柱缺损（OEIS）综合征

---

脐疝为前腹壁缺损伴腹内容物经脐带基底部疝出，脐带进入脐疝的尖部（图17.51）。脐疝内容可仅有小肠，或肝脏与小肠，有被膜包绕。MRI可显示疝囊的内容，包括羊膜，脐带胶质，脏器与腹膜[112]。有脐疝时其他相关异常的伴发率高。脐疝的核型异常增多，特别是仅

有肠道疝出时。脐疝也可以是其他综合征的一部分，如Cantrell五联征（胸骨缺损、心包缺损、膈缺损、心脏异位与脐疝）、Beckwith–Wiedemann综合征（巨大器官、巨舌、脐疝与羊水过多）与OEIS征侯群[18,113]。

与脐疝相反，腹裂为脐旁的腹壁缺损，通常位于脐带进入腹壁处的右侧，伴肠道疝出，无膜被覆（图17.52）。虽然腹裂通常不与染色体或其他异常相关，新生儿的预后取决于疝出肠道的情况[12]。

四肢–体壁综合征的胎儿一般不能存活。表现可包括胸–腹壁大的缺损、颅面缺损伴突出的器官与胎盘或子宫壁粘连、肢体畸形、脊柱侧弯、短脐带或脐带缺如[113,114]。有两种亚型，一种有颅面部缺损并与胎盘粘连及上肢异常（1型），第二种为胸腹壁缺损并与胎盘粘连（2型）不伴有相关颅面部缺损，通常伴有相关下肢异常，脏器异常与脐带异常[115]。病因不清，提出的可能包括早期羊膜破裂、早期血管崩解及与胚盘缺陷相关的胚胎发育异常。核型通常正常[113,114]。

膀胱外翻为一罕见畸形，是脐下腹壁缺损合并膀胱后壁暴露于外部环境内（图17.53），由于尿液直接排泌入羊水，因而看不到正常的膀胱。肾脏与输尿管通常正常，羊水的容量也正常。MRI可显示脐下实性肿物凸于腹腔外，常伴有脐带低位进入腹壁与膀胱不显示。可见后部正常T1高信号的直肠，有助于与泄殖腔畸形鉴别。同时可见耻骨联合分离，为正常前腹壁形成失败所致[100,116]。

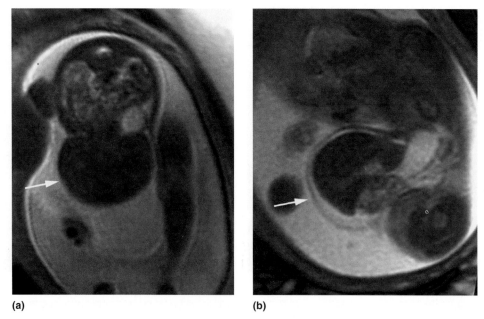

**(a)** **(b)**

**图17.51 脐疝。** 孕25周胎儿横轴位（a）与矢状（b）SSFSE影像，示前腹壁疝，疝内含肝脏，胃与肠道（箭头）。注意覆于疝外的膜（a）与疝的中线位置，为脐疝的特征。

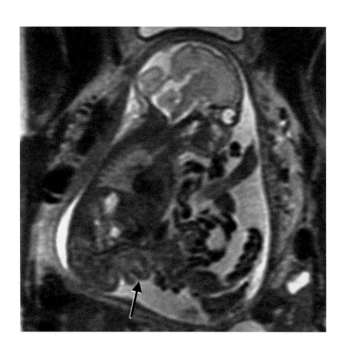

**图17.52 腹裂。** 孕晚期胎儿矢状SSFSE影像显示腹外肠祥，呈中等信号强度，位于羊水内低信号的脐带旁（箭头）。[ 经允许，病例选自：Brown et al., 2014（Women's Imaging: MRI with Multimodality Correlation. Hoboken, NJ: John Wiley & Sons, Inc.）]

　　OEIS征侯群（脐疝、泄殖腔外翻、肛管无孔和脊柱缺损）为泄殖腔分离失败的结果，造成永存泄殖腔，肛管无孔与后肠残留。输尿管、回肠与后肠汇合于共同管道，伴单一的外部开口。共同管道可长可短，较长时更常伴有相关缺损。可见内生殖器与阴道的不同分隔。也可伴发相关腰骶椎异常。外生殖器常未融合，表现为重复畸形。超声产前诊断具有挑战性，而MRI可帮助显示异常解剖。可见表现包括膀胱缺如伴脐疝及其他异常，如腰骶异常（脊柱后凸、脊柱分裂、脊髓脊膜膨出），肢体缺损与肾脏异常（发育不全、MCDK、输尿管肾盂积水）。可见直肠T1信号异常减低与耻骨联合增宽。泄殖腔发育不全是指一组畸形，包括泌尿、生殖与肠道的分

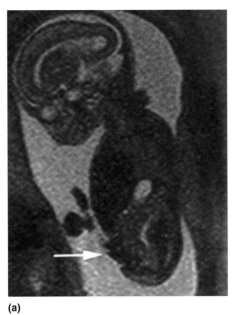
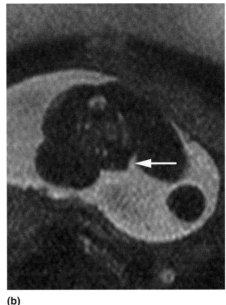

**(a)**　　　　　　　　　　　　　　　　　**(b)**

**图17.53　膀胱外翻。**孕20周胎儿矢状（a）与横轴位（b）SSFSE影像，未见正常膀胱显示。可见一不规则，位于前腹壁脐下的肿块（箭头）。羊水与肾脏显示正常，提示为膀胱外翻。

离异常，不同程度的分离造成不同影像表现。完全性泄殖腔畸形有会阴部单一的共同开口，而永存尿生殖窦的患者可见膀胱与阴道有单一外口，不伴有永存尿生殖窦内直的肠肛管缺损。扩张的泄殖腔可表现为盆腔内的肿块。由于管道长，尿液流入羊水有梗阻，造成尿液流到输卵管外形成腹水。直肠阴道瘘，胎粪阻塞输卵管可造成阴道积水或子宫阴道积水，而位于输卵管外的胎粪沉积可形成腹膜腔内的钙化。MRI可显示盆腔内多囊性肿块（代表扩张的膀胱与阴道积水或子宫阴道积水），腹水与肾积水。看到正常T1高信号的胎粪位于盆腔囊性肿物下方，虽然可能漏掉非常小的直肠尿瘘，也应怀疑有尿生殖窦或阴道积水/子宫阴道积水[100, 114]。

### 腹部/盆腔囊肿

　　由于有T2高信号的液体，MRI辨识囊肿容易。确定囊肿的位置与胎儿的性别可缩小鉴别诊断的范围（框17.6）。MRI有助于确定囊肿是起自肾脏还是与肾脏分离。肠重复性囊肿为原肠再通错误，可发生于沿消化道分布的任何部位，在腹部则回肠最常受累（图17.54）[117]。胎粪性假囊肿呈T1高信号，MRI可与肠源性囊肿鉴别[21]。

### 肿　瘤

　　MRI有助于确定肿瘤肿瘤的起源。骶尾部畸胎瘤为胎儿与新生儿最常见的肿瘤。产前诊断的畸胎瘤相关死亡率约50%，而新生儿诊断的畸胎瘤死亡仅5%。如果出

生前诊断，并发症包括流产，难产，肿瘤内出血与肿瘤破裂引起的胎儿大量失血。根据肿瘤位于脊柱内与脊柱外的相对容量，骶尾部畸胎瘤分为4个亚型。Ⅰ型肿瘤位于脊柱外，无或脊柱内部分极少；Ⅱ型肿瘤主要位于脊柱外，伴骶前间隙延伸；Ⅲ型肿瘤同时位于脊柱内外，并向腹腔延伸，Ⅳ型完全位于脊柱内。肿瘤可于脊柱内

---

**框17.6　腹部囊肿**

· 卵巢囊肿
· 肠重复性囊肿
· 肠系膜囊肿
· 胆囊管囊肿
· 肾：囊肿，肾盂输尿管重复伴梗阻，肾盂输尿管结合部梗阻，MCDK，输尿管积水
· 肝囊肿，重复胆囊
· 脾囊肿
· 肾上腺囊肿，出血
· 胎粪性假囊肿：壁厚不规则，可呈T1中度到高信号，胎粪沉积的其他征象
· 尿道囊肿
· 泄殖腔畸形
· 淋巴管畸形
· 神经母细胞瘤
· 脐静脉曲张-有多普勒血流信号
· 十二指肠闭锁-与胃相连
· 前侧脊膜膨出
· 骶尾部畸胎瘤

扩展。肿瘤实性部分的大小为预后最重要的因素，主要为囊性的肿瘤预后要好得多。实性肿瘤可明显富含血管，造成动静脉分流，高输出性心衰与胎儿水肿。此外，肿瘤内出血可造成胎儿贫血，也可导致高输出性心衰，区分两种心衰对于处理十分重要。患者常有羊水过多，可引起早产。相反，由于尿路受压，羊水过少极少发生。评估畸胎瘤脊柱内与脊柱外的范围，区分实性肿瘤与肿瘤内出血或微囊性肿瘤，发现相邻器官的压迫，MRI 均优于超声（图 17.55）。肿瘤实性与囊性成分多少相对不同，及是否有相关出血，MRI 的表现不一。相关异常包括睾丸未降、肾积水、肾发育不良、尿道闭锁、阴道积水、较少见的髋关节脱位、杵状足及直肠闭锁或狭窄。如果有高输出性心衰应考虑胎儿手术，因为高输出性心衰的胎儿预后不良[71, 118]。不常见的胎中胎为一种腹膜后畸胎瘤，有包膜包裹，带蒂，高度组织化，含有发育不全的脊椎或脊索。一些作者认为病变为异常的双胞胎而非发育良好的畸胎瘤[71]。

神经母细胞瘤为最常见的先天性恶性肿瘤，占所有胎儿肿瘤的 30%。产前诊断较产后诊断的预后更好，存活率为 90%～96%。肿瘤可发生于沿交感链分布的任何部位，大于 90% 的肿瘤起自肾上腺。肿瘤可以是实性的，也可以为囊性或质地不均匀，约半数肿瘤为囊性或不均匀性病变。MRI 可确定肿瘤的范围；实性肿瘤更易出现转移，肝脏为最常见的转移部位。25% 的胎儿病例有肝转移，转移可以是弥漫浸润性的或局灶性的。胎儿 MRI 正常不能除外肝脏受累，因为浸润型病变产前显示可困难。肝脏增大或水肿应怀疑肝转移。没有转移性病变时，鉴别神经母细胞瘤与肾上腺出血可有困难。脊柱旁肿瘤可浸润椎间孔，造成神经压迫。研究显示 MRI 评估病变的这种蔓延对患者有益，可提示应提早分娩以保留一些神经功能[71, 119]。

出生前胎儿肝脏肿瘤罕见。最常见的肝脏肿瘤为肝母细胞瘤，更少见的肿瘤包括杵状瘤、横纹肌肉瘤、血管内皮瘤、间叶性错构瘤，以及主要来自神经母细胞瘤或白血病的转移瘤[120, 121]。血管内皮瘤为一血管性肿瘤，肿瘤造成的动静脉分流易合并高输出性心衰与胎儿水肿。也可发生 Kasabach-Merritt 综合征（溶血性贫血、血小板减少与消耗性凝血病）。肿瘤于出生后 6 个月自然消退，然而如果有症状，可需要皮质激素治疗[71]。间叶性错构瘤为一良性，通常为囊性伴有多个分隔的肝脏肿瘤，MRI 显示良好。液体快速移入囊内可引起胎儿水肿。手术可治愈[120]。肝母细胞瘤多为肝脏大肿瘤，边界清楚，有假包膜。Beckwith-Weidemann 综合征、偏身肥大、胎儿酒精综合征、Gardner 综合征与家族性结肠息肉病时发生肝母细胞瘤的危险性增高。病变预后不良，并发症包括肿瘤破裂与出血，胎儿水肿与转移[121]。

## 四　肢

在 T2WI 上容易辨认四肢，表现为高信号的羊水内的低信号结构。MRI 可正确评估四肢的径线长度。然而与超声相比，MRI 的缺点在于无实时信息；即出生前评估四肢的功能，这一点很重要，例如脊髓脊膜膨出时需要评价肢体的功能[1]。

羊膜带综合征为一组复杂的异常改变，严重程度不一，从造成肢体淋巴性水肿的轻度限制性环，到手指截断，到严重致命的畸形，如无颅畸形。羊膜早期破裂可造成羊膜带，导致胎儿结构的卡压，造成缺损（图 17.56）[122]。如果怀疑有羊膜带，应采用 SSFP 序列采集，因为有流动相关去相位伪影，SSFSE 影像诊断可能困难。

杵状足或马蹄内翻足（图 17.57），为一种足的异常，足内翻与向内侧旋转为其特征。发现胫骨与腓骨及足骨排列异常，如在同一层面见到所有这些骨结构时可做出诊断；然而影像显示有限时诊断时应谨慎，因为胎儿宫内一过性姿势改变可造成诊断错误。虽然杵状足可为孤立性异常，但伴发相关异常并不少见，如神经管缺损，因而仔细观察胎儿的其他部分解剖是必要的[123]。此外，杵状足异常的胎儿单倍体的危险高。

## 多胎妊娠

多胎妊娠时 MRI 可帮助确定胎儿的数量，大小与胎盘的位置，并评估并发症。MRI 的大视野可观察子宫及胎儿全貌（图 17.58）。双羊膜囊单绒膜双胎（或多胎）可发生双胎输血综合征，胎盘内血管异常吻合，造成双胎间血流不平衡，一个为供血胎儿，一个为受血胎儿。供血胎儿出现贫血与羊水过少，而受血胎儿则有红细胞增多与羊水过多，进而进展为供血胎儿肾功能衰竭，膀胱无充盈，多普勒检查异常，充血性心衰伴胎儿水肿与死胎。如果不加干预，产前胎儿死亡率约 100%[124]。两孪生胎儿脑缺血与出血的危险均有增高，MRI 可做出评估。由于低灌注或血栓栓塞处于缺血与出血危险中的存活单绒膜双胎也可发生孪生死胎[34, 66]。联体双胎时，MRI 有助于显示共享器官，以确定预后与分娩计划（图 17.59）。

（Joy Liau，Richard C. Semelka，Michèle A. Brown 和 Lorene E. Romine）

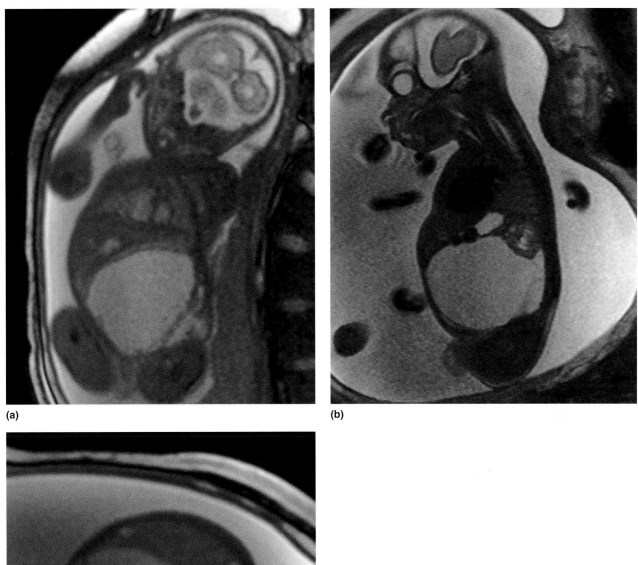

(a)

(b)

(c)

**图 17.54　肠重复性囊肿。**孕 26 周胎儿冠状（a），矢状（b）与横轴位（c）SSFSE 影像显示一大的，界限清楚，主要位于左侧的单囊性病变与肝脏，肾脏与膀胱分离。囊肿的信号强度略低于单纯液体。手术证实为肠重复性囊肿。

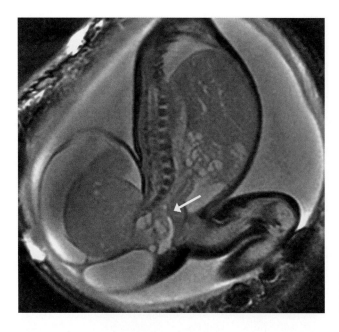

**图 17.55　骶尾部畸胎瘤。** 35 周孕龄胎儿矢状 SSFP 影像显示一大的囊实性肿物覆于骶骨之上。肿瘤主要为脊柱外，小部分骶前肿瘤（箭头）向上蔓延达 S3 水平，符合 II 型骶尾部畸胎瘤。

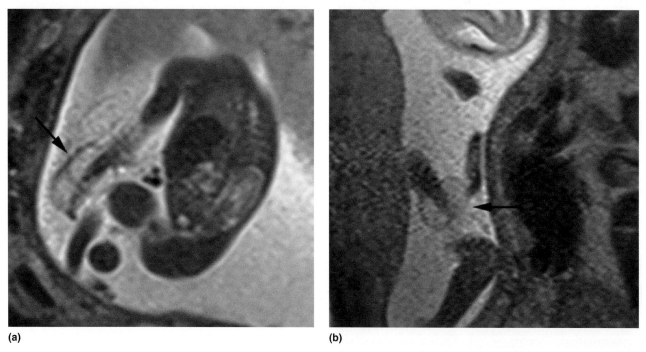

**(a)**　　　　　　　　　　　　　　　　　　　　　　　**(b)**

**图 17.56　上肢羊膜带伴相关手水肿。** 两个平面的 SSFSE 影像评价上肢，可见一囊性肿物包绕右前壁，并延伸到远侧指间关节（箭头）。手有水肿；然而上肢的其余部分径线正常与对侧正常表现的上肢相似。

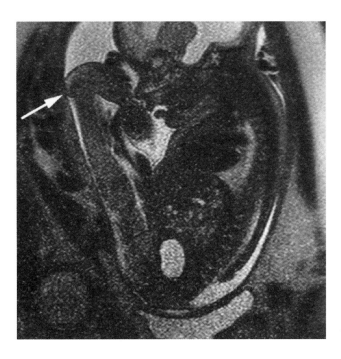

**图17.57　杵状足。**35周孕龄胎儿矢状SSFSE影像显示杵状足（箭头）。可见胎儿双侧杵状足，伴Chiari II型畸形。

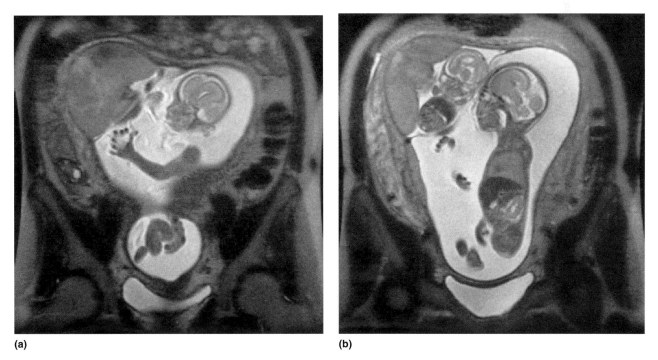

(a)　　　　　　　　　　　　　　　　　　　　　　　　　　(b)

**图17.58**　21周孕龄的双胎妊娠，由于血动力学损害，一个胎儿宫内发育迟滞。冠状SSFSE（a，b）影像显示两胎儿非对称性生长，双胎之一生长迟滞。双胎的胎盘非常紧凑。（经北美放射协会允许选自Kubik-Huch et al., 2001 [Radiology 219(2). 567　573] )。

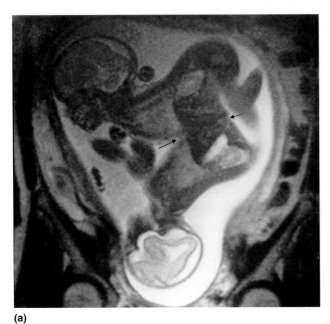

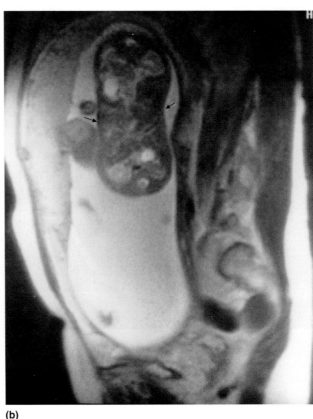

**(a)**　　　　　　　　　　　　　　　　　　　　　　**(b)**

**图17.59**　**联体双胎**。矢状（a）与横轴位（b）T2加权SSFSE影像显示腹部联体双胎（脐部联胎）。联胎的腹腔相互延续，肝脏相互连接（箭头，a，b）。

# 参考文献

1. Kubik-Huch RA, Huisman TA, Wisser J, et al. Ultrafast MR imaging of the fetus. *AJR Am J Roentgenol* 174: 1599–1606, 2000.

2. Frates MC, Kumar AJ, Benson CB, et al. Fetal anomalies: comparison of MR imaging and US for diagnosis. *Radiology* 232: 398–404, 2004.

3. Rajeswaran R, Chandrasekharan A, Joseph S, et al. Ultrasound versus MRI in the diagnosis of fetal head and trunk anomalies. *J Matern Fetal Neonatal Med* 22: 115–123, 2009.

4. Glenn OA, Barkovich AJ. Magnetic resonance imaging of the fetal brain and spine: an increasingly important tool in prenatal diagnosis, part 1. *AJNR Am J Neuroradiol* 27: 1604–1611, 2006.

5. Huisman TA. Fetal magnetic resonance imaging. *Semin Roentgenol* 43: 314–336, 2008.

6. Twickler DM, Reichel T, McIntire DD, et al. Fetal central nervous system ventricle and cisterna magna measurements by magnetic resonance imaging. *Am J Obstet Gynecol* 187: 927–931, 2002.

7. Sari A, Ahmetoglu A, Dinc H, et al. Fetal biometry: size and configuration of the third ventricle. *Acta Radiol* 46: 631–635, 2005.

8. Lan LM, Yamashita Y, Tang Y, et al. Normal fetal brain development: MR imaging with a half-Fourier rapid acquisition with relaxation enhancement sequence. *Radiology* 215: 205–210, 2000.

9. Robinson AJ, Blaser S, Toi A, et al. The fetal cerebellar vermis: assessment for abnormal development by ultrasonography and magnetic resonance imaging. *Ultrasound Q* 23: 211–223, 2007.

10. Shinmoto H, Kashima K, Yuasa Y, et al. MR imaging of non-CNS fetal abnormalities: a pictorial essay. *Radiographics* 20: 1227–1243, 2000.

11. Ghi T, Tani G, Savelli L, et al. Prenatal imaging of facial clefts by magnetic resonance imaging with emphasis on the posterior palate. *Prenat Diagn* 23: 970–975, 2003.

12. Martin C, Darnell A, Escofet C, et al. Fetal MR in the evaluation of pulmonary and digestive system pathology. *Insights Imaging* 3: 277–293, 2012.

13. Wielandner A, Mlczoch E, Prayer D, Berger-Kulemann V. Potential of magnetic resonance for imaging the fetal heart. *Semin Fetal Neonatal Med* 18: 286–297, 2013.

14. Votino C, Jani J, Damry N, et al. Magnetic resonance imaging in the normal fetal heart and in congenital heart disease. *Ultrasound Obstet Gynecol* 39: 322–329, 2012.

15. Dong SZ, Zhu M, Li F. Preliminary experience with cardiovascular magnetic resonance in evaluation of fetal cardiovascular anomalies. *J Cardiovasc Magn Reson* 15: 40, 2013.

16. Rubesova E. Fetal bowel anomalies—US and MR assessment. *Pediatr Radiol* 42(Suppl 1): S101–S106, 2012.

17. Huisman TA, Kellenberger CJ. MR imaging characteristics of the normal fetal gastrointestinal tract and abdomen. *Eur J Radiol* 65: 170–181, 2008.

18. Shinmoto H, Kuribayashi S. MRI of fetal abdominal abnormalities. *Abdom Imaging* 28: 877–886, 2003.

19. Levine D, Stroustrup Smith A, McKenzie C. Tips and tricks of fetal MR imaging. *Radiol Clin North Am* 41: 729–745, 2003.

20. Huisman TA, Wisser J, Martin E, et al. Fetal magnetic resonance imaging of the central nervous system: a pictorial essay. *Eur Radiol* 12: 1952–1961, 2002.

21. Laifer-Narin S, Budorick NE, Simpson LL, Platt LD. Fetal magnetic resonance imaging: a review. *Curr Opin Obstet Gynecol* 19: 151–156, 2007.

22. Glenn OA, Barkovich J. Magnetic resonance imaging of the fetal brain and spine: an increasingly important tool in prenatal diagnosis: part 2. *AJNR Am J Neuroradiol* 27: 1807–1814, 2006.

23. Levine D, Barnes PD, Robertson RR, et al. Fast MR imaging of fetal central nervous system abnormalities. *Radiology* 229: 51–61, 2003.

24. Mehta TS, Levine D. Imaging of fetal cerebral ventriculomegaly: a guide to management and outcome. *Semin Fetal Neonatal Med* 10: 421–428,

2005.

25. Dietrich RB, Cohen I. Fetal MR imaging. *Magn Reson Imaging Clin N Am* 14: 503–522, vi, 2006.

26. Zimmerman RA, Bilaniuk LT. Magnetic resonance evaluation of fetal ventriculomegaly-associated congenital malformations and lesions. *Semin Fetal Neonatal Med* 10: 429–443, 2005.

27. Stevenson KL. Chiari type II malformation: past, present, and future. *Neurosurg Focus* 16: E5, 2004.

28. McLone DG, Dias MS. The Chiari II malformation: cause and impact. *Childs Nerv Syst* 19: 540–550, 2003.

29. Chapman T, Mahalingam S, Ishak GE, et al. Diagnostic imaging of posterior fossa anomalies in the fetus and neonate: part 2, posterior fossa disorders. *Clin Imaging* 39(2): 167–175, 2014.

30. Appasamy M, Roberts D, Pilling D, Buxton N. Antenatal ultrasound and magnetic resonance imaging in localizing the level of lesion in spina bifida and correlation with postnatal outcome. *Ultrasound Obstet Gynecol* 27: 530–536, 2006.

31. Von Koch CS, Glenn OA, Goldstein RB, Barkovich AJ. Fetal magnetic resonance imaging enhances detection of spinal cord anomalies in patients with sonographically detected bony anomalies of the spine. *J Ultrasound Med* 24: 781–789, 2005.

32. Glenn OA, Goldstein RB, Li KC, et al. Fetal magnetic resonance imaging in the evaluation of fetuses referred for sonographically suspected abnormalities of the corpus callosum. *J Ultrasound Med* 24: 791–804, 2005.

33. Marszal E, Jamroz E, Pilch J, et al. Agenesis of corpus callosum: clinical description and etiology. *J Child Neurol* 15: 401–405, 2000.

34. Glenn OA. MR imaging of the fetal brain., *Pediatr Radiol* 40: 68–81, 2010.

35. Tang PH, Bartha AI, Norton ME, et al. Agenesis of the corpus callosum: an MR imaging analysis of associated abnormalities in the fetus. *AJNR Am J Neuroradiol* 30: 257–263, 2009.

36. Schell-Apacik CC, Wagner K, Bihler M, et al. Agenesis and dysgenesis of the corpus callosum: clinical, genetic and neuroimaging findings in a series of 41 patients. *Am J Med Genet A* 146A: 2501–2511, 2008.

37. Garel C, Dreux S, Philippe-Chomette P, et al. Contribution of fetal magnetic resonance imaging and amniotic fluid digestive enzyme assays to the evaluation of gastrointestinal tract abnormalities. *Ultrasound Obstet Gynecol* 28: 282–291, 2006.

38. Pulitzer SB, Simon EM, Crombleholme TM, Golden JA. Prenatal MR findings of the middle interhemispheric variant of holoprosencephaly. *AJNR Am J Neuroradiol* 25: 1034–1036, 2004.

39. Wong AM, Bilaniuk LT, Ng KK, et al. Lobar holoprosencephaly: prenatal MR diagnosis with postnatal MR correlation. *Prenat Diagn* 25: 296–299, 2005.

40. Plawner LL, Delgado MR, Miller VS, et al. Neuroanatomy of holoprosencephaly as predictor of function: beyond the face predicting the brain. *Neurology* 59: 1058–1066, 2002.

41. Raam MS, Solomon BD, Muenke M. Holoprosencephaly: a guide to diagnosis and clinical management. *Indian Pediatr* 48: 457–466, 2011.

42. Lewis AJ, Simon EM, Barkovich AJ, et al. Middle interhemispheric variant of holoprosencephaly: a distinct cliniconeuroradiologic subtype. *Neurology* 59, 1860–1865, 2002.

43. Calabro F, Arcuri T, Jinkins JR. Blake's pouch cyst: an entity within the Dandy–Walker continuum. *Neuroradiology* 42: 290–295, 2000.

44. Shekdar K. Posterior fossa malformations. *Semin Ultrasound CT MR* 32: 228–241, 2011.

45. Robinson AJ. Inferior vermian hypoplasia—preconception, misconception, *Ultrasound Obstet Gynecol* 43: 123–136, 2014.

46. Gandolfi Colleoni G, Contro E, Carletti A, et al. Prenatal diagnosis and outcome of fetal posterior fossa fluid collections. *Ultrasound Obstet Gynecol* 39: 625–631, 2012.

47. Paladini D, Quarantelli M, Pastore G, et al. Abnormal or delayed development of the posterior membranous area of the brain: anatomy, ultrasound diagnosis, natural history and outcome of Blake's pouch cyst in the fetus. *Ultrasound Obstet Gynecol* 39: 279–287, 2012.

48. Ghai S, Fong KW, Toi A, et al. Prenatal US and MR imaging findings of lissencephaly: review of fetal cerebral sulcal development. *Radiographics* 26: 389–405, 2006.

49. Brasseur-Daudruy M, Vivier PH, Ickowicz V, et al. Walker–Warburg syndrome diagnosed by findings of typical ocular abnormalities on prenatal ultrasound. *Pediatr Radiol* 42: 488–490, 2012.

50. Chen CP. Prenatal diagnosis of arachnoid cysts. *Taiwan J Obstet Gynecol* 46: 187–198, 2007.

51. Malinger G, Lev D, Kidron D, et al. Differential diagnosis in fetuses with absent septum pellucidum. *Ultrasound Obstet Gynecol* 25: 42–49, 2005.

52. Weinstein AS, Goldstein RB. Case 12. Absent septum or septo-optic dysplasia (magnetic resonance imaging not yet performed). *J Ultrasound Med* 21: 598, 617, 2002.

53. Lepinard C, Coutant R, Boussion F, et al. Prenatal diagnosis of absence of the septum pellucidum associated with septo-optic dysplasia. *Ultrasound Obstet Gynecol* 25: 73–75, 2005.

54. Hung JH, Shen SH, Guo WY, et al. Prenatal diagnosis of schizencephaly with septo-optic dysplasia by ultrasound and magnetic resonance imaging. *J Obstet Gynaecol Res* 34: 674–679, 2008.

55. Oh KY, Kennedy AM, Frias AE, Jr, Byrne JL. Fetal schizencephaly: pre- and postnatal imaging with a review of the clinical manifestations. *Radiographics* 25: 647–657, 2005.

56. Huang WM, Monteagudo A, Bennett GL, et al. Schizencephaly in a dysgenetic fetal brain: prenatal sonographic, magnetic resonance imaging, and postmortem correlation. *J Ultrasound Med* 25: 551–554, 2006.

57. Winter TC, Kennedy AM, Byrne J, Woodward PJ. The cavum septi pellucidi: why is it important? *J Ultrasound Med* 29: 427–444, 2010.

58. Barkovich AJ. Morphologic characteristics of subcortical heterotopia: MR imaging study. *AJNR Am J Neuroradiol* 21: 290–295, 2000.

59. Glenn OA, Cuneo AA, Barkovich AJ, et al. Malformations of cortical development: diagnostic accuracy of fetal MR imaging. *Radiology* 263: 843–855, 2012.

60. Blondiaux E, Sileo C, Nahama-Allouche C, et al. Periventricular nodular heterotopia on prenatal ultrasound and magnetic resonance imaging. *Ultrasound Obstet Gynecol* 42: 149–155, 2013.

61. Isaacs H. Perinatal (fetal and neonatal) tuberous sclerosis: a review. *Am J Perinatol* 26: 755–760, 2009.

62. Levine D, Barnes P, Korf B, and Edelman R. Tuberous sclerosis in the fetus: second-trimester diagnosis of subependymal tubers with ultrafast MR imaging. *AJR Am J Roentgenol* 175: 1067–1069, 2000.

63. Girard NJ. Magnetic resonance imaging of fetal developmental anomalies. *Top Magn Reson Imaging* 22: 11–23, 2011.

64. Garel C, Delezoide AL, Elmaleh-Berges M, et al. Contribution of fetal MR imaging in the evaluation of cerebral ischemic lesions. *AJNR Am J Neuroradiol* 25: 1563–1568, 2004.

65. Brunel H, Girard N, Confort-Gouny S, et al. Fetal brain injury. *J Neuroradiol* 31: 123–137, 2004.

66. Jelin AC, Norton ME, Bartha AI, et al. Intracranial magnetic resonance imaging findings in the surviving fetus after spontaneous monochorionic cotwin demise. *Am J Obstet Gynecol* 199: 398.e1–e5, 2008.

67. De Laveaucoupet J, Audibert F, Guis F, C et al. Fetal magnetic resonance imaging (MRI) of ischemic brain injury. *Prenat Diagn* 21: 729–736, 2001.

68. Manganaro L, Bernardo S, La Barbera L, et al. Role of foetal MRI in the evaluation of ischaemic–haemorrhagic lesions of the foetal brain. *J Perinat Med* 40: 419–426, 2012.

69. Bae JS, Jang MU, Park SS. Prolonged survival to adulthood of an individual with hydranencephaly. *Clin Neurol Neurosurg* 110: 307–309, 2008.

70. Byrd SE, Abramowicz JS, Kent P, et al. MR imaging of posterior intracranial dural sinus thrombosis: a report of three cases with variable outcomes. *Pediatr Radiol* 42: 536–543, 2012.

71. Woodward PJ, Sohaey R, Kennedy A, Koeller KK. From the archives of the AFIP: a comprehensive review of fetal tumors with pathologic correlation. *Radiographics* 25: 215–242, 2005.

72. Romano F, Bratta FG, Caruso G, et al. Prenatal diagnosis of choroid plexus papillomas of the lateral ventricle. A report of two cases. *Prenat Diagn* 16: 567–571, 1996.

73. Teksam M, Ozyer U, McKinney A, Kirbas I. MR imaging and ultrasound of fetal cervical cystic lymphangioma: utility in antepartum treatment planning. *Diagn Interv Radiol* 11: 87–89, 2005.

74. O'Connor SC, Rooks VJ, Smith AB. Magnetic resonance imaging of the fetal central nervous system, head, neck, and chest., *Semin Ultrasound CT MR* 33: 86–101, 2012.

75. Elia D, Garel C, Enjolras O, et al. Prenatal imaging findings in rapidly involuting congenital hemangioma of the skull. *Ultrasound Obstet Gynecol* 31: 572–575, 2008.

76. Kashima H, Unno N, Hyodo H, et al. Antenatal sonographic and magnetic resonance images of a giant hemangioma of the fetal skull. *Ultrasound Obstet Gynecol* 25:, 522–523, 2005.

77. Richard F, Garel C, Cynober E, et al. Prenatal diagnosis of a rapidly involuting congenital hemangioma (RICH) of the skull. *Prenat Diagn* 29: 533–535, 2009.

78. Miyakoshi K, Tanaka M, Matsumoto T, et al. Occipital scalp hemangioma: prenatal sonographic and magnetic resonance images. *J Obstet Gynaecol Res* 34: 666–669, 2008.

79. Kaplan MC, Coleman BG, Shaylor SD, et al. Sonographic features of rare posterior fetal neck masses of vascular origin. *J Ultrasound Med* 32: 873–880, 2013.

80. Kim SK, Won HS, Lee SW, et al. Prenatal diagnosis of congenital epulis by three-dimensional ultrasound and magnetic resonance imaging. *Prenat Diagn* 26: 171–174, 2006.

81. Roy S, Sinsky A, Williams B, et al. Congenital epulis: prenatal imaging with MRI and ultrasound. *Pediatr Radiol* 33: 800–803, 2003.

82. Stroustrup Smith A, Estroff JA, Barnewolt CE, et al. Prenatal diagnosis of cleft lip and cleft palate using MRI. *AJR Am J Roentgenol* 183: 229–235, 2004.

83. Kazan-Tannus JF, Levine D, McKenzie C, et al. Real-time magnetic resonance imaging aids prenatal diagnosis of isolated cleft palate. *J Ultrasound Med* 24: 1533–1540, 2005.

84. Bianchini E, Zirpoli S, Righini A, Met al. Magnetic resonance imaging in prenatal diagnosis of dacryocystocele: report of 3 cases. *J Comput Assist Tomogr* 28: 422–427, 2004.

85. Goldberg H, Sebire NJ, Holwell D, Hill S. Prenatal diagnosis of bilateral dacrocystoceles. *Ultrasound Obstet Gynecol* 15: 448–449, 2000.

86. Levine D, Barnewolt CE, Mehta TS, Iet al. Fetal thoracic abnormalities: MR imaging. *Radiology* 228: 379–388, 2003.

87. Johnson AM, Hubbard AM. Congenital anomalies of the fetal/neonatal chest. *Semin Roentgenol* 39: 197–214, 2004.

88. Worley KC, Dashe JS, Barber RG, et al. Fetal magnetic resonance imaging in isolated diaphragmatic hernia: volume of herniated liver and neonatal outcome. *Am J Obstet Gynecol* 200, 318.e1–e6, 2009.

89. Walsh DS, Hubbard AM, Olutoye OO, et al. Assessment of fetal lung volumes and liver herniation with magnetic resonance imaging in congenital diaphragmatic hernia. *Am J Obstet Gynecol* 183: 1067–1069, 2000.

90. Ruano R, Lazar DA, Cass DL, et al. Fetal lung volume and quantification of liver herniation by magnetic resonance imaging in isolated congenital diaphragmatic hernia. *Ultrasound Obstet Gynecol* 43: 662–669, 2014.

91. Recio Rodriguez M, Martinez de Vega V, Cano Alonso R, et al. MR imaging of thoracic abnormalities in the fetus. *Radiographics* 32: E305–E321, 2012.

92. Biyyam DR, Chapman T, Ferguson MR, et al. Congenital lung abnormalities: embryologic features, prenatal diagnosis, and postnatal radiologic–pathologic correlation. *Radiographics* 30: 1721–1738, 2010.

93. Poutamo J, Vanninen R, Partanen K, Kirkinen P. Diagnosing fetal urinary tract abnormalities: benefits of MRI compared to ultrasonography. *Acta Obstet Gynecol Scand* 79: 65–71, 2000.

94. Barseghyan K, Jackson HA, Chmait R, et al. Complementary roles of sonography and magnetic resonance imaging in the assessment of fetal urinary tract anomalies. *J Ultrasound Med* 27: 1563–1569, 2008.

95. Cassart M, Massez A, Metens T, et al. Complementary role of MRI after sonography in assessing bilateral urinary tract abnormalities in the fetus. *AJR Am J Roentgenol* 182: 689–695, 2004.

96. Hormann M, Brugger PC, Balassy C, et al. Fetal MRI of the urinary system. *Eur J Radiol* 57: 303–311, 2006.

97. Chapman T. Fetal genitourinary imaging. *Pediatr Radiol* 42(Suppl 1): S115–S123, 2012.

98. Bassanese G, Travan L, D'Ottavio G, et al. Prenatal anteroposterior pelvic diameter cutoffs for postnatal referral for isolated pyelectasis and hydronephrosis: more is not always better. *J Urol* 190: 1858–1863, 2013.

99. White SM, Chamberlain P, Hitchcock R, et al. Megacystis–microcolon–intestinal hypoperistalsis syndrome: the difficulties with antenatal diagnosis. Case report and review of the literature. *Prenat Diagn* 20: 697–700, 2000.

100. Chauvin NA, Epelman M, Victoria T, Johnson AM. Complex genitourinary abnormalities on fetal MRI: imaging findings and approach to diagnosis. *AJR Am J Roentgenol* 199: W222–W231, 2012.

101. Hussain S, Begum N. Multicystic dysplastic disease of kidney in fetus. *J Ayub Med Coll Abbottabad* 19: 68–69, 2007.

102. Nagata M, Shibata S, Shu Y. Pathogenesis of dysplastic kidney associated with urinary tract obstruction in utero. *Nephrol Dial Transplant* 17(Suppl 9): 37–38, 2002.

103. Lonergan GJ, Rice RR, Suarez ES. Autosomal recessive polycystic kidney disease: radiologic–pathologic correlation. *Radiographics* 20: 837–855, 2000.

104. Gupta P, Jain S. MRI in a fetus with Meckel–Gruber syndrome. *Pediatr Radiol* 38: 122, 2008.

105. Morikawa M, Yamada T, Cho K, et al. Prenatal diagnosis and therapy of persistent cloaca: a case report. *Fetal Diagn Ther* 21: 343–347, 2006.

106. Warne S, Chitty LS, Wilcox DT. Prenatal diagnosis of cloacal anomalies. *BJU Int* 89, 78–81, 2002.

107. Picone O, Laperelle J, Sonigo P, et al. Fetal magnetic resonance imaging in the antenatal diagnosis and management of hydrocolpos. *Ultrasound Obstet Gynecol* 30: 105–109, 2007.

108. Irsutti M, Puget C, Baunin C, et al. Mesoblastic nephroma: prenatal ultrasonographic and MRI features. *Pediatr Radiol* 30: 147–150, 2000.

109. Chen WY, Lin CN, Chao CS, et al. Prenatal diagnosis of congenital mesoblastic nephroma in mid-second trimester by sonography and magnetic resonance imaging. *Prenat Diagn* 23: 927–931, 2003.

110. Linam LE, Yu X, Calvo-Garcia MA, et al. Contribution of magnetic resonance imaging to prenatal differential diagnosis of renal tumors: report of two cases and review of the literature. *Fetal Diagn Ther* 28: 100–108, 2010.

111. Mehollin-Ray AR, Cassady CI, Cass DL, Olutoye OO. Fetal MR imaging of congenital diaphragmatic hernia. *Radiographics* 32: 1067–1084, 2012.

112. Sugai Y, Hosoya T, Kurachi H. MR imaging of fetal omphalocele: a case report. *Magn Reson Med Sci* 7: 211–213, 2008.

113. Smrcek JM, Germer U, Krokowski M, et al. Prenatal ultrasound diagnosis and management of body stalk anomaly: analysis of nine singleton and two multiple pregnancies. *Ultrasound Obstet Gynecol* 21: 322–328, 2003.

114. Calvo-Garcia MA, Kline-Fath BM, Rubio EI, et al. Fetal MRI of cloacal exstrophy. *Pediatr Radiol* 43: 593–604, 2013.

115. Aguirre-Pascual E, Epelman M, Johnson AM, et al. Prenatal MRI evaluation of limb–body wall complex. *Pediatr Radiol* 44: 1412–1420, 2014.

116. Hsieh K, O'Loughlin MT, Ferrer FA. Bladder exstrophy and phenotypic gender determination on fetal magnetic resonance imaging. *Urology* 65: 998–999, 2005.

117. McNamara A, Levine D. Intraabdominal fetal echogenic masses: a practical guide to diagnosis and management. *Radiographics* 25: 633–645, 2005.

118. Danzer E, Hubbard AM, Hedrick HL, et al. Diagnosis and characterization of fetal sacrococcygeal teratoma with prenatal MRI. *AJR Am J Roentgenol* 187: W350–W356, 2006.

119. Blackman SC, Evenson AR, Voss SD, et al. Prenatal diagnosis and subsequent treatment of an intermediate-risk paraspinal neuroblastoma: case report and review of the literature. *Fetal Diagn Ther* 24: 119–125, 2008.

120. Laberge JM, Patenaude Y, Desilets V, et al. Large hepatic mesenchymal hamartoma leading to mid-trimester fetal demise. *Fetal Diagn Ther* 20: 141–145, 2005.

121. Al-Hussein HA, Graham EM, Tekes A, Huisman TA. Pre- and postnatal imaging of a congenital hepatoblastoma. *Fetal Diagn Ther* 30: 157–159, 2011.

122. Ryu JK, Cho JY, Choi JS. Prenatal sonographic diagnosis of focal musculoskeletal anomalies. *Korean J Radiol* 4: 243–251, 2003.

123. Mammen L, Benson CB. Outcome of fetuses with clubfeet diagnosed by prenatal sonography. *J Ultrasound Med* 23: 497–500, 2004.

124. Quintero RA. Twin–twin transfusion syndrome. *Clin Perinatol* 30: 591–600, 2003.

# 第十八章　胸　部

在美国，肺癌是男性与女性癌症死亡的第一病因。超过3500万以上的人患有慢性肺病，包括肺气肿与哮喘。肺部疾病的医学影像检查为患者处理至关重要的部分。胸部X线照像与多排探测器计算机体层（CT）是肺部疾病的主要影像检查方法。过去，肺的MRI检查作用有限，因为肺实质的质子密度低；加上肺内空气-软组织界面产生的磁敏感效应，运动伪影与成像时间长，限制了磁共振（MR）对肺的成功检查。然而，更快采集序列的进展与更先进硬件及高场强MR系统的应用，明显改进了影像质量。没有电离辐射可能使MRI在近期成为必需做多次影像检查的患者，儿科患者的理想影像方法，也可能成为筛查的工具。在本章内，我们将讨论胸部（不包括心脏）MRI目前的技术、临床应用与将来的发展方向。

## 目前的技术

MR评估胸内病变，如胸腔积液与纵隔，胸壁及胸廓入口的方法业已确立[1-4]。采用常规自旋回波，扰相自旋回波与梯度回波（GE）时，由于来自正常肺实质的信号并不高于背景空气信号多少，历史上MRI看不到肺实质。但采用快速T2加权序列后，肺的影像已有改进[5-7]。尤其是单次激发（SS）T2加权回波链自旋回波（ETSE）序列，由于一般对运动不敏感，磁敏感或相位伪影小，利于肺的成像。该序列特别有助于评价肺浸润。抗运动的T2 Blade序列可多次屏气采集，也对肺成像有帮助。T2加权自由呼吸快速自旋回波（FSE）序列也可用于评价纵隔与胸壁。呼吸触发与心电门控可用于半傅里叶采集SS扰相自旋回波（HASTE）与RSE序列。T1加权三维（3D）-GE为另一用于肺成像的有效序列，研究显示有利于发现肺内小结节[8]。T2加权ETSE影像伪影最小，但空间分辨率较3D-GE差一些。一项研究表明，肺结节的检出，3D-GE的假阳性少于T2加权ETSE[9]。研究显示，结合应用这些序列，肺内病变检出的正确性相当高[10, 11]。

肺的MR评估也需要钆增强。因为要减低运动伪影，更多采用钆增强3D-GE成像而非二维（2D）-GE成像[12-14]。虽然2D-GE技术可很好观察周围结节或周围性病变，心脏后方的明显相位伪影使部分肺实质的影像模糊，减低了2D-GE的应用价值（图18.1）。3D-GE技术没有这种伪影，可更好地观察肺的所有部分（图18.1）。对比增强GE影像可评估间质性肺病的炎性改变，纵隔与肺门的淋巴结病变与恶性结节[15-18]。肺血管也可采用更强的3D-GE序列技术评估，因为空间分辨率高，可重建高质量的3D最大强度投影（MIP）与多平面重组影像（图18.2）。因此，3D-GE序列在胸部检查上具有特别的优势，可评估肺实质、纵隔与血管。3.0 T MRI改进了影像质量，特别是钆增强后3D-GE序列，信噪比更高。更高的信噪比可获得更高的空间与时间分辨率。因此，3.0 T MRI采集更高空间分辨率影像速度更快，这对于3D-GE软组织序列与3D-GE MR血管成像（MRA）尤其有利。3D-GE MRA序列也可采用时间分辨率MRI技术，如时间分辨

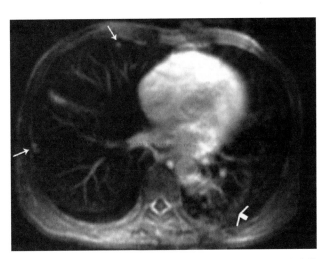

**图18.1　伪影。**肺转移瘤患者脂肪抑制2D-GE影像，可见2个小的转移瘤位于右肺周围实质内（细箭头）。心脏运动造成的明显相位伪影使左肺下叶无法评估（粗箭头）。

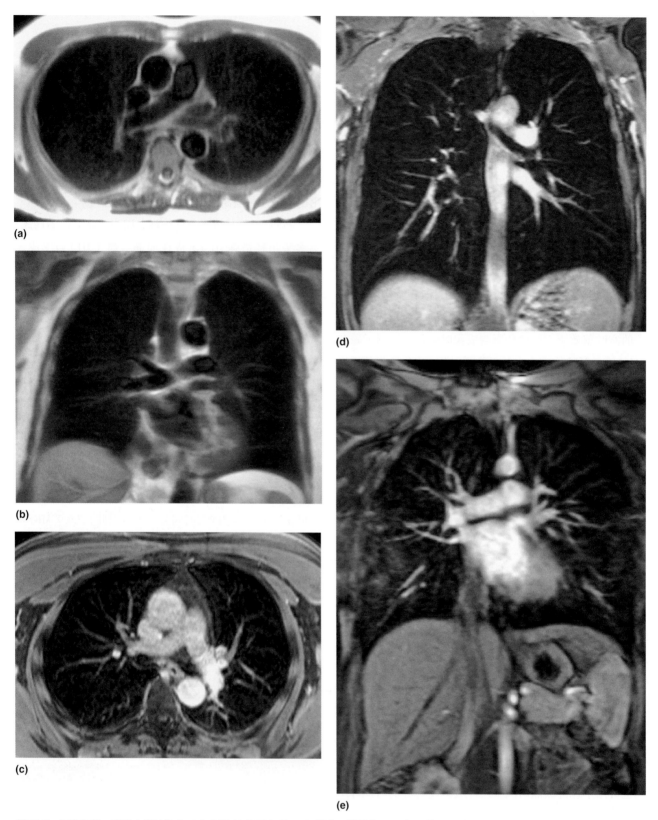

**图18.2  正常胸部。**正常人横轴位（a）与冠状（b）T2加权ETSE影像，横轴位（c）与冠状（d）增强后脂肪抑制3D-GE影像。注意心脏后区没有相位伪影。

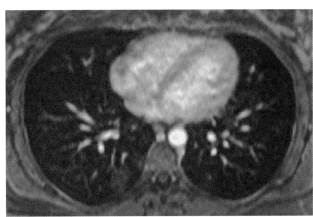

**(g)**

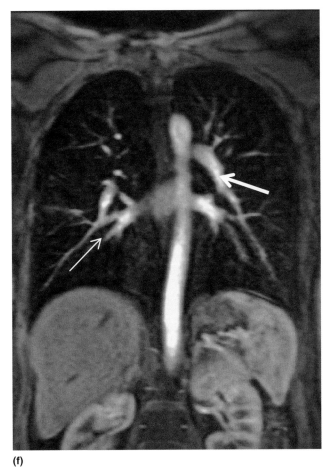

**(f)**

**图18.2（续前）** 另一正常表现患者冠状T1加权钆增强后脂肪抑制3D-GE影像（e，f），横轴位T1加权钆增强后脂肪抑制3D-GE影像（g），冠状T1加权钆增强后3D-GE剪影（h，i）与3D MIP重建影像（j），显示肺实质与血管结构，包括肺血管。可见肺动脉（粗箭头，f，i）与肺静脉（细箭头，f，i）。右肺内可见细微的搏动伪影（e），来自心脏搏动，对肺实质的评估有损害。然而，横轴位影像显示这一区域肺实质无异常。因此，应将横轴位与冠状影像结合在一起评价肺实质与肺的血管结构。正常时间分辨率MRA。时间分辨率MRI为单次屏气极快速采集多组数据（k-r）重建为系列影像，显示对比剂顺序充盈左锁骨下静脉、左头臂静脉、右心房、右心室、肺动脉、肺静脉、左心房-左心室、主动脉及其分支。［病例（k-r部分）由亚利桑那大学Bobby Kalb，MD提供并允许应用］

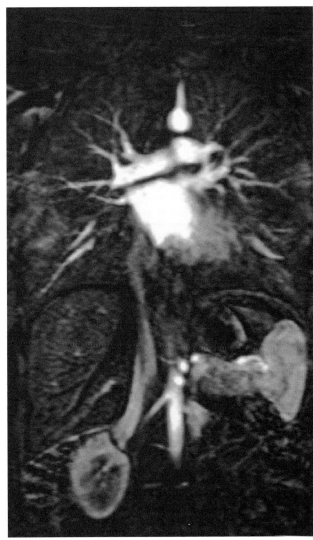

**(h)**

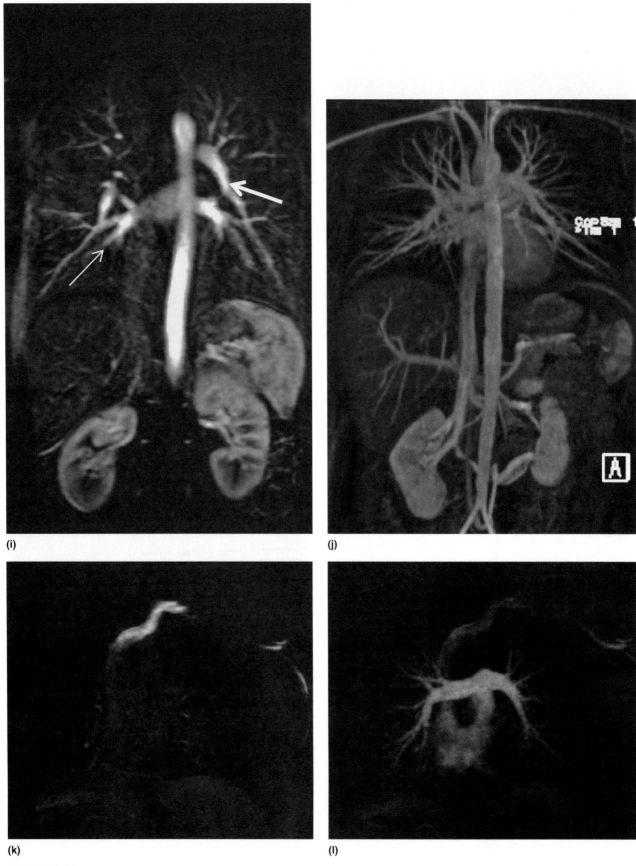

(i)

(j)

(k)

(l)

图18.2（续前）

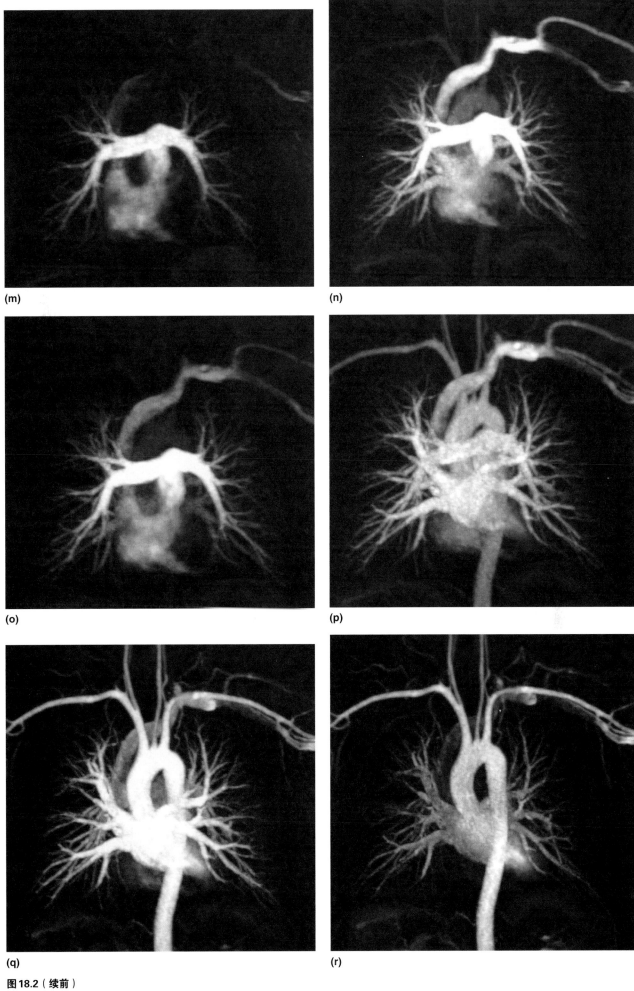

(m)

(n)

(o)

(p)

(q)

(r)

图18.2（续前）

随机轨道（TWIST）血管成像。MRA序列影像质量不满意的最常见的原因为患者呼吸困难、咳嗽或对比剂注射延迟时间不够。为克服团状注射时间问题，时间分辨率MRA采用超快3D-GE回波技术，也称为四维（4D）MRA或动态首过灌注MRI，多次采集全肺容积[19]（图18.2）。将对比增强的影像减去非增强影像信号，形成对比剂强化的肺血管与实质更亮的减影，有利于4D MRI的视觉评估，可评价肺的灌注。因此此项血管参数的应用指征包括急、慢性肺栓塞，动静脉畸形（例如Osler病），肺隔离症，肺动脉动脉瘤，肺静脉畸形引流，以及其他肺血管的病变。一项对有黏液滞留与低氧性血管挛缩的囊性纤维化患者肺灌注缺损的研究，验证了肺灌注检查视觉与半定量评估的临床价值[20-22]。灌注序列可间接观察肺气肿或如气胸等情况时肺组织灌注缺失造成的肺实质异常。其他MRI参数之外的扩散加权成像（DWI）的作用迄今尚未确定，然而，DWI可能有显示临床IA期非小细胞肺癌的侵犯，以及分辨不张肺内肿瘤的作用[23, 24]。

稳态自由进动技术，如真快速成像稳态自由进动（true-FISP）技术，特别有助于平扫评价胸部血管。

总而言之，横轴位与冠状SS T2加权ETSE，平扫及增强后横轴位与冠状3D-GE影像为目前评价肺实质最有用的序列（图18.2）。

## 原发肺癌

MRI可发现原发性肺癌并对其进行分期[25]。联合采用T2加权ETSE与钆增强3D-GE成像可获得肺癌的高质量影像，无论肿瘤位于什么部位（图18.3）。MRI的软

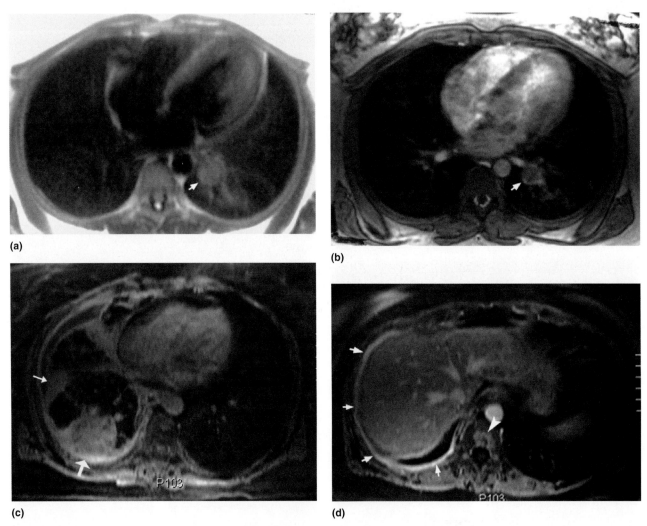

(a)

(b)

(c)

(d)

**图18.3 原发肺癌。**肺癌患者T2加权ETSE（a）与钆增强脂肪抑制3D-GE影像（b）示肺癌（箭头，a，b）；第2例患者T1加权钆增强脂肪抑制3D-GE影像（c，d）显示原发性肺癌（大箭头，c），胸膜转移（小箭头，c，d）与骨转移（三角，d）。

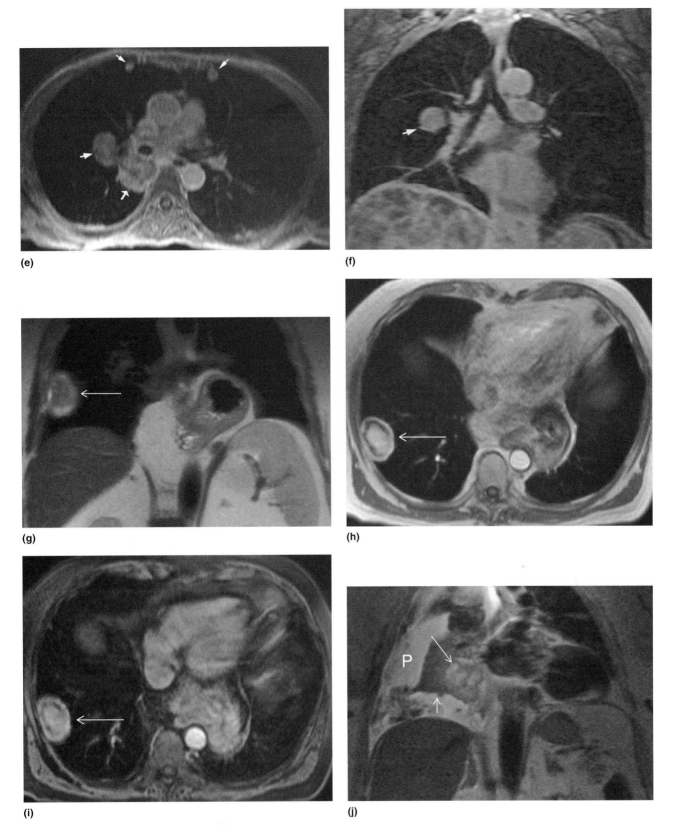

**图 18.3（续前）**　第 3 例患者横轴位（e）与冠状（f）钆增强脂肪抑制 3D-GE 影像；两种技术联合，无论病变部位，均可恒定且很好地显示原发性肺癌，淋巴结肿大与转移（箭头，e，f）。另一例患者冠状 T2 加权 SS-ETSE（g），横轴位 T1 加权钆增强后扰相 GE（h）与横轴位 T1 加权钆增强脂肪抑制 3D-GE（i）影像显示原发性肺癌（箭头，g-i）位于右肺周围。在钆增强影像上，肿瘤呈渐进性强化（h，i）。注意食管旁型食道裂孔疝。另一患者冠状 T2 加权 SS-ETSE（j）

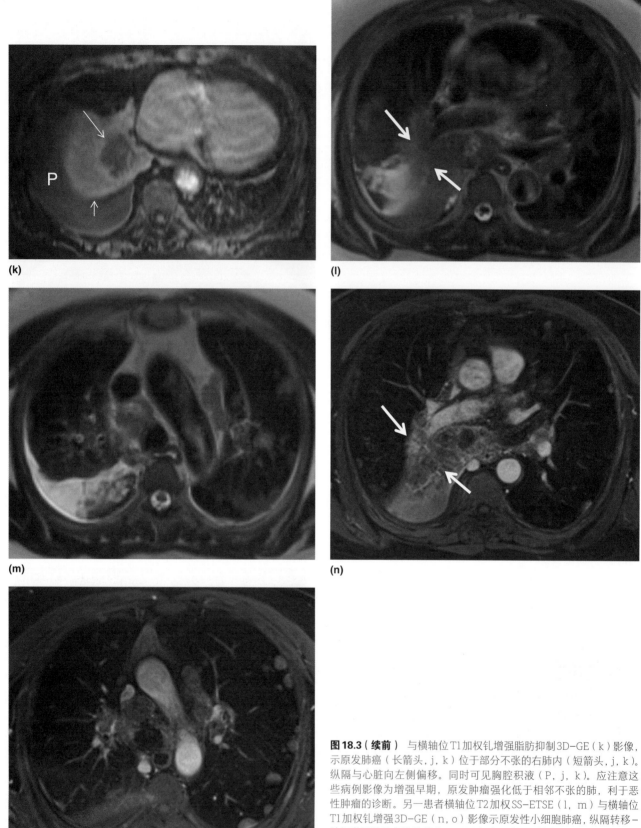

**图18.3（续前）** 与横轴位T1加权钆增强脂肪抑制3D-GE（k）影像，示原发肺癌（长箭头，j，k）位于部分不张的右肺内（短箭头，j，k）。纵隔与心脏向左侧偏移。同时可见胸腔积液（P，j，k）。应注意这些病例影像为增强早期，原发肿瘤强化低于相邻不张的肺，利于恶性肿瘤的诊断。另一患者横轴位T2加权SS-ETSE（l，m）与横轴位T1加权钆增强3D-GE（n，o）影像示原发性小细胞肺癌，纵隔转移-肺门淋巴结及多发肺转移。可见右肺下叶浸润性病变，有强化（箭头，l，n），包裹右肺下叶肺动脉分支与支气管（未展示）。右肺下叶梗阻后肺不张伴右侧胸腔积液。可见多发纵隔与肺门淋巴结转移性肿大，有强化（m，o）。感谢亚利桑那大学的Bobby Kalb MD.提供病例。

组织对比分辨率高，对于评估胸膜 – 胸壁、血管、纵隔、心脏侵犯十分重要（图18.4）。这一点对于Pancoast瘤（肺上沟癌）的评估尤其有帮助（图18.5）。研究显示T2加权ETSE与DWI可用于鉴别肿瘤与不张的肺[8, 23, 24]。钆增强影像特别有利于发现肿瘤坏死，胸壁或纵隔侵犯，鉴别胸膜反应与胸膜癌病。

## 肺结节

实际上，所有肺结节MR与CT检出的对照研究报告方法均相似，结果显示小病变的检出CT略优于MRI。与CT相比，文献报告MR检出肺结节的敏感性与特异性分别高达93%与96.2%，大于8mm的结节可达100%，依病变大小与使用的序列有所不同[25-27]。小到3mm的结节MRI也可显示[9, 15]。见于CT而MR漏诊的微小结节常为钙化性或瘢痕性（纤维性）结节，结节内质子密度低，呈低信号[28]。然而这种大小的结节CT与MRI均不能鉴别良恶性，确定病变的良恶性常常仅能依赖随访检查。最新的MR系统采用相控阵体部线圈，联合采用T2加权ETSE与钆增强3D-GE技术可获得肺结节恒定的，高质量的影像，影像质量好于或等同于3.0T 3 mm，1.5T 4mm的影像（图18.6）。3.0 T设备的空间分辨率高，病变检出大小的下限更低。大多数病例，钆增强3D-GE成像序列显示转移瘤最为明显。而一些病例的转移可能液体含量

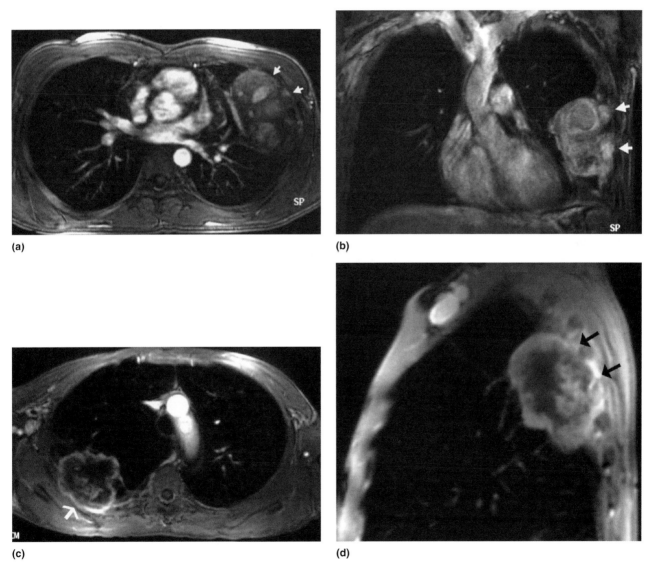

**(a)**

**(b)**

**(c)**

**(d)**

**图18.4　原发性肺癌伴胸壁侵犯。**较大周围型肺癌患者横轴位（a）与冠状（b）T1加权钆增强脂肪抑制3D-GE影像显示肿瘤侵犯胸壁（箭头，a，b）。另一患者横轴位（c）与矢状（d）T1加权钆增强脂肪抑制3D-GE影像示胸壁侵犯（箭头，c，d）。

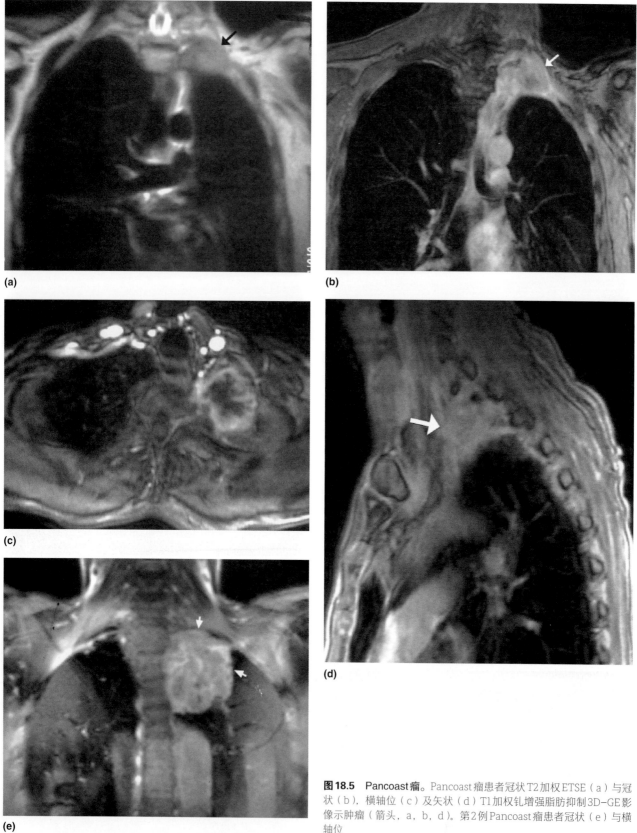

**图18.5** Pancoast瘤。Pancoast瘤患者冠状T2加权ETSE（a）与冠状（b），横轴位（c）及矢状（d）T1加权钆增强脂肪抑制3D-GE影像示肿瘤（箭头，a，b，d）。第2例Pancoast瘤患者冠状（e）与横轴位

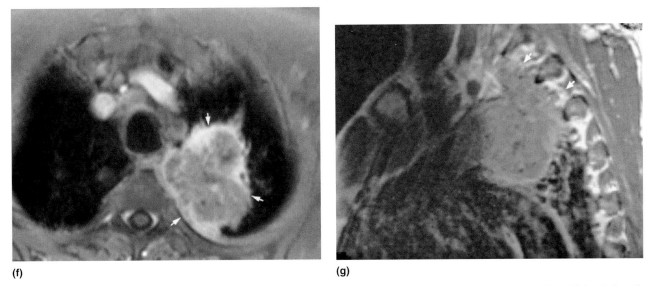

**(f)**            **(g)**

**图18.5（续前）**（f）T1加权钆增强脂肪抑制3D-GE影像，T1加权钆增强自旋回波影像（g）。多平面影像与高软组织对比分辨率可极好评估 Pancoast瘤。直接冠状与矢状影像显示胸廓出口的软组织侵犯好（箭头，a，b，d-g）。

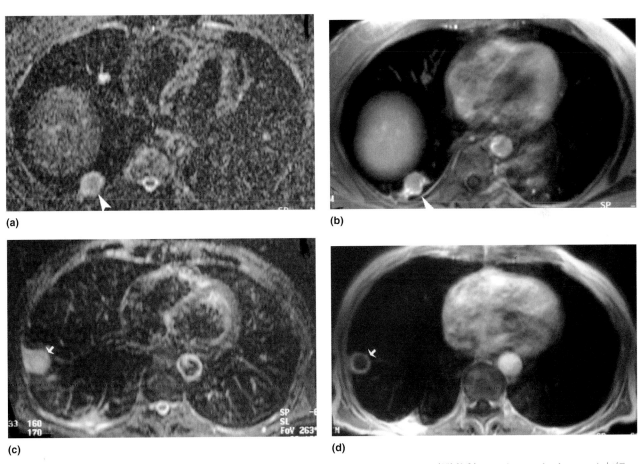

**(a)**            **(b)**

**(c)**            **(d)**

**图18.6 肺结节。** 10例患者肺内小转移瘤（a-w）。10例患者T2加权ETSE（e，g，m，n），脂肪抑制ETSE（a，c，k，l，o，u）与短τ反转恢复（t）及多平面GE影像（b，d，f，h-j，p-s，v，w）显示：患者1（a，b）；患者2（c，d）；患者3（e，f）；患者4（g，h）；患者5（i，j（冠状））；患者6（k，l）；患者7（m-p）；患者8（q，r）；患者9（s）；患者10（t-w）。患者7，子宫内膜癌，T2加权SS-ETSE冠状（m，n）与横轴位（o），横轴位T1加权脂肪抑制钆增强3D-GE（p）影像显示左肺（粗箭头，m，o，p）与锁骨下淋巴结（箭头，n）转移。在钆增强影像上（p），肺转移瘤周边明显强化（粗箭头，p）。

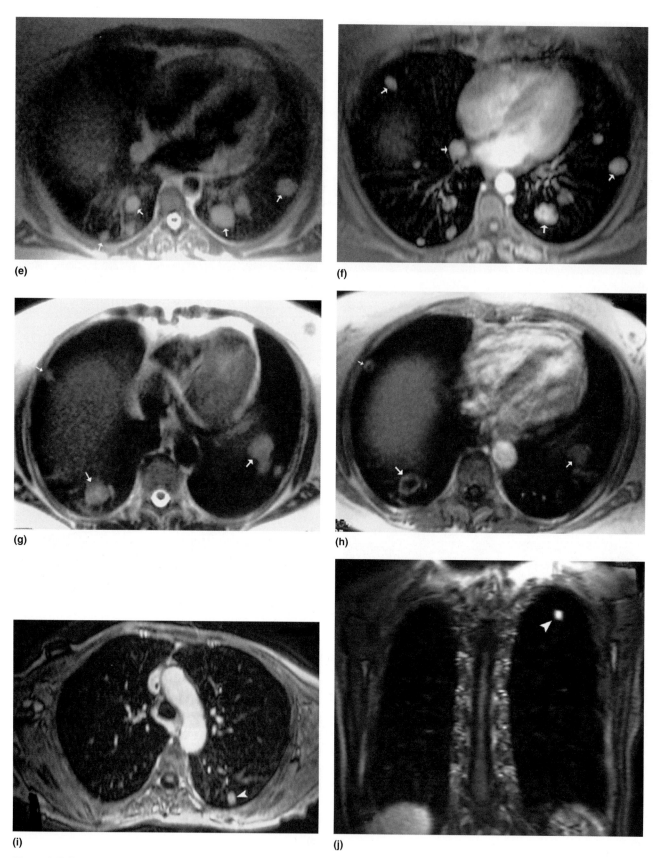

**图18.6（续前）** 注意左肺内的浸润（细箭头，o，p）。肝细胞癌患者3.0 T横轴位T1加权钆增强脂肪抑制3D-GE影像（q，r）示右侧胸膜转移与胸膜转移性增厚，左肺一很小的转移瘤（箭头，r）。患者9，肝细胞癌，1.5 T横轴位T1加权钆增强脂肪抑制3D-GE影像（s）示两个小转移瘤。

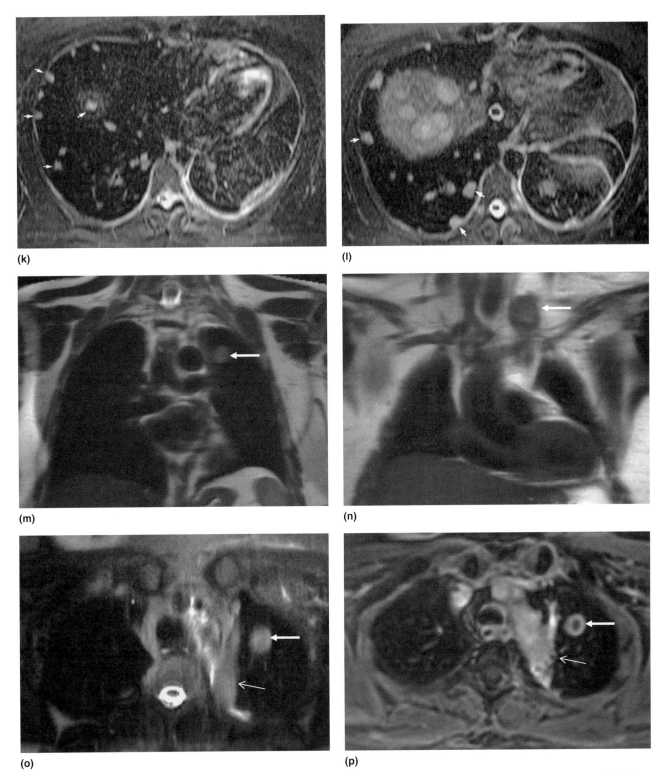

(k)

(l)

(m)

(n)

(o)

(p)

**图18.6（续前）** 转移瘤呈明显强化。患者10，结节病，横轴位T2加权短 τ 反转恢复（t），脂肪抑制T2加权SS-ETSE（u）与脂肪抑制T1加权钆增强3D-GE（v，w）影像显示左肺结节（箭头，t，v）。发现肝脏与脾内弥漫分布多发肉芽肿，呈T2低信号，相对周围实质呈较低强化。注意主动脉旁，腔静脉旁与门腔静脉区内多发淋巴结（空箭头，u）。

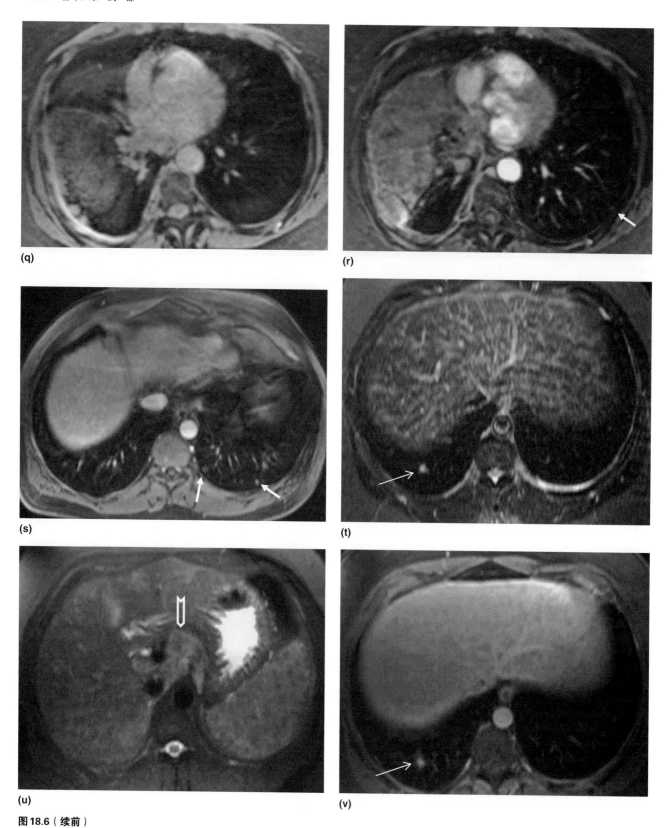

(q)

(r)

(s)

(t)

(u)

(v)

**图18.6**（续前）

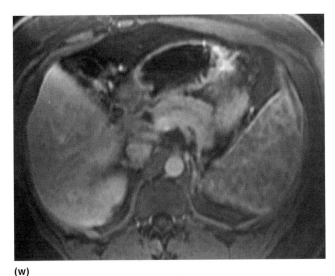

**(w)**

**图18.6**（续前）

高而血管稀少，T2加权ETSE显示可更好。

## 肺门与纵隔淋巴结病变

文献报告支持MR能可靠用于纵隔与肺门转移评估的结论[29-31]。钆增强3D-GE影像可很好显示肺门淋巴结病变[17]。影像的高空间分辨率有助于鉴别淋巴结与血管，采用脂肪抑制技术可进一步改进诊断（图18.7）。短 τ 反转恢复ETSE与SS-ETSE影像可成功显示纵隔与肺门淋巴结；但发现小的肿瘤性淋巴结转移，鉴别炎症性淋巴结与肿瘤性淋巴结病变的正确率仍低[32]。DWI

与特异性对比剂评价淋巴结的作用尚未确定。

## 肺浸润

含有大量液体或明显肉芽组织的肺浸润，T1加权序列（检出液体）联合钆增强3D-GE（检出肉芽组织）显示良好。含气间隙与网合结节间质浸润可充分显示（图18.8）。然而目前显示间质性肺炎的鉴别表现仍较差。

## 胸膜病变

MRI可评估胸腔积液，T2WI显示最佳。呼吸运动伪影可造成胸腔积液的信号改变，应小心不要将运动伪影认为是复杂性积液。运动造成的信号改变每一层均有不同，而真的复杂性积液相邻两层的表现是相配的。胸腔积液的复杂性MRI显示良好，特别是SS T2加权影像，高蛋白含量的液体表现出较单纯胸腔积液更低的信号强度（图18.9）。胸膜炎症或脓肿的壁强化增高，脂肪抑制钆增强影像上可很好显示。胸膜转移瘤与腹膜转移相似，在钆增强脂肪抑制3D-GE影像上呈中度强化伴胸膜不规则增厚（图18.10）。

## 胸壁病变

与腹壁及盆腔的肿块性病变相似，MRI可很好地显

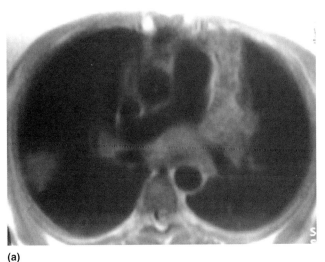

**(a)**

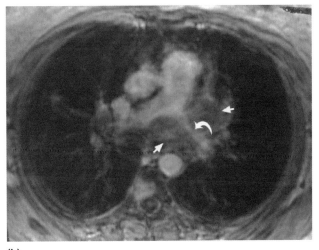

**(b)**

**图18.7　纵隔淋巴结肿大。**T2加权ETSE（a）与钆增强脂肪抑制3D-GE（b）影像，显示增大的纵隔淋巴结（直箭头，b）与左侧肺门淋巴结肿大，压迫左侧肺动脉（弯箭头，b）。另一患者T2加权ETSE（c）与钆增强3D-GE（d）影像，示右侧支气管旁淋巴结肿大（箭头，d）。另一例胃肿瘤患者横轴位T2加权脂肪抑制SS-ETSE（e）与T1加权钆增强脂肪抑制3D-GE（f，g）影像显示支气管隆突下淋巴结转移（箭头，e-g）。

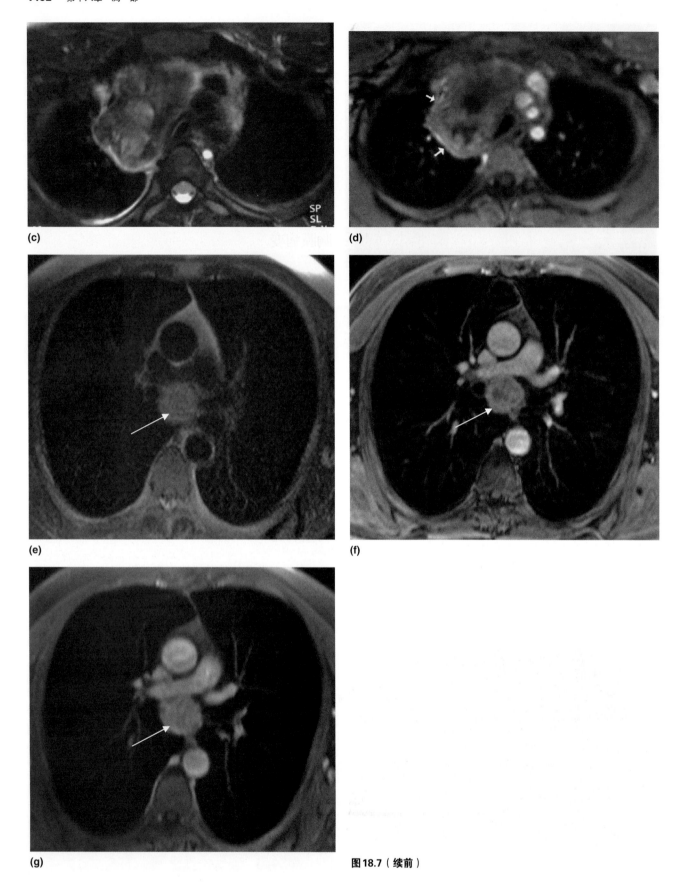

(c)

(d)

(e)

(f)

(g)

图18.7（续前）

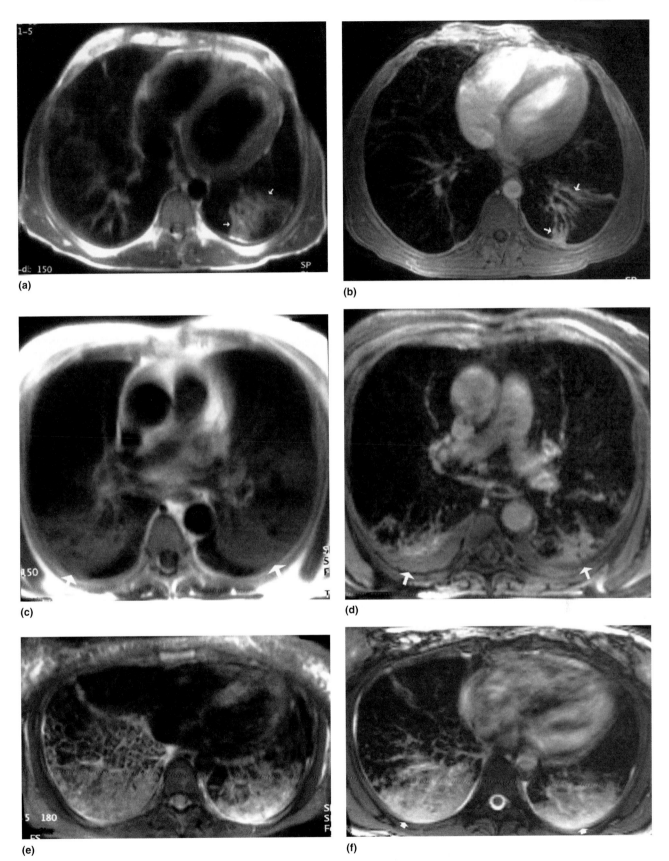

**图 18.8　肺浸润。**9例肺浸润（箭头）患者，T2加权ETSE（a，c，o，s），T2加权脂肪抑制ETSE（e，f，m，p，t）与钆增强脂肪抑制3D-GE影像（b，d，g-l，n，q，r，u）：患者1（a，b）；患者2（c，d）；患者3（e-g）；患者4（h，i（对照））；患者5（j，k）；患者6（l）；患者7（m，n）；患者8（o-r）；患者9（s-u）。

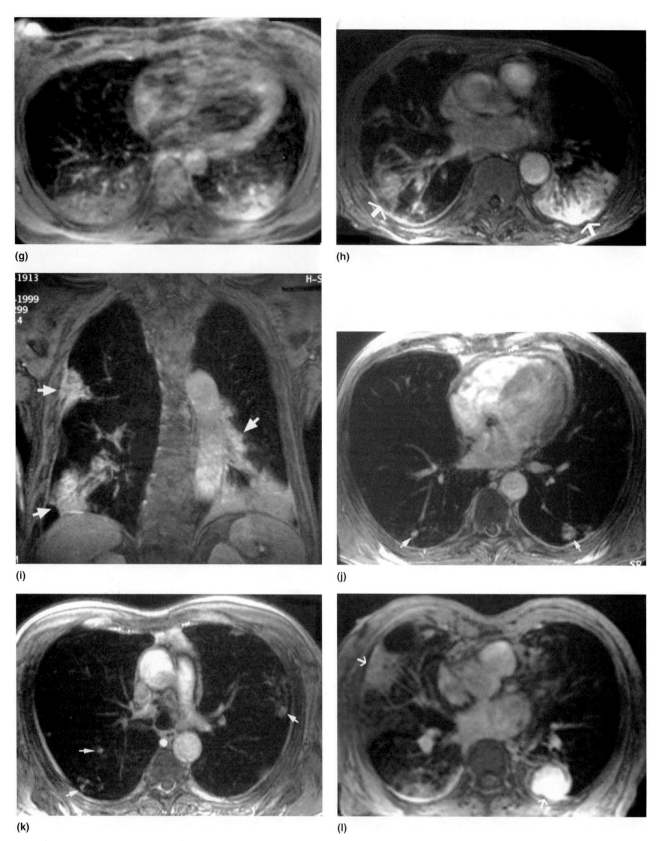

**图18.8（续前）** 第7例肺癌患者，横轴位T2加权脂肪抑制SS-ETSE（m）与T1加权脂肪抑制钆增强3D-GE（n）影像显示右肺内淋巴管播散。第8例艾滋病伴新型隐球菌感染患者，冠状T2加权SS-ETSE（o），横轴位T2加权脂肪抑制SS-ETSE（p）与横轴位T1加权钆增强脂肪抑制3D-GE（q，r）影像，示右肺实变（箭头，o-q）。

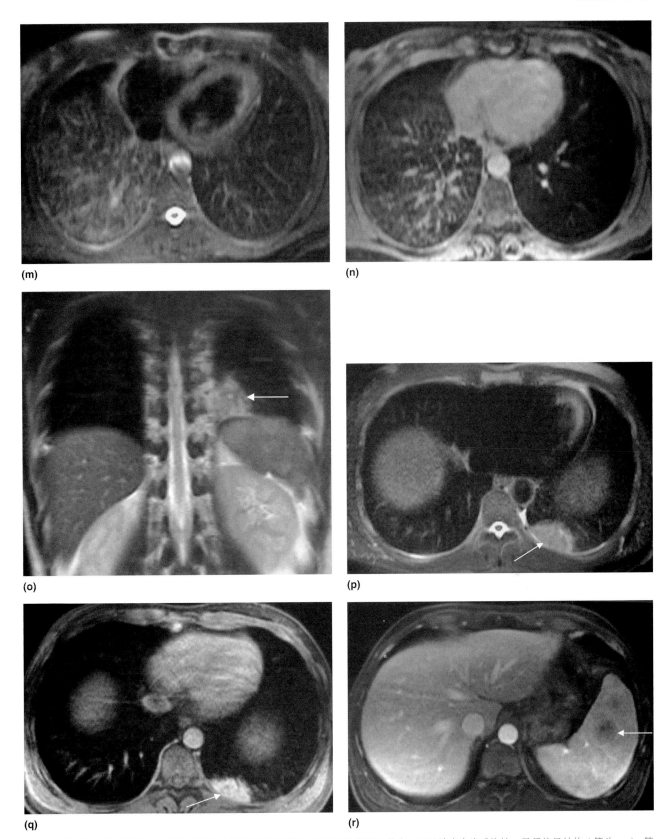

(m)

(n)

(o)

(p)

(q)

(r)

**图18.8（续前）** 左侧胸腔内主动脉旁可见少量高信号的积液。注意在钆增强影像上，可见脾内多发感染灶，呈低信号结构（箭头，r）。第9例囊性纤维化患者，T2加权冠状（s）与横轴位脂肪抑制（t）SS-ETSE与横轴位T1加权钆增强脂肪抑制3D-GE（u）影像，显示双侧肺浸润与胸腔积液。注意胸腔积液蔓延到右侧水平裂内。

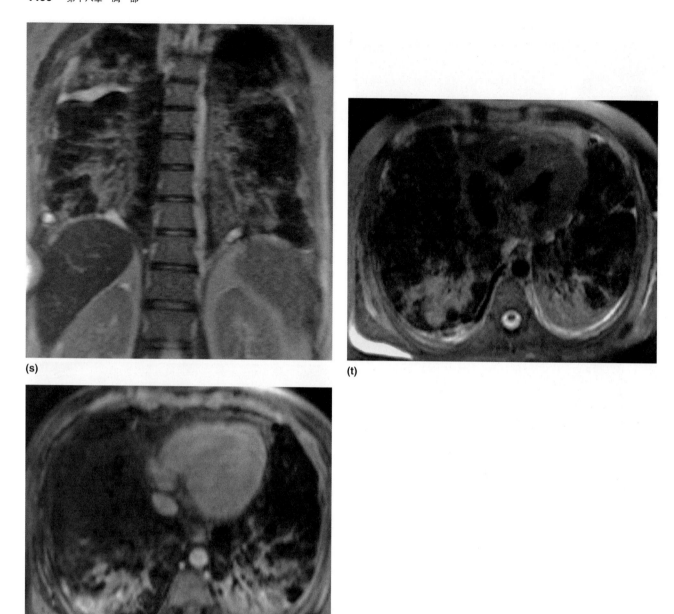

(s)

(t)

(u)

图18.8（续前）

示胸壁肿瘤及其范围。可很好地显示胸壁的序列为T1加权GE平扫，脂肪抑制T2加权SS-ETSE与钆增强脂肪抑制T1加权3D-GE影像（图18.11）。

## 肺磁共振血管成像与肺栓塞

　　每年有数千例患者因怀疑有肺栓塞而行CT肺动脉血管成像（CTPA）与通气灌注（V/Q）检查。CTPA为评估肺动脉血管结构的首选影像方法，肺动脉栓塞检出

的正确性高。然而，年轻患者肺动脉栓塞的发生率相对较低。我们的数据显示18～45岁怀疑有肺动脉栓塞的患者，仅有5% CTPA检查显示肺动脉栓塞阳性[32]。而这些年轻患者中约35% CTPA检查没有发现病变，约60%有其他表现。由于CTPA与V/Q检查有电离辐射，而年轻患者肺栓塞的发生率又特别低，包括软组织MRI序列和（或）MRA序列的MRI检查可做为年轻患者评估肺动脉栓塞首选影像检查的理想替代方法（图18.12）。除此之外，true-FISP序列，这一亮血技术不需要使用对比剂，

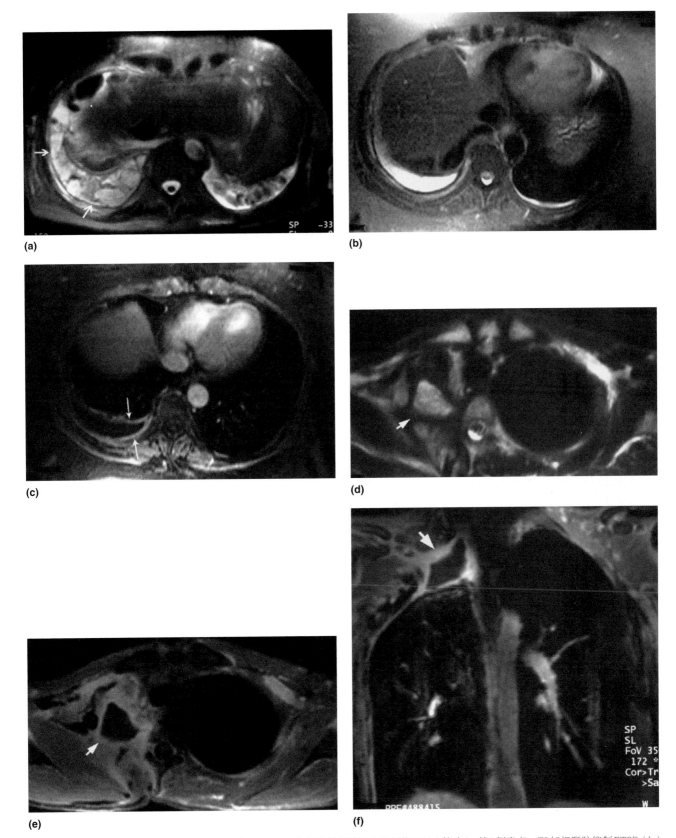

**图18.9　胸膜病变。** T2加权脂肪抑制ETSE影像（a）示复杂性胸腔积液伴大量低信号区（箭头）。第2例患者，T2加权脂肪抑制ETSE（b）与钆增强脂肪抑制3D-GE（c）影像示双侧胸腔积液。胸膜分离征于钆增强影像上显示好（箭头，c）。

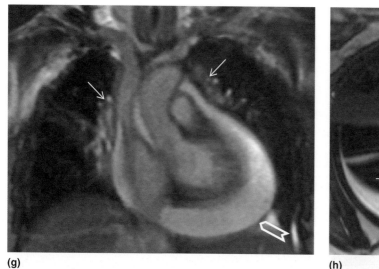

**(g)**

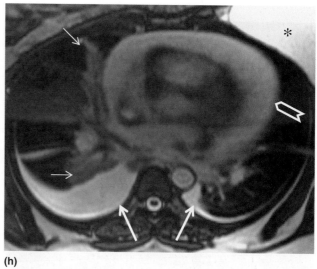

**(h)**

**图18.9（续前）** 第3例肺叶切除后患者，T2加权脂肪抑制ETSE（d）与钆增强3D-GE横轴位（e）及冠状（f）影像，示复杂性胸腔积液伴明显强化，符合脓肿（箭头，d-f）。另一例妊娠患者，冠状（g）与横轴位（h）T2加权true-FISP影像，显示双侧胸腔积液（箭头，g，h），心包积液（空箭头，g，h）与双侧肺浸润（短箭头，g，h）。True-FISP序列为一亮血技术，不需要注射对比剂，因而可用于怀疑肺栓塞妊娠患者的肺评估。注意植入的乳腺假体（*，h）。

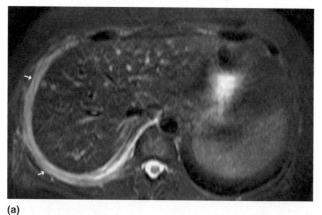

**(a)**

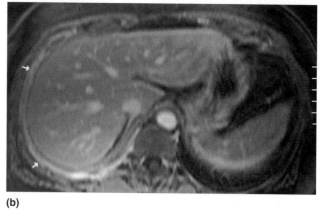

**(b)**

**图18.10 胸膜转移。** T2加权脂肪抑制ETSE（a）与钆增强3D-GE（b）影像示胸膜增厚，有强化，符合胸膜转移（箭头，a，b）。

可做为妊娠患者或肾脏系统性纤维化高危及静脉条件不好患者评估肺动脉栓塞的首选影像方法（图18.12）[33]。我们的数据显示使用true-FISP易于评价肺血管。采用并行影像采集，结合MRA序列或其他软组织MR序列，可明显缩短数据采集时间，因而缩短需要屏气的时间。因此，MRI与MRA也方便用于呼吸困难患者的检查。钆增强3D-GE MRA可有效评估肺动脉，生成高质量的影像（图18.12）。在进行肺栓塞筛查时，MRA并行成像的敏感性和特异性与CT相似，高于V/Q γ照像[19,34,35]。最近，在7家医学中心参与，371例怀疑肺栓塞患者参加的

肺栓塞诊断的进一步调查（PIOPED）Ⅲ中，显示MRI诊断急性肺栓塞的敏感性与特异性分别为78%与99%[36]。MRA优于CTPA的另一点，是钆的肺动脉强化时间窗较用于CT的碘更大，因而影像采集的时间要求不那么严格。特别是使用钆贝葡胺（莫迪斯®）或钆磷维塞三钠（Vasovist®）时，对比剂与蛋白结合，较其他标准钆对比剂在血管间隙内保留的时间更长。这一点可使肺血管的MRA影像得以较大改进[37,38]。除此之外，采用3D-GE序列也可发现肺动脉内的肺栓塞，包括肺叶与肺段动脉栓塞，以及肺实质的病变（图18.12）[39]。Ersoy等[40]

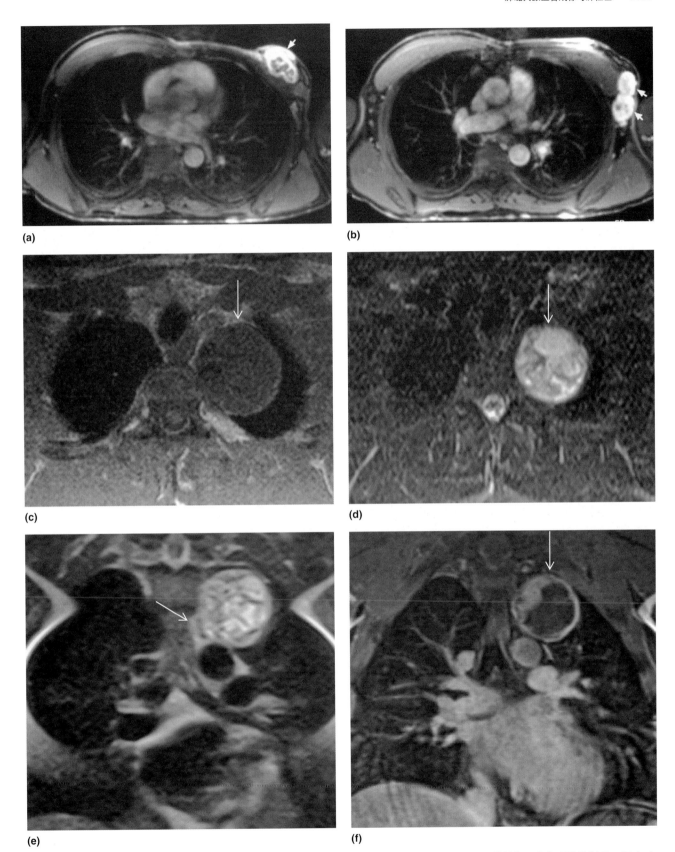

**图 18.11　胸壁肿瘤**。钆增强脂肪抑制 3D-GE 影像（a,b）示左侧胸腔多发神经鞘瘤（箭头）。另一患者横轴位 T1 加权脂肪抑制 3D-GE（c），横轴位 T2 加权短 τ 反转恢复（d），冠状 T2 加权 SS-ETSE（e）与冠状 T1 加权脂肪抑制钆增强 3D-GE（f）影像,显示左侧脊柱旁神经源性肿瘤（箭头，c,d,f）。肿瘤位于肺尖区，向神经孔内延伸（箭头，e）。在 T2WI 上，肿瘤呈不均匀非常亮的信号，钆增强后不均匀强化。肿瘤内可见囊性或坏死区。

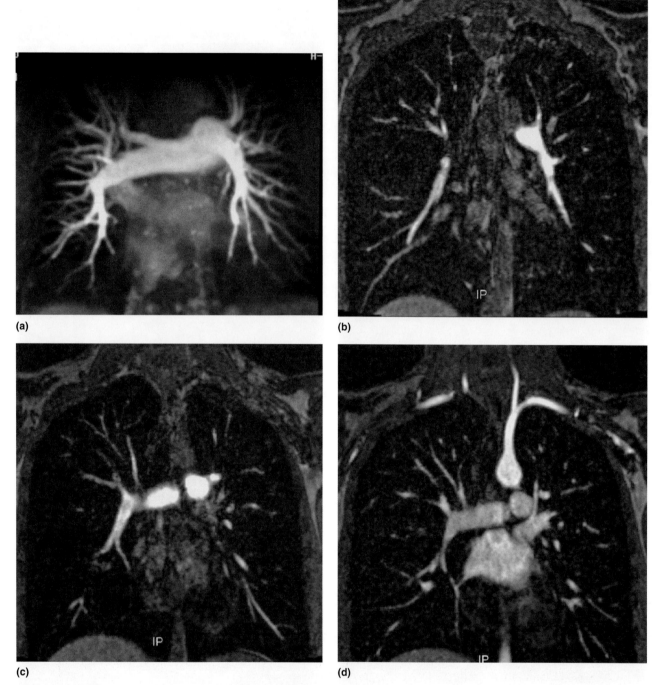

**图18.12　正常MRA。**钆增强3D-MRA冠状MIP影像（a）极好显示了肺动脉。另一患者3.0T MR冠状脂肪抑制3D-GE MRA原始影像（b-d）与3D MIP重建MRA影像（e）显示正常肺的血管结构。注意MRA可见段与亚段肺动脉，由于3.0 T MR空间分辨率与时间分辨率高，尤其有助于肺血管成像。妊娠患者冠状T2加权true-FISP影像（f，g）显示正常肺叶动脉与肺段动脉。肺栓塞。另一未知原发肿瘤的患者，冠状T2加权SS-ETSE（h）与冠状（i）及横轴位（j）T1加权钆增强脂肪抑制3D-GE影像，显示肺动脉栓塞（弯箭头，i，j），累及右肺下叶动脉及其分支，可见多发肝（箭头，h）与肺（箭头，i，j）多发转移。另一患者横轴位T2加权true-FISP（k）与横轴位T1加权钆增强脂肪抑制3D-GE（l）影像，示栓塞（黑箭头，k，l），表现为位于左肺动脉内的充盈缺损，并向左肺下叶动脉内延伸（白箭头，l）。注意双侧胸腔积液与左肺下叶不张。横轴位T1加权钆增强脂肪3D-GE影像（m）示栓塞（箭头）表现为左肺下叶段动脉内充盈缺损。冠状钆增强MRA 3D-GE影像（n）与横轴位（o）及冠状（p）钆增强3D-GE影像，显示右肺下叶肺段动脉内小肺动脉栓塞（箭头）。小的肺动脉栓塞MRA显示不清，但3D-GE影像则清晰可见。胸部横轴位与冠状3D-GE MRA（q，r）与放射采集3D-GE（s）影像示肺主动脉主干，右肺及左肺动脉内鞍状肺栓塞。由于运动伪影，MRA的影像质量满意。然而，自由呼吸放射采集VIBE影像质量好，可更好显示肺栓塞。（经允许病例（n-s部分）来自亚利桑那大学Bobby Kalb，MD）

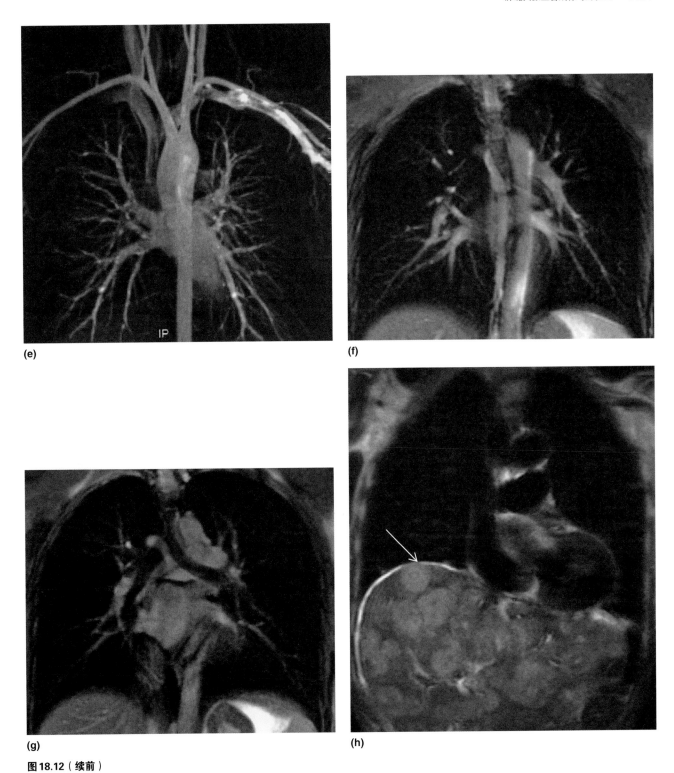

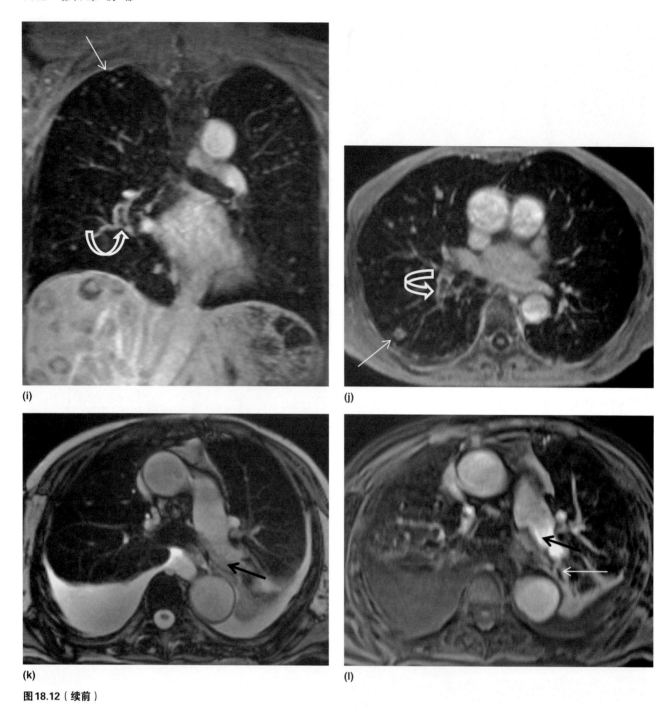

(i)

(j)

(k)

(l)

**图 18.12**（续前）

发现 4D MRA 或动态首过灌注 MRI 诊断肺叶栓塞的敏感性为 98%，肺段为 92%。

## 胸部磁共振血管成像

　　MRA 评估胸部血管异常的方法业已确立，常用于评估先天性异常，如主动脉缩窄、血管环与动静脉畸形。在怀疑有血管异常但无呼吸困难的患者，钆增强 3D MRA 可生成高质量的影像，以确定这些异常（图 18.13、18.14）。胸部 MRA 检查也常用于主动脉动脉瘤与主动脉夹层的诊断。主动脉夹层，包括 Stanford A 型与 B 型夹层，MRA 可很好诊断；采用左前斜冠状投影方向采集数据可

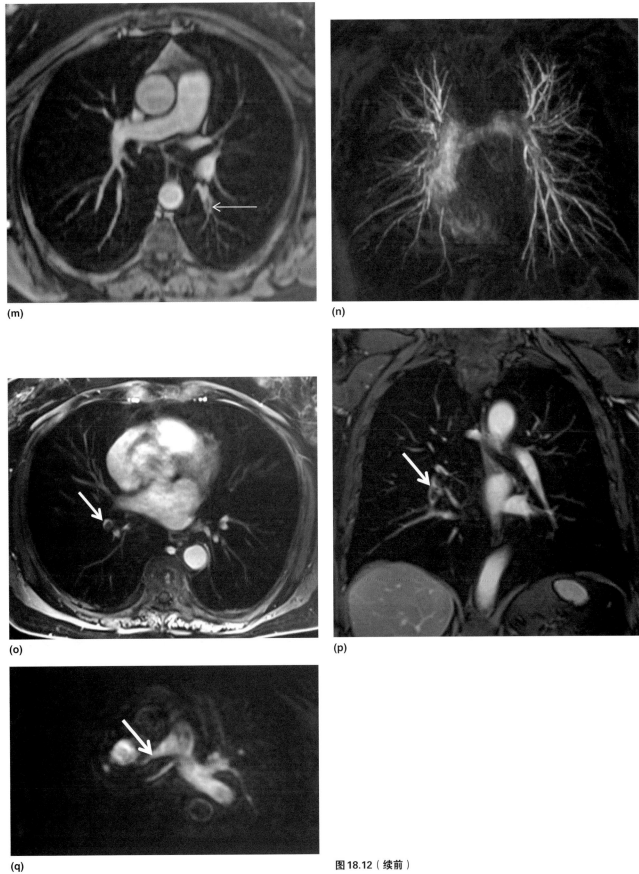

(m)

(n)

(o)

(p)

(q)

图 18.12（续前）

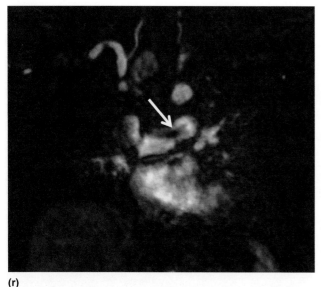

(r)　　　　　　　　　　　　　　　　　　　(s)

**图18.12**（续前）

显示主动脉全长（图18.14）。胸主动脉MRA更详细的讨论超出了本章的范围，可以参考其他资源[41]。

## 筛　查

在2005年1月31日，美国健康与公众服务部在第11次致癌物的报告中，首次将电离辐射列为致癌物。采用无电离辐射的MR行疾病筛查可能更为理想。有2项研究评估了MR作为筛查工具，在全身筛查的肺转移部分筛查中的应用，并与多排探测器CT进行了对照。一项研究表明，MR与CT肺转移的检出率相同[42]。另一项研究显示所有MR见到的转移瘤CT均可观察到，但CT显示有更多的转移[5]。然而，CT显示有更多转移瘤的患者，由于有其他肺转移，临床处理是相同的。漏诊的大多数转移瘤有纤维化或瘢痕成分，MR观察困难。MR与常规胸部X线拍片也进行了对照。心电触发SS-ETSE显示，肺结节的检出较胸部X线拍片更为可靠[28]，可能应用于一定人群的筛查. 这些序列采集时间短，不需要使用钆对比剂。然而，MRI在筛查中的应用迄今尚未确定。

## 未来的发展方向

一项可能明显影响肺影像检查的重大硬件进展，是32通道（或更高）体部线圈的应用，将促进短时间并行

影像采集序列的进展，肺部MRA可因此获益。3.0 T高场强MR系统尤其有利于肺的影像检查，充分显示小结节与鉴别肺实质疾病需要更强的信号。使用3.0 T扫描设备可获得正常肺与病变肺之间明显的信号差异，形成两者更明显的对比。初步的研究显示弥漫性肺实质疾病，包括肺气肿，结节病，肺纤维化与囊性纤维化MR均可显示[43]。为进一步改进肺MR影像质量的稳定性与可重复性一直在付出很大努力。对抗呼吸运动，改进肺MRI稳定性的一种改进方法为自我导航补偿。3D-MRI原序列（一种自我导航T1加权3D快速小角度激发半随机k-空间填充）可在自由呼吸时多次采集全肺容积，而呼吸可造成系列影像上受呼吸运动影响的结构边缘模糊。另一方法是基于放射数据采集与k-空间加权影像对比。尽管全层放射采集影像的总体影像质量评分略低于常规容积内插屏气检查影像，但改进了高空间与时间分辨率的临床应用，同时保持了相当的高影像质量，为一项利于胸部动态对比剂增强MRI检查的技术[44]。

吸入超极化的气体作为对比剂可用于肺的病生理评估，可采用吸入惰性气体³氦与¹²⁹氙后行肺的MR成像[45]。吸入超极化气体可获得肺含气间隙的高时间与空间分辨率的影像，可用于评估V/Q缺损与评估局部气体交换。临床上用于哮喘、肺气肿、囊性纤维化与肺移植患者的评估。目前，此项技术尚仅在有限的几个医学机构用于研究目的。研究还介绍了吸入雾化钆对比剂微粒的应用，

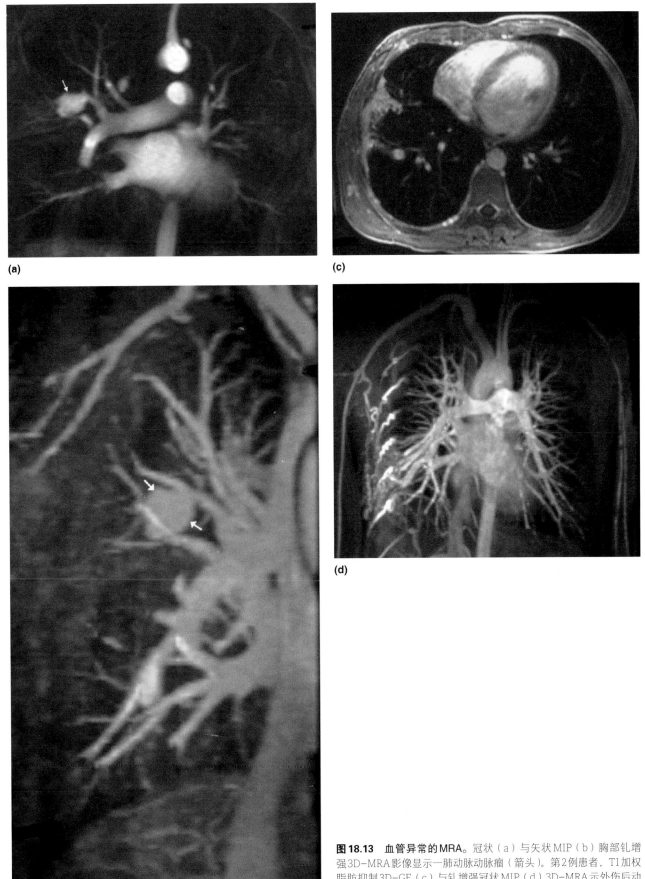

**图18.13　血管异常的MRA。**冠状（a）与矢状MIP（b）胸部钆增强3D-MRA影像显示一肺动脉动脉瘤（箭头）。第2例患者，T1加权脂肪抑制3D-GE（c）与钆增强冠状MIP（d）3D-MRA示外伤后动静脉瘘，累及肺动脉与肋间静脉。

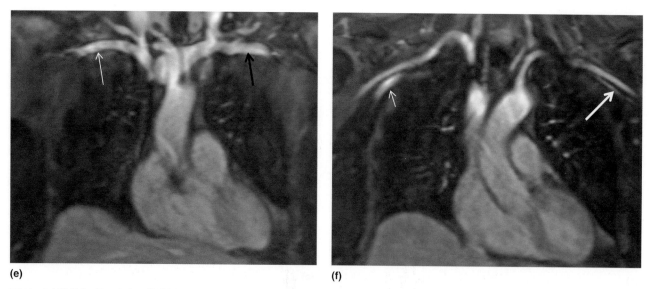

**(e)** **(f)**

**图 18.13（续前）** 另一患者冠状钆增强 3D-GE 影像（e，f）显示左侧腋静脉直径减小（长箭头，f），是近侧狭窄性病变所致。注意正常直径的右侧锁骨下静脉（白箭头，e）、腋静脉（短箭头，f）与左侧锁骨下静脉（黑箭头，e）。

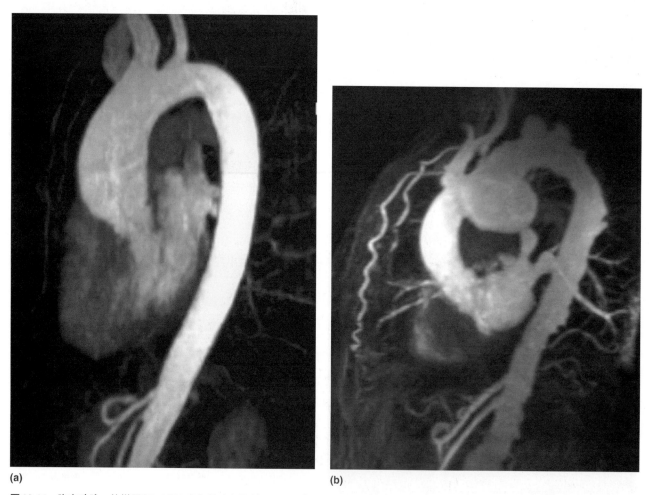

**(a)** **(b)**

**图 18.14 胸主动脉。**钆增强 3D-MRA 旁矢状（左前斜）MIP 影像（a，b，d），原始影像（c）与多平面重组横轴位影像（e）。患者 1（a）胸主动脉正常，患者 2（b，c）和患者 3（d，e）主动脉有病变。患者 2 的主动脉有弥漫性粥样硬化改变与起自主动脉弓下面的囊状动脉瘤，患者 3 可见升主动脉假性动脉瘤（箭头，d，e）。

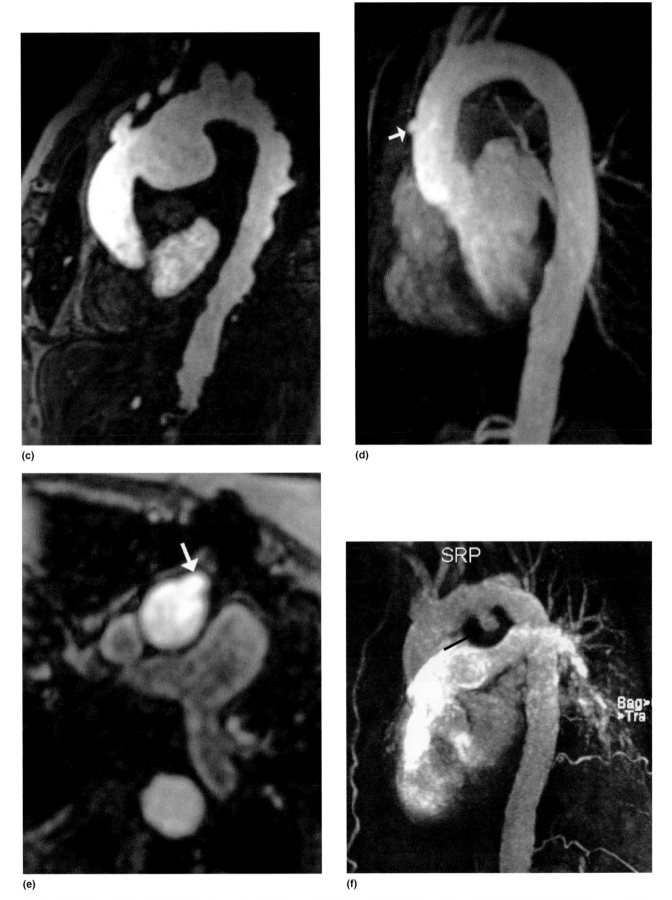

**(c)**

**(d)**

**(e)**

**(f)**

**图18.14（续前）** 采用动态钆增强MRA技术，胸主动脉的大血管检查满意。除重建影像（b）外，观察原始影像总是很重要的（c），做多平面重组重建其他平面影像也对诊断常有帮助（e），

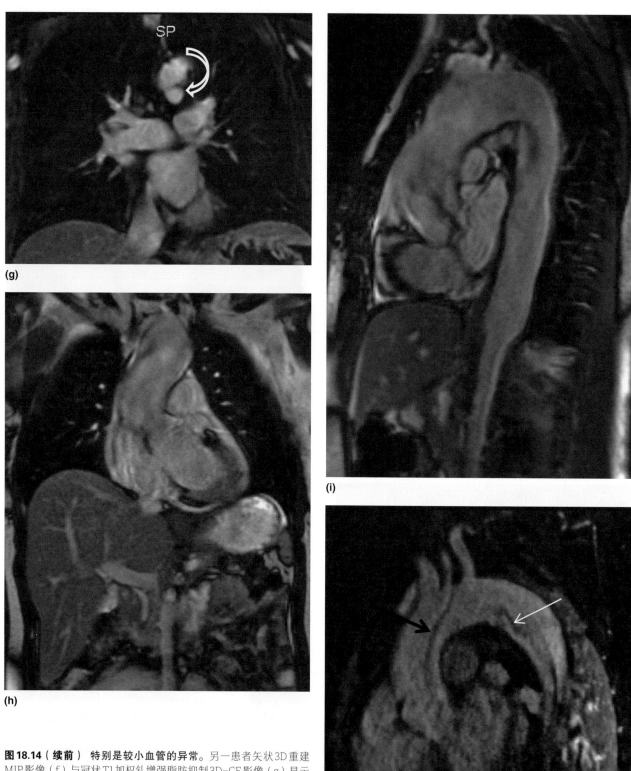

(g)

(h)

(i)

(j)

**图18.14（续前）** 特别是较小血管的异常。另一患者矢状3D重建MIP影像（f）与冠状T1加权钆增强脂肪抑制3D-GE影像（g）显示起自主动脉弓下面的主动脉囊状动脉瘤（黑箭头，f；弯箭头，g）与弥漫性粥样硬化改变。另一患者冠状（h）与矢状（i）T2加权true-FISP影像显示胸主动脉动脉瘤累及升主动脉与降主动脉。注意左心室壁肥厚。另一患者矢状3D-GE MRA影像（j-l）与横轴位重组影像（m）显示B型夹层。可见夹层的内膜瓣呈管腔内低信号结构（白箭头，j-m）。

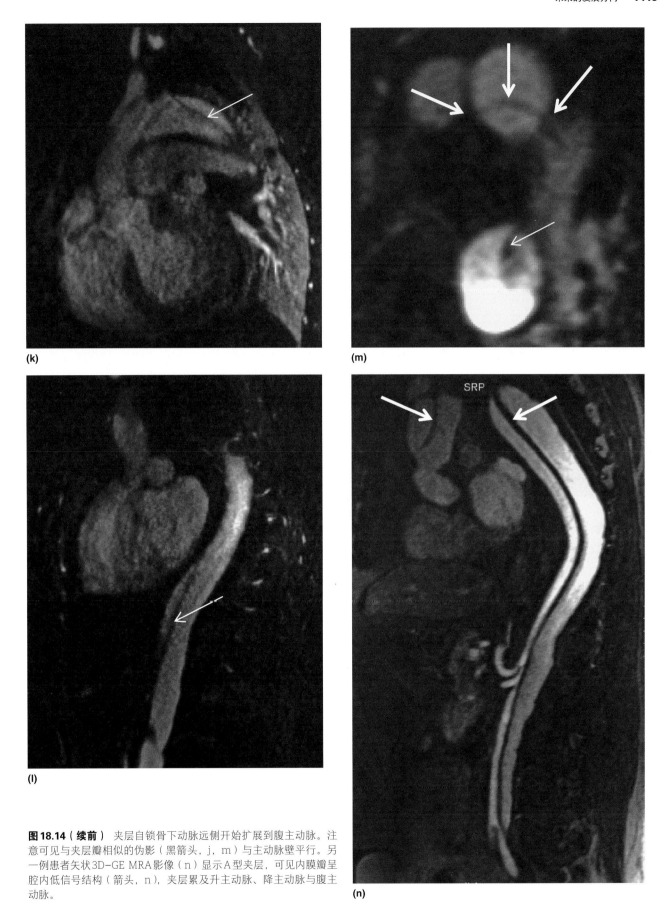

**(k)**

**(m)**

**(l)**

**(n)**

**图18.14（续前）** 夹层自锁骨下动脉远侧开始扩展到腹主动脉。注意可见与夹层瓣相似的伪影（黑箭头，j，m）与主动脉壁平行。另一例患者矢状3D-GE MRA影像（n）显示A型夹层，可见内膜瓣呈腔内低信号结构（箭头，n），夹层累及升主动脉、降主动脉与腹主动脉。

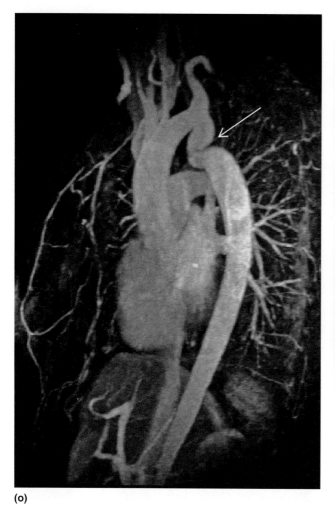

(o)

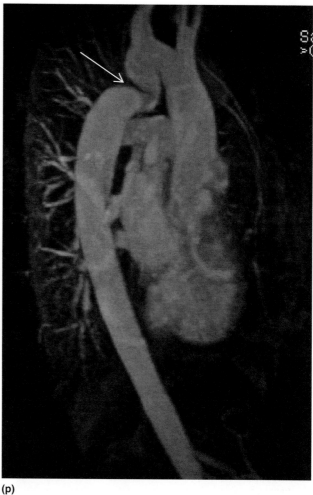

(p)

**图18.14（续前）** 另一患者旁矢状3D重建MIP影像（o，p），示主动脉缩窄。

可更好地反映气道的通气动态[46]。未来基于肺低频信号振荡的傅里叶分解MRI可观察肺的通气而不需要对比剂；然而定量分析尚需进一步的研究[47]。

（Ersan Altun，Kiran Reddy Busireddy，Katherine R. Birchard
和Richard C. Semelka）

## 参考文献

1. Davis SD, Henschke CI, Yankelevitz DF, et al. MR imaging of pleural effusions. *J Comput Assist Tomogr* 14(2): 192–198, 1990.

2. Musset D, Grenier P, Carette MF, et al. Primary lung cancer staging: prospective comparative study of MR imaging with CT. *Radiology* 160(3): 607–611, 1986.

3. Heelan RT, Demas BE, Caravelli JF, et al. Superior sulcus tumors: CT and MR imaging. *Radiology* 170(3 Pt 1): 637–641, 1989.

4. Webb WR, Gatsonis C, Zerhouni EA, et al. CT and MR imaging in staging non-small cell bronchogenic carcinoma: report of the Radiologic Diagnostic Oncology Group. *Radiology* 178(3): 705–713, 1991.

5. Lauenstein TC, Goehde SC, Herborn CU, et al. Whole-body MR imaging: evaluation of patients for metastases. *Radiology* 233(1): 139–148, 2004.

6. Hatabu H, Gaa J, Tadamura E, et al. MR imaging of pulmonary parenchyma with a half-Fourier single-shot turbo spin-echo (HASTE) sequence. *Eur J Radiol* 29(2): 152–159, 1999.

7. Yamashita Y, Yokoyama T, Tomiguchi S, et al. MR imaging of focal lung lesions: elimination of flow and motion artifact by breath-hold ECG-gated and black-blood techniques on T2-weighted turbo SE and STIR sequences. *J Magn Reson Imaging* 9(5): 691–698, 1999.

8. Both M, Schultze J, Reuter M, et al. Fast T1- and T2-weighted pulmonary MR-imaging in patients with bronchial carcinoma. *Eur J Radiol* 53(3): 478–488, 2005.

9. Schäfer JF, Vollmar J, Schick F, et al. Detection of pulmonary nodules with breath-hold magnetic resonance imaging in comparison with computed tomography. *Rofo* 177(1): 41–49, 2005 (in German).

10. Thompson BH, Stanford W. MR imaging of pulmonary and mediastinal malignancies. *Magn Reson Imaging Clin N Am* 8(4): 729–739, 2000.

11. Chung MH, Lee HG, Kwon SS, Park SH. MR imaging of solitary pulmonary lesion: emphasis on tuberculomas and comparison with tumors. *J Magn Reson Imaging* 11(6): 629–637, 2000.

12. Semelka RC, Cem Balci N, Wilber KP, et al. Breath-hold 3D gradient-echo MR imaging of the lung parenchyma: evaluation of reproducibility of image quality in normals and preliminary observations in patients with disease. *J Magn Reson Imaging* 11(2): 195–200, 2000.

13. Bader TR, Semelka RC, Pedro MS, et al. Magnetic resonance imaging of pulmonary parenchymal disease using a modified breath-hold 3D gradient-echo technique: initial observations. *J Magn Reson Imaging*

15(1): 31–38, 2002.

14. Karabulut N, Martin DR, Yang M, Tallaksen RJ. MR imaging of the chest using a contrast-enhanced breath-hold modified three-dimensional gradient-echo technique: comparison with two-dimensional gradient-echo technique and multidetector CT. *AJR Am J Roentgenol* 179(5): 1225–1233, 2002.

15. Semelka RC, Maycher B, Shoenut JP, et al. Dynamic Gd-DTPA enhanced breath-hold 1.5 T MRI of normal lungs and patients with interstitial lung disease and pulmonary nodules: preliminary results. *Eur Radiol* 2(6): 576–582, 1992.

16. Schaefer JF, Vollmar J, Schick F, et al. Solitary pulmonary nodules: dynamic contrast-enhanced MR imaging–perfusion differences in malignant and benign lesions. *Radiology* 232(2): 544–553, 200.

17. Hasegawa I, Eguchi K, Kohda E, et al. Pulmonary hilar lymph nodes in lung cancer: assessment with 3D-dynamic contrast-enhanced MR imaging. *Eur J Radiol* 45(2): 129–134, 2003.

18. Ohno Y, Adachi S, Motoyama A, et al. Multiphase ECG-triggered 3D contrast-enhanced MR angiography: utility for evaluation of hilar and mediastinal invasion of bronchogenic carcinoma. *J Magn Reson Imaging* 13(2): 215–224, 2001.

19. Ersoy H, Goldhaber SZ, Cai T, et al. Time-resolved MR angiography: a primary screening examination of patients with suspected pulmonary embolism and contraindications to administration of iodinated contrast material. *AJR Am J Roentgenol* 188(5): 1246–1254, 2007.

20. Altes TA, Eichinger M, Puderbach M. Magnetic resonance imaging of the lung in cystic fibrosis. *Proc Am Thorac Soc* 4(4): 321–327, 2007.

21. Eichinger M, Puderbach M, Fink C, et al. Contrast-enhanced 3D MRI of lung perfusion in children with cystic fibrosis—initial results. *Eur Radiol* 16(10): 2147–2152, 2006.

22. Eichinger M, Optazaite DE, Kopp-Schneider A, et al. Morphologic and functional scoring of cystic fibrosis lung disease using MRI. *Eur J Radiol* 81(6): 1321–1329, 2012.

23. Kanauchi N, Oizumi H, Honma T, et al. Role of diffusion-weighted magnetic resonance imaging for predicting of tumor invasiveness for clinical stage IA non-small cell lung cancer. *Eur J Cardiothorac Surg* 35(4): 706–710, discussion 710–711, 2009.

24. Qi LP, Zhang XP, Tang L, et al. Using diffusion-weighted MR imaging for tumor detection in the collapsed lung: a preliminary study. *Eur Radiol* 19(2): 333–341, 2009.

25. Yi CA, Jeon TY, Lee KS, et al. 3-T MRI: usefulness for evaluating primary lung cancer and small nodules in lobes not containing primary tumors. *AJR Am J Roentgenol* 189(2): 386–392, 2007.

26. Vogt FM, Herborn CU, Hunold P, et al. HASTE MRI versus chest radiography in the detection of pulmonary nodules: comparison with MDCT. *AJR Am J Roentgenol* 183(1): 71–78, 2004.

27. Biederer J, Schoene A, Freitag S, et al. Simulated pulmonary nodules implanted in a dedicated porcine chest phantom: sensitivity of MR imaging for detection. *Radiology* 227(2): 475–483, 2003.

28. Seemann MD, Seemann O, Luboldt W, et al. Hybrid rendering of the chest and virtual bronchoscopy [corrected]. *Eur J Med Res* 5(10): 431–437, 2000.

29. Gamsu G, Webb WR, Sheldon P, et al. Nuclear magnetic resonance imaging of the thorax. *Radiology* 147(2): 473–480, 1983.

30. Webb WR, Gamsu G, Stark DD, Moore EH. Magnetic resonance imaging of the normal and abnormal pulmonary hila. *Radiology* 152(1): 89–94, 1984.

31. Kim HY, Yi CA, Lee KS, et al. Nodal metastasis in non-small cell lung cancer: accuracy of 3.0-T MR imaging. *Radiology* 246(2): 596–604, 2008.

32. Herédia V, Ramalho M, Zapparoli M, Semelka RC. Incidence of pulmonary embolism and other chest findings in younger patients using multidetector computed tomography. *Acta Radiol* 51: 402–406, 2010.

33. Herédia V, Altun E, Ramalho M, et al. MRI of pregnant patients for suspected pulmonary embolism: steady-state free precession vs postgadolinium 3D-GRE. *Acta Med Port* 25: 359–367, 2012.

34. Ohno Y, Higashino T, Takenaka D, et al. MR angiography with sensitivity encoding (SENSE) for suspected pulmonary embolism: comparison with MDCT and ventilation–perfusion scintigraphy. *AJR Am J Roentgenol* 183(1): 91–98, 2004.

35. Kluge A, Luboldt W, Bachmann G. Acute pulmonary embolism to the subsegmental level: diagnostic accuracy of three MRI techniques compared with 16-MDCT. *AJR Am J Roentgenol* 187(1): W7–W14, 2006.

36. Stein PD, Chenevert TL, Fowler SE, et al. Gadolinium-enhanced magnetic resonance angiography for pulmonary embolism: a multicenter prospective study (PIOPED III). *Ann Intern Med* 152(7): 434–443, 2010.

37. Fink C, Goyen M, Lotz J. Magnetic resonance angiography with blood-pool contrast agents: future applications. *Eur Radiol* 17(Suppl 2): B38–B44, 2007.

38. Meaney JF, Goyen M. Recent advances in contrast-enhanced magnetic resonance angiography. *Eur Radiol* 17(Suppl 2): B2–B6, 2007.

39. Altun E, Heredia V, Pamuklar E, et al. Feasibility of post-gadolinium three-dimensional gradient-echo sequence to evaluate the pulmonary arterial vasculature. *Magn Reson Imaging* 27(9): 1198–1207, 2009.

40. Ersoy H, Goldhaber SZ, Cai T, et al. Time-resolved MR angiography: a primary screening examination of patients with suspected pulmonary embolism and contraindications to administration of iodinated contrast material. *AJR Am J Roentgenol* 188(5): 1246–1254, 2007.

41. Schneider P, Sluming V, Roberts N, et al. Structural, functional, and perceptual differences in Heschl's gyrus and musical instrument preference. *Ann N Y Acad Sci* 1060: 387–394, 2005.

42. Goehde SC, Hunold P, Vogt FM, et al. Full-body cardiovascular and tumor MRI for early detection of disease: feasibility and initial experience in 298 subjects. *AJR Am J Roentgenol* 184(2): 598–611, 2005.

43. Lutterbey G, Gieseke J, von Falkenhausen M, et al. Lung MRI at 3.0 T: a comparison of helical CT and high-field MRI in the detection of diffuse lung disease. *Eur Radiol* 15(2): 324–328, 2005.

44. Kim KW, Lee JM, Jeon YS, et al. Free-breathing dynamic contrast-enhanced MRI of the abdomen and chest using a radial gradient echo sequence with *K*-space weighted image contrast (KWIC). *Eur Radiol* 23(5): 1352–1360, 2013.

45. Möller HE, Chen XJ, Saam B, et al. MRI of the lungs using hyperpolarized noble gases. *Magn Reson Med* 47(6): 1029–1051, 2002.

46. Hirsch W, Wenkel R, Eichler G, et al. Pulmonary resorption of inhaled gadobutrol in an animal model: usage to determine lung diffusion in MRI examinations. *Magn Reson Imaging* 22(4): 489–493, 2004.

47. Bauman G, Lützen U, Ullrich M, et al. Pulmonary functional imaging: qualitative comparison of Fourier decomposition MR imaging with SPECT/CT in porcine lung. *Radiology* 260(2): 551–559, 2011.

# 第十九章　对比剂

在美国，现代影像-计算机体层（CT）与磁共振（MR）检查的数量呈快速持续性上升。近10年来，每年接受CT检查的人数估计为7000万～8500万，而每年MR检查为300万。约半数的检查使用了两类静脉内对比剂：用于CT检查的碘基对比剂（IBCA）与用于MRI检查的钆基对比剂（GBCA）。使用IBCA的并发症已认识有多年，对比剂诱发肾病（CIN）与类过敏反应为最重要、了解最充分的并发症。长时间以来，GBCA被认为是安全的，因为文献报告其过敏样反应与CIN的发生率很低。因此，肾功能损害的患者更多使用GBCA，因为其肾毒性可能更低[1]。然而，在2006年10月，人们认识到GBCA也可造成肾功能损害患者肾脏系统性纤维化（NSF）[1]。

GBCA与NSF相关的发现，显示并提醒我们所有对比剂用于所有患者时均应谨慎[1]。因此，本章将集中讨论MRI对比剂的分类，毒性与使用MRI对比剂的并发症，以及使用MRI对比剂的实用指南。

## MRI对比剂的分类

MRI对比剂典型分为3类：①GBCA；②铁基对比剂；③锰基对比剂。

## 钆基对比剂

GBCA为压倒性最常用的MRI对比剂。肿瘤的检出与定性，炎症与纤维化的检出，评估器官的灌注与显示血管及相关血管病变GBCA均十分重要。然而，给予GBCA后的增强时相对于这些病变的发现与鉴别至关重要。

### 钆基对比剂的分类

根据在体内的分布，GBCA的临床应用可分为3型：①细胞外对比剂；②细胞外兼细胞内对比剂；③血池对比剂。根据胺基的框架结构，GBCA又分为2种：线性结构或大环结构。根据分子是离子性还是非离子性的，线性与大环结构的GBCA可再分为亚型。表19.1根据通用名/商品名/厂家名称、在体内的分布、化学结构、排出路径、与蛋白结合、热动力的稳定性与解离率列出了GBCA的种类。

细胞外对比剂分布于细胞外间隙内，包括血管间隙与间质间隙，为应用时间最长，应用最广泛的GBCA。细胞外对比剂可以是线性结构或大环结构，离子型或非离子型。所有细胞外对比剂经肾脏排出，不显示与蛋白结合。一般使用标准剂量，即0.1mmol/kg。细胞外对比剂可用于标准钆增强MRI检查，采集肝动脉为主期，肝静脉早期与间质期的影像数据（图19.1）。

ProHance®［钆特醇-Bracoo（博莱科），意大利，米兰］，多他灵®［钆特酸葡甲胺-Guerbet（嘉士伯），欧奈苏布瓦，法国］与加乐显®（钆布醇-拜尔先灵药业AG，德国）为目前生产并在世界范围内临床应用的3个大环结构GBCA。所有这些对比剂均获得了美国食品与药物管理局的批准。除了相对纯非特异性细胞外对比剂外，所有这3种大环结构对比剂的共同特点为具有最高的稳定性。然而每一种对比剂的分布不同，对应用有利或无利。

*ProHance*为一非离子型大环结构对比剂，除一般特性外，黏滞度低为其特点。较低的黏滞度使手推注射相对于其他对比剂更容易、更快速。这一点可能是优点（如在仅有小静脉可开放通道时有利于满足注射要求），也可能为潜在的缺点（如由于快速注射造成更明显的"对比剂一过性强化"）。

*多它灵*（Dotarem）为一离子型大环结构对比剂，因此同时具有大环结构设计的明显稳定性与离子型对比剂的性质。因此，从稳定性的理论观点来看，多特灵在所有GBCA内的稳定性最高，是最好的GBCA之一。

加乐显为一非离子型GBCA，由于其结构的不同，具有更高的T1弛豫时间。市场上的加乐显溶液的浓度为1m，因此单位容积内有2倍的钆含量，而其他GBCA的

**表 19.1** GBCA在体内分布、化学结构、排出路径、蛋白结合、热动力稳定与解离率的分类

| 通用名 | 化学缩略名 | 商品名 | 分布 | 排出 | 电荷 | 胺基结构 | 蛋白结合 | FDA批准 | 标准剂量 (mmol/kg) | 热动力稳定性 log $K_{therm}$ | 热动力稳定性 log $K_{cond}$ (pH 7.4) | 动态稳定性 pH 1.0, 25℃ 时的 $t_{1/2}$ | 解离率 |
|---|---|---|---|---|---|---|---|---|---|---|---|---|---|
| 钆弗塞胺 | Gd-DTPA-BMEA | OptiMark（万灵科，圣路易斯，密苏里，美国） | 细胞外 | 肾 | 非离子型 | 线形 | 无 | 是 | 0.1 | 16.6 | 15 | <5 s | >2.2×10$^{-2}$ |
| 钆双胺 | Gd-DTPA-BMA | 欧乃影（GE药业，白金翰郡，英国） | 细胞外 | 肾 | 非离子型 | 线形 | 无 | 是 | 0.1 | 16.9 | 14.9 | <5 s | >2×10$^{-2}$ |
| 钆喷酸胺 | Gd-DTPA | 马根维显（拜耳先灵药业 AG，德国） | 细胞外 | 肾 | 离子型 | 线形 | 无 | 是 | 0.1 | 22.1 | 17.7 | <5 s | 1.2×10$^{-3}$ |
| 钆贝葡胺 | Gd-BOPTA | 莫迪司（博莱科，米兰，意大利） | 细胞外兼细胞内（肝） | 肾（95%），胆（5%） | 离子型 | 线形 | <5% | 是 | 0.1$^{a,b}$ | 22.6 | 18.4 | <5 s | —$^{d}$ |
| 钆塞酸二钠 | Gd-EOB-BOPTA | Eovist（拜耳健康药业，韦恩，新泽西；拜耳先灵药业AG，德国） | 细胞外兼细胞内（肝） | 肾（50%），胆（50%） | 离子型 | 线形 | <15% | 是 | 0.025$^{a}$ | —$^{d}$ | —$^{d}$ | —$^{d}$ | —$^{d}$ |
| 钆磷维塞三纳 | Gd-DTPA | Vasovist（Epix药业，列克星顿，马里兰，美国） | 血池 | 肾（91%）胆（9%） | 离子型 | 线形 | >85% | 是 | 0.025$^{a}$ | —$^{d}$ | —$^{d}$ | —$^{d}$ | —$^{d}$ |
| 钆布醇 | Gd-DO3A-butriol | 加乐显（拜耳先灵药业AG，德国） | 细胞外 | 肾 | 非离子型 | 大环形 | 无 | 是 | 0.1$^{a,c}$ | 21.8 | 14.7 | 43 h | 2.8×10$^{-5}$ |
| 钆特醇 | Gd-HP-DO3A | ProHance（博莱科诊断，米兰，意大利） | 细胞外 | 肾 | 非离子型 | 大环形 | 无 | 是 | 0.1 | 23.8 | 17.1 | 3.9 h | 6.4×10$^{-5}$ |
| 钆特酸葡甲胺 | Gd-DOTA | 多它灵（嘉士伯瓦，法国） | 细胞外 | 肾 | 非离子型 | 大环形 | 无 | 是 | 0.1 | 25.6 | 19.3 | 338 h | 8.4×10$^{-7}$ |

$K_{cond}$: 生理 pH 值条件下稳定的对比剂；$K_{therm}$: 热动力稳定的对比剂；$t_{1/2}$: 半衰期。

a 钆贝酸二甲葡胺，钆塞酸，钆磷维塞与钆布醇剂量（0.05mmol/kg）诊断有效。
b 文献报告钆贝酸二甲葡胺50%剂量与其他GBCA溶液相比，1m浓度的钆。
c 与0.5 m浓度的其他钆布醇溶液含双倍量的钆。
d 无相关数据。

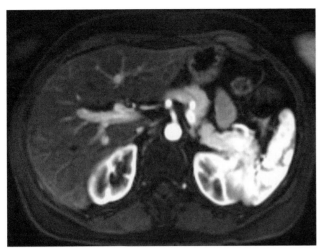

**(a)**

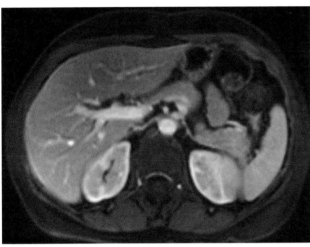

**(b)**

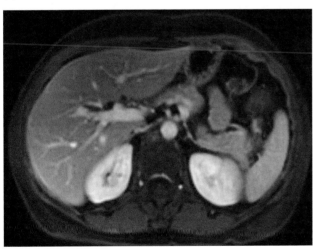

**(c)**

**图19.1 增强期相。**3.0T T1加权钆增强脂肪抑制肝动脉为主期（HADP）(a)，肝静脉早期（b）与间质期（c）三维（3D）梯度回波（GE）影像。注意HADP影像上肝动脉与门静脉内可见对比剂，肝静脉内无对比剂。

浓度为0.5m。由于T1弛豫更高，使用较低剂量理论上可获得相同增强影像效果。

NSF（稍后讨论）的经验给我们的教训是，不应将GBCA看作是完全无害的，所有对比剂均是如此。我们已对这些对比剂的区别与特性提高了认识。

细胞外兼细胞内对比剂分布于细胞外间隙，包括血管间隙、间质间隙与肝细胞细胞内间隙。因此，这种对比剂也可称为细胞外兼肝细胞特异性对比剂。这种对比剂包括莫迪司®（钆贝酸葡胺–博莱科影像诊断，米兰，意大利）与在美国的Eovist®（钆塞酸–拜耳健康药业，韦恩，新泽西，美国）以及在美国以外上市的普美显®（钆塞酸–拜耳先灵药业AG，德国）。这些对比剂被肝细胞吸收并排泌到胆管内，因而有肾排出与胆系排出的双重排出经路。肝脏显示对比剂摄取的期相称为肝细胞期。这种线形结构与离子型对比剂的T1弛豫高，是其结构不同及蛋白结合所致。低于5%的莫迪司与15%的Eovist与血清白蛋白有可复的一过性结合。这种对比剂可由肝细胞摄取，T1弛豫较高，利于肝脏与MR血管成像（MRA）检查。但尚无Eovist用于MRA的充分数据。肝细胞期有助于发现不含肝细胞病变的检出，包括转移瘤、腺瘤或低分化肝细胞癌（图19.2、19.3和19.4）。肝细胞期尤其有助于鉴别FNH与腺瘤。FNH含有肝细胞与小胆管，因而肝细胞特异性对比剂可由FNH摄取并排泌到FNH的胆管内。而肝腺瘤不含正常的肝细胞与小胆管，显示无肝细胞特异性对比剂摄取。因此，肝细胞期可见FNH强化（图19.2）而肝腺瘤无强化（图19.3）。肝细胞期也有助于评估肝功能与胆系（图19.5、19.6）。因为T1弛豫高，Eovist可使用细胞外GBCA标准剂量的1/4（0.025mmol/kg）。莫迪司批准剂量为0.1mmol/kg；但研究显示0.05mmol/kg（半剂量）的此种对比剂即可达到标准细胞外GBCA全剂量的功效。兼有细胞外与肝细胞特异性对比剂可用于钆增强MRI检查肝动脉为主期、肝静脉早期、间质期与肝细胞期的影像采集。

莫迪司与Eovist一个重要的区别是经胆系清除相对于肾脏清除的比例：正常肾功能患者给予莫迪司剂量的约5%经胆系排出，而Eovist则约50%的剂量由胆系清除。虽然没有明确的科学数据发表，肾衰竭时这一比例可增高。在影像采集方面，这一区别表现为两种对比剂增强到达肝细胞期的时间不同：莫迪司约1h（持续至少4h），而Eovist的肝细胞期时间约20min（持续约4h）。胆系清除，胆道树内可见高信号的对比剂，Eovist也更明显。

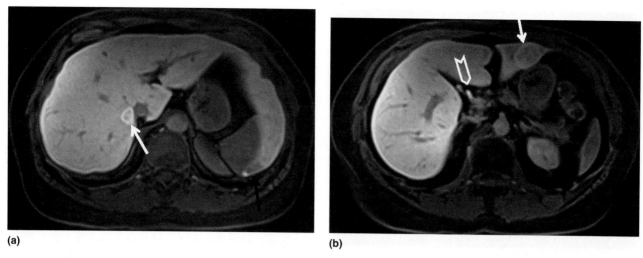

(a)  (b)

**图19.2 肝细胞期。**给予钆塞酸后T1加权钆增强2min肝细胞期脂肪抑制3D-GE影像（a,b），显示2个局灶性结节样增生（FNH；白箭头,a,b）与一个血管瘤（黑箭头，a）。肝脏与肝外胆管（空箭头，b）强化。注意根据肝细胞期的表现不能诊断血管瘤；因此，肝细胞期影像诊断应结合观察肝动脉为主期、肝静脉早期及间质期的影像。

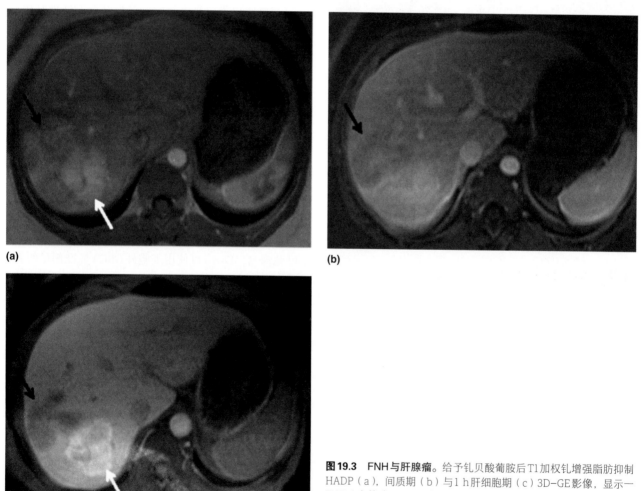

(a)  (b)

(c)

**图19.3 FNH与肝腺瘤。**给予钆贝酸葡胺后T1加权钆增强脂肪抑制HADP（a），间质期（b）与1h肝细胞期（c）3D-GE影像，显示一FNH（白箭头，a，c）与一个腺瘤（黑箭头，a-c）并排分布。FNH呈HADP明显强化，间质期强化趋于消退，肝细胞期有强化。腺瘤显示HADP期中度强化，间质期低信号，肝细胞期无强化。

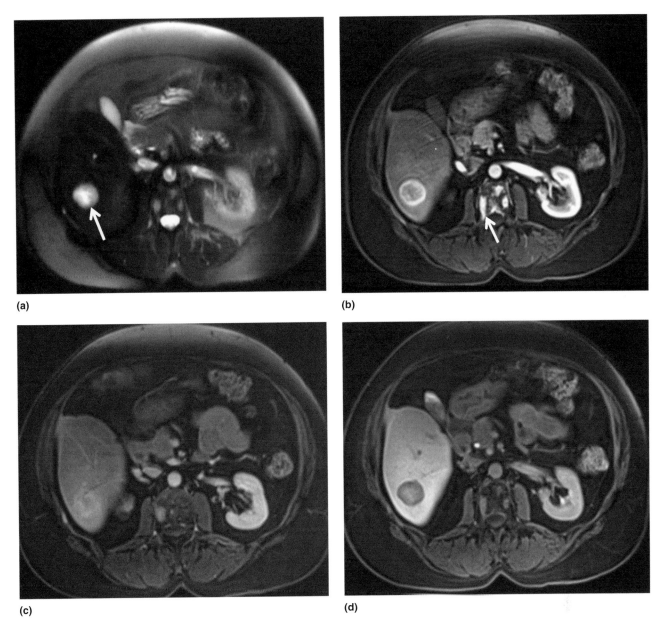

**(a)** **(b)** **(c)** **(d)**

**图19.4** 肝脏与脊椎内多发骨髓瘤转移。给予钆塞酸后T2加权单次激发回波链自旋回波（a）与T1加权脂肪抑制3D-GE HADP（b），间质期（c）与2min后肝细胞期（d）影像，示多发骨髓瘤肝转移（箭头，a）与多发骨转移（箭头，b）。肝动脉为主期与间质期肝转移瘤呈明显周围强化，肝细胞期强化微弱。骨转移显示明显强化。

Eovist增强肝细胞期时间更早，可使全部增强检查采集，包括肝动脉为主期，肝静脉早期与间质期及肝细胞期在一个检查单元内完成。为避免间质期与肝细胞期间的空白时间过长，我们推荐在肝细胞期前行T2加权序列扫描与后续的间质期采集。应特别注意，由于胆系清除也可造成T2弛豫时间缩短，基于T2序列的MR胰胆管成像不应在给予对比剂后采集，但可在其之前做，因为T2缩短可使胆管树模糊。另外，由于莫迪司增强的肝细胞期在给药后1h，必须做全MR检查与延迟肝细胞期2个检查单元，间隔1～2h。

决定是否要使用这种对比剂获得肝细胞期影像，其他必须考虑的因素包括：仅有Eovist是FDA批准的肝脏对比剂；使用莫迪司认为是标识外应用，但另一方面，目前厂家推荐剂量的莫迪司费用相当低。增强早期莫迪司形成的高信号高于Eovist（根据我们经验特别强调HADP影像的重要性）；甚至使用一半剂量的莫迪司也可达到相同效果，因而我们常规用于可能有NSF危险的患者。

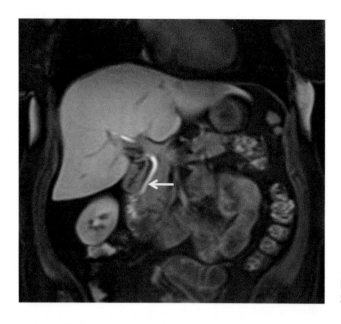

**图 19.5 正常胆总管。**给予钆塞酸后2min冠状T1加权脂肪抑制3D-GE影像，显示正常胆总管内的对比剂（箭头）。

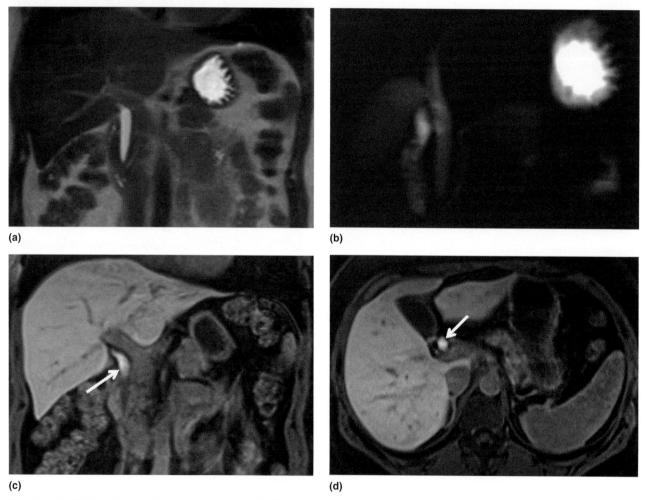

(a)

(b)

(c)

(d)

**图 19.6 壶腹部狭窄。**给予钆塞酸后，冠状T2加权单次激发回波链自旋回波（a），冠状脂肪抑制厚块MR胰胆管成像（b），冠状（c）与横轴位（d）T1加权脂肪抑制2min肝细胞期3D-GE影像，显示胆总管扩张（箭头，c，d），扩张的胆总管内可见对比剂。注意肝脏有强化。

血池对比剂主要位于血管间隙内。Vasovist®（钆磷维塞-Epix制药，列克星顿，马里兰，美国）为一种血池对比剂，离子型线形结构，85%以上的Vasovist与血清白蛋白有可复性一过性结合。小量Vasovist也分布到细胞外间隙。与血清白蛋白结合可获得更高的T1弛豫与更广泛的血管内强化。由于与蛋白结合得更紧密、更持久，相对于其他蛋白结合GBCA（莫迪司与Eovist），Vasovist造成的血管内强化程度更高，持续时间更长。小量的Vasovist也可由肝细胞摄取并排泌到胆管内。因此Vasovist也为双重清除，包括肾与胆系。Vasovist给予剂量为0.025mmol/kg。血池对比剂血管强化更明显，持续时间更长，有利于血管成像；最近FDA批准了Vasovist用于体部MRA检查。但该对比剂的诊断应用方法与安全性尚需确定，我们也没有这种对比剂的使用经验。

### 增强的期相

使用GBCA对比剂的一个关键方面，是对数据采集时间重要性的认识，以便获取关于不同器官、组织与病变的血管与细胞外间隙内对比剂动态分布最充分的信息。这些期相包括HADP、肝静脉早期、间质期与肝细胞期（需要使用肝细胞特异性对比剂）。

#### 肝动脉为主期（HADP）

对比剂注射后适当延时的早期采集为增强延迟时间内最重要的部分。3种不同技术，包括经验延时、实验性团状注射与团状注射跟踪等，用于采集短时间窗内早期钆增强最理想的早期强化期相影像，即HADP[2]。近期文献报告，动脉期团状注射跟踪肝脏检查技术为一项HADP采集的成功技术[3]。团状注射跟踪序列可在约每

一秒内生成影像，用于检测GBCA是否到达了腹腔干水平。8s后采用3D-GE，标准顺序k-空间填充连续扫描肝脏16～20s。在前8秒内给予患者呼吸指令。这也是在我们医疗机构内常规使用的技术。

所有这些技术均需要估计对比剂从注射部位或腹主动脉到达肝脏的循环时间[2]。对比剂到达肝脏的循环时间依据多种因素而不同，可出现动脉期增强的不同亚期，而非HADP[2]。

这些亚期（EHAP，肝动脉早期，SVHADP，仅脾静脉强化的肝动脉为主期；HADP，肝动脉为主期）可根据血管强化方式与器官强化范围汇总，列于表19.2。

- EHAP特征为动脉内有对比剂强化，包括肝动脉；任何静脉结构均无强化；肾皮质，胰腺，脾与肝脏无强化或轻微强化（图19.7）。
- MHAP特征为动脉内有对比剂强化，包括肝动脉；任何静脉结构均无强化；肾皮质与脾脏轻度到中度强化，胰腺与肝脏轻微到轻度强化（图19.7）。
- LHAP特征为动脉内有对比剂强化，包括肝动脉与肾静脉；肾脏水平以上的下腔静脉（IVC）有或没有对比剂强化，其他静脉结构无强化；肾皮质与脾脏中度到明显强化，胰腺轻度到中度强化，肝脏轻微到轻度强化（图19.8）。
- SVHADP特征为动脉内有对比剂强化，包括肝动脉、门静脉、脾静脉、肾静脉与肾脏水平以上的IVC；肠系膜上静脉与肝静脉无对比剂强化；肾皮质与脾脏中度到明显强化，胰腺中度强化；肝脏轻度强化（图19.9）。
- HADP特征为肝动脉、门静脉、肾静脉、脾静脉、肠系膜上静脉与肾脏水平以上的IVC内有对比剂强化，

**表19.2　早期增强不同亚期的血管与器官强化方式**

| | EHAP | MHAP | LHAP | SVHADP | HADP |
|---|---|---|---|---|---|
| **血管强化** | | | | | |
| 所有动脉 | + | + | + | + | + |
| 肾静脉 | − | − | + | + | + |
| 门静脉 | − | − | − | + | + |
| 脾静脉 | − | − | − | + | + |
| 肠系膜上静脉 | − | − | − | − | + |
| 肾水平以上IVC | − | − | ± | + | + |
| 肝静脉 | − | − | − | − | − |
| **器官强化** | | | | | |
| 肾皮质 | 无或轻微 | 轻或中度 | 中度到明显 | 中度到明显 | 中度到明显 |
| 脾 | 无或轻微 | 轻或中度 | 中度到明显 | 中度到明显 | 中度到明显 |
| 胰腺 | 无或轻微 | 轻微到轻度 | 轻或中度 | 中度 | 中度 |
| 肝脏 | 无或轻微 | 轻微或轻度 | 轻微或轻度 | 轻度 | 中度 |

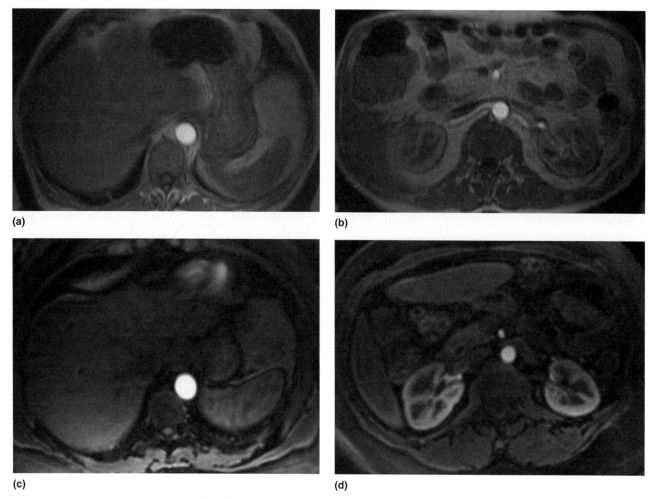

**图 19.7** EHAP 与 MHAP。于 1.5T 采集的横轴位扰相 GE EHAP 影像（a，b）。于 3.0T 采集，横轴位 3D–GE MHAP 影像（c，d）。主动脉、肾动脉与肠系膜上动脉可见对比剂强化，但 EHAP 与 MHAP 影像静脉均无强化。EHAP 显示肾皮质、脾、胰腺与肝脏微弱强化。MHAP 显示肾皮质、脾与胰腺轻度强化，肝脏轻微强化。正常胰腺强化微弱反映这些增强亚期数据采集时间过早。

肝静脉无强化；肾皮质与脾脏中度到明显强化，胰腺与肝脏中度强化（图 19.9）。

　　实质性器官在这些期相的强化各不相同[2]。文献报告胰腺在 HADP 表现为毛细血管充盈强化，可作为确定检查延迟时间与肝脏病变强化的指标[2]。因此，可认为胰腺显示毛细血管充盈强化时为理想的增强延迟时间[2]。有报告显示毛细血管充盈强化也见于 LHAP 与 SVHADP 增强亚期；这些亚期同样是早期强化适当的期相（图 19.10）[2]。然而，EHAP 与 MHAP 作为早期增强是不充分的，因为增强过早，胰腺尚未出现毛细血管充盈强化，对于腹部器官的评估来说增强也过早（图 19.10）[2]。

　　根据我们的临床经验，如果门静脉未强化，确定肝脏强化时间是 MHAP（过早）或 LHAP（适当的延迟时间）

可有困难[2]。有报告认为，观察到胰腺明显强化伴肾静脉可确定的对比剂强化时为 LHAP[2]。因此，肾静脉的强化可做为确定增强期相适当的标志，特别是在胰腺病变，胰腺组织强化减低，不能做为理想强化延迟时间标志的时候[2]。我们在利用这一标志时，要预先考虑肾静脉强化可受心脏输出，肺实质血管的顺应性与肾功能的影响[2]。

**肝静脉早期**

　　这一期相于 HADP 后采集，习惯称为门静脉期。然而称之为肝静脉期可能更为正确，因为在这一延迟时间点对比剂刚刚进入肝静脉。

**间质期**

　　这一期相在肝静脉早期后采集，一般注射对比剂后 2～5min 为理想的延迟时间点，习惯称为平衡期。然而，称为间质期可能更为正确，因为没有发生真的平衡，此

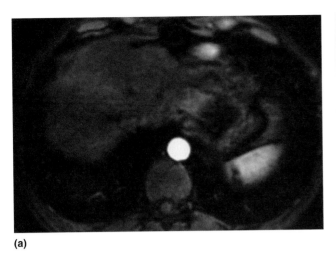

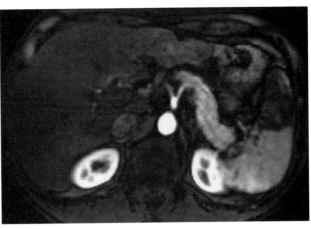

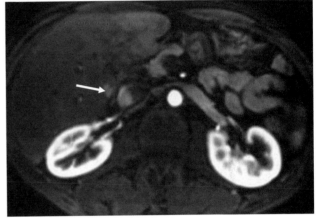

**图19.8** LHAP。于3.0T采集3D-GE LHAP影像（a-c）。主动脉、腹腔干、肾总动脉及其分支，脾、肾与肠系膜上动脉与肾静脉可见对比剂强化。增强LHAP肾皮质强化明显，胰腺与脾脏呈中度强化，而肝脏轻度强化。正常胰腺的中度强化反映LHAP强化延迟时间适当。同时发现肝脏外形不规则，脾大与肝脏斑片状、结节状强化，肝脏斑片状强化肝左叶最为明显（b，c），符合慢性肝炎急性发作。小结节强化（箭头，c）符合异型性结节。

期对比剂分布于间质间隙内。

### 肝细胞期

这一期相仅见于细胞外兼肝细胞特异性对比剂给药后采集的影像，包括莫迪司与Eovist。这种对比剂由肝细胞摄取并排入胆管内。肝细胞期可在给予莫迪司后1h，或给予Eovist后20min采集。

## 铁基对比剂

铁基对比剂，包括超顺磁性氧化铁（SPIO）颗粒与超微SPIO颗粒可由网状内皮系统（RES）的Kuffer细胞（肝巨嗜细胞-译者）选择性摄取。RES细胞主要位于肝脏、脾与淋巴结。这些对比剂可作用于T1与T2弛豫时间，因而增强后采集T1与T2加权序列影像。这种对比剂一般与GBCA联合用于解决诊断问题（图19.11）。SPIO颗粒降低含RES细胞组织的T1与T2信号强度，从而使不含RES细胞的病变，如肝脏与脾脏转移瘤或原发肿瘤，或肝纤维化更为明显。文献报告超微SPIO颗粒可成功诊断淋巴结转移；然而其应用方法尚未确立。

SPIO颗粒包括超顺磁氧化铁（菲立磁，拜耳健康药业，韦恩，新泽西，美国）与铁羧葡胺（瑞索维特，拜耳先灵药业AG，柏林，德国）。菲立磁是唯一由FDA批准的此类对比剂。超SPIO颗粒包括ferumoxtran（Combidex）。

超顺磁氧化铁颗粒为50～180nm大小，而铁羧葡胺颗粒约60nm大小[4]。超顺磁氧化铁颗粒由葡聚糖包被，而铁羧葡胺颗粒由羧基葡聚糖包被[4]。更小的铁羧葡胺颗粒在T1加权序列影像上使强化增高[4]。

瑞索维特可快速团状给药，可于给药后即刻采集影像，获取T1加权型器官强化[4]。可做T1加权动态采集与T2加权延迟采集影像，然而T1加权灌注强化较GBCA强化差。10min后，瑞索维特开始于RES细胞内集聚，维持时间可长达给药后8h。血管扩张与感觉异常为最常见的不良反应[4]。

菲立磁用100ml 5%的葡萄糖溶液稀释，以30min以

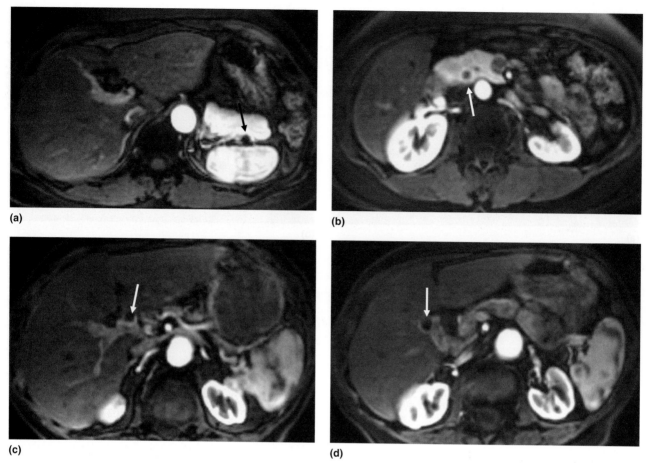

**图 19.9** SVHADP 与 HADP。于 3.0 T 采集的横轴位 3D-GE SVHADP（a，b）与 HADP（c，d）影像。SVHADP 影像可见主动脉，肾动脉，脾与肠系膜上动脉，肾静脉，脾静脉和门静脉可见对比剂强化，但肝静脉与肠系膜上静脉无强化。肾皮质与脾强化明显，胰腺呈中度强化，而肝脏轻度强化。尽管 2 个假囊肿分别位于胰尾（箭头，a）与胰头（箭头，b），胰腺的中度强化反映 SVHADP 强化的延迟时间恰当。除见于 SVHADP 的血管强化外，HADP 影像还可见肠系膜上静脉的对比剂强化。肾皮质呈明显强化，脾，胰腺与肝脏显示中度强化。正常胰腺的中度强化反映了 HADP 增强延迟时间恰当。注意肝实质内多个良性囊性病变（箭头，c，d）。

上时间缓慢滴注给药。滴注后即刻到最迟 3.5h 内采集影像。腿痛与腰痛为最常见的不良反应[4]。

## 锰基对比剂

锰福地吡三钠（Mn-DPDP，泰乐影）为一肝特异性对比剂，增强后影像采用 T1 加权序列采集。但尚无研究报告显示其用于肝脏病变诊断的正确性优于GBCA。另外，锰福地吡螯合物注射后容易解离为游离锰（Mn）离子[4]。游离锰有毒性，因此此种对比剂被认为是可导致中毒的不稳定螯合物[4]。慢性暴露于游离锰，锰在脑内蓄积可造成帕金森样综合征[4]。慢性肝功能衰竭患者，肝脏清除 Mn 的能力减低，神经损害的危险增高[4]。Mn-DPDP 解离的游离锰离子造成心功能抑制也有报告[4]。泰乐影虽然已由 FDA 批准，但已

从市场撤出。

## 使用钆基对比剂的并发症

毒性反应一般可根据发生时间分为急性、亚急性与慢性反应。急性毒性反应发生于 48h 以内（常发生于数分钟内），一般临床表现为不良病症，我们将其分为轻度、中度与重度反应。亚急性毒性反应一般发生于 1 周到数月内。GBCA 重要的并发症，NSF 是主要的亚急性毒性反应。GBCA 是否有严重的慢性毒性反应尚不清楚，可能与钆在骨内的沉积有关。

## 急性毒性反应

使用 GBCA 后见到的急性不良反应为过敏样反

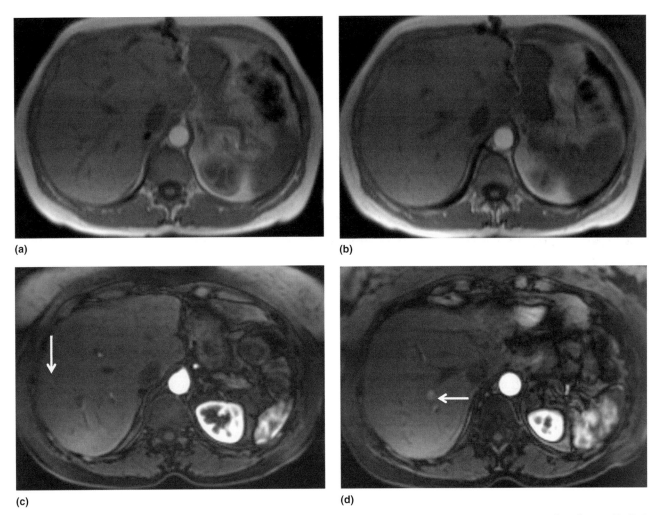

**(a)**          **(b)**

**(c)**          **(d)**

**图19.10** EHAP与LHAP对照。T1加权钆增强EHAP扰相GE（a, b）与LHAP脂肪抑制3D-GE（c, d）影像，显示早期强化延迟时间的重要性。EHAP影像未发现病变，而同一患者的LHAP影像上可见2个小转移瘤（箭头，c, d）。

应（荨麻疹、恶心、呕吐、头痛与味觉改变），不常见，通常为轻度到中度反应。全部急性不良反应的发生率为0.08%[5]。重度反应，类过敏型反应更为罕见（0.001%～0.01%），安全性超过IBCA 10倍以上[5]。死亡率小于1/1 000 000。有GBCA或IBCA不良反应史的患者不良反应的发生率增高与IBCA一样，过敏与哮喘患者不良反应的机会也有中度增多。有GBCA反应史的患者应选用不同的MRI对比剂，增强前12～24h应考虑给予皮质醇与抗组织胺药[5]。以前有过中度反应的患者使用对比剂最应谨慎，因为GBCA的二次反应多较首次反应更为严重[5]。有重度反应史的患者不应做任何对比剂增强检查，然而，如果对比增强检查至关重要，患者的处理应格外小心，并应有复苏人员协助。

MRI检查使用推荐剂量的GBCA时，一般认为没有肾毒性[5]。然而，有文献报告注射GBCA后偶见CIN，而且使用大剂量GBCA时其危险性尤其高。

## 亚急性毒性反应

1997年Cowper等确定了肾透析患者硬化性黏液水肿样皮肤病，并在2000年首次报告了15例这样的患者[6]。随后在其他患者也观察到这种情况，并首次被描述为肾源性纤维化性皮肤病[7]。2005年，Daram等报告这种疾病不仅局限于皮肤，可出现全身系统受累，并首次将其表述为NSF[8]。虽然皮肤的表现与系统硬化相似，NSF患者面部不受累，而且没有系统硬化的血清学标志物[9]。

2006年，Thomas Grobner发现NSF的发生与欧乃影®相关（钆双胺-GE医疗，白金汉郡，英国），而欧乃影是对比剂增强MRI检查的标准GBCA用药[10]。在这一里

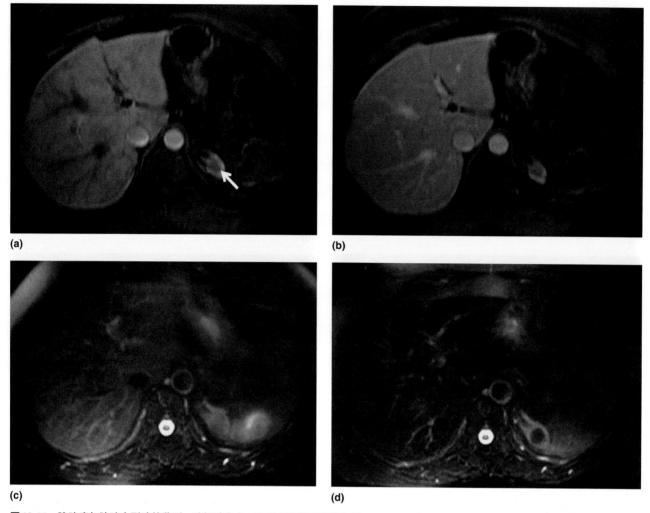

**图19.11　胰腺癌与胰腺内副脾的鉴别。**脾切除患者，T1加权钆增强脂肪抑制HADP（a）与肝静脉期（b）3D-GE影像，T2加权SPIO增强前（c）与增强后（d）影像，显示胰尾内病变。胰尾位于手术后的脾床内。钆增强T1WI上病变呈低信号。根据增强后的影像表现，鉴别诊断包括胰腺癌。然而在注射SPIO后病变呈较低信号。因此符合胰腺内副脾的诊断。

程碑性的研究中，Grobner博士发现所有NSF的患者发生NSF前均有欧乃影暴露。因此，他提出钆在肾功能减退患者发生NSF中可能起着触发作用[10]。至今已有一系列的研究证实了GBCA在NSF发生中起作用的推论[11-14]。

在这些研究报告之后，FDA发布了警示表，并于2010年更新。按照最新的更新，4期与5期慢性肾病，急性肾功能不全与妊娠患者及新生儿为使用高危险对比剂，包括钆双胺，钆弗塞胺与钆喷单葡胺的禁忌。根据FDA的规定，3期慢性肾病与小于1岁的儿童使用高危对比剂应谨慎。此外，所有肾功能损害的患者应避免使用中度危险与低危的对比剂。高危患者不应做钆增强MRI检查，除非诊断信息至关重要，而且MR平扫无法获得[15]。在欧洲，欧洲卫生部在FDA之前于2008年也发布了类似的

警示[16]。两机构均已要求厂家将这些警示写入GBCA的产品标签内[15, 16]。

GBCA长时间以来被认为是安全的，替代IBCA用于肾功能损害的患者[16]。然而NSF发生与GBCA相关的发现提示GBCA也应慎用于所有患者，特别是有肾功能损害的患者[16]。由于GBCA广泛应用于MRI检查，而一般人群中肾功能损害又常有发生，医学界应熟悉NSF，以及NSF高危患者的影像检查处理方法。

### 肾源性系统性纤维化

#### 定　义

NSF为一全身性疾病，广泛的组织纤维化为其特征[6-8, 17]。迄今，NSF绝对仅见于肾功能损害的患

者[6-8,17]。组织内胶元沉积造成进行性的纤维化，初期主要累及皮肤[6-8,17]。全身受累，包括肌肉、心脏、心包、胸膜、肺、膈、食管、肾脏与睾丸，一般发生于皮肤受累之后[6-8,17,18]。

### 流行病学

NSF发生无性别，年龄与种族间的差异[19]。文献报告给予不同类型的GBCA而NSF表现不同[20,21]。文献报导肾功能损害患者使用欧乃影NSF的发生率为2%～7%，而欧乃影为报告中最常与NSF发生相关的对比剂[14,18]。然而，由于确定NSF发生率主要基于对数据库数据的复习，轻型病例可能被忽略，而一些NSF的患者可能未能得以诊断。因此，NSF的实际发生率可能更高。先前的研究观察到非混合性暴露过欧乃影的肾功能损害患者可发生NSF[14,18]。非混合性是指患者仅使用过该对比剂，而混合性是指患者使用过一种以上的对比剂。最近的一项研究表明，4个美国大学接受过钆增强MRI检查的一般人群，也可确定NSF的基准发生率，2个NSF的患者中有一个使用过欧乃影与马根维显®（钆喷葡胺–拜耳先灵药业AG，德国）。研究报告使用欧乃影NSF的基准发生率为1/2913，马根维显NSF的基准发生率为1/44 225[22]。这一研究还显示NSF的发生率与使用的GBCA类型有关，使用欧乃影发生NSF的危险高于马根维显[22]。

### 病生理与危险因素

NSF的病生理尚不完全清楚[17,21]。肾功能减退与GBCA为NSF发生的两个决定性因素[10-20]。由于并非所有肾功能减退与曾有GBCA暴露的患者均发生NSF，一些作者认为有其他共同因素作用于NSF的病生理过程[11,14,17]。目前认为循环中的纤维细胞在NSF的病生理过程中起着重要作用[23]。

**1.肾功能减退**　重度肾功能减退的患者在使用标准剂量与高剂量的GBCA后发生NSF[15,20]。慢性肾病的严重程度依据肾小球滤过率（GFR）分期（表19.3）[24]。NSF见于急性或慢性肾病（肾功能不全），GFR小于30ml/（min·1.73m$^2$）[15,20]的患者。此外，NSF也见于肝肾综合征伴任何严重程度急性肾功能不全的患者，或肝移植围手术期任何严重程度急性肾功能不全的患者[15,20]。

没有文献报告GFR大于60 ml/（min·1.73 m$^2$）的患者发生NSF[20]。95%以上的NSF患者有4期与5期肾病，其中绝大部分为5期慢性肾病[15,17]。一项2008年的研究报告了5期慢性肾病患者在暴露于欧乃影后NSF的发生率为18%[25]。3期慢性肾病的患者是否发生NSF尚处于推

**表19.3　肾病分期**

| 分期 | 表现 | GFR（ml/min per 1.73 m$^2$） |
|---|---|---|
| 1 | 肾功能损害伴GFR正常或增高 | ≥90 |
| 2 | 肾功能损害伴GFR轻度减低 | 60～89 |
| 3 | GFR中度减低 | 30～59 |
| 4 | GFR重度减低 | 15～29 |
| 5 | 肾功能衰竭 | <15（或透析） |

慢性肾病定义为肾功能损害或GFR低于60 ml/min per 1.73 m$^2$ 3个月以上

测之中[20]。肾功能减退使肾脏排泌钆减少，造成钆在体内的半衰期延长[14,26]。GBCA在肾功能正常健康人体内的半衰期约90min，而在肾功能减退患者体内，依肾功能不全的严重程度，GBCA的半衰期为50h或更长[14,26]。由于GBCA可通过胎盘进入胎儿的循环并长时间滞留于妊娠患者的羊水内；钆在妊娠患者与胚胎或胎儿体内的半衰期更长[20,27]。第三间隙积液，如弥漫性水肿或腹水的患者，钆的半衰期也有延长，因为第三间隙聚集的钆清除迟缓[28]。1岁以内的儿童肾功能尚未成熟，钆的半衰期似乎也更长[20]。在这些情况下，钆半衰期的延长加大了钆螯合物解离的可能性，造成游离钆及其配体的释放，触发导致NSF发生的进程[14,17,21]。此外，肾功能不全的水平与发生NSF的危险及NSF的严重程度相关；即肾功能越差或越不成熟，NSF的危险超高，越严重[15,20,29]。

对危险性的分类做一总结，NSF危险性最高的患者为4期与5期慢性肾病患者、透析患者、急性肾衰患者、肝肾综合征患者与肝移植围手术期患者[20,30]。NSF低危险性的患者为3期慢性肾病，1岁以内的儿童与妊娠患者[20]。

**2.钆基对比剂的药代动力学**　游离钆离子有毒性[31]。为去除钆的毒性，钆离子与配体结合形成螯合物[31]。然而，依对比剂的类型不同，钆–螯合复合物在体外与体内的溶液中均有不同程度的解离[31]。因此，溶液内同时存在钆螯合复合物，游离钆离子与游离配体，为平衡反应的成分[31]。同样，在注射GBCA后，钆螯合复合物，游离钆离子与游离配体也存在于人体组织内[31]。

游离钆离子为一锌、钙、铁与铜的类似体，除钆以外的这些金属离子见于正常人体内，它们与钆离子竞争，通过金属转移反应与配体结合[31,32]。在这一点上，不能肯定一定范围内的金属转移是主动的（例如锌主动将钆从螯合体内置换出来）还是被动的（例如锌与自行

解离的钆螯合物中的配体结合）。金属转移可使人体组织内游离钆离子的量增多，而由于肾功能减退时钆的半衰期延长，更易出现人体组织内游离钆离子增多[31,32]。已知肾功能正常的健康人，痕迹量的游离钆可沉积于骨组织内[33]。近来的研究也确定钆可沉积于NSF患者的皮肤内，而肾功能正常的健康人皮肤内无钆的沉积[34,35]。这些最新的发现也强调了肾功能减退时游离钆在人体组织内的沉积增多[34]。近来，有研究报告钆可沉积于小脑齿状核与基底节的苍白球内，造成T1加权平扫影像上信号增高[35]。此外，也有研究发现使用线形GBCA与齿状核信号增高相关，但大环形GBCA与齿状核信号增高不相关[36]。

不同类型的GBCA，钆离子从钆螯合复合物中解离度不同，可由热动力稳定常数与动态稳定及解离常数表示[21,31]。热动力/动态稳定常数决定了从钆螯合复合物中解离出钆离子的浓度[21]。这些常数共同确定了在生理pH值条件下，配体与钆离子的亲和度[21,31]。每一种GBCA有不同的热动力稳定/动态稳定常数与解离率（表19.1）[21,31]。由于特定类型的GBCA热动力/动态稳定常数较低，解离常数较高，更常与NSF的发生相关，从钆螯合复合物解离出来的钆离子被认为是发生NSF的触发因素[10,17,21]。较高热动力/动态稳定常数与较低解离率的GBCA发生NSF的可能性极低或不发生NSF[21]。另一与NSF发生危险及其严重程度相关的因素是GBCA的使用总剂量，单次注射剂量或累积剂量[14]。

根据胺基的框架结构，GBCA分为2类：线形或大环形[16,21]。依据对比剂的电荷，线形与大环形GBCA可进一步再分为离子型或非离子型[16]。与线形GBCA相反，大环形GBCA的钆结合得更紧密，其结构呈笼状，因而热动力稳定常数更高，解离率更低[16,21]。这支持临床观察到大环形较线型GBCA发生相关NSF明显更低或无相关NSF发生的现象[14,21]。也有作者提出离子型GBCA的静电电荷可使钆较非离子型GBCA结合得更紧密，因而离子型GBCA较非离子型GBCA更加稳定[37]。离子型GBCA（马根维显）较非离子型GBCA［欧乃影，Optimark®（钆弗塞胺–万灵柯，圣路易斯，美国）］NSF的发生率更低也反映了这一点[20,22]。目前我们认为同时有肝细胞排出的对比剂（莫迪司，Eovist）在肾功能不良时有其他排出途径，具有额外的保护性质。

确定每一患者发生NSF与特定GBCA的相关性困难，有时是不可能的，原因有以下两点：①通常不能保留每一例患者使用特定GBCA可证实的记录（主要因为所有这些对比剂以前都认为是安全的）；②NSF患者可能使用一种以上的GBCA。根据近期的文献与NSF的数据库与NSF相关最常见的GBCA种类如下，按降序排列：①欧乃影；②Optimark；③马根维显[15,20]。所有这3种钆对比剂均为线形胺基结构[21]。欧乃影，为热动力稳定常数最低，解离率最高的对比剂之一，在这3种GBCA中与NSF发生的相关程度最高[15,20,21]。此外，市场上欧乃影与Optimark溶液含有大量的游离螯合剂：分别为5%与10%[9,38,39]。可能这些游离的螯合剂加入到这些溶液是为了吸收这稳定性稍差的螯合物释放出的钆离子[9,38]。与欧乃影相比，Optimark更高比例的游离螯合剂可解释其与NSF的相关性更低的原因。其他市场上GBCA溶液不含或含非常少量的额外螯合剂[9]。除上述3种GBCA外，NSF发生与非混合性应用GBCA的相关性尚能明确证实[15,20]。

基于特定GBCA稳定性与NSF发生率的相关性，GBCA可分为3组：高危险性、中危险性与低危险性对比剂。高危险性对比剂包括欧乃影，Optimark与马根维显，均为线形结构，在所有GBCA中稳定性最低。绝大多数NSF病例与使用这些对比剂相关。中危险性对比剂包括莫迪司、Eovist与Vasovist，也均为线形结构。低危险性对比剂包括多它灵、Gatavist与ProHance，均为大环形结构，较线形结构稳定性更好。根据厂家的数据库，世界范围单独使用莫迪司250万次剂量与单独使用Eovist 20万次剂量中没有非混合性NSF的报告。根据厂家的数据库，世界范围单独使用多它灵500万次剂量中没有非混合性NSF的报告。根据厂家的数据库，单独使用ProHance 170万次剂量中报告1例非混合性NSF，单独使用Gadavist 190万次剂量中有3例非混合性NSF的报告。

**3.辅加因素** 由于并非所有曾有GBCA暴露，肾功能损伤的患者均发生NSF，因而推测有其他辅加因素在NSF的病生理过程中起着作用[11,14,17,31,36,40]。使用GBCA时有促炎症性反应，或发生于使用GGCA后，均提示发生NSF的危险性升高[11,14,17,36,40]。促炎症性反应包括血栓栓塞事件、手术干预，特别是血管手术与肝移植，全身性感染与高凝状态相关的疾病[11,14,17]。代谢性酸中毒与促红细胞生成素水平增高也有报告与NSF的发生相关[11,14,17,36]。此外，钙、铁、锌、铜与磷酸离子高水平也怀疑可提高NSF发生的危险，因为这些离子与螯合剂配体络合的亲和力高，可置换出钆离子[31,40]，或与释放的钆结合（磷酸）。然而，NSF发生过程中有辅加因素的必要性尚未明确证实[40,41]。

**4. 循环纤维细胞说**　根据这一假说，游离钆可刺激循环内的纤维细胞（正常时出现于损伤愈合部位）经不明机制移行到组织，特别是皮肤内[23, 42]。随后，受激移行过来的纤维细胞在组织发生纤维化的过程中起着重要作用[23, 42]。推测游离钆可通过转谷酰胺酶与细胞因子激活纤维细胞[42]。需要进一步研究证实这一假说。

### 临床表现

绝大多数患者NSF的症状与体征通常出现于注射GBCA后2～3个月，但也可在GBCA暴露后数日到数年后发生[14, 22]。

一般，NSF开始时累及肢体的皮肤，特别是下肢，并可进行性累及体部皮肤[5-8, 20]。初始症状与表现包括疼痛、烧灼感、瘙痒、水肿与红斑[5-8, 20]。较晚出现皮肤增厚变硬，皮肤红色或棕色斑块与巩膜的黄色斑点[5-8, 20]。随NSF的进展，可发生关节僵硬与挛缩，以及恶液质与体内器官及肌肉的纤维化[17, 20]。面部皮质一般无受累，为病变的特征[9]。

### 诊　断

NSF由临床表现，深部皮质活检与组织病理学诊断[14, 16, 20, 22]。发现产生原胶元的钆与纤维母细胞，皮肤CD-34表达阳性有助于病理诊断[34, 43]。

### 治疗与预后

目前尚无已知NSF的有效治疗方法[17, 44]。治疗或肾移植纠正肾功能损害可中止病变进展或逆转症状与体征[17, 44]。透析对NSF的治疗作用不明显[17, 44]。血液透析未能确定有预防NSF的作用，然而，近来的研究报告血液透析可保护高危患者发生NSF[20, 30]，也可使病变的严重程度减轻。虽然有报告体外光化学治疗与甲磺酸伊马替尼可改善一部分患者的临床表现，但迄今NSF还没有证实有效的医学治疗方法[17, 20, 44-46]。

NSF的进展速度不一，可从缓慢到很快[17]，病变极少自行缓解[17]。约5%的患者可见疾病暴发式进展，可在短时间内引起死亡[17]。文献报告NSF的死亡率为30%，但数据有限[11]。文献报告NSF的死亡率与血液透析的死亡率相似[12]，因而NSF确切的死亡率不能确定，因为大多数NSF的患者均接受血液透析治疗。NSF相关死亡最常见的原因包括关节运动受限继发的并发症与呼吸肌受累继发呼吸功能不全[17, 47]。

### 减小肾源性系统性纤维化危险的推荐指南

1. 高危患者在给予GBCA前应对使用GBCA的利弊认真评估[15]。不用对比剂的技术包括超声，CT或MRI平扫，只要这些技术可安全评估与诊断患者的医疗问题，就应采用这些技术[15]。但也应想到即便是CT平扫也有放射引发恶性病变的危险，因而超声与MRI平扫一般应作为最安全的替代方法。

2. 欧乃影，马根维显与Optimark不应用于急性肾病或各期慢性肾病患者、肝肾综合征患者、肝移植围手术期患者、妊娠期患者与1岁以内的儿童[15, 20]。

3. 如果认为给予高危患者GBCA对诊断十分重要，应选用未证实与NSF发生有相关性的GBCA[20]。由于其结构相对稳定，大环形GBCA，或可由胆系排出的GBCA（莫迪司与Eovist）可优先用于这些高危患者[20]。

4. 高危患者应给予可达到MR检查诊断要求的GBCA最小剂量[20]。莫迪司与Eovist的T1弛豫高，可使用低于其他GBCA标准剂量的剂量，因而具有优势[48-51]。我们日常医疗中，所有做体部增强MRI检查的患者均常规使用半剂量（0.05mmol/kg）的莫迪司。莫迪司与Eovist可采用0.05mmol/kg注射（钆喷葡胺标准剂量的半量），高危患者采用0.025mmol/kg（Eovis的标准剂量）[49, 51]。此外，GFR为15到40ml/（min·1.73 m²）之间的患者应使用1/4剂量的莫迪司，这种量的对比剂也可形成高危患者可接受的影像质量[50, 51]。18岁以下患者使用Eovist情况的数据尚不充分[51]。这些对比剂具有NSF低危险性的另一原因是有肾与胆系双重排出的特性[14]。

5. GBCA不应用于早期与中期妊娠的患者，除非母体的生存有赖于这种检查[27]。妊娠晚期患者使用GBCA有争论，使用应谨慎[27]。这些患者使用GBCA的利弊应仔细评估，如果母体的生存有赖于增强检查，应选用最稳定的GBCA并使用最低可能的剂量[20, 27]。

6. 传统高剂量钆的增强检查，如MRA，应使用高T1弛豫的GBCA（例如莫迪司），并使用合理的低剂量[20, 50]。

7. ①所有将给予GBCA的患者，理论上应检查反映肾功能的血浆肌酐水平或估计GFR（eGFR）[27]。然而，eGFR的计算并不容易，不可能每一患者均计算eGFR[20, 27]。因此，文献报告在使用除欧乃影，Optimark或马根维显外的GBCA前无需确定eGFR[20]。②肾功能随年龄增长而减弱[52]。60岁以上的人群中11% GFR低于60ml/（min·1.73 m²），而许多患者的这种状况并未不清楚[52]。因此，在MR检查前应询问患者的病史，特别是肾病史，包括孤立肾、肾移植、肾肿瘤与肾手术史，以及高血压、糖尿病等其他疾病史[28]。这些患者，或许60岁以上的患者均应确定血浆肌酐或eGFR值[28]。只要有高血压与糖尿病史的患者没有肾功能的信息，均应使用低剂量的高T1弛豫GBCA。

8.高危患者是否应做重复GBCA增强检查尚无依据。但间隔7天再次注射时应谨慎。低危患者与非危险性患者连续GBCA增强检查间隔至少48h是谨慎妥当的[20,53]。

血液透析可有效降低血清GBCA的浓度；然而血透不大可能有效清除GBCA或去除沉积于组织内的GBCA[53-55]。由于GBCA的剂量与NSF发生强烈相关，建议应在金属转移与组织内钆沉积发生之前从体内清除GBCA，因为其可能触发NSF发生[53-55]。由于NSF尚无持续有效的治疗方法，因此推荐已经血液透析并接受了GBCA的患者，注射GBCA后应立即血透，将血液透析作为潜在和预防措施[53-55]。未行血液透析患者，如果透析指征仅为MR检查则不应做血液透析，因为血液透析的患病率与死亡率高于稳定GBCA暴露后发生NSF的危险[20,53-55]。正在进行的研究提出血液透析2个紧密相连的部分（即在24h内）可能很重要，第1部分是清除了可能与游离钆再结合的游离螯合剂。

9. GBCA不应以大剂量用于CT检查，血管造影或其他X线操作中替代碘CM的对比剂[20]。

10. GBCA不能用于已患NSF的患者。

## 肾源性系统性纤维化与对比剂诱发肾病危险概率的评估

### 对比诱发肾病

CIN定义为CM暴露，特别是IBCA，但也可以是大剂量GBCA后的医源性肾功能损害[56-58]。与GBCA相比，CIN更常见于给予IBCA后，可表现为明显与剂量相关[59-61]。IBCA暴露造成的CIN为住院患者急性肾衰第3最常见的原因，位于肾灌注损伤与使用肾毒性药物之后[56-59,62]。

CIN的诊断包括3部分：①急性肾功能减退；②与CM肠外给药的时间相关；③排除其他可造成急性肾功能减退的病因[56-58]。急性肾功能减退是指血肌酐从基线水平相对增高25%及以上，或绝对值增高0.5mg/dl及以上[56-58]。80% CIN患者急性肾功能减退发生于24h以内，20%的患者在48～72h内发生[56]。最近，有作者提出应谨慎评估血肌酐增高，因为与CM使用无关患者正常状态下也可发生血肌酐的波动[63]。

CIN的病生理仍不清[64,65]。提出的机制包括肾小管毒性损伤，缺血性损伤或肾髓质灌注减低[64,65]。也

有报告碘CM的渗透压与黏滞度也与CIN的病生理有关，粘滞度越高，引发CIN的可能性越大[66]。随GFR减低，CIN的危险增高，GFR低于60ml/（min·1.73 m²）时，CIN的危险尤其高[18,56]。

IBCA的类型不同，CIN的发生率不同，最初是按IBCA的渗透压分为高渗，低渗或等渗三种[66]。使用高渗（HO）IBCA（HOCM）的CIN发生率高于低渗（LO）IBCA（LOCM）2倍[59]。由于肾毒性更高，不良反应的危险性更大，HOCM已普遍由LOCM所取代[59]。

肾功能正常的患者动脉内或静脉内使用LOCM后CIN的发生率文献报告为0.6%～2.3%[56]。肾功能减退的患者，动脉或静脉内使用LOCM后CIN的发生率文献报告分别为3%～50%与1%～21%[59,67]。文献报告LOCM动脉内给药CIN的发生率较静脉内给药高2倍[67]，这部分反映出给药方式没有严格对照，可能较静脉给药CIN的发生率更高。

肾功能正常的患者使用等渗（IO）CM后CIN的发生率与LOCM相似[59,67]，虽然一些研究显示肾功能减退患者使用IOCM后CIN的发生率低于LOCM，但其他一些研究的结果却与之相反，明显是部分受到了研究赞助人的影响。没有确切的证据表明肾功能减退患者使用IOCM较LOCM更安全[67,68]。

CIN定义为急症，但这种状况最严重的方面却是长期改变与残余肾损害。残余肾损害可见于30% CIN的患者[62]。发生肾功能损害的CIN患者3%需要透析[62]。住院的CIN患者死亡率文献报告为7%到34%之间，仅有肾功能损害的患者为15%，需要透析的患者为36%[62,69]。文献报告肾功能损害患者的1年死亡率为38%，而肾功能损害需要透析的患者为45%[62]。这些数字与NSF的死亡率相当。

也可发生GBCA诱发CIN，因为钆同样是肾毒性药物[61]，但GBCA暴露后CIN的发生率明显更低，反映出MRI检查剂量的钆较使用剂量的IBCA的肾毒性低，IBCA的使用剂量通常为GBCA的8～10倍[59-61]。因此，除上述NSF的原因外，由于CIN的原因，不应大剂量静脉使用GBCA。

### 肾源性系统性纤维化与对比剂诱发肾病的对照

NSF为高患病率，可能还是高死亡率的病变[11,15,17]。虽然大多数研究显示绝大多数NSF的患者为5期慢性肾病和（或）血液透析的患者，4期与5期慢性肾病患者及急性肾功能不全的患者发生NSF的危险性也高。虽然3期慢性肾病患者发生NSF的危险性不清，但推测危险性明显低于4期与5期慢性肾病患者[20]。另外，GFR大于

60ml/（min1.73 m²）的患者没有发生 NSF 的报告[20]。更重要的是，一定类型的 GBCA 暴露后可发生 NSF，包括欧乃影，Optimark 与马根维显[15, 20]。其他 GBCA 未能明确与 NSF 的发生相关[20]。

CIN 的患病率与死亡率也高[62]。CIN 的发生率明显高于 NSF[14, 18, 56, 59]。IBCA 暴露后，CIN 可见于所有肾功能水平的患者，包括肾功能正常的患者[56, 59, 70]。重要的是，2 期与 3 期慢性肾病的患者与急性肾功能不全的患者发生 CIN 的危险也很高[18, 28, 56]。随 GFR 的减低，CIN 的危险增高[18, 56]。使用所有类型的 IBCA 后均可发生 CIN[52, 59]。此外，现在认识到甚至是血液透析的患者，CIN 也可进一步损害肾功能，使患者的预后更差[62, 69]。

急性肾衰的患者不应使用 IBCA 以保留恢复肾功能的可能性[28]。然而，这组患者 NSF 的危险也高[28]。因此，如果必须使用 CM，这组患者应选用最低剂量的大环结构 GBCA 或高 T1 弛豫的线形结构 GBCA[28]。

给予大环结构 GBCA 与高 T1 弛豫线形 GBCA 后 NSF 的危险实际上可能不存在与之相比，2 期与 3 期慢性肾病的患者给予 IBCA 后 CIN 的危险明显更高[28, 71, 72]。与给予大环结构 GBCA 或高 T1 弛豫的线形结构 GBCA 后 NSF 的危险相比，4 期与 5 期慢性肾病的患者 CIN 的危险更高，这种患者有残留肾功能，也不做常规透析[28]。

这样，GBCA 与碘基 CM 均应谨慎应用于所有患者，特别是有肾功能损伤的患者。使用所有对比剂前均应做危险 - 受益的分析，应考虑如何将安全与正确诊断结合得最好。对 NSF 或 CIN 的关注不应妨碍在增强 CT 或 MRI 非常重要时对比剂的使用。使用与 NSF 发生无相关性的 GBCA 可最大限度减小或免除 NSF 发生的危险。运用适当的处理技术也可降低 CIN 的危险。

## 慢性毒性

尚不知道 GBCA 是否有慢性毒性。尚无确定的疾病与 GBCA 慢性中毒相关。如骨与齿状核 - 苍白球 GBCA 沉积可能属于这一类疾病[35, 36]，目前其重要性尚不清楚。也了解可发生肝脏沉积，但这种沉积的重要性也不清楚。

## 人乳喂养与钆基对比剂

关于 GBCA 乳汁分泌与胃肠道从母乳中的吸收的文献极其有限。然而一项文献复习显示了一些重要事实：①给予母体剂量的对比剂中不足 1% 分泌入母乳内；②婴儿食入的母乳中对比剂的不足 1% 可由胃肠道吸收。因此，婴儿从食入的母乳中吸收的对比剂可预估剂量极低[5]。泌乳的妇女给予高危险的对比剂后，应停止母乳喂养 24h，并且 24 小时内应排掉乳汁。给予中危与低危对比剂后，患者应与医生讨论是否需要在 24h 内排掉乳汁。由于对比剂的生物半衰期小于 120min，24h 后留存母亲体内的对比剂（假设母亲的肾功能正常）基本检测不到了[73]。

（Ersan Altun，Diego R. Martin 和 Richard C. Semelka）

## 参考文献

1. Penfield JG, Reilly RF, Jr. What nephrologists need to know about gadolinium. *Nat Clin Pract Nephrol* 3: 654–668, 2007.
2. Goncalves Neto JA, Altun E, Vaidean G, et al. Early contrast enhancement of the liver: exact description of subphases using MRI. *Magn Reson Imaging* 27: 792–800, 2009.
3. Sharma P, De Becker J, Beck GM, et al. Arterial-phase bolus-track liver examination (ABLE): optimization of liver arterial phase gadolinium enhanced MRI using centric Re-ordered 3D gradient echo and bolus track real-time imaging. *Proc Int Soc Magn Reson Med* 14: 3318, 2006.
4. Kirchin MA, Runge VM. Contrast agents for magnetic resonance imaging: safety update. *Top Magn Reson Imaging* 14: 426–435, 2003.
5. American College of Radiology Committee on Drugs and Contrast Media. *Manual on Contrast Media*, version 9. Reston, VA: American College of Radiology, 2013.
6. Cowper SE, Robin HS, Steinberg SM, et al. Scleromyxoedema-like cutaneous diseases in renal-dialysis patients. *Lancet* 356: 1000–1001, 2000.
7. Cowper SE, Su LD, Bhawan J, et al. Nephrogenic fibrosing dermopathy. *Am J Dermatopathol* 23: 383–393, 2001.
8. Daram SR, Cortese CM, Bastani B. Nephrogenic fibrosing dermopathy/nephrogenic systemic fibrosis: report of a new case with literature review. *Am J Kidney Dis* 46: 754–759, 2005.
9. Broome DR, Girguis MS, Baron PW, et al. Gadodiamide-associated nephrogenic systemic fibrosis: why radiologists should be concerned. *AJR Am J Roentgenol* 188: 586–592, 2007.
10. Grobner T. Gadolinium—a specific trigger for the development of nephrogenic fibrosing dermopathy and nephrogenic systemic fibrosis. *Nephrol Dial Transplant* 21: 1104–1108, 2006.
11. Sadowski EA, Bennett LK, Chan RM, et al. Nephrogenic systemic fibrosis: risk factors and incidence estimation. *Radiology* 243: 148–157, 2007.
12. Collidge TA, Thomson PC, Mark PB, et al. Gadolinium-enhanced MR imaging and nephrogenic systemic fibrosis: retrospective study of a renal replacement therapy cohort. *Radiology* 245: 168–175, 2007.
13. Shabana WM, Cohan RH, Ellis JH, et al. Nephrogenic systemic fibrosis: a report of 29 cases. *AJR Am J Roentgenol* 190: 736–741, 2008.
14. Lauenstein TC, Salman K, Morreira R, et al. Nephrogenic systemic fibrosis: center case review. *J Magn Reson Imaging* 26: 1190–1197, 2007.
15. US Food and Drug Administration. FDA Drug Safety Communication: new warnings for using gadolinium-based contras agents in patients with kidney dysfunction. http://www.fda.gov/Drugs/DrugSafety/ucm223966.htm (accessed August 5, 2015).
16. Thomsen HS. *ESUR Guidelines on Contrast Media*, version 9.0. European Society of Urogenital Radiology, 2014.
17. Kuo PH, Kanal E, Abu-Alfa AK, Cowper SE. Gadolinium-based MR contrast agents and nephrogenic systemic fibrosis. *Radiology* 242: 647–649, 2007.
18. Thomsen HS. Enhanced computed tomography or magnetic resonance imaging: a choice between contrast medium-induced nephropathy and nephrogenic systemic fibrosis. *Acta Radiol* 48: 593–596, 2007.
19. Galan E, Cowper SE, Bucala R. Nephrogenic systemic fibrosis (nephrogenic fibrosing dermopathy). *Curr Opin Rheumatol* 18: 614–617, 2006.
20. Thomsen HS. ESUR guideline: gadolinium-based contrast media and nephrogenic systemic fibrosis. *Eur Radiol* 17: 2692–2696, 2007.
21. Rofsky NM, Sherry DA, Lenkinski LE. Nephrogenic systemic fibrosis: a chemical perspective. *Radiology* 247: 608–612, 2008.
22. Wertman R, Altun E, Martin DR, et al. Risk of nephrogenic systemic

fibrosis: evaluation of gadolinium chelate contrast agents by four American universities. *Radiology* 248: 799–80, 2008.

23. Bucala R. Circulating fibrocytes: cellular basis for NSF. *J Am Coll Radiol* 5: 36–39, 2008.

24. National Kidney Foundation. K/DOQI clinical practice guidelines for chronic kidney disease: evaluation, classification, and stratification. *Am J Kidney Dis* 39: S46–S75, 2002.

25. Rydahl C, Thomsen HS, Marckmann P. High prevalence of nephrogenic systemic fibrosis in chronic renal failure patients exposed to gadodiamide, a gadolinium-containing magnetic resonance contrast agent. *Invest Radiol* 43: 141–144, 2008.

26. Joffe P, Thomsen HS, Meusel M. Pharmacokinetics of gadodiamide injection in patients with severe renal insufficiency and patients undergoing hemodialysis or continuous ambulatory peritoneal dialysis. *Acad Radiol* 5: 491–502, 1998.

27. Kanal E, Barkovich JA, Bell C, et al. ACR guidance document for safe MR practices: 2007. *AJR Am J Roentgenol* 188: 1–27, 2007.

28. ACR Committee on Drugs and Contrast Media. *Manual on Contrast Media*, version 6. Reston, VA: American College of Radiology, 2008; Nephrogenic systemic fibrosis, pp. 53–57.

29. Marckmann P. Nephrogenic systemic fibrosis: epidemiology update. *Curr Opin Nephrol Hypertens* 17: 315–319, 2008.

30. Prince MR, Zhang H, Morris M, et al. Incidence of nephrogenic systemic fibrosis at two large medical centers. *Radiology* 248: 807–816, 2008.

31. Lin S-P, Brown JJ. MR contrast agents: physical and pharmacologic basics. *J Magn Reson Imaging* 25: 884–899, 2007.

32. Idee J-M, Port M, Raynal I, et al. Clinical and biological consequences of transmetallation induced by contrast agents for magentic resonance imaging: a review. *Fundam Clin Pharmacol* 20: 563–576, 2006.

33. Gibby WA, Gibby KA, Gibby WA. Comparison of Gd DTPA-BMA (Omniscan) versus Gd HP-DO3A (ProHance) retention in human bone tissue by inductively coupled plasma atomic emission spectroscopy. *Invest Radiol* 39: 138–142, 2004.

34. High WA, Ayers RA, Chandler J, et al. Gadolinium is detectable within the tissue of patients with nephrogenic systemic fibrosis. *J Am Acad Dermatol* 56: 21–26, 2007.

35. Kanda T, Ishii K, Kawaguchi H, et al. High signal intensity in the dentate nucleus and globus pallidus on unenhanced T1-weighted MR images: relationship with increasing cumulative dose of a gadolinium-based contrast material. *Radiology* 270: 834–841, 2014.

36. Kanda T, Osawa M, Oba H, et al. High signal intensity in dentate nucleus on unenhanced T1-weighted MR images: association with linear versus macrocyclic gadolinium chelate administration. *Radiology* 275: 803–809, 2015.

37. Morcos SK. Extracellular gadolinium contrast agents: differences in stability. *Eur J Radiol* 66: 175–179, 2008.

38. Thomsen HS. Nephrogenic systemic fibrosis: a serious late adverse reaction to gadodiamide. *Eur Radiol* 16: 2619–2621, 2006.

39. Colletti PM. Nephrogenic systemic fibrosis and gadolinium: a perfect storm. *AJR Am J Rontgenol* 191: 1150–1153, 2008.

40. Grobner T, Prischl FC. Patient characteristics and risk factors for nephrogenic systemic fibrosis for gadolinium exposure. *Semin Dial* 21: 135–139, 2008.

41. Altun E, Semelka RC, Cakit C. Nephrogenic systemic fibrosis and management of high risk patients. *Acta Radiol* 16, 897–905, 2009.

42. Parsons AC, Yosipovitch G, Sheehan DJ, et al. Transglutaminases: the missing link in nephrogenic systemic fibrosis. *Am J Dermatopathol* 29: 433–436, 2007.

43. Kucher C, Xu X, Pasha T, Elenitsas R. Histopathologic comparison of nephrogenic fibrosing dermopathy and scleromyxedema. *J Cutan Pathol* 32: 484–490, 2005.

44. Nainani N, Panesar M. Nephrogenic systemic fibrosis. *Am J Nephrol* 29: 1–9, 2008.

45. Mathur K, Morris S, Deighan C, et al. Extracorporeal photopheresis improves nephrogenic fibrosing dermopathy/nephrogenic systemic fibrosis: three case reports and review of literature. *J Clin Apher* 23: 144–150, 2008.

46. Kay J, High WA. Imatinib mesylate treatment of nephrogenic systemic fibrosis. *Arthritis Rheum* 58: 2543–2548; 2008.

47. Evenepoel P, Zeegers M, Segaert S, et al. Nephrogenic fibrosing dermopathy: a novel, disabling disorder in patients with renal failure. *Nephrol Dial Transplant* 19: 469–473, 2004.

48. Prokop M, Schneider G, Vanzulli A, et al. Contrast-enhanced MR angiography of the renal arteries: blinded multicenter crossover comparison of gadobenate dimeglumine and gadopentate dimeglumine. *Radiology* 234: 399–408, 2005.

49. Schneider G, Maas R, Schultze Kool L, et al. Low-dose gadobenate dimeglumine versus standard dose gadopentetate dimeglumine for contrast-enhanced magnetic resonance imaging of the liver: an intraindividual crossover comparison. *Invest Radiol* 38: 85–94, 2003.

50. De Campos RO, Heredia V, Ramalho M, et al. Quarter-dose (0.025mmol/kg) gadobenate dimeglumine for abdominal MRI in patients at risk for nephrogenic systemic fibrosis: preliminary observations. *AJR Am J Roentgenol* 196: 545–552, 2011.

51. Ramalho M, AlObaidy M, Busireddy KK, et al. Quantitative and qualitative comparison of 0.025mmol/kg gadobenate dimeglumine for abdominal MRI at 1.5T and 3T in patients with low estimated glomerular filtration rate. *Eur J Radiol* 84: 26–32, 2015.

52. Coresh J, Astor BC, Greene T, et al. Prevalence of chronic kidney disease and decreased kidney function in the adult US population: Third National Health and Nutrition Examination Survey. *Am J Kidney Dis* 41: 1–12, 2003.

53. Shellock FG, Spinazzi A. MRI safety update 2008: part 1, MRI contrast agents and nephrogenic systemic fibrosis. *AJR Am J Roentgenol* 191: 1–11, 2008.

54. Saab G, Abu-Alfa A. Will dialysis prevent the development of nephrogenic systemic fibrosis after gadolinium-based contrast administration? *AJR Am J Roentgenol* 189: W169, 2007.

55. Broome DR, Cottrell AC, Kanal E. Response to "Will dialysis prevent the deveopment of nephrogenic systemic fibrosis after gadolinium-based contrast administration?". *AJR Am J Roentgenol* 189: W234–W235, 2007.

56. Mehran R, Nikolsky E. Contrast-induced nephropathy: definition, epidemiology, and patients at risk. *Kidney Int* 69: S11–S15, 2006.

57. Gleeson TG, Bulugahapatiya S. Contrast-induced nephropathy. *AJR Am J Roentgenol* 183: 1673–1689, 2004.

58. Murphy SW, Barrett BJ, Parfrey PS. Contrast nephropathy. *J Am Soc Nephrol* 11: 177–182, 2000.

59. Solomon R, Biguori C, Bettmann M. Selection of contrast media. *Kidney Int* 69: S39–S45, 2006.

60. Tombach B, Bremer C, Reimer P, et al. Using highly concentrated gadobutrol as an MR contrast agent in patients also requiring hemodialysis: safety and dialysability. *AJR Am J Roentgenol* 178: 105–109, 2002.

61. Ergun I, Keven K, Uruc I, et al. The safety of gadolinium in patiens with stage 3 and 4 renal failure. *Nephrol Dial Transplant* 21: 697–700, 2006.

62. McCullough P, Adam A, Becker CR, et al. Epidemiology and prognostic implications of contrast-induced nephropathy. *Am J Cardiol* 98: 5K–13K, 2006.

63. Bruce RJ, Djamali A, Shinki K, et al. Background fluctuation of kidney function versus contrast-induced nephrotoxicity. *AJR Am J Roentgenol* 192: 711–718, 2009.

64. Perrson PB, Tepel M. Contrast medium-induced nephropathy: the pathophysiology. *Kidney Int* 69: S8–S10, 2006.

65. Persson PB, Hansell P, Liss P. Pathophysiology of contrast medium-induced nephropathy. *Kidney Int* 68: 14–22, 2005.

66. Katzberg RW, Haller C. Contrast-induced nephrotoxicity: clinical landscape. *Kidney Int* 69: S3–S7, 2006.

67. Katzberg RW, Barrett BJ. Risk of iodinated contrast material-induced nephropathy with intravenous administration. *Radiology* 243: 622–628, 2007.

68. Thomsen HS, Morcos SK, Erley C, et al. The ACTIVE trial: comparison of the effects on renal function of iomeprol-400 and iodixanol-320 in patients with chronic kidney disease undergoing abdominal computed tomography. *Invest Radiol* 43: 170–178, 2008.

69. Levy EM, Viscoli CM, Horwitz RI. The effect of acute renal failure on mortality. A cohort analysis. *JAMA* 275: 1489–1494, 1996.

70. Cheruvu B, Henning K, Mulligan J, et al. Iodixanol: risk of subsequent contrast nephropathy in cancer patients with underlying renal insufficiency undergoing diagnostic computed tomography examinations. *J Comput Assist Tomogr* 31: 493–498, 2007.

71. Altun E, Martin DR, Wertman R, et al. Nephrogenic systemic fibrosis: change in incidence following a switch in gadolinium agents and adoption of a gadolinium policy—report from two U.S. universities. *Radiology* 253: 689–696, 2009.

72. Halvorsen RA. Which study when? Iodinated contrast-enhanced CT versus gadolinium-enhanced MR imaging. *Radiology* 249: 9–15, 2008.

73. Bettmann MA. Frequently asked questions: iodinated contrast agents. *Radiographics* 24(Suppl 1): S3–S1, 2004.

# 第二十章　磁共振－正电子发射体层

## 前　言

磁共振（MR）－正电子发射体层（PET）的出现，是继PET－计算机体层（CT）完成后合符合乎逻辑的再进一步。两种影像方法的基础，均为将空间分辨率相对低的PET功能信息叠加于高空间分辨率的断层技术，如CT或MR影像（MRI）之上。

PET-CT的成功激发了人们对在这种一体化扫描中用MR取代CT的兴趣[1,2]。自从问世以来，融合的PET-CT改变了PET的临床实践。整合在影像内CT提供的解剖定位与形态特征，大大提高了诊断的正确性。基于设备硬件实现了两种影像方法配准，PET-CT的优势使之基本取代了仅做PET扫描的临床常规，并大大扩展了在临床与研究方面的应用。PET-CT的主要缺点是结合了CT的X线辐射与PET放射衰减的γ射线辐射。

MRI也可提供解剖标志，由于MR数据可同步采集，MRI解剖可更好地与PET图像配准。PET-CT包括由一个共用检查床及计算机控制台链接在一起的2个硬件设备；因而数据是顺次采集而非同步采集的。这种时间上的不匹配可出现由患者活动或呼吸造成的伪影。相对于CT，MR的另一主要优势在于其固有的更高的软组织对比分辨率与更高的安全性。MRI不使用电离辐射，这对于需要多次随访或年轻患者的影像检查非常有益。MRI的特殊技术（扩散成像，波谱）及细胞特异性对比剂可提供组织功能的定量信息。然而，从PET-CT到MR-PET的转换并不简单：PET-CT的临床价值已牢固确立，文献发表众多，临床应用广泛[3-6]，用一种更昂贵的影像设备替换原有已很昂贵的影像设备，不得不考虑财务问题。此外，完全整合的PET-MRI系统的研发在技术上也是挑战，需要对PET部分与MR磁场做重大调整改变。

## 磁共振磁场环境内的光电倍增管

迄今，标准PET读出技术（PET闪烁探测器的电子器件）并不适于MR，因为磁场对主要为光电倍增管的PET扫描器极其敏感[7]。与CT不同，MR数据并不能即刻用于衰减校正（AC）[8-10]。使整合于PET成像中的光电倍增管与MR系统之间相容尤其具有挑战性，MRI扫描仪必须与PET适配相容，以便可同步采集数据，而射频信号，MRI梯度与PET电子信号之间没有相互干扰[11]。目前 Biograph mMR（西门子医疗，埃朗根，德国）提供了解决方案。在这一系统中，PET探测器与电子元件安装在3 T MR系统的单一扫描框架内。光电倍增管由硅酸镥，所谓雪崩光电二极管所替代，其优点是仅对磁场的均匀性有极小干扰。下一代PET-MRI扫描仪以硅光电倍增管PET探测器为基础，较雪崩光电二管具有更好的工作特性，可做时间飞跃成像[12]。系统设计可同步采集PET与MR数据[13-15]。MR-PET一体化系统的第二个设计采用顺序采集方式（Ingenuity TF MR-PET，菲利浦，艾恩德霍芬，荷兰）。PET与MRI数据采集的时间分离，牺牲掉了MR-PET同步采集的最大优势，可能导致更明显的配准误差。

MR-PET同步测量采集被认为是最大的优势，可使两种方法实现空间与时间的高度配准；然而，在实际应用中完全实现这种优势仍具有挑战性，尤其是腹部影像检查。PET与MRI同步采集可提供丰富的互补性解剖，生理与分子信息，而扫描时间较分别采集明显缩短[16]。

## 磁共振数据对正电子发射体层数据的衰减校正

作为可定量的PET影像，重建数据需要对γ光子衰减进行校正。除提供解剖数据以补充氟脱氧葡萄糖（FDG）-PET的代谢数据外，PET-CT的CT部分还用于发射数据的衰减校正（AC）。CT影像提供了电子密度数据，根据这一数据可容易生成衰减校正的PET影像。集成的PET-MR系统不可能直接测量线性衰减系数。MR信息必需转换为线性衰减系数，然而由于MR信号反映的是光子的密度而非光子的衰减，这种转换非常不容易。由于MR不提供电离辐射的衰减分布图，MR−PET系统内的PET数据不能成为AC的对象，而AC是使PET数据成为定量影像唯一措施。标准摄取值（SUV）或放射示踪动态的定量评估需要AC。

一体化MR–PET缺乏传输源[17, 18]，这更多为缺点而非益处。目前基于MR的衰减算法是基于一个专用MRI序列与随后的分段算法以生成除骨外的3个或4个组织类别[19]。3段模型包括气体、软组织与肺[17, 20]，而4段模型为气体、软组织（肌肉与实性器官）、脂肪与肺[9]。这些模型的依据分别是T1加权多站扰相梯度回波（GE）与T1加权2点Dixon序列。基于分段技术的优点在于使用患者自己的影像数据进行AC。目前，同步采集的Biograph mMR一体化扫描仪采用的是4段模型。

Dixon序列直接根据MRI信号强度将人体分为4种不同组织类型（图20.1）。随后将这些组织根据已知密度设置为相应的线性系数。矿化的骨线性衰减系数较软组织更高，为511 keV光子，但基于Dixon的MR衰减法中没有骨。骨皮质的横向弛豫率较软组织明显更高，因而传统MR序列中生成的任何信号在采样前均消失殆尽。结果是基于Dixon的AC法不考虑皮质骨，对骨病变的效用较低[21]。

基于Dixon技术最终生成4个序列：同相位、反相位、脂像与水像。全部4种影像结合形成μ图，用于AC。

Dixon序列为一自由呼吸20s扫描时间的序列，于PET扫描开始后的第1个20s采集。基于MRI的AC对腹部与盆腔病例分析的改变程度尚不清楚，但PET–MR与PET–CT对照研究的初步结果提示FDG–PET对病变的检出没有受到明显影响。提出可选择的算法包括基于图解法[22]，骨导出超快速MR序列[23]，或CT信息共同配

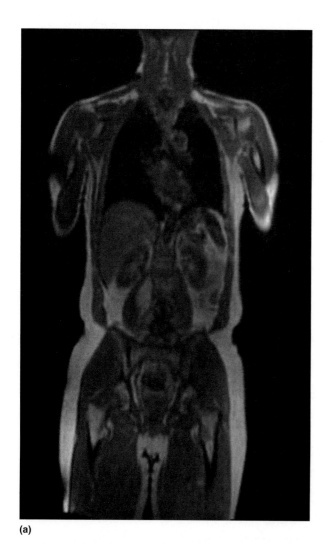

(a)

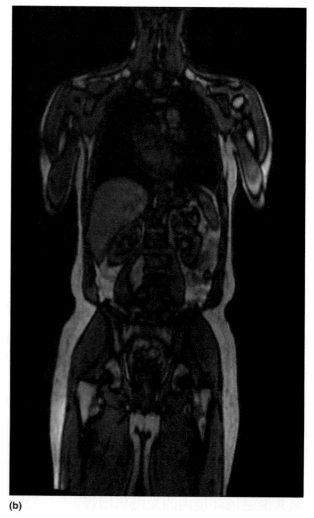

(b)

**图20.1** 基于MRI的软组织AC。AC序列的4幅2点Dixon影像，包括同相位（a），反相位（b），脂像（c）与水像（d）序列，μ图（e）与全身PET扫描（f）。生成的μ图提供了水/脂分离影像，作为可用于PET衰减图的软组织分段依据。最后形成的衰减校正全身PET扫描（f）。

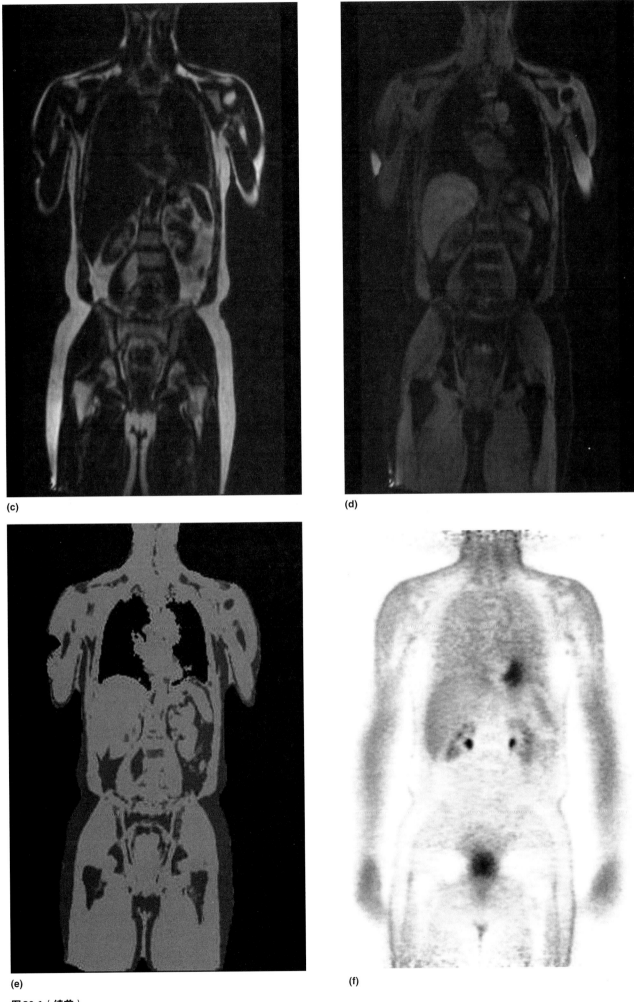

(c)

(d)

(e)

(f)

**图20.1**（续前）

准法[24]；但迄今尚无一种方法应用于常规 MR-PET。在 MR-PET 的定量 PET 影像成为可重复性好的影像之前，AC 尚需进一步改进[25]。

## 运动校准

整合的 MR-PET 系统实现可预期的效益需要设备适于叠加影像数据，需要示踪剂摄取组织与 MR 影像的解剖细节正确相关[26]。PET 与 MRI 同步采集并不能保证在所有情况下均可避免配准误差，特别是影像检查区域有呼吸运动时。由于脑为固定结构，脑的影像融合就相对直接（即仅需旋转与转换），没有呼吸相关或心搏相关伪影。影像融合最大的挑战区域为非固定结构（即形态可改变）的区域，即有生理运动的部位，如胸部、腹部与较小程度的盆腔，盆腔结构于呼吸周期中相对静止[27-29]。正在研制配准软件，但尚未获得在胸部与腹部应用的满意结果[30]。PET 与 MR 影像软件融合受到一些限制与挑战，如部分容积效应，MR 与 PET 不同的空间分辨率与非固定结构的生理性活动。

自由呼吸 PET 数据采集为 PET-CT 与 MR-PET 全身检查的标准方法。历史上，自由呼吸采集并不适于胸部与上腹部 MR 序列扫描，因其对运动敏感。近 20 年来，体部 MR 的发展趋势是单次激发或屏气序列，以尽量减小运动的影响。T2 加权序列可以自由呼吸方式采集，使用单次激发序列，如半傅里叶单次激发扰相自旋回波（HASTE）可获得可接受的影像质量；然而可有层面间不可预期的配准误差。其他可以自由呼吸方式采集并且影像质量可接受的序列包括自由呼吸短 τ 反转恢复（STIR）与扩散加权成像（DWI），但也可出现不能预期的层间配准误差。将自由呼吸的 PET 数据与呼气末静止期屏气 MR 采集的数据配对（相当于 PET-CT 采集）可能是一种解决方案，如 PET-CT 所显示的结果仅有极小配准误差。这一方案可采用屏气序列完成，如 T1 加权三维（3D）容积内插屏气 GE 序列（VIBE）与 T2 加权与扩散加权成像。呼吸门控或膈肌导航 T1 加权序列也已用于临床，但在腹部或全身成像的应用常受限，因为这些序列需要过长的采集时间，使检查总体时间大大延长[31-33]。

另外的方法是使用呼吸门控采集 PET 数据[34-37]。然而这种方式运动校正生成的最终影像仅使用了可用数据总体的一部分进行重建。影像的最终结果，或是信噪比减低，或是需要非常长的采集时间以补偿计数与影像

质量，造成这种方法用于全身成像效率低下[21]。

## 磁共振－正电子发射体层工作流的效率

MR-PET 的一项特殊挑战是研发理想的工作流。从临床与患者的角度出发，均应强调全身 MR-PET 影像与序列的优化。全身 MR-PET 应足够快才可与 PET-CT 竞争，提供较 PET-CT 或单独 MRI 检查更多的额外临床价值，而 PET-CT 检查通常需要 20min[21]。

由于一系列的原因，MR-PET 扫描需要较 PET-CT 更长的时间。需要将线圈放置于 MR 检查部位，患者在检查床上的摆位时间更长，MR 扫描序列的持续时间也更长。此外，MRI 较 CT 需要更长时间采集多种不同数据。这种采集多种不同类型的数据的倾向一般认为是 MR 检查的过度应用。虽然在许多时候这是 MR 优于 CT 的最大优势之一，但其代价是冗长的检查时间。一般来说，CT 与 PET-CT 为一站式检查，没有更多可变的影像参数[3]。

尽管诊断 MRI 一般可调整影像参数，一种特殊设计的可调整影像参数已推荐临床应用，为的是使采集尽量快而不损害高度正确诊断要求的影像质量。MR-PET 参数缩短调整的另一重要方面是提高扫描效率，从而获得长期的经济可行性。

不同设计与不同类型的 MR-PET 设备影像参数与工作流不同。同步采集的 MR-PET 系统，给定床位的 PET 与 MRI 的影像采集可同步进行。顺次采集的设备，MRI 扫描可在 PET 数据采集前或采集后进行。重要的是注意同步采集 MR-PET 系统，依据序列的类型，一些序列必须与 PET 数据采集分开进行，因为一些 MRI 序列需要屏气以避免 MRI 采集时的运动伪影，特别是上腹部与胸部的检查[39]。

在广大范围内，目前尚无广泛接受的 MR-PET 标准参数，这也反映了这种一体化方法的创新性[26, 40-42]。对于特殊疾病病变，扫描参数更应调整。例如，肝脏影像检查时，采集动态影像就十分重要，因为肝脏病变的定性与检出 MRI 检查均优于单做 CT 或 PET 检查[38]。

虽然大多数不同器官的扫描参数最初与仅做 MRI 检查的标准参数相似，但必须确定哪些 MRI 参数可浓缩，形成"最小需要"参数，使反映出附加 PET 数据的诊断结果最大化[43]。同样，先进的 MRI 技术，如 MR 波谱、DWI、灌注成像与功能 MR 影像也可提供相关诊断信息；然而无法用于全身影像检查。特殊的影像序列可仅限于器官或部

分体部应用，从这些影像参数中获取最大效益[38,44]。

　　全身检查可用5床位方式扫描，覆盖头部、颈、胸部、腹壁与盆腔到大腿。每一床位典型需要3～4min行PET部分采集，形成15～20min的全身检查PET数据采集时间。由于PET采集时间的严格限制，每一床位仅能进行2个，最多3个MR序列采集。如果行正常诊断，且为简化的采集，全身MR扫描需要60～90min以覆盖所有检查区域，并且MR序列扫描范围充分[38]。

　　优化后的脉冲序列必须能提供至少与低剂量CT平扫相同的信息。通常采用的3D T1加权2点Dixon可做到这一点，该序列每一床位每一影像组采集需要约20s。事实上，脂肪抑制T1加权影像看上去与CT平扫影像十分相似，而最大的不同表现在于骨皮质在MRI上呈极低信号，而在CT上呈极高密度。AC与解剖定位仅采用Dixon序列可迅速完成检查，堪比PET-CT[45]。一项研究对照了MR-PET与PET-CT的诊断检查，采用短检查时间（＜20min），AC与解剖定位均采用Dixon序列[45]，结果显示在病变的检出方面MR-PET与PET-CT的可靠程度相当，差异无显著性。病变及背景对示踪剂的摄取MR-PET与CT-PET的相关性好。Jeong等的一项随访研究[46]对照了一体化MR-PET Dixon序列与对比剂增强PET-CT对肿瘤患者PET阳性病变的显示。MR-PET与对比剂增强PET-CT PET显示阳性病变SUV值的相关性好；但Dixon影像提供的解剖信息少于PET-CT影像，提示应做另外的MR序列扫描以补充解剖信息。

　　我们的MR-PET工作流，目前采用全身MR平扫，包括Dixon序列、放射填充T1加权3D-GE、STIR、与触发T2加权BLADE或HASTE序列。根据感兴趣区的不同，在全身采集后依临床指征行基于器官参数的详细扫描，通常包括注射钆基对比剂，需要在整体检查时间上再增加10～15min。全身PET与MR数据同步采集后，我们将患者分为两种类型的扫描参数：盆腔参数与非盆腔参数。盆腔恶性病变的患者，详细的盆腔扫描参数包括高分辨率T2加权扰相自旋回波（TSE）扫描（图20.2）。在我们医疗机构内，更多采用各向同性的序列（T2-SPACE），可采集不同方向平面的影像而保持影像质量相同。通常行T1加权VIBE平扫与增强后扫描及扩散加权成像。此外，直肠或肛管癌的患者，行增强后肝脏T1加权VIBE扫描与增强间质期放射填充3D-GE序列扫描评估肝脏。非盆腔参数将注意力典型集中于上腹部并辅以全身参数扫描，包括同相位与反相位，扩散加权与VIBE动态增

强及增强间质期放射填充3D-GE成像，以使其诊断效益最大化（图20.3）。MR胰胆管成像（MRCP）通常采用厚块重T2加权HASTE序列采集，采集时间约7s，而3D MRCP扫描需要12～15min。

　　常规临床检查可能不需要全身DWI，但对于某些疾病可能是必要的，如淋巴瘤或多发骨髓瘤。除STIR或脂肪抑制T2加权序列之外，采用全身T1加权TSE序列可有益于发现骨转移。然而，在设计MR-PET参数时，所有床位的额外序列可造成检查时间明显延长（25～30min），严重影响工作流。儿科患者为一特殊群体，MR-PET的扫描参数应尽可能简单以满足患者的耐受性。最好采用呼吸导航T2加权和（或）DWI与自由呼吸T1加权放射填充技术，如放射填充3D-GE，特别是胸部与上腹部检查，因为这些序列对运动耐受好，而在PET采集期间可能需要在自由呼吸状态下采集。

　　我们根据PET数据是在自由呼吸状态下采集的而许多MR序列为屏气扫描的事实进行MR与PET的数据融合；我们采用一项非合作的新型呼吸平均MR序列实现数据融合，以达到正确融合的目的[38]。为改进MR与PET间的融合，我们更多选择自由呼吸技术的MR序列，通过使用放射填充k-空间数据，如T1加权放射填充3D-GE（图20.4）形成高质量影像，也使用呼吸导航/触发，如T2加权回波链自旋回波，STIR或扩散加权成像技术。Rakheja等[47]的研究显示采用T1加权放射填充3D-GE与导航T2加权与扩散加权序列较PET-CT影像的空间配准更为正确。

# 与正电子发射体层-计算机体层对照与体部应用的初步临床经验

## 临床应用

　　促进PET-MRI临床应用的动力来自PET-CT的应用经验与限度，而PET-CT目前为PET检查的标准平台。体部影像检查MR-PET可能主要应用于成人与儿童肿瘤的诊断，在这方面PET-CT的诊断已然确立。从工作流与患者流动管理层面看，MR-PET提供了一个前瞻性的额外检查。然而，哪些患者适于这项新的复合性检查尚无评估。当然，一些患者可从这种新型方法中获益，如需要多次随访的儿童或青年患者，例如霍奇金病、多发骨髓瘤、恶性黑色素瘤、白血病（图20.4）或肉瘤患者，

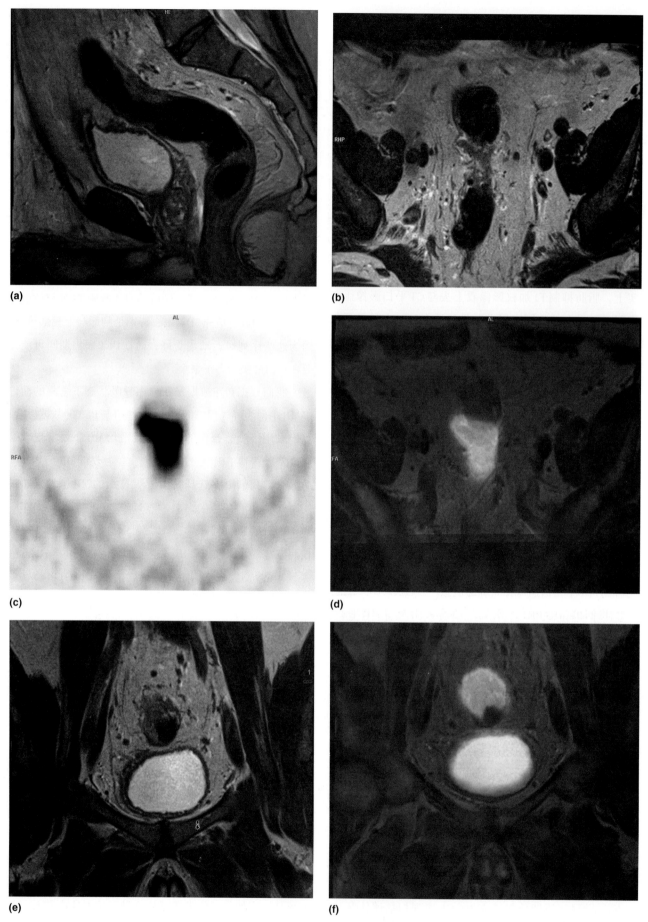

**图20.2　直肠乙状结肠癌。**直肠乙状结肠癌患者矢状（a）与横轴位（b）高分辨率T2加权TSE，FDG PET（c）一体化MR-PET（d），冠状高分辨率T2加权FSE（e）与冠状一体化MR-PET（f）影像。可见直肠乙状结肠结合部肠壁节段性不规则环形增厚，高分辨率T2WI上呈轻度信号增高（a，b，e），明显FDG摄取（c，d，f）。插图中图（d）与（f）请参阅彩页20.1中的彩图。

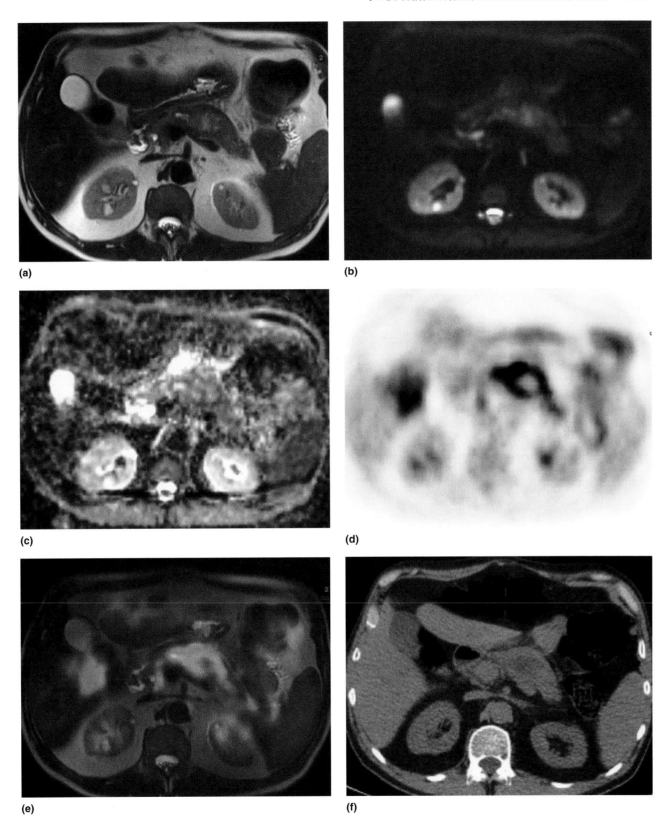

**图20.3　胰腺黏液性囊腺癌**。T2加权单次激发自旋回波（SS-ETSE）（a），扩散加权（b），表观扩散系数（ADC）图（c），FDG PET（d）与一体化MR-PET（e）影像，为MR-PET检查的一部分。CT平扫（f）。可见一界限清楚的病变累及胰体与胰尾结合部，呈轻度不均匀T2（a）与DWI（b）高信号，伴中央囊性/坏死性改变，ADC图上病变周边信号减低（c）。病变周围FDG摄取明显增高伴中央乏光子区（d,e），相应于T2WI上的囊变/坏死区。CT平扫病变示轻度不均匀低密度，相应于中央囊变/坏死区。插图中的图（e）请参阅彩页20.2。

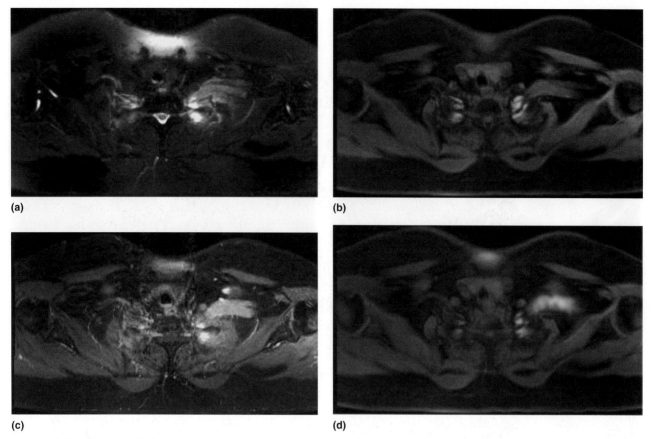

(a)

(b)

(c)

(d)

**图20.4** 急性髓样白血病患者臂丛白血病浸润。横轴位脂肪抑制呼吸触发SS-ETSE(a)，横轴位脂肪抑制自由呼吸放射填充3D-GE平扫（b）与增强后扫描（c）与脂肪抑制放射填充3D-GE平扫MR-PET融合影像（d）。可见白血病累及左侧臂丛神经，表现为T2高信号（a）钆增强后明显强化（c）。可见高摄取（d）。附图中图（d）的彩版请参阅彩页20.3。

需要尽力减少电离辐射的暴露。总剂量可明显减低，因为解剖影像无需辐射。其他应用领域，如神经、心血管疾病与制订治疗计划以及治疗反应的监测正在进行初步评估。目前确定MR-PET应用于肿瘤影像的研究集中于个体间与PET-CT的前瞻性对照[26]。初步结果很令人鼓舞，一些研究报告提出了MR-PET的一些优势，但几乎所有研究均显示与PET-CT的诊断效能至少相同。由于序列多样，并可改进体部不同部位的对比，MRI较CT更为灵活。一般来说，评估肝脏小结节，淋巴结（图20.5）与腹膜种植MR-PET优于PET-CT。另一方面，在评估肺小结节，特别是非常小的结节（<4mm），靠近心脏的结节，MRI的效能较差。

## 普通肿瘤学

PET-CT是日常肿瘤学检查的主要方法，自PET-CT成为肿瘤学影像检查的主要应用方法以来，MR-PET的初步研究主要集中于在这一领域内可能的优势。许多作者将PET-CT作为参考标准设置MR-PET的标准基点，这样，前期的研究在一定程度上将注意力放在了MRI明显优于CT的应用上。在本节，将讨论的应用包括肝脏、胰腺、盆腔恶性病变或头颈部影像，这些应用均受益于MRI极好的软组织对比[48]。

根据最新MR-PET的临床应用普及程度，能获得的有关临床选择适应证MR-PET诊断应用的数据仍然有限[45,49-52]。这些研究总体病变的检出率显示有高相关性，包括PET-CT及MR-PET对PET阳性病变的检出[45,49-52]。PET-CT与MR-PET相比，一些研究显示病变活动性的定量MR-PET的SUV值较低，这种差异的原因可能来自研究设计：在所有的对照性研究中，总是先行PET-CT检查，随后再做MR-PET。因此，示踪剂随时间的代谢与生物学分布变化可影响病变的定量。错误的另一可能原因为基于MR的AC[53]。然而，Al-Nabhani等最近的一项研究[54]显示MR-PET与PET-CT之间定性与定量的差异无显著性。他们还进一步观察到MRI在头颈部，盆

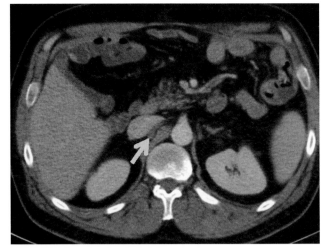

(a)

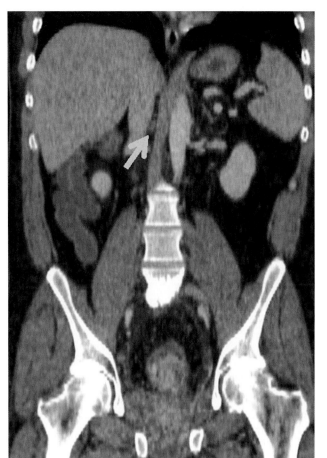

(b)

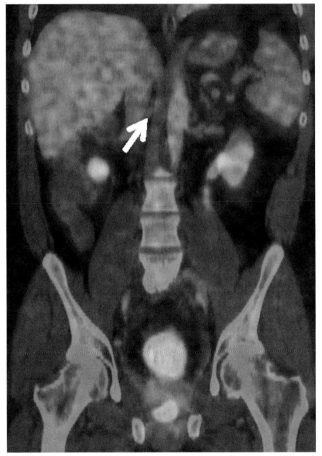

(c)

**图20.5** PET–CT检查轴位（a）与冠状重组（b）对比剂增强CT，PET–CT融合影像（c）。冠状STIR（d），一体化MR–PET（e）与横轴位ADC图（f）。可见一小淋巴结于STIR影像上显示清楚（箭头，d），在增强CT影像上显示为良性大小外形特征（箭头，a，b）。该淋巴结未显示明显的FDG摄取（箭头，c，e）；然而在ADC图上显示扩散受限（箭头，f）。病理证实为淋巴结转移。图（c）与（e）的彩版请参阅彩页20.4。

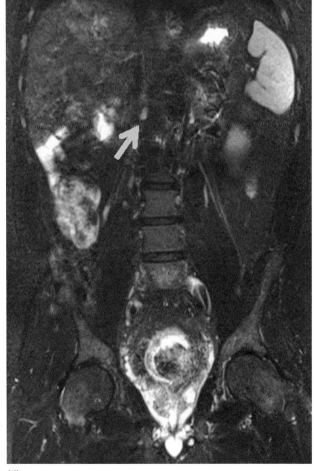

(d)

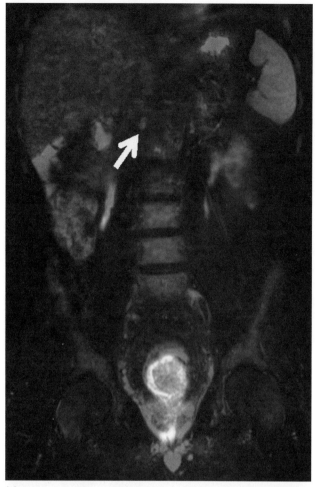

**(e)**

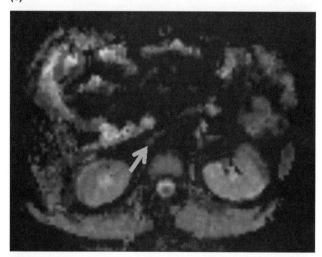

**(f)**

**图20.5（续前）**

腔与直结肠癌方面更好的软组织分辨率与CT在肺与纵隔结节病变的良好分辨率，提示将来在这些部位两种方法应选择性应用。

在计划选择MR–PET取代PET–CT做全身病变分期

时，必须要解决肺转移瘤的检出问题，因为众所周知，肺内病变MRI检出的敏感性低于CT。针对MR–PET肺结节的检出已有研究[55]。采用PET与自由呼吸T1加权放射填充3D-GE同步采集，肺结节的检出与PET–CT相当。共检出69个结节，包括45个FDG高摄取的病变。MR–PET全部结节检出的敏感性为70.3%，FDG高摄取结节为95.6%，直径 ≥ 0.5cm的结节为88.6%。PET–CT与MR–PET肺结节SUV定量数据的相关性极高（$r = 0.96$，$p < 0.001$）。

也有MR–PET与PET–CT肺癌分期直接对照的研究报告（图20.6），大多数为非小细胞肺癌。但大多数研究的样本小而意义有限[56-58]。Schwenzer等[56]报告10例肺癌患者的PET–CT与MR–PET病变检出与定性的结果，大多数患者两种方法结果相似。

最近一项PET–CT与MR–PET的对照研究显示了全身MR–PET对肿瘤病变检查的效用（图20.7）[54]。在这项研究中，病变解剖定位诊断的信心与一致性MR–PET与PET–CT之间差异无显著性。研究中50例患者共确认227个示踪剂高摄取病变，10%的病变MR–PET改进了局部分期，MR–PET影像的校准更好。Heusch等的另一项研究[59]对连续73例证实的不同组织类型原发性实性恶性肿瘤进行了常规FDG PET–CT扫描后的评估。他们发现，实性肿瘤患者FDG PET–CT与FDG MR–PET的TNM分期诊断正确性相同。FDG PET–CT与FDG MR–PET的T分期正确性分别为82%与74%，N分期分别为82%与84%，M分期分别为76%与83%；PET–CT的敏感性、特别度、阳性预期值、阴性预期值与诊断正确性分别为65%、94%、79%、89%与87%，MR–PET分别为63%、94%、80%、87%与85%。

Catalano等的一项研究[60]对照了联合MR–PET与联合PET–CT对临床的影响。研究纳入了134例癌症患者，结果显示2/134例患者PET–CT的检查结果对临床处理有影响而MR–PET没有影响，24/134例患者MR–PET检查结果对临床处理有影响而PET–CT没有影响。

为获取MR–PET诊断肝脏与胰腺恶性病变最大效益，上述全身的一般参数应补充到腹部特殊序列联合应用（见前述）。为评价肝转移瘤，对回顾性MR–PET融合影像进行了研究，结果令人满意。在一项70例患者的研究中，Beiderwellen等[61]评价了全身参数MR–PET对肝脏病变的显示与定性相对于PET–CT的价值。他们的结论认为MR–PET，即便是采用全身方法采集，病变的清

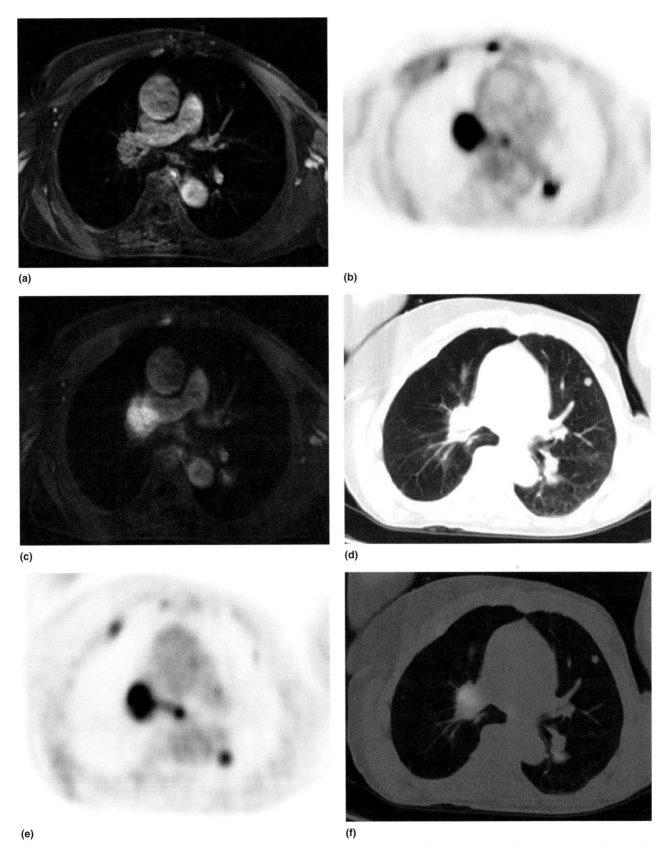

**图20.6 右肺癌。**肺癌患者，钆增强后T1加权脂肪抑制3D-GE(a),FDG PET(b)与一体化MR-PET(c)影像，为MR-PET检查的一部分。CT(d),FDG PET(e)与一体化PET-CT(f)影像，为PET-CT检查的一部分。可见右侧肺门旁肿瘤，示高强化(a)与FDG摄取(b,c)。右侧肋骨可见小强化病变，由于组织对比高，MR影像显示更明显。可见一些小淋巴结，位于右侧内乳血管旁，食管旁与左下肺门，大小测量值为非恶性范围。左上肺结节CT显示更清楚(d)，但MRI也可观察到(a)。注意MR-PET检查中PET影像未显示病变，是扫描平面水平轻度改变所致。图(c)与(f)的彩色版请参阅书末彩图20.5。

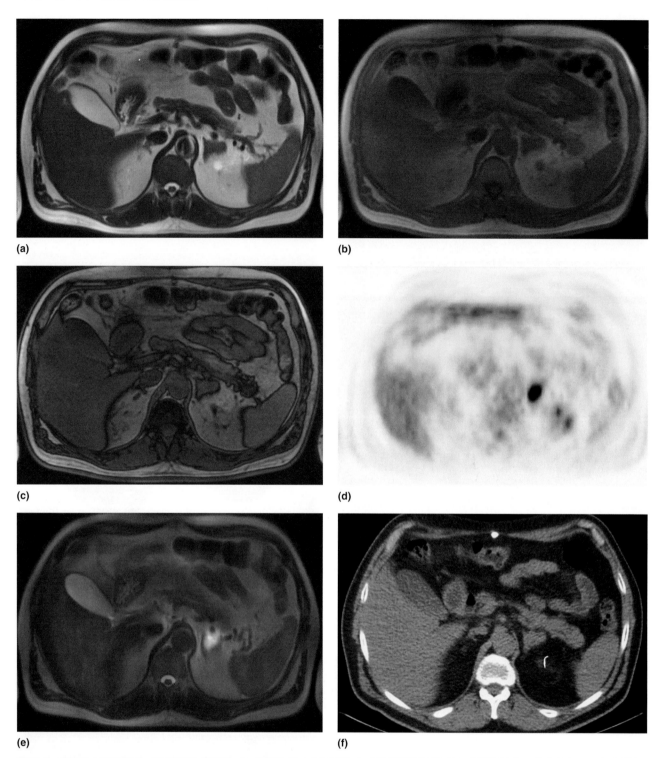

(a)

(b)

(c)

(d)

(e)

(f)

**图20.7** **左侧肾上腺转移瘤。** T2加权SS-ETSE（a），同相位（b）与反相位（c）T1加权扰相GE，FDG PET（d）与一体化MR-PET（e）影像，为MR-PET检查的一部分。CT平扫（f）。可见左侧肾上腺体部界限清楚的结节，呈T2等信号（a），T1等信号（b,c），反相位信号无衰减（c）。结节呈FDG高摄取（d，e）。CT平扫（f）结节也显示良好。图（e）的彩色版请参阅书末彩图20.6。

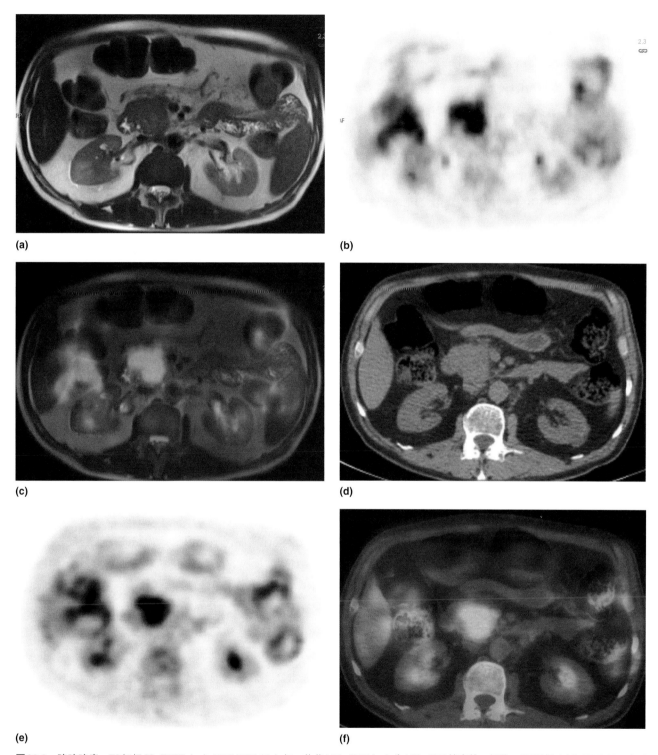

(a)

(b)

(c)

(d)

(e)

(f)

**图20.8** 胰腺腺癌。T2加权SS-ETSE（a），FDG PET（b）与一体化MR-PET（c）为MR-PET检查的一部分。CT平扫（d），FDG PET（e）与一体化PET-CT（f）影像为PET-CT检查的一部分。可见累及胰头的小肿瘤，显示有细小的T2高信号区（a）与FDG明显高摄取（b，c）。CT平扫病变呈等密度（d），显示FDG摄取程度相似（e，f）。图（c）与（f）的彩色版请参阅书末彩图20.7。

晰度及诊断信心也较高，因而可能发展成为肿瘤评估的重要影像方法（图20.8）。Reiner等也证实了这些研究结果[39]，他们报告了55例怀疑肝转移患者的PET-CT与MR-PET检查，发现MR-PET的诊断信心较对比剂增强PET-CT明显更高。然而，正确性更高的MR-PET诊断仅见于FDG摄取无升高的病变。这可能也反映了MR-PET较PET-CT的重要优势，即对肝脏病变的定性MRI优于CT。此外，MRI DWI与肝胆对比剂增强诊断富含细胞肝结节的能力也使MR-PET的敏感性与分期的正确性较PET-CT更高。

先前的研究显示与PET-CT相比，融合MR-PET（图20.8）可提供更好的摄取分布图与融合影像质量，改进胰腺肿瘤的定性[62]。Belião等[63]对照了MRI与PET-CT对胰腺病变良恶性的鉴别，发现MRI的敏感性，特异性，阳性与阴性预期值和诊断正确性（74%～89% vs. 67%）较PET-CT均有改进。但有3例慢性胰腺炎合并恶性病变MRI诊断为良性，而PET-CT正确分类为恶性。这些研究可能支持MR-PET为评估已知或怀疑胰腺恶性肿瘤综合性最好的影像学方法。

Wu等[64]在16个研究文献804例患者的meta分析中，对照了DWI与FDG PET-CT对胰腺恶性肿瘤的检出。PET-CT的敏感性为87%，特异性为83%，而DWI的敏感性为85%，特异性为91%。因此确认对胰腺恶性肿瘤患者的诊断PET-CT的敏感性高，而DWI的特异性高。

许多时候许多专家在评估特殊肿瘤性病变时，要求使用非FDG的特殊示踪剂［$^{68}$Ga-DOTATOC，$^{18}$F-胆碱，$^{124}$I（MIBG）］[65]。Gaertner等[66]对照了Dixon序列短参数AC与解剖定位，并对照了神经内分泌瘤患者$^{68}$Ga-DOTATOC MR-PET与PET-CT的诊断。PET-CT与MR-PET采集局部病变的SUV值没有差异，呈线性相关（$p = 0.90$），PET-CT对PET阳性病变的检出能力，无论是基于患者还是基于器官系统统计结果均相同。

Pace等[67]对照了乳腺癌患者全身PET-CT与MR-PET对病变的检出以及病变与正常器官组织FDG摄取的定量测量（图20.9）。他们的研究显示MR-PET适于这种患者的临床应用与PET-CT的应用相当，SUV值定量相关性好；还显示MR-PET的多参数评估鉴别乳腺良性与恶性病变的诊断正确性高，可能会减少不必要的活检次数[68]。

由于软组织对比好，MRI为盆腔恶性病变的首选检查方法。MRI可为病变局部分期提供高分辨率的影像，

同时PET部分对确定远隔转移与局部淋巴结的评估极有帮助。最近的一项研究[69]显示，一体化MR-PET评估女性盆腔恶性病变复发的诊断力高于仅用MRI。34例怀疑宫颈癌（$n = 18$）或卵巢癌（$n = 16$）复发的患者前瞻性纳入一体化MR-PET的检查研究，共发现118个病变（恶性89个，良性29个）。MR-PET正确诊断89个恶性病变中的88个（98.9%），而单纯MRI正确判断89个恶性病变中的79个（88.8%）。此外，MR-PET较单纯MRI显示病变的对比明显更高，恶性病变检出的诊断信心更强（$p < 0.001$）。

将DWI加入FDG MR-PET扫描参数对盆腔原发恶性肿瘤或恶性肿瘤复发女性患者的全身分期似乎没有价值[70]。不包括DWI的MR-PET对妇科癌肿分期或再分期的检查时间明显缩短而没有诊断能力的相对降低。

直肠癌位于直结肠癌的第3位[71, 72]。直结肠癌发生率增高可能的患者因素包括老年与个人或家族性危险因素。肿瘤分期通常需要胸部与腹部CT及盆腔MRI，或胸部CT与腹部、盆腔MRI检查。当其他方法影像表现不明确，或有CT或MRI对比剂增强的强烈禁忌，或考虑对已知同时或异时转移瘤行手术治疗时，推荐采用PET-CT影像检查（图20.10）。如果有异时性肝转移，附加术前PET检查，可改变25%患者的治疗方案或不再做治疗性肝脏切除[73]。FDG PET-CT对局部进展性直肠癌新辅助化疗反应评估的预期能力也认为很高。文献报告了FDG PET对肿瘤反应的预期诊断[74]。我们相信，一体化结合MRI与特异性PET生物学标记物，可明显改进我们评估肿瘤状态与治疗反应的能力（图20.11）。

关于骨恶性病变的评估，Eiber等[75]的研究显示全身FDG MR-PET评估骨的病变在技术上与临床均很强。119例患者中33例确定骨病变98个，对照了PET-CT与MR-PET病变显示清晰度。病变骨与正常骨区域的MR-PET与PET-CT平均SUV值高度明显相关（分别为$r = 0.950$与$0.917$）。MR-PET，包括诊断性T1加权TSE序列，骨病变的显示与定位均优于PET-CT。研究结果可能适用于临床选择性病例，如原发性骨肿瘤与MR-PET常规肿瘤评估方案（图20.12）。

头颈部癌肿为MR-PET评估最强的临床适应证。由于肿瘤转移常见，全身一体化MR-PET检查可有益于远隔转移分期。Kuhn等[76]对照了150例头颈部癌肿对比增强MR-PET与对比增强PET-CT的初始分期或再分期。MR-PET的影像质量与CT与MR相当；原发肿瘤同时行

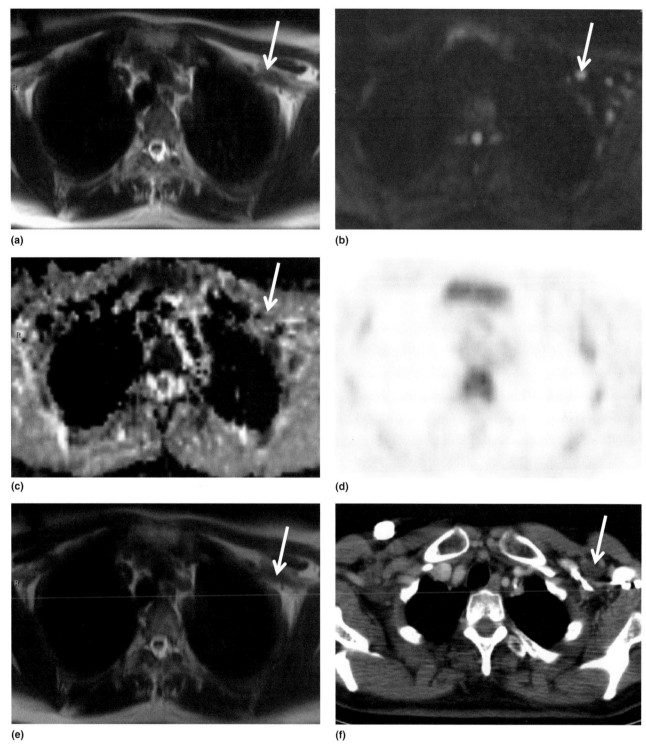

**图20.9 仅MRI影像阳性的左侧胸肌下小淋巴结转移。**左侧乳腺癌患者，T2加权SS-ETSE（a），扩散加权（b），ADC图（c），FDG PET（d）与一体化MR-PET（e）影像，为MR-PET检查的一部分。对比剂增强CT（f），FDG PET（g）与一体化PET-CT（h）影像，为PET-CT检查的一部分。左侧胸肌下可见数个小淋巴结（箭头），大小不在病变范围内，其中之一呈T2轻度高信号（a）与DWI轻度高信号（b），ADC图信号减低（c），符合扩散受限。MR-PET（d，e）与PET-CT（g，h）检查PET影像上，该淋巴结显示无任何FDG摄取。图（e）与（h）的彩色版请参阅书末彩图20.8。

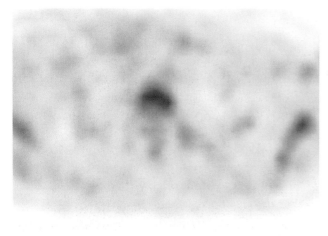

**(g)**

**图20.9**（续前）

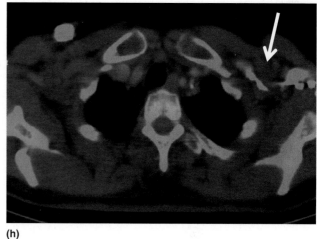

**(h)**

了T2加权MR-PET影像检查，对PET阳性的病变做形态学定性。研究结果提供了MR-PET在头颈部癌患者的临床诊治中，可能合法取代PET-CT的证据。由于鼻咽、口咽与下咽部骨，空气与软组织的界面被认为是MR-PET的主要挑战，这些研究结果显得尤其重要。

MR-PET在非肿瘤方面可能的应用是对克罗恩病变的评价[77]。对比剂增强PET-CT可发现慢性炎性肠病，敏感性与特异性均高[78]。MRI软组织对比更好与PET的代谢信息相结合，可能获得较PET-CT更好的结果。Lenze等的一项研究[79]显示，慢性克罗恩病患者纤维性缩窄处急性炎症的检出，每一例结合检查的结果均优于单一FDG PET-CT、MR灌肠与经腹超声检查。MR-PET检查时，PET与MR数据同步采集更为有利，尤其是在单一采集周期内肠袢位置明显改变小肠。此外，MR-PET检查的患者较PET-CT受到更少的辐射，这一点对克罗恩患者尤为重要，因为这些患者常需要多次随访检查。

## 儿科肿瘤

过去的10年内，用于儿科肿瘤的PET-CT检查明显增多。检查的主要指征包括淋巴瘤、肉瘤、鼻咽癌、神经母细胞瘤、中枢神经系统肿瘤，不知原发部位癌的分期与监测，以及制订放疗计划[80]。如同上述，患有可能治愈疾病的儿科与青年患者，一体化MR-PET影像检查具有极大应用潜力。此外，MR-PET也可取代PET-CT长期监测肿瘤对化疗的反应。

MR-PET显示是PET-CT有价值的替代方法，特别是

儿科患者的检查。这些患者采用MR-PET检查而非PET-CT检查可减低每例患者所需多次随访检查CT部分产生的总剂量，同时保持一体化影像的优点[18,80]。儿科肿瘤影像检查，MR-PET取代PET-CT推测可降低高达80%的患者剂量[81]。患者接受CT部分的辐射是儿科的主要关注点，因为存活的癌肿患儿发生继发性肿瘤的危险明显增高[82-85]。

虽然这种新技术的应用与数据仍很少，MR-PET作为一种有效的检查方法，首个应用指征就是儿科恶性肿瘤的临床诊治[81,86-88]。Schäler等[89]报告了MR-PET在高危险性肉瘤上应用的初步经验。MR-PET可用于确定诊断，帮助不均质大肿瘤的活检。另一项研究评价了PET与MRI数据同步配准对儿科癌肿的分期，认为MR-PET是肿瘤检出与分期的选择方法[90]。

MR-PET与PET-CT对于肿瘤分期的正确性尚需使用相同示踪剂的前瞻性研究。Schäfer等[91]对照了实性肿瘤儿科患者MR-PET与PET-CT对病变的检出与诊断，以及MR-PET对于病变FDG摄取定量的正确性。研究显示MR-PET技术可行，PET SUV值定量测定满意，结果与PET-CT相似。MR-PET病变的检出率与PET-CT相同，而辐射剂量明显减低。

## 未来展望

MR-PET为一新技术，可能在同一次检查中对解剖，功能与代谢信息进行评估。不同研究显示MR-PET同时

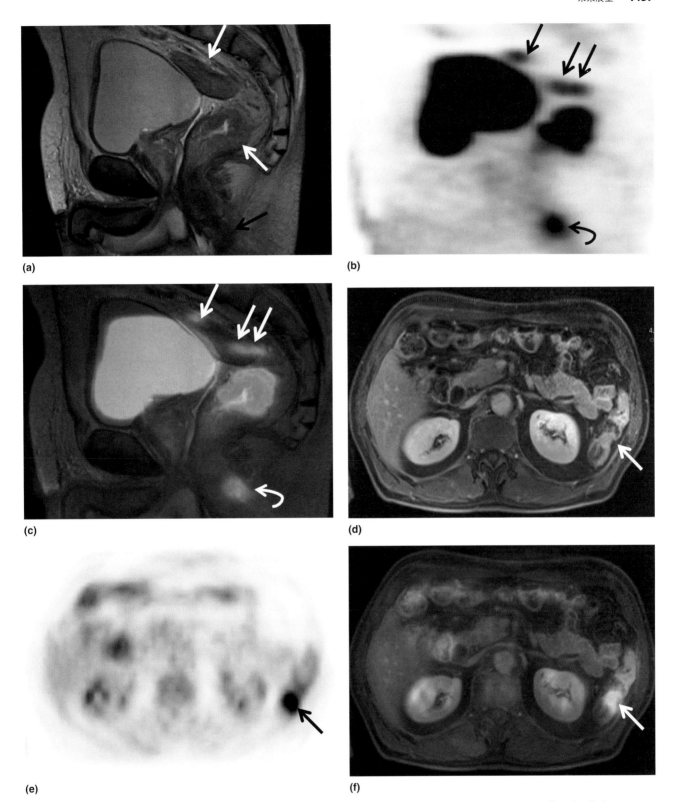

**图20.10 直结肠同步癌。**已知直肠中段癌的患者，矢状高分辨率T2加权FSE（a），重建矢状FDG PET（b）与矢状重建一体化MRI（c），横轴位钆增强T1加权脂肪抑制3D-GE（d），横轴位FDG PET（e）与横轴位一体化MR-PET（f）影像，为MR-PET检查的一部分。可见直肠中段明显环形增厚，相应于患者已知的癌肿，呈T2低信号（白箭头，a）与FDG高摄取（b，c）。另可见一FDG摄取增高区累及直肠下段（弯箭头，b，c）与结肠脾曲（箭头，e，f）。MR影像上下段直肠病变显示不清（黑箭头，a），但结肠脾曲病变表现为局部肠腔不对称狭窄，在钆增强影像上显示强化增高（箭头，d）。同时注意有数个FDG摄取增高区（直箭头，b，c），相应于肠系膜淋巴结转移（位于上部的箭头，a）。图（c）与（f）的彩色版请参阅书末彩图20.9。

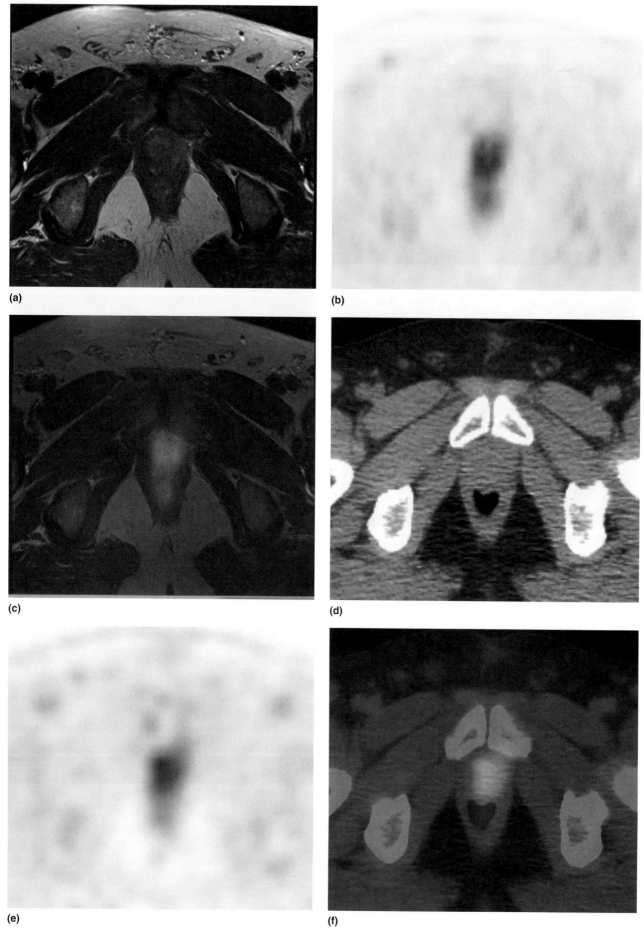

**图 20.11  直肠癌局部复发。**高分辨率 T2 FSE（a），FDG PET（b）与一体化 MR-PET（c）影像，为 MR-PET 检查的一部分；CT（d），FDG PET（e）与一体化 PET–CT（f）影像，为 PET–CT 检查的一部分。可见 MR-PET 影像上异常区域累及下段直肠的前外侧，并扩展累及上尿道与左侧提肛肌，呈不均匀 T2 高信号（a）与 FDG 摄取增高（b,c）。CT–PET 检查的 CT 部分（d）未见到该异常但 FDG 活动有增高（e，f）。图（c）与（f）的彩色版请参阅书末彩图 20.10。

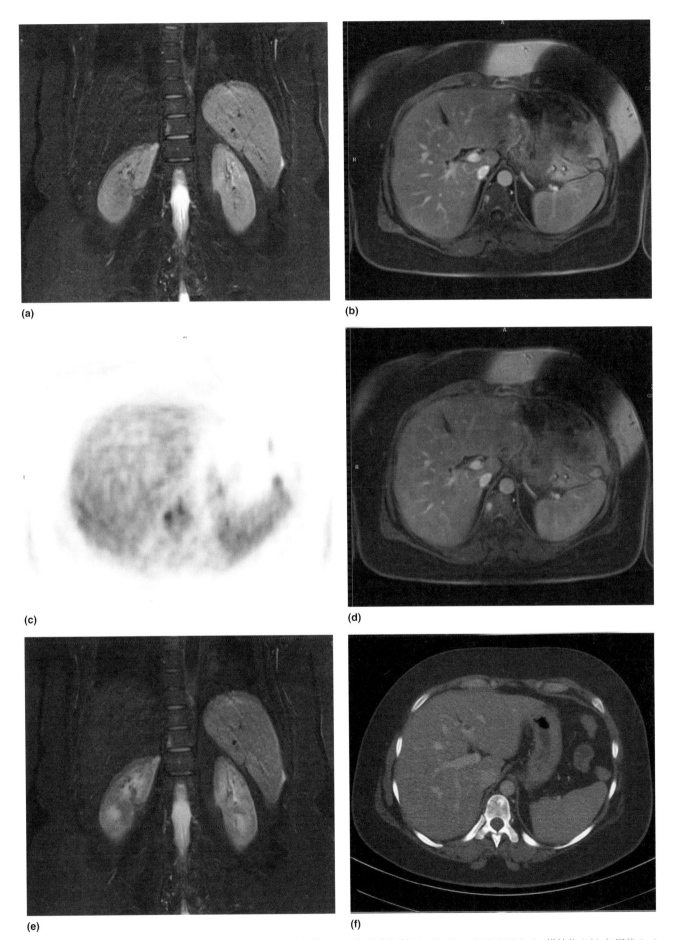

**图20.12** 乳腺癌下胸椎椎体转移。冠状STIR（a），横轴位钆增强T1加权脂肪抑制3D-GE（b），FDG PET（c），横轴位（d）与冠状（e）一体化MR-PET影像，为MR-PET检查的一部分；对比剂增强CT影像（f）。可见第10胸椎右外侧一小结节，在STIR影像上呈T2高信号（a），不均匀强化（b），FDG摄取增高（c-e）。以前的PET-CT检查病变也显示摄取增高（未展示），但本次检查的CT部分病变显示不清（f）。图（d）与（e）的彩色版请参阅书末彩图20.11。

进行多种应用是可行的。尽管具有降低检查辐射的优势，尚需进一步与PET–CT进行对照。为获得理想的临床效果，保证临床的可接受性，需要确定MR–PET参数以使MR–PET扫描足够快，在与PET–CT的竞争中处于优势，同时提供较PET–CT更多的临床价值。除此之外，新的MR–PET复合性检查特异性示踪剂有望进一步提高这一技术的诊断敏感性与特异性。

（Miguel Ramalho，Onofrio Catalano，Mamdoh AlObaidy，Ersan Altun 和Richard C. Semelka）

# 参考文献

1.Catana C, Procissi D, Wu Y, et al. Simultaneous in vivo positron emission tomography and magnetic resonance imaging. *Proc Natl Acad Sci U S A* 105(10): 3705–3710, 2008.

2.Judenhofer MS, Wehrl HF, Newport DF, et al. Simultaneous PET–MRI: a new approach for functional and morphological imaging. *Nat Med* 14(4): 459–465, 2008.

3.Hany TF, Steinert HC, Goerres GW, et al. PET diagnostic accuracy: improvement with in-line PET–CT system: initial results. *Radiology* 225(2): 575–581, 2002.

4.Von Schulthess GK, Hany TF. Imaging and PET-PET/CT imaging. *J Radiol* 89(3 Pt 2): 438–447, quiz 448, 2008.

5.Maziak DE, Darling GE, Inculet RI, et al. Positron emission tomography in staging early lung cancer: a randomized trial. *Ann Intern Med* 151(4): 221–228, W-48, 2009.

6.Ben-Haim S, Ell P. 18F-FDG PET and PET/CT in the evaluation of cancer treatment response. *J Nucl Med* 50(1): 88–99, 2009.

7.Slates RB, Farahani K, Shao Y, et al. A study of artefacts in simultaneous PET and MR imaging using a prototype MR compatible PET scanner. *Phys Med Biol* 44(8): 2015–2027, 1999.

8.Hofmann M, Bezrukov I, Mantlik F, et al. MRI-based attenuation correction for whole-body PET/MRI: quantitative evaluation of segmentation- and atlas-based methods. *J Nucl Med* 52(9): 1392–1399, 2011.

9.Martinez-Möller A, Souvatzoglou M, Delso G, et al. Tissue classification as a potential approach for attenuation correction in whole-body PET/MRI: evaluation with PET/CT data. *J Nucl Med* 50(4): 520–526, 2009.

10.Hofmann M, Steinke F, Scheel V, et al. MRI-based attenuation correction for PET/MRI: a novel approach combining pattern recognition and atlas registration. *J Nucl Med* 49(11): 1875–1883, 2008.

11.Von Schulthess GK, Kuhn FP, Kaufmann P, Veit-Haibach P. Clinical positron emission tomography/magnetic resonance imaging applications. *Semin Nucl Med* 43(1): 3–10, 2013.

12.Yoon HS, Ko GB, Kwon SI, et al. Initial results of simultaneous PET/MRI experiments with an MRI-compatible silicon photomultiplier PET scanner. *J Nucl Med* 53(4): 608–614, 2012.

13.Mansi L, Ciarmiello A, Cuccurullo V. PET/MRI and the revolution of the third eye. *Eur J Nucl Med Mol Imaging* 39(10): 1519–1524, 2012.

14.Yankeelov TE, Peterson TE, Abramson RG, et al. Simultaneous PET-MRI in oncology: a solution looking for a problem? *Magn Reson Imaging* 30(9): 1342–1356, 2012.

15.Herzog H, Van Den Hoff J. Combined PET/MR systems: an overview and comparison of currently available options. *Q J Nucl Med Mol Imaging* 56(3): 247–267, 2012.

16.Herzog H. PET/MRI: challenges, solutions and perspectives. *Z Med Phys* 22(4): 281–298, 2012.

17.Kalemis A, Delattre BMA, Heinzer S. Sequential whole-body PET/MR scanner: concept, clinical use, and optimisation after two years in the clinic. The manufacturer's perspective. *MAGMA* 26(1): 5–23, 2013.

18.Delso G, Fürst S, Jakoby B, et al. Performance measurements of the Siemens mMR integrated whole-body PET/MR scanner. *J Nucl Med* 52(12): 1914–1922, 2011.

19.Bezrukov I, Mantlik F, Schmidt H, et al. MR-based PET attenuation correction for PET/MR imaging. *Semin Nucl Med* 43(1): 45–59, 2013.

20.Schulz V, Torres-Espallardo I, Renisch S, et al. Automatic, three-segment, MR-based attenuation correction for whole-body PET/MR data. *Eur J Nucl Med Mol Imaging* 38(1): 138–152, 2011.

21.Fowler KJ, McConathy J, Narra VR. Whole-body simultaneous positron emission tomography (PET)–MR: optimization and adaptation of MRI sequences. *J Magn Reson Imaging* 39(2): 259–268, 2014.

22.Hofmann M, Pichler B, Schölkopf B, Beyer T. Towards quantitative PET/MRI: a review of MR-based attenuation correction techniques. *Eur J Nucl Med Mol Imaging* 36(Suppl 1): S93–S104, 2009.

23.Keereman V, Mollet P, Berker Y, et al. Challenges and current methods for attenuation correction in PET/MR. *MAGMA* 26(1): 81–98, 2013.

24.Andersen FL, Ladefoged CN, Beyer T, et al. Combined PET/MR imaging in neurology: MR-based attenuation correction implies a strong spatial bias when ignoring bone. *Neuroimage* 84: 206–216, 2014.

25.Bailey DL, Barthel H, Beuthin-Baumann B, et al. Combined PET/MR: Where are we now? Summary report of The Second International Workshop on PET/MR Imaging April 8–12, 2013, Tubingen, Germany. *Mol Imaging Biol* 16(3): 295–310, 2014.

26.Schwenzer NF, Schmidt H, Claussen CD. Whole-body MR/PET: applications in abdominal imaging. *Abdom Imaging* 37(1): 20–28, 2012.

27.Schwarz AJ, Leach MO. Implications of respiratory motion for the quantification of 2D MR spectroscopic imaging data in the abdomen. *Phys Med Biol* 45(8): 2105–2116, 2000.

28.Dawood M, Buther F, Stegger L, et al. Optimal number of respiratory gates in positron emission tomography: a cardiac patient study. *Med Phys* 36(5): 1775–1784, 2009.

29.Suramo I, Paivansalo M, Myllyla V. Cranio-caudal movements of the liver, pancreas and kidneys in respiration. *Acta Radiol Diagn (Stockh)* 25(2): 129–131, 1984.

30.Judenhofer MS, Cherry SR. Applications for preclinical PET/MRI. *Semin Nucl Med* 43(1): 19–29, 2013.

31.Lee ES, Lee JM, Yu MH, et al. High spatial resolution, respiratory-gated, t1-weighted magnetic resonance imaging of the liver and the biliary tract during the hepatobiliary phase of gadoxetic acid-enhanced magnetic resonance imaging. *J Comput Assist Tomogr* 38(3): 360–366, 2014.

32.Kuhn J-P, Holmes JH, Brau ACS, et al. Navigator flip angle optimization for free-breathing T1-weighted hepatobiliary phase imaging with gadoxetic acid. *J Magn Reson Imaging* 40(5): 1129–1136, 2014.

33.Nagle SK, Busse RF, Brau AC, et al. High resolution navigated three-dimensional $T_1$-weighted hepatobiliary MRI using gadoxetic acid optimized for 1.5 tesla. *J Magn Reson Imaging* 36(4): 890–899, 2012.

34.Fin L, Daouk J, Morvan J, et al. Initial clinical results for breath-hold CT-based processing of respiratory-gated PET acquisitions. *Eur J Nucl Med Mol Imaging* 35(11): 1971–1980, 2008.

35.Fin L, Daouk J, Bailly P, et al. Improved imaging of intrahepatic colorectal metastases with 18F-fluorodeoxyglucose respiratory-gated positron emission tomography. *Nucl Med Commun* 33(6): 656–662, 2012.

36.Daouk J, Leloire M, Fin L, et al. Respiratory-gated 18F-FDG PET imaging in lung cancer: effects on sensitivity and specificity. *Acta Radiol* 52(6): 651–657, 2011.

37.Chang G, Chang T, Pan T, et al. Implementation of an automated respiratory amplitude gating technique for PET/CT: clinical evaluation. *J Nucl Med* 51(1): 16–24, 2010.

38.Ramalho M, AlObaidy M, Catalano OA, et al. MR–PET of the body: early experience and insights. *Eur J Radiol Open* 1: 28–39, 2014.

39.Reiner CS, Stolzmann P, Husmann L, et al. Protocol requirements and diagnostic value of PET/MR imaging for liver metastasis detection. *Eur J Nucl Med Mol Imaging* 41(4): 649–658, 2014.

40.Werner MK, Schmidt H, Schwenzer NF. MR/PET: a new challenge in hybrid imaging. *AJR Am J Roentgenol* 199(2): 272–277, 2012.

41.Eiber M, Souvatzoglou M, Pickhard A, et al. Simulation of a MR–PET protocol for staging of head-and-neck cancer including Dixon MR for attenuation correction. *Eur J Radiol* 81(10): 2658–2665, 2012.

42.Martinez-Möller A, Eiber M, Nekolla SG, et al. Workflow and scan protocol considerations for integrated whole-body PET/MRI in oncology. *J Nucl Med* 53(9): 1415–1426, 2012.

43.Herrmann K, Kohan A, Gaeta M, et al. PET/MRI: applications in clinical imaging. *Curr Radiol Rep* 1(3): 161–176, 2013.

44.Ratib O, Beyer T. Whole-body hybrid PET/MRI: ready for clinical use? *Eur J Nucl Med Mol Imaging* 38(6): 992–995, 2011.

45.Drzezga A, Souvatzoglou M, Eiber M, et al. First clinical experience with integrated whole-body PET/MR: comparison to PET/CT in patients with oncologic diagnoses. *J Nucl Med* 53(6): 845–855, 2012.

46.Jeong JH, Cho IH, Kong EJ, Chun KA. Evaluation of Dixon sequence on hybrid PET/MR compared with contrast-enhanced PET/CT for PET-positive lesions. *Nucl Med Mol Imaging* 48(1): 26–32, 2014.

47.Rakheja R, DeMello L, Chandarana H, et al. Comparison of the accuracy of PET/CT and PET/MRI spatial registration of multiple metastatic lesions. *AJR Am J Roentgenol* 201(5): 1120–1123, 2013.

48. Nensa F, Beiderwellen K, Heusch P, Wetter A. Clinical applications of PET/MRI: current status and future perspectives. *Diagn Interv Radiol* 20(5): 438–447, 2014.

49. Buchbender C, Heusner TA, Lauenstein TC, et al. Oncologic PET/MRI, part 1: tumors of the brain, head and neck, chest, abdomen, and pelvis. *J Nucl Med* 53(6): 928–938, 2012.

50. Boss A, Bisdas S, Kolb A, et al. Hybrid PET/MRI of intracranial masses: initial experiences and comparison to PET/CT. *J Nucl Med* 51(8): 1198–1205, 2010.

51. Wiesmüller M, Quick HH, Navalpakkam B, et al. Comparison of lesion detection and quantitation of tracer uptake between PET from a simultaneously acquiring whole-body PET/MR hybrid scanner and PET from PET/CT. *Eur J Nucl Med Mol Imaging* 40(1): 12–21, 2013.

52. Quick HH, von Gall C, Zeilinger M, et al. Integrated whole-body PET/MR hybrid imaging: clinical experience. *Invest Radiol* 48(5): 280–289, 2013.

53. Quick HH. Integrated PET/MR. *J Magn Reson Imaging* 39(2): 243–258, 2014.

54. Al-Nabhani KZ, Syed R, Michopoulou S, et al. Qualitative and quantitative comparison of PET/CT and PET/MR imaging in clinical practice. *J Nucl Med* 55(1): 88–94, 2014.

55. Chandarana H, Heacock L, Rakheja R, et al. Pulmonary Nodules in patients with primary malignancy: comparison of hybrid PET/MR and PET/CT imaging. *Radiology* 268(3): 874–881, 2013.

56. Schwenzer NF, Schraml C, Muller M, et al. Pulmonary lesion assessment: comparison of whole-body hybrid MR/PET and PET/CT imaging—pilot study. *Radiology* 264(2): 551–558, 2012.

57. Yi CA, Shin KM, Lee KS, et al. Non-small cell lung cancer staging: efficacy comparison of integrated PET/CT versus 3.0-T whole-body MR imaging. *Radiology* 248(2): 632–642, 2008.

58. Schmidt H, Brendle C, Schraml C, et al. Correlation of simultaneously acquired diffusion-weighted imaging and 2-deoxy-[18F] fluoro-2-d-glucose positron emission tomography of pulmonary lesions in a dedicated whole-body magnetic resonance/positron emission tomography system. *Invest Radiol* 48(5): 247–255, 2013.

59. Heusch P, Nensa F, Schaarschmidt B, et al. Diagnostic accuracy of whole-body PET/MRI and whole-body PET/CT for TNM staging in oncology. *Eur J Nucl Med Mol Imaging* 42(1): 42–48, 2015.

60. Catalano OA, Rosen BR, Sahani DV, et al. Clinical impact of PET/MR imaging in patients with cancer undergoing same-day PET/CT: initial experience in 134 patients—a hypothesis-generating exploratory study. *Radiology*, 269(3): 857–869, 2013.

61. Beiderwellen K, Gomez B, Buchbender C, et al. Depiction and characterization of liver lesions in whole body [18F]-FDG PET/MRI. *Eur J Radiol* 82(11): e669–e675, 2013.

62. Tatsumi M, Isohashi K, Onishi H, et al. 18F-FDG PET/MRI fusion in characterizing pancreatic tumors: comparison to PET/CT. *Int J Clin Oncol* 16(4): 408–415, 2011.

63. Belião S, Ferreira A, Vierasu I, et al. MR imaging versus PET/CT for evaluation of pancreatic lesions. *Eur J Radiol* 81(10): 2527–2532, 2012.

64. Wu L-M, Hu J-N, Hua J, et al. Diagnostic value of diffusion-weighted magnetic resonance imaging compared with fluorodeoxyglucose positron emission tomography/computed tomography for pancreatic malignancy: a meta-analysis using a hierarchical regression model. *J Gastroenterol Hepatol* 27(6): 1027–1035, 2012.

65. Wetter A, Nensa F, Schenck M, et al. Combined PET imaging and diffusion-weighted imaging of intermediate and high-risk primary prostate carcinomas with simultaneous 18F choline PET/MRI. *PLos One* 9(7): e101571, 2014.

66. Gaertner FC, Beer AJ, Souvatzoglou M, et al. Evaluation of feasibility and image quality of 68Ga-DOTATOC positron emission tomography/magnetic resonance in comparison with positron emission tomography/computed tomography in patients with neuroendocrine tumors. *Invest Radiol* 48(5): 263–272, 2013.

67. Pace L, Nicolai E, Luongo A, et al. Comparison of whole-body PET/CT and PET/MRI in breast cancer patients: lesion detection and quantitation of 18F-deoxyglucose uptake in lesions and in normal organ tissues. *Eur J Radiol* 83(2): 289–296, 2014.

68. Bitencourt AGV, Lima ENP, Chojniak R, et al. Multiparametric evaluation of breast lesions using PET-MRI: initial results and future perspectives. *Medicine* 93(22): e115, 2014.

69. Grueneisen J, Beiderwellen K, Heusch P, et al. Simultaneous positron emission tomography/magnetic resonance imaging for whole-body staging in patients with recurrent gynecological malignancies of the pelvis: a comparison to whole-body magnetic resonance imaging alone. *Invest Radiol* 49(12): 808–815, 2014.

70. Grueneisen J, Schaarschmidt BM, Beiderwellen K, et al. Diagnostic value of diffusion-weighted imaging in simultaneous 18F-FDG PET/MR imaging for whole-body staging of women with pelvic malignancies. *J Nucl Med* 55(12): 1930–1935, 2014.

71. Siegel R, Naishadham D, Jemal A. Cancer statistics, 2013. *CA Cancer J Clin* 63(1): 11–30, 2013.

72. Ferlay J, Steliarova-Foucher E, Lortet-Tieulent J, et al. Cancer incidence and mortality patterns in Europe: estimates for 40 countries in 2012. *Eur J Cancer* 49(6): 1374–1403, 2013.

73. Joyce DL, Wahl RL, Patel PV, et al. Preoperative positron emission tomography to evaluate potentially resectable hepatic colorectal metastases. *Arch Surg* 141(12): 1220–1226, discussion 1227, 2006.

74. Murcia Duréndez MJ, Frutos Esteban L, Luján J, et al. The value of 18F-FDG PET/CT for assessing the response to neoadjuvant therapy in locally advanced rectal cancer. *Eur J Nucl Med Mol Imaging* 40(1): 91–97, 2013.

75. Eiber M, Takei T, Souvatzoglou M, et al. Performance of whole-body integrated 18F-FDG PET/MR in comparison to PET/CT for evaluation of malignant bone lesions. *J Nucl Med* 55(2): 191–197, 2014.

76. Kuhn FP, Hullner M, Mader CE, et al. Contrast-enhanced PET/MR imaging versus contrast-enhanced PET/CT in head and neck cancer: how much MR information is needed? *J Nucl Med* 55(4): 551–558, 2014.

77. Kinner S, Hahnemann ML, Forsting M, Lauenstein TC. Magnetic resonance imaging of the bowel: today and tomorrow. *Rofo* 187(3): 160–167, 2015.

78. Berthold LD, Steiner D, Scholz D, et al. Imaging of chronic inflammatory bowel disease with 18F-FDG PET in children and adolescents. *Klin Padiatr* 225(4): 212–217, 2013.

79. Lenze F, Wessling J, Bremer J, et al. Detection and differentiation of inflammatory versus fibromatous Crohn's disease strictures: prospective comparison of 18F-FDG-PET/CT, MR-enteroclysis, and transabdominal ultrasound versus endoscopic/histologic evaluation. *Inflamm Bowel Dis* 18(12): 2252–2260, 2012.

80. Kjær A, Loft A, Law I, et al. PET/MRI in cancer patients: first experiences and vision from Copenhagen. *MAGMA* 26(1): 37–47, 2013.

81. Hirsch FW, Sattler B, Sorge I, et al. PET/MR in children. Initial clinical experience in paediatric oncology using an integrated PET/MR scanner. *Pediatr Radiol* 43(7): 860–875, 2013.

82. Fahey FH, Treves ST, Adelstein SJ. Minimizing and communicating radiation risk in pediatric nuclear medicine. *J Nucl Med* 52(8): 1240–1251, 2011.

83. Lassmann M, Biassoni L, Monsieurs M, et al. The new EANM paediatric dosage card. *Eur J Nucl Med Mol Imaging* 34(5): 796–798, 2007.

84. Lassmann M, Biassoni L, Monsieurs M, et al. The new EANM paediatric dosage card: additional notes with respect to F-18. *Eur J Nucl Med Mol Imaging* 35(9): 1666–1668, 2008.

85. Pearce MS, Salotti JA, Little MP, et al. Radiation exposure from CT scans in childhood and subsequent risk of leukaemia and brain tumours: a retrospective cohort study. *Lancet* 380(9840): 499–505, 2012.

86. Chavhan GB, Babyn PS. Whole-body MR imaging in children: principles, technique, current applications, and future directions. *Radiographics* 31(6): 1757–1772, 2011.

87. Goo HW, Choi SH, Ghim T, et al. Whole-body MRI of paediatric malignant tumours: comparison with conventional oncological imaging methods. *Pediatr Radiol* 35(8): 766–773, 2005.

88. Kwee TC, Takahara T, Vermoolen MA, et al. Whole-body diffusion-weighted imaging for staging malignant lymphoma in children. *Pediatr Radiol* 40(10): 1592–602, quiz 1720–1721, 2010.

89. Schuler MK, Richter S, Beuthien-Baumann B, et al. PET/MRI Imaging in high-risk sarcoma: first findings and solving clinical problems. *Case Rep Oncol Med* 2013: 793927, 2013.

90. Pfluger T, Melzer HI, Mueller WP, et al. Diagnostic value of combined 18F-FDG PET/MRI for staging and restaging in paediatric oncology. *Eur J Nucl Med Mol Imaging* 39(11): 1745–1755, 2012.

91. Schäfer JF, Gatidis S, Schmidt H, et al. Simultaneous whole-body PET/MR imaging in comparison to PET/CT in pediatric oncology: initial results. *Radiology* 273(1): 220–231, 2014.

# 索　引

注意：
*斜体*页码指索引词位于该页图注内；**粗体**页码指索引词位于表或框内。

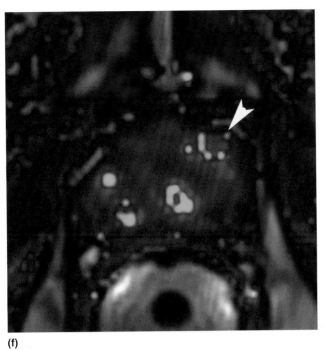

(f)

**彩图12.1（图12.6f）** BPH结节。DCE影像显示早期高强化，相应疑似病变强化动力学于DCE图上显示为红色（箭头）

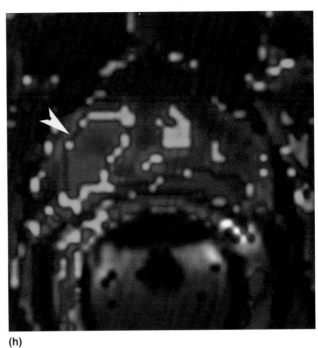

(h)

**彩图12.2（图12.9h）** T2期前列腺腺癌。DCE影像显示病变早期高强化，箭头示相应疑似病变强化动力学

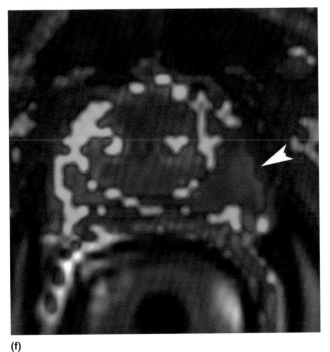

(f)

**彩图12.3（图12.10f）** 前列腺癌伴出血排除征。相应于低ADC值，DWI B2000影像上的高信号以及不对称的疑似病变强化动力学（箭头）进一步提高了前列腺癌的可能性。

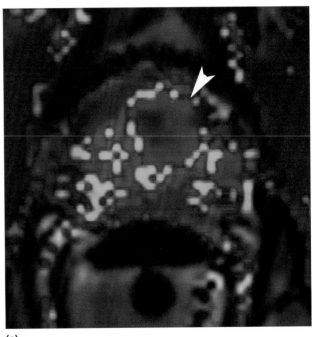

(e)

**彩图12.4（图12.11e）** 移行带的前列腺癌。DCE图显示相应疑似部位的强化动力学（箭头）。

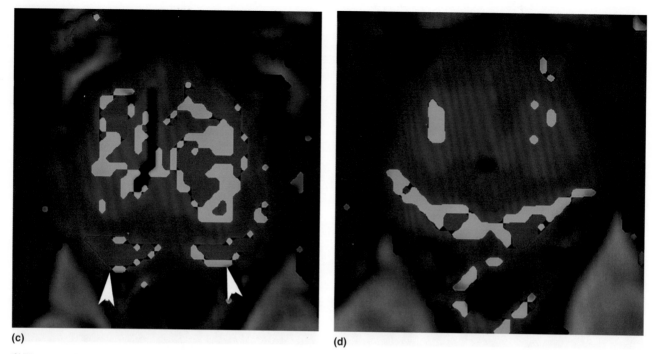

(c)                (d)

**彩图12.5（图12.22c，d）** 慢性前列腺炎。这种疾病可与癌的表现相似。DCE图显示相应疑似部位强化动力学，表现为弥漫、对称分布（箭头）。

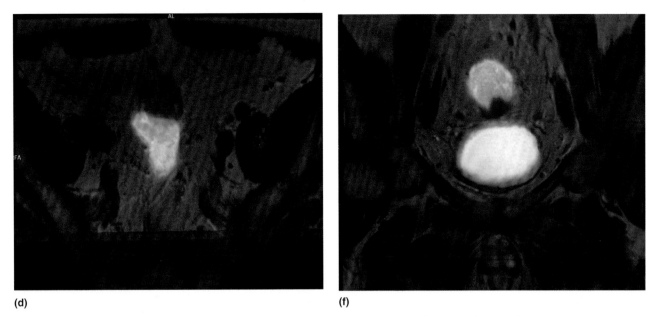

(d)                                               (f)

**彩图 20.1（图 12.2d, f）** 直肠乙状结肠癌。可见节段性不规则环形壁增厚，累及直肠乙状结肠结合部，高分辨率 T2WI 上呈轻度高信号并有明显 FDG 摄取。

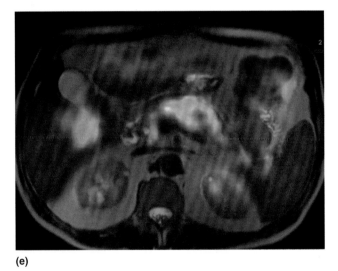

(e)

**彩图 20.2（图 12.3e）** 胰腺黏液性囊腺癌。病变也显示周围 FDG 明显摄取，伴中央无光子区，相应于 T2WI 上的囊性／坏死性区域。CT 平扫影像上病变呈轻微不均匀低密度，相应于中央囊性／坏死性区域。

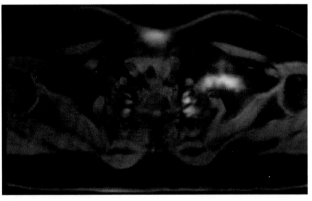

(d)

**彩图 20.3（图 20.4d）** 急性髓样白血病病人臂丛白血病浸润。可见明显摄取。

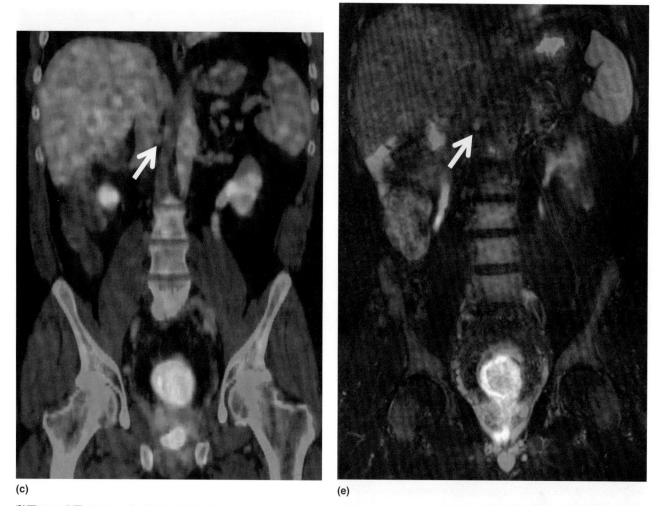

(c)　　　　　　　　　　　　　　　　　　　　　　(e)

**彩图20.4（图20.4c，e）** PET-CT检查PET-CT融合影像（c）与一体化MR-PET（e）。淋巴结摄取FDG不明显（箭号）。病理证实其为淋巴结转移。

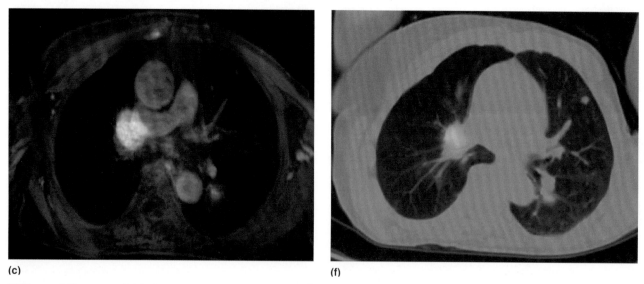

(c)　　　　　　　　　　　　　　　　　　　　　　(f)

**彩图20.5（图20.6c，f）** 右肺癌。肺癌病人MR-PET检查中增强T1加权脂肪抑制一体化MR-PET（c），与PET-CT检查中一体化PET-CT（f）影像。MR-PET融合影像（c）与PET-CT融合影像（f）示右侧肺癌摄取增高。注意高摄取的右侧内乳淋巴结，左侧肺门淋巴结与右侧肋骨病变。

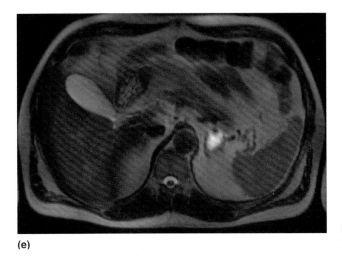

(e)

**彩图 20.6（图 20.7e）** 左侧肾上腺转移瘤。MR-PET 融合影像示左侧肾上腺摄取增高。

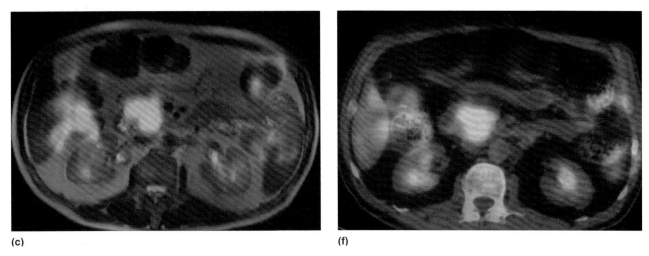

(c)

(f)

**彩图 20.7（图 20.6c, f）** 胰腺腺癌。MR-PET 融合影像（c）与 PET-CT 融合影像（f）示胰腺腺癌摄取增高。

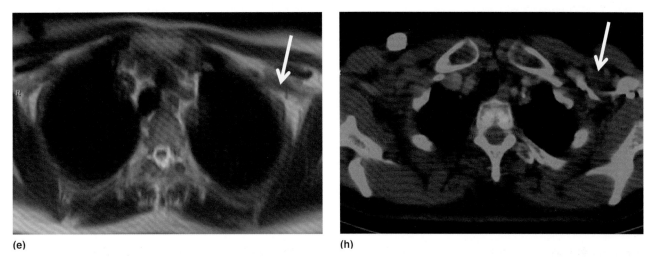

(e)

(h)

**彩图 20.8（图 20.9e, f）** 仅 MRI 可显示的左侧胸肌下转移性小淋巴结。MR-PET 融合影像（e）与 PET-CT 融合影像（h）均未能显示左胸肌下小淋巴结有任何 FDG 摄取增高。

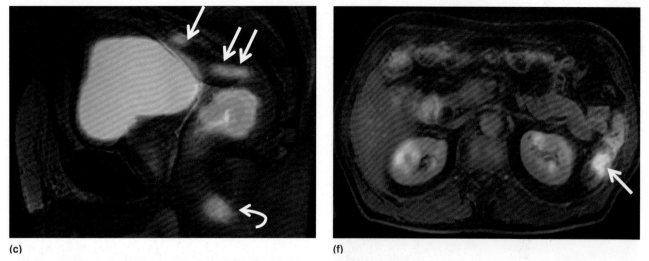

(c)                                                               (f)

**彩图 20.9（图 20.10c, f）** 同步发生的结肠直肠癌。MR–PET 融合影像显示位于直肠与降结肠癌的摄取增高。相关骶前淋巴结（c）也显示摄取增高。

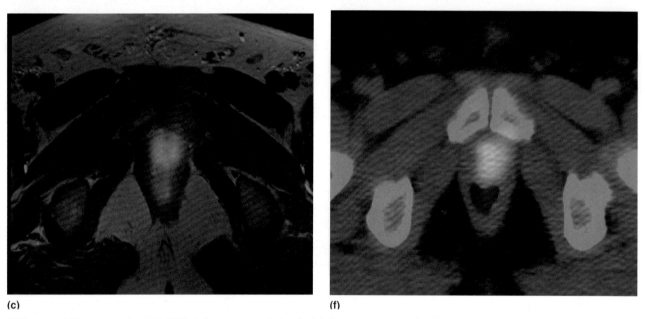

(c)                                                               (f)

**彩图 20.10（图 20.11c, f）** 直肠癌局部复发。MR–PET 融合影像（c）与 PET–CT 融合影像（f）显示局部复发的直肠癌摄取增高。

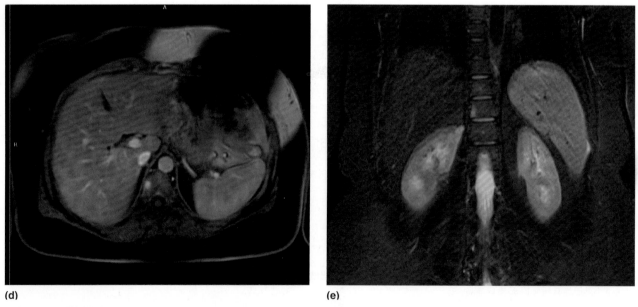

(d)                                                               (e)

**彩图 20.11（图 20.12d, e）** 乳腺癌下胸椎椎体转移。MR–PET 融合影像显示一小胸椎转移瘤，摄取增高。